DRUG-INDUCED
LIVER DISEASE
(Third Edition)

药物性肝病

主编

Neil Kaplowitz [美]

Laurie D.DeLeve [美]

顾　　问　曾民德

策划/主审　陈成伟

主　　译　茅益民　于乐成

副 主 译　马洪年　马世武　刘鸿凌

上海科学技术出版社

图书在版编目(CIP)数据

药物性肝病 /(美)尼尔·卡普洛维茨
(Neil Kaplowitz),(美)劳瑞·迪莱维
(Laurie D. DeLeve)著;茅益民,于乐成译. —上海:
上海科学技术出版社,2017.1
ISBN 978 - 7 - 5478 - 2970 - 7

Ⅰ.①药… Ⅱ.①尼… ②劳… ③茅… ④于… Ⅲ.
①中毒性肝炎-诊疗 Ⅳ.①R575.1

中国版本图书馆 CIP 数据核字(2016)第 135735 号

药物性肝病

主编　Neil Kaplowitz［美］
　　　Laurie D. DeLeve［美］
主译　茅益民　于乐成

上海世纪出版股份有限公司
上海 科 学 技 术 出 版 社　出版
(上海钦州南路 71 号　邮政编码 200235)

上海世纪出版股份有限公司发行中心发行
200001　上海福建中路 193 号　www.ewen.co
上海中华商务联合印刷有限公司印刷
开本 889×1194　1/16　印张 40.25 插页 9
字数 980 千字
2017 年 1 月第 1 版　2017 年 1 月第 1 次印刷
ISBN 978 - 7 - 5478 - 2970 - 7/R·1145
定价:268.00 元

献　给

我们可亲可爱的大家庭，

并纪念以睿智和奉献精神在本领域开拓进取、

并带给我们灵感的 Hy Zimmerman 教授！

我们以秉承他的足迹而自豪！

译 校 人 员

顾　　　问　曾民德
策划/主审　陈成伟
主　　　译　茅益民　于乐成
副 主 译　马洪年　马世武　刘鸿凌

译校者 (按姓氏笔画排序)

丁　洋　吉林医科大学第一附属医院
于乐成　南京解放军八一医院全军肝病研究所
于岩岩　北京大学医学院第一附属医院
马世武　昆明军区总医院
马洪年　上海化工职业病防治研究所
王　豪　北京大学医学院附属人民医院
王晓今　上海解放军八五医院
尤　红　首都医科大学附属北京友谊医院
牛丽洁　北京大学医学院第一附属医院
丛文铭　第二军医大学第三附属医院
毕海珊　上海《肝脏》杂志社
曲　颖　上海交大附属第一人民医院
朱小霞　复旦大学附属华山医院
朱明娇　北京大学医学院第一附属医院
刘　伟　上海交通大学医学院附属仁济医院

刘　磊　　复旦大学附属华山医院

刘玉凤　　首都医科大学附属地坛医院

刘成海　　上海中医药大学肝病研究所

刘秀峰　　南京解放军八一医院全军肿瘤研究所

刘映霞　　深圳市第三人民医院

刘晓琳　　上海交通大学医学院附属仁济医院

刘鸿凌　　北京解放军三〇二医院

阮巧玲　　复旦大学附属华山医院

孙宇珺　　上海交通大学医学院附属仁济医院

严粉琴　　南京中医药大学第二附属医院

李　智　　第二军医大学附属长征医院

李芳芳　　杭州邵逸夫医院

杨　帆　　上海交通大学医学院附属仁济医院

杨长青　　上海同济大学附属同济医院

杨东亮　　华中科技大学附属协和医院

何　奔　　上海交通大学医学院附属仁济医院

邹和建　　复旦大学附属华山医院

张　力　　北京中医药大学附属东方医院

张文宏　　复旦大学附属华山医院

陆伦根　　上海交通大学附属第一人民医院

陈　军　　中南大学湘雅二医院

陈成伟　　上海《肝脏》杂志社

陈金军　　南方医科大学附属南方医院

邵福源　　第二军医大学附属长征医院

范　晔　　北京中医药大学附属东方医院

茅益民　　上海交通大学医学院附属仁济医院

明雅南　　上海交通大学医学院附属仁济医院

赵　红　　首都医科大学附属地坛医院

赵　雷　　华中科技大学附属协和医院

赵文姗　　首都医科大学附属北京友谊医院

胡　鹏　　重庆医科大学附属第二医院

南月敏　　河北医科大学第三附属医院

秦叔逵　　南京解放军八一医院全军肿瘤研究所

莫瑞东　　上海交通大学医学院附属瑞金医院

倪流达　上海解放军第八五医院

徐明昕　上海同济大学附属同济医院

龚新雷　南京解放军八一医院全军肿瘤研究所

崔恒夫　北京大学医学院第一附属医院

董　莹　上海交通大学医学院附属仁济医院

董　辉　第二军医大学第二附属医院

傅青春　上海解放军八五医院

谢　青　上海交通大学医学院附属瑞金医院

谢　雯　首都医科大学附属地坛医院

赖荣陶　上海交通大学医学院附属瑞金医院

鲍春德　上海交通大学医学院附属仁济医院

英文版作者

Guruprasad P. Aithal National Institute for Health Research Biomedical Research Unit, Nottingham University Hospitals, Nottingham, United Kingdom

Raúl J. Andrade Gastroenterology Unit, Hospital Universitario Virgen de la Victoria, School of Medicine, Málaga, and Centro de Investigación Biomédica en Red de Enfermedades Hepáticas y Digestivas (CIBERehd), Barcelona, Spain

Mark I. Avigan Office of Surveillance and Epidemiology, Center for Drug Evaluation and Research, Food and Drug Administration, Silver Spring, Maryland, USA

Mark Barnes Liver Disease Research Center, Department of Pathobiology, Cleveland Clinic and Department of Molecular Medicine, Case Western Reserve University, Cleveland Ohio, USA

Leslie Z. Benet University of California-San Francisco, San Francisco, California, USA

Einar S. Björnsson Department of Internal Medicine, The National University Hospital of Iceland, 101 Reykjavik, Iceland

Urs A. Boelsterli Department of Pharmaceutical Sciences, University of Connecticut School of Pharmacy, Storrs, Connecticut, USA

Naga Chalasani Division of Gastroenterology and Hepatology, Indiana University School of Medicine, Indianapolis, Indiana, USA

Shivakumar Chitturi Gastroenterology and Hepatology Unit, Australian National University Medical School at the Canberra Hospital, Yamba Drive, Garran, ACT 2605, Australia

Anthony S. Dalpiaz University of Utah School of Medicine and College of Pharmacy, Salt Lake City, Utah, USA

Ann K. Daly Institute of Cellular Medicine, Faculty of Medical Sciences, Newcastle University, Newcastle upon Tyne, United Kingdom

Lily Dara Research Center for Liver Diseases, and Department of Medicine, Division of Gastrointestinal and Liver Diseases, Keck School of Medicine, University of Southern California, Los Angeles, California, USA

Christopher P. Day Institute of Cellular Medicine, Faculty of Medical Sciences, Newcastle University, Newcastle upon Tyne, United Kingdom

Laurie D. DeLeve Division of Gastrointestinal and Liver Diseases, Keck School of Medicine of the University of Southern California, Los Angeles, California, USA

Laura J. Dixon Liver Disease Research Center, Department of Pathobiology, Cleveland Clinic and Department of Molecular Medicine, Case Western Reserve University, Cleveland Ohio, USA

François Durand Service d'Hépatologie, INSERM CRB3 U773 and University Paris 7, Hôpital Beaujon, Clichy, France

Geoffrey C Farrell Gastroenterology and Hepatology Unit, Australian National University Medical School at the Canberra Hospital, Yamba Drive, Garran, ACT 2605, Australia

Robert J. Fontana Department of Internal Medicine, Division of Gastroenterology, University of Michigan Medical Center, Ann Arbor, Michigan, USA

Patricia E. Ganey Department of Pharmacology and Toxicology and Center for Integrative Toxicology, Michigan State University, East Lansing, Michigan, USA

Miren García-Cortés Gastroenterology Unit, Hospital Universitario Virgen de la Victoria, School of Medicine, Málaga, and Centro de Investigación Biomédica en Red de Enfermedades Hepáticas y Digestivas (CIBERehd), Barcelona, Spain

F. Peter Guengerich Department of Biochemistry and Center in Molecular Toxicology, Vanderbilt University School of Medicine, Nashville, Tennessee, USA

Dina Halegoua-De Marzio Department of Medicine, Division of Gastroenterology and Hepatology, Thomas Jefferson University, Philadelphia, Pennsylvania, USA

Derick Han Research Center for Liver Diseases, Keck School of Medicine, University of Southern California, Los Angeles, USA

Jack A. Hinson Department of Pharmacology and Toxicology, University of Arkansas for Medical Sciences, Little Rock, Arkansas, USA

Jay H. Hoofnagla Liver Disease Research Branch, Division of Digestive Diseases and Nutrition, National Institute of Diabetes and Digestive and Kidney Diseases, National Institutes of Health, Bethesda, Maryland, USA

Howard Horng University of California-San Francisco, San Francisco, California, USA

Hartmut Jaeschke Department of Pharmacology, Toxicology and Therapeutics, University of Kansas Medical Center, Kansas City, Kansas, USA

Laura P. James Department of Pediatrics, University of Arkansas for Medical Sciences, and Clinical Pharmacology and Toxicology, Arkansas Children's Hospital, Little Rock, Arkansas, USA

Neil Kaplowitz Research Center for Liver Diseases, and Department of Medicine, Division of Gastrointestinal and Liver Diseases, Keck School of Medicine, University of Southern California, Los Angeles, California, USA

J. Gerald Kenna AstraZeneca Global Safety Assessment, Alderley Park, Macclesfield, United Kingdom

David E. Kleiner Laboratory of Pathology, National Cancer Institute, Bethesda, Maryland, USA

Gerd A. Kullak-Ublick Department of Clinical Pharmacology and Toxicology, University Hospital, Zurich, Switzerland

Dominique Larrey Liver and Transplantation Unit, Montpellier School of Medicine and IRB - INSERM 1040, Montpellier, France

J. Steven Leeder Chief, Division of Clinical Pharmacology and Medical Toxicology, Department of Pediatrics, Children's Mercy Hospital and Clinics, Kansas City, Missouri, USA

John J. Lemasters Center for Cell Death, Injury & Regeneration, Departments of Pharmaceutical & Biomedical Sciences and Biochemistry & Molecular Biology, and Hollings Cancer Center, Medical University of South Carolina, Charleston, South Carolina, USA

James H. Lewis Department of Medicine, Division of Gastroenterology, Hepatology Section, Georgetown University Medical Center, Washington, DC, USA

Zhang-Xu Liu Division of Gastroenterology and Liver Diseases, University of Southern California, Los Angeles, California, USA

M. Isabel Lucena Clinical Pharmacology Service, Hospital Universitario Virgen de la Victoria, School of Medicine, Málaga, and Centro de Investigación Biomédica en Red de Enfermedades Hepáticas y Digestivas (CIBERehd), Barcelona, Spain

Willis C. Maddrey University of Texas Southwestern Medical Center, Dallas, Texas, USA

Mitchell R. McGill Department of Pharmacology, Toxicology and Therapeutics, University of Kansas Medical Center, Kansas City, Kansas, USA

Harihara M. Mehendale Department of Toxicology, College of Pharmacy, University of Louisiana at Monroe, Monroe, Louisiana, USA

Richard H. Moseley Veterans Affairs, Ann Arbor Healthcare System, and Department of Internal Medicine, University of Michigan Health System, Ann Arbor, Michigan, USA

Laura E. Nagy Liver Disease Research Center, Department of Pathobiology, Department of Gastroenterology, Cleveland Clinic and Departments of Molecular Medicine and Nutrition, Case Western Reserve University, Cleveland, Ohio, USA

Victor J. Navarro Chairman, Division of Hepatology, Einstein Healthcare Network, Philadelphia, Pennsylvania, USA

Marina Núñez Department of Internal Medicine, Wake Forest University Health Sciences, Medical Center Boulevard, Winston-Salem, North Carolina, USA

Munir Pirmohamed NHS Chair of Pharmacogenetics, Department of Molecular and Clinical Pharmacology, Wolfson Centre for Personalised Medicine, Institute of Translational Medicine, University of Liverpool, United Kingdom

Marie-Pierre Ripault Liver and Transplantation Unit, Montpellier School of Medicine and IRB - INSERM 1040, Montpellier, France

Robert A. Roth Department of Pharmacology and Toxicology and Center for Integrative Toxicology, Michigan State University, East Lansing, Michigan, USA

Leonard Seeff The Hill Group, Bethesda, and US Food and Drug Administration, 10903 New Hampshire Ave, Silver Spring, Maryland, USA

Hilde Spahn-Langguth University of California-San Francisco, San Francisco, California, USA

Camilla Stephens Clinical Pharmacology Service, Hospital Universitario Virgen de la Victoria, School of Medicine, Málaga, and Centro de Investigación Biomédica en Red de Enfermedades Hepáticas y Digestivas (CIBERehd), Barcelona, Spain

Felix Stickel Department of Visceral Surgery and Medicine, Inselspital, University of Bern, Bern, Switzerland

Bruno Stieger Department of Clinical Pharmacology and Toxicology, University Hospital, Zurich, Switzerland

Jonathan G. Stine Department of Medicine, Division of Gastroenterology, Hepatology Section, Georgetown University Medical Center, Washington, DC, USA

Hui Tang Liver Disease Research Center, and Department of Pathobiology, Cleveland Clinic, Cleveland, Ohio, USA

Keith G. Tolman University of Utah School of Medicine and College of Pharmacy, Salt Lake City, Utah, USA

Jack Uetrecht Leslie Dan Faculty of Pharmacy, University of Toronto, Toronto, Ontario, Canada

Dominique Valla Service d'Hépatologie, INSERM CRB3 U773 and University Paris 7, Hôpital Beaujon, Clichy, France

Sumita Verma Brighton and Sussex Medical School, Brighton, United Kingdom

Raj Vuppalanchi Division of Gastroenterology and Hepatology, Indiana University School of Medicine, Indianapolis, Indiana, USA

Paul B. Watkins Schools of Medicine, Pharmacy, and Public Health, University of North Carolina at Chapel Hill, and the Hamner-UNC Institute for Drug Safety Sciences, Research Triangle Park, North Carolina, USA

中文版前言

药物诱导性肝病（drug-induced liver disease，DILD）或药物诱导性肝损伤（drug-induced liver injury，DILI）通常简称为"药物性肝病"或"药物性肝损伤"，是最常见和最严重的药物不良反应（adverse drug reaction，ADR）之一，病情严重者可致急性肝衰竭（acute liver failure，ALF）甚至死亡。DILI 是药物研发中断或上市后遭遇退市最常见的原因，也是西方发达国家 ALF 最主要的病因。目前已知全球有 1 100 多种上市药物具有潜在肝毒性。以往曾认为 DILI 是一个小概率事件，但随着人类寿命的延长、环境污染和突发公共卫生事件的增加，各种肿瘤、感染病及慢性病发病的增多，导致人群药物应用持续上升，加之对药物肝毒性认识的不断加深，以及各国 ADR 报告系统的完善，DILI 的重要性越来越引起医学界、药品监管部门及公众的关注。

美国于 2003 年创立了 DILI 网络（DILI network，DILIN），2004 年启动了 DILIN 前瞻性研究。2012 年发布了 LiverTox 网站（http：//www. livertox. nih. gov），2014 年美国胃肠病学会（American College of Gastroenterology，ACG）基于有限证据出台了全球首个针对特异质性 DILI（idiosyncratic DILI，IDILI）的临床指南。我国于 2014 年发布了中国 HepaTox 网站（http：//www. hepatox. org），随后启动了关于 DILI 的全国性大型流行病学调查。2015 年 10 月中华医学会肝病学分会发布了我国首部《药物性肝损伤诊治指南》。这一系列重大事件和进展均显示了国内外对 DILI 的重视。然而，DILI 发病机制复杂，许多问题有待深入阐明。同时，迄今仍缺乏简便、客观、特异的 DILI 诊断指标和特效治疗手段。这些均表明 DILI 的防治任重道远。

由尼尔·卡普洛维茨（Neil Kaplowitz）和劳瑞·迪莱维（Laurie DeLeve）教授主编的这本 *Drug-Induced Liver Disease*（*Third Edition*），正是在上述背景下面世的一部重要专著。本书首先详细阐述了当前所认识的 DILI 发病机制，然后介绍了对 DILI 的诊断和处理现状（包括临床表现、病理学评估、生物标志物、发病危险因素、因果关系评估方法及治疗等），继而对各类具体药物的肝毒性进行了专门介绍，最后阐述了药物监管、药物性肝损伤网络（DILIN）及 LiverTox 网站等方面的内容。通读本书，将对 DILI 各方面的研究现状有一个全貌性的、具体而深入的认识，因而是临床肝病及相关专业医师、研究者和学生，药物研发和生产单位,以及 ADR 管理者的良师益友。另外需要指出的是,本书原版于 2013 年出版,因此读者在阅读本书获取相关基本知识的同时,应注意近年来有关 DILI 的最新研究进展。

  本中文版于 2014 年 2 月开始组织相关学者进行翻译。由于 DILI 涉及众多临床专业,其基础部分涵盖领域也极广泛,为保证译文质量,我们组织了对译文的双重交叉互审,因而耗时较多,历时 2 年方能完成,耽误了本译文版与广大读者的及时见面,在此我们表示深深的歉意! 同时恳请广大读者对译文质量给予批评指正。最后,衷心感谢各位译校者付出的辛勤劳动!

陈成伟　于乐成　茅益民

2016 年 2 月

Preface to the Third Edition

This is a very fast moving field that has shown tremendous growth in recent years. The stimulus for this has been the recognition that drug-induced liver disease is the most common cause of acute liver failure and one of the major contributors to withdrawal of drugs developed by the pharmaceutical industry. A further indication of the importance is that United States National Institutes of Health has established a network of researchers to study the topic.

Consistent with the need to keep up with changes in the field, this edition required significant renewal. Half of the chapters have new authorship or cover new topics compared to the previous edition and the remaining chapters have been updated.

The book is organized into four sections. The first section begins with a chapter that introduces the major shift in concepts about the etiology of drug-induced liver injury has undergone since the last edition, followed by chapters on the basic science underlying mechanisms of toxicity. The second section reviews general concepts of clinical and histological presentation, causality assessment, predisposition to hepatotoxicity, and the potential application of genomics, proteomics, and metabolomics for diagnosis. The third section consists of chapters that review the toxicity of classes of drugs or toxins. The fourth section contains a completely rewritten chapter on regulatory perspectives, and new chapters on the various drug-induced liver injury networks and the LiverTox initiative.

Although there are electronic resources available to quickly review whether or not a drug may cause liver injury, we believe this book provides invaluable information that is not collected elsewhere. This multiauthor volume, written by internationally recognized experts in the field, provides in-depth information on general and drug-specific mechanisms and manifestations of injury that will benefit hepatologists, gastroenterologists, pathologists, toxicologists, members of the pharmaceutical industry, and government regulators involved in hepatotoxicity.

Neil Kaplowitz
Laurie DeLeve

英文版前言

药物性肝病（drug-induced liver disease，DILD）是一个研究进展十分迅速的领域，近年来成果丰硕。其推动因素是人们认识到 DILD 是急性肝衰竭（acute liver failure，ALF）最常见的病因，也是制药工业研制的药品遭遇退市的主要原因之一。美国国立卫生研究院（National Institutes of Health，NIH）建立的关于 DILD 这一主题的研究者网络进一步彰显了 DILD 研究的重要性。

为了与该领域的新变化保持一致，本版《药物性肝病》的内容也进行了重要更新。与以前的版本相比，本版半数章节由新的作者撰写或涵盖新的论题，其余章节也进行了更新。

本书分为四大部分。第一部分首先在第一章介绍了自上一版本出版以来有关药物性肝损伤（drug-induced liver injury，DILI）病原学概念的主要变迁，其后的章节则着重阐述关于药物毒性机制的基础科学。第二部分回顾了临床和组织学表现的一般概念、因果关系评估、肝毒性的易感因素，以及基因组学、蛋白质组学和代谢组学在 DILI 诊断中的潜在应用。第三部分由综述药物和毒素毒性分类的多个章节组成。第四部分包含完全重写的关于管控方法的章节，以及关于各种 DILI 网络（DILI networks，DILINs）及初步创立的 LiverTox 网站的新章节。

虽然有电子化的资源可供快速回顾某种药物是否能导致肝损伤，但我们仍然相信本书可提供其他资源未能包含的非常宝贵的信息。本卷宗由在 DILI 领域得到国际公认的多名专家合作撰写，提供了关于 DILI 的一般性和药物特异性机制以及损伤的临床表现等全面深入的信息，必将成为肝病学家、胃肠病学家、病理学家、毒理学家、制药工业人员及药物肝毒性政府管控者的良师益友。

尼尔·卡普洛维茨（Neil Kaplowitz）
劳瑞·迪莱维（Laurie DeLeve）
（于乐成 译　陈成伟 校）

目　　录

第一部分　肝损伤的机制

第二部分 诊断和处理

第三部分　特定药物的肝毒性

第四部分 未来方向

第一部分

肝损伤的机制

第1章

药物性肝损伤：序言和概述

Neil Kaplowitz

美国,加利福尼亚州,洛杉矶,南加州大学

前 言

本章目的是让读者大致了解本书将要阐述的内容,其中一些概念在后续章节中将会进行详细阐述。药物性肝病(drug-induced liver disease,DILD)之所以是一个重大问题,原因如下:① 包括罕见病例在内,有 1 000 多种药物与肝病的发生有关[1];② 在美国,DILD 是导致急性肝衰竭(acute liver failure,ALF)最常见的原因,占全部病例的一半以上[2,3],尽管其中对乙酰氨基酚(acetaminophen,APAP;扑热息痛,paracetamol)占大部分,但其他药物导致的 ALF 也明显高于病毒及其他病因[4];③ 由于可导致所有已知类型的急性和慢性肝病,DILD 的诊断和治疗成为内科医生处理肝脏异常患者时面临的巨大挑战;④ 其发生的频率和对经济的影响是制药企业和监管机构面临的主要挑战,尤其是许多药物在临床前研究中,甚至在 Ⅰ～Ⅲ 期临床试验中并未发现潜在毒性的证据。潜在肝毒性的鉴别是风险获益评估

时的困境。

普通人群中药物性肝损伤(drug-induced liver injury,DILI)发生率难以确定。法国一项基于人群的队列研究,每 10 万居民的 DILI 发生率是 14 例(0.014%)[5]。而瑞士的一项研究,尽管大部分是肝素引起的良性损伤,发现住院患者 DILI 的发生率更高(1.4%)[6]。总之,除对乙酰氨基酚,常规临床实践中 DILI 并非高发,而药物研发的临床试验中则较多见,常导致药物研发中止或受限。

临床概述

DILD 可表现为所有类型的急慢性肝病(表1-1)[7]。但主要以急性黄疸型肝炎(肝细胞型黄疸)或胆汁淤积型肝病为主,由于前者接近 10% 的死亡病例并非只与某种特定药物相关,因此前者意义更大。已故的 Hy Zimmerman 将这一规则命名为 Hy's 法则,他注意到药物引起的肝细胞型黄疸病例的病死率为 10%～50%。他同样在导致死亡的多

数病例中观察到，除黄疸外，丙氨酸氨基转移酶（alanine aminotransferase，ALT）和天冬氨酸氨基转移酶（aspartate aminotransferase，AST）水平高于正常值上限（upper limit of normal，ULN）的 8～100 倍，而碱性磷酸酶（alkaline phosphatase，ALP）小于 3 ULN。经过多年的实践，Hy's 法则的有效性不仅体现在一些特殊病例上，近来的研究也多证实如此。这类肝损伤通常伴有全身性症状，如黄疸、血清 ALT 明显升高，（ALT/ULN）/（ALP/ULN）≥5（R 值），严重病例可能出现凝血功能障碍和肝性脑病，提示急性（暴发性）肝衰竭。值得注意的是，除非是药物的急性直接毒性（如 APAP），ALT 升高幅度并不能可靠预测肝损伤的严重程度。根据 Hy's 法则，监管机构将"胆红素≥2ULN 和 ALT≥3ULN，伴 ALP 升高不明显"作为鉴别非胆汁淤积型 DILI 的依据。但作者更倾向于采用R≥5 来定义肝细胞型 DILI，因为严重病例的 ALP 也会升高到中度。胆汁淤积型 DILI 临床多见黄疸、血清 ALP 异常升高、（ALT/ULN）/（ALP/ULN）≤2、瘙痒等。尽管不至于威胁患者生命，但恢复通常非常缓慢（约数个月，而肝炎只需几周），极少情况下可能导致胆管消失和胆汁性肝硬化[12,13]。混合型损伤类型（ALT/ULN）/（ALP/ULN）值处于两者之间（2＜R＜5），可表现为非典型肝炎或肉芽肿性肝炎。同一种药物引起 DILI 的类型、病理特点、潜伏期特点以及临床表现通常一致，但是有些药物可以表现为多种

类型，如尼美舒利可导致短潜伏期的过敏性胆汁淤积型肝损伤，也可导致迟发性特异质性急性肝炎样反应[14]。阿莫西林-克拉维酸主要引起胆汁淤积型/混合型肝损伤，常伴较长或延迟的潜伏期，少数情况下早期也可导致严重的急性肝细胞型损伤。因此，DILI 虽然多见以其中一种类型为主[15]，但与其他类型交叉存在也并不少见。

发生率高、剂量依赖性的 DILD 可以预测，但发生率低、无剂量依赖性的 DILD 往往难以预测，后者也称为特异质性 DILD，可观察到通过免疫介导的超敏反应或不出现免疫反应。动物实验或药物临床研发阶段是发现可预测性肝毒性的最有效途径。如果在此阶段中未发现毒性，其引起的 DILI 往往是无法预测的。开始用药到肝病发作的潜伏期是特定药物反应特点的组成部分，且能提示可能的发病机制。潜伏期短，数天内早期发作（尤其既往无暴露史）是药物或其代谢产物直接毒性的强烈证据，是可预测的，典型的例子是 APAP 过量中毒。然而，泰利霉素和氟喹诺酮类药物也有数天内快速起病的报道[16,17]，这类病例极为罕见。不可预测性者通常在中等（1～8 周）或长（达 12 个月）的潜伏期后出现明显的症状性疾病为表现。根据美国国立卫生研究院（the National Institutes of Health，NIH）药物性肝损伤网络（drug-induced liver injury network，DILIN）的调查和对多个数据库的分析，引起特异质性 DILI（idiosyncratic DILI，IDILI）最常见的药物已于表 1-2 和表 1-3 中列出。表 1-4 中列出的是美国与 DILI 相关的监管措施。

本书最后一版发行后，我们对"特异质性"的理解发生了重大的改变。以前，我们对特异质性 DILI 的认识往往与发热、皮疹、嗜酸细胞增多、自身免疫性肝炎样表现，以及由适应性免疫介导（假设药物是一种半抗原）的再激发试验快速阳性等特点相联系，例如舒林酸、苯妥

表 1-1　药物性肝病（DILD）的肝损伤表现类型

临床表现	药　物
急性肝炎	对乙酰氨基酚、异烟肼
慢性肝炎a	丹曲洛林、双氯芬酸、呋喃妥因、甲基多巴、米诺环素
急性胆汁淤积	阿莫西林-克拉维酸、红霉素、舒林酸
混合型肝炎/胆汁淤积/非典型肝炎	苯妥英、磺胺类药
慢性胆汁淤积a	氯丙嗪，很多药物在罕见的状况下也会发生
非酒精性脂肪性肝炎	胺碘酮、他莫昔芬
纤维环/肝硬化	甲氨蝶呤
微泡性脂肪肝	核苷逆转录酶抑制剂、丙戊酸
肝小静脉闭塞病	白消安、环磷酰胺
紫癜性肝炎，结节状再生性增生	咪唑硫嘌呤、激素
腺瘤和肝细胞癌	激素

a 导致慢性疾病较急性疾病的药物更多

表 1-2　DILI 网络（DILIN）研究——300 例特异质性 DILI

- 抗菌药：45.5%
  包括抗结核和抗病毒药物：
  克拉维酸、呋喃妥因、异烟肼、复方新诺明、环丙沙星、氧氟沙星、特比萘芬
- CNS 药物：15%
  抗癫痫、抗抑郁、抗精神病药物：
  度洛西汀、丙戊酸、苯妥英、拉莫三嗪
- 免疫调节和镇痛药：10.5%
  β 干扰素、双氯芬酸
- 膳食补充剂：9%

CNS，中枢神经系统；DILI，药物性肝损伤；DILIN，DILI 网络

表 1－3　IDILI 相关的药物以及 VigiBase 数据库报告的不良反应发生率

319 种在调查研究中发生（IDILI）频率最高的药物（＞20 例）			
阿莫西林/克拉维酸	136	双硫仑	31
氟氯西林	129	布洛芬	28
红霉素	48	氟他米特	26
双氯芬酸	38	卡马西平	24
复方新诺明	34	呋喃妥因	23
异烟肼	31	噻氯匹定	20

IDILI，特异质性肝损伤

表 1－4　1995 年至今美国发现的与 DILI 有关的主要药物及相关处理措施

撤　市	警　告	其他相关药物
溴芬酸	对乙酰氨基酚	阿卡波糖
氟他米特	维生素 A	别嘌醇
奈法唑酮	阿托西汀	阿莫西林-克拉维酸
曲格列酮	波生坦	氯丙嗪
希美加群	地瑞那韦	双硫仑
	丹曲洛林	氟烷
	去铁斯若	肼屈嗪
	决奈达隆	异烟肼
	伊屈泼帕	异维 A 酸
	度洛西汀	酮康唑
	埃罗替尼	拉贝洛尔
	Ezetemide	甲基多巴
	非尔氨酯	米诺环素
	英利西单抗	呋喃妥因
	β 干扰素	苯妥英
	拉帕替尼	舒林酸
	来氟米特	齐留通
	马拉维若	
	那他珠单抗	
	奈韦拉平	
	奥利司他	
	帕唑帕尼	
	匹莫林	
	丙硫氧嘧啶	
	吡嗪酰胺/利福平	
	利托那韦	
	利妥昔单抗	
	沙奎那韦	
	舒尼替尼	
	泰利霉素	
	特比萘芬	
	替拉那韦	
	曲伐沙星	
	丙戊酸	
	扎鲁司特	

英和克拉维酸（沃格孟汀）[19-21]。之前 Zimmerman 和笔者都认为无过敏反应特点的特异质性 DILI 可能是代谢特异质导致药物或其代谢产物在肝内蓄积（如胺碘酮）及肝细胞线粒体持续性损伤（如核苷类逆转录酶抑制剂，nucleoside reverse transcriptase inhibitors，NRTI），或由遗传因素改变了药物代谢方式导致肝内产生大量的毒性代谢产物而引起的肝损伤。尽管有时的确是这样，但我们的思维仍需要转变，因为最近几乎所有疑似代谢特异质的研究都提示了明显组织相容性白细胞抗原（histocompatibility leukocyte antigen，human leukocyte antigen，HLA）相关性，这强有力地说明了基因水平的改变决定了个体的免疫倾向，药物性半抗原或修饰过的自身抗原激活了机体的适应性免疫。近期研究中多种与 HLA 相关的 DILI 病例都未出现过敏反应，如拉帕替尼、罗美昔布、噻氯匹定和希美加群[22-25]。事实上，目前研究发现的引起特异质性肝毒性但与 HLA 无关的药物仅有异烟肼和双氯芬酸。

发生率低、难以预测的药物反应多表现出轻微、无症状或暂时性的肝损伤，可通过生化检查发现异常，特别是血清 ALT（Temple 定理）的检测异常。几乎所有的特异质性肝毒性都存在这个特点，因此在临床试验中发现这样的信号非常重要，因为这可能是罕见的严重 DILI 的强烈线索。通常，定义为 ALT＞3ULN 生化异常的发生频率更高，可以是明显疾病状态的 10～20 倍。统计学上，ALT＞3ULN 发生率显著增加而且绝对发生率增加超过 1.0% 甚至 1.5%，可认为是 Temple 定理的明确证据[26]。几乎所有 ALT 升高的患者在继续服药的情况下 ALT 仍可恢复正常。因此，在多数 ALT 升高的患者中发生了适应或耐受（适应者）；而仅少数患者进展为明显的严重的肝损伤（易感者），反映了适应失败；ALT 未升高的患者是耐受者。鉴别 ALT 轻度异常是否与 HLA 相关（如罗美昔布和希美加群）具有重要的意义，这挑战了轻微肝损伤是药物直接毒性的老观点，因为在易感者（具有遗传和环境易感因素）中，可能通过免疫反应引起严重的肝损伤。尽管一些病例并不完全符合这样的假设，但最近的 HLA 相关数据提示即使轻度损伤也可能是由免疫介导的。

值得强调的是除罕见病例外，一般药物导致的急慢性肝炎在停药后都会逐渐消退，并不会留下长期的后遗症。有一些病例报道中提示药物超敏反应激发 AIH，停药后病情仍在继续，但也很难确定是 DILD 还是潜在的慢性自身免疫性肝炎（可能因该药激活或显露）。严重的亚急性或慢性肝损伤停药后，肝脏瘢痕组织可能会持续存在，但一般不会导致严重后果。药物导致的胆汁淤积引起肝小叶间胆管消失的病例并不常见。进展为肝硬化或影响患者寿命的情况则更加罕见。

发病机制

一、活性代谢产物应激反应

肝脏是外源物质清除和代谢的主要场所,这使得肝脏暴露于潜在的毒性物质中。多数引起 DILI 的药物,其毒性与代谢产物有关,但有时也与药物本身有关。除了抗代谢的肿瘤药物和一些生物制剂,其他药物在体内的代谢产物或药物本身的毒性反应往往存在脱靶效应。

目前已发现很多因素在决定药物是否在特异质性肝毒性风险中起重要作用(表 1-5),其中的一些因素也决定了直接毒性的发病机制(如 APAP)。以此为例,剂量过大是 APAP 毒性的关键因素。相反,特异质性肝毒性并无严格的剂量相关性,即使毒性常由免疫介导,但也应该存在一个剂量阈值。通常需要 50～100 mg/d[27,28]。因此,肝脏暴露于一定剂量的药物及其代谢产物是发病的一个重要因素。

表 1-5 DILI 的关键决定因素

毒性部分暴露(剂量 50～100 mg)
活性代谢产物/共价键结合
BSEP 功能抑制
细胞应激反应:线粒体/氧化应激,ER 应激
免疫反应
适应

BSEP,胆盐输出泵;ER,内质网

特异质毒素有一个鲜明的特征,这些药物虽然仅能导致小部分接触药物的患者发生肝损伤,但在体外使用分离的细胞器、肝细胞以及动物模型进行临床前研究时往往能够预测其毒性。这其中可能涉及一系列的应激反应如功能障碍、基因表达异常、蛋白质组学和代谢组学的改变等导致肝细胞死亡。这些研究支持了特异质毒性药物通常会引起的肝细胞应激反应可在临床前研究中高暴露检出的事实。如前文所述的应激反应引起细胞功能紊乱,这些反应无论是在理论还是实践中都具有较高的预测价值。

如表 1-5 所示,DILI 发生过程中有很多非常关键的因素。首先,最重要的是肝脏暴露于毒性代谢产物中。多数特异质毒素以及研发过程中因导致肝损伤而被迫中止研发的药物,可能与体外试验中出现了大量的共价键结合(微粒体或细胞)或微粒体试验时产生较多谷胱甘肽(GSH)复合物有关[29,30]。另外,很多特异质毒素对线粒体功能(体外分离的线粒体)[31]或胆盐输出泵(bile salt export pump, BSEP;表 1-6)[32,33]产生抑制作用。

表 1-6 BSEP 抑制后肝脏的变化[32,33]

胆汁淤积胆盐分泌↓
环孢素
利福平
依托红霉素
氯丙嗪(较弱)
乙炔雌二醇
氟氯西林
噻氯匹定(较弱)

肝损伤? 胆酸堆积的作用 (易感因素)		
较强(IC$_{50}$<25 μM)	中度(IC$_{50}$30～100 μM)	较弱(IC$_{50}$>100 μM)
曲格列酮	托卡朋	氟他米特
利托那韦	胺碘酮	来氟米特
酮康唑	氟伐他汀	
耐法唑酮	吲哚美辛	
拉帕替尼		
波生坦		
泰利霉素		

BSEP,胆盐输出泵;IC$_{50}$,50%抑制浓度

尽管酰基葡萄糖苷酶也是一类比较重要的代谢酶,活性代谢产物通常主要由细胞色素酶 P450(CYP)产生。共价结合由代谢产物和解毒的平衡所决定,两者都受核激素受体和转录因子的调节。因此,环境和遗传因素可以影响Ⅰ相和Ⅱ相酶以及转运蛋白(Ⅲ相)的表达水平,上述因素共同决定了毒性药物在肝细胞的暴露水平。然而,全基因关联研究分析到目前尚未发现与药物代谢有关的基因变异可用来预测肝毒性,这反映出罕见突变基因的作用无力决定肝毒性。事实上,遗传因素对决定Ⅰ、Ⅱ、Ⅲ相酶表达水平和 DILI 风险因素的影响,其作用不如环境因素重要。在 HLA 分子暴露于免疫源性药物或代谢产物达到一定阈值后,毒性产物的暴露水平是决定易感个体(HLA 相关)是否发生免疫反应的主要因素。

活性代谢产物、氧化应激、BSEP 抑制引起胆酸效应导致激活一系列转录和转录后反应,这些反应中有些是适应性和保护性的,有些是损伤性的。适应性反应主要包括核因子红系 2(nuclear factor erythroid 2,NFE2)相关因子 2(NFE2-related factor 2)介导的抗氧化防御作用、内质网非折叠蛋白反应、线粒体生物合成、细胞自噬和线粒体自噬等。而损伤性反应涉及应激反应酶的激活如丝裂原活化的蛋白激酶-8(mitogen-activated protein kinase 8,JNK/MAPK8)、糖原合酶激酶-3β(glycogen synthase kinase-3 beta,GSK-3β)、受体相互作用丝氨酸/苏氨酸蛋白(receptor-interacting serine/threonine-protein,RIP)激酶,线粒

体分裂、凋亡和坏死相关机制的激活等。这些途径在介导药物(如 APAP)的直接毒性时发挥了主要作用。但它们在 IDILI 中的作用尚不清楚，应考虑两种主要的可能性：一方面，活性代谢产物诱导的应激可反映肝损伤的存在，这种损伤可能有助于适应性免疫反应的进展(如一些类型的危险信号)；另一方面，临床前动物模型中检出的应激反应(即使在高剂量水平)可能仅反映有潜在代谢产物的产生，但应激反应本身可能不参与免疫反应的进展。HLA 单体型与轻度无症状 DILI 之间虽然具有明显的关联性，但是并不能明确解释代谢产物引起的非致死性应激反应是否促进免疫反应激活(图 1-1)。

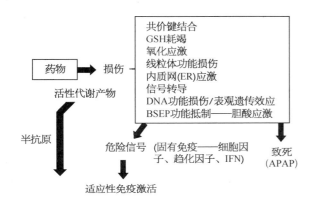

图 1-1 美国药物诱导性肝损伤 (DILI) 的监管处理

APAP，对乙酰氨基酚；BSEP，胆盐输出泵；ER，内质网；GSH，谷胱甘肽；IDILI，特异质性药物性肝损伤

二、适应

临床上，适应(adaptation)现象值得关注，即损伤虽已开始并发展成较明显的肝损伤(无症状的肝脏生化异常)，但继续使用相关药物，损伤会逐渐消失。由于这种轻度异常与临床明显或严重病例的潜伏期通常相似，因此轻度损伤和严重损伤的发病机制也可能存在相关性。什么决定了适应、损伤消失或损伤进展，目前并不清楚，但可以肯定，这是特异质毒性发生的关键原因。目前有 3 种主要的假设：① 通过重新设定促损伤因素和细胞保护因素间的平衡，抑制细胞应激或损伤；② 代谢途径(代谢、解毒和转运)的重新设定降低了细胞与毒性药物和产物的接触；③ 免疫耐受平衡破坏后又重新建立。最后一种假设可能最吸引人，因为最近有证据指出 HLA 相关性可以预测适应者中轻度的肝损伤，支持了轻度肝损伤由免疫反应决定的观点。

三、免疫介导的 DILI

有关免疫因素在 DILI 中作用的假说"半抗原理论"，目前逐步发展为"危险假说(danger hypothesis)"

(图 1-2)。根据半抗原理论，肝细胞内的药物代谢产物通过共价结合形成药物-肽复合物，经抗原呈递细胞(antigenpresenting cells, APCs)呈递给 HLA Ⅱ 分子，然后与 CD4 细胞上的 T 细胞受体相互作用，激活下游的细胞毒性 CD8 细胞(识别肝细胞上的 HLA Ⅰ 分子呈递的半抗原-肽复合物)和 B 细胞，使浆细胞产生大量针对抗原的特异性抗体和自身抗体。危险假说中增加了肝细胞对药物的应激反应以及伴随疾病对适应性免疫的刺激等共同刺激作用。APCs 将共刺激因素识别为危险信号，在 CD4 T 辅助细胞的作用下，共刺激分子针对 HLA Ⅱ 上的新抗原反应性表达。这就解释了为什么共价结合后的药物不一定具有抗原性，而需要一个共刺激危险信号才能具备完全抗原性。有些病例中，药物本身并不形成抗原成分，但可以刺激特定的 HLA 蛋白致使某些肽表达发生改变从而打破患者的免疫耐受平衡，产生自身免疫性抗体[35]。另外一种可能性即药物激活部分体内已有的处于潜伏期的病毒(疱疹病毒 6 型和 7 型，或 EBV)，免疫系统针对病毒产生效应。这种假设在严重的皮肤反应中已经得到证实(中毒性表皮坏死松解症，Stevens-Johnson 综合征)，此效应通常引起严重肝损伤[36]。

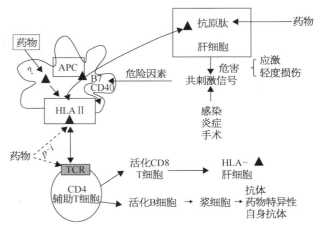

图 1-2 危险假说

APC，抗原呈递细胞；HLA，组织相容性抗原；TCR，T 细胞受体；p-i，药理相互作用

另外一种假说是药理学交互作用(pharmacological interaction，p-i)概念，该假说认为药物直接或间接结合到 HLA 或 T 细胞受体上激活免疫反应。希美加群毒性研究证实了这一点[25]。表 1-7 中列出了免疫介导不同表现类型的药物反应，皮疹等系统性免疫过敏反应在 IDILI 中并未出现。然而 IDILI 与 HLA 的高关联性确实证实免疫机制的存在(表 1-6)。迄今为止，只有异烟肼和双氯芬酸尚未被发现与之关联的 HLA 类型，可能有待进一步研究。免疫系统在 DILI 中的作用和机制，值得我们

研究和学习的地方有很多。例如,为什么仅免疫反应以肝脏作为靶器官,却无全身性反应症状;耐受机制和适应机制之间存在何种关联;产生不同表型的肝损伤(肝细胞型和胆汁淤积型),其决定因素是什么;与特发性 AIH 之间有何关联等。罗美昔布和阿莫西林-克拉维酸分别引起肝炎型和胆汁淤积型肝损伤,但这两种药物却有相同的 HLA 敏感单体型[22,37],研究它们的发病机制有可能发现 DILI 表型不一致的原因,同样还有阿巴卡韦和氟氯西林,前者易引发严重的皮肤反应,后者多引起胆汁淤积型肝损伤,而与之相关联的单体型同为 HLA - B * 5701[38,39]。

DILI 与 AIH 之间的关联也应该给予关注。一些药物(呋喃妥因和米诺环素)能够引起药物性自身免疫性肝炎(drug-induced AIH,DIAIH),以至于很难与AIH 进行鉴别,只能依靠观察停药后反应进行鉴别[40]。但是这种情况下还要排除是否是药物激活(drug-activated,DA)了原有的 AIH,这在生物免疫调节制剂应用中多见,他汀类药物在极罕见的情况下能够激活 AIH。这类 AIH 停药后亦不能改善,而药物的作用可能类似于闸门一般。

表 1-7 不同类型免疫介导的 IDILI

- DRESS + TEN,伴随 DILI
  卡马西平、苯妥英?、药物活化潜伏性疱疹病毒、磺胺类药物、别嘌醇?无辜旁观者肝损伤
- 伴随过敏反应的 IDILI(皮疹、嗜红细胞增多)
  氟烷、双肼酞嗪
- AIH - DILI
  药物诱发—呋喃妥因、米诺环素
  药物激活—他汀类、干扰素、TNF 抑制剂
- HLA + 但无过敏症状的 IDILI
  阿莫西林-克拉维酸、氟氯西林、拉帕替尼、罗美昔布、奈韦拉平、噻氯匹定、希美加群

AIH,自身免疫性肝炎;DILI,药物性肝损伤;DRESS,药疹伴嗜酸性细胞增多和全身症状;HLA,人类白细胞抗原;IDILI,特异质性药物性肝损伤;TEN,中毒性表皮坏死松解症

四、IDILI 的统一假说

尽管近几年研究者们提出很多关于 IDILI 的假说模型,但随着 HLA 相关性的提出,适应性免疫在 IDILI 中的作用已成为当前的主流观点。即使如此,仍不可否认药物代谢、线粒体损伤以及固有免疫的作用。APAP、胺碘酮、NRTIs 和 2-丙戊酸钠代表的是以线粒体损伤为主,伴随潜伏期长短不一的一类药物,环境和遗传因素也发挥了重要作用。除上述药物之外,还有一些药物无论是通过体外筛选、动物试验还是Ⅰ、Ⅱ期临床试验都未发现肝毒性。从 6 年前本书第二版以来,IDILI 的假说模型已发生了改变。那时,我们认为药物代谢、代谢产物共价结合、氧化和细胞器应激、细胞死亡以及固有或适应性免疫激活是药物性肝损伤发生的共同途径。但随着新研究成果的不断出现,应调整之前的模型,适应性免疫应该处于过程的上游,之前假设中的上游事件在新模型中应作为调整损伤严重程度的下游事件(图 1-3)[41]。但先决条件是肝脏和免疫系统先后暴露于药物、代谢产物或复合物,而暴露的程度取决于药物剂量以及肝脏对药物的处理(Ⅰ、Ⅱ、Ⅲ相代谢)。敏感个体出现肝损伤和炎症之后,适应性免疫随之激活。在这种情况下,通过自我扩增效应,损伤可能加速或进展,也可能随着一些触发点(如通过耐受抑制细胞毒性 T 细胞对肝细胞的损伤而终止损伤继续进展)和介质的调节(通过调节适应性细胞保护或抗炎反应平衡固有免疫系统)而停止进展,从而决定损伤的严重程度。新模型中,基因和环境因素对适应性免疫反应下游损伤的促进和抑制具有重要的意义,不仅决定个体是否发生适应反应,而且决定损伤的严重程度。机体的固有免疫是把双刃剑:能够共同激活适应性免疫(通过危险假说),并调节肝脏炎症和再生,进而可以提高或减少肝损伤程度。

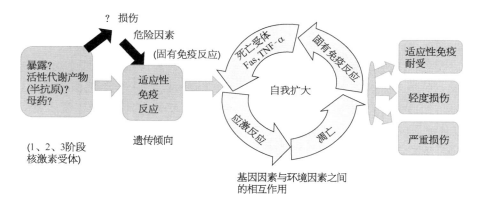

图 1-3 特异质性药物性肝损伤(IDILI)发病机制模型[41]

诊　断

个体案例中，DILD 的诊断主要将潜伏期和临床表现特点（如果已知）作为详细证据，并排除其他可能的原因。患者停药后的反应可以作为额外信息，如细胞毒性反应在停药后快速改善，而胆汁淤积型则恢复较慢。再激发试验出现相同异常表现是最有效的证据，但再激发很难控制，而且特异质型 DILI 经常不再呈现阳性。如果潜伏期特点以及病变表现符合，又能够排除其他病因（胆管病变、缺血-再灌注肝炎以及病毒性肝炎等）则可以考虑 DILI 的可能性。疑似病例诊断应排除因数据缺失和（或）其他病因所造成的影响，其余病例还需根据检查结果和数据支撑做出的排除性诊断。这种合理的方法要求将病例诊断为是、不是或可能三种情况[42]。

通过提供更多的类别和应用表示可能性的百分比，NIH DILIN 对专家意见进一步细化，虽然颇有主观性，而且专家间意见的一致性中等，但会随经验提升[43]。DILIN 系统很难应用于临床试验，因为其诊断强度主要依赖对潜伏期和损伤类型特点的辨别，以及之前文献中发表的经验。DILIN 评分表分为不可能/不相关（unlikely/unrelated；量化可能性＜25%；5 级）、可能（possible；量化可能性 25%～50%；4 级）、很可能（probable；量化可能性 50%～75%；3 级）、极可能（very likely；量化可能性 75%～95%；2 级）、确定（definite；量化可能性达 95%；1 级）。1、2 或 3 级被认为有足够的必要性开展患者 DNA 的基因学研究，美国食品和药物管理局（FDA）也认为很重要。但就作者个人而言，2～3 级是最困难的，因为许多案例都存在较强的主观性；而 3～4 级是最重要的，特别是在临床试验中；1～2 级是很少见的。

早期尝试采用定量系统，用数字评分的方法来反映药物引起肝病的可能性，但结果不一[44-47]。Roussel Uclaf 因果关系评估法（the Roussel Uclaf Causality Assessment Method，RUCAM）评分系统是目前看来最为精确的一种，如表 1-7，它分别将不同的因素赋予不同权重的分数，通过计分来反映药物导致肝损伤的可能性，其优点是比上述方法更为客观。RUCAM 评分系统更适用于对已经确诊的 DILD 案例进行审核。尽管它并不完美，而且当同时存在多种可能导致 DILD 的药物时也不能进行区分，但 RUCAM 确能提供一种合理的一致性，而且基本上涵盖了评估因果关系时所需的全部关键参数。NIH DILIN 将通过大量的登记数据

对 RUCAM 系统进行改良，尽量减少使用该系统时存在的歧义，这是非常值得期待和赞许的。

药物研发

药物研发分为临床前阶段和临床阶段。临床前评估主要以大剂量处理动物模型为中心，尽管动物模型能够可靠地筛选出明显的、可预测性的潜在毒性药物，但很难发现具有特异质毒性的药物。既往的经验证实，试验中经常会出现假阳性和假阴性结果。因此，更深刻地认识不可预测型肝毒性的机制，有利于我们建立一种能够涵盖决定人类所有易感因素的合适动物模型，通过转基因、敲除或者人化小鼠等技术形成可以模拟人体敏感性的状态。目前，一些观点认为在动物中高剂量时的肝毒性至少保证了药物研发临床阶段评估的谨慎性和广泛性。

表 1-8　RUCAM 中的因果关系评估参数[a]

1. 潜伏期
2. 恢复的比例（去激发）
3. 风险因素（年龄、酒精、妊娠）
4. 排除其他原因（病毒性肝炎、缺血-再灌注、胆道病变、酒精性肝病）
5. 合并用药
6. 追踪记录（PDR 和病例报告）
7. 再激发

PDR，性能进展评估；[a]根据 R 值区分患者是肝细胞型还是胆汁淤积型/混合型 DILI；潜伏期和去激发评分具有表型特异性

现在临床前研究的发展明显提高了对风险化合物的鉴别能力。药物毒性研究综合了以下多种方法：硅化学结构警告；微粒体、细胞或有机体的共价键形成研究；体外和体内谷胱甘肽（glutathione，GSH）复合物形成研究；BSEP 抑制；离体线粒体、细胞系、初代啮齿类动物和人肝细胞功能（如氧化应激、GSH 耗竭、ATP 减少、尿素或白蛋白产量变化、呼吸功能损伤以及脂质储积等）以及细胞毒性干扰研究等[29,30,49,50]。此外，通过培养的细胞和动物模型转录组学、蛋白质组学和代谢组学变化也能在不出现大面积的病理变化之前反映氧化改变、线粒体和内质网（endoplasmic reticulum，ER）应激改变和炎症反应。尤其是当此危险因素在人体使用剂量范围内时，能够对药物或其代谢产物产生的毒性反应进行很精确的检测[29]。很多制药企业会综合多种参数评估某种药物的毒性，这种方法通常会出现很高的阴性预测值（为 90%～95%），但阳性预测值较低（为 50%～75%）。在这种情况下，如果不出现任何风险警示，则较为可靠；如果出现警示，此药不发生 DILI 的可

能性也是存在的。

药物Ⅲ期临床试验是否出现明显毒性(黄疸和氨基转移酶升高)取决于肝毒性发生的频率。多数特异质药物反应 1 000 例或以上才出现 1 例,而 ALF 在 10 000 例或以上才出现 1 例。在临床研发中,典型的药物临床试验会在 1 500～2 500 例中进行。不考虑 Hy's 法则 95% 的置信区间,假如发生率是 1 ∶ 1 000,且所有的受试者都有足够的暴露时间(如 6～9 个月),则至少需要 3 000 例受试者。实际上这在临床试验中通常是不可能的。因此,如果很不幸,研究人群中出现 1 例或 2 例无法确定为明显肝炎案例,即使信号很微弱也需要进行详细检查。在药物研发阶段发现特异质性毒性引起的 ALF 事实上是极少见的。按照 Hy's 法则 95% 的置信区间,对 ALF 而言,在不遗漏的情况下,1/1 万的发生率需要 3 万例研究对象。

由于在临床试验中发现明显威胁生命的肝损伤可能性非常低,所以我们应重点关注无症状的 ALT 和胆红素升高的发生率[51]。最敏感的变化指标莫过于药物治疗组和安慰剂组 ALT>3ULN 的发生率。根据研究人群,对照组 3×ALT 的发生率介于 0.1%～1.0%,因此,药物治疗组 ALT 升高>3ULN 的发生率具有显著统计学意义升高时,需要进行更详细的研究。ALT>3ULN 的信号被认为是 Temple 定理。最近通过大量的药物研究分析发现每天应用药物超过 50 mg,ALT 升高的绝对发生率增加>1.2%,上市后出现问题的阳性率为 87%,而药物剂量<50 mg 时不产生 ALT 升高信号的假阳性率从 10% 降到 2%[26]。ALT 升高虽然是一种敏感信号,但特异性较差,因为很多药物如阿司匹林、肝素、他汀类药物以及他克林等都能导致 ALT>3ULN,但这些药物上市之后的数据证实安全性较好(假阳性信号)。如果 ALT 升高到 5 倍、10 倍甚至 20 倍,特异性可能更高,但准确性仍较低。然而,特异性非常明显的信号是伴随高胆红素血症(>2ULN 伴直接胆红素超过 30%)和高 ALT 水平(>3ULN),即所谓的 Hy's 法则。伴随胆红素水平升高,说明肝功能损伤程度较重,肝细胞型患者出现高胆红素血症提示有 10% 的可能性发生 ALF(死亡或肝移植,自然恢复概率小)。总之,ALT 升高(>3ULN,Temple 定理)发生率增加是预测严重肝损伤发生的充分但非必要条件。无论在何种情况下,应该充分重视 ALF 的风险因素,如果研究中出现 1 例或以上表现符合 Hy's 法则和 Temple 定理将是非常重要的危险信号,通常会导致药物进一步研发的终止,除非药物对致死性疾病如癌症有效,如拉帕替尼。

最近 10 年,学术界、FDA 和药企等机构每年都会组织年会讨论药物研发临床阶段出现的问题。经过不断总结和调整,2009 年时形成了白皮书。在临床试验中鉴别风险信号并对其意义进行明确和验证,已取得了极大的进展。

一个尚需调整的领域是定义符合 Hy's 法则的肝细胞损伤,以区分不太可能引起 ALF 的、伴随高胆红素血症的胆汁淤积型/混合型 DILI。依笔者看来,R>5 用来定义肝细胞型损伤,不仅可避免排除伴随 ALP 升高的肝细胞型 DILI,而且适用范围更广泛,更利于安全性评估。无论怎样,利用临床试验数据评估 R>5 加上高胆红素血症预测 ALF 的价值确是很难实现的。因为符合 Hy's 法则的病例少,发生 ALF 的更少。药物上市后的数据分析是唯一有效的评估方法,因为其中包含了一些致命的病例。R 值在病变发生过程中会不断发生变化,因此 ALT 值的选取最好是发作时或其峰值。一项尚未发表的来自不同数据库中 DILI - ALF 病例的分析显示,ALT 达到峰值时 R>5 伴随高胆红素血症能准确鉴别几乎所有最终进展为 ALF 的病例(占该组中 10%)。胆汁淤积型/混合型 DILI(R<5)几乎不发生 ALF[53]。

药物上市后的监管

药物引起的轻度、可逆转肝损伤的发生率背景为药物监管提供合理依据。根据这样的轻度损伤背景,仅少部分个体出现明显的肝病。因此,一旦发现轻度肝损伤的信号即停用相关药物能够阻断严重后果的发生。尽管如此,监管过程中还是有很多问题需要注意。第一,这种方法仅适用于延迟性药物反应,而全身过敏反应往往在早期发生,进展迅速。因此关键是教育患者出现症状后及时停用可疑药物。第二,就个体患者而言,需要权衡牺牲对很多患者有价值的潜在重要治疗与可能出现明显肝损伤的关系。第三,能够真正遵从上述方法的患者并不多。第四,出现明显症状的患者从首次发现 ALT 异常起,需要每个月进行定期监测,防止出现危及生命的疾病。由于检查的间隔周期小于 1 个月,患者依从性较差,因此多数情况下,每月检查对迟发型特异质药物反应是可行性最强的方法,但有效性还未得到证实。即使如此,也不能代替对患者的教育,嘱咐患者一旦发现有关肝毒性的如下症状:腹部疼痛、厌食、黑尿、乏力、发热、胃肠不适、黄疸、萎靡、皮疹、瘙痒等,应及时向其主治医生报告,并及时停用相关药物。有些不良反应起病急,在几周内即可发生,尽管每月按时检查,也难以发现。因此,当前学者们重点研究敏感性和特异性都较高的生物标记,希望能够区分适应者和易感者。希望能够找到大量可用的新数据。鉴别患者的肝损伤是进展还是适应,将是非常有价值的发现。鉴别易感患者的基因多态性目前被证实实用性有限,虽然已经证实 HLA Ⅰ 和 HLA Ⅱ 分子与 DILI 存在较强的相关性,阴性预测值也非常完美,且在一些已经确诊的 DILI 患者中得到了验证。但由于 HLA 多态性非常常见,其阳性预测值也非常低,很多阳性患者在使用相关药物时并不发生肝损伤。外显子和基因测序技术能够识别稀有和多基因变异,后续研究中可以与基因多态性研究结合,用于鉴别可能的危险因素。

药物上市后监管的最大挑战是成本效应,每月监测花费较大,必须权衡与不良反应的发生率和死亡率之间的得失。对严重的特异质性肝炎的发生率、监测间隔、持续时间等,这些问题至今都无明确的答案。此外,上市后出现的不良反应事件,也尚需权衡药物的获益。风险/获益评估难以定义,而且最终会作为药物继续监管或退市的关键参考。以非甾体类抗炎药溴芬酸为例,因有多种替代药物治疗,持续使用则需面临发生罕见的、延迟性特异质性严重肝毒性的风险[54],患者承担这样的风险并不合适。在曲格列酮的案例中,尽管多年来的获益并不明显(如对糖尿病并发症患者长期血糖控制作用),但因为其在严重病变状况下具有重要且独特的效果,因此决定其是否撤市情况复杂,拖延了许久。开始的决定是执行每月监测,这样有利于保护使用者,而且药物可继续留在市场上。尽管这样的决策能在一定程度上保护患者,但患者监测的依从性问题以及偶然事件的发生都意味着我们无法保护所有患者。此外,同类的新药也不断被审批,并且替代的新药上市一年后,发现引发严重肝毒性的可能性极小,最终导致了曲格列酮的撤市。

上市后监管的另外一个主要问题是普通人群中严重不良反应的发生率难以统计。即使在住院患者中特发性肝炎和 ALF 发生率的可信数据也非常有限。但是,很多数据库(如 Medicaid、HMO)指出普通人群中每年有 1/10 万～1/5 万的患者因为急性隐源性肝炎而住院[55-57]。美国 ALF 患者数量上升到每年约 3 000 例,根据每年普通人群中发生率为 1/100 万～2/100 万计算,其中 10%～20% 的患者是特发性的。因此,每当一种新药上市,就会有不少难以解释的 ALF 发生,这需要引起重视。以曲格列酮为例,根据 FDA 统计,上市

第一年约 100 万服用者中就有 30～40 例 ALF 发生,远远高于之前的预测。但是如果药物使用者数量少,这种信号的出现就变得不明显。然而,目前用于药物不良反应事件报告的 MedWatch 系统尽管存在依从性差、因果关系评估不准确等问题,但已能够有效、合理、快速地发现多种药物的不良反应,以决定药物是否撤市或严格限制使用条件。

结 论

肝脏是药物代谢和清除的器官,因此也成为特定的易受攻击器官。药物的代谢产物往往比药物本身更易影响肝脏的功能,诱导免疫反应。其发生往往难以预测(特异质性),有研究提示环境和遗传因素可能改变了这些不良事件的易感性。虽然药物引起的肝病多种多样,但单个药物的潜伏期和临床病理表现往往具有明显的特点。药物的肝毒性是药物研发和上市后监管面临的主要挑战。DILI 重点研究领域从药物代谢到细胞损伤途径,再到固有免疫和炎症反应以及当前和将来的重点适应性免疫系统,本书的 3 个版本见证了 DILI 研究方向的不断变迁。

(明雅南 译　茅益民 校)

参考文献

[1] Zimmerman H. Drug Hepatotoxicity. 2nd ed. Philadelphia: Lippincott, 1999.

[2] Ostapowicz G, Fontana RJ, Schiødt FV, et al. Results of a prospective study of acute liver failure at 17 tertiary care centers in the United States. Ann Intern Med 2002; 137: 947-954.

[3] Mindikoglu AL, Magder LS, Regev A. Outcome of liver transplantation for drug-induced acute liver failure in the United States: analysis of the United Network for Organ Sharing database. Liver Transpl 2009; 15: 719-729.

[4] Larsen A, Polson J, Fontana R, et al. Acetaminophen-induced acute liver failure: results of a United States multicenter, prospective study. Hepatology 2005; 42: 1364-1372.

[5] Sgro C, Clinard F, Ouazir K, et al. Incidence of drug-induced hepatic injuries: a French population-based study. Hepatology 2002; 36: 451-455.

[6] Meier Y, Cavallaro M, Roos M, et al. Incidence of drug-induced liver injury in medical inpatients. Eur J Clin Pharm 2005; 61: 135-143.

[7] Abboud G, Kaplowitz N. Drug-induced liver injury. Drug Safety 2007; 30: 277-294.

[8] Bjornsson E, Olsson R. Outcome and prognostic markers in severe drug-induced liver disease. Hepatology 2005; 42: 481-489.

[9] Andrade R, Lucena M, Fernandez M, et al. Drug-induced liver injury: an analysis of 461 incidences submitted to the Spanish registry over a 10-year period. Gastroenterology 2005; 129: 512-521.

[10] Lewis JH. "Hy's law," the "Rezulin rule" and other predictors of

severe drug-induced hepatotoxicity: putting risk-benefit perspective. Pharmacoepidemiol Drug Saf 2006; 15: 221 - 229.

[11] Chalasani N, Fontana RJ, Bonkovsky HL, et al. Drug Induced Liver Injury Network (DILIN). Causes, clinical features, and outcomes from a prospective study of drug-induced liver injury in the United States. Gastroenterology 2008; 135: 1924 - 1934.

[12] Desmet VJ. Vanishing bile duct syndrome in drug-induced liver disease. J Hepatol 1997; 26: 31 - 35.

[13] Degott C, Feldmann G, Larrey D, et al. Drug-induced prolonged cholestasis in adults: a histological semiquantitative study demonstrating progressive ductopenia. Hepatology 1992; 15: 244 - 251.

[14] Van Steenberen W, Peeters P, DeBondt J, et al. Nimesulideinduced acute hepatitis: evidence from six cases. J Hepatol 1998; 29: 135 - 141.

[15] Lucena MI, Andrade RJ, Fernández MC, et al. Determinants of the clinical expression of amoxicillin-clavulanate hepatotoxicity: a prospective series from Spain. Hepatology 2006; 44: 850 - 856.

[16] Brinker AD, Wassel RT, Lyndly J, et al. Telithromycin-associated hepatotoxicity: clinical spectrum and causality assessment of 42 cases. Hepatology 2009; 49: 250 - 257.

[17] Orman E, Conjeevaram H, Vuppalanchi R, et al. Clinical and histopathologic features of fluoroquinolone-induced liver injury. Clin Gastroenterol Hepatol 2011; 9: 517 - 523.

[18] Suzuki A, Andrade RJ, Bjornsson E, et al. Drugs associated with hepatotoxicity and their reporting frequency of liver adverse events in VigiBase: unified list based on international collaborative work. Drug Saf 2010; 33: 503 - 522.

[19] Tarazi E, Harter JG, Zimmerman HJ, et al. Sulindac-associated hepatic injury. Analysis of 91 cases reported to the Food and Drug Administration. Gastroenterology 1993; 104: 569 - 574.

[20] Shear N, Spielberg S. Anticonvulsant hypersensitivity syndrome: in vitro assessment of risk. J Clin Invest 1988; 82: 1826 - 1832.

[21] Larrey D, Vial T, Micaleff A, et al. Hepatitis associated with amoxicillin-clavulanic acid combination. Report of 15 cases. Gut 1992; 33: 368 - 371.

[22] Singer JB, Lewitzky S, Leroy E, et al. A genome-wide study identifies HLA alleles associated with lumiracoxib-related liver injury. Nat Genet 2010; 42: 711 - 714.

[23] Spraggs CF, Budde LR, Briley LP, et al. HLA - DQA1 * 02: 01 is a major risk factor for lapatinib-induced hepatotoxicity in women with advanced breast cancer. J Clin Oncol 2011; 29: 667 - 673.

[24] Hirata K, Takagi H, Yamamoto M, Matsumoto T, Nishiya T, Mori K, et al. Ticlopidine-induced hepatotoxicity is associated with specific human leukocyte antigen genomic subtypes in Japanese patients: a preliminary case-control study. Pharmacogenomics J 2008; 8: 29 - 33.

[25] Kindmark A, Jawaid A, Harbron CG, et al. Genome-wide pharmacogenetic investigation of a hepatic adverse event without clinical signs of immunopathology suggests an underlying immune pathogenesis. Pharmacogenomics J 2008; 8: 186 - 195.

[26] Moylan CA, Suzuki A, Papay JI, et al. A pre-marketing ALT signal predicts post-marketing liver safety. Regul Toxicol Pharmacol 2012; 63: 433 - 439.

[27] Lammert C, Einarsson S, Saha C, et al. Relationship between daily dose of oral medications and idiosyncratic drug-induced liver injury: search for signals. Hepatology 2008; 47: 2003 - 2009.

[28] Lammert C, Bjornsson E, Niklasson A, et al. Oral medications with significant hepatic metabolism at higher risk for hepatic adverse events. Hepatology 2010; 51: 615 - 620.

[29] Park BK, Boobis A, Clarke S, et al. Managing the challenge of chemically reactive metabolites in drug development. Nat Rev Drug Discov 2011; 10: 292 - 306.

[30] Reese M, Sakatis M, Ambroso J, et al. An integrated reactive metabolite evaluation approach to assess and reduce safety risk during drug discovery and development. Chem Biol Interact 2011; 192: 60 - 64.

[31] Porceddu M, Buron N, Roussel C, et al. Prediction of liver injury induced by chemicals in human with a multiparametric assay on isolated mouse liver mitochondria. Toxicol Sci 2012 Jun 7 [Epub ahead of print].

[32] Morgan RE, Trauner M, van Staden CJ, et al. Interference with bile salt export pump function is a susceptibility factor for human liver injury in drug development. Toxicol Sci 2010; 118: 485 - 500.

[33] Dawson S, Stahl S, Paul N, et al. In vitro inhibition of the bile salt export pump correlates with risk of cholestatic drug-induced liver injury in humans. Drug Metab Dispos 2012; 40: 130 - 138.

[34] Han D, Shinohara M, Ybanez M, Saberi B, Kaplowitz N. Signal transduction pathways involved in drug-induced liver injury. In: Utrecht J, editor. Handbook of Experimental Pharmacology Adverse Drug Reactions and Toxicity. 2010. pp. 267 - 310.

[35] Norcross M, Luo S, Lu L, et al. Abacavir induces loading of novel self-peptides into HLA - B * 57: 01: an autoimmune model for HLA - associated drug hypersensitivity. AIDS 2012; 26: F21 - F29.

[36] Picard D, Janela B, Descamps V, D'Incan M. Drug reaction with eosinophilia and systemic symptoms (DRESS): a multiorgan antiviral T cell response. Sci Transl Med 2010; 2(46): 46 - 62.

[37] Lucena MI, Molokhia M, Shen Y, et al. Susceptibility to amoxicillin-clavulanate-induced liver injury is influenced by multiple HLA class I and II alleles. Gastroenterology 2011; 141: 338 - 347.

[38] Mallal S, Phillips E, Carosi G, et al. HLA - B * 5701 screening for hypersensitivity to abacavir. N Engl J Med 2008; 358: 568 - 579.

[39] Daly AK, Donaldson PT, Bhatnagar P, et al. HLA - B * 5701 genotype is a major determinant of drug-induced liver injury due to flucloxacillin. Nat Genet 2009; 41: 816 - 819.

[40] Björnsson E, Talwalkar J, Treeprasertsuk S, et al. Drug-induced autoimmune hepatitis: clinical characteristics and prognosis. Hepatology 2010; 51: 2040 - 2048.

[41] Kaplowitz N. Dealing with stress. Hepatology 2012; 55: 3 - 13.

[42] Kaplowitz N. Causality assessment versus guilt by association in drug hepatotoxicity. Hepatology 2001; 33: 308 - 310.

[43] Rockey DC, Seeff LB, Rochon J, Freston J, Chalasani N, et al. Causality assessment in drug-induced liver injury using a structured expert opinion process: comparison to the Roussel-Uclaf causality assessment method. Hepatology 2010; 51: 2117 - 2126.

[44] Maria V, Victorino R. Development and validation of a clinical scale for the diagnosis of drug-induced hepatitis. Hepatology 1997; 26: 664 - 669.

[45] Benichou C. Criteria of drug induced liver disorders: report of an international consensus meeting. J Hepatol 1990; 11: 272 - 276.

[46] Danan G, Benichou C. Causality assessment of adverse reactions to drugs. I. A. novel method based on the conclusions of international consensus meetings: application to drug-induced liver injuries. J Clin Epidemiol 1993; 46: 1323 - 1330.

[47] Benichou C, Danan G, Flahault A. Causality assessment of adverse reactions to drugs. II. An original model or validation of drug causality assessment methods: case reports with positive rechallenge. J Clin Epidemiol 1993; 46: 1331 - 1336.

[48] Lucena M, Camargo R, Andrade R, et al. Comparison of two clinical scales for causality assessment in hepatotoxicity. Hepatology 2001; 33: 123 - 130.

[49] Xu JJ, Henstock PV, et al. Cellular imaging predictions of clinical drug-induced liver injury. Toxicol Sci 2008; 105: 97 - 105.

[50] Khetani S, Kanchagar C, Krzyzewski C, et al. Micropatterned co-cultures increase the ability to detect compounds that cause drug induced liver injury in humans over sandwich cultures. Tox Sci submitted 2012.

[51] Kaplowitz N. Idiosyncratic drug hepatotoxicity. Nat Rev Drug Discov 2005; 4: 489 - 499.

[52] FDA Guidance for Industry. Drug-induced liver injury: premarketing clinical evaluation, <http: //www. fda. gov/downloads/Drugs/Guidance ComplianceRegulatoryInformation/Guidances/UCM174090. pdf>; 2009 [accessed 20. 10. 2012].

［53］ Kaplowitz N. Hy's law definition: role of alkaline phosphatase at FDA/AASLD/Pharma DILI meeting, Silver Springs, March 2011 - online FDA. gov, ＜ http: //www. aasld. org/Documents/ 2010HepatoxicitySessionⅣ. pdf＞; ［accessed 20. 10. 2012］.

［54］ Moses P, Schroeder B, Alkhatib O, et al. Severe hepatotoxicity associated with bromfenac sodium. Am J Gastroenterol 1999; 94: 1393 - 1396.

［55］ Walker A, Cavanaugh R. The occurrence of new hepatic disorders in a defined population. Post Mark Surveill 1992; 6: 107 - 117.

［56］ Carson J, Strom B, Duff A, et al. Safety of nonsteroidal anti-inflammatory drugs with respect to acute liver disease. Arch Intern Med 1993; 153: 1331 - 1336.

［57］ Dun M - S, Walker A, Kronlund K. Descriptive epidemiology of acute liver enzyme abnormalities in the general population of central Massachusetts. Pharmacoepidemiol. Drug Saf. 1999; 8: 275 - 283.

第2章
细胞色素 P450 对毒素的活化与肝细胞毒性

F. Peter Guengerich

美国,田纳西州,纳什维尔,范登堡大学医学院

前　言

对化学物质生物活化(bioactivation)的研究史要远远早于对细胞色素 P450(cytochrome P450,CYP)的研究。最早由 Fieser[1] 开始了癌基因的结构-活性研究,而 Millers 等[2,3] 则开创了生物化学实验的先河。无活性的化学物质的酶活化过程是通过氧化或其他方式来完成的,该过程可以产生亲电子产物,而这些产物可以与 DNA 和蛋白质上的亲核位点起反应。自从 20 世纪 70 年代 Gillette 和 Brodie 实验室进行了关于对乙酰氨基酚(acetaminophen,APAP;扑热息痛,paracetamol)和溴苯的经典研究[4,5]以后,这个概念就被推广到了药品和其他化学物质,并且可为其毒性提供解释。对于癌基因,其因果关系可以被证实,至少在某种程度上可以通过确定 DNA 的损伤而证实突变基因[6]。如同下面将要讨论的,毒素与共价结合之间的联系值得考虑,但也必须考虑其他关联性[7-12]。

对 CYP 的研究就是从以上研究以及类固醇代

谢[13,14]和微生物生物化学的研究[15]开始的。这一研究领域中,大多数仍以这些范围的研究为中心。药物代谢研究是受到有关 CYP 基础知识巨大现实影响的一个领域。该领域的一些重要发现包括证实了 CYP 血红素蛋白是终末氧化酶系统(促使氧气和底物反应[16])的组成部分,分离并重建了微粒体系统成分[17],发现 CYP 是可以被诱导的[18,19],证实存在多种 CYP[20],并对哺乳动物的 CYP 进行了纯化[21]、序列分析[22]和结晶化[23]。

细胞色素 P450 酶

一、基因家族

人类基因组含有 57 种 CYP 基因,根据其基因序列的相似程度进行系统命名(http://drnelson.utmem.edu/CytochromeP450.html)[24]。根据 CYP 的序列并不能直接得出其催化功能。对人类 CYP 进行分类的一种方法见表 2-1。尽管有些 CYP 的归类还未明确(例如 1B1 和 27A1),但与类花生酸物质、脂溶性维生素和固醇类物质代谢相关的 CYP 对于发育和正常生理学功能显然很重要。表 2-1 中的"异生物质(xenobiotics)"一列所列内容对于正常内环境的稳定并非至关重要,但它们都是参与药物代谢的酶[25]。

就所有商品化药物而言,约 75% 经 CYP 代谢(图 2-1A)。这组药物中,大约 95% 由 5 种 CYP 代谢(图 2-1B)。因此,通常可借助体外试验来确定何种 CYP 参与了某种药物的代谢过程,而美国食品和药物管理局(Food and Drugs Administration,FDA)通常要求将这一内容包含于候选新药信息中[29]。也有

一些方法将体外实验结果置于人类体内环境下进行进一步研究,但由于生物活化的原因,这种做法显然难以实现。

表2-1　人类细胞色素 P450 酶根据主要底物种类进行的分类

固醇类	异生物质	脂肪酸	类花生酸物质	维生素	未知物质
1B1	1A1	2J2	4F2	2R1	2A7
7A1	1A2	4A11	4F3	24A1	2S1
7B1	2A6	4B1	4F8	26A1	2U1
8B1	2A13	4F12	5A1	26B1	2W1
11A1	2B6		8A1	26C1	3A43
11B1	2C8			27B1	4A22
11B2	2C9				4F11
17A1	2C18				4F22
19A1	2C19				4V2
21A2	2D6				4X1
27A1	2E1				4Z1
39A1	2F1				20A1
46A1	3A4				27C1
51A1	3A5				
	3A7				

引自[25,26]

就此点而言,有必要考虑实验动物模型与人体的区别。如下文将要讨论的,药效学的差异是常见的,并且这些差异能够影响药物疗效及其毒性。鉴于药物代谢和药物代谢动力学问题,选择一种合适的实验体系也很重要。尽管有时人类和实验用哺乳动物的 CYP 具有相同的名称[30],但是这些 CYP 仅具有相似性但不完全相同。例如,大鼠和人类的 CYP1A2 对模型底物 7-甲氧-羟基异吩噻唑(7-methoxyresorufin)的催化功能十分相似,但在某些杂环胺类物质活化为具有遗传毒性

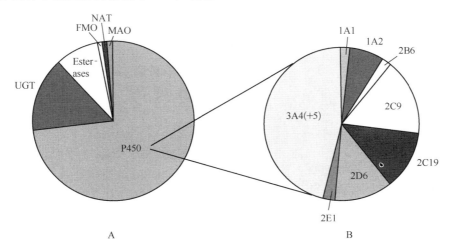

图2-1　催化药物代谢不同酶的酶活性

A. 催化药物代谢的不同酶的酶活性比例;B. 与药物底物起反应的个体细胞色素 P450 酶的比例。引自[27,28]。FMO,微粒体含黄素单氧化酶;NAT,N-乙酰转移酶;MAO,单胺氧化酶;UGT,UDP-葡萄糖醛酸转移酶

产物方面,人类的 CYP1A2 的催化效率是大鼠的 10 倍以上[31]。通常对某种候选新药的首次尝试,其中一种方法是进行体外试验来比较代谢差异,从而确定哪种动物的代谢情况与人类的代谢情况最为相似。某些代谢产物为人类所特有,并且不会出现在毒理学实验物种中,这些代谢产物的问题成为当前制药企业和 FDA 关心的关键问题(http://www.fda.gov/cder/guidance/6366dft.htm)。另一方面,FDA 希望有毒理学试验动物可以暴露于数倍母体药物和主要的人类代谢产物的环境中并且如果所选择的实验动物的代谢与人类代谢差异很大,那么就会出现麻烦。

二、临床意义

人体内 CYP 的含量及其催化活性的个体差异很大(图 2-2)[25]。导致这一现象的一些原因,我们将在下节讨论。这种变异正是非预期的药代动力学的基础(图 2-3)。理想状态下,所有个体的药代动力学模式应当是相同的(图 2-3,上图),其血浆水平的增加或减少(和由血浆水平推测出的各组织中药物及其代谢产物的水平)均相同。但是,人类存在个体差异,并且体内缺乏用于代谢药物的 CYP 的人在接受同样剂量的药物时将会出现图 2-3 下图所示的反应模式。另一种情况是,药物非预期的快速代谢使得药物浓度降低,导致药物疗效的下降。此外,如

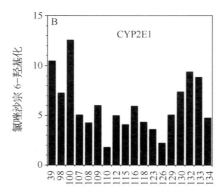
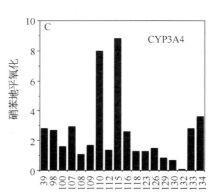

图 2-2 肝脏微粒体酶水平的差异

18 个不同个体的肝脏微粒体酶水平的差异。图中标本已做标记,且所有实验中标记号码相同。测定 CYP1A2、CYP2E1 和 CYP3A4 指标活性分别采用了 7-乙氧基香豆素 O-脱乙基化、氯唑沙宗 6-羟基化和硝苯地平氧化。数据引自[25]

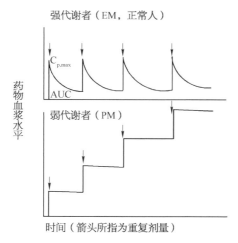

图 2-3 药物代谢率差异的重要性

本图显示给予两个不同的个体相同剂量的药物,多次给药后的药物代谢动力学变化:一个为强代谢者,另一个为弱代谢者。$C_{p,max}$ 指药物达到最大血药浓度;AUC 指与每次药物剂量相关的曲线下面积。本图关键在于弱代谢者的药物可以蓄积到非常高的水平,从而产生非常严重的药理学后果。另外,本图没有显示的另一个问题是,某些个体非正常快速代谢也可以导致预料之外的药物低浓度,因此治疗效果欠佳

果 CYP 将药物转化为有毒的代谢产物,患者情况将更加危险。

三、细胞色素 P450 酶的调节

有几个因素可以引起 CYP 活性的变化。其中之一是控制表达和(或)活性的基因具有多态性,该内容将在本书第 13 章和第 17 章进行讨论。其他因素还包括酶的诱导和抑制,这些因素正是药物代谢动力学中药物间相互作用的基础。

(一)细胞色素 P450 酶的诱导

许多制药公司通常会对候选新药做体外诱导测试。有两个主要问题值得考虑:在一些化合物中,某些 CYP 的可诱导性与啮齿类动物肿瘤生物检测中发现的肝脏肿瘤之间有着大致的联系。该模式见于 CYP 的 1A、2B 和 4A 亚家族。但是也有许多例外,啮齿类动物的肿瘤与人类肿瘤之间的联系并不确定,例如奥美拉唑的成功使用(该药是 CYP1A 的诱导剂)[32],长期应用巴比妥酸盐(一种 CYP2B 诱导剂)治疗时没有发生肿

瘤[33]，人类对过氧化物酶增殖子（CYP4A 诱导剂）表现有限的反应[34]等。应当明确的是，CYP 诱导并不是啮齿类动物发生肿瘤的原因。

研究 CYP 诱导的另一个原因是它可能存在于药物之间的相互作用。如果一种药物诱导某种 CYP，且被该 CYP 代谢，那么就会导致该药物的药代动力学作为时间的函数发生变化。此外，一种药物诱导的 CYP 可以导致另一种药物的代谢增加。典型的例子包括 Remmer[18]的早期工作，以及使用巴比妥酸盐、利福平或圣约翰草（St John's wort）后会导致口服避孕药失效[35,36]。

CYP 诱导的一些机制是可能存在的并且已经在实验系统中掌握其特点，最常见的诱导模式是转录调节。普遍使用的设计方案见图 2-4。一般情况下，配体同细胞溶质受体结合，然后与细胞核里的另一个蛋白质形成异源二聚体，再结合到 CYP 编码区的特异性 DNA 序列的上游。该 DNA 区域称为增强子。许多情况下，共活化蛋白也可以结合到该复合物上。这些蛋白质结合在一起使染色质上的基因结构重排，打开 DNA 的启动子区域，从而增加同 RNA 聚合酶的接触机会和 CYP 基因转录的速率。

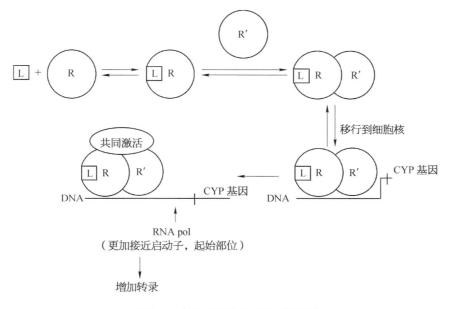

图 2-4　转录水平酶诱导的一般机制

配体（L）结合到细胞膜上受体（R）。L-R 复合物常常结合到另一个蛋白质（R'）形成一个配体-激活二聚体复合物。该复合物迁移到细胞核内，结合到基因上的特殊位点，通常是 5'转录起始点。在许多情况下，还存在关系更加密切的另一种蛋白质，称为辅助激活因子（coactiv）。这种完整复合物的存在导致基因 DNA 结构的改变，使得启动子部位开放或容易获得，从而使得 DNA 依赖 RNA 聚合酶（RNA pol）更好地结合，基因转录速率更快。这种普通模型适用于在肝脏和其他组织中对大多数类固醇和药物进行关联性研究（如 Ah 受体、PXR、PPAR-α）

此处提供了主要特征系统的简要描述。应当注意的是某些基因同多个调节系统起反应。

CYP 家族-1 通过芳香基碳氢化合物受体（aryl hydrocarbon receptor，AhR）进行调节。许多多环碳氢化合物及其相关物质是配体，包括一些香烟烟雾里的化合物。配体同 AhR 的结合导致 AhR 从热休克蛋白 90（hsp90）上释放，同 HIF1-β/ARNT（芳香基碳氢化合物受体核转位分子）形成二聚体[37]。这种异源二聚体结合到外源性的调节因子部位。这种反应解释了某些药物同香烟烟雾的相互作用、碳烤食物的消化以及某些药物的应用（例如奥美拉唑）。

CYP2B 亚家族基因可被巴比妥酸盐、某些相关药物和大量的特定化合物（例如杀虫剂、DDT 以及圣约翰草）所诱导，这种诱导作用包括构成性雄激素受体（constitutive androgen receptor，CAR）与其中一种维 A 酸 X 受体（retinoic acid X receptor，RXR）形成二聚体，并与转录起始位点远端上游分子相互作用。该系统的起始反应如何进行仍然难以理解。一些人工合成的配体确实可以和 CAR 结合（例如 TCBOPOP[38]），但是显然巴比妥酸盐和许多其他经典的诱导物却并不能与之结合[39]。

CYP3A 亚家族酶类可以同许多化合物反应，包括大环内酯类抗生素、类固醇和许多药物。这些诱导剂是 PXR（核受体第 1 亚家族第 1 组第 2 个成员）的配体。

在与配体结合后,与 RXR 蛋白形成二聚体,然后再结合到 CYP 基因的特定分子上,在肝细胞核因子 4 - α(hepatocyte nuclear factor 4 - alpha,HNF - 4α)或者其他共活化因子的协同下[40,41]增强转录作用。

最后一个例子是 CYP4A 亚家族酶系(人类该酶系只包括 CYP4A11,也可能是 CYP4A22,但是实验动物有多种 CYP4A 基因)。其配体可以是药物、脂肪酸或其他化学制剂[34],与过氧化物酶体增生物激活受体 α(peroxisome proliferator-activated receptor,PPAR - α)结合。PPAR - α 与配体结合后再与 RXR 形成二聚体,然后该复合物再与 DNA 上的分子相互作用。该二聚体还可以启动其他基因的转录,导致过氧化物酶体的增殖。啮齿动物中,该增殖可以达到细胞容积的 25%。

必须强调的是,CAR、PPAR、PXR 和 RXR 都是被称为类固醇受体的超家族的成员,该超家族还包括类固醇激素受体,糖皮质激素受体(glucocorticoid receptor,GR)、维 A 酸受体和维生素 D 受体(vitamin D receptor,VDR)[42]。与 RXR 形成二聚体很重要,因为这种相互作用和反应是 RXR 及其配体(维 A 酸)结合的特殊结构形式的功能。如前面所提到的,上述系统中有一些包含有辅助激动子,例如 CYP3A4 中的 HNF - 4α,应用带有合适因子的细胞系对于模拟体内反应(以及解释组织特异性)十分关键。还应强调的是该家族的其他受体,例如氧化固醇受体(oxysterol receptor,LXR - α)和胆酸受体(bile acid receptor,FXR)、调节类固醇生成的 CYP 类[43]以及这些系统中的一部分可能也参与了同外源性物质代谢的 CYP 的调节因子发生的交叉反应。

如果细胞存在合适因子,则以细胞为基础的模型就可用于检测化合物诱导 CYP 的能力,一种检测方法是直接测定 CYP 的诱导能力;另一种方法是使用报告系统。使用动物模型来预测这种诱导反应的另一个原因是这些受体存在某些种属差异。例如,PXR 与利福平、孕烯醇酮 16α-腈配体[40]的反应在大鼠、兔子和人类明显不同,有些氨基酸的置换可以帮我们理解这个现象[44]。

（二）细胞色素 P450 酶的抑制

人们已经知道了有很多 CYP 抑制的例子,且已知这种抑制与药物的相互作用相关。因此,制药公司在筛选新药时要做 CYP 抑制的体外试验。在早期阶段,筛选通量很高。筛选的结果可用于:① 在一系列候选药物中筛选那些较少引起问题的药物;② 合理地决定做哪些体内相互作用的研究是最重要的。

CYP 抑制根据其发生机制可分为两类。第一类是竞争抑制,即两种化合物竞争结合 CYP 的相同位点;虽然也有几个复杂的模型可供研究[45],但分析一般是相对直截了当的,并且所获得的数据可以直接应用到药物代谢动力学公式里去,这种抑制是可逆的。第二类是以机制为基础的抑制,或叫自杀式抑制,是不可逆的。催化抑制子(实际上就是底物)的过程,其反应循环中至少有一个部分导致了酶的灭活[46]。该过程具有减少 CYP 水平的效果。相关例子包括口服避孕药成分[36,47]和葡萄柚汁成分。

在过去的几十年中已经发现了机制相关的 CYP 抑制作用,大量的候选药物具有这种特点。一般来讲,在药物的研发过程中对药物进行体外筛选时要进行 CYP 抑制研究。一种方法是进一步将该过程特征化以确定参数 $K_{inactivation}$ 和 Ki,这些参数类似于经典稳态动力学的 $Kcat$($Vmax$)和 Km。以同样的方式,$Kcat/Km$($或 Vmax/Km$)的比值可用于预测体内药物在肝内的清除;$K_{inactivation}/Ki$ 则可以测定机制相关的抑制剂在体内效果如何。对于临床上已经熟知的药物,该比值在 4~20 000 $\mu M^{-1} \cdot min^{-1}$ 变化,并且可能与临床经验相关[49]。当然,这里最重要的问题是剂量(在早期研发中剂量可能无法预测)、配比以及其他 CYP 酶(和其他酶类)所能处理药物的范围。配比是指酶完成一个非破坏性循环相对于一个破坏性循环的倍数。虽然基于机制的抑制子还不明确,但还是有一些逻辑方法可进行相关描述,并预测它的可能性。最后,关于人体内药物间的相互作用的最终答案需要来自个体 CYP 诊断性底物的研究。

毒性知识背景

研究毒性的方法之一就是先根据总的作用机制对毒性进行分类。因此,这里将毒性分为 5 类[50](表 2-2;也可参见第 5 章、第 6 章)。

表 2-2　药物毒性的分类

靶标毒性效应
高敏感性和免疫反应
脱靶毒性效应
对反应性中间产物的生物活化
特异质性

引自[50]

根据靶器官或作用机制进行分类的 5 类中的第 1 类是相对比较直接和简单的,例如他汀类药物。大多数毒性可以用根据母药所设计的对 3 -羟- 3 -甲基戊二酰辅酶 A 还原酶(3 - hydroxy - 3 - methyutaryl CoA reductase，HMGCR)的作用来解释，但是细胞有所不同(例如肌肉细胞)。通过减少剂量可以降低毒性，或者通过给予甲羟戊酸来减低毒性，后者是靶酶的产物[51]。

第 2 类是免疫反应，源于母药的蛋白质修饰。一个例子是青霉素及相关的 β-内酰胺。该过程是一种半抗原假说(hapten hypothesis)[52]。对此假说的一个扩展，称为危险假说(danger hypothesis)[53]。一般来讲，药物与大分子物质形成复合物产生了一个危险信号，最终导致抗体/T 细胞应答[52]。两者进一步的相互作用，即所谓的"药理学相互作用(pharmacological interaction，p-i)概念"：药物与免疫受体之间的直接药理学相互作用(参见第 11 章)[52,54]。

第 3 类是脱靶药物学(off-target pharmacology)。在这种情况下，母药与其他非预期的靶点相互作用，就会产生非预期药物学效应，而这能够导致毒性的产生，有一个相关的例子是特非那定(1997 年由 FDA 撤销的一种抗组胺药物)(图 2-5)。在该案例，CYP 的抑制也就成了一个问题。正常情况下，特非那定被 CYP3A4 快速氧化成非索非那定。特非那定和非索非那定同组织胺 H1 受体(H1R)结合，具有抗组织胺活性。在大多数个体，这种氧化过程很迅速，血浆中没有呈现特非那定。但有些人同时使用 CYP3A4 抑制剂(例如红霉素或酮康唑)，这样就会降低 CYP3A4 的活性，从而导致特非那定蓄积。特非那定(而不是非索非那定)也可以和 hERG(钾电压门控通道)受体结合，抑制离子通道，导致 QT 间期异常和心律失常。特非那定——第一个非镇静抗组胺药——因此而被撤销，并由非索非那定所取代。

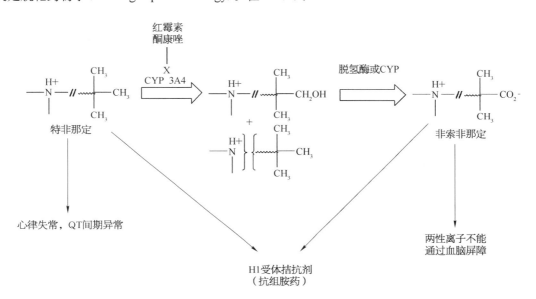

图 2-5　特非那定氧化作为药物的酶抑制和脱靶活化效应的一个例子

本图仅显示了特非那定化学结构的多种相关特性。正常情况下特非那定主要被 CYP3A4[55](也可被 CYP3A5 和 CYP2J2[56,57])氧化生成一个乙醇和一个 N-脱烷基，在此过程中，化合物分子被分解后灭活。乙醇被进一步氧化为羧酸产物。特非那定和其羧酸产物非索非那定结合到组织胺 H1 受体，具有抗组织胺活性(用于花粉症和过敏)。对大多数人给予治疗剂量的特非那定时，特非那定快速氧化，无法在血浆中发现。因此，非索非那定可以被当作药物的活性循环形式，而特非那定则是前体药物。非索非那定不能通过血脑屏障，因此特非那定是第一个市售的非镇静抗组胺药物。当特非那定的代谢被可以抑制 CYP3A4 的其他药物抑制(或者在没有抑制剂的情况下 CYP3A4 表现为低活性的个体)，特非那定就会在体内蓄积，在血浆中可以检测到，并抑制 hERG 钾离子通道，引起 QT 间期异常及心律失常，有时可导致死亡

毒性的第 4 类是生物活化，这一点将在后面讨论。下面展示的一个例子是对乙酰氨基酚(图 2-6)，其有活性的氧化产物亚氨基醌经常可以被检测到，但是机体可以耐受该化合物，直到药物使用的剂量超过机体清除该化合物的能力。生物活化一般是指药物代谢产物同蛋白质或细胞大分子物质反应导致的损伤[60]，但在一些例外情况下，这些产物自身因为药理学上的变化(见后文)或引起氧应激而变得危险。因此，这种情况类似于第 2 类(表 2-2)，但是免疫系统因素的参与不是必需的。在历史上，该理论曾被称为关键蛋白假说(critical protein hypothesis)[7]，即除去某种蛋白质的功能会导致细胞毒性；也就是说，这种蛋白质对于细胞起到了总开关的作用。但是，目前被更多人接受的观点是细胞有着非常复杂的网络，那些信号通路的中断或者任何一个与能量产生相关过程的中断都可能导致毒性，且这种毒性具有细胞或组织

特异性(参见第4章、第5章)。

最后一类是特异质性反应,这种情况虽然罕见(<1/1万),但很严重,而且其定义还不清楚。双肼屈嗪(dihydralazine)一般被认为是该特异质性药物不良反应的一个例子,最近的研究提示该反应中有代谢活化、共价结合,可能还有免疫反应参与其中(图2-7)。

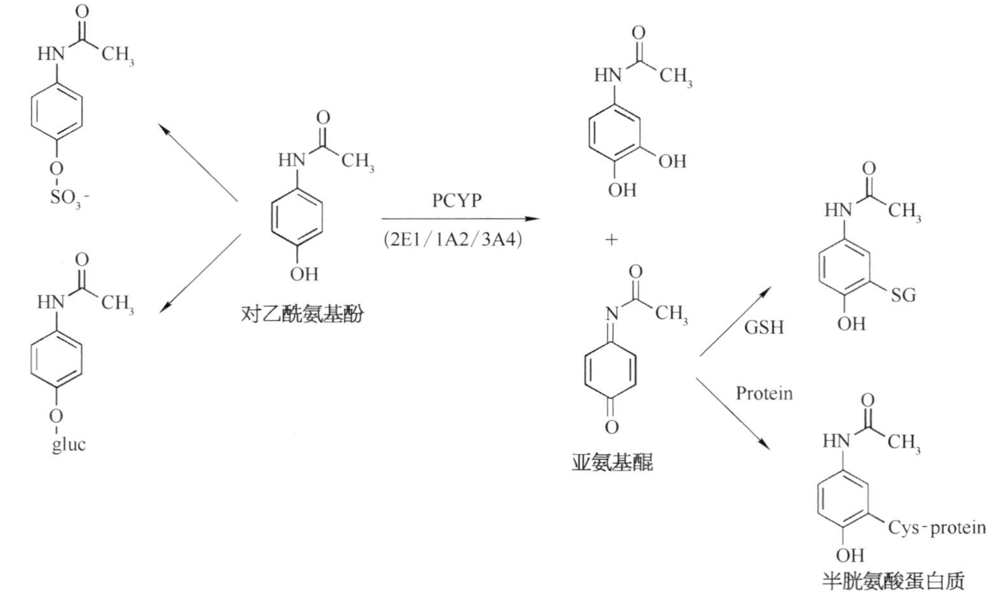

图2-6 对乙酰氨基酚的代谢

在大多数正常使用对乙酰氨基酚的情况下,其主要的代谢途径是硫酸化和葡萄糖苷酸化。但是,其代谢产物包括一个邻苯二酚和一个亚氨基醌。大剂量使用时,其氧化通道被大大强化,而形成结合物的通道则因为缺乏辅助因子而被抑制。亚氨基醌产物可以结合到三肽谷胱甘肽(GSH)或蛋白质的巯基基团上,而这种反应对毒性是必需的。缺乏 Cyp2e1 的转基因鼠,其致死性降低,去除 Cyp1a2 可进一步降低毒性[58,59]

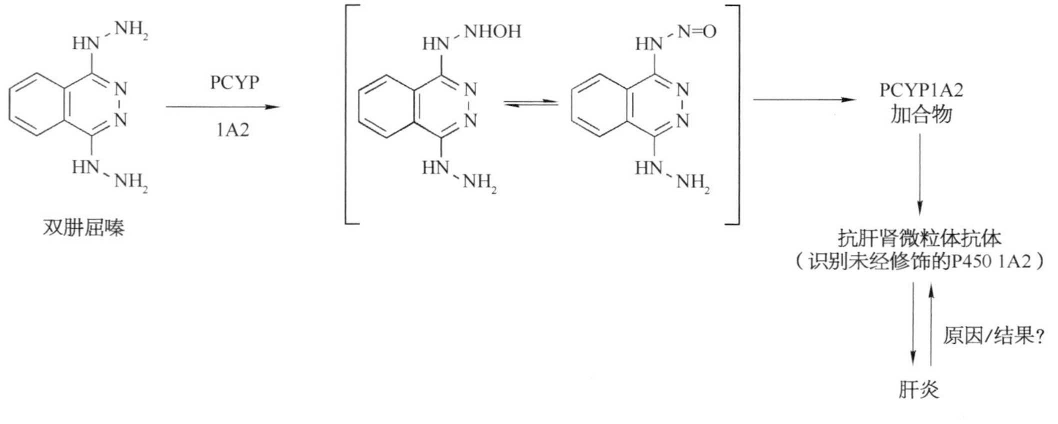

图2-7 双肼屈嗪的特异质性肝毒性相关事件

双肼屈嗪被氧化成羟胺和亚硝基,它们可以和蛋白质发生反应。CYP1A2 是活化双肼屈嗪的酶,用 CYP1A2 可以检测出共价加合物。在一些使用过双肼屈嗪的患者中可测到抗-LKM(肝肾微粒体)抗体;有些使用过双肼屈嗪的患者出现肝炎。推测抗-LKM抗体要识别 CYP1A2 需要有 CYP1A2 加合物的形成。但是,抗体出现和肝炎发生两者之间的因果关系还没有得到确认

生物活化反应

一、细胞色素 P450 氧化

曾有人做过关于 CYP 化学性质方面的综述[62,63],概括来讲,CYP 血红素辅基上的铁原子被 NADPH-细胞色素 P450 还原酶(P450R)还原,然后这

个二价铁原子再同分子氧(O_2)反应生成 Fe^{II}-O_2 复合物,电子等价形成氧合血红蛋白。但是,含有 CYPs 的这种复合物是不稳定的,来自 P450R 的一个电子会转移到该复合物上,形成一个特定复合物$(FeO)^{3+}$,其电子方面类似于过氧化物酶的化合物 I[64]。这个高度不稳定的化合物同底物反应,移走一个氢原子,再还回一个活性氧原子,生成产物。

上面所描述的机制是生成醇基的反应之一。CYP 催化的化学反应十分丰富且富于变化,许多看起来似乎不常见的反应都是由 CYP 催化的,包括环的扩大、收缩和形成,还原、异构化以及环的交联[63,65,66]。上述反应的绝大部分机制都已经在前面的章节做了理论性的描述。许多不常见的反应来自对植物 CYP 的研究或药物代谢的研究(主要是人类的 CYP)。

二、亲电子体与基团的反应

问题之一就是预测那些使药物更容易被活化为反应产物的化学基团(表 2-3),这个问题已经引起了药物化学专家的注意。现在大量的化合物要么已经被完全避免了,要么如果在早期筛查时检测出了毒性,就在保持疗效的情况下降低毒性。虽然有些化合物明显地比其他化合物更容易出问题(例如噻吩),但这类问题很难完全避免,因为从一个简单的苯环到生成活化产物只需要 1～3 步。

表 2-3　生物活化的结构警示

肼苯和酰肼

噻吩、呋喃、吡咯
苯胺和酰替苯胺
醌和醌亚胺
中链脂肪酸
卤代碳氢化合物和卤代芳香烃(Br>Cl>F)
硝基芳香烃
部分形成 α/β-不饱和烯醇样结构
巯基、硫醚化合物、噻唑烷二酮类

感谢华盛顿大学的 S. D. Nelson,该资料来自其某个幻灯片中的内容

如同本章前面部分所指出的那样,药物的生物活化是药物和其他化学物质产生毒性的一个重要原因。该现象在 20 世纪 40 年代就已经被证实了,20 世纪 70 年代早期被广泛地应用于药物研发。虽然生物活化可能看起来很复杂,但基本原理却十分简单。有几个原理可用于简单解释生物活化。

(1) 该反应可用两个基础的化学反应来描述:

a. 亲电子物质(E,来自药物)和亲核物质(Nuc:蛋白质、DNA 或其他细胞成分)反应:

$$E^{\delta+} + Nuc^{\delta-} \longrightarrow E-Nuc$$

b. 自由基(radical)的传播,通常来自具有奇数电子酶反应过程或脂质过氧化。自由基反应和氧应激来自活性氧(或氮),这里不做广泛的讨论,但有些情况下

可能是非常重要的。活性氧对于药物引起肝脏毒性的整体情况还不清楚(参见第 4 章)。

(2) 生物活化的第一个产物或者最明显的反应物质可能不与亲核物质起反应。例如,在某些情况下,环氧化物可能由 CYP 产生,但可以重排列成酰基卤化物,或参与反应的其他产物[68-70]。

(3) 反应产物的稳定性(也就是反应活性)可能差别很大[71]。一个短寿命的产物,例如黄曲霉毒素 B1(aflatoxin B,AFB1)exo-8,9-环氧化物[半衰期($t_{1/2}$)= 1 s,中性 pH][72]可以在内质网(ER)上形成,但仍会移行到细胞核同 DNA 非常有效地反应(图 2-8)。其他反应产物的半衰期从几分钟到几小时不等。与那些半衰期更短的产物相比,长半衰期的产物经常可以从一个细胞转移到另一个细胞,甚至从一个组织转移到另一个组织。

(4) 体外系统是阐述细节的好模型,但是最终所有的共价结合结果必须考虑在体内环境下是否适用。因为在体外系统,有些因素可能会被过分强调或发生偏倚。

(5) 剂量在许多情况下是个主要问题,这可追溯到 500 年前由对乙酰氨基酚所体现的毒理学原理(剂量造就毒性)[74]。

(6) 共价结合是毒性的标志,且通常与毒性有关[4]。有些制药公司使用体外和体内的共价结合研究数据用于新药的分层研发[75]。但是,也存在许多例外,也就是说,非毒性化合物也可以表现为共价结合,而毒性化合物却没有共价结合,因此,要谨慎解释其结果。

三、生物活化的范例

(一) 对乙酰氨基酚

这是一个生物活化的经典例子[4](参见第 19～20 章),同时也是一个非常实际的问题,因为如同本书曾经提到的,对乙酰氨基酚是最常用的药物之一,使用过量是当前肝衰竭的主要原因。

在低剂量时,与其结合的酶(CYP2E1、CYP3A4、CYP1A2)仅允许少量的 APAP 被氧化成为活化的亚氨基醌(iminoquinone;一种活性迈克尔受体,Michael acceptor;图 2-6)。但在较高剂量时,并且在几种结合酶所必需的辅助因子缺失的情况下,例如谷胱甘肽(glutathione,GSH)、UDP-葡糖醛酸、3'-磷酸腺苷-5'-酰磷酸或在营养不良的状态下,更多的对乙酰氨基酚被活化,并与蛋白质反应。至于哪种蛋白质是最主要的靶

蛋白,科学家已经进行了广泛的研究[7,76],但到目前为止仍然未明确(参见第19～21章)。

亚氨基醌被 P450R 还原成对乙酰氨基酚,水解产生苯醌(quinone),该过程与图 2-6 中所未显示的其他过程相比要稍微复杂一些[77]。过氧化物酶也参与这个活化过程[78,79]。

(二)黄曲霉毒素 B1

AFB1 不是一种药物,而是一种与人类息息相关的霉菌毒素,因为它是目前已知最强的(也是最常见的)致肝癌物质。CYP 将 AFB1 氧化后会产生几种产物,这些产物中除了外-8,9-环氧化物外都是低风险

的(图 2-8)。所有的基因毒性都可以用这种环氧化物来解释,尤其是其外型异构体[81]。尽管环氧化物的 $t_{1/2}$ 在生理状态下仅为 1 s[72],但是该化合物可以从 ER 转移到细胞核与 DNA 高效结合[82]。或者,环氧化物也可以在酶催化下同 GSH 结合[83]或(在非酶催化下)水解为二氢二醇[72]。二氢二醇不稳定,可以再反向开环形成二醛类。二醛类可以与蛋白质赖氨酸(而不是 DNA)反应[72],但随之发生的二醛类的酶促还原反应阻断了共价结合[84]。检测人血白蛋白中的 AFB1-赖氨酸加合物(adduct)已被应用于测定 AFB1 的暴露以及生物学相关的暴露[85]。

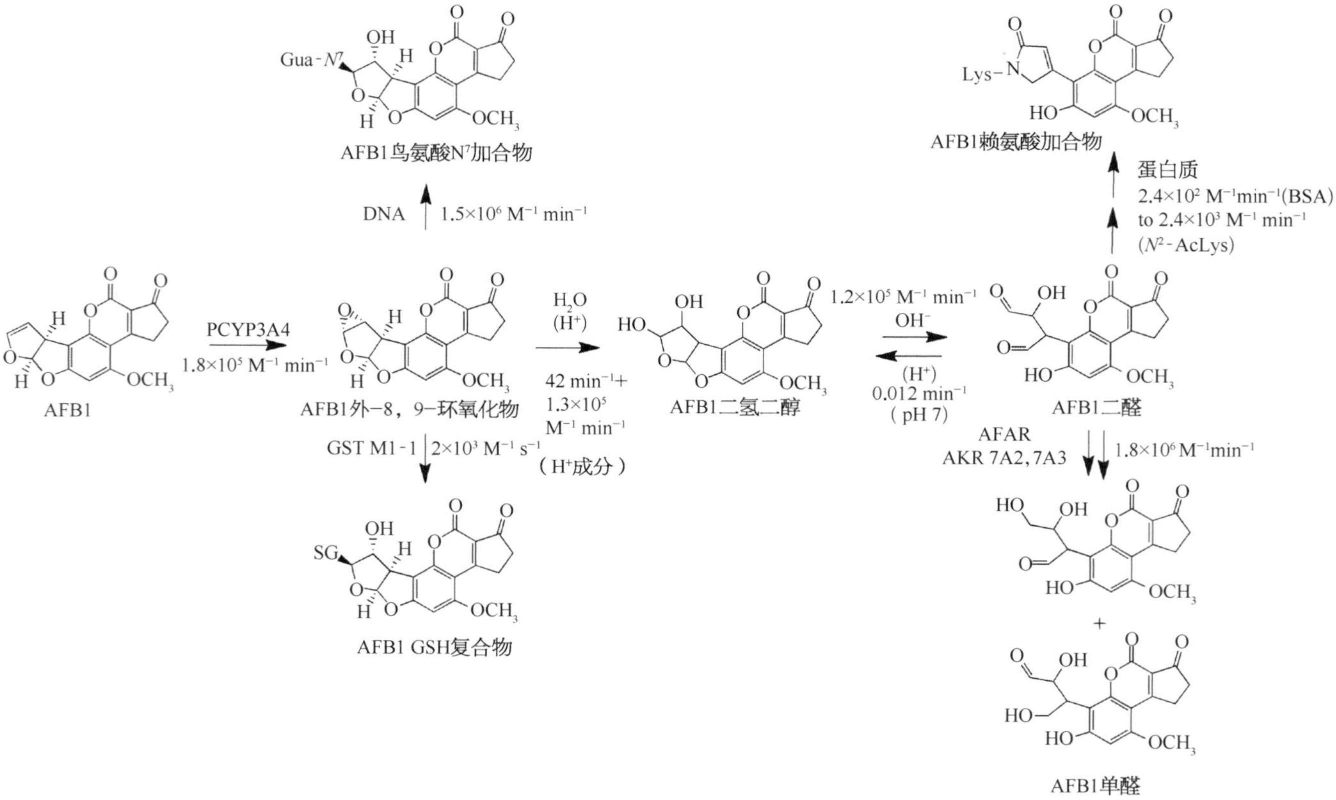

图 2-8 与天然物质 AFB1 毒性相关的生物化学事件

图中显示的速度常数指严格化学反应的二级速度常数,或者指大多数与各种反应相关的人类肝脏酶类的催化效率(K_{cat}/K_m)。鸟氨酸加合物(AFB1)与致癌性关系最为密切,而赖氨酸加合物可能与肝毒性直接相关,谷胱甘肽和单醛被认为是解毒物质。数据引自[73]

(三)三氯乙烯

虽然三氯乙烯(trichloroethylene,TCE)可以被看成是药物,因为它曾经被用作麻醉剂,但是人们主要关注的问题是这种溶剂的工业化生产和环境暴露。TCE 被 CYP(尤其是被 CYP2E1)[86]氧化,产生两种主要的产物(图 2-9)。一种是水合氯醛,它是通过酶-底物反应的中间产物的重排而形成的(图 2-9)。氯醛是一种著名的镇静剂,但在 TCE 的药物学中这可能并不是一个问题。另一个主要的氧化产物是氧化 TCE,它在生

理状态下的 $t_{1/2}$ 是 12 s[69,91]。用 ^{18}O 和 ^2H 进行的标记试验[69]支持其与赖氨酸反应的机制,它与环氧化物的直接反应无关,而是酰基卤素(acyl halide)重排的产物(图 2-10)。

氧化 TCE(以及它的各个重排产物)同 DNA 并不能很好地结合[90],而同蛋白质赖氨酸基团的反应产生稳定的酰胺,即 N^6-甲酸基赖氨酸和 N^6-二氯乙酰赖氨酸[69]。目前,已经可以应用现代的电喷雾质谱来对这两种加合物的数量进行测定,这两种加合物在体外来自一

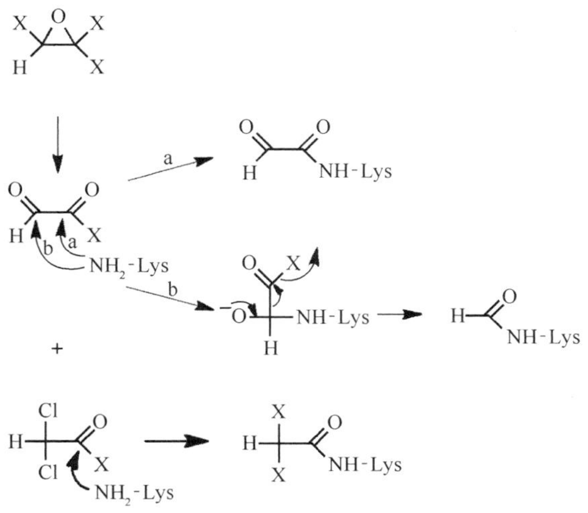

图 2 - 9　三氯乙烯和三溴烯与蛋白质反应产物的化学结构

细胞色素 P450 酶反应的一个重要产物是环氧化物,该环氧化物不稳定,但是其[87]自身并不与蛋白质反应[69,88]。两个酰基卤化物中的任意一个重新排列都伴随着与赖氨酸反应,并生成羟乙醛、甲酸基或二卤乙酰基赖氨酸加合物[88,89]。如果与蛋白质的丝氨酸、苏氨酸或半胱氨酸残基发生反应,则产生较稳定的蛋白质加合物,该加合物在生理状态下的 $t_{1/2}$ 为 $1\sim2\ h$[90]

注:图中 X 代表 Cl(氯)或 Br(溴)

个寡肽或小分子蛋白质。在分析过程中,发现有些加合物在碱性或中性环境中不稳定[90],这些加合物似乎是与半胱氨酸、丝氨酸和酪氨酸形成的[90]。生理状态下经过一个 $t_{1/2}$,大约需 1 h。这 3 种氨基酸残基对催化活性具有决定性作用,当带有这 3 种氨基酸残基的模型酶部分地被 TCE 的氧化产物灭活时,其催化活性缓慢回到大约 1 h 的半衰期,提示酰化物质的消失和酶活性的恢复。

使用更传统的、慢速的分析方法已经不能检测出这些不稳定的加合物了。这个现象的存在提出了几个问题。一方面,这些加合物短暂的自然史可能使人们产生争议,即给定的蛋白质损伤量并不像最初设想到的蛋白质结合水平那么严重。或者,我们也可以换一个角度,如果一个调节系统受到扭曲,即便很短时间,那么作用在细胞调节过程中的酶的额外负担可能也会很严重。

(四)曲格列酮

曲格列酮(troglitazone)是第一个噻唑烷二酮类的 PPAR 激动剂,并已进入市场用于治疗糖尿病。但是该

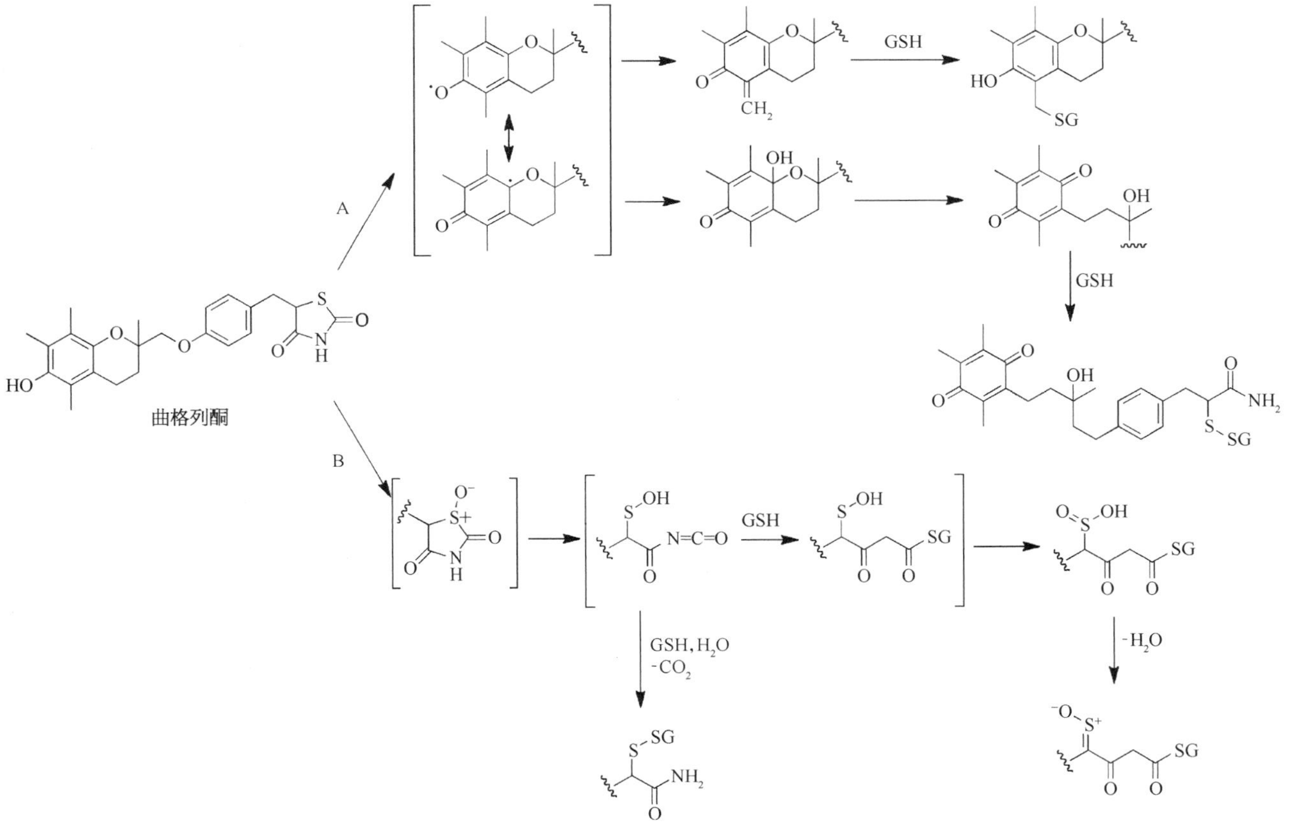

图 2 - 10　曲格列酮的生物活化

已经证明了生物活化存在两种速率,这两种速率在体外都可以产生谷胱甘肽(GSH)加合物。A. 一种途径包含了色烷部分(左旋曲格列酮,对曲格列酮是特异的);B. 另一种途径包含了噻唑烷二酮部分的氧化过程。该途径对于所有的格列酮类药物都是一样的(例如罗格列酮、匹格列酮)。目前还不知道哪一种在体内是最主要的途径

药于 2000 年因其严重的肝毒性而退市,因肝衰竭而导致肝移植或死亡的发生率大约为 1/10 万[52]。FDA 在出现了 560 例肝毒性的报道后撤回了这个药物。

尽管引起肝毒性的确切原因还没有被最后确定,但在模型系统中发现曲格列酮的共价结合非常重要。CYP3A4 通过两条通路与此产生关联,并产生亲电子产物(图 2 - 10)。第一条通路(图 2 - 10A)与醌的产生相关,醌是一种强大的迈克尔受体,可以在患者体内与亲核基团反应;另一条通路与噻唑烷酮环(thiazolidinone ring)的氧化相关(图 2 - 10B)。

虽然曲格列酮已经被退出市场,但市面上还有其他几种具有噻唑烷酮类结构的格列酮类药物。如果噻唑烷酮环的氧化是共价结合的原因(并且共价结合与其毒性相关),那么我们可以推测其他格列酮类也是有毒性的。但事实似乎不是这样,其部分原因可能是所使用的剂量(<10 mg/d)比要求的剂量大,但比曲格列酮的剂量小。

（五）环磷酰胺

环磷酰胺(cyclophosphamide)是一种古老的药物,目前仍然用于治疗多种肿瘤。它对肿瘤具有细胞毒活性。该药被 CYP 氧化后活化产生丙烯醛(acrolein)(图 2 - 11)。虽然氯乙烯基团可以被看作具有潜在的烷化 DNA 的作用,但大多数的活化反应还是被认为来自丙烯醛,因为环磷酰胺只有在细胞内才具有活性,且这些细胞内有低水平的乙醛脱氢酶(aldehyde dehydrogenase)(图 2 - 11)。如同预期的,环磷酰胺具有毒性,并且会引起很多与肿瘤化疗相关的不良反应。提高疗效的一种新的方法是将 CYP 的异种表达载体导入肿瘤细胞内,从而将产生丙烯醛的效果局限化。有意思的是,尽管其毒性问题确实与其活性(不稳定的)代谢物有关,但环磷酰胺曾经是第一个(人类)"代谢物的安全性检测"白皮书(http://www.fda.gov/cdcr/guidance/)中所引用的药物。

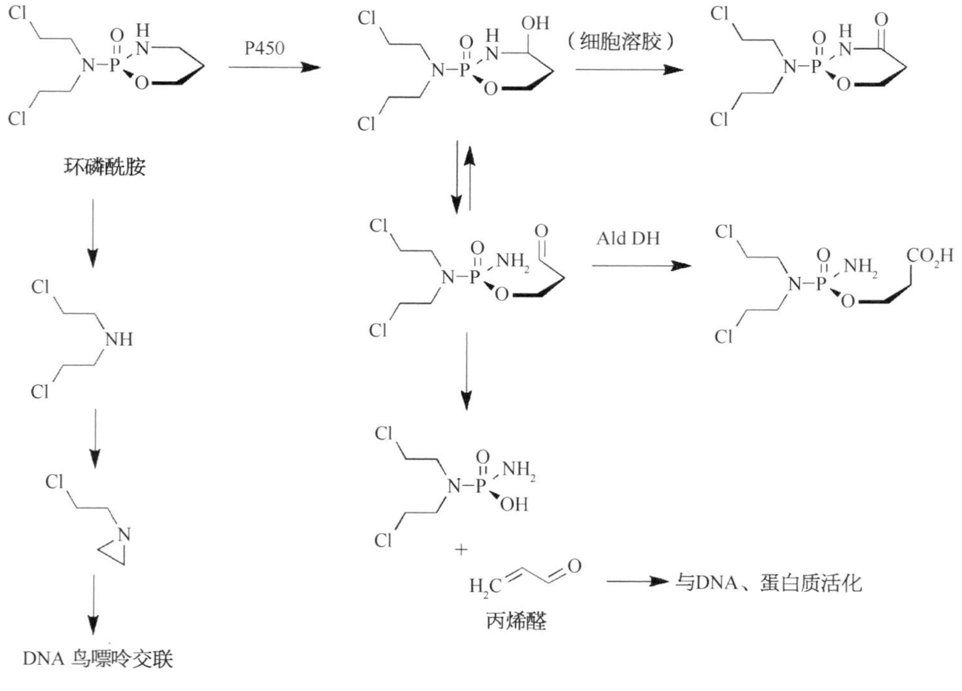

图 2 - 11　环磷酰胺被细胞色素 P450 酶活化
Ald DH,醛脱氢酶;P450,细胞色素 P450 酶。数据引自[95 - 97]

（六）双肼屈嗪

双肼屈嗪已经在关于特异体质性药物反应的章节中提到过(图 2 - 7)。像许多芳香胺一样(见下文),双肼屈嗪被氧化为羟胺和亚硝基产物,已知这些产物可以同蛋白质结合。人们已经检测到这些产物与 CYP1A2 共价结合,也了解到 CYP1A2 参与了氧化过程[61]。一些体内有肼屈嗪的个体可以检测出抗肝肾微粒体抗体(anti - LKM antibodies),其中有些人已进展为肼屈嗪诱导的肝炎。但目前还不清楚抗-LKM 抗体与肝毒性之间的因果关系。因此,虽然双肼屈嗪应用中 CYP 生物活化发挥了作用,但双肼屈嗪诱导的肝脏毒性依然被认为是特异体质性。相似的情况还见于替尼酸,但替尼酸是与 CYP2C9 相关（且与抗- LKM 抗体相关）[99]。一个公开的问题是蛋白加合物怎样呈递给免疫系统并诱导抗体产生[100,101]。虽然我们很愿意去推测 CYP - 药物形成加合物、自身抗体以及毒性之间的关系，但到目前为止仍然找不到证据，而且也不可能发明一种动物模型让这种类型的自身抗体和肝毒性同时出现。这个缺憾可能并不奇怪，因为这种情况在人类并不常发生（但确实发生了）。

（七）沙利度胺

沙利度胺（thalidomide）大约在 20 世纪 60 年代用于治疗妊娠晨吐，但后来很不幸地发现对于人类它是一个臭名昭著的致畸药。其毒性具有显著的种属特异性。

在某些范围内，沙利度胺一度是研究药物毒性化学机制的主要热点。但只有非常有限的几项研究深入到了作用机制。最近的研究发现了本药与蛋白质 cereblon 之间的相互作用，但是需要 300 μM 的浓度。最近，沙利度胺又恢复使用，并用于治疗其他疾病，例如麻风病、多发性骨髓瘤。

CYP2C19、CYP3A4 和 CYP3A5 与沙利度胺的 5 -羟基化有关。CYP3A5 也能够使 5 -羟沙利度胺（一种原始的氧化产物）活化为可与 GSH 形成复合物的产物（图 2 - 12）[103,104]。虽然这种氧化过程不是十分明显，但沙利度胺生物活化和共价结合的潜力已经被证实了。

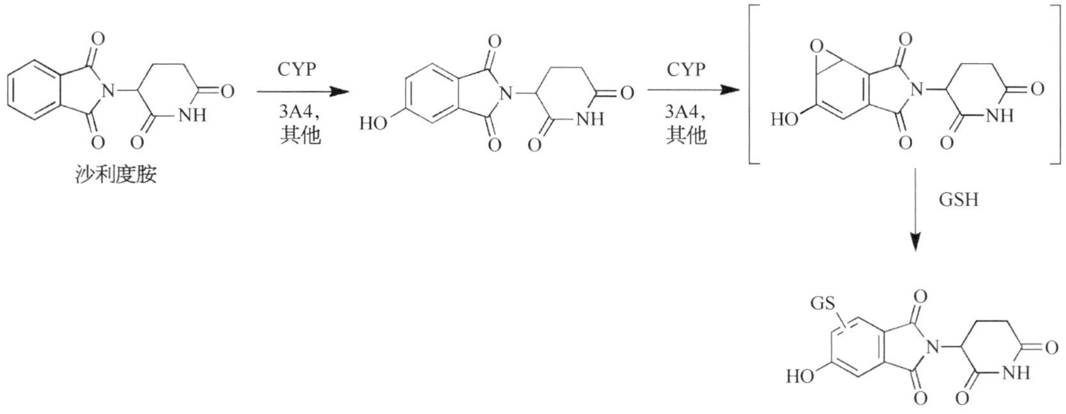

图 2 - 12　致畸药沙利度胺（反应停）的生物活化

图中显示了谷胱甘肽（GSH）复合物形成的通路。在转基因人源化的小鼠体内已经发现了 GSH 复合物。CYP，细胞色素 P450。数据引自[103]

药物研发中的筛选策略

一、经典策略

大约在 1985 年以前，药物的研发主要利用动物体内实验筛查许多代谢产物，以及对毒性的研究。在进入Ⅰ期临床试验以前，基本上没有资料来预测人体可能会发生什么，因此由人类药代动力学上的问题而导致的药物研发损耗率非常高（图 2 - 13）。

如今，这些研发策略发生了变化，更多地强调体外系统的试验，在筛选过程的早期便使用人源化的模型（图 2 - 14）。因此，人类与动物代谢差异问题所导致候选药物的损耗也逐渐下降（图 2 - 13）。然而，药物对人类的毒性所带来的问题取代了以往因代谢所带来的问题（图 2 - 13），而且如何预测药物对人类所造成的毒性依然极具挑战性。近些年科学工作者在这些方面付出了巨大的努力。

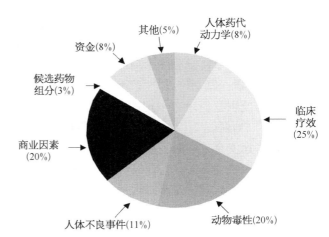

图 2 - 13　2000 年药物研发的临床前和临床阶段候选药物失败归因估计

数据引自[105]

二、共价结合筛选

另一种药物筛选方法是应用共价结合的数据。关键点在于对主要的待选药物进行分层，以发现那些较少

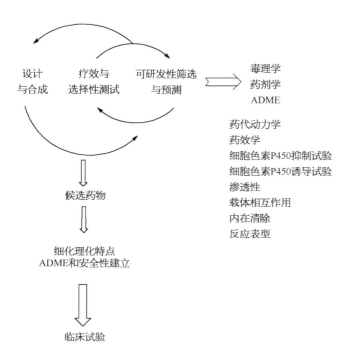

图 2-14 药物研发流程图

药物研发的过程包括针对所感兴趣的疾病治疗靶位生产相关的化合物。然后这些化合物进入一系列循环过程,其中一个是化学循环(如图所示),也叫设计和合成循环。其生物学循环包括两个重叠的过程:药物学(疗效与选择性测试)和可研发性筛选与预测,后者包括毒理学(或安全性评估)、药剂学和 ADME(吸收、分布、代谢、排泄)。所设计的整个过程用于研发出最好的候选药物,应用于临床试验前和临床试验中进行细致的理化分析、ADME 以及安全性分析。致谢 W. G. Humphreys 所提供的概念

产生共价结合的药物[106]。共有三个主要的方法。第一个是在药物设计和研发中避免毒性基团;表 2-2 中列出了部分这样的基团,在其他文献也有关于该领域的研究综述。有几个要点需要注意:很难完全避免所有的毒性基团,因为即使只有一个简单苯环,离活化产物也就是一个步骤。表 2-3 中的部分毒性基团是可以成功改变的,但使用它们还有一定的风险。例如,药物溴芬酸(图 2-15),从表 2-2 中可以看到它共有 3 个毒性基团,所以考虑安全方面的因素它被撤销了。第二种方法是应用体外(无细胞)系统寻找药物与 GSH 或一个替代巯基的结合物,做这方面的研究可以不需要放射标记物质。第三个方法是将随后所做的体内(动物体内)试验的结果进行定量,使用放射标记的药物。建议以 50 pmol(加合物)/mg(蛋白质)作为大概的界值[75]。但是,很显然这个值兼具有剂量、时间等功能。

最近,许多制药企业已经开始使用体外(以及体内)系统筛选共价结合[75]。虽然有许多强有力的例证表明生物活化和共价结合在很多药物毒性中的作用[58],例如,事实上这些筛选究竟起到了什么作用很难看清

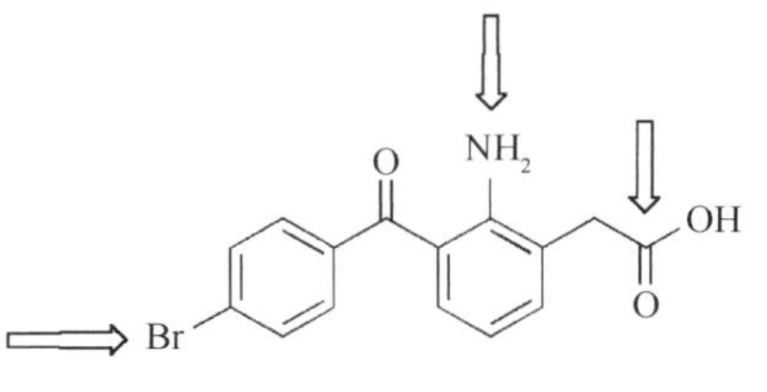

图 2-15 溴芬酸的结构(已经撤市)
箭头所指为 3 个潜在的毒性基团

楚。最近有几项研究涉及几种确认有肝脏毒性(或没有毒性)的老药的共价结合分析[9-11,107]。结果表明已知有肝毒性的药物有较高的共价结合水平,但是有很大的变异,即便是对剂量、其他代谢等进行适当调整后依然如此。这可能并不奇怪,总的结论是共价结合是致毒性的一个原因,但不是唯一原因。很可能共价结合只针对一些特定的蛋白质而且可预测性强,但依然有待于确立,而且还要考虑其生物标志物(biomarker)的问题。必须牢记的一个要点是大量市场销售的有用的药物其功能是通过与其靶点共价结合而实现的[108]。

三、组学进展

有几项更新的方案正在被制药企业和科研院所进行检验[50,109](参见第 17 章)。

(1) 第一个方案是计算机模拟预测(silico prediction)。难点在于目前已确定的与毒性直接相关的靶点很少,而能得到的结构则更少,因此模拟受体-配体之间相互作用只能在很少的情况下进行(例如可能的 Ah 受体)。所以,大部分方案都是基于定量-结构关系,大多数包含结构实体和原始的毒性参数。

(2) 第二个方案是转录组学(transcriptomics),或叫 mRNA 技术。在该领域已经进行了大量的试验[110,111],其基本目的是发现毒性预测模型的早期变化。由于基因表达的变化范围很广泛(在许多实验中可以很容易地发现在处理后 10% 的基因表达发生改变),这些分析并非微不足道,而是启示人们有必要寻找信息学方面的新方案。另一个复杂的情况是体内的改变可能比在细胞培养中的工作更有价值,而由此外推到人类依然存在问题。

(3) 第三个方案是蛋白质组学(proteomics)。简单讲,应当考虑四个方面。第一个方面是个体基因表达水平的变化,类似于在转录组分析中使用的方法。在考虑 mRNA 的过程中也出现了同样的问题。第二个方面是分析翻译后的改变,例如磷酸化,而一般来说分析氧化还原反应则更困难。第三个方面是针对个别蛋白质来

设计对药物的修饰[112]。到目前为止,单一蛋白质的修饰还不能确定其对毒性的作用,但随着获得信息的增多,我们有可能更多地掌握这方面的情况。第四个方面,如同第二、第三个方面那样,应用质谱法及其相关技术有助于了解组织内蛋白质的定位模式[113,114]。

（4）代谢组学（metabolomics,有时也称为metabonomics)通常使用血或尿标本来分析低 M_r 化合物的变化。其方法通常使用核磁共振和质谱法[115]。其关键点在于不是去看药物或其代谢产物,而是看其内源性化合物的改变。并不是要确定这些内源性化合物,而是为了发现可能与毒性相关的模式的改变,并作为早期的预测因子,例如,应用主要成分分析及其相关方法进行模式分类。

四、生物标志物

对患者的具体处理见第 17 章。简单地说,蛋白质组学和其他策略正在应用于确定肝毒性生物标志物,包括任何一个与生物活化相关的情况。最近有个例子已被证明生物标志物研究领域有潜在的成功可能,即和肾毒性一起研究,包括半胱氨酸蛋白酶抑制剂 C(cystatin C)[116-118]。

人类特异性代谢物问题

最近,FDA 对于仅出现在人类的药物代谢产物的安全性评价表达了关注(有别于实验动物,见上文;FDA/CDER 草案《药物代谢产物的安全性检测指南》2005;http://www.fda.gov/downloads/Drugs/GuidanceComplianceRegulatoryInformation/Guidances/ucm079266.pdf)。几乎没有药物能够转化成为其母药在药学上完全不相同的产物,尽管这种可能性还不能完全排除。来自非制药领域的例子包括麻醉剂/溶媒 TCE 氧化成为镇静药氯醛(见前文部分)和杀虫剂甲氧氯氧化成为雌激素。

另一个问题是药物代谢成为活化产物。事实上,FDA/CDER 在 2005 年《药物代谢产物的安全性检测指南》中所引用的全部 4 个例子(见上文)也包括活性产物,而这些活性产物用通常的方法难以检测出来,因为它们不可能到达靶点位置。活性产物是一个有趣的话题,并且会逐渐出现在公开的文献里,因为这也是一个有趣的化学问题。但是,药物的不良反应中有多少与生物活化有关? 根据杜邦-默克和百时美施贵宝公司的经验估计,大约是 27%[119]。

人类特异性代谢物问题是由于动物种属和人类代谢的差异所造成的。FDA 在 2008 年再次发布了指南,现已有一个世界协调会议指南（World Harmonization Conference guidance；http://www.emea.europa.eu/pdfs/human/ich/028695en.pdf）。总的规则是,所谓代谢产物的安全性检测问题就是当≥10% 的药物的代谢产物是人类所特有的时,就需要将其作为独立的实体进行更多特定的安全性检测。调控的关键点还有争议,关于该领域的大量研究进展见本章参考文献[120]和相关章节的参考文献,这些进展包括分析化学方法和应用转基因动物表达人类 CYP 等。

结　论

药物的代谢对于药物的疗效和毒性都很重要,而CYP 是上述过程最重要的酶系,但其他酶包括转运子也起了一定的作用。对 CYP 调节作用的理解在很大程度上是基于转录水平和经典的受体-配体系统。药物经CYP 酶和其他系统代谢所产生的代谢产物对许多药物的毒性有着明确的作用,其方式要么是药物的灭活,要么是激活为活化形式。已经了解有几种药物毒性模式,但目前各自对药物毒性有多大的作用还不清楚。然而,即使一些毒性产物只有在其他毒性因子存在时才会生成,但其毒性的功能在某种程度上与活性产物有关。目前已经获得了大量的关于药物毒性预测的新的研究方法,但是这些毒性的生物标志物的确认,以及由此外推到人类依然是一个重要问题。

（王豪 译　马世武 校）

参考文献

[1]　Fieser LF. Carcinogenic activity, structure, and chemical reactivity of polynuclear hydrocarbons. Am J Cancer 1938; 34: 37 - 124.

[2]　Miller EC, Miller JA. The presence and significance of bound amino azodyes in the livers of rats fed *p*-dimethylaminoazobenzene. Cancer Res 1947; 7: 468 - 480.

[3]　Mueller GC, Miller JA. The metabolism of 4 - dimethylaminoazobenzene by rat liver homogenates. J Biol Chem 1948; 176: 535 - 544.

[4]　Jollow DJ, Mitchell JR, Potter WZ, Davis DC, Gillette JR, Brodie BB. Acetaminophen-induced hepatic necrosis. II. Role of covalent binding in vivo. J Pharmacol Exp Ther 1973; 187: 195 - 202.

[5]　Zampaglione N, Jollow DJ, Mitchell JR, Stripp B, Hamrick M, Gillette JR. Role of detoxifying enzymes in bromobenzene-induced liver necrosis. J Pharmacol Exp Ther 1973; 187: 218 - 227.

[6]　Basu AK, Essigmann JM. Site-specifically modified oligodeoxynucleotides as probes for the structural and biological effects of DNA-damaging agents. Chem Res Toxicol 1988; 1: 1 - 18.

[7]　Park BK, Kitteringham NR, Maggs JL, Pirmohamed M, Williams DP. The role of metabolic activation in drug-induced hepatotoxicity.

Annu Rev Pharmacol Toxicol 2005; 45: 177 - 202.

[8] Guengerich FP. Principles of covalent binding of reactive metabolites and examples of activation of *bis*-electrophiles by conjugation. Arch Biochem Biophys 2005; 433: 369 - 378.

[9] Masubuchi N, Makino C, Murayama N. Prediction of in vivo potential for metabolic activation of drugs into chemically reactive intermediate: correlation of in vitro and in vivo generation of reactive intermediates and in vitro glutathione conjugate formation in rats and humans. Chem Res Toxicol 2007; 20: 455 - 464.

[10] Obach RS, Kalgutkar AS, Soglia JR, Zhao SX. Can in vitro metabolism-dependent covalent binding data in liver microsomes distinguish hepatotoxic from nonhepatotoxic drugs? An analysis of 18 drugs with consideration of intrinsic clearance and daily dose. Chem Res Toxicol 2008; 21: 1814 - 1822.

[11] Gan J, Ruan Q, He B, Zhu M, Shyu WC, Humphreys WG. In vitro screening of 50 highly prescribed drugs for thiol adduct formation — comparison of potential for drug-induced toxicity and extent of adduct formation. Chem Res Toxicol 2009; 22: 690 - 698.

[12] Guengerich FP. Mechanisms of drug toxicity and role of bioactivation. Drug Metab Pharmacokin 2011; 26: 3 - 14.

[13] Dorfman R, Cook JW, Hamilton JB. Conversion by the human of the testis hormone, testosterone, into the urinary androgen, androsterone. J Biol Chem 1939; 130: 285 - 295.

[14] Ryan KJ. Conversion of androstenedione to estrone by placental microsomes. Biochim Biophys Acta 1958; 27: 658 - 662.

[15] Bradshaw WH, Conrad HE, Corey EJ, Gunsalus IC, Lednicer D. Degradation of (+)- camphor. J Am Chem Soc 1959; 81: 5007.

[16] Cooper DY, Levine S, Narasimhulu S, Rosenthal O, Estabrook RW. Photochemical action spectrum of the terminal oxidase of mixed function oxidase systems. Science 1965; 147: 400 - 402.

[17] Lu AYH, Coon MJ. Role of hemoprotein P450 in fatty acid ω-hydroxylation in a soluble enzyme system from liver microsomes. J Biol Chem 1968; 243: 1331 - 1332.

[18] Remmer H. The acceleration of evipan oxidation and the demethylation of methylaminopyrine by barbiturates. Naunyn-Schmiedeberg's Arch Exp Pathol Pharmakol 1957; 237: 296 - 307.

[19] Conney AH, Miller EC, Miller JA. The metabolism of methylated aminoazo dyes. V. Evidence for induction of enzyme synthesis in the rat by 3 - methylcholanthrene. Cancer Res 1956; 16: 450 - 459.

[20] Sladek NE, Mannering GJ. Induction of drug metabolism. II. Qualitative differences in the microsomal N - demethylating systems stimulated by polycyclic hydrocarbons and by phenobarbital. Mol Pharmacol 1969; 5: 186 - 199.

[21] Haugen DA, van der Hoeven TA, Coon MJ. Purified liver microsomal cytochrome P450: separation and characterization of multiple forms. J Biol Chem 1975; 250: 3567 - 3570.

[22] Fujii-Kuriyama Y, Mizukami Y, Kawajiri K, Sogawa K, Muramatsu M. Primary structure of a cytochrome P450: coding nucleotide sequence of phenobarbital-inducible cytochrome P450 cDNA from rat liver. Proc Natl Acad Sci USA 1982; 79: 2793 - 2797.

[23] Williams PA, Cosme J, Sridhar V, Johnson EF, McRee DE. Mammalian microsomal cytochrome P450 monooxygenase: strutural adaptations for membrane binding and functional diversity. Mol Cell 2000; 5: 121 - 131.

[24] Nebert DW, Adesnik M, Coon MJ, Estabrook RW, Gonzalez FJ, Guengerich FP, et al. The P450 gene superfamily: recommended nomenclature. DNA 1987; 6: 1 - 11.

[25] Guengerich FP. Human cytochrome P450 enzymes. In: Ortiz de Montellano PR, editor. Cytochrome P450: structure, mechanism, and biochemisty. 3rd ed. New York: Kluwer Academic/Plenum Press; 2005. pp.371 - 530.

[26] Guengerich FP, Wu Z - L, Bartleson CJ. Function of human cytochrome P450s: characterization of the remaining orphans. Biochem Biophys Res Commun 2005; 338: 465 - 469.

[27] Williams JA, Hyland R, Jones BC, Smith DA, Hurst S, Goosen TC, et al. Drug-drug interactions for UDP - glucuronosyltransferase substrates: a pharmacokinetic explanation for typically observed low exposure (AUC$_i$/AUC) ratios. Drug Metab Dispos 2004; 32: 1201 - 1208.

[28] Wienkers LC, Heath TG. Predicting in vivo drug interactions from in vitro drug discovery data. Nat Rev Drug Discov 2005; 4: 825 - 833.

[29] Guengerich FP, Shimada T. Oxidation of toxic and carcinogenic chemicals by human cytochrome P450 enzymes. Chem Res Toxicol 1991; 4: 391 - 407.

[30] Guengerich FP. Comparisons of catalytic selectivity of cytochrome P450 subfamily members from different species. Chem-Biol Interactions 1997; 106: 161 - 182.

[31] Turesky RJ, Constable A, Richoz J, Vargu N, Markovic J, Martin MV, et al. Differences in activation of heterocyclic aromatic amines by rat and human liver microsomes and by rat and human cytochromes P450 1A2. Chem Res Toxicol 1998; 11: 925 - 936.

[32] Watkins PB. Omeprazole induction of cytochrome P450IA2: the importance of selecting the appropriate human model. Hepatology 1993; 17: 748 - 750.

[33] Olsen JH, Boice Jr. JD, Jensen JPA, Fraumeni Jr. JF. Cancer among epileptic patients exposed to anticonvulsant drugs. J Natl Cancer Inst 1989; 81: 803 - 808.

[34] Capen CC, Dayan AD, Green S. Receptor-mediated mechanisms in carcinogenesis: an overview. Mut Res 1995; 333: 215 - 224.

[35] Bolt HM, Kappus H, Bolt M. Effect of rifampicin treatment on the metabolism of oestradiol and 17α - ethinyloestradiol by human liver microsomes. Eur J Clin Pharmacol 1975; 8: 301 - 307.

[36] Guengerich FP. Oxidation of 17α - ethynylestradiol by human liver cytochrome P450. Mol Pharmacol 1988; 33: 500 - 508.

[37] Williams SN, Dunham E, Bradfield CA. Induction of P450 enzymes: receptors. In: Ortiz de Montellano PR, editor. Cytochrome P450: structure, mechanism, and biochemistry. 3rd ed. New York: Kluwer Academic/Plenum Press; 2005. pp.323 - 346.

[38] Honkakoski P, Moore R, Gynther J, Negishi M. Characterization of phenobarbital-inducible mouse *Cyp2b10* gene transcription in primary hepatocytes. J Biol Chem 1996; 271: 9746 - 9753.

[39] Honkakoski P, Negishi M. Regulation of cytochrome P450 (*CYP*) genes by nuclear receptors. Biochem J 2000; 347: 321 - 337.

[40] Goodwin B, Redinbo MR, Kliewer SA. Regulation of CYP3A gene transcription by the pregnane X receptor. Annu Rev Pharmacol Toxicol 2002; 42: 1 - 23.

[41] Tirona RG, Lee W, Leake BF, Lan LB, Cline CB, Lamba V, et al. The orphan nuclear receptor HNF4a determines PXR - and CAR - mediated xenobiotic induction of CYP3A4. Nat Med 2003; 9: 220 - 224.

[42] Mangelsdorf DJ, Evans RM. The RXR heterodimers and orphan receptors. Cell 1995; 83: 841 - 850.

[43] Lehmann JM, Kliewer SA, Moore LB, Smith-Oliver TA, Oliver BB, Su JL, et al. Activation of the nuclear receptor LXR by oxysterols defines a new hormone response pathway. J Biol Chem 1997; 272: 3137 - 3140.

[44] Tirona RG, Leake BF, Podust LM, Kim RB. Identification of amino acids in rat pregnane X receptor that determine species-specific activation. Mol Pharmacol 2004; 65: 36 - 44.

[45] Segel IH. Simple inhibition systems. Enzyme kinetics: behavior and analysis of rapid equilibrium and steady-state enzyme systems. New York: John Wiley and Sons; 1975. 109.

[46] Guengerich FP. Inhibition of drug metabolizing enzymes: molecular and biochemical aspects. In: Woolf TF, editor. Handbook of drug metabolism. New York: Marcel Dekker; 1999. pp.203 - 227.

[47] Guengerich FP. Mechanism-based inactivation of human liver cytochrome P450 IIIA4 by gestodene. Chem Res Toxicol 1990; 3:

363 - 371.

[48] Schmiedlin-Ren P, Edwards DJ, Fitzsimmons ME, He K, Lown KS, Woster PM, et al. Mechanisms of enhanced oral availability of CYP3A4 substrates by grapefruit constituents. Drug Metab Dispos 1997; 25: 1228 - 1233.

[49] Zhou S, Yung Chan S, Cher Goh B, Chan E, Duan W, Huang M, et al. Mechanism-based inhibition of cytochrome P450 3A4 by therapeutic drugs. Clin Pharmacokinet 2005; 44: 279 - 304.

[50] Liebler DC, Guengerich FP. Elucidating mechanisms of druginduced toxicity. Nat Rev Drug Discov 2005; 4: 410 - 420.

[51] Zipes DP, Zvaifler NJ, Glassock RJ, Gilman S, Munoz A, Gogolak V, et al. Rosuvastatin: an independent analysis of risks and benefits. MedGenMed 2006; 8: 73 [< http: //www. medscape. com/viewarticle/533930>; access date 12. 10. 12]

[52] Kalgutkar AS, Gardner I, Obach RS, Shaffer CL, Callegari E, Henne KR, et al. A comprehensive listing of bioactivation pathways of organic functional groups. Curr Drug Metab 2005; 6: 161 - 225.

[53] Uetrecht JP. New concepts in immunology relevant to idiosyncratic drug reactions: the "danger hypothesis" and innate immune system. Chem Res Toxicol 1999; 12: 387 - 395.

[54] Gerber BO, Pichler WJ. Cellular mechanisms of T cell mediated drug hypersensitivity. Curr Opin Immunol 2004; 16: 732 - 737.

[55] Yun C‐H, Okerholm RA, Guengerich FP. Oxidation of the anti-histaminic drug terfenadine in human liver microsomes: role of cytochrome P450 3A(4) in N‐dealkylation and C‐hydroxylation. Drug Metab Dispos 1993; 21: 403 - 409.

[56] Huang W, Lin YS, McConn 2nd DJ, Calamia JC, Totah RA, Isoherranen N, et al. Evidence of significant contribution from CYP3A5 to hepatic drug metabolism. Drug Metab Dispos 2004; 32: 1434 - 1445.

[57] Lee CA, Neul D, Clouser-Roche A, Dalvie D, Wester MR, Jiang Y, et al. Identification of novel substrates for human cyto-chrome P450 2J2. Drug Metab Dispos 2010; 38: 347 - 356.

[58] Lee SST, Buters JTM, Pineau T, Fernandez-Salguero P, Gonzalez FJ. Role of CYP2E1 in the hepatotoxicity of acetaminophen. J Biol Chem 1996; 271: 12063 - 12067.

[59] Zaher H, Buters JT, Ward JM, Bruno MK, Lucas AM, Stern ST, et al. Protection against acetaminophen toxicity in CYP1A2 and CYP2E1 double-null mice. Toxicol Appl Pharmacol 1998; 152: 193 - 199.

[60] Miller EC, Miller JA, Sapp RW, Weber GM. Studies on the protein-bound aminoazo dyes formed in vivo from 4‐dimethyl-aminoazobenzene and its C‐monomethyl derivatives. Cancer Res 1949; 9: 336 - 343.

[61] Bourdi M, Larrey D, Nataf J, Berunau J, Pessayre D, Iwasaki M, et al. A new anti-liver endoplasmic reticulum antibody directed against human cytochrome P450 I A2: a specific marker of dihydralazine-induced hepatitis. J Clin Invest 1990; 85: 1967 - 1973.

[62] Ortiz de Montellano PR, De Voss JJ. Substrate oxidation by cytochrome P450 enzymes. In: Ortiz de Montellano PR, editor. Cytochrome P450: structure, mechanism, and biochemistry. 3rd ed. New York: KluwerAcademic/Plenum Publishers; 2005. pp.183 - 245.

[63] Guengerich FP. Common and uncommon cytochrome P450 reactions related to metabolism and chemical toxicity. Chem Res Toxicol 2001; 14: 611 - 650.

[64] Rittle J, Green MT. Cytochrome P450 compound I: capture, characterization, and C‐H bond activation kinetics. Science 2010; 330: 933 - 937.

[65] Isin EM, Guengerich FP. Complex reactions catalyzed by cytochrome P450 enzymes. Biochim Biophys Acta 2007; 1770: 314 - 329.

[66] Guengerich FP, Isin EM. Unusual metabolic reactions and pathways. In: Prakash C, Gau L, Zhong D, Aizawa H, Lee P, editors. Handbook of metabolic pathways of xenobiotics. New York: John Wiley and Sons; 2012 [in press].

[67] Berlett BS, Stadtman ER. Protein oxidation in aging, disease, and oxidative stress. J Biol Chem 1997; 272: 20313 - 20316.

[68] Liebler DC, Guengerich FP. Olefin oxidation by cytochrome P450: evidence for group migration in catalytic intermediates formed with vinylidene chloride and trans‐1‐phenyl‐1‐butene. Biochemistry 1983; 22: 5482 - 5489.

[69] Cai H, Guengerich FP. Mechanism of aqueous decomposition of trichloroethylene oxide. J Am Chem Soc 1999; 121: 11656 - 11663.

[70] Yoshioka T, Krauser JA, Guengerich FP. Tetrachloroethylene oxide: hydrolytic products and reactions with phosphate and lysine. Chem Res Toxicol 2002; 15: 1096 - 1105.

[71] Guengerich FP, Liebler DC. Enzymatic activation of chemicals to toxic metabolites. CRC Crit Rev Toxicol 1985; 14: 259 - 307.

[72] Johnson WW, Harris TM, Guengerich FP. Kinetics and mechanism of hydrolysis of aflatoxin B$_1$ exo‐8, 9‐oxide and rearrangement of the dihydrodiol. J Am Chem Soc 1996; 118: 8213 - 8220.

[73] Guengerich FP, Arneson KO, Williams KM, Deng Z, Harris TM. Reaction of aflatoxin B$_1$ oxidation products with lysine. Chem Res Toxicol 2002; 15: 780 - 792.

[74] Borzelleca JF. Profiles in toxicology — Paracelsus: herald of modern toxicology. Toxicol Sci 2000; 53: 2 - 4.

[75] Evans DC, Watt AP, Nicoll-Griffith DA, Baillie TA. Drugprotein adducts: an industry perspective on minimizing the potential for drug bioactivation in drug discovery and development. Chem Res Toxicol 2004; 17: 3 - 16.

[76] Qiu Y, Benet LZ, Burlingame AL. Identification of the hepatic protein targets of reactive metabolites of acetaminophenin vivo in mice using two-dimensional gel electrophoresis and mass spectrometry. J Biol Chem 1998; 273: 17940 - 17953.

[77] Jaeschke H, Bajt ML. Intracellular signaling mechanisms of acetaminophen-induced liver cell death. Toxicol Sci 2006; 89: 31 - 41.

[78] Nelson SD, Dahlin DC, Rauckman EJ, Rosen GM. Peroxidaseme-diated formation of reactive metabolites of acetaminophen. Mol Pharmacol 1981; 20: 195 - 199.

[79] Potter DW, Hinson JA. The 1‐and 2‐electron oxidation of acet-aminophen catalyzed by prostaglandin H synthase. J Biol Chem 1987; 262: 974 - 980.

[80] Busby WF, Wogan GN. Aflatoxins. In: Searle CE, editor. Chemical carcinogens. 2nd ed. Washington, DC: American Chemical Society; 1984. pp.945 - 1136.

[81] Iyer R, Coles B, Raney KD, Thier R, Guengerich FP, Harris TM. DNA adduction by the potent carcinogen aflatoxin B$_1$: mechanistic studies. J Am Chem Soc 1994; 116: 1603 - 1609.

[82] Johnson WW, Guengerich FP. Reaction of aflatoxin B$_1$ exo‐8, 9‐epoxide with DNA: kinetic analysis of covalent binding and DNA-induced hydrolysis. Proc Natl Acad Sci U S A 1997; 94: 6121 - 6125.

[83] Johnson WW, Ueng Y‐F, Mannervik B, Widersten M, Hayes JD, Sherratt PJ, et al. Conjugation of highly reactive aflatoxin B$_1$ 8, 9‐exo-epoxide catalyzed by rat and human glutathione transferases: estimation of kinetic parameters. Biochemistry 1997; 36: 3056 - 3060.

[84] Guengerich FP, Cai H, McMahon M, Hayes JD, Sutter TR, Groopman JD, et al. Reduction of aflatoxin B$_1$ dialdehyde by rat and human aldo-keto reductases. Chem Res Toxicol 2001; 14: 727 - 737.

[85] Groopman JD, Kensler TW, Links JM. Molecular epidemiology and human risk monitoring. Toxicol Lett 1995; 82: 763 - 769.

[86] Guengerich FP, Kim D‐H, Iwasaki M. Role of human cytochrome P450 IIE1 in the oxidation of many low molecular weight cancer suspects. Chem Res Toxicol 1991; 4: 168 - 179.

[87] Guengerich FP, Macdonald TL. Chemical mechanisms of catalysis by cytochromes P450: a unified view. Acct Chem Res 1984; 17: 9 - 16.

[88] Yoshioka T, Krauser JA, Guengerich FP. Microsomal oxidation of tribromoethylene and reactions of tribromoethylene oxide. Chem Res Toxicol 2002; 15: 1414 - 1420.

[89] Cai H, Guengerich FP. Acylation of protein lysines by trichloroethylene oxide. Chem Res Toxicol 2000; 13: 327 – 335.

[90] Cai H, Guengerich FP. Reaction of trichloroethylene oxide with proteins and DNA: instability of adducts and modulation of functions. Chem Res Toxicol 2001; 14: 54 – 61.

[91] Miller RE, Guengerich FP. Oxidation of trichloroethylene by liver microsomal cytochrome P450: evidence for chlorine migration in a transition state not involving trichloroethylene oxide. Biochemistry 1982; 21: 1090 – 1097.

[92] Kassahun K, Pearson PG, Tang W, McIntosh I, Leung K, Elmore C, et al. Studies on the metabolism of troglitazone to reactive intermediates in vitro and in vivo. Evidence for novel biotransformation pathways involving quinone methide formation and thiazolidinedione ring scission. Chem Res Toxicol 2001; 14: 62 – 70.

[93] Reddy VB, Karanam BV, Gruber WL, Wallace MA, Vincent SH, Franklin RB, et al. Mechanistic studies on the metabolic scission of thiazolidinedione derivatives to acyclic thiols. Chem Res Toxicol 2005; 18: 880 – 888.

[94] Yamazaki H, Shibata A, Suzuki M, Nakajima M, Shimada N, Guengerich FP, et al. Oxidation of troglitazone to a quinonetype metabolite catalyzed by cytochrome P450 2C8 and 3A4 in human liver microsomes. Drug Metab Dispos 1999; 27: 1260 – 1266.

[95] Arnold H, Bourseaux F, Brock N. Chemotherapeutic action of a cyclic nitrogen mustard phosphamide ester (B 518 – ASTS) in experimental tumours of the rat. Nature 1958; 181: 931.

[96] Cohen JL, Jao JY. Enzymatic basis of cyclophosphamide activation by hepatic microsomes of the rat. J Pharmacol Exp Ther 1970; 174: 206 – 210.

[97] Marinello AJ, Berrigan MJ, Struck RF, Guengerich FP, Gurtoo HL. Inhibition of NADPH-cytochrome P450 reductase by cyclophosphamide and its metabolite. Biochem Biophys Res Commun 1981; 99: 399 – 406.

[98] Chen L, Waxman DJ, Chen D, Kufe DW. Sensitization of human breast cancer cells to cyclophosphamide and ifosfamide by transfer of a liver cytochrome P450 gene. Cancer Res 1996; 56: 1331 – 1340.

[99] Beaune P, Dansette PM, Mansuy D, Kiffel L, Finck M, Amar C, et al. Human anti-endoplasmic reticulum autoantibodies appearing in a drug-induced hepatitis are directed against a human liver cytochrome P450 that hydroxylates the drug. Proc Natl Acad Sci U S A 1987; 84: 551 – 555.

[100] Loeper J, Descatoire V, Maurice M, Beaune P, Belghiti J, Houssin D, et al. Cytochromes P450 in human hepatocyte plasma membrane: recognition by several autoantibodies. Gastroenterology 1993; 104: 203 – 216.

[101] Loeper J, Le Berre A, Pompon D. Topology inversion of CYP2D6 in the endoplasmic reticulum is not required for plasma membrane transport. Mol Pharmacol 1998; 53: 408 – 414.

[102] Ito T, Ando H, Suzuki T, Ogura T, Hotta K, Imamura Y, et al. Identification of a primary target of thalidomide teratogenicity. Science 2010; 327: 1345 – 1350.

[103] Chowdhury G, Murayama N, Okada Y, Uno Y, Shimizu M, Guengerich FP, et al. Human liver microsomal cytochrome P450 3A enzymes involved in thalidomide 5 – hydroxylation and formulation of a glutathione conjugate. Chem Res Toxicol 2010; 23: 1018 – 1024.

[104] Yamazaki H, Suemizu H, Igaya S, Shimizu M, Shibata N, Nakamura M, et al. In vivo formation of a glutathione conjugate derived from thalidomide in humanized uPA – NOG mice. Chem Res Toxicol 2011; 24: 287 – 289.

[105] Kola I, Landis J. Can the pharmaceutical industry reduce attrition rates? Nat Rev Drug Discov 2004; 3: 711 – 715.

[106] Park BK, Boobis A, Clarke S, Goldring CE, Jones D, Kenna JG, et al. Managing the challenge of chemically reactive metabolites in drug development. Nat Rev Drug Discov 2011; 10: 292 – 306.

[107] Bauman JN, Kelly JM, Tripathy S, Zhao SX, Lam WW, Kalgutkar AS, et al. Can in vitro metabolism-dependent covalent binding data distinguish hepatotoxic from nonhepatotoxic drugs? An analysis using human hepatocytes and liver S – 9 fraction. Chem Res Toxicol 2009; 22: 332 – 340.

[108] Singh J, Petter RC, Baillie TA, Whitty A. The resurgence of covalent drugs. Nat Rev Drug Discov 2011; 10: 307 – 317.

[109] Ellinger-Ziegelbauer H, Adler M, Amberg A, Brandenburg A, Callanan JJ, Connor S, et al. The enhanced value of combining conventional and "omics" analyses in early assessment of drug-induced hepatobiliary injury. Toxicol Appl Pharmacol 2011; 252: 97 – 111.

[110] Thomas RS, Rank DR, Penn SG, Zastrow GM, Hayes KR, Pande K, et al. Identification of toxicologically predictive gene sets using cDNA microarrays. Mol Pharmacol 2001; 60: 1189 – 1194.

[111] Hayes KR, Bradfield CA. Advances in toxicogenomics. Chem Res Toxicol 2005; 18: 403 – 414.

[112] Hansen BT, Davey SW, Ham AJL, Liebler DC. P – Mod: an algorithm and software to map modifications to peptide sequences from tandem MS data. J Proteome Res 2005; 4: 358 – 368.

[113] Witzmann FA, Grant RA. Pharmacoproteomics in drug development. Pharmacogenomics J 2003; 3: 69 – 76.

[114] Chaurand P, Schwartz SA, Caprioli RM. Assessing protein patterns in disease using imaging mass spectrometry. J Proteome Res 2004; 3: 245 – 252.

[115] Lindon JC, Nicholson JK, Holmes E, Antti H, Bollard ME, Keun H, et al. Contemporary issues in toxicology: the role of metabonomics in toxicology and its evaluation by the COMET project. Toxicol Appl Pharmacol 2003; 187: 137 – 146.

[116] Ozer JS, Dieterle F, Troth S, Perentes E, Cordier A, Verdes P, et al. A panel of urinary biomarkers to monitor reversibility of renal injury and a serum marker with improved potential to assess renal function. Nat Biotechnol 2010; 28: 486 – 494.

[117] Vaidya VS, Ozer JS, Dieterle F, Collings FB, Ramirez V, Troth S, et al. Kidney injury molecule – 1 outperforms traditional biomarkers of kidney injury in preclinical biomarker qualification studies. Nat Biotechnol 2010; 28: 478 – 485.

[118] Yu Y, Jin H, Holder D, Ozer JS, Villarreal S, Shughrue P, et al. Urinary biomarkers trefoil factor 3 and albumin enable early detection of kidney tubular injury. Nat Biotechnol 2010; 28: 470 – 477.

[119] Guengerich FP, MacDonald JS. Applying mechanisms of chemical toxicity to predict drug safety. Chem Res Toxicol 2007; 20: 344 – 369.

[120] Guengerich FP. Introduction: human metabolites in safety testing (MIST) issue. Chem Res Toxicol 2009; 22: 237 – 338.

第3章
酰基葡糖醛酸苷（AGN）的作用机制

▼

Howard Horng，Hilde Spahn-Langguth and Leslie Z. Benet
美国，加利福尼亚州，旧金山，加州大学旧金山分校

提 纲

前 言

以往药物学家普遍认为药物的 II 相代谢产物在体内形成后很容易排出，例如酰基葡糖醛酸苷（acyl glucuronides，AGN）结合物，而且这些代谢产物既无活性也无反应性。我们和其他研究人员证明了通常事实并非如此[1,2]。与葡糖醛酸苷（glucuronides，GN）和其他代谢产物不同，AGN 结合物实际上是活性代谢产物，能够在体内和体外经受水解、分子内酰基迁移以及与蛋白质共价结合。这种反应活性与广泛使用的各类药物的生物学分布和新陈代谢有重要的关系，但是目前仍未完全明确，它还可能与许多含羧酸药物的复杂毒性直接相关[3,4]。令人吃惊的是，在 1964～1993 年，有 47 种药物由于毒性过大，从美国、英国和西班牙退市[3,4]，其中 10 种为羧酸，这 10 种药物都经人体代谢后转化成 AGN。目前，市场上仍在使用的与共价结合相关的含羧酸药物包括降固醇酸[5]、双氯芬酸[6]、二氟尼柳[7]、

异丁苯丙酸[8]、水杨酸[9]、甲苯酰吡啶乙酸[10]和丙戊酸[11]。

与葡糖醛酸(glucuronic acid，GA)的结合作用是消除羧酸药物代谢过程中产生的异生物质和内源性化合物的主要方法[1]。这些酰基化的 GN 是具有化学反应活性的亲电体[2]，并且容易发生以下反应：水解作用；与甲醇(methanol，MeOH)[12]、氨[13]、乙硫醇[14]和谷胱甘肽(glutathione，GSH)[15,16]发生转酰基作用；与化学亲核体的反应，例如 4 -(对硝基苄基)吡啶(NBP)[17]。AGN 经历了 GA 羟基基团发生分子内的亲核取代反应，使异生物质的一部分发生分子内迁移，从 GA 环的 1 - O - β 位迁移到 2 -、3 -或 4 -位。这种分子内的酰基迁移和水解作用可能发生在生物样品处理和分析检查的过程中，特别要注意的是，在体内的 pH 和温度条件下也有可能发生。先前的研究因为未使用精确的样品稳定过程，所以对含羧酸药物及其 GN 的药物动力学测量结果不准确。

除了水解和分子内酰基迁移外，AGN 还很容易与蛋白质上的亲核基团发生反应，体内体外都是如此。目前，已建议使用 AGN 对细胞蛋白质进行共价修饰，以应对羧酸引起的罕见但可能致命的特殊超敏反应[1]。引起此类免疫型不良反应(包括过敏和药物引发的肝损伤[18])的机制仍属推测。自从 1935 年半抗原假说提出以来，对于药物或其他小分子引起不同类型超敏反应的解释变得清晰[19]。药物或活性药物代谢产物等外来小分子自身并无免疫原性，但是在与内源性载体蛋白(例如白蛋白)发生共价键结合后可能变得具有免疫原性，使免疫系统能够识别。进一步的研究表明这些小分子还与靶细胞发生了共价结合。其他有关药物引发免疫反应的假说还包括危险假说和药理学相互作用(pharmacological interaction，p-i)假说。危险假说认为活性药物代谢产物可能通过共价结合破坏细胞，而这一细胞应激导致危险信号释放，从而刺激免疫反应[20]。因此，活性代谢产物可能引发危险信号而不会作为半抗原。非甾体类抗炎药物(nonsteroidal antiinflammatory drug，NSAID)双氯芬酸引发的毒性被认为通过危险假说发生[21]。p-i 假说认为母体药物与 HLA(组织相容性抗原) - T 细胞受体复合物可逆性结合，从而直接刺激免疫反应[22]。抗感染药物磺胺甲噁唑[23]、抗癌药物奥沙利铂[24]以及抗痉挛药物拉莫三嗪[25]被认为会直接影响免疫系统。从全球市场退市的大部分药物本质上都是因为肝毒性反应[26]。若暴露在高浓度 AGN 环境中，肝脏会

成为形成加合物的主要目标；例如肝内目标是尿苷二磷酸葡萄糖醛酸基转移酶(uridine 5′ - diphosphate glucuronosyltransferases，UGT)和微管蛋白，可能导致蛋白质活性变化并出现肝中毒。AGN 处置的任何变化，如 GN 形成比例或膜转运，都可能影响暴露程度以及加合物形成。

通常，机体或器官对潜在免疫原或细胞毒物的暴露程度是发生药物不良反应的一个可能决定因素，如图 3 - 1 所示。

本章将关注 AGN 的化学反应性。我们将总结 AGN 形成和降解的一般属性和最新进展，以及在体内外与血浆蛋白和组织蛋白的可逆及不可逆结合。还将讨论 AGN 对组织蛋白的选择性修饰以及药物引发的潜在器官毒性(尤其是肝毒性)。

AGN 化学反应主要类型概述

酰基基团连接糖苷配基和 GA 部分，由于该基团对于亲核取代反应的敏感性，生物合成的 β - 1 - O - AGN 在缺电子的羧基碳原子处容易受到不同类型的亲核攻击(图 3 - 2)。这些反应的结果取决于攻击亲核体的性质。

一、转酰基作用

(1) 如果亲核体是水，那么反应实际上是水解反应，生成自由糖苷配基和 GA(图 3 - 2)。水解可以自发进行(如缓冲溶液)，也可以通过酶催化(如生物流体)。

(2) 当 GA 上相邻的羟基基团(C - 2)为攻击亲核基团时，结果是糖苷配基实际从异头碳 C - 1 迁移到 C - 2，这个过程称为(分子内)酰基迁移或重排反应。反应由氢氧根离子催化。实际上，迁移反应可以从 C - 1 到 C - 2、C - 3 和 C - 4，也可以反向进行(可逆)。甚至之前认为不可逆的从 α - 2 到 α - 1 和从 β - 2 到 β - 1 的迁移，实际上也有很小程度的发生。与生物合成的 1 - O - AGN 自身不同，GN 的同分异构体很容易发生开环和变旋反应，前提是 α -和 β -端基异构体随后可以发生酰基迁移反应(图 3 - 2 和图 3 - 6B)。

(3) 分子间也可发生转酰基作用，例如与蛋白质的反应。这是反应(2)的分子间类似反应。在此反应中，攻击基团对蛋白质有一定的亲核作用，这些攻击基团有 - OH(羟基)、- NH₂(氨基)或 - SH(巯基)基团(图 3 - 6A)。

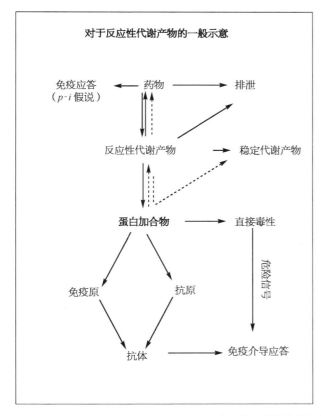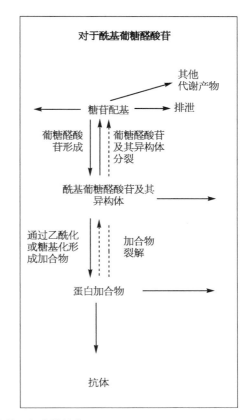

图 3-1　具有活性代谢产物的药物处理与毒性的关系

　　左图为具有反应性代谢产物的药物的处理过程与毒性（包括免疫应答、半抗原假设、危险假设和 *p-i* 假说）的一般关系示意图（修改自[2]）。右图为与处理反应性酰基葡糖醛酸苷（AGN）相关的主要过程示意图，图中显示了加合物的抗原性质和已经检测到的抗体，在某些病例的体内也可发生上述过程。AGN 作为超敏反应和细胞毒性的潜在介质，正引起越来越多的关注。*p-i*，药理学相互作用

图 3-2　水解以及通过酰基转移和正位异构化作用形成异构体

　　酰基葡糖醛酸苷（AGN）通过水解（水作为攻击性亲核体）逆生为糖苷配基和葡糖醛酸。当葡糖醛酸羟基（例如 C-2）为攻击性亲核体时，糖苷配基从葡糖醛酸的 C-1 转移到 C-2（酰基转移）。转移可能从 C-1 到 C-2，或 C-2 到 C-3，等。该反应由羟基离子催化，是可逆的。此外，葡糖醛酸苷的位置异构体可以开环和变旋，在产生 β-反构体（β-anomers）外又产生 α-反构体。虽然被认为不会发生，但 C-1 异构体的逆生（back-formation）至少在某种程度上是可能发生的

二、糖化作用

通过开链醛糖和氨基之间的希夫碱反应，从重排同分异构体生成蛋白加合物。在此反应中，攻击基团为蛋白质等分子上的氨基，但攻击是在一个重排 GN 的开链醛糖上，而不是在吡喃糖形式上。在经过阿马多里重排后，此反应的最终产物是氯胺酮，该物质对于水解具有化学稳定性（图 3 - 6B）。

在这些 AGN 的分析和动力学研究中，复杂的是所有这些反应实际上都是互相关联的；例如重排 GN 是希夫碱反应的潜在底物。此外，所有重排 GN［反应（2）］都可以受到水的攻击并水解［反应（1）］；所有分子内重排产物［反应（2）］可以发生分子间的转酰基作用［反应（3）］，等。

尽管 AGN 在化学性质上是活性亲电代谢产物，但是与其他种类的活性代谢产物相比相对稳定。与 AGN 不同的是，这些代谢产物在它们生成的环境中无法存在，它们可以进入体循环并排泄到尿液和胆汁中。

乙酰葡糖醛酸苷化的生化学方面

含羧酸药物与 GA 的结合是生物转化和消除的主要途径[1,2]。在正常条件下，AGN 主要在肝脏中形成，并且在体内主要随尿液排出（图 3 - 3）。

AGN 的形成由一种膜结合酶催化，即 UGT，它将 GA 基团从尿嘧啶核苷 - 5′ - 二磷酸（uridine 5′ - diphosphate，UDP） - GA 转移到糖苷配基的羧基基团，最终形成通过酯键相连的 GN。UGT 催化反应的机制为 SN2 反应，在 UDP - GA 中的 α - D - GA 通过酶催化转移到受体基质的过程中，异构中心发生翻转，最终形成 β - 构型（图 3 - 3）。UGT 由主要位于内质网（endoplasmic reticulum，ER）中的一系列紧密关联的同工酶组成，表现出不同而又有所重叠的底物特异性[27]。

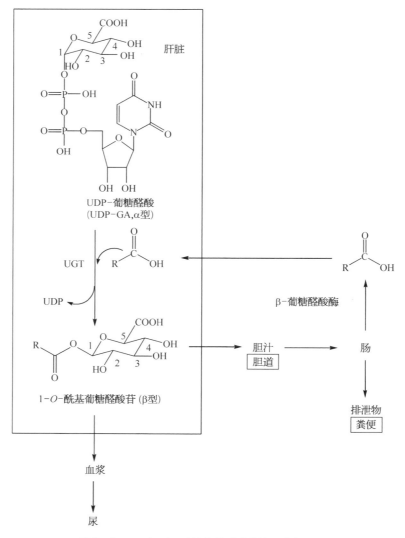

图 3 - 3　β - 1 - O - 酰基葡糖醛酸苷的形成与清除

耿氏大鼠在胆红素葡糖醛酸苷化方面存在基因缺陷，对其进行研究后发现，含羧酸药物的葡糖醛酸苷化涉及的亚型不同于胆红素酰基结合涉及的亚型，至少芳基异丙酸是如此[28]。目前已克隆多种人体肝脏 UGT，其cDNA 可在异源细胞系中表达。借助此技术可以评估这些 UGT 的功能特异性。其中，UGT1A3、UGT1A9和 UGT2B7 可能是多数外源性羧酸葡糖醛酸苷化过程中的关键亚型[27]。在表达的酶系统中，1A3 的主要底物包括降固醇酸、非诺洛芬、布洛芬（活性 R/S 比 1.6）、酮洛芬、萘普生、丙戊酸以及环丙贝特。4-氨基水杨酸、布美他尼、二氟尼柳、非诺洛芬、呋喃苯胺酸、布洛芬、酮洛芬和萘普生由 1A9 进行葡糖醛酸化，而苯噁洛芬、降固醇酸、非诺洛芬、布洛芬、酮洛芬、萘普生、噻洛芬酸、丙戊酸和佐美酸则由 2B7 进行[29]。胆红素的葡糖醛酸苷化主要通过 UGT1A1 进行。

葡糖醛酸苷化的主要器官是肝脏，且 UGT1A3 和UGT1A9 在肝脏中高度表达。但是肝脏中还存在解离酶，例如，因为 β-葡糖醛酸苷酶（一种溶酶体酶）和羧酸酯酶可以水解 AGN，所以两者共同决定肝脏葡糖醛酸苷化的净比率。

AGN 的合成、分离及特征描述

一、AGN 的生物合成

生物样本中 AGN 的定量需要使用纯净可靠的标准物。但是这些标准物很少能在市场上买到，因此需要使用替代方法来合成纯的 AGN 固体。通过 UDP-GA促进肝微粒体生物合成 1-β-O-AGN[30,31] 或从尿液[32]和（或）胆汁代谢产物[33]中提纯 1-β-O-AGN都比合成方法简便。目前，AGN 的化学合成方法是基于吡喃葡萄糖苷的合成，或通过使用 GN 供体或 GN 前体[34]。利用与羧酸共轭的 2,3,4-O-三苯甲基葡糖醛酸酯[35]，通过光延反应或三氯乙酰亚胺酯[36]方法，然后氢解去除苯甲基团，通常会生成 1-O-AGN 异构体的混合物。N-酰基咪唑对无保护 GA 进行酰化的方法[37,38]会使整体产率具有下降趋势。但是，通过光延反应或 HATU-NMM 过程[HATU：2-(7-偶氮苯并三氮唑)-N,N,N′,N′-四甲基脲六氟磷酸酯（一种多肽偶联剂）；NMM：N-甲基吗啉（一种保护基团）]使羧酸对烯丙基葡糖醛酸酯进行酰化的合成方法，得到的 β/α 产物比例很高，产率却并不令人满意。由于通过化学方法合成易分解的 AGN 很困难，而且成本较高，因此制备 AGN 时更倾向于使用备选的生物合成方法。

AGN 代谢产物可以使用从动物组织（例如肝微粒体）提取的粗酶液混合物在体外合成，或者使用体外纯化的酶系统（例如固定化酶）。许多研究人员已利用这两种方法获得了少量 AGN。Ruelius 等[41]通过使用从猕猴肝匀浆提取的粗酶液，将标记的奥沙普秦糖苷配基与 UDP-GA 结合，合成了奥沙普秦 GN，原糖苷配基转到 1-O-AGN 的转化率为 7.5%。一种类似于通过添加水解酶抑制剂（例如酯酶和 β-葡糖醛酸酶）的羊肝微粒体进行合成的方法制备佐美酸-[14C]GN，产率提高到了 10.1%[42]。Grubb 等[43]也通过使用兔和人的肝微粒体将糖苷配基与放射标记的 UDP-GA 进行结合，成功生物合成了非诺贝特酸和氯贝酸[14C]-GN，UDP[14C]GA 到 GN 的转化率分别达到 14% 和 36%。在我们的实验室中使用新鲜制备的羊肝微粒体生物合成托美汀 GN 的产率很高（>60% 糖苷配基），浓度如下：1 mM 糖苷配基，10 mM UDP-GA，10 mM MgCl₂ 在 100 mM Tris-HCl 缓冲液中[pH 6.9，含有酶抑制剂苯甲基磺酰氟（2 mM）、1,4-葡萄糖二酸内酯（20 mM）以及去污剂 TritonX-100（0.2%）]。

共价结合到由溴化氰激活的琼脂糖[44]或琼脂糖凝胶[45]的固定化 UGT 已被用于制备各种 GN 轭合物。通过使用部分纯的固定化肝 UGT，van Breeman和 Fenselau[46]成功合成了一系列的标记糖苷配基1-O-AGN。产率如下：苯噁洛芬 GN 2%、氯贝酸GN 3%、氟芬那 GN 7%、吲哚美辛（消炎痛）GN 28%。使用类似的固定化 UGT，Bradow 等[47]还合成了少量的水杨酸、S-苯噁洛芬和 Δ9-11-羧基四氢大麻酚的1-O-AGN。

上述两种体外酶生物合成方法对于制备少量 AGN特别有用，尤其是在药物或 GA 配基中进行放射标记的GN[1]。但是要大量制备，体内生物合成具有明显优势。通常从服药人体或动物体的尿液中提取 GN。1981 年，Eggers 和 Doust[48]描述了通过乙酸乙酯萃取和高效液相色谱（high performance liquid chromatography，HPLC）纯化分离丙磺舒 AGN。从服用药物人体的尿液中萃取和纯化的方法已成功用于制备多种羧酸的 AGN，包括佐美酸[49]、托美汀[50]、二氟尼柳[51]、降固醇酸[52]、卡洛芬[53]、依托度酸[54]、舒洛芬[55]、布洛芬[56]、呋喃苯胺酸[57]和甲芬那酸[58]。从服用相应羧酸的兔的尿液中还成功制备了相对大量的氯贝酸 GN 和非诺贝特酸 GN[43]，从大鼠的尿液和胆汁中制备了水杨酸[9]、丙戊酸[11]和佐美酸[59]的GN。从人体或动物体排泄液中分离 AGN 有一个缺点,如果由于糖苷配基的第一阶段代谢产生多种AGN,那么排泄液就会成为各种不同AGN的混合物。连续进行第一阶段/第二阶段代谢的羧酸药物包括双氯芬酸(4′-羟基双氯芬酸AGN)、依托度酸(6-羟基依托度酸AGN)、非诺洛芬(4-羟基非诺洛芬AGN)、萘普生(去甲基萘普生AGN)和二甲苯氧庚酸(M1-M4)[2,60]。

Baba和Yoshioka[61]通过新的化学-酶三步法,利用市场上可购得的2,3,4-三-O-乙酰基-1-溴-1-脱氧-α-D-葡糖醛酸甲酯合成了双氯芬酸、甲芬那酸和(S)-萘普生的1-β-O-AGN。葡糖醛酸苷化的第一步为含羧酸药物与2,3,4-三-O-乙酰基-1-溴-1-脱氧-α-D-葡糖醛酸甲酯反应生成1-β-O-AGN的立体定向甲基乙酰基衍生物。然后使用市场上可购得的脂肪酶和猪肝酯酶分别去除各种糖衍生物的乙酰酯和甲酯保护基团。在经过HPLC纯化后,此化学-酶方法获得的各种1-β-O-AGN的产率如下:双氯芬酸70.5%、甲芬那酸65.9%、(S)-萘普生37.3%。

二、AGN的分离与定量

间接和直接两种分析方法用于对AGN进行定量。在19世纪80年代早期广泛使用的间接方法使酯键的酶和碱水解,从而生成原始的糖苷配基。由于β-葡糖醛酸酶只能水解1-O-AGN,而1-O-AGN及其抗β-葡糖醛酸酶的异构体在碱溶液中都会水解,因此可以通过部分水解得到1-O-AGN与其位置异构体之间的差值。

随着HPLC技术的进步,GN的直接HPLC方法的开发使得研究人员可以通过色谱法分离GN中的不同成分,然后研究不同条件下AGN的化学性质(例如稳定性)。与间接方法相比,直接方法更方便、更灵敏。Sinclair和Caldwell[62]报道了其中一种具有降固醇作用的GN同分异构体的首次HPLC分离。使用甲醇和乙酸钠缓冲液的混合物作为流动相,在反相(C18)HPLC色谱柱上对佐美酸、其β-1-O-AGN以及4种异构体进行了分析。相似的HPLC条件(包括离子对试剂和四丁铵)已成功应用于托美汀,可以对所有GN轭合物同时定量[63]。

由于异构性的形式各异,根据GN轭合物性质的不同,分析问题可能会变得更加复杂。异构化不仅可以通过酰基转移的分子内重排进行(2-、3-和4-O-异构体),也可以通过糖基的异构化,产生与吡喃糖结构相反的呋喃糖。除了C-1位点(β-1-O-AGN),在开链

形式和内酯之外还可能出现α-和β-异头形式[64]。因此,可能出现酶催化形成的各种β-1-O-AGN异构体。多位作者报道了除β-1-O-AGN外出现了三种以上的同分异构体。Hansen-Moller等[65]分离并确定了二氟尼柳GN三种位置异构体的α-和β-端基异构体。Dickinson等[9]分离了水杨酸GN的6种结构异构体,并推测2-、3-和4-O-异构体存在α-和β-端基异构体。我们的团队使用梯度洗脱HPLC观察到了除1-O-AGN和自由酸之外的呋喃苯胺酸GN的8个异构峰。

通过十八烷基硅烷(octadecylsilane,ODS)作为固定相的HPLC还可以分离2-芳基丙酸的非对映(R)-和(S)-GN。我们报道了通过Ultrasphere ODS柱色谱法,使用9 mM或10 mM TEA缓冲液(pH 2.5)中乙腈(acetonitrile,ACN)的梯度洗脱,先洗脱(S)-GN,后洗脱(R)-GN,从而分离非对映萘普生GN以及除2-芳基丙酸以外的各种GN(例如氟诺洛芬[67,68]、苯噁洛芬[68,69]、卡洛芬[53]和非诺洛芬[70])。Fournel-Gigleux等[71]使用LiChrosorb Hibar RT柱和ACN/三氟乙酸(trifluoroacetic acid,TFA)/水(19∶0.04∶81)分离2-苯基丙酸的非对映轭合物,先洗脱(R)-GN,后洗脱(S)-GN。El Mouelhi等[72]通过Ultrasphere ODS柱,使用不同的ACN/乙酸铵(ammonium acetate)或磷酸盐缓冲体系分离萘普生、布洛芬和苯噁洛芬的立体异构轭合物,所有化合物的洗脱顺序均为先(S)-轭合物、后(R)-轭合物。Georges等[73]还报道了使用LiChrosorb RP18柱和ACN/水/TFA(40∶60∶0.04)体系通过HPLC方法分离(R)-和(S)-卡洛芬GN,洗脱顺序为先(R)后(S)。Buszewski等[74]也发表了关于萘普生GN的分析研究,而Chakir等[75]则发表了针对酮洛芬GN的研究。用于分离各种羧酸的AGN的HPLC条件汇总在表3-1中。

以往通过酶催化、β-葡糖醛酸酶或碱水解的间接分析方法对AGN进行定量有时很困难,因为存在水解不完全、水解条件下糖苷配基不稳定或者β-葡糖醛酸酶或基质成分非特异性结合等问题[76]。直接HPLC/紫外线分析方法在分离AGN与干扰基质成分方面也存在问题,有时灵敏度不足。目前,LC-MS/MS仪器因其高选择性和高灵敏度,是AGN直接定量的首选方法。使用LC-MS/MS可以更快地进行样品制备,并对AGN异构体及其轭合物进行定量和(或)结构鉴定。

表 3-1　一些异生物质羧基酸的酰基葡糖醛酸苷 (AGN) 高效液相色谱检测条件

化合物	检测波长 (nm)	检测色谱柱	流 动 相 缓 冲 液	文献
苯噁洛芬(+)	254	ODS	ACN/0.05 M KH_2PO_4, pH 4.5	[47]
苯噁洛芬(R/S)	254	ODS	ACN/0.01 M 磷酸缓冲液, pH 6.5	[72]
	313/365	ODS	ACN/0.01 M TBA, pH 2.5	[69]
卡布洛芬(R/S)	290/365	ODS	ACN/9 mM TBA	[104]
	245	ODS	ACN/water/TFA(40∶60∶0.04)	[73]
氯贝酸	226	ODS	MeOH/water：TFA(40∶60∶0.01)	[62]
	226	ODS	ACN/5 mM TBA	[43]
双氯芬酸(+)	280	ODS	MeOH/0.05 M 醋酸铵, pH 4.5(50∶50)	[105]
	275	C18	0.1%甲酸溶液/0.1%甲酸/ACN	[90]
二氟尼柳(+)	226	ODS	MeOH/0.01 M Na_2HPO_4, pH 2.7,4%(v/v)Na_2SO_4(54∶46)	[106]
依托度酸	280	ODS	MeOH/0.01 M TFA(47∶53 v/v)	[54]
非诺贝特酸	290	Octyl	ACN/10 mM phosphate buffer, 5 mM TEA, pH 7.5(45∶55)	[43]
苯氧苯丙酸(R/S)	272	ODS	ACN/10 mM 磷酸缓冲液,5 mM TEA, pH 7.5(45∶55)	[70]
氟芬那酸(+)	254	ODS	ACN/0.05 M KH_2PO_4, pH 4.5	[47]
氟诺洛芬(R/S)	313/365	ODS	ACN/0.01 M TBA, pH 2.5	[67]
	210	C18	ACN/水/0.1%甲酸	[91]
呋塞米(+)	233/289	ODS	ACN/0.08 M 磷酸(30∶70)	[57]
吉非罗齐(+)	284/316	Cyano	ACN/10 mM TBA, pH 3.5	[107]
格帕沙	295	C18	25 mM 甲酸铵/ACN, pH 3.0	[92]
异丁芬酸	214	ODS	MeOH/0.01 M TFA, pH 2.2(55∶45)	[56]
布洛芬	214	ODS	MeOH/0.01 M TFA, pH 2.2(57∶43)	[56]
伊索克	254	ODS	ACN/磷酸(0.2%)	[108]
酮洛芬(R/S)	254	ODS	ACN/10 mM TBA, 1 mM 磷酸钾, pH 4.3	[75]
左氧氟沙星	295	C18	25 mM 甲酸铵/ACN, pH 3.0	[92]
甲芬那酸	280	Octyl	ACN/0.05 M 乙酸铵, pH 4.5(30∶70)	[58]
莫西沙星	295	C18	25 mM 甲酸铵/ACN, pH 3.0	[92]
萘普生(R/S)	275/355	ODS	ACN/66 mM 乙酸铵, pH 6.0(25∶75)	[109]
奥沙普秦(+)	280	Octyl	ACN/0.05 M 磷酸缓冲液(26∶74)	[41]
2-苯丙酸(R/S)	254	ODS	ACN/TFA/水(19∶0.04∶81)	[71]
丙磺舒	254	Octyl	MeOH/水/醋酸(50∶50∶1),40 mM TBA	[110]
水杨酸(+)	240	ODS	MeOH/0.1 M 磷酸钠缓冲液, pH 2.7	[9]
西他沙星	295	C18	25 mM 甲酸铵/ACN, pH 3.0	[92]
舒洛芬	295	ODS	MeOH/0.01 M 乙酸钠, pH 5.1(37.5∶62.5)	[55]
托美汀(+)	313	Octyl	MeOH/0.01 M TBA, 0.05 M 乙酸钠, pH 4.5	[63]
	320	XTerra	10 mM 乙酸铵/80% ACN	[93]
佐美酸(+)	313	ODS	MeOH/0.01 M 乙酸钠, pH 5.1	[49]

ACN,乙腈;MeOH,甲醇;ODS,十八烷基硅烷;TBA,四丁基硫酸铵;TFA,三氟乙酸(另注: 表中 TEA 怀疑为 TAE,Tris + 醋酸 + EDTA);+,同时测定了由于酰基迁移造成的同分异构体的结合物;R/S,分离非对映葡糖醛酸苷。部分引自[2]

　　离子化是使用质谱仪检测分析物的关键。电喷雾离子化(electrospray ionization，ESI)是分析 AGN 的首选方法,因为 ESI 是一种软离子化方法,可以减少相对较弱的酯键的内源裂解(通常与 AGN 中发现的大气压力化学离子化有关)。AGN 在离子源中存在热不稳定性,因此高温可能引起内源裂解。AGN 的分析通常在正离子化模式下进行[77,78]。但是,由于在 GA 部分中存在酸性羧酸功能团,因此也可以使用负离子化。在正离子化模式中,用于所有 GN 的 LC-MS/MS 检测技术扫描到 176Da 的中性丢失(GA)。AGN 还可能出现 194Da 的中性丢失(GA+H_2O,图 3-4)。由于可能在

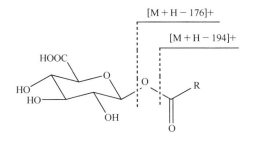

图 3-4　酰基葡糖醛酸苷 (AGN) 的
串联质谱 LC-MS/MS 分析
176 Da 或 194 Da 阳离子中性损失

离子源中出现裂解,因此需要使用色谱分离母化合物与

其相应的 AGN 及其轭合物(GSH、甘氨酸、赖氨酸等),以避免母化合物估计过高[79]。通常,反相 HPLC C18 色谱柱用于分离 AGN,而且多数方法使用从酸化(pH 2.5～6) 水相(甲酸、乙酸、乙酸铵)到 ACN 的梯度体系分离 AGN 与其母分子、AGN 轭合物和任何亲水基质成分[80,81]。在结合实验后,应立即用冰冷却样品并酸化至

pH 2～4,以减少水解和酰基转移。最常见的样品净化制备类型包括蛋白质沉淀[82]和固相萃取。液液萃取用于在 β-葡糖醛酸酶处理后萃取糖苷配基。但是,由于 AGN 的极性,液液萃取到亲脂性有机溶剂(例如甲基叔丁基醚)时,AGN 的回收率较低。用于检测各种 AGN 的 LC-MS/MS 条件汇总在表 3-2 中。

表 3-2 异生物质羧基酸的某些葡糖醛酸苷 (AGN) 的 LC-MS/MS 检测条件

化合物	色谱柱	流动相	离子化	质量转变	文献
阿托伐他汀	XTerra, MS C18 2.1×100 mm, 5μM	梯度 A：10 mM NH₄Ac B：ACN	电喷雾离子化 正离子化	m/z 735 到 m/z 559.2	[94]
双氯芬酸	Zorbax C-18 2.1×150 mm, 3 μM	梯度 A：0.1%甲酸/水 B：0.1%甲酸/ACN	电喷雾离子化 正离子化	m/z 472 到 m/z 296	[90]
氟诺洛芬	Luna C18 2.0×150 mm, 5 μM	梯度 A：0.1%甲酸/水 B：0.1%甲酸/ACN	电喷雾离子化 正离子化	m/z 462 到 m/z 286	[91]
布洛芬	Zorbax SB-C18 2.1×150 mm, 3.5 μM	梯度 A：0.1%甲酸/水 B：ACN	电喷雾离子化 负离子化	m/z 381 到 m/z 193	[95]
甲芬那酸	Phenomenex Luna C18 2.0×150 mm, 5 μm	梯度 A：10 mM NH₄Ac, pH 6 B：ACN	电喷雾离子化 正离子化	m/z 418 到 m/z 224	[96]
莫格他唑	Atlantis dC18 2.1×50 mm, 3 μm	无梯度 0.1%甲酸/ 65% ACN/35%水	电喷雾离子化 负离子化	m/z 693 到 m/z 517	[97]
霉酚酸	UPLC-BEH C18 2.1×50 mm, 1.7 μM	梯度 A：0.1%甲酸/水 B：0.1%甲酸/MeOH	电喷雾离子化 正离子化	m/z 519.2 到 m/z 343.1	[98]
萘普生	ZORBAX Eclipse C18 2.1×50 mm, 5 μM	梯度 A：0.01 M NH₄Ac B：0.01 NH₄Ac/90% ACN	电喷雾离子化 负离子化	m/z 405 到 m/z 193	[99]
水杨酸	Luna C5 100×2 mm, 5 μM	无梯度 0.05% TFA/70%水/ 30% ACN	电喷雾离子化 负离子化	m/z 313 到 m/z 176	[100]
佐美酸	Luna C18 2.0×100 mm, 3 μm	梯度 A：10 mM NH₄Ac/水 B：10 mM NH₄Ac/80% ACN	电喷雾离子化 负离子化	m/z 466 到 m/z 193	[101]
托美汀	XTerra C18 2.0×100 mm, 3 μm	梯度 A：100 mM NH₄Ac/water B：10 mM NH₄Ac/80% ACN	电喷雾离子化 正离子化	m/z 434 到 m/z 258	[93]
丙戊酸	β-Basic C18 150×1 mm, 3 μm	梯度 A：20 mM NH₄Ac B：ACN	电喷雾离子化 负离子化	m/z 319.2 到 m/z 143.2	[102]

ACN,乙腈;MeOH,甲醇;NH₄Ac,乙酸铵

三、AGN 的结构特征

Heirwegh 和 Compernolle[83]总结了 GN 结构测定的常规方法。目前已使用多种不同的分析方法来确定 AGN 及其异构体的结构,包括质谱法和核磁共振波谱法(nuclear magnetic resonance spectrometry,

NMR)。Compernolle 等[84]利用气相色谱/质谱法确定胆红素 GN 异构体的结构。Rachmel 等[57]通过负离子热喷雾液相色谱/质谱法确认了呋喃苯胺酸 GN 及其异构化产物的结构。在 β-1-O-AGN 及其异构体的质谱中,这些科学家在 505 分子量处检测到大量

（M－1）2 离子，在质荷比 329 处检测到糖苷配基碎片，在 175 分子量处检测到糖的特征碎片，而质荷比为 221 的离子仅在 β－1 轭合物的质谱中出现。

液相色谱 ESI 质谱法用于分离抗 HIV 药物 PA－457 的 GN[85]，此方法还用于其他常见药物。对大黄酸在不同物种中的复杂第Ⅰ相/第Ⅱ相代谢机制进行了鉴别，在许多不同的单双轭合物中，在兔和人体内检测到一种 AGN，而在兔体内检测到混合（双酯）GN[86]。对于二甲苯氧庚酸及其氧化代谢产物（羧酸的羟基化衍生物，也是一种双羧基酸），Hermening 确认所有轭合物均为 AGN，包括双 AGN[87]。据 Vaz 等[88]所述，衍生化方法的发展使得可以通过质谱分析法选择性识别 AGN。此方法包括羟胺对 GA 部分的亲核置换这一氨解反应，生成异羟肟酸和自由 GA，然后进行 MS/MS 分析。羟胺不会与来自氨基甲酸、烷基胺和芳香胺的 GN 发生反应，因此对于 AGN 具有高度特异性。但是，此反应无法区分 β－1－O－AGN 和其迁移同分异构体。此定性分析的优势在于可以从含有多种 GN 代谢产物的混合物中选择性识别 AGN。Wang 等[89]开发了一种新的 LC－MS/MS 方法，通过希夫碱机制确定 AGN 的反应性。此方法通过在人体肝微粒体中代谢含羧酸药物形成 AGN。去除微粒体蛋白质后，将小肽赖氨酸-苯丙氨酸添加到混合物中生成 AGN 蛋白质加合物。通过对形成的蛋白质加合物的裂解行为进行分析，可以定量和确定 AGN 的希夫碱反应性。

Eggers 和 Doust[48]使用 13C－NMR 研究确认了丙磺舒 GN 的异构化作用。Smith 和 Benet[103]使用 1H－NMR 确认通过 HPLC 分离的四个部分为佐美酸 GN 的位置异构体。通过 1H－NMR 还确认了氟芬那酸和（S）-苯噁洛芬[47]的结构。1988 年，Hansen-Moller 等[65]除 β－1－O－AGN 之外，还同时分离了二氟尼柳 GN 3 种位置异构体的 α－和 β－端基异构体。使用二维核磁共振谱法可以确定这 6 种不同的 α－和 β－端基异构体。与之类似，通过 1H－NMR 还发现了氟芬那酸 GN 的 α－和 β－端基异构体，并通过一系列连续去偶实验确认了其结构[47]。现有数据表明，对于所有 AGN 的 C2~C4 异构体，异构化作用是一种常见现象。

最近，通过使用停流 HPLC－1H－NMR，Mortensen 等[32]发现了从 C2 异构体重新生成 β－1－O－AGN 和 α－1－O－AGN 的证据。

AGN 的稳定性

AGN 与其他 GN 相比通常更不稳定[2]。水解和分子内的酰基转移是导致不稳定现象的两个主要反应。尽管其化学结构中具有共同的元素，但是不同化合物的 AGN 的反应性差异巨大[33,85,111]。电性、空间和其他因素可能造成这些差异。

一、AGN 的水解：样品处理问题

AGN 的水解可以使具有药物活性的母体药物再生。可能的催化剂包括氢氧根离子、β-葡糖醛酸酶、血清白蛋白和酯酶。水解速率取决于 pH 和温度。在 pH 较高和生理 pH 条件下，酶催化形成的 β－1－O－AGN 的降解速度要比酸性条件下快。在体外环境中，无论是在实验室条件下还是在存储过程中，AGN 轭合物的水解在尿液和血液等生物样品中很容易发生。化学水解的速率在低温和酸性条件（pH 3~4）下显著降低，但是在冷冻，尤其是融化的过程中仍会缓慢发生[112]。这可能导致母体化合物的浓度显著增加，并且可能是不同的研究人员报道尿液中某些原型排泄药物的表观量存在差异的原因。AGN 在体内可以大量水解为母体糖苷配基，这可能是由于 β-葡糖醛酸酶或非特异性酯酶在生理条件下的酶催化分解作用。胆汁和肠道中轭合物的降解将形成母体化合物的肠-肝循环（图 3－3）。

能够水解 AGN 的催化剂也能够水解所有迁移同分异构体，但有一种情况除外：β-葡糖醛酸酶可以水解 β－1－O－AGN，但无法水解异构体。

二、水解率的可预测性

将计算得到的总体水解速率与糖苷配基的形成速率进行比较，可以观察到线性趋势。因此，反应性最高的化合物通常也是水解速率最快的化合物，反之亦然。但是，在 1993 年之前，尚未建立正式、系统的结构与反应性关系。在对 AGN 的早期研究中，在糖苷配基的结构与水解速率之间的关系中观察到一个一般规律，即 α-碳上的取代基越大，水解速度越慢[70]，这与我们的报道相同。从定量的角度来说，对于脂肪族糖苷配基，水解速率与 α-取代基的 STERIMOL 参数线性相关，而对于芳香族糖苷配基，则与邻位取代基的 STERIMOL 参数线性相关[113,114]。而且，对于脂肪族糖苷配基基团，使用 STERIMOL 参数 B1（取代基空间影响参数之一）和最低未占分子轨道（即 LUMO）

能量可以得到线性回归模型,调整后的 r 值为 0.994[113]。总体而言,不同数据集中 AGN 反应性的主要决定因素可能是缺电子的羰基碳原子附近的取代基的大小。

三、AGN 的分子内酰基迁移

分子内的酰基基团重排是有机化学中一种已确认的反应[115],本质上与碱水解有关。酰基基团的转移是从葡糖醛酸基的 1-碳羟基到邻近的 2-、3-和 4-羟基(图 3-2)。这样会形成抗 β-葡糖醛酸酶的葡糖醛酸酯,表现出与 β-1-O-AGN 不同的色谱性质。分子内酰基转移最初是在胆红素 GN 中得到验证。从胆汁中提取的内生胆红素-IXα-GN 的研究表明,最初生物合成的 1-O-AGN 会顺序转移形成 2-、3-和 4-O-异构体[84]。在此之后,各种异生物质羧酸的 AGN 研究证明,分子内酰基转移是 AGN 的一种常见现象[1]。但是,不同流程的速率会根据各个化合物的结构特征不同而有所差异[114]。

酰基转移的机制已被确定,通过对相邻羟基进行亲核攻击形成原酸酯中间物[47,115]。使用 ¹H-NMR 光谱对 HPLC 纯化的异构体进行原位的机制研究已经确定转移顺序是从生物合成的 GN 到 2-O-异构体,然后形成 3-和 4-O-异构体。Bradow 等[47] 的研究显示,没有证据说明在最邻近的羟基之外会存在重排。位置异构体之间的转移为可逆反应,但是生物合成的高能量的 β-1-O-AGN 的重新形成不容易发生。过去认为重新形成母体 β-1-O-AGN 很困难,但是最近的研究表明 β-和 α-组态中都会发生可逆的 2-O-到 1-O-转移[116,117]。

早在 1988 年,Hansen-Møller 等[65] 就证明了在 pH 8.0 的条件下,二氟尼柳 β-1-O-AGN 可以从相应的 β-4-O-酰基异构体少量重新生成,或者在 pH 8.5 的条件下从酰基转移异构体混合物重新生成。但是,其他针对 AGN 重排的研究认为这种特定转移似乎不会发生。最近,在 S-萘普生 β-1-O-AGN 中观察到在后期时间点出现与一级动力学的偏差[116]。作者认为,α-1-O-酰基异构体在所有反应介质中都会形成,并且在 S-萘普生 GN 的重排机制中必须将其形成视为一般机制,与反应条件无关。尽管他们更倾向于 β-2-O-酰基异构体,但也包括了 β-1-O-AGN 与其 β-2-O-酰基异构体之间的平衡。β-1-O-AGN 的逆向形成被认为量太少,在多数 AGN 重排动力学的研究中未能观察到。对于丙磺舒,Akira 等[117] 展示了

通过 β-2-O-酰基异构体从 β-3-O-酰基异构体快速形成少量 β-1-O-酰基异构体,从而证明在倾向于相应 α/β-2-O-酰基异构体的平衡中存在 β-1-O-酰基异构体。

四、影响 AGN 降解的因素

1-O-AGN 的损失(包括水解和酰基转移)在可测量的浓度范围内符合表观一级动力学。重排异构体的后续损失速度通常要比 1-O-AGN 慢得多。在体外 pH 7.4 和 37℃ 环境下,佐美酸 1-O-AGN 的消失和异构体以及母体佐美酸的形成如图 3-5 所示,证明在体外培养的早期阶段,在生理条件下分子内酰基转移是主导反应,而在之后的时间中或者在碱性条件下,1-O-AGN 及其异构体的水解成为最主要的反应[49]。

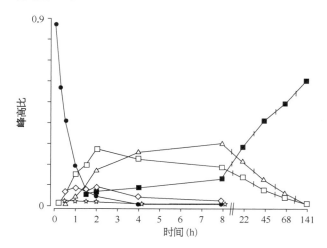

图 3-5 佐美酸葡糖醛酸苷的降解和水解

在 0.1 M 磷酸缓冲液中、pH 7.4、37℃ 条件下,佐美酸葡糖醛酸苷降解为同分异构结合物(2-、3-、4-O-异构体)和水解为佐美酸呈时间依赖性(2-、3-、4-异构体以 α/β-2-O-、α/β-3-O-、α/β-4-O-酰基异构体的形式存在)。实心圆点:佐美酸葡糖醛酸苷;实心方块:佐美酸;空心菱形:2-O-异构体;空心方块:3-O-异构体;空心三角形:4-O-异构体;空心星形:一种未确定产物。引自[25]

酰基转移和水解的速率随化合物的不同而变化,并受许多因素影响。碱性 pH 同时温度逐渐升高会加速水解和重排。Hasegawa 等[49] 描述了佐美酸 GN 与 pH 有关的表观一级降解(包括酰基转移和水解),其在 pH 5 的条件下异构化程度最低,与伊索克酸[108]、丙戊酸[118] 和呋喃苯胺酸[57,66] 的报道类似。在生理 pH 范围内,各种化合物的 β-1-O-AGN 的降解半衰期汇总在表 3-3 中。各种 AGN 的降解存在巨大差异,从高度不稳定的 GN,如双氯芬酸[105] 和托美汀[50](α-碳无取代),到最稳定的种类,如二甲苯氧庚酸[119](α-碳

双取代）和丙戊酸[11]（α-碳高度位阻的二丙基取代）。最令人感兴趣的是氟对苯噁洛芬中氯（比氟更强的吸电子基团）的置换，形成氟诺洛芬，使 AGN 的稳定性显著提高。（R）-和（S）-苯噁洛芬 GN 的半衰期分别为 2.0 h 和 4.0 h[69]，而（R）-和（S）-氟诺洛芬的半衰期分别为 4.5 h 和 8.8 h[67]。我们最初假设生理条件下，

AGN 的降解速率可根据酸的化学结构预测，并且取决于：① α-碳被羧酸取代的程度[112]；② α-碳或共轭芳环上的吸电子或供电子基团。实际上，同时考虑空间位阻和电子效应对 AGN 化学反应性的影响，可以更好地理解结构不同的含羧酸药物的降解速率为何存在显著差异。

表 3-3　β-1-O-酰基葡糖醛酸苷在 pH 7.0~7.5、37℃条件下的表观一级降解半衰期

化合物	pH	缓冲体系类型/培养基	半衰期（h）	文献
降固醇酸	7.4	磷酸缓冲液（0.15 M）	25.7(+),22.7(-)	[52]
苯噁洛芬	7.4	Tris-盐酸缓冲液（0.05 M）	2.0(R),4.1(S)	[69]
卡布洛芬	7.4	磷酸缓冲液（0.067 M）	2.5(R),3.5(S)	[73]
	7.4	克雷布斯-林格磷酸缓冲液	1.7(R),2.9(S)	[129]
氯贝酸	7.4	磷酸缓冲液	7.3	[130]
	7.0	Tris/马来酸（0.1 M）	7.0^a	[43]
	7.5	磷酸缓冲液（0.05 M）	3.0^a	[15]
双氯芬酸	7.4	磷酸缓冲液	0.47 和 0.51	[105,33]
二氟尼柳	7.4	磷酸缓冲液（0.1 M）	0.60 和 0.67	[126,131]
依托度酸	7.4	磷酸缓冲液（0.15 M）	20.0	[54]
氯酸	7.4	磷酸缓冲液（0.1 M）	1.7	[120]
苯氧苯丙酸	7.4	磷酸钠	0.99(R),1.95(S)	[124]
氟芬那酸	7.4	磷酸缓冲液	7.0	[130]
氟诺洛芬	7.4	Tris-盐酸缓冲液（0.05 M）	4.5(R),8.0(S)	[67]
呋塞米	7.4	Tris 马来酸（0.05 M）	5.289	[57]
吉非罗齐	7.4	磷酸缓冲液（0.1 M）	44	[119]
异丁酚酸	7.4	磷酸缓冲液（0.15 M）	1.1	[56]
布洛芬	7.4	磷酸缓冲液（0.15 M）	3.3	[56]
吲哚美辛	7.4	磷酸缓冲液	1.4	[130]
伊索克	7.0	尿液	0.29^a	[108]
酮洛芬	7.4	磷酸缓冲液	0.66(R),1.26(S)	[132]
左氧氟沙星	7.4	磷酸缓冲液（0.1 M）	16.1	[120]
甲芬那酸	7.4	磷酸缓冲液	16.5	[58]
甲氯芬那	7.4	磷酸缓冲液（0.1 M）	28.1	[120]
孟鲁司特	7.4	磷酸缓冲液（0.1 M）	37.5	[120]
萘普生	7.4	磷酸钠（0.1 M）	0.92(R),1.75(S)	[109]
奥沙普秦	7.4	磷酸缓冲液（0.1 M）	1.3	[41,133]
丙磺舒	7.4	磷酸缓冲液（0.2 M）	0.4 和 0.27	[110,117]
瑞格列奈	7.4	磷酸缓冲液（0.1 M）	11.5	[120]
水杨酸	7.4	磷酸缓冲液	1.55	[9]
舒洛芬	7.4	磷酸缓冲液（0.15 M）	1.4	[55]
替米沙坦	7.4	磷酸缓冲液（0.1 M）	26	[33]
托美汀	7.4	磷酸缓冲液	0.26	[50]
丙戊酸	7.4	磷酸缓冲液（0.1 M）	60^a	[11]
Wy-18,251	7.4	磷酸缓冲液（0.1 M）	0.38	[133]
Wy-41,770	7.4	磷酸缓冲液（0.1 M）	14	[133]
折那司他	7.4	磷酸缓冲液（0.1 M）	0.42	[134]
佐美酸	7.4	磷酸缓冲液（0.1 M）	0.45	[49]

半衰期通过文献中的数据计算得到。来源：早于 1992 年的文献来自 Spahn-Langguth 和 Benet（文献[2]）

但是，β-1-O-AGN 的结构参数与降解速率的系统相关证明，目前空间参数的关联更密切。AGN 的降解速率不仅取决于 pH 和温度，还取决于溶液性质（例如胆汁、血液、缓冲液、有机溶液、血浆或尿液）。呋喃苯胺酸 GN[121] 在兔的胆汁[半衰期（$t_{1/2}$）= 19.5 min]和十二指肠匀浆上层清液中的降解速度（$t_{1/2}$ = 1.2 min）比在缓冲液中（pH = 7.4，$t_{1/2}$ = 5.3 h）快得多。佐美酸 GN 在血液和血浆中的降解速率比在缓冲液中快得多[122]。

Ruelius 等[41]还发现,在人血白蛋白(HSA)和血浆中可以加速奥沙普秦 GN 的降解。实际上,他们证明了白蛋白对于所有 3 种反应(分子内酰基转移、水解和共价结合)都有催化作用。文献中的报道表明,白蛋白或血浆对 AGN 轭合物及其异构体稳定性的影响会随着研究药物的不同而变化。目前已证明,HSA 可以加快许多含羧酸药物的 AGN 的降解速率,包括佐美酸[122]、奥沙普秦[41,123]、非诺洛芬[124]、依托度酸[54]、苯酮苯丙酸[125]、萘普生[109]、氯贝酸[43]、二甲苯氧庚酸[119]和双氯芬酸[105]。观察到托美汀 GN 的 HSA 的相反(稳定化)效果,但牛血清白蛋白(BSA)会使水解速率提高[50]。在 HSA 中,二氟尼柳[126]、水杨酸[9]、甲芬那酸[58]和呋塞米[127]GN 的降解与仅在缓冲液中相比存在滞后,而观察到无论 HSA 是否存在,异丁芬酸 GN 降解率都没有显著变化[56]。

这些数据表明,HSA 对 AGN 的效应主要取决于糖苷配基部分的化学结构。为了解释奥沙普秦 GN 在 HSA 存在情况下的加速分解,Ruelius 等[41]假设,奥沙普秦 GN 在 HSA 中的降解反应通过在苯二氮䓬结合位点(位点 II,Sudlow 等的分类法[128])形成奥沙普秦 GN 与 HSA 的一个可逆的复合物。位于这个部位内的是活性的酪氨酸,它可能负责调节所有的反应,包括水解、酰基转移、共价结合的亲核试剂。当其他试剂,如萘普生、癸酸、奥沙普秦本身,强烈结合到苯二氮䓬位点,从而抑制了水解和酰基转移,由此得到支持这一假设的证据[41,123]。Watt 和 Dickinson[126]提出了一种类似的机制来解释白蛋白上 AGN 降解的保护作用,通过引入两个结合位点:一个是可逆的结合位点,另一个是 AGN 的催化降解原发部位(催化位点)。如果可逆的结合部位恰好是催化部位,那么白蛋白可以加速 AGN 的降解,如奥沙普秦。否则,可能会延缓 AGN 的降解速率,如二氟尼柳、水杨酸等。这种猜测的正确性显然还需要进一步调查。

AGN 与蛋白质的可逆结合

如上所述,通过引入奥沙普秦 GN 的可逆结合到 HSA,Ruelius 等[41]解释了 HSA 在 AGN 的水解和酰基转移上的催化效果。他们还推测,可逆性和不可逆性的(共价)结合到血浆蛋白之间存在相关性,可逆结合作为初步或中间步骤[41,123]。然而,可逆的 GN 轭合物与血浆蛋白结合的测量却很少见。关于 AGN,缺乏数据的主要原因是实验的困难,因为这些研究需要在生理条

件(37℃,pH 7.4)下实施,也就是说 AGN 所处环境不稳定。通过快速超滤,人们已经研究通过超滤过的方法将 AGN 与 HSA 的可逆结合应用到如下药物:卡洛芬[73,104]、佐美酸[135]、托美汀[135]、苯酮苯丙酸[125]、非诺洛芬[136]、萘普生[109]和呋塞米[127]。有趣的是,HSA 与 β-1-O-AGN 结合,还可以与 AGN 位置异构体结合[135]。卡洛芬、萘普生、非诺洛芬、酮洛芬的(R)-GN 和(S)-GN 与 HSA 的立体选择性可逆性结合也被观察到。卡洛芬[73,104]和非诺洛芬的(S)-GN[136]比(R)-GN 与 HSA 的亲和力更高。相反,人们还观察到了萘普生的 GN[109],其(R)-GN 具有比(S)-非对映异构体更高的亲和性。

由此推测,AGN 与蛋白质的可逆结合作为不可逆(共价)结合的前一个步骤。可逆结合的研究可以帮助我们更好地了解共价结合的机制和 HSA 对 AGN 稳定性的影响。

AGN 和蛋白质的共价结合

含羧酸的 AGN 结合物的水解和分子内酰基转移已被广泛说明[1,2]。第三种反应表现 AGN 的固有化学亲电作用能够作为底物用于糖苷配基与组织中蛋白质(尤其是白蛋白)共价结合。共价结合在 1966 年[137]被首次用来描述胆红素,并被证明它依赖体内外胆红素 AGN 的存在。Van Breemen 和 Fenselau[46]报道了苯噁洛芬、氯贝酸、氟芬那酸和吲哚美辛与 BSA 的共价结合,结合时的 AGN 孵育体外的蛋白质,并表明该机制具有半胱氨酸残基的游离巯基的转酰基作用。Ruelius 等[41,123]证明,根据广泛抑制的研究,在体外通过 AGN 丙嗪与 HSA 共价结合,共价结合到 HSA 的位点是一个位于苯二氮䓬结合位点的酪氨酸残基(转酰基与酪氨酸的羟基)。我们已经证明,这种在人类体内发生的共价结合,在体外佐美酸[138]、托美汀[50,139,10]、卡洛芬[129]、非诺洛芬[124]、降固醇酸[52]、萘普生[109]、双氯芬酸[105]和一些羧酸代谢物也可发生,它们在体内形成吉非罗齐的剂量[60],而 McKinnon 和 Dickinson 已经表明二氟尼柳和丙磺舒[7]的这种结合,William 等对丙戊酸[11]、Sallustio 等对氯贝酸[5]和吉非罗齐[119]、Shipkova 等对霉酚酸[140]和 Ebner 等对替米沙坦[33]分别表明了这种结合。

一、分析共价结合的程序

一般来讲,共价结合的程度被量化为经过仔细洗涤

程序的糖苷配基的量,这种糖苷配基的量是强碱[141]处理后释放出来仍结合于蛋白质的量。蛋白质通常通过加入一些物质获得沉淀,例如冰冷的异丙醇、酸性乙腈或乙腈/乙醇混合物。离心后得到的蛋白质沉淀可以用甲醇/乙醚(3:1;涡旋、超声处理、离心)洗涤数次(5～10次),除去可逆结合的糖苷配基和共轭物的蛋白质。糖苷配基-蛋白质加合物溶解在氢氧化钠溶液中,70～80℃过夜,以释放结合的糖苷配基。如果该糖苷配基是放射性标记的,那么释放出的糖苷配基可以通过闪烁计数进行定量,否则可通过 HPLC 对非放射性标记的糖苷配基[138]定量。类似的程序被用来研究体外 AGN 与 DNA 的结合。共价结合的程度通过这种间接法测定,并且通常表示为皮摩尔或纳摩尔每毫克蛋白共价结合的糖苷配基。这种间接的过程可以应用于体内外共价结合研究,结合的糖苷配基(药物)可以通过 HPLC 被特异性地检测,即使是立体专一性。然而,这些方法具有劳动密集性,对于加成靶蛋白的序列信息提供的非常有限,因此靶蛋白的同一性通常是未知的。以往,分离、质谱、核磁共振、免疫学和放射性核素等方法都被用于检测和鉴定活性药物代谢物的蛋白质靶标[142]。

如果放射性标记的糖苷配基是可用的或糖苷配基是高度荧光的,那么糖苷配基修饰的蛋白靶标的鉴定就可以通过十二烷基硫酸钠聚丙烯酰胺凝胶电泳(SDS-PAGE 或二维 SDS-PAGE)和直接放射自显影或荧光自显影。糖苷配基的荧光或放射性的直接定量与某些大分子部分相关,也可以随印迹进行[68]。由于放射性标记的化合物的使用限制,最近已开发免疫化学的方法,并已成为检测和鉴定外源性共价结合蛋白质的优选方法。免疫化学方法是通过糖苷配基联结的免疫原性蛋白免疫实验动物(如兔),以获得多克隆的高选择性抗体。通过这些方法,蛋白质的共价结合可以定量和定性。Western 印迹可以测定活性代谢物靶向的个体蛋白,而酶联免疫吸附实验可以测定组织和亚细胞的蛋白质加合物的量[143]。此外,免疫组化可以评估单个细胞类型内的组织化和定位化之间的共价加合物的分布[144]。免疫化学的方法已成功用于研究氟烷、对乙酰氨基酚(扑热息痛)、双氯芬酸[145]以及其他各种化学品的组织毒性机制。然而,通过这种方法产生的结果在实验室间差异很大。有时,一个完全不同的模式蛋白质加合物被检出,这主要是由于不同实验室产生的多克隆抗体的不同特异性所致。在一般情况下,基于抗体的方法经常受到蛋白质加合物抗体的可用性、质量以及特异性限制[142]。

二、 AGN 与血浆和组织蛋白的体外共价结合

作为 AGN 化学反应的结果,大量的含羧酸药物已被证明是通过共价键与血浆蛋白结合,特别是与体外白蛋白结合,包括 NSAID(苯噁洛芬[47]、吲哚美辛[47]、氟芬那酸[47]、奥沙普秦[41]、佐美酸[138]、托美汀[50]、卡洛芬[129]、非诺洛芬[124]、萘普生[109]、双氯芬酸[105]、二氟尼柳[126]、水杨酸[9]、依托度酸[54]、舒洛芬[55]、布洛芬[56]、异丁芬酸[56]、苯酮苯丙酸[125]和甲芬那酸[58]),尿酸排泄促进药丙磺舒[110]、抗高脂蛋白试剂(氯贝酸[43,46]、非诺贝酸[43,146]、二甲苯氧庚酸[119]、降固醇酸[52])、利尿药呋塞米[127]、抗癫痫药丙戊酸[11],以及氧化代谢产物的 AGN,例如吉非罗齐[87]。

从这些体外研究中发现,共价结合的程度明显依赖于时间[46,123]、pH[50,55,138]、GN 浓度[147]和白蛋白来源[50,126]。对于奥沙普秦葡萄糖酸[41,123],要得到高产率蛋白质加合物需要 GA 和 HSA 在 pH 7,温度 37℃ 环境中共孵育大约 1 h。同样的,佐美酸 GN 与 HSA 发生最大程度共价结合需要 pH 9 和 1 h 温育条件,但是在 pH 9 条件下该蛋白质加合物不稳定,其水平很快下降。佐美酸 GN 和 HSA 在 37℃、pH 7～8 条件下孵育 6 h,观察到高浓度加合物[138]。舒洛芬 GN 与 HSA 的体外加合过程中,在体外 37℃ 时,产物量随 pH 增加而增加,并且有时间依赖性[55]。在研究范围内(11.62～69.72 μm),酮洛芬 GN[147]与白蛋白共价结合的程度与 AGN 的密度成正比。Watt 和 Dickinson[126]研究显示,二氟尼柳 GA 与无脂肪酸的 HSA 共价结合比使用大鼠血浆白蛋白和人及大鼠血浆蛋白更容易,而且白蛋白的不同动物来源和纯度可能对酰基 GA 的稳定性和共价结合是非常重要的。托美汀 GN 也报道了类似的结果[50]。托美汀 GN 与 BSA 的共价结合的程度比与 HSA 的结合要小得多,但加合物形成的速率是相同的。

除了 1-O-AGN,同分异构的偶联物也可形成共价蛋白质加合物。人们发现佐美酸 GN[42,138]的异构体的结合物可与 HSA 共价结合,与 β-1-O-AGN 本身相比,结合程度稍微下降(不同结合位点的百分比:C1＞C2＞C4＞C3)。文献中的报道表明,某些异构体的结合物对蛋白质的反应活性比 β-1-O-AGN 本身更强。舒洛芬 GN 的异构体显示出时间依赖的共价结合过程,这种结合比 β-1-O-AGN 本身高 38%[55]。同样,丙戊酸[11]、水杨酸[9]、依托度酸[54]和二氟尼柳[148]与蛋白质的结合形式表现在异构体蛋白质加合物方面比 β-1-O-酰基葡糖酸更快速和广泛。然而,

并非所有的同分异构体的结合物对共价结合都是重要的。Ruelius 等[41]报道,只有奥沙普秦 β - 1 - O - AGN,而不是其同分异构体,可以导致显著的不可逆结合。

由 Dubois 等[147]和我们实验室[149]进行的研究表明,在共价结合血浆蛋白方面,HSA 是主要的结合蛋白,例如用纤维蛋白原和 γ - 球蛋白者没有共价结合的形式检出,并且经 3 h 的温育后仅 0.14% 的酮洛芬与 α - 和 β - 球蛋白结合。然而,共价结合并不仅限于白蛋白。Bailey 等[150]已经表明,佐美酸 GN 和它的同分异构体以剂量依赖的方式形成共价修饰的微管蛋白,且表明微管蛋白微管动力学的扰动可能导致某些酸性药物的肝毒性。体外研究表明,托美汀 GN 与大鼠和绵羊组织匀浆的共价结合程度可以通过检测白蛋白和血浆蛋白进行比较[149]。同样,大鼠肝微粒体与 14C - 双氯芬酸孵育表明,双氯芬酸共价结合到肝微粒体蛋白质随暴露时间和辅助因子尿苷二磷酸葡萄糖酸(UDP - GA[6])浓度不同而不同。肝微粒与 14C - UDP - GA 和非放射标记的双氯芬酸共同孵育,会导致放射性标记的复合物与微粒体蛋白类似的共价结合,但在 UGT 的特异性抑制剂 7,7,7 - 三苯乙基 - UDP 存在的情况下,这

种共价结合显著降低。

三、AGN 与蛋白质共价结合的机制

AGN 与蛋白质不可逆结合的机制已被广泛研究。基本上提出两种途径,每条途径都产生不同类型的加合物(图 3 - 6)。第一个是亲核置换反应,通过蛋白质的亲核体(包括 - SH, - OH 和 - NH₂ 基团)与 AGN 的羰基碳反应。直接转酰基反应导致蛋白质酰基化,从而产生硫酯化物、氧酯化物和酰胺化合物。该反应的结果是药物与没有 GN 的靶蛋白发生直接共价连接。在蛋白质和各种 AGN 形成共价加合物的过程中,已证明半胱氨酸残基的 - SH 基团[46]、酪氨酸残基的 - OH[123]和赖氨酸残基的 - NH₂[151,152]参与了反应。

AGN 与蛋白质共价结合的第二个机制类似于白蛋白[153]的非酶糖基化过程,它需要药物的前酰基转移并脱离生物合成的 β - 1 - O - AGN,从而使糖环打开。暴露后的活性醛基基团能够可逆性地与蛋白质的氨基结合形成亚胺(希夫碱)。随后,葡糖胺重排可以产生一个稳定的酮胺衍生物。因此,相对于转酰基机制,药物和葡萄糖酸部分通过酯基团连接在一起,结合到蛋白质上。该机制首次提出了佐美酸与血浆蛋白的共价结合[138]。在

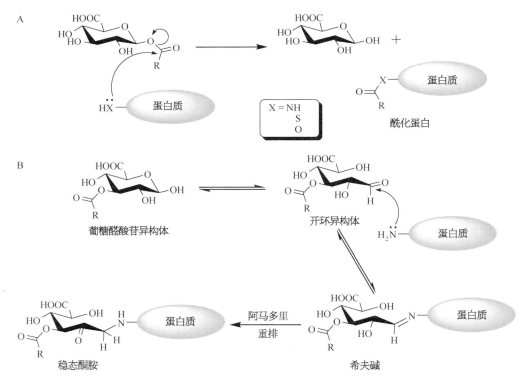

图 3 - 6 羧酸和蛋白质通过酰基葡糖醛酸苷 (AGN) 进行共价结合的假设机制

A. 亲核取代(酰化作用);当失去葡糖醛酸时,发生直接的酰基转移;B. 通过希夫碱作为中间体(糖化)。在酰基迁移发生后,异构体发生开环,同时酰基葡糖醛酸的醛结构部分可能最初与蛋白质的氨基结合形成希夫碱。这个步骤是可逆的,阿马多里重排(amadori rearrangement)后将生成稳定的加合物

佐美酸和托美汀 GN 的共价结合研究中,亚胺捕获剂（氰或氰基硼）显著增加共价药物的结合程度,因此支持此机制。此外,经过广泛的洗涤和后续酸处理[42,138]的异构 GN 共轭物被释放,这一情况证明了葡萄糖酸部分是加合物的一部分。氯贝丁酯和非诺贝特 GN 体外研究[43]表明,当 HSA 和标记有 ^{14}C 的氯贝丁酯或非诺贝特 GN 共同孵育后,其中 ^{14}C 可标记在药物的葡糖醛酸基,也可标记在糖苷配基,而前者与人血白蛋白形成共价结合程度更高。当氯贝丁酯 GN 与 HSA 培养 24 h 时,^{14}C 标记在葡糖醛酸基比标记在糖苷配基与 HSA 的结合率高 14.9 倍;当非诺贝特 GN 与 HSA 培养 24 h 时,^{14}C 标记在葡糖醛酸基比标记在糖苷配基与 HSA 的结合率高 5.9 倍[43]。这与希夫碱机制中葡糖醛酸苷部分共价结合到蛋白质是一致的。

这两种加合物形成的机制形成鲜明的对比。相对容易的转酰基机制是通过蛋白质上的 -SH、-OH 或 $-NH_2$ 基团对酯基亲核攻击。因此,药物部分可通过硫酯键、酯键或酰胺键直接连接到蛋白质,同时葡糖醛酸消失。在生理 pH 条件下,既然酰基转移反应是药物羧基基团与 GA 部分通过乙缩醛基链接,那么这种相对容易的转酰基反应仅适用于 1-O-AGN 本身,但适用于 2-、3-、4-异构体。相反,加合物形成的希夫碱机制需要药物部分前迁移脱离葡萄糖酸环的 1 位,这种转移适用于异构体,但不适用于 1-O-AGN 本身。按照这个机制,GN 部分仍带有酯连接的药物,通过亚胺（希夫碱）结合到蛋白质上的氨基。

由于酰基转移的可逆性仅表现较小程度的母酰基 GA 的变化（图 3-2）,所以加合物形成的两种机制从理论上是可以区分的,主要基于 GA 还是它的异构体哪个是更好的底物。一些外源性羧酸异构体的结合物,如二氟尼柳[148]、丙戊酸[11]和水杨酸[9],已被证明对蛋白质的反应性比相应的 β-1-O-AGN 更好,这一现象支持希夫碱（糖基化）的机制。另一方面,Ruelius 等[41]提出了有力的证据,支持奥沙普秦共价结合到 HSA 的转酰基机制。放射性标记的奥沙普秦葡糖醛酸与 HSA 在 pH 7 环境中孵育 1 h 后,22% 放射性附着于 HSA,但该标记在 GA 部分只有 0.6%。此外,孵育 ^{14}C 奥沙普秦葡糖醛酸的 2-异构体后,仅 2.1% 标记附着于 HSA。Smith 等[42,138]研究表明,在 pH 7.4 和 37℃ 条件下,与 HSA 一起温育 45 min,通过佐美酸的 AGN 形成的佐美酸-HSA 加合物量与其纯化的 2-异构体大致相同,但大于其纯化的 4-和 3-异构体。Munafo 等[50]发现,托美汀 GN 的托美汀与

HSA 的共价结合速率比它的同分异构体混合物（主要成分是 3-异构体,它是由托美汀 GA 在不含白蛋白缓冲液中预温育后原位生成）大 10 倍。所有这些研究人员都提示,至少一个机制是可行的。白蛋白加合物[154,155]经胰蛋白酶消化后的质谱分析提供的直接证据表明,在体外托美汀葡糖醛酸与 HSA 结合,可通过这两种机制完成。类似的研究结果也在苯噁洛芬 GN[156]获得报道证实。用萘普生得到的研究结果也表明,通过其酰基 GA 的转酰基和糖基化两种机制形成与 HAS 的共价结合。萘普生 GN 迅速形成的加合物可能是不稳定的,并且由 2-O-AGN 与蛋白质形成的加合物与由 1-O-AGN[157]形成的加合物一样重要。可能在体内同时存在两种机制。

四、AGN 与蛋白质的体内共价结合

（一）与体内血浆蛋白的结合

现已证明人体内大量化合物是由 AGN 共价结合的血浆蛋白加合物在体内形成,包括降固醇酸[52]、氯贝酸[5]、卡洛芬[129]、双氯芬酸[105]、二氟尼柳[7]、非诺洛芬[124]、二甲苯氧庚酸[158]、苯酮苯丙酸[147]、丙磺舒[7]、水杨酸[9]、托美汀[10,139]、丙戊酸[11]和佐美酸[138],并且也在一定程度上有氟诺洛芬和苯噁洛芬[68]的 GN 和血浆蛋白的加合物,以及吉非罗齐[87]氧化代谢物与血浆蛋白的加合物,但吉非罗齐仅与二羧酸代谢物（M3）的共价结合是显著的[159]。给大鼠重复剂量的吉非罗齐,结果与其主要代谢产物 M3 的共价结合比母体药物要高[87]。

从这些体内研究中,发现 AGN 与蛋白质结合的程度与 AGN 暴露的程度紧密相关,这是可以通过曲线下面积（area under the curve, AUC）测得的。增加血浆 GA 浓度可导致更高的共价结合。由于肾功能衰竭或药物之间的相互作用导致了药物的慢性蓄积或肾脏清除减少,因此可能增加了 GN 加合物的形成。的确,应用托美汀治疗的老年人,其加合物的浓度明显高于仅给予单剂量的对照组老年人[139]。在 10 d 内多次给予托美汀的健康志愿者中,托美汀的蛋白质加合物也明显蓄积。对于同一批研究对象,在使用多种剂量时的加合物水平比使用单次剂量时的加合物水平大约高 10 倍[10]。在慢性药物治疗的癫痫患者的血浆中丙戊酸加合物是可被检测到的[11]。丙磺舒和佐美酸同时服用时,会增加共价结合的数量和佐美酸 GN 血浆浓度的暴露量[160]。也有研究二氟尼柳和丙磺舒的共价结合,且每种药物进行了多次给药,健康志愿者口服 6 d 的二氟尼

柳并在倒数第 2 d 口服丙磺舒,通过检测 AGN 的代谢产物可以观察到两种药物的共价结合[7]。Dong 和 Smith[161] 研究发现,鼠肝细胞在含有苯噁洛芬、氟诺洛芬、异丁苯丙酸(500 μM)的三明治培养基中孵育,导致这 3 种布洛芬的 AGN 浓度出现时间依赖性增加,其中苯噁洛芬 AGN 的浓度高于氟诺洛芬 AGN,而异丁苯丙酸 AGN 浓度最低。共价结合也显示 AGN 呈线性增加。当 AGN 的浓度标准化达到加合物的形成,苯噁洛芬 AGN 达到最大反应化,然而异丁苯丙酸 AGN 是这 3 种检测的化合物中反应最弱的,这与 3 种药物在患者中的相对毒性保持一致。

(二)与体内组织蛋白的结合及其影响过程

与那些不离开合成部位的活性代谢产物不同,AGN 不仅能够直接排泄到胆汁中,在血液循环中也能足够稳定,最后通过尿液排泄。因此,共价化合物不仅仅出现在生物合成器官。

给大鼠注射二氟尼柳后,可在大鼠肝脏、肾脏、骨骼肌、小肠、大肠[162,163]以及膀胱组织蛋白[164]中检测到组织蛋白共价加合物的形成。每日给予大鼠一定剂量的二氟尼柳,所有组织中的加合物浓度均随时间延长而升高,停药后浓度缓慢下降,其半衰期约 20 h[164]。给予大鼠重复剂量的二甲苯氧庚酸后,在其肝脏及肠组织中可明确检测到二甲苯氧庚酸的共价结合物[87]。同样,给予大鼠慢性剂量的降固醇酸 21 d 后,可导致更高浓度的降固醇酸结合到肝脏蛋白[5]。组织蛋白化合物的浓度似乎随时间呈线性增加,且 21 d 前没有迹象表明可以达到稳态。羧酸与组织蛋白在体内共价结合已被证实,如双氯芬酸、布洛芬和舒林酸可在小鼠肝脏中结合[165],丙戊酸、佐美酸可在大鼠肝脏中结合[166]。

GA 化的基本位点在肝脏。因此,肝脏是暴露在高浓度 AGN 下的。既然共价结合的程度是与暴露强度相关,那么猜测肝脏中存在高水平的加合物。含羧酸外源药物的血浆蛋白加合物的形成已被充分证明,然而与之相比,很少有研究调查是关于暴露药物或 GN 的器官细胞内加合物的形成过程的。在 GN 合成的主要位点(内质网)似乎形成共价结合的可能性,另外在微管膜上也可检测到加合物,并且浓度是目前最高的。

肝脏高度暴露于活性 GN 中,不仅因为肝脏参与新陈代谢,而且因为肝脏是物质的转运系统。在细胞内葡萄糖苷酸转移酶的相互作用下,可以在血液、肝内及胆汁之间产生非常大的浓度梯度(图 3 - 7A)。在肝脏灌流中发现,灌流液、细胞内及胆汁间的浓度比值高达 1∶50∶5 000。有效的转运过程可引起空间的差异:一般

而言,糖苷配基因其结构不同可拥有不同的酸度,并通过被动扩散或作为转运系统的底物穿过膜结构。由于 GN 通常为酸性(pKa 3~4,不考虑糖苷配基的 pKa),比糖苷配基更亲水,在生理 pH 情况下主要为电离状态且具有高度极性,因此载体系统在其穿过膜结构、由合成部位到肝外和胆汁的过程中起到了至关重要的作用(图 3 - 7B)。

Seitz 等[168]证实,活性双氯芬酸 GN 通过小管多选择性有机阴离子转运体- 1/多药耐药相关蛋白- 2 (multidrug resistance-associated protein 2,Mrp2)选择性转运到大鼠胆汁中,同时肝胆管的运输对于胆道系统中双氯芬酸与蛋白质共价结合起到重要作用。通过对比正常 Wistar 大鼠与 Mrp2 转运缺陷大鼠(TR⁻)的共价结合模式,发现了一种分子量为 118 000 的主要蛋白质化合物,它可以通过免疫印迹法被选择性检测到,并可在野生型大鼠微管膜而非基底膜中分离出来。但是,TR⁻ 大鼠肝脏中未见化合物[168]。ATP 依赖的 Mrp2/MRP2(图 3 - 7B)似乎参与胆汁排泄共轭物/有机阴离子的主要运输系统,发挥微管流出泵作用。上述相关的结果主要来自对大鼠的研究,还必须在人类研究中得到相似的结论。然而,人类胆汁排泄的分子量临界值(450~500)高于大鼠(300~400)。

在肝细胞中,共同决定活性代谢产物数量的其他重要因素是有机阴离子转运多肽(OATP)家族成员,它们被认为具有双向转运蛋白作用,如基底侧 MRP3 等,在正常情况下运输肝脏摄取的阴离子,在胆汁淤积等病理情况下担当射流系统,并且被认为是可诱导的两性共轭有机阴离子流出转运蛋白[29]。MRP3 在 Dubin-Johnson 综合征患者(伴有 MRP2 缺失)和肝硬化患者的肝脏中表达增加。因此,预计膜运输蛋白表达的变化可能发生在疾病状态下[169],并且它们的活性能够显著影响酰基葡萄糖的分布。

酰基葡糖醛糖苷分布的改变将导致糖苷配基水平的改变,同时可能改变细胞接触的大分子活性代谢物,影响化合物合成,如图 3 - 7C 所示。在 GN 合成的主要位点内质网上,显示出发生共价结合的高度可能性,同时在微管膜上产生目前为止最高的结合水平。

肝内共价结合的一个复杂因素是羧酸盐药物可以作为酰基辅酶 A 合成酶的底物,合成活性酰基腺苷酸和酰基辅酶 A 硫脂,并有能力在体内形成共价蛋白质化合物。可能有两种 AGN,酰基腺苷酸和酰基辅酶 A,至少在肝脏中有助于所有蛋白质化合物生成。由于化合物合成的程度通常与暴露的程度相关,所以血浆化合物

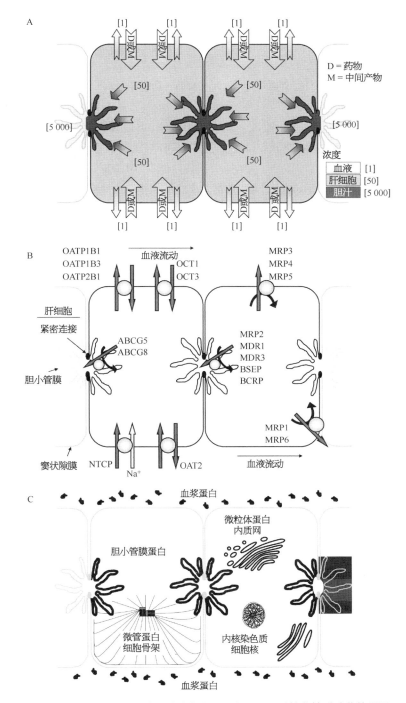

图 3-7　代谢产物和运输系统的存在是肝高暴露于活性葡糖醛酸苷的原因

A. 肝细胞不同位置的药物结合物的潜在浓度梯度。由于葡糖醛酸苷的极性，葡糖醛酸苷的跨膜运输是由载体介导的，致使血窦（血）、肝细胞和胆汁之间存在显著的浓度梯度。浓度梯度的比例可能是 1∶50∶5 000。细胞内的大分子，特别是面对胆管树的大分子暴露于高浓度的具有活性的结合物中。B. 肝细胞内相关的转运系统。基底吸收、流出和微管（顶端）流出都是最为相关的过程（除了 UGT 催化的葡糖醛酸苷生成外），这些定义了肝细胞内活性大分子与酰基葡糖醛酸苷的暴露[173]。对于基底吸收，OATP 族的成员似乎最为相关。这些蛋白质被认为是双向转运酶，正常条件下协助肝细胞吸收阴离子，但是在例如胆汁淤积病变时也可作为流出系统。在微管流出过程，一些依靠 ATP 的转运蛋白可能参与其中，其中最重要的似乎是微管多特异性有机阴离子转运蛋白-1/多药耐药相关蛋白-2（MRP2）。例如，对于基底流出，已确认 MRP3 是两亲性基团加合的有机阴离子的可诱导流出转运蛋白。细胞膜转运蛋白表达和活性的改变能够显著影响酰基葡糖醛酸苷的性质和状态。这将影响糖苷配基的水平（因为逆构作用），也将影响活性酰基葡糖醛酸苷的暴露，并可能由此进一步影响酰基葡糖醛酸苷形成的药物的临床毒性和临床效果。ABCG，ATP 结合盒，G 亚族；BSEP，胆汁盐类输出泵；BCRP，断点簇区假基因；MDR，ATP 结合盒，B 亚族（MDR/TAP）；MRP，ATP 结合盒，C 亚族（CFTR/MRP）；OATP，溶质载体，有机阴离子转运族；OCT，溶质载体 22 族（有机阳离子转运者）。C. 肝细胞中加合物形成的多个位点（包括血浆蛋白加合物）。例如，当暴露于高浓度的酰基葡糖醛酸苷时，DPP Ⅳ、UGT 和微管蛋白已被确定为加合物形成的肝内目标。此外，有研究发现酰基葡糖醛酸苷与 DNA 相互作用，但是这种作用的关联尚未明确。总体上，加合物的形成造成大分子（如蛋白质）活性的改变并可能导致肝中毒的发生。DPP Ⅳ，二肽基肽酶 4；UGT，尿苷二磷酸葡萄糖醛酸转移酶水平可通过某种方法预测[113]。由于组织中化合物合成的机制不同，即通过 AGN，或通过酰基腺苷酸，或通过酰基辅酶 A 硫脂[170,171]，血浆中 AGN 的浓度不得不被假定为肝内化合物合成的不良预测因素[172]。

五、蛋白质加合物的稳定性

尽管形成的化合物体内稳定性（半衰期，$t_{1/2}$）对于半抗原产生潜在的免疫反应起着重要作用[11]，但是目前关于血浆和组织中由羧酸药物生成共价结合蛋白质加合物的药代动力学研究仍然很少。从当前可用数据来看，很显然，血浆蛋白加合物代谢时间长，其 $t_{1/2}$ 比未结合的羧酸和 AGN 共轭物更长。当甲苯酰吡啶乙酸和它的 GN 浓度可测量时，血浆中甲苯酰吡啶乙酸蛋白加合物会持续存在更长时间[10]。特别是甲苯酰吡啶乙酸的血浆蛋白加合物 $t_{1/2}$ 平均大约 4.8 d，而甲苯酰吡啶乙酸及其 GN 的 $t_{1/2}$ 仅为 5 h[139]。McKinnon 和 Dickinson[7] 报道二氟尼柳和丙磺舒血浆蛋白加合物在人体内的终末 $t_{1/2}$ 分别是 10 d 和 13.5 d。据报道，反式和顺式降固醇酸血浆蛋白在人体内的 $t_{1/2}$ 分别为 1.75 d 和 2.9 d[52]。加合物 $t_{1/2}$ 决定对二甲苯氧庚酸在年轻和老年患者中的重复剂量范围为 2.0～2.5 d[87]。氟诺洛芬和苯噁洛芬拥有相似的 2-芳基异丙酸结构，给予单次剂量后不同加合物的 $t_{1/2}$ 截然不同。氟诺洛芬的 $t_{1/2}$ 是 2.0～2.5 d，而苯噁洛芬的 $t_{1/2}$ 范围为 4 d，且两种对映异构体之间没有差别[174]。这些数值显著短于人类白蛋白的 $t_{1/2}$（17～23 d），这可能由与白蛋白以外的血浆蛋白结合的加合物清除，或者由相对不稳定加合物的分解或部分分解引起，例如通过糖化机制（希夫碱）生成的氨基酮缺失酰基残基，不受蛋白质自身的长时间转换率的影响。二氟尼柳 GN 与人血白蛋白的体外研究[148]显示 28 d 的终末 $t_{1/2}$ 双相降低。Kitteringham 等[175]已证明，二硝基苯白蛋白加合物的清除依赖于白蛋白的饱和度，当抗原表位密度增加时清除增加，这也许就是导致由 AGN 生成的血浆加合物清除的另一个因素。由于长效蛋白质加合物的存在，开始给予慢性剂量后，加合物浓度需要数个月才能达到稳态，并在稳态时积聚。这些长效加合物可以通过抗原呈递细胞（例如巨噬细胞）增强摄取，从而导致分子被加工和呈递给免疫系统的可能性增加。

六、AGN 与特定组织蛋白共价结合的选择性

既往的证据证明，与 AGN 共价结合的蛋白质不是随机的，而是选择相关靶蛋白质（图 3-7C），同时也可能包括其他类型的大分子[174,176]。因此，与总蛋白共价结合相比，选择性与特定细胞靶蛋白结合更好地反映与毒性的关联。肝脏中的靶蛋白的鉴定，可以通过 SDS-PAGE 分析、放射自显影、免疫印迹的荧光显影等显示分子量的区别。在 70 000、110 000 和 140 000 区带处，可以检测到多种复合物结合的主要蛋白质带（例如，双氯芬酸在 70 000、110 000 和 140 000 区带；二氟尼柳在 70 000、110 000 和 140 000 区带；舒林酸在 110 000 和 140 000 区带；佐美酸在 70 000、110 000 和 140 000 区带）[29]。

在大鼠肝脏存在 UDP-GA 的微粒体系统中，可以使用荧光检测技术检测到与氟诺洛芬和苯噁洛芬[68]共价结合的是一种 39 000 和一种 62 000 的蛋白质。在大鼠体内研究中，110 000 和 70 000 蛋白质是这些药物共价结合的主要肝脏靶蛋白[111]。使用液相色谱和质谱（LC-MS/MS）证实：苯噁洛芬-1-β-O-AGN 通过直接转酰基作用和希夫碱机制的 159 位赖氨酸和 199 位赖氨酸位置作用，与人血白蛋白共价结合。甲苯酰吡啶乙酸-1-β-O-AGN 也被证实与 199 位赖氨酸共价结合[155]。相似的，小鼠接受双氯芬酸口服给药后，用免疫化学方法检测小鼠肝组织匀浆中的双氯芬酸化合物，显示可以形成剂量依赖性的 4 种主要蛋白质化合物，分子量分别是 50 000、70 000、110 000 和 140 000[145]。给予大鼠双氯芬酸后，也可以检测由双氯芬酸引起的肝脏蛋白共价结合具有剂量和时间依赖性[177]。双氯芬酸处理后的大鼠肝组织匀浆，通过次细胞分离法显示一种 50 000 的微粒体蛋白质和 110 000、140 000、200 000 质膜蛋白质被双氯芬酸优先结合。Hargus 等[177]证实 GA 转移酶依赖的糖脂化作用在大鼠体外肝组织匀浆中参与合成 110 000、140 000 和 200 000 双氯芬酸蛋白化合物，同时 50 000 微粒体蛋白质的形成需要依赖细胞色素 P450。应用免疫荧光和免疫组织化学方法，大量双氯芬酸化合物在质膜上能被检测到，并且定位在胆小管膜上[177]。双氯芬酸处理后的大鼠中，110 000 区带（该区带也结合二氟尼柳、布洛芬、舒林酸和佐美酸）被认为是至少部分由膜酶二肽基肽酶-4（dipeptidyl peptidase 4，DPP Ⅳ；或 CD26）构成，该酶定位在肝细胞的顶膜（胆小管），并能在该膜排泄含有 AGN 的胆汁时成为靶点[172]。

另一方面，Kretz-Rommel 和 Boelsterli[178]的研究报道发现体外实验培养的大鼠肝细胞暴露于双氯芬酸后，通过免疫化学方法可以鉴定出表达 50 000、60 000、80 000 和 126 000 化合物；体内实验以及给予大鼠双氯芬酸后的肝脏表达 60 000 和 80 000 化合物。在含有双氯芬酸和 UDP - GA 的葡萄糖醛酸转移酶（UGT）依赖的微粒体培养体系中，通过放射性标记双氯芬酸和 UDP - GA，使用荧光显影技术也可以检测到 60 000 蛋白质化合物[6]。此外，Gil 等[179] 报道，当大鼠和人类肝细胞在体外培养时，在体外加入双氯芬酸后可检测到一种重要的 60 000 化合物产生。在不同实验室之间出现不同模型的原因尚不清楚，但是影响因素可能包括不同的模型系统（选择大鼠或小鼠进行体内/体外实验，以及培养肝细胞）、标本（选择肝组织匀浆或亚细胞成分）和抗血清特异性。推测双氯芬酸可以导致小肠损伤，而其 AGN 或 AGN 的氧化产物也有相同效应[180]。大鼠双氯芬酸灌胃后，接着通过抗血清检测小肠匀浆和肠上皮亚细胞成分，可以显示出 55 000、110 000、130 000 和 142 000 蛋白质化合物的形成[181]。130 000 和 142 000 蛋白质化合物分别是蔗糖-异麦芽糖酶和氨肽酶 N（CD13）。

通过使用药物特异性抗体，人们发现了其他含羧酸药物共价结合具有相似模式。已经证实二氟尼柳和佐美酸[166] 在体内产生重要的 110 000、140 000 和 200 000 的肝脏蛋白化合物，这与双氯芬酸的结果相似。不同模式的蛋白质修饰可在氯贝酸和丙戊酸处理过的大鼠肝脏中检测到[166]。在氯贝酸处理的大鼠中检测到 70 000 的蛋白质化合物，而在丙戊酸处理的大鼠肝脏中可以检测到 140 000 蛋白质和几种其他小分子量蛋白质（例如 40 000、43 000 和 55 000）。人们已经观察到与舒林酸有关的重要蛋白质化合物是 110 000 蛋白质，同时还发现低水平的 140 000 和 200 000 蛋白质[165]。所有舒林酸修饰的蛋白质化合物浓集在由肝细胞质膜构成的胆管区域的小分支。布洛芬是羧酸之中毒性最小的，而且主要与 60 000 蛋白质共价结合，同时只有相对低水平的 110 000 的化合物产生[165]。这种质膜蛋白的选择性修饰可能包含新的抗原决定簇，如果免疫系统参与羧酸介导的肝脏损伤的发病机制，那么这种修饰就显得尤为重要[144]。

AGN 的立体化学特性

许多羧酸药物属于布洛芬的二芳基丙酸类，在 C - 2 的丙酸侧链上有手性中心结构。只有（S）-对映异构体有显著的抗炎活性[182]。然而，临床上常用的是布洛芬的外消旋酒石酸盐，但萘普生例外。这类化合物代谢时的一个独有特点就是手性中心（C - 2）的倒置，通常被称为手性转化，在哺乳生物体这是单向的。药理学上无活性（R）-对映异构体通常转化为活性（S）-对映异构体，而逆反应就不会发生。

一般情况下，布洛芬类药物的尿代谢物主要是其酰基葡糖苷酸。据报道手性羧酸的酰基葡糖苷酸化具有对映异构体选择性[183]。在形成酰基葡糖苷酸底物的对映异构体选择性的调查研究是在体外通过微粒体、溶解微粒体蛋白质，以及来自动物和人类肝脏作为 UDP - GA 源的蛋白质完成的。El Mouelhi 等[72] 描述了物种依赖性的对映异构体选择性形成苯噁洛芬、布洛芬和萘普生的共轭物的过程。Spahn 等[69] 也报道了苯噁洛芬 GA 化类似结果的研究。已经观察到大鼠肝微粒体中无活性的（R）-对映异构体被优先葡糖醛酸化，是因为其含有各种 2-芳基丙酸，包括 2-苯基丙酸[71]、苯噁洛芬、卡洛芬、氟诺洛芬、氟比洛芬、吲哚洛芬、吡洛芬，而萘普生除外[184-186]。在多种动物的肝微粒体中的酮洛芬的（R）-和（S）- GA 化的体外研究中证实：在犬肝微粒体中（S）-糖苷配基 GA 化的速率比（R）-对映异构体快 4.5 倍，而在人类、大鼠或兔的肝微粒体中却没有被发现有显著立体选择性[75]。而使用绵羊肝微粒的研究中，（R）-氟诺洛芬[67,187] 和（R）-非诺洛芬[70] 的 GN 产率相比于它们各自的（S）- GN 产率高。Fournel-Gigleux 等[71] 进行酶诱导肝微粒的 GA 化的研究。用 2-苯基丙酸作为底物清楚地说明，酰基 GA 结合体的形成是由苯巴比妥诱导的，而其他诱导剂（地塞米松、3-甲基胆蒽）只导致 GA 化的小幅增加。酰基 GA 化的 S/R 比值不受任何诱导剂的影响（Spahn-Langguth，未公布结果）。在这些研究中，酰基葡糖苷酸的立体选择性降解的潜在干扰，通过快速样品淬火，或降低培养 pH 至 5.5，或另外增加特异性酯酶和 β-葡糖醛酸糖苷酶的抑制剂，以防止酰基葡糖苷酸的酶水解等方法达到最小化[183,186]。

除了立体选择性的酰基葡糖醛酸，各种手性羧酸的非对映异构体的酰基葡糖苷酸的降解（包括水解和酰基迁移）也已证明是立体选择性的[183]。在苯噁洛芬[69]、氟诺洛芬[67]、卡洛芬[129]、萘普生[109]、酮洛芬[75] 和非诺洛芬[124] 的研究中，在 pH 7.4 和温度 37℃无蛋白质-缓冲液条件下，（S）-酰基的 GN 的一级降解半衰期大约是其（R）-酰基葡糖苷酸的 2 倍，如表 3-3 所示。我们研究组已说明过不同条件下的卡布洛芬 GA 立体选择性降解与 HSA 的影响的特点[113]。当（R）-和（S）-卡洛芬葡糖苷酸在 pH 分别为 7.0、7.4 和 8.0 的 37℃磷酸盐缓冲液条件下，它们的降解在 pH 为 7.0 时具有高立体选择性。降解率随着 pH 升高而增加,而立体选择性下降,如表 3-4 所示。在任何 pH 下,结合布洛芬的 (R)-GN 都比其 (S)-GN 降解更快。当把 HSA 加入到培养介质后,(S)-GN 的稳定性降低,而 (R)-GN 的 $t_{1/2}$ 显著增加。Georges 等[73] 发表参比数据,结果说明尽管 HSA 是两种对映体的水解催化剂,但 HSA 影响对 (R)-卡洛芬的选择性稳定和保护。有趣的是,无脂肪酸的

HAS 对降解率的影响比 HSA 第五组分[150] 大得多。这些发现表明,HSA 纯度看似微小的差别可能对于 AGN 的稳定性和化学反应性至关重要[169]。在萘普生 GN 的研究中,也发现了类似的 HSA 对于非对映 GN 稳定性的立体选择性影响。在培养基中加入 HSA 不仅增加了萘普生 GN 的降解速率,也引起了立体选择稳定性的变化,使 R 型萘普生 GN 较 S 型 GN 更为稳定[109]。

表 3-4　卡洛芬 β-1-O-酰基葡糖醛酸苷的降解:pH、温度及添加白蛋白对其降解速率和对映选择性的影响

	半衰期 (h)		
	(S)-葡萄糖醛酸苷	(R)-葡萄糖醛酸苷	S/R 比例
在 37℃ 条件下 pH 的影响			
pH 7.0	6.42	2.60	2.43
pH 7.4	2.90	1.72	1.69
pH 8.0	0.85	0.60	1.41
在 pH 7.4 条件下温度的影响			
4℃	>100	>100	1.0
25℃	11.8	7.80	1.51
37℃	2.90	1.72	1.69
在 pH 7.4、37℃ 条件下 HSA 的影响			
无 HSA	2.90	1.72	1.69
30 μM 的 HSA(无脂肪酸)	1.55	2.80	0.55
30 μM 的 HSA(组分 V)	1.82	1.78	1.02

HSA,人血白蛋白。引自[183]

总之,具有 α 手性碳的化合物,R 型对映异构体往往缺乏稳定性,从降固醇酸、苯噁洛芬、卡洛芬、非诺洛芬、氟诺洛芬、酮洛芬和萘普生中都可以看出。鉴于广泛报道的立体因素,这种立体特异性行为的原因也可能是立体的。此外在试验条件下,导致 AGN 不稳定性更大的原因通常是酰基转移,因此,这种立体特异性行为应该与作用于酰基转移步骤的立体效应有关。

很明显,对于 S 对映体的酰基转移反应,更庞大的功能团往往倾向于阻碍葡糖醛酸 C-2 上羟基的攻击,也就是说 R 对映体为葡糖醛酸上羟基对羧基进行攻击提供了相对不那么拥挤的环境[114]。

很多报道是关于 AGN 的立体选择性降解研究,而检验手性羟基酸与蛋白质通过 AGN 基团进行共价结合的潜在立体选择性方面的研究较少。卡洛芬与 HSA 共同培养 1 h 后,与 S-卡洛芬 GN 的共价结合要高于 R-卡洛芬 GN;但是 24 h 后,R-卡洛芬 GN 与 HSA 的共价结合要显著高于 S-卡洛芬 GN[129]。在生理条件下(pH 7.4、37℃),50 μM 的萘普生 GN 差向异构体

与 HSA 共同体外培养,结果 R-萘普生的共价结合要高于 S-萘普生[109] 的共价结合。立体选择性的差异现象不仅在含有 HSA 的培养基中观察到,也在大鼠和人类血浆中观察到。从两种降固醇酸对映体体外结合 HSA 方面看,没有发现显著的非对映选择性差别[52]。Volland 等[124] 发现在体外 R 型非诺洛芬与人血浆蛋白的共价结合显著高于 S 型;但是这种立体选择性在体内却恰恰相反。由于 R 型非诺洛芬在人体中具有更为显著的手性逆转,相对于 R 型对映体,S 型非诺洛芬及其 GN 在体内的暴露增加,这为对应选择性代谢的矛盾性提供了一个例子。

在生理条件下,由于酰基葡糖醛酸苷化的稳定性以及非对映异构 AGN 与血浆蛋白质的共价结合程度常常是立体选择性的[183],所以可能某种外旋化合物的毒性更加广泛地出现于一种对映异构体而不出现于其相反的对映体。然而现阶段,由于羧酸 AGN 的不稳定所导致的毒性和立体选择性的预测,都仅仅是推测性的。是否应该只将 S 型布洛芬进行市售仍存在争议。

酸性药物共价键结合的可预测性

大量研究数据显示，羧酸类药物的体外共价结合程度可以根据 GN 结合物的降解速率常数（包括水解作用和酰基转移）进行预测。一篇综合了几个 AGN 共价结合已发表数据的文章[113]发现，在缓冲液中 AGN 的一级消失速率常数（是化学反应性的一种衡量参数）与在体外 GN 与 HSA 共价结合的最大共价结合程度之间有较好的线性关系（图 3-8）。芳基乙酸的 AGN（α 未取代），例如托美汀和佐美酸，表现出最高的共价结合和最低的稳定性（最高的降解率）。2-芳基丙酸稳定的中间体 GN（单 α 取代），例如卡洛芬和非诺洛芬，则表现出较低的共价结合。最低的共价结合发现于最稳定的羧酸的全取代中间体，例如降固醇酸。图 3-8 总结了我们实验室研究的关于 β-1-O-AGN 的体外降解率以及不同药物分子的体外共价结合的相关数据（包括吉非罗齐代谢产物的新数据和来自文献的替米沙坦数据），表明体外与白蛋白共价结合程度可以

通过酸的化学结构和羧酸中 α 碳的取代程度进行预测。Wang 等[89]利用小分子肽（赖氨酸-苯丙氨酸），基于希夫碱理论来预测 7 种 AGN 的反应性，从中发现 AGN 加合物的形成和 1-O-AGN 的重排速率关系紧密（$r^2 = 0.95$）。关于赖氨酸-苯丙氨酸加合物的 LC-MS/MS 分析显示，通过希夫碱机制的反应强弱顺序如下：乙酸（托美汀＞佐美酸＞双氯芬酸）＞丙酸（酮洛芬＞非诺洛芬＞布洛芬）＞苯甲酸（呋塞米）衍生物。苯甲酸衍生物的低反应性推测可能是由芳香部分赋予的共振稳定造成的，而丙酸相对于乙酸反应活性较低，推测可能是由于异丙基比乙酰基的空间阻碍更大造成的。从希夫碱理论和直接转酰基作用推测的反应性顺序的一致性表明，两种途径对 AGN 反应性的影响因素是相同的。类似的试验通过 S 型酰基谷胱甘肽硫酯衍生物与 N-乙酰半胱氨酸（N-acetylcysteine，NAC）共孵育，生成 S-乙酰-NAC 结合物来证明结构-活性关系，该项研究发现如下的反应性顺序：苯氧基＞芳基乙基＞2-苯基丙酰氯＝α, α-二甲基取代 S-乙酰-谷胱甘肽[188]。这种 S 型酰基谷胱甘肽硫酯的反应性趋势与

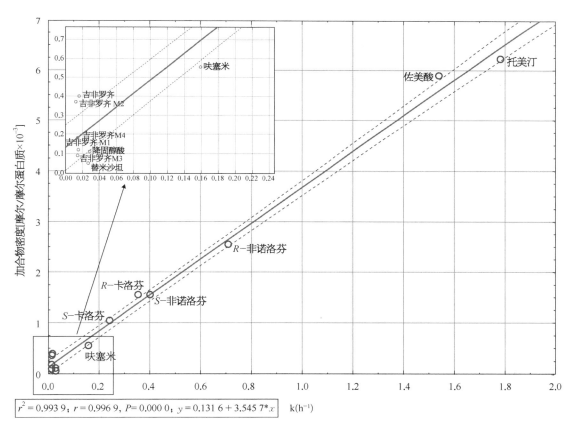

$r^2 = 0.993\,9$；$r = 0.996\,9$，$P = 0.000\,0$；$y = 0.131\,6 + 3.545\,7*x$　$k(h^{-1})$

图 3-8　体外共价结合的可预测性

最大表位密度（每摩尔蛋白质×10^3 上结合的药物摩尔数）对不同的酰基葡萄糖醛酸苷（1 μM）在人类血清蛋白存在的体外培养环境中的降解速率常数 $k(h^{-1})$作图。降解速率反映了酰基迁移和水解作用。结果源自我们实验室使用纯化的 β-1-O-酰基葡萄糖醛酸苷的 7 个不同的研究[87,113]，替米沙坦数据引自[33]。在图中所用的坐标尺度下，（＋）-降固醇酸和（－）-降固醇酸的数据点无法分开。数据引自[33,87,113]

AGN 相对降解速率一致,并被认为与各自的 S -酰基-辅酶硫酯的反应性一致。Sawamura 等[120] 开展的研究检验了在磷酸钾缓冲液(pH 7.4)和 HSA 中 AGN 的 $t_{1/2}$ 与其激发特异性毒性风险的关系。回归分析表明,在磷酸缓冲液和 HSA 中,AGN 3.6 h 的半衰期能够区分安全的药物和不安全的药物;半衰期>3.6 h 的药物更有可能是安全的药物。

$\beta-1-O-AGN$ 的降解速率(水解和酰基迁移的总和)不能作为蛋白质共价结合的预测因子的论断需要进一步讨论。共价结合也通过其至更倾向于通过酰基迁移异构体发生,因此有必要区分水解速率和乙酰基迁移速率。顺着这条思路,Bolze 等[30] 尝试利用微粒体的筛选模型来复制先前研究发表的关系[113];而在他们的筛选模型中,观察到了小规模生物合成 8 种药物(双氯芬酸、非诺洛芬、呋塞米、布洛芬、酮洛芬、舒洛芬、托美汀和佐美酸)的 AGN 和 HSA 加合物。当全部水解速率(所有的异构体)利用异构化比例进行加权计算时,共价结合则呈现很好的相关性($r^2 = 0.94$)。作者发现共价结合的程度能够根据结合酰基迁移倾向的 AGN 水解速率进行预测。由于非诺洛芬、布洛芬、酮洛芬或舒洛芬不同对映体形成结合物的行为没有差别,故测试的结果实际上是两种不同对映体分子结果的平均值。

体内共价结合的关系可能较体外共价结合更为复杂。但是,与血浆蛋白共价结合的程度至少取决于血浆中 AGN 浓度以及各种加合物的降解速率。不同药物研究中血浆的 AGN 浓度不同,血浆中 AGN 浓度也取决于形成、降解、消除速率以及给予的剂量。一些羧酸的 AGN 在人血浆中可能达到相当高的浓度,例如佐美酸[160]、托美汀[189]、二氟尼柳[7]、降固醇酸[52] 和依托度酸[54];而人类血浆中从未检出奥沙普秦[41] 和非诺贝特酸[146] 的 GN。利用 5 种羧酸药物,使用常用治疗剂量,给予 5 组不同健康志愿者进行体内研究(表 3 - 5),结果表明 AGN 的血浆浓度时间曲线下面积(AUC)有 30 倍的差异,而最大的血浆蛋白结合有 25 倍的差异。对于每种药物来说,共价结合数量与 AGN 暴露程度直接相关,我们将结合到 AGN 的药物进行归一化,以比较体外 GN 的降解速率。结果表明两者呈现显著的线性关系($r^2 = 0.873$)。表 3 - 5 中的结果表明,当共价结合程度基于血浆中的 GN 水平进行修正时,则酸性药物与人体白蛋白的体内共价结合也能够基于 GN 加合物的降解速率进行预测(AUC)。

表 3 - 5　体内药物结合、血清中葡糖醛酸苷浓度-时间曲线下面积和体外酰基葡糖醛酸苷降解速率[a]

母体化合物	结合药物 (摩尔/摩尔蛋白质) $\times 10^4$	AUC 葡糖醛酸苷 (摩尔$\times$h/L) $\times 10^6$	结合/AUC (10^{-2})	k (h^{-1})
托美汀	2.77 ± 1.54	3.72 ± 0.95	0.75	1.78
佐美酸	2.33 ± 0.45	6.41 ± 2.14	0.36	1.54
(R)-非诺洛芬	1.02 ± 0.32	6.31 ± 5.65	0.16	0.71
(S)-非诺洛芬	3.23 ± 0.85	60.4 ± 24.7	0.054	0.36
外消旋卡布洛芬	1.92 ± 1.28	40.9 ± 7.3	0.047	0.32
($+$)降固醇酸	0.12 ± 0.03	8.16 ± 1.34	0.015	0.031
($-$)降固醇酸	0.20 ± 0.11	8.31 ± 1.63	0.024	0.027

AUC,曲线下面积。[a]测定药物与人血白蛋白的最大共价结合、葡糖醛酸苷结合物的 AUC 是从 5 组不同的健康志愿者中获得的,是在口服 400 mg 托美汀[189]、100 mg 佐美酸[138]、600 mg 外消旋非诺洛芬[124]、50 mg 外消旋卡洛芬[129] 或 100 mg 外消旋降固醇酸后测定的。当共价结合药物量就葡糖醛酸苷结合物的 AUC 进行归一化后,其与体外降解速率常数(k)呈现非常好的相关性,$r^2 = 0.873$。引自[113]

利用亲核捕获剂屏蔽体外反应性

目前,早先用于药物代谢评估的研究以确定代谢物反应性的方法和利用亲核捕获剂[GSH、氰化物和(或)胺类]用以进行屏蔽体外反应性。可以推测体外亲核加合物形成的越多,体内活性代谢产物与蛋白质共价结合并引起毒性反应的可能性越大。亲核剂 GSH 是生物活化活性研究中的一种常用生物标志物。GSH 是一种 [N-(N-L-γ-谷酰基-L-半胱氨酰)甘氨酸]内源性的非典型三肽,它在体内起到保护作用,移除具有潜在毒性的亲电体[190]。GSH 结合被认为是一种解毒过程,因为亲电体与 GSH 的反应能够防止加合物与大分子的亲核中心形成活性中间体。GSH 结合物主要在胆汁中排泄,也能直接从尿中排泄。但是 S 型取代的 GSH 结合物在尿排泄成为硫醚氨酸衍生物之前要经历进一步的修饰。在药物研发过程的早期,新分子的体外筛选试验是在包含有 NADPH 和亲核捕获剂 GSH 的肝线粒体制备中进行,用于捕获培养过程中形成的所有具有反应活性的物质。一旦检测到 GSH 加合物,该物质的结构将利用 LC - MS/MS 和 NMR 确定,使药物化学家得以修改候选药物以屏蔽或减少生物活化。GSH 加合物可以通过阳离子 LC－MS/MS 分析进行检测，它们的机制是在碰撞诱导解离过程中扫描代表焦谷氨酸表达的 129 Da 的中子缺失[191]，或者通过阴离子扫描在 m/z 272 位置的离子产物的前体（无 H_2S 的谷胱甘肽）[192]（图 3－9）。谷胱甘肽加合物的形成也可用来比较不同 AGN 的活性。当 100 μM 的苯丙酸（α-二基取代）和双氯芬酸（α-单基取代）在生理条件下分别在含有 10 mM 的谷胱甘肽的缓冲液中孵育，每个对应的谷胱甘肽偶联物的形成率（图 3－10）分别为 0.51 μM/h[193] 和 3 μM/h[90]，说明化合物的 α-碳替代越少，具有的潜在活性越强。Grillo 等[96]也表明 1 μM 甲芬钠-1－O－GN 与 10 mM 谷胱甘肽在缓冲液中共同孵育，甲芬钠-谷胱甘肽的生成速度为 0.045 nM/min。Olsen 等发现大鼠肝细胞在佐美酸（1 mM）中培养，佐美酸-1－O－AGN 线性增长有 2 h 之久，AUC 达到 2 500 μM × min[101]。然而，进一步的研究表明，佐美酸-S-酰基-谷胱甘肽硫酯的时间依赖性生成与佐美酸-辅酶 A 的快速生成一致，而不是佐美酸-1－O－AGN 的线性生成[194]。利用（－）-冰片的抑制机制研究的结果表明，抑制（R）-（－）-布洛芬和甲芬那酸的醛糖酸化反应，使布洛芬和甲芬那酸的 AGN 生成分别下降 98% 和 91%[95,96]。两种药物在谷胱甘肽生成方面没有差异，这就提示替代酰基-辅酶 A 和酰基腺苷酸等的酰基联接代谢物，同样可能产生含有羧酸的药物毒性（图 3－11），特别考虑到即使酰基-辅酶 A 硫酯和它的中间产物酰基腺苷酸的浓度比相对应的 AGN 低 20 倍左右[171]，但与相应的 AGN 衍生物相比，活性分别是其 40～70 倍和 10 倍[96,171,188,193,195]。Siraki 等[196]利用冰片对 21 种非甾体类抗炎药（NSAID）醛糖酸化反应的抑制作用进行研究，建立了 QSTR（定性结构-毒性关系）模型，在有冰片抑制和无冰片抑制醛糖酸化反应的情况下，NSAID 对大鼠肝细胞的毒性作用分别为 1 倍和 5 倍。细胞毒性的增加与双氟尼酸、双氯芬酸、芬那酸、非诺洛芬、氟比洛芬和吲哚美辛等的酰基醛糖酸化被抑制有关，这归因于这些药物通过增加酰基-辅酶 A 的形成来增强线粒体解偶联活性或蛋白烷基化。因为乙酰水杨酸、酮洛芬和萘普生缺乏解偶联活性[197]，从而解释了由于冰片抑制导致的细胞毒性较少增加的原因。布洛芬、水杨酸和舒林酸的线粒体解偶联作用较弱[197]，但通过抑制葡萄糖醛酸转移酶使其细胞毒性大大增加，可能与酰基-辅酶 A 硫酯的形成增加有关。

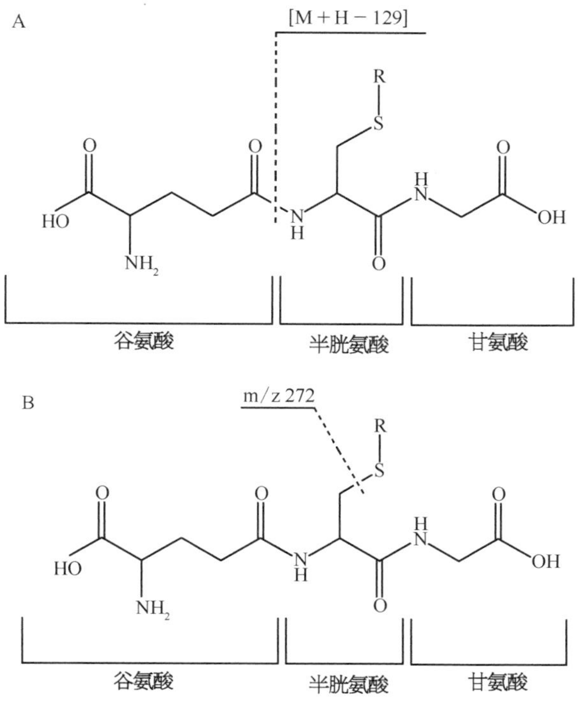

图 3－9 利用正离子轰击导致 MH^+ 离子分裂的 S-酰基-谷胱甘肽-硫酯的串联质谱分析

MH^+，分子质子化后的分子量

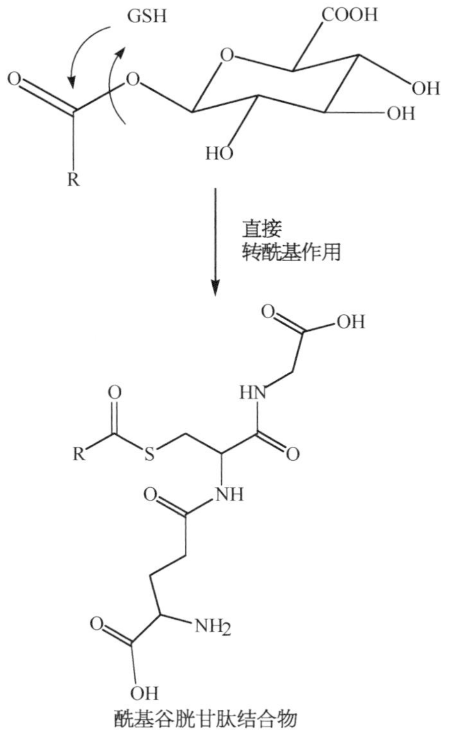

图 3－10 含羧基酸药物与谷胱甘肽的直接转酰基作用示意图

GSH，谷胱甘肽

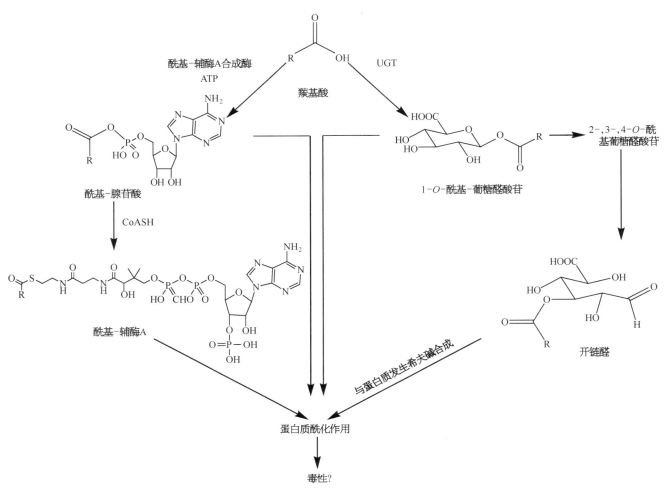

图 3 - 11 含羧基酸药物活化为反应性 Ⅱ 相酰基代谢产物
UGT,尿苷二磷酸葡萄糖醛酸转移酶

活性 AGN 的潜在毒理学意义

由于 AGN 的活性本质,有人猜测可能在服用一些酸性化合物后观察到其在毒性中发挥一定的作用。令人震惊的是,1964~1993 年,由于严重的不良反应,有 47 种药物从英国、西班牙及美国市场撤出[12,13],其中 10 种是羧酸类药物。这些药物包括阿氯芬酸、苯达酸、苯噁洛芬、芬氯酸、异丁芬酸、吲哚洛芬、吡洛芬、舒洛芬、替尼酸和佐美酸,它们在人体首先代谢为 AGN。对于这些被终止的羧酸类药物来说,导致其被最终撤出市场的最常见不良反应类型是其特异质性的毒性,例如肝脏损伤、肾脏毒性和严重的皮损,有时也与发热、皮疹及嗜酸性粒细胞增多有关。

羧酸与蛋白质的共价结合经由它们共同的中间产物 AGN,它被推测介导了羧酸类药物的特异性毒性[18,198]。特异质性肝损伤的可能机制包括药物的直接毒性和免疫介导的毒性(超敏反应)[199]。经由 AGN 的共价蛋白质结合可能干扰了某种关键蛋白的正常生理功能或某条关键调控通路,导致细胞坏死,造成直接毒性作用。另外,羧酸的化学活性 AGN 可以作为半抗原,它可以启动特异性体液(抗体)免疫、细胞(T 淋巴细胞)免疫或两者共同介导的免疫反应[19,200]。在大部分病例中,这两种形式的特异质性反应的鉴别都是经验性的,因为它主要依据的是不同的临床症状,例如,嗜酸性粒细胞增多、发热、淋巴结肿大、皮疹等症状都提示可能是药物的超敏反应(免疫介导的毒性);缺乏免疫过敏反应的临床特点,但同时出现组织学损伤,就提示可能是直接毒性反应。

目前,启动和维持羧酸相关的特异质性脏器(尤其是肝脏)毒性和过敏反应的确切机制还不太清楚。虽然还没有证实是免疫反应导致了这样的不良反应,但是大量的文献报道提供了证据证明免疫介导的毒性在其中起重要作用[1,201]。在阿司匹林过敏的患者[202]及接受

丙戊酸治疗的患者[11]体内均检测到药物特异性的抗
体。已证实用托美汀 GN 与小鼠白蛋白共价化合物免
疫能刺激小鼠的抗体反应[203]。在给予托美汀-白蛋白
共价化合物后,小鼠体内形成的抗共价化合物抗体显示
出对糖苷配基的特异性,同时观察到其与结构相关羧酸
及 GN 的交叉反应。Kretz-Rommel 和 Boelsterli 在体
内实验、培养的肝细胞实验[178]、亚细胞组分孵化实
验[6]均描述了双氯芬酸与大鼠和小鼠肝脏蛋白的选择
性共价结合。因为在短期的肝细胞培养中这种选择性
蛋白共价化合物并没有显示出直接细胞毒性作用,所以
作者认为这种选择性共价结合可能参与了体内的免疫
病理反应过程[204],为了证实这一假说,一种小鼠的间
接体内/体外混合淋巴细胞肝细胞培养模型[204],将取
自提前暴露、无毒性浓度的双氯芬酸的 C57BL/6 小鼠
的肝细胞,与合成的双氯芬酸-蛋白共价化合物免疫的
小鼠脾细胞共培养,合成的双氯芬酸-蛋白共价化合物
是双氯芬酸与载体蛋白血蓝蛋白(KLH)共价连接而
成。在双氯芬酸预处理过的实验组中,共同培养 48 h
后,作为肝细胞损伤标志的丙氨酸氨基转移酶(alanine
aminotransferase,ALT)大量释放,而在没有用双氯芬酸
预处理的对照组中没有 ALT 释放。另外在用双氯芬酸
预处理过的肝细胞与 KLH 单独培养的对照组中也没有
观察到 ALT 释放,这就证明了是脾脏细胞介导的细胞毒
性。这项实验证实了 T 细胞在双氯芬酸细胞杀伤中的作
用,也进一步证实了免疫介导毒性的假设[204]。

除了药物导致超敏反应以外,活性 AGN 导致关键
蛋白质或者重要调控通路功能的直接破坏可能参与羧
酸的特异性毒性。对于某些羧酸来说,两种机制可能同
时起作用。

在极少数情况下,羧酸类药物的特异质性不良反应
是高度宿主依赖性的,但有可能是致命的。羧酸产生的
不可预测的肝细胞损伤风险可能不大[205],但对于一些
易感患者,却可能进展为急性重型肝炎。这些患者可能
对羧酸的代谢或排泄异常,导致活性 AGN 产生过度和
体内蓄积。AGN 在酰基糖酸化、毛细胆管或肝窦细胞
分泌以及肾脏清除过程中的基因和环境变异均可以增
加易感性,但是对于这种病理生理异常却鲜有研究,特
别是人体酰基糖酸化过程在不同个体间的差异应该被
更好地研究。另外,毛细胆管分泌 AGN 需要进一步找
到具有特征性的个体差异。不同实验室的结果提示
AGN 的转运蛋白在羧酸与蛋白质的选择性共价结合
中起到重要作用。确定易感人群中潜在的基因和环境
因素,不仅能帮助我们确定易受损伤的个体,而且能帮

助我们更好地理解药物毒性的机制。

致　谢

本项研究受到美国国立卫生研究院基金项目
(GM36633)资助。

(丁洋 译　马世武 校)

参考文献

[1] Faed EM. Properties of acyl glucuronides: implications for studies of the pharmacokinetics and metabolism of acidic drugs. Drug Metab Rev 1984; 15: 1213 - 1249.

[2] Spahn-Langguth H, Benet LZ. Acyl glucuronides revisited: is the glucuronidation process a toxification as well as detoxification mechanism? Drug Metab Rev 1992; 24: 5 - 47.

[3] Zimmerman HJ. Update of the hepatotoxicity due to classes of drugs in common clinical use: nonsteroidal drugs, antiinflammatory drugs, antibiotics, antihypertensives, and cardiac and psychotropic agents. Semin Liver Dis 1990; 10: 322 - 338.

[4] Zimmerman HJ. Hepatic injury associated with nonsteroidal anti-inflammatory drugs. In: Lewis AJ, Furst DE, editors. Nonsteroidal antiinflammatory drugs: mechanisms and clinical use. New York: Marcel Dekker; 1994. pp. 171 - 194.

[5] Sallustio BC, Knights KM, Roberts BJ, Zacest R. In vivo covalent binding of clofibric acid to human plasma proteins and rat liver proteins. Biochem Pharmacol 1991; 42: 1421 - 1425.

[6] Kretz-Rommel A, Boelsterli UA. Mechanism of covalent adduct formation of diclofenac to rat hepatic microsomal proteins. Retention of the glucuronic acid moiety in the adduct. Drug Metab Dispos 1994; 22: 956 - 961.

[7] McKinnon GE, Dickinson RG. Covalent binding of diflunisal and probenecid to plasma protein in humans: persistence of the adducts in the circulation. Res Commun Chem Pathol Pharmacol 1989; 66: 339 - 354.

[8] Castillo M, Lam YW, Dooley MA, Stahl E, Smith PC. Disposition and covalent binding of ibuprofen and its acyl glucuronide in the elderly. Clin Pharmacol Ther 1995; 57: 636 - 644.

[9] Dickinson RG, Baker PV, King AR. Studies on the reactivity of acyl glucuronides — vii. Salicyl acyl glucuronide reactivity in vitro and covalent binding of salicylic acid to plasma protein of humans taking aspirin. Biochem Pharmacol 1994; 47: 469 - 476.

[10] Zia-Amirhosseini P, Ojingwa JC, Spahn-Langguth H, McDonagh AF, Benet LZ. Enhanced covalent binding of tolmetin to proteins in humans after multiple dosing. Clin Pharmacol Ther 1994; 55: 21 - 27.

[11] Williams AM, Worrall S, de Jersey J, Dickinson RG. Studies on the reactivity of acyl glucuronides — iii. Glucuronide-derived adducts of valproic acid and plasma protein and anti-adduct antibodies in humans. Biochem Pharmacol 1992; 43: 745 - 755.

[12] Bakke OM, Wardell WM, Lasagna L. Drug discontinuations in the United Kingdom and the United States, 1964 to 1983: issues of safety. Clin Pharmacol Ther 1984; 35: 559 - 567.

[13] Bakke OM, Manocchia M, de Abajo F, Kaitin KI, Lasagna L. Drug safety discontinuations in the United Kingdom, the United States and Spain from 1974 to 1993, a regulatory perspective. Clin Pharmacol Ther 1995; 58: 108 - 117.

[14] Stogniew M, Fenselau C. Electrophilic reactions of acyl-linked glucuronides, formation of clofibrate mercapturate in humans. Drug Metab Dispos 1982; 10: 609 - 613.

[15] Shore LJ, Fenselau C, King AR, Dickinson RG. Characterization and formation of the glutathione conjugate of clofibric acid. Drug Metab Dispos 1995; 23: 119 - 123.

[16] Grillo MP, Benet LZ. In vitro studies of tolmetin metabolism in fresh isolated rat hepatocytes. Identification of a tolmetinglycine amino acid conjugate. ISSX Proc 1995; 8: 228.

[17] van Breeman RB, Fenselau C. Reaction of 1 - O - acyl glucuronides with 4 - (p-nitrobenzyl) pyridine. Drug Metab Dispos 1986; 14: 197 - 201.

[18] Boelsterli UA, Zimmerman HJ, Kretz-Rommel A. Idiosyncratic liver toxicity of nonsteroidal antiinflammatory drugs: molecular mechanisms and pathology. Crit Rev Toxicol 1995; 25: 207 - 235.

[19] Park BK, Coleman JW, Kitteringham NR. Drug disposition and drug hypersensitivity. Biochem Pharmacol 1987; 36: 581 - 590.

[20] Matzinger P. An innate sense of danger. Semin Immunol 1998; 10: 399 - 415.

[21] Uetrecht JP. New concepts in immunology relevant to idiosyncratic drug reactions: the "danger hypothesis" and innate immune system. Chem Res Toxicol 1999; 12: 387 - 395.

[22] Pichler WJ. Pharmacological interaction of drugs with antigenspecific immune receptors: the p-i concept. Curr Opin Allergy Clin Immunol 2002; 2: 301 - 305.

[23] Uetrecht J. N - oxidation of drugs associated with idiosyncratic drug reactions. Drug Metab Rev 2002; 34: 651 - 665.

[24] Maindrault-Goebel F, Andre T, Tournigand C, Louvet C, Perez-Staub N, Zeghib N. De Gramont, A. Allergic-type reactions to oxaliplatin: retrospective analysis of 42 patients. Eur J Cancer 2005; 41: 2262 - 2267.

[25] Naisbitt DJ, Pirmohamed M, Park BK. Immunopharmacology of hypersensitivity reactions to drugs. Curr Allergy Asthma Rep 2003; 3: 22 - 29.

[26] Fung M, Thorton A, Mybeck K, Wu JH, Hornbuckle K, Muniz E. Evaluation of the characteristics of safety withdrawal of prescription drugs from world wide pharmaceutical markets - 1960 to 1999. Drug Inform J 2001; 35: 293 - 217.

[27] Burchell B, Brierley CH, Rance D. Specificity of human UDP - glucuronosyl transferases and xenobiotic glucuronidation. Life Sci 1995; 57: 1819 - 1831.

[28] Magdalou J, Chajes V, Lafaurie C, Siest G. Glucuronidation of 2 - arylpropionic acids pirprofen, flurbiprofen, and ibuprofen by liver microsomes. Drug Metab Dispos 1990; 18: 692 - 697.

[29] Sallustio BC, Sabordo L, Evans AM, Nation RL. Hepatic disposition of electrophilic acyl glucuronide conjugates. Curr Drug Metab 2000; 1: 163 - 180.

[30] Bolze S, Bromet N, Gay-Feutry C, Massiere F, Boulieu R, Hulot T. Development of an in vitro screening model for the biosynthesis of acyl glucuronide metabolites and the assessment of their reactivity toward human serum albumin. Drug Metab Dispos 2002; 30: 404 - 413.

[31] Kamimori H, Ozaki Y, Okabayashi Y, Ueno K, Narita S. Synthesis of acylglucuronides of drugs using immobilized dog liver microsomes octadecylsilica particles coated with phospholipid. Anal Biochem 2003; 317: 99 - 106.

[32] Mortensen RW, Corcoran O, Cornett C, Sidelmann UG, Lindon JC, Nicholson JK, et al. S-naproxen-beta - 1 - O - acyl glucuronide degradation kinetic studies by stopped-flow high-performance liquid chromatography - 1h NMR and high-performance liquid chromatography - UV. Drug Metab Dispos 2001; 29: 375 - 380.

[33] Ebner T, Heinzel G, Prox A, Beschke K, Wachsmuth H. Disposition and chemical stability of telmisartan 1 - O - acylglucuronide. Drug Metab Dispos 1999; 27: 1143 - 1149.

[34] Yu B, Zhu X, Hui Y. A novel and effective procedure for the preparation of glucuronides. Org Lett 2000; 2: 2539 - 2541.

[35] Goto J, Murao N, Nakada C, Motoyama T, Oohashi J, Yanagihara T, et al. Separation and characterization of carboxyl-linked glucuronides of bile acids in incubation mixture of rat liver microsomes. Steroids 1998; 63: 186 - 192.

[36] Schmidt RR, Kinzy W. Anomeric-oxygen activation for glycoside synthesis: the trichloroacetimidate method. Adv Carbohydr Chem Biochem 1994; 50: 21 - 123.

[37] Becker B, Barua AB, Olson JA. All - trans-retinoyl beta-glucuronide: new procedure for chemical synthesis and its metabolism in vitamin A - deficient rats. Biochem J 1996; 314 (Pt 1): 249 - 252.

[38] Vanderhoeven SJ, Lindon JC, Troke J, Tranter GE, Wilson ID, Nicholson JK. NMR and QSAR studies on the transacylation reactivity of model 1beta - O - acyl glucuronides. I: design, synthesis and degradation rate measurement. Xenobiotica 2004; 34: 73 - 85.

[39] Perrie JA, Harding JR, Holt DW, Johnston A, Meath P, Stachulski AV. Effective synthesis of 1beta-acyl glucuronides by selective acylation. Org Lett 2005; 7: 2591 - 2594.

[40] Panfil I, Lehman PA, Zimniak P, Ernst B, Franz T, Lester R, et al. Biosynthesis and chemical synthesis of carboxyl-linked glucuronide of lithocholic acid. Biochim Biophys Acta 1992; 1126: 221 - 228.

[41] Ruelius RW, Kirkham SK, Young EM, Jassen FW. Reaction of oxaprozin - 1 - O - acyl glucuronide in solutions of human plasma and albumin. Adv Exp Med Biol 1986; 197: 431 - 441.

[42] Smith PC, Benet LZ, McDonagh AF. Covalent binding of zomepirac glucuronide to proteins: evidence for a Schiff base mechanism. Drug Metab Dispos 1990; 18: 639 - 644.

[43] Grubb N, Weil A, Caldwell J. Studies of the in vitro reactivity of clofibryl and fenofibryl glucuronides, evidence for protein binding via a Schiff base mechanism. Biochem Pharmacol 1993; 46: 357 - 364.

[44] Parikh I, MacGlashan DW, Fenselau C. Immobilized glucuronosyltransferase for the synthesis of conjugates. J Med Chem 1976; 19: 296 - 299.

[45] Fenselau C, Pallante S, Parikh I. Solid-phase synthesis of drug glucuronides by immobilized glucuronosyltransferase. J Med Chem 1976; 19: 679 - 683.

[46] van Breemen RB, Fenselau C. Acylation of albumin by 1 - O - acyl glucuronides. Drug Metab Dispos 1985; 13: 316 - 320.

[47] Bradow G, Kan L, Fenselau C. Studies of intramolecular rearrangements of acyl-linked glucuronides using salicylic acid, flufenamic acid, and (S) - and (R) - benoxaprofen and confirmation of isomerization in acyl-linked $D^9 - 11 -$ carboxyltetrahydrocannabinol glucuronide. Chem Res Toxicol 1989; 2: 316 - 324.

[48] Eggers NJ, Doust K. Isolation and identification of probenecid acyl glucuronide. J Pharm Pharmacol 1981; 33: 123 - 124.

[49] Hasegawa J, Smith PC, Benet LZ. Apparent intramolecular acyl migration of zomepirac glucuronide. Drug Metab Dispos 1982; 10: 469 - 473.

[50] Munafo A, McDonagh AF, Smith PC, Benet LZ. Irreversible binding of tolmetin glucuronic acid ester to albumin in vitro. Pharm Res 1990; 7: 21 - 27.

[51] Watt JA, King AR, Dickinson RG. Contrasting systemic stabilities of the acyl and phenolic glucuronides of diflunisal in the rat. Xenobiotica 1991; 21: 403 - 415.

[52] Mayer S, Mutschler E, Benet LZ, Spahn-Langguth H. In vitro and in vivo irreversible plasma protein binding of beclobric acid enantiomers. Chirality 1993; 5: 120 - 125.

[53] Iwakawa S, Suganumna T, Lee S, Spahn H, Benet LZ, Lin ET. Direct determination of diastereomeric carprofen glucuronides in human plasma and urine and preliminary measurements of stereoselective metabolic and renal elimination after oral administration of carprofen in man. Drug Metab Dispos 1989; 17: 414 - 419.

[54] Smith PC, Song WQ, Rodriguez RJ. Covalent binding of etodolac

acyl glucuronide to albumin in vitro. Drug Metab Dispos 1992; 20: 962 - 965.

[55] Smith PC, Liu JH. Covalent binding of suprofen acyl glucuronide to albumin in vitro. Xenobiotica 1993; 23: 337 - 348.

[56] Castillo M, Smith PC. Disposition and reactivity of ibuprofen and ibufenac acyl glucuronides in vivo in the Rhesus monkey and in vitro with human serum albumin. Drug Metab Dispos 1995; 23: 566 - 572.

[57] Rachmel A, Hazelton GA, Yergey AL, Liberato DJ. Furosemide 1 - O - acyl glucuronide, in vitro biosynthesis and pH-dependent isomerization to β - glucuronidase-resistant forms. Drug Metab Dispos 1985; 13: 705 - 710.

[58] McGurk KA, Remmel R, Hosagrahara VP, Tosh D, Burchell B. Reactivity of mefenamic acid 1 - O - acyl glucuronide with proteins in vitro and ex vivo. Drug Metab Dispos 1996; 24: 842 - 849.

[59] King AR, Dickinson RG. The utility of the bile-exteriorized rat as a source of reactive acyl glucuronides: studies with zomepirac. J Pharmacol Toxicol Method 1996; 36: 131 - 136.

[60] Hermening A, Gräfe AK, Baktir G, Mutschler E, Spahn-Langguth H. Gemfibrozil and its metabolites — quantification of aglycones, acyl glucuronides, and covalent adducts in samples from preclinical and clinical kinetic studies. J Chromatogr B, Biomed Appl 2000; 741: 129 - 144.

[61] Baba A, Yoshioka T. Synthesis of 1 - beta - O - acyl glucuronides of diclofenac, mefenamic acid and (S) - naproxen by the chemoselective enzymatic removal of protecting groups from the corresponding methyl acetyl derivatives. Org Biomol Chem 2006; 4: 3303 - 3310.

[62] Sinclair KA, Caldwell J. The formation of β - glucuronidase resistant glucuronides by intramolecular rearrangement of glucuronic acid conjugates at mild alkaline pH. Biochem Pharmacol 1982; 31: 953 - 957.

[63] Hyneck ML, Smith PC, Unseld E, Benet LZ. High-performance liquid chromatographic determination of tolmetin glucuronide and its isomeric conjugates in plasma and urine. J Chromatogr 1987; 420: 349 - 356.

[64] Blanckaert N, Compernolle F, Leroy P, Van Hautte R, Fevery J, Heirwegh KPM. The fate of bilirubin-IX α glucuronide in cholestasis and during storage in vitro. Biochem J 1978; 171: 203 - 214.

[65] Hansen-Moller J, Cornett C, Dalgaard L, Hansen SH. Isolation and identification of the rearrangement products of diflunisal 1 - O - acyl glucuronide. J Pharm Biomed Anal 1988; 6: 229 - 240.

[66] Sekikawa H, Yagi N, Lin ET, Benet LZ. Apparent intramolecular acyl migration and hydrolysis of furosemide glucuronide in aqueous solution. Biol Pharm Bull 1995; 18: 134 - 139.

[67] Spahn H, Iwakawa S, Benet LZ. Stereoselective formation and degradation of flunoxaprofen glucuronides in microsomal incubations. Pharm Res 1988; 5(Suppl.): S200.

[68] Dahms M, Spahn-Langguth H. Covalent binding of acidic drugs via reactive intermediates: detection of benoxaprofen and flunoxaprofen adducts in biological material. Die Pharmazie 1996; 51: 874 - 881.

[69] Spahn H, Iwakawa S, Lin ET, Benet LZ. Procedures to characterize in vitro and in vivo enantioselective glucuronidation properly: studies with benoxaprofen glucuronides. Pharm Res 1989; 6: 125 - 132.

[70] Volland C, Benet LZ. In vitro enantioselective glucuronidation of fenoprofen. Pharmacology 1991; 43: 53 - 60.

[71] Fournel-Gigleux S, Hammar-Hansen C, Motassim N, Atoine B, Mothe O, Decolin D, et al. Substrate specific and enantioselectivity of arylcarboxylic acid glucuronidation. Drug Metab Dispos 1988; 16: 627 - 634.

[72] el Mouelhi M, Ruelius HW, Fenselau C, Dulik DM. Speciesdependent enantioselective glucuronidation of three 2 - arylpropionic acids, naproxen, ibuprofen, and benoxaprofen. Drug Metab Dispos 1987; 15: 767 - 772.

[73] Georges H, Persle N, Buronfosse T, Fournel-Gigleux S, Netter P, Magdalou J, et al. In vitro stereoselective degradation of carprofen glucuronide by human serum albumin: characterization of sites and reactive amino acids. Chirality 2000; 12: 53 - 62.

[74] Buszewski B, el Mouelhi M, Albert K, Bayer E. Influence of the structure of chemically bonded C18 phase on HPLC separation of naproxen glucuronide diastereomers. J Liq Chromatogr 1990; 13: 505 - 524.

[75] Chakir S, Maurice M, Magdalou J, Leroy P, Dubois N, Lapicque F, et al. High-performance liquid chromatographic enantioselective assay for the measurement of ketoprofen glucuronidation by liver microsomes. J Chromatogr B 1994; 654: 61 - 68.

[76] Kadi AAH, Hefnawy MM. Biological fluids: glucuronides from LC/MS. In: Cazes J, editor. Encyclopedia of chromatography. 3rd ed. New York: Taylor & Francis; 2009. pp.203 - 209.

[77] Keski-Hynnila H, Kurkela M, Elovaara E, Antonio L, Magdalou J, Luukkanen L, et al. Comparison of electrospray, atmospheric pressure chemical ionization, and atmospheric pressure photoionization in the identification of apomorphine, dobutamine, and entacapone phase ii metabolites in biological samples. Anal Chem 2002; 74: 3449 - 3457.

[78] Levsen K, Schiebel HM, Behnke B, Dotzer R, Dreher W, Elend M, et al. Structure elucidation of phase ii metabolites by tandem mass spectrometry: an overview. J Chromatogr A 2005; 1067: 55 - 72.

[79] Naidong W, Lee JW, Jiang X, Wehling M, Hulse JD, Lin PP. Simultaneous assay of morphine, morphine - 3 - glucuronide and morphine - 6 - glucuronide in human plasma using normal-phase liquid chromatography-tandem mass spectrometry with a silica column and an aqueous organic mobile phase. J Chromatogr B Biomed Sci Appl 1999; 735: 255 - 269.

[80] Kemp DC, Fan PW, Stevens JC. Characterization of raloxifene glucuronidation in vitro: contribution of intestinal metabolism to presystemic clearance. Drug Metab Dispos 2002; 30: 694 - 700.

[81] Fayet A, Beguin A, Zanolari B, Cruchon S, Guignard N, Telenti A, et al. A LC - tandem MS assay for the simultaneous measurement of new antiretroviral agents: raltegravir, maraviroc, darunavir, and etravirine. J Chromatogr B Analyt Technol Biomed Life Sci 2009; 877: 1057 - 1069.

[82] Rosenfeld JM, editor. Sample preparation for hyphenated analytical techniques. Boca Raton: CRC Press; 2004.

[83] Heirwegh KP, Compernolle F. Micro-analytic detection and structure elucidation of esterglycoside. Biochem Pharmacol 1979; 28: 2109 - 2114.

[84] Compernolle F, Blanckaert N, Heirweg KPM. The fate of bilirubin - IXα glucuronides in cholestatic bile: sequential migration of the 1 - acylaglycone to 2 -, 3 -, and 4 - positions of glucuronic acid. Biochem Soc Trans 1977; 5: 317 - 319.

[85] Wen Z, Stern ST, Martin DE, Lee KH, Smith PC. Structural characterization of anti - HIV drug candidate PA - 457 [3 - O -(3', 3'-dimethylsuccinyl)- betulinic acid] and its acyl glucuronides in rat bile and evaluation of in vitro stability in human and animal liver microsomes and plasma. Drug Metab Dispos 2006; 34: 1436 - 1442.

[86] Dahms M, Lotz R, Lang W, Renner U, Bayer E, Spahn-Langguth H. Elucidation of phase - I - and phase - II metabolic pathways of Rhein: species-differences and their potential relevance in toxicology. Drug Metab Dispos 1997; 25: 442 - 452.

[87] Hermening A. [PhD Thesis] Reactive metabolites of lipidlowering agents — kinetics of acyl glucuronides of gemfibrozil and its phase - I metabolites. Johann Wolfgang Goethe-Universität Frankfurt/ Main; 1998.

[88] Vaz AD, Wang WW, Bessire AJ, Sharma R, Hagen AE. A rapid and specific derivatization procedure to identify acylglucuronides by mass spectrometry. Rapid Commun Mass Spectrom 2010; 24: 2109 - 2121.

[89] Wang J, Davis M, Li F, Azam F, Scatina J, Talaat R. A novel approach for predicting acyl glucuronide reactivity via Schiff base formation: development of rapidly formed peptide adducts for LC/MS/MS measurements. Chem Res Toxicol 2004; 17: 1206 - 1216.

[90] Grillo MP, Hua F, Knutson CG, Ware JA, Li C. Mechanistic studies on the bioactivation of diclofenac: identification of diclofenac-S-acyl-glutathione in vitro in incubations with rat and human hepatocytes. Chem Res Toxicol 2003; 16: 1410 - 1417.

[91] Grillo MP, Wait JC, Tadano Lohr M, Khera S, Benet LZ. Stereoselective flunoxaprofen - S - acyl-glutathione thioester formation mediated by acyl-CoA formation in rat hepatocytes. Drug Metab Dispos 2010; 38: 133 - 142.

[92] Tachibana M, Tanaka M, Masubuchi Y, Horie T. Acyl glucuronidation of fluoroquinolone antibiotics by the UDP - glucuronosyltransferase 1a subfamily in human liver microsomes. Drug Metab Dispos 2005; 33: 803 - 811.

[93] Olsen J, Li C, Skonberg C, Bjornsdottir I, Sidenius U, Benet LZ, et al. Studies on the metabolism of tolmetin to the chemically reactive acyl-coenzyme A thioester intermediate in rats. Drug Metab Dispos 2007; 35: 758 - 764.

[94] Goosen TC, Bauman JN, Davis JA, Yu C, Hurst SI, Williams JA, et al. Atorvastatin glucuronidation is minimally and nonselectively inhibited by the fibrates gemfibrozil, fenofibrate, and fenofibric acid. Drug Metab Dispos 2007; 35: 1315 - 1324.

[95] Grillo MP, Hua F. Enantioselective formation of ibuprofen - S - acyl-glutathione in vitro in incubations of ibuprofen with rat hepatocytes. Chem Res Toxicol 2008; 21: 1749 - 1759.

[96] Grillo MP, Tadano Lohr M, Wait JC. Metabolic activation of mefenamic acid leading to mefenamyl-s-acyl-glutathione adduct formation in vitro and in vivo in rat. Drug Metab Dispos 2012; 40 (8): 1515 - 1526.

[97] Xue YJ, Akinsanya JB, Raghavan N, Zhang D. Optimization to eliminate the interference of migration isomers for measuring 1 - o-beta-acyl glucuronide without extensive chromatographic separation. Rapid Commun Mass Spectrom 2008; 22: 109 - 120.

[98] Klepacki J, Klawitter J, Bendrick-Peart J, Schniedewind B, Heischmann S, Shokati T, et al. A high-throughput U - HPLC - MS/MS assay for the quantification of mycophenolic acid and its major metabolites mycophenolic acid glucuronide and mycophenolic acid acyl-glucuronide in human plasma and urine. J Chromatogr B Analyt Technol Biomed Life Sci 2012; 883 - 884: 113 - 119.

[99] Brozinski JM, Lahti M, Oikari A, Kronberg L. Detection of naproxen and its metabolites in fish bile following intraperitoneal and aqueous exposure. Environ Sci Pollut Res Int 2011; 18: 811 - 818.

[100] Kuehl GE, Bigler J, Potter JD, Lampe JW. Glucuronidation of the aspirin metabolite salicylic acid by expressed UDP - glucuronosyltransferases and human liver microsomes. Drug Metab Dispos 2006; 34: 199 - 202.

[101] Olsen J, Li C, Bjornsdottir I, Sidenius U, Hansen SH, Benet LZ. In vitro and in vivo studies on acyl-coenzyme A - dependent bioactivation of zomepirac in rats. Chem Res Toxicol 2005; 18: 1729 - 1736.

[102] Argikar UA, Remmel RP. Effect of aging on glucuronidation of valproic acid in human liver microsomes and the role of UDP - glucuronosyltransferase UGT1A4, UGT1A8, and UGT1A10. Drug Metab Dispos 2009; 37: 229 - 236.

[103] Smith PC, Benet LZ. Characterization of the isomeric esters of zomepirac glucuronide by proton NMR. Drug Metab Dispos 1986; 14: 503 - 505.

[104] Iwakawa S, Spahn H, Benet LZ, Lin ET. Stereoselective binding of the glucuronide conjugates of carprofen enantiomers to human serum albumin. Biochem Pharmacol 1990; 39: 949 - 953.

[105] Yang DY, Benet LZ. Stability of diclofenac acyl glucuronide and irreversible binding to plasma proteins in vitro. Pharm Res 1995; 12: S - 377.

[106] Dickinson RG, King AR. Reactivity considerations in the analysis of glucuronide and sulfate conjugates of diflunisal. Ther Drug Monit 1989; 11: 712 - 720.

[107] Sallustio BC, Fairchild BA. Biosynthesis, characterization and direct high-performance liquid chromatographic analysis of gemfibrozil 1 - O - β - acylglucuronide. J Chromatogr B 1995; 665: 345 - 353.

[108] Illing HP, Wilson ID. pH - Dependent formation of β - glucuronidase resistant conjugates from the biosynthetic ester glucuronide of isoxepac. Biochem Pharmacol 1981; 30: 3381 - 3384.

[109] Bischer A, Zia-Amirhosseini P, Iwaki M, McDonagh AF, Benet LZ. Stereoselective binding properties of naproxen glucuronide diastereomers to proteins. J Pharmacokinet Biopharm 1995; 23: 379 - 395.

[110] Hansen-Moller J, Schmit U. Rapid high-performance liquid chromatographic assay for the simultaneous determination of probenecid and its glucuronide in urine. Irreversible binding of probenecid to serum albumin. J Pharm Biomed Anal 1991; 9: 65 - 73.

[111] Dong JQ, Liu J, Smith PC. Role of benoxaprofen and flunoxaprofen acyl glucuronides in covalent binding to rat plasma and liver proteins in vivo. Biochem Pharmacol 2005; 70: 937 - 948.

[112] Benet LZ, Spahn H, Iwakawa H, Volland C, Mizuma T, Mayer S, et al. Prediction of covalent binding of acidic drugs in man. Life Sci 1993; 53: PL141 - PL146.

[113] Elgabarty H, Spahn-Langguth H. Different hydrolytic stabilities of acyl glucuronides: a study on structural parameters. BioVision — The World Life Sciences Forum 2006. Alexandria, Egypt (Abstract).

[114] Verloop A. The STERIMOL approach to drug design. New York: Marcel Dekker; 1987.

[115] Haine AH. Relative reactivities of hydroxyl groups in carbohydrates. Adv Carbohydr Chem Biochem 1976; 33: 101 - 109.

[116] Corcoran O, Mortensen RW, Hansen SH, Troke J, Nicholson JK. HPLC/^{1}H NMR spectroscopic studies of the reactive α - 1 - O - acyl isomer formed during acyl migration of S - naproxen β - 1 - O - acyl glucuronide. Chem Res Toxicol 2001; 14: 1363 - 1370.

[117] Akira K, Uchijima T, Hashimoto T. Rapid internal acyl migration and protein binding of synthetic probenecid glucuronides. Chem Res Toxicol 2002; 15: 765 - 772.

[118] Dickinson RG, Hooper WD, Eadie MJ. pH - Dependent rearrangement of the biosynthetic ester glucuronide of valproic acid to β - glucuronidase-resistant forms. Drug Metab Dispos 1984; 12: 247 - 252.

[119] Sallustio BC, Fairchild BA, Panall PR. Interaction of human serum albumin with the electrophilic metabolite 1 - O - gemfibrozil-beta - D - glucuronide. Drug Metab Dispos 1997; 25: 55 - 60.

[120] Sawamura R, Okudaira N, Watanabe K, Murai T, Kobayashi Y, Tachibana M, et al. Predictability of idiosyncratic drug toxicity risk for carboxylic acid-containing drugs based on the chemical stability of acyl glucuronide. Drug Metab Dispos 2010; 38: 1857 - 1864.

[121] Sekikawa H, Yagi N, Oda K, Kenmotsu H, Takada M, Chen H, et al. Biliary excretion of furosemide glucuronide in rabbits. Biol Pharm Bull 1995; 18: 447 - 453.

[122] Smith PC, Hasegawa J, Langedijk PJ, Benet LZ. Stability of acyl glucuronides in blood, plasma, and urine: studies with zomepirac. Drug Metab Dispos 1985; 13: 110 - 112.

[123] Wells DS, Janssen FW. Interactions between oxaprozin glucuronide and human serum albumin. Xenobiotica 1987; 17: 1437 - 1449.

[124] Volland C, Sun H, Dammeyer J, Benet LZ. Stereoselective degradation of the fenoprofen acyl glucuronide enantiomers and

irreversible binding to plasma protein. Drug Metab Dispos 1991；19：1080 - 1086.

[125] Hayball PJ，Nation RL，Bochner F. Stereoselective interactions of ketoprofen glucuronides with human plasma and serum albumin. Biochem Pharmacol 1992；44：291 - 299.

[126] Watt J，Dickinson RG. Reactivity of diflunisal acyl glucuronide in human and rat plasma and albumin solutions. Biochem Pharmacol 1990；39：1067 - 1075.

[127] Mizuma T，Benet LZ，Lin ET. Interaction of human serum albumin with furosemide glucuronide：a role of albumin in isomerization，hydrolysis，reversible binding and irreversible binding of a 1 - O - acyl glucuronide metabolite. Biopharm Drug Dispos 1999；20：131 - 136.

[128] Sudlow G，Birkett DJ，Wade DN. Further characterization of specific drug binding sites on human serum albumin. Mol Pharmacol 1976；12：1052 - 1061.

[129] Iwakawa S，Spahn H，Benet LZ，Lin ET. Carprofen glucuronide：Stereoselective degradation and interaction with human serum albumin. Pharm Res 1988；5(Suppl.)：S - 214.

[130] van Breemen RB，Fenselau CC，Dulik DM. Activated phase II metabolites：comparison of alkylation by 1 - O - acyl glucuronides and acyl sulfates. Adv Exp Med Biol 1986；197：423 - 429.

[131] Williams AM，Dickinson RG. Studies on the reactivity of acyl glucuronides. Modulation of reversible and covalent interaction of diflunisal acyl glucuronide and its isomers with human plasma protein in vitro. Biochem Pharmacol 1994；47：457 - 467.

[132] Akira K，Taira T，Hasegawa H，Sakuma C，Shinohara Y. Studies on the stereoselective internal acyl migration of ketoprofen glucuronide using ^{13}C labeling and nuclear magnetic resonance spectroscopy. Drug Metab Dispos 1998；26：457 - 464.

[133] Ruelius RW，Young EM，Kirkman SK，Schilings RT，Sisenwine SF，Jassen FW. Biological fate of acyl glucuronides in the rat：the role of rearrangement，intestinal enzyme and reabsorption. Biochem Pharmacol 1985；34：451 - 452.

[134] Tanaka Y，Suzuki A. Enzymatic hydrolysis of zenarestat 1 - O - acyl glucuronide. J Pharm Pharmacol 1994；46：235 - 239.

[135] Ojingwa JC，Spahn-Langguth H，Benet LZ. Reversible binding of tolmetin，zomepirac，and their glucuronide conjugates to human serum albumin and plasma. J Pharmacokin Biopharm 1994；22：19 - 40.

[136] Bischer A，Iwaki M，Zia-Amirhosseini P，Benet LZ. Stereoselective reversible binding properties of the glucuronide conjugates of fenoprofen enantiomers to human serum albumin. Drug Metab Dispos 1995；23：900 - 903.

[137] Kuenzle CC，Maier C，Ruttner JR. The nature of four bilirubin fractions from serum and of three bilirubin fractions from bile. J Lab Clin Med 1966；67：294 - 306.

[138] Smith PC，McDonagh AF，Benet LZ. Irreversible binding of zomepirac to plasma in vitro and in vivo. J Clin Invest 1986；77：934 - 939.

[139] Munafo A，Hyneck ML，Benet LZ. Pharmacokinetics and irreversible binding of tolmetin and its glucuronic acid esters in the elderly. Pharmacology 1993；47：309 - 317.

[140] Shipkova M，Beck H，Voland A，Armstrong VW，Grone HJ，Oellerich M，et al. Identification of protein targets for mycophenolic acid acyl glucuronide in rat liver and colon tissue. Proteomics 2004；4：2728 - 2738.

[141] Pohl LR，Branchflower RV. Covalent binding of electrophilic metabolites to macromolecules. Meth Enzymol 1981；77：43 - 50.

[142] Zhou S. Separation and detection methods for covalent drug protein adducts. J Chromatogr B Analyt Techn Biomed Life Sci 2003；797：63 - 90.

[143] Pumford NR，Halmes NC，Hinson JA. Covalent binding of xenobiotics to specific proteins in the liver. Drug Metab Rev 1997；29：39 - 57.

[144] Cohen SD，Pumford NR，Khairallah EA，Boekelheide K，Pohl LR，Amouzadeh HR，et al. Selective protein covalent binding and target organ toxicity. Toxicol Appl Pharmacol 1997；143：1 - 12.

[145] Pumford NR，Myers TG，Davila JC，Highet RJ，Pohl LR. Immunochemical detection of liver protein adducts of the nonsteroidal antiinflammatory drug diclofenac. Chem Res Toxicol 1993；6：147 - 150.

[146] Wel A，Guichard JP，Caldwell J. Interactions between fenofibryl glucuronides and human serum albumin or human plasma. In：Siest G，Magdalou J，Burchell B，editors. Cellular and molecular aspect of glucuronidation，173. Montrouge，France：Colloque INSERM/John Libbey Eurotext Ltd.；1988. pp.233 - 236.

[147] Dubois N，Lapicque F，Maurice M，Pritchard M，Fournel-Gigleux S，Magdalou J，et al. In vitro irreversible binding of ketoprofen glucuronide to plasma proteins. Drug Metab Dispos 1993；21：617 - 623.

[148] Dickinson RG，King AR. Studies on the reactivity of acyl glucuronides. II. Interaction of diflunisal acyl glucuronide and its isomers with human serum albumin in vitro. Biochem Pharmacol 1991；42：2301 - 2306.

[149] Ojingwa JC，Spahn-Langguth H，Benet LZ. Irreversible binding of tolmetin to macromolecules via its glucuronide：binding to blood constituents，tissue homogenates and subcellular fractions in vitro. Xenobiotica 1994；24：495 - 506.

[150] Bailey MJ，Worrall S，de Jersey J，Dickinson RG. Zomepirac acyl glucuronide covalently modifies tubulin in vitro and in vivo and inhibits its assembly in an in vitro system. Chem Biol Interact 1998；115：153 - 166.

[151] McDonagh AF，Palma LA，Lauff JJ，Wu T - W. Origin of mammalian biliprotein and rearrangement of bilirubin glucuronide in vivo in the rat. J Clin Invest 1984；74：763 - 770.

[152] van Breemen RB，Fenselau C，Mogilevsky W，Odell GB. Reaction of bilirubin glucuronides with serum albumin. J Chromatogr 1986；383：287 - 392.

[153] Garlick RL，Mazer JS. The principal site of non-enzymatic glycosylation of human serum albumin in vivo. J Biol Chem 1983；258：6142 - 6146.

[154] Ding A，Ojingwa JC，McDonagh AF，Burlingame AL，Benet LZ. Evidence for covalent binding of acyl glucuronides to serum albumin via an imine mechanism as revealed by tandem mass spectrometry. Proc Natl Acad Sci USA 1993；90：3797 - 3801.

[155] Ding A，Zia-Amirhosseini P，McDonagh AF，Burlingame AL，Benet LZ. Reactivity of tolmetin glucuronide with human serum albumin，identification of binding sites and mechanisms of reaction by tandem mass spectrometry. Drug Metab Dispos 1995；23：369 - 375.

[156] Qiu Y，Burlingame A，Benet LZ. Mechanisms for covalent binding of benoxaprofen glucuronide to human serum albumin，studies by tandem mass spectrometry. Drug Metab Dispos 1998；26：246 - 256.

[157] Iwaki M，Ogiso T，Inagawa S，Kakehi K. In vitro regioselective stability of beta - 1 - O - and 2 - O - glucuronides of naproxen and their covalent binding to human serum albumin. J Pharm Sci 1999；88：52 - 57.

[158] Sallustio BC，Foster DJ. Reactivity of gemfibrozil 1 - O - β - acyl glucuronide，pharmacokinetics of covalently bound gemfibrozil-protein adducts in rats. Drug Metab Dispos 1995；23：892 - 899.

[159] Spahn-Langguth H，Gräfe AK，Mayer S，Büschges R，Benet LZ. Fibrates：the occurrence of active and reactive metabolites. In：Reid E，Hill HM，Wilson ID，editors. Biofluid and tissue analysis of drugs including hyperlipidemics. Methodological surveys in bioanalysis of drugs，vol. 23. Cambridge，UK：The Royal Society of Chemistry；1994. pp.87 - 102.

[160] Smith PC，Langendijk PNJ，Bosso JA，Benet LZ. Effect of probenecid on the formation and elimination of acyl glucuronides：

studies with zomepirac. Clin Pharmacol Ther 1985; 38: 121 - 127.

[161] Dong JQ, Smith PC. Glucuronidation and covalent protein binding of benoxaprofen and flunoxaprofen in sandwichcultured rat and human hepatocytes. Drug Metab Dispos 2009; 37: 2314 - 2322.

[162] King AR, Dickinson RG. Studies on the reactivity of acyl glucuronides. IV. Covalent binding of diflunisal to tissues of rat. Biochem Pharmacol 1993; 45: 1043 - 1047.

[163] Williams AM, Worrall S, Jersey JD, Dickinson RG. Studies on the reactivity of acyl glucuronides. VIII. Generation of an antiserum for the detection of diflunisal-modified proteins in diflunisal-dosed rats. Biochem Pharmacol 1995; 49: 209 - 217.

[164] Dickinson RG, King AR. Studies on the reactivity of acyl glucuronides. V. Glucuronide-derived covalent binding of diflunisal to bladder tissue of rats and its modulation by urine pH and β - glucuronidase. Biochem Pharmacol 1993; 46: 1175 - 1182.

[165] Wade LT, Kenna JG, Caldwell J. Immunochemical identification of mouse hepatic protein adducts derived from the nonsteroidal anti-inflammatory drugs diclofenac, sulindac, and ibuprofen. Chem Res Toxicol 1997; 10: 546 - 555.

[166] Bailey MJ, Dickinson RG. Chemical and immunochemical comparison of protein adduct formation of four carboxylate drugs in rat liver and plasma. Chem Res Toxicol 1996; 9: 659 - 666.

[167] Sabordo L, Sallustio BC, Evans AM, Nation RL. Hepatic disposition of the acyl glucuronide1 - O - gemfibrozil-beta - D - glucuronide: effects of dibromosulfophthalein on membrane transport and aglycone formation. J Pharmacol Exp Ther 1999; 288: 414 - 420.

[168] Seitz S, Kretz-Rommel A, Elferink RPJO, Boelsterli UA. Selective protein adduct formation of diclofenac glucuronide is critically dependent on the rat canalicular conjugate export pump (Mrp2). Chem Res Toxicol 1998; 11: 513 - 519.

[169] Laouari D, Yang R, Veau C, Blanke I, Friedlander G. Two apical multidrug transporters, P - gp and MRP2, are differently altered in chronic renal failure. Am J Physiol Renal Physiol 2001; 280: F636 - F645.

[170] Grillo MP, Chiellini G, Tonelli M, Benet LZ. Effect of alphafluorination of valproic acid on valproyl - S - acyl-CoA formation in vivo in rats. Drug Metab Dispos 2001; 29: 1210 - 1215.

[171] Horng H. Studies on the metabolic activation of mefenamic acid, characterization of the acyl-linked metabolite, mefenamyl adenylate. PhD Thesis, University of California; San Francisco; 2011; 167.

[172] Bailey MJ, Dickinson R. Acyl glucuronide reactivity in perspective: biological consequences. Chem-Biol Interact 2003; 145: 117 - 137.

[173] Giacomini KM, Huang SM, Tweedie DJ, Benet LZ, Brouwer KL, Chu X, et al. Membrane transporters in drug development. Nat Rev Drug Discov 2010; 9: 215 - 236.

[174] Spahn-Langguth H, Dahms M, Hermening A. Acyl glucuronides: covalent binding and its potential relevance. In: Snyder R, Greim H, editors. Proceedings of the 5th International Meeting in Biological Reactive Intermediates (BRI - V), 1995 (München). Plenum Press; 1996.

[175] Kitteringham NR, Maggs JL, Newby S, Park BK. Drug-protein conjugates. VIII. The metabolic fate of the dinitrophenyl hapten conjugated to albumin. Biochem Pharmacol 1995; 34: 1763 - 1771.

[176] Sallustio BC, DeGraaf YC, Weekley JS, Burcham PC. Bioactivation of carboxylic acid compounds by UDP - glucuronosyltransferases to DNA - damaging intermediates: role of glycoxidation and oxidative stress in genotoxicity. Chem Res Toxicol 2006; 19: 683 - 691.

[177] Hargus SJ, Amouzedeh HR, Pumford NR, Myers TG, McCoy SC, Pohl LR. Metabolic activation and immunochemical localization of liver protein adducts of the nonsteroidal anti-inflammatory drug diclofenac. Chem Res Toxicol 1994; 7: 575 - 582.

[178] Kretz-Rommel A, Boelsterli UA. Selective protein adducts to membrane proteins in cultured rat hepatocytes exposed to diclofenac: radiochemical and immunochemical analysis. Mol Pharmacol 1994; 45: 237 - 244.

[179] Gil ML, Ramirez MC, Terencio MC, Castell JV. Immunochemical detection of protein adducts in cultured human hepatocytes exposed to diclofenac. Biochim Biophys Acta 1995; 1272: 140 - 146.

[180] Seitz S, Boelsterli UA. Diclofenac acyl glucuronide, a major biliary metabolite, is directly involved in small intestinal injury in rats. Gastroenterology 1998; 115: 1476 - 1482.

[181] Ware JA, Graf ML, Martin BM, Lustberg LR, Pohl LR. Immunochemical detection and identification of protein adducts of diclofenac in the small intestine of rats: possible role in allergic reactions. Chem Res Toxicol 1998; 11: 164 - 171.

[182] Shen TY. Nonsteroidal anti-inflammatory agents. In: Wolf ME, editor. Burger's medicinal chemistry. 4th ed. Part III. New York: Wiley Interscience; 1981. pp. 1205 - 1271.

[183] Spahn-Langguth H, Benet LZ, Zia-Amirhosseini P, Iwakawa H, Langguth P. Kinetics of reactive phase II metabolites: stereochemical aspects of formation of epimeric acyl glucuronides and their reactivity. In: Aboul-Enein HY, Wainer IW, editors. The impact of stereochemistry on drug development and use. Chemical analysis series, vol. 142. New York: Wiley; 1997. pp. 125 - 170.

[184] Spahn H. Assay method for product formation in in vitro enzyme kinetic studies of uridine diphosphate glucuronyl-transferases: 2 - arylpropionic acid enantiomers. J Chromatogr 1988; 430: 368 - 375.

[185] Spahn H, Benet LZ. Enantioselectivity of hepatic UDP - glucuronyltransferase in rat liver microsomes towards 2 - arylpropionic acids: glucuronidation of naproxen enantiomers. In: Aiache JM, Hirtz J, editors. Third European Congress on REFERENCES 69 I . MECHANISMS OF LIVER INJURY Biopharmaceutics and Pharmacokinetics Proceedings, vol. II . Freiburg: Experimental Pharmacokinetics; 1987. pp. 261 - 268.

[186] Hayball P. Formation and reactivity of acyl glucuronides: the influence of chirality. Chirality 1995; 7: 1 - 9.

[187] Spahn H, Iwakawa S, Ojingwa J, Benet LZ. Glucuronidation of flunoxaprofen enantiomers by UDPGTs from different sources. International Conference on Pharmaceutical Sciences and Clinical Pharmacology, Jerusalem, May/June 1988.

[188] Grillo MP, Benet LZ. Studies on the reactivity of clofibryl-S-acyl-CoA thioester with glutathione in vitro. Drug Metab Dispos 2002; 30: 55 - 62.

[189] Hyneck ML, Smith PC, Munafo A, McDonagh AF, Benet LZ. Disposition and irreversible plasma protein binding of tolmetin in humans. Clin Pharmacol Ther 1988; 44: 107 - 114.

[190] Ionescu C, Caira M, editors. Drug metabolism: current concepts. Dordrecht: Springer; 2005.

[191] Baillie TA, Davis MR. Mass spectrometry in the analysis of glutathione conjugates. Biol Mass Spectrom 1993; 22: 319 - 325.

[192] Dieckhaus CM, Fernandez-Metzler CL, King R, Krolikowski PH, Baillie TA. Negative ion tandem mass spectrometry for the detection of glutathione conjugates. Chem Res Toxicol 2005; 18: 630 - 638.

[193] Li C, Benet LZ, Grillo MP. Studies on the chemical reactivity of 2 - phenylpropionic acid 1 - O - acyl glucuronide and S-acyl-CoA thioester metabolites. Chem Res Toxicol 2002; 15: 1309 - 1317.

[194] Grillo MP, Hua F. Identification of zomepirac - S - acyl-glutathione in vitro in incubations with rat hepatocytes and in vivo in rat bile. Drug Metab Dispos 2003; 31: 1429 - 1436.

[195] Olsen J, Bjornsdottir I, Tjornelund J, Honore Hansen S. Chemical reactivity of the naproxen acyl glucuronide and the naproxen coenzyme A thioester towards bionucleophiles. J Pharm

Biomed Anal 2002; 29: 7-15.

[196] Siraki AG, Chevaldina T, O'Brien PJ. Application of quantitative structure-toxicity relationships for acute NSAID cytotoxicity in rat hepatocytes. Chem Biol Interact 2005; 151: 177-191.

[197] Masubuchi Y, Saito H, Horie T. Structural requirements for the hepatotoxicity of nonsteroidal anti-inflammatory drugs in isolated rat hepatocytes. J Pharmacol Exp Ther 1998; 287: 208-213.

[198] Pumford NR, Halmes NC. Protein targets of xenobiotic reactive intermediates. Annu Rev Pharmacol Toxicol 1997; 37: 91-117.

[199] Pirmohamed M, Madden S, Park BK. Idiosyncratic drug reactions metabolic bioactivation as a pathogenic mechanism. Clin Pharmacokinet 1996; 31: 215-230.

[200] Pohl LR, Satoh H, Christ DD, Kenna JG. The immunological and metabolic basis of drug hypersensitivities. Annu Rev Pharmacol 1988; 28: 367-387.

[201] Benet LZ, Spahn H. Acyl migration and covalent binding of drug glucuronides — potential toxicity mediators. In: Siest G, Magdalou J, Burchell B, editors. Cellular and molecular aspects of glucuronidation, 173. Montrouge, France: Colloque INSERM/John Libbey Eurotext Ltd; 1988. pp. 261-269.

[202] Amos HE, Wilson DV, Taussig MJ, Carlton SJ. Hypersensitivity reactions to acetylsalicylic acid. Clin Exp Immunol 1971; 8: 563-572.

[203] Zia-Amirhosseini P, Harris R, Brodsky FM, Benet LZ. Hypersensitivity to nonsteroidal anti-inflammatory drugs. Nature Med 1995; 1: 2-4.

[204] Kretz-Rommel A, Boelsterli UA. Cytotoxic toxicity of T cells and non-T cells from diclofenac-immunized mice against cultured syngeneic hepatocytes exposed to diclofenac. Hepatology 1995; 22: 213-222.

[205] Garcia Rodriguez LA, Williams R, Derby LE, Dean AD, Jick H. Acute liver injury associated with nonsteroidal antiinflammatory drugs and the role of risk factor. Arch Intern Med 1994; 154: 311-316.

第4章
氧化应激、抗氧化防御与肝损伤

▼

Mitchell R. McGill，Hartmut Jaeschke
美国,堪萨斯州,堪萨斯,堪萨斯大学医学中心

前 言

　　肝脏是人体最大的实质器官,发挥着许多重要的功能,特别是在药物及其他外源性化学物质代谢方面,肝脏是最重要的场所。这些复杂多样功能的实现需要消耗大量能量,而这些能量则是由肝细胞内高浓度的线粒体所提供的。但遗憾的是,线粒体呼吸也是活性氧基团(reactive oxygen species，ROS)和活性氮基团(reactive nitrogen species，RNS)的主要来源。另外,由受损细胞信号募集来的炎症细胞也可产生额外的ROS,所以ROS/RNS也可作为肝实质细胞药物代谢过程的副产物而存在。不过对于这些可能有害的化合物,我们人体已经进化出高级防御体系。不同于ROS的产生,氧化应激在防御体系减弱或者受损时才会发生。本章内容概述了肝内氧化应激的过程和结果,着重分析了ROS/RNS、内源性抗氧化剂的作用场所及来源,并对过度氧化应激的潜在不良后果也进行了阐述。本章内容也对实验误用和外源性抗氧化剂的使用进行了简单讨论,以供对氧化应激研究感兴趣的读者参考阅读。

肝内主要的活性氧、活性氮及其来源

一、线粒体

氧分子（O_2）是二价自由基，有两个未配对的电子。幸运的是，对地球上的生命来说，这两个电子是平行自旋的。氧分子如果要与其他化合物发生反应，必须要满足下列两个条件之一：① 这个化合物必须有两个未配对的平行自旋电子，且其方向与氧分子的电子自旋方向相反；② 氧分子通过还原反应转为激活状态。由于第一种情况非常罕见，第二种情况便引起极大的生物学兴趣。氧分子通过一个电子还原成为超氧化物（$O_2^{\cdot-}$）。超氧化物是重要的初级 ROS，可通过与其他化合物反应或者通过进一步的电子还原形成许多次级 ROS/RNS（图 4-1）。离体实验已发现细胞利用的氧分子的 2% 左右被转化成了超氧化物[1]。在肝细胞以及大多数的细胞类型中，超氧化物的主要来源是线粒体，由分子氧被线粒体电子传递链（electron transport chain，ETC）上的复合物 I（NADH 脱氢酶）还原形成。尽管复合物 III（辅酶 Q-细胞色素 b）在一些情况下也可产生超氧化物，但这一来源的生理学关联仍不确定[2]。在不同的组织或细胞类型中，复合物 I 和 III 在生成超氧化物方面的作用可能不同。无论如何，在 ETC 中，当

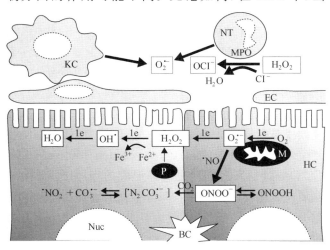

图 4-1 通过分子氧一电子还原步骤的活性氧产生（$^3O_2$）

超氧化物（$O_2^{\cdot-}$）主要由线粒体呼吸产生，内质网的药物代谢和胞质中的黄嘌呤氧化酶也会产生。超氧化物的自发歧化过程生成单态氧（$^1O_2$）和过氧化氢（H_2O_2）。H_2O_2 也可在超氧化物酶体中形成。如果一氧化氮（NO）存在，超氧化物可与之反应形成过氧亚硝基（$ONOO^-$）和过氧亚硝酸（ONOOH）。过氧亚硝基随后可与二氧化碳反应生成下游硝化产物。在细胞外液中，Kupffer 细胞和嗜中性粒细胞（NT）是超氧化物的来源，嗜中性粒细胞释放髓过氧化酶 MPO，从 H_2O_2 和氯化物反应中产生次氯酸（OCl^-）。BC，胆小管；EC，内皮细胞；HC，肝细胞；KC，Kupffer 细胞；M，线粒体；Nuc，细胞核；P，过氧化物酶体；NT，嗜中性粒细胞

ETC 复合体辅基全部被还原并成为氧分子的直接电子供体时，超氧化物形成就比较容易了。

超氧化物能够和自身反应或者与其他的化合物反应，形成次级 ROS/RNS。它通过歧化作用可迅速形成过氧化氢（H_2O_2）。这一过程可自行发生，或通过利用基质中超氧化物歧化酶 2 [superoxide dismutase（Mn），mitochondrial；SOD2] 或外膜上单胺氧化酶（monoamine oxidases，MAO）的酶促反应而产生[3]。在亚铁离子（Fe^{2+}）存在的情况下，H_2O_2 可通过类 Fenton 化学体系被还原成羟基（$\cdot OH$）。之后，羟基可与脂肪酸等细胞内小分子发生反应。当超氧化物与一氧化氮自由基（$\cdot NO$）结合时，便生成过氧亚硝基（$ONOO^-$）。这个反应发生非常迅速，只被扩散因素限制。哺乳动物表达三种一氧化氮合酶（nitric oxide synthase，NOS），分别是：神经型 NOS（neuronal NOS，nNOS），存在于神经组织中；内皮型 NOS（endothelial NOS，eNOS），存在于脉管系统中；诱导型 NOS（inducible NOS，iNOS），存在于巨噬细胞，包括肝脏 Kupffer 细胞和其他一些细胞类型中。NOS 是否存在线粒体异构体这一问题颇受争议，尽管存在有力证据反对其存在[4,5]，但至今仍未达成共识。在线粒体中，过氧亚硝基的形成是不需要线粒体 NOS 的，因为一氧化氮可以轻易地通过脂质分子膜。不过不管是何种情况，一旦过氧亚硝基形成，它便可以进行反应，生成下游 RNS（如二氧化氮、三氧化二氮）。此外，也有证据表明过氧亚硝基对羟基的形成有重要作用[6]。

当线粒体受损时，线粒体 ROS/RNS 的产生大量增加。现已明确，线粒体氧化应激在一些包括缺血-再灌注[7]、酒精中毒[8]和胆酸[9]引起的肝损伤中发挥一定的作用。尤其是在对乙酰氨基酚（acetaminophen，APAP）肝脏毒性中，线粒体氧化应激在实验室模型的损伤机制中起决定性作用，并有超氧化物及过氧亚硝基的生成。近来研究表明线粒体损伤及氧化应激也参与人体 APAP 中毒过程[11,12]。有趣的是，新的数据显示过量 APAP 能诱导鼠的自噬（autophagy），从而限制肝损伤程度[13]，其部分保护机制可能是由于损伤线粒体的清除及因此减弱的氧化应激。

二、微粒体

细胞色素 P450 酶系（cytochrome P450 enzymes，CYPs）在肝脏中高度表达，这对药物代谢非常重要。CYP 催化循环包括氧的活化[14]，因此在予以模型底物处理后的大鼠肝脏中分离出的微粒体中检测到超氧化

物和 H_2O_2 并不意外[15]。然而，目前有关体内 CYP 介导的异生物代谢的证据极为有限[16,17]，不过乙醇除外。至今已普遍认同在乙醇代谢过程中有大量 ROS 的形成。尽管在使用 $Cyp2e1^{-/-}$ 小鼠的研究中这一病理生理关联曾被质疑[18]，但近来数据显示这些相反的结果是乙醇喂养方式不同造成的[19]。敌草快、维生素 K、百草枯及类似的化合物在微粒体的氧化还原反应循环也可产生显著的氧化应激[20-22]。这些化合物被 P450 还原酶还原为可以活化氧的自由基，从而再生成母体化合物[20]。这些化学制品发生大量的氧化还原循环反应并产生强大水平的氧化应激和肝脏损伤。

三、过氧化物酶体

许多超氧化物酶可催化形成过氧化氢，包括脂肪酰辅酶 A 氧化酶和几种黄素氧化酶[23]。其实，超氧化物酶体(peroxisome)是正常生理情况下肝细胞 ROS 的主要来源[24]。不过一般来说，细胞器官内高浓度的过氧化氢酶和其他抗氧化物酶以及蛋白质可防止氧化应激的发生。以超氧化物酶体增殖剂做处理可有特别的表现。贝特类药物和其他过氧化物酶体增生物激活受体-α(peroxisome proliferator-activated receptor alpha, PPAR - α)激动剂可在不增加过氧化氢酶的情况下提高超氧化物酶体中 ROS 生成酶的表达，从而导致 ROS 产生与消除的失衡。用这些复合物处理啮齿类动物可致使肝脏肿瘤形成增多，可能与其上述作用有关[23,25,26]。不过幸运的是，PPAR - α 在人体中的表达量很低[27]。

四、胞质

肝细胞胞质 ROS 的主要来源是黄嘌呤脱氢酶/氧化酶(xanthine dehydrogenase/oxidase, XDH)。在生理状况下，它主要表达黄嘌呤脱氢酶(xanthine dehydrogenase, XD)活性[28]。然而，XDH 上巯基氧化或者溶蛋白性裂解会导致其丧失与 NAD^+ 结合的能力。此时，XDH 便成为氧化酶，并利用氧气作为电子受体。在肝内以黄嘌呤氧化酶(xanthine oxidase, XO)形式存在的总酶量占 2%～25%[28,29]。曾经一度认为 XO 会导致缺血-再灌注导致的肝损伤。但是，原位细胞光度测定研究显示在大鼠肝缺血过程中，XO 活性并没有显著增加[28]，而且在肝细胞内 XO 究竟能否产生一定数量的相关 ROS 也是可疑的[29]。这可能部分由于可用底物的有限性。相似的，XO 抑制剂别嘌醇在 APAP 肝脏毒性中有保护作用，但是在早期研究中

抑制剂的使用量远远超过了它的药理剂量[30]。研究发现别嘌醇的保护作用很可能是由于它对线粒体的直接抗氧化作用，而非 XO 抑制作用[30]。总之，尽管可产生 ROS，少有证据显示 XO 可导致肝内显著的氧化应激。

五、非实质细胞来源和血管区域

KCs 存在于肝窦中，与肝窦内皮细胞和肝细胞保持着密切的联系(图 4 - 1)。活化的补体和其他炎症介质可激活 KCs[31-33]，从而在缺血-再灌注引起的肝损伤早期的缺血后期导致 ROS 生成的增加。而后募集到损伤部位的中性粒细胞也被激活并产生额外的 ROS(图 4 - 1)。针对这两种细胞的干预都是有保护作用的[34]。中性粒细胞和 KCs 都表达可产生超氧化物的膜结合性 NADPH 氧化酶-2(NADPH oxidase 2, NOX2)。重要的是，超氧化物和其他活性药可扩散通过细胞膜，影响线粒体[35]。在缺血-再灌注损伤中，这些细胞产生的 ROS 可影响附近的肝细胞，从而导致线粒体功能障碍[34]。相反，很少有证据显示中性粒细胞或其他炎症细胞在 APAP 中毒中发挥作用[36]。

氧化应激的病理生理后果

一、脂质过氧化反应

通常，当羟基从一个不饱和脂肪酸获得一个电子时，脂质过氧化反应即发生。这个过程可产生能与氧分子发生反应的不稳定脂质自由基，从而形成脂肪酸过氧化自由基。脂肪酸过氧化自由基与另一个不饱和脂肪酸反应可形成脂肪酸氢超氧化物和一个新的脂质自由基，从而使损伤蔓延。脂质过氧化反应的反复循环可对细胞膜产生严重的损害。四氯化碳(carbon tetrachloride, CCl_4)导致的肝毒性就是这样形成的[37]。然而，关于脂质过氧化反应是否参与其他模型肝损伤机制的证据极为有限。只有当内源性可溶性抗氧化剂维生素 E 含量降低、细胞膜多不饱和脂肪酸浓度增高、细胞内储存铁被动员，或者这几种情况组合时，脂质过氧化反应才会导致明显的损害[38]。尽管脂质过氧化反应很少是肝损伤的直接原因，但脂质过氧化的反应产物在肝纤维化模型中可产生促炎、激活肝星状细胞(hepatic stellate cells, HSC)并刺激胶原合成的作用。

二、蛋白质修饰

蛋白质中的巯基和芳香族氨基酸易受氧化损伤的

攻击。ROS/RNS直接与半胱氨酸或甲硫氨酸残基反应时可发生蛋白质硫醇氧化作用。现已知这一过程在正常的细胞信号传导过程和对病理生理刺激的细胞反应过程中都起重要作用[42,43]。蛋白质硝化很重要,硝化氨基酸已经成为氧化应激的常用标记。质子化作用、分解作用,以及二氧化碳和金属反应可以形成中间硝化产物,随后这些硝化产物可以与随附产生的酪胺酰基反应生成硝基酪氨酸[44,45]。使用 APAP 处理小鼠后,可在其肝脏线粒体中检测到硝基酪氨酸[46]。重要的是,有证据表明,在给予高浓度 APAP 治疗后,人肝细胞系中有过氧化亚硝基的生成;清除过氧化亚硝基对小鼠 APAP 引起的肝损伤有保护作用[47]。尽管机制不明,大剂量 APAP 实验显示蛋白质硝化可导致线粒体功能障碍和损伤,这一过程与亲环素 D(cyclophilin D)-线粒体通透性转变(mitochondrial permeability transition, MPT)孔复合物无关[48],后者在低毒性剂量时导致的损伤机制中有重要作用[49-52]。有趣的是,近来一项研究发现在 APAP 肝毒性过程中发生了 SOD2 线粒体抗氧化酶的硝化作用进而降低酶的活性[53],造成损伤的机制可能是 SOD2 清除超氧化物的能力受到了限制。在 APAP 处理的小鼠肝脏中也检测到了硝化色氨酸[54]。但是,它的浓度要远低于之前测到的硝基酪氨酸。因此,尽管这些硝化色氨酸残基在 APAP 毒性的病理意义还没有阐释清楚,但可能意义不大。在缺血-再灌注损伤中也检测到硝基酪氨酸[55,56],特别是线粒体蛋白的硝化[57]。在乙醇(酒精)引起的损伤中硝基酪氨酸可能也有重要作用[58]。除过氧化亚硝酸盐外,蛋白质还可被次氯酸(hypochlorous acid, HOCl)修饰。这一过程依赖中性粒细胞共表达 NOX2 和髓过氧化物酶(myeloperoxidase, MPO)的催化实现,MPO 可催化 H_2O_2 和卤化物的反应。在内毒素血症[59]、胆管结扎[60]和缺血-再灌注损伤[61]后的肝脏中可检测到氯酪氨酸染色阳性。

三、核酸修饰

ROS 和它们的反应产物也可对核酸进行修饰。有证据显示在 APAP 和内毒素血症引起的肝损伤中有线粒体 DNA(mitochondrial DNA, mtDNA)的氧化性损伤[46,62],以及在缺血-再灌注中核 DNA 的修饰[63]。尽管被氧化和加合的核苷酸是氧化应激很好的生物标志物,并且其测量方法已显著改善[64-66],但在急性肝损伤中 DNA 损伤的长期病理生理意义可能是有限的。不过,乙醇处理会导致 mtDNA 的氧化性损伤[67-69],多

次酗酒会损伤 mtDNA 再合成过程[70]。出乎意料的是,这种现象并没有在饮水中持续添加乙醇处理的野生型小鼠中观察到[71]。虽然如此,数据显示重复大剂量的乙醇摄入可通过对线粒体的氧化应激作用而导致严重后果。有意思的是,长期摄入乙醇可抑制线粒体抗氧化剂谷胱甘肽(glutathione, GSH)的摄取,导致线粒体内 GSH 的选择性损耗[72,73]。线粒体 GSH 耗竭可能会加剧 mtDNA 的损伤,不过因为不同模型中乙醇干预方式不同,对这些数据的整体解释仍需谨慎。

四、氧化应激与细胞死亡

在过去,氧化应激导致的细胞死亡被认为是由于全细胞的损伤,特别是脂质过氧化。早期的一些研究发现体外培养的肝细胞在 APAP 处理后对脂质过氧化易感,添加破坏脂质过氧化链的抗氧化剂维生素 E 可阻止这一损伤[74-75]。后期研究显示,脂质过氧化对于在体的毒性机制并不是很重要[38,76],这一差异可能是由于体外培养细胞暴露在高氧气浓度中造成的[77]。对流层空气中氧气约占 21%,要远高于生物体液和组织中的氧含量。在大气条件下进行细胞培养的氧浓度的代表值约 200 μM,至少要比生理浓度高 7 倍[2]。考虑到肝窦中动脉血和静脉血混合而导致的低氧含量,肝脏模型在在体和离体情况下的差异可能会更大。许多来源于高氧水平的细胞培养的伪像已被发现[78],因此有关氧化应激的离体实验数据需要谨慎解释。

近年来,我们对于 ROS 在细胞死亡过程中复杂角色的理解加深了很多。尽管详细的机制还未明了,但已知氧化应激可诱导 MPT[35]。溶酶体铁到线粒体的转移可促进氧化应激引起的 MPT[79]。另外,氧化应激能开启导致细胞死亡的信号通路,特别是丝裂原活化的蛋白激酶(mitogen-activated protein kinase, MAPK)中的 JNK/MAPK8 是主要的参与者。持续的 JNK 活化可引起细胞死亡。因此,JNK 在 APAP 诱导的肝细胞死亡机制中发挥重要作用[80-82]。证据显示 JNK 可直接被氧化应激激活,而导致硫氧还蛋白自细胞凋亡信号调节激酶 1(mitogen-activated protein kinase kinase kinase, MAP3K)分离,后者即熟知的凋亡信号调控激酶-1(apoptosis signal-regulating kinase 1, ASK1)。ASK1 之后通过中间激酶来激活 JNK[83]。一旦被激活,JNK 便利用外膜蛋白 SH3 结构域-结合蛋白-5(SH3 domain-binding protein 5, SH3BP-5)[86]作为锚转移到线粒体[84,85]。有趣的是,抑制 JNK 可降低 APAP 处理小鼠的氧化应激[82]。这提示活化的 JNK

可导致线粒体内额外的氧化应激,产生前馈环,引起持续的活化[10]。在茴香霉素诱导的应激中使用 HeLa 细胞也取得了相似的结果[87]。然而,在予以 APAP 处理后,ASK1 缺乏仅会减轻晚期的 JNK 活化[83]。导致早期 JNK 激活和调动毒性反应的起始 ROS 来源至今仍未明确。JNK 可能也在缺血-再灌注肝损伤的线粒体功能障碍中发挥作用[88]。而且这在主要由超氧化物介导的维生素 K 引发的大鼠肝细胞凋亡中也很重要。有趣的是,使用高浓度的 H_2O_2 处理可导致肝细胞坏死[90]。细胞死亡模式的不同可能是由于大量产生的 H_2O_2 对半胱天冬酶(cysteine-containing aspartate-specific proteases,caspases)的氧化抑制[91]。有证据显示这也是炎症部位中性粒细胞延迟凋亡的原因[92]。但是在体内超氧化物的生成会导致肝细胞的坏死[93]。尽管目前普遍认为 JNK 的持续激活会导致细胞死亡,但是哪种异构体与氧化应激信号通路最相关还不清楚。三个 JNK 基因编码多种异构体。JNK1 和 JNK2 的蛋白质产物分布广泛,而 JNK3 仅在脑、心脏和睾丸中表达。JNK1 与 JNK2 对大部分肝损伤模型中细胞死亡的贡献仍存在争议。

有意思的是,越来越多的证据表明 ROS 能刺激自噬[94-98]。近来有报道将原代人体肝细胞暴露于低氧环境,而后予以再给氧后可引发自噬,这认为是 ROS 的生成导致的[99]。但相反,早期的研究发现与基础值相比,用氧化还原反应剂甲萘醌处理大鼠肝细胞后并不出现自噬。不过,自噬相关的基因沉默会增加细胞损伤[100]。鉴于 ROS 诱导的自噬越来越多地被报道,而且扩展到许多不同的细胞类型中,未来的研究很可能会验证 ROS 诱导的肝细胞自噬是对损伤反应的生存机制。与之相一致的是,增加的自噬作为保护机制已经在几种已知的与氧化应激有关的肝损伤中被报道,如急性乙醇暴露[98]和 APAP 中毒[13]。

五、对转录的影响

许多转录因子的激活可被 ROS 诱导或抑制。15 年前,过氧化氢作用于核因子 κB(nuclear factor kappa - B,NF - κB)激活过程第一次被报道[101]。在肝内,抑制氧化应激能降低 NF - κB 介导的基因转录,减少促炎蛋白质肿瘤坏死因子 α(tumor necrosis factor alpha,TNF - α)和细胞间黏附分子 - 1(intercellular adhesion molecule 1,ICAM - 1)的表达[102,103]。正如之前讨论过的,氧化应激也可以激活一些 MAPKs。其中一些蛋白质可激活下游转录因子并改变促炎和抗炎基因的表

达[104]。炎症因子并不是氧化应激控制的唯一蛋白质。最近,研究主要集中在核因子 E2 相关因子 2/Kelch 样 ECH 相关蛋白 1(NF - E2 - related factor 2/Kelch-like ECH - associated protein 1,Nrf2/Keap1)通路。通常情况下,Nrf2 被 Keap1 隔绝在胞质中。然而,Keap1 的亲电子和氧化修饰可导致 Nrf2 的解离,从而 Nrf2 可以自由迁移到核内,进而与 DNA 抗氧化剂应答元件结合,增加抗氧化基因的表达,例如血红素氧化酶- 1(heme oxygenase 1,HMOX1)、NAD(P)H -苯醌氧化还原酶亚单位 1[NAD(P)H - quinone oxidoreductase subunit 1,NQO1]和谷氨酸-半胱氨酸连接酶催化亚单位(glutamate-cysteine ligase,catalytic subunit,GCLC)[105,106]。证据表明 Nrf2 激活对 APAP 肝毒性有保护作用[107,108]。

抗氧化剂

一、内源性抗氧化剂

(一)酶类

超氧化物歧化酶(superoxide dismutase,SOD)是对抗超氧化物最主要的防御机制(图 4 - 2)。在肝细胞内有两种最重要的异构体,超氧物歧化酶 1[superoxide dismutase(Cu-Zn),SOD1]保护细胞核和胞质,SOD2

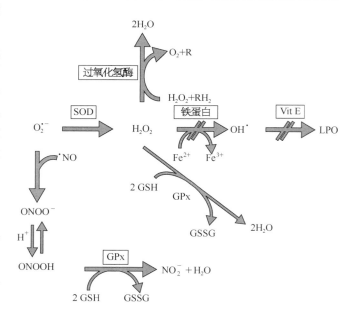

图 4-2 细胞抗氧化防御机制

细胞抗氧化防御机制包括活性氧(ROS)和活性氮(RNS)的快速代谢酶,可结合具有氧化还原活性过渡金属的蛋白质(如铁蛋白)、断链抗氧化剂(如维生素 E)和水溶性抗氧化剂(如谷胱甘肽)。Gpx,谷胱甘肽过氧化物酶;GSH,谷胱甘肽;GSSG,氧化型谷胱甘肽;SOD,超氧化物歧化酶;Vit E,维生素 E

集中在线粒体中。两种异构体均催化两个超氧化物阴离子形成分子氧和 H_2O_2 的反应。超氧化物首先还原具有氧化还原活性的金属离子（Cu^{2+} 或 Mn^{3+}），产生分子氧。然后第二个超氧化物分子被金属还原成 H_2O_2，从而使酶恢复活性。尽管超氧化物的歧化作用可以自发发生，但 SOD 避免了单态氧的产生并可能有助于限制过氧硝酸盐的生成。小鼠的 SOD2 无症状缺陷会加重 APAP 肝毒性[85]，也会使动物对人特异质的肝脏毒物引起的肝损伤敏感[109]。

过氧化氢酶、谷胱甘肽超氧化物酶（glutathione peroxidase, GPx）和过氧化氢化还原蛋白（peroxiredoxins, Prx）是负责过氧化氢酶消除的主要蛋白质（图 4-2 和图 4-3）。过氧化氢酶在过氧化氢酶体中高度集中，极少的 ROS 可以逃逸出这些细胞器。线粒体和细胞胞质中产生的 H_2O_2 可以被 GPx 消除。哺乳类表达 8 种 GPx 异构体[110]，其中两个主要分布在肝脏中（GPx1 和 GPx4）。GPx1 分布在细胞质和线粒体中，而 GPx4 在细胞中均匀分布。GPx4 选择地利用脂质超氧化物作为底物，从而保护脂质膜[111]。一般情况下，这些酶利用 GSH 还原 H_2O_2。被氧化的 GSH 随后被 GSH 还原酶还原后循环利用。有意思的是，SOD2 和 GPx1 的多态性与特发性肝损伤有关[112]。

哺乳动物超氧化物氧还蛋白同工酶至少有 6 种[113,114]，它们以氨基酸序列中保守半胱氨酸残基的数目和排列区分。Prx1~4 是典型的 2-半胱氨酸 Prx 酶，Prx5 是非典型的 2-半胱氨酸 Prx 酶，Prx6 是 1-半胱氨酸同工酶。这些保守半胱氨酸在 Prx 的催化机制中很重要，形成次磺酸（sulfenic acid, -SOH）介导 H_2O_2 的还原过程。Prx 高度集中在胞质中（占总可溶性蛋白质的 0.1%~0.8%），使之在 H_2O_2 清除过程中比 GPx 更加重要[113,115]。不过，在一些极端情况下，典型 2-半胱氨酸 Prx 同工酶的半胱氨酸残基被过度氧化为亚磺酸（sulfinic acid, -SO$_2$H）而使之灭活（图 4-3）。

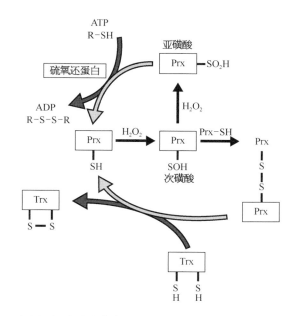

图 4-3　超氧化物氧化还原酶对过氧化氢的解毒作用

在催化反应循环中，次磺酸被超氧化物氧化还原酶（Prx）-SH 和硫氧还蛋白（Trx）还原。然而，过量过氧化氢（H_2O_2）会进一步氧化 Prx 至不活跃的亚磺酸。硫氧还蛋白会通过多级过程再生为活性酶。改编自[113]

酶活性可被硫氧还蛋白恢复[116]，但是这一过程非常缓慢。因此 Prx 的过度氧化会导致过氧化氢暂时积聚，而对细胞信号传导产生影响。初步数据显示 Prx2、3 和 6 是人类肝脏中表达最多的同工酶[114]。

硫氧还蛋白（thioredoxin, Trx）是很小的普遍表达的氧化还原酶。哺乳动物仅表达两种主要的异构体。Trx1 分布在胞质、细胞核和细胞外区域，而 Trx2 仅分布在线粒体中。这些酶有几种功能，但最重要的是逆转其他蛋白质的氧化损伤，包括二硫键还原。氧化 Trx 可被硫氧还蛋白还原酶恢复（图 4-4）[117]。

（二）低分子抗氧化剂

低分子抗氧化剂包括维生素 C（抗坏血酸）、维生素 E（α-生育酚）和 GSH。这些化合物没有抗氧化酶类特异性，但它们却组成了总抗氧化能力的大部分。α-生育

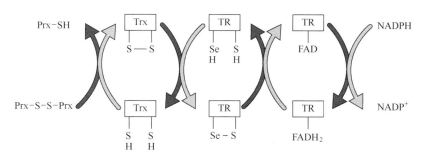

图 4-4　硫氧还蛋白对蛋白质二硫化物的还原作用

硫氧还蛋白（Trx）通过硫氧还蛋白还原酶（TR）利用来源于还原型烟酰胺腺嘌呤二核苷酸磷酸（NADPH）的电子再生。改编自[117]。Prx，超氧化物氧化还原酶

酚是脂溶性的，分布在细胞膜上，是生物膜上最有效的断链复合物，尽管在细胞内浓度太低不足以成为羟基自由基的直接清除剂。相反，它能够将脂质过氧化自由基还原成脂质氢超氧化物，后者随后可被 GPx4 代谢[118]。以这种方式，α-生育酚阻止了脂质过氧化反应的循环和扩散。尽管抗坏血酸是水溶性的，不能直接参与这个过程，但和 GSH 等硫醇一样，它可还原 α-生育酚。抗坏血酸可通过 GSH 依赖的脱氢抗坏血酸还原酶或 NADH 依赖的半脱氢抗坏血酸还原酶在水相再生。

细胞内 GSH 的含量之大及它在 ROS 酶消除中起到的支持作用，使它成为最重要的水溶性抗氧化剂[120]。GSH 在细胞中的浓度在毫摩尔水平（1～10 mM）[121]。除自发清除 ROS/RNS 外，GSH 还有助于其他抗氧化剂的作用和（或）再生。如上所述，GSH 是由 L-谷氨酸、L-半胱氨酸和甘氨酸组成的三肽。它的活性基团是半胱氨酸上的巯基。由半胱氨酸和谷氨酸盐侧链的羧基组成的特殊肽键使 GSH 高度拮抗细胞内的蛋白酶，但是其合成需要核糖体外途径。氨基酸通过两个 ATP 依赖的酶的协调行动结合在一起。半胱氨酸和谷氨酸盐残基通过 GCLC 结合在一起，这是 GSH 合成过程的限速步骤。之后 GSH 合成酶将甘氨酸加上，完成 GSH 的合成。对蛋白酶的抵抗也意味着 GSH 不能被一般的细胞过程降解。它需要被运输到循环中从而被 γ-谷氨酰转肽酶（gamma-glutamyltranspeptidase，GGT）分解，GGT 表达在肾脏、肺、肠道和胆道内皮细胞表面。因此，血清 GSH 的绝大部分都是来源于肝脏[122]。肝脏中的几种转运蛋白参与 GSH 的输出，包括 ATP-结合盒转运超家族的成员——多药耐药相关蛋白（multidrug resistance-associated proteins，MRPs），以及有机阴离子转运多肽（organic anion transporting polypeptides，OATPs）[123]。MRPs 作用的驱动力由 ATP 提高，而 OATPs 依赖于电化学梯度。小管多特异性有机阴离子转运蛋白-1（canalicular multispecific organic anion transporter 1，MRP2；ABCC2）似乎是肝细胞微观膜最主要的 GSH 转运体，而有机阴离子转运多肽（OATP-1）和 OAPT-2 主要在跨窦上皮细胞膜的输出中起作用。MRP4（ABCC4）位于肝细胞膜的基底侧，负责 GSH 和胆汁酸的共同转运[124]。除对 GSH 的微管输出有重要作用外，MRP2 也是氧化谷胱甘肽（oxidized glutathione disulfide，GSSG）和 GSH 共轭体的主要携带者。然而，即使在严重的氧化应激情况下，也只有 1%～5% 的 GSSG 被转

运出。剩余的则被 GSH 还原酶还原为 GSH 再利用[125]。在输出的 GSSG 中，80% 被释放到胆汁中，只有 20% 被释放到血窦中[126]。因此，胆汁 GSSG 是肝细胞氧化应激敏感而特异的指标。

不只是在胞质中，GSH 在所有的细胞隔室中均有分布，特别是细胞中总 GSH 的 15% 分布在线粒体中[127]。然而，在线粒体中没有 GCLC 和 GSH-S。相反，证据显示在大鼠肝细胞线粒体内膜上二羧酸和 2-酮戊二酸载体可作为 GSH 摄取转运体，尽管这些转运体不能完全解释线粒体的 GSH 摄取[128]。有趣的是，近来研究表明抗凋亡蛋白 Bcl-2 能与线粒体中酮戊二酸载体结合，并且抑制这一转运体可降低细胞中 Bcl-2 对 H_2O_2 的保护作用[129]。综上所述，像乙醇这样的损害可消耗和（或）氧化肝内的线粒体 GSH，致使细胞更易受线粒体氧化应激和 mtDNA 损伤的打击。

（三）金属蛋白质

由于某些自由基产生过程（如脂质过氧化反应）依赖于具有氧化还原活性的过渡金属（主要是 Fe^{2+} 和 Cu^{2+}），因此另外一个抗氧化策略就是利用运输蛋白或贮藏蛋白来使这些金属离子沉默（图 4-2）。铁蛋白、乳铁蛋白和转铁蛋白均有铁氧化酶活性，能将铁以较低的氧化还原活性形式储存（Fe^{3+}）[130]。此外，血浆铜蓝蛋白可与铜结合，金属硫蛋白可与其他金属（如锌、镉）结合并使之沉默。因为金属硫蛋白包含大量带有自由巯基的半胱氨酸，因此可直接作为亲电体清除剂，尽管它的特异性不如 GSH[131]。

（四）非实质细胞的抗氧化防御

本章前面部分的论述集中在肝实质细胞的抗氧化策略上。很少有研究表明肝非实质细胞有相同或相似的防御措施[132,133]。这些细胞的 SOD1/2 和 GPx 酶的活性与肝细胞相似。尽管由于非实质细胞体积小、数量少，其总 GSH 容量低于实质细胞，但其细胞内 GSH 浓度与实质细胞是相同的[132]。

（五）细胞外的抗氧化防御

炎症细胞可释放 ROS/RNS 到细胞外，产生大量的氧化应激。血浆中的抗氧化剂与细胞中相似（抗坏血酸、GSH、GPx 和 SOD 活性），但还包括胆红素、更多的金属结合蛋白、尿酸盐和一些其他的 ROS/RNS 清除剂[134]。然而，这些抗氧化剂的浓度太低而导致其作用不佳。SOD 的胞外亚型 SOD3 和 GPx 的胞外亚型 GPx3 不同于其胞内形式。不过，它们的相关性至今还不明确。

在缺血-再灌注和内毒素血症肝损伤中，血浆 GSH

被氧化,反映了 KCs 来源的氧化应激[135-137]。这提示细胞外 GSH 在这些情况下可发挥一些保护作用。有趣的是,在内毒素血症中,由于增加的肝细胞输出,血浆 GSH 水平明显升高(肝静脉中达 $100 \sim 200 \ \mu M$)[136]。GSH 水平升高提高了清除能力。与之一致,血浆 GSH 的耗竭可加重炎性肝损伤[137]。GSH 与 H_2O_2 直接反应产生 GSSG[138],但是它也可与其他 ROS/RNS 反应生成次磺酸或亚磺酸[47]。因此,GSH 也是细胞外 ROS 的有效清除剂。

另外一个可能比较重要的细胞外抗氧化剂是硒蛋白 P[139]。尽管它有多种功能,其氨基酸序列中的 17 半胱氨酸和几个硒代半胱氨酸残基提示它可能有清除 ROS/RNS 的作用。硒蛋白 P 的血浆浓度相对较高(大鼠约 30 mg/L,人体约 5 mg/L)[139]。硒蛋白 P 表达普遍,主要来自肝脏。有趣的是,好像不存在一个永久的硒蛋白 P 细胞内池,这提示所有表达它的器官会将它分泌到组织液中。因此,硒蛋白 P 作为抗氧化剂可能在细胞间隙中尤其重要[139]。有人使用敌草快和 GSH 消耗剂佛尔酮验证了硒蛋白 P 作为抗氧化剂的有效性,敌草快和佛尔酮可导致硒缺乏的动物脂质过氧化和肝损伤[140,141]。使用硒治疗可恢复血浆中硒蛋白 P 的水平(不提高血浆或肝中 GPx 浓度)并能阻止肝损伤。

二、药用抗氧化剂

使用外源性抗氧化剂是治疗肝脏疾病或急性肝损伤的一种显而易见的方法。然而,使用这些复合物的新治疗方法很少[142,143]。一种有效的具有治疗作用的抗氧化剂需要战胜一种或多种经过几百万年进化和精化的内源性抗氧化系统,这也意味着外源性抗氧化剂需要到达损伤部位并达到需要的浓度。基于这些考虑,药用生理性抗氧化剂(抗坏血酸、GSH、α-生育酚等)可立即被排除,因为它们在作用部位的浓度已经很高,不过将它们用于病理情况下补充恢复消耗的内源性抗氧化剂是可行的。例如,在 APAP 肝中毒的后期用 N-乙酰半胱氨酸(N-acetylcysteine,NAC)治疗以补充 GSH,可清除 ROS/RNS[47]。NAC 用于酒精性肝炎患者可有轻微临床受益,这可能也是由于肝内尤其是线粒体内 GSH 水平的恢复。另一个例外就是提供生理性内源性抗氧化剂给那些正常情况下不表达它们的部位。例如,在一些情况下,局部注射 SOD 有益于缓解关节疼痛和关节炎[144]。

替代医学领域的一些研究显示,具有抗氧化作用的中草药提取物和其他自然产物有助于预防和治疗肝损伤。为此,APAP 肝中毒是特别常用的模型[145,146]。不幸的是,绝大多数研究都有严重的实验缺陷[146]。大多试验在用肝毒物或其他损害诱导肝损伤前依赖漫长的预处理方案,是临床上很少见的优势。另外,大部分使用肝毒物的研究没有考虑到处理过程对代谢激活的影响,而这对于许多如 APAP、Cl4 等肝毒物毒性的发挥是必需的。阻断这些毒性代谢物的转换也将会阻断下游的线粒体功能障碍和(或)氧化应激(图 4-5)。因此,许多天然产物在毒物性肝损伤中的抗氧化作用的报道,实际上报道的是对 I 相异生物代谢的抑制作用。在 APAP 模型中,通过测量早期(处理后 $0.5 \sim 2$ h;图 4-5)肝 GSH 浓度和(或)APAP-蛋白质加合物,可以容易地检测代谢过程[146]。研究天然产物益处的离体试验也易产生严重的误差[78]。

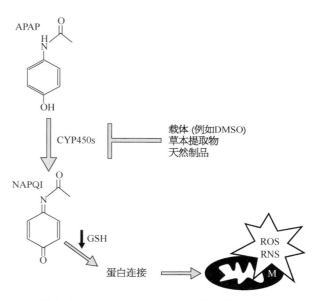

图 4-5　各类复合物对对乙酰氨基酚代谢及下游活性氧和活性氮生成的抑制作用

对乙酰氨基酚(APAP)由细胞色素 P450s(CYP450s)代谢为亲电子的 N-乙酰-对苯醌亚胺(NAPQI)。这对于线粒体损伤氧化应激的引发是必要的。一些媒介物,如二甲亚砜(DMSO)和乙醇,以及推荐的治疗干预措施(如天然药物)能够抑制代谢,阻止下游活性氧(ROS)和活性氮(RNS)的形成。这一保护作用并非直接抗氧化作用的结果。GSH,谷胱甘肽;M,线粒体

药物引起的肝内氧化应激

鉴于氧化应激在 APAP 毒性中的重要作用,本章通篇均使用 APAP 毒性作为肝损伤的例子。虽然 APAP 是至今为止研究最透彻的肝毒物,但证据显示其他药物也可导致氧化应激性肝损伤。像之前提到的,SOD2 的亚临床缺乏可能加重引起人体特异性中毒药

物引起的肝损伤，包括曲格列酮[147]、尼美舒利[148]和氟他胺[149]。抗结核药物异烟肼和利福平是发展中国家 DILI 最常见原因[150-152]，而且证据显示这些药物可导致人体超氧化[153]。一些数据也提示在丙戊酸[154]、水杨酸[155]和呋塞米[156]引起的肝细胞损伤中也有氧化应激发生。但是，大多数研究是离体实验，使用培养肝细胞或者分离的肝线粒体或者依赖单个参数。研究证据的力度仍需明显提高，然后才能得出结论。

（徐明昕 译 杨长青 于乐成 校）

参考文献

[1] Turrens JF. Mitochondrial formation of reactive oxygen species. J Physiol 2003；552：335-344.

[2] Murphy MP. How mitochondria produce reactive oxygen species. Biochem J 2009；417：1-13.

[3] Andreyev AY, Kushnareva YE, Starkov AA. Mitochondrial metabolism of reactive oxygen species. Biochemistry (Mosc) 2005；70：200-214.

[4] Tay YM, Lim KS, Sheu FS, Jenner A, Whiteman M, Wong KP, et al. Do mitochondria make nitric oxide? No? Free Radic Res 2004；38：591-599.

[5] Venkatakrishnan P, Nakayasu ES, Almeida IC, Miller RT. Absence of nitric-oxide synthase in sequentially purified rat liver mitochondria. J Biol Chem 2009；284：19843-19855.

[6] Beckman JS, Beckman TW, Chen J, Marshall PA, Freeman BA. Apparent hydroxyl radical production by peroxynitrite: implications for endothelial injury from nitric oxide and superoxide. Proc Natl Acad Sci USA 1990；87：1620-1624.

[7] Jaeschke H, Mitchell JR. Mitochondria and xanthine oxidase both generate reactive oxygen species after hypoxic damage in isolated perfused rat liver. Biochem Biophys Res Commun 1989；160：140-147.

[8] Kukielka E, Dicker E, Cederbaum AI. Increased production of reactive oxygen species by rat liver mitochondria after chronic ethanol treatment. Arch Biochem Biophys 1994；309：377-386.

[9] Sokol RJ, Winklhofer-Roob BM, Devereaux MW, McKim Jr. JM. Generation of hydroperoxides in isolated rat hepatocytes and hepatic mitochondria exposed to hydrophobic bile acids. Gastroenterology 1995；109：1249-1256.

[10] Jaeschke H, McGill MR, Ramachandran A. Oxidant stress, mitochondria, and cell death mechanisms in drug-induced liver injury: lessons learned from acetaminophen hepatotoxicity. Drug Metab Rev 2012；44：88-106.

[11] McGill MR, Yan HM, Ramachandran A, Murray GJ, Rollins DE, Jaeschke H. HepaRG cells: a human model to study mechanisms of acetaminophen hepatotoxicity. Hepatology 2011；53：974-982.

[12] McGill MR, Sharpe MR, Williams CD, Taha M, Curry SC, Jaeschke H. The mechanism underlying acetaminophen-induced hepatotoxicity in humans and mice involves mitochondrial damage and nuclear DNA fragmentation. J Clin Invest 2012；122：1574-1583.

[13] Ni HM, Bockus A, Boggess N, Jaeschke H, Ding WX. Activation of autophagy protects against acetaminophen-induced hepatotoxicity. Hepatology 2012；55：222-232.

[14] Zangar RC, Davydov DR, Verma S. Mechanisms that regulate production of reactive oxygen species by cytochrome P450. Toxicol Appl Pharmacol 2004；199：316-321.

[15] Kuthan H, Ullrich V. Oxidase and oxygenase function of the microsomal cytochrome P450 monooxygenase system. Eur J Biochem 1982；126：583-588.

[16] Lauterburg BH, Smith CV, Hughes H, Mitchell JR. Biliary excretion of glutathione and glutathione disulfide in the rat. Regulation and response to oxidative stress. J Clin Invest 1984；73：124-133.

[17] Smith CV, Jaeschke H. Effect of acetaminophen on hepatic content and biliary efflux of glutathione disulfide in mice. Chem Biol Interact 1989；70：241-248.

[18] Kono H, Bradford BU, Yin M, Sulik KK, Peters JM, Gonzalez FJ, et al. Cyp2e1 is not involved in early alcohol-induced liver injury. Am J Physiol 1999；277：G1259-G1267.

[19] Lu Y, Zhuge J, Wang X, Bai J, Cederbaum AI. Cytochrome P450 2e1 contributes to ethanol-induced fatty liver in mice. Hepatology 2008；47：1483-1494.

[20] Smith CV, Hughes H, Lauterburg BH, Mitchell JR. Oxidant stress and hepatic necrosis in rats treated with diquat. J Pharmacol Exp Ther 1985；235：172-177.

[21] Brigelius R, Anwer MS. Increased biliary GSSG-secretion and loss of hepatic glutathione in isolated perfused rat liver after paraquat treatment. Res Commun Chem Pathol Pharmacol 1981；31：493-502.

[22] Di Monte D, Ross D, Bellomo G, Eklow L, Orrenius S. Alterations in intracellular thiol homeostasis during the metabolism of menadione by isolated rat hepatocytes. Arch Biochem Biophys 1984；235：334-342.

[23] Schrader M, Fahimi HD. Peroxisomes and oxidative stress. Biochim Biophys Acta 2006；1763：1755-1766.

[24] Boveris A, Oshino N, Chance B. The cellular production of hydrogen peroxide. Biochem J 1972；128：617-630.

[25] Fahimi HD, Reinicke A, Sujatta M, Yokota S, Ozel M, Hartig F, et al. The short- and long-term effects of bezafibrate in the rat. Ann NY Acad Sci 1982；386：111-135.

[26] Rao MS, Reddy JK. Peroxisome proliferation and hepatocarcinogenesis. Carcinogenesis 1987；8：631-636.

[27] Palmer CN, Hsu MH, Griffin KJ, Raucy JL, Johnson EF. Peroxisome proliferator activated receptor-alpha expression in human liver. Mol Pharmacol 1998；53：14-22.

[28] Frederiks WM, Bosch KS. The proportion of xanthine oxidase activity of total xanthine oxidoreductase activity in situ remains constant in rat liver under various (patho)physiological conditions. Hepatology 1996；24：1179-1184.

[29] Jaeschke H. Reactive oxygen and ischemia/reperfusion injury of the liver. Chem Biol Interact 1991；79：115-136.

[30] Jaeschke H. Glutathione disulfide formation and oxidant stress during acetaminophen-induced hepatotoxicity in mice in vivo: the protective effect of allopurinol. J Pharmacol Exp Ther 1990；255：935-941.

[31] Jaeschke H, Farhood A, Bautista AP, Spolarics Z, Spitzer JJ. Complement activates Kupffer cells and neutrophils during reperfusion after hepatic ischemia. Am J Physiol 1993；264：G801-G809.

[32] Bautista AP, Schuler A, Spolarics Z, Spitzer JJ. Tumor necrosis factor-alpha stimulates superoxide anion generation by perfused rat liver and Kupffer cells. Am J Physiol 1991；261：G891-G895.

[33] Bautista AP, Spitzer JJ. Platelet activating factor stimulates and primes the liver, Kupffer cells and neutrophils to release superoxide anions. Free Radic Res Commun 1992；7：195-209.

[34] Jaeschke H. Molecular mechanisms of hepatic ischemia-reperfusion injury and preconditioning. Am J Physiol Gastrointest Liver Physiol 2003；284：G15-G26.

[35] Nieminen AL, Byrne AM, Herman B, Lemasters JJ. Mitochondrial permeability transition in hepatocytes induced by t-BuOOH: NAD(P)H and reactive oxygen species. Am J Physiol 1997；272：C1286-C1294.

[36] Jaeschke H, Williams CD, Ramachandran A, Bajt ML. Acetaminophen hepatotoxicity and repair: the role of sterile

inflammation and innate immunity. Liver Int 2012；32：8 - 20.

[37] Recknagel RO，Ghoshal AK. Lipoperoxidation as a vector in carbon tetrachloride hepatotoxicity. Lab Invest 1966；15：132 - 148.

[38] Knight TR，Fariss MW，Farhood A，Jaeschke H. Role of lipid peroxidation as a mechanism of liver injury after acetaminophen overdose in mice. Toxicol Sci 2003；76：229 - 236.

[39] Poli G，Parola M. Oxidative damage and fibrogenesis. Free Radic Biol Med 1997；22：287 - 305.

[40] Comporti M，Arezzini B，Signorini C，Sgherri C，Monaco B，Gardi C. F_2 - isoprostanes stimulate collagen synthesis in activated hepatic stellate cells：a link with liver fibrosis? Lab Invest 2005；85：1381 - 1391.

[41] Comporti M，Arezzini B，Signorini C，Vecchio D，Gardi C. Oxidative stress，isoprostanes and hepatic fibrosis. Histol Histopathol 2009；24：893 - 900.

[42] Finkel T. Signal transduction by reactive oxygen species. J Cell Biol 2011；194：7 - 15.

[43] Stadtman ER，Moskovitz J，Levine RL. Oxidation of methionine residues of proteins：biological consequences. Antioxid Redox Signal 2003；5：577 - 582.

[44] van der Vliet A，Eiserich JP，O'Neill CA，Halliwell B，Cross CE. Tyrosine modification by reactive nitrogen species：a closer look. Arch Biochem Biophys 1995；319：341 - 349.

[45] Alvarez B，Radi R. Peroxynitrite reactivity with amino acids and proteins. Amino Acids 2003；25：295 - 311.

[46] Cover C，Mansouri A，Knight TR，Bajt ML，Lemasters JJ，Pessayre D，et al. Peroxynitrite-induced mitochondrial and endonuclease-mediated nuclear DNA damage in acetaminophen hepatotoxicity. J Pharmacol Exp Ther 2005；315：879 - 887.

[47] Knight TR，Ho YS，Farhood A，Jaeschke H. Peroxynitrite is a critical mediator of acetaminophen hepatotoxicity in murine livers：protection by glutathione. J Pharmacol Exp Ther 2002；303：468 - 475.

[48] LoGuidice A，Boelsterli UA. Acetaminophen overdose-induced liver injury in mice is mediated by peroxynitrite independently of the cyclophilin D - regulated permeability transition. Hepatology 2011；54：969 - 978.

[49] Kon K，Kim JS，Jaeschke H，Lemasters JJ. Mitochondrial permeability transition in acetaminophen-induced necrosis and apoptosis of cultured mouse hepatocytes. Hepatology 2004；40：1170 - 1179.

[50] Masubuchi Y，Suda C，Horie T. Involvement of mitochondrial permeability transition in acetaminophen-induced liver injury. J Hepatol 2005；42：110 - 116.

[51] Reid AB，Kurten RC，McCullough SS，Brock RW，Hinson JA. Mechanisms of acetaminophen-induced hepatotoxicity：role of oxidative stress and mitochondrial permeability transition in freshly isolated hepatocytes. J Pharmacol Exp Ther 2005；312：509 - 516.

[52] Ramachandran A，Lebofsky M，Baines CP，Lemasters JJ，Jaeschke H. Cyclophilin D deficiency protects against acetaminophen-induced oxidant stress and liver injury. Free Radic Res 2011；45：156 - 164.

[53] Agarwal R，MacMillan-Crow LA，Rafferty TM，Saba H，Roberts DW，Fifer EK，et al. Acetaminophen-induced hepatotoxicity in mice occurs with inhibition of activity and nitration of mitochondrial manganese superoxide dismutase. J Pharmacol Exp Ther 2011；337：110 - 116.

[54] Ishii Y，Ogara A，Katsumata T，Umemura T，Nishikawa A，Iwasaki Y，et al. Quantitation of nitrated tryptophan in proteins and tissues by high-performance liquid chromatography with electrospray ionization tandem mass spectrometry. J Pharm Biomed Anal 2007；44：150 - 159.

[55] Liu P，Yin K，Nagele R，Wong PY. Inhibition of nitric oxide synthase attenuates peroxynitrite generation，but augments neutrophil accumulation in hepatic ischemia-reperfusion in rats. J Pharmacol Exp Ther 1998；284：1139 - 1146.

[56] Skinner KA，Crow JP，Skinner HB，Chandler RT，Thompson JA，Parks DA. Free and protein-associated nitrotyrosine formation following rat liver preservation and transplantation. Arch Biochem Biophys 1997；342：282 - 288.

[57] Moon KH，Hood BL，Mukhopadhyay P，Rajesh M，Abdelmegeed MA，Kwon YI，et al. Oxidative inactivation of key mitochondrial proteins leads to dysfunction and injury in hepatic ischemia reperfusion. Gastroenterology 2008；135：1344 - 1357.

[58] McKim SE，Gabele E，Isayama F，Lambert JC，Tucker LM，Wheeler MD，et al. Inducible nitric oxide synthase is required in alcohol-induced liver injury：studies with knockout mice. Gastroenterology 2003；284：G15 - G26.

[59] Gujral JS，Hinson JA，Farhood A，Jaeschke H. NADH oxidase-derived oxidant stress is critical for neutrophil cytotoxicity during endotoxemia. Am J Physiol Gastrointest Liver Physiol 2004；287：G243 - G252.

[60] Gujral JS，Farhood A，Bajt ML，Jaeschke H. Neutrophils aggravate acute liver injury during obstructive cholestasis in bile duct-ligated mice. Hepatology 2003；38：355 - 363.

[61] Hasegawa T，Malle E，Farhood A，Jaeschke H. Generation of hypochlorite-modified proteins by neutrophils during ischemia-reperfusion injury in rat liver：attenuation by ischemia preconditioning. Am J Physiol Gastrointest Liver Physiol 2005；289：G760 - G767.

[62] Choumar A，Tarhuni A，Lettéron P，Reyl-Desmars F，Dauhoo N，Damasse J，et al. Lipopolysaccharide-induced mitochondrial DNA depletion. Antioxid Redox Signal 2011；15：2837 - 2854.

[63] Yamagami K，Yamamoto Y，Kume M，Ishikawa Y，Yamaoka Y，Hiai H，et al. Formation of 8 - hydroxy - 2' - deoxyguanosine and 4 - hydroxy - 2 - nonenal-modified proteins in rat liver after ischemia-reperfusion：distinct localization of the two oxidatively modified products. Antioxid Redox Signal 2000；2：127 - 136.

[64] Park EM，Shigenaga MK，Degan P，Korn TS，Kitzler JW，Wehr CM，et al. Assay of excised oxidative DNA lesions：isolation of 8 - oxoguanine and its nucleoside derivatives from biological fluids with a monoclonal antibody column. Proc Natl Acad Sci USA 1992；89：3375 - 3379.

[65] Shigenaga MK，Aboujaoude EN，Chen Q，Ames BN. Assays of oxidative DNA damage biomarkers 8 - oxo - 2' - deoxyguanosine and 8 - oxoguanine in nuclear DNA and biological fluids by high-performance liquid chromatography with electrochemical detection. Methods Enzymol 1994；234：16 - 33.

[66] Beckman KB，Saljoughi S，Mashiyama ST，Ames BN. A simpler，more robust method for the analysis of 8 - oxoguanine in DNA. Free Radic Biol Med 2000；29：357 - 367.

[67] Wieland P，Lauterburg BH. Oxidation of mitochondrial proteins and DNA following administration of ethanol. Biochem Biophys Res Commun 1995；213：815 - 819.

[68] Mansouri A，Gaou I，De Kerguenec C，Amsellem S，Haouzi D，Berson A，et al. An alcoholic binge causes massive degradation of hepatic mitochondrial DNA in mice. Gastroenterology 1999；117：181 - 190.

[69] Larosche I，Lettéron P，Berson A，Fromenty B，Huang TT，Moreau R，et al. Hepatic mitochondrial DNA depletion after an alcohol binge in mice：probable role of peroxynitrite and modulation by manganese superoxide dismutase. J Pharmacol Exp Ther 2010；332：886 - 897.

[70] Demeilliers C，Maisonneuve C，Grodet A，Mansouri A，Nguyen R，Tinel M，et al. Impaired adaptive resynthesis and prolonged depletion of hepatic mitochondrial DNA after repeated alcohol binges in mice. Gastroenterology 2002；123：1278 - 1290.

[71] Larosche I，Choumar A，Fromenty B，Lettéron P，Abbey-Toby A，Van Remmen H，et al. Prolonged ethanol administration depletes mitochondrial DNA in MnSOD - overexpressing transgenic mice，but not in their wild type littermates. Toxicol Appl Pharmacol

2009；234：326 - 338.

[72] Fernandez-Checa JC，Ookhtens M，Kaplowitz N. Effect of chronic ethanol feeding on rat hepatocytic glutathione. Compartmentation, efflux，and response to incubation with ethanol. J Clin Invest 1987；80：57 - 62.

[73] Lluis JM，Colell A，García-Ruiz C，Kaplowitz N，Fernández-Checa JC. Acetaldehyde impairs mitochondrial glutathione transport in HepG2 cells through endoplasmic reticulum stress. Gastroenterology 2003；124：708 - 724.

[74] Albano E，Poli G，Chiarpotto E，Biasi F，Dianzani MU. Paracetamol-stimulated lipid peroxidation in isolated rat and mouse hepatocytes. Chem Biol Interact 1983；47：249 - 263.

[75] Nagai H，Matsumaru K，Feng G，Kaplowitz N. Reduced glutathione depletion causes necrosis and sensitization to tumor necrosis factor-alpha-induced apoptosis in cultured mouse hepatocytes. Hepatology 2002；36：55 - 64.

[76] Jaeschke H，Knight TR，Bajt ML. The role of oxidant stress and reactive nitrogen species in acetaminophen hepatotoxicity. Toxicol Lett 2003；144：279 - 288.

[77] Yan HM，Ramachandran A，Bajt ML，Lemasters JJ，Jaeschke H. The oxygen tension modulates acetaminophen-induced mitochondrial oxidant stress and cell injury in cultured hepatocytes. Toxicol Sci 2010；117：515 - 523.

[78] Halliwell B. The wanderings of a free radical. Free Radic Biol Med 2009；46：531 - 542.

[79] Uchiyama A，Kim JS，Kon K，Jaeschke H，Ikejima K，Watanabe S，et al. Translocation of iron from lysosomes into mitochondria is a key event during oxidative stress-induced hepatocellular injury. Hepatology 2008；48：1644 - 1654.

[80] Gunawan BK，Liu ZX，Han D，Hanawa N，Gaarde WA，Kaplowitz N. c - Jun N - terminal kinase plays a major role in murine acetaminophen hepatotoxicity. Gastroenterology 2006；131：165 - 178.

[81] Latchoumycandane C，Goh CW，Ong MM，Boelsterli UA. Mitochondrial protection by the JNK inhibitor leflunomide rescues mice from acetaminophen-induced liver injury. Hepatology 2007；45：412 - 421.

[82] Saito C，Lemasters JJ，Jaeschke H. c - Jun N - terminal kinase modulates oxidant stress and peroxynitrite formation independent of inducible nitric oxide synthase in acetaminophen hepatotoxicity. Toxicol Appl Pharmacol 2010；246：8 - 17.

[83] Nakagawa H，Maeda S，Hikiba Y，Ohmae T，Shibata W，Yanai A，et al. Deletion of apoptosis signal-regulating kinase 1 attenuates acetaminophen-induced liver injury by inhibiting c - Jun N - terminal kinase activation. Gastroenterology 2008；135：1311 - 1321.

[84] Hanawa N，Shinohara M，Saberi B，Gaarde WA，Han D，Kaplowitz N. Role of JNK translocation to mitochondria leading to inhibition of mitochondria bioenergetics in acetaminophen-induced liver injury. J Biol Chem 2008；283：13565 - 13577.

[85] Ramachandran A，Lebofsky M，Weinman SA，Jaeschke H. The impact of partial manganese superoxide dismutase (SOD2) - deficiency on mitochondrial oxidant stress，DNA fragmentation and liver injury during acetaminophen hepatotoxicity. Toxicol Appl Pharmacol 2011；251：226 - 233.

[86] Win S，Than TA，Han D，Petrovic LM，Kaplowitz N. c - Jun N - terminal kinase (JNK) - dependent acute liver injury from acetaminophen or tumor necrosis factor (TNF) requires mitochondrial Sab protein expression in mice. J Biol Chem 2011；286：35071 - 35078.

[87] Chambers JW，LoGrasso PV. Mitochondrial c - Jun N - terminal kinase (JNK) signaling initiates physiological changes resulting in amplification of reactive oxygen species generation. J Biol Chem 2011；286：16052 - 16062.

[88] Theruvath TP，Snoddy MC，Zhong Z，Lemasters JJ. Mitochondrial permeability transition in liver ischemia and reperfusion：role of c - Jun N - terminal kinase 2. Transplantation 2008；85：1500 - 1504.

[89] Czaja MJ，Liu H，Wang Y. Oxidant-induced hepatocyte injury from menadione is regulated by ERK and AP - 1 signaling. Hepatology 2003；37：1405 - 1413.

[90] Conde de la Rosa L，Shoemaker MH，Vrenken TE，Buist-Homan M，Havinga R，Jansen PL，et al. Superoxide anions and hydrogen peroxide induce hepatocyte death by different mechanisms：involvement of JNK and ERK MAP kinases. J Hepatol 2006；44：918 - 929.

[91] Hampton MB，Orrenius S. Dual regulation of caspase activity by hydrogen peroxide：implications for apoptosis. FEBS Lett 1997；414：552 - 556.

[92] Fadeel B，Ahlin A，Henter JI，Orrenius S，Hampton MB. Involvement of caspases in neutrophil apoptosis：regulation by reactive oxygen species. Blood 1998；92：4808 - 4818.

[93] Hong JY，Lebofsky M，Farhood A，Jaeschke H. Oxidant stress-induced liver injury in vivo：role of apoptosis，oncotic necrosis and JNK activation. Am J Physiol Gastrointest Liver Physio 2009；296：G572 - G581.

[94] Scherz-Shouval R，Shvets E，Fass E，Shorer H，Gil L，Elazar Z. Reactive oxygen species are essential for autophagy and specifically regulate the activity of Atg4. EMBO J 2007；26：1749 - 1760.

[95] Chen Y，Azad MB，Gibson SB. Superoxide is the major reactive oxygen species regulating autophagy. Cell Death Differ 2009；16：1040 - 1052.

[96] Eisenberg-Lerner A，Kimchi A. PKD is a kinase of Vsp34 that mediates ROS - induced autophagy downstream of DAPk. Cell Death Differ 2012；19：788 - 797.

[97] Lee J，Giordano S，Zhang J. Autophagy，mitochondria and oxidative stress：cross-talk and redox signaling. Biochem J 2012；441：523 - 540.

[98] Ding WX，Manley S，Ni HM. The emerging role of autophagy in alcoholic liver disease. Exp Biol Med 2011；236：546 - 556.

[99] Bhogal RH，Weston CJ，Curbishley SM，Adams DH，Afford SC. Autophagy：a cyto-protective mechanism which prevents primary human hepatocyte apoptosis during oxidative stress. Autophagy 2012；8（4）：545 - 558.

[100] Wang Y，Singh R，Xiang Y，Czaja MJ. Macroautophagy and chaperone-mediated autophagy are required for hepatocyte resistance to oxidant stress. Hepatology 2010；52：266 - 277.

[101] Schreck R，Rieber P，Baeuerle PA. Reactive oxygen intermediates as apparently widely used messengers in the activation of the NF - kappa B transcription factor and HIV - 1. EMBO J 1991；10：2247 - 2258.

[102] Essani NA，Fisher MA，Jaeschke H. Inhibition of NF - κB activation by dimethyl sulfoxide correlates with suppression of TNF - α formation，reduced ICAM - 1 gene transcription and protection against endotoxin-induced liver injury. Shock 1997；7：90 - 96.

[103] Bellezzo JM，Leingang KA，Bulla GA，Britton RS，Bacon BR，Fox ES. Modulation of lipopolysaccharide-mediated activation in rat Kupffer cells by antioxidants. J Lab Clin Med 1998；131：36 - 44.

[104] Mandrekar P，Szabo G. Signalling pathways in alcohol-induced liver inflammation. J Hepatol 2009；50：1258 - 1266.

[105] Itoh K，Wakabayashi N，Katoh Y，Ishii T，Igarashi K，Engel JD，et al. Keap1 represses nuclear activation of antioxidant responsive elements by Nrf2 through binding to the amino-terminal Neh2 domain. Genes Dev 1999；13：76 - 86.

[106] Klaassen CD，Reisman SA. Nrf2 the rescue：effects of the antioxidative/electrophilic response on the liver. Toxicol Appl Pharmacol 2010；244：57 - 65.

[107] Goldring CE，Kitteringham NR，Elsby R，Randle LE，Clement YN，Williams DP，et al. Activation of hepatic Nrf2 in vivo by acetaminophen in CD - 1 mice. Hepatology 2004；39：1267 - 1276.

[108] Okawa H，Motohashi H，Kobayashi A，Aburatani H，Kensler

TW，Yamamoto M. Hepatocyte-specific deletion of the keap1 gene activates Nrf2 and confers potent resistance against acute drug toxicity. Biochem Biophys Res Commun 2006；339：79 - 88.

[109]　Boelsterli UA，Hsiao CJ. The heterozygous Sod2(+/-) mouse：modeling the mitochondrial role in drug toxicity. Drug Discov Today 2008；13：982 - 988.

[110]　Toppo S，Flohé L，Ursini F，Vanin S，Maiorino M. Catalytic mechanisms and specificities of glutathione peroxidases：variations of a basic scheme. Biochim Biophys Acta 2009；1790：1486 - 1500.

[111]　Arai M，Imai H，Koumara T，Yoshida M，Emoto K，Umeda M. Mitochondrial phospholipidhydroperoxide glutathione peroxidase plays a major role in preventing oxidative injury to cells. J Biol Chem 1999；274：4924 - 4933.

[112]　Lucena MI，García-Martín E，Andrade RJ，Martinez C，Stephens C，Ruiz JD，et al. Mitochondrial superoxide dismutase and glutathione peroxidase in idiosyncratic drug-induced liver injury. Hepatology 2010；52：303 - 312.

[113]　Rhee SG，Chae HZ，Kim K. Peroxiredoxins：a historical overview and speculative preview of novel mechanisms of emerging concepts in cell signaling. Free Radic Biol Med 2005；38：1543 - 1552.

[114]　Dammeyer P，Arnér ES. Human protein atlas of redox systems — what can be learnt? Biochim Biophys Acta 2011；1810：111 - 138.

[115]　Wood ZA，Poole LB，Karplus PA. Peroxiredoxin evolution and the regulation of hydrogen peroxide signaling. Science 2003；300：650 - 653.

[116]　Jeong W，Park SJ，Chang TS，Lee DY，Rhee SG. Molecular mechanism of the reduction of cysteine sulfinic acid of peroxiredoxin to cysteine by mammalian sulfiredoxin. J Biol Chem 2006；281：14400 - 14407.

[117]　Watson WH，Yang X，Choi YE，Jones DP，Kehrer JP. Thioredoxin and its role in toxicology. Toxicol Sci 2004；78：3 - 14.

[118]　Chow CK. Vitamin E and oxidative stress. Free Radic Biol Med 1991；11：215 - 232.

[119]　Wefers H，Sies H. The protection by ascorbate and glutathione against microsomal lipid peroxidation is dependent on vitamin E. Eur J Biochem 1988；174：353 - 357.

[120]　Han D，Hanawa N，Saberi B，Kaplowitz N. Mechanisms of liver injury. III. Role of glutathione redox status in liver injury. Am J Physiol Gastrointest Liver Physiol 2006；291：G1 - G7.

[121]　Reed DJ. Glutathione：toxicological implications. Annu Rev Pharmacol Toxicol 1990；30：603 - 631.

[122]　Lauterburg BH，Adams JD，Mitchell JR. Hepatic glutathione homeostasis in the rat：efflux accounts for glutathione turnover. Hepatology 1984；4：586 - 590.

[123]　Ballatori N，Hammond CL，Cunningham JB，Krance SM，Marchan R. Molecular mechanisms of reduced glutathione transport：role of the MRP/CFTR/ABCC and OATP/SLC21A families of membrane proteins. Toxicol Appl Pharmacol 2005；204：238 - 255.

[124]　Rius M，Hummel-Eisenbeiss J，Hofmann AF，Keppler D. Substrate specificity of human ABCC4 (MRP4) - mediated cotransport of bile acids and reduced glutathione. Am J Physiol Gastrointest Liver Physiol 2006；290：G640 - G649.

[125]　Jaeschke H，Benzick EA. Pathophysiological consequences of enhanced intracellular superoxide formation in isolated perfused rat liver. Chem Biol Interact 1992；84：55 - 68.

[126]　Jaeschke H. Glutathione disulfide as index of oxidant stress in rat liver during hypoxia. Am J Physiol 1990；258：G499 - G505.

[127]　Fernandez-Checa JC，Kaplowitz N. Hepatic mitochondrial glutathione：transport and role in disease and toxicity. Toxicol Appl Pharmacol 2005；204：263 - 273.

[128]　Zhong Q，Putt DA，Xu F，Lash LH. Hepatic mitochondrial transport of glutathione：studies in isolated rat liver mitochondria and H4IIE rat hepatoma cells. Arch Biochem Biophys 2008；474：

119 - 127.

[129]　Wilkins HM，Marquardt K，Lash LH，Linseman DA. Bcl - 2 is a novel interacting partner for the 2 - oxoglutarate carrier and a key regulator of mitochondrial glutathione. Free Radic Biol Med 2012；52：410 - 419.

[130]　Jaeschke H. Antioxidant defense mechanisms. In：McQueen CA，editor. Comprehensive toxicology，vol. IX. Oxford：Academic Press；2010：319 - 337.

[131]　Saito C，Yan HM，Artigues A，Villar MT，Farhood A，Jaeschke H. Mechanism of protection by metallothionein against acetaminophen hepatotoxicity. Toxicol Appl Pharmacol 2010；242：182 - 190.

[132]　DeLeve LD. Glutathione defense in non-parenchymal cells. Semin Liver Dis 1998；18：403 - 413.

[133]　Spolarics Z. Endotoxemia，pentose cycle，and the oxidant/antioxidant balance in the hepatic sinusoid. J Leukoc Biol 1998；63：534 - 541.

[134]　Halliwell B，Gutteridge JMC. The antioxidants of human extracellular fluids. Arch Biochem Biophys 1990；280：1 - 8.

[135]　Jaeschke H，Farhood A. Neutrophil and Kupffer cell-induced oxidant stress and ischemia-reperfusion injury in rat liver in vivo. Am J Physiol 1991；260：G355 - G362.

[136]　Jaeschke H. Enhanced sinusoidal glutathione efflux during endotoxin-induced oxidant stress in vivo. Am J Physiol 1992；263：G60 - G68.

[137]　Jaeschke H. Vascular oxidant stress and hepatic ischemia/reperfusion injury. Free Radic Res Commun 1991；12 - 13：737 - 743.

[138]　Liu P，Fisher MA，Farhood A，Smith CW，Jaeschke H. Beneficial effect of extracellular glutathione against reactive oxygen-mediated reperfusion injury in the liver. Circ Shock 1994；43：64 - 70.

[139]　Burk RF，Hill KE. Selenoprotein P：an extracellular protein with unique physical characteristics and a role in selenium homeostasis. Annu Rev Nutr 2005；215 - 235.

[140]　Burk RF，Hill KE，Awad JA，Morrow JD，Kato T，Cockell KA，et al. Pathogenesis of diquat-induced liver necrosis in selenium-deficient rats：assessment of the roles of lipid peroxidation and selenoprotein P. Hepatology 1995；21：561 - 569.

[141]　Burk RF，Hill KE，Awad JA，Morrow JD，Lyons PR. Liver and kidney necrosis in selenium-deficient rats depleted of glutathione. Lab Invest 1995；72：723 - 730.

[142]　Halliwell B. Free radicals and antioxidants — quo vadis? Trends Pharmacol Sci 2011；32：125 - 130.

[143]　Singal AK，Jampana SC，Weinman SA. Antioxidants as therapeutic agents for liver disease. Liver Int 2011；31：1432 - 1448.

[144]　Flohé L. Superoxide dismutase for therapeutic use：clinical experience，dead ends and hopes. Mol Cell Biochem 1988；84：123 - 131.

[145]　Jaeschke H，Williams CD，McGill MR，Farhood A. Herbal extracts as hepatoprotectants against acetaminophen hepatotoxicity. World J Gastroenterol 2010；16：2448 - 2450.

[146]　Jaeschke H，McGill MR，Williams CD，Ramachandran A. Current issues with acetaminophen hepatotoxicity — a clinically relevant model to test the efficacy of natural products. Life Sci 2011；88：737 - 745.

[147]　Ong MM，Latchoumycandane C，Boelsterli UA. Troglitazone-induced hepatic necrosis in an animal model of silent genetic mitochondrial abnormalities. Toxicol Sci 2007；97：205 - 213.

[148]　Ong MM，Wang AS，Leow KY，Khoo YM，Boelsterli UA. Nimesulide-induced hepatic mitochondrial injury in heterozygous Sod2(+/-) mice. Free Radic Biol Med 2006；40：420 - 429.

[149]　Kashimshetty R，Desai VG，Kale VM，Lee T，Moland CL，Branham WS，et al. Underlying mitochondrial dysfunction triggers flutamide-induced oxidative liver injury in a mouse model of idiosyncratic drug toxicity. Toxicol Appl Pharmacol 2009；238：150 - 159.

[150] Acharya SK，Batra Y，Hazari S，Choudhury V，Panda SK，Dattagupta S. Etiopathogenesis of acute hepatic failure: Eastern versus Western countries. J Gastroenterol Hepatol 2002；17：S268 - S273.

[151] Devarbhavi H，Dierkhising R，Kremers WK，Sandeep MS，Karanth D，Adarsh CK. Single-center experience with drug-induced liver injury from India: causes, outcome, prognosis, and predictors of mortality. Am J Gastroenterol 2010；105：2396 - 2404.

[152] Reuben A，Koch DG，Lee WM. Acute liver failure study group. Drug-induced acute liver failure: results of a U. S. multicenter, prospective study. Hepatology 2010；52：2065 - 2076.

[153] Chowdhury A，Santra A，Bhattacharjee K，Ghatak S，Saha DR，Dhali GK. Induction of oxidative stress in antitubercular drug-induced hepatotoxicity. Indian J Gastroenterol 2001；20：97 - 100.

[154] Chang TK，Abbott FS. Oxidative stress as a mechanism of valproic-acid associated hepatotoxicity. Drug Metab Rev 2006；38：627 - 639.

[155] Battaglia V，Salvi M，Toninello A. Oxidative stress is responsible for mitochondrial permeability transition induction by salicylate in liver mitochondria. J Biol Chem 2005；280：33864 - 33872.

[156] Rogers LK，Valentine CJ，Szczpyka M，Smith CV. Effects of hepatotoxic doses of acetaminophen and furosemide on tissue concentrations of CoASH and CoASSG in vivo. Chem Res Toxicol 2000；13：873 - 882.

第5章
线粒体损伤导致的肝毒性

John J. Lemasters

美国,南卡罗来纳州,查尔斯顿,南卡罗来纳医科大学

前　言

　　线粒体是肝脏中最为丰富的细胞器,占据了肝细胞中 20% 的体积[1]。一个肝细胞包含约 1 000 个直径 1 μm 左右圆形或椭圆形的线粒体[1,2]。肝脏线粒体最主要的功能是氧化磷酸化,氧化磷酸化作用产生的 ATP 为胆汁分泌、糖原异生、蛋白质合成、尿素生成以及许多其他肝脏重要功能提供能量[3,4]。特别是在尿素生成过程中,每形成一个尿素分子需要 ATP 分解 4 个高能磷酸键,并且尿素代谢大多发生在线粒体基质中。虽然线粒体代谢中大部分是与氧化磷酸化和尿素生成相关的反应,但对于其他代谢通路来说,如钙离子稳态、胆固醇代谢和亚铁血红素合成等,线粒体的作用也十分必要。因此,肝脏对干扰线粒体功能的药物和毒物导致的损伤高度敏感[5]。

线粒体概述

一、线粒体氧化磷酸化

　　氧化磷酸化的基本原理大多已被熟知,在此仅作简单回顾(图 5 - 1)[6]。特异性转运体(如肉毒碱穿梭体、一元羧酸转运体)将丙酮酸盐、脂肪酸和其他呼吸代谢底物转运到线粒体中参加三羧酸循环(tricarboxylic acid cycle,TCA)和 β 氧化循环。这些呼吸代谢底物被氧化后主要生成 NADH,NADH 的还原当量(电子)进入呼吸链最终将氧还原为 H_2O。呼吸链在复合体 I(NADH - 辅酶 Q 氧化还原酶)、复合体Ⅲ(辅酶 Q - 细

胞色素 C 氧化还原酶)和复合体Ⅳ(细胞色素 c 氧化酶)将质子泵出内膜,形成质子电化学梯度或由膜电位($\Delta\Psi$)和 pH 梯度组成的质子动力(Δp),

$$\Delta p = \Delta\Psi - \Delta pH$$

由于如无机磷酸盐(Pi)这样的渗透性弱酸存在于胞质中,ΔpH 通常较低,因此 Δp 主要由 $\Delta\Psi$ 组成。

　可逆性的线粒体 $F_1 F_0$ - ATP 合酶(复合体Ⅴ)是被跨内膜的 H^+(质子)内流驱动的分子马达。每 1/3 细胞膜成分的循环中,F_0 与一个突出于线粒体基质的有柄颗粒关联,F_1 催化线粒体内由 ADP 和 Pi 生成 ATP 的过程[7,8]。生成的 ATP 可以在线粒体内被利用,也可以输送到胞质中交换 ADP 和 Pi。在此过程中,有两个交换体:以 ADP^{3-} 交换 ATP^{4-} 的产电性腺苷酸转运蛋白(adenine nucleotide transporter,ANT)和以 Pi^- 交换 OH^- 的磷酸盐转运蛋白(phosphate transporter,PT)。ANT 和 PT 的协调运动催化促使 $1H^+$ 进入基质。因此,$\Delta\Psi$ 和 ΔpH 驱使线粒体内 ATP 的释放和胞质中 ADP 和 Pi 的摄取。结果可以达到胞质中 ATP/ADP - Pi 的比值比线粒体基质中大 50 倍,相对于线粒体基质,这将增加胞质中 ATP 水解释放的自由能(磷酸化电势,ΔGp)[9,10]。当线粒体内 ΔGp 少于 50 kJ/mol(12 kcal/mol)时,这样的 ΔGp 放大作用可使胞质内 ΔGp 超过 60 kJ/mol(15 kcal/mol)。与 ΔGp 放大作用相关的胞质高 ATP/ADP - Pi 值使胞质 ATP 水解拥有更大的能量冲力,这也是真核细胞线粒体代谢的优势之一。相反,细胞中完全由糖酵解产生的 ΔGp 大约只有 50 kJ/mol[11]。由需氧细胞线粒体产生的胞质高 ΔGp 通常抑制总体糖酵解速度。

　目前已知有多种特异性抑制剂可抑制线粒体的功能(图 5-1)[12,13]。这些抑制剂是体外系统线粒体代谢分类的有力工具,但达到完全抑制剂量时常常可导致急性致死的发生。总的来说,这些试剂在全身系统都可以起作用,因此并非特异性肝细胞毒物。然而,在口服后,可能发生相对的肝细胞毒性,因为被胃肠道吸收的这些物质经由门静脉直接运输到肝脏。在新生儿中,缺乏氧化磷酸酶的线粒体细胞病经常导致以肝细胞坏死、肝衰竭和某些时候的胆汁淤积或纤维化为特征的肝损伤[14,15]。

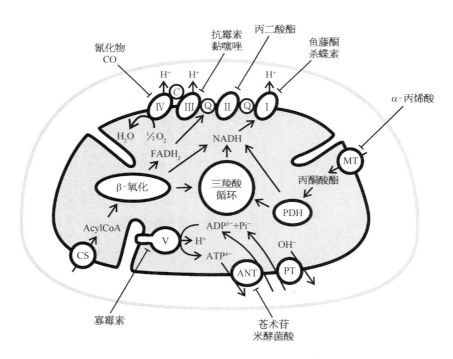

图 5-1　线粒体生物能量代谢概述

　呼吸代谢底物(例如脂肪酸乙酰 CoA、丙酮酸)、ADP 和无机磷酸盐(Pi)通过各自的转运体进入线粒体基质,这些转运体包括腺苷酸转运蛋白(ANT)、肉毒碱穿梭(CS)的酰基肉毒碱转运体、一元羧酸转运蛋白(MT)及磷酸盐转运蛋白(PT)。丙酮酸脱氢酶(PDH)、β-氧化和三羧酸循环(TCA)随后产生的 NADH 和 $FADH_2$ 分别加入呼吸链的复合体Ⅰ和辅酶 Q(Q)的反应中。之后,还原当量(电子)通过复合体Ⅱ-Ⅳ和细胞色素 c(C)转移至氧,导致产电性的质子从基质中转移出去,由此产生质子动力势(Δp)。Δp 反过来促使 $F_1 F_0$ - ATP 合酶(复合体Ⅴ)催化 ADP 和 Pi 合成 ATP,该过程与质子再进入基质相偶联。在基质中合成的 ATP 然后通过 ANT 与 ADP 进行交换。ATP^{4-}、ADP^{3-} 和 OH^- 与 Pi 的交换也与一个质子向基质内的运动相偶联,因此也受 Δp 驱动。如图所示,这些反应可被各种特异的高亲和性抑制剂所阻断

二、线粒体 DNA

线粒体拥有独特的闭环 DNA。人类线粒体 DNA（mitochondrial DNA，mtDNA）有 16 569 个碱基对（basepair，bp）和编码 13 种蛋白质的基因，以及 22 个编码转运 RNA 的基因，2 个编码核糖体 RNA 的基因。这些基因所编码的蛋白质都是参与氧化磷酸化反应的蛋白质复合体疏水亚单位：复合体 Ⅰ 有 7 个，即 NADH 脱氢酶 1～6（ND1～6）和 ND4L；复合体 Ⅳ 有 3 个，即细胞色素 C 氧化酶亚基 Ⅰ～Ⅲ（COX1～3）；复合体 Ⅴ 有 2 个，即 ATP 酶 6 和 ATP 酶 8；复合体 Ⅲ 有 1 个，即细胞色素 b[16]。线粒体核糖体和 mtDNA 的遗传密码比真核细胞更接近细菌，这是 10 亿～20 亿年前感染真核细胞的变形菌门线粒体内共生起源的结果[17]。一些抑制细菌核糖体的抗生素，如氯霉素，也可抑制线粒体核糖体。在大鼠模型中，在肝部分切除后给予氯霉素是致命的，可能是由于线粒体生物合成和由 mtDNA 编码的氧化磷酸化反应关键酶合成的失败[18]。

每个线粒体平均包含 5 拷贝 mtDNA，所以在单个肝细胞中大约有 5 000 拷贝 mtDNA[19]。因此，总的 mtDNA 基因有 8×10^7 个碱基对（bp），而一个二倍体核基因有 6×10^9 bp。但是，mtDNA 均具有转录活性，而核 DNA 只有 3%～4% 具有转录活性。因此，线粒体的转录的量大约是细胞核的 35%，这或多或少与肝细胞中线粒体细胞质容积成比例。

三、线粒体生物合成与转运

在正常非增生性肝脏中，线粒体和 mtDNA 周转半衰期为 10～15 d[20]。新的线粒体由原先的线粒体二分裂生成，衰老的线粒体可能大部分由线粒体自我吞噬，或线粒体自噬降解[21,22]。在一些细胞类型中，线粒体组成一个纤维结构相互连接的多核体，但是在肝细胞中，线粒体是单独存在的明显的球形或椭圆形结构。尽管如此，不同线粒体之间可通过分裂和融合事件相互交流，这些事件持续发生使膜内、基质以及线粒体内外膜之间的物质混合[23,24]。分裂和融合对于线粒体有序地生成和降解是必需的。不同的分子机制激活了线粒体的分解和融合，这其中包含 3 个发动蛋白相关 GTP 酶，分别叫作线粒体融合蛋白 1 和 2（mitofusin 1 and 2，Mfn1 和 Mfn2）以及视神经萎缩蛋白-1（optic atrophy 1，Opa1；一种发动蛋白样 120 000 蛋白），它们能融合和分解另一种发动蛋白相关 GTP 酶（发动蛋白相关蛋白 1，dynamin-related protein 1，Drp1）和线粒体分裂蛋白-1（mitochondrial fission 1，Fis1）。线粒

体分裂/融合缺陷会导致疾病，特别是中枢神经系统疾病[25]。

过氧化物酶体增生物激活受体 γ 共激活因子-1-α（peroxisome proliferator-activated receptor gamma coactivator-1-alpha，PGC-1α）是线粒体生成的主要调节因子，能共激活多种转录因子，例如过氧化物酶体增生物激活受体（peroxisome proliferator-activated receptors，PPARs）及核呼吸因子（nuclear respiratory factors，NRF）-1 和-2，上调能量代谢和线粒体生成的转录程序[26,27]。5′-AMP-激活蛋白激酶（5′-AMP-activated protein kinase，AMPK）和 NAD 依赖性蛋白脱乙酰酶 Sirtuin-1（NAD-dependent protein deacetylase sirtuin-1，SIRT1）是调节 PGC-1α 转录信号通路的代谢传感器[28]。对 ATP 需求增加和（或）ATP 生成减少会引起 ATP 减少和 AMP 增加。AMPK 以对 PGC-1α 进行磷酸化的方式做出应答，促使其移位至细胞核并促进线粒体生成。增加的氧化磷酸化呼吸需求使得 NAD1/NADH 比值增加，反过来可激活 SIRT1。激活的 SIRT1 随后脱去 PGC-1α 的乙酰基，以增强其转录活性。总的来说，这些机制的主要作用在于保持线粒体生成和氧化磷酸化需求之间的平衡。

四、线粒体 DNA 与肝细胞毒性

抑制线粒体 DNA（mtDNA）复制或转录的毒物会导致 mtDNA 消耗和氧化磷酸化失败。例如，乙啡啶是一种阳离子 DNA 嵌入剂，它能顺电势向线粒体内积累，从而抑制 mtDNA 的复制。在人工培养的细胞中，以乙啡啶（ethidium）处理的细胞在传代几次后会导致所有 mtDNA 丢失[29]。这些 mtDNA 缺乏的细胞叫作 ρ0 细胞，它们利用糖酵解提供的能量继续增殖。尿苷的补充是必需的，因为 ρ0 细胞呼吸链不足会导致二氢乳清酸脱氢酶的抑制，后者是嘧啶生物合成以及 DNA 复制过程中的一种关键酶。ρ0 细胞仍拥有正常数量的线粒体，但线粒体含脊较少，在呼吸过程和氧化磷酸化过程中也有缺陷[30]。

非阿尿苷（fialuridine）是一种治疗乙型肝炎病毒（hepatitis B virus，HBV）感染的核苷类似物。在临床试验中，急性肝衰竭于服药近一个月后发生，有几位患者死亡，其他患者则需要肝移植[31]。其毒性基础是非阿尿苷嵌入 mtDNA 中，抑制 DNA 聚合酶亚单位 γ-1（DNA polymerase subunit gamma 1，Pol-γ），进而抑制 mtDNA 复制，从而导致 mtDNA 消耗和线粒体功能障碍[32]。延迟毒性反映了 mtDNA 消耗后 mtDNA 编

码蛋白的周转和清除时间。因此,一旦出现肝脏损伤症状,即使停止治疗也不能使机体康复,因为事实上正常的 mtDNA 已经完全耗尽。其他的抗病毒治疗,最为显著的是治疗获得性免疫缺陷综合征(acquired immunodeficiency syndrome,AIDS)的多药高效抗逆转录病毒治疗(highly active antiretroviral therapy,HAART)导致的线粒体功能障碍,表现为肌病、周围神经病、脂肪肝和某些时候的乳酸酸中毒[33,34]。由诸如地达诺新、司他呋定和扎西他滨等腺苷逆转录酶抑制剂导致的 Pol-γ 抑制又会成为线粒体毒性的基础。肝细胞毒性可呈急性,伴有乳酸酸中毒和肝脂肪变性进展为急性肝衰竭,也可呈慢性并进展为非酒精性脂肪性肝炎(nonalcoholic steatohepatitis,NASH)、肝纤维化和门静脉高压。饮用酒精和合并 HBV、丙肝病毒(hepatitis C virus,HCV)感染是 HAART 治疗中肝细胞毒性的重要危险因素。

五、蛋白质输入

mtDNA 仅编码 13 个蛋白质。剩余的 1 000 余种线粒体蛋白由核 DNA 编码,在胞质中核糖体中合成[35]。富含正电荷氨基酸、长 10~80 个残基的氨基端序列可靶向于多种前蛋白,在线粒体外膜上形成多蛋白输入复合体,其组成成分被称为外膜转运蛋白(transporters of the outer membrane,TOMs)[36]。输入序列从 TOMs 经内膜转运蛋白(transporters of the inner membrane,TIMs)转运至线粒体基质(TIM23)和内膜(TIM22),部分由线粒体膜负电位驱使[37]。然后其他蛋白复合体将前蛋白转至在膜间隙和外膜的最终目的地。在转运后,一种线粒体处理肽酶(mitochondrial-processing peptidase,MPP)将靶前序列裂解,输入蛋白折叠成成熟形式。干扰线粒体蛋白的输入是一种潜在的、新的线粒体损伤机制,但通过这样的机制发挥作用的毒物尚未得以描述。

线粒体通透性转变

一、通透性转变孔

作为对大量肝细胞毒性应激的应答,高电导线粒体通透性转变(mitochondrial permeability transition,MPT)孔开放,导致对分子量高达 1 500 Da 的所有溶质分子都能透过线粒体内膜[38,39]。钙离子、氧化应激、大量活性化学物质以及更为特异的肝细胞毒物如对乙酰氨基酚(acetaminophen,APAP;扑热息痛,paracetamol)

等,均可诱导 MPT。环胞素及其一些非免疫抑制类似物,例如 4-甲基缬氨酸环胞霉素和 N-甲基-4-异亮氨酸环胞霉素(N-methyl-4-isoleucine cyclosporin,NIM811),均可抑制 MPT 孔开放。在 MPT 开始后,线粒体去极化,氧化磷酸化反应解偶联,线粒体在胶体渗透压驱使下将大幅膨胀。解偶联作用导致细胞 ATP 消耗和坏死型细胞坏死,而细胞肿胀所致的外膜破裂可导致细胞色素 C 和其他因子的释放,从而激活半胱天冬酶(cysteine-containing aspartate-specific proteases,caspases)并诱导细胞凋亡[40]。

MPT 的组成现仍未知。在一个模型中发现,来自外膜的电压依赖性阴离子通道(voltage-dependent anion channel,VDAC)、内膜的 ANT、基质的亲环蛋白 D 以及可能的其他蛋白质构成了 MPT 孔[41,42]。但是,基因敲除研究表明,MPT 孔可以在缺乏 ANT 和 VDAC 的线粒体内形成和开放[43,45]。此外,虽然诱导 MPT 需要很多钙离子的参与,但在缺乏亲环蛋白 D 的线粒体中仍可发生对环胞素不敏感的 MPT[46,47]。在一个备选模型中,错误折叠的线粒体膜蛋白被氧化应激和其他应激损伤后,在暴露于脂质双层的疏水表面聚集并形成水化的水通道。亲环蛋白 D 和其他分子伴侣会关闭这些初生的 MPT 孔,直到高钙离子等特异性刺激再将它们打开[48]。阴离子转运蛋白如 ANT 和磷酸盐以及天冬氨酸盐/谷氨酸盐载体似乎特别易受损伤,这将导致错误折叠和 MPT 孔形成,但是完全属于外源性的孔形成的肽,例如黄蜂毒素和阿拉霉素,也可导致线粒体中的 MPT 孔形成,而所形成的 MPT 孔可被钙离子打开,并被环胞素关闭[48-53]。当成孔蛋白聚合物开始在数量上超过调节孔电导的分子伴侣时,便会发生一种不受调节的 MPT,其对环胞素不敏感,并且可在缺失钙离子触发的情况下发生[48]。与亲环素 D 不同,人们对调节初期 MPT 孔电导的分子伴侣认识甚少。间接证据提示:热休克蛋白 Hsp27 和复合体Ⅲ的 Rieske 铁硫蛋白亚基(Rieske iron sulfur protein subunit,RISP)可对 RISP 进行脱磷酸化以促使孔开放,从而有助于调节 MPT 孔的电导[54]。

二、ATP 耗竭与细胞坏死

当活细胞中 MPT 启动之后,如果 ATP 损耗非常严重,细胞坏死就会发生[55]。糖酵解底物,例如肝细胞中的果糖,可以恢复部分 ATP,避免细胞坏死[56]。作为 ATP 耗竭的后果,细胞表面质膜外翻(又称出泡,blebs),可通过内皮窗孔延伸至肝窦腔内。这样的小泡形成可以很快逆转,例如缺血后重新供氧及恢复产生线粒体 ATP;同时一些小泡(这时称为细胞外来体)被释放到循环中[57]。若缺乏救援,ATP 耗竭的肝细胞约在 1 h 后便失去活力。在细胞死亡之前,细胞进入亚稳态,其特点是溶酶体破裂、线粒体内膜透化、小泡加速生长与合并、细胞肿胀和小的阴离子泄漏(图 5-2A)[58,59]。亚稳态发展到最后,质膜爆裂,质膜通透屏障不可逆性崩溃,这也是细胞坏死开始的主要特点(图 5-2B)[60]。介导氯离子和一些小的有机阴离子的一种阴离子通道开放,启动亚稳状态[59]。甘氨酸和甘氨酸受体配体,士的宁,可阻断这一非特异阴离子通道的开放,从而防止细胞死亡,但并不能恢复 ATP 数量[61-63]。甘氨酸和士的宁的细胞保护作用由甘氨酸受体亚基 α-1(glycine receptor subunit alpha-1,GlyRα1)介导[64]。

三、线粒体通透性转变后的凋亡

MPT 启动后线粒体肿胀导致线粒体外膜破裂和细胞色素 C 以及其他促凋亡蛋白从线粒体膜间隙释放。尽管如此,在 ATP 耗竭细胞的坏死过程中,caspase-3 和 caspase-9 却未被激活,这是因为细胞色素 C 激活 caspase 需要 ATP 或较少的 dATP[56,65]。糖酵解底物对 ATP 水平的部分维持可阻止细胞坏死,但这反而促进 caspase 依赖的细胞凋亡[56,65]。通过这种方式,作为对肝细胞毒物刺激和其他应激的应答,MPT 可同时启动细胞凋亡和细胞坏死,而应用环孢素等 MPT 孔抑制剂可以阻断这一过程。共同的启动通路导致不同的细胞死亡方式,构成了一种坏死性凋亡(necrapoptosis,necroptosis)现象,或称凋亡性坏死(aponecrosis)。当应激较轻时,主要引发细胞凋亡;而当应激较严重时,则导致凋亡和坏死混合发生,或只引起坏死发生(图 5-3)[66-68]。

通常而言,细胞凋亡是更好的结局,因为凋亡促进临死细胞的有序再吸收,炎症反应小,而坏死细胞则释放损伤相关分子模式(damageassociated molecular patterns,DAMPs)的细胞成分,可激活 toll 样受体(toll-like receptors,TLR,包括 TLR4 和其他),引发的炎症反应可扩大组织损伤[69]。其他通路,如 Fas 和肿瘤坏死因子受体(tumor necrosis factor receptor,TNFR)中 TNFR-1 和 TNFR-2,作用于 Fas 相关死亡结构域(fasassociated death domain,FADD)、TNFR1 相关死亡结构域(TNFR1-associated death domain,TRADD)和受体相互作用丝/苏氨酸蛋白激酶-1(receptor-interacting serine/threonine-protein kinase 1,RIP-1)等蛋白,也可引发细胞坏死和凋亡[68]。细胞色素 C 的释放可不依赖 MPT,而是通过选择性的线粒体外膜透化作用进行释放;而线粒体外膜透化作用则与下列过程相连:Bid 被 caspase-8 依赖性裂解为截短的 Bid(tBid),tBid 转位至线粒体,以及 Bax(凋亡调节因子)和 Bax 依赖性细胞色素 C 释放通道的形成[70]。

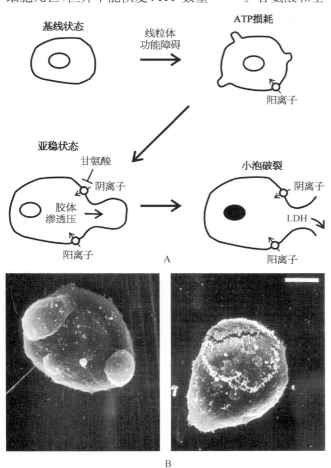

图 5-2　ATP 耗竭后的亚稳状态导致小泡破裂和细胞坏死的启动

A. 线粒体功能障碍引起细胞 ATP 耗竭,因 Na$^+$/K$^+$ 转运 ATP 酶受到抑制和一价阳离子通道开放,导致 Na$^+$ 和 K$^+$ 浓度梯度瓦解。细胞支架分解也能促进质膜出泡,但整个细胞的肿胀受制于质膜对阴离子的不通透性。而后,随损伤的进展,甘氨酸敏感性阴离子通道开放,引发小泡的加速增长和胶质渗透性肿胀等亚稳状态。亚稳态发展至高峰时,出现细胞膜破裂,锥虫蓝和碘化丙啶等染料可进入细胞并标记细胞核,乳酸脱氢酶(LDH)等胞质蛋白释放,以及细胞坏死启动。B. 左图:扫描电子显微镜显示,大鼠肝细胞在 ATP 耗竭后形成高级小泡;右图:肝细胞刚经历小泡破裂。横线表示 10 μM。引自[59,60]

四、通透性转变与对乙酰氨基酚的肝毒性

来自钙超载、死亡诱导性细胞因子[如肿瘤坏死因子 α(tumor necrosis factor alpha,TNF-α)、TNF 配体超家族成员 10 或称 TNF 相关的凋亡诱导性配体(TNF-related apoptosis-inducing ligand,TRAIL)、

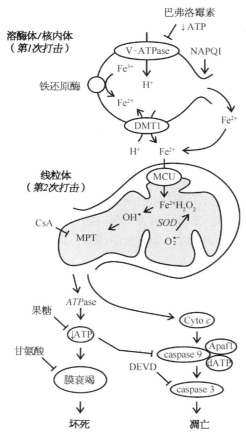

图 5-3 铁依赖性线粒体羟自由基形成的
二次打击假说示意图

铁主要以三价形式（Fe^{3+}）运输至溶酶体/核内体中，至少部分被铁还原酶还原为亚铁（Fe^{2+}）。使用巴弗洛霉素或ATP缺乏可抑制质子泵V型质子ATP酶（V-ATPase），导致腔内碱化，Fe^{2+}由显然的$Fe^{2+}-H^+$交换机制经二价金属转运体-1（DMT1）释放。或者，对乙酰氨基酚（APAP）的毒性代谢物N-乙酰-对-苯醌亚胺（NAPQI）的自由基攻击导致溶酶体膜破裂和Fe^{2+}释放。Fe^{2+}释放至胞质中，随后便通过线粒体钙单向转运体（MCU）进入线粒体。线粒体中来自溶酶体的Fe^{2+}负载是促进损伤的第一次打击，第二次打击是线粒体内的氧化应激，导致超氧化物和过氧化氢（H_2O_2）生成，其中一部分H_2O_2由O_2^-通过超氧化物歧化酶（SOD）生成。Fe^{2+}和H_2O_2随后发生反应，生成羟基（$OH\cdot$）。随之发生的蛋白质和脂质的损伤可促使环孢素（CsA）敏感性线粒体通透性转变（MPT）。MPT与氧化磷酸化解偶联，致使ATP耗竭，质膜失效，细胞坏死。果糖也是一种糖酵解底物，可替代ATP的供应，以阻止细胞坏死。甘氨酸可防止质膜失效（图5-2）和预防细胞坏死。在MPT发生后，线粒体的肿胀可导致细胞色素C的释放，后者可诱发凋亡蛋白酶激活因子-1（Apaf-1）和半胱天冬酶-9（caspase-9）向七聚体凋亡体（haptomeric apoptosomes）的装配。而这反过来又可导致caspase-9和caspase-3的蛋白质水解作用激活和细胞凋亡，这一过程可被DEVD等caspase抑制剂阻断。caspase的激活需要高能磷酸盐（dATP或ATP）。因此，MPT导致严重的ATP（或其他高能磷酸盐）耗竭，并不引发caspase的激活和细胞凋亡。然而，在发生MPT后，当ATP水平至少一部分是被糖酵解底物维持在一定水平时，细胞坏死便会得到阻止，代之以细胞凋亡的发生

Fas配体（Fas ligand，FasL）]、乙醇、缺血-再灌注、氧化应激、毒性胆汁酸以及其他多种应激的很多证据，都支持MPT在应激导致的细胞坏死与凋亡中具有重要作用[55,56,65,71-79]。将培养的鼠肝细胞暴露于APAP，使

用共聚焦显微镜观察正常情况下不可渗透的荧光基团钙黄绿素（calcein）从细胞溶质向线粒体基质的移动，可直接揭示与线粒体去极化同时发生的内膜透化作用（图5-4）[80]。体外研究显示，环孢素和NIM811可延迟内膜透化作用与去极化，这与APAP的毒性代谢产物N-乙酰-对苯醌亚胺（N-acetyl-p-benzoquinone imine，NAPQI）在初期可诱导受调节的MPT、但延长暴露时间则将导致不可调节的磷酸盐转运蛋白（PT）孔开放这一结论一致。在体内，环孢素、NIM811和亲环素D缺乏可以预防APAP诱导的肝损伤，而且活体多光子显微镜检查证实体内可发生内膜透化作用[81,82]。MPT还可导致线粒体肿胀并释放促凋亡的细胞色素

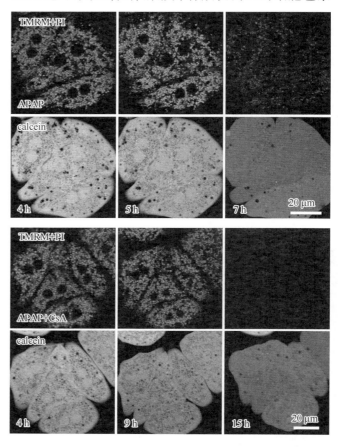

图 5-4 对乙酰氨基酚（APAP）暴露后线粒体内膜的透化作用

鼠肝细胞载有能发出红色荧光的四甲基罗丹明乙酯（TMRM）以监测线粒体跨膜电位，能发出绿色荧光的钙黄绿素（calcein）以监测膜通透性。明亮的红色荧光点代表极化的线粒体，而绿色胞质荧光中的黑色小空心点表示由线粒体排出的钙黄绿素，能指示正常情况非通透性的线粒体内膜（右侧组图）。暴露于10 mM的对乙酰氨基酚（APAP）之后，在20 mM果糖和5 mM甘氨酸存在的情况下（为防止细胞坏死的发生），在7 h内线粒体发生去极化并释放TMRM（右图上）。在2 μM MPT抑制剂环孢素（CsA）存在的情况下，直至在APAP中暴露15 h后才发生线粒体的去极化和内膜透化作用（下侧组图）。引自[80]。TMRM+PI，罗丹明+碘化丙啶双染色；calcein，钙黄绿素；APAP+CsA，对乙酰氨基酚+环孢素

C、Diablo 同系物 Smac、凋亡诱导因子（apoptosis-inducing factor，AIF）和核酸内切酶 G（endo G）[83]。AIF 和核酸内切酶 G 转位到细胞核中，导致 DNA 碎裂。对于培养肝细胞，在应用果糖和甘氨酸预防 ATP 损耗和坏死的情况下，APAP 可导致 caspase 依赖性细胞凋亡；但在活体内，使用 APAP 处理后，caspase 并不激活，而且 caspase 抑制剂也不发挥保护作用，这是因为 ATP 的耗竭阻止了由凋亡体（apoptosomes）介导的细胞色素 C 依赖性 caspase - 3 的激活[82,84]。

在 APAP 诱导的肝损伤中，c-jun 氨基端激酶（c-jun N - terminal kinase，JNK）持续活化，其中 JNK2 亚型对肝毒性的作用远比 JNK1 亚型重要[85]。要达到持续的激活，JNK 必须要转位到线粒体中，并与支架蛋白 Sab（与 Btk 优先关联的 SH3 域结合蛋白）结合，Sab 可促进线粒体活性氧基因（reactive oxygen species，ROS）的产生和 MPT 孔的开放[86,87]。糖原合酶激酶 3β（glycogen synthase kinase - 3 beta，GSK - 3β）是 JNK 的上游正向调节因子[88]。

MPT 可参与其他药物引起的肝毒性作用。例如，曲格列酮是过氧化物酶体增生物激活受体 γ（peroxisome proliferator-activated receptor-gamma，PPAR - γ）的拮抗剂，于 1997 年被美国批准用于治疗 2 型糖尿病，但在 2000 年由于特发的偶可致命的肝毒性而被撤销使用[89]。与罗格列酮和吡格列酮不同，曲格列酮可在离体的线粒体中诱发 MPT，但 85 kDa 的钙依赖性磷脂酶 A2（calcium-independent phospholipase A2，iPLA2）抑制剂可减弱这一作用[90,91]。曲格列酮也可抑制乙酰辅酶 A（acyl-coenzyme A，CoA）合成酶[92]。抑制 iPLA2 的活性和酰基辅酶 A 可增加游离脂肪酸，而游离脂肪酸可降低钙依赖性 MPT 启动的阈值[93]。遗传背景对特发性中毒也有影响，曲格列酮肝毒性发生在过氧化物歧化酶 SOD2（Mn - 2）杂合子（+/-）敲除的小鼠，而非野生型小鼠，这与曲格列酮能够形成可生成过氧化物的醌和苯氧基相一致[94,95]。

五、铁与氧化应激

由线粒体产生的 ROS 是重要的 MPT 诱导者，并参与氧化应激、多种毒物和缺血-再灌注损伤等引起的肝细胞损伤（图 5 - 5）[96-99]。在复合物 I 和复合物 III 电子传递过程中生成泛半醌，其他与泛醌交互作用的氧化还原酶可直接与氧气反应形成超氧阴离子（O_2^-），在胞质和线粒体基质 SOD1[（Cu - Zn）$^{-1}$] 和 SOD2 作用下降解为过氧化氢（H_2O_2）[100-102]。H_2O_2 进而被谷胱甘肽过氧化物酶（glutathione peroxidase，GPx）还原为水。谷胱甘肽（glutathione，GSH）二硫化物（glutathione disulfide，GSSG）也由此产生，GSH 还原酶通过将 NADPH 氧化为 $NADP^+$ 而将 GSSG 还原成 GSH。随之线粒体烟酰胺核苷酸转氢酶将 NADH 再生为 NADPH，该过程与 1 个 H^+ 转移到基质中相偶联。因此，转氢酶反应乃是由线粒体 Δp 所介导的 NADPH 的形成方向所驱动[103]。

在铁存在的情况下，O_2^- 与 H_2O_2 反应生成高毒性的活性羟基（OH·）[104]。铁也可催化脂质过氧化链式反应。O_2^- 易与一氧化氮合成酶（NOS）生成的一氧化氮（NO·）反应，生成过氧亚硝基阴离子（$OONO^-$），从而导致蛋白质酪氨酰残基的亚硝化，并分解成 OH· 样产物（图 5 - 5）。ROS 和活性氮基因（reactive nitrogen species，RNS）都是肝毒性作用的重要中间媒介[105,106]。

细胞内的铁存在于两种池中。非螯合铁无法与铁螯合剂接近，这些铁螯合剂包括甲磺酸去铁胺以及存在于铁蛋白、含铁血黄素、蛋白质的含铁辅基（如亚铁血红素、铁-硫复合物）中。而螯合铁包括游离铁和与阴离子代谢产物松弛结合的铁。在肝细胞中，螯合铁的浓度在 5～15 μM 之间[107,108]。铁通过受体介导的对转铁蛋白的胞吞作用而进入肝细胞，进而被运送到溶酶体，后者是非螯合铁的主要储存池[109]。铁也可借助自噬作用（autophagy）通过溶酶体进行再循环[110]。在暴露于 APAP 的肝细胞中，溶酶体破裂，导致高达 300 μM 的螯合 Fe^{2+} 释放到细胞质中[111]。相似的，在缺血过程中，以巴弗洛霉素 A 或 ATP 耗竭的方式抑制 V 型质子泵 ATP 酶（V - type proton ATPase，V - ATPase），随后产生碱化作用，可导致溶酶体释放铁[112,113]。而后，线粒体通过线粒体钙单向转运蛋白（mitochondrial calcium uniporter protein，MCU）聚集释放到胞质中的 Fe^{2+}[112]。铁的摄入使得线粒体对随后的氧化应激和由 H_2O_2 形成的 OH· 变得敏感。因此，铁从溶酶体易位至线粒体构成了第一次打击；当随后发生线粒体氧化应激引起的第二次打击时，便会导致铁依赖性 OH· 的生成、MPT 的启动和细胞死亡（图 5 - 3）。在缺血-再灌注中，V - ATPase 被 ATP 耗竭抑制后，溶酶体铁释放，随后线粒体摄取铁，使得细胞在随后的再灌注中对 MPT 和细胞死亡敏感[113]。使用淀粉-甲磺酸去铁胺螯合溶酶体铁，或使用 Ru360 阻断 MCU，均可阻止这些铁依赖性损伤。因此螯合铁是促进肝细胞损伤的动态参数。既然铁超载可加重癌症、心血管疾病、糖尿病、酒精性脂肪性肝炎（alcholic steatohepatitis，ASH）和

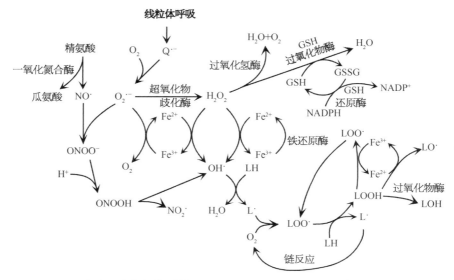

图 5-5　铁在生成活性氧（ROS）及活性氮（RNS）反应中的作用

　　在呼吸崩溃的情况下，线粒体生成泛半醌（$Q^{·-}$）增加。$Q^{·-}$ 可与分子氧发生反应形成超氧化物（$O_2^{·-}$）。超氧化物歧化酶将 $O_2^{·-}$ 转化为过氧化氢（H_2O_2），后者在过氧化氢酶和 GSH 过氧化物酶的作用下解毒为水（H_2O）。GSH 过氧化物酶的活性能导致（氧化型）谷胱甘肽二硫化物（GSSG）的形成，GSSG 可在 GSH 还原酶的作用下随 NADPH 氧化成 $NADP^+$ 而被还原为 GSH。与这些解毒反应形成竞争的是，$O_2^{·-}$ 可直接将三价铁（Fe^{3+}）还原为亚铁（Fe^{2+}），Fe^{2+} 与 H_2O_2 反应形成高毒性和高反应性的羟基（$OH^·$）。细胞内的铁还原酶也可将 Fe^{3+} 还原为 Fe^{2+}，促进 $OH^·$ 的生成。$OH^·$ 与脂质反应可生成烷氧基（$L^·$），$L^·$ 可促进氧气依赖性链式反应及脂质过氧化物（LOOH）和过氧化自由基（$LOO^·$）的形成。铁也可通过产生烷氧基（$LO^·$）和更多的 $LOO^·$ 而催化脂质过氧化链式反应。由精氨酸通过一氧化氮合酶产生的一氧化氮（$NO^·$）可与 $O_2^{·-}$ 反应，形成过氧亚硝基阴离子（$ONOO^-$），后者可分解为二氧化氮（$NO_2^·$）和羟基（$OH^·$）。这些羟基也可攻击核酸和蛋白质

NASH，也能致使血色沉着病患者发生肝纤维化，那么那些能降低溶酶体螯合铁的存储或阻碍其向线粒体转移的干预措施可能会有临床获益[114-118]。

线粒体与药物诱导的肝脂肪变性

一、瑞氏综合征

　　瑞氏综合征（Reye syndrome，RS）是发生在儿童中的一种罕见但常可致命的疾病，有时也可发生于成人。RS 发生前常有病毒感染性疾病如流感等，其临床特点是高热、呕吐、低血糖、乳酸性酸中毒、肝脂肪变性、急性肝衰竭和肝性脑病[119]。电子显微镜下可见这些患者肝脏和脑组织中的线粒体显著肿胀，提示发生 MPT[119]。RS 和 RS 样综合征尤其与服用阿司匹林和丙戊酸有关，不过也和止吐药（吩噻嗪类）、抗病毒药（非阿尿苷和齐多夫定）以及多种抗肿瘤药物有关[31,120,122]。在未成熟的西非荔枝树果实中发现的植物毒素次甘氨酸，也可导致称为牙买加呕吐病的 RS 综合征[123]。RS 和阿司匹林之间的联系来源于流行病学证据，有时是有争议的[124]。但是在发布反对阿司匹林用于儿童的报告之后，美国 RS 发生率从 1974～1984 年间的每年 350 例骤降至其后 10 年中的每年 2 例[120]。各种羧酸，包括脂肪、安息香、3-疏丙酰甘氨酸、4-五烯酸和楝树油（一

种由几种脂肪酸组成的传统印度酏剂），也与瑞氏样功能障碍有关[125-131]。

　　在分离的肝线粒体中，瑞氏相关毒物，包括水杨酸盐（阿司匹林的主要代谢物）、丙戊酸和几种羧酸，并不是通过自身来诱导 MPT，其诱导作用是通过降低钙诱导性 MPT 的阈值来实现[130]。另外，水杨酸盐可直接对培养的鼠肝细胞产生毒性，导致线粒体去极化、内膜透化作用和细胞死亡，但可被环孢素和 MPT 阻滞剂所阻断[131]。在培养肝细胞中，线粒体钙似乎发挥促进作用，即线粒体钙负荷可加重毒性。水杨酸盐和钙的协同作用可帮助解释 RS 的特发性。服用阿司匹林的个体（包括儿童），绝大部分没有发生肝中毒或脑中毒，但是发生在服用水杨酸盐或其他瑞氏相关毒物前的病毒感染可能会导致更多的线粒体钙摄取或其他变化，从而更易启动 MPT。

　　另一个导致瑞氏相关疾病的可能机制是线粒体脂肪酸 β-氧化的抑制。治疗浓度的水杨酸盐可抑制 RS 患者成纤维细胞线粒体 3-羟烷基-辅酶 A 脱氢酶[132]。水杨酸盐和丙戊酸均可通过酯化作用与辅酶 A 相连，从而隔离辅酶 A，使得脂肪酸 β-氧化和柠檬酸循环代谢所需的辅酶 A 减少[133]。抑制脂肪酸氧化导致血浆游离脂肪酸增加，这在 RS 和其相关疾病中表现非常显著。脂肪酸降低了离体线粒体中钙诱导性 MPT 的启

动阈值,这可加强水杨酸盐和其他 RS 毒物的线粒体毒性[93]。回顾性分析显示,发生 RS 的小儿(3 岁和更小)常有遗传代谢性疾病,大多为脂肪酸氧化和尿素循环的单个酶缺乏,如中链酰基辅酶 A 脱氢酶(mediumchain acyl - CoA dehydrogenase,ACADM)或线粒体酰肉碱转运体缺乏[134,135]。禁食应激能动员游离脂肪酸,促使瑞氏样症状发作。尽管有时可能会致命,但这些发作大多比典型的 RS 轻微,可再次发作,而且电子显微镜下可没有线粒体肿胀。

二、药物诱导的脂肪肝

引起线粒体功能障碍的药物常可诱发甘油三酯和其他中性脂质聚集成脂肪滴[5,136]。急性和严重的线粒体损伤可致许多小脂滴的出现(微泡性脂肪变性)。在不严重的和(或)慢性损伤中,小脂滴可融合成大脂滴,将细胞核挤到细胞边缘,肝细胞呈现印戒样(大泡性脂肪变性)。小泡性脂肪变性是急性 RS 的特征性表现,而大泡性脂肪变性主要存在于慢性酒精性肝病和非酒精性脂肪性肝病中。微泡性和大泡性脂肪变性也可混合发生。伴有炎症的脂肪性肝病为脂肪性肝炎,例如 ASH 和 NASH。在有炎症的情况下,肝病可进一步发展为肝纤维化、肝硬化和慢性肝衰竭而需要肝移植[137]。

线粒体负责短链、中链和长链脂肪酸的 β-氧化,而过氧化物酶体催化超长链脂肪酸的 β-氧化。因此,抑制线粒体的 β-氧化或抑制肉毒碱穿梭机制(能经内膜将中长链脂肪酸运输至线粒体基质)可导致肝脏脂肪变性和(或)肝中毒。根据受抑制的程度,RS 脂肪变性可以是轻微的、中等的或严重的。实际上,大量不相关的复合物与所引起的肝脏脂肪变性和毒性均涉及氧化磷酸化和(或)β-氧化的抑制[5]。

线粒体有一个非常高的膜负电位,可顺电势聚集阳离子,甚至包括那些仅能在脂质双层中缓慢渗透的阳离子。这一原理是若丹明 123(Rhodamine 123)等阳离子荧光标记物指示线粒体跨膜电位的基础,若丹明 123 能在线粒体中聚集到 1 000 或更高的浓度梯度[138,139]。在线粒体中毫克分子浓度的阳离子可发挥抑制作用,这种作用是线粒体外微克分子浓度的阳离子所不具备的。例如毫克分子浓度的若丹明 123 能抑制可逆性的线粒体 F_1F_0 - ATP 合酶[139]。类似的,阳离子药物如双胍类抗糖尿病药物二甲双胍,也可在线粒体中浓缩。线粒体内高浓度的二甲双胍可抑制呼吸复合物 I 的活性[140],其结果是 AMP 增加、AMPK 激活、PGC - 1α 上调以及线粒体氧化磷酸化和 β-氧化酶的表达[141]。双

胍类药物的一个重要不良反应是与线粒体抑制相关的乳酸性酸中毒;正因为如此,另一种双胍类药物苯乙双胍被撤出市场[142]。与二甲双胍类似,苯乙双胍也可顺电势进入并聚集于线粒体。对于生长在半乳糖中的 HepG2 人肝癌细胞,当苯乙双胍在线粒体中到达高浓度时,可抑制线粒体呼吸和 ATP 形成,从而产生细胞毒性[143]。已证实乳糖模型可对线粒体毒性进行有效的筛选,因为半乳糖的糖酵解代谢并不产生净 ATP,生长在半乳糖中的培养细胞只能完全依赖氧化磷酸化产生的 ATP 生存[144]。不过,二甲双胍在缺乏其他危险因素(如酒精中毒和心肾疾病)的情况下并不增加乳酸性酸中毒的风险[142]。

广泛应用的抗雌激素药物他莫昔芬也是阳离子药物,可顺电势聚集在线粒体中,抑制线粒体 β-氧化、F_1F_0 - ATP 合酶和呼吸作用[145]。他莫昔芬是一种前体药物,可被细胞色素 P450 转化成能抑制雌激素受体的代谢产物。携有 CYP17A1 的 A2 等位基因的女性在使用他莫昔芬治疗乳腺癌后,患肝脂肪变性的风险增加,虽然其与他莫昔芬代谢的关联机制尚不清楚[146]。抗抑郁药帕罗西汀、各类 PPAR 拮抗剂和他汀类药物也可抑制氧化磷酸化酶[147,148]。

可引起肝毒性的一些药物在亚细胞区域的聚集更加复杂。胺碘酮是一种广泛应用的抗心律失常阳离子两性药物(cationic amphiphilic drug,CAD)[149]。中性形式的胺碘酮进入酸性溶酶体后发生质子化,并以这种形式聚集在溶酶体隔室中。和其他许多 CAD 一样,胺碘酮可诱导肝脏和其他器官的磷脂质病,以溶酶体磷脂酶受抑制后形成的溶酶体中膜板层包涵体为特点[150]。磷脂质病似是一种适应性和相对良性的改变,与胺碘酮相关的脂肪性肝炎无关。磷脂质病的确在胺碘酮肝毒性病例中多数是不存在的[151]。相反,胺碘酮的阳离子形式在线粒体基质中顺电势聚集,可抑制呼吸和 β-氧化[152-154]。呼吸作用受抑制可促进泛半醌的聚集和线粒体 ROS 的生成,而 β-氧化受抑制可导致脂肪变性。类似的,哌克昔林(一种防心绞痛的 CAD),在动物和人体中可产生磷脂质病,但是哌克昔林的肝毒性似是由其在线粒体的聚集和随之发生的线粒体功能障碍所致[154-156]。

三、乙醇

ASH 影响超过 250 万人。在慢性丙型肝炎病毒感染者,甚至中度饮酒也可导致肝硬化和终末期肝病的发生[157-160]。ASH 的组织学特点包括肝细胞气球样变性、凋亡和坏死、炎症坏死灶和透明包涵体(Mallory 小

体)。事实上,与 ASH 相同的脂肪性肝炎也可发生在 NASH 患者和职业暴露于氯乙烯的非肥胖、非饮酒的作业工人中,后者为毒物相关的脂肪性肝炎(toxicantassociated steatohepatitis,TASH)的一个实例[161]。

肝脏经过两步氧化将乙醇代谢为乙醛,继而代谢为乙酸[162]。在第一步氧化中,乙醇通过胞质中的乙醇脱氢酶(alcohol dehydrogenase,ADH)、内质网中的细胞色素 P450 2E1(CYP2E1)和过氧化物酶体中的过氧化氢酶等三种酶的作用转化为乙醛。CYP2E1 代谢在乙醇摄入后产生 ROS 并导致肝脏氧化应激方面值得注意[163]。在第二步氧化中,线粒体基质中的乙醛脱氢酶 2(aldehyde dehydrogenase 2,ALDH2)将有毒性和活性的乙醛氧化为无毒性的乙酸[164]。

有几个事件促成了 ASH 的多因素发病机制[165]。Kupffer 细胞及包括 TLR4 和补体在内的固有免疫通路的慢性激活,能促进致炎细胞因子/趋化因子、ROS 和前列腺素的生成,引发脂肪性肝炎和纤维化,但抑制自然杀伤细胞可能会加速病毒感染[166]。肝细胞氧化应激可导致脂质过氧化、线粒体 GSH 消耗和 mtDNA 损伤,形成巨线粒体和其他异常线粒体[118,167-169]。可能是为应对线粒体损伤,线粒体自噬(mitochondrial autophagy,mitophagy)急剧增加[170,171]。相反,乙醇则抑制蛋白酶体活性[172]。慢性酒精摄入引起的甲硫氨酸合成酶下调还可导致高同型半胱氨酸血症并促进内质网应激反应;内质网应激反应可引起固醇调节元件结合蛋白(sterol regulatory element-binding proteins,SREBP)- 1c 和 SREBP - 2 的激活,以及甘油三酯和胆固醇的堆积[173]。这些(以及其他一些)线粒体和非线粒体事件在人类 ASH 发病机制中的相对重要性仍在研究中。

单独一次大量饮酒对肝脏来说是相对良性的,在 2~3 h 内产生可逆的肝脂肪变性,伴有较低水平的肝损伤(根据氨基转移酶的释放水平评估)、凋亡(使用末端脱氧核苷酰转移酶 dUTP 缺口末端标记法测定)和坏死(组织学鉴定)。由 NAD+ 到 NADH 的还原增加可减慢线粒体 β-氧化和 TCA 循环,但是这种作用可被乙醇摄入后肝线粒体呼吸的增加而抵消,或至少部分被抵消[162,174,175]。近来证据显示,乙醇氧化过程中产生的乙醛可关闭线粒体外膜的 VDAC[176-178]。VDAC 是外膜对 ATP、ADP、乙酰辅酶 A 和其他呼吸活动底物等亲水性代谢产物具有通透性的基础。

在乙醇氧化至乙醛的过程中,体内一个同时发生的效应是线粒体去极化和解偶联,发生在摄入乙醇 2~3 h 后[179]。乙醛通过质膜并不依赖通道和转运体,那么 VDAC 的关闭和解偶联呼吸刺激就共同形成了一种选择性的、更快的线粒体中乙醛向乙酸的代谢,这是乙醇代谢迅速增加(swift increase alcohol metabolism,SIAM)现象的特征,也是在摄入乙醇 2~3 h 后发生[162,175]。VDAC 关闭后线粒体酰基辅酶 A 摄取的抑制,可以解释同时开始发生的乙醇诱导的脂肪变性;而线粒体 ATP 向胞质释放过程的抑制,则解释了在乙醇处理后肝脏 ATP 出现50%以上的急速降低[162]。其他醛类也可关闭 VDAC,包括 ASH 和 NASH 脂质过氧化后形成的丙二醛,以及 TASH 中由氯乙烯产生的氯乙醛,提示醛依赖性线粒体代谢的破坏可能是一种早期共同作用,导致了 ALD、NASH 和 TASH 在肝脏病理上的实质性相同[180]。

结 论

线粒体功能障碍是肝脂肪变性和药物引起肝损伤的主要因素。最严重的肝损伤常与 MPT 相关,而 MPT 可能继发于氧化应激和线粒体 β-氧化抑制。其他毒物可直接导致线粒体呼吸和氧化磷酸化的抑制,这也是那些能耗竭 mtDNA 的药物所致的后果。随着体外筛查线粒体功能抑制的技术进展,今后有可能早期识别线粒体毒性;这将改善患者的安全性,并防止药物研发后期出现代价高昂的失败。

致 谢

本文提及的相关研究部分受到美国国立卫生研究院(the National Institutes of Health,NIH)基金项目(DK37034 和 DK073336)资助;图片部分受到南卡罗莱纳医科大学肿瘤中心 P30 CA138313 项目和动物中心 C06 RR015455 资助。

(徐明昕 译 杨长青 于乐成 校)

参考文献

[1] Loud AV. A quantitative stereological description of the ultrastructure of normal rat liver parenchymal cells. J Cell Biol 1968 Apr;37(1):27 - 46.

[2] Rodriguez-Enriquez S, Kai Y, Maldonado E, Currin RT, Lemasters JJ. Roles of mitophagy and the mitochondrial permeability transition in remodeling of cultured rat hepatocytes. Autophagy 2009 Nov;5(8):1099 - 1106.

[3] Saraste M. Oxidative phosphorylation at the fin de siecle. Science

1999 Mar 5；283(5407)：1488 - 1493.

［4］ Devlin TM. Textbook of biochemistry with clinical correlations. Hoboken, NJ：John Wiley & Sons；2010.

［5］ Pessayre D, Fromenty B, Berson A, Robin MA, Letteron P, Moreau R, et al. Central role of mitochondria in drug-induced liver injury. Drug Metab Rev 2012 Feb；44(1)：34 - 87.

［6］ Nicholls DG, Ferguson SJ. Bioenergetics 3. London：Academic Press，2002.

［7］ Stock D, Gibbons C, Arechaga I, Leslie AG, Walker JE. The rotary mechanism of ATP synthase. Curr Opin Struct Biol 2000 Dec；10(6)：672 - 679.

［8］ Okuno D, Iino R, Noji H. Rotation and structure of F_0F_1 - ATP synthase. J Biochem 2011 Jun；149(6)：655 - 664.

［9］ Klingenberg M. The ADP and ATP transport in mitochondria and its carrier. Biochim Biophys Acta 2008 Oct；1778(10)：1978 - 2021.

［10］ Lemasters JJ. Phosphate potential amplification. Trends Biochem Sci 1981；6(11).

［11］ Petersen A, Pedersen EJ, Quistorff B. The Na^+/K^+ - ATPase reaction of human erythrocytes is not near equilibrium. A 31 PNMR study. Biochim Biophys Acta 1989 Aug 15；1012(3)：267 - 271.

［12］ Erecinska M, Wilson DF, editors. Inhibitors of mitochondrial function. New York：Pergamon Press；1981.

［13］ Altman PL, Katz DD, editors. Cell biology. Bethesda, MD：Federation of American Societies for Experimental Biology；1976.

［14］ Bioulac-Sage P, Parrot-Roulaud F, Mazat JP, Lamireau T, Coquet M, Sandler B, et al. Fatal neonatal liver failure and mitochondrial cytopathy (oxidative phosphorylation deficiency)：a light and electron microscopic study of the liver. Hepatology 1993 Oct；18(4)：839 - 846.

［15］ Morris AA. Mitochondrial respiratory chain disorders and the liver. Liver 1999 Oct；19(5)：357 - 368.

［16］ Li H, Liu D, Lu J, Bai Y. Physiology and pathophysiology of mitochondrial DNA. Adv Exp Med Biol 2012；942：39 - 51.

［17］ Taanman JW. The mitochondrial genome：structure, transcription, translation and replication. Biochim Biophys Acta 1999 Feb 9；1410(2)：103 - 123.

［18］ Firkin FC, Linnane AW. Biogenesis of mitochondria. 8. The effect of chloramphenicol on regenerating rat liver. Exp Cell Res 1969 Apr；55(1)：68 - 76.

［19］ Robin ED, Wong R. Mitochondrial DNA molecules and virtual number of mitochondria per cell in mammalian cells. J Cell Physiol 1988 Sep；136(3)：507 - 513.

［20］ Menzies RA, Gold PH. The turnover of mitochondria in a variety of tissues of young adult and aged rats. J Biol Chem 1971 Apr 25；246(8)：2425 - 2429.

［21］ Kim I, Rodriguez-Enriquez S, Lemasters JJ. Minireview：selective degradation of mitochondria by mitophagy. Arch Biochem Biophys 2007 Jun 15；462(2)：245 - 253.

［22］ Youle RJ, Narendra DP. Mechanisms of mitophagy. Nat Rev Mol Cell Biol 2011 Jan；12(1)：9 - 14.

［23］ Otera H, Mihara K. Molecular mechanisms and physiologic functions of mitochondrial dynamics. J Biochem 2011 Mar；149(3)：241 - 251.

［24］ Liu X, Weaver D, Shirihai O, Hajnoczky G. Mitochondrial "kiss-and-run"：interplay between mitochondrial motility and fusion-fission dynamics. EMBO J 2009 Oct 21；28(20)：3074 - 3089.

［25］ Westermann B. Mitochondrial fusion and fission in cell life and death. Nat Rev Mol Cell Biol 2010 Dec；11(12)：872 - 884.

［26］ Gupta RK, Rosen ED, Spiegelman BM. Identifying novel transcriptional components controlling energy metabolism. Cell Metab 2011 Dec 7；14(6)：739 - 745.

［27］ Scarpulla RC. Metabolic control of mitochondrial biogenesis through the PGC - 1 family regulatory network. Biochim Biophys Acta 2011 Jul；1813(7)：1269 - 1278.

［28］ Canto C, Auwerx J. PGC - 1alpha, SIRT1 and AMPK, an energy sensing network that controls energy expenditure. Curr Opin Lipidol 2009 Apr；20(2)：98 - 105.

［29］ King MP, Attardi G. Isolation of human cell lines lacking mitochondrial DNA. Methods Enzymol 1996；264：304 - 313.

［30］ Holmuhamedov E, Jahangir A, Bienengraeber M, Lewis LD, Terzic A. Deletion of mtDNA disrupts mitochondrial function and structure, but not biogenesis. Mitochondrion 2003 Aug；3(1)：13 - 19.

［31］ McKenzie R, Fried MW, Sallie R, Conjeevaram H, Di Bisceglie AM, Park Y, et al. Hepatic failure and lactic acidosis due to fialuridine (FIAU), an investigational nucleoside analogue for chronic hepatitis B. N Engl J Med 1995 Oct 26；333(17)：1099 - 1105.

［32］ Lewis W, Levine ES, Griniuviene B, Tankersley KO, Colacino JM, Sommadossi JP, et al. Fialuridine and its metabolites inhibit DNA polymerase gamma at sites of multiple adjacent analog incorporation, decrease mtDNA abundance, and cause mitochondrial structural defects in cultured hepatoblasts. Proc Natl Acad Sci USA 1996 Apr 16；93(8)：3592 - 3597.

［33］ Nunez M. Clinical syndromes and consequences of antiretroviral-related hepatotoxicity. Hepatology 2010 Sep；52(3)：1143 - 1155.

［34］ Apostolova N, Blas-Garcia A, Esplugues JV. Mitochondrial interference by anti - HIV drugs：mechanisms beyond Polgamma inhibition. Trends Pharmacol Sci 2011 Dec；32(12)：715 - 725.

［35］ Calvo SE, Mootha VK. The mitochondrial proteome and human disease. Annu Rev Genomics Hum Genet 2010 Sep 22；11：25 - 44.

［36］ Habib SJ, Neupert W, Rapaport D. Analysis and prediction of mitochondrial targeting signals. Methods Cell Biol 2007；80：761 - 781.

［37］ Schmidt O, Pfanner N, Meisinger C. Mitochondrial protein import：from proteomics to functional mechanisms. Nat Rev Mol Cell Biol 2010 Sep；11(9)：655 - 667.

［38］ Hunter DR, Haworth RA, Southard JH. Relationship between configuration, function, and permeability in calcium-treated mitochondria. J Biol Chem 1976；251：5069 - 5077.

［39］ Kim JS, He L, Lemasters JJ. Mitochondrial permeability transition：a common pathway to necrosis and apoptosis. Biochem Biophys Res Commun 2003 May 9；304(3)：463 - 470.

［40］ Kim JS, He L, Qian T, Lemasters JJ. Role of the mitochondrial permeability transition in apoptotic and necrotic death after ischemia/reperfusion injury to hepatocytes. Curr Mol Med 2003 Sep；3(6)：527 - 535.

［41］ Halestrap AP, Brenner C. The adenine nucleotide translocase：a central component of the mitochondrial permeability transition pore and key player in cell death. Curr Med Chem 2003 Aug；10(16)：1507 - 1525.

［42］ Crompton M, Virji S, Doyle V, Johnson N, Ward JM. The mitochondrial permeability transition pore. Biochem Soc Symp 1999；66：167 - 179.

［43］ Kokoszka JE, Waymire KG, Levy SE, Sligh JE, Cai J, Jones DP, et al. The ADP/ATP translocator is not essential for the mitochondrial permeability transition pore. Nature 2004 Jan 29；427(6973)：461 - 465.

［44］ Krauskopf A, Eriksson O, Craigen WJ, Forte MA, Bernardi P. Properties of the permeability transition in VDAC1 (-/-) mitochondria. Biochim Biophys Acta 2006 May；1757(5 - 6)：590 - 595.

［45］ Juhaszova M, Wang S, Zorov DB, Nuss HB, Gleichmann M, Mattson MP, et al. The identity and regulation of the mitochondrial permeability transition pore：where the known meets the unknown. Ann N Y Acad Sci 2008 Mar；1123：197 - 212.

［46］ Forte M, Bernardi P. Genetic dissection of the permeability transition pore. J Bioenerg Biomembr 2005 Jun；37(3)：121 - 128.

［47］ Bernardi P, Forte M. The mitochondrial permeability transition pore. Novartis Found Symp 2007；287：157 - 164 [discussion

164 - 169].

[48] He L, Lemasters JJ. Regulated and unregulated mitochondrial permeability transition pores: a new paradigm of pore structure and function? FEBS Lett 2002 Feb 13; 512(1 - 3): 1 - 7.

[49] Dierks T, Salentin A, Kramer R. Pore-like and carrier-like properties of the mitochondrial aspartate/glutamate carrier after modification by SH - reagents: evidence for a performed channel as a structural requirement of carrier-mediated transport. Biochim Biophys Acta 1990 Oct 19; 1028(3): 281 - 288.

[50] Leung AW, Varanyuwatana P, Halestrap AP. The mitochondrial phosphate carrier interacts with cyclophilin D and may play a key role in the permeability transition. J Biol Chem 2008 Sep 26; 283 (39): 26312 - 26323.

[51] Dierks T, Salentin A, Heberger C, Kramer R. The mitochondrial aspartate/glutamate and ADP/ATP carrier switch from obligate counterexchange to unidirectional transport after modification by SH - reagents. Biochim Biophys Acta Oct 19 1990; 1028(3): 268 - 280.

[52] Schroers A, Kramer R, Wohlrab H. The reversible antiport-uniport conversion of the phosphate carrier from yeast mitochondria depends on the presence of a single cysteine. J Biol Chem 1997 Apr 18; 272(16): 10558 - 10564.

[53] Varanyuwatana P, Halestrap AP. The roles of phosphate and the phosphate carrier in the mitochondrial permeability transition pore. Mitochondrion 2012 Jan; 12(1): 120 - 125.

[54] He L, Lemasters JJ. Dephosphorylation of the Rieske iron-sulfur protein after induction of the mitochondrial permeability transition. Biochem Biophys Res Commun 2005 Sep 2; 334(3): 829 - 837.

[55] Lemasters JJ, Theruvath TP, Zhong Z, Nieminen AL. Mitochondrial calcium and the permeability transition in cell death. Biochim Biophys Acta 2009 Nov; 1787(11): 1395 - 1401.

[56] Kim JS, Qian T, Lemasters JJ. Mitochondrial permeability transition in the switch from necrotic to apoptotic cell death in ischemic rat hepatocytes. Gastroenterology 2003 Feb; 124 (2): 494 - 503.

[57] Lemasters JJ, Stemkowski CJ, Ji S, Thurman RG. Cell surface changes and enzyme release during hypoxia and reoxygenation in the isolated, perfused rat liver. J Cell Biol 1983 Sep; 97(3): 778 - 786.

[58] Zahrebelski G, Nieminen AL, al Ghoul K, Qian T, Herman B, Lemasters JJ. Progression of subcellular changes during chemical hypoxia to cultured rat hepatocytes: a laser scanning confocal microscopic study. Hepatology 1995 May; 21(5): 1361 - 1372.

[59] Nishimura Y, Lemasters JJ. Glycine blocks opening of a death channel in cultured hepatic sinusoidal endothelial cells during chemical hypoxia. Cell Death Differ 2001 Aug; 8(8): 850 - 858.

[60] Nieminen A - L, Gores GJ, Wray BE, Tanaka Y, Herman B, Lemasters JJ. Calcium dependence of bleb formation and cell death in hepatocytes. Cell Calcium 1988; 9: 237 - 246.

[61] Weinberg JM, Davis JA, Abarzua M, Rajan T. Cytoprotective effects of glycine and glutathione against hypoxic injury to renal tubules. J Clin Invest 1987; 80: 1446 - 1454.

[62] Aleo MD, Schnellmann RG. The neurotoxicants strychnine and bicuculline protect renal proximal tubules from mitochondrial inhibitor-induced cell death. Life Sci 1992; 51(23): 1783 - 1787.

[63] Nishimura Y, Romer LH, Lemasters JJ. Mitochondrial dysfunction and cytoskeletal disruption during chemical hypoxia to cultured rat hepatic sinusoidal endothelial cells: the pH paradox and cytoprotection by glucose, acidotic pH, and glycine. Hepatology 1998 Apr; 27(4): 1039 - 1049.

[64] Pan C, Bai X, Fan L, Ji Y, Li X, Chen Q. Cytoprotection by glycine against ATP - depletion-induced injury is mediated by glycine receptor in renal cells. Biochem J 2005 Sep 1; 390(Pt 2): 447 - 453.

[65] Qian T, Herman B, Lemasters JJ. The mitochondrial permeability transition mediates both necrotic and apoptotic death of hepatocytes exposed to Br - A23187. Toxicol Appl Pharmacol 1999 Jan 15; 154

(2): 117 - 125.

[66] Lemasters JJV. Necrapoptosis and the mitochondrial permeability transition: shared pathways to necrosis and apoptosis. Am J Physiol 1999 Jan; 276(1 Pt 1): G1 - G6.

[67] Formigli L, Papucci L, Tani A, Schiavone N, Tempestini A, Orlandini GE, et al. Aponecrosis: morphological and biochemical exploration of a syncretic process of cell death sharing apoptosis and necrosis. J Cell Physiol 2000 Jan; 182(1): 41 - 49.

[68] Christofferson DE, Yuan J. Necroptosis as an alternative form of programmed cell death. Curr Opin Cell Biol 2010 Apr; 22 (2): 263 - 268.

[69] Miyake Y, Yamasaki S. Sensing necrotic cells. Adv Exp Med Biol 2012; 738: 144 - 152.

[70] Tait SW, Green DR. Mitochondria and cell death: outer membrane permeabilization and beyond. Nat Rev Mol Cell Biol 2010 Sep; 11(9): 621 - 632.

[71] Hatano E, Bradham CA, Stark A, Iimuro Y, Lemasters JJ, Brenner DA. The mitochondrial permeability transition augments Fas-induced apoptosis in mouse hepatocytes. J Biol Chem 2000 Apr 21; 275(16): 11814 - 11823.

[72] Kim YS, Schwabe RF, Qian T, Lemasters JJ, Brenner DA. TRAIL - mediated apoptosis requires NF - kappaB inhibition and the mitochondrial permeability transition in human hepatoma cells. Hepatology 2002 Dec; 36(6): 1498 - 1508.

[73] Rehman H, Ramshesh VK, Theruvath TP, Kim I, Currin RT, Giri S, et al. NIM811 (N - methyl - 4 - isoleucine cyclosporine), a mitochondrial permeability transition inhibitor, attenuates cholestatic liver injury but not fibrosis in mice. J Pharmacol Exp Ther 2008 Dec; 327(3): 699 - 706.

[74] Yerushalmi B, Dahl R, Devereaux MW, Gumpricht E, Sokol RJ. Bile acid-induced rat hepatocyte apoptosis is inhibited by antioxidants and blockers of the mitochondrial permeability transition. Hepatology 2001 Mar; 33(3): 616 - 626.

[75] Halestrap AP. Mitochondria and reperfusion injury of the heart — a holey death but not beyond salvation. J Bioenerg Biomembr 2009 Apr; 41(2): 113 - 121.

[76] Nieminen AL, Saylor AK, Tesfai SA, Herman B, Lemasters JJ. Contribution of the mitochondrial permeability transition to lethal injury after exposure of hepatocytes to t-butylhydroperoxide. BiochemJ 1995 Apr 1; 307(Pt 1): 99 - 106.

[77] Griffiths EJ, Halestrap AP. Protection by cyclosporin A of ischemia/reperfusion-induced damage in isolated rat hearts. J Mol Cell Cardiol 1993 Dec; 25(12): 1461 - 1469.

[78] Bradham CA, Qian T, Streetz K, Trautwein C, Brenner DA, Lemasters JJ. The mitochondrial permeability transition is required for tumor necrosis factor alpha-mediated apoptosis and cytochrome c release. Mol Cell Biol 1998 Nov; 18(11): 6353 - 6364.

[79] Higuchi H, Adachi M, Miura S, Gores GJ, Ishii H. The mitochondrial permeability transition contributes to acute ethanol-induced apoptosis in rat hepatocytes. Hepatology 2001 Aug; 34(2): 320 - 328.

[80] Kon K, Kim JS, Jaeschke H, Lemasters JJ. Mitochondrial permeability transition in acetaminophen-induced necrosis and apoptosis of cultured mouse hepatocytes. Hepatology 2004 Nov; 40(5): 1170 - 1179.

[81] Ramachandran A, Lebofsky M, Baines CP, Lemasters JJ, Jaeschke H. Cyclophilin D deficiency protects against acetaminophen-induced oxidant stress and liver injury. Free Radic Res 2011 Feb; 45(2): 156 - 164.

[82] Hu J, Ramshesh VK, Jaeschke H, Lemasters JJ. Intravital multiphoton imaging of low dose acetaminophen toxicity in mouse livers [Abstract]. Hepatology 2011; 54: 383A.

[83] Bajt ML, Ramachandran A, Yan HM, Lebofsky M, Farhood A, Lemasters JJ, et al. Apoptosis-inducing factor modulates mitochondrial oxidant stress in acetaminophen hepatotoxicity. Toxicol Sci 2011 Aug; 122(2): 598 - 605.

[84] Yan HM, Ramachandran A, Bajt ML, Lemasters JJ, Jaeschke H. The oxygen tension modulates acetaminophen-induced mitochondrial oxidant stress and cell injury in cultured hepatocytes. Toxicol Sci 2010 Oct; 117(2): 515－523.

[85] Gunawan BK, Liu ZX, Han D, Hanawa N, Gaarde WA, Kaplowitz N, et al. N － terminal kinase plays a major role in murine acetaminophen hepatotoxicity. Gastroenterology 2006 Jul; 131(1): 165－178.

[86] Hanawa N, Shinohara M, Saberi B, Gaarde WA, Han D, Kaplowitz N. Role of JNK translocation to mitochondria leading to inhibition of mitochondria bioenergetics in acetaminophen-induced liver injury. J Biol Chem 2008 May 16; 283 (20): 13565－13577.

[87] Win S, Than TA, Han D, Petrovic LM, Kaplowitz N. c － Jun, N － terminal kinase (JNK) － dependent acute liver injury from acetaminophen or tumor necrosis factor (TNF) requires mitochondrial Sab protein expression in mice. J Biol Chem 2011 Oct 7; 286(40): 35071－35078.

[88] Shinohara M, Ybanez MD, Win S, Than TA, Jain S, Gaarde WA, et al. Silencing glycogen synthase kinase － 3beta inhibits acetaminophen hepatotoxicity and attenuates JNK activation and loss of glutamate cysteine ligase and myeloid cell leukemia sequence 1. J Biol Chem 2010 Mar 12; 285(11): 8244－8255.

[89] Watkins PB. Idiosyncratic liver injury: challenges and approaches. Toxicol Pathol 2005; 33(1): 1－5.

[90] Masubuchi Y, Kano S, Horie T. Mitochondrial permeability transition as a potential determinant of hepatotoxicity of antidiabetic thiazolidinediones. Toxicology 2006 May 15; 222(3): 233－239.

[91] Okuda T, Norioka M, Shitara Y, Horie T. Multiple mechanisms underlying troglitazone-induced mitochondrial permeability transition. Toxicol Appl Pharmacol 2010 Nov 1; 248 (3): 242－248.

[92] Fulgencio JP, Kohl C, Girard J, Pegorier JP. Troglitazone inhibits fatty acid oxidation and esterification, and gluconeogenesis in isolated hepatocytes from starved rats. Diabetes 1996 Nov; 45(11): 1556－1562.

[93] Broekemeier KM, Pfeiffer DR. Inhibition of the mitochondrial permeability transition by cyclosporin a during long time frame experiments: relationship between pore opening and the activity of mitochondrial phospholipases. Biochemistry 1995 Dec 19; 34(50): 16440－16449.

[94] Ong MM, Latchoumycandane C, Boelsterli UA. Troglitazone-induced hepatic necrosis in an animal model of silent genetic mitochondrial abnormalities. Toxicol Sci 2007 May; 97(1): 205－213.

[95] Yokoi T. Troglitazone. Handb Exp Pharmacol 2010; 196: 419－435.

[96] Gunawan BK, Kaplowitz N. Mechanisms of drug-induced liver disease. Clin Liver Dis 2007 Aug; 11(3): 459－475.

[97] Labbe G, Pessayre D, Fromenty B. Drug-induced liver injury through mitochondrial dysfunction: mechanisms and detection during preclinical safety studies. Fundam Clin Pharmacol 2008 Aug; 22(4): 335－353.

[98] Malhi H, Gores GJ. Cellular and molecular mechanisms of liver injury. Gastroenterology 2008 May; 134(6): 1641－1654.

[99] Jaeschke H, Lemasters JJ. Apoptosis versus oncotic necrosis in hepatic ischemia/reperfusion injury. Gastroenterology 2003 Oct; 125(4): 1246－1257.

[100] Boveris A, Fridovich I. Mitochondrial production of superoxide radical and hydrogen peroxide. Adv Exp Med Biol 1977; 78: 67－82.

[101] Turrens JF, Alexandre A, Lehninger AL. Ubisemiquinone is the eletron donor for superoxide formation by complex III of heart mitochondria. Arch Biochem Biophys 1985; 237: 408－411.

[102] Brand MD. The sites and topology of mitochondrial superoxide production. Exp Gerontol 2010 Aug; 45(7－8): 466－472.

[103] Kowaltowski AJ, de Souza-Pinto NC, Castilho RF, Vercesi AE. Mitochondria and reactive oxygen species. Free Radic Biol Med 2009 Aug 15; 47(4): 333－343.

[104] Kehrer JP. The Haber-Weiss reaction and mechanisms of toxicity. Toxicology 2000 Aug 14; 149(1): 43－50.

[105] Gutteridge JM, Halliwell B. Free radicals and antioxidants in the year 2000. A historical look to the future. Ann NY Acad Sci 2000; 899: 136－147.

[106] Jones DP, Lemasters JJ, Han D, Boelsterli UA, Kaplowitz N. Mechanisms of pathogenesis in drug hepatotoxicity putting the stress on mitochondria. Mol Interv 2010 Apr; 10(2): 98－111.

[107] Petrat F, de Groot H, Rauen U. Subcellular distribution of chelatable iron: a laser scanning microscopic study in isolated hepatocytes and liver endothelial cells. Biochem J 2001 May 15; 356(Pt 1): 61－69.

[108] Rauen U, Springer A, Weisheit D, Petrat F, Korth HG, de Groot H, et al. Assessment of chelatable mitochondrial iron by using mitochondrion-selective fluorescent iron indicators with different iron-binding affinities. Chembiochem 2007 Feb 12; 8(3): 341－352.

[109] Mackenzie B, Garrick MD. Iron imports. II. Iron uptake at the apical membrane in the intestine. Am J Physiol Gastrointest Liver Physiol 2005 Dec; 289(6): G981－G986.

[110] Kurz T, Terman A, Brunk UT. Autophagy, ageing and apoptosis: the role of oxidative stress and lysosomal iron. Arch Biochem Biophys 2007 Jun 15; 462(2): 220－230.

[111] Kon K, Kim J － S, Jaeschke H, Lemasters JJ. Increase of cytosolic ferrous iron induces the mitochondrial permeability transition in acetaminophen-induced toxicity to mouse hepatocytes [Abstract]. Hepatology 2004; 40(Suppl. 1): 647A.

[112] Uchiyama A, Kim JS, Kon K, Jaeschke H, Ikejima K, Watanabe S, et al. Translocation of iron from lysosomes into mitochondria is a key event during oxidative stress-induced hepatocellular injury. Hepatology 2008 Nov; 48(5): 1644－1654.

[113] Zhang X, Lemasters JJ. Lysosomal iron release and mitochondrial iron uptake contribute to ischemia-reperfusion injury to rat hepatocytes [Abstract]. Toxicol Sci 2011; 120(Suppl. 2): 525.

[114] Fleming RE, Ponka P. Iron overload in human disease. N Engl J Med 2012 Jan 26; 366(4): 348－359.

[115] Ramm GA, Ruddell RG. Hepatotoxicity of iron overload: mechanisms of iron-induced hepatic fibrogenesis. Semin Liver Dis 2005 Nov; 25(4): 433－449.

[116] Pietrangelo A. Hereditary hemochromatosis: pathogenesis, diagnosis, and treatment. Gastroenterology 2010 Aug; 139(2): 393－408.

[117] Kohgo Y, Ohtake T, Ikuta K, Suzuki Y, Torimoto Y, Kato J. Dysregulation of systemic iron metabolism in alcoholic liver diseases. J Gastroenterol Hepatol 2008 Mar; 23 (Suppl. 1): S78－S81.

[118] Wu D, Cederbaum AI. Oxidative stress and alcoholic liver disease. Semin Liver Dis 2009 May; 29(2): 141－154.

[119] Partin JC, Schubert WK, Partin JS. Mitochondrial ultrastructure in Reye's syndrome (encephalopathy and fatty degeneration of the viscera). N Engl J Med 1971 Dec 9; 285(24): 1339－1343.

[120] Pugliese A, Beltramo T, Torre D. Reye's and Reye's-like syndromes. Cell Biochem Funct 2008 Oct; 26(7): 741－746.

[121] Hou JW, Chou SP, Wang TR. Metabolic function and liver histopathology in Reye-like illnesses. Acta Paediatr 1996 Sep; 85 (9): 1053－1057.

[122] Rubie H, Guillot S, Netter JC, Le TC, Voigt JJ, Claeyssens S, et al. Acute hepatopathy compatible with Reye's syndrome in 3 children treated by chemotherapy. Arch Pediatr 1994 Jun; 1(6): 573－577.

[123] Osterloh J, Cunningham W, Dixon A, Combest D. Biochemical relationships between Reye's and Reye's-like metabolic and

toxicological syndromes. Med Toxicol Adverse Drug Exp 1989 Jul; 4(4): 272 - 294.

[124] Schror K. Aspirin and Reye syndrome: a review of the evidence. Paediatr Drugs 2007; 9(3): 195 - 204.

[125] Sakaida N, Senzaki H, Shikata N, Morii S. Microvesicular fatty liver in rats with resembling Reye's syndrome induced by 4 - pentenoic acid. Acta Pathol Jpn 1990 Sep; 40(9): 635 - 642.

[126] You K. Salicylate and mitochondrial injury in Reye's syndrome. Science 1983 Jul 8; 221(4606): 163 - 165.

[127] Glasgow AM, Chase HP. Production of the features of Reye's syndrome in rats with 4 - pentenoic acid. Pediatr Res 1975 Mar; 9(3): 133 - 138.

[128] Elpeleg ON, Christensen E, Hurvitz H, Branski D. Recurrent, familial Reye-like syndrome with a new complex amino and organic aciduria. Eur J Pediatr 1990 Jul; 149(10): 709 - 712.

[129] Yamamoto M, Nakamura Y. Inhibition of beta-oxidation by 3 - mercaptopropionic acid produces features of Reye's syndrome in perfused rat liver. Gastroenterology 1994 Aug; 107(2): 517 - 524.

[130] Trost LC, Lemasters JJ. The mitochondrial permeability transition: a new pathophysiological mechanism for Reye's syndrome and toxic liver injury. J Pharmacol Exp Ther 1996 Sep; 278(3): 1000 - 1005.

[131] Trost LC, Lemasters JJ. Role of the mitochondrial permeability transition in salicylate toxicity to cultured rat hepatocytes: implications for the pathogenesis of Reye's syndrome. Toxicol Appl Pharmacol 1997 Dec; 147(2): 431 - 441.

[132] Glasgow JF, Middleton B, Moore R, Gray A, Hill J. The mechanism of inhibition of beta-oxidation by aspirin metabolites in skin fibroblasts from Reye's syndrome patients and controls. Biochim Biophys Acta 1999 May 31; 1454(1): 115 - 125.

[133] Begriche K, Massart J, Robin MA, Borgne-Sanchez A, Fromenty B. Drug-induced toxicity on mitochondria and lipid metabolism: mechanistic diversity and deleterious consequences for the liver. J Hepatol 2011 Apr; 54(4): 773 - 794.

[134] Treem WR, Witzleben CA, Piccoli DA, Stanley CA, Hale DE, Coates PM, et al. Medium-chain and long-chain acyl CoA dehydrogenase deficiency: clinical, pathologic and ultrastructural differentiation from Reye's syndrome. Hepatology 1986 Nov; 6(6): 1270 - 1278.

[135] Brivet M, Boutron A, Slama A, Costa C, Thuillier L, Demaugre F, et al. Defects in activation and transport of fatty acids. J Inherit Metab Dis 1999 Jun; 22(4): 428 - 441.

[136] Burt AD, Mutton A, Day CP. Diagnosis and interpretation of steatosis and steatohepatitis. Semin Diagn Pathol 1998 Nov; 15(4): 246 - 258.

[137] Tannapfel A, Denk H, Dienes HP, Langner C, Schirmacher P, Trauner M, et al. Histopathological diagnosis of non-alcoholic and alcoholic fatty liver disease. Virchows Arch 2011 May; 458(5): 511 - 523.

[138] Johnson LV, Walsh ML, Chen LB. Localization of mitochondria in living cells with rhodamine 123. Proc Natl Acad Sci USA 1980; 77: 990 - 994.

[139] Emaus RK, Grunwald R, Lemasters JJ. Rhodamine 123 as a probe of transmembrane potential in isolated rat-liver mitochondria: spectral and metabolic properties. Biochim Biophys Acta 1986 Jul 23; 850(3): 436 - 448.

[140] Owen MR, Doran E, Halestrap AP. Evidence that metformin exerts its anti-diabetic effects through inhibition of complex 1 of the mitochondrial respiratory chain. Biochem J 2000 Jun 15; 348 (Pt 3): 607 - 614.

[141] Viollet B, Guigas B, Sanz GN, Leclerc J, Foretz M, Andreelli F. Cellular and molecular mechanisms of metformin: an overview. Clin Sci (Lond) 2012 Mar; 122(6): 253 - 270.

[142] Lalau JD. Lactic acidosis induced by metformin: incidence, management and prevention. Drug Saf 2010 Sep 1; 33(9): 727 - 740.

[143] Dykens JA, Jamieson J, Marroquin L, Nadanaciva S, Billis PA, Will Y. Biguanide-induced mitochondrial dysfunction yields increased lactate production and cytotoxicity of aerobically-poised HepG2 cells and human hepatocytes in vitro. Toxicol Appl Pharmacol 2008 Dec 1; 233(2): 203 - 210.

[144] Dykens JA, Will Y. The significance of mitochondrial toxicity testing in drug development. Drug Discov Today 2007 Sep; 12(17 - 18): 777 - 785.

[145] Larosche I, Letteron P, Fromenty B, Vadrot N, Abbey-Toby A, Feldmann G, et al. Tamoxifen inhibits topoisomerases, depletes mitochondrial DNA, and triggers steatosis in mouse liver. J Pharmacol Exp Ther 2007 May; 321(2): 526 - 535.

[146] Ohnishi T, Ogawa Y, Saibara T, Nishioka A, Kariya S, Fukumoto M, et al. CYP17 polymorphism and tamoxifen-induced hepatic steatosis. Hepatol Res 2005 Oct; 33(2): 178 - 180.

[147] Nadanaciva S, Dykens JA, Bernal A, Capaldi RA, Will Y. Mitochondrial impairment by PPAR agonists and statins identified via immunocaptured OXPHOS complex activities and respiration. Toxicol Appl Pharmacol 2007 Sep 15; 223(3): 277 - 287.

[148] Nadanaciva S, Bernal A, Aggeler R, Capaldi R, Will Y. Target identification of drug induced mitochondrial toxicity using immunocapture based OXPHOS activity assays. Toxicol In Vitro 2007 Aug; 21(5): 902 - 911.

[149] Reasor MJ, Hastings KL, Ulrich RG. Drug-induced phospholipidosis: issues and future directions. Expert Opin Drug Saf 2006 Jul; 5(4): 567 - 583.

[150] Kodavanti UP, Mehendale HM. Cationic amphiphilic drugs and phospholipid storage disorder. Pharmacol Rev 1990 Dec; 42(4): 327 - 354.

[151] Lewis JH, Mullick F, Ishak KG, Ranard RC, Ragsdale B, Perse RM, et al. Histopathologic analysis of suspected amiodarone hepatotoxicity. Hum Pathol 1990 Jan; 21(1): 59 - 67.

[152] Fromenty B, Fisch C, Labbe G, Degott C, Deschamps D, Berson A, et al. Amiodarone inhibits the mitochondrial beta-oxidation of fatty acids and produces microvesicular steatosis of the liver in mice. J Pharmacol Exp Ther 1990 Dec; 255(3): 1371 - 1376.

[153] Fromenty B, Fisch C, Berson A, Letteron P, Larrey D, Pessayre D. Dual effect of amiodarone on mitochondrial respiration. Initial protonophoric uncoupling effect followed by inhibition of the respiratory chain at the levels of complex I and complex II. J Pharmacol Exp Ther 1990 Dec; 255(3): 1377 - 1384.

[154] Berson A, De BV, Letteron P, Robin MA, Moreau C, El Kahwaji J, et al. Steatohepatitis-inducing drugs cause mitochondrial dysfunction and lipid peroxidation in rat hepatocytes. Gastroenterology 1998 Apr; 114(4): 764 - 774.

[155] Stravitz RT, Sanyal AJ. Drug-induced steatohepatitis. Clin Liver Dis 2003 May; 7(2): 435 - 451.

[156] Pessayre D, Bichara M, Degott C, Potet F, Benhamou JP, Feldmann G. Perhexiline maleate-induced cirrhosis. Gastroenterology 1979 Jan; 76(1): 170 - 177.

[157] Lucey MR, Mathurin P, Morgan TR. Alcoholic hepatitis. N Engl J Med 2009 Jun 25; 360(26): 2758 - 2769.

[158] O'Shea RS, Dasarathy S, McCullough AJ. Alcoholic liver disease. Hepatology 2010 Jan; 51(1): 307 - 328.

[159] Bergheim I, McClain CJ, Arteel GE. Treatment of alcoholic liver disease. Dig Dis 2005; 23(3 - 4): 275 - 284.

[160] Lefkowitch JH. Morphology of alcoholic liver disease. Clin Liver Dis 2005 Feb; 9(1): 37 - 53.

[161] Cave M, Falkner KC, Ray M, Joshi-Barve S, Brock G, Khan R, et al. Toxicant-associated steatohepatitis in vinyl chloride workers. Hepatology 2010 Feb; 51(2): 474 - 481.

[162] Bradford BU, Rusyn I. Swift increase in alcohol metabolism (SIAM): understanding the phenomenon of hypermetabolism in liver. Alcohol 2005 Jan; 35(1): 13 - 17.

[163] Lu Y, Cederbaum AI. CYP2E1 and oxidative liver injury by

alcohol. Free Radic Biol Med 2008 Mar 1；44(5)：723 - 738.

[164] Marchitti SA, Brocker C, Stagos D, Vasiliou V. Non-P450 aldehyde oxidizing enzymes：the aldehyde dehydrogenase superfamily. Expert Opin Drug Metab Toxicol 2008 Jun；4(6)：697 - 720.

[165] Gao B, Bataller R. Alcoholic liver disease：pathogenesis and new therapeutic targets. Gastroenterology 2011 Nov；141(5)：1572 - 1585.

[166] Gao B, Seki E, Brenner DA, Friedman S, Cohen JI, Nagy L, et al. Innate immunity in alcoholic liver disease. Am J Physiol Gastrointest Liver Physiol 2011 Apr；300(4)：G516 - G525.

[167] Fernandez-Checa JC, Kaplowitz N. Hepatic mitochondrial glutathione：transport and role in disease and toxicity. Toxicol Appl Pharmacol 2005 May 1；204(3)：263 - 273.

[168] Mansouri A, Gaou I, De KC, Amsellem S, Haouzi D, Berson A, et al. An alcoholic binge causes massive degradation of hepatic mitochondrial DNA in mice. Gastroenterology 1999 Jul；117(1)：181 - 190.

[169] Mansouri A, Demeilliers C, Amsellem S, Pessayre D, Fromenty B. Acute ethanol administration oxidatively damages and depletes mitochondrial DNA in mouse liver, brain, heart, and skeletal muscles：protective effects of antioxidants. J Pharmacol Exp Ther 2001 Aug；298(2)：737 - 743.

[170] Dolganiuc A, Thomes PG, Ding WX, Lemasters JJ, Donohue Jr. TM. Autophagy in alcohol-induced liver diseases. Alcohol Clin Exp Res 2012 Aug；36(8)：1301 - 1308.

[171] Ding WX, Li M, Chen X, Ni HM, Lin CW, Gao W, et al. Autophagy reduces acute ethanol-induced hepatotoxicity and steatosis in mice. Gastroenterology 2010 Nov；139(5)：1740 - 1752.

[172] Donohue Jr. TM, Cederbaum AI, French SW, Barve S, Gao B, Osna NA. Role of the proteasome in ethanol-induced liver pathology. Alcohol Clin Exp Res 2007 Sep；31(9)：1446 - 1459.

[173] Kaplowitz N, Than TA, Shinohara M, Ji C. Endoplasmic reticulum stress and liver injury. Semin Liver Dis 2007 Nov；27(4)：367 - 377.

[174] Grunnet N, Kondrup J. The effect of ethanol on the beta-oxidation of fatty acids. Alcohol Clin Exp Res 1986；10(6 Suppl)：64S - 68S.

[175] Yuki T, Thurman RG. Swift increase in alcohol metabolism：time course and involvement of glycolysis. Biochem J 1980；186：119 - 126.

[176] Holmuhamedov E, He L, Jin Y, Lemasters JJ. Alcohol-induced VDAC closure in rat hepatocytes. Biophys J 2005；88：194A.

[177] Holmuhamedov E, Lemasters JJ. Ethanol exposure decreases mitochondrial outer membrane permeability in cultured rat hepatocytes. Arch Biochem Biophys 2009 Jan 15；481(2)：226 - 233.

[178] Holmuhamedov EL, Czerny C, Beeson CC, Lemasters JJ. Ethanol suppresses ureagenesis in rat hepatocytes：role of acetaldehyde. J Biol Chem 2012 Mar 2；287(10)：7692 - 7700.

[179] Zhong Z, Ramshesh VK, Rehman H, Theruvath TP, Lemasters JJ. Ethanol, SIAM, and hepatic mitochondrial depolarization：studies with intravital multiphoton microscopy [Abstract]. Alcohol Clin Exp Res 2010；34(Suppl)：261A.

[180] Holmuhamedov EL, Lovelace GL, Lemasters JJ. Aldehyde products of ethanol oxidation and oxidative stress suppress ureagenic but not basal respiration of cultured hepatocytes [Abstract]. Biophys J 2012；100：460a.

第6章
细胞死亡机制及其与药物毒性的关系

Lily Dara，Derick Han，Neil Kaplowitz
美国，加利福尼亚州，洛杉矶，南加利福尼亚大学

前　言

　　肝脏在药物代谢和清除的过程中发挥着重要作用，并且肝脏通过门静脉直接接受肠道吸收后的产物，这使得肝脏成为药物毒性作用的主要靶器官。肝毒性仍然是导致药物撤市或者更改上市后药物安全标签最主要的单一损伤因素[1]。在美国，药物和毒素导致的肝损伤是急性肝衰竭（acute liver failure，ALF）发生的主要原因[2]，其中 43% 是由于对乙酰氨基酚（acetaminophen，APAP；扑热息痛，paracetamol）使用过量[3,4]。

　　当细胞发生损伤时，在分子水平触发一系列反应，以试图克服、应对或代偿损伤。如果损伤的强度超过细胞自身的代偿，细胞将无法存活。每种毒素施加其效应时所在的特定微环境、与毒素结合的受体、毒素的代谢和靶细胞器将最终决定何种信号通路参与其中。传统认为，药物性肝损伤（drug-induced liver injury，DILI）导致肝细胞死亡的机制是由于药物反应性代谢产物所引起的氧化应激和线粒体功能障碍带来的灾难性和压倒性肝损伤。在过去的 20 年里，随着科学的进步（更大程度上是由于 DILI 研究模型的进步），人们开始认识到药物和毒素可激活肝细胞内特定的信号传导通路。当这种通路信号足够强时，不仅可导致肝细胞死亡，还

可支配细胞死亡的子程序。这是该领域一个巨大而重要的进步,因为阐明这些信号事件和弄清促存活与促凋亡路径之间的相互作用,就有可能人为地控制这些程序,研发出有利于细胞存活进而改变患者临床结局的治疗方法。

本章主要目的是概述细胞的死亡模式,包括凋亡(apoptosis)、自噬(autophagy)和坏死(necrosis),特别是回顾在 DILI 背景下与肝细胞密切相关的细胞死亡机制。

细胞死亡的分类

细胞死亡可根据如下方法进行分类:细胞致死过程中的形态学表现;所涉及的生化学信号通路,即是否有核酸酶、半胱天冬氨酸蛋白酶(caspase)或组织蛋白酶的参与;细胞死亡子程序的功能方面,即是程序性的还是突发性的;或随后发生的免疫学特征,即是免疫原性还是非免疫原性[5]。

一、细胞死亡的形态学和生化学分类比较

为尝试统一命名法和促进科研工作者之间的学术交流,2005 年细胞死亡命名委员会(Nomenclature Committee on Cell Death,NCCD)建议以严格的形态学标准来统一定义细胞死亡,因为在不同的研究模型中细胞死亡的生化特征缺乏明确的等质可比性[6]。将要死亡的细胞经历一系列可逆性生化学改变,当这些生化改变超过特定阈值或临界点时,细胞死亡过程将不可逆转。阈值的高低以及何种生化学事件将超过阈值,在很大程度上取决于所用的细胞死亡模型和所研究的死亡环境。除了缺乏较公认的生化学阈值外,以前许多被认为是致死性的生化学事件现已被证明在特定的环境下反而表现出促进细胞存活的作用。例如,长期以来程序性细胞死亡(programmed cell death,PCD)被认为等同于凋亡和 caspase 活化,并导致非免疫原性结局[5]。但现已有多个事例表明 caspase 的活化并不促进细胞死亡或具有致死性[7-9]。即使是在凋亡背景下,抑制caspase 也未必总是能阻止细胞死亡;所以,这些被认为是凋亡重要生化特征的蛋白酶,其实对细胞凋亡的发生并非绝对必需[10]。不管初始刺激如何,代谢环境和细胞内的能量储存似乎对细胞死亡类型起到决定性作用。据报道,高葡萄糖和 ATP 水平有利于凋亡的发生;在多种实验设计下,其消耗可促进细胞死亡向坏死方向发展,原因可能在于 ATP 是 caspase 活化所必需

的[11,12]。尽管如此,单纯的能量存在与否并不总是能预测细胞死亡的类型。现已认识到不同分子通路和死亡信号之间,以及与线粒体和其他细胞器之间,均有着复杂的相互作用。刺激因素的性质及强度、所活化的信号通路、所涉及的细胞类型,以及所采取的实验设计,均可影响细胞死亡过程。

这些关联和机制之间的困惑,使得采用生化学标准来定义细胞死亡子程序,或通过酶学及生化学标准来对细胞死亡的定义进行清晰的描绘,均面临巨大的挑战。正是由于缺乏相应的生化学标准,NCCD 在 2009 年的分类会议上建议采用下述形态学标准来描述细胞死亡[13]。

(1)活性染料着色证实细胞质膜丧失了完整性。

(2)细胞(包括细胞核)彻底碎裂成为离散的小体(经常被称为凋亡小体)。

(3)细胞残骸(或其碎片)被邻近的细胞吞噬。

1973 年,Schweichel 和 Merker 提出了第一种细胞死亡形态学分类方法,他们描述大鼠胚胎暴露于毒素后的细胞死亡形态有 3 型:Ⅰ 型细胞死亡与异体吞噬相关;Ⅱ 型细胞死亡与自体吞噬相关;Ⅲ 型细胞死亡则没有细胞被消化现象[14]。现知这些细胞死亡类型分别是指凋亡、自噬性细胞死亡和坏死。

二、程序性和非程序性细胞死亡

程序性细胞死亡即指细胞凋亡。但自噬也被认为是一种程序性死亡,并且在细胞凋亡发现之前即已被描述[15]。相反,非程序性细胞死亡常被用来描述坏死,是指由过度非生理性应激所致的细胞溶解。

坏死的典型特征包括线粒体功能障碍、活性氧基因(reactive oxygen species,ROS)产生、细胞肿胀、ATP丢失、钙稳态的破坏、钙蛋白酶(calpains)和组织蛋白酶(cathepsins)的激活以及最终细胞膜的破裂。现已认识到在特定条件下,坏死可通过特异性激酶和信号通路之间的交叉感知所介导的一系列可重复事件而得以发生,因此也可被认为是程序性的[14, 16-18]。该问题将在后文详细讨论(见"坏死:一个程序性过程?"部分)。

三、免疫原性和非免疫原性细胞死亡

传统上认为凋亡是一种静态的细胞死亡或自杀形式,不具有高免疫原性。相反,坏死性细胞死亡被认为是无秩序且高度免疫原性的,伴随快速的浆膜破裂和细胞内容物溢出至细胞间隙,进而募集免疫细胞。将细胞死亡分为具有免疫原性的坏死和具有致耐受性的凋亡,

现已被证明过于简单化。尽管大多数生理性细胞死亡（例如生理性组织更新）是静静发生的或者免疫耐受的，但凋亡很可能是具有免疫原性的，而坏死则有可能是非免疫原性的[19,20]。例如皮下注射坏死的细胞（由反复冻融或低渗性休克引起）很可能是非免疫原性的。同样，蒽环类药物之所以能成为一种强有力的化疗药物，不仅在于它能通过形态学凋亡而促使肿瘤死亡，还在于它能高效诱导免疫应答，调动机体的免疫能力对肿瘤细胞进行攻击。免疫原性（相对于非免疫原性）细胞凋亡的特点是钙网织蛋白（calreticulin）从内质网内部转位到细胞表面，进而被抗原呈递细胞（antigen-presenting cells，APC）特别是树突状细胞（dendritic cell，DC）摄取，从而激活免疫应答。这些发现提示这样一种可能，即细胞死亡的免疫原性乃是通过特殊的危险信号（比如钙网织蛋白的暴露），而不是通过细胞死亡的形式来传递的[21]。在坏死性细胞死亡，许多警报因子（alarmin）和促炎分子，亦即所谓损伤相关分子模式（damage-associated molecular pattern，DAMP）被释放，激活含有核苷酸结合性寡聚域的蛋白1（nucleotide-binding oligomerization domain-containing protein 1，NOD1）、维A酸诱导性基因I样受体（retinoic-acid-inducible gene I-like receptor，RIG-I）以及最为重要的肝内toll样受体（toll like receptor，TLR）。这些危险信号分子包括高迁移率组B1蛋白（high mobility group box 1，HMGB1）、ATP、尿酸、硫酸乙酰肝素、线粒体和细胞核DNA等[22-24]。

凋 亡

凋亡的希腊语意为凋落的叶子，首先由Kerr等在1972年提出，是用来描述"一种可控的细胞删除机制"的术语[25]。凋亡在胚胎发生和器官形成过程中发挥至关重要的作用。举例而言，肠道形成过程中多余细胞的删除使得肠腔成为中空的器官，以及肢端形成过程中指（趾）间细胞的删除，均在某种程度上通过凋亡而得以实现[26]。在成人，凋亡对于维持组织的自我平衡是必需的，有助于维持细胞增殖和死亡之间的平衡，保证组织的快速更新，例如肠道上皮的更新。因此，可以做如下合乎逻辑的假设，很可能像细胞生长分裂一样，细胞死亡是一个受到有机组织和精细调控的过程。细胞凋亡在病理状态下也具有重要作用：其作为清除损伤和瘤变的细胞机制已得到很好的阐述，它也是通过靶向于被感染的靶细胞以清除病原体的一种基本机制（如清除

在病毒性肝炎中见到的councilman小体）[27-28]。

尽管凋亡被认为是一个程序性细胞清除过程，但直到1980年细胞凋亡执行的详细机制才被阐明。关于凋亡过程中生化和遗传事件的开创性工作最早见于20世纪80年代早期，Bcl-2基因就是在那时被鉴定发现[29]。其后不到10年，研究发现增强Bcl-2基因表达使得缺乏生长因子的培养造血细胞抵抗凋亡的能力明显增强[30]。随后研究显示，独立发现的、能够阻止秀丽隐杆线虫（Caenorhabditis elegans）发育性PCD的ced-9基因，其实也是Bcl-2基因的同系物。最终，1993年Horvitz等发现在线虫胚胎存在一种控制细胞死亡过程的基因，编码一种限制性蛋白酶，称为水解天冬氨酸羧基端的半胱天冬氨酸蛋白酶（caspase）[31]。这些开创性发现的意义不仅在于首次洞悉了有机体中的凋亡机制，也与人体生理学和疾病过程相关，因为这种基因及其编码的产物蛋白质在从秀丽隐杆线虫到更高等的真核生物再到人类的生物进化过程中高度保守。

凋亡是通过两个阶段完成的。第一阶段是激活期，刺激因子和死亡信号激活一系列生化事件，导致caspase激活。随后，第二阶段是效应期，由效应性caspase来执行。在人类和其他脊椎动物中，凋亡的第一阶段由两个主要的和趋同化的信号通路介导：外在性（死亡受体）信号通路和内在性（线粒体）信号通路。不管起始刺激或细胞类型如何，这两个信号通路均可激活执行凋亡的caspase，最终出现蛋白质水解、核固缩（染色质固缩）和核碎裂，这些是I型细胞死亡的形态学特征。caspase介导蛋白质水解，激活caspase特异性DNA酶，或通过裂解其抑制性伴侣分子（inhibitor of CAD，ICAD）而活化阳离子两性药物（cationic amphiphilic drug，CAD），从而导致具有特征性的DNA碎裂片段[32,33]。参与凋亡的这些caspase一般分为两个主要的亚组：启动性或顶层性caspase以及执行性或效应性caspase（表6-1）[34,35]。

一、凋亡的外在性信号通路

当肿瘤坏死因子（tumor necrosis factor alpha，TNF-α）、Fas配体（Fas ligand，FasL）或肿瘤坏死因子配体超家族成员10（tumor necrosis factor ligand superfamily member 10，TRAIL）和跨膜受体结合后，启动外在性途径的信号级联反应，介导死亡信号复合体（death-inducing signaling complex，DISC）的形成[36]。进而通过受体聚集将死亡信号传递到细胞

表 6-1　凋亡过程的组件

外 在 性 凋 亡 通 路	内 在 性 凋 亡 通 路
受体：TNFR1、TRAIL、FAS	受体：凋亡体
信号：配体和跨膜受体结合（如 FasL 和 Fas）	信号：应激激活的 BH3/Bcl-2 转位到线粒体并引起细胞色素 c 释放
其他参与分子/接头分子：FADD、RIPK1、TRAF-2、cIAP、FLIP	其他参与分子/接头分子：APAF-1、SMAC/Diablo、XIAP、AIF、ATP
启动性 caspase：caspase-8、caspase-10	启动性 caspase：caspase-9

执行性 caspase：caspase-3、caspase-7
其他因素：P53、神经酰胺、氧化应激、内质网应激、组织蛋白酶、颗粒酶、MAPK/JNK、P38 激酶
生存因子和抗凋亡参与分子：NF-κB、IAP、PI3K、AKT、FLIP、HSP、BCL2、MCL-1、BCL-XL

内，活化下游接头蛋白——Fas 相关死亡结构域（fas associated death domain，FADD）；FADD 反过来又靶向于支架蛋白，促使附着于支架蛋白的启动性 caspase（caspase-8 和 caspase-10）发生构象改变，从而活化这两种启动性 caspase[35]。在淋巴细胞等 1 型细胞，caspase-8 的活化足以激活 caspase-3 及其他执行性 caspase。执行性 caspase 以非活性的酶原前体形式储存在细胞液中。当信号通路被激活后，这些 caspase 就被启动性 caspase 水解为 10 kDa 和 20 kDa 的片段，从而被激活。执行性 caspase，亦即 caspase-3、caspase-6 和 caspase-7，既是外在性信号通路也是内在性信号通路的效应分子，

可导致如上所述的蛋白水解、核酸酶活化和 DNA 碎裂。在肝细胞等 2 型细胞，外在性信号通路凋亡的发生需要 caspase-8 介导 Bid（Bcl-2 家族的一个蛋白质）的水解，以及其后线粒体的参与和外膜通透性的改变，从而活化执行性 caspase（图 6-1）。在这种情况下，Bid 的丢失可抑制肝细胞凋亡[37-39]。这将在后面详细讨论。

二、凋亡的内在性或线粒体信号通路

内部信号通路的受体被称为凋亡体（apoptosome），它不是一个传统意义上的典型跨膜受体。事实上，它是可

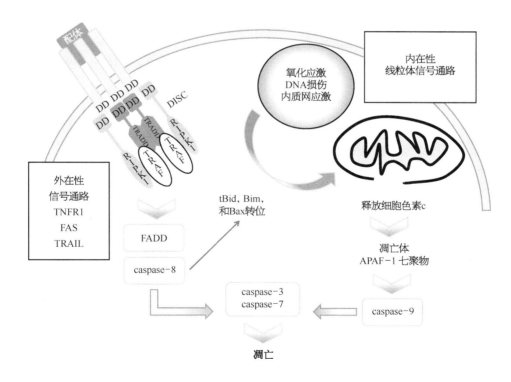

图 6-1　凋亡的内在性和外在性信号通路

配体和其受体结合，激活外在性信号通路，导致形成死亡诱导性信号复合体（DISC）；DISC 激活启动性 caspase-8 及下游的执行性 caspase-3 和 caspase-7，后两者是凋亡的执行者。内在性信号通路的受体是一种可溶的 Apaf-1 寡聚物，其在细胞色素 c 从线粒体中释放后形成。这种车轮样结构是 caspase-9 的激活平台，caspase-9 在内在性信号通路中扮演启动酶的角色。caspase-9 可激活效应性 caspase，导致凋亡发生。DD，死亡结构区

溶性的,并定居于细胞质中。要弄清楚凋亡体的结构及其形成方式,首先要了解凋亡体复合物的主要构成成分:凋亡蛋白酶激活因子-1(the apoptotic protease-activating factor 1,Apaf-1)。在缺少凋亡信号时,Apaf-1以单体形式存在。在Apaf-1的N端存在一个caspase募集区(caspase recruitment domain,CARD),并可募集caspase-9;在C端存在WD40重复序列,可以和细胞色素c结合;两端之间是核苷酸结合及寡聚化区域,ATP酶定位在其中。WD40重复序列对Apaf-1具有自我抑制作用。DNA损伤或生长因子缺乏等凋亡刺激因素可激活Bcl-2家族成员,使之移位至线粒体,引发线粒体外膜的透化作用,从而释放细胞色素c。自线粒体释放的细胞色素c与Apaf-1分子的WD40区域相结合,引起自我抑制的解放[40-42]。这是Apaf-1赖以感知凋亡信号的关键事件[35]。细胞色素c解除WD40重复序列的控制作用后,进而导致dATP水解。Apaf-1发生构象改变和寡聚化,形成由七个分子组成的轮状结构,这种七聚体就称为凋亡体。七聚体中Apaf-1 CARD的环状排列对于募集和激活caspase-9是必不可少的[43]。当启动性caspase活化后,其下游的效应性caspase被剪切为活化形式,促进凋亡发生。

三、肝细胞凋亡的重要调节分子——Bcl-2家族

淋巴细胞等许多细胞可通过外在性信号通路介导凋亡的发生,并通过caspase-8的活化来激活caspase-3和caspase-7,而肝细胞等2型细胞的凋亡则需要通过Bcl-2蛋白放大线粒体信号。

Bcl-2家族包括三个功能各不相同的亚组。Bcl-2家族的BH3-only蛋白是凋亡启动因子,可通过caspase-8(外在性信号通路)、DNA损伤、导致有丝分裂原激活蛋白激酶8(JNK/MAPK8)活化的氧化应激,以及其他细胞毒事件而活化。BH3-only家族包括Bad、Bid、Bik、Bim、Bmf、Hrk、Noxa和Puma等。促生存Bcl-2家族成员如A1、Bcl-2、Bcl-XL和髓样细胞白血病序列1(Mcl-1)有促进细胞生存的作用。推测该亚家族成员有保持线粒体膜完整性的作用,因为Bcl-2和Bcl-XL可阻止细胞色素c的释放[44,45]。第三个亚家族是促凋亡的Bcl-2,包括Bak、BAX,可能还有Bok;其可转位至(BAX)或定居于(Bak)线粒体,被剪切后的Bid(tBid)或Bim激活,从而介导线粒体外膜的透化作用(mitochondrial outer membrane permeabilization,MOMP),促使释放细胞色素c和其他膜间蛋白。tBid活化的信号放大对于死亡受体介导的肝细胞杀灭作用

是必不可少的[39,46]。实际上,Fas/FasL和TNF-α介导的肝细胞凋亡需要Bid激活的caspase-8和JNK激活的Bim的参与[37,46]。不论是促凋亡的BH3-only,还是促生存的多结构域Bcl-2,其发挥功能均需通过在线粒体水平激活或灭活BAX和Bak来实现。当BH3蛋白、Bim和tBid感受到应激信号,即可激活BAX和Bak。同时,Puma和Noxa等其他具有促凋亡作用的BH3家族成员与Bcl-2、Bcl-XL和Mcl-1衔接,冻结这些分子对BAX和Bak的控制作用,从而拮抗这些分子的促生存功能。BAX和Bak一旦被释放和激活,即可发生寡聚化,促进MOMP发生。

尽管MOMP的发生机制还不完全清楚,但已得到公认的是,在被tBid激活后,BAX和Bak发生寡聚化,破坏线粒体膜的脂质双层结构,导致外膜孔道形成,从而排出细胞色素c和Smac(Diablo的同系物)等膜间内容物[26]。如上文详细谈到的,细胞色素c可促进凋亡体的形成和caspase-9的活化。Smac可中和XIAP(E3泛素化-蛋白连接酶),而XIAP是一种caspase抑制剂。新近发现XIAP是Ⅰ型和Ⅱ型凋亡信号的关键识别器。来源于XIAP⁻/⁻小鼠的肝细胞,或用Smac处理过的细胞,对不依赖于Bid的Fas诱导的凋亡敏感[47]。推测XIAP大量存在于肝细胞和胰腺β细胞等2型细胞中,使得这些细胞能够耐受caspase-3的活化;而Smac的释放则参与中和XIAP和促进凋亡发生。肝细胞死亡过程中线粒体的参与是必不可少的步骤。下文将会讨论,在涉及肝脏的许多药物性损伤中,肝细胞死亡正是发生在线粒体受损时。

四、JNK与应激诱导的细胞死亡

在细胞因子(即TNF-α)激增、氧化应激、紫外线应激等许多实验性应激条件下,应激诱导的激酶级联瀑布反应被活化,从而对微环境条件的改变产生应答,并调节细胞的适应性(通过调节细胞的代谢需求)、细胞生存和细胞死亡。在哺乳动物细胞,包括肝细胞在内,一种被称为丝裂原活化的蛋白激酶(mitogen-activated protein kinases,MAPK)的丝氨酸/苏氨酸蛋白激酶家族是这些应激应答信号通路中的主要调节分子[48]。MAPK通过自身的磷酸化状态进行调节,它们被逐渐分层的上游激酶活化,而通过磷酸酶下调活性。JNK是在细胞损伤模型中得到最深入研究的MAPK家族成员之一。有三个基因编码MAPK中的JNK家族,其中JNK1(MAPK8)和JNK2(MAPK9)在肝脏表达。这些基因产物两两拼接形成不同的亚型,对细胞功能似有显

著不同的影响[49]。一旦 JNK 活化,决定细胞命运最重要的影响因素将是 JNK 活化的持续时间及其亚细胞定位。JNK 长时间活化可能与应激的强度及持续时间有关,可促使细胞死亡,而一过性的 JNK 活化似乎并无这种效应[50]。在肝细胞,APAP、缺血和 TNF - α 等诱导的应激可引起 JNK 长时间活化并导致肝细胞死亡[51-53]。TNF - α 介导的 JNK 诱导的细胞死亡,部分是由于 Fas 相关含死亡区蛋白样白细胞介素 1β 转换酶(fas-associating protein with death domain-like interleukin - 1 beta-converting enzyme,FLICE)抑制蛋白(FLICE inhibitory protein,c - FLIP)的泛素化和在蛋白酶体的降解[54]。另外,JNK 通过磷酸化 BH3 - only 蛋白 Bim 和 Bid 而激活内在性线粒体信号,并需要促凋亡的 Bcl - 2 蛋白 BAX 和 Bak 向线粒体转位[55-57]。随研究模型的不同,使结合 SAB SH3 结构域的蛋白 5 保持沉默意味着线粒体支架蛋白和 p - JNK 结合伴侣可阻止 JNK 诱导的细胞坏死和凋亡;所以,磷酸化的 JNK(p - JNK)向线粒体的亚定位是细胞凋亡和坏死过程中的关键事件[58]。

虽然在初期被描述为一种与应激诱导的凋亡相关的 MAPK,但 JNK 的促生存作用似乎是通过其底物,即转录因子 AP1 和 JunD 而介导的;这两种底物可与核因子 κB(nuclear factor kappa - B,NF - κB)协同作用,刺激促生存基因的表达,诱导抗氧化防御反应和促进细胞增殖[59,60]。JNK 和 NF - κB 在某种程度上是决定细胞命运的两种相拮抗的力量:如上所述,c - FLIP 是由 NF - κB 诱导的一种促生存蛋白,而 JNK 可降解 c - FLIP;NF - κB 则能抑制 JNK 的长时间活化,从而发挥促生存作用。有证据显示,抑制 NF - κB 可导致 JNK 持续活化,促进 TNF - α 介导的肝细胞坏死[61]。其他能抵抗 JNK 不良效应的蛋白分子有 ERK1(或 MAPK3)和 ERK2(或 MAPK1),它们能下调 JNK 的活性。至少在甲萘醌诱导的肝细胞氧化应激条件下,ERK1/2 和 JNK 在调节细胞生存方面存在相互拮抗作用[50,62]。在低水平氧化应激作用下,ERK 被认为通过磷酸化来使 JNK 失活。强烈的氧化应激微环境可使这些磷酸酶失活,导致 JNK 持续活化,继而使下游蛋白质分子发生磷酸化。除了 AP - 1、JunB 和 JunD 外,还有很多的 JNK 底物已被鉴定,包括 14 - 3 - 3、Bad、BAX、Bcl - XL、IRS - 1(胰岛素受体底物)、Mcl - 1、c - Myc、p53 和 SAB[58,63]。JNK 可灭活 Bcl - XL(一种抗凋亡蛋白),使得线粒体对 MOMP 和线粒体通透性转换(mitochondrial permeability transition,MPT)变得敏感。不管细胞死亡的信号通路如何(凋亡或坏死),一旦 JNK 被激活,即可与其伴侣分子相结合而将信号传达线粒体。此问题将在后续章节("对乙酰氨基酚"部分)详细讨论。

自　噬

自噬(autophagy)是一个生理性的自我消化过程,可降解或再利用受损的胞内结构及细胞器[13]。目前已描述至少三种自噬过程,此处主要叙述大分子自噬(macroautophagy)和线粒体特异性自噬(mitochondrion-specific autophagy)[或称线粒体自噬(mitophagy)]。凋亡是细胞结构和细胞器的快速破坏,自噬则是一个缓慢的、有空间限制的现象,细胞质成分被来源于内质网或细胞膜的双层膜泡结构所隔离,这种双层膜泡结构被称为隔离膜(isolation membrane)。一旦隔离膜包绕其靶标,即在靶标边缘融合并形成自噬体(autophagosome)。自噬体随后与溶酶体融合,被包裹的细胞质成分最终被溶酶体内的水解酶所消化。新近有研究显示线粒体的外膜也参与自噬体的生物形成[64]。在包括肝细胞在内的所有细胞中,自噬作为一种再利用机制以较低的基础水平运行,具有维持细胞自身稳定的功能。在饥饿应激时,通过抑制雷帕霉素哺乳动物靶标(mammalian target of rapamycin,mTOR)信号通路而迅速上调自噬[65]。自噬的执行涉及一系列保守的基因产物,这些基因产物从酵母到哺乳动物都有表达,就是为人所熟知的 Atg 蛋白。这是形成隔离膜和自噬体所必需的[66,67]。在迄今为止所描述的大多数案例中,通过敲除或降低重要的自噬(ATG)基因表达以抑制自噬,细胞死亡非但没有被抑制,反而以更快的速度发生,由此认为自噬可增强细胞的生存能力[13]。然而,在一些特殊情况下,当自噬持续存在时,自噬这种自我吞噬的结果可导致细胞死亡[68,69]。自噬性细胞死亡在形态学上被定义为一种独特的细胞死亡类型,它缺乏细胞染色质的凝结,但在胞质内出现大量的自噬性空泡。具有自噬性形态学改变的细胞死亡,其与巨噬细胞的关系极微或无关,这与细胞凋亡是不同的[13]。

自噬和凋亡的分界可能难以识别:凋亡可始于自噬,而自噬也可导致凋亡。越来越多的证据表明,凋亡和自噬之间存在信号交联。这个信号通路的主要调节分子是 Bec - 1(beclin - 1)及其与 Bcl - 2 的相互作用[70]。Bec - 1 从 Bcl - 2 的解离对于自噬的发生是必要的;有趣的是,当 Bcl - 2 存在于内质网时,它只抑制自噬[71]。Bec－1还与Bcl－XL相关联，不论是Bcl－2还是Bcl－XL，均能降低Bec－1的促自噬作用[70,72]。研究表明，Bec－1还可作为caspase的底物。caspase介导对Bec－1的剪切作用，可使Bec－1丧失对自噬的诱导能力；同时，由于被剪切后的Bec－1和线粒体之间可发生直接相互作用，从而导致促凋亡因子的释放[73]。

在肝脏，已发现自噬参与肝脏缺血－再灌注损伤[74,75]、病毒性肝炎[76-78]、刀豆蛋白A（concanavalin A，ConA）诱导的急性肝衰竭[79,80]、α1－抗胰蛋白酶缺乏症[81-83]、酒精性肝病[84,85]、非酒精性脂肪性肝病（nonalcoholic fatty liver disease，NAFLD）[86-88]、APAP诱导的肝损伤[89,90]及肝细胞性肝癌的发生[91]。

线粒体特异性自噬

线粒体特异性自噬是一种细胞器特异性自噬，发生于多余的或受损的线粒体通过自噬相关的细胞组件被特异性清除时[92]。在发生线粒体特异性自噬之前，先出现线粒体的裂解，将线粒体分解为易于被包裹的碎片。通过对胰腺β细胞的线粒体进行光亲和标记，可以清楚地看到，线粒体裂解后产生的受损子代线粒体膜电位水平较低，不能再与其他子代线粒体相融合，从而被自噬体靶向性选择性清除[93]。除了这种质量控制目的之外，线粒体特异性自噬还可充当线粒体生物合成的阴阳平衡面，在反向控制和平衡线粒体质量方面具有重要的生理功能。成熟的红细胞缺乏线粒体；在网织红细胞成熟过程中，线粒体特异性自噬是线粒体被清除的机制[94,95]。

新近的研究进展有助于理解这种线粒体清除机制。由E3泛素连接酶（parkin）介导的多聚赖氨酸泛素化机制，可将线粒体靶向至自噬体。parkin是家族性帕金森病的突变蛋白，在脑、心脏、肝脏和肌肉中均有很强的表达，并且具有广泛的生理学功能[96]。在线粒体应激时，parkin被募集并选择性转位至受损的或解偶联的线粒体[97,98]。基于这种对受损线粒体的靶向性选择机制，Youle等提出parkin是线粒体质量控制通路中的效应器，可通过清除受损的线粒体来保持细胞器数量的精确性[96]。parkin被募集至线粒体外膜乃是通过PTEN诱导的假定激酶蛋白1（PTEN－induced putative kinase protein 1，PINK1）。在一般情况下，健康线粒体蛋白水解作用的快速更新作用使得线粒体内的PINK1比较稀少。当线粒体受损或蛋白水解作用被抑制，即可发生PINK1积聚，并作为一种归巢信号募集parkin至受损的细胞器[99]。在parkin转位之后，线粒

体突出展示Lys63连接的多聚化泛素链和p62（一种自噬体结合性接头蛋白）的聚集[100,101]。当parkin被PINK1直接磷酸化时，E3泛素连接酶的多种不同底物已准备就绪，这些底物包括电压依赖性阴离子选择性通道蛋白－1（voltage-dependent anion-selective channel protein－1，VDAC1）和线粒体融合蛋白1/2（mitofusin－1/2，MFN1/2），它们都嵌在线粒体外膜中[100-103]。这就给我们展示了一种完美的信号环路，亦即当MFN1和MFN2被parkin介导泛素化后，被靶向至蛋白酶体进行降解，从而抑制线粒体的融合，增加其裂解，便于受损细胞器被摄取和发生线粒体特异性自噬[104]。

因为许多药物性中毒事件包括了线粒体损伤，因此线粒体特异性自噬可能在某些特殊类型DILI的发病机制和疾病进程中发挥重要作用。研究显示，特定的线粒体毒素，如APAP和依法韦仑（一种核苷类逆转录酶抑制剂，可以损伤线粒体呼吸复合体Ⅰ），可导致自噬，特别是线粒体特异性自噬[105-107]。使用氯喹或自噬体抑制剂3－甲基腺嘌呤（3－methyladenine，3MA）抑制自噬后，可增强细胞死亡效应[105,107]。这种结果在生理学上很容易理解，因为受损的线粒体是ROS的重要来源，清除这些受损的线粒体可以减少细胞的氧化应激。然而有趣的是，依法韦仑可诱导凋亡性细胞死亡，而APAP则导致坏死；在不考虑潜在细胞死亡方式的情况下，线粒体特异性自噬具有保护作用。

坏死：一个程序性过程？

NCCD将因细胞和细胞器肿胀及胀亡（oncosis）所致的胞浆膜破裂这一特征性改变称为坏死性细胞死亡。传统认为，这种死亡的发生是由于剧烈的微环境刺激，导致ROS产生、线粒体通透性转变（MPT）、钙释放、组织蛋白酶和钙蛋白酶激活，然后导致细胞溶解。MPT的定义是指线粒体内膜通透性突然增加，允许分子量高达1.5 kDa的溶质分子通过；其产生机制是由于电压和钙离子依赖性、环孢素敏感性、高电导性通道的开放[108]。在MPT，线粒体内膜和外膜形成小孔（这与凋亡过程中的MOMP不同，MOMP外膜透化作用的增加是选择性的）。线粒体内膜的丧失导致离子梯度、pH梯度和膜电位的崩溃，最终导致氧化磷酸化的破坏。线粒体功能的早期丧失在决定细胞死亡模式方面具有至关重要的作用，因为caspase功能的正常发挥及凋亡的执行均需依赖某种关键的ATP水平[12]。目前尚不十

分清楚这一过程是如何发生的,但已发现 VDAC、ADP/ATP 转位酶(ADP/ATP translocase,ANT)以及亲环素 D 均参与形成这种跨越线粒体双膜结构的巨型通道[109,110]。需要指出的是,关于这种孔道的精确结构,目前仍然存在争论。例如,VDAC 和 ANT 并非这一过程所必需的;在缺乏或敲除这两种蛋白的情况下,MPT 仍可发生[109,111,112]。

　　与凋亡不同的是,目前关于细胞坏死的观点存在分歧;以往那种认为细胞坏死仅仅是一种突发的、不受控制的细胞死亡形式的观点现已受到挑战,这是因为后来研究发现,在某些特殊的细胞类型,阻断凋亡活化过程中的 caspase 可以使得细胞死亡的形态学从凋亡向坏死方向转变[113]。尽管已证实抑制 caspase - 9(一种启动性 caspase)和 caspase - 3(一种执行性 caspase)可以阻断凋亡的发生,但也已证实敲除 caspase - 8 对胚胎具有致死性,因为这将导致卵黄囊的脉管系统不能发育,胚胎将在第 10 天左右死亡[114-116]。进一步研究还发现,向 TNF - α 处理过的 T 淋巴细胞加入 caspase 抑制剂,或删除 caspase - 8 或 FADD,可导致坏死性细胞死亡[117,118]。这种矛盾性发现引发了一个有趣的问题:为什么删除促凋亡蛋白(caspase - 8)可引起细胞坏死? 对 caspase - 8 的促生存功能进行深入分析发现,它的同系物 c - FLIP,以及它们与特定的死亡诱导性激酶的相互作用,阐明了程序性坏死的分子组件[119,120]。

　　如上所述,在配体结合后,FADD 结合并激活 caspase - 8,继而水解效应分子 caspase - 3 和 caspase - 7 或 Bid 以执行凋亡。caspase - 8 的激活可借助不同的信号平台:与配体结合的 CD95 可募集 FADD 和 caspase - 8。肿瘤坏死因子受体超家族成员 - 1(tumor necrosis factor receptor superfamily member 1,TNFR - 1)和 TNF - α 结合后也可激活 caspase - 8,进而募集 TNFR1 相关性死亡结构区蛋白(TNFR1 - associated death domain protein,TRADD)及与受体相互作用性丝氨酸/苏氨酸蛋白激酶 1(receptor-interacting serine/ threonine-protein kinase 1,RIP - 1),随后通过泛素化和去泛素化修饰,复合体从受体上释放,最终募集 FADD 和 caspase - 8。最后,经由 TLR3 和 TLR4 的 TLR 信号传递可募集 FADD、RIP - 1 和 TRIF,并激活 caspase - 8[121]。FLIP 是缺乏催化活性位点的 caspase - 8 同系物。然而,FLIP - caspase - 8 异二聚体可稳定存在,并具有蛋白质水解活性。这种异二聚体较 caspase - 8 同二聚体具有更高的亲和力和稳定性,并且在长式 FLIP(long form of FLIP,FLIPL)存在时优先形成的二聚体形式[122]。相反,短式 FLIP(short form of FLIP,FLIPS)可阻断 caspase - 8 处理为活性形式。caspase - 8 - FLIPL 复合体中 caspase - 8 的催化活性可剪切 RIP - 1 和 RIP - 3,这解释了删除 caspase - 8 后可导致坏死性细胞死亡:在缺乏 caspase - 8 时,RIP 激酶被释放并产生下游生物学效应和介导细胞坏死[120,123]。这一假说还可用来解释如下现象:caspase - 8 和 FADD 敲除后对小鼠胚胎的致死性,可被同时删除 RipK3 基因(亦即 FADD/RIP3 双敲除或 caspase - 8/RIP3 双敲除)所挽救[119,124,125]。

一、程序性坏死依赖 RIP 激酶

　　1995 年,研究人员发现 RIP 家族中的第一个成员 RIP - 1,这是一个 C 端带有死亡结构区并能与 TNFR - 1 和 Fas 的死亡结构区相互作用的新激酶。正是由于含有这种相互作用区,该激酶被命名为受体相互作用蛋白(receptor-interacting protein,RIP)[126]。RIP - 1 具有复合功能,参与凋亡、炎症和坏死等信号通路。它可整合由 Fas、TNFR - 1、TLR 和 TRAILR 等细胞膜表面受体在活化后装配而成的信号复合体,以及细胞内的感受器/接头蛋白(RIG - I 和 PIDD),从而参加与应激应答[127]。最新研究提示,RIP - 1 可能是新近发现的一种胞内复合体——RIP 磷酸化调控细胞死亡信号转导复合体(ripoptosome)的核心成分[128,129]。RIP - 1 的 C 端发挥激酶活性,中间部分包含可以和其他 RIP 激酶相结合的同源性基序[123]。RIP - 1 在许多组织中均可呈组成型表达,也可在 TNF - α 刺激 T 细胞活化后呈诱导性表达[130]。虽然 RIP - 1 最初被描述为 TNFR 信号复合体中的一部分和一种凋亡介质,但后来很快发现 RIP - 1 还可作为一种支持 NF - κB 活化的支架蛋白而发挥促存活作用[130]。

　　在 T 细胞系中加入抑制剂以阻断 caspase 的活性,可使细胞死亡模式从凋亡向坏死方向转变,这一发现导致对 TNF - α 和 CD95 各自信号通路的组成进行研究。Holler 等一项有较大影响的研究显示,在泛 caspase 抑制剂苄氧羰-缬氨酰-丙氨酰-天冬氨酰-氟甲基酮〔carbobenzoxy-valyl-alanyl-aspartyl -(O - methyl)- fluoromethylketone,Z - VAD - fmk〕存在的情况下,沉默 RIP - 1 可阻止暴露于 TNF - α 和 CD95 的 T 细胞发生坏死[131]。2005 年在缺血-再灌注损伤的中风模型中鉴定出一种程序性坏死的分子抑制剂。通过对化学文库进行筛选,鉴定出一种被称为坏死抑制素 1 的分子(necrostatin - 1,Nec - 1),这是一种强效坏死抑制剂,在对小鼠脑组织进行再灌注的同时给予这种化合物可减少脑梗死面积[132]。在小鼠心肌梗死模型中也发现 Nec-1 能减少心肌坏死和梗死的面积[133]。在首次报道 Nec-1 的抗坏死作用 3 年后,发现 Nec-1 主要是通过阻断 RIP-1 激酶活性来发挥其功能,这种作用与其在体内外阻断坏死的作用密切相关[134]。虽然已知 RIP-1 能够自我磷酸化,但迄今并未发现 RIP-1 激酶活性的其他底物[134,135]。

RIP-3 是 RIP 家族的另一成员,也发现其参与程序性坏死过程。RIP-3 和 RIP-1 通过 RIP 同型相互作用基序(RIP homotypic interaction motif,RHIM)发生相互作用。这两种蛋白质的激酶结构域有 30% 的相似度,但 Nec-1 并不抑制 RIP-3 的活性。RIP-3 的亚细胞定位尚不清楚,它似在细胞质和细胞核之间穿梭,在线粒体中也有发现。尽管在淋巴细胞中 RIP-3 是一个重要的死亡诱导性激酶,但其是否存在于肝细胞中目前尚不完全清楚[123,136,137]。

目前已知 RIP-3 和 RIP-1 形成复合体以诱导细胞坏死。以能够自然表达 caspase 抑制剂的牛痘病毒进行研究显示,在病毒感染过程中 RIP-3 和 RIP-1 相互关联以介导细胞坏死。RIP-3 缺陷的小鼠出现了病毒诱导的细胞坏死和病毒清除障碍[138]。以铃蟾肽(cerulein)处理 RIP-3-/- 胰腺细胞并不能诱导急性胰腺炎,以激酶-死亡突变体(kinase-dead mutant)重构 RIP-3-/- 胰腺细胞也不能恢复其对坏死的敏感性,这表明 RIP-3 激酶功能是执行程序性细胞坏死所必需的[138,139]。虽然 RIP-3 是在与 RIP-1 发生相互作用后出现磷酸化,但这看来是其自我磷酸化的结果。不过,Nec-1 可抑制 RIP-3 第 199 位点丝氨酸残基的磷酸化,提示 RIP-1 可能磷酸化 RIP-3,但仍不能排除构象效应所致的自我磷酸化。研究显示,TNF-α 对 NIH 3T3 细胞的毒性可通过 RIP-3 介导的与线粒体酶的相互作用而诱生 ROS,这些线粒体酶包括肝型糖原磷酸化酶(glycogen phosphorylase, liver form, PYGL)、谷氨酰胺合成酶(glutamine synthetase, GS)和谷氨酸脱氢酶 1(glutamate dehydrogenase 1, GDH 1);这种相互作用可提升这些线粒体酶的活性,导致底物驱动的 ROS 产生增加,也可能促进 MPT 的发生[140]。这一发现促进了对 RIP-3 介导细胞坏死机制的理解。然而,这种代谢暴发的机制仍有待确认,另外还提出一些其他相关机制,将在下文讨论。

二、Rip 蛋白凋亡体:一个新的信号平台

在遗传毒性应激或以 Smac 类似物处理后,RIP-1 和 RIP-3 可自我装配并形成信号平台。这种复合体先在细胞质中预先安装,且并不需要预先存在 TNFR 信号。已知细胞的凋亡蛋白抑制因子(cellular inhibitor of apoptosis protein, cIAP)可靶向于 RIP-1,使之泛素化并在蛋白酶体降解,从而使细胞免遭 NF-α 诱导的细胞死亡[141]。有两个课题组最近报道 cIAP 可阻止细胞死亡信号转导复合体(ripoptosome)的形成。cIAP 和 XIAP 的下调将允许 RIP-1、FADD 和 caspase-8 组成的细胞质多分子复合体进行自我装配。推测 FLIP 异构体在调节这种复合体的形成方面具有重要作用,因为 FLIPL 既可阻断凋亡又可阻断坏死,而 FLIP 可阻断凋亡,但不能阻断 RIP-1 介导的程序性坏死[128,129]。RIP-1 和 RIP-3 的激酶活性是发生细胞坏死所必需的,这表明了其潜在底物的重要性。鉴于药理学抑制 RIP-1 可阻止 RIP-3 向坏死复合体的募集,RIP-1 被认为是一种上游效应分子[138,139]。最近发现一种新的小分子化合物 necrosulfonamide(NSA),可对混合谱系激酶区样(mixed lineage kinase domain-like protein, MLKL)进行修饰,从而阻止 RIP-3 下游的程序性坏死[142]。共免疫沉淀实验显示,在用 TNF-α、Z-VAD-fmk 和 Smac 抑制剂处理后,MLKL 可与 RIP-3 发生关联并被 RIP-3 磷酸化。因为 MLKL 是一种激酶死亡蛋白(kinase-dead protein),推测其功能是作为一种接头蛋白,使得 RIP-1 和 RIP-3 形成的复合体更加接近下游底物,特别是线粒体磷酸酶 PGAM5[143]。PGMA5 是一种线粒体磷酸甘油酯变位酶,能以一种替代性催化活性来充当丝氨酸/苏氨酸磷酸酶的功能[144]。使用巧妙的 flag 标记免疫沉淀实验和蛋白纯化技术,发现 PGMA5 在坏死过程中和 RIP-1、RIP-3 及 MLKL 存在于同一复合体。此外,以抑制性 RNA 敲降 PGMA5,可阻止坏死的发生。有趣的是,NSA 可阻断 RIP-3 和 PGAM5S(短剪接变体)之间的关联,提示 PGAM5S 是被 RIP-3 磷酸化的[145]。随后的实验显示,裂变蛋白,亦即发动蛋白 1 样蛋白 1(dynamin-1-like protein 1, dynamin related protein 1, DRP)被募集,并通过 p-DRP1 的去磷酸化而被线粒体磷酸酶激活;这是一个有趣的发现,即线粒体的碎裂参与细胞死亡。虽然还未能被独立证明,但这些数据显示,RIP-1-RIP-3-MLKL-PGAM5 复合体下游的程序性坏死是通过 DRP1 的活化和线粒体的裂变装置来执行的[143,145]。

DILI 的细胞死亡

一、肝细胞死亡概述

由于肝细胞高度暴露于毒性代谢产物和病毒,因此肝脏形成了一种精细的防御机制以确保清除受损或被病毒感染的细胞,而肝细胞的死亡受体在该过程中起到一种基础性作用。然而肝细胞表面死亡性受体的高水平表达又使得肝细胞对这些信号介导的凋亡变得十分敏感[146]。举例来说,在胆汁淤积型疾病中大量毒性胆汁在肝细胞内的淤积会通过 Fas 信号通路介导肝细胞凋亡,而 Fas 基因缺陷的小鼠在胆管结扎后对胆汁淤积引起的肝损伤抵抗性增加[147,148]。肝脏高表达 Fas,而 Fas 介导的凋亡在许多肝脏疾病中均发挥很重要的作用。肝细胞对 Fas 介导的死亡特别敏感,因为注射抗 Fas 抗体可诱导肝脏大面积损伤,但不伤及其他器官[149,150]。另一广为人知的肝细胞凋亡事例是在病毒性肝炎中,尽管在这种情况下主要是通过免疫杀伤肝细胞介导凋亡的发生,但 Fas 介导的凋亡也同样存在。多种不同的凋亡信号通路参与乙型肝炎和丙型肝炎的发病机制,例如内质网应激反应(ER stress response,ERSR)以及 Fas、RIG-I 和 TRAIL 信号通路[151-155]。在酒精性脂肪肝和 NAFLD,细胞的死亡形态学似乎也倾向于凋亡,这并不奇怪,因为 ERSR 通路是这些情况下肝细胞中毒和死亡的主要促进因素[156-159]。

在这里,我们讨论在实验性 DILI 中细胞死亡的信号通路。似乎很明显线粒体在大多数药物毒性模型的肝细胞死亡过程中发挥一种中心作用。然而,需要通过一些与线粒体损伤特异相关的 DILI,例如核苷类逆转录酶抑制剂(NRTIs)、丙戊酸,可能还有 APAP 引发的 DILI,来辨别线粒体是否作为一种与死亡受体、Bcl-2 蛋白和(或)JNK 相互作用的终末死亡通路,从而确认线粒体是启动 DILI 的靶细胞器。

二、TNF-α 介导的肝损伤及线粒体的重要性

肝细胞特别能够耐受 TNF-α 的致死性激活,因为 DISC 的形成不仅能够激活凋亡级联反应,还可作为激活 NF-κB 的信号平台并上调促细胞生存的基因表达。此外,正如在"凋亡"章节中所提到的,在这些细胞中凋亡的外在性信号通路需要线粒体的参与。当 TNF-α 和受体结合后,多种蛋白质被募集到称为复合体 I(complex I)的膜结合性超分子结构上。这些蛋白分子包括 cIAP1、cIAP2、RIP-1、TRADD、TRAF2

(TNFR 相关因子 2)和 TRAF5。E3 泛素连接酶可抑制 caspase 活化,是一种凋亡抑制因子,通过抑制其多聚泛素化的 TRAF2 募集至复合体 I。cIAP 催化 RIP-1 第 63 位赖氨酸连接的多聚泛素化,而 RIP-1 则充当经由转化生长因子 β(TGFβ)活化的激酶 1(transforming growth factor-beta-activated kinase 1,TAK1 或 MAP3K7)、TAK1 结合蛋白 2(TAK1-binding protein 2,TAB2)和 TAB3 而活化 NF-κB 的支架蛋白[14,160]。NF-κB 是一组种异质性的二聚化转录因子,隶属于 REL 蛋白家族,不仅能被 TNFR-1 激活,也能被药物、毒素、氧化剂和病毒激活。一旦被激活,NF-κB 即靶向至细胞核,导致促炎基因和生存基因的转录。为便于 TNF-α 传递细胞死亡信号,一种不含受体的第二种复合体,即复合体 II,必须在细胞质中进行装配。复合体 II 由 FADD 和 caspase-8 组成并激活 caspase-3 和 caspase-7。正常情况下,c-FLIP 和 NF-κB 可阻止复合体 II 的形成[160-162]。抑制转录,例如应用半乳糖胺或耗竭谷胱甘肽,可削弱肝细胞对 TNF-α 的耐受性[163-165]。线粒体似乎较易发生谷胱甘肽耗竭,使得它们对氧化应激和凋亡变得敏感。例如,选择性耗竭线粒体谷胱甘肽,可使经酒精处理过的肝细胞对酒精介导的 TNF-α 毒性敏感[166]。JNK 通过磷酸化和激活 BH3-only 蛋白 Bim 和 BAX 及抑制 Bcl-XL 和 Mcl-1 而介导 TNF-α 诱导的凋亡信号。TNF-α 诱导的肝细胞凋亡在体内需要 Bim 和 Bid 的参与,如前所述,这两个 Bcl-2 家族的蛋白质靶向于线粒体[46,167,168]。

JNK 的激活、线粒体 ROS 的产生及 NF-κB 转录调节之间的巧妙平衡决定了肝细胞的死亡和存活。研究表明,TNF-α 作用于肝细胞后形成 ROS,导致 MAP 激酶(JNK)激活[58]。在 NF-κB、RELA 或 IKKβ 基因缺陷的细胞中,TNF-α 通过产生 ROS 和激活 JNK 而诱导细胞死亡。线粒体 ROS 的产生需要 JNK 长时间的活化。此外,胞内过氧化氢(H_2O_2)的蓄积可激活 MAP3K 和 ASK1,导致 JNK 活化,而抑制 MAPK 磷酸酶支持 JNK 的活化。NF-κB 可诱导线粒体中的超氧化物歧化酶 2(superoxide dismutase 2,SOD2)基因和铁蛋白多肽 1(ferritin, heavy polypeptide 1,FTH1;可隔离 Fe^{2+}),从而抑制氧化应激和促进细胞生存。其他 NF-κB 应答基因,如 XIAP,也参与对 JNK 的抑制。

在 TNF-α/氨基半乳糖诱导的急性肝衰竭模型中,氨基半乳糖阻止了肝细胞的转录,允许发生 TNF-α 诱导的凋亡。研究显示该过程是 JNK 依赖性的,应用 JNK

抑制剂 SP600125 可阻止这种模型肝损伤[58]。通过抗氧化处理（丁羟茴醚，butylated hydroxyanisole），过表达 SOD2，或者通过沉默线粒体锚定分子 SAB 以阻断 JNK 向线粒体的转位，从而抑制 JNK 的持续活化，可消除 TNF-α 的致死性效应[169]。

与半乳糖胺和蘑菇毒素 α-鹅膏蕈碱相似，放线菌素 D 也可诱导转录停滞，这将通过抑制 NF-κB 而显著增加细胞对 TNF-α 的敏感性。在这种模型中观察到的细胞死亡模式大多是凋亡性的[170,171]。另外一种有 TNF-α 信号通路参与的急性重型肝炎模型是由 ConA 诱导的。给小鼠静脉注射 ConA 可引起依赖 TNF-α 和 JNK 信号的严重肝损伤，抑制 NF-κB 可增强这种损伤[172]。当肝细胞暴露于 T 细胞上的膜结合性细胞毒性 TNF-α（由 ConA 诱导）后，导致氧化应激，这在 IKKβ-/- 小鼠更加严重。野生型小鼠暴露于 25 mg/kg 的 ConA 后，可导致 JNK 磷酸酶活性下降和 JNK 活化时间延长。

三、直接的线粒体毒性

正如这一章一直提到的，线粒体在肝细胞的死亡信号通路中发挥核心作用。同样值得注意的是，在许多 DILI 病例中，线粒体的毒性变化是这些疾病病理学的核心特征。从临床角度来看，线粒体的毒性作用可导致小泡性肝脂肪变性，这在服用胺碘酮、阿司匹林（可见于瑞氏综合征）、四环素、丙戊酸和某些抗逆转录病毒药物的患者中可以见到。患者可以出现较广泛的症状，从氨基转移酶轻度升高到高胆红素血症及严重的肝衰竭。线粒体功能崩溃导致肝脏中毒和坏死，例如 19 世纪 90 年代治疗慢性乙型肝炎的临床试验药物非阿尿苷，导致了部分受试者出现肝衰竭、胰腺炎、乳酸酸中毒甚至死亡[173]。必须考虑到这些受试者潜在的肝功能异常，因为接受这种药物治疗的 15 名受试者都是乙型肝炎患者，有潜在的肝脏疾病。不幸的是，尽管停止服用这种药物，其导致的线粒体损伤却是不可逆的。对组织进行分析显示，肝脏中线粒体 DNA（mtDNA）耗减，在线粒体和染色体 DNA 中有非阿尿苷的蓄积。这种综合征在服用其他抗病毒核苷类药物治疗的患者中也有报道，包括地达诺新和齐多夫定，但是这种症状大多是可逆的[174]。这些核苷类逆转录酶抑制剂似乎抑制了 DNA 聚合酶亚单位 γ-1（DNA polymerase subunit gamma-1，Pol-γ），因此产生了细胞毒性。基于这些发现，考虑到潜在的线粒体毒性，所有这些抗病毒核苷和核苷类似物药物都被标以黑框警告。抑制 mtDNA 的合成及

线粒体的裂变和融合可能是药物和毒素的线粒体毒性的可能机制。然而，正如我们在 APAP 损伤模型中看到的那样，严重干扰线粒体的氧化还原状态和抑制电子传递同样可引起显著的线粒体毒性。不论是胺碘酮还是丙戊酸盐，均已被发现与微泡性肝脂肪变性、坏死及马洛里小体（Mallory body）形成，甚至肝纤维化和肝硬化的发生相关[175,178]。其组织学变化常与瑞氏综合征和妊娠脂肪肝相似，这两者都是线粒体损伤的结果，包括线粒体 β-氧化的崩溃。线粒体在细胞死亡信号通路中发挥核心作用，某些药物通过诱导 MPT 而导致线粒体中毒，这些损伤因子包括乙醇、疏水性胆汁酸、水杨酸盐和丙戊酸等[179]。有趣的是，这些药物导致的细胞死亡模式由凋亡、自噬和坏死混合而成[179]。

四、IDILI

根据定义，特异质性药物毒性很少发生，并且只发生于具有特定遗传背景或具有易对某种药物发生中毒的后天因素的个体[180]。免疫介导的药物反应似与新抗原的产生有关，新抗原可由肝内蛋白与活性药物代谢产物相互作用而形成。这一结论部分来源于在患者循环血中检测到药物特异性抗体有关，这种抗体在药物再刺激时将增加[181]。至于潜在的遗传易感性，特殊的 HLA 基因型往往和某些药物导致的肝损伤有很大关系[182]。比如，有两个独立的研究发现 HLA-DRB1*1501 等位基因与阿莫西林-克拉维酸引起的肝脏中毒性损伤有很大关系，导致胆汁淤积型肝损伤[183,184]。氟氯西林（一种 β-内酰胺类抗生素）被证实可引起 HLA 相关的肝毒性损伤。在服用氟氯西林的患者中进行的一项全基因组关联研究显示，携带 HLA-B*5701 等位基因的个体发生 DILI 的风险要升高 80 倍，该等位基因同样和阿巴卡韦导致的肝毒性损伤有关[185,186]。希美加群（一种直接凝血酶抑制剂）、鲁米考昔[一种前列腺素 G/H 合成酶 2（COX-2）抑制剂]也能引起与 HLA 基因型相关的特异质性 DILI[187,188]。虽然上述药物诱导的肝损伤与 HLA 相关，但很难以其作为一种统一的机制来解释各种药物引起的特异质性肝损伤。尽管还不清楚肝细胞为什么及如何在这种环境下发生死亡，推测细胞毒性 T 细胞可把药物识别为免疫原，随后引起对肝脏的毒性损伤和肝细胞死亡。这就是半抗原假说，认为药物及其代谢产物可作为半抗原，共价结合到肝脏蛋白质分子上，例如细胞色素 P450 酶，从而形成药物-蛋白质加合物，诱发免疫应答。这些肽类分子然后与其他 HLA 分子在巨噬细胞表面形成复合体，并呈递给淋

巴细胞。对加合物的这种适应性免疫(由 CD4$^+$ 和 CD8$^+$ T 细胞组成)通过 FasL 的介导而促进肝细胞凋亡。例如,氟烷和替尼酸可导致对肝脏和肾脏内质网的循环抗体形成,亦即抗肝脏和(或)肾脏微粒体(抗-LKM)抗体。这些抗体是活性代谢产物和肝细胞蛋白共价结合形成一种新抗原并诱发免疫应答的结果[182,189]。在许多免疫介导的特异质性 DILI 病例中,CTL 介导的肝细胞杀伤作用被认为很大一部分是由于 FasL 和颗粒酶 B/膜孔蛋白介导的凋亡[180,190]。虽然这种情况下的细胞死亡模式主要是凋亡,但在许多病例,细胞死亡模式主要是依赖损伤时的细胞能量储存和线粒体状态。

应用 SOD2$^{+/-}$ 小鼠模型研究表明,线粒体和氧化还原状态在特异质性 DILI 的发病过程中具有很重要的作用。SOD2 对于清除线粒体基质产生的超氧化物和保护线粒体免受 ROS 的损害是非常重要的[191]。当 SOD2 纯合子宫内死亡时,我们从 SOD2 杂合子研究中吸取了很多教训。缺乏这种必需的解毒酶导致肝细胞中 ROS 蓄积,并使得肝细胞更易于中毒。曲格列酮是一种可引起特异质性 DILI 的抗糖尿病药物;SOD2 杂合子小鼠应用曲格列酮 4 周后出现肝细胞型损伤(肝细胞坏死),但在野生型小鼠中并未出现这种情况,提示线粒体潜在的氧化还原状态可影响细胞对潜在毒素的应答,从而影响细胞的命运[192]。在这种 DILI 模型中,正如预期的那样,由于 SOD2$^{+/-}$ 基因型小鼠的线粒体状态受损,使得肝细胞的死亡形式表现为坏死。值得注意的是,这些实验结果目前还存在争议,因为其他研究者应用这种模型未能复制出曲格列酮的肝毒性[193]。使用了不同的 C57BL/6 小鼠种系(N 对 J)可能解释了这些实验结果的不一致性。除了这些小鼠模型研究的数据以外,有一项包含 185 例西班牙 DILI 患者和正常对照人群的队列研究对线粒体 SOD2 和谷胱甘肽过氧化物酶 1(glutathione peroxidase 1,GPX1)的基因多态性与对 DILI 的易感性之间的相关性进行了调查。SOD2 丙氨酸等位基因和 GPX1 亮氨酸等位基因是纯合子的患者,其发生胆汁淤积型 DILI 的风险较高[194]。相似的,在中国台湾人群的一项研究发现,可导致 SOD2 功能增强的基因多态性与抗结核药物的肝毒性风险增加相关,这可能与 H$_2$O$_2$ 产生增加有关[195]。

并不是所有引起肝脏特异质性反应的药物都和 HLA 基因多态性有关。此外,半抗原蛋白单独可能不足以激发免疫应答。伴随的危险信号,例如轻度的基础

肝损伤,或伴随的感染或炎症状态,例如存在循环脂多糖(LPS),也可能是引起肝损伤所需要的因素。Roth 实验室的工作显示,预先采用无毒性的低剂量 LPS 进行处理,可通过 TNF 信号促发炎症,使得对氯丙嗪、雷尼替丁、曲伐沙星等药物所致损伤的敏感性增加[196-198]。LPS 激活 Kupffer 细胞(KC)并诱导 TNF mRNA 表达,导致 TNF-α 水平增加[199,200]。在上述提及的药物特异质性肝损伤中,TNF-α 具有一种因果作用,这一结论是基于观察到阻止 KC 的激活和 TNF-α 的产生就可以减弱药物的毒性作用[199,201]。值得注意的另一种可能性是,使用上述任何一种药物,都有可能通过影响氧化还原状态、耗减谷胱甘肽、干扰 NF-κB 转录或启动线粒体,从而使得肝细胞对 TNF-α 介导的死亡变得敏感。无论如何,TNF-α 信号在特定药物所导致特异质性肝细胞死亡中的作用还是很令人感兴趣的。

五、四氯化碳

已知四氯化碳(carbon tetrachloride,CCl$_4$)可以引起肝小叶中心性坏死,并且以之在啮齿类动物中建立了很成熟的肝纤维化模型。KC 产生的 TNF-α 在这个模型中的作用已经得到广泛认可。给予可溶性 TNF-α 受体可以使肝细胞的死亡率从 60% 降到 16%,在敲除 TNFR 基因后 CCl$_4$ 的毒性作用也被明显减弱[202,203]。巨噬细胞和固有免疫系统似乎在 CCl$_4$ 介导的肝细胞死亡过程中发挥重要作用,正如研究所示,在肝脏炎症反应的初期给予合成类固醇或耗减巨噬细胞的作用,均可减少肝细胞的死亡[204,205]。金属蛋白酶组织抑制剂 1(tissue inhibitor of metalloproteinase inhibitor 1,TIMP-1),是一种由星状细胞分泌的酶,也可由 KC 和肝细胞分泌,其可通过活化信号转导和转录激活因子 3(signal transducer and activator of transcription 3,STAT3)通路对 CCl$_4$ 介导的肝细胞毒性起保护作用。TIMP-1 基因敲除的小鼠对 CCl$_4$(2 ml/kg)的毒性作用更为敏感,这可从凋亡和坏死明显增加而得到证实[206]。尽管传统上认为 CCl$_4$ 导致肝小叶中心性坏死,但当给予大鼠的 CCl$_4$ 剂量为 0.15 ml/kg 时,也可以观察到凋亡。凋亡的发生可通过光镜和电镜下的形态学变化得以证实,包括细胞皱缩、染色质固缩、凋亡小体形成和被邻近的细胞吞噬;通过流式细胞术证实 DNA 碎片的存在;DNA 凝胶电泳以及阳性末端脱氧核苷酰基转移酶介导性 dUTP 切口末端标记法(Terminal-deoxynucleoitidyl Transferase dUTP nick end labeling,TUNEL)[207]也可观察到凋亡。其他研究还显示,坏死

也是 CCl₄ 毒性的潜在重要机制,其证据是钙蛋白酶的激活。在这个模型中,在给予大鼠 CCl₄(3 ml/kg)1 h 前预先给予钙蛋白酶抑制剂(60 mg/kg),与空白对照组相比,可明显提高大鼠的生存率(75% vs 25%)[208]。应用这种模型进行研究时所使用的 CCl₄ 剂量的差异性,可能部分解释了肝细胞死亡的混合模式,以及不同研究者所观察到的这种死亡模式的差异性。根据最近肝细胞死亡分子机制的许多研究进展,这个模型还需要进一步检验。

六、对乙酰氨基酚

在美国,对乙酰氨基酚(APAP)的过量使用是引起急性药物性肝衰竭最常见的原因,同时 APAP 导致的肝损伤是目前研究最多的模型[209]。APAP 在肝脏内主要通过硫酸化和葡萄苷酸化 II 相结合反应进行代谢。在治疗剂量时,只有一小部分药物在初始阶段是通过细胞色素 P450(CYP2E1,在某种程度上还有 CYP1A2 和 CYP3A4)的 I 相反应进行代谢的(图 6-2)。APAP 的硫酸化和葡萄苷酸化是主要代谢途径,最终产生无毒的代谢产物。在较高剂量时,因为上述代谢通路饱和,或当 CYP2E1 被诱导活化时,更大绝对量和相当比例的 APAP 被 CYP 酶转变为活性代谢产物 N-乙酰-对苯醌亚胺(N-acetyl-p-benzoquinone imine,NAPQI);而 NAPQI 可耗竭谷胱甘肽(GSH),与细胞质和线粒体

蛋白形成共价加合物,启动线粒体氧化应激损伤(可能是干扰电子传递)。只有细胞内储存的 GSH(包括线粒体中的 GSH)被耗竭后,共价结合得以发生。结果是,通过 NAPQI 抑制电子传递而引起 ROS 产生增多,同时又通过消耗 GSH 而影响对 ROS 的清除[210],从而引起氧化应激。在小鼠原代肝细胞中,应用卡莫司汀或氯化亚硝脲(BCNU)抑制谷胱甘肽二硫化物还原酶,可使细胞对 APAP 更为易感,而应用铁螯合剂则可阻断这种易感性[211]。

大量证据显示,过量 APAP 可导致肝细胞发生 MPT;无论是使用环孢素,还是删除亲环素 D,均能保护小鼠免于 APAP 中毒[212-214]。尽管细胞坏死被认为是 APAP 所致细胞死亡的主要模式,但在坏死区域附近发现了凋亡细胞,使得研究者重新思考 APAP 中毒时的细胞死亡子程序[215]。一些研究显示,在用 APAP 处理后,肝细胞出现 TUNEL 阳性和 DNA 梯带阳性(两者都不是凋亡特异的);但总的来说,这个模型中大部分肝细胞是死于坏死[216,217]。正如一项研究所示,在 24 h 后凋亡细胞所占比例仍小于 1%,而有超过 40% 的肝细胞呈现坏死的形态学改变[218]。在这个模型中,与凋亡相反,由于过量 APAP 导致大量 ATP 消耗和氧化应激,从而抑制 caspase;阳性 TUNEL 和 DNA 碎片的出现则提示钙激活性核酸内切酶和坏死性细胞死亡在这一过程中的作用[219,220]。MPT 和坏死

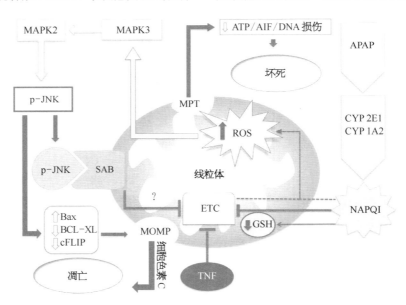

图 6-2 汇聚于线粒体的细胞死亡通路

对乙酰氨基酚(APAP)中毒和 TNF-基诱导的凋亡均向线粒体发出信号。在 APAP 中毒性损伤中,活化的代谢产物 N-乙酰-对苯醌亚胺(NAPQI)消耗细胞内特别是线粒体内的谷胱甘肽(GSH)储存量,并影响电子传递链(ETC)。结果是活性氧(ROS)水平升高,激活应激相关的丝裂原激活的蛋白激酶(MAPK)信号通路,特别是 JNK/MAPK8。JNK 持续活化,并在与 SAB(SH3BP5)蛋白结合后转位至线粒体,从而给予细胞致命一击,导致细胞坏死;若干扰 JNK 活化或转位,可显著保护细胞免遭 APAP 中毒性损伤。有趣的是,抑制 JNK 转位至线粒体,或使 SAB 沉默,可以保护 TNF-α 介导的毒性损伤和凋亡

性细胞死亡的进一步证据,以及所发现的 DNA 碎片的可能解释,就是凋亡诱导因子(apoptosis-inducing factor,AIF)和核酸内切酶 G(endonuclease G,endo G)从线粒体膜间隙的释放。在 APAP 处理和 MPT 发生后,观察到这些核酸酶转位到细胞核[221]。应用 AIF 缺陷性小鼠研究显示,AIF 的下调可抑制细胞核 DNA 碎片和 DNA 梯带的形成[222]。有趣的是,APAP 对这种 AIF 基因缺陷性小鼠的毒性作用出现明显减弱[222]。脱氧核糖核酸酶(DNAse)敲除的小鼠能耐受 APAP 所诱导的坏死,这进一步支持如下观点,即 APAP 诱导的细胞死亡模式是坏死,细胞坏死的发生乃是通过破坏钙稳态,导致 DNAse 1 释放、DNA 损伤,最终激活聚腺苷二磷酸-核糖聚合酶(poly - ADP - ribose polymerase,PARP),并消耗 ATP 和 NAD$^+$[223]。然而,在 APAP 的研究中,这些问题还存在争议,因为 PARP 敲除的小鼠并没有获得对 APAP 毒性的保护性作用[224]。

APAP 诱导的细胞死亡主要是坏死,这一事实并不排除在执行细胞死亡的过程中可能存在程序性细胞死亡(PCD)的形式。如前所述,现已认识到在大多数情况下,促死亡程序可通过特定的信号通路导致细胞坏死,并以一种程序化的方式执行。例如在 APAP 中毒时,氧化应激可导致有害而持续的 JNK 激活,正如我们及其他实验室所报道的那样,沉默或抑制 JNK 可对 APAP 中毒产生显著的保护作用[52,53,58]。这种保护作用并不能通过改变 GSH 消耗,或改变 APAP 的代谢或共价结合来解释,这就催生这样一种引人注目的可能性,亦即在 APAP 诱导的肝毒性损伤过程中,特异且程序化的、介导坏死的信号传导通路被激活。JNK 依赖性细胞死亡伴有 JNK 向线粒体的转位,且细胞死亡发生在线粒体功能丧失之前,这提示 JNK 和线粒体之间的相互作用对细胞死亡的发生是十分重要的。JNK 转位到线粒体可能促进线粒体 ROS 的产生,这对维持 JNK 的活性是很重要的,特别是当线粒体在 APAP 等毒素作用下变得易感时。研究发现,沉默 p-JNK 在线粒体上的结合靶点 SAB,可显著抑制 APAP 介导的肝细胞坏死,这进一步证明了 JNK 转位到线粒体的重要性[58]。线粒体是程序性坏死的中心靶细胞器,细胞的最终崩解乃是通过线粒体破裂(MPT)而发生。与这种模型中细胞死亡的程序化本质一致的是,沉默 JNK 可同时阻止 p-JNK 和 BAX 向线粒体的转位[52]。

另一种信号分子,糖原合酶激酶 3β(glycogen synthase kinase - 3 beta,GSK - 3β),可调节谷氨酸-半胱氨酸连接酶催化亚基(glutamate-cysteine ligase catalytic subunit,GCLC)和髓样细胞白血病 - 1(myeloid cell leukemia - 1,Mcl - 1)的降解以及 JNK 的激活,从而成为 APAP 诱导的肝损伤过程起始阶段的关键介质。在 APAP 处理后,沉默这个蛋白质可降低肝内 GCLC 的丢失,促进 GSH 的更多恢复,从而起到肝脏保护作用[225]。鉴于抑制 JNK 也有类似效应,似表明 GSK - 3β 在 JNK 的上游发挥作用。GSK - 3β 激活机制及 GSK - 3β 向 JNK 的信号传递通路目前尚不清楚。作者课题组尚未发表的数据提示,与 JNK 平行的另一个信号通路也可能参与 APAP 的毒性作用。值得注意的是,在 APAP 处理后观察到 RIP - 1 转位到线粒体,而 Nec - 1(RIP - 1 的抑制剂)可抑制 APAP 诱导的肝细胞坏死,阻止这一转位。

内质网应激反应(ERSR)在介导 APAP 肝毒性中的作用最近得以研究。Nagy 等发现,在应用 APAP 处理后,出现未折叠蛋白反应(unfolded protein response,UPR)的环腺苷酸依赖性转录激活因子 6(cyclic AMP - dependent transcription factor,ATF6)部分的活化,以及 eIF2α 及其后 CHOP 或 GADD153(或 C/EBP 同源蛋白)的活化[226,227]。他们假设内质网参与 APAP 的肝毒性作用是由于微粒体的总 GSH 和内质网固有巯基的氧化还原状态发生了变化。虽然作者实验室尚未发表的数据已证实经 APAP 处理的小鼠其 CHOP 表达量快速升高,但尚不清楚这是由 URP 的活化所介导,还是由另一种 p - eIF2α 活化通路所介导。而且,我们未能证实敲除 CHOP 能够产生保护作用(Dara 等未发表的数据)。尽管出现一过性 caspase - 12(一种内质网应答标志物)激活,但在 Nagy 的研究论文中并未见到 caspase - 8 和 caspase - 3 的激活。但作者注意到通过 TUNEL 方法发现凋亡增加(与对照相比增加 3.7%)。然而,正如上面所讨论的,这种检测方法并不具有凋亡特异性,特别是在 APAP 模型中。最近一项研究在 Xbp1 敲除的小鼠中证实存在选择性调节性 IRE1 依赖性衰减(regulated IRE1 - dependent decay,RIDD)介导的 CYP2E1 和 CYP1A2 的降解,这显示了 IRE1α 的代偿性升高和激活[228]。然而,奇怪的是,他们在 APAP 处理的野生型对照组并没有观察到 UPR 或 ERSR。而且,对照组缺乏 IRE1α 的激活,这提示,在基因敲除的小鼠模型中,CYP 同工酶 mRNA 的降解似与野生型动物的自然信号事件没有关联。因此,目前还不能确定 ERSR 在 APAP 毒性中的作用,但值得考虑的是内质网作为钙的来源或活化 JNK,其靶向线粒体可被对乙酰氨基酚所损害。

　　新近得以研究的另一个重要概念是自噬/线粒体特异性自噬在 APAP 毒性中的作用。两个独立的研究小组发现,抑制自噬会导致肝细胞毒性增加[107,229]。有一项研究显示,在 ATG-7 条件性敲除的小鼠,APAP 诱导的肝损伤加重,肝脏 caspase-3 和 caspase-7 激活。自噬缺陷还可促进 APAP 诱导肝细胞内 ROS 产生增多、线粒体膜去极化和 JNK 活化增加。正如所料,给予环孢素或 SP600125(一种 JNK 抑制剂)可减弱 APAP 诱导的肝细胞死亡[229]。在 ATG-7 条件性敲除的小鼠,可以看到 TUNEL 阳性细胞数目明显增加,简要表明在这种背景下细胞死亡明显增多,或提示抑制自噬在某种程度上可改变细胞死亡的子程序,从而揭示凋亡的存在,尽管坏死仍然是这种模型中细胞死亡的主要模式。新近另一项研究显示,APAP 可诱导自噬,其证据是电镜分析显示在用 APAP 处理后自噬体形成增加[107]。在这项研究中,自噬体经常吞噬线粒体(线粒体特异性自噬),这和线粒体损伤是 APAP 中毒的标志相一致。氯喹通过改变溶酶体的 pH 抑制自噬,增加 ROS 的生成和使 APAP 诱导的毒性加剧。相似的,APAP 诱导的 MPT 可因自噬的丧失而显著增强,其证据就是细胞色素 c 从线粒体渗漏到细胞质。这种现象在以环孢素处理野生型和 ATG-7 缺陷型肝细胞时均有所减弱[107]。总的说来,这两个研究显示,APAP 处理后诱导的自噬有助于保护肝细胞抵抗 APAP 的毒性作用,这可能是通过去除受损的线粒体,并通过减少 ROS 的生成和抑制 JNK 的激活来减弱线粒体损伤。

结　论

　　药物和毒素通过多种信号通路介导肝细胞死亡。现已清楚坏死不是由过度损伤无意间介导的。何种细胞死亡机制将被涉及,这主要依赖所活化的信号通路,以及损伤因子的强度和性质。线粒体独立于其他细胞死亡子程序而在肝细胞死亡中发挥关键作用。许多研究实例表明,影响细胞死亡模式的因素是线粒体损伤的强度和严重程度。在 APAP 这一研究得十分深入的模型中,程序性坏死主要依赖 JNK 的持续激活和转位到线粒体并与 SAB 靶向性结合。紧随这种相互作用之后发生的生物学事件目前尚不清楚,可能包括 ROS 暴露增多,导致 MPT 和致死性结果。RIP 激酶在这个过程中的作用仍然十分有趣并值得进一步研究以深入阐明程序性坏死在 APAP 诱导的细胞死亡中的作用。最后,很明显的是在毒性微环境中,应激诱导的 ROS-JNK-线粒体通路是一个关键的信号轴,它可以决定细胞的死亡或存活。由于临床 DILI 主要是特异质性的,靶向于肝细胞的适应性免疫的激活几乎是一种普遍现象。在这样的环境下,细胞死亡预期可能主要是凋亡性的,乃是借助死亡受体通过固有免疫和适应性免疫的外在性激活而介导。然而,尽管文献报道 HLA 基因的单个核苷酸多态性与不同药物性肝损伤有关,但在人类尚缺乏直接证据。

(莫瑞东 译　谢青 于乐成 校)

参考文献

[1] Temple RJ, Himmel MH. Safety of newly approved drugs: implications for prescribing. JAMA 2002; 287: 2273 - 2275.

[2] Lee WM. Acute liver failure in the United States. Semin Liver Dis 2003; 23: 217 - 226.

[3] Larson AM, Polson J, Fontana RJ, Davern TJ, Lalani E, Hynan LS, et al. Acetaminophen-induced acute liver failure: results of a United States multicenter, prospective study. Hepatology 2005; 42: 1364 - 1372.

[4] Ostapowicz G, Fontana RJ, Schiodt FV, Larson A, Davern TJ, Han SH, et al. Results of a prospective study of acute liver failure at 17 tertiary care centers in the United States. Ann Intern Med 2002; 137: 947 - 954.

[5] Galluzzi L, Maiuri MC, Vitale I, Zischka H, Castedo M, Zitvogel L, et al. Cell death modalities: classification and pathophysiological implications. Cell Death Differ 2007; 14: 1237 - 1243.

[6] Kroemer G, El - Deiry WS, Golstein P, Peter ME, Vaux D, Vandenabeele P, et al. Classification of cell death: recommendations of the nomenclature committee on cell death. Cell Death Differ 2005; 12 (Suppl 2): 1463 - 1467.

[7] Declercq W, Takahashi N, Vandenabeele P. Dual face apoptotic machinery: from initiator of apoptosis to guardian of necroptosis. Immunity 2011; 35: 493 - 495.

[8] Galluzzi L, Joza N, Tasdemir E, Maiuri MC, Hengartner M, Abrams JM, et al. No death without life: vital functions of apoptotic effectors. Cell Death Differ 2008; 15: 1113 - 1123.

[9] Garrido C, Kroemer G. Life's smile, death's grin: vital functions of apoptosis-executing proteins. Curr Opin Cell Biol 2004; 16: 639 - 646.

[10] Kroemer G, Martin SJ. Caspase-independent cell death. Nat Med 2005; 11: 725 - 730.

[11] Nicotera P, Leist M. Energy supply and the shape of death in neurons and lymphoid cells. Cell Death Differ 1997; 4: 435 - 442.

[12] Leist M, Single B, Castoldi AF, Kuhnle S, Nicotera P. Intracellular adenosine triphosphate (ATP) concentration: a switch in the decision between apoptosis and necrosis. J Exp Med 1997; 185: 1481 - 1486.

[13] Kroemer G, Galluzzi L, Vandenabeele P, Abrams J, Alnemri ES, Baehrecke EH, et al. Classification of cell death: recommendations of the Nomenclature Committee on Cell Death 2009. Cell Death Differ 2009; 16: 3 - 11.

[14] Vandenabeele P, Galluzzi L, Vanden Berghe T, Kroemer G. Molecular mechanisms of necroptosis: an ordered cellular explosion. Nat Rev Mol Cell Biol 2010; 11: 700 - 714.

[15] Lockshin RA, Williams CM. Programmed cell death — I. Cytology of

degeneration in the intersegmental muscles of the *pernyi silkmoth*. J Insect Physiol 1965; 11: 123 – 133.

[16] Festjens N, Vanden Berghe T, Vandenabeele P. Necrosis, a well-orchestrated form of cell demise: signalling cascades, important mediators and concomitant immune response. Biochim Biophys Acta 2006; 1757: 1371 – 1387.

[17] Galluzzi L, Kepp O, Kroemer G. RIP kinases initiate programmed necrosis. J Mol Cell Biol 2009; 1: 8 – 10.

[18] Green DR, Oberst A, Dillon CP, Weinlich R, Salvesen GS. RIPK – dependent necrosis and its regulation by caspases: a mystery in five acts. Mol Cell 2011; 44: 9 – 16.

[19] Zitvogel L, Casares N, Pequignot MO, Chaput N, Albert ML, Kroemer G. Immune response against dying tumor cells. Adv Immunol 2004; 84: 131 – 179.

[20] Casares N, Pequignot MO, Tesniere A, Ghiringhelli F, Roux S, Chaput N, et al. Caspase-dependent immunogenicity of doxorubicin-induced tumor cell death. J Exp Med 2005; 202: 1691 – 1701.

[21] Obeid M, Tesniere A, Ghiringhelli F, Fimia GM, Apetoh L, Perfettini JL, et al. Calreticulin exposure dictates the immunogenicity of cancer cell death. Nat Med 2007; 13: 54 – 61.

[22] Lotze MT, Zeh HJ, Rubartelli A, Sparvero LJ, Amoscato AA, Washburn NR, et al. The grateful dead: damage-associated molecular pattern molecules and reduction/oxidation regulate immunity. Immunol Rev 2007; 220: 60 – 81.

[23] Krysko DV, Agostinis P, Krysko O, Garg AD, Bachert C, Lambrecht BN, et al. Emerging role of damage-associated molecular patterns derived from mitochondria in inflammation. Trends Immunol 2011; 32: 157 – 164.

[24] Jaeschke H. Reactive oxygen and mechanisms of inflammatory liver injury: present concepts. J Gastroenterol Hepatol 2011; 26 (Suppl 1): 173 – 179.

[25] Kerr JF, Wyllie AH, Currie AR. Apoptosis: a basic biological phenomenon with wide-ranging implications in tissue kinetics. Br J Cancer 1972; 26: 239 – 257.

[26] Strasser A, Cory S, Adams JM. Deciphering the rules of programmed cell death to improve therapy of cancer and other diseases. EMBO J 2011; 30: 3667 – 3683.

[27] Strasser A, O'Connor L, Dixit VM. Apoptosis signaling. Annu Rev Biochem 2000; 69: 217 – 245.

[28] Trambas CM, Griffiths GM. Delivering the kiss of death. Nat Immunol 2003; 4: 399 – 403.

[29] Tsujimoto Y, Yunis J, Onorato-Showe L, Erikson J, Nowell PC, Croce CM. Molecular cloning of the chromosomal breakpoint of B-cell lymphomas and leukemias with the t (11; 14) chromosome translocation. Science 1984; 224: 1403 – 1406.

[30] Vaux DL, Weissman IL, Kim SK. Prevention of programmed cell death in *Caenorhabditis elegans* by human bcl – 2. Science 1992; 258: 1955 – 1957.

[31] Yuan J, Shaham S, Ledoux S, Ellis HM, Horvitz HR. The C. elegans cell death gene ced – 3 encodes a protein similar to mammalian interleukin – 1 beta-converting enzyme. Cell 1993; 75: 641 – 652.

[32] Liu X, Zou H, Slaughter C, Wang X. DFF, a heterodimeric protein that functions downstream of caspase – 3 to trigger DNA fragmentation during apoptosis. Cell 1997; 89: 175 – 184.

[33] Liu X, Li P, Widlak P, Zou H, Luo X, Garrard WT, et al. The 40 – kDa subunit of DNA fragmentation factor induces DNA fragmentation and chromatin condensation during apoptosis. Proc Natl Acad Sci USA 1998; 95: 8461 – 8466.

[34] Timmer JC, Salvesen GS. Caspase substrates. Cell Death Differ 2007; 14: 66 – 72.

[35] Riedl SJ, Salvesen GS. The apoptosome: signalling platform of cell death. Nat Rev Mol Cell Biol 2007; 8: 405 – 413.

[36] Kischkel FC, Hellbardt S, Behrmann I, Germer M, Pawlita M, Krammer PH, et al. Cytotoxicity-dependent APO-1 (Fas/CD95)-associated proteins form a death-inducing signaling complex (DISC) with the receptor. EMBO J 1995; 14: 5579 – 5588.

[37] Schmich K, Schlatter R, Corazza N, Sá Ferreira K, Ederer M, Brunner T, et al. Tumor necrosis factor alpha sensitizes primary murine hepatocytes to Fas/CD95 – induced apoptosis in a Bim- and Bid-dependent manner. Hepatology 2011; 53: 282 – 292.

[38] Zhao Y, Li S, Childs EE, Kuharsky DK, Yin XM. Activation of pro-death Bcl – 2 family proteins and mitochondria apoptosis pathway in tumor necrosis factor-alpha-induced liver injury. J Biol Chem 2001; 276: 27432 – 27440.

[39] Yin XM, Wang K, Gross A, Zhao Y, Zinkel S, Klocke B, et al. Bid-deficient mice are resistant to Fas-induced hepatocellular apoptosis. Nature 1999; 400: 886 – 891.

[40] Kim HE, Du F, Fang M, Wang X. Formation of apoptosome is initiated by cytochrome c-induced dATP hydrolysis and subsequent nucleotide exchange on Apaf – 1. Proc Natl Acad Sci USA 2005; 102: 17545 – 17550.

[41] Liu X, Kim CN, Yang J, Jemmerson R, Wang X. Induction of apoptotic program in cell-free extracts: requirement for dATP and cytochrome c. Cell 1996; 86: 147 – 157.

[42] Zou H, Henzel WJ, Liu X, Lutschg A, Wang X. Apaf – 1, a human protein homologous to C. *elegans* CED – 4, participates in cytochrome c-dependent activation of caspase – 3. Cell 1997; 90: 405 – 413.

[43] Acehan D, Jiang X, Morgan DG, Heuser JE, Wang X, Akey CW. Three-dimensional structure of the apoptosome: implications for assembly, procaspase – 9 binding, and activation. Mol Cell 2002; 9: 423 – 432.

[44] Puthalakath H, Strasser A. Keeping killers on a tight leash: transcriptional and post-translational control of the proapoptotic activity of BH3 – only proteins. Cell Death Differ 2002; 9: 505 – 512.

[45] Green DR, Reed JC. Mitochondria and apoptosis. Science 1998; 281: 1309 – 1312.

[46] Kaufmann T, Jost PJ, Pellegrini M, Puthalakath H, Gugasyan R, Gerondakis S, et al. Fatal hepatitis mediated by tumor necrosis factor TNFalpha requires caspase – 8 and involves the BH3 – only proteins Bid and Bim. Immunity 2009; 30: 56 – 66.

[47] Jost PJ, Grabow S, Gray D, McKenzie MD, Nachbur U, Huang DC, et al. XIAP discriminates between type I and type II FAS – induced apoptosis. Nature 2009; 460: 1035 – 1039.

[48] Chang L, Karin M. Mammalian MAP kinase signalling cascades. Nature 2001; 410: 37 – 40.

[49] Sabapathy K, Hochedlinger K, Nam SY, Bauer A, Karin M, Wagner EF. Distinct roles for JNK1 and JNK2 in regulating JNK activity and c – Jun-dependent cell proliferation. Mol Cell 2004; 15: 713 – 725.

[50] Czaja MJ, Liu H, Wang Y. Oxidant-induced hepatocyte injury from menadione is regulated by ERK and AP – 1 signaling. Hepatology 2003; 37: 1405 – 1413.

[51] Bradham CA, Stachlewitz RF, Gao W, Qian T, Jayadev S, Jenkins G, et al. Reperfusion after liver transplantation in rats differentially activates the mitogen-activated protein kinases. Hepatology 1997; 25: 1128 – 1135.

[52] Gunawan BK, Liu ZX, Han D, Hanawa N, Gaarde WA, Kaplowitz N. c – Jun N – terminal kinase plays a major role in murine acetaminophen hepatotoxicity. Gastroenterology 2006; 131: 165 – 178.

[53] Hanawa N, Shinohara M, Saberi B, Gaarde WA, Han D, Kaplowitz N. Role of JNK translocation to mitochondria leading to inhibition of mitochondria bioenergetics in acetaminophen-induced liver injury. J Biol Chem 2008; 283: 13565 – 13577.

[54] Chang L, Kamata H, Solinas G, Luo JL, Maeda S, Venuprasad K, et al. The E3 ubiquitin ligase itch couples JNK activation to TNFalpha-induced cell death by inducing c – FLIP (L) turnover.

Cell 2006；124：601－613.

［55］ Lei K，Nimnual A，Zong WX，Kennedy NJ，Flavell RA，Thompson CB，et al. The Bax subfamily of Bcl2－related proteins is essential for apoptotic signal transduction by c－Jun NH（2）－terminal kinase. Mol Cell Biol 2002；22：4929－4942.

［56］ Tournier C，Hess P，Yang DD，Xu J，Turner TK，Nimnual A，et al. Requirement of JNK for stress-induced activation of the cytochrome c-mediated death pathway. Science 2000；288：870－874.

［57］ Lei K，Davis RJ. JNK phosphorylation of Bim-related members of the Bcl2 family induces Bax-dependent apoptosis. Proc Natl Acad Sci USA 2003；100：2432－2437.

［58］ Win S，Than TA，Han D，Petrovic LM，Kaplowitz N. c－Jun N－terminal kinase （JNK）－dependent acute liver injury from acetaminophen or tumor necrosis factor （TNF） requires mitochondrial Sab protein expression in mice. J Biol Chem 2011；286：35071－35078.

［59］ Lamb JA，Ventura JJ，Hess P，Flavell RA，Davis RJ. JunD mediates survival signaling by the JNK signal transduction pathway. Mol Cell 2003；11：1479－1489.

［60］ Wang Y，Schattenberg JM，Rigoli RM，Storz P，Czaja MJ. Hepatocyte resistance to oxidative stress is dependent on protein kinase C－mediated down-regulation of c－Jun/AP－1. J Biol Chem 2004；279：31089－31097.

［61］ Liu H，Lo CR，Czaja MJ. NF－kappaB inhibition sensitizes hepatocytes to TNF－induced apoptosis through a sustained activation of JNK and c－Jun. Hepatology 2002；35：772－778.

［62］ Czaja MJ. Cell signaling in oxidative stress-induced liver injury. Semin Liver Dis 2007；27：378－389.

［63］ Bogoyevitch MA，Kobe B. Uses for JNK：the many and varied substrates of the c－Jun N－terminal kinases. Microbiol Mol Biol Rev 2006；70：1061－1095.

［64］ Hailey DW，Rambold AS，Satpute-Krishnan P，Mitra K，Sougrat R，Kim PK，et al. Mitochondria supply membranes for autophagosome biogenesis during starvation. Cell 2010；141：656－667.

［65］ Mizushima N，Levine B，Cuervo AM，Klionsky DJ. Autophagy fights disease through cellular self-digestion. Nature 2008；451：1069－1075.

［66］ Rautou PE，Mansouri A，Lebrec D，Durand F，Valla D，Moreau R. Autophagy in liver diseases. J Hepatol 2010；53：1123－1134.

［67］ Mehrpour M，Esclatine A，Beau I，Codogno P. Autophagy in health and disease. 1. Regulation and significance of autophagy：an overview. Am J Physiol Cell Physiol 2010；298：C776－C785.

［68］ Berry DL，Baehrecke EH. Growth arrest and autophagy are required for salivary gland cell degradation in Drosophila. Cell 2007；131：1137－1148.

［69］ Scott RC，Juhasz G，Neufeld TP. Direct induction of autophagy by Atg1 inhibits cell growth and induces apoptotic cell death. Curr Biol 2007；17：1－11.

［70］ Pattingre S，Tassa A，Qu X，Garuti R，Liang XH，Mizushima N，et al. Bcl－2 antiapoptotic proteins inhibit Beclin 1－dependent autophagy. Cell 2005；122：927－939.

［71］ Amelio I，Melino G，Knight RA. Cell death pathology：cross-talk with autophagy and its clinical implications. Biochem Biophys Res Commun 2011；414：277－281.

［72］ Maiuri MC，Le Toumelin G，Criollo A，Rain JC，Gautier F，Juin P，et al. Functional and physical interaction between Bcl－X（L） and a BH3－like domain in Beclin－1. EMBO J 2007；26：2527－2539.

［73］ Wirawan E，Vande Walle L，Kersse K，Cornelis S，Claerhout S，Vanoverberghe I，et al. Caspase-mediated cleavage of Beclin－1 inactivates Beclin－1－induced autophagy and enhances apoptosis by promoting the release of proapoptotic factors from mitochondria. Cell Death Dis 2010；1：e18.

［74］ Gotoh K，Lu Z，Morita M，Shibata M，Koike M，Waguri S，et al. Participation of autophagy in the initiation of graft dysfunction after rat liver transplantation. Autophagy 2009；5：351－360.

［75］ Kim JS，Nitta T，Mohuczy D，O'Malley KA，Moldawer LL，Dunn Jr. WA，et al. Impaired autophagy：a mechanism of mitochondrial dysfunction in anoxic rat hepatocytes. Hepatology 2008；47：1725－1736.

［76］ Dreux M，Gastaminza P，Wieland SF，Chisari FV. The autophagy machinery is required to initiate hepatitis C virus replication. Proc Natl Acad Sci USA 2009；106：14046－14051.

［77］ Rautou PE，Cazals-Hatem D，Feldmann G，Mansouri A，Grodet A，Barge S，et al. Changes in autophagic response in patients with chronic hepatitis C virus infection. Am J Pathol 2011；178：2708－2715.

［78］ Sir D，Tian Y，Chen WL，Ann DK，Yen TS，Ou JH. The early autophagic pathway is activated by hepatitis B virus and required for viral DNA replication. Proc Natl Acad Sci USA 2010；107：4383－4388.

［79］ Yang MC，Chang CP，Lei HY. Endothelial cells are damaged by autophagic induction before hepatocytes in Con A-induced acute hepatitis. Int Immunol 2010；22：661－670.

［80］ Chang CP，Lei HY. Autophagy induction in T cell-independent acute hepatitis induced by concanavalin A in SCID/NOD mice. Int J Immunopathol Pharmacol 2008；21：817－826.

［81］ Perlmutter DH. Autophagic disposal of the aggregation-prone protein that causes liver inflammation and carcinogenesis in alpha－1－antitrypsin deficiency. Cell Death Differ 2009；16：39－45.

［82］ Teckman JH，Perlmutter DH. Retention of mutant alpha（1）－antitrypsin Z in endoplasmic reticulum is associated with an autophagic response. Am J Physiol Gastrointest Liver Physiol 2000；279：G961－G974.

［83］ Kaushal S，Annamali M，Blomenkamp K，Rudnick D，Halloran D，Brunt EM，et al. Rapamycin reduces intrahepatic alpha－1－antitrypsin mutant Z protein polymers and liver injury in a mouse model. Exp Biol Med（Maywood）2010；235：700－709.

［84］ Donohue Jr. TM. Autophagy and ethanol-induced liver injury. World J Gastroenterol 2009；15：1178－1185.

［85］ Ding WX，Li M，Yin XM. Selective taste of ethanol-induced autophagy for mitochondria and lipid droplets. Autophagy 2011；7：248－249.

［86］ Singh R，Kaushik S，Wang Y，Xiang Y，Novak I，Komatsu M，et al. Autophagy regulates lipid metabolism. Nature 2009；458：1131－1135.

［87］ Yang L，Li P，Fu S，Calay ES，Hotamisligil GS. Defective hepatic autophagy in obesity promotes ER stress and causes insulin resistance. Cell Metab 2010；11：467－478.

［88］ Hotamisligil GS. Endoplasmic reticulum stress and the inflammatory basis of metabolic disease. Cell 2010；140：900－917.

［89］ Kon K，Kim JS，Uchiyama A，Jaeschke H，Lemasters JJ. Lysosomal iron mobilization and induction of the mitochondrial permeability transition in acetaminophen-induced toxicity to mouse hepatocytes. Toxicol Sci 2010；117：101－108.

［90］ Ni HM，Bockus A，Boggess N，Jaeschke H，Ding WX. Activation of autophagy protects against acetaminophen-induced hepatotoxicity. Hepatology 2011；55（1）：222－232.

［91］ Ding ZB，Shi YH，Zhou J，Qiu SJ，Xu Y，Dai Z，et al. Association of autophagy defect with a malignant phenotype and poor prognosis of hepatocellular carcinoma. Cancer Res 2008；68：9167－9175.

［92］ Kim I，Rodriguez-Enriquez S，Lemasters JJ. Selective degradation of mitochondria by mitophagy. Arch Biochem Biophys 2007；462：245－253.

［93］ Twig G，Elorza A，Molina AJ，Mohamed H，Wikstrom JD，Walzer G，et al. Fission and selective fusion govern mitochondrial segregation and elimination by autophagy. EMBO J 2008；27：433－446.

［94］ Schweers RL，Zhang J，Randall MS，Loyd MR，Li W，Dorsey FC，et al. NIX is required for programmed mitochondrial clearance during reticulocyte maturation. Proc Natl Acad Sci USA 2007；104：19500－19505.

［95］ Kundu M，Lindsten T，Yang CY，Wu J，Zhao F，Zhang J，et al. Ulk1 plays a critical role in the autophagic clearance of mitochondria and ribosomes during reticulocyte maturation. Blood 2008；112；1493 - 1502.

［96］ Youle RJ，Narendra DP. Mechanisms of mitophagy. Nat Rev Mol Cell Biol 2011；12；9 - 14.

［97］ Narendra D，Tanaka A，Suen DF，Youle RJ. Parkin is recruited selectively to impaired mitochondria and promotes their autophagy. J Cell Biol 2008；183；795 - 803.

［98］ Suen DF，Narendra DP，Tanaka A，Manfredi G，Youle RJ. Parkin overexpression selects against a deleterious mtDNA mutation in heteroplasmic cybrid cells. Proc Natl Acad Sci USA 2010；107；11835 - 11840.

［99］ Narendra DP，Jin SM，Tanaka A，Suen DF，Gautier CA，Shen J，et al. PINK1 is selectively stabilized on impaired mitochondria to activate Parkin. PLoS Biol 2010；8；e1000298.

［100］ Geisler S，Holmstrom KM，Skujat D，Fiesel FC，Rothfuss OC，Kahle PJ，et al. PINK1/Parkin-mediated mitophagy is dependent on VDAC1 and p62/SQSTM1. Nat Cell Biol 2010；12；119 - 131.

［101］ Ding WX，Ni HM，Li M，Liao Y，Chen X，Stolz DB，et al. Nix is critical to two distinct phases of mitophagy，reactive oxygen species-mediated autophagy induction and Parkin-ubiquitinp - 62 - mediated mitochondrial priming. J Biol Chem 2010；285；27879 - 27890.

［102］ Kim Y，Park J，Kim S，Song S，Kwon SK，Lee SH，et al. PINK1 controls mitochondrial localization of Parkin through direct phosphorylation. Biochem Biophys Res Commun 2008；377；975 - 980.

［103］ Poole AC，Thomas RE，Yu S，Vincow ES，Pallanck L. The mitochondrial fusion-promoting factor mitofusin is a substrate of the PINK1/parkin pathway. PLoS One 2010；5；e10054.

［104］ Tanaka A，Cleland MM，Xu S，Narendra DP，Suen DF，Karbowski M，et al. Proteasome and p97 mediate mitophagy and degradation of mitofusins induced by Parkin. J Cell Biol 2010；191；1367 - 1380.

［105］ Apostolova N，Gomez-Sucerquia LJ，Gortat A，Blas-Garcia A，Esplugues JV. Compromising mitochondrial function with the antiretroviral drug efavirenz induces cell survival-promoting autophagy. Hepatology 2011；54；1009 - 1019.

［106］ Apostolova N，Gomez-Sucerquia LJ，Gortat A，Blas-Garcia A，Esplugues JV. Autophagy as a rescue mechanism in efavirenz-induced mitochondrial dysfunction：a lesson from hepatic cells. Autophagy 2011；7；1402 - 1404.

［107］ Ni HM，Bockus A，Boggess N，Jaeschke H，Ding WX. Activation of autophagy protects against acetaminophen-induced hepatotoxicity. Hepatology 2012；55；222 - 232.

［108］ Rasola A，Bernardi P. The mitochondrial permeability transition pore and its involvement in cell death and in disease pathogenesis. Apoptosis 2007；12；815 - 833.

［109］ Baines CP，Kaiser RA，Purcell NH，Blair NS，Osinska H，Hambleton MA，et al. Loss of cyclophilin D reveals a critical role for mitochondrial permeability transition in cell death. Nature 2005；434；658 - 662.

［110］ Shimizu S，Narita M，Tsujimoto Y. Bcl - 2 family proteins regulate the release of apoptogenic cytochrome c by the mitochondrial channel VDAC. Nature 1999；399；483 - 487.

［111］ Baines CP，Kaiser RA，Sheiko T，Craigen WJ，Molkentin JD. Voltage-dependent anion channels are dispensable for mitochondrial-dependent cell death. Nat Cell Biol 2007；9；550 - 555.

［112］ Kokoszka JE，Waymire KG，Levy SE，Sligh JE，Cai J，Jones DP，et al. The ADP/ATP translocator is not essential for the mitochondrial permeability transition pore. Nature 2004；427；461 - 465.

［113］ Lemaire C，Andreau K，Souvannavong V，Adam A. Inhibition of caspase activity induces a switch from apoptosis to necrosis. FEBS Lett 1998；425；266 - 270.

［114］ Kuida K，Zheng TS，Na S，Kuan C，Yang D，Karasuyama H，et al. Decreased apoptosis in the brain and premature lethality in CPP32 - deficient mice. Nature 1996；384；368 - 372.

［115］ Kuida K，Haydar TF，Kuan CY，Gu Y，Taya C，Karasuyama H，et al. Reduced apoptosis and cytochrome c-mediated caspase activation in mice lacking caspase 9. Cell 1998；94；325 - 337.

［116］ Varfolomeev EE，Schuchmann M，Luria V，Chiannilkulchai N，Beckmann JS，Mett IL，et al. Targeted disruption of the mouse Caspase 8 gene ablates cell death induction by the TNF receptors，Fas/Ap01，and DR3 and is lethal prenatally. Immunity 1998；9；267 - 276.

［117］ Salmena L，Lemmers B，Hakem A，Matysiak-Zablocki E，Murakami K，Au PY，et al. Essential role for caspase 8 in T-cell homeostasis and T-cell-mediated immunity. Genes Dev 2003；17；883 - 895.

［118］ Zhang J，Cado D，Chen A，Kabra NH，Winoto A. Fas-mediated apoptosis and activation-induced T-cell proliferation are defective in mice lacking FADD/Mort1. Nature 1998；392；296 - 300.

［119］ Oberst A，Dillon CP，Weinlich R，McCormick LL，Fitzgerald P，Pop C，et al. Catalytic activity of the caspase - 8 - FLIP（L）complex inhibits RIPK3 - dependent necrosis. Nature 2011；471；363 - 367.

［120］ van Raam BJ，Salvesen GS. Proliferative versus apoptotic functions of caspase - 8 hetero or homo：the caspase - 8 dimer controls cell fate. Biochim Biophys Acta 2012；1824；113 - 122.

［121］ Weinlich R，Dillon CP，Green DR. Ripped to death. Trends Cell Biol 2011；21；630 - 637.

［122］ Boatright KM，Deis C，Denault JB，Sutherlin DP，Salvesen GS. Activation of caspases - 8 and - 10 by FLIP（L）. Biochem J 2004；382；651 - 657.

［123］ Meylan E，Tschopp J. The RIP kinases：crucial integrators of cellular stress. Trends Biochem Sci 2005；30；151 - 159.

［124］ Kaiser WJ，Upton JW，Long AB，Livingston-Rosanoff D，Daley-Bauer LP，Hakem R，et al. RIP3 mediates the embryonic lethality of caspase - 8 - deficient mice. Nature 2011；471；368 - 372.

［125］ Zhang H，Zhou X，McQuade T，Li J，Chan FK，Zhang J. Functional complementation between FADD and RIP1 in embryos and lymphocytes. Nature 2011；471；373 - 376.

［126］ Stanger BZ，Leder P，Lee TH，Kim E，Seed B. RIP：a novel protein containing a death domain that interacts with Fas/APO - 1（CD95）in yeast and causes cell death. Cell 1995；81；513 - 523.

［127］ Festjens N，Vanden Berghe T，Cornelis S，Vandenabeele P. RIP1，a kinase on the crossroads of a cell's decision to live or die. Cell Death Differ 2007；14；400 - 410.

［128］ Tenev T，Bianchi K，Darding M，Broemer M，Langlais C，Wallberg F，et al. The ripoptosome，a signaling platform that assembles in response to genotoxic stress and loss of IAPs. Mol Cell 2011；43；432 - 448.

［129］ Feoktistova M，Geserick P，Kellert B，Dimitrova DP，Langlais C，Hupe M，et al. cIAPs block ripoptosome formation，a RIP1/caspase - 8 containing intracellular cell death complex differentially regulated by cFLIP isoforms. Mol Cell 2011；43；449 - 463.

［130］ Lee TH，Shank J，Cusson N，Kelliher MA. The kinase activity of Rip1 is not required for tumor necrosis factor-alpha-induced IkappaB kinase or p38 MAP kinase activation or for the ubiquitination of Rip1 by Traf2. J Biol Chem 2004；279；33185 - 33191.

［131］ Holler N，Zaru R，Micheau O，Thome M，Attinger A，Valitutti S，et al. Fas triggers an alternative，caspase - 8 - independent cell death pathway using the kinase RIP as effector molecule. Nat Immunol 2000；1；489 - 495.

［132］ Degterev A，Huang Z，Boyce M，Li Y，Jagtap P，Mizushima N，et al. Chemical inhibitor of nonapoptotic cell death with therapeutic potential for ischemic brain injury. Nat Chem Biol 2005；1；112 - 119.

［133］ Smith CC，Davidson SM，Lim SY，Simpkin JC，Hothersall JS，

Yellon DM. Necrostatin: a potentially novel cardioprotective agent? Cardiovasc Drugs Ther 2007; 21: 227 - 233.

[134] Degterev A, Hitomi J, Germscheid M, Ch'en IL, Korkina O, Teng X, et al. Identification of RIP1 kinase as a specific cellular target of necrostatins. Nat Chem Biol 2008; 4: 313 - 321.

[135] Christofferson DE, Yuan J. Necroptosis as an alternative form of programmed cell death. Curr Opin Cell Biol 2010; 22: 263 - 268.

[136] Sun X, Lee J, Navas T, Baldwin DT, Stewart TA, Dixit VM. RIP3, a novel apoptosis-inducing kinase. J Biol Chem 1999; 274: 16871 - 16875.

[137] Liedtke C, Bangen JM, Freimuth J, Beraza N, Lambertz D, Cubero FJ, et al. Loss of caspase - 8 protects mice against inflammation-related hepatocarcinogenesis but induces nonapoptotic liver injury. Gastroenterology 2011; 141: 2176 - 2187.

[138] Cho YS, Challa S, Moquin D, Genga R, Ray TD, Guildford M, et al. Phosphorylation-driven assembly of the RIP1 - RIP3 complex regulates programmed necrosis and virus-induced inflammation. Cell 2009; 137: 1112 - 1123.

[139] He S, Wang L, Miao L, Wang T, Du F, Zhao L, et al. Receptor interacting protein kinase - 3 determines cellular necrotic response to TNF - alpha. Cell 2009; 137: 1100 - 1111.

[140] Zhang DW, Shao J, Lin J, Zhang N, Lu BJ, Lin SC, et al. RIP3, an energy metabolism regulator that switches TNF - induced cell death from apoptosis to necrosis. Science 2009; 325: 332 - 336.

[141] Bertrand MJ, Milutinovic S, Dickson KM, Ho WC, Boudreault A, Durkin J, et al. cIAP1 and cIAP2 facilitate cancer cell survival by functioning as E3 ligases that promote RIP1 ubiquitination. Mol Cell 2008; 30: 689 - 700.

[142] Sun L, Wang H, Wang Z, He S, Chen S, Liao D, et al. Mixed lineage kinase domain-like protein mediates necrosis signaling downstream of RIP3 kinase. Cell 2012; 148: 213 - 227.

[143] Chan FK, Baehrecke EH. RIP3 finds partners in crime. Cell 2012; 148: 17 - 18.

[144] Takeda K, Komuro Y, Hayakawa T, Oguchi H, Ishida Y, Murakami S, et al. Mitochondrial phosphoglycerate mutase 5 uses alternate catalytic activity as a protein serine/threonine phosphatase to activate ASK1. Proc Natl Acad Sci USA 2009; 106: 12301 - 12305.

[145] Wang Z, Jiang H, Chen S, Du F, Wang X. The mitochondrial phosphatase PGAM5 functions at the convergence point of multiple necrotic death pathways. Cell 2012; 148: 228 - 243.

[146] Malhi H, Guicciardi ME, Gores GJ. Hepatocyte death: a clear and present danger. Physiol Rev 2010; 90: 1165 - 1194.

[147] Faubion WA, Guicciardi ME, Miyoshi H, Bronk SF, Roberts PJ, Svingen PA, et al. Toxic bile salts induce rodent hepatocyte apoptosis via direct activation of Fas. J Clin Invest 1999; 103: 137 - 145.

[148] Miyoshi H, Rust C, Roberts PJ, Burgart LJ, Gores GJ. Hepatocyte apoptosis after bile duct ligation in the mouse involves Fas. Gastroenterology 1999; 117: 669 - 677.

[149] Pinkoski MJ, Brunner T, Green DR, Lin T. Fas and Fas ligand in gut and liver. Am J Physiol Gastrointest Liver Physiol 2000; 278: G354 - G366.

[150] Ogasawara J, Watanabe-Fukunaga R, Adachi M, Matsuzawa A, Kasugai T, Kitamura Y, et al. Lethal effect of the anti-Fas antibody in mice. Nature 1993; 364: 806 - 809.

[151] Hiramatsu N, Hayashi N, Katayama K, Mochizuki K, Kawanishi Y, Kasahara A, et al. Immunohistochemical detection of Fas antigen in liver tissue of patients with chronic hepatitis C. Hepatology 1994; 19: 1354 - 1359.

[152] Luo KX, Zhu YF, Zhang LX, He HT, Wang XS, Zhang L. In situ investigation of Fas/FasL expression in chronic hepatitis B infection and related liver diseases. J Viral Hepat 1997; 4: 303 - 307.

[153] Mochizuki K, Hayashi N, Hiramatsu N, Katayama K, Kawanishi Y, Kasahara A, et al. Fas antigen expression in liver tissues of patients with chronic hepatitis B. J Hepatol 1996; 24: 1 - 7.

[154] Mundt B, Kuhnel F, Zender L, Paul Y, Tillmann H, Trautwein C, et al. Involvement of TRAIL and its receptors in viral hepatitis. FASEB J 2003; 17: 94 - 96.

[155] Eksioglu EA, Zhu H, Bayouth L, Bess J, Liu HY, Nelson DR, et al. Characterization of HCV interactions with Toll-like receptors and RIG - I in liver cells. PLoS One 2011; 6: e21186.

[156] Wang D, Wei Y, Pagliassotti MJ. Saturated fatty acids promote endoplasmic reticulum stress and liver injury in rats with hepatic steatosis. Endocrinology 2006; 147: 943 - 951.

[157] Wei Y, Wang D, Gentile CL, Pagliassotti MJ. Reduced endoplasmic reticulum luminal calcium links saturated fatty acidmediated endoplasmic reticulum stress and cell death in liver cells. Mol Cell Biochem 2009; 331: 31 - 40.

[158] Ji C, Mehrian-Shai R, Chan C, Hsu YH, Kaplowitz N. Role of CHOP in hepatic apoptosis in the murine model of intragastric ethanol feeding. Alcohol Clin Exp Res 2005; 29: 1496 - 1503.

[159] Ji C, Chan C, Kaplowitz N. Predominant role of sterol response element binding proteins (SREBP) lipogenic pathways in hepatic steatosis in the murine intragastric ethanol feeding model. J Hepatol 2006; 45: 717 - 724.

[160] Karin M, Lin A. NF - kappaB at the crossroads of life and death. Nat Immunol 2002; 3: 221 - 227.

[161] Micheau O, Tschopp J. Induction of TNF receptor I - mediated apoptosis via two sequential signaling complexes. Cell 2003; 114: 181 - 190.

[162] Irmler M, Thome M, Hahne M, Schneider P, Hofmann K, Steiner V, et al. Inhibition of death receptor signals by cellular FLIP. Nature 1997; 388: 190 - 195.

[163] Nagai H, Matsumaru K, Feng G, Kaplowitz N. Reduced glutathione depletion causes necrosis and sensitization to tumor necrosis factor-alpha-induced apoptosis in cultured mouse hepatocytes. Hepatology 2002; 36: 55 - 64.

[164] Feng G, Kaplowitz N. Colchicine protects mice from the lethal effect of an agonistic anti-Fas antibody. J Clin Invest 2000; 105: 329 - 339.

[165] Pierce RH, Campbell JS, Stephenson AB, Franklin CC, Chaisson M, Poot M, et al. Disruption of redox homeostasis in tumor necrosis factor-induced apoptosis in a murine hepatocyte cell line. Am J Pathol 2000; 157: 221 - 236.

[166] Colell A, Garcia-Ruiz C, Miranda M, Ardite E, Mari M, Morales A, et al. Selective glutathione depletion of mitochondria by ethanol sensitizes hepatocytes to tumor necrosis factor. Gastroenterology 1998; 115: 1541 - 1551.

[167] Putcha GV, Le S, Frank S, Besirli CG, Clark K, Chu B, et al. JNK - mediated BIM phosphorylation potentiates BAX - dependent apoptosis. Neuron 2003; 38: 899 - 914.

[168] Varfolomeev EE, Ashkenazi A. Tumor necrosis factor: an apoptosis JuNKie? Cell 2004; 116: 491 - 497.

[169] Kamata H, Honda S, Maeda S, Chang L, Hirata H, Karin M. Reactive oxygen species promote TNFalpha-induced death and sustained JNK activation by inhibiting MAP kinase phosphatases. Cell 2005; 120: 649 - 661.

[170] Leist M, Gantner F, Naumann H, Bluethmann H, Vogt K, Brigelius-Flohe R, et al. Tumor necrosis factor-induced apoptosis during the poisoning of mice with hepatotoxins. Gastroenterology 1997; 112: 923 - 934.

[171] Leist M, Gantner F, Bohlinger I, Germann PG, Tiegs G, Wendel A. Murine hepatocyte apoptosis induced in vitro and in vivo by TNF - alpha requires transcriptional arrest. J Immunol 1994; 153: 1778 - 1788.

[172] Maeda S, Chang L, Li ZW, Luo JL, Leffert H, Karin M. IKKbeta is required for prevention of apoptosis mediated by cell-bound but not by circulating TNFalpha. Immunity 2003; 19: 725 - 737.

[173] McKenzie R, Fried MW, Sallie R, Conjeevaram H, Di Bisceglie

AM, Park Y, et al. Hepatic failure and lactic acidosis due to fialuridine (FIAU), an investigational nucleoside analogue for chronic hepatitis B. N Engl J Med 1995; 333; 1099-1105.

[174] Bissuel F, Bruneel F, Habersetzer F, Chassard D, Cotte L, Chevallier M, et al. Fulminant hepatitis with severe lactate acidosis in HIV-infected patients on didanosine therapy. J Intern Med 1994; 235; 367-371.

[175] Bryant III AE, Dreifuss FE. Valproic acid hepatic fatalities. III. U.S. experience since 1986. Neurology 1996; 46; 465-469.

[176] Silva MF, Ruiter JP, Illst L, Jakobs C, Duran M, de Almeida IT, et al. Valproate inhibits the mitochondrial pyruvate-driven oxidative phosphorylation in vitro. J Inherit Metab Dis 1997; 20; 397-400.

[177] Lewis JH, Ranard RC, Caruso A, Jackson LK, Mullick F, Ishak KG, et al. Amiodarone hepatotoxicity; prevalence and clinicopathologic correlations among 104 patients. Hepatology 1989; 9; 679-685.

[178] Fromenty B, Pessayre D. Inhibition of mitochondrial beta-oxidation as a mechanism of hepatotoxicity. Pharmacol Ther 1995; 67; 101-154.

[179] Lemasters JJ, Nieminen AL, Qian T, Trost LC, Elmore SP, Nishimura Y, et al. The mitochondrial permeability transition in cell death; a common mechanism in necrosis, apoptosis and autophagy. Biochim Biophys Acta 1998; 1366; 177-196.

[180] Kaplowitz N. Idiosyncratic drug hepatotoxicity. Nat Rev Drug Discov 2005; 4; 489-499.

[181] Bissell DM, Gores GJ, Laskin DL, Hoofnagle JH. Drug-induced liver injury; mechanisms and test systems. Hepatology 2001; 33; 1009-1013.

[182] Tujios S, Fontana RJ. Mechanisms of drug-induced liver injury; from bedside to bench. Nat Rev Gastroenterol Hepatol 2011; 8; 202-211.

[183] Hautekeete ML, Horsmans Y, Van Waeyenberge C, Demanet C, Henrion J, Verbist L, et al. HLA association of amoxicillin-clavelanate-induced hepatitis. Gastroenterology 1999; 117; 1181-1186.

[184] O'Donohue J, Oien KA, Donaldson P, Underhill J, Clare M, MacSween RN, et al. Co-amoxiclav jaundice; clinical and histological features and HLA class II association. Gut 2000; 47; 717-720.

[185] Daly AK, Donaldson PT, Bhatnagar P, Shen Y, Pe'er I, Floratos A, et al. HLA-B*5701 genotype is a major determinant of drug-induced liver injury due to flucloxacillin. Nat Genet 2009; 41; 816-819.

[186] Mallal S, Phillips E, Carosi G, Molina JM, Workman C, Tomazic J, et al. HLA-B*5701 screening for hypersensitivity to abacavir. N Engl J Med 2008; 358; 568-579.

[187] Kindmark A, Jawaid A, Harbron CG, Barratt BJ, Bengtsson OF, Andersson TB, et al. Genome-wide pharmacogenetic investigation of a hepatic adverse event without clinical signs of immunopathology suggests an underlying immune pathogenesis. Pharmacogen J 2008; 8; 186-195.

[188] Singer JB, Lewitzky S, Leroy E, Yang F, Zhao X, Klickstein L, et al. A genome-wide study identifies HLA alleles associated with lumiracoxib-related liver injury. Nat Genet 2010; 42; 711-714.

[189] Manns MP, Obermayer-Straub P. Cytochromes P450 and uridine triphosphate-glucuronosyltransferases; model autoantigens to study drug-induced, virus-induced, and autoimmune liver disease. Hepatology 1997; 26; 1054-1066.

[190] Liu ZX, Kaplowitz N. Immune-mediated drug-induced liver disease. Clin Liver Dis 2002; 6; 755-774.

[191] Cadenas E, Davies KJ. Mitochondrial free radical generation, oxidative stress, and aging. Free Radic Biol Med 2000; 29; 222-230.

[192] Ong MM, Latchoumycandane C, Boelsterli UA. Troglitazone-induced hepatic necrosis in an animal model of silent genetic mitochondrial abnormalities. Toxicol Sci 2007; 97; 205-213.

[193] Fujimoto K, Kumagai K, Ito K, Arakawa S, Ando Y, Oda S, et al. Sensitivity of liver injury in heterozygous Sod2 knockout mice treated with troglitazone or acetaminophen. Toxicol Pathol 2009; 37; 193-200.

[194] Lucena MI, Garcia-Martin E, Andrade RJ, Martinez C, Stephens C, Ruiz JD, et al. Mitochondrial superoxide dismutase and glutathione peroxidase in idiosyncratic drug-induced liver injury. Hepatology 2010; 52; 303-312.

[195] Huang YS, Su WJ, Huang YH, Chen CY, Chang FY, Lin HC, et al. Genetic polymorphisms of manganese superoxide dismutase, NAD(P)H; quinone oxidoreductase, glutathione S-transferase M1 and T1, and the susceptibility to drug-induced liver injury. J Hepatol 2007; 47; 128-134.

[196] Buchweitz JP, Ganey PE, Bursian SJ, Roth RA. Underlying endotoxemia augments toxic responses to chlorpromazine; is there a relationship to drug idiosyncrasy? J Pharmacol Exp Ther 2002; 300; 460-467.

[197] Luyendyk JP, Maddox JF, Cosma GN, Ganey PE, Cockerell GL, Roth RA. Ranitidine treatment during a modest inflammatory response precipitates idiosyncrasy-like liver injury in rats. J Pharmacol Exp Ther 2003; 307; 9-16.

[198] Shaw PJ, Hopfensperger MJ, Ganey PE, Roth RA. Lipopolysaccharide and trovafloxacin coexposure in mice causes idiosyncrasy-like liver injury dependent on tumor necrosis factor-alpha. Toxicol Sci 2007; 100; 259-266.

[199] Hewett JA, Jean PA, Kunkel SL, Roth RA. Relationship between tumor necrosis factor-alpha and neutrophils in endotoxin-induced liver injury. Am J Physiol 1993; 265; G1011-G1015.

[200] Jaeschke H, Farhood A, Fisher MA, Smith CW. Sequestration of neutrophils in the hepatic vasculature during endotoxemia is independent of beta 2 integrins and intercellular adhesion molecule-1. Shock 1996; 6; 351-356.

[201] Ganey PE, Luyendyk JP, Maddox JF, Roth RA. Adverse hepatic drug reactions; inflammatory episodes as consequence and contributor. Chem Biol Interact 2004; 150; 35-51.

[202] Czaja MJ, Xu J, Alt E. Prevention of carbon tetrachloride-induced rat liver injury by soluble tumor necrosis factor receptor. Gastroenterology 1995; 108; 1849-1854.

[203] Morio LA, Chiu H, Sprowles KA, Zhou P, Heck DE, Gordon MK, et al. Distinct roles of tumor necrosis factor-alpha and nitric oxide in acute liver injury induced by carbon tetrachloride in mice. Toxicol Appl Pharmacol 2001; 172; 44-51.

[204] Duffield JS, Forbes SJ, Constandinou CM, Clay S, Partolina M, Vuthoori S, et al. Selective depletion of macrophages reveals distinct, opposing roles during liver injury and repair. J Clin Invest 2005; 115; 56-65.

[205] Laskin DL, Sunil VR, Gardner CR, Laskin JD. Macrophages and tissue injury; agents of defense or destruction? Annu Rev Pharmacol Toxicol 2011; 51; 267-288.

[206] Wang H, Lafdil F, Wang L, Yin S, Feng D, Gao B. Tissue inhibitor of metalloproteinase 1 (TIMP-1) deficiency exacerbates carbon tetrachloride-induced liver injury and fibrosis in mice; involvement of hepatocyte STAT3 in TIMP-1 production. Cell Biosci 2011; 1; 14.

[207] Shi J, Aisaki K, Ikawa Y, Wake K. Evidence of hepatocyte apoptosis in rat liver after the administration of carbon tetrachloride. Am J Pathol 1998; 153; 515-525.

[208] Limaye PB, Apte UM, Shankar K, Bucci TJ, Warbritton A, Mehendale HM. Calpain released from dying hepatocytes mediates progression of acute liver injury induced by model hepatotoxicants. Toxicol Appl Pharmacol 2003; 191; 211-226.

[209] Lee WM. Acetaminophen and the U.S. acute liver failure study group; lowering the risks of hepatic failure. Hepatology 2004; 40; 6-9.

[210] Han D, Hanawa N, Saberi B, Kaplowitz N. Mechanisms of liver injury. III. Role of glutathione redox status in liver injury. Am J Physiol Gastrointest Liver Physiol 2006; 291: G1 - G7.

[211] Adamson GM, Harman AW. Oxidative stress in cultured hepatocytes exposed to acetaminophen. Biochem Pharmacol 1993; 45: 2289 - 2294.

[212] Masubuchi Y, Suda C, Horie T. Involvement of mitochondrial permeability transition in acetaminophen-induced liver injury in mice. J Hepatol 2005; 42: 110 - 116.

[213] Kon K, Kim JS, Jaeschke H, Lemasters JJ. Mitochondrial permeability transition in acetaminophen-induced necrosis and apoptosis of cultured mouse hepatocytes. Hepatology 2004; 40: 1170 - 1179.

[214] Ramachandran A, Lebofsky M, Baines CP, Lemasters JJ, Jaeschke H. Cyclophilin D deficiency protects against acetaminophen-induced oxidant stress and liver injury. Free Radic Res 2011; 45: 156 - 164.

[215] Dixon MF, Dixon B, Aparicio SR, Loney DP. Experimental paracetamol-induced hepatic necrosis: a light- and electron-microscope, and histochemical study. J Pathol 1975; 116: 17 - 29.

[216] El-Hassan H, Anwar K, Macanas-Pirard P, Crabtree M, Chow SC, Johnson VL, et al. Involvement of mitochondria in acetaminophen-induced apoptosis and hepatic injury: roles of cytochrome c, Bax, Bid, and caspases. Toxicol Appl Pharmacol 2003; 191: 118 - 129.

[217] Ray SD, Mumaw VR, Raje RR, Fariss MW. Protection of acetaminophen-induced hepatocellular apoptosis and necrosis by cholesteryl hemisuccinate pretreatment. J Pharmacol Exp Ther 1996; 279: 1470 - 1483.

[218] Gujral JS, Knight TR, Farhood A, Bajt ML, Jaeschke H. Mode of cell death after acetaminophen overdose in mice: apoptosis or oncotic necrosis? Toxicol Sci 2002; 67: 322 - 328.

[219] ShenW, Kamendulis LM, Ray SD, Corcoran GB. Acetaminophen-induced cytotoxicity in cultured mouse hepatocytes: effects of Ca (2 +)- endonuclease, DNA repair, and glutathione depletion inhibitors on DNA fragmentation and cell death. Toxicol Appl Pharmacol 1992; 112: 32 - 40.

[220] Ray SD, Sorge CL, Raucy JL, Corcoran GB. Early loss of large genomic DNA in vivo with accumulation of Ca^{2+} in the nucleus during acetaminophen-induced liver injury. Toxicol Appl Pharmacol 1990; 106: 346 - 351.

[221] Bajt ML, Cover C, Lemasters JJ, Jaeschke H. Nuclear translocation of endonuclease G and apoptosis-inducing factor during acetaminophen-induced liver cell injury. Toxicol Sci 2006; 94: 217 - 225.

[222] Bajt ML, Ramachandran A, Yan HM, Lebofsky M, Farhood A, Lemasters JJ, et al. Apoptosis-inducing factor modulates mitochondrial oxidant stress in acetaminophen hepatotoxicity. Toxicol Sci 2011; 122: 598 - 605.

[223] Napirei M, Basnakian AG, Apostolov EO, Mannherz HG. Deoxyribonuclease 1 aggravates acetaminophen-induced liver necrosis in male CD - 1 mice. Hepatology 2006; 43: 297 - 305.

[224] Cover C, Fickert P, Knight TR, Fuchsbichler A, Farhood A, Trauner M, et al. Pathophysiological role of poly(ADP - ribose) polymerase (PARP) activation during acetaminophen-induced liver cell necrosis in mice. Toxicol Sci 2005; 84: 201 - 208.

[225] Shinohara M, Ybanez MD, Win S, Than TA, Jain S, Gaarde WA, et al. Silencing glycogen synthase kinase - 3beta inhibits acetaminophen hepatotoxicity and attenuates JNK activation and loss of glutamate cysteine ligase and myeloid cell leukemia sequence 1. J Biol Chem 2010; 285: 8244 - 8255.

[226] Nagy G, Szarka A, Lotz G, Doczi J, Wunderlich L, Kiss A, et al. BGP - 15 inhibits caspase-independent programmed cell death in acetaminophen-induced liver injury. Toxicol Appl Pharmacol 2010; 243: 96 - 103.

[227] Nagy G, Kardon T, Wunderlich L, Szarka A, Kiss A, Schaff Z, et al. Acetaminophen induces ER dependent signaling in mouse liver. Arch Biochem Biophys 2007; 459: 273 - 279.

[228] Hur KY, So JS, Ruda V, Frank-Kamenetsky M, Fitzgerald K, Koteliansky V, et al. IRE1alpha activation protects mice against acetaminophen-induced hepatotoxicity. J ExpMed 2012; 209: 307 - 318.

[229] Igusa Y, Yamashina S, Izumi K, Inami Y, Fukada H, Komatsu M, et al. Loss of autophagy promotes murine acetaminophen hepatotoxicity. J Gastroenterol 2011; 47(4): 433 - 443.

第7章
膜转运在肝毒性和药物性胆汁淤积发病机制中的作用

Bruno Stieger，Gerd A. Kullak‑Ublick
瑞士，苏黎世，大学医院

前　言

　　肝脏是保护机体免受潜在外源性有害化学物质损伤的重要器官，也是对外来物质进行代谢和清除的中心，因此肝脏不断受到有毒物质和代谢产物的攻击，成为药物不良反应（ADR）的主要靶向目标，导致药物性肝损伤（DILI）。DILI 是非常重要的临床事件。严重 ADR 在住院患者中的发生率或可达 6% 并占住院全部死亡患者的 0.3%[1]。ADR 中超过 50% 的病例存在急性肝衰竭[2]。美国一项最新研究指出，在严重病例中，移植者存活率很低（27%），包括重症患者在内的移植患者的总体生存率是 66%[3]。DILI 可分为药物性胆汁淤积（DIC）、药物性肝炎和混合型肝损伤[4]。内科住院患者中，胆汁淤积和混合型肝损伤占 DILI 病例的 30%[5]。DILI 也是药物研发的一个主要问题，往往导致药物研发过程受挫或随后从市场撤回[6,7]。

胆汁形成

　　形成胆汁是肝脏的一个重要功能。胆汁形成障碍而导致胆汁流减少的病理生理过程称为胆汁淤积。胆汁酸盐由胆固醇在肝细胞内经一系列复杂的受到高度调控的生物合成步骤而合成，并与过氧化物酶体相关[8]。新合成的胆汁酸盐和来自门静脉的胆汁酸盐在肝细胞中混合，然后经由毛细胆管膜分泌入毛细胆管，即胆管树功能的起点。胆管树最终将胆汁酸盐排入十二指肠。在小肠内，胆汁酸盐对脂质的消化和对脂肪及脂溶性维生素的吸收至关重要[9,10]。超过 90% 的胆汁酸盐沿着小肠吸收并被门脉血流运输回到肝脏[11]，被肝细胞吸收并再次分泌入毛细胆管。胆汁酸盐在小肠和肝脏之间的循环称为胆汁酸的肠肝循环。

　　胆汁酸盐从肝窦摄取到肝细胞内主要是钠依赖性的，还有一小部分为非钠依赖性。钠依赖性的胆汁酸盐摄取是由钠/胆汁酸共转运蛋白（sodium/bile acid cotransporter，NTCP，SLC10A1）介导，该蛋白质以一种极性方式表达于肝细胞基底侧的质膜[11,12]。NTCP相对非结合胆酸更偏向于结合胆酸。非钠依赖性胆盐摄取是由有机阴离子转运多肽（organic anion transporting polypeptides，OATPs）介导的。OATP 1B1（SLCO1B1）、OATP 1B3（SLCO1B3）和 OATP 2B1（SLCO2B1）表达于肝细胞基底侧的细胞膜，OATP2B1 可能不是胆汁酸盐的转运体[13-15]。OATP 相对于结合胆汁酸盐更偏向于非结合胆汁酸[16]，这些发现最近已在基因修饰小鼠中被证实[17,18]。重要的是，OATP 介导代谢终产物胆红素[19-21]和大量外源性化学物质，包括许多处方药的摄取[22,23]。与此相反，NTCP 在肝细胞药物摄取方面显示次要的作用[12]。

胆汁酸盐吸收进入肝细胞后，通过一种目前还没有被详细描述的机制到达毛细胆管质膜，有可能涉及绑定细胞质蛋白[12]。大鼠体内肝细胞中游离胆汁酸盐的浓度大概小于 1 μM[24]，在人体肝细胞内可能为相似的低浓度[25]。其输出到毛细胆管是由胆盐输出泵（bile salt export pump，BSEP，ABCB11）以高浓度梯度来介导的。BSEP 是 ATP 结合盒（ATP‐binding cassette，ABC）转运超家族成员[12,26,27]。毛细胆管分泌胆汁酸盐是肝细胞胆汁转运步骤中的限速步骤[13,28]。由于转运体在肝细胞胆汁分泌中的重要地位，它正常的功能和调节能力是肝细胞存活所必需的，因为胆汁酸盐有去垢性能，因此很容易造成细胞毒性[29]。

除了胆汁酸盐，胆汁中还含有丰富的磷脂以及有机阴离子，例如胆红素结合物。磷脂是胆汁脂质的主要成分并需要多药耐药蛋白 3（multidrug resistance protein 3，MFR3，ABCB4）进入毛细胆管的胆汁中[30]。这种 ABC 转运体使主要的胆汁脂质磷脂酰胆碱从毛细胆管细胞膜的里面易位到外面。胆汁酸盐作为去垢剂，从毛细胆管外面释放磷脂酰胆碱进入毛细胆管，在那里两种成分混合成微粒[31]。这些混合微粒作为受体难溶于水，胆固醇就是一个例子。胆固醇从毛细胆管细胞膜释放出来部分是由异二聚体 ABC 转运体 ABCG5/ABCG8[32]介导的。混合微粒除了作为难溶于水的物质载体，它们还能降低胆汁酸盐对胆管细胞的毒性作用，减轻胆汁酸盐诱导的胆管损伤[33,34]。胆汁而非胆汁酸盐的有机阴离子主要是胆红素和谷胱甘肽（glutathione，GSH）的结合物。通常情况下，排泄到胆汁中的药物代谢产物也是有机阴离子。这些化合物是由两种 ABC 转运体：多药耐药相关蛋白 2（小管多特异性有机阴离子转运蛋白，multidrug resistance-associated protein 2，MRP2，ABCC2）和 ABCG2 转运。

综上所述，胆汁形成是肝脏关键职能之一，且需要表达于肝细胞基底侧和毛细胆管侧细胞膜上的转运体之间复杂的相互作用。表达于毛细胆管侧细胞膜上的 ABC 转运体能够适应急剧变化的浓度梯度，因此能够在肝细胞内保持其各自的底物处于较低浓度。对于这些转运体，无论是先天还是后天干扰它们的功能，都能导致毒性产物在肝细胞的蓄积从而产生肝脏疾病。

药物性胆汁淤积的临床特征

诊断 DILI 和 DIC 依靠患者的详细临床评估以及个体用药史，这些药物可导致特定的临床表型[35-37]。DILI 的诊断包括时间顺序标准、排除其他病因、阳性临床指标[1,35-40]。分类系统，例如国际医学科学组织理事会（Council for International Organization of Medical Sciences，CIOMS）建立的，也被称为 Roussel Uclaf 因果关系评估法（Roussel Uclaf Causality Assessment Method，RUCAM）的分类方法，有助于从其他众多形式的 DILI 中鉴别 DIC 患者[4]。轻微的胆汁淤积伴随升高的碱性磷酸酶和血浆中的胆汁酸盐，在停用相应药物后通常可以快速恢复。轻微的 DILI 可无症状，并可作为适应性结果而自行消失[41]。

肝细胞药物吸收和细胞内药物浓度

NTCP 是一个次要的活跃转运体，能够介导其底物的逆浓度梯度摄取，从而导致其在细胞内的浓度可能高于在血窦血浆中的浓度。OATP 的驱动力到目前为止还没有充分认识，且仍存在争议[15,36]。OATP 最有可能是双向转运的，使阴离子相互交换。目前已被证实的通过 OATP 介导的底物摄取而外排的细胞内阴离子有 GSH[42]、GSH 结合物[43]和碳酸氢盐[44,45]。此外，到目前为止，几乎所有被检测过的 OATP 转运活性均由细胞外的低 pH 所激活[45]。由于在肝细胞质上有一个 GSH 进出浓度梯度，GSH 的交换性摄取可能不利于浓度梯度的形成，导致细胞内 OATP 底物（如药物）的蓄积。例如在大鼠中，格列本脲在肝脏中的浓度是血清中的浓度的 50 倍，表明存在一种浓集性摄取机制[46]。若格列本脲和 OATP 抑制剂利福平同时应用，可导致人类格列本脲暴露增加[47]，格列本脲是 OATP 的一个潜在底物。格列本脲在肝细胞内的浓度高于血浆中的浓度,这与以下观察结果一致,即通过 OATP1B3 和 NTCP[48]转运到肝细胞中的吲哚菁绿,其在大鼠肝细胞内的浓度是血浆中浓度的 10 倍[49]。而且,OATP 的转运活性可能受内生性和异生性物质的调节,例如前列腺素[50]、雌酮-3-硫酸酯[51]、雌二醇-17β-葡糖醛酸苷[52]、克霉唑[53]或草药提取物[54,55]。这种调节至少可部分归因于不同 OATP 的底物结合位点不同[54]。所有这些不同的转运机制可在 OATP 介导的药物摄取至肝细胞中的过程中各自发挥作用,使得难以根据血清浓度来预测细胞内药物浓度。然而,已清楚包括 DIC 在内的 DILI 与药物剂量相关,药物剂量反过来又可影响细胞内的药物浓度[56]。

除了肝细胞内药物摄取、代谢和流出外,整个药物处理也是影响肝内药物浓度的重要步骤。在毛细胆管细胞膜,多药耐药蛋白(multidrug resistance protein 1,MDR1,ABCB1)是肝细胞将药物输出至毛细胆管的主要贡献者。MDR1 的底物特异性非常广泛,包括许多药物[57,58]。MDR1 的底物是电中性或带正电荷的有机分子,包括抗癌药、抗真菌剂、抗组胺剂、抗高血压药、中枢神经系统药物、免疫抑制剂、蛋白酶抑制剂和异生物质。由于 MDR1 在许多器官表面都有表达,因此它是药物和异生物质处理以及这些化合物毒性的一个关键决定因素[59]。MRP2 输出药物、异生物质和众多的 II 相代谢产物[58,60,61],ABCG2 转运一长串药物和毒物[62-64]。在肝细胞中,药物及其代谢物的排泄同样也会返回门脉血浆。这个步骤由 MRP3 和 MRP4 介导,这两者介导药物(包括一些抗代谢药物及其代谢物)自肝细胞基底侧质膜的输出[65]。

综上所述,肝细胞装配了一套复杂的转运体网络,用于药物及其代谢产物的摄取和外排。药物代谢包括双向转化和形成这些转运体的底物。因此转运和代谢是通过底物水平和调节基因表达进程的复杂网络联系在一起的[66]。

BSEP 抑制的机制

BSEP 的抑制导致了胆盐分泌和胆汁流的减少,以及肝细胞内胆盐的沉积。如果 BSEP 抑制持续存在,就会导致临床胆汁淤积,通常是轻型。最初发现的能抑制人类和大鼠 BSEP/Bsep 的药物例证是波生坦、环孢素、格列本脲、利福平和利福霉素[67-71]。所有这些药物已被证明可导致易感患者胆汁淤积。双重内皮素受体拮抗剂波生坦导致胆汁淤积的机制已经得以详细的研究。波生坦和它的主要代谢产物通过 OATP1B1 和 OATP1B3 被摄入肝细胞,并通过胆汁排泄而消除[72]。临床试验中,发现波生坦在一些患者中可导致可逆性无症状氨基转移酶升高[73]。这些患者中,血浆胆盐水平和波生坦剂量成同比例增加。在大鼠中,波生坦同样导致了血浆中胆盐水平升高,联用格列本脲后出现更为明显的升高[73]。大鼠和人的 Bsep/BSEP 均可由波生坦竞争性抑制,这有力地说明在体内,在胆盐升高患者中,波生坦有相同的作用原理。在这些患者中,没有观察到胆红素的升高[73],这支持了波生坦和 BSEP 之间存在特异性相互作用的观点。进一步对波生坦诱导的大鼠胆汁淤积进行研究,发现了波生坦诱导性胆汁淤积更加复杂的机制。在大鼠中,加入波生坦刺激了胆汁流[74]。这与胆汁淤积的基本概念(定义为胆汁流的限制)不符。在动物研究中,没有观察到波生坦对胆盐输出的影响,然而胆汁磷脂的分泌是减少的[74]。增加的毛细胆管胆汁流和持久的胆盐输出导致了毛细胆管内较低的胆盐浓度。由于胆汁磷脂的分泌关键取决于毛细胆管内胆盐的浓度[31],胆汁脂质分泌的减少可能对毛细胆管膜的脂质不对称性产生不利改变,继而导致细胞内胆盐的蓄积[75]。在大鼠中,波生坦的利胆作用依赖于毛细胆管膜上有功能的 MRP2 的存在[74]。实际上,波生坦在抑制大鼠和人 Sf9 细胞囊泡中 Bsep/BSEP 的同时,却刺激大鼠和人 MRP2 的转运活性[76]。目前证明有许多药物能够抑制 BSEP[77,78]。Morgan 等证实药物半抑制浓度(IC$_{50}$)在低于 μM 浓度范围内对 BSEP 是有临床影响的[77]。Dawson 等发现,在人类,未结合血浆药峰浓度 C$_{max}$值、IC$_{50}$值和 DILI 之间并无明确的特征性[78],这支持有其他因素(如药物被摄入肝细胞)能促进获得性胆汁淤积的发生。

曲格列酮是因为导致严重的肝细胞毒性而退出市场的药物。曲格列酮毒性的具体机制仍然有些难以捉摸,不过其线粒体毒性已成为一个公认的观点[79,80]。大鼠中,曲格列酮的主要代谢物是曲格列酮硫酸盐,通过胆汁清除[81]。曲格列酮导致了胆汁流的减少,即胆汁淤积[82]。曲格列酮和其硫酸化代谢产物是大鼠 Bsep 的强效抑制剂[83],曲格列酮也是狗和人 Bsep/BSEP 的抑制剂[84],其结果是能够导致肝细胞内胆盐沉积,从而对线粒体产生毒性[29]。这个过程加剧了曲格列酮对线粒体的负面影响,导致了混合型肝损伤(肝细胞型和胆汁淤积型)。噻唑烷二酮类药物罗格列酮和环格列酮可抑制胆盐向大鼠毛细胆管质膜囊泡的转运,提示其对 Bsep 存在一种抑制效应[85]。实际上,环格列酮也同样与肝损伤有关[86]。

口服避孕药也可导致获得性胆汁淤积[87,88],类固醇代谢产物与妊娠期肝内胆汁淤积相关[87,89-92]。雌二醇-17β-葡糖醛酸苷和黄体酮硫酸盐的使用导致了大鼠急性胆汁淤积[93,94]。两种类固醇代谢物并不抑制 Sf9 细胞中 Bsep 的表达,但需要 MRP2 的共表达[67,94,95],意味着对 Bsep 的反式抑制。这一发现的另一解释是雌二醇-17β-葡糖醛酸苷可培育 MRP2 和 Bsep 在毛细胆管细胞膜上的相互作用,从而导致 Bsep 的抑制[96]。HER1/2(表皮生长因子受体,epidermal growth factor receptor,EGFR)的抑制剂 PKI166 被报道有类似的抑制作用[97]。

细胞内胆盐水平升高对转运体表达的影响

在易感患者,药物导致的 BSEP 抑制可能引起轻度胆汁淤积,或加重胆汁淤积伴随后的混合型肝损伤。药物对 BSEP 的抑制机制可以是竞争性的,亦即直接竞争,或可能需要 MRP2 等其他转运体的作用而表现为间接竞争。BSEP 的任何损伤将都会导致细胞内胆盐的沉积。在肝细胞内,胆盐可活化胆盐传感器,即胆汁酸受体(bile acid receptor,FXR,NR1H4)[98,99]。FXR 是代谢过程中的一个重要调节因子[100]。一般情况下,肝细胞内的胆盐浓度升高可激活 FXR,从而下调胆盐摄取系统,维持或上调胆盐外排系统[101]。FXR 上调核受体亚家族 0 组 B 成员 2(nuclear receptor subfamily 0 group B member2,SHP)的表达,后者继而直接抑制大鼠 NTCP 的表达[102]和间接通过糖皮质激素受体(glucocorticoid receptor,GR;表 7-1)下调人 NTCP 的表达[103]。关于 FXR 对 SLCO1B1 表达的影响,有关报道相互矛盾。虽然早期报道在激活 FXR 之后,肝细胞核因子(hepatocyte nuclear factor-1,HNF-1)下调 OATP1B1 的表达[104,105],从而解释了胆汁淤积患者肝脏中 SLCO1B1 mRNA 表达的下调[106];但另外有报道在 FXR 药理学激活后(表 7-1)可直接活化 OATP1B1 的表达[107]。据作者所知,尚未有关于 FXR 依赖性 OATP2B1 调节的报告;作者团队未公布的数据显示,一种位于人类 SLCO2B1 基因 5′端区域内复杂的应答元件似可被单体 FXR 所抑制(Eloranta 和 Kullak-Ublick,未发表)[108]。SLCO1B3 的启动子(编码第三种肝细胞 OATP)是被 FXR 直接反式激活的(表 7-1)[109]。ABCB11 基因同

样也受到 FXR 的直接反式激活[110],ABCC2 的转录似也能对 FXR 的活化产生应答(表 7-1)[111]。配体结合到 FXR 是相当特异性的,迄今为止仅发现数量有限的合成激动剂[112,113]。胆汁酸盐由胆固醇衍生,继而又可被代谢转化为氧化型胆固醇[114]。氧化型胆固醇可以激活氧化固醇受体(oxysterol receptor,LXR)LXRα(NR1H3)和 LXRβ(NR1H2)[112]。SLCO1B1 启动子已被证明含有一种 LXRα-反应元件(表 7-1)[107]。氧化型胆固醇也上调了 BSEP 的表达,但是这涉及 FXR 而不是 LXR(表 7-1)[115]。药物和异生物质是 PXR(核受体亚家族 1 的 Ⅰ 组成员 2,nuclear receptor subfamily 1 group Ⅰ member 2,NR1 Ⅰ2)和(或)组成性雄甾烷受体(constitutive androstane receptor,CAR)的配体[112,113,116]。除了活化 Ⅰ 相和 Ⅱ 相解毒过程外,这些核受体还能调节转运体的表达。到目前为止,经由 PXR 的直接激活作用仅在大鼠 SLCO1A4 基因中有所显示[117]。然而,OATP 介导大量 PXR 或 CAR 配体的摄取,而这些配体间接参与了肝细胞中药物和异生物质代谢的调节[118]。在转录水平上,MRP2 的表达由 PXR 和 CAR(表 7-1)正向调节[111,119]。这可能有助于保护肝细胞免受药物和异生物质潜在毒性代谢产物的损伤。

目前尚未见有关于 DIC 患者肝组织转运体表达水平变化的数据发表。然而,已有关于其他类型肝病(包括胆汁淤积型肝病)转运体表达信息的研究。在进行性家族性肝内胆汁淤积症(progressive familial intrahepatic cholestasis,PFIC)这一严重的胆汁淤积型肝病患者中发现,NTCP 在 mRNA 水平上的表达没有变化,但其蛋白质表达水平降低[120]。在胆道闭锁这一阻塞性胆汁淤积的患者,NTCP mRNA 水平是降低的,但在胆汁流恢复后又增加[106,121,122]。在原发性胆汁性肝硬化(primary biliary cirrhosis,PBC)患者中,NTCP 的表达在早期阶段不受影响,但在晚期阶段是减少的[106,123,124]。慢性丙型肝炎患者并没有出现 NTCP 表达的变化,但胆汁淤积型肝炎患者有 NTCP 表达的降低[106]。肝移植之后,NTCP mRNA 的表达和肝内胆盐输出都是增加的[125]。在进展期 PBC 或黄疸型胆汁淤积患者中,OATP1B1 的表达低于对照组[106,124]。OATP1B1 和 OATP1B3 在 PBC 晚期阶段也是减少的[123],OATP1B1 在原发性硬化性胆管炎(primary sclerosing cholangitis,PSC)患者中也是减少的[126]。在主要因胆道或胰腺恶性肿瘤引起的阻塞性胆汁淤积患者,成功经皮穿刺胆汁引流可导致轻度而模糊的毛细胆管 BSEP 染色;而在引流不畅的患者,则呈减少

表 7-1 参与人类肝细胞中药物及有机阴离子转运体调节的转录因子

转运体蛋白	简　称	转运体基因	核 受 体	转录激活剂	转录抑制剂
浓缩核苷转运体	CNT1	SLC28A1	HNF-4α(HNF4A)	—	—
	CNT2	SLC28A2	—	HNF-3γ(FOXA3)	—
平衡性核苷转运体	ENT2	SLC29A2	—	HIF1	—
多药及毒素外排转运体	MATE1	SLC47A1	—	—	—
钠离子/牛磺胆酸共转运多肽	NTCP	SLC10A1	GR(NR3C1)	—	HNF-3β(FOXA2) FXR(NR1H4)通过SHP-1(NR0B2)发挥作用
有机阴离子转运体	OAT2	SLC22A7	HNF-4α(HNF4A)	—	FXR(NR1H4)通过SHP-1(NR0B2)发挥作用
	OAT7	SLC22A9	—	HNF-1α(HNF1A)	—
有机阴离子转运多肽	OATP 1B1	SLCO1B1	PXR(NR1Ⅰ2)?	HNF-1α(HNF1A)	FXR(NR1H4)通过SHP-1(NR0B2)发挥作用
	OATP 1B3	SLCO1B3	FXR(NR1H4) CAR(NR1I2)	HNF-1α(HNF1A)	HNF-3β(FOXA2)
	OATP 2B1	SLCO2B1	—	—	—
有机阳离子转运体	OCT1	SLC22A1	HNF-4α(HNF4A)	—	FXR(NR1H4)通过SHP-1(NR0B2)发挥作用
	OCT3	SLC22A3	—	—	—
有机可溶性转运体	OSTα/OSTβ		FXR(NR1H4)	—	—
ATP结合盒亚家族G成员2(或BCRP)	ABCG2	ABCG2	CAR(NR1I3) ERα	AhR	—
多药耐药蛋白1	MDR1	ABCB1	CAR(NR1I3) PXR(NR1I2) VDR(NR1I)	—	—
胆盐输出泵	BSEP	ABCB11	FXR(NR1H4)	—	—
多药耐药相关蛋白	MRP2	ABCC2	CAR(NR1I3) PXR(NR1I2)	—	—
	MRP3	ABCC3	CAR(NR1I3) VDR(NR1I)	—	—
	MRP4	ABCC4	CAR(NR1I3)	—	—
	MRP6	ABC6	HNF-4α(HNF4A)	—	—

所列转运体的详细特征参见《实验药理学手册》(第 201 卷),以及 B. Stieger 和 P.J. Meier 的《肠肝循环中药物转运体的遗传药理学》(《药物基因组学》,2011,12;611)。ABCG2/BCRP:ATP 结合盒亚家族 G 成员 2;AhR:芳烃受体;BSEP:胆盐输出泵;CAR:组成性雄甾烷受体;ERα:雌激素受体 α;FXR:法尼酯 X 受体;GR:糖皮质激素受体;HIF1:低氧诱导性因子 1;HNF:肝细胞核因子;MRP2:胆小管多特异性有机阴离子转运蛋白 2;MRP3:胆小管多特异性有机阴离子转运蛋白 3;MRP4:多药耐药相关蛋白 4;MRP6:多药耐药相关蛋白 6;NTCP:钠离子/胆汁酸共转运蛋白或钠离子/牛黄胆酸盐共转运多肽;PXR:细胞核受体亚家族 1 组 Ⅰ 成员 2;VDR:维生素 D 受体

且模糊的毛细胆管 BSEP 染色,以及 BSEP mRNA 表达的轻度下降[127]。小儿胆道闭锁患者的 BSEP 蛋白水平没有变化,但随着疾病阶段的不同,其 BSEP mRNA 水平有一定程度的下降[128]。BSEP 在炎性胆汁淤积型肝病患者是下调的[106],但在 PBC 患者似仍维持不变[123,124]。事实上,BSEP 的诱导在 PBC 中是有报道的[129]。一些研究表明有机阴离子和药物代谢外排泵 MRP2 在 PSC 患者是下调的[126],在 PBC 晚期阶段也是下降的[123,130],但其他研究发现其表达并未改变[124]。黄疸型胆汁淤积可降低 MRP2 的表达,而其 mRNA 水平并不改变[106],但这一发现未能被另一项不同的研究所证实[129],在第三个研究中则发现是可变的[131]。

总之,在各种类型的肝病中,人类肝细胞的摄取系统趋向下调,而在同样的情况下,毛细胆管输出泵的表达通常是保持不变的。在人体中的这些发现也在许多肝病的动物模型中得以反映,这已在其他文献中进行了总结[132]。

药物性胆汁淤积的易感因素

虽然 DIC 是一种相关的临床病种,但药物导致 DIC 的风险其实很低[133]。然而,识别患者对 DIC 易感的危险因素有助于进一步降低 DIC 的发病率,这反过来也将改善患者的临床后果和生活质量,降低医疗保

健系统的财政负担。近年来人们对人类 DIC 发病机制的理解已经相当深入。出于伦理方面的原因,很多假说只能在动物模型中验证,这些假说可能会也可能不会在人体上反映出来。进行性家族性肝内胆汁淤积症 2 型(PFIC2)就是这么个例子。这些患者在 ABCB11 基因编码的 BSEP 中发生突变[134],并出现严重的肝脏疾病。与之相反,带有破损的 ABCB11 基因的小鼠却只有轻度肝功能损伤[135]。

BSEP 是一个可能的 DIC 易感因子,因为受损的 BSEP 功能是肝毒性药物不良事件的潜在分子机制。分析几种毛细胆管 ABC 转运体蛋白的表达,发现在健康人类的肝组织中 BSEP 的表达存在相当大的个体间变异[136]。低表达 BSEP 的个体有发生 DIC 的危险[27]。这个概念背后的假说得到一例良性复发性 BSEP 缺乏征患者的支持,该患者在 ABCB11 基因发生两个突变,即 E297G 和 R432T 组成的复合杂合子[137]。在 Sf9 细胞中,这种突变仅显示残余的转运活性。因此,虽然 BSEP 的功能也许足以维持正常生理状态下胆盐的排泄,但 BSEP 的活性和胆盐从肝细胞输出的抑制阈值则是减少的。这名患者至少有一次胆汁淤积的发作被推定与非类固醇抗炎药的应用有关,已知这类药物对肝细胞有损伤。在多项关于 ABCB11 基因多态性和变异体的研究得以发表的同时,分别位于外显子 13 和 17 上的非同义 c.1331T>C 和 c.2029A>G 多态性在多项独立队列的研究中得以连续报道,报道频率高于 0.5%[138,142]。对研究队列中有肝组织标本的个体进行基因分型和表达分析研究,发现至少携带一个 c.1331C 等位基因的患者倾向于具有较低的 BSEP 表达水平[136]。由于 c.1331C 等位基因纯合子个体都被发现其 BSEP 的表达处于低水平范围,该等位基因可能是 DIC 和后天获得性胆汁淤积的易感因素。在 Sf9 细胞表达系统中研究显示,两种 BSEP 变异体的动力学特性并无差异[140]。在罹患 DIC[140]和妊娠期胆汁淤积症[143,144]的患者队列中证实了 c.1331C 等位基因与获得性胆汁淤积之间的相关性。有趣的是,同一基因多态性也与丙型肝炎病毒(HCV)基因型 2 和 3 感染的患者进展为肝硬化相关[145],并且也与这类患者较低的持久病毒应答相关[146]。其潜在机制涉及细胞内胆盐水平和 HCV 复制的正相关[101]。很多病例报告也发现 c.1331C 等位基因与获得性胆汁淤积之间的相关性[12,70]。然而,瑞典的一项队列研究并未发现妊娠期胆汁淤积和常见的 ABCB11 单倍体之间存在相关性[147]。从方法学上看,该研究分析了单倍体的分布,而以往所有的研究调查的是单个核苷酸多态性。

据我们所知,到目前为止还没有专门研究分析关于 MRP2 变异体在 DIC 易感性中的作用。然而已发现单倍型 ABCC2 与药物或草药引起的肝损伤[148]和双氯芬酸诱导的肝毒性相关[149]。这些发现使 MRP2 变异体与 DIC 易感性的关联成为可能。MRP2 变异体同样也与药物分布的改变相关[150]。关于 ABCG2、MRP3 和 MRP4,关于 ABCG2、ABCC3 和 ABCC4 在药物分布或疗效方面的药理遗传学研究结果是相冲突的[150]。因此,ABCG2、MRP3 和 MRP4 变异体在 DIC 中的潜在作用仍然需研究。MDR1 转运广泛种类药物的能力及其对底物分布的影响引发了很多与药物分布相关的 MER1 药理遗传学研究[150]。这些研究结果高度不一致,甚至有些结果是矛盾的。最近大多数的荟萃分析显示,ABCB1 基因中的同义 c.3435C>T 多态性不仅对药代动力学和药效学没有影响,也对疾病的易感性没有影响[150]。因此,一个看似合理的假设是,MDR1 并非 DIC 的一个重要易感因素。DIC 的其他遗传风险因素是编码 Ⅰ 相和 Ⅱ 相药物代谢酶的基因[2,37,151]。

即使是已知的 DILI 基因型和表型之间的最强关联(如氟氯西林所致肝损伤与 HLAB＊5701 基因型之间的相关性)[152],最终也只占所述表型总体风险的一小部分。其他因素如药物剂量、先前存在的肝病、性别、年龄和生活方式等构成了 DIC 的其他易感因素[2,56,153,154]。ADR 总体发病率低,这使得评估每一单个风险的相对重要性变得困难。这就是系统药物流行病学研究的价值所在,因为这些研究结合了对患者各种风险的广泛调查和临床个案的评估,是基于观察到 DILI 或 DIC 并无两个案例完全一样的结果。

结 论

膜转运受损被认为是 DILI 特别是 DIC 的重要发病机制。多种肝毒性药物已被证明能抑制 BSEP,尽管临床严重肝损伤的发生常需要线粒体毒性和免疫介导的肝损伤等其他机制的参与。在所有目前已描述的转运体中,BSEP 被发现与胆汁淤积型肝损伤具有最密切的关联。p.V444A 遗传变异体在普通人群中很常见,似增加了药物诱导性和其他形式获得性胆汁淤积的风险,虽然其他 BSEP 变异体也已被鉴定。MDR3 磷脂转位蛋白在 DIC 中的作用目前仍不清楚。目前尚无法进行 MDR3 的体外转运活性功能试验,因而难以进行抑制性研究。在一些病例中,药物造成的胆管损伤似因抑制 MDR3 介导的磷脂向胆管的排泄所致，但这方面的研究在未来仍是一大挑战。除了转运体自身的表达情况和基因型以外，对影响转运蛋白活性的错综复杂的转录网络和表观遗传调控机制也在进行深入研究；在这些研究中，从某些药物对膜转运的不良影响中也可能发现新的致病机制。迄今为止，美国 FDA 要求在药物研发过程中常规进行肝脏信号背景下药物抑制 BSEP 和 MDR2 的功能试验，但这些体外研究结果的解释仍需密切联系个体的临床表现进行分析。

（曲颖 译　陆伦根　于乐成 校）

参考文献

[1] Fontana RJ. Acute liver failure due to drugs. Semin Liver Dis 2008；28(2)：175 - 187.

[2] Andrade RJ，Robles M，Ulzurrun E，Lucena MI. Drug-induced liver injury：insights from genetic studies. Pharmacogenomics 2009；10(9)：1467 - 1487.

[3] Reuben A，Koch DG，Lee WM. Drug-induced acute liver failure：results of a U. S. multicenter, prospective study. Hepatology 2010；52(6)：2065 - 2076.

[4] Benichou C. Criteria of drug-induced liver disorders. Report of an international consensus meeting. J Hepatol 1990；11：272 - 276.

[5] Meier Y，Cavallaro M，Roos M，et al. Incidence of drug-induced liver injury in medical inpatients. Eur J Clin Pharmacol 2005；61(2)：135 - 143.

[6] Schuster D，Laggner C，Langer T. Why drugs fail — a study on side effects in new chemical entities. Curr Pharm Des 2005；11(27)：3545 - 3559.

[7] Smith DA，Schmid EF. Drug withdrawals and the lessons within. Curr Opin Drug Discov Devel 2006；9(1)：38 - 46.

[8] Russell DW. Fifty years of advances in bile acid synthesis and metabolism. J Lipid Res 2009；50(Suppl)：S120 - S125.

[9] Hofmann AF，Hagey LR. Bile acids：chemistry, pathochemistry, biology, pathobiology, and therapeutics. Cell Mol Life Sci 2008；65(16)：2461 - 2483.

[10] Hofmann AF. The enterohepatic circulation of bile acids in mammals：form and functions. Front Biosci 2009；14：2584 - 2598.

[11] Dawson PA，Lan T，Rao A. Bile acid transporters. J Lipid Res 2009；50(12)：2340 - 2357.

[12] Stieger B. The role of the sodium-taurocholate cotransporting polypeptide (NTCP) and of the bile salt export pump (BSEP) in physiology and pathophysiology of bile formation. Handb Exp Pharmacol 2011；201：205 - 259.

[13] Meier PJ，Stieger B. Bile salt transporters. Annu Rev Physiol 2002；64：635 - 661.

[14] Hagenbuch B，Meier PJ. Organic anion transporting polypeptides of the OATP/SLC21 family：phylogenetic classification as OATP/SLCO superfamily, new nomenclature and molecular/functional properties. Pflugers Arch 2004；447：653 - 665.

[15] Roth M，Obaidat A，Hagenbuch B. OATPs, OATs and OCTs：the organic anion and cation transporters of the SLCO and SLC22A gene superfamilies. Br J Pharmacol 2011；165(5)：1260 - 1287.

[16] Meier PJ，Eckhardt U，Schroeder A，Hagenbuch B，Stieger B. Substrate specificity of sinusoidal bile acid and organic anion uptake systems in rat and human liver. Hepatology 1997；26(6)：1667 - 1677.

[17] van de Steeg E，Wagenaar E，van der Kruijssen CM，et al. Organic anion transporting polypeptide 1a/1b-knockout mice provide insights into hepatic handling of bilirubin, bile acids, and drugs. J Clin Invest 2010；120(8)：2942 - 2952.

[18] Csanaky IL，Lu H，Zhang Y，et al. Organic anion-transporting polypeptide 1b2 (Oatp1b2) is important for the hepatic uptake of unconjugated bile acids：studies in Oatp1b2 - null mice. Hepatology 2011；53(1)：272 - 281.

[19] Konig J，Cui Y，Nies AT，Keppler D. A novel human organic anion transporting polypeptide localized to the basolateral hepatocyte membrane. Am J Physiol Gastrointest Liver Physiol 2000；278：G156 - G164.

[20] Cui Y，Konig J，Leier I，Buchholz U，Keppler D. Hepatic uptake of bilirubin and its conjugates by the human organic anion transporter SLC21A6. J Biol Chem 2001；276(13)：9626 - 9630.

[21] Briz O，Serrano MA，MacIas RI，Gonzalez-Gallego J，Marin JJ. Role of organic anion-transporting polypeptides, OATP - A, OATP - C and OATP - 8, in the human placenta-maternal liver tandem excretory pathway for foetal bilirubin. Biochem J 2003；371(Pt 3)：897 - 905.

[22] Hagenbuch B，Dawson P. The sodium bile salt cotransport family SLC10. Pflugers Arch 2004；447(5)：566 - 570.

[23] Hagenbuch B，Gui C. Xenobiotic transporters of the human organic anion transporting polypeptides (OATP) family. Xenobiotica 2008；38(7 - 8)：778 - 801.

[24] Weinman SA，Maglova LM. Free concentrations of intracellular fluorescent anions determined by cytoplasmic dialysis of isolated hepatocytes. Am J Physiol 1994；267(5 Pt 1)：G922 - G931.

[25] Setchell KD，Rodrigues CM，Clerici C，et al. Bile acid concentrations in human and rat liver tissue and in hepatocyte nuclei. Gastroenterology 1997；112(1)：226 - 235.

[26] Stieger B，Meier Y，Meier PJ. The bile salt export pump. Pflugers Arch 2007；453(5)：611 - 620.

[27] Stieger B. Recent insights into the function and regulation of the bile salt export pump (ABCB11). Curr Opin Lipidol 2009；20：176 - 181.

[28] Reichen J，Paumgartner G. Uptake of bile acids by perfused rat liver. Am J Physiol 1976；231(3)：734 - 742.

[29] Krahenbuhl S，Talos C，Fischer S，Reichen J. Toxicity of bile acids on the electron transport chain of isolated rat liver mitochondria. Hepatology 1994；19(2)：471 - 479.

[30] Oude Elferink RP，Paulusma CC. Function and pathophysiological importance of ABCB4 (MDR3 P - glycoprotein). Pflugers Arch 2007；453(5)：601 - 610.

[31] Small DM. Role of ABC transporters in secretion of cholesterol from liver into bile. Proc Natl Acad Sci USA 2003；100(1)：4 - 6.

[32] Hazard SE，Patel SB. Sterolins ABCG5 and ABCG8：regulators of whole body dietary sterols. Pflugers Arch 2007；453(5)：745 - 752.

[33] Borst P，Zelcer N，van Helvoort A. ABC transporters in lipid transport. Biochim Biophys Acta 2000；1486(1)：128 - 144.

[34] Trauner M，Fickert P，Halilbasic E，Moustafa T. Lessons from the toxic bile concept for the pathogenesis and treatment of cholestatic liver diseases. Wien Med Wochenschr 2008；158(19 - 20)：542 - 548.

[35] Verma S，Kaplowitz N. Diagnosis, management and prevention of drug-induced liver injury. Gut 2009；58(11)：1555 - 1564.

[36] Pauli-Magnus C，Meier PJ，Stieger B. Genetic determinants of drug-induced cholestasis and intrahepatic cholestasis of pregnancy. Semin Liver Dis 2010；30(2)：147 - 159.

[37] Padda MS，Sanchez M，Akhtar AJ，Boyer JL. Drug-induced cholestasis. Hepatology 2011；53(4)：1377 - 1387.

[38] Pratt DS，Kaplan MM. Evaluation of abnormal liver-enzyme results in asymptomatic patients. N Engl J Med 2000；342(17)：1266 - 1271.

[39] Larrey D. Epidemiology and individual susceptibility to adverse drug reactions affecting the liver. Semin Liver Dis 2002；22(2)：145 - 155.

[40] Aithal GP, Watkins PB, Andrade RJ, et al. Case definition and phenotype standardization in drug-induced liver injury. Clin Pharmacol Ther 2011; 89(6): 806 - 815.

[41] Au JS, Navarro VJ, Rossi S. Review article: drug-induced liver injury — its pathophysiology and evolving diagnostic tools. Aliment Pharmacol Ther 2011; 34(1): 11 - 20.

[42] Li L, Lee TK, Meier PJ, Ballatori N. Identification of glutathione as a driving force and leukotriene C4 as a substrate for oatp1, the hepatic sinusoidal organic solute transporter. J Biol Chem 1998; 273(26): 16184 - 16191.

[43] Li L, Meier PJ, Ballatori N. Oatp2 mediates bidirectional organic solute transport: a role for intracellular glutathione. Mol Pharmacol 2000; 58(2): 335 - 340.

[44] Satlin LM, Amin V, Wolkoff AW. Organic anion transporting polypeptide mediates organic anion/HCO₃ - exchange. J Biol Chem 1997; 272(42): 26340 - 26345.

[45] Leuthold S, Hagenbuch B, Mohebbi N, et al. Mechanisms of pH-gradient driven transport mediated by organic anion polypeptide transporters. Am J Physiol Cell Physiol 2009; 296(3): C570 - C582.

[46] Kellner HM, Christ O, Rupp W, Heptner W. Resorption, distribution and excretion after administration of 14C - labelled HB 419 in rabbits, rats and dogs. Arzneimittelforschung 1969; 19(8 Suppl): 1388 - 1400.

[47] Zheng HX, Huang Y, Frassetto LA, Benet LZ. Elucidating rifampin's inducing and inhibiting effects on glyburide pharmacokinetics and blood glucose in healthy volunteers: unmasking the differential effects of enzyme induction and transporter inhibition for a drug and its primary metabolite. Clin Pharmacol Ther 2009; 85(1): 78 - 85.

[48] de Graaf W, Hausler S, Heger M, et al. Transporters involved in the hepatic uptake of (99m)Tc-mebrofenin and indocyanine green. J Hepatol 2011; 54(4): 738 - 745.

[49] Horak W, Grabner G, Paumgartner G. Inhibition of bile salt-independent bile formation by indocyanine green. Gastroenterology 1973; 64(5): 1005 - 1012.

[50] Pizzagalli F, Varga Z, Huber RD, et al. Identification of steroid sulfate transport processes in the human mammary gland. J Clin Endocrinol Metab 2003; 88(8): 3902 - 3912.

[51] Grube M, Kock K, Karner S, et al. Modification of OATP2B1 - mediated transport by steroid hormones. Mol Pharmacol 2006; 70(5): 1735 - 1741.

[52] Sugiyama D, Kusuhara H, Shitara Y, Abe T, Sugiyama Y. Effect of 17 beta-estradiol - D - 17 beta-glucuronide on the rat organic anion transporting polypeptide 2 - mediated transport differs depending on substrates. Drug Metab Dispos 2002; 30(2): 220 - 223.

[53] Gui C, Miao Y, Thompson L, et al. Effect of pregnane X receptor ligands on transport mediated by human OATP1B1 and OATP1B3. Eur J Pharmacol 2008; 584(1): 57 - 65.

[54] Roth M, Araya JJ, Timmermann BN, Hagenbuch B. Isolation of modulators of the liver-specific organic anion-transporting polypeptides (OATPs) 1B1 and 1B3 from *Rollinia emarginata Schlecht* (Annonaceae). J Pharmacol Exp Ther 2011; 339 (2): 624 - 632.

[55] Roth M, Timmermann BN, Hagenbuch B. Interactions of green tea catechins with organic anion-transporting polypeptides. Drug Metab Dispos 2011; 39(5): 920 - 926.

[56] Lammert C, Einarsson S, Saha C, et al. Relationship between daily dose of oral medications and idiosyncratic drug-induced liver injury: search for signals. Hepatology 2008; 47(6): 2003 - 2009.

[57] Fenner KS, Troutman MD, Kempshall S, et al. Drug-drug interactions mediated through P - glycoprotein: clinical relevance and in vitro-in vivo correlation using digoxin as a probe drug. Clin Pharmacol Ther 2009; 85(2): 173 - 181.

[58] Marquez B, Van Bambeke F. ABC multidrug transporters: target for

modulation of drug pharmacokinetics and drug-drug interactions. Curr Drug Targets 2011; 12(5): 600 - 620.

[59] Zhou SF. Structure, function and regulation of p-glycoprotein and its clinical relevance in drug disposition. Xenobiotica 2008; 38: 863 - 888.

[60] Ieiri I, Higuchi S, Sugiyama Y. Genetic polymorphisms of uptake (OATP1B1, 1B3) and efflux (MRP2, BCRP) transporters: implications for inter-individual differences in the pharmacokinetics and pharmacodynamics of statins and other clinically relevant drugs. Expert Opin Drug Metab Toxicol 2009; 5(7): 703 - 729.

[61] Jemnitz K, Heredi-Szabo K, Janossy J, et al. ABCC2/Abcc2: a multispecific transporter with dominant excretory functions. Drug Metab Rev 2010; 42(3): 402 - 436.

[62] Polgar O, Robey RW, Bates SE. ABCG2: structure, function and role in drug response. Expert Opin Drug Metab Toxicol 2008; 4(1): 1 - 15.

[63] Poguntke M, Hazai E, Fromm MF, Zolk O. Drug transport by breast cancer resistance protein. Expert Opin Drug Metab Toxicol 2010; 6(11): 1363 - 1384.

[64] Schwabedissen HE, Kroemer HK. In vitro and in vivo evidence for the importance of breast cancer resistance protein transporters (BCRP/MXR/ABCP/ABCG2). Handb Exp Pharmacol 2011; 201: 325 - 371.

[65] Borst P, de Wolf C, van de Wetering K. Multidrug resistance-associated proteins 3, 4, and 5. Pflugers Arch 2007; 453(5): 661 - 673.

[66] Benet LZ. The drug transporter-metabolism alliance: uncovering and defining the interplay. Mol Pharm 2009; 6(6): 1631 - 1643.

[67] Stieger B, Fattinger K, Madon J, Kullak Ublick GA, Meier PJ. Drug- and estrogen-induced cholestasis through inhibition of the hepatocellular bile salt export pump (Bsep) of rat liver. Gastroenterology 2000; 118(2): 422 - 430.

[68] Noe J, Stieger B, Meier PJ. Functional expression of the canalicular bile salt export pump of human liver. Gastroenterology 2002; 123(5): 1659 - 1666.

[69] Byrne JA, Strautnieks SS, Mieli-Vergani G, et al. The human bile salt export pump: characterization of substrate specificity and identification of inhibitors. Gastroenterology 2002; 123(5): 1649 - 1658.

[70] Stieger B. Role of the bile salt export pump, BSEP, in acquired forms of cholestasis. Drug Metab Rev 2010; 42: 437 - 445.

[71] Stieger B, Beuers U. The canalicular bile salt export pump BSEP (ABCB11) as a potential therapeutic target. Curr Drug Targets 2011; 12(5): 661 - 670.

[72] Treiber A, Schneiter R, Hausler S, Stieger B. Bosentan is a substrate of human OATP1B1 and OATP1B3: inhibition of hepatic uptake as the common mechanism of its interactions with cyclosporin A, rifampicin, and sildenafil. Drug Metab Dispos 2007; 35(8): 1400 - 1407.

[73] Fattinger K, Funk C, Pantze M, et al. The endothelin antagonist bosentan inhibits the canalicular bile salt export pump: a potential mechanism for hepatic adverse reactions. Clin Pharmacol Ther 2001; 69(4): 223 - 231.

[74] Fouassier L, Kinnman N, Lefevre G, et al. Contribution of mrp2 in alterations of canalicular bile formation by the endothelin antagonist bosentan. J Hepatol 2002; 37(2): 184 - 191.

[75] Meier PJ. Canalicular bile formation: beyond single transporter functions. J Hepatol 2002; 37: 272 - 273.

[76] Mano Y, Usui T, Kamimura H. Effects of bosentan, an endothelin receptor antagonist, on bile salt export pump and multidrug resistance-associated protein 2. Biopharm Drug Dispos 2007; 28(1): 13 - 18.

[77] Morgan RE, Trauner M, van Staden CJ, et al. Interference with bile salt export pump function is a susceptibility factor for human liver injury in drug development. Toxicol Sci 2010; 118(2): 485 - 500.

[78] Dawson S, Stahl S, Paul N, Barber J, Kenna JG. In vitro

inhibition of the bile salt export pump correlates with risk of cholestatic drug induced liver injury in man. Drug Metab Dispos 2011;40(1):130 - 138.

[79] Masubuchi Y. Metabolic and non-metabolic factors determining troglitazone hepatotoxicity:a review. Drug Metab Pharmacokinet 2006;21(5):347 - 356.

[80] Julie NL, Julie IM, Kende AI, Wilson GL. Mitochondrial dysfunction and delayed hepatotoxicity:another lesson from troglitazone. Diabetologia 2008;51(11):2108 - 2116.

[81] Funk C, Ponelle C, Scheuermann G, Pantze M. Cholestatic potential of troglitazone as a possible factor contributing to troglitazone-induced hepatotoxicity:in vivo and in vitro interaction at the canalicular bile salt export pump (Bsep) in the rat. Mol Pharmacol 2001;59(3):627 - 635.

[82] Preininger K, Stingl H, Englisch R, et al. Acute troglitazone action in isolated perfused rat liver. Br J Pharmacol 1999;126(1):372 - 378.

[83] Funk C. The role of hepatic transporters in drug elimination. Expert Opin Drug Metab Toxicol 2008;4(4):363 - 379.

[84] Yabuuchi H, Tanaka K, Maeda M, et al. Cloning of the dog bile salt export pump (BSEP;ABCB11) and functional comparison with the human and rat proteins. Biopharm Drug Dispos 2008;29(8):441 - 448.

[85] Snow KL, Moseley RH. Effect of thiazolidinediones on bile acid transport in rat liver. Life Sci 2007;80(8):732 - 740.

[86] Floyd JS, Barbehenn E, Lurie P, Wolfe SM. Case series of liver failure associated with rosiglitazone and pioglitazone. Pharmacoepidemiol Drug Saf 2009;18(12):1238 - 1243.

[87] Reyes H, Simon FR. Intrahepatic cholestasis of pregnancy:an estrogen-related disease. Semin Liver Dis 1993;13(3):289 - 301.

[88] Lindberg MC. Hepatobiliary complications of oral contraceptives. J Gen Intern Med 1992;7(2):199 - 209.

[89] Laatikainen T, Karjalainen O. Excertion of progesterone metabolites in urine and bile of pregnant women with intrahepatic cholestasis. J Steroid Biochem 1973;4(6):641 - 648.

[90] Kreek MJ. Female sex steroids and cholestasis. Semin Liver Dis 1987;7(1):8 - 23.

[91] Meng LJ, Reyes H, Axelson M, et al. Progesterone metabolites and bile acids in serum of patients with intrahepatic cholestasis of pregnancy:effect of ursodeoxycholic acid therapy. Hepatology 1997;26(6):1573 - 1579.

[92] Reyes H, Sjovall J. Bile acids and progesterone metabolites in intrahepatic cholestasis of pregnancy. Ann Med 2000;32(2):94 - 106.

[93] Meyers M, Slikker W, Pascoe G, Vore M. Characterization of cholestasis induced by estradiol - 17 beta - D - glucuronide in the rat. J Pharmacol Exp Ther 1980;214(1):87 - 93.

[94] Vallejo M, Briz O, Serrano MA, Monte MJ, Marin JJ. Potential role of trans-inhibition of the bile salt export pump by progesterone metabolites in the etiopathogenesis of intrahepatic cholestasis of pregnancy. J Hepatol 2006;44:1150 - 1157.

[95] Akita H, Suzuki H, Ito K, et al. Characterization of bile acid transport mediated by multidrug resistance associated protein 2 and bile salt export pump. Biochim Biophys Acta 2001;1511(1):7 - 16.

[96] Huang L, Smit JW, Meijer DK, Vore M. Mrp2 is essential for estradiol - 17beta (beta - D - glucuronide) - induced cholestasis in rats. Hepatology 2000;32(1):66 - 72.

[97] Takada T, Weiss HM, Kretz O, Gross G, Sugiyama Y. Hepatic transport of PKI166, an epidermal growth factor receptor kinase inhibitor of the pyrrolo-pyrimidine class, and its main metabolite, ACU154. Drug Metab Dispos 2004;32(11):1272 - 1278.

[98] Eloranta JJ, Kullak-Ublick GA. The role of FXR in disorders of bile acid homeostasis. Physiology (Bethesda) 2008;23:286 - 295.

[99] Lo Sasso G, Petruzzelli M, Moschetta A. A translational view on the biliary lipid secretory network. Biochim Biophys Acta 2008;1781(3):79 - 96.

[100] Wang YD, Chen WD, Moore DD, Huang W. FXR:a metabolic regulator and cell protector. Cell Res 2008;18(11):1087 - 1095.

[101] Stieger B, Geier A. Genetic variations of bile salt transporters as predisposing factors for drug-induced cholestasis, intrahepatic cholestasis of pregnancy and therapeutic response of viral hepatitis. Expert Opin Drug Metab Toxicol 2011;7(4):411 - 425.

[102] Denson LA, Sturm E, Echevarria W, et al. The orphan nuclear receptor, shp, mediates bile acid-induced inhibition of the rat bile acid transporter, ntcp. Gastroenterology 2001;121(1):140 - 147.

[103] Eloranta JJ, Jung D, Kullak-Ublick GA. The human Na$^+$ - taurocholate cotransporting polypeptide gene is activated by glucocorticoid receptor and peroxisome proliferator-activated receptor-gamma coactivator - 1alpha, and suppressed by bile acids via a small heterodimer partner-dependent mechanism. Mol Endocrinol 2006;20(1):65 - 79.

[104] Jung D, Kullak-Ublick GA. Hepatocyte nuclear factor 1 alpha:a key mediator of the effect of bile acids on gene expression. Hepatology 2003;37(3):622 - 631.

[105] Jung D, Elferink MG, Stellaard F, Groothuis GM. Analysis of bile acid-induced regulation of FXR target genes in human liver slices. Liver Int 2007;27(1):137 - 144.

[106] Zollner G, Fickert P, Zenz R, et al. Hepatobiliary transporter expression in percutaneous liver biopsies of patients with cholestatic liver diseases. Hepatology 2001;33:633 - 646.

[107] Meyer Zu Schwabedissen HE, Bottcher K, Chaudhry A, et al. Liver X receptor alpha and farnesoid X receptor are major transcriptional regulators of OATP1B1. Hepatology 2010;52(5):1797 - 1807.

[108] Maeda T, Hirayama M, Higashi R, Sato M, Tamai I. Characterization of human OATP2B1 (SLC02B1) gene promoter regulation. Pharm Res 2006;23(3):513 - 520.

[109] Jung D, Podvinec M, Meyer UA, et al. Human organic anion transporting polypeptide 8 promoter is transactivated by the farnesoid X receptor/bile acid receptor. Gastroenterology 2002;122(7):1954 - 1966.

[110] Ananthanarayanan M, Balasubramanian N, Makishima M, Mangelsdorf DJ, Suchy FJ. Human bile salt export pump promoter is transactivated by the farnesoid X receptor/bile acid receptor. J Biol Chem 2001;276(31):28857 - 28865.

[111] Kast HR, Goodwin B, Tarr PT, et al. Regulation of multidrug resistance-associated protein 2 (ABCC2) by the nuclear receptors pregnane X receptor, farnesoid X - activated receptor, and constitutive androstane receptor. J Biol Chem 2002;277(4):2908 - 2915.

[112] Moore DD, Kato S, Xie W, et al. International Union of Pharmacology. LXII. The NR1H and NR1I receptors:constitutive androstane receptor, pregnene X receptor, farnesoid X receptor alpha, farnesoid X receptor beta, liver X receptor alpha, liver X receptor beta, and vitamin D receptor. Pharmacol Rev 2006;58(4):742 - 759.

[113] Modica S, Bellafante E, Moschetta A. Master regulation of bile acid and xenobiotic metabolism via the FXR, PXR and CAR trio. Front Biosci 2009;14:4719 - 4745.

[114] Gill S, Chow R, Brown AJ. Sterol regulators of cholesterol homeostasis and beyond:the oxysterol hypothesis revisited and revised. Prog Lipid Res 2008;47(6):391 - 404.

[115] Deng R, Yang D, Yang J, Yan B. Oxysterol 22 (R) - hydroxycholesterol induces the expression of the bile salt export pump through nuclear receptor farsenoid X receptor but not liver X receptor. J Pharmacol Exp Ther 2006;317(1):317 - 325.

[116] Tirona RG. Molecular mechanisms of drug transporter regulation. Handb Exp Pharmacol 2011;201:373 - 402.

[117] Guo GL, Staudinger J, Ogura K, Klaassen CD. Induction of rat organic anion transporting polypeptide 2 by pregnenolone - 16alpha-carbonitrile is via interaction with pregnane X receptor.

Mol Pharmacol 2002; 61(4): 832 - 839.

[118] Meyer zu Schwabedissen HE, Kim RB. Hepatic OATP1B transporters and nuclear receptors PXR and CAR: interplay, regulation of drug disposition genes, and single nucleotide polymorphisms. Mol Pharm 2009; 6(6): 1644 - 1661.

[119] Mottino AD, Catania VA. Hepatic drug transporters and nuclear receptors: regulation by therapeutic agents. World J Gastroenterol 2008; 14(46): 7068 - 7074.

[120] Keitel V, Burdelski M, Warskulat U, et al. Expression and localization of hepatobiliary transport proteins in progressive familial intrahepatic cholestasis. Hepatology 2005; 41: 1160 - 1172.

[121] Shneider BL, Fox VL, Schwarz KB, et al. Hepatic basolateral sodium-dependent-bile acid transporter expression in two unusual cases of hypercholanemia and in extrahepatic biliary atresia. Hepatology 1997; 25(5): 1176 - 1183.

[122] Chen HL, Liu YJ, Wu SH, et al. Expression of hepatocyte transporters and nuclear receptors in children with early and late-stage biliary atresia. Pediatr Res 2008; 63(6): 667 - 673.

[123] Kojima H, Nies AT, Konig J, et al. Changes in the expression and localization of hepatocellular transporters and radixin in primary biliary cirrhosis. J Hepatol 2003; 39(5): 693 - 702.

[124] Zollner G, Fickert P, Silbert D, et al. Adaptive changes in hepatobiliary transporter expression in primary biliary cirrhosis. J Hepatol 2003; 38: 717 - 727.

[125] Geuken E, Visser D, Kuipers F, et al. Rapid increase of bile salt secretion is associated with bile duct injury after human liver transplantation. J Hepatol 2004; 41: 1017 - 1025.

[126] Oswald M, Kullak-Ublick GA, Paumgartner G, Beuers U. Expression of hepatic transporters OATP - C and MRP2 in primary sclerosing cholangitis. Liver 2001; 21(4): 247 - 253.

[127] Shoda J, Kano M, Oda K, et al. The expression levels of plasma membrane transporters in the cholestatic liver of patients undergoing biliary drainage and their association with the impairment of biliary secretory function. Am J Gastroenterol 2001; 96: 3368 - 3378.

[128] Chen D, Bruno J, Easlon E, et al. Tissue-specific regulation of SIRT1 by calorie restriction. Genes Dev 2008; 22(13): 1753 - 1757.

[129] Ros JE, Libbrecht L, Geuken M, Jansen PL, Roskams TA. High expression of MDR1, MRP1, and MRP3 in the hepatic progenitor cell compartment and hepatocytes in severe human liver disease. J Pathol 2003; 200(5): 553 - 560.

[130] Kullak-Ublick GA, Baretton GB, Oswald M, et al. Expression of the hepatocyte canalicular multidrug resistance protein (MRP2) in primary biliary cirrhosis. Hepatol Res 2002; 23(1): 78 - 82.

[131] Bonin S, Pascolo L, Croce LS, Stanta G, Tiribelli C. Gene expression of ABC proteins in hepatocellular carcinoma, perineoplastic tissue, and liver diseases. Mol Med 2002; 8(6): 318 - 325.

[132] Geier A, Wagner M, Dietrich CG, Trauner M. Principles of hepatic organic anion transporter regulation during cholestasis, inflammation and liver regeneration. Biochim Biophys Acta 2007; 1773(3): 283 - 308.

[133] Russmann S, Kaye JA, Jick SS, Jick H. Risk of cholestatic liver disease associated with flucloxacillin and flucloxacillin prescribing habits in the UK: cohort study using data from the UK general practice research database. Br J Clin Pharmacol 2005; 60(1): 76 - 82.

[134] Strautnieks SS, Byrne JA, Pawlikowska L, et al. Severe bile salt export pump deficiency: 82 different ABCB11 mutations in 109 families. Gastroenterology 2008; 134(4): 1203 - 1214.

[135] Wang R, Salem M, Yousef IM, et al. Targeted inactivation of sister of P - glycoprotein gene (spgp) in mice results in nonprogressive but persistent intrahepatic cholestasis. Proc Natl Acad Sci USA 2001; 98(4): 2011 - 2016.

[136] Meier Y, Pauli-Magnus C, Zanger UM, et al. Interindividual variability of canalicular ATP - binding-cassette (ABC) - transporter

expression in human liver. Hepatology 2006; 44: 62 - 74.

[137] Noe J, Kullak-Ublick GA, Jochum W, et al. Impaired expression and function of the bile salt export pump due to three novel ABCB11 mutations in intrahepatic cholestasis. J Hepatol 2005; 43(3): 536 - 543.

[138] Saito S, Iida A, Sekine A, et al. Three hundred twenty-six genetic variations in genes encoding nine members of ATP - binding cassette, subfamily B (ABCB/MDR/TAP), in the Japanese population. J Hum Genet 2002; 47(1): 38 - 50.

[139] Pauli-Magnus C, Kerb R, Fattinger K, et al. BSEP and MDR3 haplotype structure in healthy Caucasians, primary biliary cirrhosis and primary sclerosing cholangitis. Hepatology 2004; 39(3): 779 - 791.

[140] Lang C, Meier Y, Stieger B, et al. Mutations and polymorphisms in the bile salt export pump and the multidrug resistance protein 3 associated with drug-induced liver injury. Pharmacogenet Genomics 2007; 17(1): 47 - 60.

[141] Kim SR, Saito Y, Itoda M, et al. Genetic variations of the ABC transporter gene ABCB11 encoding the human bile salt export pump (BSEP) in a Japanese population. Drug Metab Pharmacokinet 2009; 24(3): 277 - 281.

[142] Ho RH, Leake BF, Kilkenny DM, et al. Polymorphic variants in the human bile salt export pump (BSEP; ABCB11): functional characterization and interindividual variability. Pharmacogenet Genomics 2010; 20(1): 45 - 57.

[143] Dixon PH, van Mil SW, Chambers J, et al. Contribution of variant alleles of ABCB11 to susceptibility to intrahepatic cholestasis of pregnancy. Gut 2009; 58(4): 537 - 544.

[144] Meier Y, Zodan T, Lang C, et al. Increased susceptibility for intrahepatic cholestasis of pregnancy and contraceptive-induced cholestasis in carriers of the 1331T.C polymorphism in the bile salt export pump. World J Gastroenterol 2008; 14(1): 38 - 45.

[145] Iwata R, Baur K, Stieger B, et al. A common polymorphism in the ABCB11 gene is associated with advanced fibrosis in hepatitis C but not in non-alcoholic fatty liver disease. Clin Sci (Lond) 2011; 120(7): 287 - 296.

[146] Iwata R, Stieger B, Mertens JC, et al. The role of bile acid retention and a common polymorphism in the ABCB11 gene as host factors affecting antiviral treatment response in chronic hepatitis C. J Viral Hepat 2011; 18(11): 768 - 778.

[147] Wasmuth HE, Glantz A, Keppeler H, et al. Intrahepatic cholestasis of pregnancy: the severe form is associated with common variants of the hepatobiliary phospholipid transporter ABCB4 gene. Gut 2007; 56(2): 265 - 270.

[148] Choi JH, Ahn BM, Yi J, et al. MRP2 haplotypes confer differential susceptibility to toxic liver injury. Pharmacogenet Genomics 2007; 17(6): 403 - 415.

[149] Daly AK, Aithal GP, Leathart JB, et al. Genetic susceptibility to diclofenac-induced hepatotoxicity: contribution of UGT2B7, CYP2C8, and ABCC2 genotypes. Gastroenterology 2007; 132(1): 272 - 281.

[150] Stieger B, Meier PJ. Pharmacogenetics of drug transporters. Pharmacogenomics 2011; 12(5): 611 - 631.

[151] Russmann S, Jetter A, Kullak-Ublick GA. Pharmacogenetics of drug-induced liver injury. Hepatology 2010; 52(2): 748 - 761.

[152] Daly AK, Donaldson PT, Bhatnagar P, et al. HLA - B * 5701 genotype is a major determinant of drug-induced liver injury due to flucloxacillin. Nat Genet 2009; 41(7): 816 - 819.

[153] Pauli-Magnus C, Meier PJ. Hepatobiliary transporters and drug-induced cholestasis. Hepatology 2006; 44(4): 778 - 787.

[154] Liss G, Rattan S, Lewis JH. Predicting and preventing acute drug-induced liver injury: what's new in 2010? Expert Opin Drug Metab Toxicol 2010; 6(9): 1047 - 1061.

第8章
肝窦内皮细胞和肝损伤

Laurie D. DeLeve

美国,加利福尼亚州,洛杉矶,南加利福尼亚大学凯克医学院

提　纲	
前言	肝窦阻塞综合征
肝窦内皮细胞	SOS 的发生机制
毛细血管化、伪毛细血管化和药物代谢	骨髓肝窦内皮祖细胞与 SOS
肝窦内皮细胞和肝纤维化	对乙酰氨基酚
骨髓肝窦内皮祖细胞和肝脏再生	吉妥珠单抗奥唑米星
肝窦内皮细胞损伤的表现	奥沙利铂
非均质灌注性损伤	结论
紫癜性肝病	参考文献

前　言

　　肝窦内皮细胞(liver sinusoidal endothelial cell,LSEC)在一些因素的作用下有发生药物和毒物性损伤的风险。通过小肠摄入的口服药物在门静脉浓度最高,而LSEC正好处于肝脏与门静脉血流相互接触的界面。因为肝脏接受 25% 的心脏输出血量,所以静脉注射药物在从血液循环中清除之前,肝脏所暴露的药物浓度非常高。不管是游离型药物还是蛋白结合型药物都能够从 LSEC的窗孔进入窦周(Disse)间隙,因此 LSEC 两侧都浸浴在药物之中。LSEC 还是相邻肝细胞所产生的活性代谢产物的作用靶点,例如对乙酰氨基酚(acetaminophen,APAP;扑热息痛,paracetamol)和环磷酰胺的代谢产物[1,2]。有时候,LSEC 代谢活化的复合物(APAP、达卡巴嗪、野百合碱)也可以作用于 LSEC 自身[1,3-5]。不管

损伤的机制如何,LSEC 损伤的结局都可能要么是肝脏微循环损害伴局部缺血,要么是快速消退性损伤。而肝损伤的消退主要取决于肝脏微循环完整性的恢复,包括肝窦腔隙内碎片的清除和骨髓来源的肝窦内皮祖细胞(bone marrow liver sinusoidal endothelial progenitor cell,BM SPC)对 LSEC 内层完整性的修复[6,7]。

　　分离高质量 LSEC 所面临的困难限制了从事该领域研究的学者数量。因此,目前被鉴定出来的对 LSEC有害的药物和毒物仅是很小的一部分,而随着对 LSEC特点关注的提升和分离 LSEC 简易方法的发展,越来越多的学者正投入 LSEC 研究,笔者认为这种趋势在未来将得以持续。

肝窦内皮细胞

　　在哺乳动物内皮细胞之中,LSEC 的形态学表型有

其独特性：LSEC 的形态薄而长,有开放的窗孔,缺少有机的基底膜。这种独特的表型使得 LSEC 有别于能转化为中央静脉的内皮细胞(图 8-1),也有别于没有窗孔的静脉内皮细胞[8]。LSEC 的电镜扫描图显示 LSEC 有小而不成簇的细胞内小泡,这使它们极易被误认为是窗孔。从形态学上看,穿越肝小叶不同部位的 LSEC 也存在不同,例如门静脉周围的 LSEC 和肝小叶中心的 LSEC 就存在差别[9-13]。肝脏 70% 的血流来自门静脉,因此门静脉周围的肝细胞暴露于缺氧的血液;

随着氧气的消耗,肝小叶内氧分压呈现逐渐下降的趋势,因此这种相对缺氧状态在肝小叶中心区变得更加明显。与其他内皮细胞层相比,LSEC 具有薄层、开放的窗孔和缺少基底膜等特点,使其形成了较低的弥散屏障。LSEC 呈现多孔性,即窗孔占据了 LSEC 大部分表面,而在肝小叶中心区 LSEC 的窗孔数量是门静脉周围区的 2 倍[13](图 8-1);因此,尽管肝小叶内氧分压下降,LSEC 的多孔性却使肝小叶内的氧气交换水平得到了提升。

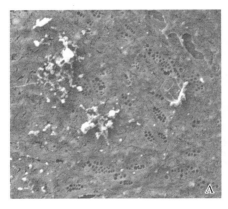 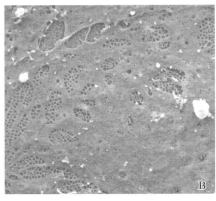 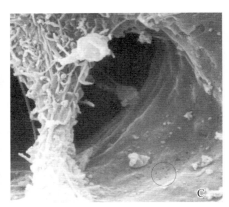

图 8-1 肝窦内皮细胞电镜扫描照片

A. 大鼠门静脉周围的 LSEC 显微图片(放大倍数 5 000);B. 大鼠肝小叶中央的 LSEC 显微图片(放大倍数 5 000)。注意:在每个筛板平面,门静脉周围 LSEC 的窗孔数少于肝小叶中央 LSEC 的窗孔数,但窗孔径比后者大。较小的、不成簇的小孔其实是内吞小泡;C. 通向中央静脉的肝窦腔电镜扫描图片(放大倍数 8 500)。肝窦腔被一个 Kupffer 细胞分成两部分,这种过渡性 LSEC 的窗孔很少。圆圈标出了这种过渡性 LSEC 仍有窗孔的少数区域。本图复制自: Die Leber des Menschen/The Human Liver Rasterelektronenmikroskopischer Atlas/A Scanning Electron Microscopic Atlas by Franz Vonnahme (ISBN: 978-3-8055-5585-2),并得到了巴塞尔 S. Karger AG 出版社的许可

肝窦直径从门静脉周围区的 4～6 mm(随测量方法而异)增大到小叶中心区域的 6～8 mm[9]。中性粒细胞的直径是 8.5 mm,大于肝窦直径;因此推测,当中性粒细胞进入肝窦的某个部位时,会对 LSEC 产生挤压,迫使液体通过 LSEC 的窗孔进入 Disse 间隙[9],而当中性粒细胞离开肝窦界面时,又会使这个肝窦区域减压,形成吸力,将 Disse 间隙外的液体拉回到肝窦内。这一过程能够保持 Disse 间隙的液流通过。

在大多数器官,仅有未与血浆蛋白结合的游离型药物可以通过内皮屏障弥散。而在肝脏,不管是游离型药物还是结合型药物都可以通过 LSEC 窗孔进入 Disse 间隙。而 Disse 间隙中的药物一旦转变为游离型,就会被肝细胞清除。这导致游离型药物和结合型药物在经过肝脏后会出现再平衡,使得更多的游离型药物能够被肝脏清除。因此,通过肝脏时的药物清除量会远超出入肝前的游离型药物量。所谓高清除率或高肝脏浸出率药物,就是指那些单次通过肝脏时被清除的药物量远超出其游离部分药物量的药物。

关于肝细胞和 LSEC 之间特异性药物代谢酶活性

的比较,相关信息还很有限。研究发现,在已检测过的两种细胞色素 P450(cytochrome P450,CYP),LSEC 的特异性 CYP 活性仅为肝细胞内的 20%[14]。另外,LSEC 内的特异性 UDP -葡萄糖醛酸转移酶(UDP - glucuronosyltransferase, UDP - UGT)和硫转移酶(sulfotransferase, SULT)活性也明显低于肝细胞内[15]。还有,在新鲜分离的 LSEC,其每毫克蛋白质中特异性谷胱甘肽 S -转移酶(glutathione S-transferase, GST)和谷胱甘肽(GSH)的活性大约为肝细胞中的一半,GSH 的浓度也只相当于肝细胞中的 20%～40% (2～4 mM vs 9～10 mM)[5,14]。正如后文即将讨论的那样,LSEC 相对低的解毒能力导致了经 LSEC 自身或邻近肝细胞代谢激活的药物的毒性。

毛细血管化、伪毛细血管化和药物代谢

毛细血管化(capillarization)和伪毛细血管化(pseudocapillarization)是 LSEC 窗孔消失和有机基底膜形成的过程。毛细血管化发生于慢性肝脏疾病[16],

出现在肝纤维化之前[17-19]。伪毛细血管化从形态学上与毛细血管化相似，发生在人类和实验动物老化的过程中[20-22]。由于 LSEC 窗孔消失和有机结构基底膜的形成阻碍了肝细胞的氧化能力。在伪毛细血管化过程中，高能磷酸盐降低，肝硬化的肝细胞氧化代谢能力受损[23]。在补充氧气后，肝硬化患者肝细胞受损的氧化性药物代谢能力可恢复正常，这说明其真正的限制因素是肝细胞的氧合作用[24]。如上所述，LSEC 窗孔的消失还降低了蛋白结合型药物的清除效率。由伪毛细血管化所致的肝脏药物清除和氧化性药物代谢能力的下降，可能是机体在老化过程中药物肝毒性得以增加的促进因素。目前尚未见有关毛细血管化和伪毛细血管化的 LSEC 药物代谢酶活性的研究。

肝窦内皮细胞和肝纤维化

体外研究发现，分化的 LSEC 可以阻止肝星状细胞（hepatic stellate cell，HSC）的活化，并促进活化期的 HSC 返回静止期[25]。相反，失去特异性表型的 LSEC（亦即毛细血管化 LSEC）则不能促进 HSC 进入静止期。这种细胞-细胞之间的相互作用在体内研究中也得到了证实[19]。LSEC 表型的保持既需要依赖经由血管内皮生长因子（vascular endothelial growth factor，VEGF）刺激的一氧化氮（nitric oxide，NO），通过可溶性鸟苷酸环化酶-环鸟苷酸（CGMP）-蛋白激酶 G 通路发挥作用，也需要不依赖 NO 而发挥作用的 VEGF。在硫代乙酰胺（thioacetamide）所致的肝纤维化模型中，与其他慢性肝病模型类似，肝脏 VEGF 水平是上升的，而 LSEC 细胞内的 cGMP 水平是下降的。使用一种可溶性鸟苷酸环化酶激活剂治疗硫代乙酰胺所致肝纤维化模型，可加速逆转 LSEC 的毛细血管化[19]。而一旦毛细血管化得到逆转，即使没有可溶性鸟苷酸环化酶激活剂，肝纤维化的消退也将加速发生。通过可溶性鸟苷酸环化酶激活剂治疗持续暴露于硫代乙酰胺的肝硬化大鼠，也可逆转其 LSEC 毛细血管化，完全阻止肝硬化进展。因此，在慢性肝病中 LSEC 的毛细血管化发生在肝纤维化之前，它导致了 HSC 的激活和肝纤维化的发生[19]。

虽然在慢性肝病中 LSEC 的毛细血管化导致了肝纤维化的发生，但 LSEC 的持续损伤在肝纤维化中可能也是一个重要因素。正如后文将要讨论的，LSEC 层的剥脱是肝窦阻塞综合征（sinusoidal obstruction syndrome，SOS；也称肝小静脉闭塞病，hepatic venoocclusive disease，VOD）的早期变化。LSEC 的缺失可能导致了后续肝窦

纤维化的进展，这是肝病晚期常见的特点[26]。在二甲亚硝胺模型中，同样出现了 LSEC 损伤后发生肝纤维化的现象。LSEC 的剥脱是早期变化，其发生早于肝细胞坏死[27]。在单次暴露于二甲亚硝胺后，LSEC 可出现长时间的异常；重复暴露于二甲亚硝胺后所产生的肝纤维化，与这种延长的 LSEC 损伤是相关的。

骨髓肝窦内皮祖细胞和肝脏再生

从分配角度看，干细胞产生的子细胞一部分仍将保持干细胞的特性，而另一部分子细胞得以分化；分化的细胞可以成为祖细胞，或者成为晚期分化成熟的细胞。因此，祖细胞比干细胞更致力于分化为特定的谱系。干细胞和祖细胞之间最显著的差异在于干细胞能无限次地复制，而祖细胞分裂的次数却是有限的。此外，内皮祖细胞（endothelial progenitor cell，EPC）还富含生长因子，例如肝细胞生长因子（hepatocyte growth factor，HGF）[28]。

研究表明，增殖的 LSEC 产生的 HGF 可以促进肝细胞的增殖，HGF 对于中毒性损伤和部分肝切除术后的肝脏再生都是必需的[29-32]。然而，与 EPC 不同，内皮细胞（包括 LSEC）没有充足的 HGF。最近的一项研究表明：肝损伤后 HGF 增加的主要来源不是成熟的 LSEC，而是为应对肝损伤而募集至肝脏的髓源性肝窦内皮祖细胞（BM SPC）[6]。在分离 LSEC 的过程中，BM SPC 随着 LSEC 的重新获取而获得。BM SPC 不同于更为普通的血管内皮祖细胞，它可在中毒性损伤或部分肝切除术后对 LSEC 进行修复并取代[6,7,27]。在大鼠肝部分切除术之前，通过放射线照射去除一部分骨髓，可减少肝细胞的增殖和肝脏再生；而给被照射的大鼠输注 BM SPC，可明显增加肝细胞增殖，使肝脏再生完全恢复正常，这说明来自骨髓的细胞对肝再生是必需的。因此，肝脏募集的 BM SPC 可提供 HGF，促进肝细胞增殖，是正常肝脏再生所必需的[6]。

对募集至肝脏的 BM SPC 的调控也已进行了相关分析。在多种形式的肝损伤中，作为一种应答，均可见到肝脏 VEGF 水平增加[27,33-37]。VEGF 的增加会导致骨髓中 BM SPC 的增殖，并动员到血循环、迁移至肝脏，分化成有窗孔的 LSEC[27]。注入 BM SPC 可以改善肝损伤，说明 BM SPC 有修复肝脏的功能。相比之下，敲除 VEGF 基因可明显加剧肝损伤。

已在两种以 LSEC 为初始靶细胞的中毒性损伤模型中检验了 BM SPC 的这种作用。一种是野百合碱模

型,另一种是二甲基亚硝胺模型[7,27]。这可能提示,BM SPC 仅在针对 LSEC 受损的特定修复过程中起重要作用。但实际上 BM SPC 的募集对部分肝切除后的正常肝再生也是必需的[6],因此 BM SPC 可能参与多种形式肝损伤后的恢复。

肝窦内皮细胞损伤的表现

LSEC 损伤的表现取决于是急性还是持续性损伤,以及损伤能否迅速修复。APAP 的毒性能迅速损伤 LSEC,导致肝窦灌注下降、充血和肝小叶中心出血性坏死[38-40]。然而,可能是因为 LSEC 没有从肝窦完全剥离,抑或是在损伤后迅速得到修复,所以在研究中并没有发现 LSEC 层的剥离现象[38,40]。

多种药物在持续暴露后可引起一种以上类型的 LSEC 损伤(表 8-1),也有报道在同一病例的肝组织中出现两种或三种与 LSEC 相关的不同损伤[41,42]。LSEC 反复暴露于药物和毒物可能导致非均质肝脏灌注,其可以表现为多种形式,或可致肝脏紫癜。SOS 可发生在反复服用化疗药物,或短暂暴露于化疗与放疗之后。

表 8-1 与肝窦内皮细胞 (LSEC) 损伤相关的药物和毒物

药 物	疾 病
对乙酰氨基酚	急性出血性坏死
放线菌素 D	SOS
合成代谢类固醇	LHP、紫癜性肝病
三氧化二砷	紫癜性肝病、毛细血管化
硫唑嘌呤/6-硫鸟嘌呤	LHP、紫癜性肝病、肝窦内皮细胞扩张、SOS[c]
卡莫司汀[a]	SOS
甲磺酸丁二醇二脂[b]	LHP、SOS
环磷酰胺[b]	LHP、SOS
阿糖胞苷	SOS
氮烯唑胺	SOS
二白消安[c]	SOS
二甲亚硝胺	急性出血性坏死、纤维化
吉西他滨[c]	SOS
吉妥单抗	SOS
光神霉素	SOS
口服避孕药	LHP、紫癜性肝病
奥沙利铂	LHP、紫癜性肝病、肝窦内皮细胞扩张、SOS[c]
双稠吡咯烷类生物碱	SOS
胶质二氧化钍	LHP、紫癜性肝病、SOS
毒油综合征	LHP、肝窦内皮细胞扩张[c]、静脉闭塞性损害
氨基甲酸乙酯	SOS
乙烯基氯	紫癜性肝病

LHP,肝脏非均质灌注;SOS,肝窦阻塞综合征。[a]只在高剂量时;[b]高剂量和联合治疗时;[c]少见的病例

非均质灌注性损伤

1980 年,Ian Wanless 提出非均质灌注导致肝脏结节状再生性增生(nodular regenerative hyperplasia,NRH)[43]。非均质灌注性损伤(lesions of heterogeneous perfusion,LHP)的概念是指在肝脏灌注受损的部位出现肝萎缩或肝细胞凋亡,而在保留灌注的区域出现反应性增生[44]。血循环损伤可能是由于门静脉血管病变[45]或肝窦循环受损所致[46]。LHP 现已经在 Notch-1 基因敲除的小鼠模型中得到了验证[47]。在该模型中,LSEC 失去了窗孔开放的功能,肝窦失去了重塑功能,伴套叠性血管发生,这些导致了肝窦直径产生较大的变化和门静脉高压,小鼠模型继而发生结节状再生性增生。

LHP 的概念已从 NRH 延伸到了其他类型的肝损伤,伴有相应的临床特征和组织病理学谱[45,46,48,49]。LHP 患者的肝脏可能出现一种以上的损伤[48-50],这就支持了这样一种观念,亦即针对某种常见的损伤刺激,机体可产生系列应答谱。所产生的损伤包括肝门静脉硬化、不完整的间隔纤维化、NRH 和局部淋巴结节转化。这些损伤发生在缺乏慢性肝病和肝硬化的情况下。

有建议将上述系列肝损伤称为特发性非硬化性门脉高压症(noncirrhotic portal hypertension,NCPH)[51]。然而,特发性 NCPH 常被偏颇定义为存在门脉高压的特征;而根据大量的尸检病例,在具有上述病理组织学改变的病例中,仅 5% 具有明显的临床表现[45]。因此,在具有这些病理损伤的病例中,实际上仅那些出现门脉高压特征的少部分亚组病例被诊断为特发性 NCPH。

药物是导致 LHP 的病因之一。LHP 发生率最高的药物(表 8-1)有奥沙利铂[52]和巯嘌呤类药物(硫唑嘌呤和 6-硫鸟嘌呤)[41,53,54],其他与 LHP 相关的异源性物质还有合成蛋白类固醇、口服避孕药、二氧化钍(二氧化钍造影剂)和苯胺衍生物(西班牙毒油综合征)。常见损伤机制被认为是针对 LSEC 的毒性;这些药物也与由 LSEC 损伤所引起的其他损伤(表 8-1)相关[3,26,41,42,52,55,56]。

如上所述,绝大多数 LHP 患者是无症状的。一些较大型的临床研究通过影像检查或肝活检检查发现,使用 6-硫鸟嘌呤治疗的患者发生 NRH 的概率从 18% 到 62% 不等[55,57-59];而在一项仅通过不良事件报告进行查证的研究中,NRH 的发病率仅为 5%[56]。

有一项多中心研究应用奥沙利铂治疗结肠直肠癌

肝转移的病例,以同一病理学家组对组织学切片进行联合评估,结果发现 NRH 的发病率为 24.5%[52];相比之下,其他研究并未发现 NRH 的证据[60,61]。不同研究在使用奥沙利铂后所发现的肝窦损伤发病率存在差异,推测其是不同研究所选择的组织切片特殊染色方法或化疗方案不同所致[52]。

紫癜性肝病

紫癜性肝病(peliosis hepatis,又称肝紫瘢病)是一种整个肝实质遍布含血囊腔的肝脏疾病。这种囊腔从不足 1 mm 到几厘米不等,在肝脏最常见,但也可见于腹腔淋巴结、骨髓和脾。与 LHP 类似,紫癜性肝病也是 LSEC 损伤的一种结果,与引起肝窦扩张和 SOS 的药物相关。已发现由奥沙利铂导致的肝脏紫癜性病变与肝窦扩张之间有着很强的关联:某研究纳入 274 例诊断为紫癜性肝病的病例,但其中 10% 的病例没有肝窦扩张,也没有发现肝脏紫癜;而肝脏紫癜的发生率随肝窦扩张严重程度的增加而增加[52]。这一现象与下述观念是一致的,即紫癜性变始于肝窦扩张,继而进展为无肝窦内皮细胞的空洞[62,63]。在疾病后期,紫癜性囊腔可能重新出现内皮细胞化。

有两方面的强势证据支持肝脏紫癜性病变由 LSEC 损伤所致的假设。首先,正如表 8-1 所示,能导致紫癜性肝病的药物也与由 LSEC 损伤所致其他形式的肝病相关。有病例报告提示,在某些病例的肝内可同时出现紫癜性病变、SOS 和 NRH 这三种病变。另一方面的证据来自获得性免疫缺陷综合征(AIDS)背景下紫癜性肝病的相关研究。在这类病例,紫癜性肝病的发生是巴尔通体感染损伤 LSEC 的结果。这些研究证实在紫癜性病变的 LSEC 内发现了巴尔通体杆菌[64],并显示 LSEC 破裂受损[62]。

与紫癜性肝病相关的药物包括合成代谢类固醇、砷、硫唑嘌呤、口服避孕药、奥沙利铂、6-硫鸟嘌呤、二氧化钍造影剂和乙烯氯化物。因为紫癜性肝病通常无症状,所以大多数药物所致的紫癜性肝病发病率可能比文献报道的更高。如果出现症状,患者可能已发生门脉高压、腹水、胆汁淤积或肝功能衰竭。紫癜性肝病的首发临床表现可能是紫癜性囊腔破裂后血液进入肝实质形成肝脏血肿,或囊腔破裂后血液进入腹膜腔,形成腹腔出血并迅速发展为休克和死亡。停用引起紫癜性肝病的药物可以使紫癜性囊腔得以消退。

肝窦阻塞综合征

肝窦阻塞综合征(SOS)最初发现于病牛[65-67],1920 年在南非人群中发现该病[68]。之后在牙买加人群中也发现了该病[69],并称之为"肝小静脉闭塞病(VOD)",因为在光镜下看到肝小叶中央静脉和小静脉闭塞[70]。这些病例是由双稠吡咯烷类生物碱(Pyrrolizidine alkaloids)引起的,这种生物碱存在于世界上 3% 的有花植物之中[71],但主要存在于猪屎豆属、天芥菜属和千里光属植物中。因摄入双稠吡咯烷类生物碱所致的 SOS 通常是由于患者饮用了富含双稠吡咯烷类生物碱的草药茶,或食用了产自污染有富含双稠吡咯烷类生物碱植物的土地但未充分剔除这类有害成分的小麦所致。被污染的麦田往往会导致 SOS 流行。牙买加和南非有报道称,SOS 最常见于蛋白质摄入不足的个体[69,70,72]。这种疾病可持续数月,报道的病死率为 25%～50%[72-75]。

散发性 SOS 病例始见于 20 世纪 50 年代化疗问世以后[76,77],随后很快发现其与免疫抑制剂的使用相关[41,78-82]。1979 年有三个研究小组报道 SOS 是造血干细胞移植(骨髓移植)前进行"骨髓根除"方案的并发症[83-85]。近几十年来,绝大部分关于 SOS 的临床研究主要来源于"骨髓根除"方案引起 SOS 的研究,而绝大部分关于 SOS 的基础研究则来源于应用双稠吡咯烷类生物碱的动物研究。SOS 名称的演化基于临床和基础研究的发现[86]。临床研究发现,45% 轻度和中度 SOS 患者,以及 25% 造血干细胞移植所致重度 SOS 患者,其病变并未累及肝小叶中央静脉[26]。基础研究表明,导致 SOS 的毒素乃是选择性作用于 LSEC,最初的损伤是 LSEC 受损所致的肝窦阻塞[2-4,87,88]。肝小叶中央静脉受累与更为晚期的疾病相关[26],而 SOS 始于 LSEC 受损。近年来因造血干细胞移植所致的 SOS 发病率已显著下降,究其原因主要在于采用"非骨髓根除"方案取代了"骨髓根除"方案,前者发生 SOS 的风险较低,但发生移植物抗宿主的风险增高。

在"骨髓根除"方案中,导致 SOS 风险最高的药物是环磷酰胺,但这种风险只发生在环磷酰胺与其他化疗药物或全身放疗联用时。单独大剂量应用环磷酰胺与 SOS 的关联很小,或者根本没有发生 SOS 的风险[89]。环磷酰胺需要细胞色素 P450(CYP)的激活。体外研究显示,LSEC 并不活化环磷酰胺,但对邻近肝细胞释放的代谢产物具有选择易感性[2]。

一、SOS 的发生机制

在 SOS 发病过程中,血循环的改变是最主要的事件,可伴或不伴肝实质功能障碍。考虑到在"骨髓根除"化疗后出现 SOS 的患者中有 25%～45%并无静脉受累[26],这提示静脉受累并非本病发生的必要条件,而是进一步表明肝窦才是循环障碍的源头。体外研究显示,数种与 SOS 相关的药物和毒素对 LSEC 具有选择性毒性[2-4]。这种选择性的产生可能是由于 LSEC 的代谢活化增强(达卡巴嗪和野百合碱)或谷胱甘肽(GSH)的解毒作用降低(硫唑嘌呤和环磷酰胺的代谢产物丙烯醛)。

野百合碱是一种双稠吡咯烷类生物碱,也可导致人类发生 SOS,常被用来制作诱导 SOS 的大鼠模型,具有可预测性和可复制性。这种大鼠模型的症状、体征和肝组织学特点均与人类疾病相似[87]。在这种野百合碱大鼠模型中,初期 48 h 内很少有 SOS 相关的症状和体征,但通过电子显微镜和体内高分辨显微镜可观察到 LSEC 失去了窗孔,LSEC 内部和 LSEC 之间形成裂口,LSEC 出现肿胀和集聚[87,88]。至 48 h,出现红细胞穿越内皮细胞间隙,肿胀的 LSEC 使肝窦更狭窄,Disse 间隙成为阻力最小的路径,可以看到血液流经 Disse 间隙。Disse 间隙中的血流可分离肝窦内层(由 LSEC、Kupffer 细胞和 HSC 组成),并进行性剥离肝窦内层。野百合碱作用 3～5 d后,大鼠开始显示 SOS 的早期特征,亦即肝小叶中心出血性坏死伴充血和静脉血管内皮细胞缺失。在这段时间内,显微镜下观察可发现坏死的肝窦内皮细胞形成栓子并阻塞血窦,能够维持血流灌注的血窦数目达到最低点。

对导致 SOS 的一些生化改变也进行了检测(图 8-2)。野百合碱在 LSEC 中被代谢激活[3],产生 5 种主要的加合物(adduct),包括丝状肌动蛋白(F-肌动蛋白)[90]。F-肌动蛋白的结合导致 LSEC 的 F-肌动蛋白细胞骨架解聚,引起 LSEC 内的基质金属蛋白酶-9(matrix metalloproteinase-9,MMP-9)和 MMP-2(72 kDa 的Ⅳ型胶原酶)合成增加,活性增高[90]。这些 MMP 是一种辅酶,存储在细胞质内的颗粒中,直到这些颗粒被分泌到胞外后才会被激活。MMP-9 是一种明胶酶,能够消化 LSEC 的细胞外基质。F-肌动蛋白的解聚使 LSEC 聚集,而细胞外基质的消化使 LSEC 松解并拴系在 Disse 间隙,这两方面的共同作用导致 LSEC 内部和 LSEC 之间产生裂口,允许血液由此穿过并进入 Disse 间隙。

一氧化氮(NO)水平在 SOS 过程中也是下降的。NO 在肝脏中的两大主要来源是 LSEC 和 Kupffer 细胞(Kupffer cell,KC)[91]。在野百合碱处理后的初期 24 h,KC 数目减少,这与 NO 的初期下降是一致的。此后,NO 的下降趋势与 LSEC 的消失相平行,这种情况发生在许多残存血窦内膜细胞被剥除的时候。NO 能强烈抑制 MMP 的合成[92-98];因此,NO 的减少有利于 F-肌动蛋白解聚所致 LSEC 内 MMP 的合成增加。这就产生了一个前馈循环,LSEC 的消失导致 NO 进一步减少,后者反过来又允许 MMP 表达上调,而这又进一步导致 LSEC 消失。使用 MMP-9 抑制剂[9]或肝脏特异性 NO 供体[99]进行处理,可以保留 LSEC 内膜的完整性,并彻底阻止 SOS 的进展。这表明:① MMP-9 表达增加和 NO 下降是 SOS 进展的两大关键事件;② 肝窦的损伤是 SOS 必不可少的始发事件。

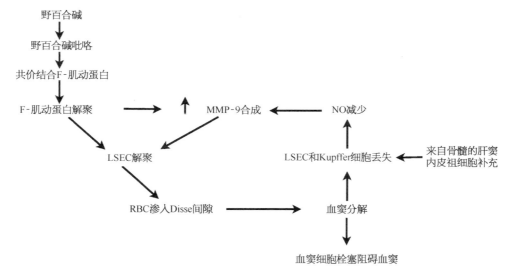

图 8-2　肝窦阻塞综合征（SOS）形态学和生化学改变示意图
LSEC,肝窦内皮细胞;MMP-9,基质金属蛋白酶 9;NO,一氧化氮;RBC,红细胞

二、骨髓肝窦内皮祖细胞与 SOS

在西方国家观察到导致 SOS 最常见的背景是患者接受"骨髓根除"治疗方案,这就提出如下一个问题,亦即骨髓抑制是否确实为 SOS 发生的部分病因? 应用野百合碱 SOS 模型进行的研究显示,野百合碱并不是一种广泛的骨髓抑制剂,而是有选择性地对骨髓和血液循环中的血窦内皮祖细胞(sinusoidal endothelial cell progenitor cell, SPC)产生毒性损伤[7]。对约 40% 的骨髓进行放射线照射,但不照射肝脏,给予亚毒性剂量的野百合碱就可诱发严重的 SOS;相反,给大鼠模型注入同种异体的骨髓,可完全阻止野百合碱的毒性。因此,SOS 的发生归因于两方面的联合作用,其一是对 LSEC 的直接毒性,其二是抑制 BM SPC 介导的对 LSEC 损伤的修复。对于第二种原因,在野百合碱中毒模型是因为对 BM SPC 的选择性损伤,而在接受根除骨髓放化疗处理时,则是由于全面的骨髓抑制。

对乙酰氨基酚

对乙酰氨基酚(APAP)中毒时,LSEC 的受损发生于肝细胞受损之前。LSEC 发生孔径变大,细胞间裂隙增宽,但没有发生肝窦细胞内层剥脱[38]。给予 APAP 后,早至 30 min 即能发现 LSEC 肿胀[40]。服用 APAP 后 2 h,可出现肝窦灌流减少和红细胞外渗至 Disse 间隙[40]。在啮齿类动物,肝出血非常严重,以至于出现血容量下降[100]。依据啮齿动物品系和种类的差异,APAP 的代谢激活可能是通过邻近靶 LSEC 的肝细胞或 LSEC 自身[1,13]。在分离自 SD 大鼠的 LSEC,APAP 对小叶间和小叶中心的 LSEC 有毒性,但对门静脉周围的 LSEC 没有毒性[13],这提示 LSEC 对损伤刺激具有区域易感性,使得 APAP 更倾向于引起小叶间和小叶中心区域的损伤。

给予小鼠 APAP 后 8 h,肝血管内皮生长因子(VEGF)水平增高[33]。在给予 APAP 之前给小鼠注射重组 VEGF,可以减少肝细胞坏死,增加肝细胞增殖[101]。值得注意的是,VEGF 的应用使得血清透明质酸水平降低,而血清透明质酸是由 LSEC 清除的,因此血清透明质酸清除率的改善提示 LSEC 功能障碍得以缓解。据报道,外源性 VEGF 可增强 LSEC 和肝细胞的增殖[31,36,102,103],改善中毒性肝损伤的恢复[103,104];而抗 VEGF 抗体可阻断这些效果[36,102]。基于这些研究,已有假设认为 VEGF 乃是通过内皮细胞来促进肝细胞再生[31,36,102,103,105]。尚不清楚

BM SPC 能否修复 APAP 中毒时受损的 LSEC。然而,VEGF 可诱导 LSEC 和肝细胞增殖,改善中毒性肝损伤的恢复,这些均与下述假设相符:VEGF 可增强募集活跃增殖的 BM SPC,而 BM SPC 可修复 LSEC 损伤,限制肝细胞坏死,促进肝细胞增殖,增强肝脏再生能力。

LSEC 损伤也见于人类的 APAP 肝毒性。血清透明质酸在严重 APAP 肝中毒患者是显著升高的,其持续升高可预测肝损伤的严重程度和预后不良[106,107]。血浆血管假性血友病因子(von Willebrand factor)和血栓调节蛋白(thrombomodulin)等其他 LSEC 损伤标志物在严重 APAP 肝中毒时也会显著升高[107]。这些发现表明 LSEC 损伤也可见于人类的 APAP 肝中毒,且 LSEC 损伤的严重程度与预后相关。尽管有证据提示 LSEC 损伤可能是肝毒性的一大显著因素,但尚需更确切的证据来判断 LSEC 损伤是否为 APAP 肝毒性损伤的主要组成部分。

在 SOS 和 APAP 肝毒性之间也有某些共性。SOS 和 APAP 肝毒性在肝细胞坏死之前最初都有 LSEC 损伤。两者最初的组织学改变均为肝小叶中心出血性坏死,所不同的是 SOS 在后期阶段将演变成血窦纤维化和小静脉闭塞,而 APAP 肝毒性没有组织学的慢性后遗症表现。APAP 肝毒性和 SOS 还有共同的生化学特点:如通过 NO 供体维持 NO 水平,也可防止 APAP 肝毒性[108,109];抑制 MMP-2 和 MMP-9 可减少循环受损和随后的肝实质坏死[108,109]。然而,SOS 损伤更为持久,可有较高的病死率(依赖于刺激剂的不同)。推测这是因为 SOS 的病因之一是 BM SPC 对 LSEC 的修复作用受到抑制,而这种情况不太可能出现于 APAP 肝毒性时。

吉妥珠单抗奥唑米星

吉妥珠单抗奥唑米星(gemtuzumab ozogamicin)是一种针对 CD33 的人源化单克隆抗体,它共价结合于一种细胞内的毒素,即卡奇霉素(calicheamicin)。该药物曾上市用于治疗急性髓源性白血病,但因有发生 SOS 的风险而退出市场。CD33 主要表达于白血病母细胞、早期的髓系细胞和一些淋巴细胞上,但也可表达于 LSEC[7]。吉妥珠单抗与 CD33 结合后,抗原-抗体复合物被内在化(internalization)。一旦被内在化,卡奇霉素就在溶酶体内被释放,其芳基糖化物部分靶向结合于 DNA 双螺旋小沟中的高特异性序列。卡奇霉素的糖苷配基区域作为弹头,与亲核物质发生反应,形成高反应

性自由基,引起 DNA 双链断裂和细胞死亡[110]。

奥英妥珠单抗(inotuzumab ozogamicin)是一种针对 CD22 的人源化单克隆抗体,与卡奇霉素共价结合。目前正在进行本品治疗 B 细胞恶性肿瘤的研究。如果吉姆单抗导致 SOS 的风险确实是由于 LSEC 表达 CD33 的结果,那么奥英妥珠单抗看似不太可能引起 SOS。

奥沙利铂

奥沙利铂(oxaliplatin)是一种针对结肠直肠癌肝转移病例的全身性辅助治疗新手段,在外科手术切除转移病灶之前应用,其目的是将不能切除的病灶转变为可切除的病灶[55,111]。Rubbia-Brandt 等首先报道了奥沙利铂可引起 NRH、紫癜性肝病、肝窦扩张和 SOS[55,111]。奥沙利铂治疗后发生的肝窦损伤可导致术后并发症发生率升高,包括短暂的肝功能衰竭和肝部分切除术后住院时间延长[112,113]。肝窦损伤与化疗和肝切除之间的时间呈负相关[112],这与肝窦损伤随时间推移而逐渐消退是相一致的。以贝伐珠单抗(bevacizumab)进行预处理,可降低由奥沙利铂引起的肝窦损伤的严重程度,但其机制尚不清楚[55,114]。

结　论

分化的 LSEC 的独特性质有助于肝脏对异生物质的清除和代谢。与衰老和疾病相关的 LSEC 分化的改变,促使老年人和肝病患者的药物代谢发生改变,对药物性肝损伤的敏感性也随之发生变化。对 LSEC 表型调控的更多认识将有助于对这些药物毒性诱因进行了解。

LSEC 是许多药物性和毒素性肝损伤的主要或初期靶标。越来越多的研究者对 LSEC 这种细胞产生兴趣,这将有助于发现对 LSEC 有毒性的其他药物,以及有 LSEC 参与和发挥重要作用的其他类型的肝损伤。

(马世武　译　于乐成　校)

参考文献

[1] DeLeve LD, Wang X, Kaplowitz N, Shulman HM, Bart JA, van der Hoek A. Sinusoidal endothelial cells as a target for acetaminophen toxicity: direct action versus requirement for hepatocyte activation in different mouse strains. Biochem Pharmacol 1997; 53: 1339-1345.

[2] DeLeve LD. Cellular target of cyclophosphamide toxicity in the murine liver: role of glutathione and site of metabolic activation. Hepatology 1996; 24: 830-837.

[3] DeLeve LD, Wang X, Kuhlenkamp JF, Kaplowitz N. Toxicity of azathioprine and monocrotaline in murine sinusoidal endothelial cells and hepatocytes: the role of glutathione and relevance to hepatic venoocclusive disease. Hepatology 1996; 23: 589-599.

[4] DeLeve LD. Dacarbazine toxicity in murine liver cells: a novel model of hepatic endothelial injury and glutathione defense. J Pharmacol Exp Ther 1994; 268: 1261-1270.

[5] DeLeve LD. Glutathione defense in non-parenchymal cells. Semin Liver Dis 1998; 18: 403-413.

[6] Wang L, Wang X, Xie G, Wang L, Hill CK, DeLeve LD. Progenitor cells of liver sinusoidal endothelial cells promote liver regeneration in rats. J Clin Invest 2012; 122: 1567-1573.

[7] Harb R, Xie G, Lutzko C, Guo Y, Wang X, Hill C, et al. Bone marrow progenitor cells repair rat hepatic sinusoidal endothelial cells after liver injury. Gastroenterology 2009; 137: 704-712.

[8] Vonnahme FJ. The human liver — a scanning electron microscopic atlas. Karger, Basel; 1993.

[9] Wisse E, De Zanger RB, Charels K, van der Smissen P, McCuskey RS. The liver sieve: considerations concerning the structure and function of endothelial fenestra, the sinusoidal wall and the space of Disse. Hepatology 1985; 5: 683-692.

[10] Barberá-Guillem E, Rocha M, Alvarez A, Vidal-Vanaclocha F. Differences in the lectin-binding patterns of the periportal and perivenous endothelial domains in the liver sinusoids. Hepatology 1991; 14: 131-139.

[11] Scoazec JY, Racine L, Couvelard A, Flejou JF, Feldmann G. Endothelial cell heterogeneity in the normal human liver acinus: in situ immunohistochemical demonstration. Liver 1994; 14: 113-123.

[12] Wack KE, Ross MA, Zegarra V, Sysko LR, Watkins SC, Stolz DB. Sinusoidal ultrastructure evaluated during the revascularization of regenerating rat liver. Hepatology 2001; 33: 363-378.

[13] Xie G, Wang L, Wang X, Wang L, DeLeve LD. Isolation of periportal, mid-lobular and centrilobular rat liver sinusoidal endothelial cells enables study of zonated drug toxicity. Am J Physiol-Gastrointest Liver Physiol 2010; 299: G1204-G1210.

[14] Steinberg P, Lafranconi WM, Wolf CR, Waxman DJ, Oesch F, Friedberg T. Xenobiotic metabolizing enzymes are not restricted to parenchymal cells in rat liver. Mol Pharmacol 1987; 32: 463-470.

[15] Oesch F, Arand M, Coughtrie MW, Burchell B, Steinberg P. The distribution of UDP - glucuronosyltransferases in rat liver parenchymal and nonparenchymal cells. Biochem Pharmacol 1992; 43: 731-737.

[16] Schaffner F, Popper H. Capillarization of hepatic sinusoids in man. Gastroenterology 1963; 44: 239-242.

[17] DeLeve LD, Wang X, Kanel GC, Atkinson RD, McCuskey RS. Prevention of hepatic fibrosis in a murine model of metabolic syndrome with non-alcoholic steatohepatitis. Am J Pathol 2008; 173: 993-1001.

[18] Horn T, Christoffersen P, Henriksen JH. Alcoholic liver injury: defenestration in noncirrhotic livers — a scanning electron microscopic study. Hepatology 1987; 7: 77-82.

[19] Xie G, Wang X, Wang L, Atkinson RD, Kanel GC, Gaarde WA, et al. Role of liver sinusoidal endothelial cell differentiation in progression and regression of rat hepatic fibrosis. Gastroenterology 2012; 142: 918-927.

[20] Le Couteur DG, Cogger VC, Markus AM, Harvey PJ, Yin ZL, Annselin AD, et al. Pseudocapillarization and associated energy limitation in the aged rat liver. Hepatology 2001; 33: 537-543.

[21] McLean AJ, Cogger VC, Chong GC, Warren A, Markus AM, Dahlstrom JE, et al. Age-related pseudocapillarization of the human liver. J Pathol 2003; 200: 112-117.

[22] Cogger VC, Warren A, Fraser R, Ngu M, McLean AJ, Le Couteur DG. Hepatic sinusoidal pseudocapillarization with aging in

the non-human primate. Exp Geront 2003；38：1101－1107.

[23] Le Couteur DG，Hickey H，Harvey PJ，Gready J，McLean AJ. Hepatic artery flow and propranolol metabolism in perfused cirrhotic rat liver. J Pharmacol Exp Ther 1999；289：1553－1558.

[24] Harvey PJ，Gready JE，Yin Z，Le Couteur DG，McLean AJ. Acute oxygen supplementation restores markers of hepatocyte energy status and hypoxia in cirrhotic rats. J Pharmacol Exp Ther 2000；293：641－645.

[25] DeLeve LD，Wang X，Guo Y. Sinusoidal endothelial cells prevent rat stellate cell activation and promote reversion to quiescence. Hepatology 2008；48：920－930.

[26] Shulman HM，Fisher LB，Schoch HG，Henne KW，McDonald GB. Venoocclusive disease of the liver after marrow transplantation：histological correlates of clinical signs and symptoms. Hepatology 1994；19：1171－1180.

[27] Wang L，Wang X，Wang L，Chui JD，van de Ven G，Gaarde WA，et al. Hepatic vascular endothelial growth factor regulates recruitment of rat sinusoidal endothelial cell progenitor cells. Gastroenterology 2012；143：1555－1563.

[28] Urbich C，Aicher A，Heeschen C，Dernbach E，Hofmann WK，Zeiher AM，et al. Soluble factors released by endothelial progenitor cells promote migration of endothelial cells and cardiac resident progenitor cells. [see comment]. J Mol Cell Cardiol 2005；39：733－742.

[29] Ding B－S，Nolan DJ，Butler JM，James D，Babazadeh AO，Rosenwaks Z，et al. Inductive angiocrine signals from sinusoidal endothelium are required for liver regeneration. Nature 2010；468：310－315.

[30] Maher JJ. Cell-specific expression of hepatocyte growth factor in liver：upregulation in sinusoidal endothelial cells after carbon tetrachloride. J Clin Invest 1993；91：2244－2252.

[31] Le Couter J，Moritz DR，Li B，Phillips GL，Liang XH，Gerber HP，et al. Angiogenesis-independent endothelial protection of liver：role of VEGFR－1. Science 2003；299：890－893.

[32] Greene AK，Wiener S，Puder M，Yoshida A，Shi B，Perez-Atayde AR，et al. Endothelial-directed hepatic regeneration after partial hepatectomy. Ann Surg 2003；237：530－535.

[33] Donahower B，McCullough SS，Kurten R，Lamps LW，Simpson P，Hinson JA，et al. Vascular endothelial growth factor and hepatocyte regeneration in acetaminophen toxicity. Am J Physiol — Gastrointest Liver Physiol 2006；291：G102－G109.

[34] Ishikawa K，Mochida S，Mashiba S，Inao M，Matsui A，Ikeda H，et al. Expressions of vascular endothelial growth factor in nonparenchymal as well as parenchymal cells in rat liver after necrosis. Biochem Biophys Res Commun 1999；254：587－593.

[35] Mochida S，Ishikawa K，Inao M，Shibuya M，Fujiwara K. Increased expressions of vascular endothelial growth factor and its receptors，flt－1 and KDR/flk－1，in regenerating rat liver. Biochem Biophys Res Commun 1996；226：176－179.

[36] Taniguchi E，Sakisaka S，Matsuo K，Tanikawa K，Sata M. Expression and role of vascular endothelial growth factor in liver regeneration after partial hepatectomy in rats. J Histochem Cytochem 2001；49：121－130.

[37] Papastefanou VP，Bozas E，Mykoniatis MG，Grypioti A，Garyfallidis S，Bartsocas CS，et al. VEGF isoforms and receptors expression throughout acute acetaminophen-induced liver injury and regeneration. Arch Toxicol 2007；81：729－741.

[38] Walker RM，Racz WJ，McElligott TF. Scanning electron microscopic examination of acetaminophen-induced hepatotoxicity and congestion in mice. Am J Pathol 1983；113：321－330.

[39] Walker RM，Racz WJ，McElligott TF. Acetaminophen-induced hepatotoxic congestion in mice. Hepatology 1985；5：233－240.

[40] Ito Y，Bethea NW，Abril ER，McCuskey RS. Early hepatic microvascular injury in response to acetaminophen toxicity. Microcirculation-London 2003；10：391－400.

[41] Haboubi NY，Ali HH，Whitwell HL，Ackrill P. Role of endothelial cell injury in the spectrum of azathioprine-induced liver disease after renal transplant：light microscopy and ultrastructural observations. Am J Gastroenterol 1988；83：256－261.

[42] Zafrani ES，Cazier A，Baudelot AM，Feldmann G. Ultrastructural lesions of the liver in human peliosis. A report of 12 cases. Am J Pathol 1984；114：349－359.

[43] Wanless IR，Godwin TA，Allen F，Feder A. Nodular regenerative hyperplasia of the liver in hematologic disorders：a possible response to obliterative portal venopathy. A morphometric study of nine cases with an hypothesis on the pathogenesis. Medicine 1980；59：367－379.

[44] Shimamatsu K，Wanless IR. Role of ischemia in causing apoptosis，atrophy，and nodular hyperplasia in human liver. Hepatology 1997；26：343－350.

[45] Wanless IR. Micronodular transformation（nodular regenerative hyperplasia）of the liver：a report of 64 cases among 2,500 autopsies and a new classification of benign hepatocellular nodules. Hepatology 1990；11：787－797.

[46] Hillaire S，Bonte E，Denninger MH，Casadevall N，Cadranel JF，Lebrec D，et al. Idiopathic non-cirrhotic intrahepatic portal hypertension in the West：a re-evaluation in 28 patients. Gut 2002；51：275－280.

[47] Dill MT，Rothweiler S，Djonov V，Hlushchuk R，Tornillo L，Terracciano L，et al. Disruption of Notch1 induces vascular remodeling，intussusceptive angiogenesis，and angiosarcomas in livers of mice. Gastroenterology 2012；142：967－977 [e2].

[48] Ibarrola C，Colina F. Clinicopathological features of nine cases of non-cirrhotic portal hypertension：current definitions and criteria are inadequate. Histopathology 2003；42：251－264.

[49] Nakanuma Y，Hoso M，Sasaki M，Terada T，Katayanagi K，Nonomura A，et al. Histopathology of the liver in non-cirrhotic portal hypertension of unknown aetiology. Histopathology 1996；28：195－204.

[50] Shedlofsky S，Koehler RE，DeSchryver-Kecskemeti K，Alpers DH. Noncirrhotic nodular transformation of the liver with portal hypertension：clinical，angiographic，and pathological correlation. Gastroenterology 1980；79：938－943.

[51] Schouten JN，Garcia-Pagan JC，Valla DC，Janssen HL. Idiopathic noncirrhotic portal hypertension. Hepatology 2011；54：1071－1081.

[52] Rubbia-Brandt L，Lauwers GY，Wang H，Majno PE，Tanabe K，Zhu AX，et al. Sinusoidal obstruction syndrome and nodular regenerative hyperplasia are frequent oxaliplatin-associated liver lesions and partially prevented by bevacizumab in patients with hepatic colorectal metastasis. Histopathology 2010；56：430－439.

[53] Mion F，Napoleon B，Berger F，Chevallier M，Bonvoisin S，Descos L. Azathioprine induced liver disease：nodular regenerative hyperplasia of the liver and perivenous fibrosis in a patient treated for multiple sclerosis. Gut 1991；32：715－717.

[54] Russmann S，Zimmermann A，Krahenbuhl S，Kern B，Reichen J. Veno-occlusive disease，nodular regenerative hyperplasia and hepatocellular carcinoma after azathioprine treatment in a patient with ulcerative colitis. Eur J Gastroenterol Hepatol 2001；13：287－290.

[55] Dubinsky MC，Vasiliauskas EA，Singh H，Abreu MT，Papadakis KA，Tran T，et al. 6－thioguanine can cause serious liver injury in inflammatory bowel disease patients. Gastroenterology 2003；125：298－303.

[56] Vora A，Mitchell CD，Lennard L，Eden TO，Kinsey SE，Lilleyman J，et al. Toxicity and efficacy of 6－thioguanine versus 6－mercaptopurine in childhood lymphoblastic leukaemia：a randomised trial. Lancet 2006；368：1339－1348.

[57] Teml A，Schwab M，Hommes DW，Almer S，Lukas M，Feichtenschlager T，et al. A systematic survey evaluating 6－thioguanine-related hepatotoxicity in patients with inflammatory

bowel disease. Wien Klin Wochenschr 2007; 119; 519 – 526.

[58] Seiderer J, Zech CJ, Reinisch W, Lukas M, Diebold J, Wrba F, et al. A multicenter assessment of liver toxicity by MRI and biopsy in IBD patients on 6 – thioguanine. J Hepatol 2005; 43; 303 – 309.

[59] Geller SA, Dubinsky MC, Poordad FF, Vasiliauskas EA, Cohen AH, Abreu MT, et al. Early hepatic nodular hyperplasia and submicroscopic fibrosis associated with 6 – thioguanine therapy in inflammatory bowel disease. Am J Surg Pathol 2004; 28; 1204 – 1211.

[60] Pawlik TM, Olino K, Gleisner AL, Torbenson M, Schulick R, Choti MA. Preoperative chemotherapy for colorectal liver metastases; impact on hepatic histology and postoperative outcome. J Gastrointest Surg 2007; 11; 860 – 868.

[61] Kandutsch S, Klinger M, Hacker S, Wrba F, Gruenberger B, Gruenberger T. Patterns of hepatotoxicity after chemotherapy for colorectal cancer liver metastases. Eur J Surg Oncol 2008; 34; 1231 – 1236.

[62] Scoazec JY, Marche C, Girard PM, Houtmann J, Durand-Schneider AM, Saimot AG, et al. Peliosis hepatis and sinusoidal dilation during infection by the human immunodeficiency virus (HIV). An ultrastructural study. Am J Pathol 1988; 131; 38 – 47.

[63] Goerdt S, Sorg C. Endothelial heterogeneity and the acquired immunodeficiency syndrome; a paradigm for the pathogenesis of vascular disorders. Clin Invest 1992; 70; 89 – 98.

[64] Leong SS, Cazen RA, Yu GS, LeFevre L, Carson JW. Abdominal visceral peliosis associated with bacillary angiomatosis. Ultrastructural evidence of endothelial destruction by bacilli. Arch Pathol Lab Med 1992; 116; 866 – 871.

[65] Bessey CE, Stalker M. Iowa Agric Coll Dept Bot Bull. 1884; 111.

[66] Pethick WH. Special report on pictou cattle disease, Department of Agriculture, Canada, Health of Animals Branch. Canadian Government Printing Bureau, Ottawa, 1907.

[67] Cushny AR. On the action of senecio alkaloids and the causation of the hepatic cirrhosis of cattle (Pictou, Molteno, or Winton disease). J Pharmacol Exp Ther 1911; 2; 531 – 548.

[68] Willmot FC, Robertson GW. Senecio disease, or cirrhosis of the liver due to senecio poisoning. Lancet 1920; 2; 848 – 849.

[69] McFarlane AL, Branday W. Hepatic enlargement with ascitic children. Br Med J 1945; 1; 838 – 840.

[70] Bras G, Jeliffe DB, Stuart KL. Veno-occlusive disease of the liver with non-portal type of cirrhosis occurring in Jamaica. Arch Pathol 1954; 57; 285 – 300.

[71] Huxtable RJ. Human health implications of pyrrolizidine alkaloids and herbs containing them [alkaloids]. In: Cheeke PR, editor. Toxicants of plant origin, vol. 1. Boca Raton, FL; CRC Press; 1989; 41 – 86.

[72] Selzer G, Parker RGF. Senecio poisoning exhibiting as Chiari's syndrome; a report on twelve cases. Am J Pathol 1950; 27; 885 – 907.

[73] Tandon HD, Tandon BN, Mattocks AR. An epidemic of venoocclusive disease of the liver in Afghanistan. Am J Gastroenterol 1978; 70; 607 – 613.

[74] Tandon HD, Tandon BN, Tandon R, Nayak NC. A pathological study of the liver in an epidemic outbreak of veno-occlusive disease. Indian J Med Res 1977; 65; 679 – 684.

[75] Tandon BN, Tandon RK, Tandon HD, Narndranathan M, Joshi YK. An epidemic of veno-occlusive disease of liver in central India. Lancet 1976; 2(7980); 271 – 272[ii].

[76] Ohler RL, Houghton JD, Moloney WC. Urethane toxicity; report of a case of hepatic necrosis apparently due to urethane. N Engl J Med 1950; 243; 984 – 988.

[77] Meacham GC, Tillotson FW, Heinle RW. Liver damage after prolonged urethane therapy. Am J Clin Path 1952; 22; 22 – 27.

[78] Satti MB, Weinbren K, Gordon-Smith EC. 6 – thioguanine as a cause of toxic veno-occlusive disease of the liver. J Clin Pathol 1982; 35; 1086 – 1091.

[79] Katzka DA, Saul SH, Jorkasky D, Sigal H, Reynolds JC, Soloway RD. Azathioprine and hepatic venoocclusive disease in renal transplant patients. Gastroenterology 1986; 90; 446 – 454.

[80] Liano F, Moreno A, Teruel JL, Lamas S, Matesanz R, Ortuno J. Hepatic veno-occlusive disease and renal transplantation [letter]. Ann Intern Med 1986; 105; 625 – 626.

[81] Read AE, Wiesner RH, LaBrecque DR, Tifft JG, Mullen KD, Sheer RL, et al. Hepatic veno-occlusive disease associated with renal transplantation and azathioprine therapy. Ann Intern Med 1986; 104; 651 – 655.

[82] Adler M, Delhaye M, Deprez C, Hardy N, Gelin M, De Pauw L, et al. Hepatic vascular disease after kidney transplantation; report of two cases and review of the literature. Nephrol Dial Transplant 1987; 2; 183 – 188.

[83] Berk PD, Popper H, Krueger GR, Decter J, Herzig G, Graw Jr. RG. Veno-occlusive disease of the liver after allogeneic bone marrow transplantation; possible association with graft-versus-host disease. Ann Intern Med 1979; 90; 158 – 164.

[84] Jacobs P, Miller JL, Uys CJ, Dietrich BE. Fatal veno-occlusive disease of the liver after chemotherapy, whole-body irradiation and bone marrow transplantation for refractory acute leukaemia. SAMJ 1979; 55; 5 – 10.

[85] Vowels MR, Lam Po Tang R, Zagars G, Ewing DP. Total body irradiation and Budd-Chiari syndrome. Pathology 1979; 11; 306.

[86] DeLeve LD, Shulman HM, McDonald GB. Toxic injury to hepatic sinusoids; sinusoidal obstruction syndrome (venoocclusive disease). Semin Liver Dis 2002; 22; 27 – 42.

[87] DeLeve LD, McCuskey RS, Wang X, Hu L, McCuskey MK, Epstein RB, et al. Characterization of a reproducible rat model of hepatic veno-occlusive disease. Hepatology 1999; 29; 1779 – 1791.

[88] DeLeve LD, Ito I, Bethea NW, McCuskey MK, Wang X, McCuskey RS. Embolization by sinusoidal lining cell obstructs the microcirculation in rat sinusoidal obstruction syndrome. Am J Physiol — Gastrointest Liver Physiol 2003; 284; G1045 – G1052.

[89] Deeg HJ, Shulman HM, Schmidt E, Yee GC, Thomas ED, Storb R. Marrow graft rejection and veno-occlusive disease of the liver in patients with aplastic anemia conditioned with cyclophosphamide and cyclosporine. Transplantation 1986; 42; 497 – 501.

[90] Lamé MW, Jones AD, Wilson DW, Dunston SK, Segall HJ. Protein targets of monocrotaline pyrrole in pulmonary artery endothelial cells. J Biol Chem 2000; 275; 29091 – 29099.

[91] DeLeve LD, Wang X, Tsai J, Kanel GC, Strasberg SM, Tokes ZA. Prevention of sinusoidal obstruction syndrome (hepatic venoocclusive disease) in the rat by matrix metalloproteinase inhibitors. Gastroenterology 2003; 125; 882 – 890.

[92] Eagleton MJ, Peterson DA, Sullivan VV, Roelofs KJ, Ford JA, Stanley JC, et al. Nitric oxide inhibition increases aortic wall matrix metalloproteinase – 9 expression. J Surg Res 2002; 104; 15 – 21.

[93] Eberhardt W, Beeg T, Beck KF, Walpen S, Gauer S, Bohles H, et al. Nitric oxide modulates expression of matrix metalloproteinase – 9 in rat mesangial cells. Kidney Int 2000; 57; 59 – 69.

[94] Gurjar MV, DeLeon J, Sharma RV, Bhalla RC. Mechanism of inhibition of matrix metalloproteinase – 9 induction by NO in vascular smooth muscle cells. J Appl Physiol 2001; 91; 1380 – 1386.

[95] Jurasz P, Sawicki G, Duszyk M, Sawicka J, Miranda C, Mayers I, et al. Matrix metalloproteinase 2 in tumor cell-induced platelet aggregation; regulation by nitric oxide. Cancer Res 2001; 61; 376 – 382.

[96] Matsunaga T, Weihrauch DW, Moniz MC, Tessmer J, Warltier DC, Chilian WM. Angiostatin inhibits coronary angiogenesis during impaired production of nitric oxide. Circulation 2002; 105; 2185 – 2191.

[97] Mujumdar VS, Aru GM, Tyagi SC. Induction of oxidative stress by homocyst(e)ine impairs endothelial function. J Cell Biochem 2001; 82; 491 – 500.

[98] Upchurch Jr. GR, Ford JW, Weiss SJ, Knipp BS, Peterson DA, Thompson RW, et al. Nitric oxide inhibition increases matrix metalloproteinase - 9 expression by rat aortic smooth muscle cells in vitro. J Vasc Surg 2001; 34: 76 - 83.

[99] DeLeve LD, Wang X, Kanel GC, Tokes ZA, Tsai J, Ito Y, et al. Decreased hepatic nitric oxide production contributes to the development of rat sinusoidal obstruction syndrome. Hepatology 2003; 38: 900 - 908.

[100] Walker RM, Massey TE, McElligott TF, Racz WJ. Acetaminophen-induced hypothermia, hepatic congestion, and modification by N - acetylcysteine inmice. Toxicol Appl Pharmacol 1981; 59: 500 - 507.

[101] Donahower BC, McCullough SS, Hennings L, Simpson PM, Stowe CD, Saad AG, et al. Human recombinant vascular endothelial growth factor reduces necrosis and enhances hepatocyte regeneration in a mouse model of acetaminophen toxicity. J Pharmacol Exp Ther 2010; 334: 33 - 43.

[102] Bockhorn M, Goralski M, Prokofiev D, Dammann P, Grunewald P, Trippler M, et al. VEGF is important for early liver regeneration after partial hepatectomy. J Surg Res 2007; 138: 291 - 299.

[103] Namisaki T, Yoshiji H, Kojima H, Yoshii J, Ikenaka Y, Noguchi R, et al. Salvage effect of the vascular endothelial growth factor on chemically induced acute severe liver injury in rats. J Hepatol 2006; 44: 568 - 575.

[104] Marino G, Piazzese E, Gruttadauria S, Nicotra G, Guarnaccia M, Emmanuele G, et al. New model of liver regeneration induced through use of vascular endothelial growth factor. Transplant Proc 2006; 38: 1193 - 1194.

[105] Kato T, Ito Y, Hosono K, Suzuki T, Tamaki H, Minamino T, et al. Vascular endothelial growth factor receptor - 1 signaling promotes liver repair through restoration of liver microvasculature after acetaminophen hepatotoxicity. Toxicol Sci 2011; 120: 218 - 229.

[106] Bramley PN, Rathbone BJ, Forbes MA, Cooper EH, Losowsky MS. Serum hyaluronate as a marker of hepatic derangement in acute liver damage. J Hepatol 13: 8 - 13.

[107] Williams AM, Langley PG, Osei-Hwediah J, Wendon JA, Hughes RD. Hyaluronic acid and endothelial damage due to paracetamol-induced hepatotoxicity. Liver Int 2003; 23: 110 - 115.

[108] Liu J, Waalkes MP, Clark J, Myers P, Saavedra JE, Keefer LK. The nitric oxide donor, V - PYRRO/NO, protects against acetaminophen-induced hepatotoxicity in mice. Hepatology 2003; 37: 324 - 333.

[109] Ito Y, Abril ER, Bethea NW, McCuskey RS. Role of nitric oxide in hepatic microvascular injury elicited by acetaminophen in mice. Am J Physiol Gastrointest Liver Physiol 2004; 286(1): G60 - G67.

[110] Nicolaou K, Smith A, Yue E. Chemistry and biology of natural and designed enediynes. PNAS 1993; 90: 5881 - 5888.

[111] Rubbia-Brandt L, Audard V, Sartoretti P, Roth AD, Brezault C, Le Charpentier M, et al. Severe hepatic sinusoidal obstruction associated with oxaliplatin-based chemotherapy in patients with metastatic colorectal cancer. Ann Oncol 2004; 15: 460 - 466.

[112] Nakano H, Oussoultzoglou E, Rosso E, Casnedi S, Chenard-Neu MP, Dufour P, et al. Sinusoidal injury increases morbidity after major hepatectomy in patients with colorectal liver metastases receiving preoperative chemotherapy. Ann Surg 2008; 247: 118 - 124.

[113] Karoui M, Penna C, Amin-Hashem M, Mitry E, Benoist S, Franc B, et al. Influence of preoperative chemotherapy on the risk of major hepatectomy for colorectal liver metastases. Ann Surg 2006; 243: 1 - 7.

[114] Klinger M, Eipeldauer S, Hacker S, Herberger B, Tamandl D, Dorfmeister M, et al. Bevacizumab protects against sinusoidal obstruction syndrome and does not increase response rate in neoadjuvant XELOX/FOLFOX therapy of colorectal cancer liver metastases. Eur J Surg Oncol (EJSO) 2009; 35: 515 - 520.

第9章
巨噬细胞和库普弗细胞在药物性肝损伤中的作用

Mark Barnes[1]，Laura J. Dixon[1]，Zhang-Xu Liu[2]，Hui Tang[1]，Laura E. Nagy[1]

[1] 美国，俄亥俄州，克利夫兰，克利夫兰诊所和凯斯西储大学

[2] 美国，加利福尼亚州，洛杉矶，南加利福尼亚大学

前　言

急性肝衰竭（acute liver failure，ALF）是一种突发的严重肝损伤，主要由药物不良反应、自身免疫性肝炎和病毒感染引起。其主要特征是肝细胞坏死、免疫细胞活化、凝血障碍、肝性脑病和死亡。全球每年每百万人中约有 6 人出现 ALF，某些人群发病率更高。例如，发展中国家人群发生病毒感染相关性 ALF 的风险较高，而美国和西欧国家的 ALF 主要是由于药物性肝损伤（drug-induced liver injury，DILI）所致[1]。DILI 约占 ALF 病例的 50%，且主要是因为过量应用对乙酰氨基酚（acetaminophen，APAP；扑热息痛，paracetamol）引起。DILI 的临床表现因疾病的严重程度不同而有较大差异，从无症状的氨基转移酶水平升高，如丙氨酸氨基转移酶（alanine aminotransferase，ALT）和天冬氨酸氨基转移酶（aspartate aminotransferase，AST）的升高，到急性肝衰竭（fulminant liver failure）。了解 DILI 的发病机制，合理设计可反映肝损伤程度的生物标志物，对于开发 DILI 预后评估工具和治疗手段均是十分重要的。尽管新近的研究进展改善了 APAP 诱导的肝损伤患者的生存率，但对于严重 DILI 病例，常常仍需进行紧急肝移植[2]。

已证实超过 800 种药物有肝损伤作用，目前引起 DILI 最常见的原因是 APAP 的过量应用[3]。由于临床广泛应用，APAP 致病机制已被广泛研究，本章将就此进行详细讨论。DILI 可由药物的直接毒性作用或者毒性代谢产物的产生而导致。外源性物质与亲水物的

结合是药物代谢的重要环节,也是肝脏解毒的重要过程[4]。一些药物的毒性,比如APAP,与肝脏解毒及清除外源性物质的功能有很大关系。肝脏中某些药物的生物转化作用,比如APAP的解毒,使代谢物高度活化,并可能改变细胞大分子物质的功能[5]。对于低浓度或无毒性药物,这些重新活化的代谢物很快被转变为低活性复合物同时被清除。然而,当解毒负荷过大时,就会导致肝毒性产生。

通过对过量使用APAP的大量研究,我们对DILI的分子学及细胞学发病机制有了更好的了解。APAP毒性的病理生理学机制解释了DILI中的直接肝损伤是因为药物和(或)其代谢产物所致,这一过程由应对肝损伤所激发的未受控制的固有免疫所引起。APAP毒性源于其代谢产物 N-乙酰-对苯醌亚胺(N-acetyl-p-benzoquinone imine,NAPQI)不能与谷胱甘肽(glutathione,GSH)共轭结合。APAP过量时,未结合的NAPQI就会形成蛋白复合物,破坏 Ca^{2+} 的平衡,导致线粒体出现功能障碍及氧化应激。这一系列事件导致肝细胞死亡。受损的肝细胞释放信号激活固有免疫系统。死亡的肝细胞释放损伤相关分子模式(damage-associated molecular pattern,DAMP),如ATP、DNA、高迁移率组蛋白B1(high mobility group box 1,HMGB1)、热休克蛋白70(heat shock protein 70,HSP70)、尿酸以及其他细胞信号(比如细胞因子),然后激活固有免疫系统,作为典型的应激反应[6]。固有免疫系统中的细胞包括固有的和募集的巨噬细胞、中性粒细胞、自然杀伤细胞(natural killer,NK)、自然杀伤T细胞(natural killer T cells,NKT),在APAP损伤肝细胞后,参与固有免疫的过程。因此,了解DILI中的直接肝毒性和一系列免疫反应两者之间的相互作用有利于为DILI提供大量具有诊断性的生物标记物和潜在的有效治疗策略。关于APAP的毒性作用以及其快速损伤过程,大量的证据表明固有免疫反应在其中有重要作用,尽管还存在争议。

DILI中固有免疫的激活

DILI中免疫的激活涉及固有免疫细胞和适应性免疫系统的激活,包括肝脏中固有的库普弗细胞(Kupffer cell,KC),募集来肝脏的外周血单个核细胞[7]和中性粒细胞[8],还有NK细胞和NKT细胞的参与[9]。T细胞也参与DILI的发生[10]。还不清楚这些细胞个体或者相互之间的作用,而且还经常存在矛盾的解释。本章

我们将重点介绍库普弗细胞、巨噬细胞在DILI发生中所起的作用,以及刺激巨噬细胞产生重要免疫介质细胞因子、趋化因子、活性氧基团(reactive oxygen species,ROS)的信号通路的作用。其他章节将介绍其他固有免疫和适应性免疫在DILI发生机制中的作用。

一、库普弗细胞

库普弗细胞(KC)是体内数量最多的固有组织巨噬细胞,也是阻止颗粒和免疫性物质的通过消化道进入门静脉系统的第一道防线。健康机体将KC作为肠道屏障的最终组成成分,阻止外来免疫性物质通过肠道进入肝窦而起到重要的抗炎作用。作为单核巨噬细胞系统(过去称为网状内皮系统)的重要组成,KC起吞噬作用[11]。

外周血中单核细胞被认为是组织巨噬细胞系统中的不成熟前体细胞。外周血单核细胞可以进入肝内并且表达成熟的巨噬细胞特有表型。越来越多人认为表达成熟表型的固有组织巨噬细胞具有可塑性,可根据不同代谢产物及免疫环境对巨噬细胞功能活化产生影响。

KC在APAP引起肝损伤中的作用非常复杂并且存在争议。KC通过产生炎症因子、趋化因子、ROS、活性氮促进DILI发展[12-14]。然而,KC并非只能促进肝损伤,也能产生大量细胞因子起到护肝作用,比如白细胞介素6(interleukin-6,IL-6),以及产生抗炎因子白细胞介素10(interleukin-10,IL-10)[12,15]。一个经典例子可以说明KC在肝受损后的重要平衡作用,研究显示缺乏TNFR-1(肿瘤坏死因子受体1)的小鼠,当APAP诱导肝损伤后,肝细胞再生能力受损[16]。类似的,IL-6和IL-10基因敲除小鼠对于APAP诱导的肝损伤更敏感[5]。

二、可控炎症反应损伤中的巨噬细胞

尽管不受控制的炎症因子介质对肝脏有损伤并可能导致DILI,但有序的炎症反应对肝脏受损后的修复是必不可少的。固有免疫系统的激活对任何感染或损伤都是必需的;后续炎症反应阻止感染,保护机体细胞和器官不受损伤[17]。控制良好的免疫应答的特点应该是快速发起的炎症反应。但是这一反应只在免疫受损或者损伤被控制后才会持续存在;那时,表明炎症反应已终止或缓解。因此,可控的、适当的炎症缓解是固有免疫的基本特征。如炎症无法清除会导致大量急性或者慢性炎症性疾病。但是越来越多人认为可通过干预治疗消除急性快速炎症反应。这些干预治疗可以增

强对炎症的识别并且对于无法控制的炎症反应（如DILI），也可能会起到很好的治疗作用。

三、肝脏巨噬细胞的多样性及可塑性

KC 在 DILI 发生发展中的双重作用与肝中巨噬细胞表型状态密切相关。目前，人们对巨噬细胞活化状态的表型异质性有了越来越多的了解[18]。一般来说，KC 表达耐受性表型，当一些免疫物质（如肠道摄取的物质以及肝脏所清除的凋亡或正在凋亡细胞所递呈的抗原）进入肝窦时，这种表型在阻止非预期的免疫反应中起重要作用[11]。为了制订出一种既能抑制 KC 在肝脏中的促炎反应，又能促进其耐受性和保护性作用的治疗方案，了解 KC 如何从健康机体中的保护、耐受作用转变为 DILI 病理状态下的活化状态是非常重要的。

生物学家已经发现了在不同状态下对巨噬细胞表型进行分类的新方法。巨噬细胞可以分为 M1 和 M2 两大类，M1 是经典活化型巨噬细胞，高表达促炎细胞因子，如肿瘤坏死因子 α（necrosis factor alpha，TNF-α）、IL-6、IL-12、诱生型一氧化氮合酶（inducible NOS，iNOS）；M2 是选择活化型巨噬细胞，低表达促炎因子，但高表达抗炎介质，如 IL-10 和 IL-1 诱导受体[19]。M1 巨噬细胞被 toll 样受体（toll-like receptors，TLR）配体活化，这些配体有脂多糖（lipopolysaccharide，LPS）和 Th1 型细胞因子 γ 干扰素（interferon gamma，IFN-γ）等；M2 巨噬细胞被 Th2 型细胞因子 IL-13 和 IL-4 活化。这种 M1、M2 分型很简单，有数据显示同一分型内部仍有较明显的差异。因此，M2 又进一步被分为 M2a、M2b 和 M2c，这些小分类被不同的调控因子调控，并表达着不同的细胞表面标记蛋白，同时具有不同的生物学功能[20]。另外，也有学者将选择性活化的巨噬细胞分为促进炎症消退的调节巨噬细胞（regulatory macrophage，Mreg），以及参与纤维化反应的细胞[21,22]。目前我们对巨噬细胞极化的具体机制的了解仍处于初步阶段，但近期研究已开始着手明确与类型转换相关的特异性的转录因子，包括信号传导和转录活化子（signal transducer and activators of transcription，STAT）、过氧化物酶体增生物激活受体（peroxisome proliferator-activated receptor，PPAR）家族成员、低氧诱导转录因子 2-α（hypoxia-inducible transcription factor 2-alpha，HIF2-α）和 Krupple 样因子 4[23-25]。很多实验已证实巨噬细胞具有很强的适应性，使其能够依据不同的环境刺激从一种功能表型转换为另一种表型。

巨噬细胞极化作用的转换与多种原因引起的肝损伤相关，包括酒精性和非酒精性肝损伤[26,27]，但目前很少有人研究过 DILI 中巨噬细胞的分类特征。Ju 等[7]在 APAP 诱导的肝损伤中发现了一种浸润性巨噬细胞（infiltrating macrophage，IM），其与肝内固有的 KC 不同。这种 IM 表达 M2 型巨噬细胞的表型特征，并在肝受损后募集到肝中。重要的是，IM 可以高效诱导中性粒细胞凋亡，从而减轻 APAP 诱导肝损伤中的炎症反应[28]。在 APAP 诱导的肝损伤患者中，其肝内巨噬细胞数量明显升高，主要是因为固有巨噬细胞增殖和外周血的单核细胞的募集所致[28]。这时，不清楚是肝巨噬细胞的来源影响了其表型，还是一些特殊巨噬细胞亚群传来对抗肝损伤。然而，在缺少 MIP-2/CXCL-2 受体（C-X-C 家族趋化因子受体，C-X-C chemokine receptor，CXCR2）的小鼠中，由于 IM 和血红素加氧酶 1（heme oxygenase-1，HO-1）的表达减少，小鼠体内由 APAP 诱导的肝损伤会更重[29]。与野生型小鼠相比，APAP 诱导的 C-C 家族趋化受体因子 2（C-C chemokine receptor 2，CCR2）缺陷小鼠的肝损伤治愈时间延长，这与肝组织中 IM 显著减少相关[7]。这些现象表明，从外周血募集的巨噬细胞对抑制 DILI 中的炎症反应非常重要。

DILI 时肝内巨噬细胞和其他细胞的相互作用

本节重点是 DILI 中的巨噬细胞，目前已经非常明确，固有免疫及获得性免疫的许多组分会与巨噬细胞有相互作用。如上所述，肝细胞增生过程中巨噬细胞产生保护性细胞因子（如 TNF-α、IL-6）之间有着相互作用[5]。KC 细胞通过诱导 T 细胞耐受从而在肝脏中形成一种耐受性环境[30]。在小鼠中，活化的 KC 细胞产生乳铁蛋白可以保护肝窦内皮细胞（liver sinusoidal endothelial cell，LSEC），从而避免 APAP 造成的肝损伤[31]。IM 还可以通过刺激浸润性中性粒细胞的凋亡，释放能促进炎症缓解的物质[7]。

药物诱导的肝细胞损伤导致了肝内巨噬细胞的活化。这一过程可能是正在死亡的肝细胞可释放出危险信号，激活细胞内信号通路，从而导致巨噬细胞的活化。这些危险信号（danger signals）被总称为 DAPM，与之类似的是病原体相关分子模式（pathogen-associated molecular pattern，PAMP），后者是外源性危险信号的总称，如细菌产物和病毒 DNA。DAMP 与两种主要模

式识别受体家族相互作用：TLR 和含有核苷酸结合域和富亮氨酸重复序列的蛋白质（nucleotide-binding domain，leucine-rich repeat containing protein，NLR）。内源性 DAMP，包括细胞在应激下释放的 HMGB1、HSP、透明质酸和尿酸。这些内源性 DAMP 与它们的同源受体相互作用，如 HMGB1 既能与晚期糖基化终产物特异性受体（advanced glycosylation end product-specific receptor，RAGE）结合，也能与 TLR 结合。危险信号的活化途径导致产生免疫介质（如趋化因子、细胞因子、反应性氮氧自由基），这些免疫介质如果不被控制，就会加重肝毒性。实际上，在 DILI 中，肝细胞对 TNF-α 的损伤作用更加敏感[32]。

DILI 中危险信号的产生及其信号通路

一、DAMP 和炎症体的激活

炎症体是巨噬细胞对各种刺激产生应答的重要组成部分，这些刺激包括外源性 PAMP（如鞭毛蛋白）和内源性 DAMP（如自由脂肪酸、DNA 或者尿酸结晶等）。炎症体的活化涉及 NLR 家族成员和凋亡抑制蛋白之间的相互作用，前者包括含有 NLR 家族 CARD 域的蛋白 4（NLR family CARD domain-containing protein 4，NLRC4），含有 NACHT、LRR 和 PYD 域的蛋白 1（NACHT，LRR and PYD domains containing protein 1，NLRP1）及 NLPR3，后者是由凋亡蛋白酶半胱天冬酶（cysteine-containing aspartate-specific proteases，caspase）-1 和含有 CARD 的凋亡相关斑点样蛋白（apoptosis-associated speck-like protein containing a CARD，hASC）组成的复合物。这种复合物就被称为炎症体（inflammasome），对 caspase-1 活化产生应答[42]。caspase 是细胞内的半胱氨酸蛋白酶，能够分解天冬氨酸残余体为底物，在细胞凋亡中扮演重要的角色[33]。根据 caspase 参与细胞过程的不同，可以进一步被分为促炎型因子和促凋亡型因子。caspase 促炎型因子包括鼠类 caspase-1、caspase-11、caspase-12 及人类 caspase-1、caspase-4、caspase-5。caspase-1 就是我们通常所说的白细胞介素-1β 转换酶（interleukin-1 beta converting enzyme，ICE），它是促进前白细胞介素-1、前白细胞介素-18、前白细胞介素-33 转换为成熟 IL-1β、IL-18、IL-33 的重要部分[34]。

二、肝细胞 DNA

肝细胞 DNA 也与 APAP 毒性及炎症体的活动相关[44]。TLR9（一种 TLR 家族中位于细胞核内的成员）的活动直接导致了 NLPR3 炎症体的活动[35]。一系列的研究阐明了在 APAP 诱导的肝损伤中炎症体活化时的下游免疫介质，并且证实了 IL-1β[35-37]、caspase-1，P2× 嘌呤受体 7（P2× purinoceptor 7，P2×7）[38] 在该过程中有关键作用。P2×7 的鉴定在这个过程中非常重要，因为功能活化的 IL-1 和 IL-18 的产生需要 TLR 和 P2×7 受体的相互作用。因此，DNA 活化中 TLR9/NF-κB 介导的 IL-1β、IL-18 转录，与 P2×7 介导的 NLRP3 炎症体和 caspase-1 裂解的活化相互作用，导致了 APAP 肝损伤。总体来说，这些研究都表明，DAMP 在 APAP 肝损伤中炎症体活化中有重要作用。这些研究结果说明，在其他固有免疫介导的肝损伤中，如非酒精性脂肪性肝病（non-alcoholic fatty liver diseas，NAFLD）、非酒精性脂肪性肝炎（nonalcoholic steatohepatitis，NASH）等，炎症体所参与的作用都是一致的[34,39]。尽管如此，在 APAP 毒性中，尽管参与了炎症活动过程，DAMP 在损伤与缓解中的相互作用仍然有争议[37]。

DILI 中多种细胞内的炎症体可能被激活。LSEC 有很强的内吞作用，可以摄取 DNA[40]。Imaeda 等[35] 发现肝细胞及肝窦内很多细胞均表达 TLR9。然而，DNA 很容易活化分离的 LSEC，并导致 caspase-1 的激活[35]。这表明在对乙酰氨基酚诱导的肝损伤中，LSEC 是固有免疫中的重要应答者。LSEC 内炎症体的激活帮助形成 DILI 中炎症反应的环境，同时也促进了 LSEC 的特异性凋亡[6]。而且 DILI 中 LSEC 内炎症体的激活是典型肝窦细胞崩解和肝内出血。

不同类型的 ALF 中出现的内皮细胞凋亡及肝脏出血，或许都与活化相关[6]。在肥胖诱导的 AFL/NASH 模型中，肝细胞中也可见炎症体的活化[5,41]，但在 DILI 模型中，还有关于肝细胞中炎症体活化的调查。

三、HMGB1

近期数据显示，在 APAP 诱导的肝损伤中，HMGB1 在危险信号通路中起到重要作用[42-44]。但之前的报道曾提示 HMGB1 在 DILI 中无明显作用[45]。报道结果的不同或许与 HMGB1 翻译后修饰不同有关，因为 HMGB1 的浓度和分子形式均可影响其功能活性。重要的是，HMGB1 的浓度及乙酰化或氧化形式的 HMGB1 已被认为是 DILI 中一种潜在的肝损伤的生物学标志物[43]。了解 DILI 的分子学发病机制，似乎有助于找到一种有临床意义的生物学标志物。

DILI 时巨噬细胞活化涉及的其他 DAMP/PAMP

越来越多的证据表明数个 DAMP 参与了药物性肝损伤的病理生理学过程,除此之外,很可能还有其他的内源性危险信号也充当了药物性肝损伤过程的介质和(或)标记物。例如,透明质酸与肝脏炎症时中性粒细胞浸润增多有关[46],但目前还没有在 DILI 中被进一步调查。

PAMP 被认为是第二类固有免疫信号,与多种肝脏疾病进展相关,包括病毒性和代谢性疾病[47]。然而,目前尚未对 PAMP 在急性 DILI 中的作用进行细致的研究。有报道称在 APAP 引起的 DILI 中存在 TLR4 信号介导,特别是在 APAP 与在酒精相互作用时更明显[48]。而且,APAP 和 LPS 可以协同激活巨噬细胞的前炎症反应[49]。因为 DAMP 与 TLR 家族能够相互影响,很有可能在 DILI 诱导的肝损伤中固有免疫反应效应细胞的活化涉及更深层次的 PAMP 与 DAMP 之间的相互作用。未来的研究将会观察 DILI 发生、发展过程中 DAMP/PAMP 在 KC 功能和募集巨噬细胞极化中的作用。

补体和巨噬细胞的活化

对于我们的免疫系统来说补体级联反应是进化上相对古老的一个部分,它对机体抵御感染至关重要[50]。补体活化途径包括三种:经典途径、凝集素途径和旁路途径,伴随着 C3 的活化,三条途径达到各自反应的顶点。这些途径导致 C3 裂解引起触发性酶级联反应(triggered enzyme cascades),类似于凝血途径的活化调节[51]。

C3 裂解是三条补体活化途径的汇合点。裂解产生的 C3a 和 C5a 被称为过敏毒素(anaphylatoxins),是炎症反应的重要调控物质。C3a 和 C5a 刺激多种细胞产生细胞因子[52,53],这一过程可以独立,也可以在其他炎症介质共同参与下发生,例如 LPS[53]。C5a 是调控前炎症反应中至关重要的物质,通过调控趋化因子和黏附分子的表达,产生趋化作用,募集中性粒细胞向感染/损伤部位移动[54,55]。

C5L2 是巨噬细胞信号传导中另一个与 C5a 相关的受体,C5a 通过抑制 C5L2 的抑制信号促进产生 TLR-4 介导的细胞因子[56]。KC 可以表达 C3a 和 C5a 的受体[53],同时也可以表达与吞噬作用相关的特异性补体受体 CRIg[57]。KC 与 C5a 接触后会使前列腺素和炎性细胞因子快速释放[53]。C3a 也可以激活呼吸暴发,诱发 Ca^{2+} 快速瞬态脉冲,产生潜在的有害 ROS[58,59]。CD55/DAF 功能作为 LPS-受体复合物的一部分,可能导致了 LPS 诱导的信号转导[60,61]。

关于 DILI 中补体的作用研究较少,目前认为补体似乎可促进细胞因子和趋化因子风暴的产生。在过量使用 APAP 的患者中,已有报道证实存在补体激活,其循环过程中补体蛋白减少,C4d/C4 比例增加,因此考虑参与补体活化的途径为经典途径[62]。但是,如此解读血清补体蛋白浓度降低的意义值得商榷,因为肝功能受损时同样会导致循环血中肝脏合成补体蛋白能力的下降。Roth 等最近研究表明:应用过量 APAP 的小鼠肝脏中存在补体激活,而且在通过基因敲除或药物消除所致 C3 缺乏的小鼠中,并不会出现 APAP 相关的肝损伤[63]。这些研究为 DILI 中抑制固有免疫反应的治疗开阔了新视野。

DILI 的诊断和治疗:巨噬细胞能否成为靶点

DILI 临床诊断的标准仍多样化。比如血清丙氨酸氨基转移酶的快速升高是肝细胞坏死时的特征性指标,而血清碱性磷酸酶活性增加则与胆汁淤积型肝损伤相关[3]。已经有几种诊断标准用来预测肝细胞损伤的混合模式,因为不同类型的 DILI 都会导致肝脏出现这种混合模式反应。

目前针对过量服用对乙酰氨基酚患者的治疗药物为 N-乙酰半胱氨酸(N-acetylcysteine,NAC),它是半胱氨酸衍生物,能够促进肝脏中谷胱甘肽的产生。当肝脏中有足量的谷胱甘肽与 NAPQI 结合时,这种高毒性的代谢物将被中和,因而不再对肝细胞功能产生损伤。NAC 既可以口服也可以静脉注射。如果服用过量的 APAP 在 12 h 内接受 NAC 治疗,可以阻止肝脏损伤;但是大部分患者接受药物干预时已经出现了 APAP 过量中毒[64]。在 APAP 肝损伤的晚期使用 NAC 治疗,因为错过了最佳摄入时间,虽然超过 12 h 后 NAC 的治疗效果会减弱,但仍可能是有效的。但应用小鼠模型证实拖延 NAC 治疗时间对肝脏恢复是不利的。结果是导致了 ALT/AST 升高,肝细胞再生延迟。该研究意味着标准的 NAC 治疗方案需要被重新评价,尤其是在 APAP 中毒后期的患者中使用时[65]。

尽管在一些重症 DILI 的病例中固有免疫应答确有参与,但现有的治疗策略并不在于使炎症消退,或削弱肝脏中细胞因子的作用。通过改变肝巨噬细胞表型可以促进炎症反应消退,增强肝脏损伤后的修复能力,而目前这种治疗策略的研究才刚刚开始。在 DILI 中肝巨噬细胞活化时所产生的过量 ROS 有着重要作用,因此应用 NAC 治疗时,随着肝脏中谷胱甘肽含量的恢复,很可能会保护肝细胞免受巨噬细胞活化时产生的细胞因子和 ROS 的毒性作用。

DILI 的遗传易感性

DILI 的遗传易感性可能与特定的药物直接引起肝损伤有关,和(或)与肝损伤固有免疫应答的调节相关基因多态性有关。正在展开的 DILI 基因易感性研究,主要集中在应对外源性异物清除时,影响肝脏介导生物转化反应能力的基因[66]。肝脏代谢 APAP 主要有三种途径:葡糖醛酸转化作用(占 50%)、硫酸盐化作用(占 30%～44%)以及细胞色素 P450(cytochrome P450,CYP)代谢途径。虽然众所周知编码 APAP 代谢酶的基因存在多态性,但目前没有临床试验检测它们在 APAP 毒性反应中的作用。DILI 较低的发病率使得这些研究难以开展[66]。当代谢 APAP 时,UDP‐葡萄糖醛酸转移酶(UDP‐glucuronosyltransferases,UGT)和磺基转移酶(sulfotransferase,SULT)帮助药物形成非活性成分,而 CYP 酶系帮助形成了具有反应活性及毒性的 NAPQI。编码这些酶学家族的基因多态性可能会导致酶活性的变化。例如,黑人相对于白人来说对 APAP 有着更好的清除能力,这很可能是因为黑人基因上有 SULT1A1 这段额外副本。在亚洲人种中 CYP2E1 和 CYP2D6 的活性较低,所以不容易形成 APAP 的毒性代谢产物[67]。

然而了解遗传变异如何影响肝毒性还有许多研究要做,已有研究调查了基因多态性在肝损伤固有免疫应答中的作用,这些研究对理解 DILI 尤其是特殊类型的 DILI 是必需的。近期实验研究固有免疫应答中的基因变异性(如编码 TNF‐α 的基因多态性),仅是为了能预测 DILI 患者的易感性及预后[68]。肝脏招募巨噬细胞和中性粒细胞的能力也存在基因多态性,这也会影响 DILI 的易感性及预后。例如,CD44 是一种细胞表面蛋白,对细胞间的黏附迁移有着重要作用,近期的研究指出 CD44 促进 APAP 的肝损伤作用[69]。基因多态性影响 CD44 的表达,因而也会影响个体对 APAP 相关肝损伤的应答[70]。理解基因多态性与 DILI 之间的关系可为特异质药物反应提供新见解,对于特定的个体来说,DILI 反应的诱因和严重程度可能是相对独特的。

结　论

尽管从全球范围来看 DILI 的发病率相对较低,但其所致的后果很可能是致死性的。因此,理解肝损伤发展和治疗的潜在机制是很重要的。目前认为已经死亡和正在死亡的肝细胞可以产生 DAMP,使得肝巨噬细胞活化,促使机体对药物产生反应。值得说明的是,肝巨噬细胞有着双重作用,一方面保护肝脏免受持续损伤,另一方面如果没有合理的调控,它也可以导致不受控的免疫应答。近期人们认识到了原位及招募巨噬细胞表型的巨大可塑性,因此损伤应答时巨噬细胞的复杂调控机制开始被逐渐揭开。考虑到这种肝巨噬细胞机能活性的可变性,动态地调节巨噬细胞表型可以被当作一种治疗方法,因此促进 DILI 患者的康复。尽管大多数证据支持巨噬细胞的活化和固有免疫应答在缓解 APAP 毒性时发挥了作用,但在特异质性 DILI(idiosyncratic DILI,IDIL)中这一系统在疾病发生、进展和适应过程中的重要作用仍需要进一步的研究。尽管近来发现 IDILI 通过人类白细胞抗原(human leucocyte antigen,HLA;编码组织相容性抗原)单倍型而与获得性免疫相关联,但固有免疫系统在获得性免疫危险信号共刺激以及获得性免疫介导的 DILI 发展中的作用和其对损伤严重程度的影响仍需进一步探究。

(崔恒夫　牛丽洁　朱明娇　译　于岩岩　马世武　校)

参考文献

[1] Bernal W,Auzinger G,Dhawan A,Wendon J. Acute liver failure. Lancet 2010;376:190-201.

[2] O'Grady JG,Schalm SW,Williams R. Acute liver failure:redefining the syndromes. Lancet 1993;342:273-275.

[3] Holt M,Ju C. Drug-induced liver injury. Handb Exp Pharmacol 2010;196:3-27.

[4] Park BK,Kitteringham NR,Maggs JL,Pirmohamed M,Williams DP. The role of metabolic activation in drug-induced hepatotoxicity. Annu Rev Pharmacol Toxicol 2005;45:177-202.

[5] Antoine DJ,Williams DP,Park BK. Understanding the role of reactive metabolites in drug-induced hepatotoxicity:state of the science. Expert Opin Drug Metab Toxicol 2008;4:1415-1427.

[6] Maher JJ. DAMPs ramp up drug toxicity. J Clin Invest 2009;119:246-249.

[7] Holt MP,Cheng L,Ju C. Identification and characterization of infiltrating macrophages in acetaminophen-induced liver injury. J Leukoc Biol 2008;84:1410-1421.

[8] Liu ZX,Han D,Gunawan B,Kaplowitz N. Neutrophil depletion protects against murine acetaminophen hepatotoxicity. Hepatology 2006;43:1220-1230.

[9] Liu ZX,Govindarajan S,Kaplowitz N. Innate immune system

plays a critical role in determining the progression and severity of acetaminophen hepatotoxicity. Gastroenterology 2004; 127: 1760 - 1774.

[10] Numata K, Kubo M, Watanabe H, Takagi K, Mizuta H, Okada S, et al. Overexpression of suppressor of cytokine signaling - 3 in T cells exacerbates acetaminophen-induced hepatotoxicity. J Immunol 2007; 178: 3777 - 3785.

[11] Thomson AW, Knolle PA. Antigen-presenting cell function in the tolerogenic liver environment. Nat Rev Immunol 2010; 10: 753 - 766.

[12] Holt MP, Ju C. Mechanisms of drug-induced liver injury. AAPS J 2006; 8: E48 - 54.

[13] Laskin DL, Gardner CR, Price VF, Jollow DJ. Modulation of macrophage functioning abrogates the acute hepatotoxicity of acetaminophen. Hepatology 1995; 21: 1045 - 1050.

[14] Michael SL, Pumford NR, Mayeux PR, Niesman MR, Hinson JA. Pretreatment of mice with macrophage inactivators decreases acetaminophen hepatotoxicity and the formation of reactive oxygen and nitrogen species. Hepatology 1999; 30: 186 - 195.

[15] Ju C, Reilly TP, Bourdi M, Radonovich MF, Brady JN, George JW, et al. Protective role of Kupffer cells in acetaminophen-induced hepatic injury in mice. Chem Res Toxicol 2002; 15: 1504 - 1513.

[16] Chiu H, Gardner CR, Dambach DM, Durham SK, Brittingham JA, Laskin JD, et al. Role of tumor necrosis factor receptor 1 (p55) in hepatocyte proliferation during acetaminophen-induced toxicity in mice. Toxicol Appl Pharmacol 2003; 193: 218 - 227.

[17] Han J, Ulevitch RJ. Limiting inflammatory responses during activation of innate immunity. Nat Immunol 2005; 6: 1198 - 1205.

[18] Gordon S. Alternative activation of macrophages. Nat Rev Immunol 2003; 3: 23 - 35.

[19] Gordon S, Taylor PR. Monocyte and macrophage heterogeneity. Nat Rev Immunol 2005; 5: 953 - 964.

[20] Mosser DM, Edwards JP. Exploring the full spectrum of macrophage activation. Nat Rev Immunol 2008; 8: 958 - 969.

[21] Hutchinson JA, Riquelme P, Geissler EK, Fandrich F. Human regulatory macrophages. Methods Mol Biol 2011; 677: 181 - 192.

[22] Fleming BD, Mosser DM. Regulatory macrophages: setting the threshold for therapy. Eur J Immunol 2011; 41: 2498 - 2502.

[23] Mandal P, Pratt BT, Barnes M, McMullen MR, Nagy LE. Molecular mechanism for adiponectin-dependent M2 macrophage polarization: link between the metabolic and innate immune activity of full-length adiponectin. J Biol Chem 2011; 286: 13460 - 13469.

[24] Liao X, Sharma N, Kapadia F, Zhou G, Lu Y, Hong H, et al. Kruppel-like factor 4 regulates macrophage polarization. J Clin Invest 2011; 121: 2736 - 2749.

[25] Lawrence T, Natoli G. Transcriptional regulation of macrophage polarization: enabling diversity with identity. Nat Rev Immunol 2011; 11: 750 - 761.

[26] Odegaard JI, Ricardo-Gonzalez RR, Goforth MH, Morel CR, Subramanian V, Mukundan L, et al. Macrophage-specific PPARgamma controls alternative activation and improves insulin resistance. Nature 2007; 447: 1116 - 1120.

[27] Louvet A, Teixeira-Clerc F, Chobert MN, Deveaux V, Pavoine C, Zimmer A, Pecker F, Mallat A, Lotersztajn S. Cannabinoid CB2 receptors protect against alcoholic liver disease by regulating Kupffer cell polarization in mice. Hepatology 2011; 54: 1217 - 1226.

[28] Antoniades CG, Quaglia A, Taams LS, Mitry RR, Hussain M, Abeles R, et al. Source and characterisation of hepatic macrophages in acetaminophen-induced acute liver failure in humans. Hepatology 2012; 56(2): 735 - 746.

[29] Ishida Y, Kondo T, Kimura A, Tsuneyama K, Takayasu T, Mukaida N. Opposite roles of neutrophils and macrophages in the pathogenesis of acetaminophen-induced acute liver injury. Eur J Immunol 2006; 36: 1028 - 1038.

[30] You Q, Cheng L, Kedl RM, Ju C. Mechanism of T cell tolerance

[31] Yin H, Cheng L, Holt M, Hail Jr. N, Maclaren R, Ju C. Lactoferrin protects against acetaminophen-induced liver injury in mice. Hepatology 2010; 51: 1007 - 1016.

[32] Han D, Shinohara M, Ybanez MD, Saberi B, Kaplowitz N. Signal transduction pathways involved in drug-induced liver injury. Handb Exp Pharmacol 2010; 196: 267 - 310.

[33] Franchi L, Warner N, Viani K, Nunez G. Function of Nod-like receptors in microbial recognition and host defense. Immunol Rev 2009; 227: 106 - 128.

[34] Vandanmagsar B, Youm YH, Ravussin A, Galgani JE, Stadler K, Mynatt RL, et al. The NLRP3 inflammasome instigates obesity-induced inflammation and insulin resistance. Nat Med 2011; 17: 179 - 188.

[35] Imaeda AB, Watanabe A, Sohail MA, Mahmood S, Mohamadnejad M, Sutterwala FS, et al. Acetaminophen-induced hepatotoxicity in mice is dependent on Tlr9 and the Nalp3 inflammasome. J Clin Invest 2009; 119: 305 - 314.

[36] Williams CD, Farhood A, Jaeschke H. Role of caspase - 1 and interleukin - 1beta in acetaminophen-induced hepatic inflammation and liver injury. Toxicol Appl Pharmacol 2010; 247: 169 - 178.

[37] Williams CD, Antoine DJ, Shaw PJ, Benson C, Farhood A, Williams DP, et al. Role of the Nalp3 inflammasome in acetaminophen-induced sterile inflammation and liver injury. Toxicol Appl Pharmacol 2011; 252: 289 - 297.

[38] Hoque R, Sohail MA, Salhanick S, Malik AF, Ghani A, Robson SC, et al. P2X7 receptor-mediated purinergic signaling promotes liver injury in acetaminophen hepatotoxicity in mice. Am J Physiol Gastrointest Liver Physiol 2012; 15; 302(10): G1171 - G1179.

[39] Stienstra R, Joosten LA, Koenen T, van Tits B, van Diepen JA, van den Berg SA, et al. The inflammasome-mediated caspase - 1 activation controls adipocyte differentiation and insulin sensitivity. Cell Metab 2010; 12: 593 - 605.

[40] Martin-Armas M, Simon-Santamaria J, Pettersen I, Moens U, Smedsrod B, Sveinbjornsson B. Toll-like receptor 9 (TLR9) is present in murine liver sinusoidal endothelial cells (LSECs) and mediates the effect of CpG - oligonucleotides. J Hepatol 2006; 44: 939 - 946.

[41] Csak T, Ganz M, Pespisa J, Kodys K, Dolganiuc A, Szabo G. Fatty acid and endotoxin activate inflammasomes in mouse hepatocytes that release danger signals to stimulate immune cells. Hepatology 2011; 54: 133 - 144.

[42] Antoine DJ, Williams DP, Kipar A, Laverty H, Park BK. Diet restriction inhibits apoptosis and HMGB1 oxidation and promotes inflammatory cell recruitment during acetaminophen hepatotoxicity. Mol Med 2010; 16: 479 - 490.

[43] Antoine DJ, Jenkins RE, Dear JW, Williams DP, McGill MR, Sharpe MR, et al. Molecular forms of HMGB1 and keratin - 18 as mechanistic biomarkers for mode of cell death and prognosis during clinical acetaminophen hepatotoxicity. J Hepatol 2012; 56(5): 1070 - 1079.

[44] Dragomir AC, Laskin JD, Laskin DL. Macrophage activation by factors released from acetaminophen-injured hepatocytes: potential role of HMGB1. Toxicol Appl Pharmacol 2011; 253: 170 - 177.

[45] Scaffidi P, Misteli T, Bianchi ME. Release of chromatin protein HMGB1 by necrotic cells triggers inflammation. Nature 2002; 418: 191 - 195.

[46] McDonald B, McAvoy EF, Lam F, Gill V, de la Motte C, Savani RC, et al. Interaction of CD44 and hyaluronan is the dominant mechanism for neutrophil sequestration in inflamed liver sinusoids. J Exp Med 2008; 205: 915 - 927.

[47] Tilg H, Diehl AM. Cytokines in alcoholic and nonalcoholic steatohepatitis. N Engl J Med 2000; 343: 1467 - 1476.

[48] Yohe HC, O'Hara KA, Hunt JA, Kitzmiller TJ, Wood SG,

Bement JL, et al. Involvement of Toll-like receptor 4 in acetaminophen hepatotoxicity. Am J Physiol Gastrointest Liver Physiol 2006; 290: G1269 - G1279.

[49] Lacour S, Antonios D, Gautier JC, Pallardy M. Acetaminophen and lipopolysaccharide act in synergy for the production of pro-inflammatory cytokines in murine RAW264. 7 macrophages. J Immunotoxicol 2009; 6: 84 - 93.

[50] Gasque P. Complement: a unique innate immune sensor for danger signals. Mol Immunol 2004; 41: 1089 - 1098.

[51] Walport MJ. Complement. First of two parts N Engl J Med 2001; 344: 1058 - 1066.

[52] Monsinjon T, Gasque P, Chan P, Ischenko A, Brady JJ, Fontaine MC. Regulation by complement C3a and C5a anaphylatoxins of cytokine production in human umbilical vein endothelial cells. FASEB J 2003; 17: 1003 - 1014.

[53] Schieferdecker HL, Schlaf G, Jungermann K, Gotze O. Functions of anaphylatoxin C5a in rat liver: direct and indirect actions on nonparenchymal and parenchymal cells. Int Immunopharmacol 2001; 1: 469 - 481.

[54] Jauneau AC, Ischenko A, Chan P, Fontaine M. Complement component anaphylatoxins upregulate chemokine expression by human astrocytes. FEBS Lett 2003; 537: 17 - 22.

[55] DiScipio RG, Daffern PJ, Jagels MA, Broide DH, Sriramarao P. A comparison of C3a and C5a-mediated stable adhesion of rolling eosinophils in postcapillary venules and transendothelial migration in vitro and in vivo. J Immunol 1999; 162: 1127 - 1136.

[56] Woodruff TM, Nandakumar KS, Tedesco F. Inhibiting the C5 - C5a receptor axis. Mol Immunol 2011; 48: 1631 - 1642.

[57] Brandl K, Plitas G, Mihu CN, Ubeda C, Jia T, Fleisher M, et al. Vancomycin-resistant enterococci exploit antibiotic-induced innate immune deficits. Nature 2008; 455: 804 - 807.

[58] Elsner J, Oppermann M, Czech W, Kapp A. C3a activates the respiratory burst in human polymorphonuclear neutrophilic leukocytes via pertussis toxin-sensitive G - proteins. Blood 1994; 83: 3324 - 3331.

[59] Elsner J, Oppermann M, Czech W, Dobos G, Schopf E, Norgauer J, et al. C3a activates reactive oxygen radical species production and intracellular calcium transients in human eosinophils. Eur J Immunol 1994; 24: 518 - 522.

[60] Heine H, El - Samalouti VT, Notzel C, Pfeiffer A, Lentschat A, Kusumoto S, et al. CD55/decay accelerating factor is part of the lipopolysaccharide-induced receptor complex. Eur J Immunol 2003; 33: 1399 - 1408.

[61] Triantafilou M, Triantafilou K. Lipopolysaccharide recognition: CD14, TLRs and the LPS - activation cluster. Trends Immunol 2002; 23: 301 - 304.

[62] Ellison Ⅲ RT, Horsburgh Jr CR, Curd J. Complement levels in patients with hepatic dysfunction. Dig Dis Sci 1990; 35: 231 - 235.

[63] Singhal R, Ganey PE, Roth RA. Complement activation in acetaminophen-induced liver injury in mice. J Pharmacol Exp Ther 2012; 341(2): 377 - 385.

[64] Larson AM, Polson J, Fontana RJ, Davern TJ, Lalani E, Hynan LS, et al. Acetaminophen-induced acute liver failure: results of a United States multicenter, prospective study. Hepatology 2005; 42: 1364 - 1372.

[65] Yang R, Miki K, He X, Killeen ME, Fink MP. Prolonged treatment with N - acetylcystine delays liver recovery from acetaminophen hepatotoxicity. Crit Care 2009; 13: R55.

[66] Daly AK, Day CP. Genetic association studies in drug-induced liver injury. Semin Liver Dis 2009; 29: 400 - 411.

[67] Zhao L, Pickering G. Paracetamol metabolism and related genetic differences. Drug Metab Rev 2011; 43: 41 - 52.

[68] Russmann S, Jetter A, Kullak-Ublick GA. Pharmacogenetics of drug-induced liver injury. Hepatology 2010; 52: 748 - 761.

[69] Harrill AH, Watkins PB, Su S, Ross PK, Harbourt DE, Stylianou IM, et al. Mouse population-guided resequencing reveals that variants in CD44 contribute to acetaminophen-induced liver injury in humans. Genome Res 2009; 19: 1507 - 1515.

[70] Tujios S, Fontana RJ. Mechanisms of drug-induced liver injury: from bedside to bench. Nat Rev Gastroenterol Hepatol 2011; 8: 202 - 211.

第10章
炎症在药物性肝损伤中的作用

Robert A. Roth, Patricia E. Ganey
美国，密歇根州，东兰辛，密歇根州立大学

提 纲

前 言

炎症是对侵入机体的病原微生物及吸入颗粒等其他物质的固有免疫应答。炎症的经典定义是局部红、肿、痛、热，组织功能丧失。然而，现在认为炎症应答是与固有免疫系统活化及其后果相关的一系列细胞和分子事件的组合。与固有免疫应答相关的多种类型细胞的表面或细胞内存在所谓"模式识别受体"（pattern recognition receptor，PRR）进一步佐证了这一观点。其中研究最为深入的是 toll 样受体（toll like receptor，TLR），它能够识别病原体含有或分泌的"病原体相关分子模式分子"（pathogen-associated molecular pattern molecule，PAMP）。一个 PAMP 得到良好研究的例子是革兰阴性菌细胞壁内毒素的脂多糖组分（lipopolysaccharide，LPS），但也存在肽聚糖/脂磷壁酸（peptidoglycan/lipoteichoic acid，PGN/LTA）及聚肌胞苷酸（polyinosinic/polycytidylic acid，polyI：C）等其他多种 PAMP。新近还认识到，TLR 对受损或死亡中的宿主细胞释放的分子亦可产生应答，例如改变了的 DNA、热休克蛋白（heat shock protein，HSP）及高迁移率组 B1 蛋白（high mobility group B1 protein，HMGB1）等。这些损伤相关分子模式（damage-associated molecular pattern，DAMP）可参与组织损伤的进展或消退过程[1-4]。

多种细胞可表达 TLR,这些细胞包括但不限于内皮细胞、某些上皮细胞,以及巨噬细胞、多形核嗜中性粒细胞(polymorphonuclear neutrophil,PMN)、自然杀伤细胞(natural killer,NK)等白细胞。PAMP 或 DAMP 与受体结合后,激活细胞及细胞内信号,最终导致炎症介质的表达和释放(图 10-1)。这些炎症介质包括各种细胞因子及化学趋化因子、毒性蛋白酶、脂质介质(前列腺素和白三烯等),以及活性氧基团(reactive oxygen,ROS)和活性氮基团(reactive nitrogen species,RNS)。其中部分炎症介质能直接损伤宿主细胞,并以自分泌或旁分泌的方式进一步刺激固有免疫细胞,从而放大炎症应答。活化细胞表面黏附分子的表达可促进白细胞通过内皮细胞向组织实质迁移以消灭病原体,但同时也可引起实质细胞的损伤。其他细胞表面分子的表达可活化血浆中的凝血和补体系统。这些细胞性介质和可溶性介质共同作用,导致血管通透性、血管活性及组织稳态的改变,从而产生典型的炎症表现。

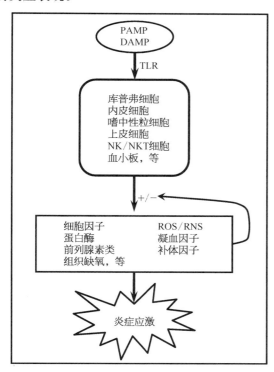

图 10-1 炎症应答简要示意图

病原微生物和受损的宿主组织分别释放病原相关分子模式(PAMP)和损伤相关分子模式(DAMP)分子,与 toll 样受体(TLR)结合,活化多种细胞。这些活化的细胞表达众多炎症介质,进一步促进其他细胞活化,并改变组织灌注、血管通透性及细胞代谢。炎症应激影响组织功能,依据其程度、介质表达的时机及所产生的介质之间的平衡情况,对机体可能有益也可能有害。NK,自然杀伤细胞;NKT,自然杀伤 T 细胞

重要的是,负调节性介质的产生可减少致炎因子的表达,从而限制急性炎症。这有助于控制炎症应答的强度,启动组织修复机制。这些调节机制通常可以破坏病原体,清除死亡或严重受损的宿主细胞,同时又可以防止组织过度损伤。如果这种调节机制失控,就可能随之发生全身炎症反应,导致多器官衰竭。

即使是固有免疫系统适度活化引起的炎症应激,也可至少从两种途径促进药物性肝损伤(drug-induced liver injury,DILI)。其一,暴露于药物或其代谢产物可启动肝内事件,激发炎症应答,从而促进肝细胞坏死。其二,独立启动的炎症发作可与药物相互作用,从而加重肝损伤。例如,炎症应激可提高肝脏对药物性损伤的敏感性,从而降低药物毒性作用的阈值。在这种情况下,急性炎症发作可被认为是 DILI 的易感因子之一。

本章将以特定药物为例来讨论固有免疫应答在 DILI 发生、发展中的作用。DILI 通常分为固有肝毒性(intrinsic hepatotoxicity)和特异质性肝毒性(idiosyncratic hepatotoxicity,IDILI),本章对炎症在这两种肝毒性中的潜在作用均有阐述。固有肝毒性,或称中毒性肝炎,具有剂量依赖性,在达到某种剂量时可发生于所有个体。其毒性反应来自药物或其代谢产物的直接效应,通常具有一个较短且可预测的潜伏期,并与特征性的肝损伤相关。

药物的固有肝毒性可以在实验动物中进行复制,而目前的临床前安全试验也可以鉴别出大多数具有这种潜在肝毒性的候选药物。相较而言,IDILI 反应仅发生于暴露在相关药物的少数(通常是极少部分)患者中。鉴于暴露在同一剂量的许多患者中仅有少数出现典型的药物不良反应,因此肝毒性反应和药物的剂量关系通常并不明确。肝脏病理改变常常是可变的,正如药物暴露和肝损伤发作之间的关系具有可变性一样。这些反应可能与不同个体的遗传和(或)环境因素有关,这些因素使得某些患者对 IDILI 易感。IDILI 反应不能通过目前的临床前动物实验或体外试验进行预测,因其发生概率极低,在临床试验中不易被侦测到,而某些 IDILI 只有在新药上市后被大量患者应用后才能发现。目前尚不清楚这些反应赖以发生的潜在机制,一个被广泛接受的假说是,导致固有性 DILI 和 IDILI 的机制是不同的,因为这两者的临床表现差异明显,但新近也有学者对此假说提出了质疑[5,6]。目前对固有性 DILI 机制的认识绝大部分来自动物模型研究,例如关于对乙酰氨基酚(acetaminophen)的毒性机制研究。对乙酰氨基酚又称扑热息痛(paracetamol),学名 N-乙酰-对氨基

酚(N-acetyl-p-aminophenol，APAP)。同样，动物模型研究最终也可能揭示 IDILI 发病机制的真相。本章后续部分将讨论炎症应激作为 DILI 损伤进展因子，以及作为固有性 DILI (intrinsic drug-induced liver injury)和 IDILI 的潜在易感因素的价值，并着重列举来自动物模型的相关证据。

炎症是固有性 DILI 的进展因子

由于其临床意义，近 30～40 年来许多关于固有性 DILI 机制的研究主要集中于 APAP 单种药物的毒性。因此，下文讨论将集中于固有免疫应答在 APAP 肝毒性中的作用。APAP 是最常用的一种非处方药，也是引起急性肝衰竭(acute liver failure，ALF)最常见的原因[7,8]。已经证明 APAP 肝毒性的小鼠模型能较好地复制与人类过量应用 APAP 相关的肝毒性[9]，目前关于 APAP 肝毒性机制的很多认识都是来自鼠类动物模型。

在治疗剂量下，APAP 主要通过硫酸化和葡萄糖苷酸化代谢为灭活的轭合物。也有少部分通过细胞色素 P450 (cytochrome P450，CYP)酶系统代谢为反应性 N-乙酰-对苯醌亚胺(N-acetyl-p-benzoquinoneimine，NAPQI)，后者与谷胱甘肽(glutathione，GSH)共轭结合而解毒。然而，在 APAP 过量时，CYP 途径将占优势，肝脏 GSH 被耗竭，NAPQI 与细胞内的蛋白质结合。这将在肝实质细胞(hepatic parenchymal cell，HPC，即肝细胞)内启动一系列事件，导致线粒体功能障碍、ATP 耗竭、氧化应激、DNA 损伤以及肿胀性坏死[9,10]。这些早期事件进一步启动导致肝损伤进展的二级机制，并根据药物剂量的不同，最终导致肝损伤消退(图 10-2)。肝损伤的进展伴有固有免疫细胞的活化，这些细胞表达炎性细胞因子，影响肝损伤的进程及严重程度。

近 20 年来许多关于 APAP 肝毒性的研究主要集中于固有免疫系统在其发病机制中的作用，现将相关研究总结于下文。本章不讨论 APAP 肝毒性的早期启动事件，因为该论题已在其他章节(第 2、4、5、8、19 章)中得到广泛论述。虽然 APAP 经过了深入研究并获得了海量信息作为例证，但固有免疫系统在 APAP 肝毒性中具有重要作用的许多认识可能也适用于其他药物引起的肝损伤。

一、DAMP 和 TLR 在对乙酰氨基酚中毒中的作用

NAPQI 直接引起的初始肝细胞损伤导致多种

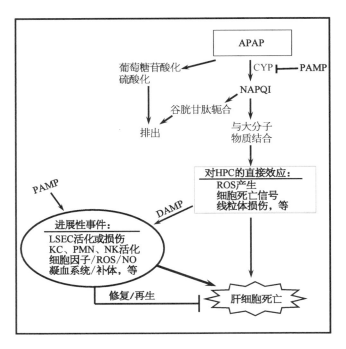

图 10-2　对乙酰氨基酚的肝毒性

APAP 被生物代谢为反应性 N-乙酰-对苯醌亚胺(NAPQI)，后者与细胞内的生物大分子结合，损伤肝实质细胞(HPC)，导致损伤相关分子模式(DAMP)分子的释放，刺激炎症细胞和炎性介质的产生。这些事件放大肝损伤，同时启动修复机制。暴露于微生物来源的病原体相关分子模式(PAMP)分子独立施加的炎症应激可以相似的机制促进 APAP 的肝毒性。PAMP 分子还可下调药物代谢酶的表达。CYP，细胞色素 P450；KC，库普弗细胞；LSEC，肝窦内皮细胞；NK，自然杀伤细胞；NO，一氧化氮；PMN，多形核嗜中性粒细胞；ROS，活性氧基团

DAMP 释放入血。这些 DAMP 包括 HMGB1、HSP70 及受损的 DNA 分子，可激活固有免疫系统的细胞[11]。这些 DAMP 对 TLR 的活化主要表现为可促进损伤进展。例如，在 APAP 的致病机制中，TLR9 由受损细胞释放的 DNA 分子所活化，缺乏 TLR9 或用 TLR9 拮抗剂处理过的小鼠，其肝损伤减轻，所表达的炎性细胞因子相对较少[12]。相似的是，TLR4 基因突变的小鼠对 APAP 的肝毒性敏感性下降，TLR4 或 TLR2 缺乏的小鼠，APAP 的致死率也下降[13,14]。CD24 和唾液酸结合性免疫球蛋白样凝集素(sialic acid-binding immunoglobulin-like lectin，Siglec)分子与高迁移率组蛋白 1(highmobility group box 1，HMGB1)相关，下调其激活 TLR 的能力。有趣的是，缺乏这些因子的小鼠在 APAP 刺激后出现了更严重的肝损伤和更显著的细胞因子表达，这为DAMP 和 TLR 信号参与 APAP 介导的肝毒性提供了额外证据[15]。亲环素 A(cyclophilin A)是另一种DAMP 分子，APAP 中毒的患者尿液亲环素 A 浓度增高，而缺乏亲环素 A 的小鼠可抵御 APAP 诱导的肝细胞损伤[16]。总之，这些结果显示在 APAP 中毒过程中

有 DAMP 释放,并通过激活固有免疫系统而促进肝损伤。

二、库普弗细胞

库普弗细胞(Kupffer cell,KC)是定居在肝脏的巨噬细胞,约占肝脏非实质细胞的 30%。KC 是体内最大的固定型组织巨噬细胞池,定居在肝窦内皮细胞(liver sinusoidal endothelial cell,LSEC)的管腔一侧。KC 的功能是清除细菌及其产物、衰老的红细胞以及来自循环的各种碎片,调节肝细胞的功能(例如对药物代谢酶、转运蛋白、急性期反应蛋白表达,以及肝糖原分解和耗氧的调节[17,18])。KC 还包括适应性免疫应答功能,充当抗原呈递细胞(antigen-presenting cell,APC)和调节成纤维细胞的增殖。KC 在活化后,NADPH 氧化酶(NADPH oxidase,NOX)活性增强,导致 ROS 释放,从而出现呼吸暴发。活化的 KC 还可表达和释放大量细胞因子、脂质介质、蛋白水解酶和一氧化氮(nitric oxide,NO)。因此,KC 在固有免疫应答和适应性免疫应答过程中均发挥重要作用。KC 还可被多种内源性分子(包括但不限于由损伤细胞释放的 DAMP),以及通过 TLR 的相互作用暴露于微生物或其代谢产物而激活。此外,暴露于特定的无生命物质可直接或间接激活或抑制 KC。在肝脏炎症应答期间,额外的巨噬细胞可在肝脏聚集,可能有助于调节肝细胞的功能或参与肝细胞的损伤和(或)修复。

在 APAP 肝中毒的啮齿类动物模型中,KC 和其他巨噬细胞被活化[19,20],但这些细胞在 APAP 肝中毒发病机制中的作用尚未完全阐明,需要进一步探讨。重组人白细胞介素-11(rhIL-11)可下调活化的巨噬细胞产生致炎介质,以之预先处理小鼠,可减轻 APAP 的肝毒性[21]。而且,以 GdC13 或含有二膦酸盐的脂质体灭活 KC 可改善早期 APAP 诱导的大鼠肝损伤[22-24]。APAP 处理过的小鼠,经 GdC13 灭活的 KC 与肝脏蛋白质的硝化作用相关,提示 KC 释放的 NO 促成了细胞蛋白质的硝化,而这种作用与 APAP 诱导的肝损伤进展相关[23]。这些结果提示 KC 促进了肝损伤的进展。然而,以含有氯膦酸的脂质体耗竭 KC 后,APAP 的肝毒性增加,提示这些细胞又具有保护作用[25]。KC 的这种保护作用可能缘于它们能释放抗炎细胞因子白细胞介素 10(IL-10)。确实,APAP 处理过的小鼠,消除 KC 后,IL-10 mRNA 的表达下降,而 IL-10−/− 的小鼠则对 APAP 的肝毒性更敏感[25]。APAP 处理过的小鼠,KC 的耗竭还与肝窦内皮细胞(LSEC)黏附分子

表达增强、血管通透性增加及出血相关,提示 KC 可缓解 APAP 对 LSEC 的损伤作用[26]。APAP 肝中毒时 KC 如何被激活尚未完全阐明。然而,APAP 损伤的肝细胞可释放 HSP70 和 HMGB1 等 DAMP 分子,而这些以及其他一些 DAMP 分子可活化 KC 和其他巨噬细胞[11]。在 APAP 的致病机制中,来自诱导性 NO 合酶(inducible NO synthase,iNOS)的 NO 也可促使 KC 活化[27]。

巨噬细胞在损伤肝脏的浸润在 APAP 诱导的肝损伤消退过程中具有某种作用。Ju 等发现 APAP 处理过的小鼠其肝脏积聚有来源于单核细胞的巨噬细胞群,是对 APAP 诱导的肝损伤的一种应答[28]。这一巨噬细胞群能吞噬损伤的细胞,诱导 PMN 的凋亡;C-C 家族趋化因子受体 2(C-C chemokine receptor 2,CCR2)敲除的小鼠缺乏这些巨噬细胞,在 APAP 诱导的肝损伤中,其肝细胞再生也是延迟的。Laskin 和 Pilaro[20]还发现,APAP 处理的大鼠,当肝细胞再生时,活化的巨噬细胞也出现在肝脏。体外研究显示,APAP 损伤的肝细胞释放的趋化蛋白可向肝脏募集巨噬细胞。在小鼠体内,巨噬细胞趋化蛋白 1(macrophage chemoattractant protein 1,MCP-1),亦即 C-C 基序趋化因子 2(C-C motif chemokine 2),其与 CCR2 的结合在募集巨噬细胞以及释放促损伤消退细胞因子方面起某种作用[29]。某些 CXC 趋化因子如巨噬细胞炎症蛋白 2(macrophage inflammatory protein 2,MIP-2)/C-X-C 基序趋化因子 2(C-X-C motif chemokine 2,CXCL2)、ENA-78/CXCL5 或 IL-8 也可能有助于肝细胞保持增殖能力[30]。

三、肿瘤坏死因子

KC 和其他细胞在活化后表达和释放肿瘤坏死因子 α(tumor necrosis factor alpha,TNF-α)等细胞因子。TNF-α 对多种细胞具有多重效应,例如刺激炎症细胞释放细胞毒性因子、增强细胞保护因子和增殖因子的表达等。TNF-α 还可下调药物代谢酶的表达,直接导致肝细胞死亡,尤其是当其与其他细胞因子发生协同作用,或同时存在 GSH 耗竭时[31]。TNF-α 通过两种受体,即 TNF 受体超家族成员 1(tumor necrosis factor receptor superfamily member 1,TNFR-1)和 TNFR-2,启动细胞内信号转导,活化核因子 κB(NF-κB)和多种与 TNF-α 效应相关的基因表达。

小鼠 APAP 中毒时,肝脏 TNF-α 及其他细胞因子的 mRNA 表达升高[32]。服用中毒剂量的 APAP 后,

血浆 TNF-α 浓度增高；Blazka 等[33,34] 和 Ishida 等[35] 均发现,应用 TNF-α 中和抗体处理后,可延迟肝细胞损伤的发作。此外,TNFR-1 缺乏的小鼠较野生型小鼠的肝损伤轻[35]。但其他一些研究未发现 APAP 致病期间 TNF-α 浓度升高,也未发现应用 TNF-α 中和抗体或在 TNF-α 缺乏的小鼠中出现 TNF-α 浓度的改变[36,37]。然而,与这两种结果相比,Gardner 等则报告 TNFR-1 缺乏的小鼠出现更严重的 APAP 诱导的肝毒性反应[38],伴肝内 GSH 延迟恢复、NF-κB 活性减弱的持续时间延长、肝细胞增殖减少。James 等[39] 也报告给予 APAP 的 TNFR-1 缺乏小鼠,其肝细胞增殖减弱;这表明 TNF-α 可促进肝脏自损伤恢复,具有保护作用[38,40,41]。

后来的许多研究显示,在 APAP 中毒期间,TNF-α 表达增加,而抵抗 APAP 肝毒性的保肝药物可减少 TNF-α 的表达[42-44]。但这些研究通常并未阐明 TNF-α 升高究竟是肝损伤的结果还是促进因素。综合而言,这些研究提示 TNF-α 在 APAP 肝中毒的进展和康复阶段可能既具有损伤作用又具有保护作用。

其他细胞因子也可能在 APAP 肝中毒时发挥作用。例如,Bourdi 等[45] 发现,既缺乏 IL-4 又缺乏 IL-10 的小鼠对 APAP 肝毒性高度易感。在 APAP 处理后,这些小鼠血浆 TNF-α、IFN-γ、IL-6 及其他细胞因子的浓度显著升高。中和 IL-6 可阻止这些小鼠肝毒性的放大。这些结果提示,IL-4 和 IL-10 可阻止 IL-6 的过度表达,而 IL-6 可能在 APAP 诱导的肝损伤进展中起某种作用。和 IL-6 相似,IL-13 可调节致炎细胞因子表达,IL-13 缺乏可增强 APAP 肝毒性[46]。因此,这些证据优势提示 APAP 肝中毒时多种致炎细胞因子的众多复杂作用既可能促进肝损伤,也可能具有保护肝细胞和促进修复的作用。

四、自然杀伤细胞和自然杀伤 T 细胞

自然杀伤细胞和自然杀伤 T 细胞(natural killer T cell, NKT 细胞)均是大颗粒淋巴细胞,可在不需要预先致敏的条件下裂解被感染的宿主细胞或肿瘤细胞。因此,这两种细胞被认为是固有免疫系统抵御病原微生物入侵的第一道防线的组成部分。NK 和 NKT 细胞植入在肝窦 LSEC 的内层,能表达可识别相关表面分子的自然杀伤细胞活性受体(NKG2D),而这些表面分子由感染或损伤等细胞应激分子所诱导。此外,NK 细胞的抑制性受体还可识别健康宿主细胞所表达的人类白细胞抗原Ⅰ类分子(human leucocyte antigen Ⅰ, HLA-Ⅰ),

而这种识别过程在一般情况下可阻止 NK 细胞的活化。NK 细胞的功能之一是分泌 IFN-γ 等细胞因子,而 IFN-γ 可活化巨噬细胞,并影响其他类型的细胞。活化的 NK 和 NKT 细胞还可表达 Fas 配体(Fas ligand, FasL),后者可与靶细胞表面的 Fas 结合,从而启动杀伤过程。

在应用 APAP 前选择性剔除 NK 和 NKT 细胞可减轻肝细胞坏死程度,提示这些细胞参与肝细胞的损伤过程[47]。肝损伤的减轻与 FasL、IFN-γ 及其他多种细胞因子 mRNA 的表达下降,以及 PMN 在肝脏的聚集减少相关。NK 和其他固有免疫细胞表达的 FasL 与肝细胞上的 Fas 受体相互作用,从而发挥杀伤细胞的效应。在 APAP 肝毒性进展期间,巨噬细胞、NK 细胞和 PMN 的 FasL 表达增加;而缺乏 Fas 或 FasL 的小鼠,或用针对 Fas 的反义寡核苷酸处理小鼠,则肝细胞坏死程度显著减轻[47,48]。后来有证据显示,上述研究中发现的 NK/NKT 细胞参与 APAP 诱导的肝损伤进展有赖用于 APAP 溶媒二甲基亚砜(dimethyl sulfoxide)[49]。这提示 NK/NKT 细胞对 APAP 肝毒性的促进作用可能依赖能激活这些细胞的相关因子的存在。

五、γ 干扰素

在 APAP 诱导的肝损伤进展过程中,NK 和 NKT 细胞是产生 γ 干扰素(interferon gamma, IFN-γ)最多的细胞[47]。Ishida 等发现,应用肝中毒剂量的 APAP 处理小鼠后,肝内 IFN-γ mRNA 水平增加。而 IFN-γ 遗传性缺乏或经 IFN-γ 中和抗体处理过的小鼠,其肝损伤明显减轻。这些改善作用与肝内趋化因子和其他致炎因子表达下降以及肝内 PMN 聚集减少相关[47,50]。下调 IFN-γ 和 TNF-α 等炎性细胞因子产生的因子之一是 MCP-1,MCP-1 通过与其受体 CCR2 结合而发挥作用。缺乏 CCR2 的小鼠在 APAP 刺激后出现了更强的肝毒性反应,肝组织中的 TNF-α 和 IFN-γ 浓度也更高[51]。中和这些小鼠体内的 IFN-γ 和 TNF-α 可减轻肝损伤,进一步提示这些细胞因子具有损害作用。相似的是,T 细胞过度表达细胞信号 3 抑制物(suppressor of cytokine signaling 3, SOCS-3)的小鼠,较对照组经受了更强的肝损伤,IFN-γ 和 TNF-α 的循环血浓度增加,而中和这些细胞因子可减轻肝损伤[52]。IL-13 是下调 NK/NKT 细胞活性和减少 IFN-γ 产生的细胞因子之一。在 APAP 处理后,IL-13 缺乏的小鼠较对照组出现了更高浓度

的 IFN-γ、TNF-α 和其他细胞因子,肝细胞损伤也更重。中和 IFN-γ 而非中和 TNF-α,可减轻肝损伤[46]。总之,这些结果支持 NK/NKT 细胞和 IFN-γ 在 APAP 诱导的肝损伤进展中起重要作用。

六、多形核嗜中性粒细胞

病原微生物入侵或损伤因子作用于宿主组织,早期即可出现多形核嗜中性粒细胞(PMN)在组织中聚集。在多数组织中,活化的补体因子 C3a 和 C5a 等趋化素及趋化因子参与这些细胞向组织的募集和经过内皮细胞屏障向组织实质的迁移。迁移过程还包括黏附分子(选择素和整合素)在内皮细胞和 PMN 表面的表达。在肝窦,PMN 可在没有这些分子表达的情况下聚集,这种聚集可能是通过肝窦收缩及其后 PMN 的陷入而实现的。浸润的 PMN 可杀灭病原微生物,并从组织中清除死亡或致死性损伤的宿主细胞。当 PMN 被众多任何种类的刺激因子活化后,可释放多种细胞毒性介质,具有损伤紧密并列的实质细胞的潜能。这些介质包括但不限于胞质颗粒来源的弹性蛋白酶等毒性蛋白酶、iNOS 产生的 NO、膜结合性 NOX 产生的过氧化物。后一种机制产生的过氧化物可转化为毒性更强的氧化物,包括来自 PMN 的髓过氧化物酶(myeloperoxidase,MPO)所催化产生的次氯酸(hypochlorous acid,HOCl)。虽然大量证据支持在特定条件下 PMN 具有组织损伤作用,但 PMN 也可参与损伤后的组织再生过程。

抗体诱导清除的 NK/NKT 细胞可减轻 PMN 在肝脏的聚集,提示前者可释放介质以促进 PMN 向靶组织汇聚[47]。此外,体内趋化因子 CXCL1/CINC(生长调节性 α 蛋白,growth-regulated alpha protein)和 CCL3/MIP-1-α(C-C 基序趋化因子 3,C-C motif chemokine 3)在肝脏表达增加,体外暴露的 HPC 可释放 CINC 相关蛋白[47,53-55]。对 PMN 在 APAP 肝毒性中作用的研究也出现了一些相矛盾的结果。暴露于 APAP 后,聚集在肝脏的 PMN 其 iNOS 水平上调,而 NO 参与了肝损伤的发病机制[56](另见第 19 章)。在大鼠和小鼠模型中,以针对不同 PMN 表位的抗体清除 PMN,可减轻肝细胞坏死[56-58]。细胞间黏附分子 1(intercellular adhesion molecule 1,ICAM-1)对于白细胞通过血管内皮细胞向组织实质外渗是非常重要的,ICAM-1 缺乏的小鼠其肝损伤减轻[58]。这些结果提示 PMN 可促进 APAP 诱导的肝细胞损伤进展。但其他一些研究显示,ICAM 的缺乏对肝损伤并不具有保护

作用[59],用针对 CD18 的抗体进行处理以干扰 PMN 的功能,或应用 CD18 缺乏的小鼠进行试验,也未能发现其对肝损伤具有保护作用[55,60]。而且,应用免疫组化检测肝脏 PMN 活化的生物标志物——HOCl 加合物,发现聚集于肝脏的 PMN 似不能被活化[59]。不论是 NOX 亚单位缺乏的小鼠,还是给予针对这些酶的抑制剂,均不能保护小鼠免遭 APAP 的肝毒性,提示 PMN 来源的 ROS 并未参与肝损伤的进展[61,59]。Jaeschke 和 Liu 等[62]提出假说认为,许多研究者发现的抗体诱导的保护作用可能来自“抗体-PMN 复合物”对 KC 的活化以释放肝脏保护因子。因此,有关 PMN 在 APAP 肝毒性发病机制中的作用的研究是相矛盾的,正反两方面的假说均有相关证据支持。有人认为这些细胞可通过促进保护性和(或)再生因子的表达而促进组织损伤的修复[63],但这种说法尚待确认。

七、内皮细胞

内皮细胞(LSEC)具有合成和释放细胞因子、NO、前列腺素和其他介质,表达可影响白细胞活性的黏附分子,以及激活凝血系统等诸多功能,因而在炎症应答过程中起关键作用。鼠类动物模型研究显示,APAP 中毒时,这些细胞功能失调,并可成为早期攻击的靶标[64-66]。在 APAP 中毒时,LSEC 的毁损可导致肝小叶中心区出血。若耗竭暴露于 APAP 的小鼠的 KC,可发现肝脏血管通透性和出血风险增加,提示在 APAP 中毒发病机制过程中,KC 有助于保持 LSEC 的完整性[26]。在 APAP 诱导的肝损伤进展过程中,LSEC 可能产生一部分 NO[67]。NO 在固有免疫应答中具有重要作用,有足够的证据显示 NO 可促进 APAP 的肝毒性,这将在本书第 19 章详细讨论,此处不赘述。血管内皮细胞还可合成前列环素(prostacyclin,PGI2),而 PGI2 具有很强的扩血管作用,PGI2 受体拮抗剂可加重 APAP 诱导的小鼠肝损伤。这提示 LSEC 产生的 PGI2 具有限制肝损伤进展的可能[68]。

肝损伤后 LSEC 的修复对于控制出血、恢复组织灌注和促进从损伤中恢复是至关重要的。虽然关于 LSEC 如何从 APAP 诱导的肝损伤中恢复尚待更多研究,但新近有证据显示,血管内皮生长因子(vascular endothelial growth factor,VEGF)通过 VEGF-1 受体在这一过程中发挥重要作用[69]。VEGF 的表达主要由低氧诱导转录因子(hypoxiainducible transcription factor,HIF)控制,而 HIF1-α 的水平在 APAP 诱导的肝损伤中是升高的[70]。证据还提示,在 APAP 诱导的肝损伤

进展期,HIF1-α对于凝血系统的活化和PMN在肝脏的聚集也是重要的[71]。条件性敲除HIF1-α在APAP诱导的肝毒性早期可减轻肝细胞损伤,但对后期肝损伤无影响,提示这一转录因子具有双重作用,亦即在肝损伤的早期可促进肝损伤,而在后期则可能具有改善性影响,这种影响与其对VEGF表达及血管修复的影响是一致的。

八、前列腺素

前列腺素(prostaglandin,PG)和其他前列腺素类物质(prostanoid)由内皮细胞、白细胞、血小板及其他细胞合成和释放入血。其合成始于细胞膜在磷脂酶(phospholipase,PL)的作用下释放花生四烯酸,后者在前列腺素G/H合成酶(即COX-1和COX-2)的作用下生成PGH2,PGH2进一步代谢为众多具有多种生物学特性的前列腺素类物质。COX途径的代谢产物包括血栓素及多种PG,其中部分成分与组织损伤相关。另一方面,PGE2则具有细胞保护作用。Ca21依赖性PLA2抑制剂或血栓素受体拮抗剂可减轻APAP引起的大鼠肝毒性[72,73]。相反,肝脏COX-2的表达及COX-2的代谢产物PGE2和PGD2在APAP中毒时是升高的,COX-2缺乏的小鼠、应用选择性COX-2抑制剂的小鼠,或应用PGE2抑制剂的小鼠,其肝损伤均加重[74,75]。上述证据提示,PGI2可改善APAP引起的肝毒性[75]。

九、树突状细胞和星状细胞

星状细胞和树突状细胞等其他固有免疫系统的细胞也可能促进APAP的肝毒性,尽管目前对这方面的情况知之尚少。星状细胞具有多种功能,包括控制局部肝窦灌注和释放能促进细胞增殖的因子。据报道,APAP中毒的患者,肝窦星状细胞的形态发生改变[76]。给予肝中毒剂量APAP的小鼠,毒素诱导的活化星状细胞的清空可增加肝损伤,又提示这些细胞有助于肝组织的再生[77]。相似的,APAP处理过的小鼠可出现肝脏树突状细胞的形态改变,增强其表达细胞因子,而清空这些细胞则加重肝损伤,提示这些细胞在APAP中毒过程中具有某种保护作用[78]。这些细胞的功能如何调节APAP诱导的肝损伤,许多问题尚待研究。

十、凝血和补体系统

除了炎症细胞及其产生的炎症介质,固有免疫应答还包括组成凝血和补体系统的循环蛋白。血液凝固过程包括细胞表达的组织因子(tissue factor,TF)启动一系列蛋白水解过程、产生凝血酶、裂解循环纤维蛋白原、形成纤维蛋白凝块和阻塞微血管。该过程可阻断血流,限制液体和细胞自脉管系统外溢。凝血过程虽然对限制肝损伤有益,但同时也限制了氧和营养成分向实质细胞的输送,从而参与组织损伤的发生、发展。凝血酶除了促进纤维蛋白的形成外,还能作用于各种非实质细胞表面蛋白水解酶活化的受体(proteinase-activated receptor,PAR),从而活化这些细胞。纤维蛋白的形成受到纤溶系统的限制,纤溶系统由一系列蛋白酶组成,可产生纤溶酶,从而降解纤维蛋白凝块。该系统受纤溶酶原激活物抑制物1(plasminogen activator inhibitor 1,PAI-1)的调节,PAI-1的活化可下调纤维蛋白的溶解,从而有助于凝血。

APAP诱导的肝损伤患者,血浆TF水平升高,凝血因子水平降低,凝血酶原时间延长,提示凝血系统激活[79-82]。暴露于中毒剂量的APAP后所发生的LSEC早期损伤支持凝血系统激活,而在APAP暴露后早期出现的TNF-α可诱导TF和PAI-1的表达。给予中毒剂量APAP的小鼠,早期即有肝脏TF增高,随后在血浆中出现凝血酶,继而出现PAI-1升高[83]。肝脏纤维蛋白的沉积也可与肝损伤的发作同时发生,不论是遗传性缺乏TF的小鼠,还是应用肝素进行抗凝治疗,均可减轻肝损伤的早期(即发病6h以内)进展。相似的是,PAR-1−/−小鼠在肝损伤发作早期6h内的损伤轻于野生型对照组,但两组在24h的损伤是相似的。这些结果提示凝血系统具有双重作用,即在早期可能通过PAR-1的活化而加重肝损伤,后期则可能通过纤维蛋白沉积而限制肝损伤和(或)促进组织修复,从而保护肝组织。

与凝血系统相似,补体系统由循环蛋白和膜结合性蛋白组成,这些蛋白质能通过酶学级联反应发生相互作用,导致生物学活性因子的产生。其蛋白质类产物包括补体组分C3a和C5a,能吸引和活化多种固有免疫细胞。终端补体复合物C5b-9,也称膜攻击复合物,能插入病原微生物的细胞膜而消灭病原微生物[84-86]。迄今科学界对补体系统在人类APAP中毒时的作用关注甚少,有限例数的报告显示,补体活化与APAP诱导的肝功能异常相关,但尚需更多的研究以了解这种相关性的普遍程度[87,88]。

以中毒剂量的APAP处理小鼠,可使小鼠的血浆补体成分C3减少,提示补体活化,并且C3b在肝小叶中央聚集[89]。应用眼镜蛇毒神经毒素因子预先清除补体,可取消 C3b 在肝脏的聚集,同时减少 PMN 的聚集、细胞因子的表达和肝细胞的坏死。C3$^{-/-}$ 小鼠的 APAP 肝毒性也是减轻的。这些结果提示,补体在 APAP 诱导的肝毒性进展过程中起某种作用。

十一、炎症和对乙酰氨基酚

越来越多的证据显示,多种炎性细胞和可溶性介质可通过不同途径促进 APAP 的肝毒性。一个贯穿于上述讨论的信息是,关于各种固有免疫系统成分在 APAP 诱导肝毒性进展过程中的作用,存在一些相反的研究结果。虽然导致这些矛盾结果的原因尚不清楚,但存在多种可能性。一个显然的原因是所使用的研究技术不同,用来解释毒性反应过程中因果关系证据的获取途径也不同。例如,采用不同的酶抑制剂、不同的细胞功能修饰剂以及经过不同遗传学修饰的动物进行研究,可以导致相矛盾的观察结果和相反的结论。其中一些处理手段可能干扰 APAP 的生物活化,从而导致对固有免疫在 APAP 肝毒性中作用的错误认识。虽然许多研究已经排除了这种可能性,但确实有一些研究未能排除这一点。产生矛盾结果的另一个原因是多种固有免疫组分既可限制组织损伤和刺激组织修复,又可导致细胞死亡和组织功能障碍。在 APAP 发病过程中,这些双重作用可能出现于不同的时间段,这可以解释为什么某些干预措施在 APAP 肝毒性的早期具有改善作用,而对肝损伤进展的后期无影响或促进肝损伤进展。而且,APAP 肝毒性的机制可能随 APAP 剂量的不同而存在质的差别,即具有肝毒性的小剂量 APAP 驱动肝损伤进展的机制可能与较大剂量 APAP 肝毒性的产生机制不同。最后,APAP 肝毒性还可能受到外来炎症事件(见下文)的影响:同一研究机构内部或不同研究机构之间的实验动物设施存在不同,实验动物暴露于致病微生物(例如幽门螺杆菌)的情况也存在不同,这些差异可导致实验动物对 APAP 反应的量和质的不同。炎症应答的复杂性,再加上不同研究者应用 APAP 剂量的差异、啮齿类动物的不同种类和株系、不同的居住和喂养环境,以及建立"因-效"关系的不同方法,均有可能导致相反的研究结果和结论,进而引起后续的争论。但有一点是明确的,随着对生物学认知的提高,APAP 介导细胞死亡和器官功能障碍机制的复杂性将进一步得到揭示。

炎症在特异质性 DILI 中的作用

IDILI 患者的肝活检结果显示,这种情况下几乎总

是可以观察到肝脏炎症。炎症通常伴有组织损伤,既可能是肝损伤病因,也可能是肝损伤的结果。由于肝活检标本仅获取自进展性肝损伤患者,因此通过肝活检确认炎症的存在是肝损伤病因之一是不可能的。然而,鉴于尚未弄清 IDILI 反应的发作方式,炎症在 IDILI 的发病机制中作为一种促进因素依然是可能的。支持这种可能性的证据来自氟烷性肝炎动物模型。氟烷(halothane)是一种在临床应用 50 余年的吸入性麻醉剂,虽然其作为麻醉剂有很好的特质,但在临床上与 IDILI 相关。由于异氟醚(isoflurane)等更安全的麻醉剂问世,氟烷在美国的应用已日趋减少。约 20% 应用氟烷的患者可产生适度的、可复性的、在临床上可耐受的肝损伤,而更值得关注的则是更少见的、更严重的、可致命的氟烷性肝炎[90]。

已研发出多种具有适度氟烷性肝损伤的动物模型,最近一种是由 Ju 等研发的小鼠模型[91]。IL-17 缺乏、PMN 耗竭、NKT 细胞缺乏(即 CD1d$^{-/-}$ 小鼠)均可减轻这种温和的损伤,而 KC 或 NK 细胞耗竭则不同,提示这种肝损伤有赖浸润的 PMN、NKT 细胞及 IL-17[91-93]。IL-10 可下调 IL-17 的表达,而 IL-10 缺乏可加重氟烷中毒[94]。

严重氟烷性肝炎已确立的危险因素包括女性、遗传易感性、年龄(成人更易感)及肥胖[90]。新近将人类的这些危险因素应用于氟烷处理的小鼠,研发出了一种可复制这些严重型 IDILI 重要特性的鼠类模型[95]。发育成熟的、禁食的雌性 Balb/c 小鼠在氟烷处理时出现了严重的肝损伤,而年轻的、随意喂食的雄性小鼠,或 C57BL/6 小鼠,并未出现严重的肝损伤。这些小鼠的肝细胞坏死伴有脂肪变性和炎症,这正是人类氟烷性肝炎的特征。

在这种动物模型中,严重肝损伤的发生有赖炎症应答,这是因为与具有抗性的雄性小鼠相比,氟烷处理的雌性小鼠具有更强的炎症应答。干扰 PMN 和 NK 细胞可减轻肝毒性反应,而不能产生 IFN-γ 的小鼠,可在肝损伤时得到保护[96]。这种动物模型的肝毒性不受 KC 耗竭或 NKT 细胞遗传性缺乏(CD1d$^{-/-}$ 小鼠)或 T 细胞和 B 细胞遗传性缺乏(RAG 敲除小鼠)的影响。穿孔素(perforin)是一种细胞毒性蛋白,由 NK 细胞表达和释放,穿孔素缺乏的小鼠,可在肝损伤时得到保护。肝损伤的严重程度有赖实验动物的发情周期,卵巢切除的小鼠其肝损伤和炎症均减轻[96]。黄体酮拮抗剂可对肝损伤提供保护,而应用黄体酮可增加氟烷处理的雌性小鼠的炎性细胞因子表达,推动中度肝损伤向

更严重的肝毒性发展[97,98]。总之,这些结果提示卵巢激素和固有免疫应答是该种动物模型氟烷性肝炎的重要决定因素。一般而言,这提示适用于人类危险因素的 IDILI 动物模型在今后有可能增进对 IDILI 发病机制、预防或干预措施的了解,从而减少 IDILI 的发病率和严重程度。

外源性炎症是 DILI 的易感因子

前述部分讨论的是药物本身启动的炎症反应在药物肝毒性反应中的作用。动物试验还发现,与药物暴露无关的独立炎症事件也可增加肝脏对药物肝毒性的敏感性。对数种异型生物质药物(xenobiotic agent)而言,确实如此。将大鼠共暴露(coexposure)于脂多糖(LPS),可增强来自玉米和谷物的真菌毒素(黄曲霉素 B1)、灌木茶中有时使用的双吡咯烷类生物碱(野百合碱)以及作为调味品和工业用途的烯醇(丙烯醇)引起的肝损伤[99-101]。对许多药物而言也是如此,本节内容对这方面的证据进行了回顾和评述。

一、炎症事件和固有性 DILI

可产生肝毒性的 APAP 剂量在不同的患者身上是不一样的,已提出多种危险因素来解释这种敏感性的变异,其中包括炎症。例如,甲型肝炎患者肝脏处于炎症状态,这类患者应用 APAP 发生急性肝衰竭的风险增加[102]。另一项研究显示,服用 APAP 的病毒性肝炎患者,血液中 APAP 的浓度与血浆丙氨酸氨基转移酶(alanine aminotransferase,ALT)活性增加相关[8]。应用 APAP 还可导致病毒性肝炎患者的凝血因子发生改变[103]。

炎症可提高患者对 APAP 诱导性肝损伤的敏感性这一假说已在实验动物中得到证实。预先用非肝毒性剂量的 LPS 处理小鼠 2 h,然后给予 APAP,导致肝损伤的剂量-应答曲线左移。单纯应用 175~250 mg/kg 的 APAP 进行处理,不出现或仅出现轻微肝损伤;而预先给予 LPS 处理,再给予上述剂量范围的 APAP,可引起显著的肝细胞坏死和血浆 ALT 活性增高[104]。肝毒性的增加并不伴随 GSH 水平下降等任何改变,提示在有或无 LPS 存在的情况下,APAP 的生物活化是相似的。用 LPS 进行共处理的小鼠,血浆 TNF-α 的浓度更高,肝脏 PMN 的聚集更多。有趣的是,原代培养的鼠类肝细胞,以 TNF-α、LPS 或脂磷壁酸(lipoteichoic acid,LTA,革兰阳性菌产物之一)进行处理,在 APAP

存在的条件下,可增加 ALT 的释放,提示某些炎症介质可直接提高肝细胞对 APAP 细胞毒性的敏感性[105]。

暴露于呼吸道肠道孤儿病毒(呼肠孤病毒,respiratory enteric orphan virus,reovirus)的小鼠也出现了与 LPS 预处理相类似的结果。呼肠孤病毒感染的小鼠,其肝脏 Cxcl2、Il6 和 Tnf mRNA 表达增加,提前 2 h 以呼肠孤病毒预先处理小鼠,可使原先并不导致肝毒性的 APAP 剂量产生肝损伤[104]。

这些研究中 LPS 暴露的时间对后果至关重要。LPS 暴露 2 h 后,以 APAP 进行刺激可加重肝损伤,但若 LPS 暴露 24 h 后再以 APAP 进行刺激,其肝损伤轻于单用 APAP 刺激[22,106]。这种保护作用伴有 CYP 活性减弱以及 APAP 与内源性大分子物质共价结合的减少,提示保护作用的产生原因在于 APAP 生物活化减少。与单用 APAP 相比,APAP 刺激后 3 h 再应用 LPS,可使肝脏炎症增加,但肝损伤并不增加[60]。这提示与炎症应激相关的早期改变对提高 APAP 肝中毒的敏感性至关重要。

患者长期服用可卡因与肝损伤相关[107,108],在这些患者肝活检标本中所发现的炎症是不一致的[108,109]。外源性炎症应激对可卡因诱导的肝毒性的作用已得到评估。小鼠经可卡因处理 5 d,应用小剂量 LPS 即可增强其肝毒性反应[110,111],这与炎症应答的增强相关。抑制 KC、iNOS 或 ROS,均可减轻用 LPS 和可卡因进行共处理的小鼠的肝毒性反应,提示 KC 介导的氧化应激和 NO 的产生在 LPS/可卡因共暴露的小鼠肝损伤形成过程中起重要作用。

二、炎症事件和特异质性 DILI

如上所述,IDILI 反应的发病机制尚不清楚。假说之一是炎症应激与药物暴露相互作用,导致某些病例发生 IDILI(图 10-3)。为证明该假说,已应用诸多与人类 IDILI 相关的药物处理经炎症因子刺激的啮齿类动物,所用炎症因子通常是 LPS,其与药物的应用间隔很短。在大多数案例中,不论是单独应用炎症因子还是药物,均不产生肝损伤,而以两者共处理则导致肝细胞坏死。因此,利用该假说形成了发生显著肝损伤的 IDILI 啮齿类动物模型。

已得到评估的多种不同的化学结构及许多治疗性药物见表 10-1。此外,大鼠和小鼠均被用来研发这些动物模型。以 LPS 和胺碘酮、氯丙嗪、双氯芬酸、雷尼替丁、舒林酸或曲伐沙星分别共处理大鼠,均可导致肝毒性[112-120]。经曲伐沙星和 LPS 或革兰阳性菌产物

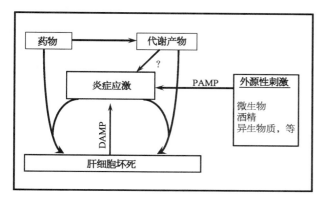

图 10 - 3　药物-炎症应激的相互作用

外源性刺激引起的炎症事件可与某种药物或其代谢产物之一相互作用,从而成为药物性肝损伤(DILI)的易感因素。可加剧肝毒性反应的炎症应激在药物治疗期间可能成为某些特异质性不良药物反应的基础。肝细胞损伤还可导致损伤相关分子模式(DAMP)分子的释放,从而增强炎症应激

PGN/LTA 共处理的小鼠发生了肝损伤[121]。单独给予氟烷可导致雌性 Balb/c 小鼠发生严重肝损伤(见上文),但雄性 Balb/c 小鼠仅产生轻度肝毒性。以氟烷和 LPS 共处理雄性小鼠,可产生与雌性小鼠单独接受氟烷刺激时发生程度相似的严重肝损伤[95]。类似的结果还可见于以氟烷和 polyI:C 共处理的小鼠,后者可与 TLR3 结合帮助启动炎症反应[122]。

表 10 - 1　与炎症应激的相互作用已得到评估的致特异质性 DILI 药物

药　物	药理学分类
胺碘酮	抗心律失常药物
氯丙嗪	抗精神病药物
氟烷	麻醉剂
双氯芬酸	非甾体类抗炎药物
雷尼替丁	组胺 2(H2)受体拮抗剂
舒林酸	非甾体类抗炎药物
曲伐沙星	抗感染药物

参考文献见正文标注

某些研究以 LPS 和在人类并不倾向导致 IDILI 的药物对动物进行共处理。有两种此类药物得以检验:在结构和药理学方面与曲伐沙星相关的左氧氟沙星,以及在结构和药理学方面与雷尼替丁相关的法莫替丁。这两种阴性对比药物在与 LPS 合用时均未导致肝损伤[113,116]。这些结果提示,IDILI 相关药物和炎症应激之间的肝毒性相互作用具有某种程度的特异性。

三、细胞因子

对肝毒性反应的关键性炎症介质已得到相关研究

(表 10 - 2)。迄今为止,在所有药物-炎症的相互作用中,TNF - α 是介导肝损伤的中心性关键介质。LPS 可刺激 TNF - α 释放入血液循环。有趣的是,以曲伐沙星[121]、雷尼替丁[123]、胺碘酮[118]或舒林酸[124]进行共处理,在肝损伤发作前的某个时段即可出现血浆 TNF - α 峰浓度增高和(或)持续时间延长。在应用曲伐沙星的病例中,这种效应至少部分是由于药物介导的对 TNF - α 清除的抑制[125]。以己酮可可碱阻断 TNF - α 的合成,或以依那西普(etanercept)抑制其活性,均可减轻相关动物模型的肝损伤[116,118,121,123-125]。解聚素和金属蛋白酶 17(a disintegrin and metalloprotease 17, ADAM 17)能将前 TNF - α(pro - TNF - α)裂解为有活性的 TNF - α,而 ADAM 17 抑制剂可减轻以 LPS 和雷尼替丁共处理后的肝毒性[126]。缺乏 TNFR - 1 或 TNFR - 2 的小鼠能抵抗曲伐沙星和 LPS 共刺激引起的肝损伤。进一步研究显示,应用 TNF - α 代替 LPS 刺激经曲伐沙星处理的小鼠,可引起显著的肝损伤[125,127]。

表 10 - 2　"药物-炎症应激"特异质性 DILI 动物模型的相关介质

炎症介质	药　物	参考文献
肿瘤坏死因子(TNF - α)	曲伐沙星	[116,125,127]
	舒林酸	[124]
	雷尼替丁	[123]
	胺碘酮	[118]
	氟烷	[122]
γ 干扰素(IFN - γ)	曲伐沙星	[128]
嗜中性粒细胞	曲伐沙星	[121]
	舒林酸	[131]
	雷尼替丁	[130,132]
	双氯芬酸	[115]
自然杀伤细胞(NK)	氟烷	[122]
库普弗细胞(KC)	氟烷	[122]
凝血系统	曲伐沙星	[135]
	舒林酸	[117]
	雷尼替丁	[130,132,136]
氧化应激	舒林酸	[138]

某种介质缺乏相关药物条目,表示这种介质尚未在相应动物模型中得到评估

TNF - α 增强药物肝毒性的能力还通过体外试验得到评估。鼠类肝瘤细胞株 Hepa - 1c1c7,曲伐沙星并不能诱导细胞死亡。TNF - α 具有浓度依赖性杀伤细胞作用,而曲伐沙星可敏化 TNF - α 对 Hepa - 1c1c7 细胞的细胞毒作用,这种细胞毒效应是由活化的半胱天冬酶(cysteine-containing aspartate-specific proteases, caspase)所介导的[125]。不论是胺碘酮还是其初级代谢产物

（单-N-去乙胺碘酮，mono - N - desethylamiodarone），均对 Hepa - 1c1c7 细胞具有细胞毒性，而 TNF - α 可增强其细胞毒效应[118]。相似的，在原代大鼠肝细胞和 HepG2 细胞中，TNF - α 可增强舒林酸毒性代谢产物（舒林酸硫化物）所诱导的细胞毒性[124]。这种效应既由 caspase 介导，也由 ROS 介导。在原代鼠肝细胞，TNF - α 可增强氯丙嗪的杀细胞活性[105]。这些结果提示，某些 IDILI 相关的药物可增强 TNF - α 杀伤肝细胞的敏感性。

其他一些细胞因子也被发现涉及对曲伐沙星和 LPS 共处理的肝毒性反应。缺乏 IL - 18 和 IFN - γ 的小鼠，其肝损伤显著减轻[128]。以依那西普处理小鼠，可减少曲伐沙星/LPS 共处理后的血浆 IFN - γ 浓度，IFN - γ 敲除的小鼠其血浆 TNF - α 和 IL - 18 浓度也减少，提示在这三种细胞因子之间存在正反馈调节。在雷尼替丁或曲伐沙星介导的对原代大鼠肝细胞的杀伤试验中，以及在曲伐沙星介导的对 HepG2 细胞的杀伤试验中，TNF - α、IFN - γ 和 LPS 的混合刺激使得杀细胞效应的浓度应答曲线左移[129]。不论是否存在细胞因子混合物，在雷尼替丁的阴性对照组西咪替丁和曲伐沙星的阴性对照组左氧氟沙星均未观察到杀细胞效应。

四、多形核嗜中性粒细胞

在检验过 PMN 作用的任何一种药物-炎症模型中，均显示 PMN 也对肝损伤起关键作用。应用 LPS 处理后，PMN 向肝脏聚集，但单纯 PMN 的聚集并不足以引起肝损伤，PMN 需要被活化，然后才能加重肝损伤。在雷尼替丁或舒林酸研究中[130]，肝脏 PMN 在以药物和 LPS 共处理后被活化，但单纯应用药物进行处理则不能活化 PMN。因此，药物和 LPS 的相互作用对活化肝脏的 PMN 是至关重要的。对暴露于 LPS，并以双氯芬酸[115]、雷尼替丁[132]或舒林酸[131]进行共处理的动物，预先耗竭 PMN 可保护肝脏免遭损伤。此外，中和 CD18（一种便于 PMN 迁移和活化的黏附分子）可保护 LPS 和雷尼替丁共处理的动物免遭肝毒性[130]。CD18 缺乏的小鼠可抵御曲伐沙星联合 LPS 或 PGN/LTA 刺激所引起的肝毒性[121]。

PMN 促进肝损伤的机制之一是释放弹性蛋白酶等蛋白水解酶。在体外，收集自活化 PMN 的培养液可杀伤肝细胞，这种效应大部分可归功于条件培养基中所含有的弹性蛋白酶和组织蛋白酶 G[133,134]。水蛭抑制素 C（Eglin C）是一种弹性蛋白酶抑制剂，可减轻大鼠在 LPS 和雷尼替丁[130]，或 LPS 和舒林酸[131]共刺激后诱

导的肝损伤。相似的，遗传性缺乏弹性蛋白酶的小鼠在曲伐沙星/LPS 或曲伐沙星/PGN/LTA 共处理后并不发生肝损伤[121]。在体外，雷尼替丁可敏化 PMN 条件培养基对原代肝细胞的细胞毒性，而法莫替丁则不能[113]。

五、凝血系统

多种"药物-炎症应激相互作用"的 IDILI 动物模型都涉及凝血系统。例如，LPS 可活化凝血系统，提高血浆抗纤溶蛋白 PAI - 1 的浓度，增加纤维蛋白在肝脏的沉积[135]。以曲伐沙星（而不是左氧氟沙星）进行共处理，可增强这些效应。抗凝剂肝素可保护肝损伤，提示凝血（或凝血酶）在促进肝脏毒性反应中起某种作用。以 LPS 和雷尼替丁[132,136]，或 LPS 和舒林酸[117]共处理大鼠，也出现了类似的结果。以 LPS 和雷尼替丁共处理动物后，观察到血管内皮细胞损伤，而内皮细胞损伤可促进凝血系统活化[136]。

应用纤维蛋白溶解剂链激酶可减轻肝毒性，提示 LPS/雷尼替丁共刺激引起的纤维蛋白沉积对促进肝损伤有重要作用[136]。有研究显示，PAI - 1 抑制剂可保护肝损伤，进一步支持了上述假说[126]。PAI - 1 抑制剂也可保护舒林酸/LPS 共刺激引起的肝毒性[131]。PAI - 1 敲除的小鼠，曲伐沙星/LPS 共刺激引起的肝毒性反应减轻，但肝脏纤维蛋白的沉积状况与野生型对照小鼠相似，提示 PAI - 1 促进肝损伤的机制与其止血功能无关[135]。PAI - 1 可调节细胞因子的产生和嗜中性粒细胞的活化，且 PAI - 1 敲除的小鼠其血浆多种细胞因子的浓度确实是减低的。

纤维蛋白在肝脏的沉积可导致组织缺氧。以 LPS/雷尼替丁共刺激的大鼠可出现肝脏缺氧，应用肝素治疗后肝组织缺氧区域得以减小[132]。以 LPS/双氯芬酸[137]或 LPS/舒林酸[117]共刺激的动物也可出现肝脏缺氧。体外试验显示，缺氧可增加舒林酸硫化物对肝细胞的杀伤效应[117]。

综合而言，上述观察结果提示凝血系统的活化可导致肝脏纤维蛋白沉积，并进而引起肝组织缺氧。对"药物-炎症应激"IDILI 动物模型而言，这些事件可能是肝损伤的重要促进因子。

六、炎症介质之间的相互作用

有研究调查了在"药物-炎症"相互作用中最终导致肝损伤的炎症介质之间复杂的相互作用。在舒林酸和 LPS 相互作用的模型中，TNF - α 对凝血功能的改变并

无促进作用，但可影响 PMN 的活化[131]。PAI－1 也可促进 PMN 的活化。以 LPS 和雷尼替丁共处理的大鼠中，凝血系统的改变可促进 PMN 在肝脏的聚集和活化，而 PMN 和弹性蛋白酶可影响凝血系统的活化，提示这两大系统之间存在一种循环调节[126,130]。有趣的是，PMN 弹性蛋白酶在缺氧环境中对体外分离的肝细胞具有更强的活性[132]，提示这种相互作用也可能发生于活体内。在以曲伐沙星共处理的小鼠中，TNF－α 可促进凝血系统的改变和纤维蛋白的沉积，也能促进其他细胞因子和趋化因子的产生[127]。这些研究结果提示，炎症介质之间的相互作用促进了这些 IDILI 动物模型的肝损伤，这种特殊的相互作用在不同的药物之间是不同的。

结　论

许多来自动物以及一些来自人类研究的证据表明，炎症可增强宿主暴露于异型生物质（包括药物）时的组织损伤。在 APAP 肝毒性的发病机制中，其在实质细胞内与细胞大分子物质的共价结合和引发的早期后果可启动一系列级联反应事件，包括可导致肝损伤进展的固有免疫系统的活化。损伤肝细胞释放的 DAMP 可促进众多炎症事件的活化，从而加重肝细胞坏死，但同时也能限制损伤的程度，这一过程涉及多种非实质细胞和炎症介质。此外，因暴露于 PAMP 而产生的独立炎症应激可增强 APAP 的肝毒性，这对 APAP 与肝炎病毒或人类酒精消耗之间的相互作用可能是非常重要的。虽然迄今为止对固有免疫系统在药物性肝病中的许多认识来自对 APAP 肝毒性的研究，但固有免疫应答很可能也促进其他药物引起的肝毒性。如果宿主在药物治疗期间暴露于 PAMP，这可能成为对药物产生特异质性反应的基础，与人类 IDILI 相关的许多药物的动物模型支持这一假说。认识活化的固有免疫系统如何促进 DILI，将有助于采取更合理的措施去防止或减轻这些反应所致的肝损伤。

致　谢

本文作者感谢 Ryan Albee 在本章版式方面提供的帮助。文中提及的相关研究受到美国国立卫生研究院（National Institutes of Health，NIH）基金项目（R01DK061315、R01ES004139、R21GM075865）和辉瑞制药有限公司（Pfizer，Inc）合作协议的资助。

（于乐成　译　陈成伟　校）

参考文献

[1] Hansen JD, Vojtech LN, Laing KJ. Sensing disease and danger: a survey of vertebrate PRRs and their origins. Dev Comp Immunol 2011; 35(9): 886-897.

[2] Wu MH, Zang P, Huang X. Toll-like receptors in innate immunity and infectious diseases. Front Med in China 2010; 4(4): 385-393.

[3] Xiang M, Fan J. Pattern recognition receptor-dependent mechanisms of acute lung injury. Mol Med 2010; 16(1-2): 69-82.

[4] Eleftheriadis T, Lawson BR. Toll-like receptors and kidney diseases. Inflamm Allergy-Drug Targets 2009; 8(3): 191-201.

[5] Senior JR. What is idiosyncratic hepatotoxicity? What is it not? J Hepatol 2008; 47(6): 1813-1815.

[6] Roth RA, Ganey PE. Intrinsic versus idiosyncratic drug-induced hepatotoxicity — two villains or one? J Pharmacol Exp Ther 2010; 332(3): 692-697.

[7] Larson AM, Polson J, Fontana RJ, Davern TJ, Lalani E, Hynan LS, et al. Acetaminophen-induced acute liver failure: results of a United States multicenter, prospective study. J Hepatol 2005; 42(6): 1364-1372.

[8] Lee WM. Acetaminophen and the U.S. Acute Liver Failure Study Group: lowering the risks of hepatic failure. J Hepatol 2004; 40(1): 6-9.

[9] Jaeschke H, McGill MR, Williams CD, Ramachandran A. Current issues with acetaminophen hepatotoxicity — a clinically relevant model to test the efficacy of natural products. Life Sci 2011; 88(17-18): 737-745.

[10] Kaplowitz N. Acetaminophen hepatotoxicity: what do we know, what don't we know, and what do we do next? J Hepatol 2004; 40(1): 23-26.

[11] Martin-Murphy BV, Holt MP, Ju C. The role of damage associated molecular pattern molecules in acetaminophen-induced liver injury in mice. Toxicol Lett 2010; 192(3): 387-394.

[12] Imaeda AB, Watanabe A, Sohail MA, Mahmood S, Mohamadnejad M, Sutterwala FS, et al. Acetaminophen-induced hepatotoxicity in mice is dependent on Tlr9 and the Nalp3 inflammasome. J Clin Invest 2009; 119(2): 305-314.

[13] Yohe HC, O'Hara KA, Hunt JA, Kitzmiller TJ, Wood SG, Bement JL, et al. Involvement of toll-like receptor 4 in acetaminophen hepatotoxicity. Am J Physiol — Gastrointest Liver Physiol 2006; 290(6): 1269-1279.

[14] Xu J, Zhang X, Monestier M, Esmon NL, Esmon CT. Extracellular histones are mediators of death through TLR2 and TLR4 in mouse fatal liver injury. J Immunol 2011; 187(5): 2626-2631.

[15] Chen GY, Tang J, Zheng P, Liu Y. CD24 and Siglec-10 selectively repress tissue damage-induced immune responses. Science 2009; 323(5922): 1722-1725.

[16] Dear JW, Simpson KJ, Nicolai MP, Catterson JH, Street J, Huizinga T, et al. Cyclophilin A is a damage-associated molecular pattern molecule that mediates acetaminophen-induced liver injury. J Immunol 2011; 187(6): 3347-3352.

[17] Raiford DS, Thigpen MC. Kupffer cell stimulation with Cornybacterium parvum reduces some cytochrome P450-dependent activities and diminishes acetaminophen and carbon tetrachloride-induced liver injury in the rat. Toxicol Appl Pharmacol 1994; 129(1): 36-45.

[18] Campion SN, Johnson R, Aleksunes LM, Goedken MJ, van Rooijen N, Scheffer GL, et al. Hepatic Mrp4 induction following acetaminophen exposure is dependent on Kupffer cell function. Am J Physiol — Gastrointest Liver Physiol 2008; 295(2): 294-304.

［19］ Laskin D, Pilaro AM. Potential role of activated macrophages in acetaminophen hepatotoxicity. I. Isolation and characterization of activated macrophages from rat liver. Toxicol Appl Pharmacol 1986; 86(2): 204 - 215.

［20］ Laskin DL, Pilaro AM, Ji S. Potential role of activated macrophages in acetaminophen hepatotoxicity. II. Mechanism of macrophage accumulation and activation. Toxicol Appl Pharmacol 1986; 86(2): 216 - 226.

［21］ Trepicchio WL, Bozza M, Bouchard P, Dorner AJ. Protective effect of rhIL - 11 in murine model of acetaminophen-induced hepatotoxicity. Toxicol Pathol 2001; 29(2): 242 - 249.

［22］ Laskin DL, Gardner CR, Price VF, Jollow DJ. Modulation of macrophage functioning abrogates the acute hepatotoxicity of acetaminophen. J Hepatol 1995; 21(4): 1045 - 1050.

［23］ Michael SL, Pumford NR, Mayeux PR, Niesman MR, Hinson JA. Pretreatment of mice with macrophage inactivators decreases acetaminophen hepatotoxicity and the formation of reactive oxygen and nitrogen species. J Hepatol 1999; 30(1): 186 - 195.

［24］ Goldin RD, Ratnayaka ID, Breach CS, Brown IN, Wickramasinghe SN. Role of macrophages in acetaminophen (paracetamol) - induced hepatotoxicity. J Pathol 1996; 179(4): 432 - 435.

［25］ Ju C, Reilly TP, Bourdi M, Radonovich MF, Brady JN, George JW, et al. Protective role of Kupffer cells in acetaminophen-induced hepatic injury in mice. Chem Res Toxicol 2002; 15(12): 1504 - 1513.

［26］ Holt MP, Yin H, Ju C. Exacerbation of acetaminophen-induced disturbances of liver sinusoidal endothelial cells in the absence of Kupffer cells in mice. Toxicol Lett 2010; 194(1 - 2): 34 - 41.

［27］ Ito Y, Abril ER, Bethea NW, McCuskey RS. Role of nitric oxide in hepatic microvascular injury elicited by acetaminophen in mice. Am J Physiol — Gastrointest Liver Physiol 2004; 286(1): 60 - 67.

［28］ Holt MP, Cheng L, Ju C. Identification and characterization of infiltrating macrophages in acetaminophen-induced liver injury. J Leukoc Biol 2008; 84(6): 1410 - 1421.

［29］ Dambach DM, Watson LM, Gray KR, Durham SK, Laskin DL. Role of CCR2 in macrophage migration into the liver during acetaminophen-induced hepatotoxicity in the mouse. J Hepatol 2002; 35(5): 1093 - 1103.

［30］ Hogaboam CM, Bone-Larson CL, Steinhauser ML, Lukacs NW, Colletti LM, Simpson KJ, et al. Novel CXCR2 - dependent liver regenerative qualities of ELR-containing CXC chemokines. J Fed Am Societies Exp Biol 1999; 13(12): 1565 - 1574.

［31］ Matsumaru K, Ji C, Kaplowitz N. Mechanisms for sensitization to TNF - induced apoptosis by acute glutathione depletion in murine hepatocytes. J Hepatol 2003; 37(6): 1425 - 1434.

［32］ Dambach DM, Durham SK, Laskin JD, Laskin DL. Distinct roles of NF - kappaB p50 in the regulation of acetaminophen-induced inflammatory mediator production and hepatotoxicity. Toxicol Appl Pharmacol 2006; 211(2): 157 - 165.

［33］ Blazka ME, Wilmer JL, Holladay SD, Wilson RE, Luster MI. Role of proinflammatory cytokines in acetaminophen hepatotoxicity. Toxicol Appl Pharmacol 1995; 133(1): 43 - 52.

［34］ Blazka ME, Elwell MR, Holladay SD, Wilson RE, Luster MI. Histopathology of acetaminophen-induced liver changes: role of interleukin 1 alpha and tumor necrosis factor alpha. Toxicol Pathol 1996; 24(2): 181 - 189.

［35］ Ishida Y, Kondo T, Tsuneyama K, Lu P, Takayasu T, Mukaida N. The pathogenic roles of tumor necrosis factor receptor p55 in acetaminophen-induced liver injury in mice. J Leukoc Biol 2004; 75(1): 59 - 67.

［36］ Simpson KJ, Lukacs NW, McGregor AH, Harrsion DJ, Streiter RM, Kunkel SL. Inhibition of tumor necrosis factor alpha does not prevent experimental paracetamol-induced hepatic necrosis. J Pathol 2000; 190(4): 489 - 494.

［37］ Boess F, Bopst M, Althaus R, Polsky S, Cohen SD, Eugster HP,

et al. Acetaminophen hepatotoxicity in tumor necrosis factor/lymphotoxin-alpha gene knockout mice. J Hepatol 1998; 27(4): 1021 - 1029.

［38］ Gardner CR, Laskin JD, Dambach DM, Chiu H, Durham SK, Zhou P, et al. Exaggerated hepatotoxicity of acetaminophen in mice lacking tumor necrosis factor receptor - 1. Potential role of inflammatory mediators. Toxicol Appl Pharmacol 2003; 192(2): 119 - 130.

［39］ James LP, Kurten RC, Lamps LW, McCullough S, Hinson JA. Tumor necrosis factor receptor 1 and hepatocyte regeneration in acetaminophen toxicity: a kinetic study of proliferating cell nuclear antigen and cytokine expression. Basic Clin Pharmacol Toxicol 2005; 97(1): 8 - 14.

［40］ Chiu H, Gardner CR, Dambach DM, Brittingham JA, Durham SK, Laskin JD, et al. Role of p55 tumor necrosis factor receptor 1 in acetaminophen-induced antioxidant defense. Am J Physiol — Gastrointest Liver Physiol 2003; 285(5): 959 - 966.

［41］ Chiu H, Gardner CR, Dambach DM, Durham SK, Brittingham JA, Laskin JD, et al. Role of tumor necrosis factor receptor 1 (p55) in hepatocyte proliferation during acetaminophen-induced toxicity in mice. Toxicol Appl Pharmacol 2003; 193(2): 218 - 227.

［42］ Yan SL, Wu ST, Yin MC, Chen HT, Chen HC. Protective effects from carnosine and histidine on acetaminophen-induced liver injury. J Food Sci 2009; 74(8): 259 - 265.

［43］ Yuan HD, Jin GZ, Piao GC. Hepatoprotective effects of an active part from Artemisia sacrorum Ledeb. against acetaminophen-induced toxicity in mice. J Ethnopharmacol 2010; 127(2): 528 - 533.

［44］ Rasool MK, Sabina EP, Ramya SR, Preety P, Patel S, Mandal N, et al. Hepatoprotective and antioxidant effects of gallic acid in paracetamol-induced liver damage in mice. J Pharm Pharmacol 2010; 62(5): 638 - 643.

［45］ Bourdi M, Eiras DP, Holt MP, Webster MR, Reilly TP, Wlech KD, et al. Role of IL - 6 in an IL - 10 and IL - 4 double knockout mouse model uniquely susceptible to acetaminophen-induced liver injury. Chem Res Toxicol 2007; 20(2): 208 - 216.

［46］ Yee SB, Bourdi M, Masson MJ, Pohl LR. Hepatoprotective role of endogenous interleukin - 13 in a murine model of acetaminophen-induced liver disease. Chem Res Toxicol 2007; 20(5): 734 - 744.

［47］ Liu ZX, Govindarajan S, Kaplowitz N. Innate immune system plays a critical role in determining the progression and severity of acetaminophen hepatotoxicity. Gastroenterology 2004; 127(6): 1760 - 1774.

［48］ Zhang H, Cook J, Nickel J, Yu R, Stecker K, Myers K, et al. Reduction of liver Fas expression by an antisense oligonucleotide protects mice from fulminant hepatitis. Nat Biotechnol 2000; 18: 862 - 867.

［49］ Masson MJ, Carpenter LD, Graf ML, Pohl LR. Pathogenic role of natural killer T and natural killer cells in acetaminophen-induced liver injury in mice is dependent on the presence of dimethyl sulfoxide. J Hepatol 2008; 48(3): 889 - 897.

［50］ Ishida Y, Kondo T, Ohshima T, Fujiwara H, Iwakura Y, Mukaida N. A pivotal involvement of IFN - gamma in the pathogenesis of acetaminophen-induced acute liver injury. J Fed Am Societies Exp Biol 2002; 16(10): 1227 - 1236.

［51］ Hogaboam CM, Bone-Larson CL, Steinhauser ML, Matsukawa A, Gosling J, Boring L, et al. Exaggerated hepatic injury due to acetaminophen challenge in mice lacking C - C chemokine receptor 2. Am J Pathol 2000; 156(4): 1245 - 1252.

［52］ Numata K, Kubo M, Watanabe H, Takagi K, Mizuta H, Okada S, et al. Over expression of suppressor of cytokine signaling - 3 in T cells exacerbates acetaminophen-induced hepatotoxicity. J Immunol 2007; 178(6): 3777 - 3785.

［53］ Takada H, Mawet E, Shiratori Y, Hikiba Y, Nakata R, Yoshida H, et al. Chemotactic factors released from hepatocytes exposed to acetaminophen. Dig Dis Sci J 1995; 40(8): 1831 - 1836.

［54］ Horbach M, Gerber E, Kahl R. Influence of acetaminophen treatment and hydrogen peroxide treatment on the release of a CINC - related protein and TNF - alpha from rat hepatocyte cultures. J Toxicol 1997; 121(2): 117 - 126.

［55］ Lawson JA, Farhood A, Hopper RD, Bajt ML, Jaeschke H. The hepatic inflammatory response after acetaminophen overdose: role of neutrophils. Toxicol Sci 2000; 54(2): 509 - 516.

［56］ Ishida Y, Kondo T, Kimura A, Tsuneyama K, Takayasu T, Mukaida N. Opposite roles of neutrophils and macrophages in the pathogenesis of acetaminophen-induced acute liver injury. Eur J Immunol 2006; 36(4): 1028 - 1038.

［57］ Smith GS, Nadig DE, Kokoska ER, Solomon H, Tiniakos DG, Miller TA. Role of neutrophils in hepatotoxicity induced by oral acetaminophen administration in rats. J Surg Res 1998; 80(2): 252 - 258.

［58］ Liu ZX, Han D, Gunawan B, Kaplowitz N. Neutrophil depletion protects against murine acetaminophen hepatotoxicity. J Hepatol 2006; 43(6): 1220 - 1230.

［59］ Cover C, Liu J, Farhood A, Malle E, Waalkes MP, Bajt ML, et al. Pathophysiological role of the acute inflammatory response during acetaminophen hepatotoxicity. Toxicol Appl Pharmacol 2006; 216(1): 98 - 107.

［60］ Williams CD, Bajt ML, Farhood A, Jaeschke H. Acetaminophen-induced hepatic neutrophil accumulation and inflammatory liver injury in CD18 - deficient mice. Liver Int 2010; 30(9): 1280 - 1292.

［61］ James LP, McCullough SS, Knight TR, Jaeschke H, Hinson JA. Acetaminophen toxicity in mice lacking NADPH oxidase activity: role of peroxynitrite formation and mitochondrial oxidant stress. Free Radic Res 2003; 37: 1289 - 1297.

［62］ Jaeschke H, Liu J. Neutrophil depletion protects against murine acetaminophen hepatotoxicity: another perspective. J Hepatol 2007; 45(6): 1588 - 1589.

［63］ Jaeschke H, Williams CD, Ramachandran A, Bajt ML. Acetaminophen hepatotoxicity and repair: the role of sterile inflammation and innate immunity. Liver Int 2011; 32(1): 8 - 20.

［64］ Williams AM, Langley PG, Osei-Hwediah J, Wendon JA, Hughes RD. Hyaluronic acid and endothelial damage due to paracetamol-induced hepatotoxicity. Liver Int 2003; 23(2): 110 - 115.

［65］ DeLeve LD, Wang X, Kaplowitz N, Shulman HM, Bart JA, van der Hoek A. Sinusoidal endothelial cells as a target for acetaminophen toxicity. Direct action versus requirement for hepatocyte activation in different mouse strains. Biochem Pharmacol 1997; 53(9): 1339 - 1345.

［66］ Ito Y, Bethna NW, Abril ER, McCuskey RS. Early hepatic micro-vascular injury in response to acetaminophen toxicity. Microcirculation 2003; 10(5): 391 - 400.

［67］ Salhanick SD, Orlow D, Holt DE, Pavlides S, Reenstra W, Buras JA. Endothelially derived nitric oxide affects the severity of early acetaminophen-induced hepatic injury in mice. Acad Emerg Med 2006; 13(5): 479 - 485.

［68］ Cavar I, Kelava T, Heinzel R, Culo F. The role of prostacyclin in modifying acute hepatotoxicity of acetaminophen in mice. Coll Anthropol 2009; 33(2): 25 - 29.

［69］ Kato T, Ito Y, Hosono K, Suzuki T, Tamaki H, Minamino T, et al. Vascular growth factor receptor - 1 signaling promotes liver repair through restoration of liver microvasculature after acetaminophen hepatotoxicity. Toxicol Sci 2011; 120(1): 218 - 229.

［70］ Chaudhuri S, McCullough SS, Hennings L, Letzig L, Simpson PM, Hinson JA, et al. Acetaminophen hepatotoxicity and HIF - 1α induction in acetaminophen toxicity in mice occurs without hypoxia. Toxicol Appl Pharmacol 2011; 252(3): 211 - 220.

［71］ Sparkenbaugh EM, Saini Y, Greenwood KK, LaPres JJ, Luyendyk JP, Copple BL, et al. The role of hypoxia-inducible factor - 1α in acetaminophen hepatotoxicity. J Pharmacol Exp Ther 2011; 338(2): 492 - 502.

［72］ Horton AA, Wood JM. Effects of inhibitors of phospholipase A2, cyclooxygenase and thromboxane synthetase on paracetamol hepatotoxicity in the rat. Eicosanoids 1989; 2(2): 123 - 129.

［73］ Horton AA, Wood JM. Prevention of paracetamol-induced hepatotoxicity in the rat by the thromboxane receptor antagonist, Sulotroban (BM 13177). J Lipid Mediators Cell Signalling 1991; 4(2): 245 - 247.

［74］ Reilly TP, Brady JN, Marchick MR, Bourdi M, George JW, Randovich MF, et al. A protective role for cyclooxygenase - 2 in drug-induced liver injury in mice. Chem Res Toxicol 2001; 14(12): 1620 - 1628.

［75］ Cavar I, Kelava T, Vukojević K, Saraga-Babić M, Culo F. The role of prostaglandin E2 in acute acetaminophen hepatotoxicity in mice. Histol Histopathol 2010; 25(7): 819 - 830.

［76］ Bernard PH, Le Bail B, Carles J, Fawaz R, Balabaud C, Rosenbaum J, et al. Morphology of hepatic stellate cells in patients with fulminant or subfulminant hepatitis requiring liver transplantation. J Submicrosc Cytol Pathol 1996; 28(1): 5 - 12.

［77］ Shen K, Chang W, Gao X, Wang H, Niu W, Song L, et al. Depletion of activated hepatic stellate cells correlates with severe liver damage and abnormal liver regeneration in acetaminophen-induced liver injury. Acta Biochim Biophys Sin (Shanghai) 2011; 43(4): 307 - 315.

［78］ Connolly MK, Ayo D, Malhorta A, Hackman M, Bedrosian AS, Ibrahim J, et al. Dendritic cell depletion exacerbates acetaminophen hepatotoxicity. J Hepatol 2011; 54(3): 959 - 968.

［79］ James LP, Wells E, Beard RH, Farrar HC. Predictors of outcome after acetaminophen poisoning in children and adolescents. J Pediatr 2002; 140(5): 522 - 526.

［80］ James LP, Simpson PM, Farrar HC, Kearns GL, Wasserman GS, Blumer JL, et al. Cytokines and toxicity in acetaminophen overdose. J Clin Pharmacol 2005; 45(10): 1165 - 1171.

［81］ Payen C, Dachraoui A, Pulce C, Descotes J. Prothrombin time prolongation in paracetamol poisoning: a relevant marker of hepatic failure? Hum Exp Toxicol 2003; 22(11): 617 - 621.

［82］ Kerr R. New insights into haemostasis in liver failure. Blood Coagul Fibrinolysis 2003; 14(1): 43 - 45.

［83］ Ganey PE, Luyendyk JP, Newport SW, Eagle TM, Maddox JF, Mackman N, et al. Role of the coagulation system in acetaminophen-induced hepatotoxicity in mice. J Hepatol 2007; 46(4): 1177 - 1186.

［84］ Markiewski MM, DeAngelis RA, Strey CW, Foukas PG, Gerard C, Gerard N, et al. The regulation of liver cell survival by complement. J Immunol 2009; 182(9): 5412 - 5418.

［85］ Walport MJ. Complement. Second of two parts. N Engl J Med 2001; 344(15): 1140 - 1144.

［86］ Ward PA. The dark side of C5a in sepsis. Nat Rev Immunol 2004; 4(2): 133 - 142.

［87］ Clapperton M, Rolando N, Sandoval L, Davies E, Williams R. Neutrophil superoxide and hydrogen peroxide production in patients with acute liver failure. Eur J Clin Invest 1997; 27(2): 164 - 168.

［88］ Ellison Ⅲ RT, Horsburgh Jr. CR, Curd J. Complement levels in patients with hepatic dysfunction. Dig Dis Sci 1990; 35(2): 231 - 235.

［89］ Singhal R, Ganey PE, Roth RA. The role of complement activation in acetaminophen-induced liver injury in mice. J Pharmacol Exp Ther 2012; 341(2): 377 - 385.

［90］ Cousins MJ, Plummer JL, Hall PD. Risk factors for halothane hepatitis. Aust N Z J Surg 1989; 59(1): 5 - 14.

［91］ You Q, Cheng L, Reilly TP, Wegmann D, Ju C. Role of neutrophils in a mouse model of halothane-induced liver injury. J Hepatol 2006; 44(6): 1421 - 1431.

［92］ Cheng L, You Q, Yin H, Holt MP, Ju C. Involvement of natural killer T cells in halothane-induced liver injury in mice. Biochem Pharmacol 2010; 80(2): 255 - 261.

[93] Kobayashi E, Kobayashi M, Tsuneyama K, Fukami T, Nakajima M, Yokoi T. Halothane-induced liver injury is mediated by interleukin - 17 in mice. Toxicol Sci 2009; 111(2): 302 - 310.

[94] Feng D, Wang Y, Xu Y, Luo Q, Lan B, Xu L. Interleukin 10 deficiency exacerbate halothane induced liver injury by increasing interleukin 8 expression and neutrophil infiltration. Biochem Pharmacol 2009; 77(2): 277 - 284.

[95] Dugan CM, MacDonald AE, Roth RA, Ganey PE. A mouse model of severe halothane hepatitis based on human risk factors. J Pharmacol Exp Ther 2010; 333(2): 364 - 372.

[96] Dugan CM, Fullerton AM, Roth RA, Ganey PE. Natural killer cells mediate severe liver injury in a murine model of halothane hepatitis. Toxicol Sci 2011; 120(2): 507 - 518.

[97] Masson MJ, Collins LA, Carpenter LD, Graf ML, Ryan PM, Bourdi M, et al. Pathological role of stressed-induced glucocorticoids in drug-induced liver injury in mice. Biochem Biophys Res Commun 2010; 397(3): 453 - 458.

[98] Toyoda Y, Miyashita T, Endo S, Tsuneyama K, Fukami T, Nakajima M, et al. Estradiol and progesterone modulate halothane-induced liver injury in mice. Toxicol Lett 2011; 204(1): 17 - 24.

[99] Sneed RA, Grimes SD, Schultze AE, Brown AP, Ganey PE. Bacterial endotoxin enhances the hepatotoxicity of allyl alcohol. Toxicol Appl Pharmacol 1997; 144: 77 - 87.

[100] Barton CC, Hill DA, Yee SB, Barton EX, Ganey PE, Roth RA. Bacterial lipopolysaccharide exposure augments aflatoxin B1 - induced liver injury. Toxicol Sci 2000; 55: 444 - 452.

[101] Yee SB, Kinser S, Hill DA, Barton CC, Hotchkiss JA, Harkema JR, et al. Synergistic hepatotoxicity from coexposure to bacterial endotoxin and the pyrrolizidine alkaloid monocrotaline. Toxicol Appl Pharmacol 2000; 166: 173 - 185.

[102] Rezende G, Roque-Afonso AM, Samuel D, Gigou M, Nicand E, Ferre V, et al. Viral and clinical factors associated with the fulminant course of hepatitis A infection. J Hepatol 2003; 38(3): 613 - 618.

[103] Yaghi C, Honein K, Boujaoude J, Slim R, Moucari R, Sayegh R. Influence of acetaminophen at therapeutic doses on surrogate markers of severity of acute viral hepatitis. Gastroentérologie Clinique et Biologique 2006; 30(5): 763 - 768.

[104] Maddox JF, Amuzie CJ, Li M, Newport SW, Sparkenbaugh E, Cuff CF, et al. Bacterial- and viral-induced inflammation increases sensitivity to acetaminophen hepatotoxicity. J Toxicol Environ Health Part A 2010; 73(1): 58 - 73.

[105] Gandhi A, Guo T, Ghose R. Role of c - Jun N - terminal kinase (JNK) in regulating tumor necrosis factor-alpha (TNF - alpha) mediated increase of acetaminophen (APAP) and chlorpromazine (CPZ) toxicity in murine hepatocytes. J Toxicol Sci 2010; 35(2): 163 - 173.

[106] Liu J, Sendelbach LE, Parkinson A, Klaassen CD. Endotoxin pretreatment protects against the hepatotoxicity of acetaminophen and carbon tetrachloride: role of cytochrome P450 suppression. J Toxicol 2000; 147(3): 167 - 176.

[107] Perino LE, Warren GH, Levine JS. Cocaine-induced hepatotoxicity in humans. Gastroenterology 1987; 93: 176 - 180.

[108] Wanless IR, Dore S, Gopinath N, Tan J, Cameron R, Heathcote EJ, et al. Histopathology of cocaine hepatotoxicity. Report of four patients. Gastroenterology 1990; 98: 497 - 501.

[109] Kanel GC, Cassidy W, Shuster L, Reynolds TB. Cocaine-induced liver cell injury: comparison of morphological features in man and in experimental models. J Hepatol 1990; 11: 646 - 651.

[110] Labib R, Turkall R, Abdel-Rahman MS. Endotoxin potentiates cocaine-mediated hepatotoxicity by nitric oxide and reactive oxygen species. Int J Toxicol 2003; 22: 305 - 316.

[111] Labib R, Turkall R, Abdel-Rahman MS. Endotoxin potentiates the hepatotoxicity of cocaine in male mice. J Toxicol Environ Health Part A 2002; 65: 977 - 993.

[112] Buchweitz JP, Ganey PE, Bursian SJ, Roth RA. Underlying endotoxemia augments toxic responses to chlorpromazine: is there a relationship to drug idiosyncrasy? J Pharmacol Exp Ther 2002; 300: 460 - 467.

[113] Luyendyk JP, Maddox JF, Cosma GN, Ganey PE, Cockerell GL, Roth RA. Ranitidine treatment during a modest inflammatory response precipitates idiosyncrasy-like liver injury in rats. J Pharmacol Exp Ther 2003; 307: 9 - 16.

[114] Waring JF, Liguori MJ, Luyendyk JP, Maddox JF, Ganey PE, Stachlewitz RF, et al. Microarray analysis of LPS potentiation of trovafloxacin-induced liver injury in rats suggests a role for proinflammatory chemokines and neutrophils. J Pharmacol Exp Ther 2006; 316: 1080 - 1087.

[115] Deng X, Stachlewitz RF, Liguori MJ, Blomme EA, Waring JF, Luyendyk JP, et al. Modest inflammation enhances diclofenac hepatotoxicity in rats: role of neutrophils and bacterial translocation. J Pharmacol Exp Ther 2006; 319(3): 1191 - 1199.

[116] Shaw PJ, Hopfensperger MJ, Ganey PE, Roth RA. Lipopolysaccharide and trovafloxacin coexposure in mice causes idiosyncrasy-like liver injury dependent on tumor necrosis factor-alpha. Toxicol Sci 2007; 100(1): 259 - 266.

[117] Zou W, Devi SS, Sparkenbaugh E, Younis HS, Roth RA, Ganey PE. Hepatotoxic interaction of sulindac with lipopolysaccharide: role of the hemostatic system. Toxicol Sci 2009; 108: 184 - 193.

[118] Lu J, Jones AD, Harkema JR, Roth RA, Ganey PE. Amiodarone exposure during modest inflammation induces idiosyncrasy-like liver injury in rats: role of tumor necrosis factor-alpha. Toxicol Sci 2012; 125(1): 126 - 133.

[119] Roth RA, Ganey PE. Animal models of idiosyncratic drug-induced liver injury — current status. Crit Rev Toxicol 2011; 41(9): 723 - 739.

[120] Deng X, Luyendyk JP, Ganey PE, Roth RA. Inflammatory stress and idiosyncratic hepatotoxicity: hints from animal models. Pharmacol Rev 2009; 61: 262 - 282.

[121] Shaw P, Ganey PE, Roth RA. Trovafloxacin enhances the inflammatory response to a gram-negative or a gram-positive bacterial stimulus, resulting in neutrophil-dependent liver injury in mice. J Pharmacol Exp Ther 2009; 330(1): 72 - 78.

[122] Cheng L, You Q, Yin H, Holt M, Franklin C, Ju C. Effect of polyI: C cotreatment on halothane-induced liver injury in mice. J Hepatol 2009; 49(1): 215 - 226.

[123] Tukov FF, Luyendyk JP, Ganey PE, Roth RA. The role of tumor necrosis factor alpha in lipopolysaccharide/ranitidine-induced inflammatory liver injury. Toxicol Sci 2007; 100(1): 267 - 280.

[124] Zou W, Beggs KM, Sparkenbaugh EM, Jones AD, Younis HS, Roth RA, et al. Sulindac metabolism and synergy with tumor necrosis factor - α in a drug-inflammation interaction model of idiosyncratic liver injury. J Pharmacol Exp Ther 2009; 331(1): 114 - 121.

[125] Shaw PJ, Beggs KM, Sparkenbaugh EM, Dugan CM, Ganey PE, Roth RA. Trovafloxacin enhances TNF - induced inflammatory stress and cell death signaling and reduces TNF clearance in a murine model of idiosyncratic hepatotoxicity. Toxicol Sci 2009; 111(2): 288 - 301.

[126] Deng X, Lu J, Lehman-McKeeman LD, Malle E, Crandall DL, Ganey PE, et al. p38 mitogen-activated protein kinase-dependent tumor necrosis factor-alpha-converting enzyme is important for liver injury in hepatotoxic interaction between lipopolysaccharide and ranitidine. J Pharmacol Exp Ther 2008; 326(1): 144 - 152.

[127] Shaw PJ, Ganey PE, Roth RA. Tumor necrosis factor alpha is a proximal mediator of synergistic hepatotoxicity from trovafloxacin/lipopolysaccharide coexposure. J Pharmacol Exp Ther 2009; 328(1): 62 - 68.

[128] Shaw PJ, Ditewig AC, Waring JF, Liguori MJ, Blomme EA,

Ganey PE, et al. Coexposure of mice to trovafloxacin and lipopolysaccharide, a model of idiosyncratic hepatotoxicity, results in a unique gene expression profile and interferon gamma-dependent liver injury. Toxicol Sci 2009; 107(1): 270 - 280.

[129] Cosgrove BD, King BM, Hasan MA, Alexopoulos LG, Farazi PA, Hendriks BS, et al. Synergistic drug-cytokine induction of hepatocellular death as an in vitro approach for the study of inflammation-associated idiosyncratic drug hepatotoxicity. Toxicol Appl Pharmacol 2009; 237(3): 317 - 330.

[130] Deng X, Luyendyk JP, Zou W, Lu J, Malle E, Ganey PE, et al. Neutrophil interaction with the hemostatic system contributes to liver injury in rats cotreated with lipopolysaccharide and ranitidine. J Pharmacol Exp Ther 2007; 322(2): 852 - 861.

[131] Zou W, Roth RA, Younis HS, Malle E, Ganey PE. Neutrophil-cytokine interactions in a rat model of sulindac-induced idiosyncratic liver injury. J Toxicol 2011; 290(2 - 3): 279 - 286.

[132] Luyendyk JP, Shaw PJ, Green CD, Maddox JF, Ganey PE, Roth RA. Coagulation-mediated hypoxia and neutrophil-dependent hepatic injury in rats given lipopolysaccharide and ranitidine. J Pharmacol Exp Ther 2005; 314: 1023 - 1031.

[133] Guigui B, Rosenbaum J, Préaux AM, Martin N, Zafrani ES, Dhumeaux D, et al. Toxicity of phorbol myristate acetatestimulated polymorphonuclear neutrophils against rat hepatocytes. Demonstration and mechanism. Lab Invest 1988; 59 (6): 831 - 837.

[134] Ho JS, Buchweitz JP, Roth RA, Ganey PE. Identification of factors from rat neutrophils responsible for cytotoxicity to isolated hepatocytes. J Leukoc Biol 1996; 59: 716 - 724.

[135] Shaw PJ, Fullerton AM, Scott MA, Ganey PE, Roth RA. The role of the hemostatic system in murine liver injury induced by coexposure to lipopolysaccharide and trovafloxacin, a drug with idiosyncratic liability. Toxicol Appl Pharmacol 2009; 236 (3): 293 - 300.

[136] Luyendyk JP, Maddox JF, Green CD, Ganey PE, Roth RA. Role of hepatic fibrin in idiosyncrasy-like liver injury from lipopolysaccharide-ranitidine coexposure in rats. J Hepatol 2004; 40: 1342 - 1351.

[137] Deng X, Liguori MJ, Sparkenbaugh EM, Waring JF, Blomme EA, Ganey PE, et al. Gene expression profiles in livers from diclofenac-treated rats reveal intestinal bacteria-dependent and -independent pathways associated with liver injury. J Pharmacol Exp Ther 2008; 327(3): 634 - 644.

[138] Zou W, Roth RA, Younis HS, Burgoon LD, Ganey PE. Oxidative stress is important in the pathogenesis of liver injury induced by sulindac and lipopolysaccharide cotreatment. Toxicology 2010; 272: 32 - 38.

第11章
适应性免疫系统在特异质性药物性肝损伤中的作用

Jack Uetrecht

加拿大，安大略省，多伦多，多伦多大学

提　纲

前　言

　　特异质性药物反应(idiosyncratic drug reaction，IDR)，尤其是特异质性药物性肝损伤(idiosyncratic DILI，IDILI)是一个大问题。肝脏是 IDR 的常见靶器官，在北美地区，约 13% 的急性肝衰竭(acute liver failure，ALF)与 IDILI 有关[1]。由对乙酰氨基酚(acetaminophen，APAP;扑热息痛,paracetamol)诱导的肝衰竭位于第一位，但是，原则上由 APAP 引起的肝

衰竭是可以预防的。此外，IDILI 是药物开发的一个主要问题，因为它是从市场上撤回药物的一个重要原因[2]。它从几个方面显著增加了药物开发的成本和不确定性，如尽可能地筛选候选药物潜在的 IDR，但这种努力大多是不成功的。无论是在动物实验还是候选药物的临床试验中，经常有信息提示一个候选药物可能会导致 IDILI。虽然这些信息大多数是误报，但对这些信息的调查延缓了药物审批，从而显著增加药物的开发成本。另一方面，如果一种药物由于 IDILI 的发生率太高或者一些其他的 IDR 而必须从市场上召回，由此产

生的收入损失、诉讼成本和花在处理问题上的时间和精力可以使一个公司瘫痪，并最终导致破产。因此，解决 IDR 的问题将大大促进药物开发，以及提高药物安全性，但在没有更好地理解 IDILI 和其他 IDR 发生机制的情况下，这将是困难的。我们目前对 IDR 发病机制的认识是肤浅和有争议的。鉴于对 IDR，尤其是 IDILI 的机制存在争论，对其特征进行综述是非常必要的，任何机制假说都应和这些特征保持一致。

特异质性药物反应的临床特点

IDR 可以影响几乎所有的器官，但皮肤和肝脏是最常见的靶器官。比较 IDILI 与其他 IDR 之间的异同，可为了解 IDILI 的机制提供线索。IDR 一个非常重要的特征是首次暴露于药物后延迟出现发病。然而，也有少数例外，如某些情况下泰利霉素[3]和氟喹诺酮类药物引起的 IDILI[4]，替罗非班和依替巴肽引起的血小板减少[5]。还有些情况，一开始使用药物几天内就发生皮疹[6]。但是，用药后迅速发病绝对是例外，不是 IDR 的特点。在替罗非班和依替巴肽诱导的血小板减少症中，由于预先存在针对药物诱导的膜蛋白整联蛋白 α - 2b/整联蛋白 β - 3(integrin alpha - Ⅱb/integrin beta - 3, GP Ⅱb/Ⅲa)构象变化的抗体，所以发病迅速。典型的延迟发病时间也随 IDR 类型而变化：轻度皮疹，一般 1～2 周；更严重的皮疹和全身超敏感反应，2～4 周；IDILI 或特异质性药物引起的粒细胞缺乏症，1～3 个月；全身或器官特异性自身免疫性疾病，1 年以上[7]。在某些情况下，在停药后的一段时间发生 IDR[8]。一个例子是希美加群的临床试验，停药后血清丙氨酸氨基转移酶（alanine aminotransferase，ALT）水平依然升高，直到停药大约 1 个月后才停止上升[9]。

和第一次暴露用药后的延迟发病相反，有 IDR 病史的患者当再次接触同一种药物时常快速发病，这是一个经典的免疫记忆反应，是由记忆性 T 细胞介导的。不过，也有不少例外。例如，严重的肝素诱导的血小板减少症是由对肝素-血小板因子 4（platelet factor - 4, PF - 4）复合物的抗体介导的。它显然是免疫介导的，但如果患者体内致病抗体水平降低到检不出后再次接触药物，则通常不发生任何反应；如果血小板减少症复发，病情也不会急剧恶化[10]。在青霉胺诱发自身免疫反应的 Brown Norway 大鼠中，再次暴露后发病的时间也不会缩短[11]。对于这种缺乏免疫记忆的可能机制将在后面讨论。

另一个重要的特性是尽管继续药物治疗，轻度的 IDR 仍经常自愈。如皮疹或轻度肝损伤；后一种情况常被认为是机体的适应性反应[12]。这种情况可能比发现的更多，因为与轻度 IDR 相关的明显的症状如皮疹或 ALT 异常很容易诊断。此外，除非该药物在临床上是很重要的，如抗惊厥药或异烟肼，通常会在 IDR 的第一个迹象出现时停用药物。

导致 IDR 的药物往往可以诱发一种以上类型的 IDR。例如，丙硫氧嘧啶可引起某个患者肝衰竭，另一个患者发生粒细胞缺乏症，并且在第三个患者出现狼疮样自身免疫综合征。在某些情况下，两个 IDR 可以同时发生。例如，阿莫地喹能在同一时间引起粒细胞缺乏症和 IDILI[13]。全身性超敏反应也同时影响多个器官。

药物引起的 IDR 往往与抗药物抗体或自身抗体有关，在某些情况下，这些抗体介导 IDR。如下面将要讨论的，在其他情况下它们的作用不太清楚，并且产生此类抗体的发生率通常显著高于临床上明显 IDR 的发生率。例如，尽管抗体是致病的，但并不是所有具有抗红细胞自身抗体的患者都会发展为明显的溶血性贫血[14]。

与 IDR 风险增加相关的因素随药物而变化。对许多药物来说，女性有较高的 IDR 发生率，如氟烷[15]。某些 IDILI 在女性发生率较高[1]，但在另一些 IDILI 中女性患者比例则不高[16]。某些类型的 IDR 发病率在一些特异性病毒感染者中较高。典型的例子是患单核细胞增多症的患者发生氨苄西林皮疹的风险增加[17]。尽管一直没有一致的结论，磺胺类药物的超敏反应风险在人类免疫缺陷病毒（HIV）感染者中较高[18]，但 HIV 感染者具有低 CD4+ T 细胞计数，其奈韦拉平诱导的皮疹发生率较低[19]。病毒性肝炎是否增加 IDILI 的风险是有争议的，并且数据是混淆和难以解释的[20]。药疹伴嗜酸性粒细胞增多和全身症状的患者，其 IDR 与疱疹病毒的再活化有关[21]，目前尚不完全清楚药物和病毒在介导 IDR 中的作用。对于一些 IDR 来讲，最大风险因素是特定的 HLA 基因（编码组织相容性抗原）。例如，只有基因型是 HLA - B * 5701 的患者才对氟氯西林诱导的肝毒性或阿巴卡韦诱导的超敏反应高度易感[22,23]。

有关 IDILI 机制的任何假说必须符合其临床特点。IDILI 的特点与其他类型的 IDR 有相似之处。如上所述，尽管典型发病的时间延迟 1～3 个月，但某些药物，如氟喹诺酮类和泰利霉素，引起的 IDILI 发作时间可以相当短[3,4]。相反,某些药物,如曲格列酮和吡嗪酰胺,诱导的 IDILI 发病的时间往往较长[24],药物引起的自身免疫性肝炎(drug-induced autoimmune hepatitis,DIAIH)常常在连续用药 1 年后才发病[25]。有些 IDILI 与抗药物抗体、皮疹、再暴露后快速发病和(或)嗜酸性粒细胞增多有关,但绝不是普遍的[15]。事实上,相同的药物在不同的患者身上可以有不同的特性。例如,再次服用异烟肼后速发的 IDILI 是不典型的,尤其是在损伤比较轻微的状态下。但也有再次服用异烟肼后迅速导致发热、皮疹,并在几个小时内 ALT 显著上升的病例[26]。涉及肝细胞损伤的 IDILI,其典型的肝组织病理学改变类似于病毒性肝炎,表现为轻度的淋巴细胞炎性浸润,尽管在某些病例也可见到显著的嗜酸性粒细胞和(或)浆细胞浸润[27]。

免疫介导特异质性 IDILI 的证据

如同其他 IDR,一个根本的问题是大多数 IDILI 是否由免疫介导或具有其他共同的机制。每种不同类型的 IDILI 都有其自身特点,这可能反映了不同的基本机制。

一、药物引起的自身免疫性肝炎

根据定义,自身免疫性 IDILI 是免疫介导的。除了在停药后通常能得以恢复外,许多 DIAIH 病例都与经典的特发性自身免疫性肝炎(autoimmune hepatitis,AIH)难以区别[28,29]。绝大多数 DIAIH 病例是由米诺环素和呋喃妥因所致[29]。在开始用药和临床上出现明显的肝炎发作之间通常有 1 年以上的延迟时间。这两种药物也可引起类似狼疮的全身性自身免疫综合征[30]。许多其他药物也与 AIH 相关。用皮质类固醇治疗 DIAIH 几乎总是有效,停用类固醇也不复发,这和特发性 AIH 情况类似。AIH 的典型表现包括产生自身抗体,尤其是抗核抗体(抗细胞核抗体)和抗平滑肌抗体,它也和血清丙种球蛋白的增加有关联。特发性 AIH 和 DIAIH 都多见于女性。典型的组织学标志是显著的浆细胞浸润和界面性肝炎。

但是,AIH 没有明确的诊断标准,并且似乎 AIH 的发病率是被低估的,不明原因 ALF 的病例比 IDILI 多[1]。许多隐源性肝功能衰竭患者伴有自身抗体阳性,这些患者可能患有缺乏典型表现的 AIH[31]。此外,许多患者并无常见的 AIH 自身抗体但对皮质类固醇治疗有应答[32]。任何肝损伤均具有诱导抗肝脏蛋白抗体形成的可能性,因此,因果关系难以区分。然而,这样的损伤诱导的自身抗体通常是短暂的[33]。一些伴有自身免疫特征的复发性 IDILI 可由结构无关的不同药物所致[34],也有一些 AIH 发生在急性 IDILI 病程之后,并对皮质类固醇治疗有应答[35]。这些情况进一步增加了问题的复杂性,提示不同综合征之间有所重叠。

二、特异质性 IDILI 是全身超敏综合征的一部分

有数种药物常导致全身过敏反应。该反应通常包括发热和皮疹,但也可涉及几乎其他任何器官,包括肝。IDILI 往往是伴有嗜酸性细胞增多症和全身症状的药物疹(drug rash with eosinophilia and systemic symptoms,DRESS)[36]和中毒性表皮坏死[37]表现的一部分。最常见的药物是别嘌醇、卡马西平、苯妥英和磺胺类。在某些病例,肝脏似乎是一个无辜的受累者,特别对于像别嘌醇在肝不形成活性代谢物的药物。这些 IDR 通常发生在用药后的 2～3 周,当再次接触药物后快速复发;这些不良反应被公认是由免疫介导的[38]。

三、伴过敏特征的特异质性 IDILI

许多 IDR 的主要靶标是肝,但同时又常伴有发热和皮疹等被认为是免疫反应证据的表现。这在双肼屈嗪、氟烷、甲基多巴、呋喃妥因、苯妥英和丙硫氧嘧啶相关的 IDILI 中很常见[39,40]。此外,在患者血液或者肝组织中还可出现嗜酸性粒细胞增多。大多数这类 IDILI 在遇到同种药物再次刺激时复发很快,但这种情况并不普遍。很多 IDILI 还伴有抗药物抗体或自身抗体[41],这些抗体的作用将在后面进一步讨论。氟烷所致 IDILI 的特点是很有启发意义的,大多数这类病例(95% 以上)均有多次氟烷暴露史[42],少数病例在首次接触氟烷后较晚才发病,提示需要较长时间才能获得适应性免疫应答。嗜酸性粒细胞增多症也较常见。

有人认为,发现抗药物抗体和自身抗体不足以证明 IDILI 是由免疫所介导的,因为有时在没有明显肝损伤的病例中也能检出此类抗体。这是事实,但药物诱导的抗体变化更加典型,例如普鲁卡因胺诱导的抗核抗体(antinuclear antibodies,ANA)发生率显著高于明确的自身免疫[43],而且在自身抗体消退之前,自身免疫的症状就已消退。但是,如果普鲁卡因胺导致的自身免疫不伴有 ANA 升高,这就非常少见。同样,如前所述,甲基多巴诱导的抗红细胞抗体的产生率明显高于溶血性贫血的出现率;而停药后溶血性贫血可以恢复,尽管

抗红细胞抗体持续存在并且确定能够导致溶血性贫血[14]。一般而言，与抗药物抗体或自身免疫抗体相关的 IDR，如果不产生这些抗体，那就不会出现相关的 IDR；因此，这些抗体是重要的生物标记物，尽管出现抗体时患者没有 IDR 临床表现。

四、不伴过敏特征的特异质性 IDILI

真正的问题在于免疫系统可能参与了那些无典型过敏反应的 IDILI 的发病机制。过去，这些病例被认为是代谢性特异质反应[15]。导致此类肝损伤的药物包括异烟肼、酮康唑、吡嗪酰胺、曲格列酮和希美加群等[15,44]。有一种概念认为免疫介导的疾病应当伴有发热和皮疹，并且发作时间相对较短；相反，如果没有发热和皮疹，且治疗半年以后才发作，那就不考虑免疫介导的因素。这种观念是错误的，很多疾病都是由免疫介导的，如多发性硬化、原发性胆汁性肝硬化和 1 型糖尿病并无发热和皮疹；而且，有一类显然由免疫介导仅在偶然情况下出现皮疹的 IDR，亦即药物诱导的自身免疫，通常在用药 1 年以后才出现明显的临床表现[43]。很多由抗体介导的 IDR，例如双氯芬酸导致的溶血性贫血[45]和肝素诱导的血小板减少，并无典型的发热和皮疹。因此，很难理解何以没有发热和皮疹被认为是无免疫介导反应的证据。

另外一个更重要的特征是再次用药后没有快速复发，可能表明记忆性 T 细胞缺乏。然而，许多免疫介导的 IDR 在再次用药后并无快速复发。一个很好的例证是肝素诱导的由肝素-PF-4 复合体抗体引起的血小板减少[10]。在药物诱导的自身免疫动物模型中，特别是青霉胺诱导的 Brown Norway 大鼠自身免疫模型[11]和丙硫氧嘧啶诱导的猫自身免疫模型中[46]，我们注意到从再次用药到再次发作之间的时间并无显著缩短。在很多病例，药物导致的自身免疫随着药物的停用而好转，而此时体内仍然有相关的抗原存在。因此，必定是某些机制导致了相关 T 细胞的清除或者失能，同时也清除了免疫记忆。此外，尽管继续用药，但许多 IDR 已出现好转，而这也可能涉及记忆性 T 细胞的清除。因此，即使是再次用药后病情不立即复发，也不能作为缺乏免疫反应的有力证据。

异烟肼诱导性肝损伤被认为是非免疫介导性 IDILI 的经典示例：皮疹和发热很少出现，再次用药也很少引起迅速发作[15]。实际上，由于异烟肼对结核治疗非常重要，制订了再次用药方案，很多初次用药出现 ALT 升高的患者依然可以成功地继续应用[47,48]。而上面提到的却是再次用异烟肼后迅速出现皮疹和发热；还有一些异烟肼诱导的 DILI 病例不仅出现皮疹，而且还出现皮试阳性[49]。高达 20% 的患者在使用异烟肼时可出现 ALT 升高，并在继续用药期间出现好转。这可能表示记忆性 T 细胞被清除情况下的免疫耐受。严重 IDILI 病例不太可能发生免疫耐受，但也不可能对发生严重反应的病例进行药物再刺激。而且，如上所述，再次使用异烟肼可能会导致有些病例在数小时内出现肝损伤复发。

Warrington 的一项研究颇有启发性：他对一批有异烟肼导致 IDILI 病史的患者进行了淋巴细胞转化实验（lymphocyte transformation tests，LTT）[50]，发现在异烟肼治疗期间出现 ALT 升高的患者有 95% 呈LTT 阳性。这被认为是免疫介导肝损伤的有力证据。相反，对照组和异烟肼治疗期间无 ALT 升高的患者均呈阴性。在异烟肼导致 ALT 轻度升高且继续使用期间 ALT 恢复正常的患者中，LTT 仅针对被异烟肼修饰的白蛋白呈阳性，并且仅在 ALT 升高时才出现 LTT 阳性；相反，如果患者有明显的肝炎或 ALT 持续升高，则LTT 也针对异烟肼本身呈阳性，并且在 ALT 复常后LTT 仍保持阳性。这一现象强烈提示异烟肼诱导的 DILI 是由免疫介导的，但在大多数病例由于免疫耐受和记忆性 T 细胞的清除而好转，这也提示这种免疫反应针对的是被异烟肼修饰的蛋白质成分。但在某些病例，这种免疫反应可扩展至原药，称为表位扩展（epitope spreading），从而导致更严重的肝损伤。免疫反应针对的是异烟肼修饰的蛋白质，这一发现与我们的另一发现相一致，亦即异烟肼乃是通过自身氧化所产生的代谢产物与肝脏蛋白质结合，而非以前报道的乙酰异烟肼直接与蛋白质共价结合[51]。这种现象还与我们在奈韦拉平诱导皮疹的动物模型中的发现一致，这种皮疹显然是由免疫介导的，并且是由与蛋白质共价结合的奈韦拉平代谢产物所诱导的。这些动物 T 细胞对奈韦拉平本身也有应答，即便皮疹是由奈韦拉平的中间代谢产物所诱导的；实际上，这些动物的 T 细胞对奈韦拉平本身的应答强于对其代谢产物的应答，即便这些动物过去从未暴露于奈韦拉平[52]。在初步实验中，我们还发现在异烟肼治疗出现 ALT 轻度升高的患者，其 ALT 的升高与 Th17 的升高是一致的，而这与随免疫耐受而缓解的免疫反应也是一致的[51]。在一项前瞻性研究中，Warrington 等发现在异烟肼治疗早期阶段出现 LTT 阳性的病例，最终有 58% 发展为 DILI；而 LTT 阴性的病例，仅有 22% 发生 DILI[53]。此外，印度一项研究发现，HLA-DQA1 *

0102 阴性或 HLA - DQB1 * 0201 阳性与抗结核药物（尤其是异烟肼）导致 IDILI 风险升高是相关的，从而进一步证实了异烟肼诱导的肝损伤是由免疫介导的[54]。另一种主要的抗结核药物吡嗪酰胺可导致肝细胞型 IDILI，其机制被认为是由于吡嗪酰胺的直接肝毒性，但也有病例显然是由免疫介导所致[55,56]。特别值得一提的是，有一例患者在再次服用吡嗪酰胺数小时后出现高热、关节痛、显著的嗜酸性粒细胞升高，并且 ALT 高达 3 240 IU/L。

曲格列酮是另外一个导致 IDILI 但是缺乏明显免疫介导特征的药物。但是，有报道表明一例曲格列酮所致 IDILI 患者 LTT 试验呈阳性[57]。也有一些病例的肝脏病理变化以浆细胞和嗜酸性粒细胞增多为主，提示免疫介导反应存在[58,59]。在曲格列酮所致 IDILI 患者中也可检测到自身抗体[60]。

通常认为，酮康唑引起的 IDILI 不是免疫反应介导的。但是，一些研究表明某些患者再次使用酮康唑可以出现急性肝损伤，另外有一些患者的嗜酸性粒细胞升高；这都提示免疫介导反应的存在[61,62]。在一些将 LTT 用于诊断 IDILI 的深入研究中，一些异烟肼和酮康唑所致 IDILI 的病例 LTT 试验均呈阳性[63]。

最后，希美加群导致的 IDILI 通常认为不是由免疫介导的，因为再次使用该药物后往往不会重现肝损伤；但是，基因研究表明 ALT 的升高和等位基因 DRB1 * 07 和 DQ1 * 02 有关联，这说明希美加群导致的 IDILI 和免疫介导有关[64]。另外，希美加群这种药物与一些肽类分子类似，能够和 MHC（主要组织相容性复合体，在人类中被称为 HLA）相结合。这就提供了一种机制：等位基因可能参与免疫反应，同时可能是希美加群导致 IDILI 的危险因素之一。

五、胆汁淤积型特异质性 IDILI

本章节重点讨论肝细胞型 IDILI，因为它是与肝衰竭和药物撤出市场相关的最常见 IDILI 类型，但胆汁淤积型 IDILI 也很重要。另外，虽然一种特定药物可能会以某一种模式 IDILI 为主，但是大多数与 IDILI 相关的药物可导致胆汁淤积型和肝细胞型两种肝损伤。导致胆汁淤积型 IDILI 的经典药物是酚噻嗪类。临床氯丙嗪导致的 IDILI 典型症状表现为暴露药物 1～5 周后发病，多数患者前期有发热、恶心、流感样症状，而皮疹通常只有 5%[15]。复发的症状通常在 48 h 内出现。60% 的患者有嗜酸性粒细胞升高，14% 的病例肝活检中发现大量浆细胞。因此，酚噻嗪类导致的胆汁淤积型 IDILI 可能是由免疫介导的。

另外一个导致胆汁淤积型肝损伤的因素是阿莫西林和克拉维酸联用，虽然胆汁淤积型最多见，但是肝细胞型和混合型也比较常见[65]。这通常和超敏反应的表现相关联，并与某几种特殊的 HLA 基因型相关，包括 HLA Ⅰ 和 HLA Ⅱ 类分子；因此，可以推测这可能是由适应性免疫介导的[66,67]。

另外一个导致胆汁淤积型 IDILI 的高发病率的药物是氟氯西林[8]，在妇女和老人中更常见。发病的风险随着剂量增加以及用药持续时间延长而增加。发病通常在停药以后，也有时甚至在停药 1 个多月发生。组织学变化通常包括门管区炎性浸润，主要以淋巴细胞为主，有时候也以嗜酸性粒细胞为主。近期研究表明 HLA - B * 5701 是氟氯西林诱导 IDILI 的主要危险因素[22]，奇怪的是，在阿巴卡韦诱导的超敏反应中发现了相同的 HLA 类型，但是这两个药物结构却完全不同[23]。这也是氟氯西林诱导 IDILI 是由免疫反应介导的有力证据。

六、证据总结

IDILI 的免疫发病机制是非常有吸引力的，因为它为这类反应的特异质性、发作的延迟性，以及不同病例之间 IDR 类型的差异等提供了一个比较好的解释。虽然目前没有半点证据证实大多数 IDILI 是由免疫介导的，但是目前的证据整体上是很有说服力的，并且其模式也是清晰的。目前已证实大多数 IDR 是由免疫介导，IDILI 有和其他类型 IDR 类似的特征。很多 IDILI 都有相似的特点，如皮疹、嗜酸性粒细胞血症、再次用药后迅速复发和抗药物抗体，这些证据都支持免疫介导。在某些病例中，HLA 的类别和某些特定药物产生 IDILI 的危险度明显相关[68]，这明显支持 IDILI 是免疫介导的反应，虽然证据并不完全。与 HLA 类别明显相关是一件意想不到的事，因为很多药物的代谢产物能够和蛋白质结合，而每一种被修饰过的蛋白质能通过机体加工成为引起免疫反应的不同抗原肽。有些 IDILI 病例其 LTT 试验阳性，包括通常认为不是由免疫反应介导的药物，这也为免疫机制提供进一步依据[63]。但是，如前所述，如果缺乏发热、皮疹、嗜酸性粒细胞血症、抗药物抗体以及再次用药迅速复发等临床表现并不能认为获得性免疫没有参与其中。甚至即使在免疫反应罕见的 IDILI 患者中，也有个别如上没有明显临床症状的患者仍具有显著的免疫反应。因此，对这种药物可能存在两种明显不同的发病机制，或者不同的临床表现很可能反映了针对药物的不同免疫反应，正如某些患者使用甲基多巴治疗后短期内出现典型的IDILI,而另一些患者则发展为自身免疫性 IDILI,或者溶血性贫血,或者狼疮样表现。

然而下面将要讨论的是少数类型的 IDILI,如丙戊酸导致的 IDILI 以线粒体损伤为主要特点。但是,一些丙戊酸导致的成人 IDILI 病例并没有明显的线粒体损伤,提示获得性免疫反应可能参与了发病。丙戊酸可以导致史蒂芬斯-强森综合征/中毒性表皮坏死松解症,这是一种由获得性免疫介导的疾病,证明丙戊酸可以导致免疫介导的 IDR[69]。

其他假说

尽管有证据表明大多数 IDILI 是免疫介导的,但是为了让人充分相信该假说,对其他假说的检验就尤为重要。术语“代谢性特异质”意味着肝损伤的特异质性是代谢途径中基因多态性的结果。但是代谢途径中基因多态性是 IDILI 较弱的危险因素,代谢途径的多态性却无法解释 IDILI 特异质性。虽说目前较少使用“代谢性特异质”这一专业术语,但是还尚有一些 IDILI 发病机制与适应性免疫无关的假说。

一、线粒体损伤假说

某些类型的 IDILI 会损伤线粒体[70]。一个典型的例子是丙戊酸导致的 IDILI,与大多数 IDILI 不同的是,婴儿发生丙戊酸诱发肝衰竭的风险较成年人更高,典型的组织病理学检查表现亦不同,以小泡性脂肪变性常见。此外,线粒体缺陷,特别是线粒体 DNA 聚合酶-γ(DNA 聚合酶亚基 γ-1)的遗传突变,会明显增加患病风险[71]。这些突变可以干扰线粒体 DNA(mitochondrial DNA,mtDNA)的复制[72]。一些引起 mtDNA 损伤的药物,如非阿尿苷(fialuridine),还会引起脂肪变性和乳酸中毒而诱发严重的肝损伤,但这种肝损伤并不是特异质性的[73]。利奈唑胺是一种能够抑制细菌蛋白质合成的抗生素,但这种抑制作用并非是高度选择性的,利奈唑胺同时也能抑制线粒体蛋白质的合成[74]。长时间的治疗可能会导致以肝脏脂肪变性和乳酸中毒为主的肝衰竭[75]。因此,大多数患者长期大量使用利奈唑胺治疗可能会导致肝损伤,因此,它并不具有特异质性。在一例托卡朋诱发的 IDILI 案例中,其组织学有趣地表现为线粒体数量显著增加,并在电子显微镜下看到线粒体超微结构发生显著改变[76]。然而,在本例中还有一个病理学特点为肝组织中有大量

的嗜酸性粒细胞浸润,这表明细胞坏死的主要机制是由免疫介导的。

使用曲格列酮处理,可以建立线粒体超氧化物歧化酶［superoxide dismutase(Mn),mitochondrial;SOD2］缺乏的杂合子小鼠肝损伤模型[77]。尽管肝损伤相当轻微,但也是比较有意义的模型,因为其肝损伤延迟类似于 IDILI。但是其他研究者一直无法重现这些结果[78]。

我们可以得出合理的结论,以微泡脂肪变性和(或)高乳酸血症为特征的 IDILI 涉及线粒体损伤,因为这些影响都与线粒体功能有关。然而,曾经有人提出线粒体损伤是 IDILI 的普遍机制[79]。事实上,对于某些药物,SOD2 基因的遗传多态性似乎会增加 IDILI 的风险,但是与高风险相关的 SOD2 等位基因会导致 SOD2 高活性而非低活性[80,81]。这一结果与上述的低 SOD2 活性的小鼠模型的研究结果相矛盾,与之有关的机制还不清楚。然而,即使线粒体损伤不是 IDILI 的常见机制,它也是一个非常好的诱导免疫应答的潜在危险信号。

二、炎症刺激物假说

有人提出,许多 IDILI 病例并不是由适应性免疫系统介导的,而是由炎性应激和药物的共同作用引起[82]。这个假设是基于动物模型得出的,该模型通过雷尼替丁和脂多糖(lipopolysaccharide,LPS)处理大鼠导致急性肝损伤,而其肝组织学特点以中性粒细胞浸润为主[83]。从各方面看,这个模型根本与发生在人体上的 IDILI 不同:该损伤为急性,给药后数小时发生。如果 IDILI 发病延迟是由于药物和炎症刺激同时发生,那么发病时间将会是随机的,但 IDILI 的实际情况并非如此。事实上,停药 1 个月后仍然可以发生特异质性药物性肝损伤。IDILI 通常不仅仅延迟发病(尤其当它导致肝功能衰竭时),而且将会持续 1 周以上。与此相反,机体对 LPS 的反应迅速下调[84],因此 LPS 和药物的结合可能不会引起持续的肝损伤,虽然这并没有得到证实。如果 IDILI 的机制是这样的,我们可以预期,肠炎患者 IDILI 的发病率将会很高,因为他们的肝脏接触到比一般人群更多的 LPS;然而,机体对 LPS 的反应迅速下调,这并不是反对这种假说的确凿证据。IDILI 的组织学特征通常是单核细胞或伴有嗜酸性粒细胞和(或)浆细胞浸润。与此相反,炎症模型的特征是中性粒细胞的浸润,这是 LPS 非 IDILI 所致的典型肝损伤。然而,这种炎症模型非常具有人为性:在雷尼替

丁的模型中,雷尼替丁的剂量低于 25 mg/kg 时,没有发生肝损伤,但剂量高于 30 mg/kg 时,会迅速出现与肝损伤无关的致命伤害[83]。在这个模型中,虽然肝损伤的机制明显不同于 IDILI 的发生机制,但炎症性刺激极可能作为一种危险信号,同时通过活化抗原递呈细胞(APC)增加免疫介导 DILI 的风险。然而,我们曾多次尝试构建 IDILI 动物模型,通过同时给动物使用与 IDILI 高发病率相关的药物比如 LPS 或 polyI:C(肌苷和胞嘧啶的聚合物)从而激活 APC。但是这种合并用药通常并不引起明显毒性,也无法形成具有人类 IDILI 特点的动物模型。

趋于统一的特异质性 IDILI 发病机制假说

如上文所述,除了丙戊酸等少数药物外,IDILI 是获得性免疫系统介导的,这个机制与 IDILI 的特征最一致,而且最能解释其特异质性和 IDILI 的各种表现。如果这是正确的,那么免疫应答的产生步骤是怎样的,以及它是如何导致各种不同类型临床症状的呢?

一、反应性代谢产物和其他机制诱导免疫反应

大量间接证据支持大多数 IDILI 是由化学活性物质诱发的假设[85-87]。因此,除了一些本身具有化学活性的药物以外,如 β-内酰胺,其他药物发展成为 IDILI 需要活性代谢物的生成。但也有例外:希美加群不形成反应性的代谢物,并且由于其拟肽结构,它直接与 HLA 结合,并能直接引发免疫应答[64]。吡嗪酰胺和别嘌醇也不可能形成活性代谢产物,这意味着它们可以通过另一种机制激活免疫系统。吡嗪酰胺和别嘌醇分别具有嘧啶类和嘌呤类结构,它们可能分别以类似尿酸形成的方式来直接激活 APC,众所周知,这是个危险信号[88]。

鉴于其化学反应性,大多数活性代谢物无法到达远离它们形成的部位,但少数代谢物如酰基葡糖苷酸的活性非常低,却可以自由循环。由于肝是药物代谢的主要场所,所以肝频频成为引起 IDR 的靶器官。除非药物具有高活性,否则就不能逃脱形成它的酶,活性代谢物可以与各种蛋白质结合,而且蛋白质结合模式也是不同的,即使它们化学活性相似[89,90]。这大概是由代谢物的物理性质差异造成的,这种差异会影响与蛋白质共价结合之前的非共价结合相互作用。不是所有的共价结合都具有引起 IDR 的相似潜能,也无法推知哪种结合模式有最大的风险。例如,APAP 及其间位异构体

均代谢为活性代谢物,这种活性代谢物会导致大量共价结合,但是间位异构体的结合与肝毒性无关[91]。然而,如果在相当长的时间内给予一些患者 APAP 的间位异构体,可能会导致 IDILI,但是 APAP 很少引起特异质毒性。

某些活性代谢物,如氟烷的活性代谢物,可能仅是由细胞色素 P450(cytochrome P450,CYP)形成。虽然氟烷在肠道有显著生物活性和共价结合能力[92],但是 CYP 在肝中的浓度是最高的,并且与氟烷相关的药物特异质反应局限于肝脏。其他活性代谢物,如醌型活性代谢物或芳香胺的氧化产物也可以由存在于 APC 的髓过氧化物酶(myeloperoxidase,MPO)系统形成[93]。通过 APC 形成的活性代谢物也许会导致它们的活化,以及增加免疫反应活化的可能性,并且肝外免疫应答的激活对于 IDILI 的产生很重要。它也可能会导致肝外的免疫应答,并与某些 IDILI 相关的发热和皮疹相关,或与累及肝以及全身性的 IDR 相关。许多药物不止形成一种活性代谢产物,因此很难确定是哪种活性代谢物引起 IDR,而且不止一种活性代谢物会导致 IDR,同一药物的不同活性代谢产物会引起不同的 IDR。

(一)半抗原假说

半抗原假说(hapten hypothesis)是活性代谢物质可启动免疫反应机制的经典假说[94]。具体来说,活性代谢物质作为半抗原,与蛋白质结合形成新抗原,该新抗原可以引发免疫反应。这显然与青霉素引起的过敏反应机制有关。该过敏反应由抗青霉素修饰蛋白 IgE 抗体所介导。药物如氟烷和阿莫地喹也会诱导抗药物抗体的产生,因此,很显然这些药物的活性代谢物可作为半抗原[95,96]。我们仍不清楚,大多数药物相关的 IDILI 是否与抗药物抗体有关,因为检测这类抗体需要药物修饰的蛋白质,并且在许多情况下,对于哪些活性代谢物会引起 IDR,仍有争议。还有其他的药物,如替尼酸和肼屈嗪,会诱导形成抗活性代谢物酶的自身抗体[97]。这可能还与一个半抗原机制有关,尽管在这种情况下修饰蛋白介导了对天然蛋白的免疫应答。该免疫应答通常很有可能是复合的,例如,氟烷可诱导出同时针对药物修饰蛋白和自身抗体的抗体。不同的患者这些特定抗体混合物构成也不同。

(二)危险信号假说

在大多数情况下,新抗原不太可能产生强烈的免疫反应,所以免疫接种总是需要佐剂去激活免疫系统,这就是"免疫学家的小秘密"[98]。事实上,APC 的活化对显著的适应性免疫反应的诱导是必不可少的。Polly

Matzinger 提出了危险信号假说（danger hypothesis），这个假说强调免疫系统的反应依赖于感知机体处于危险之中的能力，否则，免疫系统将表现为免疫耐受[99]。其中佐剂和危险信号刺激免疫反应的机制涉及上调 APC 的协同刺激分子如 B7（CD80 和 CD86）和 CD40。这些协同刺激分子与 T 细胞受体的相互作用生成所谓的第二信号，而第一信号是辅助性 T 细胞（Th）识别 APC 上与 HLA Ⅱ 分子结合的抗原（在本例中是来自药物修饰蛋白的多肽）。激活 Th 细胞同时需要第一信号和第二信号，并且 Th 细胞通常为适应性免疫反应所必需。如果 IDILI 是免疫介导的，那么危险信号就有可能是这种机制的重要组成部分[100]。

虽然这个危险假说很难进行严格证实，但是很明显，诱导一个强烈的免疫反应必需激活 APC。一种药物或其活性代谢产物形成危险信号的能力，有助于人们从那些导致 IDR 的药物中分出相对安全的药物，这可以成为筛选预测 IDR 风险生物标记物的基础。尽管已经使用了各种不同的细胞应激检测方式去预测 IDR 风险，但是哪种类型的信号能最好地激活 APC，目前还不得而知。有意思的是，某些似乎充当危险信号的分子如高迁移率组 B1 蛋白（high mobility group B1 protein，HMGB1）也结合到了 toll 样受体（toll-like receptor，TLR），同时也是 APC 用于探测病原体存在的受体[101]。这就带来了新问题：危险信号必须由药物产生，还是其他原因，如感染，也能导致的 APC 激活？如上文所述，目前感染如何成为 IDILI 的一个危险因素尚不清楚[20]。这种慢性感染似乎不是一个主要的危险因素，但是慢性感染通常导致协同刺激分子下调，与产生危险信号的急性感染效应是不同的。

很多与 IDILI 相关的药物似乎都能导致线粒体损伤，许多研究数据来自体外实验，而在这些体外研究中，药物的浓度常常高于治疗最大浓度的 100 倍[102]，所以很难知道在这些条件下观察到的结论是否也适用于体内实验。线粒体损伤导致的危险信号可作为免疫反应的早期启动因子，这是一个有吸引力的假设。线粒体损伤能导致可与 TLR 结合的内源性分子释放，进而激活 APC[103]。APAP 能与蛋白质共价结合，并且其急性毒性机制的主要目标为线粒体[104]，但奇怪的是它却与 IDILI 几乎无关。这可能是因为它会去除适应免疫反应所需的淋巴细胞[105]。同样令人吃惊的是抗癌药物如烷基化剂，也以共价结合，并导致细胞应激和坏死，但很少导致 IDR；同一个机制，即免疫抑制可能对此做出解释。

肝中绝大多数活性代谢物的形成是通过内质网（endoplasmic reticulum，ER）中的 CYP 介导的；因此，暴露在最高浓度活性代谢物的蛋白质是 ER 蛋白。活性代谢物化学修饰的蛋白质能干扰蛋白质折叠，导致所谓未折叠蛋白质反应（unfolded protein response，UPR）[106]。这反过来可以导致 ER 应激、细胞自噬和炎症[107]；这种反应可能成为某些药物的危险信号的来源。一个相关的机制是活性氧基团（reactive oxygen species，ROS）和蛋白聚集体激活炎症体（inflammasome），尤其是含有 NACHT、LRR 和 PYD 域的蛋白 3（NACHT，LRR，and PYD domains containing protein 3，NLRP3）的炎症体[108]。活化的炎症体是一个能激活半胱氨酸蛋白酶 1 并产生白细胞介素 1 的危险信号。

（三）抗原递呈细胞的直接激活

如上文所述，强烈的免疫反应的发生需要 APC 活化。危险信号假说包括 APC 的间接活化，可能是因为药物导致细胞损伤释放的危险信号，或者可能因为其他一些因素如急性感染或手术引起的危险信号释放，也可能是药物直接活化 APC。虽然所涉及的分子特性还未知，但是 APC 和 T 细胞之间的相互作用似乎涉及 APC 的一个醛基和 T 细胞的一个亚氨基之间的可逆亚氨基连接的形成[109]。众多 APC 和 T 细胞相互作用是发生在免疫突触，而在免疫突触背景这种共价相互作用是短暂的，但这种连接有可能持续更长时间，进而导致信号转导。如果另一种分子与醛基形成永久连接，它就可能导致类似的 APC 活化。已有报道表明，青霉胺与醛基形成的噻唑啉酮环，以及异烟肼和肼屈嗪与醛基形成的腙键，均可以直接激活 APC[110]。也可能有其他的机制使药物可以直接激活 APC，例如药物结合到 TLR，从而导致 IDILI 的发病率增加。如上文所述，一些药物，如吡嗪酰胺和别嘌醇似乎不形成活性代谢产物，它们可能通过其他一些机制激活 APC。

（四）其他机制

药物可能还通过其他途径参与免疫应答的诱导，例如许多新的旨在改变免疫功能的生物药物，但它们的结构却不太可能形成活性代谢产物。干扰素类等可以刺激免疫反应的药物偶尔也能导致 IDILI 并不奇怪[111]。更令人吃惊的是，免疫抑制药物如抗肿瘤坏死因子-α 抗体（英夫利昔单抗和阿达木单抗），同样也会导致 IDILI，通常是 AIH[112,113]。这很有可能是因为对免疫系统平衡的任何微妙改变都可以导致病理性的免疫反应，进而在某些情况下导致 IDILI。

药理学相互作用（pharmacological interaction，

p-i）假说已被用来解释一些药物是如何引起皮疹的[114]。这个假说认为药物不需要形成活性代谢产物，就能够可逆性地结合到 T 细胞受体（T cell receptor，TCR）- HLA 复合物，然后诱导免疫反应。该假说是基于在曾患 IDR 的患者身上观察到其 T 细胞经常被没有代谢或共价结合的药物活化。然而，该假说推测 T 细胞能识别引起免疫反应的因子，但是我们已经证明这种假设是错的[52]。这一假说对某些药物（如希美加群）来说仍有可能是有用的；但是肝脏是 IDR 共同靶器官很可能是因为活性代谢产物主要在肝脏形成。因此，该假说不太可能是 IDILI 的通常机制。但是令人信服的是，原药产生第一信号，活性代谢物造成足够的细胞损伤从而产生第二信号，进而导致 IDILI。

有足够的证据表明，表观遗传效应，尤其是 DNA 甲基化抑制，在普鲁卡因胺和肼屈嗪引起的狼疮样综合征中起作用[115]。DNA 甲基化可阻止基因的转录，并且淋巴细胞内 DNA 甲基化的抑制可导致淋巴细胞的激活。有报道指出，吡嗪酰胺导致 Wistar 大鼠产生 DILI，同时也抑制 DNA 甲基化。虽然我们无法重现吡嗪酰胺致 Wistar 大鼠肝损伤的模型（尚未发表），但对于似乎不形成活性代谢产物的药物可致 IDILI 是一种有趣的假说。丙戊酸抑制组蛋白脱乙酰基酶，这反过来又减少了 DNA 甲基化[116]。表观遗传效应也有可能影响过敏性疾病（如哮喘）的发展[117]。表观遗传效应在 IDILI 机制中的作用值得进一步研究。

似乎绝大多数 DRESS 涉及一种病毒的再活化，这种病毒通常是疱疹病毒[21]。目前尚不十分清楚病毒导致皮疹的发病机制以及在 DRESS 其他方面中的作用。病毒的再活化可能参与一些 IDILI，然而目前没有直接证据证实这一假说。

二、适应性/免疫耐受

引起 IDILI 并可最终导致肝功能衰竭的药物可以引起轻度 IDILI 的概率很高（发病率高出 100 倍），并且轻度 IDILI 在继续用药过程中能够缓解，这被称作适应[118]。适应也是其他类型 IDR 的特征，其中很多是免疫介导的，如皮疹。轻度 IDILI 的发病时间与严重 IDILI 是相似的，这表明两者的机制是类似的。因为如果了解了适应的机制是至关重要的，我们就有可能预防肝衰竭或预测何种患者不能适应。如果机制是相似的，并且严重的 IDR 是由免疫介导的，那么可得出这一结论：适应代表免疫耐受，并且 IDILI 发病率较低的原因很可能是药物反应通常是免疫耐受。

当活性代谢产物作为半抗原，与蛋白质反应形成新抗原时，大多数的分子是一种"自我"分子。具有自身抗原强亲和力受体的 T 细胞在胸腺中被删除，因此对"自身"蛋白质来说就很难发生免疫反应。也有其他几种机制可以常规地预防强烈的自身免疫反应，并导致耐受。这大概就是为什么形成活性代谢产物的药物很少导致严重的 IDILI，甚至即使免疫反应已经启动，尽管没有停止药物治疗，它通常也能够缓解。

肝脏对免疫原通常表现为免疫耐受[119]有几个原因：第一，肝脏接触到各种各样的来自肠道食物和细菌的抗原与分子。此外，食品中许多分子可以代谢为活性代谢产物。如果这些分子诱导较强的免疫反应，它可能导致显著的肝损伤。第二，肝结构在实体器官中是独一无二的，其肝窦内皮细胞的窗孔样结构可使 T 细胞和肝细胞间直接发生相互作用。肝细胞可以直接刺激 CD8$^+$ T 细胞，但肝细胞对 CD8$^+$ T 细胞的激活通常导致 T 细胞的早期死亡，从而清除了与肝细胞呈递分子有高度亲和力的 CD8$^+$ T 细胞[120]，这可能有利于免疫耐受。此外，在肝脏中还有许多其他细胞常常会导致免疫耐受[119]。库普弗细胞（Kupffer cell，KC）是在肝脏中定居的巨噬细胞，并且在大多数情况下，它们促进免疫耐受。非定居巨噬细胞如果被 IFN - γ 或 LPS 激活，可以极化为免疫原性 M1 巨噬细胞；如果被 IL - 4 激活，则极化成产生 IL - 10 的耐受性 M2 巨噬细胞[121]。根据 M2 巨噬细胞产生的免疫调节分子，可将其进一步分类。调节性 T 细胞（T regulatory cell，Treg）是另一种参与诱导免疫耐受的主要细胞[122]。Treg 可以促进 M1 巨噬细胞转变为 M2 巨噬细胞，甚至可用于治疗 AIH 和 IDILI[123]。最后，抗体也可能在免疫耐受中发挥作用。

似乎有两种机制可以克服这种普遍的耐受反应。一种机制是肝外免疫反应的活化[124]。因此，APC 形成药物活性代谢产物并反过来激活 APC 的能力可能是诱导 IDILI 的一个重要危险因素。这可能对诸如初级芳香胺（溴芬酸钠和磺胺甲噁唑）、阿莫地喹、卡马西平、双氯芬酸、异烟肼、丙硫氧嘧啶等药物很重要。另一种可能克服肝脏中免疫耐受的机制是强大的炎症刺激产物，它能防止已由肝细胞激活的 CD8$^+$ T 细胞早期死亡。也许这对只能通过 CYP 赋予生物活性的药（如氟烷）非常重要，但这可能会在短期内产生足以直接导致细胞坏死和炎症反应的大量活性代谢产物。药物可能导致种类繁多的生物效应，其中许多有助于诱导免疫反应的能力还未被发现。

上文提到,我们试图通过同时使用能激活 APC 的药剂,如可与 TLR3 结合的 polyI：C 或者可与 TLR4 结合的 LPS 来建立 IDILI 动物模型,但这种策略不可行。有几个可能的原因：一是这些药物也会抑制 CYP 合成,并因此减少活性代谢产物的形成;另一种可能性是动物没有可以识别药物或药物修饰蛋白的有效的 MHC 和 TCR 组合方式。然而,难以建立一个有效动物模型的主要原因还是难以克服免疫耐受。这是那些试图通过刺激抗癌免疫反应来治疗癌症的肿瘤学家所面临的问题。这已逐渐成为科学家深入研究的领域,癌细胞通常表达正常细胞无法表达的抗原,因此,通过刺激免疫反应杀死癌症细胞是可能的[125]。目前,使用这种策略只取得了有限的成功,因为大部分癌细胞抗原都是自身抗原,并且克服免疫耐受似乎成了主要障碍。

三、特异质性药物反应表型的变化

每种药物的 IDR 特征都不相同,甚至不同的患者对同一种药物的反应都不一样。例如,对一个患者使用奈韦拉平可能导致轻微的斑丘疹,另一个患者会出现中毒性表皮坏死松解症,再一个患者就可能出现 IDILI[126]。所有的这些 IDR 似乎都是免疫介导的。奈韦拉平可以共价结合多种蛋白质包括皮肤和肝脏(未发表),不同的人身上发生的不同的 IDR 可能反映了引起免疫反应的特定药物修饰蛋白的不同,也可能反映了个体间 TCR 和 HLA 多样性的差异。不同个体间药物诱导抗体的不同也是众所周知的。例如,氟烷诱导出的抗体在一个人身上可能识别 CYP2E1[127],在另一个人身上则会识别蛋白质二硫键异构酶[128];某些情况下是药物修饰蛋白被识别,另一些情况下则会是天然蛋白被识别[129]。这些可能都反映了个体间 TCR/HLA 谱型的差异。

虽然 IDILI 有一些共同的特征,但是由不同药物引起的 IDILI 模式仍然有所不同。最明显的不同就是某些药物导致的 IDILI 是肝细胞型的,而另一些导致的则是胆汁淤积型的。导致这些不同的一个可能的原因是对活性代谢物的处理。例如,特比萘芬的活性代谢物会形成一种还原型谷胱甘肽(glutathione,GSH)加合物,那恰好是一个活性的迈克尔受体(Michael acceptor)[130]。大多数 GSH 缀合物都是由 RAL -结合蛋白 1(Ral-binding protein 1,RalBP1)或多药耐药蛋白 1(multidrug resistance protein 1,MDR1)运入胆汁[131]。很可能 GSH 缀合物被运输到胆汁之后,在胆管里与蛋白质共价结合。在一些患者中,这可能导致免

疫反应和胆汁淤积型 IDILI。同样的,氯丙嗪被氧化成一种酚代谢物,然后进一步被氧化成可以形成 GSH 缀合物的醌亚胺离子[132]。这种 GSH 缀合物能够被再氧化成一种活性的醌亚胺离子,然后被送进胆道,结合胆道中的蛋白质。氯丙嗪的代谢产物也可能能被嗜中性粒细胞的 MPO 系统氧化成同样的反应代谢物,这可能是它能导致粒细胞缺乏症的原因。此外,阻碍胆盐运输的能力可能是许多能导致胆汁淤积型 IDILI 而不是肝细胞型 IDILI 药物的一种特征[133]。这可能是因为它们阻断了胆汁运输,使胆汁在肝脏有害淤积,从而导致了免疫反应,或者可能这些药物能在胆汁中聚集。与此相反,氟烷的生物活化受限于 CYP 同工酶,具有活性的三氟乙酰基卤化物十分活泼,并且主要和氮亲核物质反应,所以与胆汁中的蛋白质反应的机会很小。因此,氟烷会引起肝细胞型 IDILI,而不会引起肝外的 IDR。

与此相反,很多药物可以被肝外的酶所激活。磺胺甲基异噁唑是一个初级芳香胺,很容易被氧化为羟胺,然后成为一个活性亚硝基代谢物。该氧化不局限于肝脏,甚至 APC 也可以将磺胺甲基异噁唑氧化为导致它们活化的活性代谢物[134]。卡马西平可以形成几种不同的活性代谢物,包括环氧化合物、亚氨基醌、自由基和苯醌类[135]。还不清楚是哪一种活性物质在卡马西平导致的超敏反应中起到了作用。然而,和氯丙嗪一样,亚氨基醌是由嗜中性粒细胞和 APC 细胞的 MPO 系统氧化酚代谢物而形成的,它有直接激活 APC 的能力。如上所述,肝脏的唯一特点是 CD8+ T 细胞可以直接被肝细胞激活,但是除非有显著的炎症或者导致细胞活化的因素,否则这些 T 细胞会因激活信号不足而死亡,导致免疫耐受。这表明氟烷和天尼酸能够产生大量导致 IDILI 的危险信号;然而,大多数患者并没有出现 IDILI,可能是因为免疫耐受。相反,如果药物能够被 APC 氧化成活性代谢物,就能够在肝外产生 CD4+ Th 细胞,这种细胞能增强免疫应答。

如果一种药物能够在肝外形成活性代谢产物,那么它也可以引起多种其他类型 IDR,包括粒细胞缺乏症和皮疹。事实上,许多与 IDILI 相关联的药物,包括 α-甲基多巴、肼屈嗪、异烟肼、米诺环素、呋喃妥因和丙硫氧嘧啶,也能引起各种自身免疫反应[136]。这很可能与 APC 代谢这些药物形成活性代谢物的能力有关,从而导致了一个更广泛的免疫系统活化。因为共价结合的形式在不同个体间的差异不会有显著的变化,所以不同个体对同一药物有不同特异质性药物反应可能是因为 HLA 和 TCR 对药物修饰蛋白有最高亲和力之故。如

果最高亲和力 TCR 可识别一个肝脏蛋白,那么这个个体会产生 IDILI;如果它识别一个皮肤蛋白,那么会发生皮疹;如果识别一个蛋白质未修饰的部分,那么会引起自身免疫反应[136]。另外,一旦诱发了强烈的免疫应答,这种反应能够扩散并且识别药物本身[52]。β-内酰胺是无代谢的化学活性药物,与多种特异质性药物反应相关,而一些药物如托卡朋,可在肝外形成活性代谢物,但似乎只导致 IDILI。这可能与它们在肝脏内修饰的蛋白质种类,或者导致线粒体损伤,或者在肝脏内产生 ROS 导致强危险信号有关。

四、基于各种证据的一致性假说

综合上述证据可以推导出大部分 IDILI 的最可能机制。证据表明大多数 IDILI 是由适应性免疫系统介导,即使没有出现发热或者皮疹等表现。药物的免疫反应总结如图 11 - 1。大多数情况下反应的第一步是药物被代谢为活性代谢物,很多情况下是几种活性代谢物。然而,有一些药物如希美加群似乎可以在不形成活性代谢物的情况下引起 IDILI。活性代谢物作为半抗原共价结合到多种不同的蛋白质,导致药物修饰蛋白的产生。仅此一项不太可能有效地诱导免疫应答,还需要某种物质激活 APC。因为它们物理性质和反应活性的不同,不同的反应代谢物(即使是同一类),也会与不同种类的蛋白质反应。如果活性代谢物几乎全在肝脏形成,那么就很难打破免疫耐受。而如果免疫应答比较强,那么它有可能被限制在肝脏内。与此相反,活性代谢物,如芳香胺的醌型反应代谢氧化产物能进入氧化还原循环并且在肝外被重新激活,这会导致其他类型的特异性药物反应同时激活能在肝内促进强烈免疫应答的 CD4+ T 细胞。药物及其活性代谢物有很多不同的反应,可以通过基因芯片检测到 mRNA 表达的变化[137],其中有些反应可以决定免疫应答的发生。这些影响可能包括线粒体损伤、内质网应激、炎性小体的形成、APC 的直接激活和表观遗传效应,但也有很多未被发现的反应。这些反应在不同药物之间可能不同,也许是决定药物是否能激活 APC、引起 IDR 和 IDILI 的关键因素。

然而,对大多数患者来说,导致 IDILI 的药物不会对患者产生可见的影响,一小部分患者出现 ALT 一过性轻微升高,继续用药随后就恢复正常,只有极少数患者会发展成肝衰竭。即使一种药物在不同个体之间肯定有生物活化程度和激活 APC 活化的能力不同,但是

这些能力在大部分个体和动物之间是接近的。毫无疑问,药物引起 IDILI 也有环境因素的影响,但是迄今为止的证据表明这种作用相对较小[20]。其他的遗传差异,如 IL - 10 水平,也起到了微量高效的作用[20]。在对 IDILI 患者的基因相关研究中,发现基因与该病的相关性很弱,比如编码谷胱甘肽转移酶的基因和细胞因子[68]。在全基因组关联分析研究中,并没有发现与药物代谢酶的相关基因[138]。对于几种 IDR,发现最强危险因素是 HLA Ⅰ 和 HLA Ⅱ 的基因型。由此推之,个体的 TCR 谱型也可能在确定 IDILI 是否发生及其特点中有重要作用。

在少数没有发生免疫耐受的患者中存在的问题是:免疫系统怎样导致肝细胞型 IDILI? 如前所述,某些 IDILI 病例的特征之一是产生抗体,包括抗药物抗体及自身抗体。如上所述,这可能比我们现在所认识的还要普遍,因为为了检测抗药抗体我们必须用一个药物修饰蛋白作为抗原,而为了制备药物修饰蛋白就必须知道这种药物的活性代谢物是什么。如果结合位点错误,那么药物修饰蛋白就不会被抗体所识别。在许多 IDILI 病例中,组织学观察到产生抗体的浆细胞,这表明抗体可能在发病机制中起了作用。除了在抗体依赖的细胞介导的细胞毒性和免疫复合物介导的免疫应答所起的经典作用,还有证据表明抗体与细胞表面 Fc 受体相互作用,这点十分重要[139]。实际上固有和适应性免疫系统的所有细胞都具有几种类型的 Fc 受体。一些 Fc 受体是促炎性的,其他一些是抑制性的,当抑制性 Fc 受体缺乏时将导致自身免疫病。因此,抗体在适应/耐受方面可能也起到了作用。虽然,很难对有罕见且威胁生命 IDR 的患者进行对照实验,但是有证据表明静脉注射人免疫球蛋白 IgG(IVIg)能显著降低中毒性表皮坏死松解症病死率[140],其他免疫介导的疾病也有类似的发现。这可能是免疫球蛋白免疫调节的结果。这也表明 IVIg 对停药后仍不缓解的 IDILI 有效。

大部分 IDILI 患者组织学上发现的免疫细胞主要是淋巴细胞。通常来讲,对于它们到底是 T 细胞还是 B 细胞,或者 T 细胞是 CD4+ 或者 CD8+ T 细胞,它们产生什么类型的细胞因子,它们表达什么受体等都无法确定。然而,在一个柳氮磺吡啶诱发的伴有嗜酸性粒细胞血症和全身性药物反应,并且需要进行肝移植的肝衰竭病例中,肝脏的免疫组化显示有 CD3+ 和颗粒酶阳性的淋巴细胞[141]。另一个对甲氧苄啶全身性超敏反应导致肝衰竭的患者,在药物存在的条件下,发现

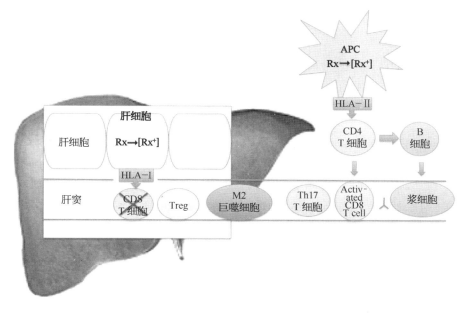

图 11-1 针对药物的免疫应答简图

药物（Rx）在肝脏被氧化为活性代谢物[Rx⁺]。由于肝窦内皮细胞的窗孔，药物活性代谢物所修饰的蛋白质可由 HLA-Ⅰ类分子直接递呈给 CD8⁺ T 细胞，但是如果缺乏进一步的活化信号，这些 T 细胞将死亡，进而导致免疫耐受。调节性 T 细胞（Treg）和 M2 巨噬细胞（M2 Macrophage）也会促进免疫耐受。这种免疫耐受反应是肝对药物修饰蛋白的主要反应。显著细胞损伤和肝内炎症激活肝内专职抗原递呈细胞（APC），使得 CD4⁺ 辅助性 T 细胞（CD4 T cell）共刺激信号增强。肝外药物的生物活化主要是通过 APC，同时也能够活化 APC，进而活化 CD4⁺ T 细胞。CD4⁺ T 细胞的活化能够激活 CD8⁺ 细胞毒性 T 细胞（图中的 activated CD8 T cell）和 B 细胞。活化的 B 细胞分化为成熟的可产生抗体的浆细胞（Plasma cell），这些抗体能够导致细胞损伤和免疫耐受。Th17 T 细胞（Th17 T cell）似乎在特异质性药物性肝损伤的发病机制中起一定作用。在极少数病例中，这些反应能够打破免疫耐受并导致肝坏死。很多其他细胞、细胞因子以及趋化因子也参与了针对药物活性代谢物的免疫应答。如果 HLA/T 细胞受体高亲和力识别药物修饰蛋白上的药物部分，就会导致抗药物免疫应答；如果 HLA/T 细胞受体高亲和力识别药物修饰蛋白上的蛋白质部分，则会导致自身免疫应答

CD4⁺ 和 CD8⁺ T 淋巴细胞大量增殖并且表现出细胞毒性[142]。然而，这两个病例中 IDILI 都是全身性 IDR 的一部分，并且这些有限的研究并不能说明 IDR 就局限在肝脏。

在 IDILI 中观察到的另一种较常见的细胞是嗜酸性粒细胞。一个有趣的现象是，有嗜酸性粒细胞增多症和（或）肝活检中发现嗜酸性粒细胞或者有过敏性表型的患者似乎比那些没有此类症状的患者的病死率更低[143,144]。最可能的解释就是嗜酸性粒细胞增多反映了 Th2 型免疫反应的发生[145]，而 CD8⁺ T 细胞介导的 Th1 免疫反应可能引起更广泛的肝损伤并且代表了更严重的表型。

我们发现大多数由 IDILI 导致的肝衰竭患者的血清中 IL-17 水平升高[146]，并且在一个初步的研究中发现，服用了异烟肼的患者其 Th17 细胞数量增加并且有 ALT 升高[51]。Th17 细胞似乎在许多类型的免疫性疾病中起到了作用[147,148]。可能 Th17 细胞介导了 IDILI 的一些类型，或者它们可能只是促进了炎症环境来增强适应性免疫应答的其他作用。我们观察到了细胞因子类型在不同的 IDILI 患者中有较大的差异，虽然这可能是因为在不同 IDR 阶段获得的血清的不同而导致，但是仍表明导致肝衰竭的免疫应答细节有显著的差异[146]。

以上介绍了 IDILI 的许多方面；然而，免疫反应十分复杂，现有的研究数据远远不够。在肝脏里有其他几种细胞，包括在其他章节里讨论过的 KC，其激活时可能在肝细胞坏死中起作用。肝窦内皮细胞、自然杀伤细胞、自然杀伤性 T 细胞以及肝星状细胞，这些细胞在肝脏免疫应答中起到了重要的作用[119]。这些细胞随着时间变化通过协调的方式进行交互作用，但是它们在 IDILI 中的具体作用仍不清楚。因此，图 11-1 充其量只是一简化图，甚至很多地方可能是错误的。对 IDILI 机制的详细理解有赖于有效动物模型的建立，能够研究导致 IDILI 事件的发生顺序，而且能够控制模型中大部分参数。然而，进一步的详细临床研究对确定在潜在动物模型中的发现是否与人类 IDILI 相关，以及对描述人类 IDILI 的各方面特征来说都是必要的，特别需要研究不同药物和不同个体间 IDILI 发生的程度。

结 论

大量证据表明大部分 IDILI 由适应性免疫应答介导。大部分病例中,这种免疫应答由药物的化学活性代谢物引起;在一些病例中,这种免疫应答局限在肝脏或者其他器官;而另一些病例,这种免疫应答则是全身性免疫介导 IDR 的一部分。这可能是由活性代谢物的产生是否仅局限在肝脏或者能否在肝外生成,甚至能否由 APC 产生所决定的。不是所有活性代谢物的形成都可以导致同样的 IDILI 风险。免疫应答的诱导取决于 APC 的活化,所以一种药物或者它的活性代谢物活化 APC 的能力决定了发生 IDILI 的风险。然而,一种药物活化 APC 有很多可能的机制。IDILI 导致肝衰竭的发病率很低,这可能是因为导致肝衰竭药物的主要免疫应答反应是免疫耐受。许多能够导致 IDILI 的药物也能导致包括自身免疫在内的其他 IDR。事实上,许多 IDILI 病例可能有自身免疫的参与,即使它们与用来诊断 AIH 的典型抗体没有关联。一种药物能引起 IDR 的严重程度和发生严重 IDILI 的风险不仅与活性代谢物产生的部位及修饰蛋白的类型有关,还与个体的 HLA 和 TCR 谱型差异有关。虽然这些假说为 IDILI 特征提供了一些逻辑上的解释,但是它们仍需要严格验证。另外,对于药物诱导免疫反应的具体过程,如什么细胞和因子介导了细胞损伤,是什么因子导致了一些患者体内免疫耐受失败等仍然不清楚。随着对 IDILI 机制的进一步理解,有可能预测哪种药物会引起药物不良反应,也可以知道哪些 IDILI 无法缓解的患者可以从免疫抑制剂或者 IVIg 的治疗中获益。

致 谢

本文作者的工作获加拿大健康研究所资助和加拿大药物不良反应研究会主席的支持。

（赵雷 译　杨东亮 马世武 校）

参考文献

[1] Ostapowicz G, Fontana RJ, Schiodt FV, Larson A, Davern TJ, Han SH, et al. Results of a prospective study of acute liver failure at 17 tertiary care centers in the United States. Ann Intern Med 2002; 137: 947 - 954.

[2] Temple R. Hy's law: predicting serious hepatotoxicity. Pharmacoepidemiol Drug Saf 2006; 15: 241 - 243.

[3] Clay KD, Hanson JS, Pope SD, Rissmiller RW, Purdum Ⅲ PP, Banks PM. Brief communication: severe hepatotoxicity of telithromycin: three case reports and literature review. Ann Intern Med 2006; 144: 415 - 420.

[4] Orman ES, Conjeevaram HS, Vuppalanchi R, Freston JW, Rochon J, Kleiner DE, et al. Clinical and histopathologic features of fluoroquinolone-induced liver injury. Clin Gastroenterol Hepatol 2011; 9: 517 - 523.

[5] Bougie DW, Wilker PR, Wuitschick ED, Curtis BR, Malik M, Levine S, et al. Acute thrombocytopenia after treatment with tirofiban or eptifibatide is associated with antibodies specific for ligand-occupied GP Ⅱ b/Ⅲ a. Blood 2002; 100: 2071 - 2076.

[6] File Jr. TM, Mandell LA, Tillotson G, Kostov K, Georgiev O. Gemifloxacin once daily for 5 days versus 7 days for the treatment of community-acquired pneumonia: a randomized, multicentre, double-blind study. J Antimicrob Chemother 2007; 60: 112 - 120.

[7] Uetrecht J. Idiosyncratic drug reactions: current understanding. Annu Rev Pharmacol Toxicol 2007; 47: 513 - 539.

[8] Devereaux BM, Crawford DH, Purcell LW, Powell LW, Roeser HP. Flucloxacillin associated cholestatic hepatitis. An Australian and Swedish epidemic? Eur J Clin Pharmacol 1995; 49: 81 - 85.

[9] Keisu M, Andersson TB. Drug-induced liver injury in humans: the case of ximelagatran. In: Uetrecht JP, editor. Mechanisms of adverse drug reactions. Heidelberg: Springer-Verlag; 2010. p.407 - 418.

[10] Warkentin TE, Kelton JG. Temporal aspects of heparin-induced thrombocytopenia. N Engl J Med 2001; 344: 1286 - 1292.

[11] Seguin B, Boutros PC, Li X, Okey AB, Uetrecht JP. Gene expression profiling in a model of d-penicillamine-induced autoimmunity in the brown Norway rat: predictive value of early signs of danger. Chem Res Toxicol 2005; 18: 1193 - 1202.

[12] Au JS, Navarro VJ, Rossi S. Review article: drug-induced liver injury — its pathophysiology and evolving diagnostic tools. Aliment Pharmacol Ther 2011; 34: 11 - 20.

[13] Neftel KA, Woodtly W, Schmid M, Frick PG, Fehr J. Amodiaquine induced agranulocytosis and liver damage. Br Med J (Clin Res Ed) 1986; 292: 721 - 723.

[14] Murphy WG, Kelton JG. Methyldopa-induced autoantibodies against red blood cells. Blood Rev 1988; 2: 36 - 42.

[15] Zimmerman H. Hepatotoxicity: the adverse effects of drugs and other chemicals on the liver. 2nd ed. Philadelphia: Lippincott Williams & Wilkins; 1999.

[16] Lucena MI, Andrade RJ, Kaplowitz N, Garcia-Cortes M, Fernandez MC, Romero-Gomez M, et al. Phenotypic characterization of idiosyncratic drug-induced liver injury: the influence of age and sex. Hepatology 2009; 49: 2001 - 2009.

[17] Pullen H, Wright N, Murdoch J. Hypersensitivity reactions to antibacterial drugs in infectious mononucleosis. Lancet 1967; 2: 1176 - 1178.

[18] van der Ven AJAM, Koopmans PP, Vree TB, van der Meer JWM. Adverse reactions to co-trimoxazole in HIV infection. Lancet 1991; 338: 431 - 433.

[19] Bersoff-Matcha S, Miller W, Aberg J, van Der Horst C, Hamrick Jr H, Powderly W, et al. Sex differences in nevirapine rash. Clin Infect Dis 2001; 32: 124 - 129.

[20] Chalasani N, Bjornsson E. Risk factors for idiosyncratic drug-induced liver injury. Gastroenterology 2010; 138: 2246 - 2259.

[21] Picard D, Janela B, Descamps V, D'Incan M, Courville P, Jacquot S, et al. Drug reaction with eosinophilia and systemic symptoms (DRESS): a multiorgan antiviral T cell response. Sci Transl Med 2010; 2: 46 - 62.

[22] Daly AK, Donaldson PT, Bhatnagar P, Shen Y, Pe'er I, Floratos A, et al. HLA - B * 5701 genotype is a major determinant of drug-induced liver injury due to flucloxacillin. Nat Genet 2009; 41: 816 - 819.

[23] Martin AM, Nolan D, Gaudieri S, Almeida CA, Nolan R, James I, et al. Predisposition to abacavir hypersensitivity conferred by HLA - B * 5701 and a haplotypic Hsp70 - Hom variant. Proc Natl

Acad Sci U S A 2004；101：4180 – 4185.

[24] Graham DJ，Green L，Senior JR，Nourjah P. Troglitazone-induced liver failure：a case study. Am J Med 2003；114：299 – 306.

[25] Lawrenson RA，Seaman HE，Sundstrom A，Williams TJ，Farmer RD. Liver damage associated with minocycline use in acne：a systematic review of the published literature and pharmacovigilance data. Drug Saf 2000；23：333 – 349.

[26] Maddrey WC，Boitnott JK. Isoniazid hepatitis. Ann Intern Med 1973；79：1 – 12.

[27] Kleiner DE. The pathology of drug-induced liver injury. Semin Liver Dis 2009；29：364 – 372.

[28] Bjornsson E，Talwalkar J，Treeprasertsuk S，Kamath PS，Takahashi N，Sanderson S，et al. Drug-induced autoimmune hepatitis：clinical characteristics and prognosis. Hepatology 2010；51：2040 – 2048.

[29] Czaja AJ. Drug-induced autoimmune-like hepatitis. Dig Dis Sci 2011；56：958 – 976.

[30] Eichenfield AH. Minocycline and autoimmunity. Curr Opin Pediatr 1999；11：447 – 456.

[31] Bernal W，Ma Y，Smith HM，Portmann B，Wendon J，Vergani D. The significance of autoantibodies and immunoglobulins in acute liver failure：a cohort study. J Hepatol 2007；47：664 – 670.

[32] Gassert DJ，Garcia H，Tanaka K，Reinus JF. Corticosteroid-responsive cryptogenic chronic hepatitis：evidence for seronegative autoimmune hepatitis. Dig Dis Sci 2007；52：2433 – 2437.

[33] Bernal W，Meda F，Ma Y，Bogdanos DP，Vergani D. Diseasespecific autoantibodies in patients with acute liver failure：the King's College London Experience. Hepatology 2008；47：1096 – 1097.

[34] Lucena MI，Kaplowitz N，Hallal H，Castiella A，Garcia-Bengoechea M，Otazua P，et al. Recurrent drug-induced liver injury (DILI) with different drugs in the Spanish Registry：the dilemma of the relationship to autoimmune hepatitis. J Hepatol 2011；55：820 – 827.

[35] Sugimoto K，Ito T，Yamamoto N，Shiraki K. Seven cases of autoimmune hepatitis that developed after drug-induced liver injury. Hepatology 2011；54(5)：1892 – 1893.

[36] Cacoub P，Musette P，Descamps V，Meyer O，Speirs C，Finzi L，et al. The DRESS syndrome：a literature review. Am J Med 2011；124：588 – 597.

[37] Yamane Y，Aihara M，Ikezawa Z. Analysis of Stevens-Johnson syndrome and toxic epidermal necrolysis in Japan from 2000 to 2006. Allergol Int 2007；56：419 – 425.

[38] Bessmertny O，Hatton RC，Gonzalez-Peralta RP. Antiepileptic hypersensitivity syndrome in children. Ann Pharmacother 2001；35：533 – 538.

[39] Kaplowitz N. Idiosyncratic drug hepatotoxicity. Nat Rev Drug Discov 2005；4：489 – 499.

[40] Castell JV，Castell M. Allergic hepatitis induced by drugs. Curr Opin Allergy Clin Immunol 2006；6：258 – 265.

[41] Mizutani T，Shinoda M，Tanaka Y，Kuno T，Hattori A，Usui T，et al. Autoantibodies against CYP2D6 and other drugmetabolizing enzymes in autoimmune hepatitis type 2. Drug Metab Rev 2005；37：235 – 252.

[42] Walton B，Simpson BR，Strunin L，Doniach D，Perrin J，Appleyard AJ. Unexplained hepatitis following halothane. Br Med J 1976；1：1171 – 1176.

[43] Woosley RL，Drayer DE，Reidenberg MM，Nies AS，Carr K，Oates JA. Effect of acetylator phenotype on the rate at which procainamide induces antinuclear antibodies and the lupus syndrome. N Engl J Med 1978；298：1157 – 1159.

[44] Verma S，Kaplowitz N. Diagnosis，management and prevention of drug-induced liver injury. Gut 2009；58：1555 – 1564.

[45] Bougie D，Johnson ST，Weitekamp LA，Aster RH. Sensitivity to a metabolite of diclofenac as a cause of acute immune hemolytic anemia. Blood 1997；90：407 – 413.

[46] Waldhauser L，Uetrecht J. Antibodies to myeloperoxidase in propylthiouracil-induced autoimmune disease in the cat. Toxicology 1996；114：155 – 162.

[47] Tahaoglu K，Atac G，Sevim T，Tarun T，Yazicioglu O，Horzum G，et al. The management of anti-tuberculosis drug-induced hepatotoxicity. Int J Tuberc Lung Dis 2001；5：65 – 69.

[48] Sharma SK，Singla R，Sarda P，Mohan A，Makharia G，Jayaswal A，et al. Safety of 3 different reintroduction regimens of antituberculosis drugs after development of antituberculosis treatment-induced hepatotoxicity. Clin Infect Dis 2010；50：833 – 839.

[49] Martinez-Tadeo JA，Gonzalez-Perez R，Hernandez-Santana G. Isoniazid hepatitis：are immunological mechanisms implicated？Allergol Immunopathol (Madr) 2009；38：228.

[50] Warrington RJ，Tse KS，Gorski BA，Schwenk R，Sehon AH. Evaluation of isoniazid-associated hepatitis by immunological tests. Clin Exp Immunol 1978；32：97 – 104.

[51] Metushi IG，Cai P，Zhu X，Nakagawa T，Uetrecht JP. A fresh look at the mechanism of isoniazid-induced hepatotoxicity. Clin Pharmacol Ther 2011；89：911 – 914.

[52] Chen X，Tharmanathan T，Mannargudi B，Gou H，Uetrecht JP. A study of the specificity of lymphocytes in nevirapine-induced skin rash. J Pharmacol Exp Ther 2009；331：836 – 841.

[53] Warrington RJ，McPhilips-Feener S，Rutherford WJ. The predictive value of the lymphocyte transformation test in isoniazid-associated hepatitis. Clin Allergy 1982；12：217 – 222.

[54] Sharma SK，Balamurugan A，Saha PK，Pandey RM，Mehra NK. Evaluation of clinical and immunogenetic risk factors for the development of hepatotoxicity during antituberculosis treatment. Am J Respir Crit Care Med 2002；166：916 – 919.

[55] Corbella X，Vadillo M，Cabellos C，Fernandez-Viladrich P，Rufi G. Hypersensitivity hepatitis due to pyrazinamide. Scand J Infect Dis 1995；27：93 – 94.

[56] Khokhar O，Gange C，Clement S，Lewis J. Autoimmune hepatitis and thyroiditis associated with rifampin and pyrazinamide prophylaxis：an unusual reaction. Dig Dis Sci 2005；50：207 – 211.

[57] Shibuya A，Watanabe M，Fujita Y，Saigenji K，Kuwao S，Takahashi H，et al. An autopsy case of troglitazone-induced fulminant hepatitis. Diabetes Care 1998；21：2140 – 2143.

[58] Gitlin N，Julie NL，Spurr CL，Lim KN，Juarbe HM. Two cases of severe clinical and histologic hepatotoxicity associated with troglitazone. Ann Intern Med 1998；129：36 – 38.

[59] Murphy EJ，Davern TJ，Shakil AO，Shick L，Masharani U，Chow H，et al. Troglitazone-induced fulminant hepatic failure. Acute Liver Failure Study Group. Dig Dis Sci 2000；45：549 – 553.

[60] Maniratanachote R，Shibata A，Kaneko S，Yamamori I，Wakasugi T，Sawazaki T，et al. Detection of autoantibody to aldolase B in sera from patients with troglitazone-induced liver dysfunction. Toxicology 2005；216：15 – 23.

[61] Chien RN，Sheen IS，Liaw YF. Unintentional rechallenge resulting in a causative relationship between ketoconazole and acute liver injury. Int J Clin Pract 2003；57：829 – 830.

[62] Lin CL，Hu JT，Yang SS，Shin CY，Huang SH. Unexpected emergence of acute hepatic injury in patients treated repeatedly with ketoconazole. J Clin Gastroenterol 2008；42：432 – 433.

[63] Maria VA，Victorino RM. Diagnostic value of specific T cell reactivity to drugs in 95 cases of drug induced liver injury [see comments]. Gut 1997；41：534 – 540.

[64] Kindmark A，Jawaid A，Harbron CG，Barratt BJ，Bengtsson OF，Andersson TB，et al. Genome-wide pharmacogenetic investigation of a hepatic adverse event without clinical signs of immunopathology suggests an underlying immune pathogenesis. Pharmacogenomics J 2008；8：186 – 195.

[65] Lucena MI，Andrade RJ，Fernandez MC，Pachkoria K，Pelaez G，

Duran JA, et al. Determinants of the clinical expression of amoxicillin-clavulanate hepatotoxicity: a prospective series from Spain. Hepatology 2006; 44: 850 - 856.

[66] Lucena MI, Molokhia M, Shen Y, Urban TJ, Aithal GP, Andrade RJ, et al. Susceptibility to amoxicillin-clavulanate-induced liver injury is influenced by multiple HLA class I and II alleles. Gastroenterology 2011; 141: 338 - 347.

[67] Donaldson PT, Daly AK, Henderson J, Graham J, Pirmohamed M, Bernal W, et al. Human leucocyte antigen class II genotype in susceptibility and resistance to co-amoxiclav-induced liver injury. J Hepatol 2010; 53: 1049 - 1053.

[68] Daly AK, Day CP. Genetic association studies in drug-induced liver injury. Semin Liver Dis 2009; 29: 400 - 411.

[69] Roujeau JC, Kelly JP, Naldi L, Rzany B, Stern RS, Anderson T, et al. Medication use and the risk of Stevens-Johnson syndrome or toxic epidermal necrolysis. N Engl J Med 1995; 333: 1600 - 1607.

[70] Pessayre D, Fromenty B, Berson A, Robin MA, Letteron P, Moreau R, et al. Central role of mitochondria in drug-induced liver injury. Drug Metab Rev 2012 Feb; 44(1): 34 - 87.

[71] Stewart JD, Horvath R, Baruffini E, Ferrero I, Bulst S, Watkins PB, et al. Polymerase gamma gene POLG determines the risk of sodium valproate-induced liver toxicity. Hepatology 2010; 52: 1791 - 1796.

[72] Stewart JD, Schoeler S, Sitarz KS, Horvath R, Hallmann K, Pyle A, et al. POLG mutations cause decreased mitochondrial DNA repopulation rates following induced depletion in human fibroblasts. Biochim Biophys Acta 2011; 1812: 321 - 325.

[73] McKenzie R, Fried MW, Sallie R, Conjeevaram H, Di Bisceglie AM, Park Y, et al. Hepatic failure and lactic acidosis due to fialuridine (FIAU), an investigational nucleoside analogue for chronic hepatitis B. N Engl J Med 1995; 333: 1099 - 1105.

[74] Palenzuela L, Hahn NM, Nelson Jr. RP, Arno JN, Schobert C, Bethel R, et al. Does linezolid cause lactic acidosis by inhibiting mitochondrial protein synthesis? Clin Infect Dis 2005; 40: e113 - 116.

[75] De Bus L, Depuydt P, Libbrecht L, Vandekerckhove L, Nollet J, Benoit D, et al. Severe drug-induced liver injury associated with prolonged use of linezolid. J Med Toxicol 2010; 6: 322 - 326.

[76] Spahr L, Rubbia-Brandt L, Burkhard PR, Assal F, Hadengue A. Tolcapone-related fulminant hepatitis: electron microscopy shows mitochondrial alterations. Dig Dis Sci 2000; 45: 1881 - 1884.

[77] Ong MM, Latchoumycandane C, Boelsterli UA. Troglitazone-induced hepatic necrosis in an animal model of silent genetic mitochondrial abnormalities. Toxicol Sci 2007; 97: 205 - 213.

[78] Fujimoto K, Kumagai K, Ito K, Arakawa S, Ando Y, Oda S, et al. Sensitivity of liver injury in heterozygous Sod2 knockout mice treated with troglitazone or acetaminophen. Toxicol Pathol 2009; 37: 193 - 200.

[79] Boelsterli UA, Lim PL. Mitochondrial abnormalities — a link to idiosyncratic drug hepatotoxicity? Toxicol Appl Pharmacol 2007; 220: 92 - 107.

[80] Huang YS, Su WJ, Huang YH, Chen CY, Chang FY, Lin HC, et al. Genetic polymorphisms of manganese superoxide dismutase, NAD(P)H: quinone oxidoreductase, glutathione S-transferase M1 and T1, and the susceptibility to drug-induced liver injury. J Hepatol 2007; 47: 128 - 134.

[81] Lucena MI, Garcia-Martin E, Andrade RJ, Martinez C, Stephens C, Ruiz JD, et al. Mitochondrial superoxide dismutase and glutathione peroxidase in idiosyncratic drug-induced liver injury. Hepatology 2010; 52: 303 - 312.

[82] Roth RA, Luyendyk JP, Maddox JF, Ganey PE. Inflammation and drug idiosyncrasy — is there a connection? J Pharmacol Exp Ther 2003; 307: 1 - 8.

[83] Luyendyk JP, Maddox JF, Cosma GN, Ganey PE, Cockerell GL, Roth RA. Ranitidine treatment during a modest inflammatory response precipitates idiosyncrasy-like liver injury in rats. J Pharmacol Exp Ther 2003; 307: 9 - 16.

[84] Biswas SK, Lopez-Collazo E. Endotoxin tolerance: new mechanisms, molecules and clinical significance. Trends Immunol 2009; 30: 475 - 487.

[85] Nakayama S, Atsumi R, Takakusa H, Kobayashi Y, Kurihara A, Nagai Y, et al. A zone classification system for risk assessment of idiosyncratic drug toxicity using daily dose and covalent binding. Drug Metab Dispos 2009; 37: 1970 - 1977.

[86] Usui T, Mise M, Hashizume T, Yabuki M, Komuro S. Evaluation of the potential for drug-induced liver injury based on in vitro covalent binding to human liver proteins. Drug Metab Dispos 2009; 37: 2383 - 2392.

[87] Obach RS, Kalgutkar AS, Soglia JR, Zhao SX. Can in vitro metabolism-dependent covalent binding data in liver microsomes distinguish hepatotoxic from nonhepatotoxic drugs? An analysis of 18 drugs with consideration of intrinsic clearance and daily dose. Chem Res Toxicol 2008; 21: 1814 - 1822.

[88] Shi Y, Evans JE, Rock KL. Molecular identification of a danger signal that alerts the immune system to dying cells. Nature 2003; 425: 516 - 521.

[89] Gardner I, Popovic M, Zahid N, Uetrecht JP. A comparison of the covalent binding of clozapine, procainamide, and vesnarinone to human neutrophils in vitro and rat tissues in vitro and in vivo. Chem Res Toxicol 2005; 18: 1384 - 1394.

[90] Fang J, Koen YM, Hanzlik RP. Bioinformatic analysis of xenobiotic reactive metabolite target proteins and their interacting partners. BMC Chem Biol 2009; 9: 5.

[91] Myers TG, Dietz EC, Anderson NL, Khairallah EA, Cohen SD, Nelson SD. A comparative study of mouse liver proteins arylated by reactive metabolites of acetaminophen and its nonhepatotoxic regioisomer, 3'- hydroxyacetanilide. Chem Res Toxicol 1995; 8: 403 - 413.

[92] Ware JA, Graf ML, Martin BM, Lustberg LR, Pohl LR. Immunochemical detection and identification of protein adducts of diclofenac in the small intestine of rats: possible role in allergic reactions. Chem Res Toxicol 1998; 11: 164 - 171.

[93] Sanderson JP, Naisbitt DJ, Farrell J, Ashby CA, Tucker MJ, Rieder MJ, et al. Sulfamethoxazole and its metabolite nitroso sulfamethoxazole stimulate dendritic cell costimulatory signaling. J Immunol 2007; 178: 5533 - 5542.

[94] Landsteiner K, Jacobs J. Studies on the sensitization of animals with simple chemical compounds. J Exp Med 1935; 61: 643 - 656.

[95] Satoh H, Martin BM, Schulick AH, Christ DD, Kenna JG, Pohl LR. Human anti-endoplasmic reticulum antibodies in sera of patients with halothane-induced hepatitis are directed against a trifluoroacetylated carboxylesterase. Proc Nat Acad Sci U S A 1989; 86: 322 - 326.

[96] Clarke JB, Neftel K, Kitteringham NR, Park BK. Detection of antidrug IgG antibodies in patients with adverse drug reactions to amodiaquine. Int Arch Allergy Appl Immunol 1991; 95: 369 - 375.

[97] Obermayer-Straub P, Strassburg CP, Manns MP. Target proteins in human autoimmunity: cytochromes P450 and UDP - glucuronosyltransferases. Can J Gastroenterol 2000; 14: 429 - 439.

[98] Janeway Jr. CA. Approaching the asymptote? Evolution and revolution in immunology. Cold Spring Harb Symp Quant Biol 1989; 54(Pt 1): 1 - 13.

[99] Matzinger P. Tolerance, danger and the extended family. Annu Rev Immunol 1994; 12: 991 - 1045.

[100] Seguin B, Uetrecht J. The danger hypothesis applied to idiosyncratic drug reactions. Curr Opin Allergy Clin Immunol 2003; 3: 235 - 242.

[101] Park JS, Gamboni-Robertson F, He Q, Svetkauskaite D, Kim JY, Strassheim D, et al. High mobility group box 1 protein interacts with multiple Toll-like receptors. Am J Physiol Cell

Physiol 2006；290；C917 - C924.

[102] Xu JJ，Henstock PV，Dunn MC，Smith AR，Chabot JR，de Graaf D. Cellular imaging predictions of clinical drug-induced liver injury. Toxicol Sci 2008；105；97 - 105.

[103] Nicholas SA，Coughlan K，Yasinska I，Lall GS，Gibbs BF，Calzolai L，et al. Dysfunctional mitochondria contain endogenous high-affinity human Toll-like receptor 4（TLR4）ligands and induce TLR4 - mediated inflammatory reactions. Int J Biochem Cell Biol 2011；43；674 - 681.

[104] Reid AB，Kurten RC，McCullough SS，Brock RW，Hinson JA. Mechanisms of acetaminophen-induced hepatotoxicity；role of oxidative stress and mitochondrial permeability transition in freshly isolated mouse hepatocytes. J Pharmacol Exp Ther 2005；312；509 - 516.

[105] Masson MJ，Peterson RA，Chung CJ，Graf ML，Carpenter LD，Ambroso JL，et al. Lymphocyte loss and immunosuppression following acetaminophen-induced hepatotoxicity in mice as a potential mechanism of tolerance. Chem Res Toxicol 2007；20；20 - 26.

[106] Dara L，Ji C，Kaplowitz N. The contribution of endoplasmic reticulum stress to liver diseases. Hepatology 2011；53；1752 - 1763.

[107] Diehl JA，Fuchs SY，Koumenis C. The cell biology of the unfolded protein response. Gastroenterology 2011；141；38 - 41.

[108] Gross O，Thomas CJ，Guarda G，Tschopp J. The inflammasome；an integrated view. Immunol Rev 2011；243；136 - 151.

[109] Rhodes J. Evidence for an intercellular covalent reaction essential in antigen-specific T cell activation. J Immunol 1989；143；1482 - 1489.

[110] Li J，Mannargudi B，Uetrecht JP. Covalent binding of penicillamine to macrophages；implications for penicillamine-induced autoimmunity. Chem Res Toxicol 2009；22；1277 - 1284.

[111] Tremlett H，Oger J. Hepatic injury，liver monitoring and the beta-interferons for multiple sclerosis. J Neurol Neurosurg Psychiatry 2004；251；1297 - 1303.

[112] Adar T，Mizrahi M，Pappo O，Scheiman-Elazary A，Shibolet O. Adalimumab-induced autoimmune hepatitis. J Clin Gastroenterol 2010；44；e20 - e22.

[113] Doyle A，Forbes G，Kontorinis N. Autoimmune hepatitis during infliximab therapy for Crohn's disease；a case report. J Crohns Colitis 2011；5；253 - 255.

[114] Pichler WJ. Pharmacological interaction of drugs with antigen-specific immune receptors；the p-i Concept. Curr Opin Allergy Clin Immunol 2002；2；301 - 305.

[115] Yung RL，Quddus J，Crisp CE，Johnson KJ，Richardson BC. Mechanisms of drug-induced lupus；1. Cloned Th2 cells modified with DNA methylation inhibitors in vitro cause autoimmunity in vivo. J Immunol 1995；154；3025 - 3035.

[116] Kacevska M，Ivanov M，Ingelman-Sundberg M. Perspectives on epigenetics and its relevance to adverse drug reactions. Clin Pharmacol Ther 2011；89；902 - 907.

[117] North ML，Ellis AK. The role of epigenetics in the developmental origins of allergic disease. Ann Allergy Asthma Immunol 2011；106；355 - 361.

[118] Watkins PB. Idiosyncratic liver injury；challenges and approaches. Toxicol Pathol 2005；33；1 - 5.

[119] Crispe IN. The liver as a lymphoid organ. Annu Rev Immunol 2009；27；147 - 163.

[120] Holz LE，Warren A，Le Couteur DG，Bowen DG，Bertolino P. CD8+ T cell tolerance following antigen recognition on hepatocytes. J Autoimmun 2010；34；15 - 22.

[121] Fairweather D，Cihakova D. Alternatively activated macrophages in infection and autoimmunity. J Autoimmun 2009；33；222 - 230.

[122] Vierling JM. Autoimmune hepatitis and antigen-specific T regulatory cells；when can we send in the regulators? Hepatology

2011；53；385 - 388.

[123] Longhi MS，Hussain MJ，Kwok WW，Mieli-Vergani G，Ma Y，Vergani D. Autoantigen-specific regulatory T cells，a potential tool for immune-tolerance reconstitution in type - 2 autoimmune hepatitis. Hepatology 2011；53；536 - 547.

[124] Bowen DG，McCaughan GW，Bertolino P. Intrahepatic immunity；a tale of two sites? Trends Immunol 2005；26；512 - 517.

[125] Pellegrini M，Mak TW，Ohashi PS. Fighting cancers from within；augmenting tumor immunity with cytokine therapy. Trends Pharmacol Sci 2010；31；356 - 363.

[126] Pollard R，Robinson P，Dransfield K. Safety profile of nevirapine，a nonnucleoside reverse transcriptase inhibitor for the treatment of human immunodeficiency virus infection. Clin Ther 1998；20；1071 - 1092.

[127] Eliasson E，Kenna JG. Cytochrome P450 2E1 is a cell surface autoantigen in halothane hepatitis. Mol Pharmacol 1996；50；573 - 582.

[128] Martin JL，Kenna JG，Martin BM，Thomassen D，Reed GF，Pohl LR. Halothane hepatitis patients have serum antibodies that react with protein disulfide isomerase. Hepatology 1993；18；858 - 863.

[129] Bourdi M，Chen W，Peter RM，Martin JL，Buters JT，Nelson SD，et al. Human cytochrome P450 2E1 is a major autoantigen associated with halothane hepatitis. Chem Res Toxicol 1996；9；1159 - 1166.

[130] Iverson SL，Uetrecht JP. Identification of a reactive metabolite of terbinafine；insights into terbinafine-induced hepatotoxicity. Chem Res Toxicol 2001；14；175 - 181.

[131] Awasthi YC，Chaudhary P，Vatsyayan R，Sharma A，Awasthi S，Sharma R. Physiological and pharmacological significance of glutathione-conjugate transport. J Toxicol Environ Health B Crit Rev 2009；12；540 - 551.

[132] Wen B，Zhou M. Metabolic activation of the phenothiazine antipsychotics chlorpromazine and thioridazine to electrophilic iminoquinone species in human liver microsomes and recombinant P450s. Chem Biol Interact 2009；181；220 - 226.

[133] Dawson SE，Stahl S，Paul N，Barber J，Kenna JG. In vitro inhibition of the bile salt export pump correlates with risk of cholestatic drug induced liver injury in man. Drug Metab Dispos 2012；40(1)；130 - 138.

[134] Elsheikh A，Lavergne SN，Castrejon JL，Farrell J，Wang H，Sathish J，et al. Drug antigenicity，immunogenicity，and costimulatory signaling；evidence for formation of a functional antigen through immune cell metabolism. J Immunol 2010；185；6448 - 6460.

[135] Lu W，Uetrecht JP. Peroxidase-mediated bioactivation of hydroxylated metabolites of carbamazepine and phenytoin. Drug Metab Dispos 2008；36；1624 - 1636.

[136] Uetrecht J. Immunoallergic drug-induced liver injury in humans. Semin Liver Dis 2009；29；383 - 392.

[137] Pacitto SR，Uetrecht JP，Boutros PC，Popovic M. Changes in gene expression induced by tienilic acid and sulfamethoxazole；testing the danger hypothesis. J Immunotoxicol 2007；4；253 - 266.

[138] Daly AK. Using genome-wide association studies to identify genes important in serious adverse drug reactions. Annu Rev Pharmacol Toxicol 2012；52；21 - 35.

[139] Nimmerjahn F，Ravetch JV. Antibody-mediated modulation of immune responses. Immunol Rev 2010；236；265 - 275.

[140] Teo L，Tay YK，Liu TT，Kwok C. Stevens-Johnson syndrome and toxic epidermal necrolysis；efficacy of intravenous immunoglobulin and a review of treatment options. Singapore Med J 2009；50；29 - 33.

[141] Mennicke M，Zawodniak A，Keller M，Wilkens L，Yawalkar N，

Stickel F, et al. Fulminant liver failure after vancomycin in a sulfasalazine-induced DRESS syndrome: fatal recurrence after liver transplantation. Am J Transplant 2009; 9: 2197 - 2202.

[142] El‐Ghaiesh S, Sanderson JP, Farrell J, Lavergne SN, Syn WK, Pirmohamed M, et al. Characterization of drug-specific lymphocyte responses in a patient with drug-induced liver injury. J Allergy Clin Immunol 2011; 128: 680 - 683.

[143] Bjornsson E, Kalaitzakis E, Olsson R. The impact of eosinophilia and hepatic necrosis on prognosis in patients with drug-induced liver injury. Aliment Pharmacol Ther 2007; 25: 1411 - 1421.

[144] Devarbhavi H, Karanth D, Prasanna KS, Adarsh CK, Patil M. Drug-induced liver injury with hypersensitivity features has a better outcome: a single-center experience of 39 children and adolescents. Hepatology 2011; 54: 1344 - 1350.

[145] Mowen KA, Glimcher LH. Signaling pathways in Th2 development. Immunol Rev 2004; 202: 203 - 222.

[146] Li J, Zhu X, Liu F, Cai P, Sanders C, Lee WM, et al. Cytokine and autoantibody patterns in acute liver failure. J Immunotoxicol 2010; 7: 157 - 164.

[147] Bettelli E, Korn T, Kuchroo VK. Th17: the third member of the effector T cell trilogy. Curr Opin Immunol 2007; 19: 652 - 657.

[148] Fouser LA, Wright JF, Dunussi-Joannopoulos K, Collins M. Th17 cytokines and their emerging roles in inflammation and autoimmunity. Immunol Rev 2008; 226: 87 - 102.

第12章
组织修复和死亡蛋白在肝损伤中的作用

Harihara M. Mehendale
美国,路易斯安那州,巴吞鲁日,路易斯安那州立大学

前　言

药物在体内的结局和不良反应历来是根据已建立的毒理动力学和毒效学进行评估的。已观察到药物和毒性化学物质遵循吸收(absorption)、分布(distribution)、代谢(metabolism)和排泄(excretion),即所谓 ADME 规则[1]。药物的 I 相代谢由微粒体细胞色素 P450(cytochrome,CYP)、吖啶黄单加氧酶及其他多种可溶性酶等膜结合性药物生物转化酶介导,其对许多药物的药理学作用通常是最为关键的。药物在体内吸收和分布后,通过 I 相和 II 相转化酶联合进行代谢,产生易于从体内排泄的无害水溶性代谢产物[2]。然而,已发现药物和毒性物质的代谢也可产生具有高度反应性的代谢产物和有机自由基,攻击细胞的大分子物质,损伤细胞和组织[2]。广泛认为这是意外启动肝损伤的一种普遍性机制,但同时也认识到连续或进展性的肝损伤扩展还有其他机制,尽管这些机制至今尚未阐明[3-6]。肝脏是药物和毒性物质代谢的主要场所,肝细胞内含有微粒体和胞质 I 相及 II 相药物代谢酶池[2]。这使得肝脏成为药物和毒物性损伤的首要靶器官。据认为,肝损伤的程度与药物和毒物经由代谢酶介导的生物活化所产生的反应性代谢产物是成比例的。某些药物和异生物质(xenobiotic)可进入内源性代谢途径,干扰内环境稳态或细胞能量产生途径,从而对细胞功能发挥和生存形成巨大挑战。现已知这种概念过于简单,忽视了针对毒性损伤的生物反应所带来的效应,而这种效应可控制中毒的最终结果。关于化学药品诱导性肝损伤之后拮抗毒理动力学反应的组织修复(tissue repair)过程,迄今为止知之尚少[7-9]。

早已知晓肝脏在外科部分切除或经受组织损伤后具有特强的再生能力[10]。肝脏再生已在肝脏切除 2/3

的多种动物模型中得到详细研究,其中最主要的动物模型是啮齿类动物[11,12]。这些研究揭示了在肝脏外科部分切除术后调节肝脏再生的趋化因子、细胞因子、激素及生长因子等组成的复杂信号转导网络中的各个步骤[11]。

20 世纪后 30 年的研究显示,在暴露于毒性药物和化学物质之后,紧随细胞死亡和组织损伤之后发生了相似的动态再生反应或组织修复[13-18]。在毒性损伤的初期,级联遇难信号被触发(图 12-1),刺激周围的健康细胞分离,以替代死亡细胞[13,19-23]。然而,这些前丝裂信号在暴露于高剂量药物或毒物后被抑制,进而导致组织修复的抑制[16,19,20,24]。这些发现对于理解恢复性组织修复的剂量应答的潜在机制至关重要。进一步研究显示,组织修复受到多种因素的影响,包括种[25,26]、株[27]、年龄[28-31]、营养[32,33]、热量限制[34]、同时或交错暴露于多种异生物质[35],以及疾病[36-39]的影响。虽然组织修复已在血液[40]、肺[41]及肾[42]等其他组织器官中得以研究,但本章将着重阐述肝组织损伤和修复。由于高剂量(包括致死剂量)的药物和毒物可导致不可逆转的组织损伤、器官衰竭和死亡,这不同于低等或中等的组织损伤,因此本章也讨论了初始损伤进展性扩大的机制。这些研究提示,暴露于毒物之后达到有效组织修复的能力可通过促进损伤逆转、康复或扩大以及器官衰竭而影响最终结果,决定药物过量或暴露于其他毒物之后患者存活或死亡。关于毒物诱导损伤之后的组织修复,已有许多详细研究,这些研究促进了一种两阶段中毒模型的提出[3]。

两阶段中毒模型

众多研究已确认代偿性组织修复对肝损伤的最终结局——进展或消退,具有决定性影响[13,18,22,28,32-34,37,38,43-48]。这些研究使得认识中毒过程存在两种不同阶段成为可能(图 12-1)。阶段 I 是损伤的启动阶段,药物和毒物通过已确认的机制启动肝损伤(图 12-1),并受到药物生物活化网络效应或其他机制的调节,如毒性基团与酶等重要细胞蛋白质的结合或可导致组织损伤的全部新陈代谢的重要中间产物,这些代谢步骤也是解毒过程。阶段 II 是肝损伤的进展或消退阶段,分别对应恢复性组织修复过程的缺乏或存在。暴露于低剂量到中剂量毒物所诱导的损失细胞再生和组织修复可限制损伤进展,保留肝脏结构和功能[16,24];而高剂量毒物则抑制组织修复,导致肝损伤无节制地进展和动物死亡[3,16,24,48]。这种两阶段中毒模型强调了急性中毒性损伤"进展"和"消退"对立趋势的动态相互作用在决定损伤后果方面的作用[5]。

虽然低剂量到中剂量毒物刺激引起的肝损伤可被高效修复[16,24,27,49,50],但在高剂量(如致死剂量)毒物刺激后,肝损伤的进展难以减弱,从而摧毁肝脏,导致肝衰竭和死亡[16,24,27,51]。尽管已提出多种肝损伤进展性扩大的机制[52],但没有一种机制得到严格评价和确认。2003 年,Mehendale 等提出一种由死亡蛋白(death protein)介导的肝损伤扩大机制,这些蛋白质包括钙蛋白酶(calpain)、磷脂酶(phospholipase)和其他水解酶,该机制中自坏死破裂的细胞溢漏至细胞外富含钙离子的环境[52]。后来,Mehendale 等 2008 年描述了另一种死亡蛋白,是磷脂酶家族的成员之一[53,54]。

组织修复的剂量应答性

直觉而言,人们希望恢复性组织修复应答遵循剂量应答规则,正如药物药理学和毒物毒理学作用那样。逐渐增大肝毒物剂量的时间进程研究发现组织修复确实遵循这一毒理学金科玉律,即剂量应答[16,43,44,48]。低剂量到中剂量毒物刺激后的组织修复随剂量增大而增强,直至达到某一阈值。然而,就每一增加的剂量而言,存在相应的组织修复启动延迟[16]。组织修复的及时启动是非常重要的,因为在组织修复启动之前,组织损

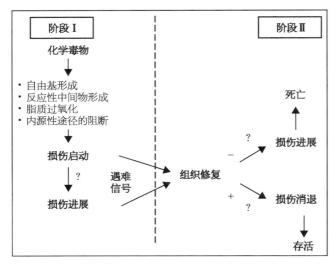

图 12-1　机械性两阶段中毒模型

在阶段 I,毒性化学物质通过确信的基于生物活化的事件而启动组织损伤,损伤通过尚不清楚的机制进一步发展。在阶段 II,低到中剂量毒物诱发的损伤可诱导促进康复的组织修复反应(+),导致损伤加速消退,动物得以存活;相反,高剂量毒物则抑制组织修复(-),导致无节制的损伤进展和动物死亡。引自[55]

伤随时间消逝而进展[16,33,36,39]。正如硫代乙酰胺(thioacetamide, TA)诱导的肝损伤-组织修复模型所显示的那样[16],在达到阈剂量之前,组织修复增加越多,则可抵消因提高中毒剂量所致的组织修复延迟。超过阈剂量之后,组织修复被抑制,恢复性组织修复反应微弱且显著延迟,这种组织修复反应太弱,以致不能阻止肝损伤进展加速,最终导致肝衰竭和死亡[16]。这一观点适用于迄今为止所有测试过的肝毒物[55]。

组织修复具有剂量依赖性的典型例证是硫代乙酰胺(TA)诱导的肝损伤和组织修复[16]。和许多其他肝毒物相比,TA 的特点是在诱发肝衰竭和死亡前可提供较长的时间窗(3.5~7 d)。这是 TA 相对于其他经典肝毒物的一大独特优势,四氯化碳(carbon tetrachloride, CCl4)、对乙酰氨基酚(acetaminophen, APAP;扑热息痛,paracetamol)以及氯仿(chloroform, CHCl3)等经典肝毒物在给予致死剂量后 12~24 h 内即发生动物死亡[24,37,44,56]。应用 TA 后,初期肝损伤的上升坡和恢复性组织修复反应启动后肝损伤的下降坡均可被检测到。虽然 TA 的生物活化饱和动力学具有剂量依赖性,但其清除半衰期($t_{1/2}$)为 2.5 h[57,58]。在一项有重大影响的研究中,雄性斯普拉格-道利大鼠(Sprague-Dawley rat,SD 大鼠)被暴露于 50 mg/kg、150 mg/kg、300 mg/kg 和 600 mg/kg 四种逐渐递增的 TA 剂量。在注射 TA 后 0~96 min 测定肝损伤和组织修复的改变。令人惊讶的是,前 3 种剂量引发的肝损伤在 6 倍剂量范围内并未出现剂量应答。虽然肝小叶中央的损伤是明显的,但在这 3 种剂量范围内并无动物死亡。应用高剂量(600 mg/kg,通常认为是致死剂量)TA 后,在早期的时间点初始肝损伤明显较轻。然而,应用 TA 后 48~60 h 以上,肝损伤急剧进展,这恰恰发生在 TA 被完全清除之后(图 12 - 2)。正如所预期的那样,在这种高剂量的 TA 刺激后,动物病死率高达 90%。以[3]H -胸苷掺和([3]H - thymidine incorporation)及增殖细胞核抗原(proliferating cell nuclear antigen, PCNA)试验分析组织修复情况,发现在这种高剂量毒物下肝组织修复被抑制并延迟很久(图 12 - 2)。在应用高剂量 TA 后迟至 72 h 才出现可忽略不计的组织修复反应,这种组织修复反应出现太迟、太弱,以致不能挽救大鼠于急剧扩展的肝损伤、肝衰竭和死亡。这些数据充分显示了在 TA 达到阈剂量之前(300~600 mg/kg),肝组织的修复呈现剂量依赖性;而在 TA 超过阈剂量后,组织修复被抑制[16]。已确认 CCl4[24]、CHCl3[44]、三氯乙烯(trichloroethylene, TCE)及丙烯醇[6,59]等

许多毒物(表 12 - 1)刺激后的组织修复反应的增强呈现剂量依赖性。

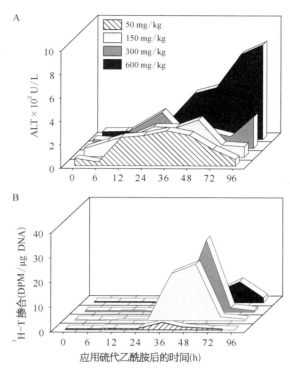

图 12 - 2 大鼠应用硫代乙酰胺后肝损伤和组织修复的剂量应答

将雄性斯普拉格-道利格-道利大鼠(Sprague - Dawley rat, SD 大鼠)分为 4 组,在 0 时点分别腹腔内注射硫代乙酰胺(TA)50 mg/kg、150 mg/kg、300 mg/kg 或 600 mg/kg,对照组腹腔内注射生理盐水。数据引自[16]。A. 以血浆丙氨酸氨基转移酶(ALT)作为肝损伤的标志物;B. 以[3]H -胸苷([3]H - T)掺和肝细胞核 DNA 的每分钟衰变数(disintegrations per minute, DPM)作为肝组织再生的标志物

表 12 - 1 可刺激肝脏组织修复的药物和毒物举例

化 学 物 质	参 考 文 献
单一化学成分	
对乙酰氨基酚	[37,71]
丙烯醇	[6,43]
四氯化碳	[36,66,52]
氯仿	[6,44]
1,2-二氯苯	[27]
硫代乙酰胺	[16,22,34,39,47,57,98]
三氯乙烯	[6,59]
联合化学成分	
十氯酮 + 四氯化碳	[29,30,69]
异丙醇 + 四氯化碳	[29,30,69]
氯仿 + 三氯乙烯	[6]
氯仿 + 三氯乙烯 + 丙烯醇	[6]
硫代乙酰胺 + 氯仿 + 三氯乙烯 + 丙烯醇	[6,43]

混合肝毒物诱导的剂量应答性组织修复

多项研究已确认毒性混合物也可刺激剂量依赖性组织修复[6,43]。应用 2 种、3 种及 4 种混合物（如 TCE + CHCl₃、TCE + CHCl₃ + 丙烯醇、TCE + CHCl₃ + 丙烯醇 + TA）进行研究发现，低剂量混合物可刺激组织修复，而高剂量混合物可抑制组织修复[6]，从而表明混合肝毒物和单一肝毒物一样，所诱导的组织修复具有剂量应答性[6]。虽然多种毒物，不论是单独还是混合（表 12 - 1），均可剂量依赖性地诱导组织修复，但这种应答的确切调节机制仍有待深入研究[6,18,43,44]。在毒物暴露后的时间进程研究中，对细胞分化周期的详细分析显示高剂量毒物可抑制细胞周期进程，特别是在 G1 期和 S 期之间[18,24,32,33,36,39,46,49,50,60-63]。高剂量细胞因子/生长因子介导的信号和其他涉及细胞周期的基因，如细胞周期蛋白 D1（cyclin D1）等的效应一直是研究的热点所在[22]。

组织修复是肝中毒最终结果的决定因素之一

不同剂量毒物作用下组织修复的时间进程研究提示组织修复对中毒的最终结果，即生存或死亡，有重要影响[3,18,37,48]，来自许多干预性研究的确切证据支持这一结论。这些研究主要采用两种策略：① 抗有丝分裂研究，人为抑制组织修复；② 在同因保护（autoprotection）或异因保护（heteroprotection）的动物模型中预置组织修复。第三方面的证据来自已有的基础疾病对组织修复毒效学的影响。

一个特别成功的展示恢复性组织修复对驱动肝损伤最终结果有重要影响的策略是干扰细胞分化（表 12 - 2）和组织修复过程，而组织修复可以阻止细胞损伤进展。秋水仙碱是一种有丝分裂抑制剂，能通过两种独立的机制抑制细胞分化，从而阻止细胞分化过程[64]。首先，抑制 DNA 合成，导致细胞不能进入分裂早期的 S 期[65]。其次，抑制微管形成，导致处于细胞分裂周期晚期的细胞不能完成分裂[64]。一项经典的秋水仙碱抗有丝分裂试验显示，很低剂量 CCl₄（100 μl/kg，腹膜内注射）引起的短暂肝毒性在通常情况下可于 24 h 内恢复，但在应用 CCl₄ 前 2 h 给予秋水仙碱（1 mg/kg）处理，可加重肝损伤[66]。秋水仙碱处理的大鼠，肝损伤的恢复延迟至 48 h 以后。肝损伤的加重和延长既与 CCl₄ 生物活化增强无关，也与任何其他毒理动力学的

改变无关。以 150 mg/kg 和 300 mg/kg TA 启动损伤后，在组织修复发生前或发生期间，应用秋水仙碱进行处理可完全抑制细胞增殖和组织修复。本质上，秋水仙碱预处理可导致 TA 在普通情况下的非致死性剂量（150 mg/kg 和 300 mg/kg）100% 转化为致死剂量[51]。对组织修复进行分析显示，秋水仙碱可抑制细胞增殖和组织修复，从而允许肝损伤的进展和扩大，导致肝衰竭和动物死亡。在其他中毒性动物模型中也发现类似结果，例如非毒性剂量的十氯酮和单剂轻微毒性剂量的 CCl₄[29]。既往研究显示，将 45 日龄 SD 大鼠暴露于非毒性剂量的十氯酮（10 ppm 喂饲 15 d）+ CCl₄（100 μl/kg，第 16 天单剂腹腔注射），死亡率为 25%。如果以秋水仙碱（1 mg/kg，腹腔注射）处理这些经十氯酮 + CCl₄ 刺激过的 45 日龄 SD 大鼠，则死亡率升至 85%，这与秋水仙碱处理后组织修复水平显著下降相关[67]。在以 1,2 - 二氯苯（1,2 - dichlorobenzene, o - DCB）处理并以秋水仙碱干扰有丝分裂的 Fischer 344（F344）大鼠中，也观察到类似的死亡率升高现象（表 12 - 1 和表 12 - 2）[68]。所有接受相同剂量十氯酮 + CCl₄ 联合处理的成年大鼠（30 日龄）在 3 d 内死于毒性高度放大的 CCl₄ 中毒[69]。

表 12 - 2　在药物完全生物活化后应用秋水仙碱[a]导致肝损伤扩大

化　学　物　质	参　考　文　献
健康动物模型	
对乙酰氨基酚 + 秋水仙碱	[22]
四氯化碳 + 秋水仙碱	[66]
十氯酮 + 四氯化碳 + 秋水仙碱	[29,67,69]
1,2 - 二氯苯 + 秋水仙碱	[27]
硫代乙酰胺 + 秋水仙碱	[51]
硫代乙酰胺 + 对乙酰氨基酚 + 秋水仙碱（异因保护，heteroprotection）	[46]
硫代乙酰胺 + 高剂量硫代乙酰胺（同因保护，autoprotection）	[60]
有生理疾病的动物模型（糖尿病小鼠）	
1 型糖尿病	[37]
2 型糖尿病	[71]

[a]秋水仙碱用法：1 mg/kg，腹腔注射，在 S 期 DNA 合成的预期刺激 6 h 之前应用；秋水仙碱是一种完全的抗有丝分裂抑制剂（既抑制 S 期，也抑制微管功能），用于干扰有丝分裂十分有效

糖尿病小鼠对通常致死剂量的肝毒物如 APAP、CCl₄、溴化苯[37,71] 及 TA[38] 等具有适应性。这些毒物的毒理动力学和生物活化在糖尿病小鼠均无改变，提示这种适应性不可能是由这两种因素所致[37,38,71]。研究显示，这种对致死剂量毒物的适应性缘于通常情况下

处于静息状态的肝细胞向 S 期的进展。在应用肝毒物前以秋水仙碱抑制糖尿病小鼠的细胞分裂,可使得这种适应性消失[37,38,71]。综合而言,这些研究提示,不论初始损伤如何轻微,在组织修复时进行抗有丝分裂干预均可导致肝损伤进展,同时也阐明了组织修复对中毒最终结果的重要性(表 12 - 2)。

研究组织修复对中毒最终结果影响的另一策略是采用"同因保护(autoprotection)"和"异因保护(heteroprotection)"以预置组织修复的中毒动物模型[13,16,17,55,61,72]。应用低剂量的药物 X 启动肝损伤,所诱导的组织修复可进一步保护药物 X 的致死剂量的攻击,此即"同因保护";对另一种完全不同的药物 Y 致死剂量的攻击产生保护,此即"异因保护"。首先使用的小剂量药物 X 启动了致有丝分裂细胞信号(promitogenic cellular signal),在实质上预置了组织修复,抑制后续通常致死剂量的药物 X 或 Y 所启动的损伤进展,从而一方面阻止肝衰竭的发生,另一方面又增强了恢复性组织修复,最终对动物产生保护作用。同因保护已应用 CCl₄[61]、TA[60] 和 APAP[13,17] 得到研究,而异因保护则应用 TA 联合 APAP 得到研究[46]。预置组织修复还可通过在药物刺激之前,预先外科手术切除 2/3 肝脏而实现[45,73,74]。70%部分肝脏切除术后的肝脏再生可减缓肝损伤的进展,从而保护动物免遭致死性 CCl₄ 或十氯酮联合 CCl₄ 所致 67 倍致死效应的攻击[28,74-76]。1 型糖尿病大鼠对肝毒物较为敏感,应用 TA 刺激这种动物模型同样也显示了同因保护和异因保护,这提示通过干预致有丝分裂过程可实现对毒物毒性的脱敏,这种观点在将来可能会被证明有助于研发药物毒性干预策略。

应当指出的是,在这些同因保护和异因保护模型中,高剂量毒物启动的肝损伤并未因为使用预激药物(priming agent)而减轻[46,60,61]。虽然达到了同等的大块性肝损伤和通常情况下(即不应用预激药物)的致死性肝损伤,但预激动物在预激药物的刺激下启动了持续性的早发性组织修复,从而能够克服这种严重的肝损伤。这些研究结果提示,即使是在通常情况下威胁生命的过量药物攻击之后,以适当的分子刺激替代这种模型中的预激步骤以活化前丝裂原信号也是可能的。

在急性中毒案例中,组织修复的缺乏或存在实质上可分别导致损伤的进展或消退。损伤之所以能在及时和强力的组织修复启动后出现消退,是因为正在分裂的和新分裂的细胞对损伤的进展具有适应性[28,29,74-76,81-83]。大剂量药物和毒物将抑制组织修复,但以小剂量药物/毒物或部分切除肝脏进行预激,可导致模型产生持续性致有丝分裂信号(promitogenic signal)和组织修复,使得动物即使是在大剂量药物/毒物的作用下也能克服损伤。这些研究阐明了在生物医学中以组织修复进行潜在性治疗性干预的重要性。

较重的初始肝损伤与组织修复之间的关系

很长时间以来,通常假设药物或毒物的剂量越高,形成的反应性代谢产物也越多。此外,通常还假设药物或毒物剂量越高,则毒性也越强,因为代谢产物越多,所启动的中毒性肝损伤也越重。然而,应用对最终中毒结果具有保护性或增强性的动物模型进行的时间进程研究显示,中毒有两种完全不同的结局,即使是在初始肝损伤完全一致的情况下。这些研究以引人注目的证据支持了一种新观念,即应当对初始损伤程度和最终中毒结果加以区分(图 12 - 3)。等毒性研究显示,初始损伤的程度并不能决定肝毒性的最终结果[34,39,47,62,63,84]。数项研究显示,适度节食(自由采食量的 65%)可带来多方面的益处。其一是可抵抗通常致死剂量 TA 的攻击[34,47]。这种保护作用的产生是由于机体及时启动了强大的肝组织修复,即使是在能促进 TA 生物活化的

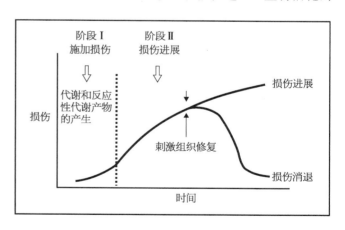

图 12 - 3　肝损伤的启动和进展/消退

根据药物或毒物的剂量,损伤由诸多机制中的任意一种启动。低等到中等剂量时,在组织损伤后随即出现可决定损伤结果的两种独立事件:一种事件是导致损伤进展和扩大,另一种事件是促进细胞分裂和组织修复。虽然损伤可能进入进展阶段,但在细胞分裂刺激和组织修复出现后,损伤将迅速消退。若缺乏及时的细胞分裂(例如很高剂量或过量的药物导致细胞分裂被抑制),肝损伤将进展和扩大,导致肝衰竭。损伤进展的机制尚不十分清楚,但许多干预性研究提示损伤的进展可能是由坏死细胞泄漏的水解酶(死亡蛋白)所介导。这些水解酶被细胞外高浓度的 Ca²⁺ 活化后,攻击位于邻近健康细胞或部分受影响的细胞质膜上的底物,进而摧毁这些细胞。这些细胞释放的水解酶使得损伤持续进展,直至应用化学抑制剂进行干预或被半胱氨酸蛋白酶即钙蛋白酶(calpain)等内源性水解酶抑制剂所抑制

CYP2E1 活性升高 4 倍、导致 TA 启动的肝损伤升高 2 倍的情况下[34,47,84]。TA 所诱导的 CYP2E1 活性和 TA 实际启动的肝损伤之间存在偏差,这是由遵循饱和零级动力学的 TA 生物活化过程所致[57]。等毒性研究显示,TA 引起节食大鼠和自由采食大鼠同等程度肝损伤的剂量分别为 50 mg/kg 和 600 mg/kg。在这种剂量下,尽管 TA 生物活化介导的肝损伤程度是一样的,但所有节食大鼠均存活,而 90% 的自由采食大鼠死亡,这提示组织修复和动物存活并不依赖初始肝损伤的程度[47]。TA 通过 CYP2E1 被生物活化,而节食可诱导 CYP2E1 水平增高 4 倍,从而提高 TA 介导的肝损伤。虽然如此,节食却可通过刺激组织修复而使得大鼠[34,47,84]和小鼠[85]克服肝损伤。

其他一些例证也显示初始肝损伤程度和最终中毒结果之间并无关联[36,39,62,63,77-80]。1 型和 2 型糖尿病大鼠由于肝细胞分裂和肝组织修复被抑制,因而对 TA (75～300 mg/kg)及其他多种毒物的肝毒性效应十分敏感[36,39,62,63,77-80,86]。在所有 TA 被清除后 (300 mg/kg 剂量下 $t_{1/2} \leqslant 2$ h)即发生肝损伤进展性扩大[57]。由于肝脏微粒体 CYP2E1 在 1 型糖尿病大鼠中被诱导,因此 TA 诱导的初始肝损伤显著加重[39]。然而,当应用二烯丙基硫醚(diallyl sulfide)将糖尿病大鼠的 CYP2E1 平衡至自由采食大鼠的水平,以使 TA 生物活化介导的肝损伤在糖尿病大鼠和非糖尿病大鼠持

平时,仅糖尿病大鼠出现了肝损伤进展并导致肝衰竭和死亡,而所有非糖尿病大鼠均存活。这些数据显示肝损伤的进展独立于初始肝损伤的程度[63]。上述观察结果为其他因素在决定初始肝损伤的最终结果方面具有关键作用提供了最具说服力的证据,这些因素包括支配组织损伤进展性扩张的因子以及组织对损伤的应答状态等。同因保护和异因保护试验同样也证明了决定中毒最终结果的因素不是初始肝损伤的程度而是组织修复的状态[46,60,61]。

影响组织修复的因素

许多生理因素可影响肝组织修复,包括年龄、热量限制、疾病、脂肪肝、营养状态、物种和株系等(表 12 - 3)。因此,在评估药物性肝病时,预期可能存在更广范围的毒性反应[4,6,7,55]。当许多因素被认为是这些不可预知的毒性反应差异性的潜在因素时,组织修复作为克服肝损伤的一种重要因素并未得到慎重考虑。前述影响组织修复应答的因素可能有助于解释物种之间、株系之间及个体之间这种药物和毒物中毒反应的广泛差异性。另一不常考虑的因素是化学物质联合应用时的干扰,例如十氯酮＋CCl_4。其中,当通常情况下低剂量 CCl_4 刺激引起的组织修复被阻止时,将导致 CCl_4 肝毒性的高度放大[35]。已知高剂量毒物也可抑制组织修复。

表 12 - 3　影响低剂量到中剂量药物或毒物诱导性组织修复的因素

因　　素	对组织修复的影响	参 考 文 献
种	大鼠的组织修复强于蒙古沙鼠	[25]
株	F344 大鼠的组织修复强于 SD 大鼠	[27]
龄	新生大鼠(20 日龄)和老年大鼠(14 和 24 月龄)的组织修复强于年轻成年大鼠(2～3 月龄)	[28,29,30,69]
营养		
葡萄糖负荷	抑制组织修复	[33]
脂肪酸补充（棕榈酸）	增强组织修复	[32]
节食	增强组织修复	[19,20,85]
糖尿病		
1 型和 2 型糖尿病大鼠	抑制组织修复	[36,39,62,77 - 80,86]
1 型和 2 型糖尿病小鼠	增强组织修复	[22,37,38,71]
联合用药		
导致抑制		
十氯酮 ＋ CCl_4	在成年大鼠抑制组织修复	[14,15,119]
十氯酮 ＋ $CHCl_3$	在成年小鼠抑制组织修复	[14,15,119]
导致增强		
异丙醇 ＋ CCl_4	虽然肝损伤加重,但增强的组织修复使动物免遭死亡	[97]
苯巴比妥 ＋ CCl_4	虽然肝损伤显著加重,但增强的组织修复使动物抵御死亡	[120]

一、组织修复的种和株差异

用沙鼠和 SD 大鼠进行研究提示,沙鼠的 CCl_4 半数致死剂量（LD_{50},0.08 ml/kg）比 SD 大鼠（2.5 ml/kg）低 35 倍[25]。CCl_4 诱导的肝毒性在沙鼠中远高于 SD 大鼠,是因为沙鼠的组织修复能力远低于 SD 大鼠[4,26]。十氯酮之所以能够放大 CCl_4 的毒性,是因它能抑制 CCl_4 诱导的恢复性组织修复的增强,而沙鼠的恢复性组织修复能力几乎可以忽略,因此以十氯酮 + CCl_4 抑制沙鼠这种可以忽略的恢复性组织修复对损伤结果并无明显影响[4,87]。

类似的种间差异也在处于疾病状态的大鼠和小鼠之间发现[37-39]。1 型和 2 型糖尿病大鼠对 TA 诱导的肝损伤高度敏感,即使是通常非致死剂量的 TA 刺激。这是因为这种大鼠的组织修复能力很低[4,22,36-39,55,62,63,71,77-80,86]。这种敏感性并不具有毒物特异性:糖尿病大鼠对丙烯醇、溴化苯、CCl_4 及 TA 等毒物均高度敏感。然而,糖尿病小鼠由于具备有效的组织修复能力,因而能够完全耐受致死剂量 TA 和 APAP 诱导的肝损伤[22,37,38,71]。

关于组织修复的株间差异,经典的例证之一是 F344 大鼠和 SD 大鼠在暴露于 o‑DCB 后的差异[27]。在相同剂量（0.2 ml/kg、0.6 ml/kg 和 1.2 ml/kg）的 o‑DCB 分别刺激下,F344 大鼠的肝损伤比 SD 大鼠高 10 倍。然而,o‑DCB 诱导的死亡率在 F344 大鼠和 SD 大鼠是一致的,这是因为 F344 大鼠具有比 SD 大鼠高很多的组织修复能力[27]。虽然 o‑DCB 生物活化所诱导的 F344 大鼠肝损伤比 SD 大鼠高 10 倍,但 F344 大鼠的这种肝损伤从不进展,因此,F344 大鼠在毒物刺激后立即发生且明显较强的组织修复使之能够避免 o‑DCB 诱导的肝损伤进展[27,68]。新近研究显示[69],组织修复所需的细胞分裂刺激伴有钙蛋白酶抑制蛋白（calpastatin）等生存因子在分裂细胞的过量表达。calpastatin 是死亡蛋白 calpain 的一种有效的内源性抑制剂,calpastatin 的表达可对 calpain 介导的细胞毁损提供保护。因此,由 o‑DCB 引起强度大于 10 倍的始发肝损伤能够将损伤耐受性传递给 F344 大鼠,以抵抗始发肝损伤的扩展。类似的,其他死亡蛋白的内源性抑制因子,例如磷脂酶的内源性抑制因子钙磷脂结合蛋白（annexins）的表达也将是 F344 大鼠相对于 SD 大鼠的独特优势。F344 大鼠相对于 SD 大鼠的这种生存优势抵消了看似不利的更强的 o‑DCB 生物活化所带来的危害,并解释了这两种不同的大鼠何以具有完全相同的 LD_{50} 值。

二、年龄是组织修复的决定因素之一

在药物和毒物诱导的肝损伤中,年龄是影响组织修复程度的一个重要因素[28-31,69,81]。与成年动物相比,新生动物在早期发育阶段能够达到更快和更有效的组织修复。这已在 20 日龄新生 SD 大鼠和 2 月龄年轻成年 SD 大鼠中以 CCl_4 或十氯酮放大的 CCl_4 所诱导的肝损伤中得到证明[28,29,69,87,88]。与成年大鼠相比,新生大鼠对 CCl_4 或十氯酮放大的 CCl_4 所诱导的肝损伤具有抵抗性。另有研究发现,新生大鼠这种对肝损伤的抵抗机制是伴随肝脏成长的进行性的肝细胞增殖。出生后 20 d,年幼大鼠的肝脏仍处于发育阶段,能够达到有效的组织修复。新生大鼠和处于早期发育年龄的大鼠,肝细胞的分裂周期也更短。2 月龄的成年大鼠已经丧失这种能力,其绝大多数肝细胞已处于静止状态,因而在应用十氯酮（饮食添加浓度为 10 ppm,共 15 d） + CCl_4（100 µl/kg）处理后,其肝细胞不能分裂,进而不能达到有效的肝组织修复。而且,在暴露于毒物之后,新生大鼠肝脏转化生长因子 α（transforming growth factor alpha,TGF‑α）、c‑fos、H‑ras 和 K‑ras 等基因的表达量增加更多,并在更早的时间点发生[88]。上述数据提示,这些越高、越早表达的基因产物可刺激新生大鼠肝脏早期的组织修复,从而在新生大鼠（30 日龄之前）展示对肝损伤的抵抗力方面具有重要作用。新近还发现,新分裂或正在分裂的细胞之所以具有从损伤快速恢复的能力,是因为过量表达了 calpastatin[71,89],而 calpastatin 是 calpain 的内源性抑制剂,能抑制 calpain 介导的肝损伤进展[52,89]。

令人惊讶的是,老年大鼠在以十氯酮 + CCl_4 刺激后也显示了迅速而及时的组织修复[30,35]。3 月龄、14 月龄及 24 月龄的三组 F344 大鼠分别暴露于十氯酮 + CCl_4。与 3 月龄大鼠相比,所有 14 月龄和 24 月龄大鼠均表现出肝组织修复并存活,但 CCl_4 的生物活化在 3 月龄大鼠和 14 及 24 月龄大鼠之间并无差异[30]。这些数据提示,老龄动物的组织修复能力不仅未受损,而且在十氯酮 + CCl_4 刺激后还得到了增强[30]。组织修复赖以增强的发生机制和细胞信号尚待研究。有趣的是,当单独以致死剂量的 CCl_4 刺激老年大鼠时,并未表现出明显的年龄差异。新近发现的死亡蛋白可介导始发肝损伤的进展性扩大,这可能从另一方面阐明了老年大鼠能够从十氯酮放大的肝毒性和 CCl_4 的致死性中得以恢复的机制。

综合而言,这些数据提示暴露于毒物后所能达到的组织修复能力随年龄而不同,这将对药物研发和风险评

估产生重要影响。

三、营养对组织修复的影响

常量营养物（macronutrients）如碳水化合物、蛋白质和脂质可影响组织修复应答。调节营养因子可通过改变组织修复应答而直接影响中毒的最终结果[32,33,49,55]。应用大鼠进行的葡萄糖负荷研究显示，除正常饮食消耗以外，在饮水中连续 8 d 添加 15% 葡萄糖，可抑制大鼠在暴露于 CCl₄、CHCl₃ 和 TA 之后的组织修复。葡萄糖负荷对 CYP 介导的 TA 代谢无影响，但可显著降低恢复性组织修复应答水平[33]。葡萄糖负荷既不影响胰岛素水平，也不影响正常血糖水平，但肝脏糖原含量增加。棕榈酸对门脉周围肝细胞而言是一种首选的能量来源，在膳食中补充等热卡的棕榈酸（饮食中的含量为 8%），同时补充线粒体脂肪酸载体 L-肉碱，可保护大鼠免遭致死剂量 TA 的攻击[32]。因此，这些研究中与葡萄糖负荷相关的较高热卡摄取量并不是一个影响组织修复的因素，提示过量摄入葡萄糖对组织修复有负面影响，从而进一步佐证糖尿病大鼠在暴露于 CCl₄、TA 及其他毒物之后组织修复能力减弱。较高的葡萄糖负荷对恢复性组织修复的抑制效应可能是由伴随葡萄糖负荷而来的晚期糖基化终产物所介导的，但这尚未得到系统研究[30]。

四、热量限制

已知节食可延缓衰老，降低癌症发病率，减少其他与年龄相关的免疫性疾病的发生，同时也能保护动物免遭药物或毒物毒性的攻击，例如异丙肾上腺素诱导的心脏毒性、臭氧诱导的肺损伤以及 TA 诱导的肝损伤等[19,20,34,47,84]。雄性 SD 大鼠和斯威氏-韦氏小鼠（Swiss Webster mice，SW 小鼠）在限食 35% 并持续 21 d 后，显示了较高的生存率。在应用通常情况致死剂量的 TA（600 mg/kg）处理后，节食组和自由采食组的生存率分别为 70% 和 10%[34,47,85]。节食大鼠虽然遭受了因 TA 生物活化酶 CYP2E1 被诱导所引起的更严重的肝损伤[84]，但得以存活。节食大鼠生存率较高的机制在于肝组织修复出现较早且较强[34,47]。应用 TA 后，节食大鼠和小鼠均迅速出现致有丝分裂信号[19,20,85]。节食大鼠的诸多细胞信号均上调，从而引发及时的组织修复应答，这些信号通路包括 IL-6 介导的 JAK-STAT 通路、TGF-α 和肝细胞生长因子（hepatocyte growth factor，HGF）介导的丝裂原活化的蛋白激酶（mitogen-activated protein kinase，

MAPK）通路，以及过氧化物酶体增生物激活受体 α（peroxisome proliferator-activated receptor alpha，PPAR-α）介导的信号通路等[19,20]。现知这种保护作用主要是由 PPAR-α 介导，因为节食的 PPAR-α⁻/⁻ 小鼠丧失了这种保护作用[85]。

五、糖尿病的肝组织修复

一项大型前瞻性队列研究显示，与无糖尿病的患者相比，糖尿病患者发生肝衰竭的风险较高[91]。接受阿卡波糖、二甲双胍、甲氨蝶呤及曲格列酮治疗的糖尿病患者，其肝毒性的发病率也呈升高趋势。糖尿病患者潜在肝损伤发病风险较高的机制和促加重因素均未得到阐述。传统上，探讨糖尿病调节性肝毒性增强机制的动物研究仅聚焦于药物和毒物的生物活化/解毒方面。现已清楚，基于生物活化的始发肝损伤仅是威胁生命的肝毒性赖以发生的机制之一。一旦肝损伤启动，则其他事件将决定肝损伤的最终结果[90]。其中最重要的有两大主要机制：① 导致肝损伤进展[90]或消退[27-30]的生化机制；② 足够强度的肝组织修复是否及时启动，从而减缓肝损伤和保存肝功能。这些观察结果，连同糖尿病患者对曲格列酮和该家族其他抗糖尿病药物的敏感性，有助于理解糖尿病对药物诱导的肝毒性比较敏感的基础原理。

很多来自动物试验的数据提示，糖尿病是一种可能促进肝毒性敏感性的因素。链脲霉素诱导的 1 型糖尿病（胰岛素依赖型糖尿病）大鼠在以非致死剂量的 TA（300 mg/kg）处理时，其组织修复被抑制，导致死亡率升至 100%[39,62,63]。糖尿病大鼠的肝损伤加重，部分原因在于催化 TA 生物活化的肝脏微粒体酶 CYP2E1 被诱导[63]。然而，以相对特异的抑制剂二烯丙基硫醚抑制糖尿病大鼠的 CYP2E1，未能保护大鼠免于 TA 诱导的肝衰竭和死亡。虽然二烯丙基硫醚能降低基于生物活化的始发肝损伤（两阶段中毒模型中的第 I 阶段），使之达到与非糖尿病小鼠一样的水平，但只有糖尿病小鼠未能激发有效的组织修复应答，从而出现初始肝损伤进展，直至发生肝衰竭和死亡[63]。calpain 和磷脂酶等死亡蛋白可能在其中具有一定的作用，但目前尚不确定。其他关于 1 型糖尿病大鼠模型的研究发现，TA 刺激后组织修复被抑制的机制是 MAPK 通路和 NF-κB 介导的下游信号通路的下调（图 12-4）[78-80]。

糖尿病患者中约 90% 为 2 型糖尿病。为研究 2 型糖尿病患者组织修复的调节问题，研发了一种高脂饮食加链脲霉素诱导的 2 型糖尿病（非胰岛素依赖型糖尿

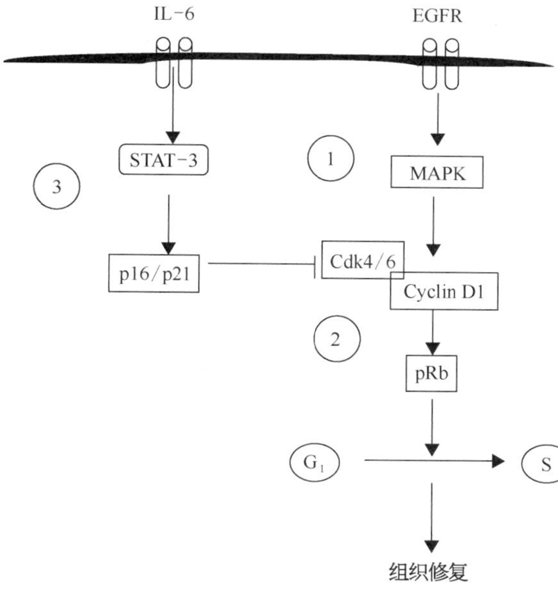

图 12-4　调节细胞周期 G_1 - S 期的分子事件

既往研究显示,受核因子 κB(NF-κB)调节的细胞周期蛋白 D1(cyclin D1)信号下调,可解释经硫代乙酰胺(TA)处理的糖尿病大鼠组织修复受损[73]。① 在非糖尿病大鼠,TA 可刺激表皮生长因子受体(epidermal growth factor receptor,EGFR)-丝裂原活化的蛋白激酶(mitogen-activated protein kinase,MAPK)信号。但在糖尿病状态下,该信号下调。暴露于 TA 后,糖尿病状态可提高对 EGFR-MAPK 信号的抑制效应。② 在非糖尿病大鼠,EGFR-MAPK 信号可增强细胞周期蛋白 D1 的表达,细胞周期蛋白 D1 和对应的 Cdk4 或 Cdk6 形成复合物,通过磷酸化而灭活视网膜母细胞瘤(retinoblastoma,Rb)肿瘤抑制基因。Rb 的磷酸化允许肝细胞从 G_1 期进展至 S 期。相较而言,应用 TA 刺激糖尿病大鼠后,可导致 Cdk 表达受损和 Rb 磷酸化受抑。③ 在非糖尿病大鼠,以 TA 刺激后,Cdk 活性被 Cdk 抑制剂 p16 和 p21 负向调节,而 p16 和 p21 又受 IL-6/STAT-3 信号路径的控制。较强的 STAT-3 信号引起 Cdk 抑制剂表达增加,使得 Cdk 的活化和 Rb 的磷酸化减弱,从而解释了在 TA 处理的糖尿病大鼠出现 G1 期向 S 期进展的受阻。修改自[80]。STAT,信号转导子和转录激活子

病)大鼠模型[36]。应用这种模型进行的研究发现,CCl_4 或 TA 诱导肝毒性之后,组织修复被抑制[36,86]。有研究提示,糖尿病时组织修复被抑制的机制是 MAPK 和 NF-κB 信号通路下调。1 型糖尿病大鼠模型在胰岛素缺乏的情况下组织修复被抑制,而 2 型糖尿病模型,即使存在胰岛素,组织修复仍然被抑制,这提示细胞分裂和组织修复水平的下调不可能是胰岛素相关性的[36,39]。总之,这些研究翔实的数据证明,糖尿病大鼠对毒物诱导肝损伤的敏感是由其恢复性组织修复应答被抑制造成的。

与糖尿病大鼠形成鲜明对比的是,1 型糖尿病小鼠由于具有较高的组织修复能力,不仅对通常致死剂量的 TA 和 APAP 诱导的肝毒性不敏感,而且能从这种肝损伤中恢复[22,37,38]。组织修复的刺激和小鼠从 APAP

诱导肝毒性中得到的保护,与糖尿病小鼠肝内的核受体 PPAR-α 表达量增加相关。一般致死剂量 APAP 诱导 PPAR-α 表达和刺激肝组织修复所产生的保护作用在 PPAR-α$^{-/-}$ 糖尿病小鼠中是丧失的[22]。通过 PPAR-α 转导的及时信号可刺激细胞周期蛋白 D1 等细胞周期基因的表达,从而部分解释了糖尿病小鼠组织修复能力增加的机制[22]。用 APAP 刺激糖尿病小鼠,研究其肝脏基因表达,发现在 APAP 刺激后糖尿病小鼠的细胞周期蛋白 D1 表达相对没有用 APAP 处理的小鼠呈 10 倍增高。新近研究显示,2 型糖尿病小鼠也能抵御致死剂量 APAP 的攻击[71]。APAP 在糖尿病小鼠肝脏的毒理动力学、生物活化、代谢为葡萄糖醛酸化物以及肝脏谷胱甘肽的水平等均未见改变,提示保护作用的产生并非由于生物活化水平下降或解毒机制增强。保护作用的产生是由于 APAP 生物活化引起的始发肝损伤及早并强力地刺激了肝组织的修复应答[71]。在通常处于静止期的这种小鼠的肝脏中,2 型糖尿病可使 S 期细胞增加 8 倍。取 APAP 处理过的糖尿病小鼠肝脏组织进行免疫组化染色研究,发现有 calpastatin 的过度表达[52,71,89]。在应用 APAP 前,以秋水仙碱干扰糖尿病相关的肝细胞有丝分裂,可使糖尿病小鼠的死亡率达到 70%。这些研究提示,驱动细胞进入细胞分裂周期的 S 期,可以提高组织修复能力,从而保护糖尿病小鼠,阻止一般情况下 APAP 启动的肝损伤发展至肝衰竭和死亡[71]。

肝损伤的进展

在美国,大约 50%的急性肝衰竭病例是由于过量使用常用的止痛药物 APAP,这也是导致肝移植的首要病因。由于供体短缺限制了肝移植的开展,因此刺激患者自身肝脏修复,通过再生以恢复肝组织功能,可能是治疗肝衰竭的一种可选方法。随着中毒性组织损伤扩展机制的发现,终止 APAP 引起的肝损伤进展已成为一种可行选择[54,90,92]。了解和研发可改善患者预后的备选治疗策略是一种实际需要,抑制始发组织损伤的进展性扩张机制正是这样一种可行的策略[52,90,92]。

在实验性动物模型和人类体内,均发现有效而及时的肝脏再生可阻止药物诱导的 ALF。有提议将监测肝脏再生标志物作为药物过量应用者预后的预测指标[89,93,94]。在多种刺激肝脏再生的实验条件下,例如人为控制化学损伤(低剂量 APAP 或 TA)或将肝脏切除 2/3[46,75,76],均发现肝脏可展示对高剂量肝毒素的

抵抗性。众所周知,在新生儿出生后的发育时期,肝细胞分裂可提供对肝毒性的抵抗性[28,29,95]。还有研究证实分离自再生肝脏的肝细胞在体外可显示对肝毒物的抵抗性[31,82]。虽然有证据显示再生肝脏分裂中的肝细胞可抵抗肝毒性,但其确切机制尚不清楚。早期的一些文献提示这种抵抗性是由于药物或毒物的生化活化水平较低,但后来发现动物模型中肝毒物的生物活化水平并未显著降低,因此这种机制是不可能成立的。calpain 和 3 组分泌型磷脂酶 A2(group 3 secretory phospholipase A2,sPLA2)等死亡蛋白在组织损伤进展中的作用[52,89,90],以及其内源性抑制因子的过量表达[89],也为推翻上述较陈旧的观点提供了附加证据。

如果毒物剂量足够大,则即使是在引起肝毒性的药物从体内清除以后,肝损伤仍会继续发展,直至发生肝衰竭。这种有增无减的损伤进展可被细胞分裂所缓解,因为死亡蛋白抑制因子在新分裂的细胞过量表达,直至肝脏通过肝再生和组织修复而治愈自身[3,83]。新分裂的肝细胞对肝损伤具有抵抗性,但其机制尚未阐明,主要障碍在于对下述问题尚未完全了解:导致损伤的药物被清除后,毒物启动的损伤何以能够继续进展。关于中毒性肝损伤如何得以进展,新近这方面的研究报告[90]可能为抑制毒物启动的肝损伤进展开启一条新的途径。在暴露于低剂量肝毒物后,肝脏出现与之相称的恢复性再生水平以克服肝毒性[3,83]。然而,高剂量毒物可抑制肝脏再生,导致肝损伤加速进展和肝衰竭[3,83]。肝脏再生主要是减缓阶段Ⅱ的肝损伤[3]。

多项研究显示,急性中毒性肝损伤可分为阶段Ⅰ(损伤启动)和阶段Ⅱ(损伤进展)两个截然不同的阶段(见图 12-1)[5,16,48,49,59,60,84,96-100]。多方面证据提示,组织修复是阻止阶段Ⅱ肝损伤进展至肝衰竭的一种反向动力[98]。当前对内源性生物活化机制在启动细胞和组织损伤方面的作用已有深入了解,但对肝损伤进展的机制仍不明了[52-54,90]。肝损伤随时间的进展曾被认为是由残余的母体化合物缓慢而持续地产生反应性代谢产物所致。然而,毒理动力学研究并不支持这一观点。对 APAP、CCl4 及 TA 等肝毒物在动物模型中的毒理动力学研究显示,大多数毒物可在第一个 24 h 内通过阶段Ⅱ药物代谢酶的介导和其他清除过程而从体内排出[30,37,58]。然而,关于损伤进展的时间进程研究显示,在首个 24 h 之后,肝损伤仍然可以增强和进展[16,24,37],这提示毒物启动的肝损伤进展呈现非毒物依赖性形式。

曾提出三种机制来解释肝损伤的进展:① 炎症细胞对损伤的作用[101];② 自由基的产生[100];③ 从死亡细胞和受损细胞逸漏并活化的降解酶类[102]。活化的固有库普弗细胞和向肝实质损伤部位募集的嗜中性粒细胞被认为是非特异性损伤周围健康细胞的罪魁祸首[97]。但新近证据提示这些炎症细胞并不,或至少不足以介导肝损伤进展[96,103]。第二种关于肝损伤进展的主要理论认为,自由基的产生和氧化压力及随后的脂质过氧化可传递肝损伤[104]。虽然抗氧化剂可部分阻止或延迟组织损伤[101,105],但肝损伤的进展仍可发生[90]。此外,阻断脂质过氧化未能阻止损伤进展和其后的致死性。尽管如此,不依赖于脂质过氧化的氧化压力对线粒体的影响可能仍是很重要的。但自由基的产生和氧化压力可能仅是这些机制所致结果中的一部分。

第三种相对较少的研究理论是水解酶从死亡细胞或损伤细胞中漏出,在细胞外高 Ca^{2+}(1.3 mM)环境中被活化,成为死亡蛋白,摧毁邻近的细胞,从而导致肝损伤进展[102]。有研究探讨了损伤启动后从受累细胞泄漏的这些降解性酶是否介导肝损伤的进展(图 12-5),而在此之前这种机制并未得到系统研究[90,92]。然而,普遍认为阶段Ⅰ药物诱导的肝损伤启动机制是反应性代谢产物的形成、自由基的产生以及生化途径的阻断等,而阶段Ⅱ肝损伤的进展机制研究很少[52,89]。新近研究显示,毒物启动的损伤的扩大是由从死亡肝细胞漏出的降解性酶类所介导,以 calpain 和 sPLA2 的作用为主[52,53,55]。一系列实验研究确认,自坏死肝细胞漏出的 calpain 和 sPLA2 将在细胞外高 Ca^{2+}(1.3 mM)环境中被进一步激活。活化的 calpain 可降解周围肝细胞的胞浆膜和细胞骨架蛋白,而活化的 sPLA2 可通过自我延续的方式扩大损伤[52,89,90]。许多研究报告将 calpain 和 sPLA2 的活化与阿尔茨海默病(Alzheimer disease)、白内障、脑缺血-再灌注损伤、脱髓鞘、癫痫、兴奋性中毒、肌营养不良症、缺血性肝损伤和缺血性肾损伤以及中毒性肾损伤等多种疾病相联系。研究还显示,calpastatin(calpain 内源性抑制剂)和 annexin(sPLA2 内源性抑制剂)的过量表达,对以 calpain 和 sPLA2 活化为特征的疾病具有保护作用[52-54,89,90]。

目前仅发现两种死亡蛋白。calpain 是一种半胱氨酸蛋白酶,在 21 世纪初被发现是一种死亡蛋白[52]。当任意一种组合机制启动中毒性组织损伤时,受累细胞因丧失渗透调节能力而开始肿胀,随后出现持续的细胞内积水伴高尔基体、线粒体和细胞核等细胞器肿胀,胞质

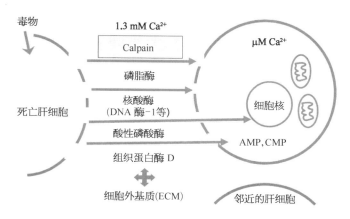

图 12 - 5　死亡蛋白在肝损伤进展中的作用

　　图示死亡肝细胞释放的死亡蛋白在细胞外隙中对邻近肝细胞的溶解活性。基于生物活化事件对肝损伤的影响,损伤细胞最终发生溶解,将其内容物释放至细胞外隙。于是,较强的降解性酶(死亡蛋白)进入富含 Ca²⁺ 的细胞外环境并被活化,水解邻近的健康细胞或部分受损的细胞质膜中的底物,导致肝损伤持续进展,直至组织修复得以增强或被严重抑制。修改自[52]

膜出现空泡(bleb),当其不能再继续肿胀时,细胞将无法抵抗不断增加的渗透压力,发生破裂,于是胞质泄漏至细胞外隙。calpain 等水解酶、sPLA2 以及胞质中含有的其他一些成分在细胞外的高 Ca²⁺(1.3 mM)环境中被高度激活,然后水解周围细胞胞质膜中各自的底物,从而形成肝细胞的自身持续性损伤。应用有效的死亡蛋白抑制剂可终止这一过程,例如较早发现的 calpain 抑制剂[52] 和最近在过量 APAP 处理的小鼠中

发现的 sPLA2 抑制剂[92]。

　　这些研究提供的充足证据显示,半胱氨酸蛋白酶 calpain 和磷脂酶 sPLA2 在介导肝损伤进展中起主导作用[52,92]。calpain 可降解多种生物膜和细胞骨架蛋白,包括胞衬蛋白/血影蛋白(fodrin/spectrin)、踝蛋白(talin)、细丝蛋白(filamin)及其他对细胞完整性起关键作用的大分子物质[106-109],从而导致肝损伤进展。同样,sPLA2 可在膜磷脂的 Sn2 位置水解脂肪酸酯。我们的研究显示,在 CCl₄ 攻击大鼠后 1 h 使用 calpain 特异性抑制剂苄氧羰基-缬氨酸-苯丙氨酸-甲酯(Cbz-Val-Phe-methyl ester, CBZ),可使 CCl₄ 诱导的死亡率下降 50%。为了解这种保护作用是否由于抑制肝损伤的进展阶段(阶段Ⅱ)所致,进一步以非致死剂量的 CCl₄(2 ml/kg,腹腔注射)进行研究。其中一组大鼠在注射 CCl₄ 后 1 h 给予 CBZ,另一组仅给予溶媒(二甲基亚砜,0.2 ml/kg,腹腔注射)进行对照。以血浆丙氨酸氨基转移酶(ALT)的升高程度评估肝损伤。对肝损伤进行时间进程分析显示,CBZ 可显著降低 CCl₄ 启动的肝损伤水平。肝组织学检查也证实了 CBZ 对肝损伤进展的这种保护作用(图 12 - 6)[52,89]。抑制 calpain 还可减少 APAP 诱导的小鼠肝损伤进展及随后的死亡[52]。这些发现提示,calpain 在肝损伤进展中的作用既无物种特异性,也无毒物特异性。在上述两项研究中,抑制 calpain 均不影响主要的生物活化酶 CYP2E1。以微粒体进行体外孵育研究,即使是用 500 倍浓度范围

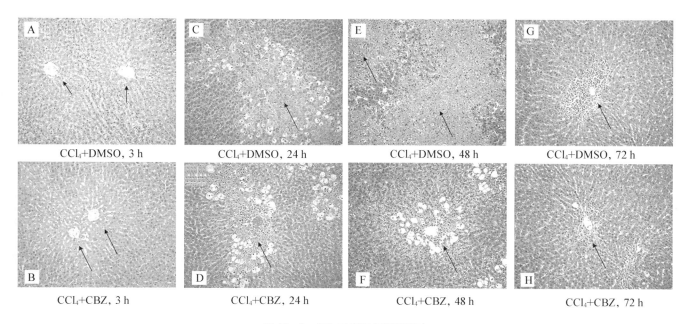

图 12 - 6　CCl₄ 对肝组织学的影响

　　向雄性 SD 大鼠腹腔注射 CCl₄(2 ml/kg),1 h 后分别用 calpain 抑制剂 CBZ(60 mg/kg,腹腔注射)或溶媒对照剂 DMSO,于不同时间点取肝组织切片进行苏木素和伊红染色,分析肝脏组织病理学改变。修改自[52]。CBZ,苄氧羰基-缬氨酸-苯丙氨酸-甲酯;DMSO,二甲基亚砜

的 CBZ,也未发现 CYP2E1 的活性有任何改变。应用 CBZ 并不影响大鼠肝脏中^{14}CCl$_4$-衍生的放射标志物和小鼠肝脏中^{14}C-APAP 衍生的放射标志物的共价结合[52]。这些研究强烈提示,CBZ 并不改变这些毒物的生物活化过程。calpain 泄漏越多,肝脏损伤越重。以 CBZ 处理大鼠可降低 calpain 介导的其底物胞衬蛋白的降解。calpain 能诱导体外分离培养的肝细胞死亡。这些观察结果均支持 calpain 参与肝损伤的进展。抑制 calpain 可阻止肝损伤的进展,铺平组织修复的道路,通过取代死亡的肝组织而填补或保留肝脏结构。然而,分裂的细胞何以能够逃避 calpain 介导的细胞死亡,其原因的揭秘依然有待时日。新近一项研究显示,新生细胞过量表达 calpastatin 是 calpain 介导的肝细胞毁损和肝损伤进展得以恢复的机制[89]。

肝损伤的消退

大量的研究显示,及时的肝脏再生可阻止肝损伤的进展,改善预后[4,13,16,17,19,20,22,27-30,33,34,37,38,43,46,47,49,55,60,69-72,77,81,89,93,94,110]。然而,恢复性组织再生阻止肝损伤进展的机制依然没有阐明。有假说认为,分裂中和新分裂的肝细胞过表达 calpastatin,从而阻止 calpain 介导的损伤突击和进展。calpastatin[111,112]既是 Ca^{2+} 活化的 calpain,也是酶原形式 calpain 的内源性抑制剂[113-116]。calpastatin 主要位于胞质和胞质膜[117],在细胞分裂时也可出现在细胞核中[118]。新近有研究检测了三种可抵抗肝毒性的细胞分裂模型中的 calpastatin 表达情况[89]:由 CCl$_4$ 诱导的肝损伤所刺激的肝再生、由 70% 部分肝切除刺激的肝再生,以及出生后的肝生长[28,29,45,76]。有研究尝试论证"分裂中的肝细胞 calpastatin 表达量增加,从而可抵抗肝损伤的进展"这一假说[89]。在所有三种模型中,正在分裂的细胞及新分裂的细胞均出现 calpastatin 表达上调,而在细胞分裂停止后,calpastatin 恢复至正常水平。为检测 calpastatin 的过表达是否有助于抵抗肝毒性,在用过量 APAP 刺激前,以腺病毒转染正常成年 Swiss Webster 小鼠,使 calpastatin 在肝脏过表达。这些小鼠的肝损伤显著放缓,生存率达到 57%(图 12-7)。calpastatin 过表达的小鼠,APAP 刺激后的血清肝酶水平及肝组织学检查均显示肝损伤显著放慢(图 12-8);相比之下,没有 calpastatin 过表达的小鼠,肝损伤明显进展,小鼠最终死于肝衰竭。在 calpastatin 过表达的小鼠中,APAP 生物活化酶和 APAP 来源的反应性代谢产物的

共价结合保持不变,而 calpain 特异性靶向底物(例如 α-胞衬蛋白)的降解显著减少。在肝再生严重受阻时,calpastatin 的过表达是否可用来作为阻止肝损伤进展的治疗策略,尚未有这方面的研究。

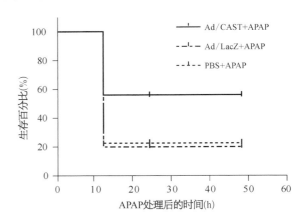

图 12-7　APAP 处理后的 Kaplan-Meier 生存曲线

　　将雄性 Swiss-Webster 小鼠(25~29 g)分为 3 组。组 I 接受磷酸盐缓冲液(PBS,100 μl),组 II 接受 Ad/CAST(腺病毒载体表达的 calpastatin,100 μl PBS 中含 0.5×10^{11} 个病毒颗粒),组 III 接受 Ad/LacZ(100 μl PBS 中含 0.5×10^{11} 个病毒颗粒),均通过尾静脉注射。在预处理后第 4 天末 5 h 前,所有 3 组均给予单剂 APAP(600 mg/kg,腹腔注射;以 0.45% NaCl,pH 8 的溶液稀释)。所有小鼠在第 1 天观察 6 次,以后每天观察 2 次,连续 14 d。所有死亡事件均发生在 APAP 攻击后 10~12 h,其后的小鼠均存活。引自[89]

在其他一些实验动物模型中,例如已知可抵御通常致死剂量 APAP 和 TA 攻击的 2 型糖尿病小鼠,也观察到肝脏 calpastatin 的过表达[71]。有趣的是,因为在糖尿病诱导及过表达 calpastatin 后,有比正常情况下更多的细胞进入 S 期,所以由 APAP 启动的、calpain 介导的肝损伤进展从未发生。因此,肝脏结构和功能立即得以恢复,从而允许小鼠抵御通常致死剂量 APAP 启动的肝损伤[71]。由于肝细胞进展至 S 期导致组织修复增强,在通常致死剂量的 APAP 和 TA 刺激后,1 型糖尿病小鼠的肝损伤也能恢复[22,37]。据推测,在应用肝毒物之前,1 型糖尿病小鼠进展至 S 期的肝细胞表达 calpastatin,有助于阻止初始肝损伤的进展。一旦这种较高数量的预存 S 期细胞出现分裂,损伤在细胞-细胞间扩展的机制就被阻止,而其他细胞则继续分裂直至死亡细胞被取代,肝功能达到完成恢复。

组织修复的意义

20 世纪 80 年代以来积累的大量证据支持组织修复作为一种重要的决定因素在影响中毒性肝损伤最终结局方面发挥作用。组织修复是一种剂量依赖性的动

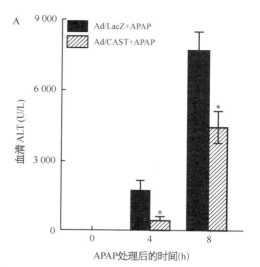

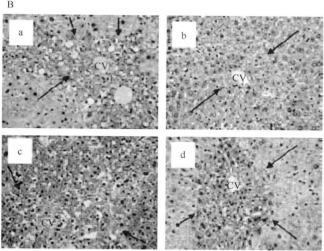

图 12-8　以 Ad/CAST 进行预处理再以 APAP 处理后的肝损伤评估

A. 以表达 calpastatin 的腺病毒载体（Ad/CAST）或不表达 calpastatin 的腺病毒载体（Ad/LacZ，对照组）预先处理动物，再以对乙酰氨基酚（APAP，600 mg/kg，腹腔注射）刺激动物，然后测定血浆 ALT 水平以了解肝损伤程度。0 点的对照值为 42.5 + 12.8。* 在同一时间点显著低于 Ad/LacZ + APAP 组（$n = 5$），$P < 0.05$；B. 石蜡包埋肝组织切片并进行苏木精和伊红染色后的典型镜下（放大率 200）改变：以 Ad/CAST 预处理，再以 APAP 刺激后 4 h(b) 和 8 h(d) 的改变；或以 Ad/LacZ 预处理，再以 APAP 刺激后 4 h(a) 和 8 h(c) 的改变。箭头所指为坏死组织。引自[89]。CV，中心静脉

态过程，受年龄、热量限制、疾病、营养、物种和株系等多种因素的影响。多种干预策略、详细的信号转导研究、基因组和蛋白组学研究，均显示动物在暴露于致死性毒物之后，组织修复在决定其是生存还是死亡方面起决定性作用。新近的发现提示 calpain 和其他死亡蛋白参与损伤的进展过程，这有助于理解急性中毒的普遍性机制。这些数据支持将组织修复作为一种因素在设计药物研发方案和进行风险评估时加以考虑。实验性化学物质中毒所诱导的内源性恢复性应答将有助于解决不

严密的风险评估问题，并为药物或毒物不良反应的个体差异提供解释。同样，评估实验性混合物刺激所诱导的组织损伤，可为药物研发提供特别有用的额外的机制信息。总之，这些数据提示，评估暴露于毒物后所启动的组织损伤将对公共健康产生巨大影响。

死亡蛋白在肝损伤扩展中的意义

医学文献对暴露于高剂量化学毒物后组织损伤的扩展长期缺乏解释。在 20 世纪下半叶，人们对施加组织损伤机制的理解稳步增加，但对高剂量毒物作用后损伤扩展至整个组织或器官的机制知之甚少。这种认知上的缺乏导致医学界的抗毒治疗几乎全部以减轻初始损伤为基础。例如，CYP2E1 介导 APAP 生物活化产生 N - 乙酰 - 对苯醌亚胺（N - acetyl - p - benzoquinone imine，NAPQI），后者与肝脏的大分子物质共价结合，导致肝细胞功能受损。APAP 过量时肝脏 GSH 耗竭，当前治疗 APAP 过量的解毒药物 N - 乙酰半胱氨酸（N - acetylcysteine，NAC）便是在此基础上发明的。由于研发更好的替代药物似乎并无必要，因此长期以来医学界对 NAC 心满意足。但有关 APAP 诱导肝衰竭的主要问题是，除非及早发现患者过量使用药物（不论是自杀还是意外），否则试图改变肝衰竭和潜在的死亡风险几乎是不可能的。对其他许多肝毒性药物而言也是如此。鉴于此，认识到任何一种化学制剂肝毒性的产生都具有两阶段性（亦即两阶段动物模型）将非常有意义[4]。这种理念引发人们去对高剂量毒物引起的中毒性肝损伤的进展机制进行研究[52-54, 89-90, 92]。死亡蛋白的发现及其破坏包绕初始组织损伤部位的肝细胞群的作用机制，对于解释肝损伤如何在肝脏扩展是十分重要的[90]。现知特殊的死亡蛋白可介导肝损伤的扩展，而抑制这些死亡蛋白可作为阻止肝损伤进展的靶向治疗思路[52,92]，具有挽救肝脏的潜在可能性。此外，另一重要发现是，在药物或毒物过量刺激后的数小时内仍可挽救动物的生命，且不同的毒物刺激后，该发现均被成功证实。这是非常有意义的发现，因为合适的特异性死亡蛋白（calpain 和 sPLA2）抑制剂对肝损伤进展的干扰能力证明了如下命题，即死亡蛋白可介导肝损伤的扩展，即使是启动肝损伤的毒物已被清除的情况下。基于这种发现的治疗剂量和参数的优化有待进一步研究。这些研究成果[52,92]，连同更安全和更有效的死亡蛋白抑制剂的合成，将开启肝中毒事件后更加成功拯救人类生命的新领域。

结 论

组织修复是一种机体受刺激后出现的动态恢复性细胞增殖和组织再生反应,以对抗急性中毒,使器官/组织的结构和功能得以恢复。应用 APAP、丙烯醇、CCl₄、CHCl₃、二氯苯、TCE 和 TA 等在结构和机械学方面均不同的肝毒物制备啮齿类动物模型,以其进行研究获得的大量证据显示,组织修复在决定肝中毒最终结果方面起关键作用,所谓最终结果是指要么损伤恢复并存活,要么损伤继续进展直至肝衰竭和死亡。组织修复是一个复杂的过程,受到诸多趋化因子、细胞因子、生长因子及核受体等复杂细胞信号的调控,这些细胞信号可引起致有丝分裂基因的表达和细胞分裂。组织修复还包括肝细胞外基质的再生和血管发生。对于毒物诱导的始发肝损伤及随后发生的、由水解酶类介导的肝损伤进展,这些修复过程对于完全恢复肝组织的结构和功能是必需的。始发肝损伤导致 calpain 和 sPLA2 等水解酶类自坏死的肝细胞释放,这些水解酶在富 Ca^{2+}(1.3 mM)的细胞外环境中被 Ca^{2+} 活化后,通过降解胞质膜而破坏环绕坏死区域的部分受累或未受累的细胞。

20 世纪 60 年代以来出现的许多新认识提示组织修复遵循剂量应答。在达到临界剂量前,组织修复随毒物剂量的增大而增强;而在超过临界剂量后,组织修复将延迟或受损,这是因为细胞信号被抑制,导致失控的次级事件发生,从而引起组织破坏、器官衰竭和动物死亡[90]。毒性损伤刺激诱导的迅速而充分的组织修复应答对于终止死亡蛋白介导的肝损伤扩展、促进中毒性肝损伤的恢复是至关重要的。组织修复受年龄、疾病、营养、物种及株系等多种因素的调节,这些因素使得动物对中毒的易感性和中毒结果呈现巨大的差异。本章着重叙述了组织修复的特性和影响组织修复的不同因素。调控组织修复和肝损伤进展的机制均由毒物启动,相关研究结果还强调了组织修复作为药物研发策略的靶标以及肝损伤风险评估重要考虑因素的意义。此外,有关肝损伤扩展机制的新发现还提示,靶向性抑制 calpain 和 sPLA2 等死亡蛋白以阻止肝损伤的扩展,将是颇有价值的治疗方法[52,53,89,92]。

(严粉琴 译 于乐成 校)

参考文献

[1] Rozzman K, Klaassen CD. Absorption, distribution and excretion of toxicants. In: Klaassen C, editor. Caserett and Doull's toxicology: basic science of poisons. New York: McGraw Hill; 2001. pp.107 - 132.

[2] diBethizy JD, Hayes J. Metabolism: a determinant of toxicity. In: Hayes AW, editor. Principles and methods of toxicology. Philadelphia: Taylor and Francis; 2001. pp.77 - 136.

[3] Mehendale HM. Role of hepatocellular regeneration and hepatolobular healing in the final outcome of liver injury. A twostage model of toxicity. Biochem Pharmacol 1991; 42(6): 1155 - 1162.

[4] Mehendale HM. Amplified interactive toxicity of chemicals at nontoxic levels: mechanistic considerations and implications to public health. Environ Health Perspect 1994; 102 (Suppl 9): 139 - 149.

[5] Mehendale HM. Injury and repair as opposing forces in risk assessment. Toxicol Lett 1995; 82 - 83; 891 - 899.

[6] Soni MG, Mehendale HM. Role of tissue repair in toxicologic interactions among hepatotoxic organics. Environ Health Perspect 1998; 106(Suppl 6): 1307 - 1317.

[7] Mehendale HM, Roth RA, Gandolfi AJ, et al. Novel mechanisms in chemically induced hepatotoxicity. FASEB J 1994; 8(15): 1285 - 1295.

[8] Plaa G. Detection and evaluation of chemically induced liver injury. In: Hayes A, editor. Principles and methods of toxicology. Philadelphia: Taylor and Francis Publishers; 2001. p.1145 - 1188.

[9] Plaa GL. Chlorinated methanes and liver injury: highlights of the past 50 years. Annu Rev Pharmacol Toxicol 2000; 40: 42 - 65.

[10] Michalopoulos GK, DeFrances MC. Liver regeneration. Science 1997; 276(5309): 60 - 66.

[11] Fausto N, Laird AD, Webber EM. Liver regeneration 2: role of growth factors and cytokines in hepatic regeneration. FASEB J 1995; 9(15): 1527 - 1536.

[12] Taub R. Liver regeneration 4: transcriptional control of liver regeneration. FASEB J 1996; 10(4): 413 - 427.

[13] Dalhoff K, Laursen H, Bangert K, et al. Autoprotection in acetaminophen intoxication in rats: the role of liver regeneration. Pharmacol Toxicol 2001; 88(3): 135 - 141.

[14] Lockard VG, Mehendale HM, O'Neal RM. Chlordecone-induced potentiation of carbon tetrachloride hepatotoxicity: a morphometric and biochemical study. Exp Mol Pathol 1983; 39(2): 246 - 255.

[15] Lockard VG, Mehendale HM, O'Neal RM. Chlordecone-induced potentiation of carbon tetrachloride hepatotoxicity: a light and electron microscopic study. Exp Mol Pathol 1983; 39 (2): 230 - 245.

[16] Mangipudy RS, Chanda S, Mehendale HM. Tissue repair response as a function of dose in thioacetamide hepatotoxicity. Environ Health Perspect 1995; 103(3): 260 - 267.

[17] Shayiq RM, Roberts DW, Rothstein K, et al. Repeat exposure to incremental doses of acetaminophen provides protection against acetaminophen-induced lethality in mice: an explanation for high acetaminophen dosage in humans without hepatic injury. Hepatology 1999; 29(2): 451 - 463.

[18] Soni MG, Ramaiah SK, Mumtaz MM, et al. Toxicant-inflicted injury and stimulated tissue repair are opposing toxicodynamic forces in predictive toxicology. Regul Toxicol Pharmacol 1999; 29 (2 Pt 1): 165 - 174.

[19] Apte UM, Limaye PB, Desaiah D, et al. Mechanisms of increased liver tissue repair and survival in diet-restricted rats treated with equitoxic doses of thioacetamide. Toxicol Sci 2003; 72 (2): 272 - 282.

[20] Apte UM, Limaye PB, Ramaiah SK, et al. Upregulated promitogenic signaling via cytokines and growth factors: potential mechanism of robust liver tissue repair in calorie-restricted rats upon toxic challenge. Toxicol Sci 2002; 69(2): 448 - 459.

[21] Gardner CR, Laskin JD, Dambach DM, et al. Exaggerated hepatotoxicity of acetaminophen in mice lacking tumor necrosis factor receptor - 1. Potential role of inflammatory mediators. Toxicol Appl Pharmacol 2003; 192(2): 119 - 130.

[22] Shankar K, Vaidya VS, Corton JC, et al. Activation of PPAR - alpha in streptozotocin-induced diabetes is essential for resistance against acetaminophen toxicity. FASEB J 2003; 17 (12): 1748 - 1750.

[23] Tomiya T, Ogata I, Fujiwara K. Transforming growth factor alpha levels in liver and blood correlate better than hepatocyte growth factor with hepatocyte proliferation during liver regeneration. Am J Pathol 1998; 153(3): 955 - 961.

[24] Rao PS, Mangipudy RS, Mehendale HM. Tissue injury and repair as parallel and opposing responses to CCl₄ hepatotoxicity: a novel dose-response. Toxicology 1997; 118(2 - 3): 181 - 193.

[25] Cai ZW, Mehendale HM. Lethal effects of CCl₄ and its metabolism by Mongolian gerbils pretreated with chlordecone, phenobarbital, or mirex. Toxicol Appl Pharmacol 1990; 104(3): 511 - 520.

[26] Cai Z, Mehendale HM. Hepatotoxicity and lethality of halomethanes in Mongolian gerbils pretreated with chlordecone, phenobarbital or mirex. Arch Toxicol 1991; 65(3): 204 - 212.

[27] Kulkarni SG, Duong H, Gomila R, et al. Strain differences in tissue repair response to 1,2 - dichlorobenzene. Arch Toxicol 1996; 70(11): 714 - 723.

[28] Cai Z, Mehendale HM. Resiliency to amplification of carbon tetrachloride hepatotoxicity by chlordecone during postnatal development in rats. Pediatr Res 1993; 33(3): 225 - 232.

[29] Dalu A, Mehendale HM. Efficient tissue repair underlies the resiliency of postnatally developing rats to chlordecone + CCl₄ hepatotoxicity. Toxicology 1996; 111(1 - 3): 29 - 42.

[30] Murali B, Korrapati MC, Warbritton A, et al. Tolerance of aged Fischer 344 rats against chlordecone-amplified carbon tetrachloride toxicity. Mech Ageing Dev 2004; 125(6): 421 - 435.

[31] Sanz N, Diez-Fernandez C, Fernandez-Simon L, et al. Necrogenic and regenerative responses of liver of newly weaned rats against a sublethal dose of thioacetamide. Biochim Biophys Acta 1998; 1384 (1): 66 - 78.

[32] Chanda S, Mehendale M. Role of nutritional fatty acid and L - carnitine in the final outcome of thioacetamide hepatotoxicity. FASEB J 1994; 8(13): 1061 - 1068.

[33] Chanda S, Mehendale HM. Nutritional impact on the final outcome of liver injury inflicted by model hepatotoxicants: effect of glucose loading. FASEB J 1995; 9(2): 240 - 245.

[34] Ramaiah SK, Bucci TJ, Warbritton A, et al. Temporal changes in tissue repair permit survival of diet-restricted rats from an acute lethal dose of thioacetamide. Toxicol Sci 1998; 45(2): 233 - 241.

[35] Mehendale HM. Amplification of hepatotoxicity and lethality of CCl₄ and CHCl₃ by chlordecone. Rev Biochem Toxicol 1989; 10: 91 - 138.

[36] Sawant SP, Dnyanmote AV, Shankar K, et al. Potentiation of carbon tetrachloride hepatotoxicity and lethality in type 2 diabetic rats. J Pharmacol Exp Ther 2004; 308(2): 694 - 704.

[37] Shankar K, Vaidya VS, Apte UM, et al. Type 1 diabetic mice are protected from acetaminophen hepatotoxicity. Toxicol Sci 2003; 73 (2): 220 - 234.

[38] Shankar K, Vaidya VS, Wang T, et al. Streptozotocin-induced diabetic mice are resistant to lethal effects of thioacetamide hepatotoxicity. Toxicol Appl Pharmacol 2003; 188(2): 122 - 134.

[39] Wang T, Fontenot RD, Soni MG, et al. Enhanced hepatotoxicity and toxic outcome of thioacetamide in streptozotocin-induced diabetic rats. Toxicol Appl Pharmacol 2000; 166(2): 92 - 100.

[40] Sivarao DV, Mehendale HM. 2 - Butoxyethanol autoprotection is due to resiliance of newly formed erythrocytes to hemolysis. Arch Toxicol 1995; 69(8): 526 - 532.

[41] Barton CC, Bucci TJ, Lomax LG, et al. Stimulated pulmonary cell hyperplasia underlies resistance to alpha-naphthylthiourea. Toxicology 2000; 143(2): 167 - 181.

[42] Vaidya VS, Shankar K, Lock EA, et al. Renal injury and repair following S - 1, 2 dichlorovinyl - L - cysteine administration to mice. Toxicol Appl Pharmacol 2003; 188(2): 110 - 121.

[43] Anand SS, Murthy SN, Vaidya VS, et al. Tissue repair plays pivotal role in final outcome of liver injury following chloroform and allyl alcohol binary mixture. Food Chem Toxicol 2003; 41(8): 1123 - 1132.

[44] Anand SS, Soni MG, Vaidya VS, et al. Extent and timeliness of tissue repair determines the dose-related hepatotoxicity of chloroform. Int J Toxicol 2003; 22(1): 25 - 33.

[45] Cai ZW, Mehendale HM. Protection from CCl₄ toxicity by prestimulation of hepatocellular regeneration in partially hepatectomized gerbils. Biochem Pharmacol 1991; 42 (3): 633 - 644.

[46] Chanda S, Mangipudy RS, Warbritton A, et al. Stimulated hepatic tissue repair underlies heteroprotection by thioacetamide against acetaminophen-induced lethality. Hepatology 1995; 21 (2): 477 - 486.

[47] Ramaiah SK, Soni MG, Bucci TJ, et al. Diet restriction enhances compensatory liver tissue repair and survival following administration of lethal dose of thioacetamide. Toxicol Appl Pharmacol 1998; 150(1): 12 - 21.

[48] Calabrese EJ, Mehendale HM. A review of the role of tissue repair as an adaptive strategy: why low doses are often nontoxic and why high doses can be fatal. Food Chem Toxicol 1996; 34 (3): 301 - 311.

[49] Chanda S, Mehendale HM. Hepatic cell division and tissue repair: a key to survival after liver injury. Mol Med Today 1996; 2(2): 82 - 89.

[50] Thakore KN, Mehendale HM. Effect of phenobarbital and mirex pretreatments on CCl₄ autoprotection. Toxicol Pathol 1994; 22(3): 291 - 299.

[51] Mangipudy RS, Rao PS, Mehendale HM. Effect of an antimitotic agent colchicine on thioacetamide hepatotoxicity. Environ Health Perspect 1996; 104(7): 744 - 749.

[52] Limaye PB, Apte UM, Shankar K, et al. Calpain released from dying hepatocytes mediates progression of acute liver injury induced by model hepatotoxicants. Toxicol Appl Pharmacol 2003; 191(3): 211 - 226.

[53] Bhave VS, Donthamsetty S, Latendresse JR, et al. Secretory phospholipase A₂ mediates progression of acute liver injury in the absence of sufficient COX - 2. Toxicol Appl Pharmacol 2008; 228 (2): 225 - 238.

[54] Bhave VS, Donthamsetty S, Latendresse JR, et al. Inhibition of COX - 2 aggravates secretory phospholipase A₂ - mediated progression of acute liver injury. Toxicol Appl Pharmacol 2008; 228(2): 239 - 246.

[55] Mehendale HM. Tissue repair: an important determinant of final outcome of toxicant-induced injury. Toxicol Pathol 2005; 33(1): 41 - 51.

[56] Mehendale HM, Klingensmith JS. In vivo metabolism of CCl₄ by rats pretreated with chlordecone, mirex, or phenobarbital. Toxicol Appl Pharmacol 1988; 93(2): 247 - 256.

[57] Chilakapati J, Shankar K, Korrapati MC, et al. Saturation toxicokinetics of thioacetamide: role in initiation of liver injury. Drug Metab Dispos 2005; 33(12): 1877 - 1885.

[58] Porter WR, Gudzinowicz MJ, Neal RA. Thioacetamide-induced hepatic necrosis. II. Pharmacokinetics of thioacetamide and thioacetamide - S - oxide in the rat. J Pharmacol Exp Ther 1979; 208(3): 386 - 391.

[59] Soni MG, Mangipudy RS, Mumtaz MM, et al. Tissue repair response as a function of dose during trichloroethylene

hepatotoxicity. Toxicol Sci 1998；42(2)：158 - 165.

[60] Mangipudy RS，Chanda S，Mehendale HM. Hepatocellular regeneration：key to thioacetamide autoprotection. Pharmacol Toxicol 1995；77(3)：182 - 188.

[61] Thakore KN，Mehendale HM. Role of hepatocellular regeneration in CCl₄ autoprotection. Toxicol Pathol 1991；19(1)：47 - 58.

[62] Wang T，Shankar K，Ronis MJ，et al. Potentiation of thioacetamide liver injury in diabetic rats is due to induced CYP2E1. J Pharmacol Exp Ther 2000；294(2)：473 - 479.

[63] Wang T，Shankar K，Bucci TJ，et al. Diallyl sulfide inhibition of CYP2E1 does not rescue diabetic rats from thioacetamide-induced mortality. Toxicol Appl Pharmacol 2001；173(1)：27 - 37.

[64] Fitzgerald PH，Brehaut LA. Depression of DNA synthesis and mitotic index by colchicine in cultured human lymphocytes. Exp Cell Res 1970；59(1)：27 - 31.

[65] Tsukamoto I，Kojo S. Effect of colchicine and vincristine on DNA synthesis in regenerating rat liver. Biochim Biophys Acta 1989；1009(2)：191 - 193.

[66] Rao VC，Mehendale HM. Effect of antimitotic agent colchicine on carbon tetrachloride toxicity. Arch Toxicol 1993；67(6)：392 - 400.

[67] Dalu A，Rao PS，Mehendale HM. Colchicine antimitosis abolishes resiliency of postnatally developing rats to chlordecone-amplified carbon tetrachloride hepatotoxicity and lethality. Environ Health Perspect 1998；106(9)：597 - 606.

[68] Kulkarni SG，Warbritton A，Bucci TJ，et al. Antimitotic intervention with colchicine alters the outcome of o - DCB - induced hepatotoxicity in Fischer 344 rats. Toxicology 1997；120（2）：79 - 88.

[69] Limaye PB，Bhave VS，Palkar PS，et al. Upregulation of calpastatin in regenerating and developing rat liver：role in resistance against hepatotoxicity. Hepatology 2006；44（2）：379 - 388.

[70] Dalu A，Warbritton A，Bucci TJ，et al. Age-related susceptibility to chlordecone-potentiated carbon tetrachloride hepatotoxicity and lethality is due to hepatic quiescence. Pediatr Res 1995；38(2)：140 - 148.

[71] Sawant SP，Dnyanmote AV，Mitra MS，et al. Protective effect of type 2 diabetes on acetaminophen-induced hepatotoxicity in male Swiss-Webster mice. J Pharmacol Exp Ther 2006；316（2）：507 - 519.

[72] Mehendale HM，Thakore KN，Rao CV. Autoprotection：stimulated tissue repair permits recovery from injury. J Biochem Toxicol 1994；9(3)：131 - 139.

[73] Uryvaeva IV，Faktor VM. Resistance of regenerating liver to hepatotoxins. Biull Eksp Biol Med 1976；81(3)：283 - 285.

[74] Kodavanti PR，Joshi UM，Mehendale HM，et al. Chlordecone（Kepone）- potentiated carbon tetrachloride hepatotoxicity in partially hepatectomized rats — a histomorphometric study. J Appl Toxicol 1989；9(6)：367 - 375.

[75] Bell AN，Young RA，Lockard VG，et al. Protection of chlordecone-potentiated carbon tetrachloride hepatotoxicity and lethality by partial hepatectomy. Arch Toxicol 1988；61(5)：392 - 405.

[76] Kodavanti PR，Joshi UM，Young RA，et al. Protection of hepatotoxic and lethal effects of CCl₄ by partial hepatectomy. Toxicol Pathol 1989；17(3)：494 - 505.

[77] Devi SS，Philip BK，Warbritton A，et al. Prior administration of a low dose of thioacetamide protects type 1 diabetic rats from subsequent administration of lethal dose of thioacetamide. Toxicology 2006；226(2 - 3)：107 - 117.

[78] Devi SS，Mehendale HM. The role of NF - kappaB signaling in impaired liver tissue repair in thioacetamide-treated type 1 diabetic rats. Eur J Pharmacol 2005；523(1 - 3)：127 - 136.

[79] Devi SS，Mehendale HM. Microarray analysis of thioacetamide-treated type 1 diabetic rats. Toxicol Appl Pharmacol 2006；212(1)：69 - 78.

[80] Devi SS，Mehendale HM. Disrupted G1 to S phase clearance via cyclin signaling impairs liver tissue repair in thioacetamide-treated type 1 diabetic rats. Toxicol Appl Pharmacol 2005；207（2）：89 - 102.

[81] Abdul-Hussain SK，Mehendale HM. Ongoing hepatocellular regeneration and resiliency toward galactosamine hepatotoxicity. Arch Toxicol 1992；66(10)：729 - 742.

[82] Roberts E，Ahluwalia MB，Lee G，et al. Resistance to hepatotoxins acquired by hepatocytes during liver regeneration. Cancer Res 1983；43(1)：28 - 34.

[83] Ruch RJ，Klaunig JE，Pereira MA. Selective resistance to cytotoxic agents in hepatocytes isolated from partially hepatectomized and neoplastic mouse liver. Cancer Lett 1985；26(3)：295 - 301.

[84] Ramaiah SK，Apte U，Mehendale HM. Cytochrome P4502E1 induction increases thioacetamide liver injury in diet-restricted rats. Drug Metab Dispos 2001；29(8)：1088 - 1095.

[85] Corton JC，Apte U，Anderson SP，et al. Mimetics of caloric restriction include agonists of lipid-activated nuclear receptors. J Biol Chem 2004；279(44)：46204 - 46212.

[86] Sawant SP，Dnyanmote AV，Warbritton A，et al. Type 2 diabetic rats are sensitive to thioacetamide hepatotoxicity. Toxicol Appl Pharmacol 2006；211(3)：221 - 232.

[87] Mehendale H. Mechanism-based predictions of dose-response relationships：why low doses or CCl₄ are nontoxic. Belle Newsl 1994；2：1 - 7.

[88] Dalu A，Cronin GM，Lyn-Cook BD，et al. Age-related differences in TGF - alpha and proto-oncogenes expression in rat liver after a low dose of carbon tetrachloride. J Biochem Toxicol 1995；10(5)：259 - 264.

[89] Mehendale HM，Limaye PB. Calpain：a death protein that mediates progression of liver injury. Trends Pharmacol Sci 2005；26(5)：232 - 236.

[90] Mehendale HM. Once initiated，how does toxic tissue injury expand? Trends Pharmacol Sci 2012；33(4)：200 - 206.

[91] El - Serag HB，Everhart JE. Diabetes increases the risk of acute hepatic failure. Gastroenterology 2002；122(7)：1822 - 1828.

[92] Banerjee S，Latendresse JR，Mehendale HM. Therapeutic rescue of mice treated with a lethal dose of acetaminophen by interrupting with progression of liver injury. Submitted，Hepatol 2012.

[93] Schmidt LE，Dalhoff K. Alpha-fetoprotein is a predictor of outcome in acetaminophen-induced liver injury. Hepatology 2005；41(1)：26 - 31.

[94] Schmidt LE，Dalhoff K. Serum phosphate is an early predictor of outcome in severe acetaminophen-induced hepatotoxicity. Hepatology 2002；36(3)：659 - 665.

[95] Zhang BH，Gong DZ，Mei MH. Protection of regenerating liver after partial hepatectomy from carbon tetrachloride hepatotoxicity in rats：role of hepatic stimulator substance. J Gastroenterol Hepatol 1999；14(10)：1010 - 1017.

[96] Lawson JA，Farhood A，Hopper RD，et al. The hepatic inflammatory response after acetaminophen overdose：role of neutrophils. Toxicol Sci 2000；54(2)：509 - 516.

[97] Luster MI，Simeonova PP，Gallucci RM，et al. Role of inflammation in chemical-induced hepatotoxicity. Toxicol Lett 2001；120(1 - 3)：317 - 321.

[98] Mehendale HM. Toxicodynamics of low level toxicant interactions of biological significance：inhibition of tissue repair. Toxicology 1995；105(2 - 3)：251 - 266.

[99] Rao PS，Dalu A，Kulkarni SG，et al. Stimulated tissue repair prevents lethality in isopropanol-induced potentiation of carbon tetrachloride hepatotoxicity. Toxicol Appl Pharmacol 1996；140（2）：235 - 244.

[100] Slater TF. Free-radical mechanisms in tissue injury. Biochem J

1984；222(1)：1-15.

[101] Czaja MJ，Xu J，Ju Y，et al. Lipopolysaccharide-neutralizing antibody reduces hepatocyte injury from acute hepatotoxin administration. Hepatology 1994；19(5)：1282-1289.

[102] Cotran RS，Kumar V，Collins T. Cell pathology I：cell injury and cell death. In：Robbins RC，Kumar V，Collins T，editors. Pathologic basis of disease. Philadelphia：W. B. Saunders Company；1999. pp. 1-30.

[103] Ju C，Reilly TP，Bourdi M，et al. Protective role of Kupffer cells in acetaminophen-induced hepatic injury in mice. Chem Res Toxicol 2002；15(12)：1504-1513.

[104] Kellogg 3rd EW，Fridovich I. Superoxide hydrogen peroxide，and singlet oxygen in lipid peroxidation by a xanthine oxidase system. J Biol Chem 1975；250(22)：8812-8817.

[105] Blazka ME，Wilmer JL，Holladay SD，et al. Role of proinflammatory cytokines in acetaminophen hepatotoxicity. Toxicol Appl Pharmacol 1995；133(1)：43-52.

[106] Carragher NO，Frame MC. Calpain：a role in cell transformation and migration. Int J Biochem Cell Biol 2002；34(12)：1539-1543.

[107] Croall DE，DeMartino GN. Calcium-activated neutral protease (calpain) system：structure，function，and regulation. Physiol Rev 1991；71(3)：813-847.

[108] Miyoshi H，Umeshita K，Sakon M，et al. Calpain activation in plasma membrane bleb formation during tert-butyl hydroperoxide-induced rat hepatocyte injury. Gastroenterology 1996；110(6)：1897-1904.

[109] Saido TC，Sorimachi H，Suzuki K. Calpain：new perspectives in molecular diversity and physiological-pathological involvement. FASEB J 1994；8(11)：814-822.

[110] Vaidya VS，Shankar K，Lock EA，et al. Role of tissue repair in survival from s -(1,2-dichlorovinyl)-L-cysteine-induced acute renal tubular necrosis in the mouse. Toxicol Sci 2003；74(1)：215-227.

[111] Nishiura I，Tanaka K，Yamato S，et al. The occurrence of an inhibitor of Ca^{2+}-dependent neutral protease in rat liver. J

[112] Maekawa A，Lee JK，Nagaya T，et al. Overexpression of calpastatin by gene transfer prevents troponin I degradation and ameliorates contractile dysfunction in rat hearts subjected to ischemia/reperfusion. J Mol Cell Cardiol 2003；35 (10)：1277-1284.

[113] Waxman L，Krebs EG. Identification of two protease inhibitors from bovine cardiac muscle. J Biol Chem 1978；253 (17)：5888-5891.

[114] Suzuki K，Imajoh S，Emori Y，et al. Calcium-activated neutral protease and its endogenous inhibitor. Activation at the cell membrane and biological function. FEBS Lett 1987；220 (2)：271-277.

[115] Inomata M，Kasai Y，Nakamura M，et al. Activation mechanism of calcium-activated neutral protease. Evidence for the existence of intramolecular and intermolecular autolyses. J Biol Chem 1988；263(36)：19783-19787.

[116] McClelland P，Hathaway DR. The calpain-calpastatin system in vascular smooth muscle. FEBS Lett 1991；290(1-2)：55-57.

[117] Adachi Y，Ishida-Takahashi A，Takahashi C，et al. Phosphorylation and subcellular distribution of calpastatin in human hematopoietic system cells. J Biol Chem 1991；266(6)：3968-3972.

[118] Lane RD，Allan DM，Mellgren RL. A comparison of the intracellular distribution of mu-calpain，m-calpain，and calpastatin in proliferating human A431 cells. Exp Cell Res 1992；203(1)：5-16.

[119] Purushotham KR，Lockard VG，Mehendale HM. Amplification of chloroform hepatotoxicity and lethality by dietary chlordecone (kepone) in mice. Toxicol Pathol 1988；16(1)：27-34.

[120] Kodavanti PR，Kodavanti UP，Faroon OM，et al. Pivotal role of hepatocellular regeneration in the ultimate hepatotoxicity of CCl_4 in chlordecone-，mirex-，or phenobarbital-pretreated rats. Toxicol Pathol 1992；20(4)：556-569.

Biochem (Tokyo) 1978；84(6)：1657-1659.

第13章

药物性肝损伤发病机制中的遗传因素

Ann K. Daly，Christopher P. Day

英国，泰恩河纽卡斯尔，纽卡斯尔大学

前　言

　　进入 20 世纪，遗传学的进展大大提升了人们对药物性肝损伤（drug-induced liver injury，DILI）发展过程中遗传因素的认识水平，包括人类基因组工程测序数据的修正，例如由单个核苷酸多态性（Single Nucleotide Polymorphism，SNP）协会针对普通人群进行的多态性鉴定、HapMap 项目对多态性相互作用的研究及全基因组的基因分型。

　　同其他严重的药物不良反应一样，DILI 也是一类具有多种不同表型的复杂疾病。其发展是由包括遗传因素在内的许多不同危险因素的相互作用实现的。某些药物例如对乙酰氨基酚（扑热息痛）超过一定浓度会有肝毒性，但也有一些药物即使在规定的剂量范围也可能致肝毒性，下面我们将集中阐述这类药物。特异质 DILI 的药物血浆水平常处于正常范围内，虽然这样的剂量和血浆浓度可能有一定风险。

　　进行 DILI 相关遗传学研究的目标主要是为某些服用可能引起 DILI 药物的患者开出安全替代药物的个性化处方。正如下面讨论的，我们已经在这个方向取得了一些进展。然而，除了安全的处方，如果在药物研发时更好地了解遗传危险因素则能更有效地评价 DILI 的风险。

　　本章将介绍识别 DILI 相关遗传因素的方法，并描述一些已经确定的关联。

识别 DILI 遗传因素的方法与途径

　　确定致病基因的经典方法包括家族史研究，在此基础上随着 70、80 年代分子遗传学研究的引入，单基因病如囊性纤维化、Tay-Sachs 病和脆性 X 综合征的致病基因也得以被人们识别。然而由于多种原因，家族史研究在发现常见病如哮喘、癌症和 2 型糖尿病的致病基因的应用中却并不成功。疾病遗传学研究的原始方法通常涉及候选基因的病例对照研究,在病例和种族匹配的对照组之间进行一个或更多的基因遗传多态性频率的比较。但也有例外,如某些自身免疫性疾病中的 HLA 基因(编码组织相容性抗原),候选基因关联研究对于常见病遗传风险因素的发现仅取得了有限的成功。不成功的原因多种多样,包括候选基因的不当选择、多态性研究没有集中于重要功能的位点、样本量不足及表型异质性。2005 年以来,HapMap 人类基因变异综合数据[1]是复杂疾病遗传学研究中取得的关键成果。这些病例和对照组中,50 万~100 万不同遗传多态性(SNP)的全基因组关联研究(genome-wide association studies,GWAS)数据包括人类基因组中大多数常见的已被分型的变异。然而这种大规模的基因分型将导致大量的机会关联,因此具有统计学意义的阈值通常设在 $P = 10^{-8} \sim 10^{-7}$。在检测个体常见病的低水平遗传危险因素时,一般需要 1 000 例以上或更大数量的对照才有统计学意义。此外,任何显著关联都需要在另一个队列中重复,接近全基因组的可能相关性也需要在重复队列中复查。Manolio 等[2,3]提供了 GWAS 更详细的描述及其使用方法。

DILI 的候选基因关联研究在影响易感性的遗传因素方面取得了初步进展,而 GWAS 研究则进展更大。DILI 和其他药物不良反应研究的特有问题是难以获得足够数量的病例以进行研究。因此到目前为止,GWAS 只能发现对 DILI 有较大影响的危险因素。寻找用于 DILI 遗传研究的病例极具挑战。通过对 ADR 报告的国家登记[4]和医疗记录[5,6]的搜索,DILI 的流行病学研究虽然取得了很大进展,但获取 DNA 样本和临床数据增加了研究的复杂性。只有少数 DILI 病例被上报给欧洲药品管理局,尤其当导致毒性的原因是已知的药物[4]。尽管如此,报告给管理局的 DILI 病例的遗传学研究仍在进行中[7]。另一种方法涉及专业肝病诊疗中心内的病例,严重的 DILI 患者会在此进行治疗。该方法最近已在美国和英国得到应用,成功为 DILI 的遗传研究提供了大量病例,多国家的参与十分重要,DILI 遗传学的国际合作也越来越常见。

预测 DILI 易感性的遗传因素

一、概述

已有大量研究关注影响 DILI 的遗传因素,但大多数只包含少量病例数(通常 20~50),且这些病例也往往是由一系列不同的药物所致。然而也有一些包括超过 50 例病例甚至更大规模的集中于单一药物的研究。虽然已发表的成果多为候选基因的病例对照关联研究,但全基因组关联研究也逐渐被报道。主要研究结果出自最新的较大规模的研究,包括对易感因素 HLA 基因,甚至对无明显免疫特征的肝损伤药物的重要性确认,表明 T 细胞反应在 DILI 中的重要性普遍被低估。尽管有大量的药物代谢、转运蛋白以及各种相关的领域如氧化应激候选基因的研究,但没有明确的证据表明这些基因的多态性是 DILI 的重要危险因素。下面将讨论药物相关的免疫遗传因素,包括 HLA 和药理学因素以及一些其他因素。

二、免疫遗传学因素

(一)HLA 基因

包括 DILI 在内的特异质药物相关不良事件的研究通常分为免疫和非免疫介导的毒性反应。这种分类对遗传研究并不一定有帮助,如将 DILI 病例定义为非免疫性就很困难,缺乏指向免疫成分的症状并不能排除免疫系统在毒性反应中的作用[10]。DILI 免疫成分的潜力催生了一系列 DILI 与 HLA 基因相关的候选基因关联性研究。由 6 号染色体的 HLA 基因编码的 HLA Ⅰ 类和 Ⅱ 类基因的产物涉及抗原递呈给 T 细胞的过程。免疫介导的 DILI 可能涉及药物或代谢产物和细胞蛋白质之间共价复合物的形成[10]。这些复合物通过 HLA 分子被呈递给 T 细胞,导致对局部 T 细胞反应的潜在破坏。另外,药物也可能与 HLA 分子直接作用,不形成共价化合物就直接刺激产生 T 细胞反应,这是一种药理学相互作用(pharmacological interaction concept,p-i)概念[11]。越来越多的研究证据显示,HLA 的某些等位基因与某类 DILI 相关,虽然涉及的毒性过程的详细机制仍不清楚。

DILI 与 HLA 可能关联的最初报道出现在 20 世纪 80 年代早期。日本一项关于与 HLA Ⅱ 类 DR2 血清型相关性的研究报道指出,80 年代麻醉药氟烷的广泛应用也是当时特异质肝炎的重要原因,尽管这不是在欧洲的两个小型研究中发现的[13,14]。在一项不同药物与 DILI 相关性的研究中,发病率有微小差异但无统计学意义。在病例组中 HLA-DR2 与另一血清型 HLA-DR6 的出现概率增加[15]。一项涉及多个不同药物的病例研究发现了一个重要趋势,即 Ⅰ 类 HLA-A11 与三环类抗抑郁药和双氯芬酸诱导的 DILI 相关,Ⅱ 类 HLA-DR6 与氯丙嗪类诱导的 DILI 相关[16]。

表 13-1　药物性肝损伤与人类
白细胞抗原的关联

HLA 等位基因或单倍型	药　物	参考文献
A＊02：01	阿莫西林-克拉维酸	[21]
A＊33：03	噻氯匹定	[30]
B＊18：01	阿莫西林-克拉维酸	[21]
B＊57：01	氟氯西林	[9]
DRB1＊01：01	奈韦拉平	[28]
DRB1＊15：01－DQB1＊06：02	氟烷	[12]
	阿莫西林-克拉维酸	[17,18]
DRB1＊07：01－DQB1＊02：02－	罗美昔布	[22]
DQA1＊02：01	拉帕替尼	[26]
	希美加群	[27]

HLA，人类白细胞抗原（组织相容性抗原）

　　最近的研究是通过基因分型而不是直接测定血清型来研究 HLA 与 DILI 关系的。这种方法使研究取得了很大的进展，HLA 等位基因与特定药物之间的重要联系见表 13-1。第一个 HLA 基因分型研究是阿莫西林-克拉维酸 DILI 的候选基因关联研究。虽然这种形式的 DILI 一般不显示经典的免疫相关特征，但两个独立的候选基因关联研究报道了与 HLA－DRB＊15：01 相同的关联，这与上述 DR2 血清型对应[17,18]。最近一个更大的研究证实了 DRB1＊15：01 与 DILI 的关联[19]。西班牙一项 DILI 患者的研究其中 27 例与阿莫西林-克拉维酸相关，没有发现 DRB1＊15：01 的显著增加，但 DQB1＊06 的频率较高[20]，DQB1 也是 DR2 单倍型的一部分。最近，一项目前报道的最大规模的单一药物 DILI GWAS 研究，包括阿莫西林-克拉维酸 DILI 201 例，再次证实了 HLA－DRB1＊15：01－DQB1＊06：02 单倍型的关联（AOR：3.3；95％ CI：2.0～5.7）[21]。HLA 与 HLA－A＊02：01（AOR：2.2；95％ CI：1.6～3.2）的 Ⅰ 类关联被检测到，仅与 HLA－B＊18：01（AOR：3.29；95％ CI：1.42～7.63）的西班牙病例相关。HLA Ⅰ 类和 Ⅱ 类等位基因间存在相互作用，表明这两个区域促进了整体的毒性反应[21]。一项非类固醇类抗炎药氯美昔布的 DILI 研究发现，这类 DILI 与 DRB1＊15：01－DQB1＊06：02 具有显著关联（P＝6.8×10⁻²⁵，AOR：5.0；95％ CI：3.6～7.0），该区域也与阿莫西林-克拉维酸 DILI 相关[22]，尽管没有证据表明第二种与氯美昔布 DILI 存在 Ⅰ 类关联。与相同的 HLA－Ⅱ 类单倍型的关联很有趣，特别是氯美昔布和克拉维酸之间没有明显的结构同源性，而阿莫西林-克拉维酸被认为是肝毒性成分。观察到的氯美昔布 DILI 几乎都是肝细胞型，不像阿莫西林-克拉维酸 DILI 通常是典型的混合型或胆汁淤积

型。因为氯美昔布对除特异质 DILI 外均具有良好的临床应用，以 DRB1＊15：01 或其他等位基因形成单倍型的风险为手段排除用这种药治疗 DILI 可能增加风险的患者，这种可能性目前正在被考虑。DR2 的血清型相当于 DRB1＊15：01－DQB1＊06：02 单倍型，与包括阿莫西林-克拉维酸、氟烷和氯美昔布一系列药物引起的 DILI 相关。约 30％的欧洲人携带这种单倍型基因，而这种单倍型也是一些自身免疫性疾病发展的危险因素，包括多发性硬化症和嗜睡症[23,24]。这些其他的疾病的关联是否可以提供理解 DILI 机制的观点或帮助识别其他遗传危险因素仍不清楚。

　　其他几个最近的与特定的药物相关的 DILI GWAS 研究报道了 DILI 与 HLA Ⅰ 类或 Ⅱ 类的联系。一个包括 HLA 分型的 GWAS 研究发现一组由 51 例抗菌剂氟氯西林 DILI 病例与 HLA Ⅰ－B＊57：01 有显著的相关性（P＝9×10⁻¹⁹），这种抗菌剂在欧洲和澳大拉西亚被广泛使用[9]。DILI 进展中那些至少携带一个 HLA－B＊57：01 的比值比为 80.6（95％ CI：22.8～284.9），这一发现是有趣的，因为在另一种类型的 ADR 中也存在 HLA－B＊57：01 关联，这种 ADR 是阿巴卡韦导致的高敏反应且不涉及肝损伤[25]。由于 DILI 的低阳性预测值，氟氯西林处方患者 HLA－B＊57：01 常规分型不太可能有价值，尽管基因型的知识对这种药物引起的 DILI 诊断是有用的。目前还没有证据表明 B＊57：01 是氟氯西林以外药物 DILI 发展的危险因素。

　　最近有拉帕替尼 DILI 病例的 GWAS 和候选基因关联分析报道酪氨酸激酶抑制剂在乳腺癌治疗中的潜在作用。37 例丙氨酸氨基转移酶（ALT）升高的患者中检测到 HLA Ⅱ 类关联。与对照组相比 DQA1＊02：01 在病例中较常见（AOR：2.6；95％ CI：1.1～5.7）。重复组的另外 24 个病例中，ALT 升高的病例组 DQA1＊02：01 比例为 71％，对照组为 21％（OR：9.0，95％ CI：3.2～27.4）[26]。目前正在将无关的药物希美加群开发为特定的凝血酶抑制剂，之前有报道其与药物暴露的 ALT 升高组相比 Ⅱ 类 HLA－DRB1＊07 频率（P＝4×10⁻⁵）升高[27]。DQA1 等位基因 02：01 是拉帕替尼 DILI 的危险因素，与 DRB1＊07：01 连锁不平衡，且是另一个与结构无关药物 DILI 相同的 HLA 等位基因有明显关联的例子。其他近期的候选基因研究发现，由抗 HIV 药物奈韦拉平所致的 DILI 与 HLA 相关。澳大利亚一组肝脏或多系统毒性患者的研究显示，HLA－DRB1＊01：01 与 CD4 T 细胞计数有显著的交

互作用[28],CD4 细胞计数高同时携带 DRB1 * 01：01 个体更容易产生毒性反应。最近,57 例奈韦拉平欧洲后裔 DILI 病例中,DRB1 * 01 多发,等位基因比值比为 3.02（95% CI：1.66 ～ 5.49）,多重检验经 Bonferroni 校正后差异仍然具有统计学意义[29]。由于最近的这项研究只涉及低分辨率的 HLA 分型,所以需要谨慎对待,但其通常确诊的是早期 DRB1 * 01：01 关联。已有非洲和亚洲的小样本病例研究,但并没有发现显著关联。

一项 22 例噻氯匹定 DILI 初步的候选基因研究中,这种药物诱发的重度胆汁淤积型 DILI 多发生于 HLA Ⅰ 类单倍型日本患者,其中包括了 HLA - A * 33：03 等位基因（AOR：13.04；95% CI：4.40 ～ 38.59)[30]。DILI 与 HLA 关联的几乎所有其他报告都涉及欧洲人种患者,但非欧洲人都不患 DLLI 似乎也不太可能。相反,鉴于已经观察到的严重皮疹[31-33],非欧洲人 DILI 易感性可能与不同的基因型相关,这反映在世界范围内 HLA 等位基因频率存在种族差异。

一般情况下,HLA 关联是某些药物 DILI 遗传易感性的重要组成部分,但上述某些研究的阴性预测值较高而阳性预测值较低,这表明其他因素也可能与易感性相关。并非所有形式的 DILI 都表现出强的 HLA 关联。例如,异烟肼 DILI 虽然在印度先前的一项研究中显示与 HLA - DQB1 * 02：01 有显著的关联[34],但最近的 GWAS 研究似乎没有发现与 HLA 有关[35]。

（二）其他免疫相关危险因素

除了已确定的 HLA 与 DILI 的关联,其他与免疫或炎症反应相关的基因多态性也可能与 DILI 易感性相关。不论是使用已知肝毒性药物对动物 DILI 进行研究[37-40]还是对人类肝病的研究,通常都是以细胞因子的基因型作为可能的增加 DILI 风险的生物学因素[41,42]。一项双氯芬酸 DILI 患者的候选基因关联研究发现,白细胞介素 10（IL - 10）和 IL - 4 基因型功能的多态性与对照组比较其分布有统计学差异[43]。最近一个由不同药物引起的 DILI 的较大队列研究发现,一种低 IL - 10 分泌的相关单倍型在 DILI 病例并不常见,但与低嗜酸性粒细胞计数相关,这可能导致较差的临床结果[44]。与 IL - 4 基因型无关联,与 IL - 6 存在潜在的关联,因为其在急性期调节的反应基因可能在 DILI 发作时是上调的。他克林致氨基转移酶升高患者的研究中,某种 IL - 6 基因型患者其转氨酶升高与对照组相比更普遍[45]。在最近的阿莫西林-克拉维酸 DILI 的 GWAS 研究中,研究人员对大量的炎症和免疫应答

相关的多态性进行了分析。经过多重检验的校正,有助于 T 细胞应答的 PTPN22 基因具有显著的功能多态性,是 DILI 的显著危险因素,虽然 2.1 的 OR 低于 HLA 等位基因[21]。没有任何证据表明 PTPN22 与 HLA 基因型之间的遗传相互作用影响 DILI 易感性,但两者参与了不恰当的 T 细胞应答的发展似乎也合情合理。同样,氟氯西林 DILI GWAS 的一个亚组分析发现了 ST6GAL1 多态性的证据,其编码一种细胞表面蛋白,在 B 细胞应答中有潜在作用[9]。

三、药理遗传学因素

影响药物体内分布的遗传因素（通常简称药理遗传学因素）也是影响 DILI 风险的较好的候选因素,很明显这些因素通常会促进肝毒性,经由细胞色素 P450（cytochrome P450,CYP）同工酶等的作用而形成反应中间体,是浓度依赖性毒性发挥作用的一个重要步骤。这也可能是一种特异质 DILI 病例,尽管有关遗传多态性和药物代谢或转运之间存在明显关联的、具有良好可重复性的数据仍然极为有限。最近的阿莫西林-克拉维酸和氟氯西林 DILI 的 GWAS 研究数据分析未能给药物代谢或转运基因多态性对易感性的作用提供任何证据。然而,由于统计效率有限,这些基因多态性的微小影响仍然可能存在。

（一）细胞色素 P450 酶系

CYP 家族与 DILI 易感性相关候选基因的研究较多,因为这类酶的氧化代谢及其形成活性中间体的能力在 DILI 中发挥了关键作用。对 CYP 与 DILI 遗传关联的最好解读是 CYP2D6 基因型与抗心绞痛药哌克昔林相关肝炎的易感性。由于严重的肝炎病例（包括其中部分患者的死亡）,导致哌克昔林在 20 世纪 80 年代撤出了部分国家市场[46]。CYP2D6 活性缺乏的患者（弱代谢）,其罹患肝炎的风险大大增加,这可能是药物血浆浓度超出正常范围所致[47]。这种形式 DILI 的毒性机制似乎涉及母体药物与线粒体的相互作用,而不是 CYP 促成的反应性代谢物[48]。

另一种 CYP 家族的基因 CYP2E1 与异烟肼相关肝毒性的风险有潜在关联,因为其基因产物能够活化乙酰肼,从而形成各种肝毒性物质。CYP2E1 基因的多态性已得到深入研究,相关证据明确表明,CYP2E1 基因水平呈现个体差异,虽然多态性的功能效应仍不清楚[49]。一项台湾的研究显示,在常见的 CYP2E1 等位基因纯合子（或野生型）患者,异烟肼致其发生肝损伤的风险较 CYP2E1 * 5 阳性的患者显著增加,这似与

CYP2E1 * 5 基因的转录水平较高相关,而这种基因在亚洲人中较常见[50]。然而,后续的研究却没能验证最初的发现[51-54]。CYP2E1 是异烟肼引起的 DILI 的一个很好的候选基因,因为其在异烟肼的代谢中发挥重要作用,但可能仍需要更大规模的研究来确定其作为危险因素的相关性大小。

因为 CYP2C9 和 CYP2C19 在 DILI 相关药物代谢中的作用,某些 CYP2C9 和 CYP2C19 的基因型可能是 DILI 更普遍的危险因素,但并没有发现两者之间有显著关联[55]。更具体地说,CYP2C9 在双氯芬酸氧化代谢中的重要作用已经明确,但在一组 24 例双氯芬酸 DILI 患者中,等位基因变异的频率与对照组相比差异无统计学意义[56]。

最近的研究发现,CYP2B6 亚型在 DILI 中发挥的作用可能与噻氯匹定[57]和依法韦仑[58]相关。这两种药物主要通过其异构体进行氧化代谢。对于噻氯匹定,除了 HLA - A * 33:03(如上 HLA 部分所述)、CYP2B6 * 1H 和 CYP2B6 * 1J 也是 DILI 的危险因素,这似乎比正常活性的 CYP2B6 相关性更高。A * 33:03 和 CYP2B6 变体之间遗传交互作用的 OR 为 38.82(95% CI:8.08~196.0)。在利福平病例中,先前已证明 CYP2B6 * 6 与 CYP2B6 酶活性下降有关,也与血浆依法韦仑水平升高和 DILI 的发病率有关。这两项研究很重要,但仅包含少数病例,尚需对更多病例进行随访。

(二)Ⅱ相酶

通常认为由 UDP - 葡萄糖醛酸转移酶(UDP glucuronosyltransferases,UGT)和 N - 乙酰转移酶(N -acetyltransferase,NAT)等代谢酶进行催化的Ⅱ相代谢可以解毒,虽然 UGT 也在酰基葡萄糖醛酸等反应中间体的形成过程中起作用,并且可能与 DILI 高度相关。

NAT2 是异烟肼的重要代谢酶,异烟肼是一种广泛用于治疗肺结核的药物。已有大量关于 NAT2 编码基因的多态性与异烟肼相关 DILI 易感性之间关系的研究。乙酰肼是异烟肼的代谢产物,被认为是异烟肼毒性的原因,可由 CYP 催化进一步代谢为有毒的代谢物,或由 NAT2 代谢为毒性较低的二乙酰肼[36]。NAT2 水平正常的个体能有效形成二乙酰肼,因此乙酰肼和 CYP 毒性代谢产物的水平在这些个体较低,但在 NAT2 活性缺乏的个体则较高[59]。最近我们经过仔细回顾发现[60],关于 NAT2 基因型与异烟肼所致 DILI 之间的相关性还有许多未解决的问题。特别是并非所

有研究都发现了这种关联,很多研究中的患者仅为轻度肝酶升高病例,往往不需停药就可以恢复,或在停药后重新服用并不导致复发。没有任何证据表明 NAT2 基因型与异烟肼以外的其他任何药物所致的 DILI 相关。

已有关于 UGT 基因型与不同药物所致 DILI 易感性之间相关联的报告。托卡朋在研发过程中被发现与一些患者氨基转移酶水平升高相关,研究显示 UGT1A 基因座的多态性(包括主要代谢酶 UGT1.6 中的几个)与氨基转移酶水平升高显著相关[61]。这一发现提示,托卡朋的毒性可能与母体药物的慢代谢有关。在研究另一 UGT 基因(UGT2B7)对于双氯芬酸相关 DILI 易感性的作用时发现,拥有 UGT2B7 * 2 等位基因(被认为与较高的葡萄糖醛酸化活性相关)与毒性风险显著升高相关($P = 0.03$)[62]。这可能是肝脏双氯芬酸酰基葡糖苷酸水平增加的结果,如上所述,可能涉及相关的毒性机制。

谷胱甘肽 S -转移酶(glutathione S - transferase,GST)通过与谷胱甘肽的结合而对各种药物进行解毒,对氧化应激的产物则具有更为广泛的解毒作用。由于大量基因缺失(无效等位基因),GSTM1 和 GSTT1 这两个 GST 亚型在大量个体中是不存在的。虽然没有哪个亚型对抗结核药物代谢有明确作用,但有三项独立的异烟肼 DILI 研究探讨了 GSTM1 和 GSTT1 基因型对抗结核药物引起 DILI 风险的可能影响。其中两项研究显示,GSTM1 无效基因型的出现频率在病例组高于对照组,但 GSTT1 则两组无差异[63,64];而第三项研究并未发现 GSTM1 无效基因型的分布在病例组与对照组有显著差异,但拥有 GSTT1 无效基因型的个体在病例组中的出现频率升高[65]。关于 GST 基因的候选基因研究也在其他一些已知能诱导 DILI 的药物中进行了探索[66,67]。总的来说,这些研究仅基于少数病例,其结果尚未能被独立复制。然而,与上述在讨论异烟肼毒性时的发现非常一致的是,拥有 GSTM1 和 GSTT1 无效纯合子的个体发生阿莫西林-克拉维酸、曲格列酮甚至更广泛药物所致 DILI 的风险增加[66,67]。曲格列酮肝毒性的发现与一份研究报告一致,该报告显示 GSTM1 在曲格列酮的醌类代谢产物解毒过程中发挥作用[68]。

(三)转运蛋白

ATP 结合盒(ATP - binding cassette,ABC)转运蛋白超家族的药物转运蛋白基因在生物学上是 DILI 易感性的可能候选者,尤其是因为某些 ABC 转运蛋白家族基因的产物除了能够运输药物,还能运输胆汁

酸[69]，因而使得药物和胆汁酸在运出肝细胞时可能发生竞争，导致胆汁酸蓄积并引起胆汁淤积。此外，某些遗传性胆汁淤积已被证明是由于 ABCB4/MDR3 和 ABCB11/BSE 基因中的特定突变所致[70]。在一项由 36 例不同药物所致 DILI 的研究中，有部分证据显示胆汁淤积型损伤和 ABCB11 的 13 外显子基因多态性之间存在关联，而先前有报道该基因多态性与妊娠胆汁淤积相关[71]。总之，这种多态性似乎并不是胆汁淤积型疾病的主要危险因素，因其相当普遍，对疾病风险的影响很小，但其与个别致病药物较大关联的可能性值得进一步研究。然而，来自一项较大型的队列研究的初步数据尚未能证实这种关联[72]。

ABCC2 编码小管多特异性有机阴离子转运蛋白（multidrug resistance-associated protein 2，MRP2；canalicular multispecific organic anion transporter 1），在多种葡糖苷酸轭合物的胆汁排泄中起主要作用。上述关于双氯芬酸 DILI 的研究中，ABCC2（C - 24T）上游的多态性在肝毒性的病例更为常见（$P = 0.000 2$）[62]。这一发现与反应性双氯芬酸酰基葡糖苷酸（与肝毒性相关）水平的增加是一致的，因为有证据表明，C - 24T 导致 MRP2 蛋白质表达降低，这将有利于葡糖苷酸在细胞内的蓄积[73,74]。韩国的一项研究显示，在一系列药物引起的 DILI 中，ABCC2 基因 - 1549 位的多态性与 C - 24T 连锁不平衡，是肝细胞毒性发展的显著危险因素，而第二个位于 - 1774 位点的多态性则是胆汁淤积型或混合型疾病的危险因素[74]。这些关于 ABCC2 C - 24T 的发现与双氯芬酸的毒性数据广泛一致，尽管韩国的这项研究统计学显著性较低，但可能反映了一个事实，亦即所研究的 DILI 病例是由于各种不同的药物所致，而这些药物中有许多药物可能并非由 MRP2 运输。

另一种转运蛋白基因 ABCB1（编码多药耐药蛋白 1，multidrug resistance protein 1，MDR1）的基因型已在奈韦拉平所致 DILI 患者中得以研究。在 53 例主要来源于非洲的病例中发现 ABCB1 3435C>T SNP 的出现率显著降低，在一小组美国患者中也发现了类似的相关性[76]。然而，新近在一项 101 例主要为白人的单组欧洲奈韦拉平 DILI 患者中未能证实 ABCB1 的这种关联[29]。然而，HLA 基因型（如上所述）和 ABCB1 基因型都可能促进患者对奈韦拉平 DILI 的易感性。

（四）转录调控

除了之前讨论的氟氯西林 DILI 与 HLAB * 5701 的强关联，NR1Ⅰ2/PXR 基因型也可预测这种形式的 DILI[77]，这是因为 NR1Ⅰ2/PXR 编码的核受体亚家族 1 组Ⅰ成员 2（nuclear receptor subfamily 1 group Ⅰ member 2，PXR）是许多不同代谢和转运蛋白基因的转录调控因子，它与药物和内源性因素如胆汁酸等的体内处理相关。尽管效应是相对温和的，其涉及的多态性的功能行使上的意义已在以往的研究中得以发现，并在这项新的研究中得以确认。因为已知相对大剂量的该种药物可充当 PXR 激动剂，该基因有成为其他药物所致 DILI 的危险因素的可能性。

四、其他因素

解毒酶相关编码基因的多态性可能会导致某些患者处理活性氧基团（reactive oxygen species，ROS）的能力受损。这种可能性与多种疾病的相关性已引起广泛注意，因为 ROS 是细胞损伤的一大促进因素。很可能至少某些 DILI 病例涉及这种类型的细胞损伤。能够保护细胞抵御 ROS 损伤的酶，如超氧化物歧化酶（superoxide dismutase，SOD）、过氧化氢酶和谷胱甘肽过氧化物酶（glutathione peroxidase，GPx），其基因型与宿主对 DILI 易感性的关系尚未得到广泛研究。然而，编码线粒体蛋白 SOD2 的 SOD2 基因有一个常见的多态性被认为能预测肝细胞型 DILI，尤其是抗结核药物相关的 DILI，但也与其他处方药引起的 DILI 相关[64]。出人意料的是，DILI 和 SOD2 基因型之间的关联与一个等位基因相关，据预测该等位基因与较高的 SOD2 活性相关。研究者认为这一发现可能反映了一个事实，即 SOD2 所产生的过氧化氢（H_2O_2）也是有毒的，虽然通常认为其毒性低于 SOD 超氧化性底物[64]。最近研究还发现，与较高的 SOD2 活性相关的 SOD2 基因型也是胆汁淤积型或混合型肝损伤的危险因素（$P = 0.005 8$）[79]。较之对照组，同组患者中与活性降低相关的 GPX1 基因型在胆汁淤积型 DILI 病例更为常见，且有可能发现 SOD2/GPX1 基因型组合与单个药物组别所致肝损伤的更强的关联。同一通路的两种不同基因均与 DILI 风险增加相关，这很令人感兴趣，但其结果需要重复。

新近两篇报告描述了新的 DILI 遗传学关联，这不同于前面讨论的免疫和代谢途径引起的 DILI，这种关系是在使用候选基因关联研究时发现的。丙戊酸钠有时与严重的 DILI 相关，一例罕见的 Alpers 病患者在用丙戊酸钠治疗癫痫时被发现患上严重的 DILI，这种病是由编码线粒体 DNA 聚合酶亚单位 γ1（DNA polymerase subunit gamma - 1，Pol - γ）的 POLG 基因缺陷所致。随后发现，POLG 的非同义多态性在丙戊酸钠治疗相关的 DILI 患者中显著更为常见[80]。该相关性的基础可能是那些带有变异等位基因的患者肝脏再生能力受损。

帕唑帕尼治疗晚期肾细胞癌时，氨基转移酶升高相对常见。与药物处理和肝功能均相关的一系列候选基因研究发现，ALT 升高和 HFE 基因（编码遗传性血色病蛋白）中的两个突变体之间显著相关[81]，并在另一项病例队列中得到了复制。该关联并非是血色病中常见的非同义变异体，而是目前尚不知其效应的另外两个变异体。

结　论

基因分型方法的进展，连同大量病例的募集和详细表型数据的收集，导致了特定的 HLA 等位基因与某些药物所致 DILI 易感性之间关联的巨大研究进展。结构上无关的分子之间可以表现出相似的 HLA 与 DILI 之间的关联，这一发现尤其重要，可能有助于在药物研发过程中制订出确保安全的更好的策略。但目前有关 HLA 与 DILI 关联的数据（见表 13-1）仅能解释易感性中的一小部分。而且目前也越来越清楚的是，某些药物所致的 DILI 并不存在 HLA 关联。但其他风险因素的识别普遍不太成功。这可能是因为众多不同的遗传学因素各自仅能增加很少部分的 DILI 易感性，通常的复杂疾病均属于这种情况。收集足够多的群体 DILI 病例去检测小的效应（OR<2）是很困难的，尽管这对于较常见的 DILI 形式是可能的，例如阿莫西林-克拉维酸和氟氯西林相关的 DILI。DILI 遗传学研究的国际合作也将促进病例的广泛搜集。在关于阿莫西林-克拉维酸 DILI[21] 的 HLA 和其他风险因素的研究中，虽已证明这种大组病例研究是有价值的，但对于阿莫西林-克拉维酸，仍然需要更多的病例数以充分研究其风险因素。

易感性也仍然有可能是由罕见的基因变异所致。目前利用外显子组测序和全基因组测序以检测这种变异是可行且合适的，因为对于大多形式的 DILI 而言，毕竟可供研究的病例数目都将很小。

（毕海珊 译　于乐成 校）

参考文献

[1] International HapMap Consortium. A haplotype map of the human genome. Nature 2005；437；1299-1320.
[2] Manolio TA, Brooks LD, Collins FS. A HapMap harvest of insights into the genetics of common disease. J Clin Invest 2008；118；1590-1605.
[3] Hardy J, Singleton A. Genomewide association studies and human disease. N Engl J Med 2009；360；1759-1768.
[4] Aithal GP, Rawlins MD, Day CP. Accuracy of hepatic adverse drug reaction reporting in one English health region. Br Med J 1999；319；1541.
[5] Sgro C, Clinard F, Ouazir K, Chanay H, Allard C, Guilleminet C, et al. Incidence of drug-induced hepatic injuries: a French population-based study. Hepatology 2002；36；451-455.
[6] Russmann S, Kaye JA, Jick SS, Jick H. Risk of cholestatic liver disease associated with flucloxacillin and flucloxacillin prescribing habits in the UK: cohort study using data from the UK General Practice Research Database. Br J Clin Pharmacol 2005；60；76-82.
[7] Molokhia M, McKeigue P. EUDRAGENE: European collaboration to establish a case-control DNA collection for studying the genetic basis of adverse drug reactions. Pharmacogenomics 2006；7；633-638.
[8] Fontana RJ, Watkins PB, Bonkovsky HL, Chalasani N, Davern T, Serrano J, et al. Drug-Induced Liver Injury Network (DILIN) prospective study: rationale, design and conduct. Drug Saf 2009；32；55-68.
[9] Daly AK, Donaldson PT, Bhatnagar P, Shen Y, Pe'er I, Floratos A, et al. HLA-B*5701 genotype is a major determinant of drug-induced liver injury due to flucloxacillin. Nature Genetics 2009；41；816-819.
[10] Uetrecht J. Immunoallergic drug-induced liver injury in humans. Semin Liver Dis 2009；29；383-392.
[11] Adam J, Pichler WJ, Yerly D. Delayed drug hypersensitivity: models of T-cell stimulation. Br J Clin Pharmacol 2011；71；701-707.
[12] Otsuka S, Yamamoto M, Kasuya S, Ohtomo H, Yamamoto Y, Yoshida TO, et al. HLA antigens in patients with unexplained hepatitis following halothane anesthesia. Acta Anaesthesiol Scand 1985；29；497-501.
[13] Eade OE, Grice D, Krawitt EL, Trowell J, Albertini R, Festenstein H, et al. HLA A and B locus antigens in patients with unexplained hepatitis following halothane anaesthesia. Tissue Antigens 1981；17；428-432.
[14] Ranek L, Dalhoff K, Poulsen HE, Brosen K, Flachs H, Loft S, et al. Drug metabolism and genetic polymorphism in subjects with previous halothane hepatitis. Scand J Gastroenterol 1993；28；677-680.
[15] Stricker BH, Blok AP, Claas FH, Van Parys GE, Desmet VJ. Hepatic injury associated with the use of nitrofurans: a clinicopathological study of 52 reported cases. Hepatology 1988；8；599-606.
[16] Berson A, Freneaux E, Larrey D, Lepage V, Douay C, Mallet C, et al. Possible role of Hla in hepatotoxicity — an exploratory study in 71 patients with drug-induced idiosyncratic hepatitis. J Hepatol 1994；20；336-342.
[17] Hautekeete ML, Horsmans Y, van Waeyenberge C, Demanet C, Henrion J, Verbist L, et al. HLA association of amoxicillinclavulanate-induced hepatitis. Gastroenterology 1999；117；1181-1186.
[18] O'Donohue J, Oien KA, Donaldson P, Underhill J, Clare M, MacSween RM, et al. Co-amoxiclav jaundice: clinical and histological features and HLA class II association. Gut 2000；47；717-720.
[19] Donaldson PT, Daly AK, Henderson J, Graham J, Pirmohamed M, Bernal W, et al. Human leucocyte antigen class II genotype in susceptibility and resistance to co-amoxiclav-induced liver injury. J Hepatol 2010；53；1049-1053.
[20] Andrade RJ, Lucena MI, Alonso A, Garcia-Cortes M, Garcia-Ruiz E, Benitez R, et al. HLA class II genotype influences the type of

liver injury in drug-induced idiosyncratic liver disease. Hepatology 2004；39：1603 – 1612.

[21] Lucena MI，Molokhia M，Shen Y，Urban TJ，Aithal GP，Andrade RJ，et al. Susceptibility to amoxicillin-clavulanateinduced liver injury is influenced by multiple HLA class I and II alleles. Gastroenterology 2011；141；338 – 347.

[22] Singer JB，Lewitzky S，Leroy E，Yang F，Zhao X，Klickstein L，et al. A genome-wide study identifies HLA alleles associated with lumiracoxib-related liver injury. Nat Genet 2010；42；711 – 714.

[23] Lincoln MR，Montpetit A，Cader MZ，Saarela J，Dyment DA，Tiislar M，et al. A predominant role for the HLA class II region in the association of the MHC region with multiple sclerosis. Nat Genet 2005；37；1108 – 1112.

[24] Siebold C，Hansen BE，Wyer JR，Harlos K，Esnouf RE，Svejgaard A，et al. Crystal structure of HLA – DQ0602 that protects against type 1 diabetes and confers strong susceptibility to narcolepsy. Proc Natl Acad Sci USA 2004；101；1999 – 2004.

[25] Mallal S，Nolan D，Witt C，Masel G，Martin AM，Moore C，et al. Association between presence of HLA – B * 5701，HLA – DR7，and HLA – DQ3 and hypersensitivity to HIV – 1 reverse transcriptase inhibitor abacavir. Lancet 2002；359；727 – 732.

[26] Spraggs CF，Budde LR，Briley LP，Bing N，Cox CJ，King KS，et al. HLA – DQA1 * 02：01 is a major risk factor for lapatinib-induced hepatotoxicity in women with advanced breast cancer. J Clin Oncol 2011；29；667 – 673.

[27] Kindmark A，Jawaid A，Harbron CG，Barratt BJ，Bengtsson OF，Andersson TB，et al. Genome-wide pharmacogenetic investigation of a hepatic adverse event without clinical signs of immunopathology suggests an underlying immune pathogenesis. Pharmacogenomics J 2008；8；186 – 195.

[28] Martin AM，Nolan D，James I，Cameron P，Keller J，Moore C，et al. Predisposition to nevirapine hypersensitivity associated with HLA – DRB1 * 0101 and abrogated by low CD4 T-cell counts. AIDS 2005；19；97 – 99.

[29] Yuan J，Guo S，Hall D，Cammett AM，Jayadev S，Distel M，et al. Toxicogenomics of nevirapine-associated cutaneous and hepatic adverse events among populations of African，Asian，and European descent. AIDS 2011；25；1271 – 1280.

[30] Hirata K，Takagi H，Yamamoto M，Matsumoto T，Nishiya T，Mori K，et al. Ticlopidine-induced hepatotoxicity is associated with specific human leukocyte antigen genomic subtypes in Japanese patients：a preliminary case-control study. Pharmacogenomics J 2008；8；29 – 33.

[31] Chung WH，Hung SI，Hong HS，Hsih MS，Yang LC，Ho HC，et al. Medical genetics；a marker for Stevens-Johnson syndrome. Nature 2004；428；486.

[32] Ozeki T，Mushiroda T，Yowang A，Takahashi A，Kubo M，Shirakata Y，et al. Genome-wide association study identifies HLA – A * 3101 allele as a genetic risk factor for carbamazepineinduced cutaneous adverse drug reactions in Japanese population. Hum Mol Genet 2011；20；1034 – 1041.

[33] McCormack M，Alfirevic A，Bourgeois S，Farrell JJ，Kasperaviciute D，Carrington M，et al. HLA – A * 3101 and carbamazepine-induced hypersensitivity reactions in Europeans. N Engl J Med 2011；364；1134 – 1143.

[34] Sharma SK，Balamurugan A，Saha PK，Pandey RM，Mehra NK. Evaluation of clinical and immunogenetic risk factors for the development of hepatotoxicity during antituberculosis treatment. Am J Respir Crit Care Med 2002；166；916 – 919.

[35] Urban T，Shen YF，Chalasani N，Fontana RJ，Rochon J，et al. Limited contribution of common genetic variants to risk for liver injury due to a variety of drugs. Pharmacogenet Genomics 2012；22；784 – 795.

[36] Metushi IG，Cai P，Zhu X，Nakagawa T，Uetrecht JP. A fresh look at the mechanism of isoniazid-induced hepatotoxicity. Clin Pharmacol Ther 2011；89；911 – 914.

[37] Deng X，Stachlewitz RF，Liguori MJ，Blomme EA，Waring JF，Luyendyk JP，et al. Modest inflammation enhances diclofenac hepatotoxicity in rats：role of neutrophils and bacterial translocation. J Pharmacol Exp Ther 2006；319；1191 – 1199.

[38] Bourdi M，Masubuchi Y，Reilly TP，Amouzadeh HR，Martin JL，George JW，et al. Protection against acetaminophen-induced liver injury and lethality by interleukin 10；role of inducible nitric oxide synthase. Hepatology 2002；35；289 – 298.

[39] Bourdi M，Eiras DP，Holt MP，Webster MR，Reilly TP，Welch KD，et al. Role of IL – 6 in an IL – 10 and IL – 4 double knockout mouse model uniquely susceptible to acetaminophen-induced liver injury. Chem Res Toxicol 2007；20；208 – 216.

[40] Yee SB，Bourdi M，Masson MJ，Pohl LR. Hepatoprotective role of endogenous interleukin – 13 in a murine model of acetaminophen-induced liver disease. Chem Res Toxicol 2007；20；734 – 744.

[41] Grove J，Daly AK，Bassendine MF，Day CP. Association of a tumor necrosis factor promoter polymorphism with susceptibility to alcoholic steatohepatitis. Hepatology 1997；26；143 – 146.

[42] Grove J，Daly AK，Bassendine MF，Gilvarry E，Day CP. Interleukin 10 promoter region polymorphisms and susceptibility to advanced alcoholic liver disease. Gut 2000；46；540 – 545.

[43] Aithal GP，Ramsay L，Daly AK，Sonchit N，Leathart JB，Alexander G，et al. Hepatic adducts，circulating antibodies，and cytokine polymorphisms in patients with diclofenac hepatotoxicity. Hepatology 2004；39；1430 – 1440.

[44] Pachkoria K，Lucena MI，Crespo E，Ruiz-Cabello F，Lopez-Ortega S，Fernandez MA，et al. Analysis of IL – 10，IL – 4 and TNF – alpha polymorphisms in drug-induced liver injury (DILI) and its outcome. J Hepatol 2008；49；107 – 114.

[45] Carr DF，Alfirevic A，Tugwood JD，Barratt BJ，Sherwood J，Smith J，et al. Molecular and genetic association of interleukin – 6 in tacrine-induced hepatotoxicity. Pharmacogenet Genomics 2007；17；961 – 972.

[46] Shah RR. Can pharmacogenetics help rescue drugs withdrawn from the market? Pharmacogenomics 2006；7；889 – 908.

[47] Morgan MY，Reshef R，Shah RR，Oates NS，Smith RL，Sherlock S. Impaired oxidation of debrisoquine in patients with perhexiline liver injury. Gut 1984；25；1057 – 1064.

[48] Fromenty B，Pessayre D. Inhibition of mitochondrial betaoxidation as a mechanism of hepatotoxicity. Pharmacol Ther 1995；67；101 – 154.

[49] Daly AK. Pharmacogenetics of the cytochromes P450. Curr Top Med Chem 2004；4；1733 – 1744.

[50] Huang YS，Chern HD，Su WJ，Wu JC，Chang SC，Chiang CH，et al. Cytochrome P450 2E1 genotype and the susceptibility to antituberculosis drug-induced hepatitis. Hepatology 2003；37；924 – 930.

[51] Cho HJ，Koh WJ，Ryu YJ，Ki CS，Nam MH，Kim JW，et al. Genetic polymorphisms of NAT2 and CYP2E1 associated with antituberculosis drug-induced hepatotoxicity in Korean patients with pulmonary tuberculosis. Tuberculosis (Edinb) 2007；87；551 – 556.

[52] Kim SH，Kim SH，Bahn JW，Kim YK，Chang YS，Shin ES，et al. Genetic polymorphisms of drug-metabolizing enzymes and anti-TB drug-induced hepatitis. Pharmacogenomics 2009；10；1767 – 1779.

[53] Vuilleumier N，Rossier MF，Chiappe A，Degoumois F，Dayer P，Mermillod B，et al. CYP2E1 genotype and isoniazid-induced hepatotoxicity in patients treated for latent tuberculosis. Eur J Clin Pharmacol 2006；62；423 – 429.

[54] Yamada S，Tang M，Richardson K，Halaschek-Wiener J，Chan M，Cook VJ，et al. Genetic variations of NAT2 and CYP2E1 and isoniazid hepatotoxicity in a diverse population. Pharmacogenomics 2009；10；1433 – 1445.

[55] Pachkoria K，Lucena MI，Ruiz-Cabello F，Crespo E，Cabello MR，Andrade RJ. Genetic polymorphisms of CYP2C9 and CYP2C19 are

not related to drug-induced idiosyncratic liver injury (DILI). Br J Pharmacol 2007; 150: 808 – 815.

[56] Aithal GP, Day CP, Leathart JBS, Daly AK. Relationship of polymorphism in CYP2C9 to genetic susceptibility to diclofenac-induced hepatitis. Pharmacogenetics 2000; 10: 511 – 518.

[57] Ariyoshi N, Iga Y, Hirata K, Sato Y, Miura G, Ishii I, et al. Enhanced susceptibility of HLA-mediated ticlopidine-induced idiosyncratic hepatotoxicity by CYP2B6 polymorphism in Japanese. Drug Metab Pharmacokinet 2010; 25: 298 – 306.

[58] Yimer G, Amogne W, Habtewold A, Makonnen E, Ueda N, Suda A, et al. High plasma efavirenz level and CYP2B6 * 6 are associated with efavirenz-based HAART-induced liver injury in the treatment of naive HIV patients from Ethiopia: a prospective cohort study. Pharmacogenomics J 2011 [Epub ahead of print].

[59] Eichelbaum M, Musch E, Castroparra M, Vonsassen W. Isoniazid hepatotoxicity in relation to acetylator phenotype and isoniazid metabolism. Br J Clin Pharmacol 1982; 14: 575 – 576.

[60] Daly AK, Day CP. Genetic association studies in drug-induced liver injury. Drug Metab Rev 2011; 44(1): 116 – 126.

[61] Acuna G, Foernzler D, Leong D, Rabbia M, Smit R, Dorflinger E, et al. Pharmacogenetic analysis of adverse drug effect reveals genetic variant for susceptibility to liver toxicity. Pharmacogenomics J 2002; 2: 327 – 334.

[62] Daly AK, Aithal GP, Leathart JB, Swainsbury RA, Dang TS, Day CP. Genetic susceptibility to diclofenac-induced hepatotoxicity: contribution of UGT2B7, CYP2C8, and ABCC2 genotypes. Gastroenterology 2007; 132: 272 – 281.

[63] Roy B, Chowdhury A, Kundu S, Santra A, Dey B, Chakraborty M, et al. Increased risk of antituberculosis druginduced hepatotoxicity in individuals with glutathione S-transferase M1 "null" mutation. J Gastroenterol Hepatol 2001; 16: 1033 – 1037.

[64] Huang YS, Su WJ, Huang YH, Chen CY, Chang FY, Lin HC, et al. Genetic polymorphisms of manganese superoxide dismutase, NAD(P)H: quinone oxidoreductase, glutathione S-transferase M1 and T1, and the susceptibility to drug-induced liver injury. J Hepatol 2007; 47: 128 – 134.

[65] Leiro V, Fernandez-Villar A, Valverde D, Constenla L, Vazquez R, Pineiro L, et al. Influence of glutathione S-transferase M1 and T1 homozygous null mutations on the risk of antituberculosis druginduced hepatotoxicity in a Caucasian population. Liver Int 2008; 28: 835 – 839.

[66] Watanabe I, Tomita A, Shimizu M, Sugawara M, Yasumo H, Koishi R, et al. A study to survey susceptible genetic factors responsible for troglitazone-associated hepatotoxicity in Japanese patients with type 2 diabetes mellitus. Clin Pharmacol Ther 2003; 73: 435 – 455.

[67] Lucena MI, Andrade RJ, Martinez C, Ulzurrun E, Garcia-Martin E, Borraz Y, et al. Glutathione S-transferase m1 and t1 null genotypes increase susceptibility to idiosyncratic drug-induced liver injury. Hepatology 2008; 48: 588 – 596.

[68] Okada R, Maeda K, Nishiyama T, Aoyama S, Tozuka Z, Hiratsuka A, et al. Involvement of different human glutathione S-transferase isoforms in the glutathione conjugation of reactive metabolites of troglitazone. Drug Metab Dispos 2011; 39 (12): 2290 – 2297.

[69] Geier A, Wagner M, Dietrich CG, Trauner M. Principles of hepatic organic anion transporter regulation during cholestasis, inflammation and liver regeneration. Biochim Biophys Acta 2007; 1773: 283 – 308.

[70] Noe J, Kullak-Ublick GA, Jochum W, Stieger B, Kerb R, Haberl M, et al. Impaired expression and function of the bile salt export pump due to three novel ABCB11 mutations in intrahepatic cholestasis. J Hepatol 2005; 43: 536 – 543.

[71] Lang C, Meier Y, Stieger B, Beuers U, Lang T, Kerb R, et al. Mutations and polymorphisms in the bile salt export pump and the multidrug resistance protein 3 associated with druginduced liver injury. Pharmacogenet Genomics 2007; 17: 47 – 60.

[72] Bhatnagar P, Day CP, Aithal G, Pirmohamed M, Bernal W, Daly AK. Genetic variants of hepatic transporters and susceptibility to drug induced liver injury. Toxicology 2008; 253: 10.

[73] Haenisch S, Zimmermann U, Dazert E, Wruck CJ, Dazert P, Siegmund W, et al. Influence of polymorphisms of ABCB1 and ABCC2 on mRNA and protein expression in normal and cancerous kidney cortex. Pharmacogenomics J 2007; 7: 56 – 65.

[74] Choi JH, Ahn BM, Yi J, Lee JH, Nam SW, Chon CY, et al. MRP2 haplotypes confer differential susceptibility to toxic liver injury. Pharmacogenet Genomics 2007; 17: 403 – 415.

[75] Haas DW, Bartlett JA, Andersen JW, Sanne I, Wilkinson GR, Hinkle J, et al. Pharmacogenetics of nevirapine-associated hepatotoxicity: an Adult AIDS Clinical Trials Group collaboration. Clin Infect Dis 2006; 43: 783 – 786.

[76] Ritchie MD, Haas DW, Motsinger AA, Donahue JP, Erdem H, Raffanti S, et al. Drug transporter and metabolizing enzyme gene variants and nonnucleoside reverse-transcriptase inhibitor hepatotoxicity. Clin Infect Dis 2006; 43: 779 – 782.

[77] Andrews E, Armstrong M, Tugwood J, Swan D, Glaves P, Pirmohamed M, et al. A role for the pregnane X receptor in flucloxacillin-induced liver injury. Hepatology 2010; 51: 1656 – 1664.

[78] Kuehl P, Zhang J, Lin Y, Lamba J, Assem M, Schuetz J, et al. Sequence diversity in CYP3A promoters and characterization of the genetic basis of polymorphic CYP3A5 expression. Nature Genetics 2001; 27: 383 – 391.

[79] Lucena MI, Garcia-Martin E, Andrade RJ, Martinez C, Stephens C, Ruiz JD, et al. Mitochondrial superoxide dismutase and glutathione peroxidase in idiosyncratic drug-induced liver injury. Hepatology 2010; 52: 303 – 312.

[80] Stewart JD, Horvath R, Baruffini E, Ferrero I, Bulst S, Watkins PB, et al. Polymerase gamma gene POLG determines the risk of sodium valproate-induced liver toxicity. Hepatology 2010; 52: 1791 – 1796.

[81] Xu CF, Reck BH, Goodman VL, Xue Z, Huang L, Barnes MR, et al. Association of the hemochromatosis gene with pazopanibinduced transaminase elevation in renal cell carcinoma. J Hepatol 2011; 54: 1237 – 1243.

第二部分

诊断和处理

第14章
药物性肝病的临床表现及治疗

Willis C. Maddrey
美国,得克萨斯州,达拉斯,得州大学西南医学中心

前 言

当一种新制剂在研发以及确认为药物并被最终批准并投入市场过程中,管理机构和临床医师会特别重视是否出现肝功能异常。一些临床疗效明显的药物因为药物性肝损伤(drug-induced liver injury,DILI)而被停用。

DILI 的临床及实验室表现多种多样,包括非特异性症状,碱性磷酸酶(alkaline phosphatase,ALP)、丙氨酸氨基转移酶(alanine aminotransferase,ALT)、天冬氨酸氨基转移酶(aspartate aminotransferase,AST)以及胆红素等生化指标轻度上升,还有急性肝衰竭(acute liver failure,ALF)[1-4]。本章主要讨论药物引起肝功能异常的临床特点,并描述引起 DILI 的可疑因素、一些临床上常用药物引起肝损伤的临床表现等当前研究情况。

几乎所有广泛应用的药物都曾造成或被怀疑是肝脏相关生化指标异常或者肝损伤的原因[1,2]。随着疾病相关新靶点的发现而带动的新药物研发,临床医师需持续关注许多新药带来的潜在肝损伤风险。相继出现了能改变基本过程新的治疗方法,包括抗肿瘤坏死因子α(anti-tumor necrosis factor α,anti-TNF-α)、抗白细胞介素-6(anti-interleukin 6,anti-IL-6)以及其他调控炎症、损伤应答、细胞死亡和纤维化的因子。对这些治疗性新药的性质、容易引起肝损伤的特点以及潜在的药物间互相作用,人们需要进行全面的重新认识和评估。近年来,人们广泛认识到许多草药产品可引起肝脏

毒性,从而大幅增加了潜在肝损伤的因素[5-8]。

幸运的是,在一种新制剂的早期全面检测过程中,多能确定其是否具有肝毒性。如果对肝脏有损害,则会被弃用并停止研发。同时,造成多器官损伤的备选药物也可被迅速鉴别并停止研发。然而,某些药物的肝毒性,有可能在投入大量资源后,直至研发的最后阶段才被发现。当然,少数药物的肝毒性是在完全达标并经过认证投入临床使用后才被发现。

众所周知,在药物研发过程中,药物相关性肝细胞毒性一经发现,需立即叫停。大量化合物在研发过程中就被弃用,而一些通过试验认证的药物,也因其引起的肝脏不良反应而撤出市场,这促使人们致力于寻找一种可评估各种药物肝毒性的机制。目前情况下,即使只有1例或2例严重的药物性肝损伤病例,都会对研发后期或已进入市场的药物进行重新评估、增加警示,甚至撤出市场。

易感因素:药物性肝损伤

经过完全测试并获批的药物很少引起严重的肝损伤。当发生DILI时,最主要的任务是寻找可疑因素及是否需特别注意易发DILI的可疑人群。想了解这些人是否因为具备特异质性,而接触某种药物后一定发生肝损伤。

就这方面,人们已达成共识。影响药物不良反应的因素包括年龄和性别[1,4]。例如,有许多药物,女性患者较男性更容易发生肝损伤;50~60岁甚至以上年龄患者也易发生肝损伤。然而,这些内容仅仅是广泛共识,不一定具有显著的临床用途。同样,对某一种或一类药物的易感性也是相差甚远。例如,对许多药物来说,儿童似乎更易耐受。然而,丙戊酸例外,儿童服用后发生肝损伤的风险显著升高[1]。目前认为,药物的用量与肝损伤发生密切相关。研究显示,服用超过100 mg/d(或可能超过10 mg/d)的药物比低于10 mg/d的药物更易发生肝损伤[9]。剂量相关性肝损伤和个体特质性肝损伤之间无明显界限。深入临床研究显示,代谢量高(超过50%)的药物更易致肝损伤[10]。临床观察表明,产物的种类、中间产物的聚集以及诱发促进或加速损伤的免疫应答之间存在着相互作用[11]。对测试时药物的使用方法和短期还是长年累月使用都需密切关注。其他的危险因素,如经常或过量饮酒、同时服用共同代谢通路的药物以及营养状况(肥胖或相对饥饿),都可能在决定易感性中发挥作用。

基因易感性在某些药物对特定个体引起肝损伤方面的作用很早就被怀疑,现在更易被研究确认。基因作为易感因素,已经引起广泛关注[12-16]。具有明确基因易感性的药物越来越多,包括阿莫西林-克拉维酸、双氯芬酸、氟氯西林、异烟肼、氨甲蝶呤以及尚未被批准的罗美昔布[1,13-15]。毋庸置疑,这些发现只是基因易感性研究的开端。治疗前对患者易感基因进行检测可以有效降低风险并且提供更为严格的适应证。将来,与肝脏安全相关的基因检测能够帮助人们选择治疗合适的方法。

然而现在或不远的将来,在某些药物发生不良反应的高风险(易感)人群中进行基因检测到底能发挥什么临床作用?如果患者明确具有某种药物的易感基因,对此可不使用此药治疗;即使已使用,也需要对此严密监测。然而,发现具有易感基因的个体,以及确定这些具有等位基因个体中最终发生不良反应的比例是一个复杂问题。例如,样本容量为500的对某种药物有特殊等位基因的人群中,只有1人发生不良反应,那么利用这些基因作为筛选工具是否经济?

目前,已经获批的药物没有要求在治疗前进行基因识别检测来避免肝损伤,但这将在评估获益和风险方面产生新的复杂问题。种族间等位基因频率的大量不同,也支持某些药物在特定人群中发生肝损伤的风险更高。

如今检测肝损伤相关基因易感性的方法,需要患者在应用某种药物后已经出现一定程度的肝损伤后确定。对明确诊断肝损伤的患者,应建立多中心确实有效的联系,实行数据共享,并采取措施以引起更多的关注。

疑似或可能DILI的临床认知

临床医师需要掌握DILI的临床及实验室特点。虽然一种药物引起严重肝损伤非常少见,每个内科医师更难遇到,但临床医师需要对此了解并保持警惕。在大多数药物引起严重的急性肝损伤时,临床医师应首先怀疑相关药物并进行确认。但是由于缺乏特异性的临床或生化指标,人们很难区分药物性肝损伤和其他原因导致的肝损伤,这也增加了诊断难度。当获得所有相关信息时,一些药物-损伤因果关系评估工具可能发挥作用[1,17-19],但是临床直觉仍是诊断的关键。当医师怀疑药物是肝功能异常可能原因之一时就会进行相关因素评估。对怀疑药物性肝损伤患者,进行充分鉴别诊断并且了解既往病史,都非常必要。

DILI一直是ALF最常见的病因之一,在临床中始终需要将其考虑在内[3,20-22]。药物引起严重肝损伤病例很少见,常见的是轻度至中度生化异常且无临床症状伴随,并且很难甚至不可能确诊为某一药物导致。肝细胞毒性的最早表现可来自实验室研究的回顾分析,这些研究有利于明确病因及提出治疗方案。

某些药物在通过批准并投放市场后才发现肝脏毒性,其原因可能与关注地区、肝损伤事件的偶发性以及临床试验患者的覆盖数量有关。参与临床试验的患者群与接受临床治疗的患者之间仍然有如下差别。

(1)在临床试验中,试验对象常需进行良好的评估,排除年龄、合并其他疾病、限制服用其他药物等因素,且患者无其他肝脏疾病史。而在临床实践中,患者各项指标常远超出临床试验阶段的对象。即使最大型的临床试验(超过1 000名患者)也不足以有效发现罕见病例。

(2)参与临床试验患者在测试前就进行检查以完成下一步试验,而临床实践中患者应用药物前并未做相关检查,基线实验室数据的缺失使深入评估及判定细微变化是否有意义变得非常困难。

临床及实验室表现

生化检测结果的改变不一定说明发生了肝功能改变或肝损伤,如转氨酶升高并不等同于肝脏功能下降。由于缺少特异性检查来明确药物造成的肝损伤,临床医师在处理患者时需假定众多的指标异常是药物所致,然后系统地排除其他原因,最终才能得到DILI的诊断。病毒性肝炎、自身免疫性肝炎和胆汁性肝硬化的准确血清学检查以及更精确的肝胆系统成像方法都使医师的诊断更加准确。

为了更好地了解病情,临床医师必须系统记录患者服用的所有药物和服用时间,包括中药制剂。新药的临床应用及给药时间也非常重要。临床医师需熟悉常用药物对肝脏可能造成的影响,如对乙酰氨基酚(acetaminophen,APAP;扑热息痛,paracetamol)、他汀类以及常用抗生素。同样,与开始治疗相关的指标异常出现的时间以及用药疗程长短也很关键。例如,阿莫西林-克拉维酸是导致DILI的主要原因之一[1,4,20]。阿莫西林-克拉维酸引起的肝损伤通常出现在用药后几天到几周,临床表现类型多变,从肝细胞型为主到肝细胞混合胆汁淤积型,再到以胆汁淤积型为主都有。临床医师需考虑到的是,这些抗生素一般应用7～10 d,而肝损伤可能延迟发生至治疗结束后的1～2周,肝功能异常的早期临床表现很可能在治疗结束后才出现。阿莫西林-克拉维酸所致的肝损伤大多轻微并能治愈,所以

除非详细了解患者的用药史,否则医师很难发现药物导致的肝损伤。

另一常见问题是当患者同时服用多种药物时,难以确定肝损伤是某一特定药物引起。一些本身就有肝功能异常症状的患者也有类似的情况。举个例子,同时患有慢性阻塞性肺疾病、充血性心衰、糖尿病以及肥胖的患者通常同时进行多种药物治疗,此时确定是哪种药物导致血清ALT/AST、ALP或胆红素升高,就非常困难甚至不可能。了解给药时间、知晓相关危险性以及注意特殊药物间反应,才能慎重地确定为哪种药物所致或停用哪些药物。

同样,对于大范围进展期癌症或艾滋病(HIV)患者,常常合并有丙型肝炎或乙型肝炎,在生化指标发生异常时很难确定这种异常是由潜在病情导致的还是新加入药物造成的。临床医师应细心观察更改治疗方案或停药时患者的变化。

DILI的临床表现

药物导致的肝功能变化有许多种。在本章节,我们集中阐述肝细胞型和肝细胞型与胆汁淤积型混合型肝损伤患者的表现。临床医师都知道治疗药物可经常导致ALT/AST、ALP和胆红素水平升高。不常见的疾病有:药物相关性肉芽肿性病(别嘌醇及苯基丁氮酮)、巴德-基亚里综合征(Budd-Chiari syndrome,BCS;雌激素相关)、结节状再生性增生(硫唑嘌呤和6-硫鸟嘌呤)、紫癜性肝炎(类固醇激素)、磷脂质病(胺碘酮)、硬化性胆管炎(氟脲苷)、肝窦阻塞综合征(吡咯里西啶生物碱)、胆管消失综合征[1,23-28]。

一些药物容易引起类似或加剧自身免疫性肝损伤,本章后面部分将会加以讨论。另外,在某些病例中,药物能导致或有助于良恶性肿瘤的发生、发展,包括血管肉瘤(氯乙烯、砷)、胆管癌(如钍造影剂)、局灶性结节性增生(雌激素)、肝腺瘤(雌激素)[1]。从上述药物相关性疾病中,我们不难发现几乎所有种类的肝脏疾病都可能是治疗药物的应用或参与导致的。

DILD的非特异性临床及实验室表现

一、临床研究
难以明确药物性肝病(drug-induced liver diseases,DILD)临床表现的原因之一是,无有效方法区分药物诱导的肝损伤和其他原因导致的肝损伤。肝损伤伴有药物

诱导性异常的患者,其症状和体征无法通过化学方法及血清检查。在这种情况下,必须依靠充分的评估及临床敏锐的洞察力来发现病因。即使患者有药物诱导的疾病症状,也可能很轻微或不典型,而且还可能是由正在治疗疾病所致。一些患者可有肝细胞损伤的早期表现,如食欲不振、轻度呕吐、易劳累和疲乏,也会出现腹部不适,特别是右上腹部。出现明显黄疸时,需立即关注肝胆系统。皮肤瘙痒可能预示合并胆道损伤或药物性胆汁淤积。

二、实验室研究

我们通常依赖生化检测来明确药物诱导的肝损伤,但有些患者很难给予诊断。如果患者发病后出现黄疸且生化指标明显升高,需立即考虑药物因素。药物在急性肝衰竭患者病因中也占较大比例[3,17]。若药物或草药已知有肝毒性并被怀疑可导致 ALF,那么需明确损伤的程度及因果关系如何,同时确定如果存在肝衰竭,是否考虑肝脏移植。

服用可导致肝损伤药物的患者,是否必要对肝脏进行监测检查一直存在争议。所服用药物导致严重急性损伤事件的发生频率、损伤后监测的生化指标以及确定异常的可能数值,这些事项也都存在争议。而一些可能已经证实可引起轻度或严重损伤的药物(如呋喃妥因),某些早期生化指标正常患者服用后的几周或几个月都可能没有症状。

分清楚临床观察和实验室监测很重要。临床监测中,医师(和患者)对早期或非特异性肝损伤征象很警觉。如果医师鼓励患者注意自身状况的改变,包括食欲不振、呕吐和轻微腹痛,那么这类症状更易被发觉。实验室监测是在预先制定的程序中监测生化指标(通常包括血清 ALP、ALT/AST 及胆红素)。一旦出现一个或多个轻度至中度指标异常,必须确定异常检查的范围及方向。一般来说,实验室监测有固定的程序,昂贵且对患者不方便,对于大多数药物来说有效性过高。

轻微生化检查异常的原因很多,包括药物因素。例如,肥胖、脂肪肝、酗酒、体重骤增或者之前未发现的慢性乙型或丙型肝炎患者的转氨酶经常会升高至正常值上限(upper limit of normal,ULN)的 1～3 倍。肝病患者(酒精性肝病、慢性乙型肝炎、慢性丙型肝炎、脂肪性肝病等)的指标可能呈现波动性升高。因此,如需确定患者是否存在药物诱导损伤,那么将这些改变数值与基础值进行比较至关重要。如本章所述,许多药物会导致一过性转氨酶轻微升高,服药后转氨酶可迅速升高至

正常值的 1～3 倍,继续服药后转氨酶常在数天至数周内恢复正常,这一过程通常称为适应。肝脏自我修复的典型例子是:很多情况下,他汀类药物的使用剂量维持不变或降低,其引起的转氨酶升高都会降低或恢复正常。临床治疗中,由于转氨酶轻中度升高而停药,可能是无依据且不明智的。

严重 DILI 的指征:Hy's 法则的重要性

Hyman Zimmerman 医生发现一种药物同时引起临床黄疸和转氨酶升高是很危险的,这在许多药物中得到了验证[1,29,30]。黄疸和转氨酶升高多见于急性病毒性肝炎且预后良好,但当黄疸是由药物诱导的肝损伤引起时,则提示存在严重的肝脏疾病。一项简单的法则(Hy's 法则)定义为,具有潜在严重损伤的患者当具备以下条件时损伤可迅速进展[29-31]:ALT/AST 同时升高,此外胆汁淤积(＞3 ULN)时血胆红素升高(＞2 ULN)、ALP 轻微升高。药物性肝细胞损伤合并黄疸患者常表现有临床不适,轻至轻微不适,重达 ALF(包括出血、肝性脑病及低血糖症)。符合 Hy's 法则标准的患者应予以重视并密切监测。原则上,符合 Hy's 法则标准的药物性肝损伤患者(黄疸合并转氨酶升高)中,约有 10% 的可能性进展成肝衰竭[29,30,32],这种推测是经得起时间和经验的考验的。甚至只有一个符合此标准的患者也要在临床和随后的监测中加以注意,即使药物批准前的临床试验中只有一名或两名患者符合上述标准,如果没有任何合理的理由来解释原因,药物的继续研发也会被终止。

药物性自身免疫性肝炎的重要特征

20 世纪 90 年代中期,人们发现药物引起肝损伤患者具有部分或全部自身免疫性肝炎(autoimmune hepatitis,AIH)的特征,并最终证实与含酚丁成分的泻药有关[31,33]。抗核抗体(antinuclear antibodies,ANA)阳性、免疫血清球蛋白升高的中老年女性易感,肝活组织检查显示碎片状坏死包括界面性肝炎及浆细胞浸润者易受影响。通常用类固醇激素治疗,可以改善生化检测结果。一旦确认药物与 AIH 相关,停止使用酚丁就是有效治疗;而在服用类固醇激素但继续服用酚丁的患者中,有研究显示病变仍在进展,但速度减慢,部分患者则进展为肝硬化。

一旦确定了酚丁可引起 AIH,则需更加注意药物

的可能作用。甲基多巴，一种之前广泛应用的降血压药物，已确定可引起类似 AIH[34]。甲基多巴可引起轻度至重度肝脏损伤，在某些患者中，病变特点类似于典型 AIH，已有激发试验阳性的报道。过去几十年中，米诺环素和呋喃妥因被认为是最常见的 AIH 诱因[31,34-36]。可诱导 AIH 的药物很多，包括双氯芬酸、匹莫林、丙硫氧嘧啶、阿达木单抗及英夫利昔单抗。另外，大量的草本植物包括黑升麻、石蚕类植物及麻黄也与本病有关[7,8,37]。少数患者中，多种药物均可联合诱发 DILI[38]，一些诱发成分在结构上存在相似之处，而另一些则有着共同的作用位点。某些患者中，肝损伤与 AIH 是同时存在的。

正如其他 DILI 一样，需要格外注意可诱导 AIH 的药物。典型 AIH 是一个自我持续的过程，其特征包括自身抗体（包括 ANA、平滑肌抗体及 IgG 升高）、高球蛋白血症，某些患者红斑狼疮检查阳性，肝组织活检显示急慢性损伤者（常见于女性）。AIH 的组织学突出特征为界面性肝炎以及浆细胞显著浸润，许多患者在诊断时已出现明显肝纤维化甚至肝硬化。

药物性 AIH（drug-induced AIH，DIAIH）区别于典型 AIH 的一个主要特征是渐进性以及当药物为诱因时，去除诱因后病情会得到彻底改善。一些 DIAIH 患者具有超敏反应特征的临床和实验室证据，进一步增加了临床诊断的复杂性。DIAIH 的特征和建议如下：

（1）DILI 可从临床、免疫学及病理学特征与 AIH 区分。

（2）米诺环素和呋喃妥因是目前最常见的诱因。

（3）DIAIH 的治疗方案是识别并去除诱因。

（4）皮质类固醇可能在支持治疗重症患者中是有效的。然而，如果仍继续使用诱导剂，类固醇疗法是存在危险的，并且可能会掩盖持续进行的损伤症状。

（5）停药后，DIAIH 通常预后良好，即使在接受糖皮质治疗后停药的患者中，也无一例复发肝炎病例。

（6）患者必须了解药物与疾病的关系，从而可以预防不知情情况下的再次给药。

相关药物

一、对乙酰氨基酚

对乙酰氨基酚（APAP）以及包含此药的联合用药仍是临床上药物性肝病的最常见病因[1,3,20,39-42]。作为合并用药的一部分，APAP 常用于治疗疼痛、普通感冒以及促进睡眠。其毒性一直是急性肝损伤的首要病因[17,21,22]。服用过量 APAP（10～15 g）试图自杀的患者常出现药物性 ALF。然而，其他误服过量药物的患者并未能意识到其危害性[40-44]。用含此药的联合用药在治疗疼痛时，可能会超过推荐剂量。目前尚未确定 APAP 造成肝损伤剂量的临界值，现普遍认为，高风险临界值是每天摄入量超过 4 g，且 APAP 的安全治疗窗是非常窄的。Watkins 等进行的一项重要研究显示，剂量控制在每天 4 g 也可引起患者无症状的转氨酶显著升高[45]。因此，临床医师应时刻注意 APAP 潜在的肝毒性。例如，患者出现不适如流感样症状或急慢性疼痛时，常需服用含 APAP 的药物，而由于其肝毒性，可能导致转氨酶升高。目前相关领域正在研发预测 APAP 危险性的药代动力学模型[46,47]。

近年来，关于慢性酗酒者或禁食者是否处于发生药物性肝损伤的高风险中一直存在争议[1,4,44,48]（将在本章节其他地方进行讨论）。即使存在争议，仍建议经常饮酒者限制 APAP 的摄入，每天 2 g（或更低）相对安全。

临床医师同样必须意识到，无意中摄入过量 APAP 是转氨酶升高的原因之一。相关机构正在采取进一步措施来提醒患者注意该药的肝脏毒性，例如在产品标签上标明更具体的警告，以避免患者因多种原因在服用该药时的剂量超过导致毒性的阈值。目前 APAP 引起的 ALF 没有明确的特异性临床症状。如果怀疑此药为肝损伤的诱因，应开始 N - 乙酰半胱氨酸（N - acetylcysteine，NAC）治疗[22,49]。

APAP 诱发的肝损伤的显著特点如下：

（1）美国及世界其他国家中，APAP 诱导的肝损伤是 ALF 的首要原因[3,11,17,20-22]。

（2）将 APAP 的摄入量为每天不超过 4 g 改为每天不超过 3 g，这本身就是很武断的[45]。各种复杂因素（饮酒、禁食及不准确的报告数据）都可影响 APAP 和肝损伤出现之间的联系。

（3）大量患者单独服用 APAP 或服用不知是否含 APAP（剂量）的复合制剂，而患者本身往往意识不到危险。

（4）中度甚至重度饮酒患者是否处于 APAP 诱导性肝损伤的高风险中仍有争议。因此建议长期饮酒患者每天摄入 APAP 不超过 2 g。

二、阿莫西林-克拉维酸

抗菌药物阿莫西林-克拉维酸目前被广泛用于多种疾病的治疗。在其广泛应用的领域中，它是引起肝功能异常的主要原因[1,20,50,51]。患者服药后（平均 18 d）很快出现肝损伤症状,通常表现为过敏症状如发热、皮疹以及嗜酸性粒细胞增多症。目前,已确定克拉维酸可引起肝毒性,阿莫西林尚无引起肝损伤的记录。目前,已有报道称,HLA(编码组织相容性抗原)Ⅰ类及Ⅱ类等位基因可影响阿莫西林-克拉维酸诱导性肝损伤的易感性[52,53]。另外,GST 基因型阴性(编码谷胱甘肽 S-转移酶)患者,由于不能解毒亲电子化合物,发生肝损伤的危险性升高[54]。

阿莫西林-克拉维酸诱导的肝损伤的特征如下:

(1) 64 岁以下患者常见急性肝细胞损伤,胆汁淤积和肝细胞混合型肝病偶有发生,多见于年老(超过 55 岁)或病程长(平均 12.7 d)的患者。

(2) 部分患者可表现出胆汁淤积症状,如皮肤瘙痒。

(3) 男性易发。

(4) 临床表现多样化。部分患者(30%～60%)有一个到多个超敏反应症状,包括发热、皮疹及嗜酸性粒细胞增多症。

(5) 阿莫西林-克拉维酸的疗程一般为 7～10 d。临床医师需要特别注意的是阿莫西林-克拉维酸引起的临床和实验室异常,也可能发生在治疗结束后,因此需要明确患者近期是否服用过该类药物。

(6) 严重肝脏疾病少见,停药后通常能完全恢复。

三、双氯芬酸

双氯芬酸是一类广泛应用的非甾体类抗炎药(nonsteroidal antiinflammatory drug,NSAID),已被多次证明可引起急性肝损伤,偶尔可引起 ALF[55-58]。据报道,约 15% 服用双氯芬酸的患者出现转氨酶升高,其中 5% 升高 3 ULN 以上[57]。大部分出现 DILI 的患者发生在服药 6 个月内。此药造成肝损伤的主要类型是肝细胞型,胆汁淤积型或混合型损伤偶有报道。在某些患者中,双氯芬酸也被认为是 AIH 的一个诱因[31,55]。调节双氯芬酸代谢的等位基因出现异常时,对肝损伤有一定影响[59]。当患者编码细胞色素酶P450(可调节 4-羟基化双氯芬酸),CYP2C9 基因多态性变化,发生肝毒性的危险性增加[60]。另外,微管多特异性有机阴离子转运体1(ABCC2)的 C24T 变体,可降低肝细胞中双氯芬酸代谢产物向外运输的能力,从而增加发生肝毒性的风险[61]。因此,肝损伤的发病机制包括有害的活性代谢产物生产过剩和肝细胞中代谢产物排出能力降低。进一步研究显示,CYP2C8 等位基因变异体能够降低肝损伤发生的风险[61]。因此,有众多证

据显示,双氯芬酸导致的肝毒性是由代谢和免疫因素相互作用导致[59]。进一步观察显示,服药剂量每天超过150 mg 的患者,发生肝损伤的危险性升高[62]。另外,需要特别注意服用双氯芬酸数月内未出现异常但突然进展为急性甚至重度肝损伤者。其他 NSAID 包括硫唑嘌呤、溴芬酸(因其肝毒性已退出市场)[55,56,63]、柳氮磺胺吡啶及舒林酸[64]也都具有肝毒性,英夫利昔及来氟米特也可引起肝损伤[55,65,66]。

四、他汀类药物

自 90 年代初期,越来越多的患者选择单一或联合服用他汀类药物,以降低低密度脂蛋白(LDL)及总胆固醇,从而降低心血管疾病的发生率。广泛应用的药物一般也是最易耐受的[67]。在他汀类药物的时代,人们最关心的问题是它们是否会引起肝损伤。研究显示,服用此药的患者中,1%～3% 出现 ALT/AST 比值升高[1,67];同时,转氨酶升高的幅度与药物剂量呈相关性。虽然其引起的临床肝病症状少见,但转氨酶轻中度的升高却时有发生。基于丰富的用药经验,我们可推断出这些药物是市面上最为安全的药物之一。服药后患者虽出现转氨酶升高,但无相应肝损伤的临床依据。如继续服用此药,升高的转氨酶(>ULN 至<5 ULN)可能会降低。因此,我们推断,他汀类药物引起的转氨酶的升高并不等同于肝损伤。药物引起的转氨酶升高一般在服药后数周至数月之内缓解,而胆红素并不升高。某些患者的肝病症状与初始的他汀类药物治疗相关,但ALF 的发病率与一般人群相比并无升高。少数患者在服药后即表现为 AIH,这说明他汀类药物在诱发自身免疫的过程中起到一定作用[31]。如果患者服药后出现转氨酶升高,出于安全考虑,应停药或减少剂量使转氨酶恢复至正常水平。目前仍未确认他汀类药物引起转氨酶升高的原因。有研究表明,血脂的改善和转氨酶的升高存在一定联系。另外,下游代谢物的消耗或HMG-CoA 还原酶的胞内累积也可能是造成转氨酶升高的原因。

关于他汀类药物可概括如下:

(1) 服用此类药物和有症状肝病之间联系非常少见。

(2) 目前并无确切证据表明,服用此药后转氨酶升高的患者有发生肝损伤的风险[68,69]。

(3) 脂肪性肝病患者服用他汀类药物是安全的,其中脂肪肝本身也常出现转氨酶升高。几项研究显示,脂肪肝和非酒精性脂肪性肝炎患者服用他汀类药物后常

导致转氨酶降低,这可能是由血脂改善所致[68-70]。

(4) 慢性病毒性肝炎和自身免疫性肝炎患者服药后,转氨酶升高的风险并不升高[70]。

(5) 服药时几乎没有患者发生 AIH[31]。与其他药物类似,他汀类药物可能诱发 AIH,但仍没有足够证据证明这其中的联系。

(6) 多种肝损伤的患者出现基线转氨酶升高,但发生明显肝损伤的风险未见升高。

(7) 服用他汀类药物的患者无须常规监测转氨酶水平[71]。

五、异烟肼

自 1950 年起,异烟肼被认为是世界上最重要的有效的单个或联合治疗肺结核药物之一。患者服用异烟肼后,10%～20% 出现转氨酶升高,少数出现肝病症状[72,73];部分患者服用异烟肼后转氨酶迅速升高,但通常无肝病症状,升高的转氨酶可在数周内恢复至正常水平,说明此时肝脏已适应药物。而在无显著肝病症状患者中,往往存在某些非特异性症状和体征,包括食欲不振、恶心、偶有呕吐及肝区痛[4,73,74]。

异烟肼诱发的肝炎概括如下:

(1) 服用异烟肼的患者中,10%～20% 在给药后数日至数周内会出现转氨酶升高。很多患者即使继续服药,转氨酶水平也会自行恢复正常。应该密切监测 ALT 超过 3 ULN 的患者。

(2) 老年患者(超过 50 岁)发生肝损伤的风险增加(约 2%);尽管有数例确诊的异烟肼诱发肝炎的儿童病例,但这一概率在儿童中整体不高。

(3) 生化监测的广泛应用。临床医师必须认识到,只有进行生化监测,转氨酶升高但无症状的患者才会被及时发现,不至于病情加重。另外,临床监测可告知患者药物所存在的危险,是用来帮助患者识别病情是否存在进展风险的有效手段。患者如有不适如食欲减退、疲劳或恶心等,应及时告知医师。出现肝病症状即使是非特异性症状后仍继续服用异烟肼,患者有可能发展为严重肝脏疾病。

(4) 服用异烟肼的患者一旦出现明显的黄疸(约 1%),发展为急性肝衰竭的概率为 10%。早期诊断、及时停药,可降低肝衰竭的发生率。

(5) CYP 2EI 和 N-乙酰转移酶可影响破坏性中间代谢产物的生成,从而影响异烟肼的代谢[75-77]。CYP 2EI 活性越高,产生毒性代谢产物的可能性越大。参与异烟肼代谢的等位基因存在种族差异。

(6) 其他影响因素包括合并乙型肝炎、丙型肝炎、HIV 及利福平和吡嗪酰胺的联合治疗[78]。

六、米诺环素

米诺环素是一种四环素衍生物,广泛用于痤疮和其他多种疾病的治疗。该药物引起的肝损伤程度不一,轻至急性肝炎重达 ALF[79-85],偶有胆汁淤积型肝损伤报道。其中,某些慢性肝炎患者出现了高度疑似 AIH 的症状[31,80,86]。这些患者主要表现为转氨酶显著升高、黄疸、血清 IgG 升高、高滴度的 ANA、抗 DNA 抗体及核周中性粒细胞胞质抗体(perinuclear antineutrophil cytoplasmic antibodies,p-ANCA),性别不限。由此,临床医师面临的最大问题是,判断此时患者是否合并典型 AIH 或疑似 AIH。确诊肝损伤前,患者可能已间断服用米诺环素长达 1～2 年[85]。根据症状、实验室检查异常及肝脏穿刺结果即可诊断 AIH,一旦确定,即可给予皮质类固醇治疗。在确诊或疑似药物性肝损伤后,应立即停药并进行随访。通常,米诺环素引起的慢性肝炎可在停药后数周至数月内自行恢复,升高的 ANA、IgG 及其他自身免疫标志物也随之恢复正常。尽管米诺环素引起的 AIH 不常见,但应意识到其后果的严重性,一旦出现疑似症状应立即停药。

DILD 的管理和治疗

DILI 患者最重要的治疗方案是,一旦确诊或怀疑与药物有关,应立即停用一切可疑药物[1,2,4,87]。对于服用多种药物的患者,给药时间以及用药记录都认为与肝损伤有关。通常适当治疗后,DILI 会在数天至数周内恢复正常,胆汁淤积型损伤的修复需要更长时间。由于有害代谢物的持续存在(或持续发生的免疫反应),治疗后病情可能不会立即改善,早期损害仍持续存在甚至恶化。如数周至数月后仍未改善,则须重新评估是否有其他诱因存在。

目前,使用皮质类固醇治疗 DILI 仍有争议。严重过敏患者(如苯妥英引发的肝损伤合并多种过敏症状的患者)服用皮质类固醇治疗,效果明确[88,89]。此外,皮质类固醇也可用于 DIAIH 疑似患者的早期治疗,但最有效的治疗方案仍是识别及去除诱因。目前公认的是,服用皮质类固醇药物可缓解症状或促进修复。在去除诱因并服用皮质类固醇治疗后,对患者定期随访也是至关重要的。如果患者在激素治疗后肝损伤复发,这表明该患者所患并非典型的 AIH。

对于 DILI 患者尤其合并胆汁淤积者,很多临床医师使用或建议使用熊去氧胆酸治疗,通常该药的治疗效果是不错的。

APAP 引起的 DILI 患者,推荐使用 NAC[49],NAC 可改善肝损伤程度,从而延长寿命或减少肝移植的需求。

激发试验

通常认为,再次给予某种疑似药物可引起肝损伤,但目前临床中很少应用。在合并黄疸等症状的患者中,激发试验是危险并应被禁用的。

(赵文姗 译 尤红 刘鸿凌 校)

参考文献

[1] Chitturi S, Farrell GC. Drug-induced liver disease. In: Schiff E, Maddrey WC, Sorrell MF, editors. Schiff diseases of the liver. 11th edition. Chichester: Wiley-Blackwell; 2012: 703 - 782.

[2] Larrey D. Drug-induced liver diseases. J Hepatol 2000; 32: 77 - 88.

[3] Lee WM. Drug-induced hepatotoxicity. N Engl J Med 2003; 349: 474 - 485.

[4] Maddrey WC. Drug-induced hepatotoxicity: 2005. J Clin Gastroenterol 2005; 39: S83 - S89.

[5] Clouatre DL. Kava kava: examining new reports of toxicity. Toxicol Lett 2004; 150: 85 - 96.

[6] Russmann S, Lauterburg BH, Helbling A. Kava hepatotoxicity. Ann Intern Med 2001; 135: 68 - 69.

[7] Teschke R, Schwarzenboeck A, Hennermann KH. Kava hepatotoxicity: a clinical survey and critical analysis of 26 suspected cases. Eur J Gastroen Hepat 2008; 20: 1182 - 1193.

[8] Teschke R, Schwarzenboeck A, Schmidt-Taenzer W, Wolff A, Hennermann KH. Herb induced liver injury presumably caused by black cohosh: a survey of initially purported cases and herbal quality specifications. Ann Hepatol 2011; 10: 249 - 259.

[9] Lammert C, Einarsson S, Saha C, Niklasson A, Bjornsson E, Chalasani N. Relationship between daily dose of oral medications and idiosyncratic drug-induced liver injury: search for signals. Hepatology 2008; 47: 2003 - 2009.

[10] Lammert C, Bjornsson E, Niklasson A, Chalasani N. Oral medications with significant hepatic metabolism at higher risk for hepatic adverse events. Hepatology 2010; 51: 615 - 620.

[11] Kaplowitz N. Idiosyncratic drug hepatotoxicity. Nature reviews. Drug Discov 2005; 4: 489 - 499.

[12] Andrade RJ, Lucena MI, Alonso A, Garcia-Cortes M, Garcia-Ruiz E, Benitez R, et al. HLA class II genotype influences the type of liver injury in drug-induced idiosyncratic liver disease. Hepatology 2004; 39: 1603 - 1612.

[13] Andrade RJ, Robles M, Ulzurrun E, Lucena MI. Drug-induced liver injury: insights from genetic studies. Pharmacogenomics 2009; 10: 1467 - 1487.

[14] Daly AK, Day CP. Genetic association studies in drug-induced liver injury. Semin Liver Dis 2009; 29: 400 - 411.

[15] Daly AK, Donaldson PT, Bhatnagar P, Shen Y, Pe'er I, Floratos A, et al. HLA - B * 5701 genotype is a major determinant of druginduced liver injury due to flucloxacillin. Nature Genet 2009;

[16] Krawczyk M, Mullenbach R, Weber SN, Zimmer V, Lammert F. Genome-wide association studies and genetic risk assessment of liver diseases. Nature Reviews. Gastroenterol Hepatol 2010; 7: 669 - 681.

[17] Fontana RJ, Seeff LB, Andrade RJ, Bjornsson E, Day CP, Serrano J, et al. Standardization of nomenclature and causality assessment in drug-induced liver injury: summary of a clinical research workshop. Hepatology 2010; 52: 730 - 742.

[18] Garcia-Cortes M, Stephens C, Lucena MI, Fernandez-Castaner A, Andrade RJ. Causality assessment methods in drug induced liver injury: strengths and weaknesses. J Hepatol 2011; 55: 683 - 691.

[19] Rochon J, Protiva P, Seeff LB, Fontana RJ, Liangpunsakul S, Watkins PB, et al. Reliability of the Roussel Uclaf causality assessment method for assessing causality in drug-induced liver injury. Hepatology 2008; 48: 1175 - 1183.

[20] Andrade RJ, Lucena MI, Fernandez MC, Pelaez G, Pachkoria K, Garcia-Ruiz E, et al. Drug-induced liver injury: an analysis of 461 incidences submitted to the Spanish registry over a 10-year period. Gastroenterology 2005; 129: 512 - 521.

[21] Fontana RJ. Acute liver failure due to drugs. Semin Liver Dis 2008; 28: 175 - 187.

[22] Lee WM, Squires Jr. RH, Nyberg SL, Doo E, Hoofnagle JH. Acute liver failure: summary of a workshop. Hepatology 2008; 47: 1401 - 1415.

[23] Cefalo MG, Maurizi P, Arlotta A, Scalzone M, Attina G, Ruggiero A, et al. Hepatic veno-occlusive disease: a chemotherapy-related toxicity in children with malignancies. Paediatr Drugs 2010; 12: 277 - 284.

[24] Chang CC, Petrelli M, Tomashefski Jr. JF, McCullough AJ. Severe intrahepatic cholestasis caused by amiodarone toxicity after withdrawal of the drug: a case report and review of the literature. Arch Pathol Lab Med 1999; 123: 251 - 256.

[25] Desmet VJ. Vanishing bile duct syndrome in drug-induced liver disease. J Hepatol 1997; 26 (Suppl 1): 31 - 35.

[26] Ishak KG, Kirchner JP, Dhar JK. Granulomas and cholestatichepatocellular injury associated with phenylbutazone. Report of two cases. Am J Dig Dis 1977; 22: 611 - 617.

[27] Mitchell MC, Boitnott JK, Arregui A, Maddrey WC. Granulomatous hepatitis associated with carbamazepine therapy. Am J Med 1981; 71: 733 - 735.

[28] Reshamwala PA, Kleiner DE, Heller T. Nodular regenerative hyperplasia: not all nodules are created equal. Hepatology 2006; 44: 7 - 14.

[29] Bjornsson E, Olsson R. Outcome and prognostic markers in severe drug-induced liver disease. Hepatology 2005; 42: 481 - 489.

[30] Lewis JH. "Hy's law," the "Rezulin Rule," and other predictors of severe drug-induced hepatotoxicity: putting risk-benefit into perspective. Pharmacoepidemiol Drug Saf 2006; 15: 221 - 229.

[31] Czaja AJ. Drug-induced autoimmune-like hepatitis. Dig Dis Sci 2011; 56: 958 - 976.

[32] Temple R. Hy's law: predicting serious hepatotoxicity. Pharmacoepidemiol Drug Saf 2006; 15: 241 - 243.

[33] Reynolds TB, Peters RL, Yamada S. Chronic active and lupoid hepatitis caused by a laxative, oxyphenisatin. N Engl J Med 1971; 285: 813 - 820.

[34] Maddrey WC, Boitnott J. Severe hepatitis from methyldopa. Gastroenterology 1975; 68: 351 - 360.

[35] Black M, Rabin L, Schatz N. Nitrofurantoin-induced chronic active hepatitis. Ann Intern Med 1980; 92: 62 - 64.

[36] Sharp JR, Ishak KG, Zimmerman HJ. Chronic active hepatitis and severe hepatic necrosis associated with nitrofurantoin. Ann Intern Med 1980; 92: 14 - 19.

[37] Teschke R, Schmidt-Taenzer W, Wolff A. Spontaneous reports of assumed herbal hepatotoxicity by black cohosh: is the liverunspecific Naranjo scale precise enough to ascertain causality?

Pharmacoepidemiol Drug Saf 2011; 20: 567 - 582.

[38] Lucena MI, Kaplowitz N, Hallal H, Castiella A, Garcia-Bengoechea M, Otazua P, et al. Recurrent drug-induced liver injury (DILI) with different drugs in the Spanish Registry: the dilemma of the relationship to autoimmune hepatitis. J Hepatol 2011; 55: 820 - 827.

[39] Chalasani N, Fontana RJ, Bonkovsky HL, Watkins PB, Davern T, Serrano J, et al. Causes, clinical features, and outcomes from a prospective study of drug-induced liver injury in the United States. Gastroenterology 2008; 135: 1924 - 1934 [1934 e1 - e4].

[40] Maddrey WC. Hepatic effects of acetaminophen. Enhanced toxicity in alcoholics. J Clin Gastroenterol 1987; 9: 180 - 185.

[41] Tolman KG. Hepatotoxicity of non-narcotic analgesics. Am J Med 1998; 105: 13S - 19S.

[42] Amar PJ, Schiff ER. Acetaminophen safety and hepatotoxicity — where do we go from here? Expert Opin Drug Saf 2007; 6: 341 - 355.

[43] Seeff LB, Cuccherini BA, Zimmerman HJ, Adler E, Benjamin SB. Acetaminophen hepatotoxicity in alcoholics. A therapeutic misadventure. Ann Intern Med 1986; 104: 399 - 404.

[44] Zimmerman HJ, Maddrey WC. Acetaminophen (paracetamol) hepatotoxicity with regular intake of alcohol: analysis of instances of therapeutic misadventure. Hepatology 1995; 22: 767 - 773.

[45] Watkins PB, Kaplowitz N, Slattery JT, Colonese CR, Colucci SV, Stewart PW, et al. Aminotransferase elevations in healthy adults receiving 4 grams of acetaminophen daily: a randomized controlled trial. JAMA 2006; 296: 87 - 93.

[46] O'Connell TM, Watkins PB. The application of metabonomics to predict drug-induced liver injury. Clin Pharmacol Ther 2010; 88: 394 - 399.

[47] Winnike JH, Li Z, Wright FA, Macdonald JM, O'Connell TM, Watkins PB. Use of pharmaco-metabonomics for early prediction of acetaminophen-induced hepatotoxicity in humans. Clin Pharmacol Ther 2010; 88: 45 - 51.

[48] Mitchell SJ, Hilmer SN, Murnion BP, Matthews S. Hepatotoxicity of therapeutic short-course paracetamol in hospital inpatients: impact of ageing and frailty. J Clin Pharm Ther 2011; 36: 327 - 335.

[49] Heard KJ. Acetylcysteine for acetaminophen poisoning. N Engl J Med 2008; 359: 285 - 292.

[50] Garcia Rodriguez LA, Stricker BH, Zimmerman HJ. Risk of acute liver injury associated with the combination of amoxicillin and clavulanic acid. Arch Intern Med 1996; 156: 1327 - 1332.

[51] Reddy KR, Brillant P, Schiff ER. Amoxicillin-clavulanate potassium-associated cholestasis. Gastroenterology 1989; 96: 1135 - 1141.

[52] Hautekeete ML, Horsmans Y, Van Waeyenberge C, Demanet C, Henrion J, Verbist L, et al. HLA association of amoxicillin-clavulanate - induced hepatitis. Gastroenterology 1999; 117: 1181 - 1186.

[53] Lucena MI, Molokhia M, Shen Y, Urban TJ, Aithal GP, Andrade RJ, et al. Susceptibility to amoxicillin-clavulanate-induced liver injury is influenced by multiple HLA class I and II alleles. Gastroenterology 2011; 141: 338 - 347.

[54] Lucena MI, Andrade RJ, Martinez C, Ulzurrun E, Garcia-Martin E, Borraz Y, et al. Glutathione S-transferase m1 and t1 null genotypes increase susceptibility to idiosyncratic drug-induced liver injury. Hepatology 2008; 48: 588 - 596.

[55] Aithal GP. Hepatotoxicity related to antirheumatic drugs. Nature Reviews. Rheumatology 2011; 7: 139 - 150.

[56] Aithal GP, Day CP. Nonsteroidal anti-inflammatory druginduced hepatotoxicity. Clin Liver Dis 2007; 11: 563 - 575 [vi - vii].

[57] Banks AT, Zimmerman HJ, Ishak KG, Harter JG. Diclofenacassociated hepatotoxicity: analysis of 180 cases reported to the Food and Drug Administration as adverse reactions.

Hepatology 1995; 22: 820 - 827.

[58] Laine L, Goldkind L, Curtis SP, Connors LG, Yanqiong Z, Cannon CP. How common is diclofenac-associated liver injury? Analysis of 17, 289 arthritis patients in a long-term prospective clinical trial. Am J Gastroenterol 2009; 104: 356 - 362.

[59] Aithal GP, Ramsay L, Daly AK, Sonchit N, Leathart JB, Alexander G, et al. Hepatic adducts, circulating antibodies, and cytokine polymorphisms in patients with diclofenac hepatotoxicity. Hepatology 2004; 39: 1430 - 1440.

[60] Aithal GP, Day CP, Leathart JB, Daly AK. Relationship of polymorphism in CYP2C9 to genetic susceptibility to diclofenacinduced hepatitis. Pharmacogenetics 2000; 10: 511 - 518.

[61] Daly AK, Aithal GP, Leathart JB, Swainsbury RA, Dang TS, Day CP. Genetic susceptibility to diclofenac-induced hepatotoxicity: contribution of UGT2B7, CYP2C8, and ABCC2 genotypes. Gastroenterology 2007; 132: 272 - 281.

[62] de Abajo FJ, Montero D, Madurga M, Garcia Rodriguez LA. Acute and clinically relevant drug-induced liver injury: a population based case-control study. Brit J Clin Pharmaco 2004; 58: 71 - 80.

[63] Fontana RJ, McCashland TM, Benner KG, Appelman HD, Gunartanam NT, Wisecarver JL, et al. Acute liver failure associated with prolonged use of bromfenac leading to liver transplantation. The acute liver failure study group. Liver Transpl Surg 1999; 5: 480 - 484.

[64] Tarazi EM, Harter JG, Zimmerman HJ, Ishak KG, Eaton RA. Sulindac-associated hepatic injury: analysis of 91 cases reported to the Food and Drug Administration. Gastroenterology 1993; 104: 569 - 574.

[65] Curtis JR, Beukelman T, Onofrei A, Cassell S, Greenberg JD, Kavanaugh A, et al. Elevated liver enzyme tests among patients with rheumatoid arthritis or psoriatic arthritis treated with methotrexate and/or leflunomide. Ann Rheum Dis 2010; 69: 43 - 47.

[66] Mancini S, Amorotti E, Vecchio S, Ponz de Leon M, Roncucci L. Infliximab-related hepatitis: discussion of a case and review of the literature. Intern Emerg Med 2010; 5: 193 - 200.

[67] Tolman KG. The liver and lovastatin. Am J Cardiol 2002; 89: 1374 - 1380.

[68] Chalasani N, Aljadhey H, Kesterson J, Murray MD, Hall SD. Patients with elevated liver enzymes are not at higher risk for statin hepatotoxicity. Gastroenterology 2004; 126: 1287 - 1292.

[69] Vuppalanchi R, Teal E, Chalasani N. Patients with elevated baseline liver enzymes do not have higher frequency of hepatotoxicity from lovastatin than those with normal baseline liver enzymes. Am J Med Sci 2005; 329: 62 - 65.

[70] Lewis JH, Mortensen ME, Zweig S, Fusco MJ, Medoff JR, Belder R. Efficacy and safety of high-dose pravastatin in hypercholesterolemic patients with well-compensated chronic liver disease: results of a prospective, randomized, double-blind, placebo-controlled, multicenter trial. Hepatology 2007; 46: 1453 - 1463.

[71] Downs JR, Clearfield M, Tyroler HA, Whitney EJ, Kruyer W, Langendorfer A, et al. Air Force/Texas Coronary Atherosclerosis Prevention Study (AFCAPS/TEXCAPS): additional perspectives on tolerability of long-term treatment with lovastatin. Am J Cardiol 2001; 87: 1074 - 1079.

[72] Black M, Mitchell JR, Zimmerman HJ, Ishak KG, Epler GR. Isoniazid-associated hepatitis in 114 patients. Gastroenterology 1975; 69: 289 - 302.

[73] Maddrey WC, Boitnott JK. Isoniazid hepatitis. Ann Intern Med 1973; 79: 1 - 12.

[74] Maddrey WC. Isoniazid-induced liver disease. Semin Liver Dis 1981; 1: 129 - 133.

[75] Huang YS, Chern HD, Su WJ, Wu JC, Chang SC, Chiang CH, et al. Cytochrome P450 2E1 genotype and the susceptibility to antituberculosis drug-induced hepatitis. Hepatology 2003; 37:

924 - 930.

[76] Huang YS, Chern HD, Su WJ, Wu JC, Lai SL, Yang SY, et al. Polymorphism of the N - acetyltransferase 2 gene as a susceptibility risk factor for antituberculosis drug-induced hepatitis. Hepatology 2002; 35: 883 - 889.

[77] Leiro V, Fernandez-Villar A, Valverde D, Constenla L, Vazquez R, Pineiro L, et al. Influence of glutathione S-transferase M1 and T1 homozygous null mutations on the risk of antituberculosis drug-induced hepatotoxicity in a Caucasian population. Liver Int 2008; 28: 835 - 839.

[78] Chang KC, Leung CC, Yew WW, Lau TY, Tam CM. Hepatotoxicity of pyrazinamide: cohort and case-control analyses. Am J Respir Crit Care Med 2008; 177: 1391 - 1396.

[79] Abe M, Furukawa S, Takayama S, Michitaka K, Minami H, Yamamoto K, et al. Drug-induced hepatitis with autoimmune features during minocycline therapy. Intern Med 2003; 42: 48 - 52.

[80] Bhat G, Jordan Jr. J, Sokalski S, Bajaj V, Marshall R, Berkelhammer C. Minocycline-induced hepatitis with autoimmune features and neutropenia. J Clin Gastroenterol 1998; 27: 74 - 75.

[81] Burette A, Finet C, Prigogine T, De Roy G, Deltenre M. Acute hepatic injury associated with minocycline. Arch Intern Med 1984; 144: 1491 - 1492.

[82] Ford TJ, Dillon JF. Minocycline hepatitis. Eur J Gastroenterol Hepatol 2008; 20: 796 - 799.

[83] Goldstein NS, Bayati N, Silverman AL, Gordon SC. Minocycline as a cause of drug-induced autoimmune hepatitis. Report of four cases and comparison with autoimmune hepatitis. Am J Clin Pathol 2000; 114: 591 - 598.

[84] Golstein PE, Deviere J, Cremer M. Acute hepatitis and drugrelated lupus induced by minocycline treatment. Am J Gastroenterol 1997; 92: 143 - 146.

[85] Lawrenson RA, Seaman HE, Sundstrom A, Williams TJ, Farmer RD. Liver damage associated with minocycline use in acne: a systematic review of the published literature and pharmacovigilance data. Drug Saf 2000; 23: 333 - 349.

[86] Angulo JM, Sigal LH, Espinoza LR. Coexistent minocyclineinduced systemic lupus erythematosus and autoimmune hepatitis. Semin Arthritis Rheum 1998; 28: 187 - 192.

[87] Maddrey WC, Boitnott JK. Drug-induced chronic liver disease. Gastroenterology 1977; 72: 1348 - 1353.

[88] Mullick FG, Ishak KG. Hepatic injury associated with diphenylhydantoin therapy. A clinicopathologic study of 20 cases. Am J Clin Pathol 1980; 74: 442 - 452.

[89] Spielberg SP, Gordon GB, Blake DA, Goldstein DA, Herlong HF. Predisposition to phenytoin hepatotoxicity assessed in vitro. N Engl J Med 1981; 305: 722 - 727.

第15章
药物性肝病的组织病理学评估

David E. Kleiner

美国，马里兰州，贝塞斯达，美国国家癌症研究所

前 言

药物性肝病（drug-induced liver disease，DILD）的组织病理学改变反映了普通肝脏病理的全部病变。DILD 损伤模式复杂多样，与原发肝脏疾病的组织学改变有相当多的重叠。因为 DILD 可能出现任何临床表现，因此病理医师不仅要对原发肝脏疾病有透彻的认识，同时还要很好地掌握全身性疾病对肝脏造成的损伤。当存在基础性肝病时，常要求病理医师区别肝脏病变是源于基础性肝病还是潜在的药物性损伤。病理医师必须要结合所知的患者临床表现和用药史来评估组织学改变，以排除某些鉴别诊断，同时提示临床还需要进一步做哪些检查。在某些病例中，所使用药物引起的肝损伤模式相对固定；而在大多数病例中，仅有文献中的个案报告和有限的肝活检资料。尽管如此，病理医师总是被要求能够明确是否存在 DILD，如果存在，是哪种药物所致。明确诊断对患者至关重要，可能需要停用某种必要和有效的药物，如果药物与 DILD 的关系明确，还可能要减少其使用或令其完全退出市场。本章将主要论述 DILD 的病理学改变以及肝穿刺活检在评估 DILD 中的应用。

病理学在评估 DILD 中的作用

在疑似 DILD 损伤的演变过程中，多个时间点都需要肝脏病理学的评估[1]。在急性发作期需进行穿刺活检以帮助明确诊断 DILD 及评估损伤程度。这些病例可能还没有被怀疑是 DILD，但病理医师需要留意药物性损伤的可能。如果损伤持续存在，尤其是患者需要较长时间恢复时，就需进行肝活检随访。当出现的病变（胆管减少、纤维化、结节状再生性增生）可以解释持续存在的临床症状和实验室异常时，临床就不会过多关注 DILD 的诊断问题，最后，也可在肝移植或尸检时评估肝脏病理学的改变。在上述情况下，病理学必须提供两种信息：损伤模式和损伤程度。

确定损伤的模式是基于对组织学特点的整体认识，目前已经归纳成疾病的特征性表现。例如急性肝炎、慢性肝炎、脂肪性肝炎和慢性胆汁淤积型损伤等都是肝脏病变的损伤模式。如果损伤模式足够特异，有经验的病理医师几乎马上就可以诊断。损伤模式决定了可能的鉴别诊断，大多数的药物都与一组有限的肝损伤模式有一定的相关性[2-4]。损伤模式也可提示病理生理学机制[5]，例如，弥漫性微泡性脂肪变提示线粒体损伤[6]，带状坏死提示有毒性代谢产物或血管损伤[5]。DILD中各种不同的损伤模式将在下面讨论。

损伤严重程度与损伤模式需分别加以判定，但几乎同等重要。正如病理医师对慢性肝炎的炎症分级和纤维化分期一样，DILD中每项组织学改变都是一个从轻度到重度的变化范围，病理报告需反映这些内容。由于

DILD病理学特征的多样性，尚无统一的分级系统可用（用于评估甲氨蝶呤损伤的 Roenigk 系统例外[7]）。不过，针对某些重要的组织学特点做某种形式的半定量评估是非常有帮助的，如胆管缺失，缺失胆管的比例可以通过胆管计数进行评估。如果存在融合性坏死，则需报告受累肝实质的比例[8,9]。表 15 - 1 对评估和描述不同组织学改变的严重程度提出一些建议。这一列表并非没有遗漏，也不是决定性的，只是为描述病变提供参考。临床医师可依据报告的严重程度指导制订治疗方案。如果某种药物至关重要，又没有可用的替代品，出现轻度组织学改变时仍可以谨慎地继续用药。甲氨蝶呤的使用即是如此，允许患者继续治疗直至出现明显的纤维化改变[10]。另一方面，如果肝活检显示非预期的严重损伤，需进行密切随访并加强支持治疗。

表 15 - 1　药物性肝病（DILD）严重程度评估指南

特　　征	建议评估指标
门管区周围炎症[a]	有界面肝炎的门管区比例（无、少量或超过半数），受累范围（无、少于半周、超过半周，或环绕门管区）
肝小叶炎症[a]	每个视野内炎症病灶的平均数目（注明倍数）
门管区炎症[a]	门管区或纤维间隔内平均的炎症程度（无、散在或致密），有致密炎症的门管区比例
浆细胞、嗜酸性粒细胞和中性粒细胞	无、少量（中度放大倍数不易找到）或显著（易见），炎症部位（门管区或肝实质）
肉芽肿	类型（微肉芽肿或上皮样肉芽肿）、数量和部位
肝细胞凋亡	40 倍高倍镜下的平均个数
桥接或多腺泡炎症	无或有
融合性或凝固性坏死	受累肝实质的百分比；带状区域部位
纤维化	部位（门管区、肝窦旁或中央静脉周围）、总体分期（无、纤维架桥前、纤维架桥、肝硬化）
胆汁淤积	部位（肝细胞、毛细胆管、胆小管、胆管）和程度（无、仅在高倍镜下可见、低倍镜下易见）
胆管损伤	受累胆管的数目（无、少量、大多数）、受累特点［反应性改变、原发性胆汁性肝硬化（PBC）样旺炽性胆管病变］
胆管缺失	有小动脉但无伴行胆管的门管区比例
慢性胆汁淤积	胆盐淤积改变（无、轻微或明显），铜染色（无、偶见阳性细胞或大多数门管区见到一些阳性细胞）
脂肪变	特征（微泡性、大泡性）、受累肝细胞的比例
血管损伤	阻塞性病变（管腔狭窄或完全闭塞），受累静脉（门管区或中央静脉）的比例

[a]Ishak 的慢性肝炎分级系统可用作指南[71]

DILD 的损伤模式

肝脏对不同类型的损伤都有一种固定的反应方式。例如，免疫损伤直接攻击肝细胞，会导致炎细胞在门管区和肝实质内聚集。在门管区，炎细胞可以浸润胶原基质并渗入邻近肝实质，与肝界板细胞的接触常伴随肝细胞的损伤和死亡，导致门管区和肝实质之间出现不规则边界，即界面炎。在肝实质内，炎细胞和肝细胞间的相互作用是通过凋亡造成单个细胞的死亡，并留下炎细胞灶。门管区炎、界面炎、小叶点状炎以及其他特征的不同组合，构成了急慢性肝炎的损伤模式，常见的如乙型

肝炎、丙型肝炎、丁型肝炎以及自身免疫性肝炎（aotoimmune hepatitis，AIH）。不同病因引起的慢性肝炎模式存在细微差别，但就单个病例而言，鉴别诊断非常困难。这就是为什么病理医师很难就 AIH 是否与背景病变慢性丙型肝炎重叠发生给出明确的诊断。

这种相对固定的损伤模式也可以扩展至其他急慢性肝脏疾病中。DILD 可以表现为非药物性病因引起的任何损伤模式，也可以表现为日常工作中难以遇到的损伤模式[2-4]。表 15 - 2 概括了 DILD 中常见的肝损伤模式以及诊断 DILD 前需要考虑的非 DILD 病变。DILD 可以形成特定组织学模式，这一认识由来已久。Hans Popper 在复阅了 DILD 和毒性损伤的病例后，将

肝损伤划分为七大类型：① 带状损伤,包括带状坏死,常伴有带状脂肪变和胆汁淤积;② 单纯胆汁淤积,表现为伴有轻度炎症的毛细胆管胆汁淤积;③ 无胆汁淤积的非特异性肝炎;④ 有胆汁淤积的非特异性肝炎;⑤ 病毒性肝炎,仅在严重程度上不同于非特异性肝炎;⑥ 非特异性反应性肝炎;⑦ 药物性脂肪变性[11]。很显然,他的分类中缺少血管病变、慢性胆汁淤积型损伤和肿瘤。随着我们对肝脏损伤的各种病因以及药物性损伤模式了解的深入,损伤模式的列表也在不断扩展。Ishak 和 Zimmerman 将 DILD 分成急性和慢性两大类,反映了两种不同临床病程引起的损伤,一种表现为急性病程,另一种则起病隐匿[12]。从临床角度看,这是一种识别肝损伤的有效方法,但学者们更习惯基于病理特点的分类系统[2-4]。病理医师观察肝穿组织病理切片时,损伤发生的时间并不明确,因此区分急性和慢性意义不大。此外,在一种分类系统中,损伤模式可能互相交叉,而在另一种分类系统里又明显不同。例如,重度慢性肝炎,无论是病毒性、自身免疫性还是药物性,都与急性肝炎模式有一定重叠,尤其是在纤维化早期。当胆汁淤积与类似慢性肝炎的炎症同时存在时,可以除外病毒性肝炎,混合性的胆汁淤积型肝炎是损伤的唯一解释。

根据损伤模式分类有助于区别已知病因引起的基础损伤和药物及毒素引起的损伤。例如活检组织同时存在慢性肝脏炎症和胆汁淤积时,已知的丙型肝炎病毒感染可以解释慢性肝炎,但是胆汁淤积需要另外的解释。同样,如果早期丙肝患者活检组织显示中央静脉周围坏死和显著的浆细胞炎症,需考虑药物性损伤和特发性急性 AIH。仔细观察损伤的病理学模式并将其与患者的临床评估相结合,病理医师可以发现已知疾病无法

解释的病变。

一、坏死性炎症性损伤模式

炎症和肝细胞脱失,不论是通过凋亡还是坏死,都是许多 DILD 的常见表现。在表 15-2 列举的分类系统中,合并炎症和胆汁淤积的组织模式与仅有炎症的模式是分开的,尽管某些病因导致的肝脏病变有一定的重叠。表 15-3 罗列了一些常引起坏死性炎症损伤的药物(包括西药和中草药)。在各种不同坏死性炎症模式中,急性肝炎最为常见(图 15-1、图 15-2、图 15-3,彩图 1、彩图 2、彩图 3)。从生化角度讲,损伤通常是肝细胞型的,尽管轻度损伤病例可能并不会引起氨基转移酶的大幅升高。组织学上,这种模式主要表现为肝细胞损伤和肝实质炎症。门管区炎症和界面炎可以存在,但并不像慢性肝炎那么明显。在轻度病例中,仅有散在的小叶炎症病灶,肝细胞凋亡小体罕见。随着肝实质损伤和炎症严重程度的加剧,会出现大量单个肝细胞脱失,小叶内的肝细胞再生,引起小叶结构不清——小叶结构紊乱。肝细胞玫瑰花结形成常见于重度急性肝炎,最严重病例可见炎性坏死融合区域,通常位于中央静脉周围或横跨门管区和中央静脉之间。暴发性病例可以导致大片肝实质内肝细胞完全脱失,留下大量增生的毛细胆小管和炎细胞,这部分病例看不到急性肝炎的原始模式。胆汁淤积(毛细胆管和肝细胞内胆汁蓄积)可见于重度病例,在这种情况下,该病例既可能是急性肝炎伴有胆汁淤积,也可能是急性胆汁淤积型肝炎。急性肝炎的组织学鉴别诊断包括急性病毒性肝炎和 AIH 的急性型。如果炎细胞以浆细胞为主,并有肝细胞吞噬淋巴细胞,应该考虑 AIH 的可能[13,14]。很多药物与急性肝炎有关,包括他汀类[15]、磺胺类[16]、卤化麻醉药等(常伴有 3 带坏死)[17]。

表 15-2　DILD 的组织病理学模式

类　型	病 理 学 改 变	鉴 别 诊 断
坏死性炎		
急性肝炎	以肝实质炎症为主,肝小叶结构紊乱,伴或不伴融合性或桥接坏死,无胆汁淤积	急性病毒性肝炎或自身免疫性肝炎
带状凝固性坏死	3 带或 1 带凝固性坏死,通常无明显的炎症	缺血缺氧性损伤(3 带)
慢性(门管区)肝炎	门管区炎症为主,界面性肝炎,伴或不伴门管区纤维化;无胆汁淤积	慢性病毒性肝病或自身免疫性肝病、早期 PBC/PSC
单核细胞增多症样肝炎	肝窦淋巴细胞串珠样排列,轻微或无纤维化	EB 病毒相关性肝炎
肉芽肿性肝炎	肉芽肿为主的炎症(通常无坏死),位于门管区或肝小叶内	结节病、PBC、真菌或分枝杆菌感染、不典型细菌感染
胆汁淤积		
急性(轻度、肝内)胆汁淤积	3 带肝细胞和(或)毛细胆管胆汁淤积,可见胆管损伤,但炎症轻微	败血症、急性大胆管阻塞

类 型	病 理 学 改 变	鉴 别 诊 断
慢性胆汁淤积（胆管消失综合征）	胆管硬化或缺失，门管区周围胆盐淤积，门管区纤维化，铜沉积	PSC
慢性胆汁淤积（PBC 样胆管损伤）	胆管损伤，伴或不伴胆管缺失，门管区周围胆盐沉积，铜沉积，门管区纤维化	PBC、自身免疫性胆管炎、慢性大胆管阻塞
胆汁淤积性肝炎	肝炎伴 3 带胆汁淤积，炎症可能十分严重，伴融合性坏死	急性病毒性肝炎
脂肪变性		
微泡性脂肪变性	微泡性脂肪变性为主，炎症程度不一	酒精、妊娠期脂肪肝
大泡性脂肪变性	大泡性脂肪变性为主，无明显门管区或肝小叶炎症，无胆汁淤积	在一般人群中常见，与酒精、肥胖和糖尿病有关
脂肪性肝炎	3 带气球样损伤，肝窦纤维化，马洛里小体不同程度的炎症和脂肪变	在一般人群中常见，与酒精、肥胖和糖尿病有关
血管		
肝窦扩张、紫癜样肝病	肝窦改变，伴或不伴轻度肝小叶炎，肝窦纤维化	人工假象、急性充血、杆菌性血管瘤病、肿块旁改变
肝窦阻塞综合征/小静脉闭塞/布-查综合征	中央静脉闭塞或消失，血栓形成，伴或不伴肝小叶中央出血坏死	—
肝门管区硬化	门管区静脉消失	肝动脉发育不良
结节状再生性增生	弥漫性结节形成，伴或不伴轻度炎症或肝窦纤维化	胶原-血管病变、淋巴组织增生性疾病
肿瘤		
肝细胞腺瘤	—	散发性腺瘤
肝细胞癌	—	散发性肝细胞癌
胆管癌	—	散发性胆管癌
血管肉瘤	—	散发性血管肉瘤
肝细胞改变和色素		
糖原病	弥漫肝细胞肿胀伴苍白、蓝灰色胞质	1 型糖尿病
毛玻璃样改变	因光面内质网增生导致的弥漫均匀胞质	—
胞质包涵体	PAS 阳性胞质包涵体	α-1 抗胰蛋白酶缺乏、血清蛋白包涵体
金色素	库普弗细胞内黑色颗粒状色素	炭肺、滑石粉
二氧化钍色素	库普弗细胞内浅灰色-金黄色折光色素	—

表 15-3　坏死性炎症损伤相关的常见药物

急 性 肝 炎	慢 性 肝 炎	带 状 坏 死	单核细胞增多症样肝炎	肉芽肿性肝炎
托莫西汀	托莫西汀	对乙酰氨基酚	氨苯砜	别嘌醇
环丙沙星	卡马西平	度洛西汀	苯妥英	卡马西平
度洛西汀	伊马替尼	氟吡汀		狄兰汀
石蚕属植物	英夫利昔单抗	卤化麻醉药		保泰松
绿茶	异烟肼	β 干扰素		苯妥英
卤化麻醉药	甲基多巴	泰利霉素		
β 干扰素	米诺环素	曲唑酮		
异烟肼	烟酸			
拉莫三嗪	苯妥英			
甲基多巴	他汀类药物			
米诺环素	磺胺类药物			
呋喃妥因				
他汀类药物				
磺胺类药物				
泰利霉素				
甲氧苄啶				

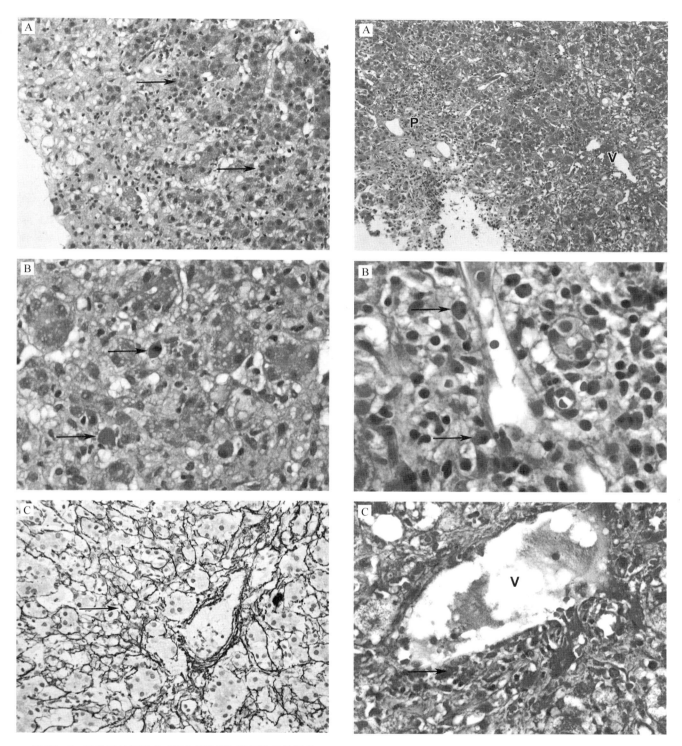

图 15-1　磺胺甲基异噁唑（复方新诺明）引起的急性肝炎

　　A. 小叶结构紊乱，正常肝窦结构消失，玫瑰花结样肝细胞形成（箭头示）；B. 尽管炎症程度不重，但存在肝细胞损伤和凋亡的证据（箭头示）；C. 网染显示中央静脉周围肝细胞脱失，导致纤维支架塌陷（箭头示）

图 15-2　雷尼替丁引起的急性肝炎

　　A. 与肝小叶损伤程度相比，门管区炎症轻微，出现中央静脉周围出血；B. 门管区嗜酸性粒细胞（箭头示）提示免疫变态反应；C. 小静脉早期闭塞性改变提示血管损伤，蓝染的胶原标记了静脉实际的扩展范围（V），管腔内见细胞和碎屑蓄积（箭头示）。P，门管区；V，中央静脉

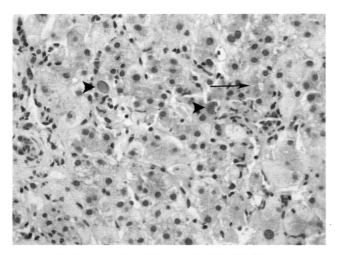

图 15-3 普瑞巴林和黄酮类药物相关急性肝炎

显示肝小叶结构紊乱,肝细胞凋亡(箭头示),玫瑰花结形成(杆状箭头示)

在 DILD 中,慢性肝炎损伤较急性肝炎少见,其组织学鉴别诊断也更为局限。在这种模式的损伤中,门管区有明显的炎细胞浸润,肝实质内仅有轻度-中度点状小叶炎(图 15-4,图 15-5,彩图 4,彩图 5)。胆管损伤的出现可以不改变病变的类型。如果出现胆汁淤积,则应将其分类为胆汁淤积型肝炎而非慢性肝炎,因为两者的鉴别诊断截然不同。纤维化可出现或不出现,有一点必须明确,DILD 相关慢性肝炎并不一定进展为纤维化,尤其是药物停用后。有些药物,如甲氨蝶呤[18,19]、呋喃妥因[20,21]和胺碘酮[22],在 DILD 诊断时就会伴随纤维化。这些病例常已服药数月甚至数年,亚临床性肝损伤可能在诊断前就已持续了一段时间。与自身免疫性肝病特征相关的药物,如双氯芬酸、甲基多巴、米诺环素、呋喃妥因和他汀类药物,炎症类型类似于急性或慢性肝炎。这类病例中浸润的炎细胞以浆细胞为主,组织学上很难与 AIH 区别[21]。玫瑰花结样肝细胞以及肝细胞吞噬炎细胞在特发性 AIH 更为常见,而毛细胆管胆汁淤积要少于药物性 AIH。但是切记,这些区别是相对的而非绝对的[13]。

肉芽肿性肝炎和单核细胞增多症样肝炎是与慢性肝炎相关的炎症模式。表现为微肉芽肿形式的肉芽肿性肝炎常见于 DILD。少数情况下可见到大的上皮细胞样肉芽肿,有时伴随胆管损伤,类似于原发性胆汁性肝硬化(primary biliary cirrhosis,PBC)。少数情况下,肉芽肿构成了炎症的绝大部分,此时也有理由诊断肉芽肿性肝炎(图 15-6,彩图 6)。除了表 15-3 中列出的与肉芽肿性肝炎相关的药物外,最近报道依那西普也与肉芽肿相关[23]。DILD 的肉芽肿通常不像结节病

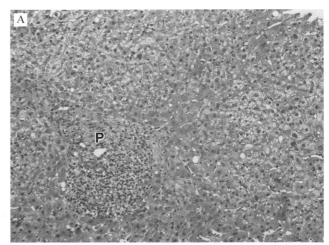

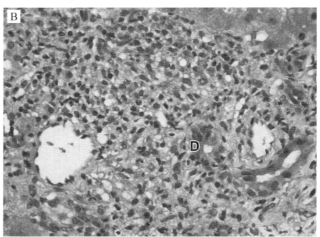

图 15-4 卡马西平肝损伤

A. 门管区(P)致密炎症,肝小叶炎症相对较轻,呈特征性慢性肝炎表现;B. 严重的胆管损伤(D),提示存在 PBC,无慢性胆汁淤积改变

那样明显,而坏死也不像感染性肉芽肿那么明显。结合临床病史和肉芽肿形态,需要排除少见的细菌、立克次体、分枝杆菌和真菌感染[24]。少数药物可以在临床上和组织学上引起类似于感染性单核细胞增多症的综合征[25,26],患者出现发烧、皮疹、嗜酸性粒细胞血症和单核细胞增多。肝脏除了慢性肝炎的表现外,还会出现肝窦内淋巴细胞增多和肉芽肿形成。最常见的药物为苯妥英[27]和磺酮类[26]。这种反应看上去是超敏反应的一种特殊类型,因为同样的药物也可以引起肉芽肿性和胆汁淤积型肝炎。EB 病毒[28,29]和巨细胞病毒[30]也可以引起单核细胞增多,当病理学上出现单核细胞增多症样炎细胞浸润时需加以排除。

上述炎性损伤以及胆汁淤积型肝炎中也可见带状坏死。此类病例以中央静脉周围炎症为主,引起周围肝细胞破坏。药物性血管损伤引起的缺血性改变也会导致带状坏死。有些药物引起带状坏死为主的组织学改变,仅

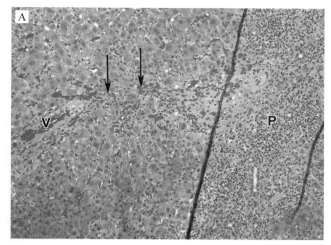

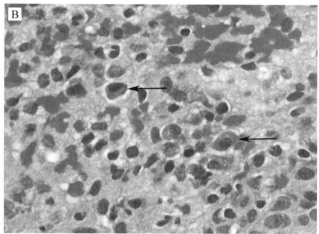

图 15-5 英夫利昔单抗损伤 (类似特发性 AIH)
　A. 明显的门管区炎症,伴界面性肝炎和门管区-中央静脉桥接坏死(箭头示);B. 炎细胞浸润以浆细胞为主(箭头示)。P,门管区;V,中央静脉

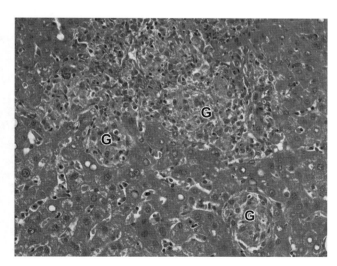

图 15-6 阿替洛尔引起的肉芽肿性肝炎
门管区及肝实质内见多个小上皮样肉芽肿(G)

有轻微或无炎症反应。对乙酰氨基酚(acetaminophen,APAP,又称扑热息痛)是引起带状坏死的典型代表(图15-7,彩图7)[31,32]。在这种损伤类型中,融合性和凝固性坏死始于 3 带,并随着损伤加重而向 1 带延伸。有时在坏死边缘可见到凋亡肝细胞,还常出现脂肪变,可能与线粒体损伤有关。APAP 引起的损伤,除了巨噬细胞和中性粒细胞(这两者是固有免疫系统的成分)外,炎症很轻[33]。其他药物引起的 3 带坏死表现为坏死性炎性损伤(图 15-8,彩图8)。这类病例中,可见轻度的门管区炎症,注意不要把 3 带炎症和坏死误认为门管区和门管区周围的炎症。最近,与 3 带坏死相关的药物列表有两个例外,即度洛西汀[34]和氟吡汀[35]。组织学鉴别诊断的主要依据为存在任何原因引起的缺氧缺血性损伤。缺氧缺血性损伤并不会发生脂肪变,后者有助于评估 APAP 损伤病例。

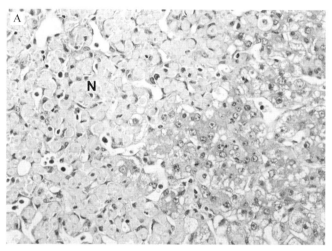

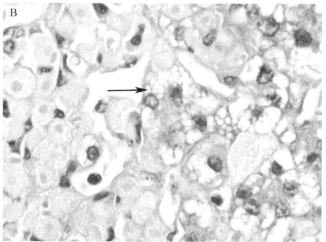

图 15-7 对乙酰氨基酚引起的带状坏死
　A. 苍白色坏死肝细胞(N)与存活肝细胞界限清楚;B. 坏死带邻近肝细胞脂肪变性(箭头示)

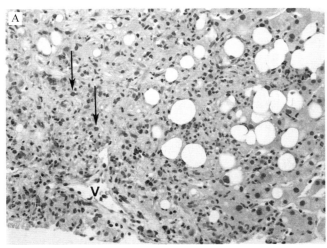

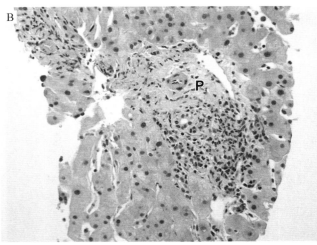

图 15-8 泰利霉素肝损伤

A. 与对乙酰氨基酚损伤不同,本例带状坏死是炎性为主,3 带见大量嗜酸性粒细胞和其他炎细胞浸润(箭头示);B. 门管区(P)炎症要轻得多,1 带无坏死。V,中央静脉

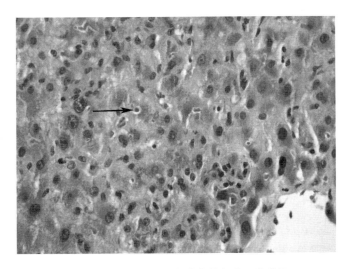

图 15-9 诺乙雄龙引起的急性轻度胆汁淤积

3 带肝细胞和毛细胆管内见明显胆汁淤积(箭头示),但几无炎症和坏死

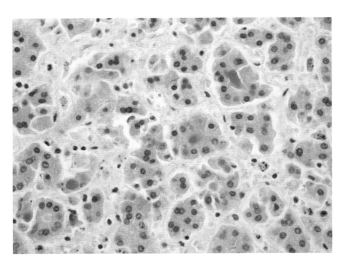

图 15-10 全静脉营养引起的急性胆汁淤积

正常肝窦结构被玫瑰花结样肝细胞取代,玫瑰花结中央扩张的毛细胆管内见金褐色胆栓

二、胆汁淤积损伤模式

胆汁流从毛细胆管膜转运到通过大胆管流出肝脏中的任何一步出现异常都可以发生胆汁淤积[36]。转运蛋白可以直接被抑制或下调,或者由线粒体与其他细胞内结构损伤引起 ATP 供给不足。毛细胆管膜水通道蛋白的抑制或下调可以改变胆汁的黏性[37]。胆汁内的毒性复合物可以引起小叶间胆小管的直接炎性损伤或破坏。严重的胆管损伤或胆管周围毛细血管丛的缺失可以引起胆管减少[38]。大胆管的药物性损伤也可能出现,但很少引起胆汁淤积。

在组织学上,胆汁淤积主要表现为肝细胞胞质内或毛细胆管内胆汁蓄积,最初出现于 3 带(图 15-9～图 15-11,彩图 9～彩图 11)。胆汁也可以积聚于新生胆小管内,即形成所谓的胆小管胆汁淤积,最常见于败血症或

内毒素血症[39]。在毛细胆管胆汁淤积中,可见在玫瑰花结样肝细胞中央的扩张间隙内含有茶绿色胆栓。肝细胞胆汁淤积需与其他的细胞内色素相区别,尤其是铁和脂褐素。铁染色有助于鉴别铁色素,有时胆汁在淡粉色衬染时清晰易见(图 15-11B,彩图 11B)。细胞内胆汁呈现圆形茶绿色小液滴,而脂褐素呈灰褐色颗粒状。胆汁特染对某些病例可能是有帮助的。肝细胞胆汁淤积有时伴随细胞肿胀,这在低倍镜下是一个有用的线索。慢性胆汁淤积常较胆汁淤积少见,可以伴或不伴 3 带胆汁淤积。在慢性胆汁淤积中,门管区周围肝细胞变为苍白色,并可有微泡性脂肪变,即所谓的胆酸盐淤积或假黄色瘤性改变。邻近门管区一面的肝细胞膜模糊不清。这些肝细胞

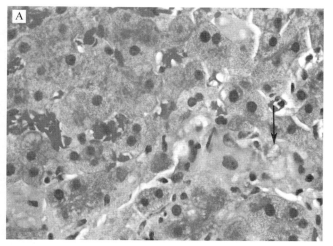

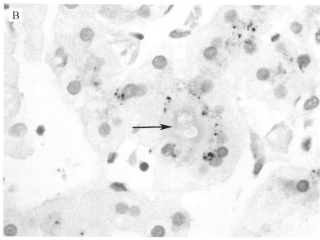

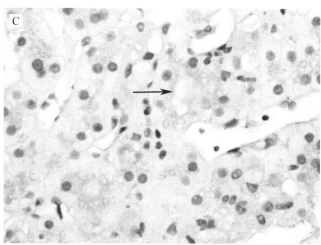

图 15 - 11　一例口服避孕药女性患者因其他疾病肝穿活检偶然发现的急性胆汁淤积

在 HE 染色上很难识别胆汁淤积(A)，但是在铁染色(B)和铜染色(C)后则清晰显示

内有铜沉积，对罗丹宁、地衣红或维多利亚蓝染色阳性，常呈 CK7(细胞角蛋白，Ⅱ型细胞骨架蛋白 7)阳性。

DILD 的胆汁淤积型损伤可以分为 3～4 种主要模式(表 15 - 2、表 15 - 4)。如果仅有胆汁蓄积而无慢性

胆汁淤积的证据，根据炎症的程度可分类为急性(轻度)胆汁淤积或胆汁淤积型肝炎。急性胆汁淤积是性激素或其他相关化合物引起的特征性损伤(图 15 - 9、图 15 - 10，彩图 9、彩图 10)[40]。在一个典型病例中，门管区和肝实质内几无炎症，仅见 3 带肝细胞或毛细胆管胆汁淤积。偶见胆汁引起的巨噬细胞反应，无肝炎样的点状炎症或肝细胞凋亡。胆汁淤积型肝炎的类型包括广谱的肝细胞和胆汁淤积型损伤，病变呈多样性，从急性胆汁淤积到伴有胆汁淤积的急性肝炎中肝细胞重度损伤和炎症不等。介于这两个极端表现之间，不同程度的炎症、肝细胞损伤和胆汁淤积组合都可以出现(图 15 - 12～图15 - 14，彩图 12～彩图 14)。胆管损伤常见，但如果看到胆盐淤积或铜沉积，则该病例即为慢性胆汁淤积型损伤。胆汁淤积型肝炎可能是最常见的 DILD 损伤模式，但鉴别诊断有限，败血症、手术后黄疸和早期急性大胆管梗阻都可以引起急性胆汁淤积型损伤模式。胆小管胆汁淤积和胆管周围水肿常提示有急性大胆管梗阻，如果存在胆小管胆汁淤积，则需排除败血症。最后，如果损伤类似于急性肝炎，需排除病毒性肝炎(甲型肝炎～戊型肝炎)。AIH 很少出现胆汁淤积，在这些病例中，炎细胞浸润是诊断 AIH 依据的典型症状[13]。

慢性胆汁淤积型损伤可以从胆管破坏引起的胆汁淤积型肝炎演变而来(图 15 - 15、图 15 - 16，彩图 15、彩图 16)。很多引起胆汁淤积型肝炎的药物在少数情况下可以引起胆管

表 15 - 4　胆汁淤积型损伤常见药物举例

急性(轻度)胆汁淤积	胆汁淤积型肝炎	慢性胆汁淤积(包括胆管消失综合征)
雄激素	血管紧张素转换酶抑制剂	阿米替林
雌激素和避孕药	阿莫西林-克拉维酸	阿莫西林-克拉维酸
配方药	抗分枝杆菌药	阿奇霉素
红霉素	硫唑嘌呤	卡马西平
阿莫西林-克拉维酸	卡马西平	氯丙嗪
阿奇霉素	先锋霉素	西咪替丁
他莫昔芬	氯丙嗪	克林霉素
全静脉营养	西咪替丁	红霉素
	环丙沙星	氟尿苷
	氟氯西林	氟氯西林
	H2 受体拮抗剂	丙米嗪
	英夫利昔单抗	莫西沙星
	他汀类药物	苯妥英
	磺胺类药物	特比萘芬
	特比萘芬	三氟拉嗪
	复方新诺明	复方新诺明
		醋竹桃霉素

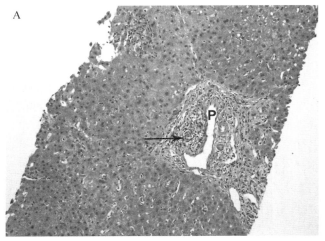

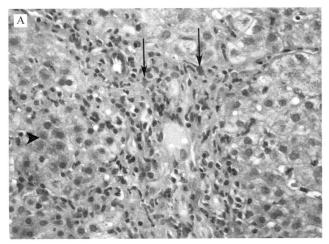

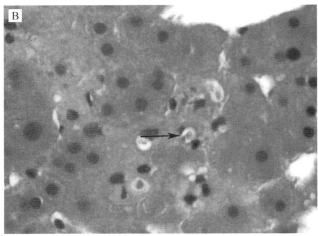

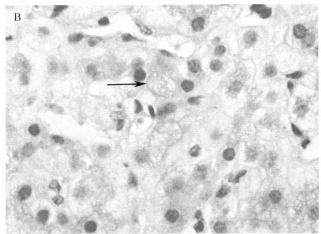

图 15-12 甲氧氯普胺所致的胆汁淤积型肝炎

A. 轻度门管区炎（P）及肝小叶炎,伴有胆管损伤(箭头示);
B. 3 带毛细胆管胆汁淤积(箭头示)

图 15-14 复方新诺明所致的胆汁淤积型肝炎

A. 门管区散在嗜酸性粒细胞浸润(箭头示)和肝小叶损伤,表现为肝细胞肿胀和玫瑰花结形成(箭头示);B. 胆汁色素颜色非常苍白,但在铁染色上易见(箭头示)

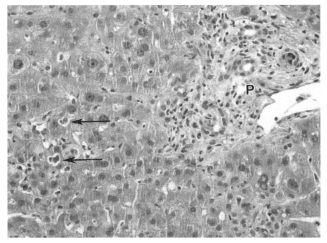

图 15-13 阿莫西林-克拉维酸胆汁淤积型肝炎

玫瑰花结样肝细胞形成的腔内见毛细胆管胆栓(箭头示)。P,门管区

消失综合征（vanishing bile duct syndrome，VBDS）。这些病例存在潜在的胆汁淤积型肝炎的证据,并伴有类

似 PBC 的重度胆管损伤,同时有胆汁淤积和(或)铜沉积的证据。当可见不同程度的胆管缺失时,需要对含有胆管-动脉配对的门管区数量进行计数评估[8,41]。CK7 和 CK19 染色有助于识别胆管。如果标准严格,待评估的门管区数量足够多(＞10 个),应该在 90% 以上的门管区见到胆管[8]。较低的百分比提示胆管缺失。VBDS 可以在没有显著炎症背景的情况下发生,有时见于肝脏移植物抗宿主病（graft-versus-host disease，GVHD)。一种少见类型的 VBDS 与肝动脉输入氟尿嘧啶[38]和使用杀虫剂[42]有关,这些物质可以损害胆管周围的血管丛,引起胆管缺氧性萎缩及缺失,以及继发性慢性胆汁淤积,与原发性硬化性胆管炎（primary sclerosing cholangitis，PSC)非常类似。慢性胆汁淤积型损伤的病因,除了需排除 PBC 和 PSC 外,尚需评估胆管树以排除慢性大胆管梗阻。然而,值得注意的是,胆管的物理性梗阻不会引起 VBDS。

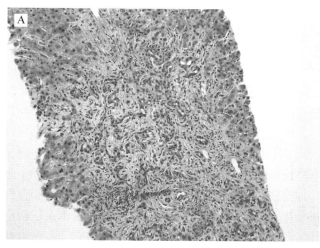

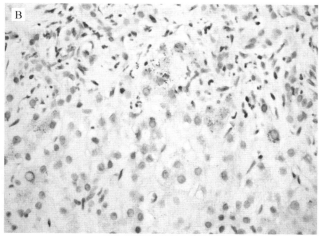

图 15-15　甲氧氯普胺胆汁淤积型肝炎（图 15-12）
1 个月后引起的慢性胆汁淤积

A. 显示明显的胆管反应和胆汁淤积；B. 铜染色示门管区周围
肝细胞内明显的铜蓄积（红色颗粒）

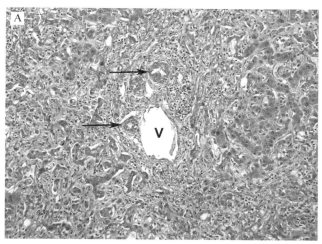

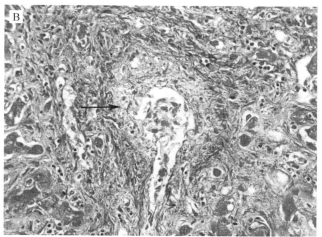

图 15-16　莫西沙星引起的胆管消失综合征（需行肝移植）

A. 全部小-中等大小的门管区无伴行胆管，尽管动脉（箭头示）
和门静脉（V）清晰易见；B. 大部分中央静脉存在静脉闭塞性病变；
如图，淡蓝或红染的疏松结缔组织引起静脉管腔狭窄（箭头示）

三、脂肪变性损伤模式

脂肪变性已经被作为许多 DILD 和毒性损伤的病变之一。在 Popper 分类中，与脂肪变性相关的带状坏死是肝损伤的经典类型之一[11]，也是 APAP 损伤的特征性表现。除了由直接的肝细胞损伤所致外，继发性药物反应也可以引起脂肪变性。例如，药物可以引起体重增加和糖耐受，非酒精性脂肪性肝病（non-alcoholic fatty liver disease，NAFLD）可通过同样的机制引起肝细胞脂肪变。由于 NAFLD 和非酒精性脂肪性肝炎（non-alcoholic steatohepatitis，NASH）在受累人群中患病率高，诊断 DILD 引起的脂肪变性首先要排除上述更常见的病因。

脂肪性肝病的三种主要类型与 DILD 相关（表 15-2 和表 15-5）。少数药物，尤其是皮质激素，与轻度大泡性

脂肪变性相关，脂肪变性可伴有散在点状小叶炎。如果存在胆汁淤积、坏死和显著的炎症，该病例应归为坏死性炎或胆汁淤积型损伤中的一种。药物性脂肪性肝炎具有 NASH 的特征性表现，包括气球样肝细胞损伤、马洛里小体和肝窦周围纤维化（图 15-17，彩图 17）[43,44]。如上所述，在考虑脂肪变性的药物或毒物因素之前，需排除引起脂肪变和脂肪性肝炎的常见原因。在一些病例中，不太可能将药物性损伤和其他病因完全区分。例如，长期以来甲氨蝶呤被认为与脂肪性肝病相关，可以进展为肝硬化。酗酒、肥胖和糖尿病都是引起甲氨蝶呤损伤的危险因素，但是他们本身也会引起同样的病变[45]。甲氨蝶呤相关性损伤更易引起门管区炎症和门管区-门管区纤维化，其症状要比 NAFLD 和 NASH 更典型，但显然损伤类型是重叠的[18,19]。众所周知，胺碘酮可以引起肝硬化，伴有脂肪性肝炎样改变。在胺

碘酮引起的损伤中,马洛里小体在 1 带更多且更常见,而在典型的 NASH 病例则常见于 3 带。其他的差别包括微泡性脂肪变性、胆汁淤积和磷脂增多症。磷脂增多症是一种磷脂蓄积性疾病,螺旋状堆积的磷脂膜积聚于溶酶体内,主要有阳离子和两性分子药物参与其中,包括氨基糖苷类、氯苯那敏、马来酸哌克昔林、5-羟色胺再摄取抑制剂、三苯氧胺和甲硫哒嗪等。磷脂增多症并不是一种毒性损伤,而是对药物的一种适应性反应[46,47]。

表 15-5　微泡性脂肪变性和脂肪性肝炎相关药物举例

微泡性脂肪变性	脂肪性肝炎
阿司匹林(乙酰水杨酸)	胺碘酮
胺碘酮	甲氨蝶呤
地达诺新	心舒宁
司他夫定	雷洛昔芬
四环素类	利培酮
戊丙酸盐	他莫昔芬

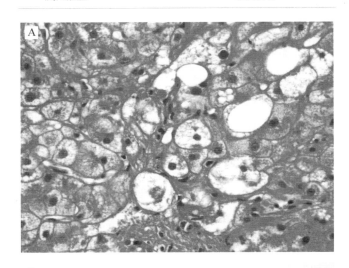

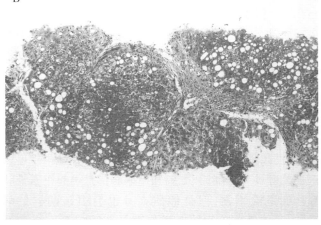

图 15-17　长期进行抗逆转录病毒治疗患者的脂肪性肝炎(没有非酒精性脂肪性肝炎或酒精性肝炎的危险因素)

A. 可见气球样变性和马洛里小体,伴有轻度脂肪变性;B. 纤维架桥形成

微泡性脂肪变性是一种需要与 NAFLD 和 NASH 样损伤加以区别的损伤类型,常由线粒体损伤所致,与乳酸酸中毒和其他器官如胰腺和骨骼肌等损伤相关[48,49]。形态学上,微泡性脂肪变性与大泡性脂肪变性明显不同(图 15-18,彩图 18),在药物和毒素相关的微泡性脂肪变中,肝细胞呈泡沫样改变,含有大量细小的微泡。有时,这些微泡缩入核内,并非一定出现。其他改变包括胆汁淤积和巨大线粒体。微泡性脂肪变性的定义不同于评估肝移植供肝时所用的概念,在移植肝中,微泡的直径小于肝细胞核者称为微泡性脂肪变性,这种类型的脂肪变性可能代表大泡性脂肪变性中的小泡,不会出现真正微泡性脂肪变性的严重后果。只有少数的药物与重度微泡性脂肪变性相关,最常见的是阿司匹林(瑞氏综合征)、核苷类似物(双脱氧腺苷、非阿尿苷和司他夫定)、四环素类

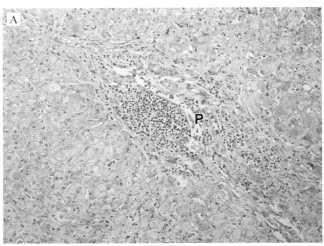

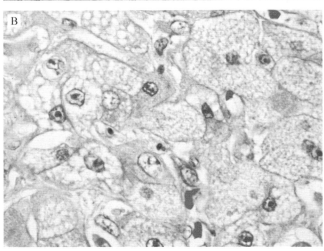

图 15-18　一例慢性乙型肝炎患者因使用非阿尿苷引起的微泡性脂肪变性

A. 低倍镜下,肝细胞苍白,但空泡样变不明显,门管区(P)示慢性肝炎改变;B. 高倍镜下,肝细胞呈泡沫样变性,是微泡性脂肪变性的特征性改变

（金霉素、土霉素和四环素）和丙戊酸。利奈唑胺是一种引起乳酸酸中毒的药物，据新近报道与微泡性脂肪变相关[50]。由于非 DILD 原因的微泡性脂肪变的鉴别诊断谱很窄，所以即使在没有临床资料的情况下，也是强烈提示毒性病因的少数病理学类型之一。

四、血管损伤模式

已经发现药物和其他毒性物质参与了各种血管损伤。有些损伤，如 Budd‑Chiari 综合征和肝窦阻塞综合征（sinusoidal obstruction syndrome，SOS；也称肝小静脉闭塞病，hepatic venoocclusive disease，VOD）与重度肝损伤同时存在；而其他损伤，如肝门管区硬化和结节状再生性增生（nodular regenerative hyperplasia，NRH）则具有更为明显的慢性过程。血管损伤，特别是 SOS，也可能是其他损伤类型的一种表现。总体上讲，同种类药物和中草药参与了血管损伤的整个过程。化疗药可引起 Budd‑Chiari 综合征、NRH、紫癜性肝炎、肝窦扩张和 SOS；性激素则与 Budd‑Chiari 综合征、肝门管区硬化、NRH、紫癜和肝窦扩张相关[40]，但通常不会发生 SOS；含有吡咯双烷类生物碱成分的中草药常与 SOS 有关[51]，而不会引起其他类型的血管损伤。某种特定药物与多重血管损伤相关，提示存在一种影响肝血管树不同部位的共用潜在机制。血栓形成或较大肝静脉内皮损伤可以引起 Budd‑Chiari 综合征。流出道梗阻程度在肝脏不同段之间有所不同，在一些肝段可能引起大量出血和坏死，而在另一些肝段则引起代偿性肥大[52]。从肝脏一个以上的部位进行穿刺活检有助于减少区域性差异而明确诊断[53]。当肝小静脉或肝窦内皮损伤时，就会发生 SOS（图 15‑19，彩图 19）[54]。SOS 中的内皮损伤与 3 带肝窦内的细胞碎屑蓄积有关，包括红细胞渗出并进入 Disse 间隙，以及由于缺血和血流梗阻导致的有毒代谢产物所致的肝细胞坏死。光镜下很难识别肝窦损伤，但肝小静脉的损伤可见。静脉周围有疏松结缔组织聚集，引起管腔狭窄或完全闭塞。静脉闭塞性病变在 Masson 三色染色后特别明显，静脉壁的成熟胶原被染成蓝色，管腔内则充满细胞和被染成红色的未成熟胶原纤维。

紫癜性肝炎是一种少见病变，可见灶状但明显扩张的肝窦，伴有内皮细胞缺失和肝窦网状支架塌陷，仅留下充满血液的囊腔[55,56]。这些囊腔的大小在肉眼或镜下均可见到。相比之下，肝窦扩张是几乎任何能引起肝血流改变的病因所导致的常见改变，包括中央静脉压升高和肝外门静脉血栓形成。几乎所有的

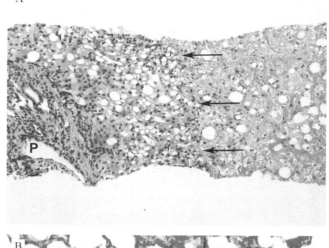

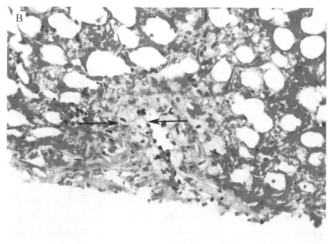

图 15‑19　阿奇霉素和左氧氟沙星治疗后肝窦阻塞综合征伴大片坏死

A. HE 染色显示仅有大片带状坏死，与存活组织（箭头示）的界限清楚；B. Masson 染色示肝窦阻塞综合征的特征性改变，中央静脉几乎完全闭塞，静脉周围出血，箭头示血管腔内分层排列的淡染新生结缔组织。P，门管区

常规穿刺活检组织都可见到轻度的肝窦扩张。在重症病例中，肝细胞板受压，甚至与邻近肝板完全分离（图 15‑20、图 15‑21，彩图 20、彩图 21）。

肝门管区硬化是一种血管损伤，表现为门静脉狭窄或闭塞，引起非肝硬化性门脉高压[57,58]。一些小的门管区内的静脉可以完全消失，而在较大门管区，可见血管管腔部分闭塞，伴有静脉壁平滑肌增生。门静脉损伤在多种肝脏疾病中均有报道，如 PBC、PSC、系统性肥大细胞病和慢性肉芽肿性疾病。门静脉主干闭塞可以引起其供血区肝实质的坏死或萎缩，而较小门静脉的病变则可以引起 NRH[59,60]。看到 NRH 时应仔细观察门静脉，因为肝门管区硬化常很不明显而易漏诊。NRH 可在常规 HE 染色片上识别，但做网状染色最易分辨

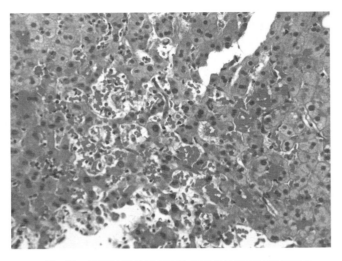

图 15 - 20　长期抗逆转录病毒治疗引起的肝窦扩张伴充血

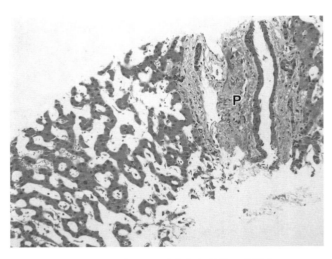

图 15 - 21　试验性化疗药物相关的肝窦扩张

该例患者在使用试验性化疗药物治疗过程中突发性肝大,出现明显的肝窦扩张。P,门管区

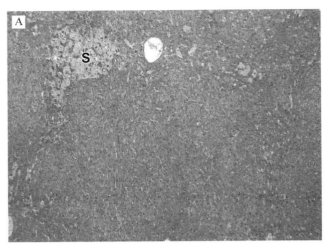

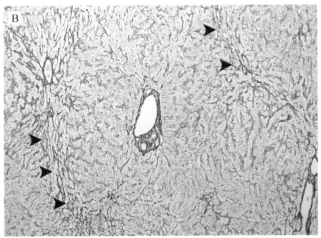

图 15 - 22　奥沙利铂相关的肝窦扩张和结节状再生性增生

A. 常规染色示灶性肝窦(S)扩张;B. 网状染色清晰显示结节状再生性增生,箭头示结节边缘被压缩的肝细胞板

(图 15 - 22、图 15 - 23,彩图 22、彩图 23)。正常肝脏的肝板排列规则,单层肝细胞厚度。而在 NRH 中,肝板厚度有规律的增加,2 层肝细胞厚度的肝板与变窄的 1 层肝细胞厚度的肝板带交替存在。这种病变的结节性特点很难在活检标本上识别,但是肝板厚度的这种规律性的改变是有诊断意义的。最近,多篇报道认为化疗药物奥沙利铂与 NRH 和其他类型的血管损伤相关[61]。

五、肝细胞改变和色素沉积

多种色素和其他的肝细胞胞质改变可见于 DILD(图 15 - 24~图 15 - 27,彩图 24~彩图 27,表 15 - 6)。糖原累积症值得一提,患者表现为肝脾大和氨基转移酶升高。显微镜下,肝细胞弥漫肿胀,胞质呈玻璃样、淡蓝灰色(图 15 - 24,彩图 24)。PAS 染色强阳性、淀粉酶消化后,染色全部消失[62]。可见轻度脂肪变性,炎症轻微或无。尽管重度的糖原累积症与 1 型糖尿病患者的氨基转移酶升高有关[63],但与患者大剂量皮质激素治疗的相关性也有报道[64]。骨髓或干细胞移植后,糖原累积症引起的氨基转移酶升高易与 GVHD 的肝脏表现相混淆。如果活检可排除 GVHD,患者可从减少类固醇剂量获益。糖原累积症并不一定会引起严重不良后果,在糖尿病引起的糖原累积症病例中,如果合理控制葡萄糖浓度,则症状迅速逆转。

某些病例出现肝脏相关酶学指标升高,但活检组织改变轻微,可能偶有散在的小叶炎症灶、轻度脂肪变、散在的门管区炎症,或罕见凋亡肝细胞。这些改变不足以明确损伤类型,可以描述为轻度非特异性改变或轻度反应性肝炎。由于病变轻微,难以将其归因于药物性损伤;相反,有可能是适应性改变的一部分。其他与适应性改变相关的细胞学改变也可出现,如光面内质网增生

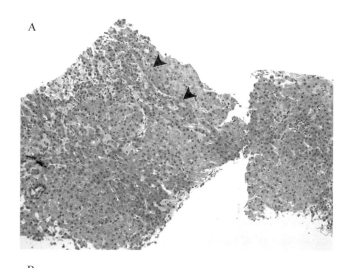

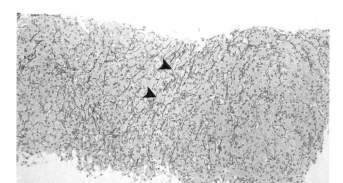

图 15-23　抗逆转录病毒治疗引起的结节状再生性增生

　　A. 穿刺活检组织很难诊断结节状再生性增生，HE 染色提示肝窦改变（箭头示）；B. 网状染色显示轻微但具有特征性的肝细胞板的宽度变化（箭头示结节清晰的边界）

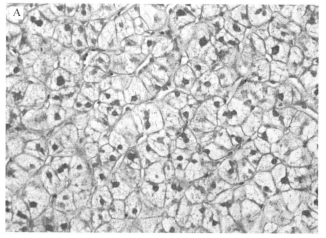

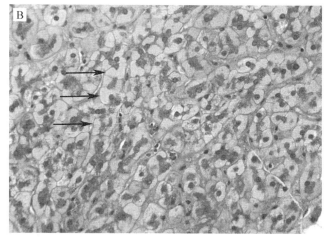

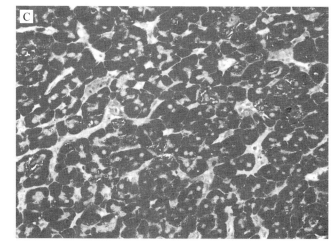

图 15-24　疑似移植物抗宿主病大剂量皮质激素治疗相关的糖原累积病

　　糖原累积病可以表现为弥漫的胞质透明变（A）或包涵体样毛玻璃样肝细胞改变（B，箭头示）；C. PAS 染色强阳性

引起的弥漫性肝细胞毛玻璃样变性[65]或弥漫性脂褐素沉积（图 15-25，彩图 25）[66]。对这类病例，可以在密切监测下继续使用必要的药物。

表 15-6　DILD 相关色素及肝细胞胞质改变

药　物	组 织 学 改 变
氯丙嗪、苯妥英、苯巴比妥及其他	肝细胞胞质弥漫性毛玻璃样改变，与光面内质网增生有关，是一种适应性改变
氰胺和移植后免疫抑制剂	PAS 阳性，抗淀粉酶的毛玻璃样肝细胞胞质包涵体
皮质激素	糖原沉积，淡染的糖原湖聚积引起肝细胞肿胀
金复合物	库普弗细胞内黑色颗粒状色素沉积，类似于静脉注射吸毒者巨噬细胞内钛沉积
二氧化钛	库普弗细胞内反光的染色不良的灰褐色颗粒
抗逆转录病毒药物、氯丙嗪及其他	脂褐素沉积，粗大的颗粒状脂褐素沉积于肝细胞内，遍布于肝腺泡

　　DILD，药物性肝病；PAS，过碘酸-雪夫氏染色

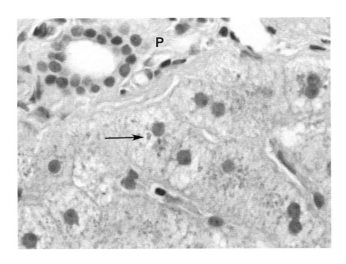

图 15 - 25 抗逆转录病毒治疗后的脂褐素沉积症

脂褐素颗粒(箭头示)较正常脂褐素颗粒大,散布于整个肝小叶(图示为门管区,P)

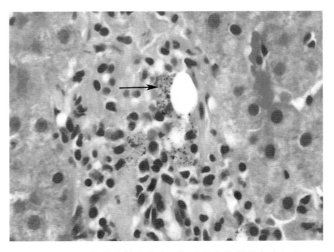

图 15 - 26 静脉注射吸毒者肝细胞黑色颗粒状色素沉积

用于稀释药物的物质在静脉注射吸毒者体内形成黑色颗粒状色素沉积(箭头示)

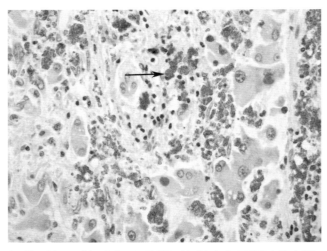

图 15 - 27 巨噬细胞内二氧化钍聚积 (该患者死于肝血管肉瘤)

六、药物和毒素相关肿瘤

对各种肝脏良性和恶性肿瘤主要是关注其与流行病学的相关性,因为药物和毒物相关肿瘤与散发肿瘤在组织学上无明显区别。各种肿瘤及其与药物的相关性见表 15 - 7。局灶性结节性增生(focal nodular hyperplasia,FNH)与口服避孕药之间是否有相关性仍有争议[67],尽管有人认为后者可以增加 FNH 的发病风险[68]。有研究认为 FNH 起源于导致局部动脉血流量增加的血管畸形。FNH 与巴德 - 基亚里综合征(Budd - Chiari syndrome,BCS)有相关性,因此不难理解,口服避孕药引起的亚临床血栓形成与某些 FNH 有关。肝细胞腺瘤和肝癌与长期服用性激素的关系更为明确[40,69]。最近研究证实肝细胞腺瘤至少有四种不同的分子亚型,但是目前为止,各种亚型都同样与服用口服避孕药相关。

表 15 - 7 肝脏肿瘤与药物和毒素的相关性

肿　瘤	相　关　性
局灶性结节性增生	与长期口服避孕药的相关性尚存争议
肝细胞腺瘤	雄激素、避孕性类固醇、达那唑
肝细胞癌	雄激素、砷剂、避孕药、二氧化钍
胆管癌	雄激素、避孕药、二氧化钍
血管肉瘤	雄激素、砷剂、避孕药、二氧化钍、氯乙烯

肝穿刺活检评估 DILD

与很多慢性肝脏疾病不同,肝活检并非评估 DILD 所必需,因为没有评估 DILD 病理学特点的单一诊断标准谱。然而,病理医师常常需要面对的问题就是组织学改变是否与 DILD 表现一致,似乎这是仅有一个标准答案的简单问题。尽管如此,仍筛选出一些通过肝穿刺活检评估的组织学特点,更常见于 DILD[3]。这些改变包括不常见的炎细胞浸润,尤其是嗜酸性粒细胞和肉芽肿;带状或大面积坏死;真性微泡性脂肪变以及像在 SOS 中见到的重度血管损伤。如果存在混合型或多种类型的损伤,例如,脂肪性肝炎伴胆汁淤积或慢性肝炎伴胆汁淤积等,需高度怀疑药物性损伤(图 15 - 28,彩图 28)。然而,上述组织学改变的全部或绝大多数都应有相应的非药物性解释,需要加以排除再做出 DILD 的诊断。

因此,病理医师的工作就是明确活检组织上的组织学改变是否能够用患者的已知疾病加以充分解释。这项工作从对活检组织进行仔细的、不带偏见的、广开思路的检查开始。应降低做特殊染色或其他检查的门槛

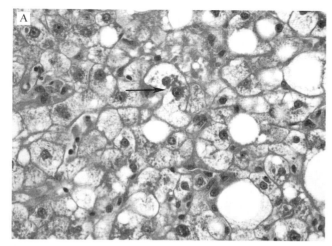

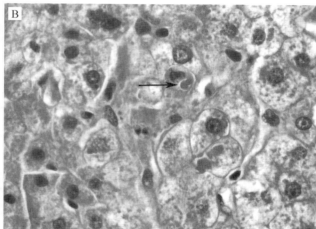

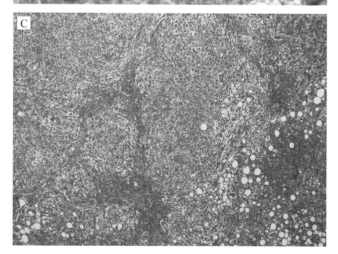

图 15-28　复合性损伤类型需高度怀疑药物或毒物损伤

　　本例为阿夫唑嗪药物损伤,存在脂肪性肝炎(A,箭头示肝细胞气球样变伴马里洛小体)和胆汁淤积(B,箭头示)改变,后者在非酒精性脂肪性肝炎中不会出现。该患者无脂肪性肝炎的危险因素,但 Masson 染色示晚期纤维化(C),提示慢性损伤先于阿夫唑嗪引起的胆汁淤积型损伤

表 15-8　应用特殊检查和其他方法评估 DILD 的组织病理学

染　色	在 DILD 中应用
Masson 三色ᵃ	鉴别坏死塌陷与纤维化、识别闭塞的血管
铁ᵃ	区分不同的色素(铁、脂褐素或胆汁);胆汁在淡粉色复染后保留茶绿色
铜(罗丹宁)ᵃ	慢性胆汁淤积时铜沉积;胆汁经淡蓝色复染后呈现绿色
网状纤维ᵃ	结节状再生性增生、网状支架带状坏死性塌陷、紫癜样扩张
PAS	明确糖原累积;可作为脂肪的阴性染色;突显坏死或纤维化区域的肝细胞
D-PAS	抗淀粉酶包涵体;某些胆汁和脂褐素也显色
胆汁	黄色衬染下胆汁染成绿色
油红 O、苏丹黑	脂肪染色;必须在组织处理前的固定或冰冻组织上做
抗酸、乌洛托品银染、沃辛-斯塔里嗜银染色	在肉芽肿病例中排除微生物
CK-7 和 CK19(Ipox)	标记胆管和胆小管;CK-7 也在胆汁淤积肝细胞上着色
泛素(Ipox)	标记马洛里小体
腺病毒、CMV、HSV (Ipox)	免疫染色排除特殊病毒感染
EBER(原位杂交)	排除 EB 病毒相关性肝炎
电镜	需将 1～2 mm 组织立即固定于戊二醇;有助于评估线粒体损伤、磷脂增多症

　　CK-7/19,角蛋白,Ⅱ型细胞骨架蛋白 7/19;CMV,巨细胞病毒;DILD,药物性肝病;EBV,EB 病毒;HSV,单纯疱疹病毒;Ipox,免疫过氧化酶染色;PAS,过碘酸-雪夫氏染色。ᵃ这些染色是评估 DILD 必需的核心染色

　　所得结果应该是一种损伤模式(如果可能的话仅为一种)以及损伤程度。这时,患者的临床病史、实验室资料和影像学发现可以解释病理学改变。有时在做肝活检时临床检查可能还没有完成,在这种情况下,病理学自身提示了 DILD 的可能性,但在考虑 DILD 前需进行鉴别诊断。病理医师了解患者的用药史至关重要,至少应包括治疗持续的时间。活检前 6 个月内所有服用的药物和中草药都要考虑到。有些损伤直到疗程结束后才出现,尤其是抗生素,治疗结束和症状出现之间可能存在一个延迟期。根据药物列表和损伤模式对可能的药物进行评估,其他的特殊信息可检索文献获得。此时,综合考虑各种可能性和已知的损伤模式,很多药物都有可能被排除。大体上,这种因果关系分析过程与活检关系不大,但是有了组织病理学信息的精细分析会使结果更精确、更令人信服。最终的病理报告要描述损伤模式和主要组织学特征的严重程度,还要附上备注,注明某些或所有观察到的病变与药物性损伤的可能关系。如果可以,需给出高度怀疑药物的名称,然而作为一个

以帮助明确分析病理学表现(表 15-8)。应对每种细胞成分(肝细胞、胆管和胆小管、血管、肝窦内皮细胞和炎细胞)和每个腺泡的区带以及门管区进行系统评估。最终,

开放的诊断问题,得出有关病因的结论需留有一定的余地。

结 论

DILD 的肝脏病理学评估对于肝脏病理学家来说是最具挑战性的领域之一。恰当的评估需要对非药物性肝脏病理学有广泛和深入的了解,包括常见肝脏疾病的不常见表现以及由系统性疾病引起的继发性肝脏损伤模式。由于缺乏具有病理学资料的大系列病例报道,确定每种药物的特征性损伤模式非常困难。尽管存在这些局限性,根据能与临床印象相匹配的病理学表现,肝活检显示的损伤模式仍能做出鉴别诊断。对炎症程度的直接观察有助于指导临床制订治疗策略。总之,肝活检是了解 DILD 病理生理学特征的有力工具,同时可以提示或除外某种特定药物或毒物在患者肝脏病变中是否起作用。

致 谢

图 15-1~图 15-6,图 15-8,图 15-12~图 15-16,图 15-19,图 15-23 和图 15-28 及相应彩图的显微照片引自药物性肝损伤网络(DILIN)病例。DILIN 研究由国家糖尿病、消化系统和肾脏病研究所资助。网站 https://dilin.dcri.duke.edu/publications-1 提供了有关 DILIN 资助来源、场所、研究者、共同研究者、合作者以及研究人员的完整列表。

(董辉 译 丛文铭 于乐成 校)

参考文献

[1] Popper H. The role of the human pathologist in the management of drug induced hepatic injury. Hum Pathol 1975 Nov; 6 (6): 649 - 651.

[2] Kleiner DE. The pathology of drug-induced liver injury. Semin Liver Dis 2009 Nov; 29(4): 364 - 372.

[3] Goodman ZD. Drug hepatotoxicity. Clin Liver Dis 2002 May; 6(2): 381 - 397.

[4] Ramachandran R, Kakar S. Histological patterns in druginduced liver disease. J Clin Pathol 2009 Jun; 62(6): 481 - 492.

[5] Tang W. Drug metabolite profiling and elucidation of druginduced hepatotoxicity. Expert Opin Drug Metab Toxicol 2007 Jun; 3(3): 407 - 420.

[6] Labbe G, Pessayre D, Fromenty B. Drug-induced liver injury through mitochondrial dysfunction: mechanisms and detection during preclinical safety studies. Fundam Clin Pharmacol 2008 Aug; 22(4): 335 - 353

[7] Roenigk Jr. HH, Auerbach R, Maibach HI, Weinstein GD. Methotrexate in psoriasis: revised guidelines. J Am Acad Dermatol 1988 Jul; 19(1 Pt 1): 145 - 156.

[8] Moreira RK, Chopp W, Washington MK. The concept of hepatic artery-bile duct parallelism in the diagnosis of ductopenia in liver biopsy samples. Am J Surg Pathol 2011 Mar; 35(3): 392 - 403.

[9] Nakanuma Y, Tsuneyama K, Harada K. Pathology and pathogenesis of intrahepatic bile duct loss. J Hepatobiliary Pancreat Surg 2001; 8(4): 303 - 315.

[10] Visser K, Katchamart W, Loza E, Martinez-Lopez JA, Salliot C, Trudeau J, et al. Multinational evidence-based recommendations for the use of methotrexate in rheumatic disorders with a focus on rheumatoid arthritis: integrating systematic literature research and expert opinion of a broad international panel of rheumatologists in the 3E Initiative. Ann Rheum Dis 2009 Nov 25; 68 (7): 1086 - 1093.

[11] Popper H, Rubin E, Cardiol D, Schaffner F, Paronetto F. Druginduced liver disease: a penalty for progress. Arch Intern Med 1965 Feb; 115: 128 - 136.

[12] Zimmerman HJ. Hepatotoxicity: the adverse effects of drugs and other chemicals on the liver. 2nd ed. Philadelphia: Lippincott Williams & Wilkins; 1999.

[13] Suzuki A, Brunt EM, Kleiner DE, Miquel R, Smyrk TC, Andrade RJ, et al. The use of liver biopsy evaluation in discrimination of idiopathic autoimmune hepatitis versus druginduced liver injury. Hepatology 2011 Jun 14; 54: 931 - 939.

[14] Hennes EM, Zeniya M, Czaja AJ, Pares A, Dalekos GN, Krawitt EL, et al. Simplified criteria for the diagnosis of autoimmune hepatitis. Hepatology 2008 Jul; 48(1): 169 - 176.

[15] Russo MW, Scobey M, Bonkovsky HL. Drug-induced liver injury associated with statins. Semin Liver Dis 2009 Nov; 29 (4): 412 - 422.

[16] Dujovne CA, Chan CH, Zimmerman HJ. Sulfonamide hepatic injury. Review of the literature and report of a case due to sulfamethoxazole. N Engl J Med 1967 Oct 12; 277(15): 785 - 788.

[17] Benjamin SB, Goodman ZD, Ishak KG, Zimmerman HJ, Irey NS. The morphologic spectrum of halothane-induced hepatic injury: analysis of 77 cases. Hepatology 1985 Nov-Dec; 5(6): 1163 - 1171.

[18] Aponte J, Petrelli M. Histopathologic findings in the liver of rheumatoid arthritis patients treated with long-term bolus methotrexate. Arthritis Rheum 1988 Dec; 31(12): 1457 - 1464.

[19] Kremer JM, Lee RG, Tolman KG. Liver histology in rheumatoid arthritis patients receiving long-term methotrexate therapy. A prospective study with baseline and sequential biopsy samples. Arthritis Rheum 1989 Feb; 32(2): 121 - 127.

[20] Sharp JR, Ishak KG, Zimmerman HJ. Chronic active hepatitis and severe hepatic necrosis associated with nitrofurantoin. Ann Intern Med 1980 Jan; 92(1): 14 - 19.

[21] Bjornsson E, Talwalkar J, Treeprasertsuk S, Kamath PS, Takahashi N, Sanderson S, et al. Drug-induced autoimmune hepatitis: clinical characteristics and prognosis. Hepatology 2010 Jun; 51(6): 2040 - 2048.

[22] Lewis JH, Mullick F, Ishak KG, Ranard RC, Ragsdale B, Perse RM, et al. Histopathologic analysis of suspected amiodarone hepatotoxicity. Hum Pathol 1990 Jan; 21(1): 59 - 67.

[23] Farah M, Al Rashidi A, Owen DA, Yoshida EM, Reid GD. Granulomatous hepatitis associated with etanercept therapy. J Rheumatol 2008 Feb; 35(2): 349 - 351.

[24] Kleiner DE. Granulomas in the liver. Semin Diagn Pathol 2006 Aug-Nov; 23(3 - 4): 161 - 169.

[25] Brown M, Schubert T. Phenytoin hypersensitivity hepatitis and mononucleosis syndrome. J Clin Gastroenterol 1986 Aug; 8(4): 469 - 477.

[26] Gan TE, Van der Weyden MB. Dapsone-induced infectious mononucleosis-like syndrome. Med J Aust 1982 Apr 17; 1 (8): 350 - 351.

[27] Mullick FG, Ishak KG. Hepatic injury associated with

diphenylhydantoin therapy. A clinicopathologic study of 20 cases. Am J Clin Pathol 1980 Oct; 74(4): 442 - 452.

[28] Suh N, Liapis H, Misdraji J, Brunt EM, Wang HL. Epstein-Barr virus hepatitis: diagnostic value of in situ hybridization, polymerase chain reaction, and immunohistochemistry on liver biopsy from immunocompetent patients. Am J Surg Pathol 2007 Sep; 31(9): 1403 - 1409.

[29] Purtilo DT, Sakamoto K. Epstein-Barr virus and human disease: immune responses determine the clinical and pathological expression. Hum Pathol 1981 Aug; 12(8): 677 - 679.

[30] Snover DC, Horwitz CA. Liver disease in cytomegalovirus mononucleosis: a light microscopical and immunoperoxidase study of six cases. Hepatology 1984 May-Jun; 4(3): 408 - 412.

[31] Larson AM. Acetaminophen hepatotoxicity. Clin Liver Dis 2007 Aug; 11(3): 525 - 548 [vi].

[32] Clark R, Borirakchanyavat V, Davidson AR, Thompson RP, Widdop B, Goulding R, et al. Hepatic damage and death from overdose of paracetamol. Lancet 1973 Jan 13; 301(7794): 66 - 70.

[33] Holt MP, Cheng L, Ju C. Identification and characterization of infiltrating macrophages in acetaminophen-induced liver injury. J Leukoc Biol 2008 Dec; 84(6): 1410 - 1421.

[34] Vuppalanchi R, Hayashi PH, Chalasani N, Fontana RJ, Bonkovsky H, Saxena R, et al. Duloxetine hepatotoxicity: a caseseries from the drug-induced liver injury network. Aliment Pharmacol Ther 2010 Nov; 32(9): 1174 - 1183.

[35] Puls F, Agne C, Klein F, Koch M, Rifai K, Manns MP, et al. Pathology of flupirtine-induced liver injury: a histological and clinical study of six cases. Virchows Arch 2011 Jun; 458(6): 709 - 716.

[36] Velayudham LS, Farrell GC. Drug-induced cholestasis. Expert Opin Drug Saf 2003 May; 2(3): 287 - 304.

[37] Marinelli RA, Lehmann GL, Soria LR, Marchissio MJ. Hepatocyte aquaporins in bile formation and cholestasis. Front Biosci 2011; 17: 2642 - 2652.

[38] Ludwig J, Kim CH, Wiesner RH, Krom RA. Floxuridine-induced sclerosing cholangitis: an ischemic cholangiopathy? Hepatology 1989 Feb; 9(2): 215 - 218.

[39] Lefkowitch JH. Bile ductular cholestasis: an ominous histopathologic sign related to sepsis and "cholangitis lenta." Hum Pathol 1982 Jan; 13(1): 19 - 24.

[40] Ishak KG. Hepatic lesions caused by anabolic and contraceptive steroids. Semin Liver Dis 1981 May; 1(2): 116 - 128.

[41] Crawford AR, Lin XZ, Crawford JM. The normal adult human liver biopsy: a quantitative reference standard. Hepatology 1998 Aug; 28(2): 323 - 331.

[42] Castellano G, Moreno-Sanchez D, Gutierrez J, Moreno-Gonzalez E, Colina F, Solis-Herruzo JA. Caustic sclerosing cholangitis. Report of four cases and a cumulative review of the literature. Hepatogastroenterology 1994 Oct; 41(5): 458 - 470.

[43] Farrell GC. Drugs and steatohepatitis. Semin Liver Dis. 2002; 22(2): 185 - 194.

[44] Stravitz RT, Sanyal AJ. Drug-induced steatohepatitis. Clin Liver Dis 2003 May; 7(2): 435 - 451.

[45] Nyfors A, Poulsen H. Liver biopsies from psoriatics related to methotrexate therapy. 1. Findings in 123 consecutive nonmethotrexate treated patients. Acta Pathol Microbiol Scand [A] 1976 May; 84(3): 253 - 261.

[46] Reasor MJ, Hastings KL, Ulrich RG. Drug-induced phospholipidosis: issues and future directions. Expert Opin Drug Saf 2006 Jul; 5(4): 567 - 583.

[47] Anderson N, Borlak J. Drug-induced phospholipidosis. FEBS Lett 2006 Oct 9; 580(23): 5533 - 5540.

[48] Fromenty B, Pessayre D. Inhibition of mitochondrial betaoxidation as a mechanism of hepatotoxicity. Pharmacol Ther 1995; 67(1): 101 - 154.

[49] Pessayre D, Mansouri A, Haouzi D, Fromenty B. Hepatotoxicity due to mitochondrial dysfunction. Cell Biol Toxicol 1999; 15(6): 367 - 373.

[50] De Bus L, Depuydt P, Libbrecht L, Vandekerckhove L, Nollet J, Benoit D, et al. Severe drug-induced liver injury associated with prolonged use of linezolid. J Med Toxicol 2010 Sep; 6(3): 322 - 326.

[51] Chojkier M. Hepatic sinusoidal-obstruction syndrome: toxicity of pyrrolizidine alkaloids. J Hepatol 2003 Sep; 39(3): 437 - 446.

[52] Feaux de Lacroix W, Runne U, Hauk H, Doepfmer K, Groth W, Wacker D. Acute liver dystrophy with thrombosis of hepatic veins: a fatal complication of dacarbazine treatment. Cancer Treat Rep 1983 Sep; 67(9): 779 - 784.

[53] Bismuth H, Sherlock DJ. Portasystemic shunting versus liver transplantation for the Budd-Chiari syndrome. Ann Surg 1991 Nov; 214(5): 581 - 589.

[54] DeLeve LD, Shulman HM, McDonald GB. Toxic injury to hepatic sinusoids: sinusoidal obstruction syndrome (venoocclusive disease). Semin Liver Dis 2002 Feb; 22(1): 27 - 42.

[55] Karasawa T, Shikata T, Smith RD. Peliosis hepatis. Report of nine cases. Acta Pathol Jpn 1979 May; 29(3): 457 - 469.

[56] Larrey D, Freneaux E, Berson A, Babany G, Degott C, Valla D, et al. Peliosis hepatis induced by 6-thioguanine administration. Gut 1988 Sep; 29(9): 1265 - 1269.

[57] Mikkelsen WP, Edmondson HA, Peters RL, Redeker AG, Reynolds TB. Extra- and intrahepatic portal hypertension without cirrhosis (hepatoportal sclerosis). Ann Surg 1965 Oct; 162(4): 602 - 620.

[58] Shepherd P, Harrison DJ. Idiopathic portal hypertension associated with cytotoxic drugs. J Clin Pathol 1990 Mar; 43(3): 206 - 210.

[59] Wanless IR. Micronodular transformation (nodular regenerative hyperplasia) of the liver: a report of 64 cases among 2, 500 autopsies and a new classification of benign hepatocellular nodules. Hepatology 1990 May; 11(5): 787 - 797.

[60] Reshamwala PA, Kleiner DE, Heller T. Nodular regenerative hyperplasia: not all nodules are created equal. Hepatology 2006 Jul; 44(1): 7 - 14.

[61] Rubbia-Brandt L, Lauwers GY, Wang H, Majno PE, Tanabe K, Zhu AX, et al. Sinusoidal obstruction syndrome and nodular regenerative hyperplasia are frequent oxaliplatin-associated liver lesions and partially prevented by bevacizumab in patients with hepatic colorectal metastasis. Histopathology 2010 Mar; 56(4): 430 - 439.

[62] Lefkowitch JH, Lobritto SJ, Brown Jr. RS, Emond JC, Schilsky ML, Rosenthal LA, et al. Ground-glass, polyglucosan-like hepatocellular inclusions: a "new" diagnostic entity. Gastroenterology 2006 Sep; 131(3): 713 - 718.

[63] Torbenson M, Chen YY, Brunt E, Cummings OW, Gottfried M, Jakate S, et al. Glycogenic hepatopathy: an underrecognized hepatic complication of diabetes mellitus. Am J Surg Pathol 2006 Apr; 30(4): 508 - 513.

[64] Iancu TC, Shiloh H, Dembo L. Hepatomegaly following shortterm high-dose steroid therapy. J Pediatr Gastroenterol Nutr 1986 Jan; 5(1): 41 - 46.

[65] Klinge O, Bannasch P. The increase of smooth endoplasmatic reticulum in hepatocytes of human liver punctates. Verh Dtsch Ges Pathol 1968; 52: 568 - 573.

[66] Jezequel AM, Librari ML, Mosca P, Novelli G, Lorenzini I, Orlandi F. Changes induced in human liver by long-term anticonvulsant therapy. Functional and ultrastructural data. Liver 1984 Oct; 4(5): 307 - 317.

[67] Mathieu D, Kobeiter H, Cherqui D, Rahmouni A, Dhumeaux D. Oral contraceptive intake in women with focal nodular hyperplasia of the liver. Lancet 1998 Nov 21; 352(9141): 1679 - 1680.

[68] Scalori A, Tavani A, Gallus S, La Vecchia C, Colombo M. Oral

contraceptives and the risk of focal nodular hyperplasia of the liver: a case-control study. Am J Obstet Gynecol 2002 Feb; 186(2): 195 - 197.

[69] Giannitrapani L, Soresi M, La Spada E, Cervello M, D'Alessandro N, Montalto G. Sex hormones and risk of liver tumor. Ann N Y Acad Sci 2006 Nov; 1089: 228 - 236.

[70] Bioulac-Sage P, Rebouissou S, Thomas C, Blanc JF, Saric J, Sa Cunha A, et al. Hepatocellular adenoma subtype classification using molecular markers and immunohistochemistry. Hepatology 2007 Sep; 46(3): 740 - 748.

[71] Ishak K, Baptista A, Bianchi L, Callea F, De Groote J, Gudat F, et al. Histological grading and staging of chronic hepatitis. J Hepatol 1995 Jun; 22(6): 696 - 699.

第16章
药物性肝病的危险因素

Raj Vuppalanchi，Naga Chalasani
美国，印第安纳州，印第安纳波利斯，印第安纳大学医学院

前　言

　　药物性肝损伤（drug-induced liver injury，DILI）虽是由处方药、补充替代药导致的少见的不良事件[1,2]，但应当重视。DILI通常分为两型：可预测性即剂量依赖性的固有型、不可预测性即非剂量依赖性的特异质型[3]。固有型导致的肝损伤一般影响肝小叶的特定结构，通常是可恢复的[4]。这类药物大多在临床前研究中（即上市前）就被否决，因而在市面上难觅影踪。对乙酰氨基酚（acetaminophen，APAP；扑热息痛，paracetamol）是引起固有型肝损伤的典型药物，其作用机制和临床表现将在本书第19章和第20章详细论述。

特异质性DILI（idiosyncratic DILI，IDILI）是在治疗剂量基础上发生的一种非常少见且难以预测的肝损伤[2,5]。

　　IDILI个体差异大，众多药物，包括各种处方药及补充替代药品可导致不同程度的肝损伤，临床表现轻者仅为无症状的生物化学改变，重者可发生肝衰竭[5,6]。IDILI是排他性诊断，在临床工作及临床试验中容易误诊[7]。想要系统地辨别IDILI风险是否由遗传因素介导并非易事[8,9]。目前互联网上进行的DILI工作（第39章）仅能招募已发生了DILI的个体，没有合适的对照组，因而不能用于研究导致DILI的危险因素[5,10-12]。我们对于该领域的了解源于流行病学调查及药物上市后的反馈报告，但它们均仅供参考而非准确

数据[13-15]。Ⅲ期临床试验提供了数量可观的志愿者，然而由于严格的入选标准，其数据不能有力反映人群中 IDILI 的发病率及危险因素。在本章中，我们将在已有文献报道的基础上对 IDILI 发生过程中的非遗传因素进行综述。APAP 导致的肝毒性将在本书第 19 章及第 20 章讨论，DILI 的发病机制中的遗传因素已在本书的第 13 章中讨论。为了方便阐述，我们把 IDILI 相关的非遗传因素分成宿主因素、环境因素及药物因素三个方面（表 16-1）。

表 16-1　特异质性药物性肝损伤 (IDILI) 潜在危险因素

宿主因素	环境因素	药 物 因 素
年龄	酒精	类别效应与交叉致敏作用
合并基础肝病	感染与炎症	日剂量
糖尿病	吸烟	药物相互作用与多重用药
性别		药代动力学
治疗适应证		
营养不良		
肥胖		
妊娠		

宿主危险因素

一、年龄

一般而言，年龄影响是双向的：① 导致儿童和成人 DILI 的药物，多来自药物处方的报告；② 不同年龄对特定药物分子的 DILI 易感性不同。最近美国药物性肝损伤网络（Drug-Induced Liver Injury Network，DILIN）公布的一系列儿科 DILI 案例分析指出，用于治疗癫痫、注意缺陷障碍（伴多动）、精神病的中枢神经药物与一些抗菌药所致的儿童 DILI 非常相似[16]，其中米诺环素和异烟肼是最常见的导致儿童 DILI 的抗菌药物[16]。

婴幼儿对丙戊酸钠所导致的肝损伤很敏感[17]，而阿司匹林导致婴幼儿 Reye 综合征（Reye syndrome）的风险增加[18]。丙戊酸钠对儿童，特别是婴儿的肝毒性可归结于先天性代谢紊乱及遗传缺陷。比如编码 DNA 聚合酶亚单位 γ1（DNA polymerase subunit gamma-1，Pol-γ）的 POLG 基因的杂合子遗传变异与丙戊酸钠所导致肝毒性联系紧密（OR：23.6，95% CI：8.4～65.8，$P = 5.1 \times 10^{-7}$）[19]。尽管不同年龄组服用丙硫氧嘧啶后均可出现肝损伤，但是儿童组对此更加易感、易导致重症甚至致命[20,21]。

随着年龄的增长，异烟肼[22,23]、阿莫西林-克拉维酸[24]、氟烷[25]、红霉素[26]、呋喃妥因[27]、氟氯西林[28]等药的肝损伤风险增加。异烟肼所致的肝毒性表现为年长者发生 DILI 概率更高。美国一所结核病专科诊疗机构研究表明，抗结核药物肝毒性的发生率与年龄增长呈正相关：25～34 岁年龄组为 4.4‰，≥50 岁年龄组为 20.8‰[29]。同样，阿莫西林所致的肝毒性风险也随着年龄的增长而增加；估算肝损伤发生率，较年轻组为 0.13‰，＞65 岁年龄组为 0.32‰[24]。

新近研究结果显示，并非所有 DILI 均为年龄依赖性。发生 DILI 的患者中，年幼者或年长患者未必结局更差[5,16,30]。由 DILIN 进行的一项前瞻性研究发现，在纳入的 1 000 名患者中，年龄增长与发生不良结局没有相关性。与其他年龄组相比，≤18 岁组及≥65 岁组的不良结局发生风险并未增加（未发表）。然而，DILI 的临床表现与年龄有关：年长组常见胆汁淤积型 DILI，而年轻组常见肝细胞型 DILI[30]。我们并不清楚这种与年龄相关的 DILI 临床表现差异是否存在生物学基础，抑或仅是不同年龄对用药的不同反应。

二、性别

许多研究报告中女性 DILI 更为多见。所以一般认为，女性发生 DILI 风险更大[5]。但事实上，在 Shapiro 和 Lewis 所做的系统性回顾中未发现足够证据显示女性全因 DILI 的风险更大[7]。女性 DILI 的高风险，可能源于某些处方药物的报告，而非与性别有关的生物学基础。然而，女性似乎更易遭受某些药物导致的肝损伤，比如双氯芬酸、氟烷、甲基多巴、米诺环素、奈韦拉平、呋喃妥因和四环素（表 16-2）[8,31,32]。尽管双氯芬酸、甲基多巴、米诺环素和呋喃妥因等药物很少导致急性肝损伤，但它们可导致一种类似于自身免疫性肝炎（autoimmune hepatitis，AIH）（多见于女性）的慢性肝脏损伤[33,34]。奈韦拉平是一种强效而广泛使用的抗逆转录病毒药物，它的肝毒性多见于女性，尤其是 CD4$^+$ 细胞计数＞250/mm^3 的女性[3,35]。一项奈韦拉平的临床试验指出，按肝炎症状（无论轻重）出现与否区分，服用奈韦拉平的患者发生肝毒性概率为 4%，而对照组仅为 1%[35]。目前不清楚女性对奈韦拉平肝毒性易感性增加的机制，但可能与女性奈韦拉平的体内清除率较低有关。一项 1 077 人（包括 391 名女性）参加的药代动力学研究发现，奈韦拉平在女性体内清除率较男性约低 14%，且与体重或体重指数（body mass index，BMI）无关[36]。

表 16-2　造成女性肝毒性风险增高的药物

药　物	描　　述
氟烷[109]	女性/男性：2/1；目前已很少在临床使用
双氯芬酸[32]	双氯芬酸导致的一系列慢性肝炎在女性中报道较多
米诺环素[34]	可引起急性肝损伤和慢性肝炎，女性中慢性肝炎者更为常见
四环素[38]	孕妇接受大剂量静脉注射四环素很危险；可导致类似妊娠急性脂肪肝表现的肝脏组织学改变
呋喃妥因[34]	可引起急性肝损伤，其主要特征为类似于自身免疫性肝炎的慢性损伤；所导致的急性和慢性损伤在女性中更常见
甲基多巴[110]	女性/男性：3/1；是引起孕妇药物性肝损伤（DILI）最常见的原因之一
奈韦拉平[35]	导性女性肝损伤风险提高 3 倍

三、妊娠

DILI 不是导致孕妇急性肝损伤的常见原因。抗高血压药物（甲基多巴和肼屈嗪）、抗生素（包括抗逆转录病毒药物）、丙硫氧嘧啶常被视为与孕妇肝损伤相关的药物[37]。除四环素外，妊娠本身并不增加 DILI 风险[38]。四环素一直被认为是增加孕妇肝损伤风险的药物[39]，有报道称严重的肝损伤主要发生在四环素静脉注射剂量大于 1.5 g/d 的情况下[40]。肝脏病理改变为微泡性脂肪变性，类似妊娠急性脂肪肝[41]。大量文献报道，重叠或合并感染人类免疫缺陷病毒（human immunodeficiency virus，HIV）和丙型肝炎病毒（Hepatitis C virus，HCV）的孕妇在接受包含奈韦拉平的抗逆转录病毒治疗方案时，出现肝毒性的风险会增加[35,42]。虽然女性 CD4$^+$ 细胞计数大于 250/mm^3 时奈韦拉平的肝毒性风险会较高，但怀孕本身不增加附加风险[35,43]。

四、营养不良

长期以来，我们认为严重营养不良和蛋白质缺乏会促使药物的肝毒性发生，然而证据仅来自 APAP[44] 和抗结核药物的研究数据[23]。结核病会导致营养不良、低人血白蛋白水平和体重减轻，继而导致抗结核药物肝毒性风险增加[23,45]。新近确诊的获得性免疫缺陷综合征（acquired immunodeficiency syndrome，AIDS）患者，常见严重营养不良和消瘦，因此怀疑他们在使用抗逆转录病毒药物时，肝毒性风险会增加。Ugjagbe 等调查了抗逆转录病毒药物导致肝毒性的风险，得出结论：体重不足是导致药物肝毒性的一个独立危险因素[46]。肉碱缺乏，不是摄入减少的结果，而是由于内源性肉碱合成受到抑制[47]，肉碱缺乏可能通过丙戊酸钠

的介导导致了血氨升高和肝损伤。

五、肥胖

肥胖增加了 APAP、氟烷和甲氨蝶呤的肝毒性[48,49]。在 APAP 和氟烷导致肝毒性的病例分析中，推测肥胖所致的肝脏细胞色素 P450 2E1（cytochrome P450 2E1，CYP2E1）酶活性增加，是肝毒性风险增大的原因[50,51]。肥胖相关性脂肪肝可能是潜在的药物肝毒性风险增加的因素，但其关联尚不明确[52]。一项对 782 例成人急性肝衰竭（acute liver failure，ALF）患者的研究发现，尽管研究人群的肥胖率并不比一般人群高，但以肥胖与否分组后将肥胖组与非肥胖组相比，肥胖组的临床结局更差[53]。该研究中，ALF 的原因，多数是 APAP 或其他药物所致的 DILI，此外还有其他因素[53]。近期进行的前瞻性调查并未显示肥胖与 DILI 表现或严重程度之间存在相关性[5,11]。

六、糖尿病

动物实验证明，糖尿病与某些药物如 APAP、四氯化碳（CCl$_4$）、硫代乙酰胺导致毒性肝损伤的易感性相关，但未有证据显示糖尿病增加了全因 DILI 的风险。在一项超过 80 万退伍军人的流行病学研究中，El-Serag 与 Everhart 发现，平衡了相关协变量后，糖尿病可增加发生 ALF 的风险（RR：1.44，95% CI：1.26～1.63，$P<0.000\ 1$）[54]。然而，受限于研究设计，研究结果不能推断发生 ALF 的原因，亦不能推测 DILI 发生率[54]。糖尿病患者若选择抗结核药或氨甲蝶呤治疗[49]，可能增加其肝损伤风险[52]。Xiao 等在中国进行的一项研究发现，控制了相关协变量后，糖尿病患者使用抗结核药物肝毒性的风险增加[55]。前瞻性研究发现，糖尿病不引起特定的 DILI 生物化学模式，但与 DILI 的严重程度独立相关（OR：2.69，95% CI：1.14～6.45）[5]。

七、合并慢性肝病在内的基础疾病

与一般人群相比，慢性肝病或肝硬化患者，其全因 DILI 风险并不更高。然而，一旦发生 DILI 事件，他们出现肝衰竭甚至死亡的风险更高。关于肝病患者药物安全性评估的资料不多。一项研究发现，高氨基转移酶患者服用他汀类药物，肝毒性风险并未升高[56]。另外几项研究也验证了他汀类药物用于非酒精性脂肪性肝病（nonalcoholic fatty liver disease，NAFLD）或丙型肝炎等基础肝病患者的安全性[57-59]。一项研究对比了基线肝生化指标正常（$n=628$）及升高（$n=210$）的糖

尿病患者在服用罗格列酮后肝毒性的发生率,结果显示,基线氨基转移酶升高患者相较于基线氨基转移酶正常的患者,在治疗后肝生化指标的轻度升高率分别为10%和6.6%($P=0.2$),重度升高的发生率为3%或不发生($P=0.9$),无统计学差异[60]。

一项对248例慢性肝病患者(74例NAFLD和174例HCV)随访6年的小规模前瞻性研究发现,NAFLD患者较HCV患者的DILI发生率更高,分别为2.4%和0%($P<0.05$)[52]。若非样本量小及缺乏正常对照组,这项非常有趣的研究或许能发现某些问题[52]。

多数研究提示,慢性乙型或丙型肝炎病毒感染者(尤其是活动性感染)使用抗结核药物后肝毒性风险增加[61,62]。近期一项前瞻性研究纳入了360例合并慢性乙型病毒性肝炎或慢性丙型病毒性肝炎的活动性结核患者,研究其使用抗结核药所致肝损伤的发病率。多变量COX比例风险回归分析显示,抗结核药导致的疑似肝损伤与高乙型肝炎病毒载量独立相关(HR:2.32,95% CI:1.10～4.89),但与高丙型肝炎病毒载量不相关(HR:1.83,95% CI:0.65～5.20)。对于活动性慢性乙型肝炎患者,在抗结核治疗的同时,服用核苷(酸)类药物治疗,能否减轻抗结核药所致的肝损伤目前尚不清楚。HIV合并乙型肝炎病毒(hepatitis B virus,HBV)或HCV感染的患者在使用高效抗逆转录病毒疗法(highly active antiretroviral therapy,HAART)时,肝脏不良事件的风险增加,对干扰素治疗有效的HIV或HCV感染患者,HAART治疗后发生肝毒性风险显著降低[63]。但是,由于慢性病毒感染也会导致氨基转移酶波动,诊断慢性丙型肝炎患者DILI并非易事[64]。总之,HBV和HCV感染可能增加了抗结核药或HAART治疗患者发生DILI的易感性,但其相关性仍需进一步阐明。近期对一系列重叠或合并HIV、HBV感染患者病例的报道中,HAART治疗6～12周时,患者氨基转移酶水平明显升高,但不管维持治疗或停药后再次治疗,肝生化检查结果均有改善,提示解释这类患者异常的肝生化指标并非那么简单[65]。

八、治疗指征

有文献证实,不同个体对同种药物的肝损伤易感性不一样。例如,使用甲氨蝶呤治疗,银屑病患者发生肝损伤风险较风湿性关节炎患者高[66,67]。不过我们应对年龄、肥胖、糖尿病及服用其他潜在肝毒性药物加以考虑,这些因素会影响结果的可靠性。使用双氯芬酸出现的肝毒性,在治疗骨关节炎的女性患者中较风湿性关

节炎患者更常见[32]。

环境危险因素

一、吸烟

尽管吸烟可诱导某些CYP和N-乙酰转移酶(N-acetyltransferase,NAT),但未见吸烟者IDILI风险加大的文献报道。研究显示吸烟诱导CYP1A2和CYP2E1酶活性增加[69],但未有证据表明吸烟会增加反应底物或加大DILI风险。氟他胺在体内经CYP1A2和CYP3A酶代谢,然而有趣的是,一个氟他胺诱导肝脏损伤的小规模研究却发现,吸烟降低了氟他胺诱导肝毒性风险[70]。

二、饮酒

已有报道证实,饮酒与APAP所致的肝毒性风险相关[71,72],但酒精在IDILI中的作用仍未明确。除了增加高效抗逆转录病毒药物、氟烷、异烟肼和甲氨蝶呤的肝损伤风险外[72],没有证据显示酒精对其他药物有类似影响。国际医学科学组织理事会对药物导致肝损伤的医学裁定中,饮酒与否仍是评判标准之一。大量饮酒会增加长期使用甲氨蝶呤的患者发生肝纤维化和肝硬化的风险[49,73]。长期酗酒后,酒精会诱导肝脏CYP2E1活性,因而增强了抗结核药物的肝毒性。但并非所有研究均显示饮酒与抗结核药肝毒性相关[74,75]。为降低发生肝毒性风险,度洛西汀的商标上已注明"大量饮酒者不宜服用此药",但是没有数据显示酗酒者度洛西汀的肝毒性风险增加。有一项研究竟发现饮酒与DILI的严重程度呈负相关,但由于在研究前12个月的任何酒精摄入都被定义为饮酒,因此作者表示该结果出人意料,其意义尚不确定。

三、感染与炎症

实验数据显示感染和炎症状态可能诱发DILI(详见第10章)。该理论的支持者断定感染和炎症使剂量-反应曲线左移,从而增加肝细胞敏感性,导致肝细胞毒性[76,77]。以致炎剂量的脂多糖(lipopolysaccharide,LPS)处理小鼠后,APAP所致肝毒性的敏感性增加,APAP的剂量-反应(毒性)曲线左移。然而,在新近的一项研究中,以腺病毒感染C57BL/6小鼠,使之发生轻症急性病毒性肝炎,反而降低了APAP的肝毒性风险[79],这与急性病毒性感染时,CYP2E1和CYP1A2活性选择性下调有关。一些文献认为,感染和炎症是

DILI 的诱因。经典例证瑞氏综合征,是由于儿童在急性病毒感染后,使用阿司匹林所致[18]。HIV 感染者在 HAART 治疗之前使用复方磺胺甲噁唑,肝毒性和皮肤反应的发生率高达 20%。但是现在这种现象有了大幅降低,主要是因为 HAART 治疗有效地控制了 HIV 的复制。

药物相关性危险因素

一、日剂量

尽管某些药物,如阿莫西林-克拉维酸、波生坦、双氯芬酸、氟氯西林及他汀类药物,其剂量-毒性关系已被阐明[81,82],人们仍普遍认为 IDILI 是非剂量依赖性且不可预测的[72]。Uetrecht 观察到,给药剂量<10 mg/d 的 个 体 极 少 发 生 特 质 性 药 物 反 应(idiosyncratic drug reaction,IDR);而给药剂量>1 g/d 的个体则恰恰相反[83]。近期一项系统性研究[84]收集了由两个开放的药物数据库提供的数据,并调查了美国口服药物日剂量与肝毒性发生率的关系[85]。结果表明美国处方药中,口服药物的日剂量与肝衰竭、肝移植和 DILI 导致的死亡显著相关(表 16 - 3)[85]。瑞典一项纳入接近 600 例患者的研究显示,摄入药物剂量<10 mg/d、11~49 mg/d、>50 mg/d 的患者,DILI 发生率分别为 9%、14%、77%[86]。西班牙 DILI 登记处的统计结果:77% DILI 患者摄入药物的日剂量>50 mg。据报道,1990~2002 年期间美国接受肝移植的非 APAP 引起的 DILI 患者中,81%是因服用复合药物的剂量>50 mg/d 所致[11]。

表 16 - 3　口服药物日剂量与肝脏不良事件的关系

不良事件	≤10 mg (n = 54)	10~50 mg (n = 83)	≥50 mg (n = 93)	P 值
ALT>3 ULN(n,%)	10(19)	22(27)	29(31)	0.10
黄疸(n,%)	18(33)	33(40)	42(45)	0.16
肝衰竭(n,%)	9(17)	10(12)	30(32)	0.009
死亡(n,%)	6(11)	9(11)	26(28)	0.004
移植(n,%)	0(0)	2(2)	12(13)	0.001

ALT,丙氨酸氨基转移酶;ULN,正常值上限。摘自 Hepatology,2008,47:2003~2009.

二、药代动力学特点

在一项研究中,Lammert C 等密切观察了药代动力学与 DILI 风险的关系。结果显示,在美国最常用的 207 种处方口服药物中,≥50%经肝代谢的复合物与经肝代谢<50%复合物相比,下述不良事件发生率的增加明显相关:ALT>3 ULN(34%:10%,P = 0.007),肝衰竭(28%:9%,P = 0.001),致命性 DILI(23%:4%,P = 0.000 3),但黄疸发生率无显著差异(43%:34%,P = 0.2)[87]。12 种不经肝代谢的复合物(阿伦磷酸钠、苯佐那酯、头孢地尼、头孢罗齐、头孢氨苄、头孢呋辛、加巴喷丁、氢氯噻嗪、二甲双胍、纳多洛尔、利塞膦酸钠和索他洛尔),没有发生肝衰竭、肝移植或者致命性 DILI 的报道[87]。一项分析日剂量和肝代谢效应的研究显示,摄入主要经肝代谢的药物且日剂量≥50 mg 时,其肝毒性发生的风险较其他组别明显增加(表 16 - 4)[87]。Lammert C 等还发现与不经胆道代谢的药物相比,经胆道代谢的药物导致黄疸的概率明显增加(67%:33%,P = 0.000 6)[87]。

三、交叉致敏作用与级联效应

交叉致敏(cross-sensitization)是指化学结构相近的不同药物有导致相同的药物不良反应(adverse drug reaction,ADR)的风险;而类别效应(class effect)是指同一窄谱治疗类别中的不同药物(如 HMG - COA 还原酶抑制剂、大环内酯类或噻唑烷二酮类药物)有导致相同的 ADR 的风险。虽然一些药物的肝毒性与交叉致敏和类别效应有关,但交叉致敏和类别效应不一定是发生 DILI 的主要风险因素。芳香烃类抗惊厥药的超敏反应可能基于共同的作用机制。一些患者使用苯妥英钠和卡马西平可出现交叉致敏[88]。有文献报道药物交叉致敏可发生在卤代烷烃麻醉药[89]、红霉素衍生物[90]、吩噻嗪类[91]和抗炎药[92]之间。也可发生在三环类抗抑郁药,如安咪奈丁和氯丙米嗪[93]、曲米帕明和脱甲丙米嗪[94]之间。但最近的研究显示,抗真菌类药物不会发生交叉致敏。氟康唑和伏立康唑之间,或者泊沙康唑和伏立康唑之间也不会发生交叉肝毒性[96]。

四、药物相互作用与多重用药

一般认为在 DILI 的发病机制中,活性毒性代谢产物的形成至关重要[97,98]。多数药物通过Ⅰ相和(或)Ⅱ相代谢反应进行生物转化。氧化、还原和水解反应是经典的Ⅰ相反应。结合反应,如葡糖苷酸结合和硫酸酯化反应是经典的Ⅱ相反应。Yun 等发现通过酶诱导,某些药物形成的活性代谢产物可改变其他药物的肝毒性[99]。皮质类固醇、苯妥英钠和利福平是 CYP 诱导剂。Steele 等对异烟肼、利福平所致的肝毒性的荟萃分

析显示,联合异烟肼和利福平治疗较单药治疗,患者肝

衰竭的发生率明显增高[100]。

表 16-4　肝代谢程度和不良事件之间的关系^{a,b}

	不良事件发生率				
	ALT>3 ULN ($n = 58$)	黄疸 ($n = 86$)	肝衰竭 ($n = 47$)	肝移植 ($n = 14$)	致死性 DILI ($n = 36$)
主要经肝脏代谢的药物 ($n = 149$)	35%	46%	28%	9%	23%
非主要经肝脏代谢的药物 ($n = 55$)	11%	35%	9%	2%	4%
P 值	0.001	0.2	0.004	0.11	0.001

ALT,丙氨酸氨基转移酶;DILI,药物性肝损伤;ULN,正常值上限。^a百分比代表原始值。^b主要经肝脏代谢的药物较非主要经肝脏代谢的药物有更高的肝脏不良事件报告率,包括 ALT>3 ULN、肝功能衰竭、肝移植或死亡。例如,两者导致 ALT>3 ULN 的比例分别为 35% 和 11%($P =$ 0.001)。引自[87]

利福平是 CYP 酶的诱导剂,可诱导肝微粒体酶,提高异烟肼肝损伤风险发生概率[100,101]。据报道,吡嗪酰胺增强异烟肼的肝毒性[102]。硫利达嗪是 CYP2D6 的强抑制剂,与抑郁药曲唑酮同时服用,可增加曲唑酮的血浆浓度[103]。个案报道称这两种药物合用可导致命性肝损伤[104]。CYP3A4 酶诱导辛伐他汀的代谢,而胺碘酮是 CYP3A4 酶抑制剂,一名 72 岁男性患者的肝脏毒性及横纹肌溶解[105]可能是两药相互作用所致。Lucena 等报道一名 60 岁女性患者在服用非诺贝特后出现了长期的胆汁淤积,作者推测,可能是患者 3 年来长期服用雷洛昔芬,抑制了 CYP3A4,导致了非诺贝特的毒性蓄积和肝毒性[106]。

丙戊酸钠与其他抗惊厥药合用会增加肝毒性的风险,推测可能与中间产物产生增多有关[107,108]。通常当中间产物增多时,其共价结合会阻止与谷胱甘肽(glutathione,GSH)的结合,所以经尿液排泄的 N-乙酰半胱氨酸结合物(N-acetylcysteine conjugates,NAC Ⅰ 和 NAC Ⅱ)会减少[108]。一项研究发现丙戊酸钠与其他抗惊厥药合用的患者中,血清 NAC Ⅰ 和Ⅱ水平升高[108]。这些中间产物代谢清除障碍(如体内的GSH 池减少或遗传变异)可能会导致其在肝内蓄积,并与肝脏蛋白质结合,从而引起肝损伤。但另一研究未能证实丙戊酸钠所致肝毒性与血清或尿液中的 4-烯丙戊酸水平之间存在相关性[109]。

尽管多药联用会增加特定药物不良事件(例如认知缺陷、漏服、误用)的发生率,尤其是在老年人,但鲜有证据能够证实多药联用是 IDILI 的诱因。一项研究发现,两个或以上的潜在肝毒性药物联用,可将 DILI 风险系数提高 6 倍[15]。然而,随后的前瞻性研究并未发现多药联用与 DILI 风险的相关性[112]。在 DILIN 前瞻性研究中,我们观察到发生 DILI 的患者普遍存在多

药联用现象,但联合用药的药物数量与 DILI 的表型、严重程度或结局无关[5]。

结　论

单因素不能解释 DILI 的原因。各种宿主因素,如年龄、性别、妊娠、合并症(肥胖、糖尿病、基础肝病)、营养状况都可通过其特有的方式促进肝损伤的发生。环境因素中,饮酒可能增加某些特定治疗及药物如 HARRT、氟烷、异烟肼和甲氨蝶呤的肝毒性风险。吸烟影响人体内多种参与药物代谢的酶类,但未能证明其与 DILI 相关。目前我们已从诸如日剂量、药代动力学、药物相互作用、多重用药等各种药物因素探究人类发生 DILI 的危险因素,但总体来说,它们对 DILI 的发生影响相当有限。

致　谢

本文提及的相关研究受到美国北卡罗来纳州(N. C.)基金项目(K24 DK072101)资助。过去 3 年多,Chalasani 博士获得了雅培公司、美国尖端生命科学公司、Aegirion 公司、阿斯利康制药有限公司、Biolex 公司、百时美施贵宝公司、吉利德科学公司、J＆J、默克制药公司、葛兰素史克公司、Karo Bio、礼来公司、Medpace(Mochida)、Phenomix、Salix、梯瓦制药工业有限公司、赛诺菲安万特公司、Vertex 公司所提供的关于药物相关肝毒性研究的资助。Vuppalanchi 博士是美国基因泰克公司、Vertex 公司、美国尖端生命科学公司及百时美施贵宝公司在药物肝毒性研究领域的顾问。

(刘映霞 译　于乐成 校)

参考文献

[1] Abboud G, Kaplowitz N. Drug-induced liver injury. Drug Saf 2007; 30; 277 - 294.

[2] Vuppalanchi R, Liangpunsakul S, Chalasani N. Etiology of new-onset jaundice; how often is it caused by idiosyncratic drug-induced liver injury in the United States? Am J Gastroenterol 2007; 102; 558 - 562 [quiz 693].

[3] Zimmerman HJ. The spectrum of hepatotoxicity. Perspect Biol Med 1968; 12; 135 - 161.

[4] Larson AM. Acetaminophen hepatotoxicity. Clin Liver Dis 2007; 11; 525 - 548 [vi].

[5] Chalasani N, Fontana RJ, Bonkovsky HL, et al. Causes, clinical features, and outcomes from a prospective study of druginduced liver injury in the United States. Gastroenterology 2008; 135; 1924 - 1934 [1934 e1 - e4].

[6] Ostapowicz G, Fontana RJ, Schiodt FV, et al. Results of a prospective study of acute liver failure at 17 tertiary care centers in the United States. Ann Intern Med 2002; 137; 947 - 954.

[7] Shapiro MA, Lewis JH. Causality assessment of drug-induced hepatotoxicity; promises and pitfalls. Clin Liver Dis 2007; 11; 477 - 505 [v].

[8] Bell LN, Chalasani N. Epidemiology of idiosyncratic druginduced liver injury. Semin Liver Dis 2009; 29; 337 - 347.

[9] Chalasani N, Bjornsson E. Risk factors for idiosyncratic druginduced liver injury. Gastroenterology 2010; 138; 2246 - 2259.

[10] Fontana RJ, Watkins PB, Bonkovsky HL, et al. Drug-Induced Liver Injury Network (DILIN) prospective study; rationale, design and conduct. Drug Saf 2009; 32; 55 - 68.

[11] Andrade RJ, Lucena MI, Fernandez MC, et al. Drug-induced liver injury; an analysis of 461 incidences submitted to the Spanish registry over a 10-year period. Gastroenterology 2005; 129; 512 - 521.

[12] Suzuki A, Andrade RJ, Bjornsson E, et al. Drugs associated with hepatotoxicity and their reporting frequency of liver adverse events in VigiBase; unified list based on international collaborative work. Drug Saf 2010; 33; 503 - 522.

[13] Bjornsson E, Ismael S, Nejdet S, et al. Severe jaundice in Sweden in the new millennium; causes, investigations, treatment and prognosis. Scand J Gastroenterol 2003; 38; 86 - 94.

[14] Sgro C, Clinard F, Ouazir K, et al. Incidence of drug-induced hepatic injuries; a French population-based study. Hepatology 2002; 36; 451 - 455.

[15] de Abajo FJ, Montero D, Madurga M, et al. Acute and clinically relevant drug-induced liver injury; a population based casecontrol study. Br J Clin Pharmacol 2004; 58; 71 - 80.

[16] Molleston JP, Fontana RJ, Lopez MJ, et al. Characteristics of idiosyncratic drug-induced liver injury in children; results from the DILIN prospective study. J Pediatr Gastroenterol Nutr 2011; 53; 182 - 189.

[17] Dreifuss FE, Santilli N, Langer DH, et al. Valproic acid hepatic fatalities; a retrospective review. Neurology 1987; 37; 379 - 385.

[18] Zimmerman HJ. Effects of aspirin and acetaminophen on the liver. Arch Intern Med 1981; 141; 333 - 342.

[19] Stewart JD, Horvath R, Baruffini E, et al. Polymerase gamma gene POLG determines the risk of sodium valproate-induced liver toxicity. Hepatology 2010; 52; 1791 - 1796.

[20] Rivkees SA. 63 years and 715 days to the "boxed warning"; unmasking of the propylthiouracil problem. Int J Pediatr Endocrinol 2010 [2010. pii; 658267].

[21] Koch L. Therapy; propylthiouracil use associated with severe hepatotoxicity in children. Nat Rev Endocrinol 2010; 6; 416.

[22] Black M, Mitchell JR, Zimmerman HJ, et al. Isoniazid-associated hepatitis in 114 patients. Gastroenterology 1975; 69; 289 - 282.

[23] Sharma SK, Balamurugan A, Saha PK, et al. Evaluation of clinical and immunogenetic risk factors for the development of hepatotoxicity during antituberculosis treatment. Am J Respir Crit Care Med 2002; 166; 916 - 919.

[24] Lucena MI, Andrade RJ, Fernandez MC, et al. Determinants of the clinical expression of amoxicillin-clavulanate hepatotoxicity; a prospective series from Spain. Hepatology 2006; 44; 850 - 856.

[25] Stock JG, Strunin L. Unexplained hepatitis following halothane. Anesthesiology 1985; 63; 424 - 439.

[26] Braun P. Hepatotoxicity of erythromycin. J Infect Dis 1969; 119; 300 - 306.

[27] Stricker BH, Blok AP, Claas FH, et al. Hepatic injury associated with the use of nitrofurans; a clinicopathological study of 52 reported cases. Hepatology 1988; 8; 599 - 606.

[28] Koek GH, Stricker BH, Blok AP, et al. Flucloxacillin-associated hepatic injury. Liver 1994; 14; 225 - 229.

[29] Fountain FF, Tolley E, Chrisman CR, et al. Isoniazid hepatotoxicity associated with treatment of latent tuberculosis infection; a 7-year evaluation from a public health tuberculosis clinic. Chest 2005; 128; 116 - 123.

[30] Lucena MI, Andrade RJ, Kaplowitz N, et al. Phenotypic characterization of idiosyncratic drug-induced liver injury; the influence of age and sex. Hepatology 2009; 49; 2001 - 2009.

[31] Larrey D. Epidemiology and individual susceptibility to adverse drug reactions affecting the liver. Semin Liver Dis 2002; 22; 145 - 155.

[32] Banks AT, Zimmerman HJ, Ishak KG, et al. Diclofenacassociated hepatotoxicity; analysis of 180 cases reported to the Food and Drug Administration as adverse reactions. Hepatology 1995; 22; 820 - 827.

[33] Czaja AJ. Drug-induced autoimmune-like hepatitis. Dig Dis Sci 2011; 56; 958 - 976.

[34] Bjornsson E, Talwalkar J, Treeprasertsuk S, et al. Drug-induced autoimmune hepatitis; clinical characteristics and prognosis. Hepatology 2010; 51; 2040 - 2048.

[35] McKoy JM, Bennett CL, Scheetz MH, et al. Hepatotoxicity associated with long- versus short-course HIV - prophylactic nevirapine use; a systematic review and meta-analysis from the Research on Adverse Drug events And Reports (RADAR) project. Drug Saf 2009; 32; 147 - 158.

[36] Kappelhoff BS, van Leth F, Robinson PA, et al. Are adverse events of nevirapine and efavirenz related to plasma concentrations? Antivir Ther 2005; 10; 489 - 498.

[37] Schoenfeld A, Segal J, Friedman S, et al. Adverse reactions to antihypertensive drugs in pregnancy. Obstet Gynecol Surv 1986; 41; 67 - 73.

[38] Brewer T. Tetracycline hepatotoxicity. Br Med J 1965; 1; 995.

[39] Whalley PJ, Adams RH, Combes B. Tetracycline toxicity in pregnancy. Liver and pancreatic dysfunction. JAMA 1964; 189; 357 - 362.

[40] Schultz JC, Adamson Jr. JS, Workman WW, et al. Fatal liver disease after intravenous administration of tetracycline in high dosage. N Engl J Med 1963; 269; 999 - 1004.

[41] Schenker S. Tetracycline hepatotoxicity. A review. Mater Med Pol 1976; 8; 173 - 176.

[42] Snijdewind IJ, Smit C, Godfried MH, et al. HCV coinfection, an important risk factor for hepatotoxicity in pregnant women starting antiretroviral therapy. J Infect 2012; 64; 409 - 416.

[43] Natarajan U, Pym A, McDonald C, et al. Safety of nevirapine in pregnancy. HIV Med 2007; 8; 64 - 69.

[44] Mitchell SJ, Hilmer SN, Murnion BP, et al. Hepatotoxicity of therapeutic short-course paracetamol in hospital inpatients; impact of ageing and frailty. J Clin Pharm Ther 2011; 36; 327 - 335.

[45] Warmelink I, ten Hacken NH, van der Werf TS, et al. Weight loss during tuberculosis treatment is an important risk factor for drug-induced hepatotoxicity. Br J Nutr 2011; 105: 400-408.

[46] Ugiagbe RA, Malu AO, Bojuwoye BJ, et al. Risk factors for hepatotoxicity after introduction of highly active antiretroviral therapy. Exp Clin Hepatol 2011; 7: 49-56.

[47] Lheureux PE, Penaloza A, Zahir S, et al. Science review: carnitine in the treatment of valproic acid-induced toxicity — what is the evidence? Crit Care 2005; 9: 431-440.

[48] Feher J, Vasarhelyi B, Blazovics A. Halothane hepatitis. Orv Hetil 1993; 134: 1795-1798.

[49] Malatjalian DA, Ross JB, Williams CN, et al. Methotrexate hepatotoxicity in psoriatics: report of 104 patients from Nova Scotia, with analysis of risks from obesity, diabetes and alcohol consumption during long term follow-up. Can J Gastroenterol 1996; 10: 369-375.

[50] Lee SS, Buters JT, Pineau T, et al. Role of CYP2E1 in the hepatotoxicity of acetaminophen. J Biol Chem 1996; 271: 12063-12067.

[51] Jaeschke H, Gores GJ, Cederbaum AI, et al. Mechanisms of hepatotoxicity. Toxicol Sci 2002; 65: 166-176.

[52] Tarantino G, Conca P, Basile V, et al. A prospective study of acute drug-induced liver injury in patients suffering from nonalcoholic fatty liver disease. Hepatol Res 2007; 37: 410-415.

[53] Rutherford A, Davern T, Hay JE, et al. Influence of high body mass index on outcome in acute liver failure. Clin Gastroenterol Hepatol 2006; 4: 1544-1549.

[54] El-Serag HB, Everhart JE. Diabetes increases the risk of acute hepatic failure. Gastroenterology 2002; 122: 1822-1828.

[55] Xiao QH, Deng ZZ, Liu JX, et al. Risk factor analysis of hepatic toxicity of antituberculosis agents. Chin J Antibiot 2004; 29: 760-761.

[56] Chalasani N, Aljadhey H, Kesterson J, et al. Patients with elevated liver enzymes are not at higher risk for statin hepatotoxicity. Gastroenterology 2004; 126: 1287-1292.

[57] Lewis JH, Mortensen ME, Zweig S, et al. Efficacy and safety of high-dose pravastatin in hypercholesterolemic patients with well-compensated chronic liver disease: results of a prospective, randomized, double-blind, placebo-controlled, multicenter trial. Hepatology 2007; 46: 1453-1463.

[58] Vuppalanchi R, Teal E, Chalasani N. Patients with elevated baseline liver enzymes do not have higher frequency of hepatotoxicity from lovastatin than those with normal baseline liver enzymes. Am J Med Sci 2005; 329: 62-65.

[59] Khorashadi S, Hasson NK, Cheung RC. Incidence of statin hepatotoxicity in patients with hepatitis C. Clin Gastroenterol Hepatol 2006; 4: 902-907 [quiz 806].

[60] Chalasani N, Teal E, Hall SD. Effect of rosiglitazone on serum liver biochemistries in diabetic patients with normal and elevated baseline liver enzymes. Am J Gastroenterol 2005; 100: 1317-1321.

[61] Wong WM, Wu PC, Yuen MF, et al. Antituberculosis drugrelated liver dysfunction in chronic hepatitis B infection. Hepatology 2000; 31: 201-206.

[62] Lee BH, Koh WJ, Choi MS, et al. Inactive hepatitis B surface antigen carrier state and hepatotoxicity during antituberculosis chemotherapy. Chest 2005; 127: 1304-1311.

[63] Labarga P, Soriano V, Vispo ME, et al. Hepatotoxicity of antiretroviral drugs is reduced after successful treatment of chronic hepatitis C in HIV-infected patients. J Infect Dis 2007; 196: 670-676.

[64] Ito H, Yoshioka K, Ukai K, et al. The fluctuations of viral load and serum alanine aminotransferase levels in chronic hepatitis C. Hepatol Res 2004; 30: 11-17.

[65] Jain MK, Parekh NK, Hester J, et al. Aminotransferase elevation in HIV/hepatitis B virus co-infected patients treated with two active hepatitis B virus drugs. AIDS Patient Care STDS 2006; 20: 817-822.

[66] Tilling L, Townsend S, David J. Methotrexate and hepatic toxicity in rheumatoid arthritis and psoriatic arthritis. Clin Drug Investig 2006; 26: 55-62.

[67] Amital H, Arnson Y, Chodick G, et al. Hepatotoxicity rates do not differ in patients with rheumatoid arthritis and psoriasis treated with methotrexate. Rheumatology (Oxford) 2009; 48: 1107-1110.

[68] Benowitz NL, Peng M, Jacob III P. Effects of cigarette smoking and carbon monoxide on chlorzoxazone and caffeine metabolism. Clin Pharmacol Ther 2003; 74: 468-474.

[69] Czekaj P, Wiaderkiewicz A, Florek E, et al. Tobacco smokedependent changes in cytochrome P450 1A1, 1A2, and 2E1 protein expressions in fetuses, newborns, pregnant rats, and human placenta. Arch Toxicol 2005; 79: 13-24.

[70] Wada T, Ueda M, Abe K, et al. Risk factor of liver disorders caused by flutamide — statistical analysis using multivariate logistic regression analysis. Hinyokika Kiyo 1999; 45: 521-526.

[71] Schmidt LE, Dalhoff K, Poulsen HE. Acute versus chronic alcohol consumption in acetaminophen-induced hepatotoxicity. Hepatology 2002; 35: 876-882.

[72] Zimmerman HJ. Hepatotoxicity: the adverse effects of drugs and other chemicals on the liver. 2nd ed. Philadelphia: Lippincott Williams & Wilkins; 1999.

[73] Whiting-O'Keefe QE, Fye KH, Sack KD. Methotrexate and histologic hepatic abnormalities: a meta-analysis. Am J Med 1991; 90: 711-716.

[74] Saukkonen JJ, Cohn DL, Jasmer RM, et al. An official ATS statement: hepatotoxicity of antituberculosis therapy. Am J Respir Crit Care Med 2006; 174: 935-952.

[75] Hussain Z, Kar P, Husain SA. Antituberculosis drug-induced hepatitis: risk factors, prevention and management. Indian J Exp Biol 2003; 41: 1226-1232.

[76] Liguori MJ, Ditewig AC, Maddox JF, Luyendyk JP, Lehman-McKeeman LD, Nelson DM, et al. Comparison of TNFα to lipopolysaccharide as an inflammagen to characterize the idiosyncratic hepatotoxicity potential of drugs: trovafloxacin as an example. Int J Mol Sci 2010; 11(11): 4697-4714.

[77] Shaw PJ, Ganey PE, Roth RA. Idiosyncratic drug-induced liver injury and the role of inflammatory stress with an emphasis on an animal model of trovafloxacin hepatotoxicity. Toxicol Sci 2010; 118 (1): 7-18.

[78] Laskin DL, Gardner CR, Price VF, et al. Modulation of macrophage functioning abrogates the acute hepatotoxicity of acetaminophen. Hepatology 1995; 21: 1045-1050.

[79] Getachew Y, James L, Lee WM, et al. Susceptibility to acetaminophen (APAP) toxicity unexpectedly is decreased during acute viral hepatitis in mice. Biochem Pharmacol 2010; 79: 1363-1371.

[80] Gordin FM, Simon GL, Wofsy CB, et al. Adverse reactions to trimethoprim-sulfamethoxazole in patients with the acquired immunodeficiency syndrome. Ann Intern Med 1984; 100: 495-499.

[81] Neuman MG, Malkiewicz IM, Phillips EJ, et al. Monitoring adverse drug reactions to sulfonamide antibiotics in human immunodeficiency virus-infected individuals. Ther Drug Monit 2002; 24: 728-736.

[82] Uetrecht J. Idiosyncratic drug reactions: past, present, and future. Chem Res Toxicol 2008; 21: 84-92.

[83] Kaplowitz N. Idiosyncratic drug hepatotoxicity. Nat Rev Drug Discov 2005; 4: 489-499.

[84] Uetrecht JP. New concepts in immunology relevant to idiosyncratic drug reactions: the "danger hypothesis" and innate immune system.

Chem Res Toxicol 1999; 12: 387 - 395.

[85] Lammert C, Einarsson S, Saha C, et al. Relationship between daily dose of oral medications and idiosyncratic drug-induced liver injury: search for signals. Hepatology 2008; 47: 2003 - 2009.

[86] Russmann S, Kullak-Ublick GA, Grattagliano I. Current concepts of mechanisms in drug-induced hepatotoxicity. Curr Med Chem 2009; 16: 3041 - 3053.

[87] Lammert C, Bjornsson E, Niklasson A, et al. Oral medications with significant hepatic metabolism at higher risk for hepatic adverse events. Hepatology 2010; 51: 615 - 620.

[88] Shear NH, Spielberg SP. Anticonvulsant hypersensitivity syndrome. In vitro assessment of risk. J Clin Invest 1988; 82: 1826 - 1832.

[89] Lewis JH, Zimmerman HJ, Ishak KG, et al. Enflurane hepatotoxicity. A clinicopathologic study of 24 cases. Ann Intern Med 1983; 98: 984 - 992.

[90] Keeffe EB, Reis TC, Berland JE. Hepatotoxicity to both erythromycin estolate and erythromycin ethylsuccinate. Dig Dis Sci 1982; 27: 701 - 704.

[91] Herron G, Bourdo S. Jaundice secondary to promazine, and an analysis of possible cross sensitivities between phenothiazine derivatives. Gastroenterology 1960; 38: 87 - 90.

[92] Andrejak M, Davion T, Gineston JL, et al. Cross hepatotoxicity between non-steroidal anti-inflammatory drugs. Br Med J (Clin Res Ed) 1987; 295: 180 - 181.

[93] Remy AJ, Larrey D, Pageaux GP, et al. Cross hepatotoxicity between tricyclic antidepressants and phenothiazines. Eur J Gastroenterol Hepatol 1995; 7: 373 - 376.

[94] Lucena MI, Carvajal A, Andrade RJ, et al. Antidepressantinduced hepatotoxicity. Expert Opin Drug Saf 2003; 2: 249 - 262.

[95] Spellberg B, Rieg G, Bayer A, et al. Lack of crosshepatotoxicity between fluconazole and voriconazole. Clin Infect Dis 2003; 36: 1091 - 1093.

[96] Foo H, Gottlieb T. Lack of cross-hepatotoxicity between voriconazole and posaconazole. Clin Infect Dis 2007; 45: 803 - 805.

[97] Knowles SR, Uetrecht J, Shear NH. Idiosyncratic drug reactions: the reactive metabolite syndromes. Lancet 2000; 356: 1587 - 1591.

[98] Pessayre D. Role of reactive metabolites in drug-induced hepatitis. J Hepatol 1995; 23(Suppl. 1): 16 - 24.

[99] Yun CH, Okerholm RA, Guengerich FP. Oxidation of the antihistaminic drug terfenadine in human liver microsomes. Role of cytochrome P - 450 3A(4) in N - dealkylation and C - hydroxylation. Drug Metab Dispos 1993; 21: 403 - 409.

[100] Steele MA, Burk RF, DesPrez RM. Toxic hepatitis with isoniazid and rifampin. A meta-analysis. Chest 1991; 99: 465 - 471.

[101] Pessayre D, Bentata M, Degott C, et al. Isoniazid-rifampin fulminant hepatitis. A possible consequence of the enhancement of isoniazid hepatotoxicity by enzyme induction. Gastroenterology 1977; 72: 284 - 289.

[102] Durand F, Bernuau J, Pessayre D, et al. Deleterious influence of pyrazinamide on the outcome of patients with fulminant or subfulminant liver failure during antituberculous treatment including isoniazid. Hepatology 1995; 21: 929 - 932.

[103] Yasui N, Otani K, Kaneko S, et al. Inhibition of trazodone metabolism by thioridazine in humans. Ther Drug Monit 1995; 17: 333 - 335.

[104] Hull M, Jones R, Bendall M. Fatal hepatic necrosis associated with trazodone and neuroleptic drugs. BMJ 1994; 309: 378.

[105] Ricaurte B, Guirguis A, Taylor HC, et al. Simvastatinamiodarone interaction resulting in rhabdomyolysis, azotemia, and possible hepatotoxicity. Ann Pharmacother 2006; 40: 753 - 757.

[106] Lucena MI, Andrade RJ, Vicioso L, et al. Prolonged cholestasis after raloxifene and fenofibrate interaction: a case report. World J Gastroenterol 2006; 12: 5244 - 5246.

[107] Bryant III AE, Dreifuss FE. Valproic acid hepatic fatalities. III. U. S. experience since 1986. Neurology 1996; 46: 465 - 469.

[108] Gopaul S, Farrell K, Abbott F. Effects of age and polytherapy, risk factors of valproic acid (VPA) hepatotoxicity, on the excretion of thiol conjugates of (E)- 2, 4 - diene VPA in people with epilepsy taking VPA. Epilepsia 2003; 44: 322 - 328.

[109] Siemes H, Nau H, Schultze K, et al. Valproate (VPA) metabolites in various clinical conditions of probable VPA - associated hepatotoxicity. Epilepsia 1993; 34: 332 - 346.

[110] Meier Y, Cavallaro M, Roos M, et al. Incidence of druginduced liver injury in medical inpatients. Eur J Clin Pharmacol 2005; 61: 135 - 143.

第17章
药物性肝损伤的生物标志物

Paul B. Watkins

美国,北卡罗来纳州,教堂山,北卡罗来纳大学,Hamner - UNC 药物安全科学研究所

提　纲	
前言	新的生物标志物在临床试验中的应用举例：肝素
肝细胞型 DILI 生物标志物现状	血清蛋白加合物
更理想的 DILI 标志物探索之路	抗肝抗体
代谢组学	淋巴细胞转化试验
转录组学	结论
蛋白质组学	参考文献

前　言

目前,药物性肝损伤(drug-induced liver injury, DILI)的处理和诊断对临床医师依然是一个巨大挑战。大多数可导致 DILI 的药物仅在一小部分患者中引起 DILI,在患者发生 DILI 之前鉴别哪些患者对 DILI 易感实际上是不可能的。准确的 DILI 诊断仅在排除其他可能导致肝损伤的原因之后才能确立,而这可能导致停用引起肝损伤药物的延迟。当一位患者接受多种药物治疗并怀疑发生 DILI 时,确认究竟是哪一种药物引起 DILI 几乎是不可能的,从而可能导致临床医师不必要地停用相关药物,从而将患者置于原有疾病得不到适当治疗的风险之中。此外,即使是可引起临床明显肝损伤的药物,也可导致无症状的血清氨基转移酶升高,并能自然恢复而不必停药。目前临床医师尚难预测此类血清氨基转移酶升高患者的病程,因此可能导致有价值治疗的中断。因此,临床医师需要新的生物标志物来建立可靠的 DILI 诊断,帮助鉴别究竟是哪种药物导致了

DILI,并预测药物诱导的无症状性血清氨基转移酶升高患者的病程。

DILI 也是制药工业面临的一个主要问题,它是导致 FDA 对药物采取调控措施(不能获准进入市场或从市场撤除)的主要器官毒性药物代表[1]。尽管对 DILI 的认知已经加强,但药物很可能在上市以后才首次被发现具有肝毒性。某些药物虽可频繁导致肝酶显著升高,但对肝脏安全性的危害即使有,也很小;这一事实使得对临床试验中传统肝脏化学指标的解释变得复杂化。正因为如此,美国食品和药物管理局(Food and Drugs Administration, FDA)出台了一项指南[2],建议对那些在临床试验中出现血清丙氨酸氨基转移酶(alanine aminotransferase, ALT)升高的患者继续给予治疗,以判断这种肝功能异常是消退还是进展;但同时也规定,若血清 ALT 超过正常值上限 8 倍(upper limit of normal, ULN),则应停药。这一实践指南将受试对象置于某种严重肝损伤的风险之中,因此急需寻找一种可在临床试验中准确和安全地评估新药对肝脏影响的新 DILI 生物标志物。在发生 DILI 时,临床上通常不必

要进行肝活检,单纯为了研究目的而进行肝活检也不合理。因此有必要寻找新的生物标志物以提供关于 DILI 的机械信息,但目前这种信息只能来自肝活检。

药物研究所[3]新近发布的一份白皮书强调了改良 DILI 生物标志物的迫切需要,而许多引人注目的研究工作也在进行之中。这些工作包括以美国为基础的“预测性安全试验联盟(Predictive Safety Testing Consortium,PSTC;网址:http://www.c-path.org/pstc.cfm)”以及欧洲的“基于更安全和更快捷证据的转化倡议(Safer And Faster Evidence-based Translation initiative,SAFE - T;网址:www.imi-safe-t.eu)”。看来,在不久的将来推出许多新的 DILI 生物标志物是可能的。

DILI 的临床和组织学表现可模拟多种其他肝病。特异质性肝细胞型肝损伤通常是最受关注的 DILI,因为这种肝损伤进展很快,在出现黄疸前即可威胁生命。因此,本章将着重叙述发展和确认有关肝细胞型 DILI 的新的生物标志物所具有的前景和面临的挑战。关于 DILI 易感性的遗传性生物标志物将在其他地方进行综述,此处不再赘述。

肝细胞型 DILI 生物标志物现状

至少从 20 世纪 70 年代早期起,检测肝细胞损伤最常用的生物标志物就一直是 ALT 和胆红素。血清 ALT 对检测肝细胞坏死十分敏感,且较天冬氨酸氨基转移酶(aspartate aminotransferase, AST)更为特异[4]。大多数形式的 DILI,AST 水平升高的程度通常较低,且常在 ALT 升高之后升高,所以本章不对 AST 做进一步讨论。虽然 ALT 对肝脏具有相对的特异性,但即使是血清 ALT 水平明显升高,也可能是由于肝细胞坏死以外的原因所致,例如控制不佳的糖尿病所致的糖原在肝细胞的积累[5,6],以及严重厌食症时肝细胞出现的自噬作用[7]。即使是药物引起的血清 ALT 升高,甚至是频频发生的血清 ALT 显著升高,也可能完全是良性的。例如,不论是患者还是健康受试者,应用他克林(tacrine)[8]、肝素[9]及对乙酰氨基酚(acetaminophen, APAP;扑热息痛,paracetamol)[10]均可引起血清 ALT 明显升高;但若服用的药物是推荐剂量,则很少或不可引起临床上重要的肝损伤。这些情况下血清 ALT 的升高在继续应用药物的过程中一般会自然降低,故推测这些背景下出现的 ALT 升高可能反映的是一种适应性进程,而不是肝毒性。这种观点得到了下述研究的佐证:其一是新近在啮齿类动物的研究中发现,血清 ALT 升高可能是因为巨噬细胞功能异常导致血液中 ALT 清除的减少[11];其二是在细胞培养中发现,过氧化物酶体增生物激活受体(peroxisome proliferator-activated receptor, PPAR)拮抗剂可导致丙氨酸氨基转移酶(glutamic-pyruvic transaminase, GPT)基因(编码 ALT)的转录活性增高[12]。然而,血清 ALT 升高至何种程度而不致肝细胞坏死,这在人类仍属推测。

接受可导致临床上重要 DILI 药物治疗的患者,ALT 升高可能十分常见。但 ALT 升高的频度未必与严重肝损伤的风险相关。例如,在接受曲格列酮(troglitazone)治疗的患者中,血清 ALT 升高超过 3 ULN 的比例仅为 1.9%,这一比例在安慰剂对照组为 0.5%[13]。这种差别也可见于羟甲基戊二酰辅酶 A (hydroxy-methyl-glutaryl coenzyme A, HMG - CoA) 抑制剂(他汀类药物),这类药物导致临床上重要 DILI 的风险也很低[14]。而且,在具有潜在肝毒性的药物治疗期间出现的 ALT 升高,大多数在继续暴露于该药物后可恢复正常。这种情况下似乎发生了肝细胞损伤(包括肝细胞坏死),但这些损伤能够在一种被称为“适应性(adaptation)”的过程中得以恢复[15]。异烟肼[16]、曲格列酮[13]、希美加群(ximelagatran)[17]等能导致急性肝衰竭(acute liver failure, ALF)的药物已观察到这种“适应性”例证。至少有一种由异生物质(xenobiotic)诱导的严重肝坏死动物模型在继续暴露于肝毒物后病情得以逆转[18]。以 APAP 刺激啮齿类动物的研究显示,肝毒性可导致包括药物代谢酶[19]和转运子[20]在内的多种基因产物的调节发生改变,这至少部分解释了“适应性”产生的机制。转运子调节的改变还可见于从严重 DILI 中康复的人类肝脏[21],提示类似的适应机制在人类可能也是存在的。

一种被广泛接受的理论是,发生临床上重要 DILI 的患者,代表了那些有 ALT 升高但对肝损伤不能产生适应性反应的亚组患者。目前尚无生物标志物可鉴别良性 ALT 升高和先兆性进展性肝损伤相关的 ALT 升高。不论是个体患者服用已批准上市的药物出现的 ALT 升高,还是在新药临床试验过程中研发者观察到的暂时性 ALT 升高,在从这些数据中判断药物的肝毒性时,均是如此。

Hy Zimmerman 首先提出[22],不论是何种药物导致的肝细胞型损伤,肝细胞型 DILI 出现黄疸的患者至少 10% 可发展为 ALF。这一论断被称为 Hy's 法则 (Hy's Law),并在药物上市后 DILI 患者的登记数据中得以证实[23,24]。联合应用 ALT 和胆红素这两种生物标志物（biomarker），较单用血清 ALT 这一指标更能预测 DILI 患者的结局。FDA 工作人员开发了一种被称为"药物性严重肝损伤评估（evaluation of Drug-Induced Serious Liver Injury，eDISH）"的肝脏安全数据处理工具[25]，包含了临床试验中每位患者血清 ALT 峰值相对于血清总胆红素峰值的图示可视化数据。通过鼠标点击每位特殊患者的标记，就可以观察每位患者的系列肝脏生化指标。eDISH 目前经常被 FDA 用来评估新药的肝脏安全性（John Senior 观点）。

以标准化的和透明的方法来展示和组织临床试验中相关的肝脏安全数据，eDISH 可能代表了这种方法的进展，但仍受限于对 Hy's 法则的依赖。当大量的功能性肝细胞丧失时，胆红素可能仅升高一次，这将置患者于肝衰竭的危险之中（图 17-1）。因此，在这种情况下，血清胆红素并非预测潜在严重肝毒性的生物标志物，反过来也说明已经发生了严重肝中毒。一个理想的生物标志物应在肝损伤进展至出现胆红素升高之前即可预测药物以及患者的肝脏安全性。

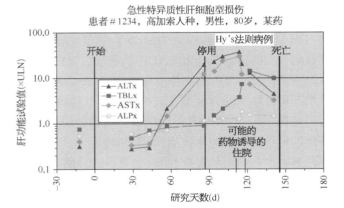

急性特异质性肝细胞型损伤
患者 #1234，高加索人种，男性，80 岁，某药

图 17-1　一例在某新药临床试验中发生致死性肝细胞型肝损伤的患者

　　80 岁男性患者，在应用 X 药物的初期 45 d，肝脏生化检查完全正常。用药第 60 d，出现中度的血清丙氨酸氨基转移酶（ALT）和天冬氨酸氨基转移酶（AST）升高。继续应用试验性药物至第 90 d，血清氨基转移酶显著升高，但血清胆红素仍正常，此时患者停止使用 X 药物。但肝损伤仍继续进展至肝衰竭，患者死亡。该患者直到停用 X 药物许多天后才满足 Hy's 法则标准（血清 ALT>3 ULN 且胆红素>2 ULN）。这一临床试验中的实例表明，在出现 ALT 升高的情况下继续应用某种药物以观察是否出现胆红素升高是危险的，也说明需要新的生物标志物。经 John Senior 惠许。ULN，正常值上限

更理想的 DILI 标志物探索之路

　　理解在进展性和临床重要的 DILI 发病过程中起作用的机制，将有助于发现改良的 DILI 生物标志物，

这种设想看来是合理的。从开始治疗至出现肝损伤之间的潜伏期是急性特异质性 DILI 的特征[26]。目前有三种不相互排斥的机制。

　　第一种机制认为药物对肝细胞的损伤在开始应用药物后迅速启动。损伤的速度超过了肝细胞修复的能力，因此肝细胞的损伤蓄积将随时间增加。在损伤蓄积达到某个关键阈值并导致肝细胞死亡开始之前，损伤将保持亚临床状态。然后，由于固有免疫活化，或仅是因为肝脏的代谢负荷转移至数量减少的已受损肝细胞，导致肝损伤迅速进展。蓄积毒性假说认为，一般最常被作为靶标而受累的细胞器是线粒体[27]。

　　第二种假说是药物治疗以不导致蓄积性肝损伤的方式危害肝细胞，肝脏能够保持健康的表型，直至叠加额外的应激。动物模型显示，对于多种已知可引起患者发生特异质性肝细胞损伤的药物所引起的 DILI，脂多糖（lipopolysaccharide，LPS）或其他炎症启动因子可减轻其引起 DILI 的易感性，从而支持这一假说[28]。不论是蓄积性肝损伤还是二次打击假说，预计肝细胞的亚临床损伤在开始药物治疗后随即发生，推测这种状态在应用不导致严重 DILI 药物的患者中是不会发生的。肝细胞的这种受损状态可导致肝脏释放的特定内源性物质（例如线粒体的代谢产物）发生特征性改变，并在血液或尿液中检测到这种变化。

　　第三种机制认为 DILI 结果来自适应性免疫对肝脏的攻击，这得到遗传学研究领域越来越多的证据支持[29]。有意见认为，除了新抗原之外，适应性免疫应答还需要组织坏死等危险信号的参与[30]。因此，符合逻辑的设想是，启动适应性免疫对肝脏攻击的第一步是肝细胞坏死，而肝细胞坏死又可能源自前述的蓄积性肝损伤和二次打击假说。据此分析，肝毒性药物临床试验中观察到更常见的 ALT 升高可能反映的是非免疫学损伤，除非患者具有合适的 HLA 表型并产生免疫应答。虽然这种假说看似合理，但在临床试验中也有数据支持即使是温和且暂时的 ALT 升高，也可能是由适应性免疫反应所致。例如，拉帕替尼（lapatinib）、鲁米考昔（lumiracoxib）及希美加群导致严重肝损伤的可能性在这些药物上市后才得到认识。这些药物临床试验中每例肝损伤病例的 DNA 均被收集，结果显示相对微弱的和暂时的 ALT 升高均与 HLA 显著相关[31-33]。这提示更常见的温和性血清 ALT 升高可能是由于适应性免疫对肝脏的攻击，且适应性也可能包括对这种免疫学应答的抑制。

　　不论肝损伤是否发生于适应性免疫应答之前，或是

否由适应性免疫应答所致,一个看似合乎逻辑的推断是,肝脏释放了某些信号,即损伤相关分子模式(damage-associated molecular pattern,DAMP)分子[34]。这些信号如果能在血液中被测及,则应当先于明显的肝损伤而存在。而且,如果能被鉴别,则将成为有价值的 DILI 生物标志物。目前有三种方法可用来鉴别这些生物标志物。

代谢组学

可能作为明显肝损伤的先决条件而发生的肝脏亚临床应激,在逻辑上可以改变肝脏持续释放入血的内源性代谢产物的特征。例如,动物实验显示非阿尿苷(fialuridine)[35]、细胞培养显示奈法唑酮(nefazodone)[36]和曲格列酮(troglitazone)[37]均可引起进展性线粒体损伤。这一过程可导致血清或尿液中内源性代谢产物(代谢体,metabolome)的典型改变,这种改变可先于线粒体功能的恶化,直至出现明显的肝细胞损伤和 ALT 释放。而且,代谢体中的这种改变有可能在任何体液(血液、唾液或尿液)中被检测出来,从而有可能从那些能够或将要进展为临床重要肝损伤的肝损伤中识别出导致无害性和暂时性血清 ALT 升高的肝损伤。如果线粒体损伤等过程处于反应性代谢产物堆积等分子特异性事件的下游,则某些代谢性改变对大多数或所有形式的严重 DILI 而言可能是共性的[38]。另一方面,某些改变可能具有药物或药物种类特异性,从而使得这些改变能够用于 DILI 的鉴别诊断。

不论是高分辨率的核磁共振(nuclear magnetic resonance,NMR)还是质谱技术(mass spectral techniques,MST),目前均可用于测定血清、尿液或其他体液中内源性代谢产物成千上万的指纹(fingerprint)[39]。应用这些技术来评估肝损伤发生前、发生时及发生后存在于血清或尿液中的大部分代谢体是可能的。然后可应用模式识别软件鉴别区分不同类型 DILI 的特征性改变,或鉴别那些对 DILI 特别易感的患者。在尚不知晓相关代谢产物特性的情况下(但以后可被检测到),这些技术可用来鉴别具有预测价值的代谢产物痕迹。与在啮齿类动物中进行的许多代谢研究一样,目前已成立的一个行业协会,正在对代谢组学(metabolomics)用于检测或预测啮齿类动物药物毒性(包括 DILI)的可能性进行探讨[41]。例证之一是[42],在以具有毒性的单剂 APAP 进行处理前或处理

后,分析大鼠尿液中的代谢体,应用无偏倚 NMR 法,研究者能够鉴别每只大鼠在 APAP 处理后与肝损伤程度相关的内源性代谢产物的基线(治疗前)尿液代谢体模式。应用治疗前血清或尿液中的代谢体,或结合遗传学信息,以预测暴露于药物后的结果,这种理念被研究者称为“药物代谢组学(pharmacometabonomics)”[42]。药物代谢组学的方法还被用于一种人类 APAP 药物性肝损伤模型的研究[43],分析健康成人志愿者在 APAP 处理前后(4 g/d,共 7 d)每天尿液样品中的代谢体模式。这种 APAP 处理方案使得大约 1/3 患者的血清 ALT 水平超过 2 倍基线值。基线(治疗前)尿液代谢体虽不能预测哪个个体将出现 ALT 升高,但尿液代谢体的改变在开始应用 APAP 后(ALT 升高之前)很快被测及,并与此后 ALT 的升高明确相关。在可导致 DILI 的药物治疗过程中,这种被称为“早期干预药物代谢组学(early intervention pharmacometabonomics)”[43]的方法有望用于鉴定那些将发生肝损伤的患者。还应指出的是,本研究中患者对 APAP 肝毒性的易感性与 APAP 的肝毒性代谢产物 N-乙酰-对苯醌亚胺(N-acetyl-p-benzoquinone imine,NAPQI)无直接关联,正如经尿液排泄的 APAP 硫醚氨酸(mercapturate,即 mercapturic acid)及半胱氨酸轭合物所反映的那样。然而,在一种整合有尿液代谢产物的数学模型种,NAPQI 是 DILI 易感性的一种重要预测因子,NAPQI 产生越多,发生 DILI 的风险也越高。该研究显示了无偏倚代谢组学在评估内源性和药物诱导性生物标志物中的重要价值。

还应当指出的是,有助于 DILI 诊断和处理的血清或尿液中的代谢组学生物标志物有可能来源于细菌。新近一项研究提示[44],结肠菌群的个体间差异可影响患者摄入 APAP 后的代谢路径。在一大群健康成人志愿者中,试验剂量 APAP 的硫酸化程度与尿液中对甲酚硫酸盐(p-cresol sulfate)的清除呈负相关[44]。由于对甲酚仅由结肠菌群产生,因此这种细菌产物进入了门脉循环并在肝脏中与 APAP 竞争硫酸化。结论认为,肠道菌群的差异可显著改变个体对药物的应答,包括对 DILI 的易感性。

尽管代谢组学颇有潜力,但在临床试验中很少用来分析肝毒性。在对临床试验中收集的血清样品进行的一项代谢组学分析中[45],研究人员注意到那些在应用希美加群过程中对 ALT 升高易感的患者,与不易感的患者相比,倾向于拥有较低的丙酮酸水平;希美加群治疗有引起血清丙酮酸进一步下降的倾向。然而,这种观

察结果与 DILI 的内在相关性机制尚未见报道。

总之,对生物体液的代谢组学分析是发现新的 DILI 生物标志物的一种有前途的方法。

转录组学

在啮齿类动物中已明确,肝毒物可导致肝脏转录组(transcriptome)发生改变,某些毒物还可导致肝脏转录组产生特征性改变[或称"识别标志(signature)"][46]。因此,人类 DILI 很可能也存在肝脏转录组的特征性识别标志。而且,转录物识别标志看来还有助于鉴别 DILI 和其他类型的肝损伤,以及从多种用药中识别引起 DILI 的药物。此外,一个合理的假设是 DILI 时肝脏转录组的特征性改变可以预测患者的肝损伤进程或准确评估新药研发过程中真正的肝毒性风险。然而,在 DILI 的诊断或处理方面,肝活检并不总是具有临床适应证。

分析 DILI 过程中转录组改变的另一种方法是应用全血替代肝组织。在啮齿类动物中[47,48],对于经组织学证实的肝损伤而言,全血中转录组的改变可能是比血清 ALT 更敏感、更特异的预测因子。有一项研究显示[49],在 APAP 诱导性 DILI 患者中可观察到类似于在 APAP 中毒的大鼠血液中观察到的转录组改变,提示全血转录组分析可能有其临床应用价值。另一项在健康志愿者中进行的研究显示,服用 4 g 单剂 APAP 后,在全血中检测到与氧化磷酸化相关的基因下调[49]。同时,尿液平均排出乳酸增加,提示肝内的氧化磷酸化下降。虽然这些研究提示全血转录组分析在 DILI 的临床或研究中具有作用,但全血的转录组主要是淋巴细胞来源的。因此,除非是涉及炎症反应的事件,否则不应假定肝脏和全血中的转录组事件与 DILI 具有可靠的关联。新近一项研究即显示,APAP 中毒大鼠的仅一小部分肝脏转录组的改变可在全血中得到类似的反映[50]。新近一项具有潜在重要性的发现是,发生 DILI 时,在循环无细胞血浆中可检测到肝脏来源的 RNA,包括微 RNA(microRNA,miRNA)[51]和全长 mRNA[52,53]。miRNA 是新近发现的一种小 RNA 分子(18~24 nt),主要通过抑制 mRNA 的翻译或促进其降解而调节基因表达。据估计,60%全人类基因的调节受到 miRNA 的影响[54]。在生理情况下,miRNA 以脱落微泡(microvesicles)和外泌体(exosomes)的形式从细胞释放,但同时也释放能稳定 miRNA 并阻止其降解的蛋白质分子[55]。某些 miRNA 基本上仅存在于肝

脏,因此它们在血液中的出现可改善对肝损伤诊断的特异性。就这点而言,研究最深入的 miRNA 是 miR - 122。不论是在啮齿类动物[51]还是人类患者[56,57],均已证明发生 DILI 时血液中的 miR - 122 水平显著升高。这些研究显示,miR - 122 对轻微肝损伤的敏感性高于血清 ALT,并且可能具有更好的肝脏特异性。miR - 122 的半衰期($t_{1/2}$)也短于血清 ALT[56],这有助于随访肝损伤的迅速消退。但是 miR - 122 可能过于敏感,以致会引起对轻微肝损伤不必要的关注。目前尚无证据支持 miR - 122 或其他 miRNA 在 DILI 的诊断或预测方面较血清 ALT 更具优势。一个有趣的发现是,某些肝脏 miRNA(包括 miR - 122)在肝损伤时的调控是存在差异的[58]。循环 miRNA 的特点目前已可用微列阵(microarrays)商业试剂盒进行评估,据此提供对 DILI 的某些机械性认识是可能的。新近一项研究检测了 DILI 期间排泄至大鼠尿液的 miRNA,结果显示其特点随肝毒物的不同而改变[59]。目前尚无在 DILI 患者中应用尿液 miRNA 检测的研究报告。

新近另一项发现是,除了 miRNA 之外,在大鼠的血清中还可测及肝脏来源的全长 mRNA[52,53]。这种循环 RNA 对无处不在的 RNA 降解酶非常稳定,因为它们是以微泡和外泌体的形式由肝细胞主动分泌的(图 17 - 2)。在健康状态下,肝脏是循环 mRNA 池的大量供应者,这在所有器官中可能是独一无二的,这是因为肝窦内皮细胞的小孔为外泌体和大多数微泡向血液循环的排泌提供了通道。在肝损伤期间,由于微泡产生增多,以及存在于肝细胞碎片中并得到保护的 mRNA 也增多,导致循环肝脏 mRNA 浓度升高[52]。而且,大鼠在 APAP 肝损伤和氨基半乳糖(galactosamine)肝损伤期间的循环转录物模式是不同的[52],这一结果支持血液中的 mRNA 特点分析可能有助于 DILI 的鉴别诊断。全长肝脏转录体在循环血浆中的表达程度究竟如何,以及在大鼠中所观察到的结果究竟在多大程度上适用于 DILI 患者,这些问题均需进一步研究。还应指出的是,肝脏来源的外泌体、微泡及细胞碎片含有肝脏蛋白,也是发掘新的 DILI 生物标志物的丰富来源。

蛋白质组学

目前应用的或建议的许多 DILI 生物标志物,包括 ALT,均属于蛋白质。表 17 - 1 列出了建议用于 DILI

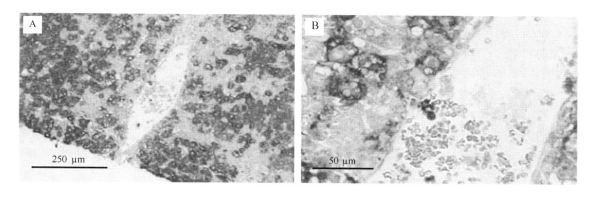

图 17-2　药物性肝损伤时从肝细胞释放的微泡

以 1 g/kg 的 APAP 处理大鼠,24 h 后处死大鼠。核固红复染的肝组织切片,通过原位杂交可检测到白蛋白 mRNA(紫色)。含有白蛋白 mRNA 的微泡也含有数百种其他种类的 mRNA 和微 RNA(miRNA),这些 RNA 分子得到保护而不被降解,可能是有用的药物性肝损伤的生物标志物。图引自[52]。A. 低倍放大的肝组织切片;B. 高倍放大的肝组织切片

和其他肝病诊断的一些血清蛋白质,其中许多标志物在几十年前就已发现,但从来没有正式进入临床应用。Ⅱ型细胞骨架 18(type Ⅱ cytoskeletal 18,CK-18;角蛋白,keratin)、细胞色素 c(cytochrome c)、谷氨酸脱氢酶(glutamate dehydrogenase,GDH)、高迁移率组 B1 蛋白(high mobility group B1 protein,HMGB1)、苹果酸脱氢酶(malate dehydrogenase,MDH)、嘌呤核苷磷酸化酶(purine nucleoside phosphorylase,PNP)以及山梨醇脱氢酶(sorbitol dehydrogenase,SDH)等通常呈

组成型表达,并在肝细胞死亡时被动释放至血液循环。这些蛋白质如果在血清中的水平很高,则支持肝细胞坏死(相对于凋亡)是肝细胞死亡的主要机制。每种生物标志物在有关肝脏特异性、稳定性(血清 $t_{1/2}$)以及动力学范围(健康状态时的基线值与 DILI 时的峰值之差)等个性特点方面,相对于血清 ALT 均有其优势和缺点。但仅凭其中任何一种生物标志物均不太可能足以帮助医师进行 DILI 诊断或预后判断,或在新药研发过程中代表评估肝脏安全的巨大进步。

表 17-1　一些肝细胞型 DILI 血清生物标志物及其相对于血清 ALT 的特点

生物标志物	相对于 ALT 的优势	相对于 ALT 的缺点	参考文献
ALT 同工酶 1 和 2	均用目前测定 ALT 的方法测定,ALT1 更具有肝脏特异性	尚未建立	[93]
GDH	线粒体酶,其释放入血可能是更好的坏死指示剂	尚未建立	[94]
PON1	因生理性分泌减少而观察到 PON1 下降,因此其水平下降可能先于 ALT 或其他渗漏酶的升高	低动力学范围,多态性表达,使得很难建立其正常范围值;在非肝病状态也可观察到下降	[95]
MDH	在肝细胞损伤时释放,可能更敏感	在心脏和骨骼肌也有存在	[96]
PNP	也存在于 Kupffer 细胞和内皮细胞,因此也可能测及对这些细胞的毒性	在心脏和骨骼肌也有存在	[97]
SDH	从多种临床前物种直至人类,SDH 可能更好地反映肝损伤	对其在血清中的稳定性有所关注	[98]
细胞色素 c	对线粒体损伤和凋亡具有特异性	不具有肝脏特异性	[99]
GSTα	对肝小叶中央性损伤更敏感	多态性表达使得难以建立正常的参考范围	[100]
miR-122	具有肝脏特异性、敏感性、动力学范围、半衰期短等特点,可更好地反映肝损伤的消退	敏感性高,有可能引起对轻微和暂时的肝损伤过度关注	[56]
CK-18 片段	在肝细胞凋亡时释放	不具有肝脏特异性	[60]
HMGB1	在肝细胞坏死时释放,其乙酰化形式提示炎症应答	不具有肝脏特异性;乙酰化分析需要质谱技术	[60,61]
胆酸	其升高提示肝功能损伤,先于血清胆红素或 INR 的升高	受饮食和节食等的影响;昼夜水平有差异	[101]

ALT,丙氨酸氨基转移酶;CK-18,Ⅱ型细胞骨架 18,角蛋白;DILI,药物性肝损伤;GDH,谷氨酸脱氢酶;GSTα,谷胱甘肽 S-转移酶 α;HMGB1,高迁移率组 B1 蛋白;INR,国际标准化比率;MDH,苹果酸脱氢酶;PNP,嘌呤核苷磷酸化酶;PON 1,血清对氧磷酶/芳基酯酶 1;SDH,山梨醇脱氢酶

血清中含半胱氨酸的天冬氨酸蛋白水解酶（cysteine-containing aspartate-specific protease，caspase）来源的 CK－18 片段至少在某些形式的 DILI 中可以被测及[57,60-62]。虽然对肝脏并不特异，但在 DILI 事件中发现 CK－18 片段，可以提示发生了肝细胞凋亡[63]。乙酰化形式的 HMGB1 由 Kupffer 细胞等免疫细胞产生。虽然最近有一单项报告提示缺血-再灌注损伤时肝细胞可能促使 HMGB1 乙酰化[64]，但血液循环中出现乙酰化 HMGB1 通常被解释为固有免疫系统的活化[65]。和 CK－18 相似，HMGB1 也不具有肝脏特异性，但在发生 DILI 时测及循环乙酰化 HMGB1，则提示在肝脏中发生炎症反应，而炎症反应可能是导致 DILI 的病因，也可能是 DILI 的后果之一。

考虑到炎症反应至少在某些形式的 DILI 中具有机械学作用（mechanistic role），细胞因子就成为追寻 DILI 的合乎逻辑的生物标志物[66]。疲乏和恶心等肝炎症状可能由某些细胞因子释放入血液循环所致，这些症状的存在可能有助于识别血清 ALT 的良性医学升高，进一步支持了上述思路。例如，异烟肼治疗可导致高达 10% 的患者出现血清 ALT 升高超过 3 ULN。单用异烟肼的患者并不需要常规监测血清 ALT，因为绝大多数这种 ALT 升高可以在不调整治疗方案的情况下自然消退。然而，如果由于循环细胞因子水平的升高使患者感到不适，则出现肝损伤进展的风险将加大[67]。血清特定细胞因子水平的升高有可能显著早于临床症状的出现，从而为改善 DILI 的处理和在新药临床试验中评估肝脏的安全性提供了重要的新的生物标志物。

除了蛋白质类生物标志物的靶向性发现，分析技术的迅猛发展已能够同时探测和测定血清中的数千种蛋白质，即血清蛋白组（serum proteome）。在特定的统计学技术的帮助下，有可能应用这种蛋白组学方法鉴别出特定的蛋白质或蛋白质模式，从而发现有用的新 DILI 生物标志物。由于糖基化和磷酸化等蛋白质处理过程，体内可能存在比代谢产物或转录产物更多的蛋白质分子，这将为发现新的 DILI 生物标志物带来挑战。新近有研究者[68]应用全蛋白组技术（global proteomics techniques）对药物性肝损伤网络（the Drug-Induced Liver Injury Network，DILIN）[69]建立的血清库进行了分析。患者在确诊 DILI 后，于 2 周内采集血清标本。以 40 例健康受试者为对照组，研究者鉴定出 DILI 患者有许多血清蛋白质水平升高。轨迹分析显示，这些蛋白质中有许多是涉及炎症反应和免疫活化通路的组分。该研究未检测来自其他肝病患者的血清。

新的生物标志物在临床试验中的应用举例：肝素

有报道称肝素可导致暂时性的血清 ALT 和 AST 升高，但未见导致临床上重要的肝损伤[9]。推测这种良性酶学升高的机制可能包括酶的肝外来源[70]、肝细胞内酶的诱导[71]、循环中酶的清除减少，和（或）肝细胞膜的改变[72,73]。新近一项研究[57]将 48 例健康男性随机分为若干组，分别皮下注射未分离的肝素（150 U/kg）、依诺肝素钠（enoxaparin sodium，1 mg/kg）、达肝素钠（dalteparin sodium，120 U/kg）或爱都肝素钠（adomiparin sodium，一种新的肝素钠，125 U/kg），每 12 h 一次，共 4.5 d。90% 的患者均观察到无症状性血清 ALT 或 AST 升高。这种血清氨基转移酶的升高还与血清全长 CK－18、GDH、HMGB1 蛋白、miR－122 及 SDH 的升高相关。多种肝脏蛋白和 miR－122 的同时升高证明氨基转移酶的升高来源于肝脏，同时排除了氨基转移酶从血清中清除减少或基因表达增加等潜在机制。CK－18 片段是凋亡的生物标志物，在血液中未被测及。研究者得出结论，认为肝素可导致肝细胞坏死。进一步还发现，miR－122 和 HMGB1 在血清中呈双峰增高，第 1 个峰值对应于最后一剂肝素的应用（第 5 d），第 2 个峰值出现于第 7 d，高于第 5 d 出现的峰值。HMGB1 的初始峰值未发现乙酰化，但在第 2 个峰值平均约 30% 的 HMGB1 发生乙酰化。研究者进一步得出结论，认为肝素可直接导致自限性温和性肝细胞坏死，继发坏死则可能是由于固有免疫应答被激活。考虑到肝素的肝脏安全性已得到确认，这些研究结果非常令人惊讶，不仅表明 DILI 的本质是非常复杂的，也支持这样一种思路，即一种新的生物标志物的确认要求其在多种形式的 DILI 中得到广泛的应用。

血清蛋白加合物

据认为，许多药物通过与特异性肝细胞内蛋白质共价结合形成反应性代谢产物而导致 DILI。在肝细胞死亡时，这些药物－蛋白质加合物（drug：protein adducts）随同其他肝细胞蛋白质进入到血液循环，并可在血清中被测及。若这些加合物的形成在 DILI 的发病机制中具有重要作用，它们即可作为生物标志物帮助进行 DILI 诊断，并鉴别是何种药物引起的 DILI。迄今为止,唯一令人鼓舞的例证是在血清中测及 APAP-蛋白质加合物,从而鉴别出 APAP 是 DILI 的病因[74-77]。APAP-蛋白质加合物在血清有较长的 $t_{1/2}$,长于 APAP 或其初级代谢产物的 $t_{1/2}$,因此在其他 APAP 来源的产物不能继续被检出时,这种加合物仍具有诊断价值[77]。然而,在接受治疗剂量 APAP 的健康成人,以及在没有出现 ALT 升高的人群中,其血清中也可测及低水平的 APAP-蛋白质加合物[78]。既然这种加合物形成自 APAP 的反应性代谢产物,在服用治疗剂量的 APAP 期间,在血清中观察到的加合物看来有可能是在肝细胞内形成,然后释放至血液中。因此,服用治疗剂量 APAP 的个体,如果他/她经受与 APAP 无关的肝损伤(例如急性病毒性肝炎),则有可能也将出现高水平的循环加合物。如果这种情况发生,那么血清加合物的水平有可能升高至诊断 APAP 药物性肝损伤的范围。因此,需要另外的研究去更好地限制 APAP 加合物含量分析的意义。

应当指出的是,对于大多数类型的 DILI,不太可能鉴别出蛋白质加合物生物标志物。APAP 是一种具有剂量依赖性的肝毒素:肝损伤通常仅发生于服用超大剂量的 APAP 之后(>15 g),且蛋白质结合性代谢产物(NAPQI)可反映总代谢产物的 5% 以上。但对可导致 DILI 的大多数药物而言,肝损伤反应是特异质性的,每日很低剂量即可发生。较低水平的循环加合物(如果存在),可能也是检测技术方面的一大挑战。然而,所生成的加合物数量可能足以引发适应性免疫应答,产生可被测及的针对肝脏蛋白的抗体。

抗肝抗体

因替尼酸[79]、双胼屈嗪[80]和氟烷[81]等多种药物引起肝损伤的患者,常特征性地含有针对肝脏蛋白的循环自身抗体[82,83]。抗原蛋白通常是细胞色素 P450(cytochrome P450,CYP),但也可能是其他的药物代谢酶[84-86]。目前的观点是,高反应性代谢产物可以和催化其产生的酶发生共价结合,或损伤这种酶[87]。抗体的产生很可能发生在伴有这些细胞内酶优势释放的肝损伤之后,这些抗体因而可能是与肝损伤机制无关的伴随现象。尽管如此,了解这些循环抗体的特征仍可能获得有用的诊断 DILI 的生物标志物,但尚不清楚为何最近没有关于这些潜在生物标志物的出版文献。

淋巴细胞转化试验

如前面讨论的那样,越来越多的证据显示 DILI 的产生可能源自适应性免疫对肝脏的攻击。这种攻击有可能是由药物或其代谢产物创造的新抗原所活化的细胞毒性 T 细胞介导的。DILI 患者或刚从 DILI 恢复的患者的血液样本在体外暴露于引起 DILI 的药物时,有时会显示淋巴细胞的活化和增殖,从而证实了这种观点[88]。这种淋巴细胞转化可通过多种方法进行测定[89]。淋巴细胞的增殖反映了体内存在针对这种药物的 T 淋巴细胞亚群,能识别这种药物并被活化和增殖。基于这种分析的一个假设是,阳性应答反映了 DILI 存在潜在的免疫发病学机制。当 DILI 患者伴有发热、皮疹和(或)嗜酸细胞增多症时,淋巴细胞转化试验(lymphocyte transformation test,LTT)在多数情况下呈阳性,这一观察结果支持上述假设[90,91]。但在那些缺乏高敏反应表现的 DILI 患者中也可能出现淋巴细胞转化试验阳性[91]。在日本,已有淋巴细胞转化试验的商业试剂盒被广泛用于诊断和鉴别引起 DILI 的药物。有一项报告显示,日本在 1977～2006 年间应用淋巴细胞转化试验对 1 676 例 DILI 患者中的 60% 进行了检测,阳性率为 33%[92]。尽管日本对应用这种试验技术热情高涨,但该试验在其他国家很少开展。

结 论

研发新 DILI 生物标志物的瓶颈不再是检测技术,而是需要适当的、注解良好的组织标本库。以美国为基础的 DILIN[69]已在收集所有登记注册的患者的淋巴细胞、血清和尿液标本,这将成为发现新生物标志物的丰富源泉。然而,由于患者仅是在 DILI 诊断确立后才登记注册,因此 DILIN 目前所收集的各种生物标本在用于寻找新的关于 DILI 诊断和处理的生物标志物时,作用可能是有限的。发现和证实可预测个体易感性的生物标志物,或者可准确和安全地评估肝脏对研发中某种新药的易感性的生物标志物,也将需要收集治疗开始前、治疗中及临床明显 DILI 发生前的生物标本。考虑到 DILI 的复杂性,确认生物标志物可能需要很多生物标本库,这些生物标本库需要从大型前瞻性临床试验中建立,涉及多种疾病人群和多种不同的药物治疗。这一努力需要统一采用标准化的肝脏安全数据库和标准化的生物标本收集及储存方案,这应成为当前制药工业优先考虑的问题。

(于乐成 译 陈成伟 校)

参考文献

[1] Senior JR. Drug hepatotoxicity from a regulatory perspective. Clin Liver Dis 2007; 11: 507 - 524 [vi].

[2] Guidance for Industry: Drug-Induced Liver Injury: Premarketing Clinical Evaluation. 2009. (Accessed at http://www. fda. gov/ downloads/Drugs/GuidanceComplianceRegulatoryInformation/ Guidances/UCM174090. pdf).

[3] Olson S, Robinson, S, Giffin, R. Accelerating the Development of Biomarkers for Drug Safety: Workshop Summary. http:// wwwiomedu/Reports/2009/BiomarkersDrugSafetyaspx

[4] Green RM, Flamm S. AGA technical review on the evaluation of liver chemistry tests. Gastroenterology 2002; 123: 1367 - 1384.

[5] Sayuk GS, Elwing JE, Lisker-Melman M. Hepatic glycogenosis: an underrecognized source of abnormal liver function tests? Dig Dis Sci 2007; 52: 936 - 938.

[6] Olsson R, Wesslau C, William-Olsson T, Zettergren L. Elevated aminotransferases and alkaline phosphatases in unstable diabetes mellitus without ketoacidosis or hypoglycemia. J Clin Gastroenterol 1989; 11: 541 - 545.

[7] Rautou PE, Cazals-Hatem D, Moreau R, et al. Acute liver cell damage in patients with anorexia nervosa: a possible role of starvation-induced hepatocyte autophagy. Gastroenterology 2008; 135(840 - 848): 8 e1 - e3.

[8] Watkins PB, Zimmerman HJ, Knapp MJ, Gracon SI, Lewis KW. Hepatotoxic effects of tacrine administration in patients with Alzheimer's disease. JAMA 1994; 271: 992 - 998.

[9] Carlson MK, Gleason PP, Sen S. Elevation of hepatic transaminases after enoxaparin use: case report and review of unfractionated and low-molecular-weight heparin-induced hepatotoxicity. Pharmacotherapy 2001; 21: 108 - 113.

[10] Watkins PB, Kaplowitz N, Slattery JT, et al. Aminotransferase elevations in healthy adults receiving 4 grams of acetaminophen daily: a randomized controlled trial. JAMA 2006; 296: 87 - 93.

[11] Radi ZA, Koza-Taylor PH, Bell RR, et al. Increased serum enzyme levels associated with Kupffer cell reduction with no signs of hepatic or skeletal muscle injury. Am J Pathol 2011; 179: 240 - 247.

[12] Thulin P, Rafter I, Stockling K, et al. PPARalpha regulates the hepatotoxic biomarker alanine aminotransferase (ALT1) gene expression in human hepatocytes. Toxicol Appl Pharmacol 2008; 231: 1 - 9.

[13] Watkins PB, Whitcomb RW. Hepatic dysfunction associated with troglitazone. N Engl J Med 1998; 338: 916 - 917.

[14] Brown WV. Safety of statins. Curr Opin Lipidol 2008; 19: 558 - 562.

[15] Watkins PB, Seeff LB. Drug-induced liver injury: summary of a single topic clinical research conference. Hepatology 2006; 43: 618 - 631.

[16] Mitchell JR, Long MW, Thorgeirsson UP, Jollow DJ. Acetylation rates and monthly liver function tests during one year of isoniazid preventive therapy. Chest 1975; 68: 181 - 190.

[17] Lee WM, Larrey D, Olsson R, et al. Hepatic findings in longterm clinical trials of ximelagatran. Drug Saf 2005; 28: 351 - 370.

[18] Torti VR, Cobb AJ, Everitt JI, Marshall MW, Boorman GA, Butterworth BE. Nephrotoxicity and hepatotoxicity induced by inhaled bromodichloromethane in wild-type and p53 - heterozygous mice. Toxicol Sci 2001; 64: 269 - 280.

[19] Shayiq RM, Roberts DW, Rothstein K, et al. Repeat exposure to incremental doses of acetaminophen provides protection against acetaminophen-induced lethality in mice: an explanation for high acetaminophen dosage in humans without hepatic injury. Hepatology 1999; 29: 451 - 463.

[20] Aleksunes LM, Campion SN, Goedken MJ, Manautou JE. Acquired resistance to acetaminophen hepatotoxicity is associated with induction of multidrug resistance-associated protein 4 (Mrp4) in proliferating hepatocytes. Toxicol Sci 2008; 104: 261 - 273.

[21] Ros JE, Libbrecht L, Geuken M, Jansen PL, Roskams TA. High expression of MDR1, MRP1, and MRP3 in the hepatic progenitor cell compartment and hepatocytes in severe human liver disease. J Pathol 2003; 200: 553 - 560.

[22] Zimmerman HJ. The spectrum of hepatotoxicity. Perspect Biol Med 1968; 12: 135 - 161.

[23] Bjornsson E, Olsson R. Outcome and prognostic markers in severe drug-induced liver disease. Hepatology 2005; 42: 481 - 489.

[24] Andrade RJ, Lucena MI, Kaplowitz N, et al. Outcome of acute idiosyncratic drug-induced liver injury: long-term follow-up in a hepatotoxicity registry. Hepatology 2006; 44: 1581 - 1588.

[25] Watkins PB, Desai M, Berkowitz SD, et al. Evaluation of druginduced serious hepatotoxicity (eDISH): application of this data organization approach to phase III clinical trials of rivaroxaban after total hip or knee replacement surgery. Drug Saf 2011; 34: 243 - 252.

[26] Verma S, Kaplowitz N. Diagnosis, management and prevention of drug-induced liver injury. Gut 2009; 58: 1555 - 1564.

[27] Jones DP, Lemasters JJ, Han D, Boelsterli UA, Kaplowitz N. Mechanisms of pathogenesis in drug hepatotoxicity putting the stress on mitochondria. Mol Interv 2010; 10: 98 - 111.

[28] Roth RA, Luyendyk JP, Maddox JF, Ganey PE. Inflammation and drug idiosyncrasy — is there a connection? J Pharmacol Exp Ther 2003; 307: 1 - 8.

[29] Daly AK, Day CP. Genetic association studies in drug-induced liver injury. Drug Metab Rev Drug Metab Rev 2012 Feb; 44 (1): 116 - 126.

[30] Liu ZX, Kaplowitz N. Immune-mediated drug-induced liver disease. Clin Liver Dis 2002; 6: 755 - 774.

[31] Singer JB, Lewitzky S, Leroy E, et al. A genome-wide study identifies HLA alleles associated with lumiracoxib-related liver injury. Nat Genet 2010; 42: 711 - 714.

[32] Kindmark A, Jawaid A, Harbron CG, et al. Genome-wide pharmacogenetic investigation of a hepatic adverse event without clinical signs of immunopathology suggests an underlying immune pathogenesis. Pharmacogenomics J 2008; 8: 186 - 195.

[33] Spraggs CF, Budde LR, Briley LP, et al. HLA - DQA1 * 02: 01 is a major risk factor for lapatinib-induced hepatotoxicity in women with advanced breast cancer. J Clin Oncol 2011; 29: 667 - 673.

[34] Adams DH, Ju C, Ramaiah SK, Uetrecht J, Jaeschke H. Mechanisms of immune-mediated liver injury. Toxicol Sci 2010; 115: 307 - 321.

[35] McKenzie R, Fried MW, Sallie R, et al. Hepatic failure and lactic acidosis due to fialuridine (FIAU), an investigational nucleoside analogue for chronic hepatitis B. N Engl J Med 1995; 333: 1099 - 1105.

[36] Dykens JA, Jamieson JD, Marroquin LD, et al. In vitro assessment of mitochondrial dysfunction and cytotoxicity of nefazodone, trazodone, and buspirone. Toxicol Sci 2008; 103: 335 - 345.

[37] Xu JJ, Henstock PV, Dunn MC, Smith AR, Chabot JR, de Graaf D. Cellular imaging predictions of clinical drug-induced liver injury. Toxicol Sci 2008; 105: 97 - 105.

[38] Srivastava A, Maggs JL, Antoine DJ, Williams DP, Smith DA, Park BK. Role of reactive metabolites in drug-induced hepatotoxicity. Handb Exp Pharmacol 2010; 196: 165 - 194.

[39] Robertson DG, Watkins PB, Reily MD. Metabolomics in toxicology: preclinical and clinical applications. Toxicol Sci 2011; 120 (Suppl 1): S146 - S170.

[40] Lindon JC, Nicholson JK, Holmes E, et al. Contemporary issues in toxicology: the role of metabonomics in toxicology and its

evaluation by the COMET project. Toxicol Appl Pharmacol 2003；187：137 - 146.

［41］ Beger RD，Sun J，Schnackenberg LK. Metabolomics approaches for discovering biomarkers of drug-induced hepatotoxicity and nephrotoxicity. Toxicol Appl Pharmacol 2010；243：154 - 166.

［42］ Clayton TA，Lindon JC，Cloarec O，et al. Pharmacometabonomic phenotyping and personalized drug treatment. Nature 2006；440：1073 - 1077.

［43］ Winnike JH，Li Z，Wright FA，Macdonald JM，O'Connell TM，Watkins PB. Use of pharmaco-metabonomics for early prediction of acetaminophen-induced hepatotoxicity in humans. Clin Pharmacol Ther 2010；88：45 - 51.

［44］ Clayton TA，Baker D，Lindon JC，Everett JR，Nicholson JK. Pharmacometabonomic identification of a significant hostmicrobiome metabolic interaction affecting human drug metabolism. Proc Natl Acad Sci USA 2009；106：14728 - 14733.

［45］ Andersson U，Lindberg J，Wang S，et al. A systems biology approach to understanding elevated serum alanine transaminase levels in a clinical trial with ximelagatran. Biomarkers 2009；14：572 - 586.

［46］ Blomme EA，Yang Y，Waring JF. Use of toxicogenomics to understand mechanisms of drug-induced hepatotoxicity during drug discovery and development. Toxicol Lett 2009；186：22 - 31.

［47］ Bushel PR，Heinloth AN，Li J，et al. Blood gene expression signatures predict exposure levels. Proc Natl Acad Sci USA 2007；104：18211 - 18216.

［48］ Umbright C，Sellamuthu R，Li S，Kashon M，Luster M，Joseph P. Blood gene expression markers to detect and distinguish target organ toxicity. Mol Cell Biochem 2010；335：223 - 234.

［49］ Fannin RD，Russo M，O'Connell TM，et al. Acetaminophen dosing of humans results in blood transcriptome and metabolome changes consistent with impaired oxidative phosphorylation. Hepatology 2010；51：227 - 236.

［50］ Zhang L，Bushel PR，Chou J，Zhou T，Watkins PB. Identification of identical transcript changes in liver and whole blood during acetaminophen toxicity：implications for blood toxicogenomics. Toxicology；［Submitted］

［51］ Wang K，Zhang S，Marzolf B，et al. Circulating microRNAs，potential biomarkers for drug-induced liver injury. Proc Natl Acad Sci USA 2009；106：4402 - 4407.

［52］ Wetmore BA，Brees DJ，Singh R，et al. Quantitative analyses and transcriptomic profiling of circulating messenger RNAs as biomarkers of rat liver injury. Hepatology 2010；51：2127 - 2139.

［53］ Miyamoto M，Yanai M，Ookubo S，Awasaki N，Takami K，Imai R. Detection of cell-free，liver-specific mRNAs in peripheral blood from rats with hepatotoxicity：a potential toxicological biomarker for safety evaluation. Toxicol Sci 2008；106：538 - 545.

［54］ Friedman RC，Farh KK，Burge CB，Bartel DP. Most mammalian mRNAs are conserved targets of microRNAs. Genome Res 2009；19：92 - 105.

［55］ Wang K，Zhang S，Weber J，Baxter D，Galas DJ. Export of microRNAs and microRNA - protective protein by mammalian cells. Nucleic Acids Res 2010；38：7248 - 7259.

［56］ Starkey Lewis PJ，Dear J，Platt V，et al. Circulating microRNAs as potential markers of human drug-induced liver injury. Hepatology 2011；54：1767 - 1776.

［57］ Harrill AH，Roach J，Fier I，Eaddy JS，Kurtz CL，Antoine DJ，et al. The effects of heparins on the liver：application of mechanistic serum biomarkers in a randomized study in healthy volunteers. Clin Pharmacol Therapeut 2012；92：214 - 220.

［58］ Fukushima T，Hamada Y，Yamada H，Horii I. Changes of micro-RNA expression in rat liver treated by acetaminophen or carbon tetrachloride — regulating role of micro-RNA for RNA expression. J Toxicol Sci 2007；32：401 - 409.

［59］ Yang X，Greenhaw J，Shi Q，et al. Identification of urinary microRNA profiles in rats that may diagnose hepatotoxicity. Toxicol Sci 2012 Feb；125(2)：335 - 344.

［60］ Antoine DJ，Williams DP，Kipar A，et al. High-mobility group box - 1 protein and keratin - 18，circulating serum proteins informative of acetaminophen-induced necrosis and apoptosis in vivo. Toxicol Sci 2009；112：521 - 531.

［61］ Antoine DJ，Williams DP，Kipar A，Laverty H，Park BK. Diet restriction inhibits apoptosis and HMGB1 oxidation and promotes inflammatory cell recruitment during acetaminophen hepatotoxicity. Mol Med 2010；16：479 - 490.

［62］ Craig DG，Lee P，Pryde EA，Masterton GS，Hayes PC，Simpson KJ. Circulating apoptotic and necrotic cell death markers in patients with acute liver injury. Liver Int 2011；31：1127 - 1136.

［63］ Linder S，Havelka AM，Ueno T，Shoshan MC. Determining tumor apoptosis and necrosis in patient serum using cytokeratin 18 as a biomarker. Cancer Lett 2004；214：1 - 9.

［64］ Dhupar R，Klune JR，Evankovich J，et al. Interferon regulatory factor 1 mediates acetylation and release of high mobility group box 1 from hepatocytes during murine liver ischemiareperfusion injury. Shock 2011；35：293 - 301.

［65］ Pisetsky DS，Jiang W. Role of Toll-like receptors in HMGB1 release from macrophages. Ann N Y Acad Sci 2007；1109：58 - 65.

［66］ Laverty HG，Antoine DJ，Benson C，Chaponda M，Williams D，Kevin Park B. The potential of cytokines as safety biomarkers for drug-induced liver injury. Eur J Clin Pharmacol 2010；66：961 - 976.

［67］ Nolan CM，Goldberg SV，Buskin SE. Hepatotoxicity associated with isoniazid preventive therapy：a 7-year survey from a public health tuberculosis clinic. JAMA 1999；281：1014 - 1018.

［68］ Bell LN，Vuppalanchi R，Watkins PB，et al. Serum proteomic profiling in patients with drug-induced liver injury. Alimentary Phamarcology and Therapeutics 2012；Mar；35(5)：600 - 612.

［69］ Hoofnagle JH. Drug-Induced Liver Injury Network（DILIN）. Hepatology 2004；40：773.

［70］ van der Wiel HE，Lips P，Huijgens PC，Netelenbos JC. Effects of short-term low-dose heparin administration on biochemical parameters of bone turnover. Bone Miner 1993；22：27 - 32.

［71］ Levy SW. Effects of heparin in vivo on lysosomal enzymes in rat plasma. Can J Biochem 1967；45：1145 - 1151.

［72］ Girolami B，Prandoni P，Rossi L，Girolami A. Transaminase elevations in patients treated with unfractionated heparin or low molecular weight heparin for venous thromboembolism. Clin Appl Thromb Hemost 1998；4：126 - 128.

［73］ Shilo S，Abraham AS，Breuer R，Sonnenblick M. Hypertransaminasemia with subcutaneous heparin therapy. Isr J Med Sci 1981；17：1133 - 1135.

［74］ Webster PA，Roberts DW，Benson RW，Kearns GL. Acetaminophen toxicity in children：diagnostic confirmation using a specific antigenic biomarker. J Clin Pharmacol 1996；36：397 - 402.

［75］ Davern 2nd TJ，James LP，Hinson JA，et al. Measurement of serum acetaminophen-protein adducts in patients with acute liver failure. Gastroenterology 2006；130：687 - 694.

［76］ James LP，Capparelli EV，Simpson PM，et al. Acetaminophenassociated hepatic injury：evaluation of acetaminophen protein adducts in children and adolescents with acetaminophen overdose. Clin Pharmacol Ther 2008；84：684 - 690.

［77］ James LP，Letzig LG，Simpson PM，et al. Pharmacokinetics of acetaminophen protein adducts in adults with acetaminophen overdose and acute liver failure. Drug Metab Dispos 2009；8：1779 - 1784.

［78］ Heard KJ，Green JL，James LP，et al. Acetaminophen-cysteine adducts during therapeutic dosing and following overdose. BMC Gastroenterol 2011；11：20.

［79］ Homberg JC，Andre C，Abuaf N. A new anti-liver-kidney microsome antibody（anti-LKM2）in tienilic acid-induced hepatitis.

Clin Exp Immunol 1984; 55; 561 - 570.

[80] Bourdi M, Larrey D, Nataf J, et al. Anti-liver endoplasmic reticulum autoantibodies are directed against human cytochrome P - 450IA2. A specific marker of dihydralazine-induced hepatitis. J Clin Invest 1990; 85; 1967 - 1973.

[81] Nguyen C, Rose NR, Njoku DB. Trifluoroacetylated IgG4 antibodies in a child with idiosyncratic acute liver failure after first exposure to halothane. J Pediatr Gastroenterol Nutr 2008; 47; 199 - 202.

[82] Watkins PB. Antimicrosomal antibodies; what are they telling us? Hepatology 1991; 13; 385 - 387.

[83] Beaune PH, Lecoeur S, Bourdi M, et al. Anti-cytochrome P450 autoantibodies in drug-induced disease. Eur J Haematol Suppl 1996; 60; 89 - 92.

[84] RobinMA, Le RoyM, Descatoire V, Pessayre D. Plasma membrane cytochromes P450 as neoantigens and autoimmune targets in drug-induced hepatitis. Journal of Hepatology 1997; 26; 23 - 30.

[85] Obermayer-Straub P, Strassburg CP, Manns MP. Target proteins in human autoimmunity; cytochromes P450 and UDP - glucuronosyltransferases. Canadian Journal of Gastroenterology 2000; 14; 429 - 439.

[86] Manns MP, Obermayer-Straub P. Cytochromes P450 and uridine triphosphate-glucuronosyltransferases; model autoantigens to study drug-induced, virus-induced, and autoimmune liver disease. Hepatology 1997; 26; 1054 - 1066.

[87] Beaune P, Dansette PM, Mansuy D, et al. Human antiendoplasmic reticulum autoantibodies appearing in a druginduced hepatitis are directed against a human liver cytochrome P - 450 that hydroxylates the drug. Proc Natl Acad Sci USA 1987; 84; 551 - 555.

[88] Pichler WJ, Tilch J. The lymphocyte transformation test in the diagnosis of drug hypersensitivity. Allergy 2004; 59; 809 - 820.

[89] Merk HF. Diagnosis of drug hypersensitivity; lymphocyte transformation test and cytokines. Toxicology 2005; 209; 217 - 220.

[90] Schreiber J, Zissel G, Greinert U, Schlaak M, Muller-Quernheim J. Lymphocyte transformation test for the evaluation of adverse effects of antituberculous drugs. Eur J Med Res 1999; 4; 67 - 71.

[91] Maria VA, Victorino RM. Diagnostic value of specific T cell reactivity to drugs in 95 cases of drug induced liver injury. Gut 1997; 41; 534 - 540.

[92] Takikawa H, Murata Y, Horiike N, Fukui H, Onji M. Druginduced liver injury in Japan; an analysis of 1676 cases between 1997 and 2006. Hepatol Res 2009; 39; 427 - 431.

[93] Lindblom P, Rafter I, Copley C, et al. Isoforms of alanine aminotransferases in human tissues and serum — differential tissue expression using novel antibodies. Arch Biochem Biophys 2007; 466; 66 - 77.

[94] O'Brien PJ, Slaughter MR, Polley SR, Kramer K. Advantages of glutamate dehydrogenase as a blood biomarker of acute hepatic injury in rats. Lab Anim 2002; 36; 313 - 321.

[95] Rodrigo L, Hernandez AF, Lopez-Caballero JJ, Gil F, Pla A. Immunohistochemical evidence for the expression and induction of paraoxonase in rat liver, kidney, lung and brain tissue. Implications for its physiological role. Chem Biol Interact 2001; 137; 123 - 137.

[96] Kawai M, Hosaki S. Clinical usefulness of malate dehydrogenase and its mitochondrial isoenzyme in comparison with aspartate aminotransferase and its mitochondrial isoenzyme in sera of patients with liver disease. Clin Biochem 1990; 23; 327 - 334.

[97] Fukuda M, Yokoyama H, Mizukami T, et al. Kupffer cell depletion attenuates superoxide anion release into the hepatic sinusoids after lipopolysaccharide treatment. J Gastroenterol Hepatol 2004; 19; 1155 - 1162.

[98] Horney BS, Honor DJ, MacKenzie A, Burton S. Stability of sorbitol dehydrogenase activity in bovine and equine sera. Vet Clin Pathol 1993; 22; 5 - 9.

[99] Tarantino G, Colao A, Capone D, et al. Circulating levels of cytochrome c, gamma-glutamyl transferase, triglycerides and unconjugated bilirubin in overweight/obese patients with non-alcoholic fatty liver disease. J Biol Regul Homeost Agents 2011; 25; 47 - 56.

[100] Giffen PS, Pick CR, Price MA, Williams A, York MJ. Alphaglutathione S-transferase in the assessment of hepatotoxicity — its diagnostic utility in comparison with other recognized markers in the Wistar Han rat. Toxicol Pathol 2002; 30; 365 - 372.

[101] Thompson MB. Bile acids in the assessment of hepatocellular function. Toxicol Pathol 1996; 24; 62 - 71.

第18章
因果关系评估

▼

M. Isabel Lucena, Camilla Stephens, Miren García-Cortés, Raúl J. Andrade

西班牙,马拉加,马拉加医学院,维多利亚圣母大学医院,马拉加大学生物医学研究所；
巴塞罗那,肝病与消化疾病生物医学研究中心(CIBERehd)

前　言

　　药物性肝损伤(drug-induced liver injury，DILI)是几乎所有药物或异生物均有可能诱导的多样化的不良反应。尽管近些年学界对 DILI 的临床表现和决定因素有了更进一步的认识,但对于医疗专业人员来说仍然面临很多挑战。对于临床医师,所面临的主要问题是缺乏可靠和敏感的生物学标志物来区分 DILI 和其他原因导致的肝损伤。因此,肝毒性的诊断仍然依赖于间接证据,包括：药物暴露的信息及排除其他引起肝功能损害的原因。这个繁琐的过程需要有一个系统的处理

方法：因果关系评估法,该方法的应用为我们的诊断带来益处,可以提高诊断的一致性。因果关系评估方法的用处在于它可以将临床医师的怀疑转换成量化指标来进行比较。一旦发生肝脏不良反应,它们还可以突出其特性引起临床医师注意。目前,已有几种用于 DILI 诊断的因果关系评估方法,每种方法都有其优缺点。然而,因为肝毒性的诊断仍然缺乏统一公认的金标准,所以目前为止仍然没有哪一种因果关系评估方法得到了充分验证。因此,除非有可靠的 DILI 诊断生物标志物出现,因果关系评估方法既不会被消除,也不会有量化标准,而最终限制它的科学价值。

　　为了努力提高对不良肝脏反应的鉴别并获得可靠的

DILI 流行病学及发病机制信息,全球开展了大规模 DILI 病例登记。西班牙 DILI 注册网站(www. spanishdili. uma. es),建于 1994 年,是一个多中心合作网站,拥有前瞻性 DILI 病例的巨大数据库[1]。美国的药物性肝损伤网站(DILI network,DILIN;http://dilin. duke. edu)创建于 2003 年,主要是为了研究 DILI 的病因[2]。此外,还有国际药物性肝损伤联盟(International Drug Induced Liver Injury Consortium,IDILIC)是由英国协调并获得国际严重不良反应协会支持建立的(www. saeconsortium. org)。西班牙 DILI 注册网站最近将其工作扩展到了南美洲,初步形成了一个新的分支网站:拉丁美洲 DILI 网站[3]。通过药物警戒系统收集肝损伤病例的网站也已经建立,如瑞典不良药物反应咨询协会[4]、EUDRAGENE 项目(www. eudragene. org)[5]。这些协作网络为 DILI 在一般定义、诊断标准、术语学和提高因果关系评估方面达成一致标准提供了机会。在最近一次国际临床研究研讨会上,DILI 评估的相应措施被制订,大会集中于 DILI 研究中的命名和术语的标准化问题,共有几家 DILI 注册网站的代表参加了大会[6]。

诊断所需临床条件

1990 年,肝损伤定义是指血清碱性磷酸酶(alkaline phosphatase,ALP)、丙氨酸氨基转移酶(alanine aminotransferase,ALT)、结合胆红素水平高于正常值上限(ULN)的 2 倍[7]。然而,由于非酒精性脂肪肝的发病率上升,使得中度 ALT 升高并不像当初认为的那样罕见,而且一些药物可导致的无症状和可逆性 ALT 升高(2 ULN<ALT<5 ULN)并表现出对药物的适应。这就促使一些临床医师、科学家以及由 IDILIC 支持的国际 DILI 工作组根据需要制定新的 DILI 诊断标准。经过讨论,最终达成共识的是:将 ALT 升高超过正常值上限的 5 倍或者 3 倍(5 ULN 或 3 ULN),并同时出现总胆红素>2 ULN 为诊断 DILI 的临界值(Hy's 法则)。ALP>2 ULN 被认为是诊断 DILI 比较合理的标准,所以没有更改。如果患者在开始使用药物治疗之前已经出现肝功能生化学异常,则需用患者在使用可疑药物前的 ALT、ALP 及总胆红素的平均基线水平替代 ULN。制定更为严格的 DILI 诊断标准是期望能通过排除不相关和临床不重要的肝损伤的病例,以降低假阳性病例数[8]。

肝毒性的绝对诊断只能是出现所谓的 A 型反应,即剂量依赖型。在这样的病例中,肝脏损害的严重程度与药物的血药浓度密切相关,依此可做出诊断。在临床工作中,对乙酰氨基酚(acetaminophen,APAP)是唯一引起肝功能损伤严重程度与其剂量大小有密切关系的市售药物。相反,大多数肝毒性表现为特异质性的不良药物反应(adverse drug reaction,ADR),它是非剂量依赖型的。然而,日常处方药物剂量≥50 mg 引起特异质性 DILI(idiosyncratic DILI,IDILI)的发生频率显著升高[9]。由于参与者数量有限,这种药物不良反应在临床试验前研究中通常是不能预测的,在临床试验过程中也很少被认定为药物不良反应。

基因测试的出现最初是打算用来研究 DILI 的潜在机制和鉴别易感受试者,也用于提高 DILI 的诊断。虽然药物特异性 DILI 领域的研究已经取得了显著的进展,但目前来说临床效用仍然是有限的[10,11]。

特异性肝毒性的直接证据很难获得。患者之前使用某种药物引起 DILI,再次使用该药物又出现 DILI,这是目前 DILI 最确定的证据。激发试验的问题将在下面章节做详细讨论。

迅速甄别引起肝功能损伤的药物对于治疗肝损伤是最重要的工作,因为找出引起肝功能损害的药物可以降低引起急性肝衰竭和慢性肝损伤风险[12]。DILI 诊断的复杂性是多方面的。首先,DILI 和其他急慢性肝脏疾病相似,且同一药物导致的特异性表现(临床表现、病理表现、延迟反应)可以不同;其次,目前尚没有诊断 DILI 的金标准。因此,诊断 DILI 需排除其他引起肝功能损伤的原因。

IDILI 的诊断需要很高的质疑能力,通常需对可利用的数据进行回顾性分析才能诊断。病例的评估不是一个均质无异的过程,主要归因于临床治疗方法和患者的有效数据不同导致的病情资料的差异性。复方药剂及伴随疾病的存在会进一步妨碍 DILI 的诊断。在疾病进展时,收集必要的信息可提高正确诊断的概率以及最终改善患者的预后。对 DILI 的诊断推荐仔细的循序渐进的方法(图 18‐1)。

一、药物暴露的数据及时间表

诊断 DILI 一个最重要的方面就是回顾患者肝功能损伤前的完全用药史,而且这不单局限于处方药,也应该包括非处方药(over-the-counter medications, OTCM)以及天然/草药治疗方案,同时也包括违禁药品。仔细的问诊是获得药物信息的关键,包括朋友或邻居提供给患者的药物信息。要求患者提供药物的包装或写下的药物治疗方案,以减少回忆错误发生的概率。

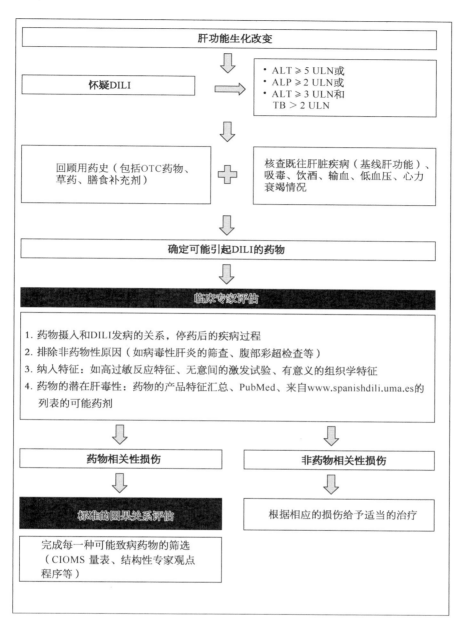

图 18-1 处理疑似 DILI 病例流程

ALT,丙氨酸氨基转移酶;ALP,碱性磷酸酶;CIOMS,医学科学组织委员会;RUCAM, Roussel Uclaf 因果关系评估方法;DILI,药物性肝损伤;ULN,正常值上限

这对于天然/草药治疗方案尤为重要,因为这些药物一般被认为是安全的,所以患者常常会忘记此类药物。最近一项研究特别强调收集 DILI 事件发生前患者所用药物全面和正确信息的重要性,这项任务可以通过向患者的药剂师询问用药情况完成,这样既可以使工作变得更为容易,也可避免患者记忆的错误[13]。有些案例中,患者意识丧失、意识混乱或不愿意合作,可以通过向其亲属或看护者询问来获得这些信息。

患者所暴露的药物成分被鉴定出来后,问题就是什么时候发生的药物暴露。药物治疗是在临床症状出现之前开始的,还是在肝炎发生的早期阶段开始的?虽然可能是显而易见的,药物暴露一定是在症状出现之前,而开始暴露于药物时间的重要性常常被忽略,从而导致不恰当的诊断。尤其是非特异性胃肠道症状出现在黄疸及黑尿之前,这样就掩盖了肝功能异常的确切时间,在这种情况下药物的暴露时间则显得尤为重要。可疑药物有可能已经减轻这些肝炎的早期非特异性症状。

可疑药物的治疗时限也必须给予评估。不同药物最开始暴露治疗与发生肝功能损伤之间的时间存在很大差别。然而,许多药物有一定的潜伏期,这也是一部分药物的特点,并常伴随着其他疾病的症状。发展成DILI所需的时间与药物的损伤机制有关,例如:固有的肝细胞毒性可以在暴露使用药物几小时后产生肝损伤,而 IDILI 的发现往往需要 1 周到 3 个月的时间。过敏性肝毒性一般潜伏期短,大多数发生在药物使用后 5 周内。但是,患者再次使用既往有过敏史的药物,则症状会很快出现(通常为 1~2 d)。

相比之下,从暴露用药到发病时间超过 3 个月的,肝损伤通常是通过非变应原性机制起作用,即所谓的代谢特质性。药物诱导急性肝炎很少发生在暴露药物 12 个月之后,但也存在这种可能性,尤其在肝毒性以慢性肝损害的少见形式出现时,如脂肪性肝炎、肝纤维化以及慢性肝炎,因为这些表现形式早期肝损伤是无症状的,所以药物暴露使用时间被延长[14-16]。

在有些病例中,药物的作用很难界定,是因为在暴露治疗干扰和肝损伤临床表现之间存在很大的延迟(即所谓的延迟发作)。氟烷及其衍生物的相关性肝炎就是一个典型的例子,一般该药物暴露 3 周后才发病。而阿莫西林-克拉维酸停药后数周才被诊断为 DILI[17]。同样,也有报道其他抗生素,如曲伐沙星(因其潜在肝毒性于 1999 年从大多数欧洲市场召回)和莫西沙星停药后发生 DILI,表现为延迟发作性 DILI[18,19]。目前尚不十分清楚为什么一些药物需要比别的药物更长的潜伏期。有报道称这种现象可能与药物迟发性过敏反应合并药物体内滞留有关[20]。

复合制剂所致 DILI 并不罕见,尤其在老年人中。目前,仍没有明确的办法鉴别在复合制剂药物中到底是哪种药物成分导致 DILI。对最近暴露的药物要引起重视,通常它们就是引起 DILI 的药物。但如果有些病例中,在最近接触的药物之前暴露过已知有肝毒性的药物,则需要仔细检查用药的时间表、合并用药以及药物之间的相互作用[21,22]。

二、潜在肝毒性

目前,临床中正在使用的超过 1 000 种药物有不同形式的肝毒性[23]。这是来自国际合作组织的研究成果:一份最新、最全面的关于可引起药物性肝损伤及诱导急性肝衰竭的药物一览表已经完成(参见 www.spanishdili.uma.es)[24]。这份表格根据诊断明确的病例总结而成,这些病例来自西班牙、瑞典、美国的研究团队以及世界卫生组织报告肝损伤发生率信息的数据库。然而,导致肝损伤的潜在风险在所有药物中并非完全相同。比如,像阿莫西林-克拉维酸和异烟肼是众所周知

的导致肝毒性的药物,在两个多中心 DILI 注册研究中都说明其肝毒性[1,25]。而在其他注册研究中其肝毒性排名很低,甚至根本没有肝毒性记录。例如,像地高辛、庆大霉素、胰岛素以及茶碱类药物已经广泛应用了十余年,但几乎没有确实可靠的证据证明其有肝毒性。然而,应该指出像阿莫西林-克拉维酸这样的药物,似乎具有很高的潜在肝毒性,但原因尚不清楚,可能与其在一般人群中超量使用有关。在不同地方单中心新近报告中提示药物处方率影响 DILI 发生频率。例如在上海、班加罗尔、安卡拉等地最可能引起 DILI 的药物分别是中草药、抗结核药物、抗生素[26-28]。

要找到药物具有潜在肝毒性的明确信息并不容易,尽管这些信息可以在药物说明书上找到,但通常是含糊或不足的,像"可短暂引起转氨酶升高""很少引起肝功能损害"等词组很常见,让患者自己去理解会发生药物性肝损伤的可能性。但可以在美国国家医学图书馆 PubMed 数据库查找到已公布的药物不良反应报告。PubMed 的优点是能提供一个点击检索数的量化结果,然而检索的数量依赖于使用的检索策略和可能需要的各种关键词的不同检索方式。

要确定一个新上市药物的潜在肝毒性很困难,因为药物的信息仅来自上市前的临床试验数据。III 期临床药物试验通常包含 1 500~2 500 个患者数据。而特异质性肝毒性的发生率应是小于 1/10 000。根据"3 倍"规则(即使用药物的患者数必须至少是实际病例发病率的 3 倍),像这样低的发病率,要在临床研发中去发现肝毒性则需要近 3 万用药受试者。因此,在一个药物的临床研发中出现明显的肝炎是很不可能的。万一出现明显肝炎,通常表明该药物具有很大的潜在肝毒性,会被认为不合格,进而停止研发。

要明确草药和膳食补充剂(herbal and dietary supplements,HDS)是否具有潜在肝毒性可能更加困难。这些产品不大可能有肝毒性方面的信息,因为临床试验中它们不会像常规药物那样进行同样严格的实验(对照实验和毒理研究)[29]。用于卫生保健的 HDS 用法的报告不全面,导致这些产品的潜在肝毒性方面存在误导信息[30]。

三、排除其他引起肝损伤的原因

DILI 和其他急慢性肝病相似,单纯地暴露于一种药物并不能证明其因果关系。另外,目前没有诊断性生物学标志物来确诊 DILI。因此,排除可能原因成了鉴别某种药物是否导致肝功能损伤的关键(表 18 - 1)。

表 18-1　对怀疑 DILI 的病例需排除引起肝脏疾病的其他原因

检　查	临　床　情　况	注　释
病毒血清学（HAV、HBV、HCV、HEV、CMV、EBV）	病毒性肝炎	在老年患者较少发生，尤其是 HAV，寻找流行病学风险因素
细菌学检查（沙门氏菌、弯曲杆菌、李斯特菌、柯克斯体）	细菌性肝炎	通常持续性发热和（或）腹泻
梅毒血清学	二期梅毒	不成比例高血清 ALP 水平
自身免疫性抗体（AMA、ANA、p-ANCA、ASMA、anti-LKM-1）	自身免疫性肝炎、原发性胆汁性肝硬化（现改为原发性胆汁性胆管炎）	主要是女性患者，撤药后病程不明确，寻找其他自身免疫性特征
AST/ALT＞2	酒精性肝炎	酗酒，尽管临床症状重，但氨基转移酶中度升高
血清铜蓝蛋白、尿铜	威尔逊病（肝豆状核变性）	患者小于 40 岁
α-1-抗胰蛋白酶	α-1-抗胰蛋白酶缺陷	肺部疾病
转铁蛋白饱和度	血色病	无黄疸型肝损伤，多见于中年男性及老年女性
肝实质回声增强	非酒精性脂肪性肝炎	无黄疸型肝损伤、肥胖、代谢综合征
血清氨基转移酶显著升高	缺血性肝炎	不成比例的高 AST 水平、低血压、休克、近期外科手术、心力衰竭、先天性血管疾病、老年人
影像学检查提示胆管扩张（AU、CT、MRCP 和 ERCP）	胆道梗阻	腹部绞痛、胆汁淤积型或混合型

ALP，碱性磷酸酶；ALT，丙氨酸氨基转移酶；AMA，抗线粒体抗体；ANA，抗核抗体；anti-LKM-1，抗肝肾微粒体抗体-1；ASMA，抗平滑肌抗体；AST，天冬氨酸氨基转移酶；AU，腹部超声；CMV，巨细胞病毒；CT，计算机断层扫描；EBV，EB 病毒；ERCP，内窥镜逆行胆管造影术；HAV，甲型肝炎病毒；HBV，乙型肝炎病毒；HCV，丙型肝炎病毒；HEV，庚型肝炎病毒；MRCP，磁共振胆管造影术；p-ANCA，核周嗜中性粒细胞胞质抗体。

对任何不明原因的急性肝功能损伤患者进行诊断性评估，要仔细地询问病史，以排除酗酒、近期发作性低血压（缺血性肝炎）、自身免疫性肝炎、病毒性肝炎（甲肝、乙肝、丙肝）等。在 DILIN 队列研究中，有 4 例病例考虑是急性丙肝而非药物原因引起的，因其被检测出丙肝病毒 RNA 阳性。尽管缺乏急性丙型肝炎的直接风险因素，但仍需强调检测丙型肝炎病毒 RNA 的重要性[25]。同时也建议检测戊型肝炎病毒。在最近的研究中发现，符合 DILI 参考标准的病例中，超过 12%（6/47）的患者合并戊型肝炎[31]。对疑似 DILI 病例进行戊型肝炎的筛查，尤其是临床表现与急性病毒性肝炎相似的病例，其重要性已经在 DILIN 登记的 318 例病例的研究中得到了证实[32]。由于在黄疸期检测戊型肝炎 IgM 抗体的假阳性率很高，所以建议在急性戊型肝炎患者中优先检测戊型肝炎病毒（hepatitis E virus，HEV）RNA[8]。所有患者应进行腹部超声检查，以排除机械性胆道梗阻。其他对应的检查可根据患者出现的特殊症状及实验室检查分析结果决定。

如果患者出现胃肠道系统症状，如腹泻、持续发热等，则应做细菌感染筛查（包括弯曲杆菌属、沙门氏菌属、李斯特菌属等）。对重症患者，需排除细菌及真菌脓毒血症。

对有淋巴结肿大的患者，还应做导致肝炎的少见病毒的检测，如 EB 病毒（Epstein-Barr virus，EBV）、巨细胞病毒（cytomegalovirus，CMV）、疱疹病毒（herpesvirus）等。高滴度的抗核抗体（antinuclear antibodies，ANA）、抗平滑肌抗体（antismooth muscle antibodies，ASMA）、抗肝肾微粒体抗体-1（antibodies to liver kidney microsome type 1，anti-LKM-1）可考虑诊断为自身免疫性肝炎（autoimmune hepatitis，AIH），而许多药物的肝毒性反应也可检测出高滴度的自身抗体，肝组织穿刺有助于鉴别这两种情况，尤其是针对合并其他自身免疫性疾病生化表现（如高免疫球蛋白血症，hyperglobulinemia）的女性患者更加有意义，这些患者在停用可疑药物后症状没有快速改善。然而，为寻找特征性差别，对 28 例 AIH 和 38 例 DILI 病例进行的标准组织学评估中，研究人员发现两者在组织学特征上有很显著的重叠[33]。值得注意的是，显著的嗜酸性粒细胞浸润被认为是 DILI 特征，同样在自身免疫性肝炎的病理组织中也很常见[34]。目前尚没有发现单一的组织学特征来鉴别 AIH 和 DILI。而特征性的组合，如门管区炎症浸润、门管区浆细胞、腺泡内淋巴细胞、嗜酸性粒细胞、玫瑰花结、胆小管胆汁淤积等有望区别肝细胞型 DILI 和 AIH[33]。

对于年轻患者，代谢性肝脏疾病（如肝豆状核变性）也需要加以考虑，可检测血浆铜蓝蛋白水平及尿铜的排出量进行排除；对慢性肝损伤患者，可能还要求进行血色病的筛查，同时肝活检以排除酒精性脂肪性肝炎，有时还会合并中毒性肝损伤，因为这两种疾病在一般人群中发生率很高。

如果患者有胆汁淤积或混合型肝损伤,尽管常规腹部超声检查正常,仍需要完成磁共振胆道造影术(magnetic resonance cholangiography,MRCP)或内窥镜逆行胆管造影术(endoscopic retrograde cholangiography,ERCP)等成像检查,以排除胆道良性或恶性梗阻。罕有的,二期梅毒可表现为肝内胆汁淤积及不成比例的血清高水平 ALP 特征[35]。

四、纳入标准

一旦可能引起肝功能损伤的其他因素被排除,通过仔细核查病例的信息(在这里,有意义的信息包括:出现药物过敏的特征、撤药后的疾病过程、药物的激发实验、病理活检以及特异性药物标记)可提示一种药物或多种药物的作用可能引起肝功能损伤。

(一)药物过敏特征

当药物诱导的肝功能损伤与非药物诱导的肝功能损伤在临床表现及实验室检查相似的情况下,寻找罕见的临床表现有助于诊断的评估。药物过敏的特征性表现包括:皮疹、发热、外周血嗜酸性粒细胞增多、潜伏期短(<1 个月)、再次接触相同药物症状迅速出现等。然而,这些表现仅出现在少数肝毒性病例中。在一项对西班牙 446 例 DILI 病例的分析中发现,只有 23% 的患者表现为超敏反应(如细胞数减少、发热、嗜酸性粒细胞增多和红疹)[1]。因此,缺乏超敏反应特征的病例不能排除 DILI,那是缺少诊断辅助方法的缘故。

药物变态反应伴随肝毒性的改变很大程度上取决于药物的种类。一些药物(如苄青霉素,主要通过免疫反应机制起作用)很少诱导肝功能损伤,而对于引起超敏反应的其他药物(如苯妥英)则经常引起肝功能损伤[36]。可检测出自身抗体(如 ANA、ASMA)的 DILI病例代表不同的表型,因为在目前将其考虑为免疫过敏的肝脏反应尚存争议[16]。关于在 AIH 中决定药物确切作用的论题将在下面章节详细阐述。

药物过敏改变了 DILI 严重程度的发现,证实了免疫学机制和药物的代谢特异性共同引发一部分 DILI的可能性[23]。另外,最近的研究发现,特定的 HLA 等位基因与 DILI 有关,这也提示获得性免疫反应在DILI 的发病机制起着重要的作用[10,11]。

(二)停药后的演变过程(去激发试验)

停药后肝功能快速改善有助于寻找到中毒原因,尽管在病毒性肝炎或 AIH 也会出现同样的情况。然而,一旦出现肝细胞型损伤,在停药后 8 d 内肝功能可恢复

50% 以上,则强烈支持药物在肝功能损伤中的作用。虽然不是决定性因素,但停药 30 d 后肝功能的改善也同样支持药物诱导的肝细胞型损伤诊断。一般认为,胆汁淤积型及混合型肝损伤需要长时间恢复,通常需要 6 个月及更长时间。因此,通过肝功能恢复的时间长短可判断肝损伤的类型,参见下文关于 Roussel Uclaf 因果关系评估方法(Roussel Uclaf Causality Assessment Method,RUCAM)的章节。实际上,停药后肝功能的改善并不是判断因果关系的可靠证据。在一些病例中,尽管停药数天后,肝功能指标检查仍可以继续升高,甚至有少许病例可发展为急发性肝衰竭[37]。同样,由DILI 发展为慢性肝损伤时,即使在停用可疑药物后肝功能恢复得也很慢。相反,机体对有些药物可产生适应,即尽管药物仍在使用,肝功能也可出现自发性改善[38]。

DILI 可以导致慢性肝损伤,其定义为:肝细胞型肝损伤要求肝转氨酶持续升高 3 个月,而胆汁淤积型(或混合型)肝损伤则要求 6 个月[7]。一项持续 3 年多的 DILI 病例前瞻性随访研究,发现 47% 的急性 DILI能达到慢性诊断标准,其中 29% 的病例肝转氨酶持续升高超过 1 年,表明 DILI 实际上并没有一个典型的结局[39]。这些发现提出了一个时间界限,那就是药物引起慢性肝损伤的时间切点应该是肝酶升高持续 1 年。因此,最近专家就 DILI 定义达成一致,将慢性 DILI 的诊断标准定义为:药物引起慢性肝损伤需转氨酶升高持续 1 年以上[8]。

(三)再次给药的反应(再激发试验)

在缺乏诊断 DILI 生物学标志的情况下,最有决定性的方法就是通过药物激发试验来确定药物参与肝病的发生。凭借再次暴露可疑药物后出现相同症状来验证引起肝损伤的药物。其阳性反应定义为再次药物暴露后,肝细胞型肝损伤指标(如 ALT)及胆汁淤积型指标(如 ALP)升高 2 倍以上。从临床的立场来讲,出于伦理道德的考虑,有意的激发试验是很少进行的,因其后果对患者健康来说是危险的,甚至是致命的。由于药物激发实验导致急性重型肝炎的例子已有报道[40]。药物的激发试验仅在十分必要时进行,如异烟肼抗结核治疗,因药物选择很有限。然而,如果医师或患者对以前 DILI 的发作并不知情,无意识的药物激发试验也时有发生。尽管激发试验不是经常发生,一项对包括西班牙 DILI 登记的 520 例 DILI 病例进行的回顾性分析发现,有 6% 的患者有再次服用引起肝损伤药物的经历,其中 73% 是无意中发生的[41]。

尽管激发试验对疾病的诊断有好处,但仍然面临着实际的问题[42]。第一,激发试验具有危险性,尤其是肝细胞型损害伴有超敏反应特征的 DILI 病例,因为通常药物再次激发反应要比最初的药物性损伤更为严重。因此,在这样的病例中,有意识的激发试验更加危险。第二,引起再次激惹反应的药物剂量是不清楚的,通常可能只随意地选择单一剂量。当引起肝毒性的原因是有毒的衍生物不断积累时,选择多个药物剂量来复制肝损伤是否有必要,目前仍存在争议。在这种情况下,单一剂量可能导致阴性反应。实际上,诱导 DILI 而没有明确过敏证据的药物(如异烟肼及他汀类药物)需要服用数天或数周才会出现激发试验阳性表现。机体对一些特殊的药物可以产生适应性及耐受性,这也可以妨碍激发试验的判断。一项关于胆碱酯酶抑制剂的临床试验显示:用同一药物的高剂量进行激发试验后,只有 33% 的受试者 ALT 升高超过正常值上限的 3 倍,达到与原先相同的水平[43]。因此,特定药物的激发试验阴性结果并不能排除该药是引起 DILI 的原因。除了少数几种药物(如抗肿瘤药物或抗结核药物),激发试验一般应该避免,因为有很大的危险性。

(四)肝组织活检和药物标签的作用

医师通常有这样的错觉:确诊 DILI 需要肝脏组织病理检查。就目前来说,药物诱导的肝损伤没有特异性组织学特点,更不能依据病理来最终确诊 DILI。因此,肝脏活组织病理检查并不是常规手段[44]。实际上,许多潜在的 DILI 病例,已符合诊断标准,且排除了其他可能引起肝功能损伤的原因,但肝脏病理组织检查所见对诊断不但没有帮助,反而会令诊断更复杂和混乱。然而,怀疑存在潜在肝功能损伤,又很难将肝损伤归因于某种药物时,建议进行肝组织病理检查。作为一种选择,有可利用的组织学信息能更确切地排除普通的肝脏疾病,从而增强 DILI 的诊断。与此相反,肝脏组织病理检查可以对肝功能检查异常做出非药物相关性的解释[45]。病理检查对先前未诊断为 DILI 的病例,进行损伤模式特征性描述有帮助,也可以鉴别更为严重的损伤或残留的损伤(比如肝纤维化)。这对判断疾病的预后有重要意义[16,18]。例如,在一些慢性肝细胞毒性损伤中,临床和实验室缺乏有效评估肝脏损伤严重程度的指标[46],在这种情况下,肝组织活检则可以识别真实的肝脏损伤程度,并有助于疾病结局的预测。

观察肝细胞损伤的生化指标同样有助于找出引起

DILI 的药物。很多药物引起肝功能损伤还有其特定的模式,这也是药物临床标志的一部分(如临床表现、病理特征和潜伏期)。虽然确实有这样的药物具有一些临床标签(比如雌激素诱导肝损伤主要是胆汁淤积型,而很少出现其他类型),但大多数药物并不是一直表现出特定的损伤模式。例如阿莫西林-克拉维酸通常会导致胆汁淤积型或混合型肝损伤,但经常在停药后延迟出现肝功能损伤。然而,在一项研究中发现,由阿莫西林-克拉维酸引起药物性肝损伤的 69 个西班牙人中,36% 发展为肝细胞型肝损伤,33% 为混合型肝损伤,31% 为胆汁淤积型肝损伤。其中 51% 在治疗过程中表现出肝损伤的症状,而 49% 的人在停药后才开始出现症状[17]。因此,当观察到可疑的肝功能损伤病例时,要记住,一种已知的药物并不总是产生相同的损伤模式,这对于一个医师来说很重要。框 18-1 总结了 IDILI 的关键点。

框 18-1 药物性肝损伤(DILI)要点

- DILI 没有明确的生物学标志物,诊断依赖于暴露药物的间接证据及排除其他引起肝功能损伤的原因。
- DILI 几乎可以和所有急慢性肝脏疾病表现相似症状,但是急性细胞溶解损伤形式是主要的形式,而且不管是短期还是长期肝损伤,预后都是最差的。
- 为了正确界定肝功能损伤的类型,记录肝功能检查的基线水平很重要,因为这些值与 DILI 发病时最接近。
- 约 1/4 的 DILI 患者伴随过敏症状,但遗传学研究显示与 HLA 基因(编码主要组织相容性抗原)相关,提示 DILI 发生了潜在的免疫学机制。
- 年龄是肝毒性生化学表现的一个重要决定因素,胆汁淤积型或混合型肝损伤多见于老年人,而肝细胞型损伤多出现于年轻的患者。
- 准确获得 DILI 发病前 6 个月的用药信息是很重要的,包括草药和膳食补充剂(HDS)以及非处方药物(OTCM)。最近所用药物不一定就是引起肝损伤的药物。
- 因果关系评估系统的、一步步的诊断思路作为一个框架,强调了处理 DILI 可疑病例的方法。

DILI 诊断及文献发表的基本要素

为了获得正确的诊断,对可疑 DILI 患者进行准确的报告是必不可少的。因此重要的是,临床医师不但要正确收集患者的数据,还要收集适合 DILI 判定过程的数据。诊断 DILI 的必要元素如下:① 发生时间;② 临床特点;③ 恢复的时间和过程;④ 具体的风险因素;⑤ 其他诊断的排除;⑥ 既往报告中涉及肝毒性药物[6]。这些关于药物诱导的肝毒性报告不只局限于临床背景环境中,也包含在发表的出版物中。实际上,以上第6点关键条件(既往报告中涉及肝毒性药物)主要来自已发表的病例报告,因为 IDILI 很少在上市前的临床试验中观察到。因此,这种病例报告的准确性十分重要,可以为早期检测和发现 DILI 提供帮助,也可以为将来的 DILI 病例判定提供一个基础。

对1520例已发表的不良反应的报告进行审查,推动了对出版物的严格要求,尽管早些时候学界也曾试图规范药物不良反应的出版[47]。国际药物流行病学协会及国际药物警戒协会对此做出了回应,提出了一份关于非特异性药物不良反应报告出版物的指南[48]。DILIN 已出版了一份关于报告 DILI 病例基本元素的列表。这些基本元素包括:患者的年龄及性别、可疑药物的使用时间及停止时间、出现症状及黄疸的时间、从发病到痊愈的实验室检查结果,以及排除引起急性肝损伤的其他原因相关的重要元素(酒精、自身免疫性肝病、胆道阻塞、缺血、其他药物、脓毒血症及病毒性肝炎)[49]。以此表中的元素为基础,同一研究小组成员分析了97例已发表的 DILI 的病例,发现许多元素被漏报了。例如,超过50%的评估报告中缺少了最初的 ALP 值以及病毒病因学的排除。因此,努力完善刊物上文献所包含的必要信息,能提高肝毒性报告文献发表的质量并有助于临床应用[49]。

因果关系评估

DILI 因果关系的评价多年来一直是关注和争论的焦点。实际上,DILI 是一种相对罕见的疾病,但其鉴别过程的重要性不可降低。对患者来说,一个因果关系评估的结果将决定最佳治疗方案是否继续施行,如果对药物判定不正确也会影响将来药物肝毒性发作风险的评估。由于缺少特定的诊断 DILI 的生物学标志物和金标准,使明确肝损伤与暴露药物之间是否有因果关系的问题变得复杂。

临床评估是判别任何肝损伤与可疑药物或毒素相关性必要的第一步,因为诊断很大程度上依赖于仔细的病史采集和对临床表现及实验室数据的正确解释。然而,当没有有价值的生物学标志物,也没有客观的指南可遵循时,可能得到以下三个类型的诊断之一:药物相关性的[主要是 APAP(扑热息痛)过量和激发试验阳性的病例]、非药物相关性的(可找到引起肝损伤其他原因的病例)和可能与药物相关性的。在临床实践中很大一部分病例由于缺乏直接的纳入和排除证据而被划归为可能与药物相关的范畴。另外,当 DILI 的诊断在没有客观准则遵循,而是依靠医师技能和对问题的认识时,则该诊断不可避免地带有主观性,基于先前经验影响的间接证据和主观印象很容易导致不正确的诊断[50]。

一、因果关系评估的方法

目前提出几种标准化的系统,用来评估药物与不良事件之间的关系。提高诊断的一致性、准确性及客观性一直是发展新方法的驱动力。一个好的方法能确保无论使用者是谁,也不论何时使用量表,其结果都显示出一致性。另外,这个方法有能力给出很好的也能够区分药物诱导性和非药物诱导性的病例。随着不同的 DILI 因果分析方法受到不同程度的关注,专家判断和临床量表已成为目前首选的系统(表18-2)。

(一)专家判断

专家判断是综合分析病例所有有效的和相关的数据后,依赖于对因果关系的专业见解后做出的判断。因此,这种方法就像临床诊断,也同样带有主观局限性。另外,在专家评估一个给定的肝毒性病例时,由于对资料解释的不同及对因果关系主观分析的不同,结论可能会有很大不同。获得最详细、标准化专家意见的方法已经形成,并且被 DILIN 采用[51]。评估小组试图将个人偏见及评分者之间的差异降到最低,最终采用三个专家意见达成一致性结论。分别通过 DILIN 建立的结构性专家观点程序(structured expert opinion procedure,SEOP)和五分类版本的 RUCAM 因果关系量表对187例疑似 DILI 病例进行比较(每个病例由三个独立的专家评估),初步结论完全一致的病例分别为27%和19%,这两种方法具有中度相关性。评估同样也证明了一种转变,即从使用因果关系评估 DILI 的可能性向使用 SEOP 评估 DILI 的可能性而改变[51]。然而,这个系统最显著的问题是在日常临床工作中缺乏相应的专家团队。

(二)临床量表

临床量表是基于 DILI 特殊的主要特征而制定的客观评定量表。对相应患者的数据按照各自的标准赋以分值,并将分值总和转变为对应的怀疑类别。临床量表是对关于不良药物反应的证据进行加权的有用方法。当对一个病例进行评估时,它不但提供了一种诊断工具,也提供了一个清单,用来提醒临床医师就需要解决的问题收集所需信息。

表 18 - 2　RUCAM 诊断量表各轴的域和分数与 DILI 专家组意见评定方法在诊断和应用标准方面的比较

RUCAM 量表		DILI 专家组意见评定方法	
组成	时间先后顺序的标准：	因果关系的相似性	（%）
	从服药到发作　　+1～+2	不太可能的因果关系证据	<25
	从撤药到发作　　0～+1	没有明确的证据证明因果关系,但也没有明确的证据排除诊断	25～49
	病程　　-2～+3	有明显的证据证明与某种药物有关联性,但不能明确证明有因果	
	危险因素　　0～+2	关系或高度可能性	50～74
	伴随用药　　-3～0	有清楚的可信的证据证明因果关系,但不能确定下来	75～94
	排除非药物性损伤　　-3～+2	药物引起肝损伤的经典表现(肝损伤特点和类型、发作时间,	
	既往肝毒性报告　　0～+2	恢复),有毋庸置疑的证据证明其因果关系	>95
	再用药反应　　-2～+3		
执行	• 单一的使用者/评判者	• 三个独立的评判者	
	• 以临床信息、既往报告及患者数据为基础对特定问题的反应	• 所有肝脏病学专家均有 DILI 的评判经验	
		• 评估临床报告 + 临床解释	
	• 将每个问题的得分相加获得总分	• 如果评判者意见不一致则采取投票的形式决定因果关系	
得分	排除　　<1	不太可能	<25%
	不太可能　　1～2	可能	25%～49%
	可能　　3～5	可能性较大	50%～74%
	很可能　　6～7	很可能	75%～95%
	高度可能　　>8	确定	>95%

RUCAM,Roussel Uclaf 因果关系评估方法;DILI,药物性肝损伤;DILIN,DILI 网络

　　计算法广泛用于药物不良反应的操作评估,不仅是因为它们相当简单,而且还不需要主观判断。然而,用给定的算法进行评估在很大程度上取决于所选择的标准的加权。因此,如果分配给不同的参数进行不正确的加权,则评估量表的有效性将会下降。此外,在不同的临床量表中,所得数值和怀疑类别一样会经常变化,从而很难将其进行比较,关于 IDILI 的因果关系评估要点总结见框 18 - 2。

　　当评估药物肝毒性事件时,由于临床量表用于非特异性药物不良反应评估的有效性及重复性低,一些研究组试图制定客观、系统的方法用来评估肝脏特异性药物不良反应[52-54]。其中,RUCAM 量表是目前评估 DILI 因果关系应用最为广泛的量表,它所产生的结论已被证明与临床诊断最为接近。同时,与 Maria 和 Victorino 量表[55]及 Naranjo ADR 概率量表[56]相比,RUCAM 量表在因果关系评估中要更为可靠。这种方法是以国际 DILI 共识标准为基础的,国际共识是由一个在量表制定前几年成立的专家组建立的[7]。量表对不同区域的关键特征进行数值加权,包括用药的时间顺序[潜伏期(从服药到发作的时间)和去激发(肝功能恢复>50% 的时间)]、危险因素(年龄、饮酒、妊娠)、合并用药、其他的病因、既往关于药物潜在肝毒性的报告、再用药的反应。用给定每个主要特征的加权分加起来所得的总分来反映因果关系的概率(高度可能、很可能、

框 18 - 2　特异质性药物性肝损伤（IDILI）因果关系评估要点

• 药物的肝毒性延迟出现可能阻碍 DILI 的诊断,常致其被忽略(如阿莫西林-克拉维酸、米诺环素)。
• 药物说明书(如临床表现的一致性、病理及潜伏期的表现)会发生偏离。
• 使用因果关系量表时,缺乏病例信息及随访数据可能导致判断可能性降低。
• 目前的因果关系评估量表不适用于同期使用伴随药物的情况。
• 因果关系评估量表中的限制性标准和任意加权可导致不正确的评估。
• 获得常用的潜在肝毒性药物列表可通过网址 www.spanishdili.uma.es 查询。
• 结合不断更新的 DILI 风险因素和强大的改良版电脑化计算所得到的因果关系评估量表以适合个体化药物和背景的需要是临床所期待的。
• 因果关系评估量表作为信息回顾的清单,不能代替临床判断。

可能、不太可能、排除)。RUCAM 量表最初是利用已知激发试验阳性的 DILI 病例来验证的,基于之前的激发试验,或包括合并用药在内的病例,RUCAM 符合率很高[57]。

二、RUCAM 量表的优点和缺点

首先,在临床应用中,RUCAM 量表在操作简单性和绝对的科学性、客观性之间达到了合理的平衡。这个量表的另一个优点是包含了具有获得高分可能性的没有激发试验数据的病例、使用新药的第一例病例或使用老药先前没有报道肝损伤的病例。而其最主要的优点是可作为列表单,帮助临床医师直接搜索符合 DILI 诊断的重要患者数据[55]。

然而,RUCAM 量表同样还有缺点和进步空间。其中,最主要的缺点当然是其使用时的复杂性,即应用量表时有一定的困难。量表可能过于繁琐而缺乏友好性。许多临床医师必须通过训练才能熟悉量表的操作,以获得准确、一致的因果关系评估结果。由于缺乏使用量表的具体说明书,很容易导致其可信度下降,从而怀疑其有效性。在一项研究中,评估者利用量表对 40 例 DILI 进行评估,间隔 5 个月后,相同的评估者再次对这 40 例 DILI 病例进行评估,得到完全一致的结论的只占 26%,相同的评估者内部及评估者之间的可靠性分别为 0.54 和 0.45[58]。使用 RUCAM 量表首先应该根据肝酶学类型(ALT 和 ALP)来确定肝损伤的类型(肝细胞型、胆汁淤积型和混合型)。在量表的有些项目中,得分的不同取决于肝损伤的类型及所谓的“R 值”[7]。需要重点指出的是混合型损伤应归为胆汁淤积型损伤,而不是肝细胞型损伤,虽然在疾病的表现、严重程度及进展方面尚没有数据支持两者具有很高的相似性。而且在疾病的发展过程中,肝损伤的类型可能发生改变[12]。由于在疾病的进展中,肝酶学值会发生变化,所以以计算 R 值的时间点选择很重要。许多临床医师用第一次异常时生化检查的肝酶值来计算 R 值,而有的临床医师用肝功能异常的峰值来计算,但峰值可能与最初的生化值相同,也可能不同。怎样计算 R 值没有明确的说明,因此不同使用者确定肝损伤类型时可能出现不同的结果。

另一个重要的缺点就是风险因素区域和相应的加权。RUCAM 区域的选择取决于专家的意见,因此缺少科学的证据来支持肝毒性的作用。例如,尽管超敏反应特征(皮疹、发热、嗜酸性粒细胞增多)出现在多种形式 DILI 中,且能增强 DILI 的诊断,但不在 RUCAM 量表的考虑范围之内。同样,标准的加权并不是来自合适的统计方法,而是由一个相对自由的专家组决定的。例如,药物再次使用的得分可能遭到质疑,一个激发试验阳性可再加 3 分(超过总得分最高的 20%),但大约只有 5% 的 DILI 病例会出现激发试验;另外,激发试验阴性者扣除 2 分,事实上,大多数 DILI 病例表现为代谢性特异质特征(缺乏过敏性特征),而代谢性特异性的 DILI 病例往往更容易出现激发试验假阴性结果。

RUCAM 量表在确定药物肝毒性因果关系上没有任何决定性的风险因子,这一点已毫无疑义地被科学证明了。在 RUCAM 量表评分中,超过 55 岁的患者会额外多得 1 分。尽管一些具体的研究显示:年龄可能是特殊形式的 DILI 危险因素,比如像异烟肼引起的肝损伤,年龄 55 岁以上的患者更易导致 DILI[59],但目前支持这一事实的证据有限。事实上,来自西班牙 DILI 队列研究的最新数据表明:老年人并不是所有 DILI 类型的风险因素,但是容易导致胆汁淤积型肝损伤;而年轻人则比较容易导致肝细胞型损伤[60]。相同的观点同样表现于酒精。作为 RUCAM 量表中的一个危险因素,酒精的使用本身并不会增加肝损伤发展为 IDILI 的风险。而且,有证据表明慢性酒精摄入增加 DILI 敏感性的情况仅限于有限的几种药物,并不是大多数药物[61]。事实上,已经证明 12 个月以前的酒精摄入并不是严重 DILI 的预测因子[25]。因此,RUCAM 量表中,酒精摄入作为一个危险因素,在不区分饮酒时间、饮酒量、饮酒持续时间情况下评分是不合理的。随着新数据的获得,尤其是与 DILI 的敏感性相关的遗传变异,拓宽了 RUCAM 量表的风险因素区域,这将对鉴别 DILI 起到至关重要的作用。

三、RUCAM 在因果关系评估中面临的挑战

由于 DILI 各种不同症状和药物、个体之间的差异性,某一个评估量表不可能适用于所有情况。患者不完整的病情检查、同一时期的合并用药、不典型的临床表现,以及其他潜在的肝脏疾病,都可能影响可疑药物获得高分,从而妨碍 RUCAM 量表在临床工作中的应用。

(一)草药和膳食补充剂

在发达国家,人们认为所谓天然的成分对人体健康影响不大,导致膳食补充剂(HDS)的使用越来越普遍。然而,人们逐渐认识到草药可导致广泛的肝功能损伤。

导致 HDS 出现肝毒性的具体原因如下:对草药的识别错误,选错了植物的有效部分;不恰当的储藏导致药物天然特性的改变;重金属、农药、除草剂及微生物对植物的污染以及药物掺假;成品标记错误等[62]。

特殊 HDS 产品引起的疑似 DILI 的病例进行因果分析的主要问题是缺乏正确的与产品相关的信息。HDS 产品经常是自行服用,但问及用药细节时,患者常常很难提供,尤其是使用自我药疗法补充常规治疗药

物。在西班牙 13 个健康中心治疗的患者中,研究发现每 5 个患者中就有 1 个常规治疗的患者有自行服用其他草药治疗的经历[63]。当患者同时服用多种药物治疗时,尤其是服药顺序相同时,RUCAM 量表很难确定其因果关系,这就要求对每种药物进行个体评估。常规治疗并伴随服用 HDS 病例,常规药物可能获得更高分数,因为关于 HDS 潜在肝毒性的信息很少。

DILI 归因于草药的进一步验证是很复杂的,因为对多种中草药合并使用时有效成分的信息并不清楚。这种混合物的有效成分会随着时间改变,药物成分的浓度或组分也会随着潜在的污染以及药物与 HDS 之间的相互作用而改变。因此,草药说明书通常不充分、不完整,甚至不正确。

一项对 1994～2006 年在西班牙确诊的 DILI 病例分析发现:引起 DILI 的原因中,HDS 排名第 10 位,在镇痛药、抗焦虑药及抗精神病药之前,而且随着时间的推移,越来越多的 HDS 被定为致肝损伤药物。认为 HDS 的肝毒性不大,可能导致错误的诊断,无意间增加患者药物激发试验的风险[64]。

(二) 自身免疫性 DILI

药物诱导的自身免疫样肝炎（drug-induced autoimmune-like hepatitis, AIH - DILI）系特异质性肝损伤的一种类型,类似于 AIH。其特征为:组织学检查为界板性肝炎、自身抗体、高免疫球蛋白血症等[65]。AIH 的病因不明确,但是药物或其他化合物导致的急性肝损伤有可能揭示 AIH 的发病机制。一个患者服用药物后出现的免疫性肝损伤表现,给医师带来了诊断上的挑战。这个病例是 AIH,还是药物诱发的潜伏期自身免疫性肝炎,还是 AIH - DILI,又或许是疾病的症状与 DILI 同时发生,这些都是棘手的问题[66]。实际上,没有组织学的特征,也没有临床表现,单凭 HLA 单倍型就确定 AIH 的诊断并不可靠。自身抗体滴度阳性(抗核抗体、抗平滑肌抗体和抗-肝肾微粒体抗体-1),尤其是抗核抗体和抗平滑肌抗体同时阳性,通常被认为是 AIH,但是这些特点并不是 AIH 所特有的,也可见于 DILI 病例[67]。在类似 AIH - DILI 的诊断时,情况就变得相当复杂,可能导致误诊,随后还会倾向于对频率的错误估计[68]。

许多药物诱导的 AIH 被误诊为经典的 AIH。像米诺环素、呋喃妥因、他汀类药物更容易诱导自身免疫性肝炎,既可以诱发经典的自身免疫性肝炎,也可以表现为 AIH 样的 DILI。这就提醒我们要牢记不要忽略药物的作用。在对两次由不同药物诱导发生 DILI 的 9 个病例的研究中发现,在第二次 DILI 发作中,AIH 样药物损伤(AIH - DILI)发生率上升了,所以,建议在诊断 AIH - DILI 时,应对患者肝毒性的病史进行调查[66]。

有人提出 AIH - DILI 治疗中,停用激素治疗后没有复发有助于诊断 AIH - DILI[69]。然而,在一系列分析中尚缺乏足够的随访观察证据,以及没有激素治疗的最佳持续时间;同样,在预先排除激素撤药反应同时伴有自身免疫性疾病的病例中,其中有 30% 的病例可出现免疫紊乱,从而限制了临床实践中评判的有效性[68]。已有人提出,在肝组织病理评估中,结合组织学特征有助于区分经典的 AIH 和肝细胞型 DILI[33],然而,这似乎并不支持经典 AIH 和 AIH - DILI 之间的鉴别。同一研究小组在对少数最初明确诊断的病例进行亚型分析中发现 AIH 与 AIH - DILI 之间没有组织学差异[33]。

总之,RUCAM 量表不能用于 AIH 与 AIH - DILI 之间的鉴别,因为量表不能提供诊断 AIH - DILI 的相关信息。由于 AIH - DILI 病例停药后肝功能不能自发性改善,所以对因果分析评估来说也是一个挑战。

(三) DILI 患者合并潜在的肝脏疾病

由于很难区分临床症状是因肝毒性药物导致的还是潜在的肝脏疾病导致,所以对合并潜在性肝脏疾病的患者进行因果关系评估需要多加注意。当临床医师给患者开具有潜在肝毒性的药物时,会去关心患者是否存在潜在肝脏疾病。因为大多数临床医师认为合并有潜在肝脏疾病的患者发生 DILI 风险略高。但这种说法是有争议的,目前只有少数特定的药物被证明在合并潜在肝脏疾病的情况下会增加肝毒性。另外,由于缺少合适的对照组作为风险对照,合并某些慢性肝脏疾病的患者有更高肝毒性风险的说法已经有人提出质疑[70]。然而,有明确的证据显示,合并慢性乙型肝炎病毒(hepatitis B virus, HBV)感染的患者在进行抗结核治疗(乙胺丁醇、异烟肼、吡嗪酰胺、利福平)时,发生肝毒性的风险会增加[71]。同样,人类免疫缺陷病毒(human immunodeficiency virus, HIV)合并 HBV 或丙型肝炎病毒(hepatitis C virus, HCV)感染的患者在抗逆转录病毒治疗过程中发生肝毒性的风险增加,尤其是奈韦拉平[72]。然而,应该强调的是在这种情况下,很难确定转氨酶升高是由药物肝毒性引起的,而不是病毒原因。一项研究显示,通过降低抗逆转录病毒药物的肝毒性对 HIV 合并 HCV 感染的患者进行治疗能取得很好的效果,这也支持了以上的观点[73]。合并 HBV 或 HCV 感染的患者其特殊形式的肝毒性风险增加可能有以下几种原因：药物代谢动力学的改变、肝内细胞因子表达的上调、药物代谢途径的改变。RUCAM 量表在评估有关特殊药物的肝毒性时，并没有将潜在的感染 HIV、HBV、HCV 的可能性作为 DILI 的风险因素。

迄今为止，很少有关于合并潜在肝脏疾病患者 DILI 特征方面的信息。一项对 22 例 DILI 合并潜在肝脏疾病的患者的初步分析显示：DILI 未表现出特殊类型，也没有更为严重，对因果关系的评估没有影响。

结 论

由于其临床表现各有不同，DILI 的诊断仍然面临严峻的挑战。缺乏特定的生物学标志物降低了因果关系的可信度，这也阻碍了对易感者的预测，并阻碍了更安全新药的研发。虽然到目前已经发现了几个与增加 DILI 发病风险有关的遗传变异基因，但这些也不足以作为生物学标志物来评估个体的易感性及特异性。然而，不久的将来，药理遗传学领域和基因（非基因）生物学标志物的鉴定领域协调一致共同努力，将为潜在 DILI 的预测和诊断提供更多的确定性，这方面的工作会有很大的前景。作为欧盟发起的医学革新的一部分，更安全、更快速的循证转化（SAFE‐T）协会（www.imi-safe-t.eu）已经制定了一个全面的临床程序，来帮助鉴定和验证新的安全的 DILI 生物学标志物，并开展了药物导致肾脏及血管损伤方面的研究。

在过去的十年里，新的 DILI 数据的出现，以及通过因果关系评估方法获得的经验，尤其是 RUCAM 量表的出现，产生了改进和克服所遇到的限制和歧义。这项任务现在可以完成应该得益于真正意义的肝毒性 DILI 病例的大型数据库，该数据库为指示性参数和因果关系评估中相应的加权判定提供了基础。

因此，以大样本数据的统计评估为基础，对有关的临床数据进行适当的加权，而不是随意地给相关性不大的项目加分，更有助于产生有实际应用价值的 DILI 因果关系评估标准。例如，将坚持饮酒作为常规的肝毒性风险因素，而将肥胖及糖尿病排除在外，显然过于简单化了。同样，目前使用的年龄临界点作为一个风险因素也是不合理的，因为没有将特殊药物的儿童用药年龄作为风险因素。事实上，在特殊情况下引起 DILI 的风险因素，是一个被目前 RUCAM 量表完全忽略的问题。所以迫切需要依据药物或疾病亚型等特殊情况改良的量表。通过这个量表应该可以减小目前受临床医师重

视的临床数据与明显被 RUCAM 评分忽略的差距。这里，特殊的临床表现包括：有提示作用的肝组织病理结果、过敏症状的出现以及预先进行的基因测试。在可靠性方面，每个数据的加权都是很关键的。目前的 RUCAM 量表将最高的加权分给了激发试验是应该重新考虑的，因为即使是无意的，实际情况中药物的再次暴露都很少发生。有些病例出现异常反应过程，像长期的胆汁淤积或急性肝衰竭导致的患者快速死亡或肝移植，则提示量表标准需做适当的调整，因为这样的病例在评估量表中通常得分较低。为了更好地管理和组合日益增长的不同类型的 DILI 数据信息，电脑化评估量表将会是更好的选择。包含肝毒性药物最新列表的国际数据库的开发将更有助于提高 DILI 诊断准确率，这对 HDS 产品尤其重要，在这方面急切需要建立更进一步的调节方法，比如，改良传统中药治疗的系统分类、公开药物的全部组分、质量控制以及在临床实践中在对照条件下说明其有效性，以评估风险效益比。

DILI 在肝脏疾病研究部门、糖尿病、消化及肾脏疾病国家研究所和国家医学图书馆的共同努力下正在不断取得进展，并已开发出 DILI 网站（livertox）。这个网站预计为那些可能遇到罕见 DILI 病例的初级保健医师、内科医师、专家、专科医师提供可靠的信息。另外，这个网站也会为 DILI 专家及研究人员提供完整的、准确的 DILI 病例的临床特征总结。

具有 AIH 特征的潜在 DILI 是一个具有挑战性的领域，它需要临床判断来决定药物的准确作用。在一个患者身上，药物可以诱导 DILI 而表现为 AIH 的特征，但也可以成为诱发潜在 AIH 的始动因素。AIH 特征（产生 ANA、ASMA 等自身抗体）的存在与否，应该在因果关系评估量表中有所反映，用来强调病例的特点。然而，具有 AIH 特征的 DILI 与药物诱发的 AIH 的相似性妨碍了利用因果关系评估量表对两种情况的鉴别。事实上，AIH‐DILI 仍然是一种不明确的疾病，需要发展标准化的病例报告标准以及对患者进行长期随访，以便建立一个完整的病例档案。目前正在多方面共同努力下制定的 DILI 命名及分型标准，将会让我们更好地认识这种疾病。

另外，在提高因果关系评估标准的可信度及可重复性的同时，也不能忽视用户的"友好性"。通过一份取得一致的使用说明对于如何评判评估量表中不同的参数也是很关键的，这样也可能减少当前评判者之间的误差。需要强调的是，作为一个 DILI 因果关系评估量表，想要在临床中发挥最大作用，需要在患者采取临床

措施的早期阶段就开始进行评估，以提供可靠的诊断，有助于识别量表作为评估药物肝毒性临床工具的应用。总而言之，我们面临的一个挑战就是，将药物上市后的监管和风险评估系统科学准确地转换到常规的临床实践中。

（李芳芳 译 陈军 马世武 校）

参考文献

[1] Andrade RJ，Lucena MI，Fernández MC，Pelaez G，Pachkoria K，García-Ruiz E，et al. Drug-induced liver injury：an analysis of 461 incidences submitted to the Spanish Registry over a 10-year period. Gastroenterology 2005；129：512 - 521.

[2] Fontana RJ，Watkins PB，Bonkovsky HL，Chalasani N，Davern T，Serrano J，et al. Drug-induced liver injury network（DILIN）prospective study：rationale，design and conduct. Drug Saf 2009；32：55 - 68.

[3] Lucena MI，Cohen H，Hernández N，Bessone F，Dacoll C，Stephens C，et al. Hepatotoxicity，a global problem with local features：toward the creation of a Pan-American hepatotoxicity network. Gastroenterol Hepatol 2011；34：361 - 368.

[4] Björnsson E，Olsson R. Outcome and prognostic markers in severe drug-induced liver disease. Hepatology 2005；42：481 - 489.

[5] Molokhia M，McKeigue P. EUDRAGENE：European collaboration to establish a case-control DNA collection for studying the genetic basis of adverse drug reactions. Pharmacogenomics 2006；7：633 - 638.

[6] Fontana RJ，Seeff LB，Andrade RJ，Björnsson E，Day CP，Serrano J，et al. Standardization of nomenclature and causality assessment in drug-induced liver injury：summary of a clinical research workshop. Hepatology 2010；52：730 - 742.

[7] Bénichou C. Criteria of drug-induced liver disorders：reports of an international consensus meeting. J Hepatol 1990；11：272 - 276.

[8] Aithal GP，Watkins PB，Andrade RJ，Larrey D，Molokhia M，Takikawa H，et al. Case definition and phenotype standardization in drug-induced liver injury. Clin Pharmacol Ther 2011；89：806 - 815.

[9] Lammert C，Einarsson S，Saha C，Niklasson A，Björnsson E，Chalasani N. Relationship between daily dose of oral medications and idiosyncratic drug-induced liver injury：search for signals. Hepatology 2008；47：2003 - 2009.

[10] Daly AK，Donaldson PT，Bhatnagar P，Shen Y，Pe'er I，Floratos A，et al. HLA - B＊5701 genotype is a major determinant of drug-induced liver injury due to flucloxacillin. Nat Genet 2009；41：816 - 819.

[11] Lucena MI，Molokhia M，Shen Y，Urban TJ，Aithal GP，Andrade RJ，et al. Susceptibility to amoxicillin-clavulanateinduced liver injury is influenced by multiple HLA class I and II alleles. Gastroenterology 2011；141：338 - 347.

[12] Andrade RJ，Lucena MI，Kaplowitz N，García-Munoz B，Borraz Y，Pachkoria K，et al. Outcome of acute idiosyncratic drug-induced liver injury：long-term follow-up in a hepatotoxicity registry. Hepatology 2006；44：1581 - 1588.

[13] Barritt AS，Lee J，Hayahi PH. Detective work in drug-induced liver injury：sometimes it is all about interviewing the right witness. Clin Gastroenterol Hepatol 2010；8：635 - 637.

[14] Raja K，Thung SN，Fiel MI，Chang C. Drug-induced steatohepatitis leading to cirrhosis：long-term toxicity of amiodarone use. Semin Liver Dis 2009；29：423 - 428.

[15] Oien KA，Moffat D，Curry GW，Dickson J，Habeshaw T，Mills PR，et al. Cirrhosis with steatohepatitis after adjuvant tamoxifen. Lancet 1999；353：36 - 37.

[16] Andrade RJ，Lucena MI，Aguilar J，Lazo MD，Camargo R，Moreno P，et al. Chronic liver injury related to the use of bentazepam：an unusual instance of benzodiazepine hepatotoxicity. Dig Dis Sci 2000；45：1400 - 1404.

[17] Lucena MI，Andrade RJ，Fernández MC，Pachkoria K，Pelaez G，Durán JA，et al. Determinants of the clinical expression of amoxicillin-clavulanate hepatotoxicity：a prospective series from Spain. Hepatology 2006；44：850 - 856.

[18] Lucena MI，Andrade RJ，Rodrigo L，Salmerón J，Alvarez A，Lopez-Garrido MJ，et al. Trovafloxacin-induced acute hepatitis. Clin Infect Dis 2000；30：400 - 401.

[19] Soto S，López-Rosés L，Avila S，Lancho A，González A，Santos E，et al. Moxifloxacin-induced acute liver injury. Am J Gastroenterol 2002；97：1853 - 1854.

[20] Kaplowitz N. Drug-induced liver injury. Clin Infect Dis 2004；38（Suppl 2）：S44 - S48.

[21] Lucena MI，Andrade RJ，Vicioso L，González FJ，Pachkoria K，García-Muñoz B. Prolonged cholestasis after raloxifene and fenofibrate interaction：a case report. World J Gastroenterol 2006；12：5244 - 5246.

[22] Haas DW，Koletar SL，Laughlin L，Kendall MA，Suckow C，Gerber JG，et al. Hepatotoxicity and gastrointestinal intolerance when healthy volunteers taking rifampin add twice-daily atazanavir and ritonavir. J Acquir Immune Defic Syndr 2009；50：290 - 293.

[23] Gunawan BK，Kaplowitz N. Mechanisms of drug-induced liver disease. Clin Liver Dis 2007；11：459 - 475.

[24] Suzuki A，Andrade RJ，Björnsson E，Lucena MI，Lee WM，Yuen NA，et al. Drugs associated with hepatotoxicity and their reporting frequency of liver adverse events in VigiBase：unified list based on international collaborative work. Drug Saf 2010；33：503 - 522.

[25] Chalasani N，Fontana RJ，Bonkovsky HL，Watkins PB，Davern T，Serrano J，et al. Cause，clinical features and outcomes from a prospective study of drug-induced liver injury in the United States. Gastroenterology 2008；135：1924 - 1934.

[26] Wang YP，Shi B，Chen YX，Xu J，Jiang CF，Xie WF. Drug-induced liver disease：an 8-year study of patients from one gastroenterological department. J Dig Dis 2009；10：195 - 200.

[27] Devarbhavi H，Dierkhising R，Kremers WK，Sandeep MS，Karanth D，Adarsh CK. Single-center experience with druginduced liver injury from India：causes，outcome，prognosis and predictors of mortality. Am J Gastroenterol 2010；105：2396 - 2404.

[28] Idilman R，Bektas M，Cinar K，Toruner M，Cerit ET，Doganay B，et al. The characteristics and clinical outcome of drug-induced liver injury：a single-center experience. J Clin Gastroenterol 2010；44：e128 - e132.

[29] Navarro VJ. Herbal and dietary supplement hepatotoxicity. Semin Liver Dis 2009；29：373 - 382.

[30] Kennedy J，Wang C-C，Wu C-H. Patient disclosure about herb and supplement use among adults in the US. Evid Based Complement Alternat Med 2008；5：451 - 456.

[31] Dalton HR，Fellows HJ，Stableforth W，Joseph M，Thurairajah PH，Warshow U，et al. The role of hepatitis E virus testing in drug-induced liver injury. Aliment Pharmacol Ther 2007；26：1429 - 1435.

[32] Davern TJ，Chalasani N，Fontana RJ，Hayashi PH，Protiva P，Drug-Induced Liver Injury Network（DILIN），et al. Acute hepatitis E infection accounts for some cases of suspected druginduced liver injury. Gastroenterology 2011；141（5）：1665 - 1672.

[33] Suzuki A，Brunt EM，Kleiner DE，Miquel R，Smyrk TC，Andrade RJ，et al. The use of liver biopsy evaluation in discrimination of idiopathic autoimmune hepatitis versus druginduced liver injury. Hepatology 2011；54(3)：931 - 939.

[34] Kleiner DE. The pathology of drug-induced liver injury. Semin Liver Dis 2009；29：364 - 372.

[35] Kim GH, Kim BU, Lee JH, Choi YH, Chae HB, Park SM, et al. Cholestatic hepatitis and thrombocytosis in a secondary syphilis patient. J Korean Med Sci 2010; 25: 1661 – 1664.

[36] Björnsson E. Hepatotoxicity associated with antiepileptic drugs. Acta Neurol Scand 2008; 118: 281 – 290.

[37] Lucena MI, Andrade RJ, Gomez-Outes A, Rubio M, Cabello MR. Acute liver failure after treatment with nefazodone. Dig Dis Sci 1999; 44: 2577 – 2579.

[38] Watkins PB. Idiosyncratic liver injury: challenges and approaches. Toxicol Pathol 2005; 33: 1 – 5.

[39] Borraz Y, Fernandez MC, Garcia-Muñoz B, Romero-Gomez M, Robles M, Duran JA, et al. Would it be desirable to modify the cut-off point for definition of chronicity in drug-induced liver injury (DILI)? Hepatology 2010; 52: 457A.

[40] Greaves RR, Agarwal A, Patch D, Davies SE, Sherman D, Reynolds N, et al. Inadvertent diclofenac rechallenge from generic and non-generic prescribing, leading to liver transplantation for fulminant liver failure. Eur J Gastroenterol Hepatol 2001; 13: 71 – 73.

[41] Fernández-Castañer A, García-Cortés M, Lucena MI, Borraz Y, Peláez G, Costa J, et al. An analysis of the causes, characteristics and consequences of reexposure to a drug or compound responsible for a hepatotoxicity event. Rev Esp Enferm Dig 2008; 100: 278 – 284.

[42] Andrade RJ, Robles M, Lucena MI. Rechallenge in druginduced liver injury: the attractive hazard. Expert Opin Drug Saf 2009; 8: 709 – 714.

[43] Watkins PB, Zimmerman HJ, Knapp MJ, Gracon S, Lewis KW. Hepatotoxicity effects of tacrine administration in patients with Alzheimer's disease. JAMA 1994; 271: 992 – 998.

[44] Bianchi L. Liver biopsy in elevated liver function tests? An old question revisited. J Hepatol 2001; 35: 290 – 294.

[45] Skelly MM, James PD, Ryder SD. Findings on liver biopsy to investigate abnormal liver function tests in the absence of diagnostic serology. J Hepatol 2001; 35: 195 – 199.

[46] Andrade RJ, Lucena MI, Alcantara R, Fraile JM. Betazepamassociated chronic liver disease. Lancet 1994; 343: 860.

[47] Kelly WN. The quality of published adverse drug event reports. Ann Pharmacother 2003; 37: 1774 – 1778.

[48] Kelly WN, Arellano FM, Barnes J, Bergman U, Edwards RI, Fernandez AM, et al. Guidelines for submitting adverse event reports for publication. Drug Saf 2007; 30: 367 – 373.

[49] Agarwal VK, McHutchison JG, Hoofnagle JH. Important elements for the diagnosis of drug-induced liver injury. Clin Gastroenterol Hepatol 2010; 8: 463 – 470.

[50] Aithal GP, Rawlins MD, Day CP. Accuracy of hepatic adverse drug reaction reporting in one English health region. BMJ 1999; 319: 1541.

[51] Rockey DC, Seef LB, Rochon J, Freston J, Chalasani N, Bonacini M, et al. Causality assessment in drug-induced liver injury using a structured expert opinion process: comparison to the Roussel-Uclaf causality assessment method. Hepatology 2010; 51: 17 – 26.

[52] Danan G, Benichou C. Causality assessment of adverse reactions to drugs — I. A novel method based on the conclusions of international consensus meetings: application to druginduced liver injuries. J Clin Epidemiol 1993; 46: 1323 – 1330.

[53] Maria VA, Victorino RM. Development and validation of a clinical scale for the diagnosis of drug-induced hepatitis. Hepatology 1997; 26: 664 – 669.

[54] Takikawa H, Takamori Y, Kumagi T, Onji M, Watanabe M, Shibuya A, et al. Assessment of 287 Japanese cases of drug induced liver injury by the diagnostic scale of the International Consensus Meeting. Hepatol Res 2003; 27: 192 – 195.

[55] Lucena MI, Camargo R, Andrade RJ, Perez-Sanchez CJ, Sanchez de la Cuesta F. Comparison of two clinical scales for causality assessment in hepatotoxicity. Hepatology 2001; 33: 123 – 130.

[56] García-Cortés M, Lucena MI, Pachkoria K, Borraz Y, Hidalgo R, Andrade RJ. Evaluation of Naranjo drug reactions probability scale in causality assessment of drug-induced liver injury. Aliment Pharmacol Ther 2008; 27: 780 – 789.

[57] Bénichou C, Danan G, Flahault A. Causality assessment of adverse reactions to drugs — II. An original model for validation of drug causality assessment methods: case reports with positive rechallenge. J Clin Epidemiol 1993; 46: 1331 – 1336.

[58] Rochon J, Protiva P, Seeff LB, Fontana RJ, Liangpunsakul S, Watkins PB, et al. Reliability of the Roussel Uclaf causality assessment method for assessing causality in drug-induced liver injury. Hepatology 2008; 48: 1175 – 1183.

[59] Nolan CM, Goldberg SV, Buskin SE. Hepatotoxicity associated with isoniazid preventive therapy: a 7-year survey from a public health tuberculosis clinic. JAMA 1999; 281: 1014 – 1018.

[60] Lucena MI, Andrade RJ, Kaplowitz N, García-Cortes M, Fernández MC, Romero-Gomez M, et al. Phenotypic characterization of idiosyncratic drug-induced liver injury: the influence of age and sex. Hepatology 2009; 49: 2001 – 2009.

[61] Chalasani N, Björnsson E. Risk factors for idiosyncratic druginduced liver injury. Gastroenterology 2010; 138: 2246 – 2259.

[62] Larry D, Faure S. Herbal medicine hepatotoxicity: a new step with development of specific biomarkers. J Hepatol 2011; 54: 599 – 601.

[63] Sanfélix Genovés J, Palop Larrea V, Rubio Gomis E, Martínez-Mir I. Consumption of medicinal herbs and medicines. Aten Primaria 2001; 28: 311 – 314.

[64] García-Cortés M, Borraz Y, Lucena MI, Peláez G, Salmerón J, Diago M, et al. Liver injury induced by "natural remedies": an analysis of cases submitted to the Spanish liver toxicity registry. Rev Esp Enferm Dig 2008; 100: 688 – 695.

[65] Czaja AJ. Drug-induced autoimmune-like hepatitis. Dig Dis Sci 2011; 56: 958 – 976.

[66] Lucena MI, Kaplowitz N, Hallal H, Castiella A, García-Begnoechea M, Otazua P, et al. Recurrent drug-induced liver injury (DILI) with different drugs in the Spanish Registry: the dilemma of the relationship to autoimmune hepatitis. J Hepatol 2011; 55: 820 – 827.

[67] Czaja AJ. Performance parameters of the conventional serological markers for autoinmune hepatitis. Dig Dis Sci 2011; 56: 545 – 554.

[68] Castiella A, Lucena MI, Zapata EM, Otazua P, Andrade RJ. Drug-induced autoimmune-like hepatitis: a diagnostic challenge. Dig Dis Sci 2011; 56: 2501 – 2503.

[69] Björnsson E, Talwalkar J, Treeprasertsuk S, Kamath PS, Takahashi N, Sanderson S, et al. Drug-induced autoimmune hepatitis: clinical characteristics and prognosis. Hepatology 2010; 51: 2040 – 2048.

[70] Russo MW, Watkins PB. Are patients with elevated liver tests at increased risk of drug-induced liver injury? Gastroenterology 2004; 126: 1477 – 1480.

[71] Wong WM, Wu PC, Yuen MF, Cheng CC, Yew WW, Wong PC, et al. Antituberculosis drug-related dysfunction in chronic hepatitis B infection. Hepatology 2000; 31: 201 – 206.

[72] Sulkowski MS, Thomas DL, Chaisson RE, Moore RD. Hepatotoxicity associated with antiretroviral therapy in adults infected with human immunodeficiency virus and the role of hepatitis C or B virus infection. JAMA 2000; 283: 74 – 80.

[73] Labarga P, Soriano V, Vispo ME, Pinilla J, Martín-Carbonero L, Castellares C, et al. Hepatotoxicity of antiretroviral drugs is reduced after successful treatment of chronic hepatitis C in HIV-infected patients. J Infect Dis 2007; 196: 670 – 676.

[74] Ortiz López N, García-Muñoz B, Borraz Y, Roble M, Castiella A, Fernandez MC, et al. Idiosyncratic drug-induced liver injury (DILI) in patients with pre-existing liver disease: an analysis of the cases included in the Spanish DILI Registry. J Hepatol 2011; 54: S199.

第三部分

特定药物的肝毒性

第19章
对乙酰氨基酚诱导性肝病的发生机制

Jack A. Hinson
美国,阿肯色州,小石城,阿肯色州医科大学

前 言

对乙酰氨基酚(acetaminophen,APAP;扑热息痛,paracetamol;N-乙酰-对-氨基苯酚,N-acetyl-p-aminophenol)是一种广泛应用的解热镇痛药[1-3]。有多种品牌销售并且有多种非处方复合制剂用于治疗感冒和流感。APAP 最初于 19 世纪 80 年代合成,von Mering 于 1983 年报道其镇痛活性。然而,直至 20 世纪后半叶它才被广泛应用。其广泛使用最初与发现非那西丁(一种可被代谢成 APAP 的结构相关药物)在滥用者中有肾毒性有关[4]。20 世纪 60 年代,人们开始认识到过量使用 APAP 会产生小叶中心型肝坏死[5]。APAP 的临床毒性将在第 20 章综述。

APAP 过量导致肝毒性被报道之后,Boyd 和 Bereczky 报道了 APAP 也会在啮齿类动物中导致小叶中心型肝坏死[6]。随后,学界在多中心进行了病理学评估,并达成主要毒性是肝坏死的共识[7-10]。最近的研究已评估了细胞程序性死亡在凋亡和 APAP 肝毒性中的作用。Gujral 等[11]应用切除的肝脏标本进行组织学分析,以测定 APAP 治疗小鼠中的坏死和凋亡。在给予 APAP 毒性剂量 24 h 后,67% ± 12% 的肝细胞坏死,0.35% 的肝细胞凋亡。Jaeschke 等提出凋亡不是 APAP 毒性的主要途径[11-16]。

活性代谢产物的形成

1973 年,Mitchell、Jollow、Potter、Gillette 和 Brodie 报道了一种与蛋白质共价结合的活性代谢产物在小鼠中引起 APAP 肝毒性的原因[8,17-19]。这是关于活性代谢产物在一种临床使用药物毒性中的首个研究。在非中毒剂量下,活性代谢产物可通过谷胱甘肽(glutathione,GSH)有效解毒,形成 APAP - GSH 共轭物。然而,在给予中毒剂量 APAP 后,80%～90% 的肝脏

GSH 被耗竭,活性代谢产物与蛋白质共价结合。通过给予马来酸二乙酯耗竭肝脏 GSH,增加了肝脏的毒性和共价结合程度;而给予半胱氨酸增加 GSH,则降低了肝毒性和共价结合的能力。共价结合的程度与相对的肝毒性有关[19,20]。共价结合被认为是通过细胞色素 P450 (cytochrome P450,CYP)代谢调节[18]。

由于其不稳定性,识别 APAP 的活性代谢产物较为困难。最初推测活性代谢产物是 N-羟基 APAP (N-hydroxyacetaminophen)[18]。然而,合成的 N-羟基 APAP 对于活性代谢产物来说太过稳定,充分表明它不是 APAP 的代谢产物[21]。此外,已证实活性代谢产物不会是一种环氧化物[22-24]。随后,活性代谢产物被推测为 N-乙酰-对苯醌亚胺(N-acetyl-p-benzoquinone imine,NAPQI)[25],但由于其不稳定性难以证实。NAPQI 易被还原型烟酰胺腺嘌呤二核苷酸磷酸(reduced form of nicotinamide-adenine dinucleotide phosphate,NADPH)还原,而 NADPH 与微粒体混合孵育是为保持 CYP 活性。

在 1982 年,Dahlin 和 Nelson 合成了 NAPQI[26]。NAPQI 可与 GSH 反应形成 3-(谷胱甘肽-S-yl) APAP,这是一种已知的 APAP 胆汁代谢产物[27]。通过纯化的 CYP 和过氧化氢异丙苯(一个不利用还原条件的系统),显示 NAPQI 是一种 APAP 代谢产物[28]。此后的证据表明 NAPQI(而非 N-乙酰苯亚胺醌自由基)是与 GSH 反应生成共轭物的微粒体活性代谢产物[29]。推测 NAPQI 通过一种直接的两电子氧化过程形成,这是 CYP 的一种新机制[29-31]。

NAPQI 与 GSH 通过共轭作用发生反应,形成 3-(谷胱甘肽-S-yl)APAP,再通过还原反应形成 APAP[26,27]。据报道,NAPQI 与 GSH 的二阶速率常数是 3.23×10^4 $M^{-1} s^{-1}$。反应被谷胱甘肽 S-转移酶 P(glutathione S-transferase P,GSTP1-1)迅速催化[32]。因此 NAPQI 的解毒极为迅速,这可以解释为何其在肝细胞中与蛋白质共价结合未被发现,直至 GSH 几乎全部耗竭[19]。Mitchell 等[19] 在描述肝脏 GSH 对小鼠 APAP 肝毒性的探索中指出,给予半胱氨酸可预防肝毒性。该发现使得 N-乙酰半胱氨酸(N-acetylcysteine,NAC)发展成解毒剂[33-35]。NAC 比半胱氨酸优先选用,这是因为它已被用作溶黏蛋白剂(痰易净,Mucomyst)。关于 NAC 抑制 APAP 毒性的机制,据报道可能是通过直接共轭作用增加 NAPQI 的解毒作用[36];然而,NAC 转化成半胱氨酸会增加 GSH 合成,其对于 GSH 水平的恢复也很重要。APAP 的代谢机制见图 19-1。

活性代谢产物形成过程中的细胞色素酶 P450

在 20 世纪 80 年代晚期和 90 年代早期,多种 CYP 同工酶被纯化。通过 NAPQI 被代谢成 APAP-GSH 共轭物且被色谱定量分析的体外代谢研究显示在 APAP 代谢中起重要作用的主要 CYP 同工酶是 CYP2E1、CYP1A2 和 CYP3A4[37-40]。CYP2E1 被认为是最重要的乙醇诱导性同工酶。Snawder 等[40] 报道 APAP 被 CYP2E1 代谢的平衡常数为 0.18 mM,而 CYP1A2 的平衡常数约高 1 个数量级。CYP2E1 和 CYP1A2 在 APAP 毒性中的重要性进一步在不表达这些酶的基因突变(基因敲除)小鼠中得以明确[41,42]。在野生型小鼠中,APAP 的半数致死剂量(LD_{50})约为 400 mg/kg,而在 CYP2E1 基因敲除的小鼠中约为 1 000 mg/kg。在 CYP1A2 基因敲除的小鼠中,半数致死剂量(LD_{50})>1 200 mg/kg,是检测到的最高水平。这些 LD_{50} 数据与血清丙氨酸氨基转移酶(alanine aminotransferase,ALT)相对升高和肝脏坏死的组织学证据相关。剂量为 400 mg/kg 及以上时,野生型动物的 ALT 升高;然而在双敲除小鼠中,剂量达 1 200 mg/kg 时也未发现 ALT 升高。因此,对于 APAP 肝毒性最重要的 CYP 是 CYP2E1,其次是 CYP1A2。使用苯巴比妥等诱导剂发现 CYP3A4 可生成活性代谢产物并具有毒性[43]。

蛋白质共价结合

APAP 与蛋白质的共价结合与 APAP 引起的肝毒性有关[17]。共价结合最初通过放射性标记的 APAP 确定。对动物使用放射性标记的药物,然后取出肝脏和蛋白质,样品经酸或溶剂沉淀,并用溶剂冲洗多次。随后测定样品中的放射水平和蛋白质含量,并计算每毫克蛋白质中 APAP 的毫微摩尔数(nanomoles)。共价结合的加合产物通过组织样品蛋白酶消化来确定,发现 APAP 可与单个氨基酸结合。随后,免疫组化显示 APAP 与蛋白质半胱氨酸基团的共价结合[44,45]。在经中毒剂量 APAP 处理的小鼠,通过肝脏蛋白质印迹分析发现,有限数量的肝脏蛋白质被加合化[46,47]。竞争性酶联免疫吸附实验(enzyme-linked immunosorbent assay,ELISA)和蛋白质印迹数据显示,肝脏中的加合物(adducts)在 1~2 h 后达到最高水平。随着肝细胞裂解,

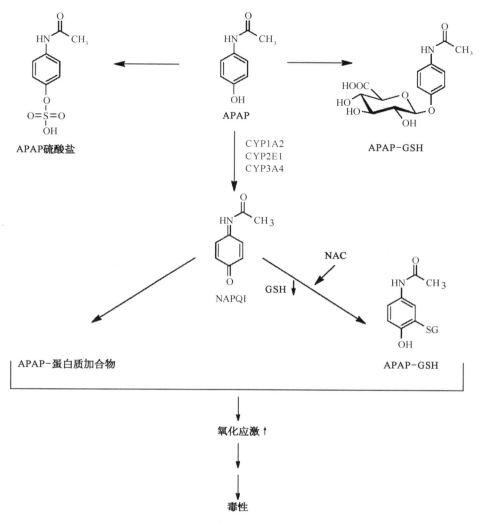

图 19 - 1 对乙酰氨基酚 (APAP) 的代谢机制
APAP,对乙酰氨基酚;GSH,还原型谷胱甘肽;CYP,细胞色素 P450;NAPQI,N-乙酰-对苯醌亚胺

APAP-蛋白质加合物在血清中被发现,蛋白质印迹分析发现这些加合物来自肝脏[47]。APAP-蛋白质加合产物在血清中的出现与血清 ALT 和天冬氨酸氨基转移酶(aspartate aminotransferase,AST)升高相关[48]。因此,血清中 APAP-蛋白质加合物是肝脏 APAP-蛋白质加合物生成的标志物,且与实验动物 APAP 毒性有关。该发现也被用于侦测 APAP 过量患者血清中 APAP-蛋白质加合物的出现。加合物在中毒最为严重的患者中水平最高[49]。

来自用药小鼠的肝脏切除标本的免疫组化分析发现,肝细胞中 APAP-蛋白质加合物与细胞坏死高度相关[10]。给药 15 min 内,在肝脏切除标本中可测得加合物;在 1 h 时,染色最强且局限于小叶中心肝细胞,在门静脉周围肝细胞中不出现加合物;2~6 h 时,含有加合物的肝细胞发生以空泡化和核固缩为主的坏死性改变。

发生坏死的肝细胞仅为含有 APAP-蛋白质加合物的细胞。在 24 h 时,所有发生坏死的细胞均含有加合物且大多数含有加合物的肝细胞发生坏死[10]。这些数据表明 APAP-蛋白质加合物与坏死存在正相关。

Matthew 等[50]发现 APAP 在蛋白质加合物中与半胱氨酸基团共价结合。使用特异性 APAP 抗体和 3-(半胱氨酸-S-yl)APAP 抗体方法,比较来自经 APAP 处理的小鼠肝脏匀浆的蛋白质印迹,发现相同的加合物谱。并未发现 APAP 与蛋白质内非半胱氨酸氨基酸结合。

Deleve 等[51]检测了 APAP 在纯化的肝窦内皮细胞(liver sinusoidal endothelial cells,LSEC)中的毒性。肝脏内皮细胞含有 CYP[52,53],因此,APAP 被内皮细胞内 CYP 激活可产生毒性。从两株小鼠中分离出 LSEC:APAP 处理的 Webster 小鼠 LSEC 培养无毒,而 C3H/HEN 小鼠 LSEC 培养有毒。C3H/HEN 小鼠的 LSEC 发生毒性反应前，GSH 已被耗竭，但在瑞士 Webster 小鼠的 LSEC 中却未被耗竭。加入自杀性 CYP 抑制剂——氨基苯并三唑，可抑制 C3H/HEN 细胞毒性。这些数据表明，包含 NAPQI 在内的代谢产物对 LSEC 有毒性。然而，两种小鼠对于体内中毒剂量 APAP 引起的肝脏坏死同样敏感[51]。

在阐明共价结合对 APAP 肝毒性的影响中，与 APAP 形成的特定蛋白质加合物被分离测序[54]。研究的假设是 APAP 与肝脏中某一特定蛋白质共价结合从而导致肝毒性，且中毒机制可通过鉴别蛋白质加合物来确定。有多种蛋白质通过传统方法得以鉴别[55-59]。随后，Brulingame 使用先进的质谱分析方法鉴别了其他许多含有共价结合的 APAP -蛋白质加合物[60]。已报道的被 APAP 加合的蛋白质见表 19 - 1。

表 19 - 1 在对乙酰氨基酚（APAP）中毒小鼠中形成的 APAP -蛋白质加合物

加 合 物	参考文献
谷氨酰胺合成酶	[56]
谷氨酸脱氢酶	[57]
乙醛脱氢酶	[58]
硒（APAP）结合蛋白	[55]
N - 10 甲酰四氢叶酸脱氢酶	[59]
谷胱甘肽过氧化酶	[60]
硫醚 S -甲基转移酶	[60]
芳基磺基转移酶	[60]
焦磷酸酶	[60]
原肌球蛋白 5	[60]
蛋白酶亚单位 C8	[60]
蛋氨酸腺苷转移酶	[60]
蛋白质合成抑制因子 4A	[60]
三磷酸腺苷（ATP）合成酶 α 亚单位	[60]
碳酸酐酶Ⅲ	[60]
尿酸氧化酶	[60]
2,4 -二炔基辅酶 A 还原酶	[60]
特异性成骨因子 3	[60]
谷胱甘肽转移酶 π	[60]
山梨醇脱氢酶	[60]
甘氨酸- N -甲基转移酶	[60]
3 -羟基氨基苯甲酸- 3,4 -加双氧酶	[60]

尽管 APAP 和蛋白质的共价结合与发生肝毒性有良好的相关性，但个体肝细胞中 GSH 严重耗竭则是发生肝毒性的必要因素，共价结合仅仅是 NAPQI 形成的标志。Nagai 等[61]发现，在培养的肝细胞中，GSH 被马来酸二乙酯和佛尔酮引起的坏死所耗竭。然而，尚不清楚这些混合物是否与蛋白质共价结合，共价结合对于

坏死的发生极为重要。Henderson 等[62]解释了在 GSTP1 - 1 敲除的小鼠中 APAP 引起的 GSH 耗竭及其肝毒性。正是谷胱甘肽转移酶催化了 NAPQI 与 GSH 的共轭结合[32]。在给予中毒剂量的 APAP 后，野生型小鼠的肝脏中超过 90% 的 GSH 被耗竭，而在 GSTP1 - 1 基因敲除小鼠中仅为 70%。令人意外的是，敲除小鼠未发生与野生型小鼠同等程度的坏死，但是两组小鼠 APAP 共价结合水平相似。这些数据看来会质疑 APAP/蛋白质的共价结合与 APAP 毒性的关系。然而，这些数据仅表明共价结合和 GSH 严重耗竭对于发生肝毒性都很必要。目前在 APAP 毒性反应中，蛋白质结合的作用不明；已发现共价结合是毒性代谢产物 NAPQI 生成的明确标志。

APAP -蛋白质加合物已证明是代谢激活和毒性反应的可靠标志物，加合物的分析已被广泛用于确定实验条件是否影响 APAP 代谢。例如，在使用基因修饰小鼠的研究中，APAP -蛋白质加合物的分析表明 APAP 代谢不受基因改变的影响[63,64]。然而，在其他研究中曾出现因为不了解治疗对 APAP 代谢为共价结合物的影响而产生的误解。例如，Masubuchi 等报道，线粒体通透性转变（mitochondrial permeability transition，MPT）抑制剂环孢素（50 mg/kg）可抑制 APAP 对小鼠的肝毒性[65]，这种作用在以前分离的肝细胞中曾被报道[13,66]。肝脏 GSH 最大程度的耗竭可在用或不用环孢素的情况下发生，这被作为 APAP 经 CYP 代谢成 NAPQI 未被抑制的证据。然而，GSH 耗竭本身不足以直接证明 APAP 经 CYP 代谢成 NAPQI 不受抑制。Chaudhuri 等[67]近期报道环孢素在剂量低至 20 mg/kg 时可抑制 APAP -蛋白质的合成。因此，尽管 MPT 被环孢素抑制，Chaudhuri 等[67]的数据提示环孢素是通过减少代谢激活的机制来抑制毒性反应[65]。Latchoumycandane 等[68,69]在另一项研究中报道，丝裂原活化蛋白激酶 8（mitogen-activated protein kinase 8，JNK/MAPK8）抑制剂来氟米特使小鼠免受 APAP 所致肝毒性，并得出保护机制是通过 JNK 抑制的结论[68]。不论用或不用来氟米特，GSH 耗竭在 APAP 治疗的小鼠肝脏中都没有显著差别。然而，在 Tan 等[70]随后的研究中发现，CYP1A2 抑制剂来氟米特可抑制 APAP 的代谢。因此，来氟米特可通过抑制 NAPQI 的生成来抑制 APAP 的毒性。第三个例子是 S -腺苷甲硫氨酸抑制小鼠中 APAP 毒性的发现[71]，研究认为它通过 GSH 水平的维持来解毒。Caro 和 Cederbaum[72]发现了一种在 APAP 代谢激活中至关

重要的 CYP 酶 CYP2E1。二甲基亚砜[73-75]已被报道可抑制 APAP 经 CYP 代谢为 NAPQI，从而减少 APAP 的肝毒性。乙醇会诱导 CYP2E1，从而通过增加 NAPQI 的生成来增加 APAP 的毒性，但也可抑制 APAP 的代谢激活[75]。因此，在评估 APAP 肝毒性的发生机制时，有必要证明 APAP-蛋白质的结合未被药物治疗所抑制。

Muldrew 等在 2002 年发明了一种检测蛋白质中 APAP-蛋白质加合物[3-(半胱氨酸-S-yl)APAP]的高灵敏、高特异的方法。在该方法中，蛋白质样品先被蛋白酶消化，生成的 3-(半胱氨酸-S-yl)APAP 通过高效液相色谱定量检测（HPL-EC）分析。该分析可用于在动物试验中检测未进行 APAP 放射性标记的 APAP-蛋白质加合物，或通过免疫学方法测定蛋白质样品的含量。该分析已被用于人类 APAP-蛋白质加合物的定量分析，将在第 20 章描述。

在两阶段中发生的毒性

使用新鲜分离的肝细胞，Boobis 等发现 APAP 的毒性发生在两个阶段[76,77]。将 APAP 和新分离的仓鼠肝细胞共孵育 90 min，导致 GSH 耗竭，放射性标记 APAP 与蛋白质共价结合。随后冲洗肝细胞，完全去除 APAP，再与缓冲液中的肝细胞再孵育，45 h 后，60% 的肝细胞发生毒性反应。此外，在新分离的小鼠肝细胞中，APAP 毒性也发生在两个阶段[66,78,79]。如上述讨论，APAP 的代谢以 CYP 代谢成 NAPQI 并导致 GSH 耗竭和共价结合为特征；中毒阶段迄今尚未被阐明，是近年来许多不同实验室的研究重点。在中毒阶段可发生许多反应，包括改变离子失衡、线粒体功能改变、增加氧化应激和增加信号传导过程等。

钙代谢改变

钙代谢改变被推测是多种药物和化学物质产生毒性的重要因素[80,81]，包括 APAP 引起的肝坏死[82-85]。Burcham 和 Harmon[83]报道了对小鼠使用中毒剂量 APAP 可导致线粒体钙水平升高。在 APAP 给药后 3 h，线粒体中的钙升高 2 倍，在 24 h 升高 3.5 倍；但他们发现细胞质和微粒体钙水平没有显著升高。相似的，Timerstein 和 Nelson 报道了在对小鼠使用中毒剂量 APAP 后，肝脏线粒体钙水平在 1 h 和 6 h 升高（分别为 177% 和 396%）[85]。然而，使用非毒性 APAP 类似物，

3-羟基 APAP，线粒体钙水平仅小幅升高。重要的是，在对小鼠使用中毒剂量 APAP 后，质膜中钙 ATP 酶活性大幅降低[85,86]。该酶对于从细胞中清除钙尤为重要，因为细胞外钙因巨大的电化学驱动力将该离子驱动进入细胞[87]。抑制该酶导致细胞中钙蓄积。在两则报道中，作者提出 APAP 活性代谢产物与钙 ATP 酶共价结合对于其活性丧失有作用[85,86]；然而，该酶未被报道可被 NAPQI 加合。氧化应激可能是解释 APAP 肝中毒时钙 ATP 酶被抑制的另一种机制。Squier 等[88,89]报道，氧化应激的增加可导致钙调蛋白（calmodulin，对于钙 ATP 酶活性的控制很重要）的关键残基甲硫氨酸被氧化，因此导致钙 ATP 酶活性降低。

Boobis 等[90]检测了钙特异性螯合剂对于新分离的仓鼠肝细胞中 APAP 所致毒性的反应。在再孵育期中向新分离的仓鼠肝细胞中加入钙螯合剂喹啉 2-AM，可防治生存力丧失；然而，胞膜空泡化没有显著改变。结论是与细胞生命力丧失相比，胞质钙与质膜空泡化的关系较不直接[90]。他们也报道了胞质钙升高与毒性的产生有关[91]。

Corcoran 等报道了在 APAP 所致肝毒性中细胞核被破坏，并研究了其毒性的发生机制。在对小鼠使用中毒剂量 APAP 后，核内钙水平升高与产生毒性的时间基于一致。电泳分析发现，DNA 大片段缓慢迁移过程大幅降低，并伴随 DNA 小片段蓄积。结论认为这是钙激活 DNA 限制性内切酶消化 DNA 的一个具有诊断意义的特征，并推测在毒性的发生中很重要[92,93]。使用培养的肝细胞也发现了相似的结果[94]。重要的是，发现钙离子螯合剂乙二醇四乙酸（EGTA）可阻断中毒性细胞的死亡，因为 EGTA 被离子化，不能进入细胞，表明细胞外钙在 APAP 毒性中发挥作用。

在动物实验中，钙离子拮抗剂对 APAP 毒性的影响已被许多研究者研究[93,95,96]。一般来说，这些药物可抑制 APAP 的毒性，但并未检测 APAP 代谢导致的共价结合。

氧化应激和毒性

氧化应激被认为是许多毒性发生的普遍机制，并且对 APAP 毒性也尤为重要。氧化应激被认为是导致活性氧基团（reactive oxygen species，ROS）和（或）活性氮基团（reactive nitrogen species，RNS）升高的一个原因。氧化应激的主要分子途径见图 19-2，每一种途径在 APAP 引起肝毒性中的相对重要性都已被研究。如

图 19 - 2 所示,各种机制可由超氧阴离子(O_2^-)启动。该 ROS 可通过多种机制生成,包括通过 CYP2E1 或其他酶对底物的代谢[97],或从线粒体产生[98,99],或通过 NADPH 氧化酶(NADPH oxidase,NOX)激活[100]。超氧化物被超氧化物歧化酶(superoxide dismutase,SOD)解毒,SOD 是一种可将两分子超氧化物转变成一个过氧化氢分子和一个氧气分子的酶。肝细胞含有两种 SOD。SOD1 即超氧化物歧化酶(铜 - 锌)[superoxide dismutase(Cu - Zn)],位于胞质;SOD2 即超氧化物歧化酶(锰)[superoxide dismutase(Mn),mitochondrial],位于线粒体。过氧化氢也可由多种氧化酶产生。

在 RNS 生成过程中,通过途径 A 发生氧化应激(图 19 - 2)。在该途径中,一氧化氮(nitric oxide,NO)与超氧化物迅速反应(约 9×10^9 M^{-1} s^{-1})形成过亚硝酸盐[101]。过亚硝酸盐催化多种生物底物的单电子氧化,并形成二氧化氮自由基。过亚硝酸盐将酪氨酸氧化成苯氧基自由基,重新排列以形成碳中心自由基,并与二氧化氮自由基形成 3 -硝基酪氨酸[102]。3 -硝基酪氨酸是一种生成过亚硝酸盐和氮应激的标志物[101]。重要的是,在该途径中,所出现的高水平 NO(也是一种自由基)可与二氧化氮自由基反应形成三氧化二氮。三氧化二氮是一种亚硝基化剂(亦即可向亲核物质加入 NO)。GSH 可被 S -亚硝基化。蛋白质上的半胱氨酸基团的 S -亚硝基化是一种翻译后修饰,被认为是一种重要的信号机制[103,104]。S -亚硝基化也可通过 NO 与半胱氨酸的硫醛自由基发生反应。

经由途径 C 的毒性(图 19 - 2)被认为是通过转移金属离子(如铁离子)还原过氧化氢生成羟基自由基(Fenton 或 Haber - Weiss 反应)而导致的。该羟基自由基有强烈的反应性和弥散限制特性。它可能氧化多种生物分子,包括脂质、DNA 和蛋白质,脂质氧化会启动脂质过氧化。由该反应形成的铁离子可被过氧化还原成亚铁离子。此外,羟基自由基会氧化 DNA 的鸟嘌呤残基,形成 8 -羟基鸟嘌呤,并将蛋白质赖氨酸基团氧化成相应的乙醛。除去还原,过氧化氢可被嗜中性粒细胞在氯离子存在的情况下通过髓过氧化物酶(myeloperoxidase,MPO)代谢成次氯酸(hypochlorous acid,HOCl)(途径 B,图 19 - 2)。在中性 pH 时,HOCl 氯化酪氨酸,形成标志物 3 -氯酪氨酸。早期研究旨在阐明在以脂质过氧化(途径 C,图 19 - 2)分析 APAP 毒性时的氧化应激的作用。通过该机制,脂质被氧化成自由基中间产物,导致脂质过氧化和膜完整性的破坏,并裂解质膜[105]。由于 GSH 被代谢产物 NAPQI 耗竭,而 GSH 是谷胱甘肽过氧化物酶(glutathione peroxidase,GPx)的辅助因子,因此在 APAP 中毒时,GSH 的耗竭导致了对过氧化物解毒作用的抑制。Wendel 等[106]报道,对小鼠使用中毒剂量的 APAP,导致乙烷(一种脂质过氧化产物)呼出增加。Younes 等[107]未发现中毒剂量的 APAP 可导致小鼠脂质过氧化(乙烷呼出),但与硫酸亚铁联用则增加了乙烷呼出,然而并不伴有毒性增加。随后,Gibson 等[108]检测了对

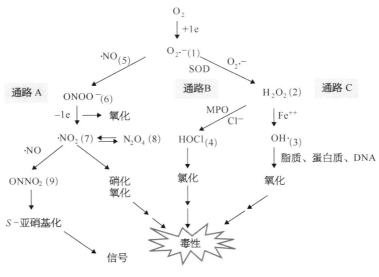

图 19 - 2　氧化应激机制

中间产物包括:(1) 超氧化物;(2) 过氧化氢(H_2O_2);(3) 羟基自由基;(4) 次氯酸;(5) 一氧化氮自由基;(6) 过亚硝酸盐;(7) 二氧化氮自由基;(8) 四氧化二氮;(9) 三氧化二氮。SOD,超氧化物歧化酶;MPO,单胺氧化酶

小鼠给予中毒剂量 APAP 后肝脏蛋白质的氧化情况（羰基形成）。随着脂质过氧化，蛋白质乙醛的生成（蛋白质氧化）也通过 Fenton 机制进行调节（途径 C，图 19-2）[109,110]。在给予中毒剂量 APAP 后，并未发现蛋白质乙醛的生成增加。因此，APAP 中毒时缺乏脂质过氧化/蛋白质氧化的证据[107]，这提示其毒性并不通过脂质或蛋白质氧化本身进行调节。

尽管毒性发生的机制可能不通过脂质或蛋白质氧化本身进行调节，但使用离子螯合剂的研究提示氧化应激可能是导致 APAP 毒性的关键步骤。铁螯合剂（如去铁胺）已被报道可在大鼠和小鼠肝细胞中降低 APAP 的毒性[111,112]。此外，对大鼠[113]或小鼠使用去铁胺可明显推迟毒性发生，不伴共价结合的改变[114]。给予硫酸亚铁可恢复小鼠对于 APAP 毒性的敏感性[114]。这些数据与氧化应激在肝毒性中发挥重要作用的 Fenton 机制一致。

最近 Kon 等[115]研究了在 APAP 毒性中起作用的铁离子来源。他们报道，在使用 APAP 处理的小鼠的肝细胞中，存在由溶酶体破坏引起的游离亚铁离子增加。这些数据提示，亚铁离子被摄取进入线粒体内以及随后的氧化应激，是 MPT 和细胞死亡的触发因素[115,116]。

1998 年曾有报道，使用中毒剂量 APAP 处理的小鼠肝脏，在小叶中心区域的肝脏蛋白质中形成了 3-硝基酪氨酸[117]。在蛋白质中的 3-硝基酪氨酸和经过 APAP 处理的小鼠肝脏中的 APAP-蛋白质加合物的免疫组化分析表明，两种类型的加合物共同沉积在相同的肝细胞中并导致坏死。蛋白质中硝化的酪氨酸残基和与 APAP 加合的蛋白质均在门静脉周围区域发现，不存在于生理盐水处理的对照组中。此外，两种加合物均未在发生坏死的细胞中发现。经 APAP 处理的小鼠肝脏中出现硝化的蛋白质，这表明正在发生氧化应激，氧化应激仅发生在含有蛋白质加合物的出现坏死改变的肝细胞中。重要的是，过亚硝酸盐通过 GSH/GPx 解毒[118]，GSH 在 APAP 毒性中被 NAPQI 耗竭。根据上述讨论，APAP-蛋白质加合物的出现和坏死的发生有良好的相关性[10]。此外，还发现仅在发生坏死和含有 APAP-蛋白质加合物的肝细胞含有 CYP2E1[119]。总体上，这些数据与 APAP 主要通过 CYP2E1 代谢，导致生成 NAPQI，进而耗竭 GSH，并与蛋白质共价结合的假设一致。GSH 的耗竭被认为是关键步骤，因为这导致肝细胞对氧化应激产生的中间产物（过氧化物和过亚硝酸盐）的解毒能力丧失。

通过确认抑制剂对 APAP 毒性的抑制作用，以及测定 APAP 对基因改变了的小鼠的毒性，已对氧化应激的产生机制进行了调查。1998 年 Gardner 等[120]报道，对大鼠使用中毒剂量的 APAP，可诱导小叶中心区域的肝细胞产生诱导型一氧化氮合酶（inducible NOS，iNOS），所产生的毒性与 iNOS 表达水平相关。此外，在用 iNOS 抑制剂氨基胍处理的大鼠，其 APAP 肝毒性降低。这些数据提示，由 iNOS 生成的 NO 可能对大鼠肝毒性的发生很重要。随后，在 iNOS 基因敲除的小鼠中检测了 APAP 肝毒性。尽管 iNOS 敲除的小鼠比野生型小鼠的血清 ALT 明显较低，但组织学评估表明，APAP 引起的肝坏死在野生型和 iNOS 敲除的小鼠之间没有明显差异[63]。相似的，Bourdi 等[121]报道，野生型小鼠和 iNOS 敲除的小鼠对于 APAP 的肝毒性同样敏感。此外，iNOS 抑制剂氨基胍并不改变 APAP 对小鼠的毒性[122]。iNOS 调节的蛋白质硝化并非导致小鼠 APAP 肝毒性的重要因素。然而 Gardner 报道，APAP 引起野生型小鼠血清 AST 升高的程度比 iNOS 敲除的小鼠更高[123]，且应用氨基胍处理小鼠可降低血清 AST 水平。

作为在 APAP 肝毒性中氧化应激增加的一个可能来源，另一种被研究的可能的机制是 NOX。NOX 是导致生成超氧化物的呼吸暴发的主要酶。库普弗细胞（Kupffer cell，KC）活化或在共价结合之后的巨噬细胞募集被认为能被氧化应激激活和导致细胞死亡[124-126]。然而，在细胞色素 b-245 重链（cytochrome b-245 heavy chain，gp91phox，即 NOX 的主要亚单位）缺乏的小鼠中，APAP 的肝毒性与野生型小鼠明显不同[127]。而且，小鼠含有的硝化蛋白质水平相似。此外，用 APAP 和 NOX 抑制剂二苯基氯化碘或夹竹桃麻素联合处理，并不能降低毒性[128]。

次氯酸在 APAP 中的可能作用也已被研究。次氯酸盐由嗜中性粒细胞产生，其产生机制涉及过氧化氢和氯离子的 MPO 应用（途径 B，图 19-2），并与酪氨酸残基反应，形成 3-氯酪氨酸。然而，在 APAP 处理的小鼠肝脏中并未发现 3-氯酪氨酸加合物[129]，但较易检测到内毒素血症，这是一种已为人们所熟知的由嗜中性粒细胞介导调控的肝毒性损伤[130]。

CYP2E1 的催化活性伴随解偶联（超氧化物生成）而发生[97,131]，这也可以是肝细胞中氧化应激增加的一个来源，并且对 APAP 毒性很重要。根据上述讨论，CYP2E1 和 CYP1A2 是将 APAP 代谢成活性代谢产物 NAPQI 的主要酶[41,132]。将 APAP 代谢成 NAPQI 可导致超氧化增加,进一步导致过氧化氢和(或)过亚硝酸盐水平升高[41,133,134]。在代谢组学研究中,对野生型小鼠和CYP2E1敲除的小鼠,在用APAP处理后,检测其尿液中来自NAPQI的代谢产物(APAP-半胱氨酸共轭物、APAP-NAC共轭物和APAP-GSH共轭物)。在这些研究中,对CYP2E1敲除的小鼠使用APAP中毒剂量200 mg/kg和400 mg/kg后,其尿液中由NAPQI衍生的代谢产物与野生型小鼠相比没有明显差别,肝脏GSH的最大耗竭程度也相似。这些数据提示,将APAP代谢成有活性的GSH共轭物在野生型小鼠和CYP2E1敲除的小鼠是相同的。然而,与基因敲除的小鼠相比,野生型小鼠使用中毒剂量的APAP会导致其肝脏过氧化氢浓度明显升高。这些数据提示,在APAP被CYP2E1代谢的过程中形成了大量超氧化物,并被歧化为过氧化氢。因此,野生型小鼠的氧化应激是增加的[132]。

线粒体通透性转变

许多早期研究检测了在APAP毒性中的线粒体功能障碍。Jollow等报道,线粒体是APAP反应性代谢产物NAPQI的靶标[17],随后又在线粒体中发现许多芳香化的蛋白质[47,135]。Racz实验室用电子显微镜检查了以APAP处理的小鼠肝脏,发现了主要呈增大和苍白改变的线粒体形态学变化[136]。另有报道[85]发现线粒体在APAP处理后其螯合钙的能力出现功能性变化。在对分离的鼠肝细胞混悬液进行分析时[137],以及体内研究[138]发现,线粒体呼吸在复合体Ⅰ和Ⅱ中是被抑制的,但在复合体Ⅲ中未被抑制。此外,在体内以及在处理的肝细胞中,ATP水平是降低的。向肝细胞中加入NAPQI,发现了相似的改变[137,139,140]。Modleus、Orrenius等报道,向分离的大鼠肝细胞线粒体中加入NAPQI,导致螯合钙释放[141,142]。Amimoto等[143]指出,对小鼠使用中毒剂量APAP后,还原型辅酶Q(辅酶Q-H₂或泛醇,CoQ₉H₂和CoQ₁₀H₂)锐减,而还原型辅酶Q是复合体Ⅰ/Ⅱ和复合体Ⅲ之间传递还原当量的重要中间体。

据报道,MPT是APAP引起肝毒性的重要机制[13,66]。简言之,MPT就是线粒体内膜对分子量小于1.5 kDa的阴阳离子溶质的通透性突然增加。其发生伴随着线粒体内膜去极化、氧化磷酸化解偶联、线粒体内离子和代谢中间产物释放、线粒体肿胀和ATP合成减少[144]。MPT可由胞质氧化应激和钙增加引起。许

多氧化剂已被报道可导致MPT,包括t-叔丁基过氧化氢(t-BuOOH)[145]和过亚硝酸盐[146]。在肝细胞中,t-BuOOH导致吡啶核苷酸氧化、线粒体去极化、ATP水平降低、肝细胞活性丧失。以t-BuOOH进行处理,可导致线粒体ROS生成增加15倍(二氯二氢荧光素氧化)[145,147]。因此,MPT由氧化应激引起并导致氧化应激大幅增加。

MPT由电压和钙依赖性高电导通道(又称通透性转换孔)的开放而引起[148,149]。在MPT孔中的主要蛋白质是亲环素D,它可与环孢素强烈结合;因此,环孢素是MPT的良好抑制剂[148,150]。Baines等[151]报道,亲环素D被敲除的小鼠,其线粒体对于氧化应激和钙诱导性MPT的敏感性远远不如野生型小鼠。同样,来自这些小鼠的原代肝细胞对于钙超载和氧化应激诱导性细胞死亡的敏感性也远远不如来自野生型小鼠的原代肝细胞[151]。

已有研究表明,线粒体MPT抑制剂可减少肝细胞中APAP的毒性。Kon等[13,152]报道,通过培养的肝细胞研究显示,APAP毒性可被环孢素和非免疫抑制环孢素类似物(NM811)所抑制。环孢素不改变APAP引起的GSH耗竭速率,提示抑制APAP代谢为NAPQI并不能预防APAP的毒性。相反,APAP的毒性伴随线粒体膜电位的丢失而发生。Reid等[66,79]在新鲜分离的鼠肝细胞中使用Boobis等[76,77]的方法检测了MPT抑制剂的作用。其方法是将APAP和鼠肝细胞孵育2 h,使得GSH耗竭并发生共价结合;然后冲洗去除APAP,继而与介质单独再孵育(3~5 h)。在再孵育期加入环孢素、三氟拉嗪或二硫苏糖醇等MPT抑制剂均可完全抑制APAP的毒性。在再孵育期加入APAP解毒剂NAC,也可完全抑制毒性。这些研究表明,APAP的毒性是伴随MPT和线粒体膜电位的丢失而发生的;而在再孵育期加入环孢素和NAC可预防毒性的发生。使用对氧化还原反应敏感的染料发现,在再孵育期,随着氧化应激的大幅增加,毒性也随之发生。向再孵育期鼠肝细胞加入环孢素或NAC,可消除氧化应激的大幅增加[66,79]。

相似的,McLean等检测了APAP对经CYP诱导剂苯巴比妥预处理的大鼠的毒性作用,并对这些动物肝脏切片中的APAP毒性进行了分析。他们发现由MPT抑制剂环孢素、三氟拉嗪及果糖(一种糖酵解底物)组成的鸡尾酒疗法可抑制APAP的毒性[153]。Dimova也报道,MPT抑制剂三氟拉嗪可在小鼠中减轻APAP引起的肝毒性[95]。

两项近期研究检测了亲环素 D 基因缺失的小鼠中 APAP 的毒性。Baines 等[151]先前报道,来自亲环素 D 敲除小鼠的线粒体对 MPT 的敏感性远不如野生型小鼠。Ramachandran 等[154]报道,在用低剂量 APAP(200 mg/kg)处理后,亲环素 D 缺乏的小鼠对 APAP 肝毒性的敏感性不如野生型小鼠。在基因敲除的小鼠中,氧化应激被钝化,但并未被消除。随后,LoGuidice 和 Boelsterli[155]使用大剂量 APAP(600 mg/kg)进行研究发现,亲环素 D 基因缺失的小鼠对于 APAP 肝毒性与野生型小鼠同样敏感。不论是在基因改变的小鼠还是在野生型小鼠,均发现存在蛋白质硝化。

为了确定 APAP 引起 MPT 的机制,Burke 等[79]使用新鲜分离的鼠肝细胞进行了附加试验。ELISA 分析表明蛋白质硝化量与毒性的发生相关。这些数据提示了过亚硝酸盐(途径 A,图 19 - 2)的作用。重要的是,MPT 抑制剂环孢素和 NAC 一样能够抑制硝化和毒性。过亚硝酸盐已知可与硫醇(例如 NAC)迅速发生反应[156]。此外,神经型一氧化氮合酶(neuronal NOS,nNOS)抑制剂 7 -硝基吲唑可抑制 APAP 毒性和硝化;然而,iNOS 抑制剂 S -(2 -氨乙基)异硫脲[S -(2 - aminoethyl)isothiourea,SAIT]对于 APAP 毒性或硝化没有作用。此外,7 -硝基吲唑可阻断 APAP 引起的线粒体膜电位丢失,并随之阻断 MPT[79]。需要强调的是 nNOS 被认为在线粒体中以线粒体一氧化氮合酶(mitochondrial NOS,mtNOS)的形式存在[157,158]。

对 nNOS 敲除小鼠的 APAP 肝毒性的监测表明,其与野生型小鼠相比,血清 ALT 和 AST 升高明显延迟。因此,在 APAP 给药后 4 h 和 6 h,血清 ALT 和 AST 水平在野生型小鼠比 nNOS 敲除的小鼠明显增高。在野生型小鼠中,血清 ALT 和 AST 与蛋白硝化水平相关。在 APAP 处理的 nNOS 敲除的小鼠中,仅发现低水平的硝化蛋白。这些体外和体内数据提示,在野生型小鼠中,MPT 的发生机制涉及 nNOS 的激活、过亚硝酸盐生成伴蛋白质硝化、线粒体膜电位的丢失以及 APAP 的毒性。然而,在 nNOS 敲除的小鼠中发现 APAP 毒性反应相对延迟,且仅伴有低水平的硝化蛋白,提示 RNS 以外的机制可能参与了毒性的形成[159]。

最近研究表明,APAP 毒性的发生伴随 SOD2 活性的丧失,而 SOD2 活性的丧失是因为该酶的酪氨酸残基被硝化[160]。如图 19 - 2 所示,SOD2 在线粒体内将超氧化物分流,生成过氧化氢,随后弥散出线粒体,并通过 GPx 或过氧化氢酶解毒。如此分流导致与 NO 反应减少,从而导致过亚硝酸盐生成减少。SOD2 活性的丢失可能导致线粒体内超氧化物稳定状态浓度升高,伴过亚硝酸盐生成增加。在 APAP 毒性中,SOD2 的重要性已在大鼠和小鼠中得到证明。Yoshikawa 等报道,在大鼠中敲除 SOD2 可增加肝毒性[161]。Fuhimoto 等检测了 SOD2 杂合子(纯合子是胚胎致死性的)敲除小鼠中的 APAP,结果发现 APAP 引起的肝坏死程度在杂合子小鼠明显高于野生型小鼠[162]。Ramachandran 近期也报道了相似的毒性数据,但是这些研究者还发现蛋白质中的 3 -硝基酪氨酸明显增加[163]。

在 APAP 处理的小鼠肝脏线粒体中发现的唯一主要硝化蛋白是 SOD2[159,160]。极少量的其他硝化蛋白的存在则提示,过亚硝酸盐也可在线粒体内的其他部位发生相互反应。Schopfer 等[164]报道,过亚硝酸盐可氧化还原的辅酶 Q。该机制通过单电子氧化形成泛半醌,后者是一种被认为可与分子氧相互作用而形成超氧化物中间产物。随后生成的超氧化物可与 NO 相互作用,形成更多的过亚硝酸盐,并氧化额外的辅酶 Q。该机制(图 19 - 3)可解释 Amimoto 等的发现,亦即给予小鼠中毒剂量的 APAP 后,还原形式的辅酶 Q(CoQ_9H_2 和 $CoQ_{10}H_2$)显著丧失[143]。辅酶 Q 被过亚硝酸盐氧化将阻断线粒体内的电子流,降低线粒体膜电位,并减少 ATP 的合成。在 APAP 诱导的肝毒性中可发现所有这些反应。

抗氧化防御机制

抗氧化防御机制已演化为一种细胞保护机制。在正常细胞中,这些防御机制由许多酶和小分子量复合物组成,发挥解毒和代谢氧化剂的作用。其中一些重要的酶包括过氧化氢酶(catalase)、谷氨酸-半胱氨酸连接酶催化亚单位(glutamate-cysteine ligase catalytic subunit,GCLC)等谷胱甘肽合成酶类、GPx、血红素加氧酶(heme oxygenase,HO)、醌氧化还原酶(quinone oxidoreductase)、SOD 和转运蛋白(transporters)等。保持细胞处于还原状态对于其生存是至关重要的;在暴露于氧化应激增加的活细胞中,这些抗氧化机制是增强的。核因子红系 2(nuclear factor erythroid 2,NFE2)-相关因子 2(NFE2 - related factor 2,NRF2)是在肝细胞中的一种主要抗氧化防御机制[165]。在正常非应激状态下,Nrf2 一般与 Kelch 样环氧氯丙烷相关蛋白 1(Kelch - like ECH - associated protein 1,Keap1)发生关联,导致其泛素化和在蛋白酶体的降解。

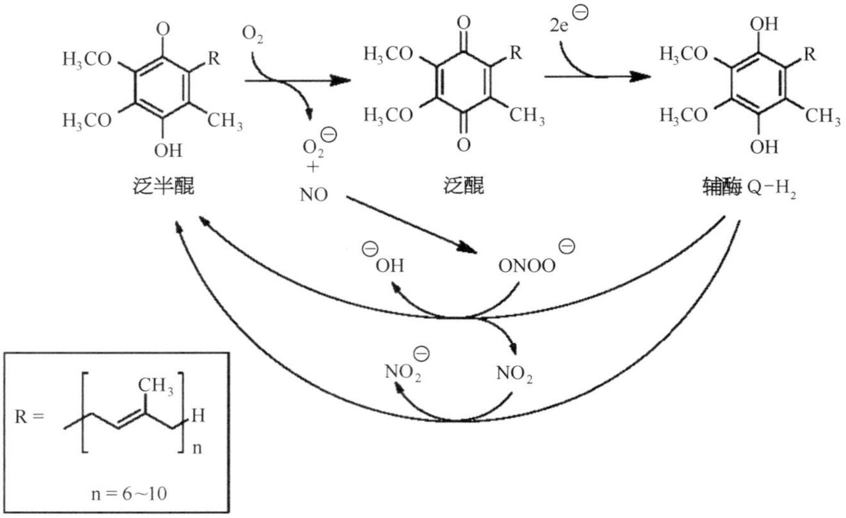

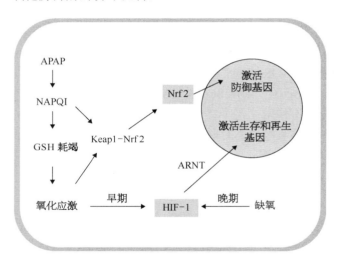

图 19 - 3 辅酶 Q - H₂ （辅酶 Q） 的过亚硝酸盐氧化

修改自 Schopfer 等[164]

然而，在氧化应激增加的情况下，Keap1 的半胱氨酸基团被氧化，破坏了与 Nrf2 的联系，导致 Nrf2 蓄积。然后 Nrf2 转移至细胞核，激活抗氧化反应元件，导致许多抗氧化防御酶合成量增加。

在 APAP 毒性中，Nrf2 的重要性最初被两个不同的实验室报道[166,167]。两组研究人员均发现 Nrf2 敲除的小鼠对 APAP 肝毒性的敏感性和致死性均比野生型小鼠有所增加。两组均报道，在 Nrf2 敲除的小鼠，其补充 GSH 储备和将母体药物葡糖苷酸化的能力降低。Park 实验室随后报道，早在用 APAP 处理小鼠 1 h 后，Nrf2 即在细胞核中出现。这种状况的发生呈剂量依赖，在中毒和非中毒剂量时均可被诱导。他们还报道，在 1 h 时 Ephx1（编码环氧化物酶）、Hmox1（编码 HO1）和 Gclc mRNA 被大量诱导[168]。在随后的研究中，他们发现向鼠肝细胞中加入 NAPQI，可导致 Nrf2 在细胞核中呈浓度依赖型蓄积。已有关于 NAPQI 与 Keap1 的半胱氨酸基团反应并形成加合物的数据，这提示，除氧化应激外，APAP-半胱氨酸加合物对于 APAP 中毒时 Nrf2 的诱导可能是重要的[169]。研究 APAP 肝毒性时，对小鼠模型使用一种人工合成的三萜类化合物 CDDO - Im 和齐墩果酸预处理以激活 Nrf2 途径，发现了 Nrf2 途径在 APAP 毒性中的重要性的进一步证据。在用 CDDO - Im[170] 或齐墩果酸[171] 预处理的小鼠中，APAP 毒性明显降低。此外，两种预处理均导致 Nrf2 在核内蓄积，以及 Hmox1、Cryz（编码醌氧化还原酶）和 Gclc mRNA 的诱导[170]。除外诱导抗氧化酶，Nrf2 途径的激活也导致一些酶的诱导，例如在代谢中也起作用的转运体[172]。图 19 - 4 显示了在 APAP 肝毒性中抗氧化防御酶的诱导机制。

图 19 - 4 对乙酰氨基酚（APAP）诱导的防御和生存基因的活化

ARNT，芳香烃受体核转运蛋白（缺氧诱导因子 1 - β，HIF1 - β）；GSH，谷胱甘肽；HIF1 - α，缺氧诱导因子 1 - α；Keap1，Kelch 样环氧氯丙烷相关蛋白 1；NAPQI，N - 乙酰 - 对 - 苯醌亚胺；Nrf2，红系核因子 2（NFE2）- 相关因子 2

低氧诱导因子 1 - α（hypoxia-inducible factor 1 - alpha，HIF1 - α）是在 APAP 毒性研究期间被评估的另一个核因子[173]。HIF1 - α 作为许多基因主调节因子（master regulator）的重要性已得到很好描述，这些基因涉及血管生成、凋亡、细胞增殖/生存、能量代谢和再生等[174,175]。除外被缺氧诱导，该基因也可被氧化应激诱导[176-178]。将新鲜分离的肝细胞与 APAP 在 95%氧气流下孵育，导致 HIF1 - α 在 GSH 耗竭后呈时间依赖型诱导。环孢素可抑制 MPT 和相关氧化应激的增高，加入环孢素后可抑制 HIF1 - α 的诱导[173]。随后在小鼠中研究显示,在给予非毒性剂量的 APAP (15 mg/kg、30 mg/kg 和 100 mg/kg)1 h 后出现 HIF1-α 诱导效应。检测与蛋白质结合的哌莫硝唑以评价缺氧,提示直至 4 h 也未发生缺氧,该时间点与坏死的发生是一致的,恰恰发生在 HIF1-α 被诱导之后[67]。这些数据支持如下假说,即 HIF1-α 的早期诱导是由氧化应激介导的;但同时也提示,在 APAP 肝中毒时,缺氧可能是 HIF1-α 赖以被诱导的晚期机制。晚期缺氧可能是坏死和细胞破坏的结果,可物理性阻塞血流运动。因此,Nrf2 的激活和 HIF1-α 的诱导是存活细胞准备应对其后的氧化应激、改善生存概率并为肝脏再生做好准备的机制。该机制如图 19-4 所示。

细胞信号和线粒体通透性转变

c-Jun 氨基末端激酶(c-Jun N-terminal kinase,JNK)是丝裂原活化激酶超家族的一员,可能对于 APAP 引起肝毒性的信号机制是重要的。JNK 被认为对多种细胞功能的调节是重要的,包括增殖、生存和死亡等。它可被多种刺激所活化,例如肿瘤坏死因子(tumor necrosis factor alpha,TNF-α)和白细胞介素-1(interleukin-1,IL-1)等细胞因子,以及暴露于渗透应激、氧化应激和辐射等多种环境应激。在肝脏中有两个主要的 JNK,即 JNK1 和 JNK2,它们可被磷酸化激活[179]。JNK 的活化参与 APAP 的毒性[180-184],新近 Kaplowitz 等对此进行了综述[185]。

在对小鼠使用中毒剂量的 APAP 后,有一个 JNK 活化的早期的暂时相和一个较晚期的持续相。暂时相由 TNF-α 介导,但并不导致毒性;随后是持续相或延长的激活,这被认为对 APAP 毒性是非常重要的。在小鼠体内和分离的肝细胞中,JNK1 和 JNK2 在 APAP 中毒时均被激活[68,69,180,181,184,186]。

Kaplowitz 实验室检测了 JNK 抑制剂、JNK 敲除小鼠和 JNK 反义药物对 APAP 毒性的作用[181,182]。他们发现,用能抑制 JNK1 和 JNK2 激活的 SP600125 预处理小鼠,可在体内保护小鼠避免发生 APAP 引起的肝脏坏死并在体外抑制 APAP 的毒性。SP600125 对 APAP 诱导的 GSH 耗竭或蛋白质共价结合没有作用,这表明该药不抑制代谢。此外,SP600125 能抑制 AP1 转录因子(一种 JNK 活性指示剂)磷酸化。作者发现,APAP 的肝毒性在 JNK1 敲除的小鼠中保持不变,但在 JNK2 敲除的小鼠中降低约 50%(双敲除小鼠是胚胎致死性的)。通过反义寡核苷酸沉默 JNK1,并不改变

APAP 的肝毒性,但通过反义调节使 JNK2 保持沉默,可将毒性减少约 80%。JNK1 和 JNK2 的反义寡核苷酸一起作用,可使小鼠免受 APAP 肝毒性。这些数据加上其他实验室获得的数据提示,JNK1 和 JNK2 激活对于发生 APAP 肝毒性是必要的,但主要活性是 JNK2 决定的[181,182,187]。

Nakagawa 等研究了凋亡信号调控激酶 1(apoptosis signal-regulating kinase 1,ASK1)作为 JNK 上游激活因子在 APAP 毒性中的重要性[188]。ASK1 是一种广泛表达的可被多种应激包括钙内流、内质网应激、脂多糖、氧化应激和 TNF-α 激活的丝裂原活化的蛋白激酶 3(mitogen-activated protein kinase kinase kinase,MAP3K)。ASK1 被认为与硫氧化还原蛋白有关。在氧化应激的情况下,硫氧化还原蛋白转变成其氧化形式,而 ASK1 被释放并被自我激活[188]。尽管 ASK1 在控制 JNK 激活方面的生理相关性不明,但基因敲除研究已提示不同的刺激可能通过 ASK1 激活 JNK 信号[188]。研究显示,ASK1 敲除的小鼠对于 APAP 肝毒性的敏感性不如野生型小鼠;此外,JNK1 和 JNK2 磷酸化在 ASK1 敲除的小鼠中明显降低。与此前 Gunawan 等[181]报道的研究一致,该研究发现,在 24 h,APAP 的毒性在 JNK2 敲除的小鼠中是降低的,但在 JNK1 敲除的小鼠中并未降低,且这种毒性几乎可完全被 JNK 抑制剂 SP600125 消除。

除 ASK1 在 JNK 激活中的作用外,Shinohara 等报道了糖原合酶激酶-3β(glycogen synthase kinase-3 beta,GSK-3β)可能在 APAP 毒性中对 JNK 激活起作用[189]。沉默 GSK-3β 基因可使小鼠避免 APAP 引起的血清 ALT 水平升高以及肝坏死,且 JNK 激活被延迟。然而,沉默 GSK-3α 或 AKT2 对于 APAP 的毒性没有作用。

活化的 JNK 和 GSK-3β 易位进入肝细胞线粒体可能对 APAP 肝毒性和其他许多毒性是一个关键步骤[116]。JNK 易位促进多种线粒体蛋白质的释放。JNK 易位进入线粒体的时间过程表明其与线粒体呼吸降低一致[182];线粒体 GSH 耗竭需要 1~2 h,在肝脏匀浆中 JNK 激活需要 2~4 h,JNK 易位进入线粒体需要 4 h,毒性增加(血清 ALT 升高)需要 6 h。SP600125 不改变 GSH 耗竭(NAPQI 的生成),但阻断了 JNK 的激活和易位进入线粒体,以及随后的毒性。来自用 APAP 处理的小鼠肝脏的线粒体表明,其呼吸第三相降低,呼吸控制比也降低;而在用 APAP 和 JNK 抑制剂联合处理的小鼠,这些功能的损失获得部分保护。此外,将活

化的 JNK 加入分离自 APAP 处理的小鼠的线粒体中（在 GSH 耗竭和共价结合之后、JNK 易位之前），再加上 JNK 抑制剂，可导致线粒体呼吸丧失。环孢素可阻断这种降低效应，提示 JNK 易位是 APAP 引起 MPT 的关键介质[182]。

Win 等[190]检测了 SH3 结构域-结合蛋白 5（SH3 domain-binding protein 5，SH3BP-5）作为线粒体中活化 JNK 靶标的作用。SH3BP-5 是一种含有激酶相互作用基序的支架蛋白，这种基序对 SH3BP-5 和 JNK 的结合非常重要。研究者发现，SH3BP-5 表达于小鼠肝脏线粒体外膜。在用 APAP 处理的小鼠中，SH3BP-5 与活化 JNK 共存于肝脏线粒体中。从 APAP 处理的肝细胞中免疫沉淀活化的 JNK，可导致 SH3BP-5 的共沉淀；而 SH3BP-5 的免疫沉淀又可导致活化 JNK 共沉淀。沉默小鼠肝脏中的 SH3BP-5，不能改变 APAP 引起的 GSH 耗竭或共价结合（NAPQI 生成），但是可明显减少肝毒性（降低血清 ALT 水平和减少肝坏死组织学证据）。用 APAP 处理伴有 SH3BP-5沉默的小鼠，不仅肝脏中坏死减少，而且小叶中心区域的肝细胞也较少硝化。此外，对于来自经 APAP 处理过的 SH3BP-5 沉默的鼠肝脏线粒体，并没有丢失呼吸控制率值（第三/第四相）；但是在用 APAP 处理的对照组小鼠肝脏线粒体中，呼吸控制率值明显降低[190]。因此，JNK 易位进入线粒体可能是导致 MPT 伴线粒体呼吸改变和氧化应激增加（通过 ROS 和 RNS）的重要机制。

在使用中毒剂量 APAP 后，凋亡调节因子 BAX 是另一个被报道的可易位至肝脏线粒体的胞质蛋白[191,192]。BAX 是 BCL-2 家族成员，该家族由促凋亡和抗凋亡蛋白组成，BAX 是一种可被多种细胞应激激活的促凋亡蛋白，而 BCL-2 是一种抗凋亡蛋白[193,194]。这些蛋白质之间的平衡是启动导致细胞死亡的事件的重要因素。BAX 激活导致其易位至线粒体，插入线粒体外膜，并形成寡聚蛋白孔或通道[195,196]。这些通道释放凋亡蛋白，包括凋亡诱导因子（apoptosis-inducing factor，AIF）、细胞色素 c、核酸内切酶 G（endo G）和死亡同源物（Smac）。这些蛋白一般在膜间隙内以非活性形式存在，但当被释放后，它们能易位进入细胞核并（或）启动蛋白酶级联反应，通过凋亡或坏死导致细胞死亡[197]。

尽管 BAX 的激活常与凋亡有关，但组织病理学证据表明 APAP 在体内并不导致凋亡[11,15,16]。然而，BAX 激活可能在 APAP 引起的坏死中起重要作

用。Bajt 等[198]报道，有两种重要的线粒体膜间隙蛋白，即同种异体移植炎症因子（allograft inflammatory factor，AIF；一种导致染色质凝集的蛋白质）和 endo G，在经 APAP 处理的培养的鼠肝细胞中可易位至细胞核。这导致了先前发现的核碎裂，这种核碎裂是通过末端脱氧核苷酰基转移酶介导性 dUTP 切口末端标记（terminal deoxynucleotidyl transferase-mediated dUTP nick-end labeling，TUNEL）得以评估的，这种现象被许多研究者解释为凋亡证据。此外，BAX 敲除小鼠与野生型小鼠相比，其毒性和核碎裂推迟，但是 12 h 后毒性和核碎裂没有差异[199]。此外，蛋白质硝化不被推迟。因此，BAX 对于 AIF 和 endo G 易位至细胞核是重要的；但在没有 BAX 作用的情况下，其他机制也可导致 AIF 和 endo G 易位。核酸内切酶在 APAP 毒性中的重要性被 Napirei 等[200]清晰展示。这些研究者发现，脱氧核糖核酸酶 I（deoxyribonuclease I，DNase I）敲除的小鼠对 APAP 肝毒性的敏感性低于野生型小鼠，在 APAP 处理的小鼠肝脏中核碎裂也明显减少。随后，Bajt 等[201]发现，Harlequin 小鼠缺乏同种异体移植炎症因子（AIF），对于肝坏死较不敏感，通过 TUNEL 测定的核碎裂也明显较少。这些数据表明，核酸内切酶（endo G 和 DNase I）和同种异体移植炎症因子（AIF，一种能促进 endo G 活性的 DNA 结合蛋白）在 APAP 的肝毒性中发挥某种作用。

在 APAP 引起的肝毒性中，坏死相对于凋亡的重要性可能与 MPT 的快速发生有关，并因此导致肝细胞生成 ATP 的能力明显下降。ATP 的相对含量似为决定肝细胞是通过坏死还是凋亡而发生死亡的一个重要因素：ATP 水平低与坏死有关，而 ATP 水平充足则支持凋亡[202]。Kon 等[13]通过使用 APAP 发现，培养的小鼠肝细胞主要通过坏死而死亡。然而，培养基中包含的果糖（一种不依靠线粒体活性的生成 ATP 的糖酵解底物）和甘氨酸（一种膜稳定剂）抑制了坏死，促进了凋亡。图 19-5 展示了细胞信号和 MPT 如何导致 APAP 毒性的可能机制。

肝脏炎症

APAP 引起的肝脏坏死随着炎症反应而发生（无菌性炎症）[203,204]。细胞因子在免疫、炎症、细胞增殖、分化和细胞死亡中的重要性已被深入描述[203]。Laskin 等[125]最早研究了炎症在 APAP 毒性中的作用。他们报道，APAP 毒性与 KC 激活有关。TNF-α 增加氧化

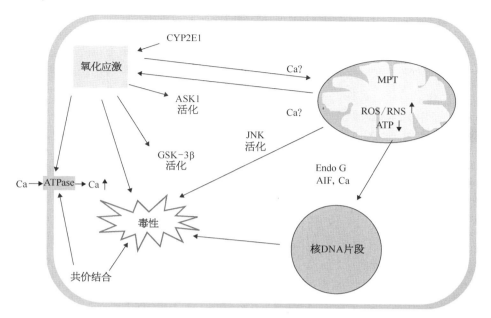

图 19-5　对乙酰氨基酚 (APAP) 中毒第Ⅱ阶段中的重要机制

促进氧化应激增加的关键因素是谷胱甘肽(GSH)被 NAPQI 耗竭(如图 19-1 所示)。AIF,凋亡诱导因子;ASK1,凋亡信号调节激酶 1,即丝裂原活化的蛋白激酶 5(MAP3K5);Ca,钙离子;CYP2E1,细胞色素酶 P450 2E1;endo G,核酸内切酶 G;GSK-3β,糖原合成酶激酶-3β;JNK,c-Jun 氨基末端激酶;MPT,线粒体通透性转变;ROS,活性氧;RNS,活性氮

应激,并且募集和激活其他炎症细胞[205,206]。Blazka 等报道,在给予中毒剂量 APAP 的小鼠中,TNF-α 和 IL-1α 水平显著升高[207]。用 TNF-α 和 IL-1α 抗体处理小鼠,可部分预防 APAP 的肝毒性[208]。此外,多个实验室报道,KC 灭活剂氯化钆和硫酸葡聚糖可降低 APAP 对大鼠[124]和小鼠[126,209,210]的毒性。这些数据提示,KC 调节的炎症反应在 APAP 肝毒性中发挥重要作用。然而后续研究指出,KC 激活在 APAP 毒性中并非重要机制。Ju 等[211,212]用脂质体包裹的氯甲双膦酸[(二氯乙烯)双膦酸]处理小鼠。这种处理方法对肝脏 KC 的清除效果优于此前使用的氯化钆和硫酸葡聚糖。用 APAP 处理这些小鼠,导致 C1q(编码补体 C1q 亚成分亚单位)、Il6、Il10、Il18bp(编码白细胞介素-18 结合蛋白)、Pgts2(编码前列腺素 G/H 合成酶 2)和 Tnf mRNA 水平降低,同时肝毒性增加。这些发现提示了 KC 在毒性中的替代作用;此外,毒性增加提示 KC 可能在中毒时扮演有利作用,例如募集循环的巨噬细胞以增加肝脏修复[213]。

TNF-α 在 APAP 毒性中的重要性已在基因敲除的小鼠中得以研究。野生型和 TNF-α 敲除的小鼠对于 APAP 的敏感性相等[214];用 TNF-α 抗体或可溶性 TNF 受体(soluble TNF receptor,sTNFR)处理,不改变 APAP 对小鼠的毒性作用[215];在 TNFR-1 敲除的小鼠和野生型小鼠之间,毒性也没有差别[216]。因此,

TNF-α 在 APAP 毒性中的作用依然不明。

其他促炎细胞因子,例如 IL-1β 和 γ 干扰素(interferon gamma,IFN-γ)也在 APAP 毒性中被诱导[205,207,217]。Ishida 等[218]和 Liu 等[219]报道,Ifng mRNA 在 APAP 处理的小鼠中被诱导;然而,在 IFN-γ 敲除的小鼠,发现 APAP 的毒性和致死性低于野生型小鼠[218]。

IL-6 是另一种在 APAP 毒性期间被诱导的细胞因子。Masubuchi 等报道,缺乏 IL-6 的小鼠对于 APAP 毒性敏感性增加[220]。此外,在 IL-6 敲除的小鼠,热休克蛋白(heat shock protein,HSP)25、32 和 40 以及诱导型热休克蛋白 70(inducible HSP70,iHSP70)的表达均减少。这些结果提示 IL-6 可能使肝脏避免受损伤,至少部分是由于通过上调肝脏某些细胞保护性 HSP 的表达而实现。

抗炎细胞因子在 APAP 肝毒性中的作用也已被研究。IL-10、IL-11 和 IL-13 是已知的可调节肝损伤时促炎反应的抗炎细胞因子[121,221-224]。肝脏是 IL-10 的主要来源,由活化的 KC 产生。Bourdi 等报道,血清 IL-10 和 IL-13 水平在 APAP 中毒期间是升高的[121]。作者发现,与野生型小鼠相比,IL-10 敲除的小鼠 APAP 毒性升高。此外,敲除小鼠 IL-10 可促使炎性细胞因子 TNF-α、IL-1 和 iNOS 的 mRNA 转录增加。已知抗炎细胞因子 IL-11 在许多器官毒性中具

有保护作用[225-227]，并可减少促炎细胞因子的生成或减少巨噬细胞激活。Trepicchio 等[226]发现，用人重组 IL-11 预处理小鼠，可将血清 ALT 和 TNF-α 水平降至未经 IL-11 处理的小鼠的一半。此外，对肝毒性的组织病理学检测方法也得到改善。已检测了 IL-13 在 APAP 中毒时的肝脏保护作用。此外，相对于野生型小鼠，IL-13 敲除的小鼠对于 APAP 的毒性更为敏感[224]。

趋化因子在 APAP 肝毒性中的作用也已在 APAP 引起的毒性中得以检测。低分子量细胞因子最初被认识到的是其在淋巴细胞趋化中的作用。此外，某些类别的趋化因子可能有血管生成、抗炎、细胞增殖或创伤愈合的特性。多个实验室发现，趋化因子在 APAP 中毒时是上调的[228-232]。

许多细胞在促炎症细胞因子 TNF-α 和 IL-1β 刺激后，可产生趋化因子原型，即 C-X-C 基序趋化因子 2（C-X-C motif chemokine 2，CXCL2；巨噬细胞炎症蛋白 2，macrophage inflammatory protein 2，MIP-2），它是一种嗜中性粒细胞趋化和激活剂[203]。Jaeschke 实验室发现，在小鼠发生 APAP 中毒后，出现趋化因子（CXCL2 和 KC）的上调和嗜中性粒细胞的蓄积[233]。暴露于 APAP 的肝细胞在没有嗜中性粒细胞的情况下可以发生毒性[66,234]。嗜中性粒细胞聚集程度不同的鼠株，其对 APAP 的毒性程度是相似的，提示嗜中性粒细胞在 APAP 毒性发生中不是重要机制[128]；然而，这依然存在争议[235]。尽管已推测在 APAP 毒性中嗜中性粒细胞涌入的主要作用是清除受损的细胞和细胞残骸[233]，但一项应用抗 Gr-1 抗体（RB6-8C5）特异性检测嗜中性粒细胞的研究发现，在 APAP 处理的小鼠中，嗜中性粒细胞消耗明显减弱[181]。有证据提示，CXCL2 趋化因子在 APAP 毒性中是作为一种肝保护性因子。Hogaboam 实验室[228]报道，当对 APAP 处理的小鼠进行晚期治疗时，以 CXCL2 进行治疗比应用解毒剂 NAC 更为有效。体外数据表明，CXCL2 可维持暴露于 APAP 的肝细胞的增殖。此外，CXCL2 腺病毒载体可减少经 APAP 处理的小鼠的中毒程度[228,236]。

CXC 趋化因子在 APAP 毒性中的保护机制尚未被很好地阐明。Hogaboam 等发现，CXCL2 可增加信号传导子和转录活化子 3（signal transducer and activator of transcription 3，STAT3）在细胞核的定位，而这对于肝细胞的再生是非常重要的[228,237,238]。另一种 CXC 趋化因子，C-X-C 基序趋化因子 10（C-

X-C motif chemokine 10，IP-10），在体外没有直接的有丝分裂作用，但可诱导肝细胞生长因子（hepatocyte growth factor，HGF，一种已知的有丝分裂原）[239]。Bone-Larson 等[230]发现，IP-10 在 APAP 毒性中有保护作用，并且保护作用与 CXCL2 受体有关。CXCL2 受体位于肝细胞。这些数据提示 CXCL2 和 IP-10 在细胞增殖中很重要（亦即肝细胞再生）。有一项研究表明，趋化因子可以在 APAP 毒性中抑制促炎细胞因子的生成。在趋化因子单核细胞趋化蛋白-1（monocyte chemoattractant protein-1，MCP-1；C-C 基序趋化因子 2，C-C motif chemokine 2）主要受体缺乏的小鼠，发现 TNF-α 和 IFN-γ 水平升高。中和这些促炎细胞因子，可使 APAP 的毒性减弱[229]。

前列腺素 G/H 合酶 2（环氧合酶-2，cyclooxygenase 2，COX-2）也在 APAP 肝毒性中发挥作用[240]。环氧合酶-1（COX-1）被持续表达并生成低水平前列腺素，COX-2 是可诱导的并且在抗炎过程中发挥作用。COX-2 来源的前列腺素代谢产物不仅在骨质重吸收、女性生殖、黏膜保护和肾功能中具有重要作用，而且也被报道对多种肝毒性具有保护作用[241]。Reilly 等发现，COX-2 而非 COX-1 在 APAP 处理的小鼠肝脏中被诱导。此外，与野生型小鼠相比，在 COX-2 敲除的小鼠，APAP 的毒性作用更大，致死率更高。COX-2 抑制剂塞来昔布也可增加 APAP 的毒性[240]。因此，COX-2 在 APAP 引起的肝毒性中具有抗炎作用。

在 APAP 肝中毒时，高迁移率组 B1 蛋白（high mobility group B1 protein，HMGB1）可能是炎症细胞的重要激活剂。HMGB1 是一种细胞内结合蛋白，对染色体的重塑具有重要作用，可促进蛋白质组装入靶 DNA。HMGB1 自坏死细胞被动释放，但在炎症细胞是主动释放。它可与晚期糖基化末产物特异性受体（advanced glycosylation end product-specific receptor，RAGE）和其他受体高亲和性结合，导致促炎基因激活[242]。多个报道表明，HMGB1 在 APAP 引起的肝毒性中被释放[242-245]。Dragomir 等最近报道，HMGB1 可从经 APAP 处理的肝细胞中释放。当采用来自处理肝细胞的培养基对巨噬细胞进行处理时，发现 CAT/CAT（编码过氧化氢酶）和 HMOX1/HO-1 的 mRNA 被诱导，且观察到相应的蛋白质；这种诱导作用可被丙酮酸乙酯（一种抑制 HMGB1 从细胞释放的抗炎药物）阻断[246]。此外还发现 RAGE 大幅增加。因此，HMGB1 似为 APAP 中毒时激活炎症细胞的关键因子。

基因组学、蛋白质组学和代谢组学

基因组学（genomics）、代谢组学（metabolomics）和蛋白质组学（proteomics）是阐明毒理问题的新方法。经典研究方法产生了大量信息，而这些新方法则为我们理解毒理学添加了新的维度。在 APAP 诱导的肝毒性中，定义细胞如何通过改变 mRNA、蛋白质和关键的代谢过程而对损伤产生应答，将有望产生新的线索以帮助我们理解毒理学。基因组学和蛋白质组学分析已在经中毒剂量 APAP 处理的小鼠中进行检测，且已发现了大量的改变[247-249]。Welch 等检测了对 APAP（300 mg/kg）毒性敏感的 SJL 小鼠和对 APAP 毒性相对不敏感的 C57Bl/6 小鼠中被诱导的肝脏 mRNA[248]和蛋白质[249]比值。在给予 APAP 后，检测 mRNA 和蛋白质表达。大量蛋白质（1 632 种）被发现，其中 247 种在两种小鼠中表达水平明显不同，161种在更为敏感的 SJL 小鼠中更为丰富。表 19-2 列出

表 19-2　对乙酰氨基酚（APAP）敏感小鼠和不敏感小鼠肝脏基因组学和蛋白质组学的改变

基因组学改变（3 h）[248] APAP 敏感小鼠和不敏感小鼠中诱导的主要 mRNA 比值	
由 mRNA 编码的蛋白质	比值
血纤维蛋白溶解原前体	13.4
38kDa FK-506 结合蛋白同源物	11.3
BAG-家族分子伴侣调节因子-3	6.4
高密度脂蛋白结合蛋白	6.1
RIKEN cDNA B430201G11	5.7
NADPH-细胞色素 P450 还原酶	4.7
假定的富含丝氨酸的蛋白质	4.5
缬氨酰-tRNA 合成酶 2	3.7
铁反应元件结合蛋白	3.6
Δ-氨基乙酰丙酸脱水酶	3.2
钙-钙调蛋白依赖的蛋白激酶 II 型 γ 链	3.0
SON 蛋白	3.0
蛋白质组学改变（6 h）[249] APAP 敏感小鼠和不敏感小鼠中诱导的一些蛋白质比值	
蛋白质名称	比值
泛素样 2 活化酶 E1B	10.0
补体 C5 前体	7.1
前列腺素 G/H 合成酶 1［环氧化酶（COX-1）前体	5.5
过氧化物还原酶 1	5.1
热休克蛋白 70 结合蛋白	4.3
谷胱甘肽转移酶 μ-2	3.2
衰老标记蛋白-30 或钙调素	3.1

表中数据是在给予中毒剂量 APAP 后各时间点被诱导的主要信使 RNA（mRNA）和蛋白质，数据是给予 300 mg/kg APAP 后，在敏感小鼠（SJL）和不敏感小鼠（C57Bl/6）中诱导 mRNA 和蛋白质的比值

了在 3 h 后被诱导的主要 mRNA（升高＞3 倍）和在 6 h 后被诱导的主要蛋白质（升高＞3 倍），结果显示 mRNA 和蛋白质诱导谱之间没有良好的相关性。代谢组学研究也产生了一些有趣的数据。Chen 等报道，给予中毒剂量 APAP 后，血清棕榈酰肉碱、甘油三酯和游离脂酸水平大幅升高[250]。因此，在 APAP 肝毒性时发生了脂肪酸氧化的改变，并且酰基毒碱可能是该效应的生物标志物。

结　论

20 世纪 70 年代以来，尽管 APAP 引起的肝毒性已成为一个研究的活跃领域，但依然有许多关于其肝毒性如何产生的问题尚未得到解决。有关 APAP 毒性的代谢方面已得到深入阐述（图 19-1）：反应性中间代谢产物 NAPQI 由 CYP 催化生成。APAP 转变成其活性代谢产物 NAPQI 过程中的特异性 CYP 酶已被分离，并已被证明能催化该反应。NAPQI 与 GSH 反应，导致 GSH 在肝脏中被耗竭。NAPQI 也与蛋白质共价结合，并且已发现其特异性蛋白质加合物，尽管共价结合在 APAP 毒性中的作用尚不明确。

APAP 毒性的发生分为两个阶段：首先是代谢阶段，然后是毒性阶段。毒性阶段以氧/氮应激和 MPT 增加为特征，伴随肝细胞生成 ATP 能力的丧失而发生；然而，发生在毒性阶段的机制尚未被很好阐明。MPT 的原因尚未被确定。一般来说，已知 MPT 可由氧化应激增加或钙引起，并导致氧化应激大幅增加。在 APAP 研究中，有可靠的数据支持氧化应激和钙启动 MPT。铁螯合剂能够抑制 Fenton 介导的氧化应激，已被证明可延迟经 APAP 处理的肝细胞和小鼠的毒性。在 APAP 处理的肝细胞中，也有伴随溶酶体破坏而发生的游离亚铁离子早期增加。这些数据提示，铁离子催化的氧化应激可能发生在 APAP 毒性早期，并且可能是导致 MPT 的机制。相似的，有可靠的数据支持钙在启动 MPT 中的作用。细胞内钙浓度已被证明可在 APAP 处理的肝细胞中升高，并且许多研究者已发现钙螯合剂可阻断肝细胞中 APAP 的毒性。质膜钙 ATP 酶被报道在 APAP 中毒时减少。钙可以启动 MPT 的一个可能机制是 nNOS 的激活。已知 nNOS 可通过钙调蛋白结合位点被钙激活，该位点可被 MPT 抑制剂三氟拉嗪所抑制，三氟拉嗪也可以抑制 APAP 的毒性。此外，nNOS 激活导致过亚硝酸盐增加，这可能是 MPT 和氧化应激增加的重要机制。最近发现另一种可能的 MPT

激活机制是通过 JNK 的激活。JNK 在 APAP 中毒时被激活，并易位至线粒体。已知激活大量基因，包括对于细胞死亡重要的基因，可能对 APAP 引起的 MPT 和毒性是重要的。在 MPT 下游，细胞色素酶 c、endo G 和 AIF 从线粒体中释放，并发生细胞核 DNA 碎裂。在 endo G 敲除的小鼠和 DNase Ⅰ 敲除的小鼠，其 APAP 毒性低于野生型小鼠。因此，在 APAP 毒性中，可能有多种途径导致肝细胞死亡。APAP 的重要毒性机制列于图 19 - 5。

致　谢

特别感谢来自美国国立卫生研究院的资金支持（J. A. Hinson DK079008 和 L. P. James DK075936）。还感谢 Laura P. James 博士和 Alexei Basnakian 博士对于这篇文章的批判性评价，以及 E. K. Fifer 博士在图 19 - 1 和图 19 - 3 中所给予的帮助。

（赖荣陶　陈金军　译　　陈成伟　校）

参考文献

［1］ Prescott LF，Critchley JA. The treatment of acetaminophen poisoning. Annu Rev Pharmacol Toxicol 1983；23：87 - 101.

［2］ James LP，Mayeux PR，Hinson JA. Acetaminophen-induced hepatotoxicity. Drug Metab Dispos 2003；31：1499 - 1506.

［3］ Hinson JA，Roberts DW，James LP. Mechanisms of acetaminophen-induced liver necrosis. Handb Exp Pharmacol 2010；196：369 - 405.

［4］ Hinson JA. Biochemical toxicology of acetaminophen. Rev Biochem Toxicol 1980；2：103 - 129.

［5］ Davidson DG，Eastham WN. Acute liver necrosis following overdose of paracetamol. Br Med J 1966；5512：497 - 499.

［6］ Boyd EM，Bereczky GM. Liver necrosis from paracetamol. Br J Pharmacol Chemother 1966；26：606 - 614.

［7］ Dixon MF，Nimmo J，Prescott LF. Experimental paracetamolinduced hepatic necrosis：a histopathological study. J Pathol 1971；103：225 - 229.

［8］ Mitchell JR，Jollow DJ，Potter WZ，Davis DC，Gillette JR，Brodie BB. Acetaminophen-induced hepatic necrosis. Ⅰ. Role of drug metabolism. J Pharmcol Exp Ther 1973；187：185 - 194.

［9］ Walker RM，Racz WJ，McElligott TF. Scanning electron microscopic examination of acetaminophen-induced hepatotoxicity and congestion in mice. Am J Pathol 1983；113：321 - 330.

［10］ Roberts DW，Bucci TJ，Benson RW，Warbritton AR，McRae TA，Pumford NR，et al. Immunohistochemical localization and quantification of the 3 - (cystein - S - yl)-acetaminophen protein adduct in acetaminophen hepatotoxicity. Am J Pathol 1991；138：359 - 371.

［11］ Gujral JS，Knight TR，Farhood A，Bajt ML，Jaeschke H. Mode of cell death after acetaminophen overdose in mice：apoptosis or oncotic necrosis? Toxicol Sci 2002；67：322 - 328.

［12］ Jaeschke H，Lemasters JJ. Apoptosis versus oncotic necrosis in hepatic ischemia/reperfusion injury. Gastroenterology 2003；125：1246 - 1257.

［13］ Kon K，Kim JS，Jaeschke H，Lemasters JJ. Mitochondrial permeability transition in acetaminophen-induced necrosis and apoptosis of cultured mouse hepatocytes. Hepatology 2004；40：1170 - 1179.

［14］ Cover C，Mansouri A，Knight TR，Bajt ML，Lemasters JJ，Pessayre D，et al. Peroxynitrite-induced mitochondrial and endonuclease-mediated nuclear DNA damage in acetaminophen hepatotoxicity. J Pharmacol Exp Ther 2005；315：879 - 887.

［15］ Jaeschke H，Cover C，Bajt ML. Role of caspases in acetaminophen-induced liver injury. Life Sci 2006；78：1670 - 1676.

［16］ Jaeschke H，Williams CD，Farhood A. No evidence for caspasedependent apoptosis in acetaminophen hepatotoxicity. Hepatology 2010；53(2)：718 - 719.

［17］ Jollow DJ，Mitchell JR，Potter WZ，Davis DC，Gillette JR，Brodie BB. Acetaminophen-induced hepatic necrosis. Ⅱ. Role of covalent binding in vivo. J Pharmacol Exp Ther 1973；187：195 - 202.

［18］ Potter WZ，Davis DC，Mitchell JR，Jollow DJ，Gillette JR，Brodie BB. Acetaminophen-induced hepatic necrosis. 3. Cytochrome P450 - mediated covalent binding in vitro. J Pharmacol Exp Ther 1973；187：203 - 210.

［19］ Mitchell JR，Jollow DJ，Potter WZ，Gillette JR，Brodie BB. Acetaminophen-induced hepatic necrosis. Ⅳ. Protective role of glutathione. J Pharmacol Exp Ther 1973；187：211 - 217.

［20］ Jollow DJ，Thorgeirsson SS，Potter WZ，Hashimoto M，Mitchell JR. Acetaminophen-induced hepatic necrosis. Ⅵ. Metabolic disposition of toxic and nontoxic doses of acetaminophen. Pharmacology 1974；12：251 - 271.

［21］ Hinson JA，Pohl LR，Gillette JR. N - Hydroxyacetaminophen：a microsomal metabolite of N - hydroxyphenacetin but apparently not of acetaminophen. Life Sci 1979；24：2133 - 2138.

［22］ Hinson JA，Nelson SD，Gillette JR. Metabolism of ［p - 180］-phenacetin：the mechanism of activation of phenacetin to reactive metabolites in hamsters. Mol Pharmacol 1979；15：419 - 427.

［23］ Hinson JA，Nelson SD，Mitchell JR. Studies on the microsomal formation of arylating metabolites of acetaminophen and phenacetin. Mol Pharmacol 1977；13：625 - 633.

［24］ Hinson JA，Pohl LR，Monks TJ，Gillette JR，Guengerich FP. 3-Hydroxyacetaminophen：a microsomal metabolite of acetaminophen. Evidence against an epoxide as the reactive metabolite of acetaminophen. Drug Metab Dispos 1980；8：289 - 294.

［25］ Gillette JR，Nelson SD，Mulder GJ，Jollow DJ，Mitchell JR，Pohl LR，et al. Formation of chemically reactive metabolites of phenacetin and acetaminophen. Adv Exp Med Biol 1981；136(Pt B)：931 - 950.

［26］ Dahlin DC，Nelson SD. Synthesis，decomposition kinetics，and preliminary toxicological studies of pure N - acetyl - p - benzoquinone imine，a proposed toxic metabolite of acetaminophen. J Med Chem 1982；25：885 - 886.

［27］ Hinson JA，Monks TJ，Hong M，Highet RJ，Pohl LR. 3 - (glutathion - S - yl) acetaminophen：a biliary metabolite of acetaminophen. Drug Metab Dispos 1982；10：47 - 50.

［28］ Dahlin DC，Miwa GT，Lu AY，Nelson SD. N - acetyl - p - benzoquinone imine：a cytochrome P450 - mediated oxidation product of acetaminophen. Proc Natl Acad Sci USA 1984；81：1327 - 1331.

［29］ Potter DW，Hinson JA. Mechanisms of acetaminophen oxidation to N - acetyl - p - benzoquinone imine by horseradish peroxidase and cytochrome P450. J Biol Chem 1987；262：966 - 973.

［30］ Guengerich FP，Liebler DC. Enzymatic activation of chemicals to toxic metabolites. Crit Rev Toxicol 1985；14：259 - 307.

［31］ van de Straat R，Vromans RM，Bosman P，de Vries J，Vermeulen NP. Cytochrome P450 - mediated oxidation of substrates by electron-transfer；role of oxygen radicals and of 1- and 2-electron oxidation of paracetamol. Chem Biol Interact 1988; 64; 267 - 280.

[32] Coles B, Wilson I, Wardman P, Hinson JA, Nelson SD, Ketterer B. The spontaneous and enzymatic reaction of *N* - acetyl - *p* - benzoquinonimine with glutathione; a stopped-flow kinetic study. Arch Biochem Biophys 1988; 264; 253 - 260.

[33] Piperno E, Berssenbruegge DA. Reversal of experimental paracetamol toxicosis with *N* - acetylcysteine. Lancet 1976; 2; 738 - 739.

[34] Prescott LF, Park J, Ballantyne A, Adriaenssens P, Proudfoot AT. Treatment of paracetamol (acetaminophen) poisoning with *N* -acetylcysteine. Lancet 1977; 2; 432 - 434.

[35] Peterson RG, Rumack BH. Treating acute acetaminophen poisoning with acetylcysteine. JAMA 1977; 237; 2406 - 2407.

[36] Corcoran GB, Todd EL, Racz WJ, Hughes H, Smith CV, Mitchell JR. Effects of *N* - acetylcysteine on the disposition and metabolism of acetaminophen in mice. J Pharmacol Exp Ther 1985; 232; 857 - 863.

[37] Raucy JL, Lasker JM, Lieber CS, Black M. Acetaminophen activation by human liver cytochromes P450 II E1 and P450 I A2. Arch Biochem Biophys 1989; 271; 270 - 283.

[38] Patten CJ, Thomas PE, Guy RL, Lee M, Gonzalez FJ, Guengerich FP, et al. Cytochrome P450 enzymes involved in acetaminophen activation by rat and human liver microsomes and their kinetics. Chem Res Toxicol 1993; 6; 511 - 518.

[39] Thummel KE, Lee CA, Kunze KL, Nelson SD, Slattery JT. Oxidation of acetaminophen to *N* - acetyl - *p* - aminobenzoquinone imine by human CYP3A4. Biochem Pharmacol 1993; 45; 1563 - 1569.

[40] Snawder JE, Roe AL, Benson RW, Roberts DW. Loss of CYP2E1 and CYP1A2 activity as a function of acetaminophen dose; relation to toxicity. Biochem Biophys Res Commun 1994; 203; 532 - 539.

[41] Gonzalez FJ. The 2006 Bernard B. Brodie Award lecture. Cyp2e1. Drug Metab Dispos 2007; 35; 1 - 8.

[42] Zaher H, Buters JT, Ward JM, BrunoMK, Lucas AM, Stern ST, et al. Protection against acetaminophen toxicity in CYP1A2 and CYP2E1 double-null mice. Toxicol Appl Pharmacol 1998; 152; 193 - 199.

[43] Wolf KK, Wood SG, Allard JL, Hunt JA, Gorman N, Walton-Strong BW, et al. Role of CYP3A and CYP2E1 in alcoholmediated increases in acetaminophen hepatotoxicity; comparison of wild-type and Cyp2e1(-/-) mice. Drug Metab Dispos 2007; 35; 1223 - 1231.

[44] Roberts DW, Pumford NR, Potter DW, Benson RW, Hinson JA. A sensitive immunochemical assay for acetaminophen-protein adducts. J Pharmacol Exp Ther 1987; 241; 527 - 533.

[45] Birge RB, Bartolone JB, McCann DJ, Mangold JB, Cohen SD, Khairallah EA. Selective protein arylation by acetaminophen and 2, 6 - dimethylacetaminophen in cultured hepatocytes from phenobarbital-induced and uninduced mice. Relationship to cytotoxicity. Biochem Pharmacol 1989; 38; 4429 - 4438.

[46] Beierschmitt WP, Brady JT, Bartolone JB, Wyand DS, Khairallah EA, Cohen SD. Selective protein arylation and the age dependency of acetaminophen hepatotoxicity in mice. Toxicol Appl Pharmacol 1989; 98; 517 - 529.

[47] Pumford NR, Hinson JA, Benson RW, Roberts DW. Immunoblot analysis of protein containing 3 - (cystein - *S* - yl) acetaminophen adducts in serum and subcellular liver fractions from acetaminophen-treated mice. Toxicol Appl Pharmaco 1990; 104; 521 - 532.

[48] Pumford NR, Hinson JA, Potter DW, Rowland KL, Benson RW, Roberts DW. Immunochemical quantitation of 3 - (cystein - *S* - yl) acetaminophen adducts in serum and liver proteins of acetaminophentreated mice. J Pharmacol Exp Ther 1989; 248; 190 - 196.

[49] Hinson JA, Roberts DW, Benson RW, Dalhoff K, Loft S, Poulsen HE. Mechanism of paracetamol toxicity. Lancet 1990; 335; 732.

[50] Matthews AM, Roberts DW, Hinson JA, Pumford NR. Acetaminophen-induced hepatotoxicity. Analysis of total covalent binding vs. specific binding to cysteine. Drug Metab Dispos 1996; 24; 1192 - 1196.

[51] DeLeve LD, Wang X, Kaplowitz N, Shulman HM, Bart JA, van der Hoek A. Sinusoidal endothelial cells as a target for acetaminophen toxicity. Direct action versus requirement for hepatocyte activation in different mouse strains. Biochem Pharmacol 1997; 53; 1339 - 1345.

[52] Oesch F, Steinberg P. A comparative study of drugmetabolizing enzymes present in isolated rat liver parenchymal, Kupffer and endothelial cells. Biochem Soc Trans 1987; 15; 372 - 373.

[53] Steinberg P, Schlemper B, Molitor E, Platt KL, Seidel A, Oesch F. Rat liver endothelial and Kupffer cell-mediated mutagenicity of polycyclic aromatic hydrocarbons and aflatoxin B1. Environ Health Perspect 1990; 88; 71 - 76.

[54] Cohen SD, Khairallah EA. Selective protein arylation and acetaminophen-induced hepatotoxicity. Drug Metab Rev 1997; 29; 59 - 77.

[55] Pumford NR, Martin BM, Hinson JA. A metabolite of acetaminophen covalently binds to the 56 kDa selenium binding protein. Biochem Biophys Res Comm 1992; 182; 1348 - 1355.

[56] Khairallah EA, Bulera SJ, Cohen SD. Identification of the 44-kDa acetaminophen binding protein as a subunit of glutamine synthetase. Toxicologist 1993; 13; 114.

[57] Halmes NC, Hinson JA, Martin BM, Pumford NR. Glutamate dehydrogenase covalently binds to a reactive metabolite of acetaminophen. Chem Res Toxicol 1996; 9; 541 - 546.

[58] Landin JS, Cohen SD, Khairallah EA. Redox and the covalent binding of acetaminophen (APAP) to mitochondrial aldehyde dehydrogenase. Fundam Appl Toxicol 1996; 30; 279.

[59] Pumford NR, Halmes NC, Martin BM, Cook RJ, Wagner C, Hinson JA. Covalent binding of acetaminophen to *N* - 10 - formyltetrahydrofolate dehydrogenase in mice. J Pharmacol Exp Ther 1997; 280; 501 - 505.

[60] Qiu Y, Benet LZ, Burlingame AL. Identification of the hepatic protein targets of reactive metabolites of acetaminophen in vivo in mice using two-dimensional gel electrophoresis and mass spectrometry. J Biol Chem 1998; 273; 17940 - 17953.

[61] Nagai H, Matsumaru K, Feng G, Kaplowitz N. Reduced glutathione depletion causes necrosis and sensitization to tumor necrosis factor-alpha-induced apoptosis in cultured mouse hepatocytes. Hepatology 2002; 36; 55 - 64.

[62] Henderson CJ, Wolf CR, Kitteringham N, Powell H, Otto D, Park BK. Increased resistance to acetaminophen hepatotoxicity in mice lacking glutathione S-transferase Pi. Proc Natl Acad Sci USA 2000; 97; 12741 - 12745.

[63] Michael SL, Mayeux PR, Bucci TJ, Warbritton AR, Irwin LK, Pumford NR, et al. Acetaminophen-induced hepatotoxicity in mice lacking inducible nitric oxide synthase activity. Nitric Oxide 2001; 5; 432 - 441.

[64] Bourdi M, Eiras DP, Holt MP, Webster MR, Reilly TP, Welch KD, et al. Role of IL - 6 in an IL - 10 and IL - 4 double knockout mouse model uniquely susceptible to acetaminophen-induced liver injury. Chem Res Toxicol 2007; 20; 208 - 216.

[65] Masubuchi Y, Suda C, Horie T. Involvement of mitochondrial permeability transition in acetaminophen-induced liver injury in mice. J Hepatol 2005; 42; 110 - 116.

[66] Reid AB, Kurten RC, McCullough SS, Brock RW, Hinson JA. Mechanisms of acetaminophen-induced hepatotoxicity; role of oxidative stress and mitochondrial permeability transition in freshly isolated mouse hepatocytes. J Pharmacol Exp Ther 2005; 312; 509 - 516.

[67] Chaudhuri S, McCullough SS, Hennings L, Letzig L, Simpson PM, Hinson JA, et al. Acetaminophen hepatotoxicity and HIF - 1alpha

induction in acetaminophen toxicity in mice occurs without hypoxia. Toxicol Appl Pharmacol 2011; 252: 211 - 220.

[68] Latchoumycandane C, Goh CW, Ong MM, Boelsterli UA. Mitochondrial protection by the JNK inhibitor leflunomide rescues mice from acetaminophen-induced liver injury. Hepatology 2007; 45: 412 - 421.

[69] Latchoumycandane C, Seah QM, Tan RC, Sattabongkot J, Beerheide W, Boelsterli UA. Leflunomide or A77 1726 protect from acetaminophen-induced cell injury through inhibition of JNK - mediated mitochondrial permeability transition in immortalized human hepatocytes. Toxicol Appl Pharmacol 2006; 217: 125 - 133.

[70] Tan SC, New LS, Chan EC. Prevention of acetaminophen (APAP)-induced hepatotoxicity by leflunomide via inhibition of APAP biotransformation to N - acetyl - p - benzoquinone imine. Toxicol Lett 2008; 180: 174 - 181.

[71] Terneus MV, Kiningham KK, Carpenter AB, Sullivan SB, Valentovic MA. Comparison of S - Adenosyl - L - methionine and N - acetylcysteine protective effects on acetaminophen hepatic toxicity. J Pharmacol Exp Ther 2007; 320: 99 - 107.

[72] Caro AA, Cederbaum AI. Inhibition of CYP2E1 catalytic activity in vitro by S - adenosyl - L - methionine. Biochem Pharmacol 2005; 69: 1081 - 1093.

[73] Jeffery EH, Haschek WM. Protection by dimethylsulfoxide against acetaminophen-induced hepatic, but not respiratory toxicity in the mouse. Toxicol Appl Pharmacol 1988; 93: 452 - 461.

[74] Arndt K, Haschek WM, Jeffery EH. Mechanism of dimethylsulfoxide protection against acetaminophen hepatotoxicity. Drug Metab Rev 1989; 20: 261 - 269.

[75] Thummel KE, Slattery JT, Nelson SD, Lee CA, Pearson PG. Effect of ethanol on hepatotoxicity of acetaminophen in mice and on reactive metabolite formation by mouse and human liver microsomes. Toxicol Appl Pharmacol 1989; 100: 391 - 397.

[76] Boobis AR, Tee LB, Hampden CE, Davies DS. Freshly isolated hepatocytes as a model for studying the toxicity of paracetamol. Food Chem Toxicol 1986; 24: 731 - 736.

[77] Tee LB, Boobis AR, Huggett AC, Davies DS. Reversal of acetaminophen toxicity in isolated hamster hepatocytes by dithiothreitol. Toxicol Appl Pharmacol 1986; 83: 294 - 314.

[78] Grewal KK, Racz WJ. Intracellular calcium disruption as a secondary event in acetaminophen-induced hepatotoxicity. Can J Physiol Pharmacol 1993; 71: 26 - 33.

[79] Burke AS, MacMillan-Crow LA, Hinson JA. Reactive nitrogen species in acetaminophen-induced mitochondrial damage and toxicity in mouse hepatocytes. Chem Res Toxicol 2010; 23: 1286 - 1292.

[80] Kaplowitz N, Aw TY, Simon FR, Stolz A. Drug-induced hepatotoxicity. Ann Intern Med 1986; 104: 826 - 839.

[81] Nicotera P, Bellomo G, Orrenius S. Calcium-mediated mechanisms in chemically induced cell death. Annu Rev Pharmacol Toxicol 1992; 32: 449 - 470.

[82] Corcoran GB, Wong BK, Neese BL. Early sustained rise in total liver calcium during acetaminophen hepatotoxicity in mice. Res Commun Chem Pathol Pharmacol 1987; 58: 291 - 305.

[83] Burcham PC, Harman AW. Effect of acetaminophen hepatotoxicity on hepatic mitochondrial and microsomal calcium contents in mice. Toxicol Lett 1988; 44: 91 - 99.

[84] Tsokos KJ. Evidence in vivo for elevation of intracellular free Ca^{2+} in the liver after diquat, acetaminophen, and CCl_4. Biochem Pharmacol 1989; 38: 3061 - 3065.

[85] Tirmenstein MA, Nelson SD. Subcellular binding and effects on calcium homeostasis produced by acetaminophen and a nonhepatotoxic regioisomer, $3'$ - hydroxyacetanilide, in mouse liver. J Biol Chem 1989; 264: 9814 - 9819.

[86] Tsokos-Kuhn JO, Hughes H, Smith CV, Mitchell JR. Alkylation of the liver plasma membrane and inhibition of the Ca^{2+} ATPase by acetaminophen. Biochem Pharmacol 1988; 37: 2125 - 2131.

[87] Strehler EE, Zacharias DA. Role of alternative splicing in generating isoform diversity among plasma membrane calcium pumps. Physiol Rev 2001; 81: 21 - 50.

[88] Yao Y, Yin D, Jas GS, Kuczer K, Williams TD, Schoneich C, et al. Oxidative modification of a carboxyl-terminal vicinal methionine in calmodulin by hydrogen peroxide inhibits calmodulindependent activation of the plasma membrane Ca - ATPase. Biochemistry 1996; 35: 2767 - 2787.

[89] Squier TC, Bigelow DJ. Protein oxidation and age-dependent alterations in calcium homeostasis. Front Biosci 2000; 5: D504 - D526.

[90] Boobis AR, Seddon CE, Nasseri-Sina P, Davies DS. Evidence for a direct role of intracellular calcium in paracetamol toxicity. Biochem Pharmacol 1990; 39: 1277 - 1281.

[91] Hardwick SJ, Wilson JW, Fawthrop DJ, Boobis AR, Davies DS. Paracetamol toxicity in hamster isolated hepatocytes: the increase in cytosolic calcium accompanies, rather than precedes, loss of viability. Arch Toxicol 1992; 66: 408 - 412.

[92] Ray SD, Sorge CL, Raucy JL, Corcoran GB. Early loss of large genomic DNA in vivo with accumulation of Ca^{2+} in the nucleus during acetaminophen-induced liver injury. Toxicol Appl Pharmacol 1990; 106: 346 - 351.

[93] Ray SD, Kamendulis LM, Gurule MW, Yorkin RD, Corcoran GB. Ca^{2+} antagonists inhibit DNA fragmentation and toxic cell death induced by acetaminophen. Faseb J 1993; 7: 453 - 463.

[94] Shen W, Kamendulis LM, Ray SD, Corcoran GB. Acetaminophen-induced cytotoxicity in cultured mouse hepatocytes: effects of $Ca^{(2+)}$-endonuclease, DNA repair, and glutathione depletion inhibitors on DNA fragmentation and cell death. Toxicol Appl Pharmacol 1992; 112: 32 - 40.

[95] Dimova S, Koleva M, Rangelova D, Stoythchev T. Effect of nifedipine, verapamil, diltiazem and trifluoperazine on acetaminophen toxicity in mice. Arch Toxicol 1995; 70: 112 - 118.

[96] Yamamoto H. Antagonism of acetaminophen-induced hepatocellular destruction by trifluoperazine in mice. Pharmacol Toxicol 1990; 67: 115 - 119.

[97] Koop DR. Oxidative and reductive metabolism by cytochrome P450 2E1. FASEB J 1992; 6: 724 - 730.

[98] Casteilla L, Rigoulet M, Penicaud L. Mitochondrial ROS metabolism: modulation by uncoupling proteins. IUBMB Life 2001; 52: 181 - 188.

[99] Brand MD, Affourtit C, Esteves TC, Green K, Lambert AJ, Miwa S, et al. Mitochondrial superoxide: production, biological effects, and activation of uncoupling proteins. Free Radic Biol Med 2004; 37: 755 - 767.

[100] Sies H, de Groot H. Role of reactive oxygen species in cell toxicity. Toxicol Lett 1992; Dec. [64 - 65 Spec No, 547 - 551].

[101] Beckman JS, Koppenol WH. Nitric oxide, superoxide, and peroxynitrite: the good, the bad, and ugly. Am J Physiol 1996; 271: C1424 - C1437.

[102] Daiber A, Mehl M, Ullrich V. New aspects in the reaction mechanism of phenol with peroxynitrite: the role of phenoxy radicals. Nitric Oxide 1998; 2: 259 - 269.

[103] Martinez-Ruiz A, Lamas S. Detection and proteomic identification of S-nitrosylated proteins in endothelial cells. Arch Biochem Biophys 2004; 423: 192 - 199.

[104] Foster MW, Hess DT, Stamler JS. Protein S-nitrosylation in health and disease: a current perspective. Trends Mol Med 2009; 15: 391 - 404.

[105] Haustein UF, Ziegler V. Environmentally induced systemic sclerosis-like disorders. [Review]. Int J Dermatol 1985; 24: 147 - 151.

[106] Wendel A, Feuerstein S, Konz KH. Acute paracetamol intoxication of starved mice leads to lipid peroxidation in vivo.

Biochem Pharmacol 1979；28；2051 - 2055.

[107] Younes M，Cornelius S，Siegers CP. Ferrous ion supported in vivo lipid peroxidation induced by paracetamol — its relation to hepatotoxicity. Res Commun Chem Pathol Pharmacol 1986；51；89 - 99.

[108] Gibson JD，Pumford NR，Samokyszyn VM，Hinson JA. Mechanism of acetaminophen-induced hepatotoxicity：covalent binding versus oxidative stress. Chem Res Toxicol 1996；9；580 - 585.

[109] Keller RJ，Halmes NC，Hinson JA，Pumford NR. Immunochemical detection of oxidized proteins. Chem Res Toxicol 1993；6；430 - 433.

[110] Levine RL，Williams JA，Stadtman ER，Shacter E. Carbonyl assays for determination of oxidatively modified proteins. Methods Enzymol 1994；233；346 - 357.

[111] Kyle ME，Miccadei S，Nakae D，Farber JL. Superoxide dismutase and catalase protect cultured hepatocytes from the cytotoxicity of acetaminophen. Biochem Biophys Res Commun 1987；149；889 - 896.

[112] Ito Y，Suzuki Y，Ogonuki H，Hiraishi H，Razandi M，Terano A，et al. Role of iron and glutathione redox cycle in acetaminophen-induced cytotoxicity to cultured rat hepatocytes. Dig Dis Sci 1994；39；1257 - 1264.

[113] Sakaida I，Kayano K，Wasaki S，Nagatomi A，Matsumura Y，Okita K. Protection against acetaminophen-induced liver injury in vivo by an iron chelator，deferoxamine. Scand J Gastroenterol 1995；30；61 - 67.

[114] Schnellmann JG，Pumford NR，Kusewitt DF，Bucci TJ，Hinson JA. Deferoxamine delays the development of the hepatotoxicity of acetaminophen in mice. Toxicol Lett 1999；106；79 - 88.

[115] Kon K，Kim JS，Uchiyama A，Jaeschke H，Lemasters JJ. Lysosomal iron mobilization and induction of the mitochondrial permeability transition in acetaminopheninduced toxicity to mouse hepatocytes. Toxicol Sci 2010；117；101 - 108.

[116] Jones DP，Lemasters JJ，Han D，Boelsterli UA，Kaplowitz N. Mechanisms of pathogenesis in drug hepatotoxicity putting the stress on mitochondria. Mol Interv 2010；10；98 - 111.

[117] Hinson JA，Pike SL，Pumford NR，Mayeux PR. Nitrotyrosineprotein adducts in hepatic centrilobular areas following toxic doses of acetaminophen in mice. Chem Res Toxicol 1998；11；604 - 607.

[118] Sies H，Sharov VS，Klotz LO，Briviba K. Glutathione peroxidase protects against peroxynitrite-mediated oxidations. A new function for selenoproteins as peroxynitrite reductase. J Biol Chem 1997；272；27812 - 27817.

[119] Hart SG，Cartun RW，Wyand DS，Khairallah EA，Cohen SD. Immunohistochemical localization of acetaminophen in target tissues of the CD - 1 mouse：correspondence of covalent binding with toxicity. Fundam Appl Toxicol 1995；24；260 - 274.

[120] Gardner CR，Heck DE，Yang CS，Thomas PE，Zhang XJ，DeGeorge GL，et al. Role of nitric oxide in acetaminopheninduced hepatotoxicity in the rat. Hepatology 1998；27；748 - 754.

[121] Bourdi M，Masubuchi Y，Reilly TP，Amouzadeh HR，Martin JL，George JW，et al. Protection against acetaminopheninduced liver injury and lethality by interleukin 10：role of inducible nitric oxide synthase. Hepatology 2002；35；289 - 298.

[122] Hinson JA，Bucci TJ，Irwin LK，Michael SL，Mayeux PR. Effect of inhibitors of nitric oxide synthase on acetaminopheninduced hepatotoxicity in mice. Nitric Oxide 2002；6；160 - 167.

[123] Gardner CR，Laskin JD，Dambach DM，Sacco M，Durham SK，Bruno MK，et al. Reduced hepatotoxicity of acetaminophen in mice lacking inducible nitric oxide synthase：potential role of tumor necrosis factor-alpha and interleukin - 10. Toxicol Appl Pharmacol 2002；184；27 - 36.

[124] Laskin DL，Gardner CR，Price VF，Jollow DJ. Modulation of macrophage functioning abrogates the acute hepatotoxicity of acetaminophen. Hepatology 1995；21；1045 - 1050.

[125] Laskin DL，Pilaro AM. Potential role of activated macrophages in acetaminophen hepatotoxicity. Ⅰ. Isolation and characterization of activated macrophages from rat liver. Toxicol Appl Pharmacol 1986；86；204 - 215.

[126] Michael SL，Pumford NR，Mayeux PR，Niesman MR，Hinson JA. Pretreatment of mice with macrophage inactivators decreases acetaminophen hepatotoxicity and the formation of reactive oxygen and nitrogen species. Hepatology 1999；30；186 - 195.

[127] James LP，McCullough SS，Knight TR，Jaeschke H，Hinson JA. Acetaminophen toxicity in mice lacking NADPH oxidase activity：role of peroxynitrite formation and mitochondrial oxidant stress. Free Radic Res 2003；37；1289 - 1297.

[128] Cover C，Liu J，Farhood A，Malle E，Waalkes MP，Bajt ML，et al. Pathophysiological role of the acute inflammatory response during acetaminophen hepatotoxicity. Toxicol Appl Pharmacol 2006；216；98 - 107.

[129] Hasegawa T，Malle E，Farhood A，Jaeschke H. Generation of hypochlorite-modified proteins by neutrophils during ischemia-reperfusion injury in rat liver：attenuation by ischemic preconditioning. Am J Physiol Gastrointest Liver Physiol 2005；289(4)；G760 - G767.

[130] Gujral JS，Hinson JA，Farhood A，Jaeschke H. NADPH oxidase-derived oxidant stress is critical for neutrophil cytotoxicity during endotoxemia. Am J Physiol Gastrointest Liver Physiol 2004；287(1)；G243 - G252.

[131] Koop DR. Alcohol metabolism's damaging effects on the cell：a focus on reactive oxygen generation by the enzyme cytochrome P450 2E1. Alcohol Res Health 2006；29；274 - 280.

[132] Chen C，Krausz KW，Idle JR，Gonzalez FJ. Identification of novel toxicity-associated metabolites by metabolomics and mass isotopomer analysis of acetaminophen metabolism in wild-type and Cyp2e1 - null mice. J Biol Chem 2008；283；4543 - 4559.

[133] Cheung C，Yu AM，Ward JM，Krausz KW，Akiyama TE，Feigenbaum L，et al. The cyp2e1 - humanized transgenic mouse：role of cyp2e1 in acetaminophen hepatotoxicity. Drug Metab Dispos 2005；33；449 - 457.

[134] Cederbaum AI. CYP2E1 — biochemical and toxicological aspects and role in alcohol-induced liver injury. Mt Sinai J Med 2006；73；657 - 672.

[135] Bulera SJ，Cohen SD，Khairallah EA. Acetaminophen-arylated proteins are detected in hepatic subcellular fractions and numerous extra-hepatic tissues in CD - 1 and C57B1/6J mice. Toxicology 1996；109；85 - 99.

[136] Walker RM，Racz WJ，McElligott TF. Acetaminophen-induced hepatotoxicity in mice. Lab Invest 1980；42；181 - 189.

[137] Burcham PC，Harman AW. Acetaminophen toxicity results in site-specific mitochondrial damage in isolated mouse hepatocytes. J Biol Chem 1991；266；5049 - 5054.

[138] Donnelly PJ，Walker RM，Racz WJ. Inhibition of mitochondrial respiration in vivo is an early event in acetaminophen-induced hepatotoxicity. Arch Toxicol 1994；68；110 - 118.

[139] Halmes NC，Hinson JA，Martin BA，Pumford NR. Purification and characterization of a 50 kDa hepatic mitochondrial protein which covalently binds to a reactive metabolite of acetaminophen. ISSX Proc 1995；8；223.

[140] Vendemiale G，Grattagliano I，Altomare E，Turturro N，Guerrieri F. Effect of acetaminophen administration on hepatic glutathione compartmentation and mitochondrial energy metabolism in the rat. Biochem Pharmacol 1996；52；1147 - 1154.

[141] Weis M，Kass GEN，Orrenius S，Moldeus P. N - acetyl - p - benzoquinone imine induces Ca^{2+} release from mitochondria by stimulating pyridine nucleotide hydrolysis. J Biol Chem 1992；267；

804 - 809.

[142] Weis M, Kass GE, Orrenius S. Further characterization of the events involved in mitochondrial Ca^{2+} release and pore formation by prooxidants. Biochem Pharmacol 1994; 47: 2147 - 2156.

[143] Amimoto T, Matsura T, Koyama SY, Nakanishi T, Yamada K, Kajiyama G. Acetaminophen-induced hepatic injury in mice: the role of lipid peroxidation and effects of pretreatment with coenzyme Q10 and alpha-tocopherol. Free Radic Biol Med 1995; 19: 169 - 176.

[144] Halestrap AP, McStay GP, Clarke SJ. The permeability transition pore complex: another view. Biochimie 2002; 84: 153 - 166.

[145] Nieminen AL, Byrne AM, Herman B, Lemasters JJ. Mitochondrial permeability transition in hepatocytes induced by t - BuOOH: NAD(P)H and reactive oxygen species. Am J Physiol 1997; 272: C1286 - C1294.

[146] Packer MA, Scarlett JL, Martin SW, Murphy MP. Induction of the mitochondrial permeability transition by peroxynitrite. Biochem Soc Trans 1997; 25: 909 - 914.

[147] Myhre O, Andersen JM, Aarnes H, Fonnum F. Evaluation of the probes 2′, 7′-dichlorofluorescin diacetate, luminol, and lucigenin as indicators of reactive species formation. Biochem Pharmacol 2003; 65: 1575 - 1582.

[148] Sileikyte J, Petronilli V, Zulian A, Dabbeni-Sala F, Tognon G, Nikolov P, et al. Regulation of the inner membrane mitochondrial permeability transition by the outer membrane translocator protein (peripheral benzodiazepine receptor). J Biol Chem 2011; 286: 1046 - 1053.

[149] Kinnally KW, Peixoto PM, Ryu SY, Dejean LM. Is mPTP the gatekeeper for necrosis, apoptosis, or both? Biochim Biophys Acta 2011; 1813: 616 - 622.

[150] Kowaltowski AJ, Castilho RF, Vercesi AE. Mitochondrial permeability transition and oxidative stress. FEBS Lett 2001; 495: 12 - 15.

[151] Baines CP, Kaiser RA, Purcell NH, Blair NS, Osinska H, Hambleton MA, et al. Loss of cyclophilin D reveals a critical role for mitochondrial permeability transition in cell death. Nature 2005; 434: 658 - 662.

[152] Kon K, Ikejima K, Okumura K, Aoyama T, Arai K, Takei Y, et al. Role of apoptosis in acetaminophen hepatotoxicity. J Gastroenterol Hepatol 2007; 22(Suppl 1): S49 - S52.

[153] Beales D, McLean AE. Protection in the late stages of paracetamol-induced liver cell injury with fructose, cyclosporin A and trifluoperazine. Toxicology 1996; 107: 201 - 208.

[154] Ramachandran A, Lebofsky M, Baines CP, Lemasters JJ, Jaeschke H. Cyclophilin D deficiency protects against acetaminophen-induced oxidant stress and liver injury. Free Radic Res 2011; 45: 156 - 164.

[155] LoGuidice A, Boelsterli UA. Acetaminophen overdoseinduced liver injury in mice is mediated by peroxynitrite independently of the cyclophilin D - regulated permeability transition. Hepatology 2011; 54: 969 - 978.

[156] Crow JP. Peroxynitrite scavenging by metalloporphyrins and thiolates. Free Radic Biol Med 2000; 28: 1487 - 1494.

[157] Ghafourifar P, Cadenas E. Mitochondrial nitric oxide synthase. Trends Pharmacol Sci 2005; 26: 190 - 195.

[158] Carreras MC, Franco MC, Finocchietto PV, Converso DP, Antico Arciuch VG, Holod S, et al. The biological significance of mtNOS modulation. Front Biosci 2007; 12: 1041 - 1048.

[159] Agarwal R, Hennings L, Rafferty TM, Letzig LG, McCullough S, James LP, et al. Acetaminophen-induced hepatotoxicity and protein nitration in neuronal nitric-oxide synthase knockout mice. J Pharmacol Exp Ther 2012; 340: 134 - 142.

[160] Agarwal R, Macmillan-Crow LA, Rafferty TM, Saba H, Roberts DW, Fifer EK, et al. Acetaminophen-induced hepatotoxicity in mice occurs with inhibition of activity and nitration of mitochondrial manganese superoxide dismutase. J Pharmacol Exp Ther 2011; 337: 110 - 118.

[161] Yoshikawa Y, Morita M, Hosomi H, Tsuneyama K, Fukami T, Nakajima M, et al. Knockdown of superoxide dismutase 2 enhances acetaminophen-induced hepatotoxicity in rat. Toxicology 2009; 264: 89 - 95.

[162] Fujimoto K, Kumagai K, Ito K, Arakawa S, Ando Y, Oda S, et al. Sensitivity of liver injury in heterozygous Sod2 knockout mice treated with troglitazone or acetaminophen. Toxicol Pathol 2009; 37: 193 - 200.

[163] Ramachandran A, Lebofsky M, Weinman SA, Jaeschke H. The impact of partial manganese superoxide dismutase (SOD2)-deficiency on mitochondrial oxidant stress, DNA fragmentation and liver injury during acetaminophen hepatotoxicity. Toxicol Appl Pharmacol 2011; 251: 226 - 233.

[164] Schopfer F, Riobo N, Carreras MC, Alvarez B, Radi R, Boveris A, et al. Oxidation of ubiquinol by peroxynitrite: implications for protection of mitochondria against nitrosative damage. Biochem J 2000; 349: 35 - 42.

[165] Copple IM, Goldring CE, Kitteringham NR, Park BK. The keap1 - nrf2 cellular defense pathway: mechanisms of regulation and role in protection against drug-induced toxicity. Handb Exp Pharmacol 2010; 196: 233 - 266.

[166] Chan K, Han XD, Kan YW. An important function of Nrf2 in combating oxidative stress: detoxification of acetaminophen. Proc Natl Acad Sci USA 2001; 98: 4611 - 4616.

[167] Enomoto A, Itoh K, Nagayoshi E, Haruta J, Kimura T, O'Connor T, et al. High sensitivity of Nrf2 knockout mice to acetaminophen hepatotoxicity associated with decreased expression of ARE - regulated drug metabolizing enzymes and antioxidant genes. Toxicol Sci 2001; 59: 169 - 177.

[168] Goldring CE, Kitteringham NR, Elsby R, Randle LE, Clement YN, Williams DP, et al. Activation of hepatic Nrf2 in vivo by acetaminophen in CD - 1 mice. Hepatology 2004; 39: 1267 - 1276.

[169] Copple IM, Goldring CE, Jenkins RE, Chia AJ, Randle LE, Hayes JD, et al. The hepatotoxic metabolite of acetaminophen directly activates the Keap1 - Nrf2 cell defense system. Hepatology 2008; 48: 1292 - 1301.

[170] Reisman SA, Buckley DB, Tanaka Y, Klaassen CD. CDDO-Im protects from acetaminophen hepatotoxicity through induction of Nrf2 - dependent genes. Toxicol Appl Pharmacol 2009; 236: 109 - 114.

[171] Reisman SA, Aleksunes LM, Klaassen CD. Oleanolic acid activates Nrf2 and protects from acetaminophen hepatotoxicity via Nrf2 - dependent and Nrf2 - independent processes. Biochem Pharmacol 2009; 77: 1273 - 1282.

[172] Reisman SA, Csanaky IL, Aleksunes LM, Klaassen CD. Altered disposition of acetaminophen in Nrf2 - null and Keap1 - knockdown mice. Toxicol Sci 2009; 109: 31 - 40.

[173] James LP, Donahower B, Burke AS, McCullough S, Hinson JA. Induction of the nuclear factor HIF - 1alpha in acetaminophen toxicity: evidence for oxidative stress. Biochem Biophys Res Commun 2006; 343: 171 - 176.

[174] Yee Koh M, Spivak-Kroizman TR, Powis G. HIF - 1 regulation: not so easy come, easy go. Trends Biochem Sci 2008; 33: 526 - 534.

[175] Semenza GL. Regulation of oxygen homeostasis by hypoxiainducible factor 1. Physiology (Bethesda) 2009; 24: 97 - 106.

[176] Chandel NS, Maltepe E, Goldwasser E, Mathieu CE, Simon MC, Schumacker PT. Mitochondrial reactive oxygen species trigger hypoxia-induced transcription. Proc Natl Acad Sci USA 1998; 95: 11715 - 11720.

[177] Chandel NS, McClintock DS, Feliciano CE, Wood TM, Melendez JA, Rodriguez AM, et al. Reactive oxygen species generated at mitochondrial complex Ⅲ stabilize hypoxiainducible factor - 1alpha during hypoxia: a mechanism of O_2 sensing. J Biol Chem

2000；275：25130 - 25138.

[178] Chandel NS, Schumacker PT. Cellular oxygen sensing by mitochondria: old questions, new insight. J Appl Physiol 2000; 88: 1880 - 1889.

[179] Shen HM, Liu ZG. JNK signaling pathway is a key modulator in cell death mediated by reactive oxygen and nitrogen species. Free Radic Biol Med 2006; 40: 928 - 939.

[180] Matsumaru K, Ji C, Kaplowitz N. Mechanisms for sensitization to TNF - induced apoptosis by acute glutathione depletion in murine hepatocytes. Hepatology 2003; 37: 1425 - 1434.

[181] Liu ZX, Han D, Gunawan B, Kaplowitz N. Neutrophil depletion protects against murine acetaminophen hepatotoxicity. Hepatology 2006; 43: 1220 - 1230.

[182] Hanawa N, Shinohara M, Saberi B, Gaarde WA, Han D, Kaplowitz N. Role of JNK translocation to mitochondria leading to inhibition of mitochondria bioenergetics in acetaminophen-induced liver injury. J Biol Chem 2008; 283(20): 13565 - 13577.

[183] Stamper BD, Bammler TK, Beyer RP, Farin FM, Nelson SD. Differential regulation of mitogen-activated protein kinase pathways by acetaminophen and its nonhepatotoxic regioisomer 3'- hydroxyacetanilide in TAMH cells. Toxicol Sci 2010; 116: 164 - 173.

[184] Saito C, Lemasters JJ, Jaeschke H. c-Jun N - terminal kinase modulates oxidant stress and peroxynitrite formation independent of inducible nitric oxide synthase in acetaminophen hepatotoxicity. Toxicol Appl Pharmacol 2010; 246: 8 - 17.

[185] Han D, Shinohara M, Ybanez MD, Saberi B, Kaplowitz N. Signal transduction pathways involved in drug-induced liver injury. Handb Exp Pharmacol 2010; 196: 267 - 310.

[186] Henderson NC, Pollock KJ, Frew J, Mackinnon AC, Flavell RA, Davis RJ, et al. Critical role of c-jun (NH2) terminal kinase in paracetamol-induced acute liver failure. Gut 2007; 56: 982 - 990.

[187] Bourdi M, Davies JS, Pohl LR. Mispairing C57BL/6 substrains of genetically engineered mice and wild-type controls can lead to confounding results as it did in studies of JNK2 in acetaminophen and concanavalin A liver injury. Chem Res Toxicol 2011; 24: 794 - 796.

[188] Nakagawa H, Maeda S, Hikiba Y, Ohmae T, Shibata W, Yanai A, et al. Deletion of apoptosis signal-regulating kinase 1 attenuates acetaminophen-induced liver injury by inhibiting c-Jun N - terminal kinase activation. Gastroenterology 2008; 135: 1311 - 1321.

[189] Shinohara M, Ybanez MD, Win S, Than TA, Jain S, Gaarde WA, et al. Silencing glycogen synthase kinase - 3beta inhibits acetaminophen hepatotoxicity and attenuates JNK activation and loss of glutamate cysteine ligase and myeloid cell leukemia sequence 1. J Biol Chem 2010; 285: 8244 - 8255.

[190] Win S, Than TA, Han D, Petrovic LM, Kaplowitz N. c-Jun N - terminal kinase (JNK)-dependent acute liver injury from acetaminophen or tumor necrosis factor (TNF) requires mitochondrial Sab protein expression in mice. J Biol Chem 2011; 286: 35071 - 35078.

[191] Adams ML, Pierce RH, Vail ME, White CC, Tonge RP, Kavanagh TJ, et al. Enhanced acetaminophen hepatotoxicity in transgenic mice overexpressing BCL - 2. Mol Pharmacol 2001; 60: 907 - 915.

[192] El-Hassan H, Anwar K, Macanas-Pirard P, Crabtree M, Chow SC, Johnson VL, et al. Involvement of mitochondria in acetaminophen-induced apoptosis and hepatic injury: roles of cytochrome c, Bax, Bid, and caspases. Toxicol Appl Pharmacol 2003; 191: 118 - 129.

[193] Gavathiotis E, Reyna DE, Davis ML, Bird GH, Walensky LD. BH3 - triggered structural reorganization drives the activation of proapoptotic BAX. Mol Cell 2011; 40: 481 - 492.

[194] Gavathiotis E, Suzuki M, Davis ML, Pitter K, Bird GH, Katz SG, et al. BAX activation is initiated at a novel interaction site. Nature 2008; 455: 1076 - 1081.

[195] Dejean LM, Martinez-Caballero S, Guo L, Hughes C, Teijido O, Ducret T, et al. Oligomeric Bax is a component of the putative cytochrome c release channel MAC, mitochondrial apoptosis-induced channel. Mol Biol Cell 2005; 16: 2424 - 2432.

[196] Dejean LM, Martinez-Caballero S, Kinnally KW. Is MAC the knife that cuts cytochrome c from mitochondria during apoptosis? Cell Death Differ 2006; 13: 1387 - 1395.

[197] Boelsterli UA, Lim PL. Mitochondrial abnormalities — a link to idiosyncratic drug hepatotoxicity? Toxicol Appl Pharmacol 2007; 220: 92 - 107.

[198] Bajt ML, Cover C, Lemasters JJ, Jaeschke H. Nuclear translocation of endonuclease G and apoptosis-inducing factor during acetaminophen-induced liver cell injury. Toxicol Sci 2006; 94: 217 - 225.

[199] Bajt ML, Farhood A, Lemasters JJ, Jaeschke H. Mitochondrial bax translocation accelerates DNA fragmentation and cell necrosis in a murine model of acetaminophen hepatotoxicity. J Pharmacol Exp Ther 2008; 324: 8 - 14.

[200] Napirei M, Basnakian AG, Apostolov EO, Mannherz HG. Deoxyribonuclease 1 aggravates acetaminophen-induced liver necrosis in male CD - 1 mice. Hepatology 2006; 43: 297 - 305.

[201] Bajt ML, Ramachandran A, Yan HM, Lebofsky M, Farhood A, Lemasters JJ, et al. Apoptosis-inducing factor modulates mitochondrial oxidant stress in acetaminophen hepatotoxicity. Toxicol Sci 2011; 122: 598 - 605.

[202] Kim JS, He L, Lemasters JJ. Mitochondrial permeability transition: a common pathway to necrosis and apoptosis. Biochem Biophys Res Commun 2003; 304: 463 - 470.

[203] Laskin DL, Sunil VR, Gardner CR, Laskin JD. Macrophages and tissue injury: agents of defense or destruction? Annu Rev Pharmacol Toxicol 2011; 51: 267 - 288.

[204] Jaeschke H, Williams CD, Ramachandran A, Bajt ML. Acetaminophen hepatotoxicity and repair: the role of sterile inflammation and innate immunity. Liver Int 2011; 32(1): 8 - 20.

[205] Gardner CR, Laskin JD, Dambach DM, Chiu H, Durham SK, Zhou P, et al. Exaggerated hepatotoxicity of acetaminophen in mice lacking tumor necrosis factor receptor - 1. Potential role of inflammatory mediators. Toxicol Appl Pharmacol 2003; 192: 119 - 130.

[206] Shen HM, Pervaiz S. TNF receptor superfamily-induced cell death: redox-dependent execution. FASEB J 2006; 20: 1589 - 1598.

[207] Blazka ME, Wilmer JL, Holladay SD, Wilson RE, Luster MI. Role of proinflammatory cytokines in acetaminophen hepatotoxicity. Toxicol Appl Pharmacol 1995; 133: 43 - 52.

[208] Blazka ME, Elwell MR, Holladay SD, Wilson RE, Luster MI. Histopathology of acetaminophen-induced liver changes: role of interleukin 1 alpha and tumor necrosis factor alpha. Toxicol Pathol 1996; 24: 181 - 189.

[209] Blazka ME, Germolec DR, Simeonova P, Bruccoleri A, Pennypacker KR, Luster MI. Acetaminophen-induced hepatotoxicity is associated with early changes in NF - κB and NF - IL6 DNA binding activity. J Inflamm 1995; 47: 138 - 150.

[210] Chen Y, Morrow JD, Roberts 2nd LJ. Formation of reactive cyclopentenone compounds in vivo as products of the isoprostane pathway. J Biol Chem 1999; 274: 10863 - 10868.

[211] Ju C, Reilly TP, Bourdi M, Radonovich MF, Brady JN, George JW, et al. Protective role of Kupffer cells in acetaminopheninduced hepatic injury in mice. Chem Res Toxicol 2002; 15: 1504 - 1513.

[212] Holt MP, Yin H, Ju C. Exacerbation of acetaminophen-induced disturbances of liver sinusoidal endothelial cells in the absence of Kupffer cells in mice. Toxicol Lett 2010; 194: 34 - 41.

[213] Holt MP, Cheng L, Ju C. Identification and characterization of infiltrating macrophages in acetaminophen-induced liver injury. J Leukoc Biol 2008; 84: 1410 - 1421.

[214] Boess F, Bopst M, Althaus R, Polsky S, Cohen SD, Eugster HP, et al. Acetaminophen hepatotoxicity in tumor necrosis factor/lymphotoxin-alpha gene knockout mice. Hepatology 1998; 27: 1021 - 1029.

[215] Simpson KJ, Lukacs NW, McGregor AH, Harrison DJ, Strieter RM, Kunkel SL. Inhibition of tumour necrosis factor alpha does not prevent experimental paracetamol-induced hepatic necrosis. J Pathol 2000; 190: 489 - 494.

[216] James LP, Kurten RC, Lamps LW, McCullough S, Hinson JA. Tumour necrosis factor receptor 1 and hepatocyte regeneration in acetaminophen toxicity: a kinetic study of proliferating cell nuclear antigen and cytokine expression. Basic Clin Pharmacol Toxicol 2005; 97: 8 - 14.

[217] James LP, McCullough SS, Lamps LW, Hinson JA. Effect of N-acetylcysteine on acetaminophen toxicity in mice: relationship to reactive nitrogen and cytokine formation. Toxicol Sci 2003; 75: 458 - 467.

[218] Ishida Y, Kondo T, Ohshima T, Fujiwara H, Iwakura Y, Mukaida N. A pivotal involvement of IFN - gamma in the pathogenesis of acetaminophen-induced acute liver injury. FASEB J 2002; 16: 1227 - 1236.

[219] Liu ZX, Govindarajan S, Kaplowitz N. Innate immune system plays a critical role in determining the progression and severity of acetaminophen hepatotoxicity. Gastroenterology 2004; 127: 1760 - 1774.

[220] Masubuchi Y, Bourdi M, Reilly TP, Graf ML, George JW, Pohl LR. Role of interleukin - 6 in hepatic heat shock protein expression and protection against acetaminophen-induced liver disease. Biochem Biophys Res Commun 2003; 304: 207 - 212.

[221] Louis H, Le Moine O, Peny MO, Gulbis B, Nisol F, Goldman M, et al. Hepatoprotective role of interleukin 10 in galactosamine/lipopolysaccharide mouse liver injury. Gastroenterology 1997; 112: 935 - 942.

[222] Louis H, Le Moine O, Peny MO, Quertinmont E, Fokan D, Goldman M, et al. Production and role of interleukin - 10 in concanavalin A - induced hepatitis in mice. Hepatology 1997; 25: 1382 - 1389.

[223] Zingarelli B, Yang Z, Hake PW, Denenberg A, Wong HR. Absence of endogenous interleukin 10 enhances early stress response during post-ischaemic injury in mice intestine. Gut 2001; 48: 610 - 622.

[224] Yee SB, Bourdi M, Masson MJ, Pohl LR. Hepatoprotective role of endogenous interleukin - 13 in a murine model of acetaminophen-induced liver disease. Chem Res Toxicol 2007; 20: 734 - 744.

[225] Fiore NF, Ledniczky G, Liu Q, Orazi A, Du X, Williams DA, et al. Comparison of interleukin - 11 and epidermal growth factor on residual small intestine after massive small bowel resection. J Pediatr Surg 1998; 33: 24 - 29.

[226] Trepicchio WL, Bozza M, Bouchard P, Dorner AJ. Protective effect of rhIL - 11 in a murine model of acetaminophen-induced hepatotoxicity. Toxicol Pathol 2001; 29: 242 - 249.

[227] Maeshima K, Takahashi T, Nakahira K, Shimizu H, Fujii H, Katayama H, et al. A protective role of interleukin 11 on hepatic injury in acute endotoxemia. Shock 2004; 21: 134 - 138.

[228] Hogaboam CM, Bone-Larson CL, Steinhauser ML, Lukacs NW, Colletti LM, Simpson KJ, et al. Novel CXCR2 - dependent liver regenerative qualities of ELR - containing CXC chemokines. FASEB J 1999; 13: 1565 - 1574.

[229] Hogaboam CM, Bone-Larson CL, Steinhauser ML, Matsukawa A, Gosling J, Boring L, et al. Exaggerated hepatic injury due to acetaminophen challenge in mice lacking C - C chemokine receptor 2. Am J Pathol 2000; 156: 1245 - 1252.

[230] Bone-Larson CL, Hogaboam CM, Evanhoff H, Strieter RM, Kunkel SL. IFN - gamma-inducible protein - 10 (CXCL10) is hepatoprotective during acute liver injury through the induction of CXCR2 on hepatocytes. J Immunol 2001; 167: 7077 - 7083.

[231] James LP, Farrar HC, Darville TL, Sullivan JE, Givens TG, Kearns GL, et al. Elevation of serum interleukin 8 levels in acetaminophen overdose in children and adolescents. Clin Pharmacol Ther 2001; 70: 280 - 286.

[232] Osawa Y, Nagaki M, Banno Y, Brenner DA, Asano T, Nozawa Y, et al. Tumor necrosis factor alpha-induced interleukin - 8 production via NF - kappaB and phosphatidylinositol 3 - kinase/Akt pathways inhibits cell apoptosis in human hepatocytes. Infect Immun 2002; 70: 6294 - 6301.

[233] Lawson JA, Farhood A, Hopper RD, Bajt ML, Jaeschke H. The hepatic inflammatory response after acetaminophen overdose: role of neutrophils. Toxicol Sci 2000; 54: 509 - 516.

[234] Moldeus P. Paracetamol metabolism and toxicity in isolated hepatocytes from rat and mouse. Biochem Pharmacol 1978; 27: 2859 - 2863.

[235] Williams CD, Bajt ML, Farhood A, Jaeschke H. Acetaminophen-induced hepatic neutrophil accumulation and inflammatory liver injury in CD18 - deficient mice. Liver Int 2010; 30: 1280 - 1292.

[236] Hogaboam CM, Simpson KJ, Chensue SW, Steinhauser ML, Lukacs NW, Gauldie J, et al. Macrophage inflammatory protein - 2 gene therapy attenuates adenovirus- and acetaminophenmediated hepatic injury. Gene Ther 1999; 6: 573 - 584.

[237] Hogaboam CM, Bone-Larson C, Matsukawa A, Steinhauser ML, Blease K, Lukacs NW, et al. Therapeutic use of chemokines. Curr Pharm Des 2000; 6: 651 - 663.

[238] Ren X, Carpenter A, Hogaboam C, Colletti L. Mitogenic properties of endogenous and pharmacological doses of macrophage inflammatory protein - 2 after 70% hepatectomy in the mouse. Am J Pathol 2003; 163: 563 - 570.

[239] Koniaris LG, Zimmers-Koniaris T, Hsiao EC, Chavin K, Sitzmann JV, Farber JM. Cytokine-responsive gene - 2/IFN - inducible protein - 10 expression in multiple models of liver and bile duct injury suggests a role in tissue regeneration. J Immunol 2001; 167: 399 - 406.

[240] Reilly TP, Brady JN, Marchick MR, Bourdi M, George JW, Radonovich MF, et al. A protective role for cyclooxygenase - 2 in drug-induced liver injury in mice. Chem Res Toxicol 2001; 14: 1620 - 1628.

[241] Quiroga J, Prieto J. Liver cytoprotection by prostaglandins. Pharmacol Ther 1993; 58: 67 - 91.

[242] Scaffidi P, Misteli T, Bianchi ME. Release of chromatin protein HMGB1 by necrotic cells triggers inflammation. Nature 2002; 418: 191 - 195.

[243] Antoine DJ, Williams DP, Kipar A, Jenkins RE, Regan SL, Sathish JG, et al. High-mobility group box - 1 protein and keratin- 18, circulating serum proteins informative of acetaminophen-induced necrosis and apoptosis in vivo. Toxicol Sci 2009; 112: 521 - 531.

[244] Martin-Murphy BV, Holt MP, Ju C. The role of damage associated molecular pattern molecules in acetaminophen-induced liver injury in mice. Toxicol Lett 2010; 192: 387 - 394.

[245] Dragomir AC, Laskin JD, Laskin DL. Macrophage activation by factors released from acetaminophen-injured hepatocytes: potential role of HMGB1. Toxicol Appl Pharmacol 2011; 253: 170 - 177.

[246] Fink MP. Ethyl pyruvate: a novel anti-inflammatory agent. J Intern Med 2007; 261: 349 - 362.

[247] Ruepp SU, Tonge RP, Shaw J, Wallis N, Pognan F. Genomics and proteomics analysis of acetaminophen toxicity in mouse liver. Toxicol Sci 2002; 65: 135 - 150.

[248]　Welch KD, Reilly TP, Bourdi M, Hays T, Pise-Masison CA, Radonovich MF, et al. Genomic identification of potential risk factors during acetaminophen-induced liver disease in susceptible and resistant strains of mice. Chem Res Toxicol 2006; 19: 223 - 233.

[249]　Welch KD, Wen B, Goodlett DR, Yi EC, Lee H, Reilly TP, et al. Proteomic identification of potential susceptibility factors in drug-induced liver disease. Chem Res Toxicol 2005; 18: 924 - 933.

[250]　Chen C, Krausz KW, Shah YM, Idle JR, Gonzalez FJ. Serum metabolomics reveals irreversible inhibition of fatty acid betaoxidation through the suppression of PPARalpha activation as a contributing mechanism of acetaminophen-induced hepatotoxicity. Chem Res Toxicol 2009; 22: 699 - 707.

第20章
对乙酰氨基酚肝毒性的病理特征及临床表现

Laura P. James

美国,阿肯色州,小石城,阿肯色州医科大学及阿肯色州儿童医院

前 言

对乙酰氨基酚(acetaminophen,APAP;扑热息痛,paracetamol;N-乙酰-对-氨基苯酚,N-acetyl-p-aminophenol)于 1955 年作为解热镇痛的非处方药物首次在美国上市,该药是非那西丁(由于肾毒性被撤市)的结构类似物。与非甾体类抗炎药(nonsteroidal antiinflammatory drugs,NSAID)相比,APAP 无胃肠不适的不良反应,且不干扰血小板功能,因此有较好的应用前景[1,2]。APAP 的肝毒性最早是由 Thomson 等[3]于 1966 年报道,2 例患者服用较大剂量 APAP 后发生肝毒性并在 3 d 后死亡,病理表现为大量中央静脉周围肝细胞坏死。90 年代,APAP 导致的肝衰竭仍未引起人们的重视[4]。2005 年,Lawson 等[5] 报道 APAP 导致的急性肝衰竭(acute liver failure,ALF)占所有 ALF 的 42%,该比例高于 1998 年报道的 39%。2007 年一项基于大样本人群的研究显示,APAP 导致的 ALF 占所有 ALF 的 41%[6]。在美国,服用 APAP

过量的原因包括蓄意自杀以及无意过量服用,两者发生率相当。同样 APAP 导致儿童 ALF 的比例为 14%～25%[6-8]。小于 6 岁的儿童服用 APAP 导致较高死亡率的原因仍然是过量服用 APAP[9,10]。与美国数据相比,英国因过量服用 APAP 自杀占到过量服用 APAP 原因的 80%。

对乙酰氨基酚药理学

尽管 APAP 作为止痛药已应用 10 余年,但其具体镇痛机制一直不明。19 世纪 80 年代研究发现 APAP 及其前体具有镇痛功能,APAP 与水杨酸类及 NSAID 类药物相比,抗炎作用较弱。APAP 可抑制前列腺素 G/H 合酶(prostaglandin G/H synthase,COX/PGHS-2),并抑制 COX-2 活性[11]。APAP 通过血脑屏障及中枢神经系统发挥镇痛作用[12],同时介导血清素通路以及通过大黄素受体发挥作用[13,14]。

APAP 通过胃肠道排空及肠-肝循环被快速吸收,通过共轭反应排出体外[15]。超过 95% 低剂量的

APAP 通过肝脏葡糖苷酸化及硫酸盐化反应代谢,极少部分未能结合的药物通过肾脏代谢。APAP 半衰期为 2.7 h[16]。大约 5% 的药物氧化为高反应代谢物 N-乙酰-对苯醌亚胺(N-acetyl-p-benzoquinone imine,NAPQI)。NAPQI 绑定 DNA、脂类以及蛋白分子上的半胱氨酸基团。谷胱甘肽(glutathione,GSH)可解除 NAPQI 毒性,以硫醚氨酸代谢物的形式由肾脏排出[17-19]。高剂量的 APAP 致细胞内 GSH 耗竭,部分 APAP 代谢物被氧化为 NAPQI。在此氧化反应中,细胞色素 P450 2E1(cytochrome P450 2E1,CYP2E1)起主要作用,其他 CYP 亚型包括 CYP3A4 及 CYP1A2 也参与反应[20]。与病理特征描述肝毒性相一致的是小叶中央周围有高浓度的 CYP2E1 表达[21]。在所有已证实的 CYP 中,CYP2E1 和 CYP3A 直接参与 APAP 肝毒性反应[20,22]。

通过小鼠 APAP 毒性模型的免疫学研究证实,APAP 加合物(adducts)的形成出现在服用 APAP 1 h 后,肝细胞小叶中央周围 APAP 加合物的形成早于肝细胞的破坏,同时加合物及肝内成分(氨基转移酶类)释放入血[23,24]。加合物以剂量依赖的方式出现在肝外组织,例如鼻腔上皮细胞、肾和肺[25]。研究显示 APAP 修饰蛋白包括碳酸酐酶 3(carbonic anhydrase 3,CA-Ⅲ)、谷胱甘肽 S-移移酶(glutathione S-transferase,GST)、硒绑定结合蛋白 2(elenium-binding protein 2,AP56)、山梨醇脱氢酶(sorbitol dehydrogenase,SDH)前体,以及线粒体蛋白如 10-甲酰四氢叶酸脱氢酶(10-formyltetrahydrofolate dehydrogenase,FDH)、ATP 合酶亚基 α(ATP synthase subunit alpha)以及乙醛脱氢酶(aldehyde dehydrogenase)[26-29]。

对乙酰氨基酚的合理应用与管理

2008 年,超过 250 亿美元的 APAP 在美国被售出[30]。除了用于治疗疼痛和发热,APAP 最常与抗组胺药物以及缓解组织充血的药物联合售卖,用于治疗上呼吸道感染,大量 APAP 用于治疗关节炎。2002 年,静脉注射 APAP 在欧洲上市,成为最常用的静脉用药之一。2010 年,静脉内注射 APAP(Ofirmev,Cadence 公司)被允许在美国上市,用于 2 岁以上的患者。包含 APAP 和阿片类成分的药物广泛用于中度到重度的疼痛治疗。这些药物包括 APAP-氢可酮(acetaminophen-hydrocodone,Vicodin)、APAP-氨酚

待因(acetaminophen-codeine,Tylenol)和 APAP-羟考酮(acetaminophen-oxycodone,Percocet)。

1997 年,在英国及威尔士 567 例患者因服用 APAP 导致死亡。1998 年包含 APAP 成分的药物在英国被立法限制销售。该项预防肝损伤的法令虽存在争议[4],但确实将 ALF 的发生率减少到了 40% 以下[31],APAP 药物的包装也从大包装改为了较小的独立包装[32]。

21 世纪初,美国食品和药物管理局(Food and Drug Administration,FDA)开始关注 APAP-阿片样产物,急性肝功能衰竭研究小组报道 44% APAP 诱导的 ALF 发生在服用 APAP-阿片样产物之后[1],与蓄意过量自杀相比,无意服用过量的案例更多。另一篇报道也发现 APAP 诱导的 ALF 继发于服用 APAP-阿片样产物之后[6]。2011 年起,FDA 计划在 3 年内将 APAP 的单位剂量从 500 mg 减至 325 mg。

丙氨酸氨基转移酶(ALT)水平超过健康志愿者(APAP,4 g/d)的 44% 将增加 APAP 的潜在肝毒性[33]。生产 APAP 的药厂计划在 2011 年将每日最大推荐量从 4 g 减少到 3 g。其他的提议包括:药品包装不一致,警告标签不清晰,以及液质 APAP 成分不稳定[30]。

对乙酰氨基酚毒性的临床表现

APAP 肝毒性的临床表现主要发生在疾病进展的第 4 期(表 20-1)[34]。1 期,服用 APAP 后的初始 24 h,症状包括食欲缺乏、上腹部疼痛、恶心、呕吐,一些患者无明显症状,诊断相对困难。2 期,服用药物后 24~72 h,出现胃肠道症状,包括典型的胃肠道反应、右上腹疼痛和肝损伤的症状和体征。血清 ALT 水平在 2 期明显升高,实际上部分患者在 24 h 内已开始升高[35]。3 期,服用 APAP 后 72 h,出现持续、典型的肝毒性症状,并开始出现多器官功能衰竭和肝性脑病,也会出现肾毒性,表现为典型的肾小管坏死,可单独出现或与肝毒性同时发生[36]。超过 40% APAP 诱导的 ALF 案例合并肾损伤[37],严重的患者需要透析治疗。APAP 介导的肾损伤通常发生在肾小球近端和肾小管远端[36]。

在所有 APAP 致 ALF 的案例中,肝性脑病预后最差,临床表现为一系列的脑病症状,从轻度的意识模糊到定向障碍,再到昏迷以及颅内高压[31],昏迷与血氨升高水平有关[31]。4 期,APAP 肝毒性导致急性肝功能

表 20-1 对乙酰氨基酚中毒的分期

分期	时间	临床表现
1	最初 24 h	乏力、食欲缺乏、恶心、呕吐;部分患者无症状
2	24~72 h	右上腹疼痛、血清氨基转移酶升高、肾损伤、凝血功能障碍、早期昏迷的迹象
3	72~92 h	急性肝衰竭、肝性脑病、代谢性酸中毒、低血糖、肾功能不全
4	超过 4 d	肝损伤恢复或死亡

衰竭,表现为昏迷及颅内压增高,也有部分患者可逐渐恢复正常,该比例在 APAP 诱导的 ALF 中明显高于其他病因导致的 ALF,有数据显示 APAP 相关的 ALF 在 3 周时的生存率为 72%[1]。有报道称 APAP 致 ALF 后不需要移植的案例占 65%[1,38]。经典的 APAP 肝毒性实验室检查是超急性期血清 ALT 高表达[5]。ALT 水平可升高至 20 000 U/L[1]。ALT 和 AST 在 10~14 d 内降至正常。在最初的 30 h 内凝血酶原时间(PT)是预测严重肝毒性的早期指标,国际标准化比值(INR)>1.5 s,与因子Ⅱ、Ⅴ、Ⅶ水平下降相关[39]。与其他原因导致的 ALF 相比,APAP 导致的 ALF 中胆红素水平相对较低[5,40]。代谢性酸中毒常发生在 APAP 导致的肝毒性中[41]。早期 APAP 肝毒性与较高水平的 APAP 量(>800 mg/L)、昏迷以及血液分泌量相关[42]。其他形式的代谢性酸中毒常发生在 APAP 毒性早期,与 γ-谷氨酰(基)代谢通路紊乱有关。肝内 GSH 减少后有机 5-羟脯氨酸升高。肾功能不全、败血症和其他预存的条件可能导致代谢性酸中毒的发生[43,44],同时代谢性酸中毒可能发生在低剂量 APAP 暴露的环境中。N-乙酰半胱氨酸(N-acetylcysteine,NAC)治疗有效[44]。酸中毒最常见的形式是 APAP 摄入后发生的高乳酸血症,继发于肝内乳酸清除率减少以及系统性血流动力学功能障碍。Bernal[45]发现动脉血乳酸升高和 pH 降低可预测患者存活率[45],推荐早期检测动脉血和苏醒后的乳酸水平。英国国王学院肝移植标准中将复苏后乳酸水平作为患者肝移植后的较好指标[42,45]。

APAP 肝毒性的临床表现常常未得以重视,特别是过度饮酒的患者隐蔽性更大[46]。APAP 毒性症状可能在疾病的最早期较为隐蔽,通过对服药史的询问,临床医师要高度警惕。患者无意服药过量在病程后期临床表现较蓄意自杀患者隐匿[1]。女性患者和白种人对 APAP 相关的 ALF 易感[1,47]。大约 40% APAP 相关的 ALF 有抗抑郁药物服用史。通常 APAP 中毒的患者会被送往急诊室,因此送往急诊室的中毒患者推荐检测血液中 APAP 含量[48]。

对乙酰氨基酚毒性的定义

传统认为,对 APAP 所致的毒性定义为成人 APAP 摄入超过 10 g 以及儿童超过 150 mg/kg[49]。Larson[1]对 275 例 APAP 导致 ALF 的研究中,毒性剂量为 24 g。对慢性中毒的定义或者多个时间点的药物摄入较为多样化,总体上指儿童常规每日服用超过 90 mg/kg,成人每日超过 4 g。关于无意(unintentional)和蓄意(intentional)的术语,在大量文献中已经开始使用。无意过量是指基于治疗目的而不小心服用过量,重复超剂量服用是另外一个术语(repeated supratherapeutic ingestion)[9]。APAP 作为非处方药可随意购买是导致无意过量的原因之一。长期使用 APAP-阿片类药物治疗中到重度疼痛会使患者对阿片类药物产生依赖,剂量的不断加大会导致不经意的肝毒性事件;蓄意过量则是为了自杀目的。

APAP 毒性和急性肝衰竭诊断的挑战

APAP 中毒的临床诊断标准是有明确的 APAP 服药史和服用 APAP 24 h 内的医学证据。Rumack-Matthew 列线图用于患者急性单用 APAP 后的风险分层医学评估[50]。该工具基于成人明确的 APAP 服药史,在服用 4 h 内检测到血浆 APAP 的浓度值而绘制。该线图在急诊室作为诊断工具被广泛运用[51],该图定义摄入 APAP 4 h 内浓度超过 150 μg/ml 时需要 NAC 治疗。然而使用线图前必须评估患者临床信息,包括分次服用或慢性摄入 APAP、是否合并酒精中毒、服药时间以及过量服药是否超过 24 h。另外胆红素浓度的升高(>10 mg/dl)可能干扰 APAP 定量[37,52]。服药超过 24 h 会给诊断带来困难,外周血 APAP 浓度可能低于最低检测值下限,患者服药史也较难准确获得[1]。

毒性生物标记物

APAP 蛋白质加合物在实验动物模型中广泛用于检测 APAP 毒性[23,53,54]。早期试图从临床标本中检测加合物,但检测方法复杂、陈旧,且重复性差[55]。Hinson 和 Poulsen 等[56]报道在 ALT 显著升高的 APAP 过量患者中,成功运用 ELISA 试剂盒检测到了 APAP 蛋白质加合物。最近发展了一种精确、敏感和特异性较高的高效液相色谱检测方法(HPLC-EC)有望在将来用于检测 APAP 肝毒性加合物水平[57,58]。此外，在其他病因导致 ALF 的患者中，有 19% 检测到了 APAP 加合物。加合物含量在 APAP 所致 ALF 患者中显示与 ALT 及 AST 相关（$r = 0.86$）[59]。受试者工作特征曲线（ROC）下面积显示，当患者 ALT > 1 000 U/L 时血清加合物的值 > 1.1 nmol/L，敏感性和特异性分别为 97% 和 95%。后续大样本研究中纳入不明病因所致 ALF 的患者 110 例，18% 的患者样本中包含的加合物含量 > 1.0 nmol/L[40]。另外，95% 的 APAP 相关 ALF 患者被检测到该加合物。APAP 蛋白质加合物的半衰期（$t_{1/2} = 41.3 \pm 8.3$ h）较之前报道的 APAP 原药半衰期长（APAP 过量：$t_{1/2} = 5.4$ h；APAP 导致肝性脑病：$t_{1/2} = 18.4$ h）[60]。这些数据显示不明病因的 ALF 患者加合物水平的测定可能是有价值的诊断评估方法[61]。

患者的变异性与对乙酰氨基酚的毒性

在 APAP 毒性机制的研究中，易感性研究始终占有一席之地。酒精中毒被认为是肝毒性增加的风险因素。FDA 于 1993 年运用警告标签提醒购买者服药期间避免饮酒。Lawson[1] 报道 APAP 诱导的 ALF 患者中，33% 的患者有酗酒史。乙醇是已知的肝毒性物质，同样通过 CYP2E1 代谢，CYP2E1 同样是 APAP 氧化的主要亚型。酒精的暴露增强了 CYP2E1 的活性以及 NAPQI 的蓄积。同时酒精可以诱导动物及人类 CYP3A4 的活性[62,63]。但在人类关于 CYP3A4 的研究中却有争议[64,65]。报道显示，当 APAP 和酒精共存时，它们会相互竞争酶的活性位点导致 NAPQI 的减少。频繁酗酒引起 GSH 耗竭，从而导致营养消耗[66]。

目前仍然没有设计精良的药代动力学或毒性实验，大量的临床文章报道 APAP 毒性常发生在同时接受抗癫痫药物苯巴比妥及苯妥英治疗的患者[67,68]，或服用抗结核药物的患者中，例如异烟肼[69]。事前服用苯巴比妥的志愿者 APAP-GSH 加合物升高，显示药物可以通过抑制 CYP 酶来改变其代谢方式[70]。人肝细胞模型显示苯巴比妥和苯妥英共同治疗可导致 APAP 肝细胞毒性增强[71]。另外两种药物通过人肝微粒体中的 UDP-葡萄糖醛酸转移酶（UDP-glucuronosyltransferases，UGT）降低 APAP 的葡糖苷酸化水平，导致大量 APAP 氧化及毒性增加，对 APAP 葡糖苷酸化主要产生应答的 UGT 包括 UGT1.9、UDPGT 2B15 和 UGT1.6[72]。

另外，代谢途径中相关的基因变异也是潜在的危险因素。很少有研究观察到基因变异在共轭反应中的作用，观察到的 GST 和 UGT 基因突变并未证实其表型易感性[73,74]。谷胱甘肽合成酶（glutathione synthetase，GSH-S）缺乏可能对 APAP 毒性易感，GSS 杂合子（编码 GSH-S）的发生率为 1/10 000[75]。Gilbert 综合征，一种遗传性疾病，在 3%～7% 的患者中可发现 UGT1.1 缺乏。在 Gilbert 综合征的患者中可观察到 APAP 葡糖苷酸化及氧化，APAP 葡糖苷酸化水平降至 31%，但生物活性增加了 1.7 倍[76]，APAP 是 UGT1.1 较弱的底物，目前该具体机制仍然不明。

禁食可使毒性增强[49]，但在临床研究中并未得到证实。动物实验中，禁食可减少 GSH 储备并减少 APAP 的葡糖苷酸化[49,77]，导致毒性反应的快速发生。

病毒感染与 APAP 的毒性反应也是一个研究热点。早期报道显示急性病毒性肝炎患者服用 APAP 可发生更多的不良反应[78]。小型研究显示病毒感染与暴发性毒性反应存在相关性[79]。一项回顾性研究显示 HCV 感染增加了 APAP 过量导致的毒性反应强度[80]，但病毒感染和 APAP 毒性关系的机制仍然未知，最近的研究显示病毒感染并非 APAP 毒性的风险因素。急性病毒性肝炎小鼠可相对抵抗 APAP 的毒性反应，与未感染小鼠相比，APAP 蛋白质加合物水平、CYP2E1 mRNA 以及蛋白质水平等，在急性病毒性肝炎小鼠中相对降低[81]。而 CYP1A2、CYP3A11 的 mRNA 水平没有发生改变[82]。因此，更多关于 APAP-病毒感染的潜在相关性仍然需要继续研究。

一、治疗

N-乙酰半胱氨酸（NAC）是碳原子上携带乙酰基团的半胱氨酸衍生物，NAC 作为半胱氨酸的供体用于肝内 GSH 的合成[83]，但也具有其他与 GHS 不相关的作用或 NAPQI 解毒效应。APAP 过量导致的毒性时间窗给 NAC 的治疗提供了机会，在服药的最初 10 h 内应用 NAC 最有效[84]。在 APAP 过量 10 h 后接受 NAC 治疗的患者中可观察到毒性增加 4 倍、ALT > 1 000 U/L。虽然尽早使用 NAC 可使患者利益最大化，但两项小型研究仍显示在治疗延迟的情况下 NAC 同样可降低死亡率[85,86]。另外，最近的研究显示 NAC 可以改善非 APAP 导致的 ALF 或较低级别的昏迷，提高无须移植患者的生存率[87]。

静脉内应用的 NAC（Acetadote，Cumberland 公司）于 2006 年在美国上市，在此之前，紧急情况下（如昏迷、呕吐的患者），用消毒滤器过滤后的口服 NAC 同样允许静脉运用。标准剂量规范见表 20 - 2，口服 NAC 起始剂量为 140 mg/kg，超过 72 h 予 17 次维持剂量（每次 70 mg/kg）[84]。缩短的剂量规范在发生快速毒性反应时应用，同样推荐给低危患者服用[88,89]。然而，早期停用 NAC 将导致血清氨基转移酶水平反弹，从而导致肝损伤加重[90,91]。目前有两种规范可用：① NAC 治疗 48 h，相同剂量继续口服；② 持续静脉滴注 20 h[85,87]。治疗至持续的肝损伤缓解（ALT＜1 000 U/L

和 INR＜1.5 s）[37]。虽然目前没有前瞻性研究直接比较口服及静脉滴注 NAC 的药效，但静脉滴注似乎更能有效控制病情进展[92]。

同时 APAP 过量的紧急救治措施中推荐服药过量 2 h 内应用活性炭（1 g/kg，口服）[9]。总之，NAC 安全有效，但静脉滴注的不良事件要高于口服[93]。这些反应包括：过敏症状及输液反应。口服 NAC 最常见的不良反应是恶心、呕吐，给予止吐药治疗有效。低钠血症和脑水肿常常发生在接受大剂量静脉输注 NAC 的儿童，特别是持续滴注 20 h 的方案。此时应调整液体流量至 40 mg/ml[94]。

表 20 - 2　N - 乙酰半胱氨酸（NAC）治疗规范

规　范	剂　量	注　释
口服 72 h	140 mg/kg 的负荷剂量，之后每次 70 mg/kg，共 17 次	部分患者可用止吐剂治疗；可考虑在开始的 8～10 h 予 NAC 治疗，48 h 后 NAC 停用
静脉滴注 48 h	140 mg/kg 的负荷剂量，之后每次 70 mg/kg，共 12 次	—
静脉滴注 20 h	150 mg/kg 的负荷剂量 + 5% 葡萄糖，＞15 min；之后是 50 mg/kg + 5% 葡萄糖，＞4 h；100 mg/kg + 5% 葡萄糖，最后 16 h	全程监测 ALT、INR 以及 APAP 水平，儿童终浓度为 40 mg/ml，＜30 kg

NAC，N - 乙酰半胱氨酸

住院患者在 APAP 过量后，遵循 Rumack - Matthews 线图立即予 NAC 治疗[95,100]（图 20 - 1）。在服药过量后 24～72 h，APAP 水平可能会降低或检测不到[96]。一些患者可能出现精神症状而不能准确描述病史。普遍认可的治疗方案是一旦疑似 APAP 过量中毒，立即予 NAC 治疗，慢性摄入 APAP 的患者推荐在 ALT 或 AST＞50 U/L 时或可检测到 APAP 时开始服用 NAC[97]。

大样本的 ALF 数据显示不同病因导致的 ALF 常继发于 APAP，临床上通常可检测到 APAP 蛋白质加合物[58,59]。在两项研究中，APAP 在 20% 不同原因导致的 ALF 患者中可被检测到[40,58]。大约 12% 的 ALF 儿童 APAP 蛋白质加合物升高[98]。基于这些数据，推荐 ALF 患者尽早服用 NAC[61]。其他的治疗方法包括精确监测精神状态、血压以及灌注量，监测的实验室指标包括 ALT、AST、血氨、胆红素以及 INR。同时监测体循环量、肾功能以及酸碱状态。凝血功能障碍时使用新鲜冰冻血浆有益[39]。降低血氨也是 APAP 诱导 ALF 的潜在治疗措施，鸟氨酰门冬氨酸对比治疗有效。

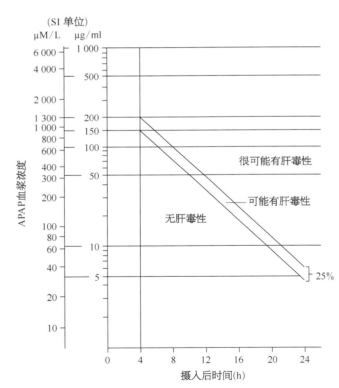

图 20 - 1　Rumack - Matthew 线图

血浆或血清 APAP 浓度相对于 APAP 的摄入时间

在摄入 APAP 后 4 h，可能的毒性线对应于 150 μg/ml，认为有肝毒性风险，应给予 N - 乙酰半胱氨酸（NAC）治疗。引自 Rumack Matthew[99]

二、预防

未来需要更多的研究预防 APAP 毒性的发生。当前美国和英国的预防措施包括改变包装、减小单位剂量、限制 APAP-阿片类药物的处方量以及固化液体成分的浓度。系统检测 APAP 的摄入能有效降低死亡率。更多经验的获得有赖于更多关于慢性疾病（如肝病、营养不良以及厌食症等）患者 APAP 过量代谢研究的开展。儿科患者家长应警惕过度治疗发热存在的潜在危险。未来探索严密的预防措施防止 APAP 毒性的发生至关重要。

致　谢

感谢美国国家健康中心财政资助（DK075936）。感谢 Jack Hinson、Dean Roberts 和 Branson Bolden 为本文提出指导性意见。

（赖荣陶 译　陈成伟 校）

参考文献

[1] Larson AM, Polson J, Fontana RJ, Davern TJ, Lalani E, Hynan LS, et al. Acetaminophen-induced acute liver failure：results of a United States multicenter, prospective study. Hepatology 2005；42：1364-1372.

[2] Bernal W. Changing patterns of causation and the use of transplantation in the United Kingdom. Semin Liver Dis 2003；23：227-237.

[3] Thomson JS, Prescott LF. Liver damage and impaired glucose tolerance after paracetamol overdosage. Br Med J 1966；2：506-507.

[4] Lee WM. Acetaminophen toxicity：changing perceptions on a social/medical issue. Hepatology 2007；46：966-970.

[5] Ostapowicz G, Fontana RJ, Schiodt FV, Larson A, Davern TJ, Han SH, et al. Results of a prospective study of acute liver failure at 17 tertiary care centers in the United States. Ann Intern Med 2002；137：947-954.

[6] Bower WA, Johns M, Margolis HS, Williams IT, Bell BP. Population-based surveillance for acute liver failure. Amer J Gastro 2007；102：2459-2463.

[7] Squires Jr. RH, Shneider BL, Bucuvalas J, Alonso E, Sokol RJ, Narkewicz MR, et al. Acute liver failure in children：the first 348 patients in the pediatric acute liver failure study group. J Peds 2006；148：652-658.

[8] Nourjah P, Ahmad SR, Karwoski C, Willy M. Estimates of acetaminophen (paracetamol)-associated overdoses in the United States. Pharmacoepidemiol Drug Safety 2006；15：398-405.

[9] Dart RC, Erdman AR, Olson KR, Christianson G, Manoguerra AS, Chyka PA, et al. Acetaminophen poisoning：an evidencebased consensus guideline for out-of-hospital management. Clin Tox 2006；44：1-18.

[10] Sheen CL, Dillon JF, Bateman DN, Simpson KJ, Macdonald TM. Paracetamol toxicity：epidemiology, prevention and costs to the health-care system. QJM 2002；95：609-619.

[11] Hinz B, Cheremina O, Brune K. Acetaminophen (paracetamol) is a selective cyclooxygenase-2 inhibitor in man. FASEB J 2008；22：383-390.

[12] Gelgor L, Cartmell S, Mitchell D. Intracerebroventricular microinjections of non-steroidal anti-inflammatory drugs abolish reperfusion hyperalgesia in the rat's tail. Pain 1992；50：323-329.

[13] Pickering G, Loriot MA, Libert F, Eschalier A, Beaune P, Dubray C. Analgesic effect of acetaminophen in humans：first evidence of a central serotonergic mechanism. Clin Pharmacol Ther 2006；79：371-378.

[14] Ottani A, Leone S, Sandrini M, Ferrari A, Bertolini A. The analgesic activity of paracetamol is prevented by the blockade of cannabinoid CB1 receptors. Eur J Clin Pharmacol 2006；531：280-281.

[15] Nelson SD, Tirmenstein MA, Rashed MS, Myers TG. Acetaminophen and protein thiol modification. Adv Exp Med Biol 1991；283：579-588.

[16] Bannwarth B, Pehourcq F, Lagrange F, Matoga M, Maury S, Palisson M, et al. Single and multiple dose pharmacokinetics of acetaminophen (paracetamol) in polymedicated very old patients with rheumatic pain. J Rheumatol 2001；28：182-184.

[17] Mitchell JR, Jollow DJ, Potter WZ, Davis DC, Gillette JR, Brodie BB. Acetaminophen-induced hepatic necrosis. I. Role of drug metabolism. J Pharmacol Exp Ther 1973；187：185-194.

[18] Mitchell JR, Jollow DJ, Potter WZ, Gillette JR, Brodie BB. Acetaminophen-induced hepatic necrosis. IV. Protective role of glutathione. J Pharmacol Exp Ther 1973；187：211-217.

[19] Dahlin DC, Miwa GT, Lu AY, Nelson SD. N-acetyl-p-benzoquinone imine：a cytochrome P450-mediated oxidation product of acetaminophen. Proc Natl Acad Sci USA 1984；81：1327-1331.

[20] Thummel KE, Lee CA, Kunze KL, Nelson SD, Slattery JT. Oxidation of acetaminophen to N-acetyl-p-aminobenzoquinone imine by human CYP3A4. Biochem Pharmacol 1993；45：1563-1569.

[21] Tsutsumi M, Lasker JM, Shimizu M, Rosman AS, Lieber CS. The intralobular distribution of ethanol-inducible P450 II E1 in rat and human liver. Hepatology 1989；10：437-446.

[22] Patten CJ, Thomas PE, Guy RL, Lee M, Gonzalez FJ, Guengerich FP, et al. Cytochrome P450 enzymes involved in acetaminophen activation by rat and human liver microsomes and their kinetics. Chem Res Toxicol 1993；6：511-518.

[23] Pumford NR, Hinson JA, Potter DW, Rowland KL, Benson RW, Roberts DW. Immunochemical quantitation of 3-(cystein-S-yl) acetaminophen adducts in serum and liver proteins of acetaminophen-treated mice. J Pharmacol Exp Ther 1989；248：190-196.

[24] Roberts DW, Pumford NR, Potter DW, Benson RW, Hinson JA. A sensitive immunochemical assay for acetaminophen-protein adducts. J Pharmacol Exp Ther 1987；241：527-533.

[25] Gu J, Cui H, Behr M, Zhang L, Zhang QY, Yang W, et al. In vivo mechanisms of tissue-selective drug toxicity：effects of liver-specific knockout of the NADPH-cytochrome P450 reductase gene on acetaminophen toxicity in kidney, lung, and nasal mucosa. Mol Pharmacol 2005；67：623-630.

[26] Qiu Y, Benet LZ, Burlingame AL. Identification of the hepatic protein targets of reactive metabolites of acetaminophen in vivo in mice using two-dimensional gel electrophoresis and mass spectrometry. J Biol Chem 1998；273：17940-17953.

[27] Halmes NC, Hinson JA, Martin BM, Pumford NR. Glutamate dehydrogenase covalently binds to a reactive metabolite of acetaminophen. Chem Res Toxicol 1996；9：541-546.

[28] Pumford NR, Halmes NC, Martin BM, Cook RJ, Wagner C, Hinson JA. Covalent binding of acetaminophen to N-10-formyltetrahydrofolate dehydrogenase in mice. J Pharmacol Exp Ther 1997；280：501-505.

[29] Bartolone JB, Birge RB, Sparks K, Cohen SD, Khairallah EA. Immunochemical analysis of acetaminophen covalent binding to proteins. Partial characterization of the major acetaminophenbinding liver proteins. Biochem Pharmacol 1988；37：4763-4774.

[30] Woodcock J. A difficult balance — pain management, drug safety, and the FDA. N Eng J Med 2009；361：2105-2107.

[31] Bernal W, Auzinger G, Dhawan A, Wendon J. Acute liver failure. Lancet 2010；376：190-201.

[32] Sheen CL, Dillon JF, Bateman DN, Simpson KJ, MacDonald TM. Paracetamol pack size restriction: the impact on paracetamol poisoning and the over-the-counter supply of paracetamol, aspirin and ibuprofen. Pharmacoepidemiol and Drug Safety 2002; 11: 329 - 331.

[33] Watkins PB, Kaplowitz N, Slattery JT, Colonese CR, Colucci SV, Stewart PW, et al. Aminotransferase elevations in healthy adults receiving 4 grams of acetaminophen daily: a randomized controlled trial. JAMA 2006; 296: 87 - 93.

[34] Rumack BH. Acetaminophen overdose in children and adolescents. Pediatr Clin North Am 1986; 33: 691 - 701.

[35] Singer AJ, Carracio TR, Mofenson HC. The temporal profile of increased transaminase levels in patients with acetaminopheninduced liver dysfunction. Ann Emerg Med 1995; 26: 49 - 53.

[36] Blakely P, McDonald BR. Acute renal failure due to acetaminophen ingestion: a case report and review of the literature. J Am Soc Nephrol 1995; 6: 48 - 53.

[37] Fontana RJ. Acute liver failure including acetaminophen overdose. Med Clin N Amer 2008; 92: 761 - 794 [viii].

[38] Pauwels A, Mostefa-Kara N, Florent C, Levy VG. Emergency liver transplantation for acute liver failure. Evaluation of London and Clichy criteria. J Hepatol 1993; 17: 124 - 127.

[39] Gazzard BG, Henderson JM, Williams R. Early changes in coagulation following a paracetamol overdose and a controlled trial of fresh frozen plasma therapy. Gut 1975; 16: 617 - 620.

[40] Khandelwal N, James L, Sanders C, Larson AM, Lee WM and The Acute Liver Failure Study Group. Unrecognized acetaminophen toxicity as a cause of "indeterminate" acute liver failure. Hepatology 2011; 53: 567 - 576.

[41] Gray TA, Buckley BM, Vale JA. Hyperlactataemia and metabolic acidosis following paracetamol overdose. QJM 1987; 65: 811 - 821.

[42] Shah AD. Understanding lactic acidosis in paracetamol (acetaminophen) poisoning. Br J Clin Pharmacol 2010; 71: 20 - 28.

[43] Fenves AZ, Kirkpatrick 3rd HM, Patel VV, Sweetman L, Emmett M. Increased anion gap metabolic acidosis as a result of 5 - oxoproline (pyroglutamic acid): a role for acetaminophen. Clin J Am Soc Nephrol 2006; 1: 441 - 447.

[44] Lawrence DT, Bechtel LK, Charlton NP, Holstege CP. 5 - oxoproline-induced anion gap metabolic acidosis after an acute acetaminophen overdose. J Amer Osteopath Assoc 2010; 110: 545 - 551.

[45] Bernal W, Donaldson N, Wyncoll D, Wendon J. Blood lactate as an early predictor of outcome in paracetamol-induced acute liver failure: a cohort study. Lancet 2002; 359: 558 - 563.

[46] Kumar S, Rex DK. Failure of physicians to recognize acetaminophen hepatotoxicity in chronic alcoholics. Arch Intern Med 1991; 151: 1189 - 1191.

[47] Schiodt FV, Rochling FA, Casey DL, Lee WM. Acetaminophen toxicity in an urban county hospital. N Eng J Med 1997; 337: 1112 - 1117.

[48] Sporer KA, Khayam-Bashi H. Acetaminophen and salicylate serum levels in patients with suicidal ingestion or altered mental status. Am J Emerg Med 1996; 14: 443 - 446.

[49] Whitcomb DC, Block GD. Association of acetaminophen hepatotoxicity with fasting and ethanol use. JAMA 1994; 272: 1845 - 1850.

[50] Rumack BH, Matthew H. Acetaminophen poisoning and toxicity. Pediatr 1975; 55: 871 - 876.

[51] Heard KJ. Acetylcysteine for acetaminophen poisoning. N Eng J Med 2008; 359: 285 - 292.

[52] Polson J, Wians Jr. FH, Orsulak P, Fuller D, Murray NG, Koff JM, et al. False positive acetaminophen concentrations in patients with liver injury. Clinica Chimica Acta 2008; 391(1 - 2): 24 - 30.

[53] Roberts DW, Bucci TJ, Benson RW, Warbritton AR, McRae TA, Pumford NR, et al. Immunohistochemical localization and

quantification of the 3 - (cystein - S - yl)-acetaminophen protein adduct in acetaminophen hepatotoxicity. Am J Pathol 1991; 138: 359 - 371.

[54] James LP, McCullough SS, Lamps LW, Hinson JA. Effect of N - acetylcysteine on acetaminophen toxicity in mice: relationship to reactive nitrogen and cytokine formation. Toxicol Sci 2003; 75: 458 - 467.

[55] James LP, Simon MT, Letzig L, Kearns GL, Hinson JA. Examination of acetaminophen protein adducts (APAP-Cys) in children and adolescents with acetaminophen overdose. Clin Pharmacol Ther 2007; 81: 2.

[56] Hinson JA, Roberts DW, Benson RW, Dalhoff K, Loft S, Poulsen HE. Mechanism of paracetamol toxicity. Lancet 1990; 335: 732.

[57] Muldrew KL, James LP, Coop L, McCullough SS, Hendrickson HP, Hinson JA, et al. Determination of acetaminophen-protein adducts in mouse liver and serum and human serum after hepatotoxic doses of acetaminophen using high-performance liquid chromatography with electrochemical detection. Drug Metab Disp 2002; 30: 446 - 451.

[58] Davern 2nd TJ, James LP, Hinson JA, Polson J, Larson AM, Fontana RJ, et al. Measurement of serum acetaminophenprotein adducts in patients with acute liver failure. Gastroenterology 2006; 130: 687 - 694.

[59] James LP, Letzig L, Simpson PM, Capparelli E, Roberts DW, Hinson JA, et al. Pharmacokinetics of acetaminophen-protein adducts in adults with acetaminophen overdose and acute liver failure. Drug Metab Dispos 2009; 37: 1779 - 1784.

[60] Schiodt FV, Ott P, Christensen E, Bondesen S. The value of plasma acetaminophen half-life in antidote-treated acetaminophen overdosage. Clin Pharmacol Ther 2002; 71: 221 - 225.

[61] Davern TJ. Indeterminate acute liver failure: a riddle wrapped in a mystery inside an enigma. Hepatology 2006; 44: 765 - 768.

[62] Wolf KK, Wood SG, Allard JL, Hunt JA, Gorman N, Walton-Strong BW, et al. Role of CYP3A and CYP2E1 in alcoholmediated increases in acetaminophen hepatotoxicity: comparison of wild-type and Cyp2e1(-/-) mice. Drug Metab Dispos 2007; 35: 1223 - 1231.

[63] Niemela O, Parkkila S, Pasanen M, Iimuro Y, Bradford B, Thurman RG. Early alcoholic liver injury: formation of protein adducts with acetaldehyde and lipid peroxidation products, and expression of CYP2E1 and CYP3A. Alcohol Clin Exp Res 1998; 22: 2118 - 2124.

[64] Oneta CM, Lieber CS, Li J, Ruttimann S, Schmid B, Lattmann J, et al. Dynamics of cytochrome P4502E1 activity in man: induction by ethanol and disappearance during withdrawal phase. J Hepatol 2002; 36: 47 - 52.

[65] Brackett CC, Bloch JD. Phenytoin as a possible cause of acetaminophen hepatotoxicity: case report and review of the literature. Pharmacotherapy 2000; 20: 229 - 233.

[66] Lauterburg BH, Velez ME. Glutathione deficiency in alcoholics: risk factor for paracetamol hepatotoxicity. Gut 1988; 29: 1153 - 1157.

[67] Pirotte JH. Apparent potentiation of hepatotoxicity from small doses of acetaminophen by phenobarbital. Ann Intern Med 1984; 101: 403.

[68] Minton NA, Henry JA, Frankel RJ. Fatal paracetamol poisoning in an epileptic. Hum Toxicol 1988; 7: 33 - 34.

[69] Nolan CM, Sandblom RE, Thummel KE, Slattery JT, Nelson SD. Hepatotoxicity associated with acetaminophen usage in patients receiving multiple drug therapy for tuberculosis. Chest 1994; 105: 408 - 411.

[70] Mitchell JR, Thorgeirsson SS, Potter WZ, Jollow DJ, Keiser H. Acetaminophen-induced hepatic injury: protective role of glutathione in man and rationale for therapy. Clin Pharmacol Ther 1974; 16: 676 - 684.

[71] Kostrubsky SE, Sinclair JF, Strom SC, Wood S, Urda E, Stolz

DB, et al. Phenobarbital and phenytoin increased acetaminophen hepatotoxicity due to inhibition of UDP - glucuronosyltransferases in cultured human hepatocytes. Toxicol Sci 2005; 87: 146 - 155.

[72] Court MH, Duan SX, von Moltke LL, Greenblatt DJ, Patten CJ, Miners JO, et al. Interindividual variability in acetaminophen glucuronidation by human liver microsomes: identification of relevant acetaminophen UDP - glucuronosyltransferase isoforms. J Pharmacol Exp Ther 2001; 299: 998 - 1006.

[73] Adams J, Carey G, Bernal W, et al. Acetaminophen overdose: relationship of glutathione S-transferase genotypes to ensuing liver failure. Hepatology 2002; 36: 333A.

[74] Tankanitlert J, Morales NP, Howard TA, Fucharoen P, Ware RE, Fucharoen S, et al. Effects of combined UDP - glucuronosyltransferase (UGT) 1A1 * 28 and 1A6 * 2 on paracetamol pharmacokinetics in beta-thalassemia/HbE. Pharmacol 2007; 79: 97 - 103.

[75] Yale SH, Mazza JJ. Anion gap acidosis associated with acetaminophen. Ann Intern Med 2000; 133: 752 - 753.

[76] de Morais SM, Uetrecht JP, Wells PG. Decreased glucuronidation and increased bioactivation of acetaminophen in Gilbert's syndrome. Gastroenterology 1992; 102: 577 - 586.

[77] Price VF, Miller MG, Jollow DJ. Mechanisms of fastinginduced potentiation of acetaminophen hepatotoxicity in the rat. Biochem Pharmacol 1987; 36: 427 - 433.

[78] Yaghi C, Honein K, Boujaoude J, Slim R, Moucari R, Sayegh R. Influence of acetaminophen at therapeutic doses on surrogate markers of severity of acute viral hepatitis. Gastroenterol Clin Biol 2006; 30: 763 - 768.

[79] Alonso EM, Sokol RJ, Hart J, Tyson RW, Narkewicz MR, Whitington PF. Fulminant hepatitis associated with centrilobular hepatic necrosis in young children. J Pediatr 1995; 127: 888 - 894.

[80] Nguyen GC, Sam J, Thuluvath PJ. Hepatitis C is a predictor of acute liver injury among hospitalizations for acetaminophen overdose in the United States: a nationwide analysis. Hepatology 2008; 48: 1336 - 1341.

[81] Getachew Y, James L, Lee WM, Thiele DL, Miller BC. Susceptibility to acetaminophen (APAP) toxicity unexpectedly is decreased during acute viral hepatitis in mice. Biochem Pharmacol 2010; 79: 1363 - 1371.

[82] Guo GL, Moffit JS, Nicol CJ, Ward JM, Aleksunes LA, Slitt AL, et al. Enhanced acetaminophen toxicity by activation of the pregnane X receptor. Toxicol Sci 2004; 82: 374 - 380.

[83] Lauterburg BH, Corcoran GB, Mitchell JR. Mechanism of action of N - acetylcysteine in the protection against the hepatotoxicity of acetaminophen in rats in vivo. J Clin Invest 1983; 71: 980 - 991.

[84] Smilkstein MJ, Knapp GL, Kulig KW, Rumack BH. Efficacy of oral N - acetylcysteine in the treatment of acetaminophen overdose. Analysis of the national multicenter study (1976 to 1985). N Engl J Med 1988; 319: 1557 - 1562.

[85] Keays R, Harrison PM, Wendon JA, Forbes A, Gove C, Alexander GJ, et al. Intravenous acetylcysteine in paracetamol induced fulminant hepatic failure: a prospective controlled trial. BMJ 1991; 303: 1026 - 1029.

[86] Jones AL. Mechanism of action and value of N - acetylcysteine in the treatment of early and late acetaminophen poisoning: a critical review. J Toxicol 1998; 36: 277 - 285.

[87] Lee WM, Hynan LS, Rossaro L, Fontana RJ, Stravitz RT, Larson AM, et al. Intravenous N - acetylcysteine improves transplant-free survival in early stage non-acetaminophen acute liver failure. Gastroenterology 2009; 137: 856 - 864 [864 e1].

[88] Smilkstein MJ, Bronstein AC, Linden C, Augenstein WL, Kulig KW, Rumack BH. Acetaminophen overdose: a 48-hour intravenous N - acetylcysteine treatment protocol. Ann Emerg Med 1991; 20: 1058 - 1063.

[89] Betten DP, Cantrell FL, Thomas SC, Williams SR, Clark RF. A prospective evaluation of shortened course oral N - acetylcysteine for the treatment of acute acetaminophen poisoning. Ann Emerg Med 2007; 50: 272 - 279.

[90] Smith SW, Howland MA, Hoffman RS, Nelson LS. Acetaminophen overdose with altered acetaminophen pharmacokinetics and hepatotoxicity associated with premature cessation of intravenous N - acetylcysteine therapy. Ann Pharmacother 2008; 42: 1333 - 1339.

[91] Wang GS, Monte A, Bagdure D, Heard K. Hepatic failure despite early acetylcysteine following large acetaminophendiphenhydramine overdose. Pediatrics 2011; 127: e1077 - e1080.

[92] Perry HE, Shannon MW. Efficacy of oral versus intravenous N - acetylcysteine in acetaminophen overdose: results of an open-label, clinical trial. J Pediatr 1998; 132: 149 - 152.

[93] Kerr F, Dawson A, Whyte IM, Buckley N, Murray L, Graudins A, et al. The Australasian Clin. Tox. Investigators collaboration randomized trial of different loading infusion rates of N - acetylcysteine. Ann Emerg Med 2005; 45: 402 - 408.

[94] Sung L, Simons JA, Dayneka NL. Dilution of intravenous N - acetylcysteine as a cause of hyponatremia. Pediatrics 1997; 100: 389 - 391.

[95] Rumack BH. Acetaminophen hepatotoxicity: the first 35 years. J Toxicol 2002; 40: 3 - 20.

[96] James LP, Simon MT, Capparelli EV, Hinson JA, Dalvern TJ, Lee WM. Pharmacokinetic analysis of acetaminophen protein adducts in adults with acute liver failure. Clin Pharmacol Ther 2007; 81: 2.

[97] Daly FF, O'Malley GF, Heard K, Bogdan GM, Dart RC. Prospective evaluation of repeated supratherapeutic acetaminophen (paracetamol) ingestion. Ann Emerg Med 2004; 44: 393 - 398.

[98] James LP, Alonso EM, Hynan LS, Hinson JA, Davern TJ, Lee WM, et al. Detection of acetaminophen protein adducts in children with acute liver failure of indeterminate cause. Pediatrics 2006; 118: e676 - e681.

[99] Rumack BH, Matthew H. Acetaminophen poisoning and toxicity. Pediatrics 1975; 55: 871 - 876.

[100] Rumack BH, Peterson RC, Kock GG, Amara IA. Acetaminophen overdose. 662 cases with evaluation of oral acetylcysteine treatment. Arch Intern Med 1981; 141: 380 - 385.

第21章
非甾体类抗炎药肝毒性及作用机制

Robert A. Roth，Patricia E. Ganey

美国，康涅狄格州，斯托尔斯，康涅狄格大学药学院

非甾体类抗炎药肝毒性：药物性肝损伤的范例

非甾体类抗炎药（nonsteroidal antiinflammatory drug，NSAID）是一类广泛应用于炎症性疼痛、骨关节炎、风湿性关节炎及其他炎症性疾病的治疗药物，药物品种达 50 余种，其药理作用主要为靶向调控前列腺素 G/H 合酶（COX 亚型）活性，阻止前列腺素合成。不同

种类 NSAID 可选择性地作用于 COX－1 或 COX－2。通常 NSAID 被认为安全性较好（其收益/风险系数比较高），但多种 NSAID 已被证实可致肝损伤。由于 NSAID 在全球广泛应用，涉及人群庞大，其肝毒性已受到广泛关注。NSAID 相关肝损伤的临床特征和标志包括以下两个方面[1-4]。

一、安全药物在易感者中的作用：特异质肝毒性

根据 NSAID 诱导肝损伤的流行病学及临床特征，该类肝损伤属于特异质反应（宿主依赖性）[5]。例如，典型 NSAID 相关肝毒性在药物研发的临床前期安全性试验阶段未能被观测到，在早期的临床试验阶段亦未呈现，只有在大规模人群应用后方可发现其潜在的严重肝毒性。NSAID 肝毒性的易感因素尚不明确，可能与遗传变异、药代动力学变化（调节局部药物暴露）或患者对药物的特异毒性反应（包括与药物作用靶点、信号通路、细胞防御系统及免疫反应的相互作用）有关。由于多种原因，至今尚无动物模型可用于研究 NSAID 诱导的肝损伤，大剂量摄入可诱发一定程度的胃肠道损伤也限制了药物安全性的研究。因此，临床所见 NSAID 导致肝损伤的相关机制很难通过健康动物建立模型进行分析。本章将就 NSAID 导致肝损伤的两种机制进行讨论，一种是在细胞水平或动物模型参与 NSAID 剂量依赖型毒性反应的机制，另一种是临床特定人群 NSAID 所致肝损伤危险性增加的机制。

二、NSAID 肝毒性：一类药物或一个家族药物的作用

在多种治疗药物中，NSAID 为导致药物性肝损伤（drug induced liver injury，DILI）的最常见药物之一[6]。由于 NSAID 在世界范围内广泛应用，而且部分 NSAID 为非处方药，因而可见大量关于 NSAID 不良反应的文献报道。据估计，NSAID 相关肝损伤的实际发生率为所报道病例数的 10～20 倍[7]。基于一类药物或一个家族药物作用所报道的病例，可否反映长期服用 NSAID 人群以及 NSAID 所致肝毒性的发生率是否高于其他药物，仍需要探讨。

NSAID 的肝毒性依据主要作用靶点（COX 为 NSAID 作用靶点）分类。哺乳动物细胞存在两种不同基因编码且具有组织特异性的 COX 分子：COX－1 稳定表达，为宿主固有酶；COX－2 为可诱导酶，正常情况下在多种组织中表达量极低，炎症介质可诱导其表达上调[8]。NSAID 可通过 COX 途径阻止花生四烯酸的降解，并通过刺激多条通路选择性调控花生四烯酸的代谢，如通过调节过氧化酶活性可增加白三烯类物质的形成，并产生过氧化氢衍生物[10]和炎症反应[11,12]，改变微粒体膜的结构[9]。然而，该通路是否与 NSAID 肝毒性相关尚缺乏有力的实验证据。NSAID 抑制 COX 途径的另一重要作用为增加其他同时服用药物的潜在肝毒性，其主要机制为 NSAID 抑制 COX－1/2 催化前列腺素的产生而保护肝细胞免受对乙酰氨基酚（扑热息痛）等药物的损伤。实验研究结果与上述机制一致，证实 COX－2/PTGS2 基因缺陷或应用 COX－2 抑制剂可加剧对乙酰氨基酚诱导的小鼠肝损伤[13]，提示此种 DILI 的机制为不完全应激反应，即前列腺素上调热休克蛋白表达，而抑制 COX 可下调热休克蛋白表达。也就是说，尽管 NSAID 的作用机制未充分探明，其固有的 COX 抑制作用可能是诱发肝损伤的危险因素之一，然而此作用是否为该类药物的肝损伤机制尚无充分证据。据此，美国食品和药物管理局（Food and Drug Administration，FDA）关节炎咨询委员会就苯噁洛芬撤出市场后做出的"NSAID 肝毒性为该类药物的特点之一"[14]的结论，显得有些过于简单而陈旧。

同一家族药物多具有相似的化学结构。然而，NSAID 却具有多种化学异构体，包括多种不同结构的药物（如阿司匹林和其他水杨酸盐、昔布类、吲哚乙酸衍生物、苯乙酸衍生物、丙酸类衍生物、复方氨基比林、昔康类、邻氨基苯甲酸衍生物，以及最近利用原有组方研制的一氧化氮合酶或释放硫化氢的衍生物）。具有羧酸基为多数 NSAID 的共同结构特点，可代谢形成蛋白质反应性酰基葡糖醛酸苷（acyl glucuronides）；其余 NSAID 具有环状结构，可形成有活性的亚氨基苯醌或二氨基苯醌中间产物。尽管具有与肝毒性相关的化学反应结构或功能基团，但 NSAID 家族肝毒性的共同作用机制尚不十分清楚。

总之，NSAID 的肝毒性似乎与化合物结构相关，并非简单的药物类别或家族的共同作用所致，某些 NSAID 的肝毒性显著高于其他药物，此类药物包括双氯芬酸、布洛芬、萘普生、尼美舒利、吡罗昔康和舒林酸[15]。此外，具有相同化学结构的同家族药物中，只有一种或两种药物可能具有相对较高的风险，而其他药物尚未发现肝毒性[15]。

NSAID 肝毒性的毒代动力学：处置和代谢

一、血浆蛋白结合

NSAID 的一个重要特征是其与血浆蛋白呈可逆性结合，其结合率通常高达 99% 以上[16]。虽然总体结合率较高，但不同的 NSAID 非结合部分存在显著差异[16]，这对人体的风险评估、体外微粒体、线粒体或细胞系实验研究设计与结果评估至关重要。由于体外培养基通常不包含外源性白蛋白或其他血浆蛋白，其结果易被高估。

母体化合物以及代谢产物（包括葡糖醛酸苷结合产物）均可与蛋白质高度结合。然而对于葡糖醛酸苷，游离（非结合型）代谢物往往高于游离母体化合物的含量。例如，尽管有 90% 以上的甲氧萘丙酸酰基葡糖醛酸苷与血浆蛋白结合[17]，游离酰基葡糖醛酸苷的浓度仍然约为游离母体化合物的 10 倍以上。此外，异-葡糖醛酸苷（自发形成的酰基葡糖醛酸苷位置异构体）的蛋白质结合率较低（如萘普生为 66%）[17]。葡糖醛酸苷是公认的 NSAID 肝毒性关键介质，因此，其在血液循环中游离轭合物浓度剧增具有重要意义。

二、亲脂性

许多 NSAID 为高亲脂化合物，因此，该类药物由血液进入肝脏的主要途径为跨膜扩散。对于特定的 NSAID（如含苯甲酸化合物和苯乙酸衍生物），其亲脂性和潜在急性细胞毒性的关系已通过定量构效关系证实[18]。尽管药物可与血浆蛋白高度结合，但药物-血浆蛋白复合物可迅速解离形成新的平衡状态，因此，亲脂性对组织穿透力的影响比蛋白质结合更大。由于许多 NSAID 具有较低的肝脏萃取率，因此，亲脂性除影响细胞摄取功能外，在线粒体毒性方面也具有重要作用（见下文）。

三、反应性代谢产物的生物活化

某些 NSAID（如双氯芬酸、酮洛芬、罗美昔布、尼美舒利、吡罗昔康）可形成活性代谢物[19-22]，部分可致体外培养肝细胞或肝细胞样细胞急性致死性损伤。然而，体外活性代谢物的形成与患者肝损伤发生并无明确关系，体外细胞系培养中高药物浓度激发的急性细胞杀伤作用[23]不能直接解释人体的肝毒性。但是，这些结果可提供肝脏产生毒性代谢物的定性依据，并有助于阐明中间产物与细胞内大分子物质间的相互作用。

四、细胞色素 P450 介导的生物活化

大多数 NSAID 在体内通过细胞色素 P450 2C（CYP2C）亚家族（包括 CYP 2C9）代谢[24]。CYP 2C9 具有高度基因多态性，至少有 33 种基因型（CYP 2C9 * 1B～CYP 2C9 * 34）[25]，这些变异可能影响药物清除和治疗反应。该类 CYP 基因多态性具有发育阶段性特点，如 CYP2C 在儿童时期的表达水平与成人存在差异[26]。

上述酶类在母体 NSAID 产生活性中间产物的过程中发挥重要作用。例如，双氯芬酸可由环状羟化代谢产物形成巯基亲电活性物质对-苯醌亚胺[27-30]。大鼠实验发现，这些中间产物可与谷胱甘肽（GSH）快速结合形成 S-谷胱甘肽加合物，并由胆汁排泌（图 21-1）。在人肝细胞中也检测到相同的加合物[30,31]。具有芳香环结构的药物可被活化为环氧化物，例如，双氯芬酸芳烃氧化物已被确认为双氯芬酸的新型代谢产物[32]。此外，该类活性中间产物可再与 GSH 发生化学反应，如 GSH 耗竭或活性代谢产物活性过高，可致亲电子代谢产物芳基化胞内蛋白。经大鼠实验研究证实，CYP 2C11 催化双氯芬酸生成的一种代谢产物可与 CYP 形成共价加合物[33]。然而，此类反应在肝毒性方面的意义尚不明确。

罗美昔布（结构与双氯芬酸相似）亦可通过 CYP 2C9（以及少量 CYP 2C19 和 CYP 1A2）催化环状羟基代谢产物产生巯基活性 1′,4′-醌亚胺[20,34]。此外，二亚胺苯醌产生为其致肝损伤的机制之一。例如，硝基芳香化合物尼美舒利可通过去硝基化形成胺而被 CYP 2C19 或 CYP 1A2 活化为二亚胺苯醌，并可进一步芳基化白蛋白或其他蛋白质的游离硫醇基团（Cys-34）[21]（图 21-2）。通过人肝细胞样细胞的实验研究发现，放射性标记的尼美舒利可与胞内蛋白呈低度不可逆结合[22]。

五、过氧化物酶催化产生氧自由基

CYP 2C 是 NSAID 代谢所需的主要生物活性酶亚家族，其他少见酶类也参与这一过程。例如，某些 NSAID 可被过氧化物酶代谢及生物活化[35]。过氧化物酶是一种血红素蛋白，在过氧化氢存在时可催化酶作用底物（例如一种 NSAID）单电子氧化。通常苯酚基团可被氧化为苯氧基自由基，胺类可被转化为氮阳离子或

硝基氧基团,如二苯胺基团(某些 NSAID 如双氯芬酸、甲芬那酸等的共同组分,图 21-3)。髓过氧化物酶(myeloperoxidase,MPO)等过氧化物酶广泛存在于粒细胞及巨噬细胞。由于肝脏存在大量的库普弗细胞(Kupffer cell,KC),肝脏过氧化物酶可活化某些

NSAID,炎症时作用更强。随之产生的 NSAID 自由基如未被 GSH 或抗坏血酸盐清除,则可诱导肝细胞氧化应激反应,并导致肝细胞损伤[36]。然而,这种选择性生物活化途径在细胞、动物以及人体内的作用尚不清楚。

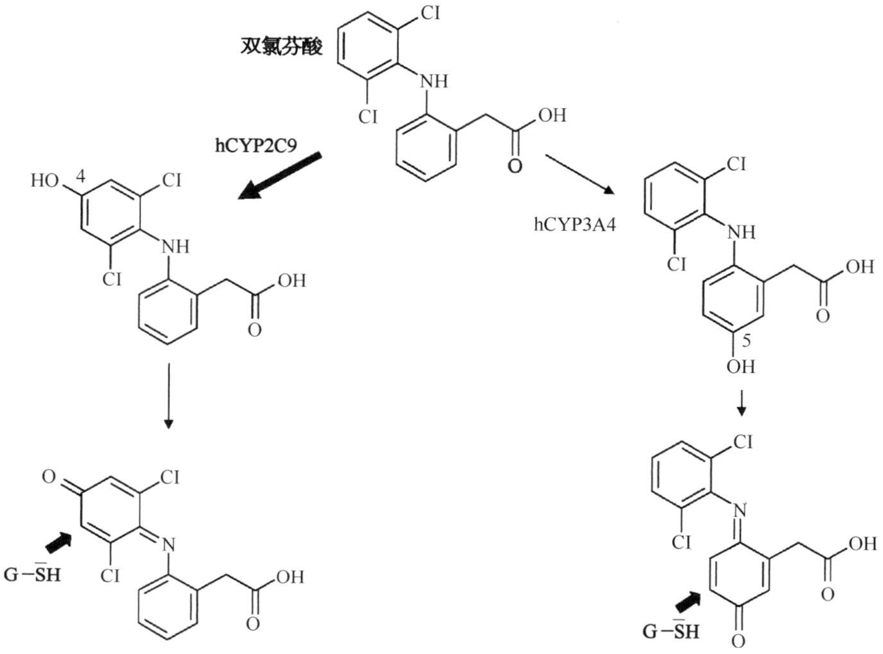

图 21-1 细胞色素 P450 介导双氯芬酸环状羟化代谢产物生成活性对苯醌亚胺

例如,人(h)CYP 2C9 催化 4'-羟基产生 1',4'-苯醌亚胺,其中存在的亲电中心(箭头示)可与谷胱甘肽或蛋白质的亲核残余物相互作用。其次要途径为 CYP 3A4 催化 5-羟基产生 2,5-苯醌亚胺

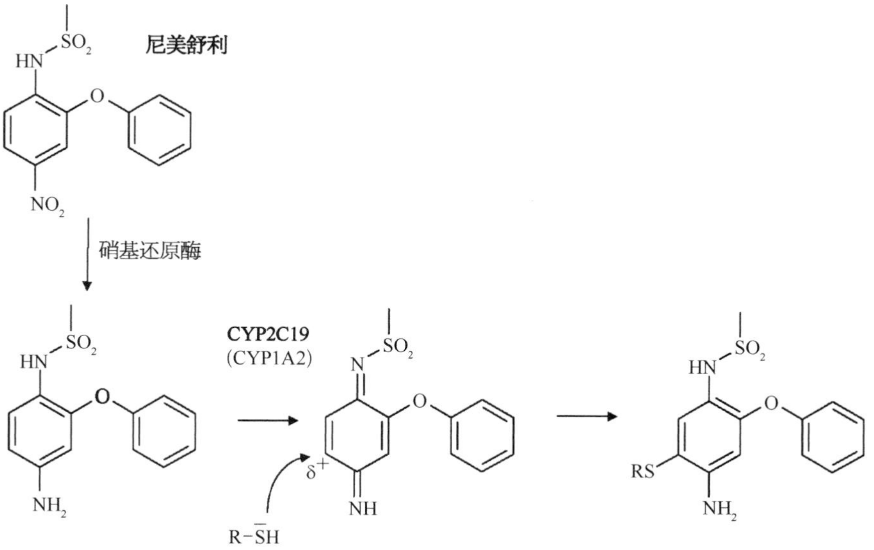

图 21-2 尼美舒利通过细胞色素 P450 介导的生物活化而激活二氨基苯醌的半胱氨酸残基芳基化

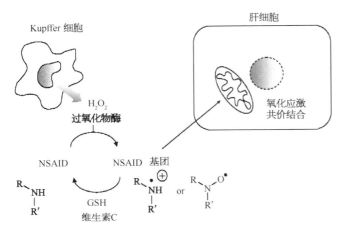

图 21-3 某些非甾体类抗炎药（包括二苯胺和酚基团）通过过氧化物酶介导的生物活化激活中间代谢产物

过氧化物（如 H_2O_2）存在的情况下，粒细胞或巨噬细胞中的过氧化物酶可将一个基团氧化为氧自由基，从而损伤肝细胞的功能。NSAID，非甾体类抗炎药

值得关注的是，肝脏内的免疫细胞能大量表达前列腺素 G/H 合酶 1（COX-1，一种具有多种催化功能的酶），虽然它是 NSAID 药物的作用靶点，但 NSAID 只能抑制 COX 的活性，且酶复合体的过氧化物酶分子仍保持完整性[37]。

免疫细胞中过氧化物酶介导 NSAID 生物活化作用通过非肝细胞系研究也得到了证实。例如，尼美舒利的一种代谢产物（硝基还原形式，图 21-2），当过氧化氢或次氯酸存在时，能够通过活化的中性粒细胞或髓过氧化物酶进一步激活形成多种活性代谢物，进而与蛋白质亲核残留物形成加合物[38]。因此，NSAID 生物活化不仅在炎症起始发挥重要的作用，同时也参与继发的炎症细胞募集。

六、药物前体形成有毒代谢物

舒林酸是一种特殊的 NSAID，为药物前体（含甲基亚砜基团），甲硫氨酸亚砜还原酶 A（methionine sulfoxide reductase，MsrA）为其活化为硫化物所必需（图 21-4），形成的硫化物不仅是药物的活性成分（COX 抑制剂），而且具有潜在的线粒体毒性。MsrA 不仅可由肠道细菌产生，而且存在于哺乳动物肝脏（可由线粒体合成）[39,40]。至今，MsrA 介导的药物代谢是否与 DILI 有关尚不清楚。

七、辅酶 A 活化为酰基辅酶 A 硫酯

酰基辅酶 A 合成酶（Acyl-CoA Synthetase，ACS1）能够激活含羧基的 NSAID，形成酰基辅酶 A（acyl-coenzyme A，CoA）硫酯[41]（图 21-5）。2-芳基

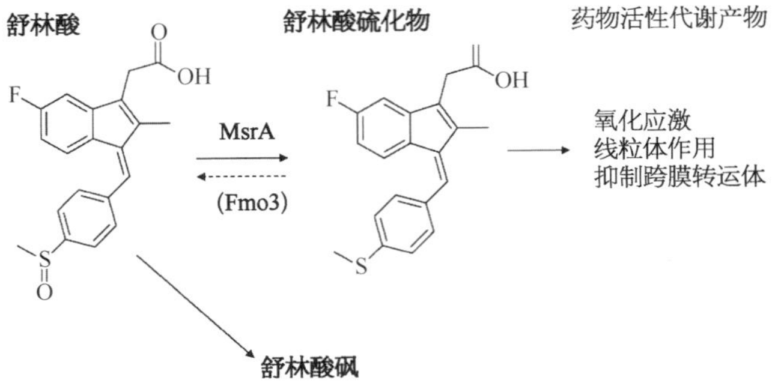

图 21-4 药物前体舒林酸通过 MsrA 降解为活性代谢物硫化舒林酸

黄素单加氧酶 3（Flavin monooxygenase-3，Fmo3）可以逆转这一反应。MsrA，甲硫氨酸亚砜还原酶 A

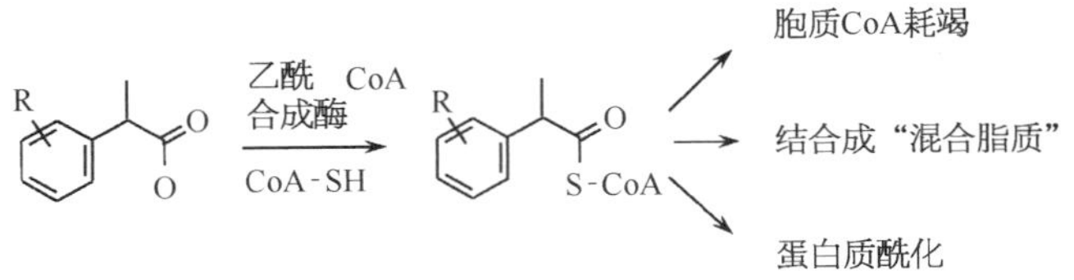

图 21-5 某些含羧酸 NSAID（如 2-芳基丙酸）能够通过乙酰 CoA 合成酶转化为乙酰 CoA 硫酯

此种转化反应可导致一系列毒理学效应。CoA，辅酶 A

丙酸类（布洛芬）易发生此种反应。

肝脏是布洛芬活化为硫酯 CoA 最重要的部位[42]。如果大量药物在肝细胞内转化为 CoA 硫酯，其结合反应可能导致下列结果：首先，可能导致细胞内 CoA 池的耗竭；其次，类似于脂肪酸活化，这些 NSAID-CoA 硫酯可以进入脂类生物化学途径，例如可与胆汁酸、胆固醇、肉碱或其他氨基酸结合[43]，或者并入甘油糖脂或磷脂[44,45]；最后，酰基 CoA 硫酯是蛋白质活性中间产物，能够直接酰化蛋白质[46]。由此可见，CoA 的生物活化可能是 NSAID 代谢中伴随毒性反应的重要过程。

布洛芬的活化，在 α-羧基位置存在一个手性碳原子，表现出硫酯的立体选择性。在交叉物种和不同 NSAID 两方面，这种立体选择性在其本身和程度方面均有很大差异[47]，因此，布洛芬对脂质代谢和蛋白质反应的干扰作用存在显著不同。

我们可能低估了酰基 CoA 合成酶数量在 NSAID 生物活化过程中的作用。例如，一项有关布洛芬代谢的对照研究表明，通过酰基 CoA 硫酯生成的共价蛋白质加合物远远多于酰基葡糖醛酸苷途径（生物活化途径之一）产生的加合物[48]。

八、UDP-葡萄糖醛酸转移酶活化为酰基葡糖醛酸苷和异葡糖醛酸苷

许多含羧酸的 NSAID 通过 UDP-葡萄糖醛酸转

移酶(UDP - glucuronosyltransferase，UGT)超家族成员[49]葡糖醛酸苷化为相应的酰基(酯)葡糖醛酸苷。尤其人体内的 UDPGT2B7，能够催化多种 NSAID 的葡糖醛酸苷化[50,51](图 21 - 6)，UGT1A1、UGT1A9 和 UDPGT2B4 等其他成员也参与此代谢过程[52]。由于产生于自发酰基迁移的酰基葡糖醛酸苷及其位置异构体为蛋白质反应代谢物，葡糖醛酸苷结合反应不仅是一种解毒过程，也是一种生物活化通路。上述化学反应的发生表明，NSAID 酰基葡糖醛酸苷可能与 NSAID 的急性毒性相关。然而，应用双氯芬酸处理大鼠肝细胞的实验研究结果显示，葡糖醛酸苷化与急性肝细胞损伤程度呈负相关[53]。近期的另一项研究进一步证实：将体外培养稳定转染表达人类 UGT1A3 的人胚胎肾(HEK)293 细胞暴露于双氯芬酸、布洛芬或萘普生，随着酰基葡糖醛酸苷的产生，细胞毒性成倍降低[54]。

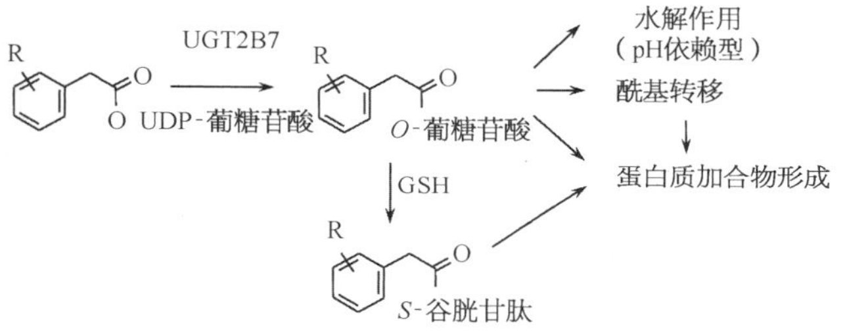

图 21 - 6　含羧酸 NSAID 被葡萄糖醛酸转移酶活化为 β - 1 - O - 葡糖苷酸

这些酰基(酯)葡糖苷是活性代谢物，参与具有潜在细胞毒性的反应。此外，酰基葡糖醛酸苷(例如，双氯芬酸钠葡糖苷)可以转化为 S -酰基-谷胱甘肽代谢物，其具有高蛋白反应性。UGT,UPP -葡糖醛酸转移酶

由于环境和遗传因素，UGT 表达具有明显的个体差异。UGT 能被大量的药物和化学药品选择性地诱导[55]。而且，编码 UGT 的基因存在遗传多态性[56,57]。血浆和尿液 NSAID 葡糖醛酸苷浓度的不同可能与遗传基因变异的增多有关[57]。有研究发现，至少一个 UGT2B7 * 2 等位基因与双氯芬酸肝毒性的发生显著相关(与 UGT2B7 * 1 纯合子对比)[58]。但未发生肝损伤的对照病例也发现了相同的等位基因型，而且并非所有双氯芬酸诱导的 DILI 患者均检出此种等位基因。因此，潜在的易感因素需综合分析方能确定。

尽管酰基葡糖醛酸苷化为 NSAID 代谢的共同途径，但并不是所有含羧基的 NSAID 都形成其轭合物，例如，溴芬酸经微粒体代谢，不产生酰基葡糖醛酸苷。同样，大鼠灌服溴芬酸可产生易被酸分解的 N -葡糖苷

轭合物[59]，这种不同寻常的葡糖轭合物是否和溴芬酸引起的肝脏毒性有关尚不确定，但由于过高的 DILI 风险，溴芬酸已被撤出市场[60-62]。

最后，NSAID 酰基葡糖醛酸苷能被进一步活化，并生成多种活性中间产物。例如，双氯芬酸酰基葡糖醛酸苷能酰基化谷胱甘肽(glutathione，GSH)，形成双氯芬酸- S -酰基-谷胱甘肽[63-65](图 21 - 6)，然后从肝细胞排泄到胆汁。双氯芬酸-谷胱甘肽硫酯活性相当于葡糖醛酸苷的 200 倍左右，提示此种轭合物有利于 NSAID 与微管蛋白的共价结合。但是，S -酰基-谷胱甘肽硫酯结构不稳定，易被谷胱甘肽 S -转移酶(glutathione S - transferase，GST)或 γ-谷氨酰转移酶裂解[65]。

体内酰基葡糖醛酸苷易被水解[66]，糖苷配基和必需氨基酸的相互作用可稳定大多数 NSAID -人血白蛋白结合物[67]，因此，葡萄苷酸的结合与水解的交替可维持 NSAID 的循环浓度，增加药物暴露时间，减小肾脏清除速率[68]。

九、胆汁排泄

胆汁排泄是 NSAID 清除的重要途径。尽管在人类和小鼠中游离亲本药物(如双氯芬酸)通过 ATP -结合盒式亚家族 G 成员 2ABCG2/Bcrp1 排至胆汁[69]，但其轭合物仍是最重要的排泄形式，葡糖苷轭合物和谷胱甘肽 S -轭合物经微管膜分泌至胆管树而被排出。由于 NSAID 包含手性中心(如，2 -芳基异丙酸)，肝毛细胆管能选择性排出。例如，萘普生葡糖醛酸苷 S -非对应异构体比 R -非对应异构体有较高的排出率[70]。NSAID 酰基葡糖醛酸苷通过小管多特异性有机阴离子转运蛋白 2(canalicular multispecific organic anion transporter 2，Mrp2)[71]和(或)Bcrp1 选择性地排泄至胆汁[72](图 21 - 7)。肝脏 Mrp2 的表达受到严密的调控，例如多种药物均可诱导其载体的表达[73]。机体呈现出一种针对药物及其代谢产物胆道排出增多的适应性反应。相反，在胆汁淤积情况下，Mrp2 可从微管膜消失或重新定位于其他亚细胞单元[74]。有报道发现，在某些疾病(如 Dubin - Johnson 综合征)及某些转运基因缺陷大鼠模型，能编码与 Mrp2 微管形成相关的 ABCC2 缺陷基因[75]。微管结合输出泵的结构改变可严重影响药物的毒理动力学。

由于药物或胆管阻塞引起 NSAID 轭合物胆道排泄障碍时，其他通路可能会被激活。例如，正常情况下葡糖醛酸苷酰基及其同分异构体被分泌至胆汁(大鼠中

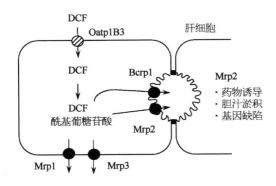

图 21-7 酰基葡糖苷酸通过小管浆膜被转运至胆汁

　　酰基葡糖苷酸或它们的位置异构体被多药耐药相关蛋白或 Abcg2 蛋白亚型跨过小管浆膜输送至胆汁。其他的 Mrp 亚型可以通过基底外侧膜将葡糖苷酸输送至血液。Mrp 的表达高度规则且存在遗传学变异。DCF，双氯芬酸；Oatp1B3，有机阴离子转运体 1B3

发现)，仅少部分通过尿液排泄，试验性的胆管结扎导致佐美酸的葡糖醛酸苷酰基分流至血液[76]。这些通路将增强全身的药物暴露。

十、肠肝循环

　　NSAID 葡糖醛酸苷可通过以下机制由胆道排泄至肠道并发生结合反应：首先，胆汁和小肠的弱碱性 pH 有利于具有碱不稳定特性的葡糖醛酸苷类酰基水解。此外，酰基葡糖醛酸苷(非异葡糖醛酸苷)可以被细菌的 β-葡糖醛酸糖苷酶及肠道的羧酸酯酶裂解为糖苷配基，并被快速吸收进入肠肝循环[77-80](图 21-8)。药物及其代谢产物的肠肝循环可延长肝脏暴露及药物与肝脏微管转运体的相互作用时间，这可能就是药物清除的限速位点。

十一、胆肝循环

　　某些 NSAID 排入胆道后能够迅速被重吸收，例如，舒林酸(糖苷配基，非结合形式)在人体内存在胆肝循环[81]。大鼠体内研究亦证实，通过胆盐输出泵(bile salt export pump，BSEP)微胆管分泌后，舒林酸通过胆管上皮细胞被重吸收，长期给药可致总胆汁分泌减少、血药浓度增加[82]。胆肝循环可能延长药物暴露时间、产生胆盐微管转运位点及 BSEP 底物的竞争性反应(图 21-9)。

十二、肾脏排泄

　　肾脏清除 NSAID 代谢产物(如葡糖醛酸苷)的过程受损，可增加循环轭合物的水平，增加潜在活性代谢产物暴露的危险。通过丙磺舒抑制肾脏排泌佐美酸的实验证实，佐美酸血浆-药物蛋白质加合物循环浓度增加[83]。

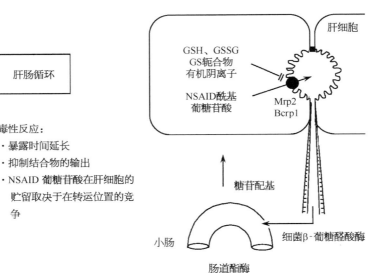

图 21-8 酸性非甾体类抗炎药参与肠肝循环的主要机制

　　大量酸性非甾体类抗炎药葡糖苷酸的胆汁排泄、在胆道系统和(或)小肠的水解，以及配基的重吸收导致的广泛肠肝循环，此种情况可以导致如图所示的毒性反应。Abcg2/Bcrp1，三磷酸腺苷结合转运蛋白 G 超家族成员 2；GSH/GSSG，还原型谷胱甘肽/氧化型谷胱甘肽；Mrp2，多药耐药相关蛋白 2；NSAID，非甾体类抗炎药

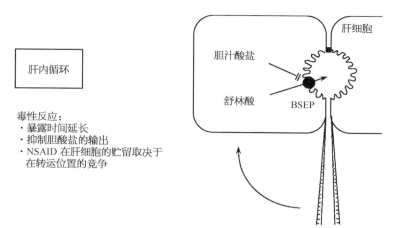

图 21‑9　舒林酸在肝胆的排泄导致过度的胆肝循环

舒林酸(母体复合物)借助胆盐输出泵(BSEP)跨过胆管上皮在胆管进行的肝胆排泄及重吸收,导致该复合物的过度胆肝循环,上述过程可导致如图所示的毒性反应。NSAID,非甾体类抗炎药

NSAID 肝毒性毒效学相关因素：
细胞和分子机制

近年来,NSAID 肝毒性的细胞和分子机制研究有了显著进步,主要包括两个领域：第一,NSAID 诱导的线粒体毒性/内质网(endoplasmic reticulum,ER)应激研究;第二,炎症在 NSAID 相关肝损伤中的作用。然而,这些机制仅阐明了 NSAID 的潜在危险,并未明确表述 NSAID 诱导特异质 DILI 的机制。此外,某些特定基因突变,如人类白细胞抗原(HLA),在 NSAID 诱导的 DILI 中作用的研究取得了突破性进展。虽然除固有免疫系统的作用外,获得性免疫在 NSAID 相关性肝毒性中亦发挥重要作用,但其增加易感性的机制尚不明确。最后,关于 NSAID 与细胞靶向作用之间的毒性作用药代动力学有待阐明,包括 NSAID 直接作用、对肝胆管胆盐化合物转运的干扰及其导致内源性和外源性化合物的细胞内聚集机制。

一、药物靶点：COX‑1/2 和过氧化物酶体增殖物受体

NSAID 主要药理作用模式为抑制 COX,通过其他药物抑制 COX 可加剧肝损伤,但尚无充分临床证据证实此药理学作用。NSAID 可以结合并活化过氧化物酶体增生物激活受体(peroxisome proliferator activated receptor,PPAR,一类通过配体激活调节脂质平衡的核受体)。PPAR 亚型中,PPAR‑α 在肝脏中含量较多并在啮齿动物模型中过氧化酶体脂肪酸β‑氧化和过氧化酶体增殖中发挥关键作用。事实上,

先前的研究已提示某些 NSAID(如布洛芬和氟比洛芬)为过氧化酶体β‑氧化的诱导物[84],虽然此两种药物与氯贝酸结构相似,但其诱导过氧化酶体β‑氧化的作用弱于后者。

相对 PPAR‑α 而言,PPAR‑γ 在肝脏中含量很低,但肥胖和营养过剩可上调 PPAR‑γ 表达[85,86]。PPAR‑γ 在减少线粒体β‑氧化和增加脂肪酸合成脂质及在肝内蓄积方面发挥重要作用。细胞学实验发现,非诺洛芬、氟芬那酸、布洛芬及吲哚美辛均能结合并活化 PPAR‑γ 从而诱导脂肪形成[87]。低浓度(纳摩尔级)吲哚美辛仅能降低 COX 活性,抑制 PPAR‑γ 的活化因子前列腺素衍生物的生成,而不能直接与 PPAR‑γ 结合;高浓度吲哚美辛不仅可抑制 COX 活性,还可活化 PPAR‑γ。因此,通过调节浓度,NSAID 既可以作为抑制物也可以作为活化物在 PPAR‑γ 调节中发挥作用[87]。凋亡是 PPAR‑γ 调节的生物过程之一,对细胞系,NSAID 可以通过 COX 非依赖途径诱导凋亡[88],这可能是 NSAID 预防肠道肿瘤的机制[89‑92]。

PPAR 家族的第三个成员 PPAR‑β/‑δ 普遍存在,并可调节包括 14‑3‑3ε 在内的凋亡相关蛋白。此胞质蛋白与 Bcl‑2 家族促凋亡成员 Bad 结合并保持其非活化状态,从而减少线粒体途径导致的细胞凋亡。NSAID 通过抑制 PPAR‑β/‑δ 和 14‑3‑3ε(一个非特征化的机制)破坏细胞保护途径,打破 Bcl‑2 家族促凋亡和抗凋亡蛋白表达的平衡[93]。此种作用及机制在内皮细胞和肿瘤细胞明确显现,而在肝细胞中尚不明确。因此,尽管 NSAID 和 PPAR 之间相互作用明确,但其在 DILI 进展中的作用有待进一步探明。

二、线粒体功能损伤

线粒体是 NSAID 导致肝损伤的关键靶点。线粒体损伤的潜在机制包括氧化磷酸化的解偶联、选择性抑制呼吸电子传递链（electron transport chain，ETC）的特定复合物、线粒体通透性转变（mitochondrial permeability transition，MPT）孔的开放和线粒体 β-氧化的抑制。这些机制不仅能够导致生物能量的产生出现障碍，并且能够改变细胞信号和导致细胞死亡。

三、氧化磷酸化解偶联

线粒体的氧化磷酸化解偶联被认为是与 NSAID 毒性相关的机制之一[94-98]，这一作用可以其化学结构特征来解释，大部分 NSAID 是有一个或多个芳香环的单羧酸，具有亲脂性，此为解偶联剂的典型特征。

解偶联复合物通过逆转质子流，使其从膜间隙回到基质，从而使在膜间隙通过电子传递建立的质子梯度短路（图 21-10）。质子梯度的消耗，通过抑制 ATP 合成酶阻止 ADP 氧化磷酸化，最终导致 Ca^{2+} 释放，产生能量危机和细胞死亡[99-102]。

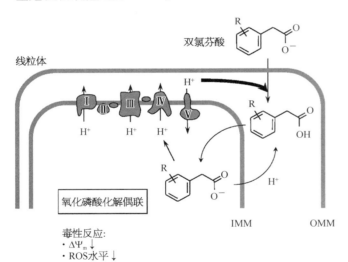

图 21-10 非甾体类抗炎药氧化磷酸化解偶联作用

非甾体类抗炎药氧化磷酸化（OXPHOS）通过质子原子间导电性作用等机制发生解偶联反应。在生理 pH 环境下，多种羧酸（或者磺胺类）以负离子形成存在，它们在线粒体的膜间隙质子化并渗透至基质，通过负极膜电位而去质子化。通过这个机制，质子不能被 ATP 合成酶（复合物Ⅴ）应用而运回基质，因此，跨膜电位（ΔΨm）下降。IMM，线粒体内膜；OMM，线粒体外膜；ROS，活性氧簇

在解偶联作用的基础上，已有许多机制被探明。首先，酸性 NSAID 的质子载体活性使质子迅速回到基质。有研究表明，部分羧酸基团、二苯胺结构和磺胺酰胺均参与此机制[101,103]。其次，NSAID 能够直接导致 MPT 孔开放，使质子流加速返回基质。解偶联作用是

NSAID（如硫化舒林酸）导致细胞死亡的次要及间接作用[40,104]。再者，有证据表明疏水的 NSAID 在线粒体膜非特异性聚集，使线粒体膜无序化，也可产生解偶联作用[96,105]。最后，对小鼠的基因表达分析发现，低浓度（9.5 mg/kg）双氯芬酸上调 Slc25a14（在线粒体内膜编码解偶联蛋白）基因表达[106]。

大部分实验表明，NSAID 既可在离体的线粒体[96]也可在离体或者培养的肝细胞中发生解偶联反应。相关研究应从较低的微摩尔浓度（如二氟尼柳、氟芬那酸、甲芬那酸或尼美舒利）[94,107]至高微摩尔浓度（100~250 μM，如双氯芬酸），再到毫克浓度（如阿司匹林），按从低浓度到高浓度的顺序逐一诱导离体线粒体，观察线粒体的变化。部分 NSAID 即使浓度加到 5 mM（如吲哚美辛）也完全无法抑制肝线粒体 ATP 的合成[94]。因此，解偶联作用并不是所有 NSAID 的普遍特性，解偶联作用也不是唯一的产生体外潜在毒性的机制。此外，大部分在离体线粒体或细胞培养中观察到的解偶联作用仅见于高浓度 NSAID。由于在体内大部分 NSAID 与血浆蛋白紧密结合[16]，体外实验浓度应减少 2~3 个数量级。

四、抑制电子传递链

研究证实，NSAID（如双氯芬酸）可诱导肝细胞产生活性氧基团（reactive oxygen species，ROS）[108-110]。但是，ROS 的来源和产生机制并不确切。由于线粒体 ETC 复合物Ⅰ、Ⅱ和Ⅲ可通过去电子作用产生超氧化物，促进分子氧的单电子减少，NSAID 与特异 ETC 蛋白的相互作用可能是促进活性氧产生的机制之一。近期研究证实，将酵母细胞（酿酒酵母）暴露于双氯芬酸，可促进浓度依赖性活性氧产生，当细胞仅能依赖线粒体供能时则通过抑制胞质糖酵解诱发线粒体毒性[111]。缺氧的酵母菌株（ρo 细胞，缺乏线粒体 DNA 并含有无功能的 ETC）不能产生活性氧和诱发线粒体毒性。值得注意的是，酵母菌中 ETC 复合物Ⅱ、Ⅲ和Ⅳ在真核生物中高度保守（酵母中不含复合物Ⅰ），核内复合物Ⅲ DNA 编码亚单位 Rip1p 的缺失及复合物Ⅳ中 Cox9p 的缺失能显著抑制双氯芬酸（100 μM）诱导的 ROS 产生，同时增加酵母对双氯芬酸的抗药性，表明这些亚单位在双氯芬酸的毒性机制中发挥作用。Rip1/YEL024W 编码 Rip1p Rieske（2Fe-2S）蛋白，其对复合物Ⅲ超氧化物的形成至关重要。Cox9p 是一个小分子蛋白质，可维持复合物Ⅳ的牢固性和稳定性。双氯芬酸与上述蛋白质结合的确切机制尚不十分清楚。

在哺乳动物系统,双氯芬酸(50 μM)对分离的牛心肌细胞线粒体内免疫捕获过程中复合物Ⅱ、Ⅲ和Ⅳ的活性没有影响,但可使复合物Ⅴ的活性降低30%(图21-11)[112]。

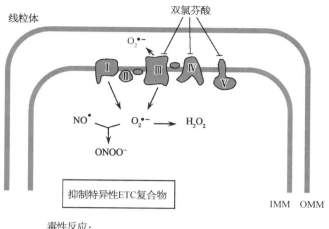

图 21-11　双氯芬酸诱导氧化应激
双氯芬酸可抑制分离的哺乳动物电子传递链(ETC)复合物 ATP 合成酶(复合物Ⅴ)的活性,与酵母菌中复合物Ⅲ及Ⅳ的相应亚基结合。ETC 的抑制可持续刺激超氧化物的生成及氧化应激。IMM,线粒体内膜;OMM,线粒体外膜;ROS,活性氧簇

五、诱发线粒体通透性改变

近年来,MPT 孔受到越来越多的重视。MPT 孔是一种严格调节环孢素敏感性的 Ca^{2+} 依赖离子通道,能够增加分子量≤1.5 kDa 的离子及溶质的通透性。MPT 孔的分子特征至今仍存在争议,前期研究发现的一些在通道组成元件中至关重要的蛋白质分子[如电压依赖性阴离子选择性通道蛋白(voltage-dependent anion-selective channel protein,VDAC)及腺嘌呤核苷酸转运体(adenine nucleotide transporter,ANT)],已经近期研究证实并非必需,而包括亲环素 D 在内的其他蛋白质是该通道的主要调节因子[113]。MPT 孔的持续开放能够导致线粒体解偶联,并在膜间隙释放促凋亡因子进入胞质(由于基质增多及线粒体外膜的破裂),最终导致细胞死亡。能够触发 MPT 的因素较多,包括氧化应激、胞内游离 Ca^{2+} 增加及药物(如 NSAID)(图21-12)。近期一项研究表明,MPT 的激活是在酸度系数 pK_a 4~5时对短链羧酸的一种反应[114]。

NSAID 能够不同程度地诱导 MPT,导致质子梯度消失及能量危机[103,107,115-118]。MPT 可由多种信号通路调控,但通常由氧化应激代谢产物 ROS 诱导或为解偶联反应的后果。部分 NSAID(如阿司匹林、吡罗昔康)仅在高浓度(500 μM)状态下诱导 MPT 孔开放,而某些 NSAID(如双氯芬酸、甲芬那酸及尼美舒利)则在低浓度即可诱导 MPT 孔开放[107,117]。NSAID 诱导 MPT 的具体机制尚不清楚,有研究表明可能与吡啶核苷酸氧化及蛋白质巯基有关。此外,由于部分 NSAID 是氧化磷酸化的强解偶联剂,解偶联反应可导致 MPT 孔开放,由此推测,NSAID 可诱导 MPT。然而,MPT 有 Ca^{2+} 依赖性,实验研究证实 MPT 仅在加入外源性 Ca^{2+} 的情况下方能被 NSAID 激活,因此,MPT 在体内的作用机制还有待进一步探讨。

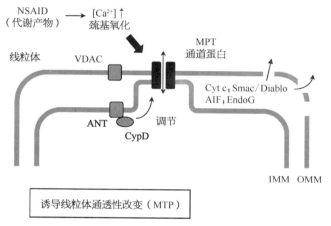

图 21-12　双氯芬酸及其他 NSAID 通过诱发氧化应激反应及提高细胞内 Ca^{2+} 水平改变线粒体通透性
腺嘌呤核苷酸转运体(ANT)及亲环素 D(CypD)等多种调节蛋白可促进未知蛋白质分子构成的孔道的开放,使小分子溶质及水分子进入基质,导致线粒体肿胀及外膜破裂。伴随这一过程,在内膜间隙的促凋亡蛋白进入胞质启动细胞死亡。$[Ca^{2+}]_i$,细胞内 Ca^{2+} 水平;IMM,线粒体内膜;OMM,线粒体外膜;Cyt c,细胞色素 c;EndoG,核酸内切酶 G;ROS,活性氧簇;VDAC,电压依赖性阴离子选择性通道蛋白

MPT 激活的另一机制为 ER 应激。持续的 ER 应激可激活一系列信号通路,部分信号通路可上调转录因子 CHOP(C/EBP 同源性蛋白)表达,导致 Bcl-2 家族促凋亡与抗凋亡蛋白失衡[119]。ER 应激能够诱导 ER 蛋白共价键变性(如芳基化)[120]。某些 NSAID(如双氯芬酸、罗美昔布及尼美舒利)可形成苯醌类或亚氨基苯醌,使蛋白质芳基化,进一步可诱导 ER 应激而激活 MPT,但这一过程是否在肝脏发生尚不确定。

六、抑制线粒体 β-氧化

抑制线粒体 β-氧化是 NSAID 肝毒性的发病机制之一,尤其是与 2-芳基异丙酸衍生物相关的重要机制(图 21-13)[121-126]。线粒体 β-氧化是非酯化脂肪酸(nonesterified fatty acid,NEFA)氧化为乙酰 CoA 的过程,乙酰 CoA 进一步转化为酮体或进入柠檬酸循环。

短链及中链 NEFA 能够迅速穿透线粒体膜而进入线粒体,而长链 NEFA 则需代谢为一种酰基 CoA 中间产物,通过线粒体内膜的肉碱转运系统转运至线粒体。β-氧化是 NEFA 在肝内的主要代谢途径,抑制 β-氧化不仅减少 ATP 生成,还可导致脂肪酸积聚,最终导致小泡性肝脂肪变性。

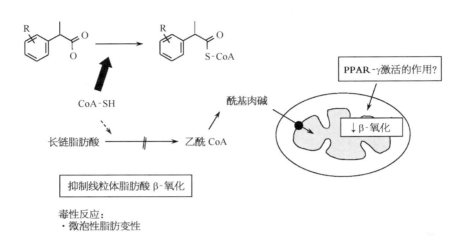

图 21-13　2-芳基异丙酸抑制线粒体长链脂肪酸酰基 β-氧化

NSAID 促使 CoA 积聚,长链脂肪酸被激活后通过肉碱转运系统从胞质转运至线粒体,肝细胞内脂肪酸的积聚导致小泡性肝脂肪变性。PPAR-γ,过氧化物酶体增殖物激活受体 γ

NSAID 抑制 β-氧化的机制既有立体选择性又有非立体选择性基础:第一,2-芳基异丙酸 CoA 硫酯的立体选择形成,可导致线粒体外 CoA 聚集,抑制长链 NEFA 的激活,减少 β-氧化[125-127];第二,不能形成 CoA 中间体的 2-芳基异丙酸(如氟比洛芬)作为一种非立体选择活性物质,则通过 CoA 非依赖性 β-氧化途径代谢[97],但确切机制尚不清楚,如前所述 NSAID 也是解偶联剂,可以进入线粒体直接抑制 β-氧化[97];第三,许多 NSAID 是 PPAR-γ 激动剂,而 PPAR-γ 能抑制线粒体 β-氧化导致 NEFA 积聚,在某种程度上,肝实质细胞发生的小泡性脂肪变性与 PPAR-γ 表达上调有关。

鉴于实际治疗中的血浆非结合(游离)药物浓度低于总药物浓度的 1%,体外达到有效抑制 β-氧化的药物浓度通常显著高于血浆治疗浓度。因此,研究数据对绝大多数患者肝毒性作用的解释不甚重要。然而,有数据可以解释转基因线粒体 β-氧化条件下的细胞受损机制[128],或与细胞内非常高的 NSAID 浓度有关。事实上,已在服用吡洛芬[129]、萘普生[130]、布洛芬[131]或酮洛芬[132]的患者中发现脂肪变性。然而,由于小泡性脂肪变性非特异且广泛流行,故肝脂肪变与 NSAID(除阿司匹林外)[133]的因果关系尚难确立。

七、内质网应激

ER 应激反应可能是部分 NSAID(塞来昔布、双氯芬酸、布洛芬、吲哚美辛)诱发细胞损伤的机制之一[134-136]。然而,大部分研究采用的是胃或小肠上皮细胞而非肝细胞。尽管如此,ER 应激在 NSAID 诱导的肝细胞损伤中仍可能发挥重要作用。

ER 应激反应是内质网蛋白质合成、折叠和转运稳态失衡诱发的细胞反应,可能为内质网蛋白质的氧化或共价修饰引起的蛋白质错误折叠所致。经过初期的适应阶段(未折叠蛋白质反应),持续的 ER 应激可导致不可逆细胞损伤直至细胞凋亡。此过程涉及三种 ER 应激跨膜蛋白(图 21-14),研究最多的为真核翻译启动因子 2-α 激酶 3(eukaryotic translation initiation factor 2-alpha kinase 3,PERK),能活化上调转录因子 C/EBP 同源蛋白(C/EBP homologous protein,CHOP)的表达。已有研究证实,芳香醌类化合物可导致多种细胞 ER 应激反应,而非芳香醌类化合物无此作用[120]。NSAID 形成醌类代谢物可靶向作用于芳香化亲核蛋白,这可能是诱导肝细胞损伤的机制之一。

八、氧化应激和诱导细胞凋亡

众所周知，NSAID 在一定条件下可以诱导细胞凋亡。尽管应用 NSAID 诱导凋亡治疗肿瘤的方法曾被质疑，但具有诱导细胞凋亡作用的 NSAID（尤其是 COX‑2 抑制剂、阿司匹林）仍作为结肠癌及其他肿瘤的治疗措施被广泛应用[118,137]。已有研究报道 NSAID 能激活多种信号通路诱导细胞凋亡，如双氯芬酸和硫化舒林酸可以通过 Gadd45α 激活 JNK/MAPK8/9 信号通路，诱导 caspase 介导的急性髓性白血病细胞死亡[138]。然而，NSAID 激活上述信号通路的主导作用、具体机制以及相关信号通路是否在肝细胞内也发挥一定作用尚未明确。大量关于双氯芬酸诱导肝细胞凋亡信号通路的研究证实，其可导致 DNA 断裂、胞质 Ca^{2+} 浓度增加、Bcl‑2 家族促凋亡蛋白活化、线粒体细胞色素 c 释放及 caspase 级联反应激活[108-110,139,140]。

线粒体氧化应激反应[108,110,139,141]及毒性作用[117]可能是双氯芬酸诱导细胞凋亡的分子机制。双氯芬酸活性代谢物产生的 ROS 可能通过抑制 Akt 活性激活 caspase‑8，进而导致 Bid 裂解和细胞色素 c 从线粒体膜间隙中释放，后者最终激活 caspases 程序性死亡[109]。抗氧化剂能抑制双氯芬酸诱导细胞凋亡的体外实验证实 ROS 在该过程中发挥着重要作用。但是，抗氧化剂是否能抑制初始信号的激活（药物特异性），或干扰下游凋亡过程（共同途径）尚不明确。小鼠基因表达谱分析进一步证实，氧化应激和细胞凋亡参与双氯芬酸诱导的肝损伤[106]。在上述反应过程中，多种氧化还原酶、肿瘤坏死因子 α（tumor necrosis factor alpha，TNF‑α）和 Fas 通路及其下游的调节因子均发生了改变。

最新研究证实，TNF‑α 激活可增加双氯芬酸诱导的细胞凋亡作用[142]。一方面 TNF‑α 激活 caspase‑8/Bid 信号通路诱导线粒体凋亡通路，另一方面，双氯芬酸抑制 TNF‑α 诱导的 NF‑κB 激活（存活途径），进而加重损伤。体内 TNF‑α 主要来源于库普弗细胞（KC）、其他巨噬细胞及固有免疫细胞。NSAID 诱导凋亡的机制尚不清楚，但是，大剂量 NSAID 常导致肠道损伤，伴随血中脂多糖（lipopolysaccharide，LPS）水平增加和巨噬细胞内 TNF‑α 的激活。

九、蛋白质加合物的形成及免疫介导毒性

许多 NSAID 活性代谢物可与细胞靶蛋白形成共价加合物。这些加合物不仅能激活信号通路导致细胞损伤，还能形成半抗原诱导免疫反应。基于免疫反应的复杂性，该内容不在本章中赘述。

十、NSAID 共价结合机制及作用靶点

NSAID 在肝内及肝外均可转化为有活性的代谢产物。其中，氧化环代谢导致的亚氨基苯醌和二氨基苯醌及羧基结合异构化产生的酰基葡糖醛酸苷和异葡糖醛酸苷被广泛关注。这些中间产物通过不同机制形成芳基化或酰基化蛋白。对于活化的葡糖醛酸苷，这些反应并不局限于肝脏，还可发生在血液系统、胆管或肠道。

肝脏中共价蛋白的结合不是随机发生的，而是亲电子的 NSAID 有目的地选择结合蛋白。以往研究表明，NSAID 活性代谢产物能够产生特征性的烷基化或酰基化蛋白[33,71,143-148]。多种因素可影响蛋白质印迹或荧光 X 线照相技术检出的蛋白质种类，包括服药时间、用药剂量及药物致死量。多数研究表明，持续的加合反应与细胞浆膜蛋白有关[71,145,147-149]。亚细胞分离及免疫组化实验发现一个（或一组）特征性加合物与小管细胞膜结构域相关。有研究发现了与双氯芬酸[71,145,148]、舒林酸[148]或苯噁洛芬[150,151]等 NSAID 共价结合的蛋白质，它们的分子量在 110~126 kDa，其常见的靶蛋白是富含胞外酶的二肽基肽酶 4（dipeptidyl peptidase 4，DPP Ⅳ）[147,152,153]。

当活性代谢产物（酰基葡糖苷酸或其异构体）从肝细胞穿过微管膜进入胆管腔时可形成微管膜蛋白加合物[71]。在运输缺陷突变（TR⁻）大鼠中，由于 TR⁻ 大鼠不能输出葡糖苷酸，给予双氯芬酸处理后，检测不到膜蛋白加合物。这种选择性反应的可能机制为：① 反应代谢产物通过集中在微管腔的 ATP 依赖转运体从细胞输出直至最高浓度；② 酰基葡糖苷酸的活性在弱碱性环境中（如胆道系统）提高[154,155]。

一些蛋白质被 NSAID 代谢产物共价修饰后会出现功能障碍。例如，在双氯芬酸干预的大鼠体内，DPP Ⅳ 的活性降低 22%[147]。由于 DPP Ⅳ 的活性降低与肝细胞毒性之间无明确关联，因此这种功能改变的生物学意义尚不十分清楚。能够导致大鼠肝脏明显的局灶性坏死及细胞凋亡的 NSAID（双氯芬酸和舒林酸），以及能够导致较轻损伤的 NSAID（布洛芬），对 DPP Ⅳ 的表达和活性有相同的抑制作用[152]。对于其他被 NSAID 共价修饰的蛋白质也有类似发现。例如，给予大鼠过量双氯芬酸与 CYP2C11 共价加合后，CYP2C11 的催化

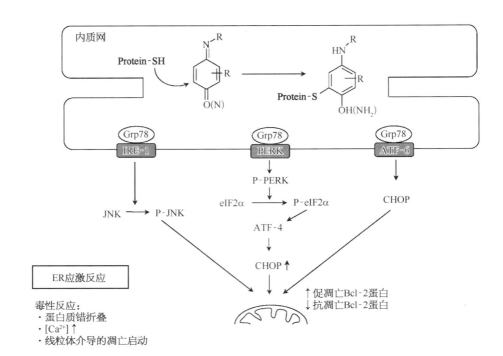

图 21 - 14 NSAID 活性代谢产物导致内质网分泌蛋白芳基化的假说

NSAID 代谢产物,如醌亚胺(或二胺苯醌)可能引起蛋白质错误折叠及内质网应激,导致转录因子 CHOP 增加及启动线粒体介导的细胞死亡。ATF,循环 AMP -依赖性转录因子;eIF2α,真核翻译启动因子 2 亚基;IRE,苏氨酸/丝氨酸蛋白酶/核糖核酸内切酶 IRE1;JNK/MAPK8,促分裂原活化蛋白激酶 8;PERK,真核翻译启动因子 2 - α 激酶 3

活性降低了 72%[33]。此外,体外实验发现 NSAID 酰基葡糖苷酸加入纯化蛋白后,不仅能共价修饰这些蛋白质而且能破坏它们的功能[156,157]。

NSAID 蛋白质加合物的形成机制及其可能带来的后果均来源于动物实验结果。有研究表明,人体内(如服用双氯芬酸患者)也有类似的加合物形成[158]。这些加合物能改变蛋白质的功能,如果出现在免疫系统,将会产生抗原抗体反应来抵御外来肽类的入侵。例如,所有双氯芬酸诱导的肝损伤患者血清中均发现抗双氯芬酸抗体,而健康对照组则无上述抗体。然而,在未引起肝损伤的双氯芬酸应用者中,60%患者血液中出现双氯芬酸抗体,因此加合物及抗双氯芬酸抗体的形成并不能提示有肝损伤。

尽管新技术不断发展,如能够鉴别双氯芬酸或尼美舒利加合物的肽诱捕试验[159]的研发与应用,但 NSAID 共价结合蛋白导致肝毒性的确切机制仍不清楚。理论上讲,加合物的形成有细胞毒性反应,包括半抗原的形成和对加合物的免疫反应。

十一、半抗原的形成与免疫介导的肝损伤

NSAID 活性代谢物与肝细胞内蛋白质共价结合可形成半抗原,后者在对药物自身蛋白质的免疫反应中发挥一定的作用[160]。半抗原本身或靶蛋白的构象改变,可分别导致结构和构象抗原决定簇的形成。然而,该机制参与 NSAID 诱导肝损伤的直接证据较少。

由于缺乏药物诱导的免疫性肝损伤动物模型,因此许多间接的研究方法被采纳。例如,通过对小鼠模型中淋巴结细胞增殖的研究来评估双氯芬酸及其主要代谢物的抗原性[161]。每日皮下注射 5 - OH -双氯芬酸(或 5 - OH -双氯芬酸醌亚胺),连续 5 d,引起淋巴结细胞活化,而双氯芬酸或其他代谢物(包括酰基葡糖醛酸苷)并不能激活淋巴结细胞。尽管皮下注射代谢物不能完全模拟体内代谢物形成过程,但研究表明氧化代谢产物而非葡糖醛酸苷具有激活抗原反应的作用。

然而,加合物形成的本身不足以引发免疫反应。事实上,大多数 NSAID 应用者体内形成的加合物和药物结合蛋白诱导免疫耐受而非免疫应答。多肽类物质需要通过 HLA 分子(主要组织相容性复合物,MHC)刺激 B 细胞或 T 细胞。这个过程在肝脏中受限:肝细胞低水平表达 HLA - A、HLA - B 或 HLA - C(对应于 I 类 MHC),而 HLA - DP、HLA - DM、HLA - DOA、HLA -DOB 或 HLA - DR(对应于 II 类 MHC)在正常情况下不表达[162]。但是多种病理生理过程能够上调 MHC II 类分子的表达,引发包括自身免疫性肝病、胆汁淤积型或病毒性肝炎等疾病[163-165]。细胞因子或肝炎等病理生理状态,同样可刺激肝细胞表达 MHC II 抗原[162,166-168]。据此可以推测在细胞增殖或者毒性损伤后,可以释放烷化蛋白(异体肽),被库普弗细胞吞噬、降解,并与 MHC I 结合,从而活化特定的 T 辅助(Th)细胞克隆并表达相应的 T 细胞受体。此活化的 Th 细胞克隆可以表达白细胞介素-2(IL-2)受体,并且分泌多种免疫调节分子(包括 IL-2 和 IL-4),从而激活其他免疫细胞(包括 B 细胞和细胞毒性 T 细胞)。

总之,NSAID 诱导肝毒性免疫反应的证据主要来源于临床观察(疾病发病的延迟,出现皮疹、发热和嗜酸性粒细胞增多,药物激发试验诱导急性发病)。如果依据这些证据,许多 NSAID 包括氯美辛、双氯芬酸、萘普生、苯基丁氮酮、吡罗昔康和甲苯酰吡啶乙酸均在不同程度上令患者表现出过敏现象。然而,激发这种免疫反应的分子通路,尤其是打破免疫耐受的机制尚不清楚。

十二、人类白细胞抗原基因突变的作用

最近,人类白细胞抗原(HLA)复合物的基因突变,尤其是 MHC II 类分子(HLA-DP、HLA-DQ 和 HLA-DR,与 HLA II 分子相对应),已经被发现与某些形式的 DILI 相关。例如一项有关全基因组关联性分析的病例对照研究,选用 41 名服用罗美昔布治疗导致肝损伤的患者作为病例组,176 名罗美昔布治疗无肝损伤的患者作为对照组[169],结果表明,HLA 一些单核苷酸多态性与 DILI 高度相关。此外,另一项对 98 名罗美昔布治疗导致肝损伤与 405 名罗美昔布治疗无肝损伤患者的研究也得出了相同的结论。与此相关的单倍体基因型包括 HLA-DRB1*1501-HLA-DQB1*0602-HLA-DRB5*0101-HLA-DQA1*0102。然而,HLA-DQA1*0102 等位基因在人群中相对普遍(20%~30%),只有 2.5%的患者 ALT 升高,因此仅仅存在高风险等位基因不足以诱发 DILI,可能还有其他相关因素。尽管如此,与 HLA II 区域相关的基因检测表明免疫机制可能参与其中,通过活性中间产物或者药物与 HLA 复合物的直接相互作用形成半抗原产生效果。

虽然,其他药物已证明特定 HLA 单倍体与肝损伤有关[170],但机制尚未完全明确,特定的 HLA 基因突变可以增加或减少机体对 DILI 的易感性。同样重要的是,这些特定的 HLA 等位基因既不能亦不足以诱发 DILI[171]。

十三、内源性化合物微管跨膜转运功能损伤和有毒胆汁酸的滞留

某些 NSAID 可以直接干扰肝胆管转运内源性或外源性胆汁复合物(胆盐等)的运输。例如,吲哚美辛可以抑制囊泡储备 BSEP[172]。同样,舒林酸代谢产物舒林酸硫化物及舒林酸砜化物可阻止 BSEP 和 ABCG2 在人和大鼠肝细胞及毛细胆管的作用,此为大剂量舒林酸抑制 ATP 依赖微管输出胆汁酸的可能机制[82]。采用大鼠模型的研究已证实,胆汁淤积可以引起肝细胞胆盐沉积,疏水有毒胆盐可诱导氧化应激[174]和(或)最终导致 Fas 介导的细胞凋亡和坏死[175,176](图 21-15)。

在肝细胞基底外侧区域,一些 NSAID 也可以抑制有机阴离子转运多肽(organic anion transporting polypeptide,OATP)介导的药物吸收[173],此作用与结构改变有关。NSAID 并不通过同一载体转运(双氯芬酸例外,体外研究发现其在浓度大于 1 μM 时通过 OATP-1B3 转运)[177]。总之,在 DILI 发病过程中,NSAID 抑制转运蛋白的临床意义有待探明。

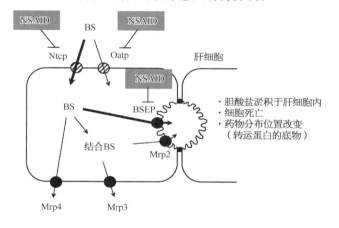

图 21-15 特定 NSAID 能够抑制肝细胞摄取和分泌胆汁酸的关键转运体

在基底膜外侧摄取区域,NSAID 可抑制 Na$^+$/胆汁酸盐同向转运多肽(Ntcp)及有机阴离子转运蛋白(OATP/Oatp);在小管输出区域,NSAID 抑制胆汁酸盐输出泵(BSEP),间接抑制结合胆汁酸的多特异性有机阴离子转运体 1(Mrp2)。BS,胆汁酸盐;NSAID,非甾体类抗炎药

另外,NSAID 可能通过间接作用影响胆汁化合物的排泄,进而引起胃肠损伤。由于多数 NSAID 损伤胃肠黏膜上皮细胞,敏感者即使低剂量使用也可引起胃肠道出血及溃疡[80,178],肠道损伤可致小肠渗透性增加。肠道细菌内毒素释放增加不仅引起胆汁淤积及肝损伤,而且下调肝内包括 Mrp2 在内的肝胆管转运体活性,导致药物或药物结合物在肝细胞的积累或药物的重新分布。

十四、细菌脂多糖和促炎因子的作用

影响 NSAID 肝毒性的另一个重要因素是细菌内毒素,即 LPS。一项应用 NSAID 大鼠体内全基因表达谱(转录谱)的系统研究证实,多种 NSAID 存在类似 LPS 指纹的结构特征,可能导致胃肠道受损后 LPS 渗漏[179]。大鼠实验证实,低剂量双氯芬酸(1.5 mg/kg)可诱发小肠溃疡[80,178],因此,不能仅仅将靶器官损伤局限于肝脏而忽略其他器官。近期研究显示,轻微内毒素血症(服用非肝毒性、低剂量 LPS)可增加多种药物肝毒性的风险[180-182]。关于未引起临床症状剂量的 LPS 是否在 NSAID 诱导的肝损伤中发挥作用仍有待进一步研究。

轻微内毒素血症可解释肠道细菌在 NSAID 诱导肝损伤中的作用。例如,大鼠实验发现,肠道细菌为双氯芬酸诱导的肝损伤的必要因素之一[183],同时应用抗生素可以防止肝损伤[184],提示双氯芬酸可能与 LPS 或细菌相互作用,诱发氧化应激反应,激活细胞凋亡信号通路或者改变脂肪酸代谢,但其确切机制尚不清楚。此外,杀灭细菌仅能改变双氯芬酸葡糖苷酸药代动力学,阻止细菌产生的 β-葡糖醛酸酶裂解催化剂,减少双氯芬酸及其氧化代谢物的再吸收和肝肠循环[185]。因此,肠道细菌的主要作用是释放糖苷配基、损伤肠黏膜、增加黏膜渗透性,导致内毒血症。

LPS 吸收后可与巨噬细胞上 toll 样受体 4(toll-like receptor - 4,TLR4)结合,诱导 TNF - α 释放,在拮抗凋亡途径的同时激活促凋亡信号传导途径[142](图 21 - 16)。LPS 还可引发负性急性时相反应,导致 CYP 表达下调。此作用具有重要临床价值,药物代谢酶水平的降低可导致药物清除减少、血药浓度增加[186]。

在双氯芬酸- LPS 联合干预的实验大鼠体内发现,NSAID 引起的进展性肝损伤[183]中,多形核嗜中性粒细胞(polymorphonuclear neutrophils,PMN)能够加剧 NSAID 诱导的肝损伤[183],采用抗中性粒细胞聚集的抗血清预处理可防止双氯芬酸诱导的肝损伤。PMN 聚集所致肝损伤的机制可能为 MPO 产生活性介质。

LPS 和(或)促炎因子可加重某些药物引起的细胞损伤,这一发现已被用于建立细胞高通量模型以研究潜在的肝毒性。例如,将 HepG2 细胞暴露于尼美舒利、细胞因子合剂[包括 IL - 1α、γ 干扰素(interferon gamma,INF - γ)和 TNF - α]及 LPS 的混合物时,呈现浓度依赖型细胞损伤,而单独应用尼美舒利则无细胞毒性[187]。在大鼠原代肝细胞中未发现相同现象(无论细胞因子存在与否,尼美舒利均表现出浓度依赖型毒性反应),由此推测,在代谢旺盛的细胞(如原代肝细胞)中,药物的生物活化起重要作用。

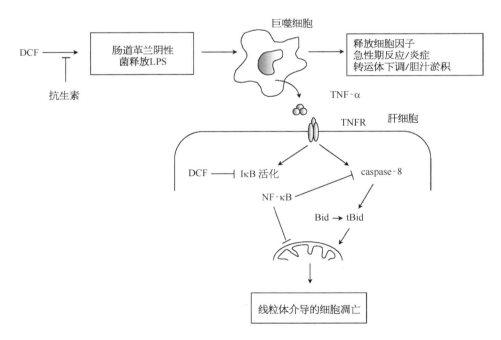

图 21 - 16 双氯芬酸通过 LPS/TNF - α 诱导肝细胞损伤

NSAID 损伤肠道黏膜释放的细菌 LPS 或外源性细菌 LPS 可激活 TNF - α 介导的促凋亡途径,同时,双氯芬酸能够抑制存活通路(如 NF - κB)。DCF,双氯芬酸;LPS,脂多糖;TNF - α,肿瘤坏死因子;TNFR,肿瘤坏死因子受体

NSAID 肝毒性的宿主易感因素

在研究毒性机制的过程中,患者本身由于疾病或先前服用药物所致的肝功能损伤容易被忽略。例如,急性风湿热患者 NSAID 分布可能改变,研究发现患者血浆游离药物含量高于健康人,其水平与人血白蛋白水平呈负相关,与氨基转移酶水平呈正相关[188]。实际上,风湿性关节炎及全身性系统性红斑狼疮患者肝脏生化指标多为异常,其特征为血清碱性磷酸酶及其他肝酶水平增高[189-192],但实验研究尚未能充分模拟此种现象。例如,在非特异性免疫制剂佐剂诱导的大鼠风湿性关节炎模型中,分离的线粒体对尼美舒利毒性反应较健康大鼠明显增强[193],但其机制尚不十分清楚。

除上述疾病因素,基因多态性可能与 NSAID 导致的 DILI 有关[15,170]。例如,NSAID 相关药物代谢酶及转运蛋白(CYP2C8、MRP2 及 UDPGT 2B7)等位基因变异与双氯芬酸肝脏毒性敏感性增强有关[58]。然而,未发病患者也可能携带此种等位基因,而并非每个 DILI 患者都携带高危基因型。此外,抗氧化防御系统某些特定酶的多态性、活性中间产物、活性氧及活性氮族可能与 DILI 发生相关。例如,在 NSAID(双氯芬酸)相关的胆汁淤积型或混合型肝细胞损伤患者,SOD2 Ala/Ala 基因型(密码子 16 T>C 多态性)较 Val/Val(野生型)基因型常见[194]。这些发现似乎自相矛盾,因为 Val 到 Ala 的突变影响线粒体 SOD2 导向序列,使前区蛋白更有效地成为线粒体的一部分,从而增加 SOD2 的活性。然而,过氧化物的产生可导致过氧化氢增多并加重氧化应激反应。同样,肝脏拮抗氧化应激的主要物质谷胱甘肽过氧化物酶 GPX1 的多态性,也与 NSAID 导致的 DILI 有关[194]。

结　论

NSAID 导致的肝毒性已成为研究 DILI 的典型范例,并非由于此类药物的肝毒性较其他药物(发生率较低)大,而是因为 NSAID 较其他药物应用更普遍,肝损伤报道的病例数也较多并引起了广泛关注。

迄今为止,肝损伤机制研究多采用 NSAID 代表药物双氯芬酸。NSAID 肝毒性涉及多种机制的协同作用,其中,宿主易感性为决定因素(图 21 - 17)。由于 NSAID 的胃肠毒性,长期、深入的动物实验研究受限,大部分细胞信号通路及毒性的研究数据源于细胞模型。

经细胞水平研究证实,ER 应激、线粒体损伤、LPS 或其他细胞因子放大反应通路、免疫介导的毒性反应及肝胆管转运蛋白功能受损为 NSAID 肝毒性的重要机制,但其在人体的作用尚难以证实。

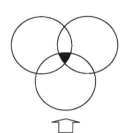

图 21 - 17　DILI 发病机制中遗传因素、环境因素及药物应激相互作用的最新观念

NSAID 诱导的特异性反应由多种因素所致,当药物应激和多种重要的危险因素(包括遗传决定性和后天性因素;重叠区)同时存在时变得更为明显。由于免疫耐受、细胞防御及修复系统,大多数患者单独服用治疗剂量的 NSAID 时,药物本身毒性作用并不显著。CYP,细胞色素 P450;ER,内质网;HLA,人类白细胞抗原;UGT,UDP-葡萄糖醛酸转移酶

尽管检测发病机制相关信号通路及计算药物暴露量的技术不断改进,但由于多种原因,NSAID 在体内的肝毒性风险评估及可靠预测指标的确定仍存在一定困难。首先,尽管经过积极努力,至今仍无适于 NSAID 肝毒性研究的适宜动物模型,尤其在免疫机制方面[195]。此外,体外毒性(即线粒体毒性)与患者肝损伤发生无明确相关性。最重要的是现在还无法定义和检测人群中的个体危险因素。

NSAID 肝毒性预测包括两方面:药物及患者。药物的化学药品毒性预测包括毒性基团在内的一系列因素:① 对亲核物质(蛋白质)反应相对较高的酰基葡糖醛酸苷及异-葡糖醛酸苷的形成;② 氧化代谢产物的生成,包括亲电子的醌亚胺或二亚氨基醌;③ 新药物的高肝胆管输出率及高肝肠循环;④ 潜在解除线粒体氧化磷酸化及在低浓度(μM)诱导 MPT 的能力。患者因素预测难度较大,寄希望于基因组学及相关技术检测特定的基因变异,或通过基因调控新技术确定关键基因,据此可阐明 NSAID 诱发易感者肝损伤的机制。由于 NSAID 对大多数人群是安全的,我们只有致力于 NSAID 诱发特异质相关 DILI 的宿主因素(关键基因变异及功能异常)的研究,方可取

得突破性进展。

（南月敏 译 刘鸿凌 校）

参考文献

[1] Aithal GP, Day CP. Nonsteroidal anti-inflammatory drug-induced hepatotoxicity. Clin Liver Dis 2007; 11; 563 - 575.

[2] Lewis JH. Nonsteroidal anti-inflammatory drugs and leukotriene receptor antagonists; pathology and clinical presentation of hepatotoxicity. In; Kaplowitz N, DeLeve L, editors. Drug-induced liver disease. 2nd ed. New York; Informa Health Care; 2007. pp. 439 - 464.

[3] Bessone F. Non-steroidal anti-inflammatory drugs; what is the actual risk of liver damage? World J Gastroenterol 2010; 16; 5651 - 5661.

[4] Aithal GP. Hepatotoxicity related to antirheumatic drugs. Nat Rev Rheumatol 2011; 7; 139 - 150.

[5] Boelsterli UA, Kashimshetty R. Idiosyncratic drug-induced liver injury; mechanisms and susceptibility factors. In; Roth RA, Ganey PE, editors. Hepatic toxicology, vol. 9. 2nd ed. Oxford, UK; Elsevier; 2010. pp. 383 - 402.

[6] Chen M, Vijay V, Shi Q, Liu Z, Fang H, Tong W. FDA - approved drug labeling for the study of drug-induced liver injury. Drug Discov Today 2011; 16; 697 - 703.

[7] Sgro C, Clinard F, Ouazir K, Chanay H, Allard C, Guilleminet C, et al. Incidence of drug-induced hepatic injuries; a French population-based study. Hepatology 2002; 36; 451 - 455.

[8] Needleman P, Isakson PC. The discovery and function of COX - 2. J Rheumatol 1997; 24; 6 - 8.

[9] Pessayre D, Mazel P, Descatoire V, Rogier E, Feldmann G, Benhamou JP. Inhibition of hepatic drug-metabolizing enzymes by arachidonic acid. Xenobiotica 1979; 9; 301 - 310.

[10] Gasperini R, Leone R, Velo GP, Fracasso ME. The inhibition of hepatic microsomal drug metabolism in rats by non-steroidal anti-inflammatory drugs. Pharmacol Res 1990; 22(Suppl. 3); 115 - 116.

[11] Hagmann W, Kirn A, Keppler D. Role of leukotrienes in acute inflammatory liver disease. In; Reutter W, Heinrich PC, Popper H, Keppler D, Arias IM, Landmann L, editors. Modulation of liver cell expression. Lancaster; MTP Press; 1987. pp. 423 - 433.

[12] Trudell JR, Gut J, Costa AK. Leukotrienes in hepatocyte injury. In; Reutter W, Heinrich PC, Popper H, Keppler D, Arias IM, Landmann L, editors. Modulation of liver cell expression. Lancaster; MTP Press; 1987. pp. 411 - 421.

[13] Reilly TP, Brady JN, Marchik MR, Bourdi M, George JW, Radonovich MF, et al. A protective role for cyclooxygenase - 2 in drug-induced liver injury in mice. Chem Res Toxicol 2001; 14; 1620 - 1628.

[14] Paulus HE. FDA Arthritis Advisory Committee meeting. Arthritis Rheum 1982; 25; 1124 - 1125.

[15] Agundez JAG, Lucena MI, Martinez C, Andrade RJ, Blanca M, Ayuso P, et al. Assessment of nonsteroidal anti-inflammatory drug-induced hepatotoxicity. Expert Opin Drug Metab Toxicol 2011; 7; 817 - 828.

[16] Borga O, Borga B. Serum protein binding of nonsteroidal anti-inflammatory drugs; a comparative study. J Pharmacokinet Biopharm 1997; 25; 63 - 77.

[17] Vree TB, Van den Biggelaar-Martea M, Verwey-Van Wissen CPWGM, Vree ML, Guelen PJM. The pharmacokinetics of naproxen, its metabolite O - desmethylnaproxen, and their acylglucuronides in humans. Effect of cimetidine. Br J Clin Pharmacol 1993; 35; 467 - 472.

[18] Siraki AG, Chevaldina T, O'Brien PJ. Application of quantitative structure-toxicity relationships for acute NSAID cytotoxicity in rat hepatocytes. Chem-Biol Interact 2005; 151; 177 - 191.

[19] Jurima-Romet M, Crawford K, Huang HS. Comparative cytotoxicity of non-steroidal anti-inflammatory drugs in primary cultures of rat hepatocytes. Toxicol in Vitro 1994; 8; 55 - 66.

[20] Li Y, Slatter JG, Zhang Z, Li Y, Doss GA, Braun MP, et al. In vitro metabolic activation of lumiracoxib in rat and human liver preparations. Drug Metab Disp 2008; 36; 469 - 473.

[21] Li F, Chordia MD, Huang TT, Macdonald TL. In vitro nimesulide studies toward understanding idiosyncratic hepatotoxicity; Diiminoquinone formation and conjugation. Chem Res Toxicol 2009; 22; 72 - 80.

[22] Kale VM, Hsiao CJ, Boelsterli UA. Nimesulide-induced electrophile stress activates Nrf2 in human hepatocytes and mice but is not sufficient to induce hepatotoxicity in Nrf2 - deficient mice. Chem Res Toxicol 2010; 23; 967 - 976.

[23] Sorensen EMB, Acosta D. Relative toxicities of several nonsteroidal antiinflammatory compounds in primary cultures of rat hepatocytes. J Toxicol Environ Health 1985; 16; 425 - 440.

[24] Miners JO, Birkett DJ. Cytochrome P4502C9; An enzyme of major importance in human drug metabolism. Br J Clin Pharmacol 1998; 45; 525 - 538.

[25] Zhou SF, Zhou ZW, Huang M. Polymorphisms of human cytochrome P450 2C9 and the functional relevance. Toxicology 2010; 278; 165 - 188.

[26] Koukouritaki SB, Manro JR, Marsh SA, Stevens JC, Rettie AE, McCarver DG, et al. Developmental expression of human hepatic CYP2C9 and CYP2C19. J Pharmacol Exp Ther 2004; 308; 965 - 974.

[27] Shen S, Marchick MR, Davis MR, Doss GA, Pohl LR. Metabolic activation of diclofenac by human cytochrome P450 3A4; role of 5 - hydroxydiclofenac. Chem Res Toxicol 1999; 12; 214 - 222.

[28] Tang W. The metabolism of diclofenac — enzymology and toxicology perspectives. Curr Drug Metab 2003; 4; 319 - 329.

[29] Miyamoto G, Zahid N, Uetrecht JP. Oxidation of diclofenac to reactive intermediates by neutrophils, myeloperoxidase, and hypochlorous acid. Chem Res Toxicol 1997; 10; 414 - 419.

[30] Tang W, Stearns RA, Bandiera SM, Zhang Y, Raab C, Braun MP, et al. Studies on cytochrome P450 - mediated bioactivation of diclofenac in rats and in human hepatocytes; identification of glutathione conjugated metabolites. Drug Metab Dispos 1999; 27; 365 - 372.

[31] Tang W, Stearns RA, Wang RW, Chiu SHL, Baillie TA. Roles of human hepatic cytochrome P450s 2C9 and 3A4 in the metabolic activation of diclofenac. Chem Res Toxicol 1999; 12; 192 - 199.

[32] Yan Z, Li JL, Huebert N, Caldwell GW, Du Y, Zhong H. Detection of a novel reactive metabolite of diclofenac; evidence for CYP2C9 - mediated bioactivation via arene oxides. Drug Metab Dispos 2005; 33; 706 - 713.

[33] Shen SJ, Hargus SJ, Martin BM, Pohl LR. Cytochrome P4502C11 is a target of diclofenac covalent binding in rats. Chem Res Toxicol 1997; 10; 420 - 423.

[34] Kang P, Dalvie D, Smith E, Renner M. Bioactivation of lumiracoxib by peroxidases and human liver microsomes; identification of multiple quinone imine intermediates and GSH adducts. Chem Res Toxicol 2009; 22; 106 - 117.

[35] Tafazoli S, O'Brien PJ. Peroxidases; a role in the metabolism and side effects of drugs. Drug Disc Today 2005; 10; 617 - 625.

[36] Galati G, Tafazoli S, Sabzevari O, Chan TS, O'Brien PJ. Idiosyncratic NSAID drug induced oxidative stress. Chem-Biol Interact 2002; 142; 25 - 41.

[37] O'Brien PJ. Peroxidases. Chem-Biol Interact 2000; 129; 113 - 139.

[38] Yang M, Chordia MD, Li F, Huang T, Linden J, Macdonald TL. Neutrophil-and myeloperoxidase-mediated metabolism of reduced nimesulide; evidence for bioactivation. Chem Res Toxicol 2010; 23; 1691 - 1700.

[39] Etienne F, Resnick L, Sagher D, Brot N, Weissbach H. Reduction of sulindac to its active metabolite, sulindac sulfide: assay and role of the methionine sulfoxidase reductase system. Biochem Biophys Res Commun 2003; 312: 1005 - 1010.

[40] Leite S, Martins NM, Dorta DJ, Curti C, Uyemura SA, dos Santos AC. Mitochondrial uncoupling by the sulindac metabolite, sulindac sulfide. Basic Clin Pharmacol Toxicol 2006; 99: 294 - 299.

[41] Sevoz C, Benoit E, Buronfosse T. Thioesterification of 2 - arylpropionic acids by recombinant acyl-coenzyme A synthetases (ACS1 and ACS2). Drug Metab Dispos 2000; 28: 398 - 402.

[42] Hall SD, Qian XT. The role of coenzyme A in the biotransformation of 2 - arylpropionic acids. Chem-Biol Interact 1994; 90: 235 - 251.

[43] Mayer JM, Testa B, Roy-de Vos M, Audergon C, Etter JC. Interactions between the in vitro metabolism of xenobiotics and fatty acids. The case of ibuprofen and other chiral profens. Arch Toxicol 1995; (Suppl. 17): 499 - 513.

[44] Caldwell J, Marsh MV. Interrelationships between xenobiotic metabolism and lipid biosynthesis. Biochem Pharmacol 1983; 32: 1667 - 1672.

[45] Mayer JM, Roy de Vos M, Audergon C, Testa B, Etter JC. Interactions of anti-inflammatory 2 - arylpropionates (profens) with the metabolism of fatty acids: in vitro studies. Int J Tissue React 1994; 16: 59 - 72.

[46] Sallustio BC, Nunthasomboon S, Drogemuller CJ, Knights KM. In vitro covalent binding of nafenopin-CoA to human liver proteins. Toxicol Appl Pharmacol 2000; 163: 176 - 182.

[47] Hayball PJ. Chirality and nonsteroidal anti-inflammatory drugs. Drugs 1996; 52: 47 - 58.

[48] Li C, Grillo MP, Benet LZ. In vivo mechanistic studies on the metabolic activation of 2 - phenylpropionic acid in rat. J Pharmacol Exp Ther 2003; 305: 250 - 256.

[49] Mackenzie PI, Owens IS, Burchell B, Bock KW, Bairoch A, Bélanger A, et al. The UDP glycosyltransferase gene superfamily: recommended nomenclature update based on evolutionary divergence. Pharmacogenetics 1997; 7: 255 - 269.

[50] Jin C, Miners JO, Lillywhite KJ, Mackenzie PI. Complementary deoxyribonucleic acid cloning and expression of a human liver uridine diphosphate-glucuronosyltransferase glucuronidating carboxylic acid-containing drugs. J Pharmacol Exp Ther 1993; 264: 475 - 479.

[51] Burchell B, McGurk K, Brierley CH, Clarke DJ. UDP - glucuronosyltransferases. In: Sipes IG, McQueen CA, Gandolfi AJ, editors. Comprehensive toxicology, Vol. 3. New York: Elsevier; 1997. pp. 401 - 435.

[52] Kuehl GE, Lampe JW, Potter JD, Bigler J. Glucuronidation of nonsteroidal anti-inflammatory drugs: identifying the enzymes responsible in human liver microsomes. Drug Metab Dispos 2005; 33: 1027 - 1035.

[53] Kretz-Rommel A, Boelsterli U. Diclofenac covalent protein binding is dependent on acyl glucuronide formation and is inversely related to acute cell injury in cultured rat hepatocytes. Toxicol Appl Pharmacol 1993; 120: 155 - 161.

[54] Koga T, Fujiwara R, Nakajima M, Yokoi T. Toxicological evaluation of acyl glucuronides of nonsteroidal anti-inflammatory drugs using human embryonic kidney 293 cells stably expressing human UDP - glucuronosyltransferase and human hepatocytes. Drug Metab Dispos 2011; 39: 54 - 60.

[55] Le HT, Franklin MR. Selective induction of phase Ⅱ drug metabolizing enzyme activities by quinolines and isoquinolines. Chem Biol Interact 1997; 103: 167 - 178.

[56] Patel M, Tang BK, Grant DM, Kalow W. Interindividual variability in the glucuronidation of (S) oxazepam contrasted with that of (R) oxazepam. Pharmacogenetics 1995; 5: 287 - 297.

[57] Coffman BL, King CD, Rios GR, Tephly TR. The glucuronidation of opioids, other xenobiotics, and androgens by human UGT2B7Y (268) and UGT2B7(268). Drug Metab Dispos 1998; 26: 73 - 77.

[58] Daly AK, Aithal GP, Leathart JBS, Swainsbury RA, Dang TS, Day CP. Genetic susceptibility to diclofenac-induced hepatotoxicity: contribution of UGT2B7, CYP2C8, and ABCC2 genotypes. Gastroenterol 2007; 132: 272 - 281.

[59] Kirkman SK, Zhang MY, Horwatt PM, Scatina J. Isolation and identification of bromfenac glucoside from rat bile. Drug Metab Dispos 1998; 26: 720 - 723.

[60] Fontana RJ, McCashland TM, Brenner KG, Appelman HD, Gunartanam NT, Wisecarver JL, et al. Acute liver failure associated with prolonged use of bromfenac leading to liver transplantation. Liver Transplant Surg 1999; 5: 480 - 484.

[61] Moses PL, Schroeder B, Alkhatib O, Ferrentino N, Suppan T, Lidofsky SD. Severe hepatotoxicity associated with bromfenac sodium. Am J Gastroenterol 1999; 94: 1393 - 1396.

[62] Skjodt NM, Davies NM. Clinical pharmacokinetics and pharmacodynamics of bromfenac. Clin Pharmacokinet 1999; 36: 399 - 408.

[63] Grillo MP, Knutson CG, Sanders PE, Waldon DJ, Hua F, Ware JA. Studies on the chemical reactivity of diclofenac acyl glucuronide with glutathione: identification of diclofenac - S - acyl-glutathione in rat bile. Drug Metab Dispos 2003; 31: 1327 - 1336.

[64] Grillo MP, Hua F, Knutson CG, Ware JA, Li C. Mechanistic studies on the bioactivation of diclofenac: identification of diclofenac - S - acyl-glutathione in vitro in incubations with rat and human hepatocytes. Chem Res Toxicol 2003; 16: 1410 - 1417.

[65] Grillo MP. Drug S - acyl glutathione thioesters: chemical synthesis, bioanalytical properties, chemical reactivity, and biological formation and degradation. Curr Drug Metab 2011; 12: 229 - 244.

[66] Watt JA, King AR, Dickinson RG. Contrasting systemic stabilities of the acyl and phenolic glucuronides of diflunisal in the rat. Xenobiotica 1991; 21: 403 - 415.

[67] Georges H, Presle N, Buronfosse T, Fournel-Gigleux S, Netter P, Magdalou J, et al. In vitro stereoselective degradation of carprofen glucuronide by human serum albumin. Characterization of sites and reactive amino acids. Chirality 2000; 12: 53 - 62.

[68] Hayball PJ. Formation and reactivity of acyl glucuronides: the influence of chirality. Chirality 1995; 7: 1 - 9.

[69] Lagas JS, van der Kruijssen CMM, van de Wetering K, Beijnen JH, Schinkel AH. Transport of diclofenac by BCRP (ABCG2) and stimulation of MRP2 - (ABCC2 -)-mediated drug transport by diclofenac and benzbromarone. Drug Metab Disp 2008; 37: 129 - 136.

[70] Iwaki M, Bischer A, Nguyen AC, Mcdonagh AF, Benet LZ. Stereoselective disposition of naproxen glucuronide in the rat. Drug Metab Dispos 1995; 23: 1099 - 1103.

[71] Seitz S, Kretz-Rommel A, Oude Elferink RPJ, Boelsterli UA. Selective protein adduct formation of diclofenac glucuronide is critically dependent on the rat canalicular conjugate export pump (Mrp2). Chem Res Toxicol 1998; 11: 513 - 519.

[72] Lagas JS, Sparidans RW, Wagenaar E, Beijnen JH, Schinkel AH. Hepatic clearance of reactive glucuronide metabolites of diclofenac in the mouse is dependent on multiple ATP - binding cassette efflux transporters. Mol Pharmacol 2010; 77: 687 - 694.

[73] Kauffmann HM, Keppler D, Gant TW, Schrenk D. Induction of hepatic mrp2 (cmrp/cmoat) gene expression in nonhuman primates treated with rifampicin or tamoxifen. Arch Toxicol 1998; 72: 763 - 768.

[74] Rost D, Kartenbeck J, Keppler D. Changes in the localization of the rat canalicular conjugate export pump Mrp2 in phalloidininduced cholestasis. Hepatology 1999; 29: 814 - 821.

[75] Paulusma CC, Bosma PJ, Zaman GJR, Bakker CTM, Otter M, Scheffer GL, et al. Congenital jaundice in rats with a mutation in a multidrug resistance-associated protein gene. Science 1996; 271:

1126 - 1128.

[76] Wang M, Dickinson RG. Bile duct ligation promotes covalent drug-protein adduct formation in plasma but not in liver of rats given zomepirac. Life Sci 2000; 68: 525 - 537.

[77] Yesair DW, Callahan M, Remington L, Kensler CJ. Role of the entero-hepatic cycle of indomethacin on its metabolism, distribution in tissues and its excretion by rats, dogs and monkeys. Biochem Pharmacol 1970; 19: 1579 - 1590.

[78] Brune K. Is there a rational basis for the different spectra of adverse effects of nonsteroidal anti-inflammatory drugs (NSAIDs)? Drugs 1990; 40(Suppl.5): 12 - 15.

[79] Reuter BK, Davies NM, Wallace JL. Nonsteroidal anti-inflammatory drug enteropathy in rats: role of permeability, bacteria, and enterohepatic circulation. Gastroenterology 1997; 112: 109 - 117.

[80] Seitz S, Boelsterli UA. Diclofenac acyl glucuronide, a major biliary metabolite, is directly involved in small intestinal injury in rats. Gastroenterology 1998; 115: 1476 - 1482.

[81] Dobrinska MR, Furst DE, Spiegel T, Vincek WC, Tompkins R, Duggan DE, et al. Biliary secretion of sulindac and metabolites in man. Biopharm Drug Dispos 1983; 4: 347 - 358.

[82] Bolder U, Trang NV, Hagey LR, Schteingart CD, Ton-Nu HT, Cerrè C, et al. Sulindac is excreted into bile by a canalicular bile salt pump and undergoes a cholehepatic circulation in rats. Gastroenterology 1999; 117: 962 - 971.

[83] Smith PC, McDonagh AF, Benet LZ. Irreversible binding of zomepirac to plasma protein in vitro and in vivo. J Clin Invest 1986; 77: 934 - 939.

[84] Foxworthy PS, Perry DN, Eacho PI. Induction of peroxisomal β - oxidation by nonsteroidal anti-inflammatory drugs. Toxicol Appl Pharmacol 1993; 118: 271 - 274.

[85] Vidal-Puig AJ, Considine RV, Jimenez-Liñan M, Werman A, Pories WJ, Caro JF, et al. Peroxisome proliferator-activated receptor gene expression in human tissues. Effects of obesity, weight loss, and regulation by insulin and glucocorticoids. J Clin Invest 1997; 99: 2416 - 2422.

[86] Bedoucha M, Atzpodien E, Boelsterli UA. Diabetic KKAy mice exhibit increased hepatic PPARγ1 gene expression and develop hepatic steatosis upon chronic treatment with antidiabetic thiazolidinediones. J Hepatol 2001; 35: 17 - 23.

[87] Lehmann JM, Lenhard JM, Oliver BB, Ringold GM, Kliewer SA. Peroxisome proliferator-activated receptors α and γ are activated by indomethacin and other non-steroidal antiinflammatory drugs. J Biol Chem 1997; 272: 3406 - 3410.

[88] Rahman MA, Dhar DK, Masunaga R, Yamanoi A, Kohno H, Nagasue N. Sulindac and exisulind exhibit a significant antiproliferative effect and induce apoptosis in human hepatocellular carcinoma cell lines. Cancer Res 2000; 60: 2085 - 2089.

[89] Shiff SJ, Qiao L, Tsai L, Rigas B. Sulindac sulfide, an aspirinlike compound, inhibits proliferation, causes cell cycle quiescence, and induces apoptosis in HT - 29 colon adenocarcinoma cells. J Clin Invest 1995; 96: 491 - 503.

[90] Hanif R, Pittas A, Feng Y, Koutsos MI, Qiao L, Staianocoico L, et al. Effects of nonsteroidal anti-inflammatory drugs on proliferation and on induction of apoptosis in colon cancer cells by a prostaglandin-independent pathway. Biochem Pharmacol 1996; 52: 237 - 245.

[91] Shiff SJ, Koutsos MI, Qiao L, Rigas B. Nonsteroidal antiinflammatory drugs inhibit the proliferation of colon adenocarcinoma cells: effects on cell cycle and apoptosis. Exp Cell Res 1996; 222: 179 - 188.

[92] Zhu GH, Wong BCY, Ching CK, Lai KC, Lam SK. Differential apoptosis by indomethacin in gastric epithelial cells through the constitutive expression of wild-type p53 and/or upregulation of c-myc. Biochem Pharmacol 1999; 58: 193 - 200.

[93] Liou JY, Wu CC, Chen BR, Yen LB, Wu KK. Nonsteroidal antiinflammatory drugs induced endothelial apoptosis by perturbing peroxisome proliferator-activated receptor-δ transcriptional pathway. Molec Pharmacol 2008; 74: 1399 - 1406.

[94] McDougall P, Markham A, Cameron I, Sweetman AJ. The mechanism of inhibition of mitochondrial oxidative phosphorylation by the non-steroidal anti-inflammatory agent diflunisal. Biochem Pharmacol 1983; 32: 2595 - 2598.

[95] Mahmud T, Scott DL, Bjarnason I. A unifying hypothesis for the mechanism of NSAID related gastrointestinal toxicity. Ann Rheum Dis 1996; 55: 211 - 213.

[96] Petrescu I, Tarba C. Uncoupling effects of diclofenac and aspirin in the perfused liver and isolated hepatic mitochondria of rat. Biochim Biophys Acta (Bioenergetics) 1997; 1318: 385 - 394.

[97] Browne GS, Nelson C, Nguyen T, Ellis BA, Day RO, Williams KM. Stereoselective and substrate-dependent inhibition of hepatic mitochondrial β - oxidation and oxidative phosphorylation by the non-steroidal anti-inflammatory drugs ibuprofen, flurbiprofen, and ketorolac. Biochem Pharmacol 1999; 57: 837 - 844.

[98] Moreno-Sanchez R, Bravo C, Vasquez C, Ayala G, Silveira LH, Martinez-Lavin M. Inhibition and uncoupling of oxidative phosphorylation by nonsteroidal anti-inflammatory drugs. Biochem Pharmacol 1999; 57: 743 - 752.

[99] Tokomitsu Y, Lee S, Ui M. In vitro effects of nonsteroidal antiinflammatory drugs on oxidative phosphorylation in rat liver mitochondria. Biochem Pharmacol 1977; 26: 2101 - 2106.

[100] Knights KM, Drew R. The effects of ibuprofen enantiomers on hepatocyte intermediary metabolism and mitochondrial respiration. Biochem Pharmacol 1992; 44: 1291 - 1296.

[101] Masubuchi Y, Saito H, Horie T. Structural requirements for the hepatotoxicity of nonsteroidal anti-inflammatory drugs in isolated rat hepatocytes. J Pharmacol Exp Ther 1998; 287: 208 - 213.

[102] Ponsoda X, Bort R, Jover R, Gomezlechon MJ, Castell JV. Molecular mechanism of diclofenac hepatotoxicity: association of cell injury with oxidative metabolism and decrease in ATP levels. Toxicol in Vitro 1995; 9: 439 - 444.

[103] Masubuchi Y, Yamada S, Horie T. Possible mechanism of hepatocyte injury induced by diphenylamine and its structurally related nonsteroidal anti-inflammatory drugs. J Pharmacol Exp Ther 2000; 292: 982 - 987.

[104] Daouphars M, Koufany M, Benani A, Marchal S, Merlin JL, Netter P, et al. Uncoupling of oxidative phosphorylation and Smac/DIABLO release are not sufficient to account for induction of apoptosis by sulindac sulfide in human colorectal cancer cells. Int J Oncol 2005; 26: 1069 - 1077.

[105] Monteiro JP, Martins AF, Lucio M, Reis S, Pinheiro TJT, Geraldes CF, et al. Nimesulide interaction with membrane model systems: Are membrane physical effects involved in nimesulide mitochondrial toxicity? Toxicol in Vitro 2011; 25: 1215 - 1223.

[106] Chung H, Kim HJ, Jang KS, Kim M, Yang J, Kim JH, et al. Comprehensive analysis of differential gene expression profiles on diclofenac-induced acute mouse liver injury and recovery. Toxicol Lett 2006; 166: 77 - 87.

[107] Tay VKS, Wang AS, Leow KY, Ong MMK, Wong KP, Boelsterli UA. Mitochondrial permeability transition as a source of superoxide anion induced by the nitroaromatic drug nimesulide in vitro. Free Radic Biol Med 2005; 39: 949 - 959.

[108] Gomez-Lechon MJ, Ponsoda X, O'Connor E, Donato T, Castell JV, Jover R. Diclofenac induces apoptosis in hepatocytes by alteration of mitochondrial function and generation of ROS. Biochem Pharmacol 2003; 66: 2155 - 2167.

[109] Inoue A, Muranaka S, Fujita H, Kanno T, Tamai H, Utsumi K. Molecular mechanisms of diclofenac-induced apoptosis of promyelocytic leukemia: dependency on reactive oxygen species, Akt, Bid, cytochrome c, and caspase pathway. Free Radic Biol

Med 2004; 37: 1290 – 1299.

[110] Lim MS, Lim PLK, Gupta R, Boelsterli UA. Critical role of free cytosolic calcium, but not uncoupling, in mitochondrial permeability transition and cell death induced by diclofenac oxidative metabolites in immortalized human hepatocytes. Toxicol Appl Pharmacol 2006; 217: 322 – 331.

[111] van Leeuwen JS, Orij R, Luttik MAH, Smits GJ, Vermeulen NPE, Vos JC. Subunits Rip1p and Cox9p of the respiratory chain contribute to diclofenac-induced mitochondrial dysfunction. Microbiology 2011; 157: 685 – 694.

[112] Nadanaciva S, Bernal A, Aggeler R, Capaldi RA, Will Y. Target identification of drug induced mitochondrial toxicity using immunocapture based OXPHOS activity assays. Toxicol in Vitro 2007; 21: 902 – 911.

[113] Baines CP. The molecular composition of the mitochondrial permeability transition pore. J Mol Cell Cardiol 2009; 46: 850 – 857.

[114] Palmeira CM, Rana MI, Frederick CB, Wallace KB. Induction of the mitochondrial permeability transition in vitro by shortchain carboxylic acids. Biochem Biophys Res Commun 2000; 272: 431 – 435.

[115] Uyemura SA, Santos AC, Mingatto FE, Jordani MC, Curti C. Diclofenac sodium and mefenamic acid: potent inducers of the membrane permeability transition in renal cortex mitochondria. Arch Biochem Biophys 1997; 342: 231 – 235.

[116] Al-Nasser IA. Ibuprofen-induced liver mitochondrial permeability transition. Toxicol Lett 2000; 111: 213 – 218.

[117] Masubuchi Y, Nakayama S, Horie T. Role of mitochondrial permeability transition in diclofenac-induced hepatocyte injury in rats. Hepatology 2002; 35: 544 – 551.

[118] Suzuki Y, Inoue T, Ra C. NSAIDs, mitochondria and calcium signaling: special focus on aspirin/salicylates. Pharmaceuticals 2010; 3: 1594 – 1613.

[119] Dara L, Ji C, Kaplowitz N. The contribution of endoplasmic reticulum stress to liver diseases. Hepatology 2011; 53: 1752 – 1763.

[120] Wang X, Thomas B, Sachdeva R, Arterburn L, Frye L, Hatcher PG, et al. Mechanism of arylating quinone toxicity involving Michael adduct formation and induction of endoplasmic reticulum stress. Proc Natl Acad Sci USA 2006; 103: 3604 – 3609.

[121] Geneve J, Hayat-Bonan B, Labbe G, Degott C, Lettéron C, Fréneaux E, et al. Inhibition of mitochondrial β – oxidation of fatty acids by pirprofen. Role in microvesicular steatosis due to this nonsteroidal anti-inflammatory drug. J Pharmacol Exp Ther 1987; 242: 1133 – 1137.

[122] Freneaux E, Fromenty B, Berson A, Labbe G, Degott C, Lettéron P, et al. Stereoselective and nonstereoselective effects of ibuprofen enantiomers on mitochondrial β – oxidation of fatty acids. J Pharmacol Exp Ther 1990; 255: 529 – 535.

[123] Zhao B, Geisslinger G, Hall I, Day RO, Williams KM. The effect of the enantiomers of ibuprofen and flurbiprofen on the β-oxidation of palmitate in the rat. Chirality 1992; 4: 137 – 141.

[124] Fraser JL, Antonioli DA, Chopra S, Wang HH. Prevalence and nonspecificity of fatty change in the liver. Mod Pathol 1995; 8: 65 – 70.

[125] Fromenty B, Pessayre D. Inhibition of mitochondrial betaoxidation as a mechanism of hepatotoxicity. Pharmacol Ther 1995; 67: 101 – 154.

[126] Fromenty B, Pessayre D. Impaired mitochondrial function in microvesicular steatosis. J Hepatol 1997; 26: 43 – 53.

[127] Deschamps D, Fisch C, Fromenty B, Berson A, Degott C, Pessayre D. Inhibition by salicylic acid of the activation and thus oxidation of long-chain fatty acids. Possible role in the development of Reye's syndrome. J Pharmacol Exp Ther 1991; 259: 894 – 904.

[128] Vianey-Liaud C, Divry N, Gregersen N, Mathieu M. The inborn errors of mitochondrial fatty acid oxidation. J Inher Metab Dis 1987; 10(Suppl. 1): 159 – 198.

[129] Danan G, Trunet P, Bernuau J, Degott C, Babany G, Pessayre D, et al. Pirprofen-induced fulminant hepatitis. Gastroenterology 1985; 89: 210 – 213.

[130] Victorino RMM, Silveira JCB, Baptista A, De Moura MC. Jaundice associated with naproxen. Postgrad Med J 1980; 56: 368.

[131] Bravo JF, Jacobson MP, Mertens BF. Fatty liver and pleural effusion with ibuprofen therapy. Ann Intern Med 1977; 87: 200 – 201.

[132] Dutertre JP, Bastides F, Jonville AP, DeMuret A, Sonneville A, Larrey D, et al. Microvesicular steatosis after ketoprofen administration. Eur J Gastroenterol Hepatol 1991; 3: 953 – 954.

[133] Fraser JL, Antonioli DA, Chopra S, Wang HH. Prevalence and nonspecificity of microvesicular fatty change in the liver. Mod Pathol 1995; 8: 65 – 70.

[134] Tsutsumi S, Gotoh T, Tomisato W, Mima S, Hoshino T, Hwang HJ, et al. Endoplasmic reticulum stress response is involved in nonsteroidal anti-inflammatory drug-induced apoptosis. Cell Death Different 2004; 11: 1009 – 1016.

[135] Tanaka K, Tomisato W, Hoshino T, Ishihara T, Namba T, Aburaya M, et al. Involvement of intracellular Ca^{2+} levels in nonsteroidal anti-inflammatory drug-induced apoptosis. J Biol Chem 2005; 280: 31059 – 31067.

[136] Ramirez-Alcantara V, LoGuidice A, Boelsterli UA. Protection from diclofenac-induced small intestinal injury by the JNK inhibitor SP600125 in a mouse model of NSAID – associated enteropathy. Am J Physiol (Gastrointest Liver Physiol) 2009; 297: G990 – 998.

[137] Thun MJ, Henley SJ, Patrono C. Nonsteroidal anti-inflammatory drugs as anticancer agents: mechanistic, pharmacologic, and clinical issues. J Natl Cancer Inst 2002; 94: 252 – 266.

[138] Singh R, Cadeddu RP, Froebel J, Wilk CM, Bruns I, Zerbini LF, et al. The non-steroidal anti-inflammatory drugs sulindac sulfide and diclofenac induce apoptosis and differentiation in human acute myeloid leukemia cells through an AP – 1 dependent pathway. Apoptosis 2011; 16(9): 889 – 901.

[139] Gomez-Lechon MJ, Ponsoda X, O'Connor E, Donato T, Castell JV. Diclofenac induces apoptosis in hepatocytes. Toxicol in Vitro 2003; 17: 675 – 680.

[140] Siu WP, Pun PBL, Latchoumycandane C, Boelsterli UA. Baxmediated mitochondrial outer membrane permeabilization (MOMP), distinct from mitochondrial permeability transition, is a key mechanism in diclofenac-induced hepatocyte injury: multiple protective roles of cyclosporin A. Toxicol Appl Pharmacol 2008; 227: 451 – 461.

[141] Cantoni L, Valaperta R, Ponsoda X, Castell JV, Barelli D, Rizzardini M, et al. Induction of hepatic heme oxygenase – 1 by diclofenac in rodents: role of oxidative stress and cytochrome P450 activity. J Hepatol 2003; 38: 776 – 783.

[142] Fredriksson L, Herpers B, Benedetti G, Matadin Q, Puigvert JC, de Bont H, et al. Diclofenac inhibits tumor necrosis factor-α – induced nuclear factor-κB activation causing synergistic hepatocyte apoptosis. Hepatology 2011; 53: 2027 – 2041.

[143] Spahn H, Näthke I, Mohri K, Zia-Amirrhosseini P, Benet LZ. Preliminary characterization of proteins to which benoxaprofen glucuronide binds irreversibly. Pharm Res 1990; 7 (Suppl.): S – 257.

[144] Pumford NR, Myers TG, Davila JC, Highet RJ, Pohl LR. Immunochemical detection of liver protein adducts of the nonsteroidal antiinflammatory drug diclofenac. Chem Res Toxicol 1993; 6: 147 – 150.

[145] Hargus SJ, Amouzedeh HR, Pumford NR, Myers TG, McCoy SC, Pohl LR. Metabolic activation and immunochemical

localization of liver protein adducts of the nonsteroidal antiinflammatory drug diclofenac. Chem Res Toxicol 1994; 7: 575 - 582.

[146] Kretz-Rommel A, Boelsterli UA. Selective protein adducts to membrane proteins in cultured rat hepatocytes exposed to diclofenac. Radiochemical and immunochemical analysis. Mol Pharmacol 1994; 45: 237 - 244.

[147] Hargus SJ, Martin BM, George JW, Pohl LR. Covalent modification of rat liver dipeptidyl peptidase Ⅳ (CD26) by the nonsteroidal anti-inflammatory drug diclofenac. Chem Res Toxicol 1995; 8: 993 - 996.

[148] Wade LT, Kenna JG, Caldwell J. Immunochemical identification of mouse hepatic protein adducts derived from the nonsteroidal anti-inflammatory drugs diclofenac, sulindac, and ibuprofen. Chem Res Toxicol 1997; 10: 546 - 555.

[149] Myers TG, Pumford NR, Davila JC, Pohl LR. Covalent binding of diclofenac to plasma membrane proteins of the bile canaliculi in the mouse. Toxicologist 1992; 12: 253.

[150] Caldwell J, Fakurakzi S, Ramsay LA, Somchit N, Goldin RD. Benoxaprofen forms protein adducts in the bile canaliculi of female CD1 mice. Toxicol Sci 2000; 54(Suppl): 46 [abstract].

[151] Dong JQ, Liu J, Smith PC. Role of benoxaprofen and flunoxaprofen acyl glucuronides in covalent binding to rat plasma and liver proteins in vivo. Biochem Pharmacol 2005; 70: 937 - 948.

[152] Caldwell J, Somchit N, Ramsay LA, Kenna JG. Inhibition of canalicular plasma membrane dipeptidyl peptidase Ⅳ (DPP Ⅳ) is not associated with NSAID - induced hepatotoxicity in rat. Proceedings of the 5th International ISSX Meeting, Cairns, Australia 1998; 13: 151.

[153] Wang M, Gorrell MD, McCaughan GW, Dickinson RG. Dipeptidyl peptidase Ⅳ is a target for covalent adduct formation with the acyl glucuronide metabolite of the antiinflammatory drug zomepirac. Life Sci 2001; 68: 785 - 797.

[154] Boelsterli UA. Reactive acyl glucuronides: possible role in small intestinal toxicity induced by nonsteroidal antiinflammatory drugs. Toxic Subst Mech 1999; 18: 83 - 100.

[155] Boelsterli UA. Xenobiotic acyl glucuronides and acyl CoA thioesters as protein-reactive metabolites with the potential to cause idiosyncratic drug reactions. Current Drug Metab 2002; 3: 439 - 450.

[156] Bailey MJ, Worrall S, de Jersey J, Dickinson RG. Zomepirac acyl glucuronide covalently modifies tubulin in vitro and in vivo and inhibits its assembly in an in vitro system. Chem-Biol Interact 1998; 115: 153 - 166.

[157] Chiou YJ, Tomer KB, Smith PC. Effect of nonenzymatic glycation of albumin and superoxide dismutase by glucuronic acid and suprofen acyl glucuronide on their functions in vitro. Chem-Biol Interact 1999; 121: 141 - 159.

[158] Aithal GP, Ramsay L, Daly AK, Sonchit N, Leathart JBS, Alexander G, et al. Hepatic adducts, circulating antibodies, and cytokine polymorphisms in patients with diclofenac hepatotoxicity. Hepatology 2004; 39: 1430 - 1440.

[159] Laine JE, Auriola S, Pasanen M, Juvonen RO. D - Isomer of gly-tyr-pro-cys-pro-his-pro peptide: a novel and sensitive in vitro trapping agent to detect reactive metabolites by electrospray mass spectrometry. Toxicol in Vitro 2011; 25: 411 - 425.

[160] De Weck AL. Immunopathological mechanisms and clinical aspects of allergic reactions to drugs. In: De Weck AL, Bungaard H, editors. Allergic reactions to drugs. Berlin: Springer Verlag; 1983. pp.75 - 133.

[161] Naisbitt DJ, Sanderson LS, Meng X, Stachulski AV, Clarke SE, Park BK. Investigation of the immunogenicity of diclofenac and diclofenac metabolites. Toxicol Lett 2007; 168: 45 - 50.

[162] Franco A, Barnaba V, Natali P, Balsano C, Musca A, Balsano F. Expression of class Ⅰ and class Ⅱ major histocompatibility complex antigens on human hepatocytes. Hepatology 1988; 8: 449 - 454.

[163] Harris HW, Gill TJ. Expression of class Ⅰ transplantation antigens. Transplantation 1986; 42: 109 - 116.

[164] Calmus Y, Arvieux C, Gane P, Boucher E, Nordlinger B, Rouger P, et al. Cholestasis induces major histocompatibility complex class-I expression in hepatocytes. Gastroenterology 1992; 102: 1371 - 1377.

[165] Arvieux C, Calmus Y, Gane P, Legendre C, Mariani P, Delelo R, et al. Immunogenicity of rat hepatocytes in vivo — effect of cholestasis-induced changes in major histocompatibility complex expression. J Hepatol 1993; 18: 335 - 341.

[166] Lobo-Yeo A, Senaldi G, Portmann B, Mowat AP, Mieli-Vergani G, Vergani D. Class Ⅰ and class Ⅱ major histocompatibility complex antigen expression on hepatocytes: a study in children with liver disease. Hepatology 1990; 12: 224 - 232.

[167] Volpes R, Vandenoord JJ, Desmet VJ. Can hepatocytes serve as activated immunomodulating cells in the immune response. J Hepatol 1992; 16: 228 - 240.

[168] Chedid A, Mendenhall CL, Moritz TE, French SW, Chen TS, Morgan TR, et al. Cell-mediated hepatic injury in alcoholic liver disease. Gastroenterology 1993; 105: 254 - 266.

[169] Singer JB, Lewitzky S, Leroy E, Yang F, Zhao X, Klickstein L, et al. A genome-wide study identifies HLA alleles associated with lumiracoxib-related liver injury. Nature Genet 2010; 42: 711 - 714.

[170] Russmann S, Jetter A, Kullak-Ublik GA. Pharmacogenetics of drug-induced liver injury. Hepatology 2010; 52: 748 - 761.

[171] Chitturi S, Farrell GC. Identifying who is at risk of druginduced liver injury: Is human leukocyte antigen specificity the key? Hepatology 2011; 53: 358 - 362.

[172] Morgan RE, Trauner M, van Staden CJ, Lee PH, Ramachandran B, Eschenberg M, et al. Interference with bile salt export pump function is a susceptibility factor for human liver injury in drug development. Toxicol Sci 2010; 118: 485 - 500.

[173] Lee JK, Paine MF, Brouwer KLR. Sulindac and its metabolites inhibit multiple transport proteins in rat and human hepatocytes. J Pharmacol Exp Ther 2010; 334: 410 - 418.

[174] Sokol RJ, Devereaux M, Khandwala R, Obrien K. Evidence for involvement of oxygen free radicals in bile acid toxicity to isolated rat hepatocytes. Hepatology 1993; 17: 869 - 881.

[175] Spivey JR, Bronk SF, Gores GJ. Glycochenodeoxycholateinduced lethal hepatocellular injury in rat hepatocytes. Role of ATP depletion and cytosolic free calcium. J Clin Invest 1993; 92: 17 - 24.

[176] Miyoshi H, Rust C, Roberts PJ, Burgart LJ, Gores GJ. Hepatocyte apoptosis after bile duct ligation in the mouse involves Fas. Gastroenterology 1999; 117: 669 - 677.

[177] Kindla J, Muller F, Mieth M, Fromm MF, Konig J. Influence of non-steroidal anti-inflammatory drugs (NSAIDs) on OATP1B1 - and OATP1B3 - mediated transport. Drug Metab Disp 2011; 39: 1047 - 1053.

[178] Atchison CR, West AB, Balakumaran A, Hargus SJ, Pohl LR, Daiker DH, et al. Drug enterocyte adducts: possible causal factors for diclofenac enteropathy in rats. Gastroenterology 2000; 119: 1537 - 1547.

[179] McMillian M, Nie AY, Parker JB, Leone A, Kemmerer M, Bryant S, et al. Inverse gene expression patterns for macrophage activating hepatotoxicants and peroxisome proliferators in rat liver. Biochem Pharmacol 2004; 67: 2141 - 2165.

[180] Roth RA, Harkema JR, Pestka JP, Ganey PE. Is exposure to bacterial endotoxin a determinant of susceptibility to intoxication from xenobiotic agents? Toxicol Appl Pharmacol 1997; 147: 300 - 311.

[181] Buchweitz JP, Ganey PE, Bursian SJ, Roth RA. Underlying endotoxemia augments toxic responses to chlorpromazine: Is there a relationship to drug idiosyncrasy? J Pharmacol Exp Ther 2002; 300: 460 - 467.

[182] Deng X, Luyendyk JP, Ganey PE, Roth RA. Inflammatory stress and idiosyncratic hepatotoxicity: hints from animal models. Pharmacol Rev 2009; 61: 262 - 282.

[183] Deng X, Stachlewitz RF, Liguori MJ, Blomme EA, Waring JF, Luyendyk JP, et al. Modest inflammation enhances diclofenac hepatotoxicity in rats: role of neutrophils and bacterial translocation. J Pharmacol Exp Ther 2006; 319: 1191 - 1199.

[184] Deng X, Liguori MJ, Sparkenbaugh EM, Waring JF, Blomme EAG, Ganey PE, et al. Gene expression profiles in livers from diclofenac-treated rats reveal intestinal bacteria-dependent and-independent pathways associated with liver injury. J Pharmacol Exp Ther 2008; 327: 634 - 644.

[185] Boelsterli UA. Acyl glucuronides: mechanistic role in drug toxicity? (Editorial). Curr Drug Metab 2011; 12: 213 - 214.

[186] Morgan ET. Regulation of cytochrome p450 by inflammatory mediators: Why and how? Drug Metab Disp 2001; 29: 207 - 212.

[187] Cosgrove BD, King BM, Hasan MA, Alexopoulos LG, Farazi PA, Hendriks BS, et al. Synergistic drug-cytokine induction of hepatocellular death as an in vitro approach for the study of inflammation-associated idiosyncratic drug hepatotoxicity. Toxicol Appl Pharmacol 2009; 237: 317 - 330.

[188] Gitlin N. Salicylate hepatotoxicity: the potential role of hypoalbuminemia. J Clin Gastroenterol 1980; 2: 281.

[189] Fry SW, Seeff LB. Hepatotoxicity of analgesics and anti-inflammatory agents. Gastroenterol Clin North Am 1995; 24: 875 - 905.

[190] Runyon BA, LaBrecque DR, Anuras S. The spectrum of liver disease in systemic lupus erythematosus: report of 33 histologically-proved cases and review of the literature. Am J Med 1980; 69: 187 - 194.

[191] Mills PR, Sturrock RD. Clinical associations between arthritis and liver disease. Ann Rheum Dis 1982; 41: 295 - 307.

[192] Weinblatt ME, Tesser J, Gilliam JH. The liver in rheumatic disease. Semin Arthritis Rheum 1982; 11: 399 - 405.

[193] Caparroz-Assef SM, Salgueiro-Pagadigorria CL, Bersani-Amado CA, Bracht A, Kelmer-Bracht AM, Ishii-Iwamoto EL. The uncoupling effect of the nonsteroidal anti-inflammatory drug nimesulide in liver mitochondria from adjuvant-induced arthritic rats. Cell Biochem Function 2001; 19: 117 - 124.

[194] Lucena MI, Garcia-Martin E, Andrade RJ, Martinez C, Stephens C, Ruiz JD, et al. Mitochondrial superoxide dismutase and glutathione peroxidase in idiosyncratic drug-induced liver injury. Hepatology 2010; 52: 303 - 312.

[195] Furst SM, Gandolfi AJ. Immunologic mediation of chemicalinduced hepatotoxicity. In: Plaa GL, Hewitt WR, editors. Toxicology of the liver. Washington, DC: Taylor & Francis; 1998. pp. 259 - 295.

第22章

非甾体类抗炎药和白三烯受体拮抗剂

James H. Lewis, Jonathan G. Stine

美国,华盛顿哥伦比亚特区,乔治敦大学医学中心

提　纲

前　言

非甾体类抗炎药(nonsteroidal anti-inflammatory drug, NSAID)是一类能造成多器官及系统毒性损害的药物,包括消化道、肾脏,以及近来发现与罗非昔布(万络)及其他前列腺素 G/H 合成酶(COX‐2)抑制剂有关的心脏毒性[1]。NSAID 引起的肝损伤逐步增加,成为药物肝毒性的主要原因[2-7],许多 NSAID 可引发急性肝衰竭(acute liver failur, ALF)[8-10],有时需要进行急诊肝移植挽救生命[11,12]。

NSAID 诱导的肝损伤最早可以追溯到 20 世纪 40 年代[13]。辛可芬是第一个被发现与肝脏毒性有关的 NSAID,其病死率高达 50%,临床上已不再使用[14,15]。在随后的几十年中,另外几种 NSAID 被研发并进入临床,但均因在上市前后的评估中出现严重的肝损伤而被停用(表 22‐1)[2,3,16]。早期的案例包括格拉非宁[17](一种与辛可芬相似的 NSAID)、布洛芬的前体异丁芬酸[18]、乙酸的早期衍生物芬克洛酸[19],以及喹唑啉酮衍生物的前体化合物,氟丙喹宗[13]。然而,直到 1982 年,有报道称苯噁洛芬(oraflex)在英国引起了致命性黄疸[20],NSAID 类药物的肝脏毒性才被重视[2,3,13]。当时,美国食品和药物管理局(Food and Drug Administration,FDA)关节炎顾问委员会提出肝脏损伤是 NSAID 类药物的特征之一[21]。然而,这种看似一致的特征却掩盖了个体差别及各种 NSAID 所致肝脏损伤的不同[4]。

一些新近研发的 NSAID 同样因为与 ALF 相关而被撤市,例如溴芬酸[22],保泰松(苯丁唑酮)在 20 世纪 90 年代早期就因对肝脏及其他器官的毒性而被停用[23]。尼美舒利为一种选择性 COX 抑制剂,与 ALF 等严重肝损伤有关,许多国家已停用,部分国家仍在使用[24-27],美国则没有批准。对于双氯芬酸可引起 ALF,推荐监测肝酶预防急性肝衰竭的发生[3,28]。甲芬那酸、吡罗昔康、舒林酸等其他 NSAID,也应该密切监测肝损伤所引起的各种临床表现[3]。表 22‐1 列出了在过去的几十年中被撤市的各种 NSAID。

本章将对目前在临床各种 NSAID 造成 ALF 的病理特点和临床表现做综述。用来预防哮喘的白三烯受体拮抗剂(leukotriene receptor antagonist,LRA)也包括在内,因为自从 1996 年白三烯受体拮抗剂的第一个药物扎鲁司特上市以来,报道了很多有关此类药物引起的肝损伤甚至 ALF[29,30]。对于多数我们经常讨论的药物,肝损伤这一特征已被大家所认识;然而,对于其他一些药物,其数据资料仍然很有限,还需进一步临床总结。

表 22‐1　因严重肝毒性而被禁用或撤市的
非甾体类抗炎药 (NSAID)

邻氨基苯甲酸衍生物
辛可芬
格拉非宁
乙酸衍生物
氨芬酸
芬克洛酸
伊索克酸
溴芬酸
丙酸衍生物
苯噁洛芬
异丁苯乙酸
吡洛芬
舒洛芬
芬布芬
吡唑啉酮衍生物
保泰松
羟基保泰松
昔康类
伊索昔康
舒多昔康
喹唑啉衍生物
氟丙喹宗

NSAID 所致肝损伤的发病率

虽然目前缺乏明确 NSAID 所致肝损伤的数据,但严重肝损伤的发生率低于 0.1%[31]。Bessone 提出[32],许多研究都因肝损伤症状不典型、一过性或症状较轻以及流行病学研究可能存在的缺陷而低估了其真正风险。然而,由于美国有数以千万计的患者定期服用 NSAID,即使非常低的比例也代表着相当数量的患者会受其影响。如,Carson 等[33]利用在密歇根州和佛罗里达州因急性肝病而住院的医疗费数据总结出:NSAID 致急性肝炎而住院的发生率为 2.2/10 万。然而,与对照组相比,NSAID 带来的风险增高无统计学意义。相反,加拿大一项涉及近 23 万名长期服用 NSAID 患者(65 万病人年)的大型回顾性研究发现:因急性肝损伤(主要是胆汁淤积型)而住院的风险率为 1.7/10 万病人年,该结论是在肝损伤相关超额危险度为 5/10 万病人年的数据基础上统计得出[34]。Walker 等报道[35],服用 NSAID 患者发生临床症状明显的肝损伤非常少见,发生率约 1/1 万病人年,舒林酸引起肝损伤发生率较包括双氯芬酸在内其他种类的 NSAID 高达 5~10 倍。在丹麦,有报道舒林酸和芬布芬导致的 NSAID 相关肝损伤具有类似的相对危险度,而且其肝损伤的报道较其他 NSAID 明显增多[36]。法国 Lacroix 等[37]评估了在 1998~2000 年间 NSAID 作为基本医疗的应用风险,尽管没有造成致命的伤害,仍然有 22 种药物被认为与肝毒性有关,女性较男性有更高的危险性。目前个别药物所致肝损伤的发病率已经有了可靠数据,并且很快会被公布。一般来说,自发报告并不能准确反映大型流行病学调查的结果[38,39]。

随着几个药物性肝损伤(drug-induced liver injury,DILI)大型国际注册研究的开展,包括 ALF 在内的 NSAID 相关肝损伤的发病率可被更准确地确定。从表 22‐2 中我们可以看到,在美国 ALF 研究组中,NSAID 相关的药物性肝损伤发生率为 2.6%~9%,其中肝衰竭的发生率为 7.5%。在需肝移植的 ALF 患者中,NSAID 所致占 1.8%。

表 22‐3 列出了基于世界卫生组织个案安全性报告数据库所得出的 1970~2008 年各种 NSAID 所致包括急性肝衰竭在内的肝损伤的发病率[40]。表中列举了 10 种最常用的 NSAID,包括发病率最低的阿司匹林(2.6%)到发病率最高的尼美舒利(23%),以及相应的 ALF 发病率(阿司匹林 0.02% 至尼美舒利 1.5%)。表 22‐4 总结了在数个全球性的注册研究中各种 NSAID 的相应情况。

风湿病对肝脏的影响

任何对 NSAID 肝损伤的讨论都必须考虑到风湿病本身可能会对肝脏的不利影响。许多风湿性疾病有肝酶(liver associated enzyme,LAF)升高,其与药物性肝损伤类似。例如,未经药物治疗的类风湿关节炎(rheumatoid arthritis,RA)患者的碱性磷酸酶(alkaline phosphatase,ALP)有 25%~50% 的升高[47-50]。约 20% 系统性红斑狼疮(systemic lupus erythematosus,SLE)患者肝脏受累,其中,至少 50% 肝酶升高超过 2 倍[50-52]。肝脏生物化学以及组织学异常在以下疾病患者中也能见到:Felty 综合征、干燥综合征、进行性系统性硬化症、结节性多动脉炎、原发性混合型冷球蛋白血症(与潜在的丙型肝炎病毒感染相关)、风湿性多肌痛、赖特综合征,甚至骨关节炎(表 22‐5)[49,50,52]。对一些药物(例如双氯芬酸)的观察数据表明,骨关节炎的患者比类风湿关节炎患者更易出现轻度肝损伤,而临床症状明显的肝损伤多为女性患者。

表 22‐2 药物性肝损伤的国际注册研究以及对 NSAID 的总结

作者（参考文献）	国家以及研究年份	非甾体类抗炎药比例	注 解
Bjornsson 和 Olsson[8]	瑞典(1970~2004)	6.5%(n = 51/784)	死亡率 21.6%(n = 11/51)
Friis[36]	丹麦(1978~1987)	9%(n = 97/1 100)	—
Aithal 和 Day[41]	英国(1978~1996)	25%	—
Mindinkoglu 等[12]	美国(1987~2006)	1.8%(n = 12/661)	UNOS 数据库中导致 OLT 的 ALF
Ibanez 等[42]	西班牙(1993~1998)	38%	—
Andrade 等[9]	西班牙(1994~2004)	8.7%(n = 39/446)	损伤类型: 25HC 5Chol 9Mixed
Sgro[43]	法国(1997~2000)	16%	
Devarbhavi 等[44]	印度(1997~2008)	2.6%(n = 8/313)	3/4 服用来氟米特的患者死亡
Reuben 等[45]	美国急性肝衰竭研究组(1987~2006)	7.5%(n = 10/133)	药物性肝损的病例
Chalasani 等[46]	美国药物性肝损伤研究网络	5%(n = 15/300)	其中 8 例应用单药,7 例为联合用药

ALF,急性肝衰竭;Chol,胆汁淤积型;HC,肝细胞型;NSAID,非甾体类抗炎药;OLT,原位肝移植;UNOS,联合器官共享网络

表 22-3　NSAID 相关的 DILI 及 WHO 个体病例安全性数据库中的 ALF 病例

非甾体类抗炎药	报告病例总数	肝脏相关事件发病率（%）	ALF 发病率（%）
别嘌醇	10 125	9.8	0.53
阿司匹林	27 384	2.6	0.02
双氯芬酸	29 178	7.0	0.36
布洛芬	29 931	2.9	0.28
来氟米特	5 261	13.6	1.04
萘普生	23 545	2.8	0.23
尼美舒利	1 500	23.0	1.5
吡罗昔康	17 017	3.3	0.14
舒林酸	5 699	13.1	0.33
柳氮磺胺吡啶	7 157	12.1	0.64

ALF，急性肝衰竭；DILI，药物性肝损伤；NSAID，非甾体类抗炎药；引自[10]

表 22-4　各 DILI 注册研究中包含的 NSAID

作者（文献）	国家（n）	NSAID	评　论
Chalasani 等[46]	美国 DILIN（n=300）	双氯芬酸（n=4），塞来昔布（n=2） 美洛昔康（n=1），奥沙普秦（n=1） 别嘌醇（n=1） 布洛芬+伐地昔布（n=1） 塞来昔布+氨氯地平（n=1） 来氟米特+羟氯喹（n=1） 双氯芬酸+洛伐他汀+克林霉素（n=1） 来氟米特+南非钩麻（n=1） 来氟米特+洛伐他汀（n=1）	1 例患者需 OLT （来氟米特+洛伐他汀）
Bjornsson 和 Olsson[8]	瑞典（n=784）	双氯芬酸（n=20） 萘普生（n=13） 布洛芬（n=4） 罗非昔布（n=2） 舒林酸（n=5） 柳氮磺胺吡啶（n=7）	损伤模式： HC n=13（2 例死亡） Chol/Mixed n=7（2 例死亡） HC n=10（4 例死亡） Chol/Mixed n=3 HC n=4（1 例死亡） HC n=2（1 例死亡） Chol/Mixed n=5 HC n=3（1 例死亡） Chol/Mixed n=4
Andrade 等[9]	西班牙（n=461）	布洛芬（n=18） 双氯芬酸（n=12） 尼美舒利（n=9）	损伤模式： HC n=18，Chol n=1，Mixed n=9 结局： 10/18 住院；2 例 ALF，1 例 OLT，1 例死亡 损伤模式： HC n=8，Chol n=2 结局： 6/12 住院；0 例 ALF，0 例 OLT，0 例死亡 损伤模式： HC n=7，Chol n=2 结局： 3/9 住院；2 例 ALF，1 例 OLT，1 例死亡
Devarbhavi 等[44]	印度（n=313）	尼美舒利（n=2），塞来昔布（n=2） 双氯芬酸（n=1），吡罗昔康（n=1） 布洛芬（n=2），来氟米特（n=4） 柳氮磺胺吡啶（n=1）	3/4 来氟米特组死亡（无法 OLT）
Reuben 等[45]	美国 ALFSG（n=133）	溴芬酸（n=4），双氯芬酸（n=2） 依托度酸（n=3），柳氮磺胺吡啶（n=3）	所有 ALF 病例

续　表

作者（文献）	国家（n）	NSAID	评　论
Mindinkoglu 等 [12]	美国 UNOS 数据库 （n＝661）	双氯芬酸（n＝2），溴芬酸（n＝2） 布洛芬（n＝2），依托度酸（n＝1） 萘普生（n＝1），吲哚美辛（n＝1） 柳氮磺胺吡啶（n＝1），别嘌醇（n＝1）	所有药物所致 ALT 均急诊肝移植

　　ALF，急性肝衰竭；ALFSG，急性肝衰竭研究组；Chol，胆汁淤积型；DILI，药物性肝损伤；DILIN，药物性肝损伤网络；HC，肝细胞型；NSAID，非甾体类抗炎药；OLT，原位肝移植；UNOS，联合器官共享网络

表 22－5　风湿病对肝脏的影响

疾　病	肝脏异常	病　理
类风湿关节炎	ALT、GGT 在 25%～50%患者中升高 10%肝大	脂肪变性 门管区纤维化 非特异性改变 轻度门脉炎症 NRH
系统性红斑狼疮	20%～50%肝酶 LAE 升高 自身免疫性（狼疮）肝炎 20%～25%肝大 4%黄疸 10%腹水	脂肪变性 胆汁淤积 CAH 肉芽肿 肝硬化 NRH 门脉炎症 界面性肝炎
Flety 综合征（类风湿关节炎、脾肿大、中性粒细胞减少）	33%肝酶升高 33%～66%肝大	NRH（多达 70%） 门脉纤维化 门脉高压
干燥综合征	5%肝酶升高 2%黄疸	CAH 部分 PBC 桥接纤维化
原发性混合性冷球蛋白血症	40%慢性丙型肝炎	—
结节性多动脉炎	乙型肝炎 肝大 肝酶升高 无结石性胆囊炎	乙肝病毒相关免疫复合物 血管炎性改变 门脉炎症 脂肪变性
银屑病关节炎	肝酶升高 肝坏死 纤维化 肝硬化（＜1%）	门脉炎症

　　ALP，碱性磷酸酶；CAH，慢性活动性肝炎；GGT，谷氨酰转肽酶；LAE，肝脏相关酶，通常包括丙氨酸氨基转移酶（ALT）和天冬氨酸氨基转移酶（AST）；NRH，结节状再生性增生；PBC，原发性胆汁性肝硬化；引自［47－50,52］

NSAID 肝损伤的临床表现及生化改变

　　尽管大多数 NSAID 能造成严重的肝损伤（伴黄疸），而实际上却很少发生，很多药物仅有轻度的肝酶异常，如天冬氨酸氨基转移酶（aspartate aminotransferase，AST）和丙氨酸氨基转移酶（alanine aminotransferase，ALT）。AST 及 ALT 的升高发生在 5%～15%服用 NSAID 的患者中［31］。大多数肝酶升高的水平是在正常值上限（upper limits of normal，ULN）的 3 倍以内，而一些患者尽管仍在服用 NSAID，肝功能异常也能得到缓解。一般情况下，氨基转移酶升高的发病率越高，则发生显著肝脏疾病的风险越大［21］。

　　NSAID 引起肝损伤的组织学改变与药物的种类以及损伤机制有关。表 22－6 列出了目前应用的 NSAID 所致肝损伤的主要病理类型。急性肝细胞型损伤包括肝细胞变性或坏死，而胆汁淤积型损伤主要与药物阻滞胆汁流动的能力有关。混合型损伤是指肝细胞型（细胞

毒作用)合并胆汁淤积型损伤。肝脏毒素本身造成的损伤主要包括细胞毒性(伴坏死)、变性和(或)脂肪变性,也有少数可以引起胆汁淤积;相反,特异质性损伤则包括肝细胞型或胆汁淤积型损伤[3,14]。

NSAID 相关肝损伤的生化改变反映了肝损伤的组织学类型。伴随细胞坏死的肝细胞型损伤与病毒性肝炎相似,其 ALT 及 AST 水平升高 10～100 倍,甚至更高,胆红素水平有不同程度升高,但常滞后于氨基转移酶升高,ALP 水平正常或轻度升高。毒性微泡脂肪变性与妊娠或 Reye 综合征的急性脂肪肝相似,可出现 5～20 倍氨基转移酶的升高,ALP 和胆红素 3 倍升高[53]。

临床上,肝细胞损伤可引起厌食、乏力、黄疸、全身无力、恶心等消化道和全身症状。肝细胞大块坏死所致急性重型肝炎可致肝昏迷、凝血功能障碍、腹水,甚至死亡[10,11]。肝细胞损伤有关的药物性黄疸病情较重,根据药物的不同,死亡率可高达 10% 以上[8,9,54]。如果患者能度过急性期,预后通常较好,甚至可完全恢复[13]。例如,Lacroix 等发现多数患者升高的肝酶在停用 NSAID 之后都能恢复正常,一项包含 22 种 NSAID 的病例-对照研究中,停药后均未出现患者死亡[24]。与 NSAID 相关的因急性肝衰竭而需要移植的病例目前已很少报道。一篇源自美国器官分配网的综述显示,1987～2006 年,超过 7.2 万例肝移植患者中 661 例为药物导致的 ALF,其中仅有 12 例与 NSAID 有关(包括别嘌醇、溴芬酸、双氯芬酸、依托度酸、布洛芬、吲哚美辛、萘普生和柳氮磺胺吡啶)[12]。

胆汁淤积型肝损伤的特点是 ALP 升高(正常值的 3～10 倍),同时伴有与之平行的 γ-谷氨酰转肽酶(gamma-glutamyl transpeptidase,GGT)或 5′-核苷酸酶升高,以及血清胆红素不同程度的升高,而 AST 和 ALT 正常或轻度升高。胆汁淤积型肝损伤的主要特点是黄疸以及皮肤瘙痒。有些患者以腹痛为主诉,可能会被误认为是肝外胆道梗阻。一般说来,胆汁淤积型肝损伤很少引起死亡;然而一项瑞典注册研究显示,有两例服用双氯芬酸的患者因胆汁淤积型或混合型肝损伤而死亡[8]。更常见的是长时间黄疸过程中伴随胆汁淤积型肝损伤[55]。

NSAID 相关急性肝损伤的严重性在最近的一些 DILI 网络(Drug-Induced Liver Injury Network,DILIN)的注册研究中已被提及。一项瑞典注册研究显示,38 例严重的 NSAID 相关性 DILI 中有 10 例死亡,其中 4 例是萘普生所致,2 例与双氯芬酸相关(表 22-3)。一项西班牙的注册研究[9]提示,一些患者因为 NSAID 所致的肝损伤而住院治疗,服用布洛芬的 18 例患者中 10 例住院治疗(2 例 ALF:1 例需要肝移植、1 例死亡);服用双氯芬酸的 12 例中 6 例住院治疗(但没有 ALF、肝移植或死亡);服用尼美舒利的 9 例中 3 例住院治疗(2 例 ALF:1 例需肝移植,1 例死亡)。在美国的一项研究中[16],15 例严重 NSAID 相关肝损伤患者中仅 1 例因 ALF 而需要肝移植(此患者同时服用来氟米特和洛伐他汀)。在 DILIN 中,约一半的严重 DILI 病例联用 NSAID 与其他药物(表 22-2)。

表 22-6　NSAID 肝毒性的临床病理学特征

药 物 种 类	损 伤 类 型	可 能 机 制	易 感 因 素
水杨酸盐			
阿司匹林	急性 HC、CAH?、瑞氏综合征	固有毒性	JRA、SLE、RF
水杨酸胆碱	HC(少数)	超敏反应	—
二氟尼柳	胆汁淤积型、混合型	超敏反应?	—
贝诺酯	区域 3 坏死	固有机制	—
双水杨酯	HC(少数)	a	—
乙酸衍生物			
双氯芬酸	急性 HC 坏死、自身免疫性、CAH 样	代谢异常	OA 的老年患者、与布洛芬交叉敏感?
依托度酸	HC 坏死	代谢异常?	—
酮咯酸	无报道	—	—
溴芬酸	大片坏死	代谢异常	长期使用
吲哚美辛	HC 坏死、微泡脂肪变性、胆汁淤积(不常见)	代谢异常	儿童
舒林酸	胆汁淤积型或混合型、25%患者 HC	超敏反应	JRA、SLE
托美丁	黄疸、脂肪变性	代谢异常?	—
萘丁美酮	胆汁淤积型黄疸	代谢异常?	—
氯美辛	自身免疫性 CAH、肉芽肿、胆汁淤积	超敏反应	老年女性

续 表

药 物 种 类	损 伤 类 型	可 能 机 制	易 感 因 素
丙酸衍生物			
布洛芬	HC 或混合型(罕见)、脂肪变性	超敏反应?	与双氯芬酸交叉敏感
萘普生	HC 黄疸、胆汁淤积	超敏反应?	—
苯氧苯丙酸	胆汁淤积型黄疸	超敏反应?	与萘普生交叉敏感
氟比洛芬	HC 黄疸(罕见)	超敏反应?	—
奥沙普秦	HC	代谢异常?	—
酮洛芬	HC 黄疸(罕见)	代谢异常?	—
苯噁洛芬	胆汁淤积型黄疸	代谢异常	老年女性
昔康类			
美洛昔康	弥漫性肝细胞损伤(门脉和门管)区纤维化	超敏反应?	男性
吡罗昔康	HC 坏死、胆汁淤积	超敏反应	老年
屈噁昔康	胆汁淤积	超敏反应?	—
吡唑啉酮衍生物			
保泰松	HC 坏死、微泡脂肪变性、胆汁淤积、肉芽肿	超敏反应(大剂量内毒性)?	成年人、女性
羟基保泰松	HC 坏死、肉芽肿	超敏反应	—
芬那酸类			
甲芬那酸	HC 坏死(罕见)	a	—
甲氯灭酸	HC(少数)	a	—
COX-2 抑制剂			
尼美舒利	HC 坏死、胆汁淤积较少见	代谢异常(? 超敏反应)	—
塞来昔布	HC(罕见)	?	—
罗非昔布	a	a	—

CAH，慢性活动性肝炎；COX-2，前列腺素 G/H 合成酶；HC，肝细胞；JRA，幼年型类风湿关节炎；NSAID，非甾体类抗炎药；OA，骨关节炎；RF：风湿热。a不清楚，相关研究少

各类 NSAID 导致的肝损伤

一、水杨酸盐类

(一)阿司匹林(乙酰水杨酸)

20 世纪 70 年代以来,报道了数百例阿司匹林相关肝损伤[56]。然而,这意味着时隔 75 年之后,阿司匹林的潜在肝毒性才被真正意识到。从某种程度上来说,这可能正是因为这种损伤程度轻且不伴黄疸,加之当时肝酶不是常规监测项目,所以常被忽视[13,56]。这种肝损伤也可能被归咎于原发的风湿性疾病[48]。相反,在 20世纪 90 年代早期 NSAID 发展很快,生化检测被作为常规检查,肝损伤通常在临床试验或最初上市后不久就被发现[4]。

阿司匹林肝损伤主要是肝细胞型,一般临床症状较轻且可逆转,ALT 及 AST 升高小于 10 倍。胆红素水平通常正常或轻微升高,不到 5% 患者出现黄疸[56]。典型的肝脏活检表现为局灶性坏死,伴门管区轻微炎症反应。此外,也可见到细胞变形、气球样变、嗜酸性变性等[56]。超微结构变化包括溶酶体、过氧化物酶体和线粒体数量增加,以及滑面内质网的增加和粗面内质网的降解[57,58]。这些变化通常在停用水杨酸后 2 周恢复正常[58]。

在动物以及细胞实验中均发现[59,60],阿司匹林引起的肝损伤具有剂量和浓度依赖性,与其自身毒性一致[56]。最近,Singh 等研究了 50 例服用大剂量水杨酸盐治疗风湿热的患儿,22 例有 ALT 升高,其中 12 例具有典型症状且 ALT 升高 5～10 倍。与早先报道的肝损伤是血中高浓度水杨酸盐所致的结果相比,并没有在这群患儿中观察到水杨酸盐水平与肝细胞损伤具有特殊相关性,血清阿司匹林水平和 ALT 升高的相关性也不明显[61]。

阿司匹林的主要代谢产物为水杨尿酸和水杨基酚葡糖醛酸苷。有学说认为与成年人一样,这些代谢途径在儿童时期就易饱和,这导致了一种原本只具有轻微毒性代谢产物的蓄积,从而可能造成肝损伤[62]。尽管已

有一些损伤模式的假说,但这种细胞损伤的确切机制尚不清楚,可能包括脂质过氧化、线粒体损伤、羟自由基清除,以及肝细胞膜的损伤[60,63]。

在高达 50%服用有效剂量阿司匹林并且血液浓度达到 15 mg/dl 的患者中,AST 及 ALT 升高被视为肝损伤的标志[56],也有低至 10 mg/dl 发生肝损伤的报道,阿司匹林浓度与 ALT 水平关联性尚不明确。毒性似乎是水杨酸分子的一种特性,因为钠和胆碱水杨酸也导致氨基转移酶升高[2,64]。幼年型类风湿关节炎(Juvenile rheumatoid arthritis, JRA)、系统性红斑狼疮和风湿热患者更易发生阿司匹林肝损伤,可能与上述疾病时用药剂量较大有关[48,56,64-68]。在这些患者中,肝酶异常发病率在 20%～70%,小于 12 岁的儿童较成年人有更高的发病率[56,57]。目前已知易感性没有性别差异,但有报道具有 A2BW40 单倍体型 JRA 患儿似乎有遗传倾向[68]。

阿司匹林相关的肝损伤通常不严重,并且能在停药后得到缓解,多在停药后 2 周内[58]。严重肝损伤仅发生在少于 3%的患者身上,早先病历报告中也没有能够令人信服的致命性损伤的病例[13,56]。然而,英国服用过量水杨酸盐(以及对乙酰氨基酚和布洛芬)自杀的病例似乎比美国更加普遍,这就促使相关的立法以限制药店柜台出售的药物数量。在 1998 年 9 月限制水杨酸盐法律通过后,因为其中毒致死的发生率减少 48%[69],后续研究发现,以水杨酸盐自杀人数减少了 22%,这一数字在引进限制药店柜台出售止痛包的规格之后一直持续了 2 年,过量服药人数减少 39%[70]。

虽然 1980 年以前就有一些关于服用较高剂量水杨酸盐的 JRA 和 SLE 患者因脑病和凝血功能障碍而死亡的报道[56,71],事实上他们可能是一些早期 RS 病例。已有报道低蛋白血症[72]和慢性肝病[73]可以增加水杨酸的肝毒性,因其导致与水杨酸盐结合的蛋白质减少,游离水杨酸浓度增高并且能自由分布到组织中并损伤肝脏。慢性肝病也可由急性水杨酸盐所致的肝损伤发展而来[74],但这些病例报道时尚无丙型肝炎检测方法[21]。目前 HCV 检测方法完善,未见阿司匹林相关慢性肝病报道。

20 世纪 80 年代的流行病学研究表明在流感或水痘的儿童中阿司匹林和瑞氏综合征(RS)之间有很强的关联[75-77]。成年人也受影响,有几个研究年长患者的病例报告就证实了老年人因可能的病毒感染而服用阿司匹林时出现了 RS[78-80]。这两者之间关联的有力证据还包括美国 RS 发病率惊人地下降,与此平行的是阿司匹林使用量的减少[81,82]。Pinsky 等研究发现[83],虽然每天低至 15 mg/kg 的剂量(相当于 40 kg 的儿童每天服药 325 mg)大量增加了发病风险,但 RS 风险仍然是与阿司匹林剂量正相关。因此,仍不鼓励急性发热性疾病患者使用阿司匹林,尤其是儿童。

阿司匹林与病毒感染相互作用而导致 RS 的机制尚不清楚。水杨酸盐毒性所致的线粒体损伤与 RS 的体内外变化都很相似[84],但其他退热药,包括对乙酰氨基酚(被认为与 RS 无关),有可能通过降低干扰素诱导的抗病毒反应从而加剧动物模型的死亡效应[85]。儿童中阿司匹林和 RS 的相关性已经受到了挑战,目前认为 RS 更有可能是在 20 世纪 80 年代被确诊的氨代谢先天缺陷的结果。据 Orlowski[86] 报道,在澳大利亚69%患 RS 并幸存下来的患者随后被诊断为线粒体链酰基辅酶 A 脱氢酶(mitochondrial mediumchain aryl-CoA dehydrogenase,ACADM) 缺乏或其他目前可以清楚解释的代谢疾病,他们报道的 49 例患者没有 1 例根据目前 RS 诊断标准能确诊 RS。最近研究显示,可能与干扰素调节因子-3(interferon regulatory factor 3,IRF-3)抑制下游类视黄醇 X 受体(retinoic acid X receptor,RXR) 有关[87]。

(二)其他水杨酸盐

非乙酰类的水杨酸盐也能产生肝损伤,其钠离子及水杨酸胆碱能导致氨基转移酶升高以及黄疸[2,88,89]。一位服用三柳胆镁的 66 岁女性患者出现了非常严重的过敏反应,并在 3 天后出现 AST 及 ALT 的显著升高[90]。超敏反应中嗜酸性粒细胞增多被认为是肝损伤的原因[85,88]。二氟尼柳(Dolobid)为二氟苯酚水杨酸衍生物,一些报道发现其与胆汁淤积型以及混合型的胆汁淤积-肝细胞型黄疸有关[91,92]。虽然二氟尼柳在实验中证实具有细胞毒性[93],但其代谢过程中不产生水杨酸盐[94],这也许可以解释在临床上肝损伤相对较少的原因。贝诺酯是一种乙酰水杨酸的醋氨酚酯,有报道发现,与对乙酰氨基酚毒性所致的肝损伤相似,贝诺酯可导致 3 区(中央小叶)坏死,而非典型的阿司匹林毒性损伤所致变性的和微泡脂肪变[95]。有报道提示双水杨酯也可导致肝酶升高,但严重损伤少见[4]。

二、乙酸衍生物

(一)双氯芬酸

双氯芬酸(扶他林)是一种苯乙酸衍生物,是全世界处方量最大的 NSAID 之一,于 20 世纪 80 年代后期进入美国市场。有两种口服剂型,一种是有肠衣的缓释双氯芬酸钠片,另一种是速溶的钾制剂,两者肝毒性相似。关于外用双氯芬酸凝胶制剂,目前只有一例肝损伤的报道,一位 52 岁原发性胆汁性肝硬化的女性患者在双氯芬酸凝胶制剂使用过程中,常规检查发现 AST/ALT 大于 10 ULN,并在局部用药后 1 个月缓解[96]。

20 世纪 90 年代中期以来,超过 250 例肝细胞损伤患者被报道与口服双氯芬酸有关,死亡率约为 10%[97-100],并且出现数例因 ALF 而死亡或需要肝移植的病例[8,11,12,45,101]。15%～20% 服用双氯芬酸患者出现氨基转移酶异常,绝大多数都不会进展至 ALF[99]。早先对双氯芬酸所致的明显肝损伤的估计为,每百万张缓释制剂处方中出现 1～2 例[100,102],但 FDA 数据提示发病率为此数值的 2～3 倍[97]。实际上,尽管不是所有研究都提示患病风险增高,双氯芬酸似乎比其他种类的 NSAID 都易出现肝损伤[97,103],舒林酸次之[104]。在迄今为止最大的前瞻性、随机、双盲试验中,Laine 等研究了 46 个不同国家 1 380 个中心的 17 289 例患者,这些患者都进入了多国依托考昔和双氯芬酸长期治疗关节炎研究(Multinational Etoricoxib and Diclofenac Arthritis Long-Term,MEDAL)中。患者随机入组,双氯芬酸组治疗时间为 18 个月[105]。在排除了过量饮酒(定义为每周饮酒大于 14 次),以及基线肝酶异常患者,研究人员发现 3.1% 患者出现 ALT 和(或)AST 升高大于 3 ULN,0.5% 患者大于 10 ULN。在 83 名(0.5%)氨基转移酶升高大于 10 ULN 的患者中,20 名(24%)曾有反复的 ALP 升高大于 2 ULN。2.5% 患者($n=435$)因肝脏相关事件停用,其中 202 名(1.2%)患者的氨基转移酶水平升高大于 3 ULN。在此项研究中无患者进展为需要肝移植的 ALF。

双氯芬酸肝损伤主要是肝细胞型,与急性病毒性肝炎类似。在 Banks 等所研究的队列中,79% 患者为女性,年龄多大于 60 岁,2/3 有骨关节炎。多数病例(67%)最初是因肝脏相关症状而发现肝损伤,其余则是根据异常升高的肝酶确诊。24% 病例潜伏期为 1 个月,3 个月累计患病率为 63%,6 个月为 85%。在肝损伤发生之前,12% 患者服用双氯芬酸 6～12 个月,3% 超过 12 个月。在进入研究的 180 例患者中,97 例可以见到肝细胞型损伤,其中 60% 有黄疸。混合型损伤在 12% 患者中可见,不明确类型的损伤比例占 26%,肝内胆汁淤积 8%。当血清 ALP 大于 3 ULN 时,肝损伤为不同程度的混合型或胆汁淤积型。然而,除此篇报道以外,很少见到双氯芬酸相关急性胆汁淤积型肝炎的报道[106]。多数患者有乏力、食欲缺乏、恶心、呕吐、发热

及皮疹症状,嗜酸性粒细胞增多较少见[97]。氨基转移酶水平升高在(10～100)×ULN 范围内,伴明显黄疸。对 21 例 FDA 病例[97]的活检或尸检材料分析,主要的病理损伤为急性肝细胞坏死(主要为 3 区),其严重程度与显著升高的氨基转移酶水平相符。这种损伤类型也是其他注册研究中肝损伤的主要类型[8-10,12]。这 21 例患者中其他的病理损伤类型还包括 1 例肉芽肿,以及 6 例慢性肝炎[97]。

在向 FDA 报告并经 Banks 等分析的 180 例患者中,50% 无黄疸,生化检测仅有轻度氨基转移酶升高,多数临床症状不典型[97]。女性、肥胖以及骨关节炎患者与男性或类风湿关节炎患者相比,肝损伤发病率似乎更加显著[97,105]。由于抗核抗体及抗平滑肌抗体阳性,Scully 等[107]和 Sallie 等[108]报道并总结了几例怀疑自身免疫性慢性活动性肝炎患者,病理检查涵盖了门静脉周围炎伴轻度纤维化到全小叶炎症[107]。

服用双氯芬酸(12 个月及以上)发生的迟发性损伤以及再次给药的后期反应(再次用药后的 5 周)提示代谢异常为可能的发病机制[97],实际上是线粒体的损伤累积所致[109]。Scully 等收集的 21 例病例中,6 例具有过敏特征(包括外周嗜酸性粒细胞增多以及皮疹),其余的 15 例伴有代谢异常所致的损伤[107]。在大型的 FDA 研究中,没有患者具有过敏特征[97]。一些研究人员发现双氯芬酸的代谢产物集中在胆小管,导致细胞内 ATP 减少,这大概是实验性肝毒性的原因[110-116],在人体内也有相同的发现[117-119]。

停用双氯芬酸后通常会较快恢复,与其他药物 DILI 一样,肝细胞大块坏死导致的急性肝衰竭和死亡是其严重并发症。FDA 研究提示 8% 左右黄疸患者出现该并发症[97],在瑞典药物不良反应顾问委员会的一项包含 127 例患者的注册研究中,有 4 例患者出现这种情况[120]。Laine 等报道在服用双氯芬酸的患者中住院率为 6/10 万病人年[105]。每 132 名 AST/ALT 升高达 3 ULN 的患者中就有 1 例因双氯芬酸相关的肝损伤而住院。MEDAL 研究中的 4 位患者因 AST、ALT、ALP 或胆红素水平升高大于 2 ULN 而住院治疗,利用 RUCAM 评分系统对病因进行评价时,其中 1 例患者为"很可能",2 例患者为"可能",1 例患者为"可能不是"[105]。所有患者的氨基转移酶水平在停药 24 周内均减少达 50%,没有患者进展为重症肝炎或需要肝移植。日本报告了 1 例静脉应用前列腺素 E 联合泼尼松龙治疗因双氯芬酸导致重症肝炎的 56 岁男性病例[121]。少数患者接受糖皮质激素治疗潜在的双氯芬

酸相关 AIH 后取得较好疗效,但在其他病例中其价值尚不清楚。

(二) 依托度酸

这种吡喃羧酸衍生物很少在临床试验中引起肝损伤。在 3 302 例每日服用 50～600 mg 依托度酸并持续 6 周甚至长达 88 个月的患者中仅有 10 例出现氨基转移酶或胆红素水平升高大于 1.5 ULN[122]。然而,一例致死性肝炎的报告强调了其可能发生的肝损伤的严重性[123]。这份病例报告是关于一位肥胖的 67 岁女性患者,服用依托度酸 300 mg(2 次/天)4 个月,随后出现了 1 周的前驱症状如恶心、呕吐、乏力、厌食、黄疸和意识错乱,最后出现肝衰竭。在尸检中发现肝脏亚大块桥接坏死,早期纤维化和小泡脂肪变。其肝细胞损伤的机制与同类药物相似,仍可能是代谢异常所致。依托度酸经过肝肠循环,在肝衰竭或肾衰竭的小鼠中清除率明显降低[124],尿胆红素的假阳性可能是由其酚类代谢产物所致[125]。

(三) 酮咯酸

目前没有发现酮咯酸肝损伤有关的报告,但制药公司指出肝功能受损或低蛋白血症患者有发生包括肝衰竭在内的肝毒性风险[28]。既往有肝脏疾病患者,应慎用酮咯酸。

(四) 溴芬酸

这种乙酸衍生物于 1997 年作为苯基乙酸类的非麻醉性短期镇痛药进入临床,但在 1998 年就因几例在长期应用该药物后出现急性肝衰竭导致死亡或需要肝移植的病例而退市[22,126~128]。此药物短期应用(少于 10 d)时似乎没有肝毒性,而延长至 30～90 d 时,有关其严重肝毒性的报告就开始出现。一项 Fontana 等报告的包含一系列病例的病例报告[22]中提示,疲劳及身体不适感等前驱症状预示着严重的肝细胞损伤并进而导致急性肝衰竭;组织学表现包括大块或亚大块中央区坏死,伴淋巴细胞浸润;病程较长的两名患者出现了再生结节。Moses 等报道了应用溴芬酸支持治疗使 1 例 3 个月内的急性肝衰竭患者病情缓解的病例[126],其余病例需要肝移植[22,127],死亡病例也有报告[128]。

目前已报道的病例中没有过敏的证据。溴芬酸与人血白蛋白结合并被代谢[129],因此损伤机制可能与代谢特异质有关。因为无法预见每一例患者是否存在因长时间用药而发生急性肝衰竭的风险,所以在急性肝衰竭的病例报告出现后不久,此药就遭撤市。

(五) 芬克洛酸

是早期芳香基脂肪酸类的衍生物,在 10% 的用药

患者中会出现混合型或胆汁淤积型黄疸,于 1970 年撤市[19]。

(六) 吲哚美辛

这种吲哚乙酸的衍生物自 1963 年起就在美国使用。尽管因为在多达 50% 的患者中可能出现不良反应而受到限制,但黄疸病例却不多[2]。英国一项对 NSAID 长达 9 年的不良反应分析研究表明,共有 1 260 例吲哚美辛使用患者出现不良反应,其中 114 例是致死性的。然而,在所有的不良反应中只有约 3% 的死亡病例,其中又只有 6% 与肝脏有关[18]。

吲哚美辛主要造成(大块或中央性)肝细胞坏死,有时伴有小泡脂肪变性以及明显胆汁淤积[130]。Cuthbert 在 1974 年估计其死亡率高达约 15%[18]。很少有吲哚美辛引发致死性肝脏疾病的报道,儿童似乎更易受影响,基于一些已报道的死亡病例,并不被推荐给 JRA 儿童使用吲哚美辛[131-133]。

吲哚美辛能转化为活性的代谢产物,而这些代谢产物本身似乎并没有肝毒性,因此代谢异常似乎是最可能的损伤机制[31]。实验研究证实,吲哚美辛可以完全防止由蘑菇毒素毒蕈素导致的死亡和出血性肝坏死[134],也可以防止由四氯化碳(carbon tetrachloride,CCl_4)介导的损伤,其机制可能为线粒体呼吸的促进作用[135]。考虑到较高的死亡率,不建议有肝脏基础疾病的患者使用此药物。研究发现,在慢性乙型肝炎病毒感染的患者中发现应用吲哚美辛与更高的乙型肝炎病毒 DNA 清除效率及 e 抗原的血清学转换有关[136,137]。

有报道认为吲哚美辛与药物引起的 AIH 有关[138]。Abraham 等报道了 1 例 47 岁的因关节痛服用吲哚美辛的女性患者在用药后的第 10 d 开始出现恶心、呕吐及黄疸,胆红素水平为 5.3 mg/dl、ALT 为 202 U/L[138],虽立即停用吲哚美辛,但其肝功能却持续恶化,胆红素最高值 30.7 mg/dl、白蛋白 2.2 g/dl、凝血酶原时间 15.9 s,AST 及 ALT 值分别为 1 567 和 1 050 U/L。至第 6 周时首次肝活检提示急性肝炎,伴肝小叶紊乱、淋巴细胞在微小门脉区浸润,于是给予此患者泼尼松治疗。第 20 周时再次肝活检发现与慢性肝炎类似的门管区单核细胞密集浸润,小叶炎症以及局灶性碎屑样坏死。

(七) 舒林酸

舒林酸是茚的衍生物,与吲哚美辛结构相似,在欧洲进行了数年研究之后,于 1978 年被美国批准进入临床。舒林酸总体不良反应发生率为 25%,因毒性需停药的有 5%～7%[139-141]。它是最可能产生肝损伤的 NSAID 之一[35,142,143],自 20 世纪 80 年代中期以来有

超过 24 篇病例报告或队列研究发表[2]。在报告给 FDA 并经 Tarazi 等分析的 338 例可能由舒林酸造成肝损伤的病例中,91 例被认为是很有可能或明确相关。这种相对较高的病例数与舒林酸肝损伤的发病率相一致,其发病率超过多数其他的 NSAID,甚至可以与双氯芬酸相当[36]。

在 Tarazi 等所研究的患者中[144],发病往往在开始用药的 8 周内,并且许多病例(48%,$n = 91$)4 周内就出现病情进展。其中 15 例有组织学资料,多数是胆汁淤积型或混合型黄疸,1/4 病例是肝细胞型,还有另外 20%不确定[144]。女性与男性的患病比例为 3.5:1,69%的患者都超过 50 岁,只有 6%的患者小于 20 岁。生化特征是组织学表现的反映:胆汁淤积型损伤的患者 ALP 升高大于 2 ULN(最高达 3 500 U/L),平均胆红素水平 7 mg/dl(最高达 35 mg/dl)。AST 和 ALT 水平在这组患者中可达(3~4)ULN。肝细胞型损伤患者的 AST 和 ALT 水平平均升高达(20~25)ULN(最高大于 100 ULN),平均胆红素 5.4 mg/dl,ALP 水平正常。舒林酸也能导致胰腺炎的发生[145],胰腺炎引起的胆道梗阻也许与部分患者的黄疸相关。

Tarazi 等报道的一系列病例中,大多数的病例都有过敏特征,55%有发热、48%出现皮疹、40%有瘙痒,嗜酸性粒细胞增多发生在 35%的病例中[144]。以上这些百分比在几乎所有报道的病例中都相同,在组织学表现不同的各组中也分布一致(除了嗜酸性粒细胞增多一项,其在 ALT 及 AST 升高大于 8 倍的患者中是缺失的)。病情恢复后数日内,由药物再次诱发肝损伤可以在约 1/4 的病例中见到,提示变态反应(如免疫学异常)为损伤机制[144]。更多的支持此机制的依据在一些舒林酸相关的 Stevens-Johnson 综合征中可以见到[146,147]。

多数患者在停用舒林酸后病情可以在 1~2 个月内缓解[145],但也可能延迟达 7 个月才恢复[148]。该种药物所致肝损伤的死亡率约为 5%,死亡似乎是全身严重过敏的后果,包括中毒性表皮坏死松解症和肾功能衰竭,而不是单纯的肝脏疾病,因为最常见的肝损伤模式是胆汁淤积。然而,也有一些致死性肝坏死的病例[144]。和阿司匹林一样,小儿类风湿关节炎和系统性红斑狼疮患者会出现舒林酸相关肝损伤风险增加的现象[149,141],一般情况下,敏感性增加的因素还包括高龄及女性。在肝硬化患者中,NSAID(包括舒林酸)因可能出现肾毒性和肝肾综合征而不被推荐使用,但舒林酸较其他 NSAID(如布洛芬)对肾脏花生酸代谢的抑制作用弱,并有报道其对肾脏副作用较小[150]。

（八）托美丁

这种吡咯乙酸衍生物自 20 世纪 90 年代就已经在美国进入临床使用,肝损伤的比例似乎比其他非甾体类抗炎药稍低。但也有一些包括黄疸病例在内的临床报告提交 FDA[13]。一篇已发表的病例报告报道了 1 例血液中有高浓度托美丁的 15 岁女性患者的死亡病例,该患者出现多器官衰竭,伴肝脏微泡脂肪变性[151]。据报道,5%服用托美丁的患者出现氨基转移酶升高,但无进展加重[152]。

（九）萘丁美酮

这种萘基乙酸衍生物在其药品包装的标签上有可能出现轻度氨基转移酶升高的提示,这是由于其上市前研究的 1 677 例患者中出现了 1%的氨基转移酶升高风险。包括 3.8 万名患者的全球性的使用安全性经验并没有出现肝坏死的情况[153]。

（十）氯苯酰吲酸

此药是吲哚美辛的异构体,主要在法国使用,在美国并未进入临床。氯苯酰吲酸与女性患者的一种 AIH 有关,往往在 6 个月到数年的潜伏期后出现[13,154-156]。在 Islam 等的一篇包含 30 个病例的报道中[155],女性占多数(女性:男性为 29:1),年龄 32~84 岁。伴肝小叶中心性坏死的急性肝炎可以在 25 例行肝活检病例的 17 例中见到,8 例有慢性活动性肝炎的表现。抗平滑肌抗体(如抗肌动蛋白抗体)和抗核抗体分别见于 66%和 52%的患者,滴度从 1:2 到 1:2 560,73%的患者有高球蛋白血症。Pariente 等[156]的病例报告也有类似的特征,其中包括 3 个死亡病例。这种与氯苯酰吲酸有关的综合征被指出与轻泻药酚丁类似[157]。肾脏损伤、皮疹和嗜酸性粒细胞增多都有可能伴随肝脏疾病出现[13]。除了急慢性 AIH,氯苯酰吲酸相关肝损伤的其他组织学类型还包括肉芽肿性损伤、多核巨细胞肝炎、肝汁淤积型肝炎及肝硬化[13,157]。急性重型肝炎综合征在一些病例中是致命的[156-158]。尽管其固有毒性也被认为是过量服药的损伤基础[2],但免疫学异常才是可能的损伤机制。氯苯酰吲酸于 1990 年因其肝毒性而遭撤市[159]。

三、丙酸衍生物

（一）布洛芬

布洛芬作为异丁芬酸(20 世纪 60 年代因致死性肝细胞型损伤停用[18])的衍生物,其毒性远小于异丁芬酸[13,31]。20 世纪 70 年代的数据提示布洛芬的不良反应（共 4%）很少累及肝脏[18]。20 世纪 80 年代的研究提出，根据 AST 水平监测，布洛芬与阿司匹林和奥沙普秦相比，在关节炎患者中更为安全[160]，与其累计 15 年的安全性相一致[161]。事实上，相对较少的早期英国及 FDA 的肝损伤报告提示布洛芬是经常使用的 NSAID 中导致肝损伤可能性最小的药物之一[31]。根据 1996 年的一篇综述[162]，布洛芬肝损伤的发病率很低（10 万人中有 1.6 例）。

布洛芬相关急性肝细胞型损伤或混合型胆汁淤积型损伤事件偶有报道[163-165]，包括 1 例联合使用双氯芬酸易感病例[97]，在几十年的临床应用中，急性重型肝炎罕见报道[8-10]。发热和过敏常与肝损伤相随，提示发病机制可能与免疫相关。一名患者发生致命性肝脂肪变性提示代谢也可能介导[31]，目前相关活性代谢产物已经明确[110]。一项服用过量布洛芬（20 g）的病例报告提示药物本身也可造成肝损伤[166]，并被相关实验支持[167]。在体外，布洛芬改变线粒体膜的通透性[168]，并通过过氧化物酶体的作用诱导细胞肥大、增生[169]。

尽管布洛芬肝毒性多呈一过性，Alam 等认为[170]这种药物可造成胆汁淤积时间延长，而这正是胆管消失综合征（vanishing bile duct syndrome，VBDS）的一部分[55]。他们报道了 1 例 29 岁男性患者，在对普通过敏原进行脱敏过程中因身体疼痛及头痛而每日服用布洛芬，3 周后，出现急性右上腹疼痛、恶心、呕吐、肝脾大和黄疸，之前他没有接触过布洛芬。升高的肝酶水平包括胆红素（最高达 24 mg/dl）、ALP 近 4 000 U/L 以及 ALT 488 U/L。这些异常在接下来的一整年都持续存在，数次肝活检提示肝组织由伴有胆管中性粒细胞及嗜酸性粒细胞浸润的肝门炎症反应进展为胆汁淤积、梗阻甚至胆管缺失。黄瘤病和高脂血症持续进展，治疗反应不佳。Bennett 等[171]报道了 1 例 16 岁中学生运动员因肩部损伤而服用布洛芬（200～1 200 mg/d），6 周后出现了长时间的胆汁淤积和严重瘙痒。停用药物后症状逐渐缓解，当时并没有行肝活检。

Riley 和 Smith[172]报告了几例诱发病例，3 位慢性丙型肝炎病毒感染的患者中出现了布洛芬增加肝细胞毒性易感性现象。短期应用布洛芬（1 周）后突然出现 ALT 和 AST 值高达大于 1 000 U/L，若再次用药仍可出现肝酶升高。停用布洛芬 2～3 个月后，氨基转移酶又逐渐降低至正常。Andrade 等[173]报道了在 422 例丙型肝炎患者中有 1 例因腹部疝服用布洛芬 600 mg（2 次/天）30 d 后出现氨基转移酶突然升高（ALT 1 093 U/L，

AST 355 U/L）。停用 3 d 后，ALT 和 AST 水平即降至正常。急性巨细胞病毒、甲型肝炎病毒和乙型肝炎病毒、单纯疱疹病毒、Epstein-Barr 病毒（EB 病毒）和人免疫缺陷病毒检测均为阴性，没有进行 AIH 和急性戊型肝炎病毒检测，这可能是急性 DILI 一可能混杂因素[174]。目前已对这一情况进行警示（特别是肝硬化患者），但尚无其他证据佐证这一结论[175]。

（二）萘普生

有关这种芳基乙酸衍生物的肝损伤报道很少[18]，包括肝细胞型黄疸、胆汁淤积型黄疸、1 例病因不明黄疸以及罕见的急性肝衰竭病例[8,176-178]。Cuthbert[18]报道，20 世纪 70 年代英国 179 例萘普生不良反应中，4% 是与肝脏有关，明显肝损伤发生在用药后 1～12 周内，轻度的氨基转移酶升高可能在继续治疗中自行缓解[2]。一位患者出现发热而另一位出现嗜酸性粒细胞增多，提示过敏可能[178]。目前没有病例可准确阐明其机制，也没有误服过量药物或实验证实其本身毒性的证据[179,180]。

（三）非诺洛芬

该药在结构和代谢方面与布洛芬类似，很少导致肝损伤[181]，目前只有 2 例肝损伤病例[182,183]。一例服用萘普生时即出现黄疸[178]，停用后完全消失，再次服用非诺洛芬后又出现黄疸，提示存在交叉敏感。在另一例用药 7 周后出现黄疸，停药后缓解[183]。目前未见动物肝损伤研究[181]。另一种相关药物，芬布芬，25% 服药者出现 AST/ALT 升高，可能因超敏和（或）本身毒性损伤所致[184]，此药没有进入美国临床。

（四）氟比洛芬

据我们所知，目前只有 1 例关于此药所致黄疸的报道，用药后 3 个月才出现，起病因过敏而明显延迟，损伤特点是明显肝细胞型伴超敏反应表现[185]。

（五）奥沙普秦

奥沙普秦在 15% 的用药患者中导致氨基转移酶升高，但仅有 1% 的升高会超过 3 倍。在 2/3 ALT 正常患者中，尽管继续用药，ALT 水平也会降低或保持不变[186]。尽管至少有 2 例肝损伤病例被报道，严重肝损伤仍然罕见，一例出现致死性的大块坏死[187]，另一例急性肝细胞型黄疸得到缓解[188]，其肝毒性机制尚不明确，可能与一种毒性代谢产物有关。

（六）酮洛芬

已有少数黄疸病例被报告给生产厂家[189]，肝损伤的总体发病率似乎非常低，目前并没有看到任何已经发表的相关报道。但与此相反，吡洛芬（一种较早的苯基

丙酸衍生物),因致命的肝毒性报道而被撤市[190]。大多数严重坏死的病例发生于服药 1.5~9 个月的老年妇女中。根据临床和实验室数据,其一种代谢物怀疑有肝毒性[139,190]。

（七）苯噁洛芬

苯噁洛芬于 1982 年 4 月被批准在美国使用,4 个月后就遭到撤市,因为有数例老年人在服药后因肝肾疾病而死亡[13,16,33,191]。在英国,约有 50 万患者服用此药,药物安全委员会收到约 3 500 份此药的不良反应报告,包括皮肤的光过敏[192,193]、胃肠道不适等中毒症状、几例 Stevens - Johnson 样反应以及数例肝损伤[2,20,192-194],许多死亡病例有肝肾受累。目前美国还没有发表的病例报告,但是数百例肝病资料已被提交给 FDA 的药物不良反应登记处[13]。虽然这些报告有效性尚未完全明确,但巨大的病例数提示其肝损伤确实存在。在讨论 NSAID 相关肝损伤时,必须考虑苯噁洛芬。

苯噁洛芬相关肝损伤多在用药 1~12 个月后(每日剂量 600 mg)出现[20,194],主要症状是黄疸,可有厌食、恶心和呕吐,数名患者伴上腹痛和呕血。即使停药,一些患者仍然出现黄疸加深、肾功能衰竭以及凝血功能障碍,最终死亡。

肝损伤患者胆红素最高可达 17 mg/dl,多数都在 8 mg/dl 以下。患者通常氨基转移酶略升高,少数超过 8 ULN,近 1/2 患者中 ALP 水平升高 3 倍及以上。组织学特征包括显著的胆汁淤积和轻度到中度的肝细胞坏死。胆汁淤积在 3 区尤为明显,毛细胆管和胆小管病变是特有浓缩的胆汁管型[2,55]。过敏标志的缺乏以及在肝损伤前长期的药物暴露提示代谢异常为可能的损伤机制。约 50% 的药物被转化成一种葡糖醛酸,胆小管中的药物浓度由此种葡糖醛酸和其他难溶的代谢物组成。药物在胆小管的沉积是黄疸的明确原因[55]。

所有苯噁洛芬肝损伤的报告病例中,除了一项研究,其余均包含女性,多数患者的年龄大于 70 岁。老年患者药物代谢的速度明显变慢,半衰期约为 40 岁或更年轻患者的 4 倍[195]。代谢时间的延长可能会导致其在血液中的浓度升高,并最终使一些难溶性的胆汁代谢产物在毛细胆管中沉积。

使用离体大鼠肝细胞进行的实验研究表明,苯噁洛芬即使不经肝脏 P450 代谢也能表现显著的毒性[196]。实验模型在药物中的暴露浓度与肝损伤确实相关。大鼠肝细胞模型也证明了剂量相关性肝损伤[197]。最近研究发现,苯噁洛芬具有氯贝丁酯相似的分子结构,并

且可作为 CYP4 的作用底物,导致过氧化物酶体的增多。苯噁洛芬与补骨脂素相似的结构可以解释其与光毒性的相关性[198,199]。氟诺洛芬,苯噁洛芬的结构类似物,被认为在大鼠中肝毒性较弱,可能是其活性代谢产物较少的缘故[200]。

严重苯噁洛芬相关黄疸患者的死亡原因尚不清楚。药物相关的胆汁淤积很少与死亡病例相关[55],但在 14 例苯噁洛芬相关的胆汁淤积患者中有 11 例死亡[20]。生化数据和组织学特征提示肝实质的损伤并没有严重到会造成其中大多数患者死亡。据推测老年患者相对较慢的代谢导致血液及组织中苯噁洛芬浓度较高,因此混合型胆汁淤积(更可能是肾功能衰竭)是导致死亡的原因。因此,死亡可能是药物的全身毒性和肾衰竭的缘故,而非仅仅是肝损伤[21]。

四、昔康类

苯并噻嗪衍生物家族中第一个被研究的成员是舒多昔康,因与多例肝细胞型黄疸有关,并且出现了致死性肝坏死,故 1977 年就停止其进一步的临床试验[13]。

吡罗昔康(费啶)是一种甲酰胺衍生物,每天服用一次治疗类风湿性关节炎和骨关节炎。此药自 1982 年开始进入临床,已有若干相关严重肝坏死和胆汁淤积型黄疸的报道[31,201-205]。多数患者年龄大于 60 岁,但也有 1 例误服过量药物的 2 岁儿童出现短暂肝功能异常的报道[206]。一些病例为致命性大块或亚大块坏死,其他为长期(大于 4 个月)的胆汁淤积型黄疸。考虑到短潜伏期(最短只有 3 天)和临床特征,可能与超敏反应有关。灌注大鼠肝脏后,吡罗昔康通过减少线粒体 ATP 的产生影响能量代谢[207,208]。吡罗昔康对乙醇诱导的谷胱甘肽缺失具有保护作用,但仍需进一步研究[209]。

美洛昔康(莫比可)是一种烯醇酸衍生物,最初临床试验并没有发现与肝脏异常有关;随后报道却发现肝毒性[210,211]。Martinez - Ordiozola 等报道了一例 64 岁的男性患者,因腰痛服用美洛昔康 6 周而出现厌食和黄疸,肝活检证实药物导致的 AIH[211]。最严重的肝损伤在第 4 个月出现:白蛋白 3.48 g/dl、ALP 155 U/L、AST 1 591 U/L、胆红素 8.20 mg/dl、球蛋白 3.91 g/dl、国际标准化比值(INR)1.96,血清丙种球蛋白升高到 3 840 mg/dl。肝活检证实存在药物所致的 AIH,伴混合型的炎症细胞浸润(包括嗜酸性粒细胞、淋巴细胞以及浆细胞浸润),从而导致肝细胞弥漫性损伤、门脉周围纤维化。该患者开始改服硫唑嘌呤和泼尼松,肝功能在 6 个月后恢复正常。

屈恶昔康和替诺昔康是在美国以外地区使用的昔康类药物,两者都与肝损伤有关,多数是胆汁淤积型[212]。在一些病例中可见的嗜酸性粒细胞增多提示其肝损伤存在与吡罗昔康类似的免疫学机制。伊索昔康所致胆汁淤积型肝损伤相关的中毒性表皮坏死松解症病例报告使其在临床上被停用[213]。

五、吡唑啉酮衍生物

保泰松于 1949 年引入美国治疗类风湿关节炎及相关疾病,目前,此药已不在人体使用,但兽医仍在使用[23],其在动物中的肝毒性已经有过相关描述[214]。45%用药患者中观察到了不良反应,10%~15%发生严重不良反应,使其于数年前撤市[18,21]。保泰松有超过100 例的肝损伤记录,根据不同的研究组,明显肝损伤的发病率为 1%~5%[31,215],多数为服药 1~6 周的成年人。男性和女性的患病率相当,年龄多在 30 岁以上,1/3 患者大于 60 岁。近 1/2 患者有过敏的表现如发热、皮疹和嗜酸性粒细胞增多。2/3 的病例为肝细胞型损伤,1/3 为胆汁淤积型损伤。肝脏肉芽肿在 30%行肝活检的患者中可见[215]。相对较短且固定的潜伏期,再次激发后的迅速反应、过敏表现高发,以及肉芽肿性肝炎都提示免疫因素为其发病机制,但儿童过量服药及一些实验模型也提示与其本身毒性有关[215]。保泰松相关肝毒性的预后视肝脏组织形态学类型的不同而有所不同,有胆汁淤积的特征或肉芽肿的患者通常在数周或数月后恢复,也有 1 例演变成慢性胆汁淤积。那些严重肝坏死病例死亡率为 25%[31,215]。肝脏和肾脏肿瘤在小鼠药物长期致癌性试验中出现[216]。羟基保泰松是保泰松的羟基化衍生物,也是其活性代谢产物,毒性与其母体相似[18,217],目前没有进入临床。

其他已经研发与保泰松有关的吡唑啉酮衍生物有阿扎丙宗和非普拉宗,副作用与母体相似,目前没有被临床应用[2,18]。普罗喹宗,用来代替氟丙喹宗(临床应用中导致严重肝毒性)的喹唑酮化合物。在最初的临床试验中普罗喹宗导致肝酶升高的发病率较低,但并没有在美国进入临床[218]。

六、灭酸酯类（邻氨基苯甲酸）

甲芬那酸已被证实与至少一例严重但非致死性的肝坏死有关[219]。一种相关的药物,甲氯芬那酸导致不到 5%的患者出现氨基转移酶轻度升高,在多数情况下尽管继续用药,氨基转移酶水平也会出现降低[220]。

七、选择性 COX-2 抑制剂

尼美舒利为最可能与 ALF 有关的药物之一[9,222-229],不同的报道也都提到 COX-2 抑制剂与严重 DILI 相关[8,9,44,46,221]。但是,塞来昔布和罗非昔布出现 DILI 的可能性似乎没有比非选择性 NSAID 更高。Sanchez-Matienzo 等在美国 FDA 自由信息(FDA/FOI)数据库和世界卫生组织乌普萨拉监测中心(WHO/UMC)数据库分别检索了选择性 COX-2 抑制剂和非选择性 NSAID 的肝毒性报告[25]。在 FDA/FOI 和 WHO/UMC 数据库中,分别有 158 539 和 185 253 例 NSAID 报告被确定,与其他 NSAID 相比,塞来昔布和罗非昔布所致肝疾病及肝衰竭的相对危险度(原始值及校正值)均小于 1,提示塞来昔布和罗非昔布所致肝损伤的比例并不比其他 NSAID 高。作者认为 COX-2 抑制剂这类药物与非选择性 NSAID 相比并不需要更多地考虑肝脏疾病及肝衰竭相关的安全性问题。然而,对于单个药物,尼美舒利在这个病例/非病例研究中被确认其肝脏不良反应的发生率与非选择性 NSAID 相比分别为 16.7% : 9.2%(FDA/FOI 数据库)和 14.4% : 5.0%(WHO/UMC 数据库)。下面将分别讨论各种 COX-2 抑制剂。

(一)尼美舒利

尼美舒利这类弱酸磺酰衍生物是一种新的选择性 COX-2 抑制剂,胃肠道副作用较少。据 McCormick 等报道,在临床试验中尼美舒利很少会导致 AST 及 ALT 升高(治疗大于 3 个月的患者中为 1.6%)[222]。然而,最近关于尼美舒利相关急性肝损伤的报道相继出现[9,222-239]。据 Traversa 报道的涉及 40 万例患者的 200 万张尼美舒利以及其他 NSAID 的处方统计,其肝损伤的风险相对较低(相对危险度 1.4)[24]。尼美舒利是 1988~2000 年意大利北部不良反应自发报告数量最多的药物,其胃肠道毒性明显超过肝毒性[229]。Boelsterli[230]估计肝损伤发病率较低,为 0.1/10 万,可能与硝基芳烃类物质的中间体形成有关。女性患者似乎患肝损伤的风险更高[231],同时服用肝毒性药物的情况下风险更高[232]。

尼美舒利肝毒性的临床病理特点可以从几个报告中得出。比利时 Van Steenbergen 等报道了 4 例肝小叶中心性或全小叶性肝坏死的女性患者,2 例较轻的肝内胆汁淤积男性患者,上述患者中 5 例有黄疸[223],2 例(男女各 1 名)嗜酸性粒细胞增多,提示药物过敏,但无任何超敏反应的症状或体征,所有异常值均在停药后 6~17 个月恢复。一位患者发现胰腺癌并因此死亡,但与此药无关。尼美舒利所致急性胆汁淤积型肝炎也有报道[228]，但较肝细胞型损伤少见。Chatterjee 等报道了一例相似的病例，一名 21 岁的女性患者在服用尼美舒利 5 d 后出现严重的去角质性皮疹，累及 70% 表皮面积，黏膜受累和中毒性表皮坏死松解症以及胆汁淤积与肝细胞损伤型肝炎[233]。患者经非口服类固醇激素治疗，在出现上述表现 4 周后肝功能恢复正常。根据 Naranjo 药物不良反应评分表，作者将此归类为可能的尼美舒利中毒性表皮坏死松解症伴肝炎。

尼美舒利目前只在美国之外的国家使用，一些急性肝衰竭和致死性病例促使其从法国、以色列、葡萄牙和西班牙等多个国家退市，意大利则限制使用[24-27]。McCormick 等[222]报道一例中年女性患者在因背痛重新开始服用尼美舒利后出现急性肝衰竭，她的氨基转移酶水平从正常逐步升高（AST 2 014 U/L，ALT 2 857 U/L），并出现黄疸，尽管给予立即停药并进行紧急肝移植，但仍死于移植肝原发性无功能（供肝有大块坏死表现）。Dastis 等报道了布鲁塞尔的 3 例需要肝移植的尼美舒利所致的 ALF 病例，分别为 22 岁、48 岁和 49 岁的女性[234]。其中 2 名仅服用 1 周就出现 ALF，另一名则用药 2 个月。Tan 等报道了 3 例来自中国的尼美舒利所致 ALF，其中 1 例死亡[235]。然而，这些病例中都存在着混杂因素，包括同时使用肝毒性药物（如双氯芬酸和未知中药），以及在出现黄疸和厌食症状时未及时采取停药等措施[236]。在一项对爱尔兰全国肝移植数据库的回顾性分析中，Walker 等发现 1994 年 1 月到 2007 年 3 月的 32 例药物性急性肝衰竭病例，其中 6 例与尼美舒利有关，5 例经 RUCAM 评分系统评价为很有可能（评分 6～8），1 例极有可能（评分 9～14 分）[237]。6 例肝移植的病例中 2 例在移植后 4 d 内死亡（其中 5 例为中年女性，1 例同时服用中草药）。

Weiss 等[224]报道了 6 例（5 例为女性）急性肝炎患者在停药后病情缓解。多数患者有乏力、恶心和呕吐等症状，中位 ALT 水平升高至 15 ULN。这些异常都在停药 2～4 个月内恢复正常。然而，一名患者在出现症状后继续用药数周，继而出现致命的亚急性肝衰竭，包括肝肾综合征，并在 6 周后死亡。Weiss 建议在服药过程中需监测肝酶水平，一旦出现进展期肝炎的生化指标异常和临床症状，就要立即停药。尽管有此警告，但仍有严重的肝损伤报道[237-239]。到 2008 年初，芬兰、法国、爱尔兰、意大利和西班牙报道了 17 例尼美舒利所致需要肝移植患者[231]，这促使印度产生将其撤出市场的提案[240]。

（二）塞来昔布

塞来昔布是一种非芳香胺类的苯磺酰胺衍生物，在近两年的临床试验中被证明有非常弱的肝毒性[241]。然而，自从它被批准进入临床后，出现了一些可逆的胆汁淤积型肝炎病例[242-250]，潜伏期为 2 次剂量至服药 2 年[244]，尽管并非所有病例都符合目前诊断标准[245,246]。升高的肝酶和肝功能异常通常在 6 周或更短的时间内恢复正常[242]。尽管在一些病例中心肌梗死发病率有所升高，但塞来昔布仍然未撤离市场[1,247,248]。

（三）罗非昔布

罗非昔布不含磺酰胺基团，在因心脏毒性[1]于 2004 年在美国撤市之前并没有任何该药物与肝毒性相关报道[249]。然而，Rostom 对数个随机对照研究和 FDA 数据库的综述提示，与安慰剂和其他非甾体类抗炎药（不包括双氯芬酸）相比，罗非昔布氨基转移酶水平升高大于 3 ULN 的概率更高[250]。罗非昔布仍继续在全世界范围内使用，Yan 等报道 2 例经活检证实的罗非昔布相关 DILI[251]。罗非昔布引起的肝损伤是肝细胞型损伤和胆汁淤积型损伤的混合类型。快速停用罗非昔布可使肝脏异常在 2 个月内迅速恢复，肝活检证实该药导致的肝损伤主要为 1 区坏死伴 3 区炎症。

（四）伐地考昔

目前尚没任何伐地考昔相关肝损伤的报道[252]。

（五）罗美昔布

这种包含羧酸基团的非甾体类抗炎药具有很好的口服生物利用度以及较短的半衰期，血浆中与关节腔滑液一致的浓度使其成为治疗骨关节炎非常有效的止痛药[253,254]，罗美昔布相关肝毒性迫使其退市或无法在包括美国在内的几个主要市场通过上市批准[255,256]。临床试验中有约 3% 服用大剂量药物的患者出现氨基转移酶升高[247]，一种有毒的与 GSH 耗竭有关并能与蛋白质共价结合的代谢产物已被发现[256]。Singer 等确定了一种特定的 HLA 单倍体型（DRB1*1501-DQB1*0602-DRB5*0101-DQA1*0102），在具有此 HLA 单倍体型并因服用罗美昔布而出现肝损伤的患者中，罗美昔布体现更高的肝毒性[255]。

抗风湿病药物导致的肝损伤

一、来氟米特

来氟米特上市后出现了一些相关的肝损伤病例，虽然很多自发报告缺乏足够的信息来评估这中间是否存在明确因果关系[257]。在一项为期 2 年的来氟米特与甲氨蝶呤治疗类风湿关节炎的对照试验中,仅出现一过性的肝酶升高,治疗过程中两药出现的紧急不良事件率为:来氟米特 1.6%、甲氨蝶呤 3.7%[258]。虽然在应用生物制剂过程中出现了不严重的肝脏事件,Suissa 等[259]并没有发现来氟米特的严重不良事件率升高(相对危险度 0.9)。Van Roon 等[260]报道对 101 位服用来氟米特的类风湿关节炎患者追踪 10 个月,发现其中 9% 的人出现肝酶升高 2～3 级;在这个研究队列中没有发现 4 级(严重)升高;只有 4% 的患者出现没有症状且可逆的氨基转移酶升高。1/8 同时服用来氟米特和甲氨蝶呤的患者出现肝脏毒性,然而其他的研究并没有报道源自这种药物组合的显著肝损伤[261,262]。源自北美风湿病研究者联盟的最新数据揭示在 151 例起始治疗时就服用来氟米特的类风湿关节炎患者中,11.3% ($n=17$)的患者出现 AST/ALT 升高大于 1 ULN,1.3%($n=2$)升高大于 2 ULN,而在 6 名银屑病关节炎的患者中均没有出现肝酶升高[263]。在这项分析中,服用来氟米特的患者加用甲氨蝶呤使肝损伤的风险根据甲氨蝶呤剂量不同而提高 2～5 倍[263]。

目前仅有数例急性来氟米特肝毒性的报道。Sevilla-Mantilla 等[264]报道了 1 例正在接受类风湿关节炎治疗的 67 岁女性患者,在 15 d 的潜伏期后,出现了急性可逆性肝炎。该机制尚不明确,但可能牵涉到活性代谢产物。Chavez-Lopez 等[265]又报道了 1 例 48 岁女性类风湿关节炎患者,其类风湿因子阳性且累及多关节,在开始服用来氟米特、羟氯喹和依托昔布后 5 周出现混合型肝细胞型和胆汁淤积型肝损伤,AST 和 ALT 的最高值分别达 597 U/L 和 644 U/L。在停用来氟米特后,该患者的实验室检查恢复正常并继续服用羟氯喹和依托昔布治疗。因此,由于存在潜在的肝毒性风险,建议在用药过程中监测肝酶[266-268]。

二、金制剂

几十年来一直有在金疗法的过程中出现黄疸的报道[269],虽然早期急性肝损伤可能是继发于被污染的针头或注射器而隐匿感染的病毒性肝炎[3,13]。胆汁淤积型损伤在某些情况下可能会迁延不愈,由胆管炎逐渐进展致胆管缺失,这可能是与金疗法相关的最具特征性的肝损伤[270,271]。免疫变态反应机制,包括嗜酸性粒细胞增多和皮炎,可以解释临床中出现的典型超敏反应。

三、柳氮磺胺吡啶

柳氮磺胺吡啶是含有磺胺基的 5-乙酰水杨酸衍生物,主要用于炎症性肠病(IBD)、类风湿关节炎以及各种脊柱关节病[272]。目前已知柳氮磺胺吡啶导致两种类型的肝损伤:急性肝细胞损伤导致的全身过敏反应和急性肉芽肿性肝炎[273]。急性肝细胞损伤的症状包括发热、皮疹、淋巴结肿大、肝大、非典型淋巴细胞增多和外周嗜酸性粒细胞增多[274];急性肉芽肿性肝炎往往伴有高热、不适以及右上腹疼痛[275]。柳氮磺胺吡啶肝毒性的发病率为 0.4%[272]。胆汁淤积型损伤约发生在 10% 的患者中[276]。Jobanputra 等报道了包含 10 例患者的一项研究,柳氮磺胺吡啶在应用于治疗类风湿关节炎和血清阴性关节病 6 周内出现了可疑的肝毒性。在这些患者中,8 例需要住院治疗,2 例出现急性肝衰竭,其中 1 例在肝移植后死亡。药物相关的肝损伤有可能或极有可能出现在这 8 位患者中。2 例患者肝活检提示门管区扩大并有密集的炎症细胞浸润,包括淋巴细胞、浆细胞和少量原始细胞,导致与胆管炎症有关的桥接坏死。

肝毒性在治疗的最初 6 周内是最常见的。7 名患者皮疹,3 名患者出现外周嗜酸性粒细胞增多,这提示变态反应为其可能机制,临床特征为伴有嗜酸性粒细胞增多症和全身症状的药物疹(drug rash with eosinophilia and systemic symptoms, DRESS)[272]。另外,Descloux 等报道了患有血清阴性关节病且注射类固醇有效的一位 45 岁女性患者,在服用柳氮磺胺吡啶 2.5 周后出现急性肝衰竭和 DRESS 综合征[277]。另有报道一例柳氮磺胺吡啶维持治疗 3 周的患者出现相同现象[278]。柳氮磺胺吡啶相关的急性肝衰竭在儿童患者中也有报道[279]。

白三烯受体拮抗剂的肝毒性

这类药物是基于白三烯在支气管收缩和肺部炎症中起到的重要作用,用来治疗和预防支气管哮喘[280,281]。目前有 3 种口服白三烯受体拮抗剂可供临床使用。其中,扎鲁司特作为最早上市的药物,被认为与一些出现肝毒性的病例有关,包括几例因急性重型肝炎而需要肝移植的病例[29,30],有个别报道提到齐留通[282]和孟鲁司特[283]相关的肝损伤。

一、扎鲁司特

扎鲁司特选择性竞争白三烯 D4 和 E4 受体,在上市前的研究中并没有严重肝毒性的报道[284]。总体而言,在北美洲及欧洲的临床试验中,超过 4 000 例服用扎鲁司特患者(通常比现在的推荐剂量大),1.5%出现无明显临床表现的 ALT 升高至(2~3)ULN,安慰剂组为 1.1%。差异并无统计学意义,ALT 升高是可逆的,并且没有报道黄疸病例[285]。然而,在上市后,出现了超过 100 例肝毒性的报告,包括至少 14 例肝衰竭,其中一些甚至需要肝移植[29,30,286-291]。同时也注意到另一例可能是扎鲁司特导致的肝损伤,最初被认为是罗格列酮所致[292-294]。相反,Torres 和 Reddy[291]报道一例同时服用减肥药 Lipokinetix 的病例,随后发现此药与严重肝毒性有关[295]。

多数患者为女性,平均服用扎鲁司特 6 个月,其中一些出现了嗜酸性粒细胞增多以及其他超敏反应表现,包括多形性红斑和白细胞破碎性血管炎[29,30,288,290]。Reinus 等报道的一例患者,重新用药后出现了迟发性的流感样症状及黄疸。扎鲁司特所致肝损伤病例的肝组织学检查(肝活检或外植体)中发现亚大块坏死伴嗜酸性粒细胞浸润[290]。一部分患者应用泼尼松治疗,全部获得临床缓解[30,288]。

扎鲁司特肝毒性的可能机制为免疫介导的超敏反应,因为一些患者可发生嗜酸性粒细胞性血管炎(Churg-Strauss 综合征),发现至少一例再次用药后激发[30]。然而,并非所有的报道都以过敏为基础,也可能与长时间活性代谢产物作用导致肝毒性有关[284,285]。鉴于非常严重的肝毒性很罕见,FDA 并没有要求在扎鲁司特治疗过程中常规监测肝酶,但是建议在出现急性肝炎或其他症状时检测 ALT 水平,并在必要时停药[28],但这在之前已经存在肝功能异常的患者中并不适用[29]。

二、孟鲁司特

临床试验并未提示 ALT 可逆性升高在孟鲁司特组(1.6%)和安慰剂对照组(1.2%)之间存在统计学差异。与扎鲁司特相比,上市后孟鲁司特急性肝损伤的报告很罕见。Goldstein 和 Black 报道了第一例肝毒性病例,一名 37 岁女性患者服用孟鲁司特治疗阿司匹林哮喘伴鼻息肉和过敏性鼻炎,3 周后出现黄疸、恶心和瘙痒,伴嗜酸性粒细胞增多,ALP 为 2.4 ULN,ALT 为 4.5 ULN,AST 为 3 ULN,胆红素 10.6 mg/dl,病毒血清学和自身抗体均为阴性。高胆红素血症在停药后的 5 个月恢复正常,但氨基转移酶仍持续升高,在初始治疗后 14 个月做的肝活检呈轻度门脉区炎症,不伴纤维化。迄今已有 3 例可能的孟鲁司特相关性肝损伤报告,其中 1 例为一名 5 岁的男孩[296-298]。孟鲁司特发病机

制与扎鲁司特一样也可能为超敏反应。1 例致死性的急性肝衰竭患者在服用孟鲁司特的同时服用一种有肝毒性的减肥补充剂藤黄果(Garcinia gummi-gutta)提取物[299],在这例病例中,孟鲁司特在急性肝衰竭中作用并不明确,但推测其与藤黄果具有协同作用。

三、齐留通

齐留通(zyflo)上市前的临床试验中,安慰剂对照组 ALT 升高为 0.2%,而用药组 ALT 升高为 1.9%,且同时出现 1 例伴黄疸的可逆性肝炎,迫使该药物停用[283]。2 458 例服用齐留通超过 12 个月的患者的生存研究也发现与常规治疗组相比,大于 3 倍氨基转移酶升高概率较高(4.4% : 1.0%)[300],其中 1.3%(n = 31)患者氨基转移酶大于 8 ULN。而且,64.2% 的肝酶升高出现在用药前 3 个月,提示仅需要在这段时间内监测肝酶,因为在过了最初 3 个月肝损伤的风险降低。目前为止,还没有肝毒性的报道,但若出现此类报道也不意外,因为齐留通确实有一种毒性代谢产物生成[282]。

治疗痛风药的肝毒性

一、别嘌醇

别嘌醇是黄嘌呤氧化酶(XO)抑制剂,阻止次黄嘌呤和黄嘌呤转化为尿酸。从 1963 年起,别嘌醇即被用来治疗有症状或无症状的高尿酸血症。别嘌醇所致的 DILI 最早出现并自 20 世纪 70 年代以来陆续被报道[301-310]。慢性肾脏病以及合并使用利尿剂使得患者更容易出现别嘌醇相关的肝损伤[303,311]。Urban 等报道了 1 例同时应用别嘌醇和吡嗪酰胺的患者,在多种肝毒性药物的作用下出现肝损伤发病率增加[312]。临床与实验室检查的结果与超敏反应介导的肝细胞型损伤相一致,通常还伴有 DRESS 综合征[303,306,312,313]。但 Fagugli 等报道了 1 例胆汁淤积型肝损伤的 74 岁女性患者,在其慢性肾功能衰竭的基础上急性加重,并出现因别嘌醇所致的 Stevens-Johnson 综合征/中毒性表皮坏死松解症[308]。

肝活检的组织学表现多样,包括肝小叶中心性坏死,偶见脂肪变性、嗜酸性粒细胞及中性粒细胞,以及 VBDS 的改变[301,303,304,306,309]。肉芽肿性肝炎也很常见,特别是在超敏反应综合征的患者中[303,306,312,313]。虽然已有更加经典的上皮样肉芽肿的报道[318],纤维环或甜甜圈样肉芽肿病变被认为与别嘌醇的使用

有关[313-317]。

当停用别嘌醇后大多数患者都能恢复[303]，然而，仍然有急性肝衰竭病例发生[302,306,307]，且其中一些是致死性的[319]。糖皮质激素治疗急性别嘌醇所致的超敏反应性损伤的疗效仍需进一步研究[303]，部分病例肝酶水平有所改善[310]。

啮齿类动物的体外试验数据表明，别嘌醇的抗氧化性可能对对乙酰氨基酚的肝脏毒性[320]和酒精所致的肝脏疾病起保护作用[321]。这些发现仍然有待在人类进一步得到证实。但是，别嘌醇似乎对治疗 IBD 时使用的巯基嘌呤类药物肝毒性有保护作用[273,322-325]。有设想在对硫唑嘌呤和 6-巯基嘌呤（约 10% 的患者产生高浓度的 6-甲巯基嘌呤）有超敏易感性的患者中，别嘌醇能够选择性地使代谢向产生 6-硫鸟嘌呤核苷酸的方向进行，以降低肝毒性的风险，但是确切的机制尚未明确[326]。

二、苯溴马隆

苯溴马隆是 20 世纪 70 年代研制出的苯并呋喃衍生物，能降低健康人群、高尿酸血症患者以及痛风患者血尿酸水平并增加尿尿酸排泄[327]，在 2003 年出现严重肝毒性的报道后被撤市[328]（苯溴、马隆未在美国上市，译者注）。在其停用前，有 5 例苯溴马隆导致肝毒性的报道[329-333]，其中 1 例为需要肝移植的亚急性重型肝炎[333]。药物生产商报道了 11 例病例，但是详细的资料并没有向公众开放[328]，难以明确直接的因果关系。目前欧洲抗风湿病联盟（European Union League Against Rheumatism，EULAR）继续建议苯溴马隆作为治疗痛风的药物，美国已撤市，其他国家地区仍在使用。苯溴马隆还能抑制 CYP2C9，提示损伤机制包含可能的遗传因素，并且因潜在的药物相互作用可以导致苯溴马隆毒性浓度升高，从而提高了肝毒性的风险[328]。

三、非布索坦

非布索坦（febuxostat，ULORIC；非布司他）是一种新型非嘌呤氧化和还原型 XO 的选择性抑制剂[334]，经肝脏代谢。有趣的是，非布索坦的药代动力学并不受轻度和中度肝功能不全的影响，这些数据是来自 I 期临床试验中 8 名 Child-Pugh 分级为 A 级和 B 级的患者[335]。非布索坦是一种弱 CYP2D6[335] 抑制剂，因此存在药物相互作用的可能性。临床试验中有肝酶异常的报道，但与服用别嘌醇的对照组相比并没有明显差异[336,337]。迄今为止没有急性肝衰竭的病例报道，仍期待上市后更多的安全性数据。

四、秋水仙碱

秋水仙碱相关的肝毒性很少有报道[321]，主要出现于一些过量服药的情况[338,339]。

NSAID 和其他抗炎症药物所致肝损伤的监测

一、NSAID 的监测

虽然 FDA 认为肝损伤是 NSAID 常见的不良反应，却终止了曾短期推荐 NSAID 治疗过程中强制监测肝酶的建议[21]。然而，其他一些机构建议需要监测双氯芬酸治疗过程中的肝酶变化[340]。表 22-7 涵盖了目前各药物生产厂商在药物说明书上所建议的监测方法[28]。虽然各类药物说明书不同，但都会提到对于任何一种药物，都可能出现肝脏异常，且可能随着继续治疗进展、不变或仅仅是一过性的。

对于许多复合制剂，说明书补充了出现严重肝损伤（包括黄疸，甚至是致死性急性重型肝炎）的既往报道。对于这些药物，医师需要注意潜在的肝毒性的同时，在发现持续肝酶异常甚至恶化，有肝病临床症状和体征以及出现嗜酸性粒细胞增多、皮疹和发热等症状时提高警觉。对于一些药物，既往有肝脏基础疾病患者使用时需特别注意。肝硬化患者不推荐使用 NSAID，因其肾脏毒性可能会使患肝肾综合征的概率升高，舒林酸和一些不影响血小板和肾功能的选择性 COX-2 抑制剂例外。对使用 NSAID 的肝硬化或肝炎患者需要非常谨慎和更密切监测，但要获得各机构一致的监测建议仍需更多研究。

人们意识到，无论从临床实际还是费用角度，肝酶监测都是有争议。对于肝损伤发生率非常低的药物，常规的监测是不必要的，即使有了这样的规定，也很难施行。对于超敏反应所致的肝损伤，不进行生化监测也是合理的，因为当超敏反应出现时，就已体现了药物自身的毒性[13]，在这种情况下，监测不能预测到即将发生的肝损伤。

与此相反，NSAID 能够通过代谢途径引起严重的肝损伤，因此需要定期监测[2,4,341]。对于那些使 ALT 比正常基线值高出 3 倍的药物，肝损伤的可能性增加，因此监测的频率也需要提高。如果这种异常升高无下降趋势，甚至出现进展，很可能需停用此药。如果肝脏疾病的临床表现出现了进展（即恶心、乏力、嗜睡、皮肤瘙痒与腹部不适，除黄疸外），应立即停用该药物。如果继续治疗，而生化异常改善，则可以继续使用这种 NSAID。

表 22-7　美国目前预防 NSAID 肝毒性监测方法的建议

药 物 种 类	生产厂家产品信息	监 测 建 议
水杨酸盐		
阿司匹林	一过性肝酶升高、肝炎	警示瑞氏综合征(普通片、肠溶片) 儿童大剂量用药毒性升高
二氟尼柳	CL	潜在累及肝脏并危及生命的超敏反应
双水杨酯	CL	警示瑞氏综合征,周期性监测血液水平
乙酸衍生物		
双氯芬酸(扶他林)	CL、FFH、OLT、LAE 在 15%患者中<3 ULN 在 4%患者中>3 ULN 在 1%患者中>8 ULN	肝硬化患者代谢和清除无变化;在最早的 4～8 周监测 AST 和 ALT,如果长期使用可以周期性地监测到 24 周
吲哚美辛	CL、FFH	出现肝病的症状体征时停药;儿童患者肝酶升高
舒林酸	CL、FFH、包括严重皮肤反应的超敏	超敏反应和胆汁淤积型肝炎可能出现,肝功能差者需密切监测;出现超敏反应特征时需查肝功能并停药
托美丁	CL、过敏性休克、FFH	出现肝损伤、过敏症状时停药
萘丁美酮	CL、FFH	有严重肝损伤者因代谢抑制而需特别注意用药
依托度酸	CL、FFH	代偿期肝硬化患者无须改变剂量,严重肝损伤患者需减少剂量。尿胆红素检查可能会因酚代谢出现假阳性
酮咯酸	改性 CL、肝炎、肝衰竭	不会因肝硬化患者的低蛋白血症而使清除率降低,但已有的肝功能不全会导致更严重的肝脏反应,出现肝酶升高时应停药
丙酸衍生物		
布洛芬	CL、提到 FFH	
萘普生	CL、提到 FFH	
苯氧苯丙酸	CL、提到 FFH	
奥沙普秦	CL、致死性肝炎风险	代偿性肝病不需要调整剂量;严重肝病时需谨慎使用;肝功能恶化时需停药
酮洛芬	CL、严重肝脏反应、黄疸	肝硬化时无须调整用药,但应予最小剂量并加强监测,因具生物活性的未结合部分在低蛋白血症时可升高 1 倍,白蛋白小于 3.5 g/dl 和肝功能不全时需减少剂量
昔康类		
吡罗昔康	CL、FFH	如果肝损伤或过敏的迹象出现需停药
芬那酸类		
甲芬那酸	CL、FFH	肝功能不全患者减少剂量;肝损伤迹象持续存在或加重时停药
COX-2 抑制剂		
塞来昔布	CL	中度肝损伤患者减少剂量;严重肝病患者不推荐使用;肝酶异常时需监测
罗非昔布[a]	CL	肝功能不全患者中缺乏使用数据;出现肝酶异常时需密切监测
DMARD	—	—
来氟米特	—	基线肝功能,前 3 个月每月监测,之后在治疗过程中每 3 个月监测一次

ALT,丙氨酸氨基转移酶;AST,天冬氨酸氨基转移酶;CL,分类标签(见正文);COX-2,前列腺素 G/H 合成酶;DMARD,改善病情抗风湿药;FFH,急性致死性肝炎;LAE,肝脏相关酶;NSAID,非甾体类抗炎药;OLT,原位肝移植;ULN,正常值上限;引自[28]。[a]罗非昔布因心脏毒性撤市

尽管监测生化指标以及定期评估症状和体征都不能确保发现和预防 NSAID 或其他药物导致的肝损伤,我们仍希望经过合理设计的监测程序能够早期发现异常并且防止其进展为更严重或不可逆的毒性损伤[341]。

二、来氟米特的监测

应当了解患者服用来氟米特前的 ALT 基线水平,并且每月进行监测。如果 ALT 升高大于(2～3)ULN,就应当考虑肝活检和(或)减少剂量或停用此药物,特别

是当来氟米特与甲氨蝶呤联用时[268]。

三、白三烯受体拮抗剂

考虑到明显的免疫学损伤机制，需要寻找相关的临床症状（皮疹、皮肤瘙痒、急性肝炎或黄疸的症状）并停药。伴随的 ALT 值升高也被认为是另一个中止治疗的指征。

四、痛风治疗药

应用别嘌醇治疗患有基础肝病的患者时需要早期监测氨基转移酶[334]。然而，多数病例都与导致中止治疗的药物超敏反应综合征有关。对非布索坦而言，需要在开始治疗 2～4 个月之后检查肝酶[324]。建议出现逐渐上升或有症状的肝酶升高时停药。

（刘磊 朱小霞 邹和建 译 刘鸿凌 校）

参考文献

[1] Graham DJ, Campen D, Hui R, et al. Risks of acute myocardial infarction and sudden cardiac death in patients treated with cyclo-oxygenase 2 selective and non-selective non-steroidal anti-inflammatory drugs: nested case-control study. Lancet 2005; 365: 475 - 481.

[2] Lewis JH. Hepatic toxicity of nonsteroidal anti-inflammatory drugs. Clin Pharm 1984; 3: 128 - 138.

[3] Lewis JH. NSAID - induced hepatotoxicity. Clin Liver Dis 1998; 2: 543 - 561.

[4] Lewis JH, Zimmerman HJ. NSAID hepatotoxicity. IM Intern Med 1996; 17: 45 - 67.

[5] Aithal GP, Day CP. Nonsteroidal anti-inflammatory drug-induced hepatotoxicity. Clin Liver Dis 2007; 11: 563 - 575.

[6] Agundez JA, Lucena MI, Martinez C, et al. Assessment of nonsteroidal anti-inflammatory drug-induced hepatotoxicity. Expert Opin Drug Metab Toxicol 2011; 7: 817 - 828.

[7] Aithal GP. Hepatotoxicity related to antirheumatic drugs. Nat Rev Rheumatol 2011; 7: 139 - 150.

[8] Bjornsson E, Olsson R. Outcome and prognostic markers in severe drug-induced liver disease. Hepatology 2005; 42: 481 - 489.

[9] Andrade RJ, Lucena MI, Fernandez MC, et al. Drug-induced liver injury: an analysis of 461 instances submitted to the Spanish Registry over a 10-year period. Gastroenterology 2005; 129: 512 - 521.

[10] Reuben A, Koch DG, Lee WM, Acute Liver Failure Study Group. Drug-induced acute liver failure: results of a U. S. multicenter, prospective study. Hepatology 2010; 52(6): 2065 - 2076.

[11] O'Connor N, Dargan PI, Jones AL. Hepatocellular damage from non-steroidal anti-inflammatory drugs. Q J Med 2003; 96: 787 - 791.

[12] Mindikoglu AL, Magder LS, Regev A. Outcome of liver transplantation for drug-induced acute liver failure in the United States: analysis of the United Network for Organ Sharing database. Liver Transpl 2009 Jul; 15(7): 719 - 729 [Erratum in: Liver Transpl. 2010 Dec; 16(12): 1446.]

[13] Zimmerman HJ. Hepatotoxicity: the adverse effects of drugs and other chemicals on the liver. 2nd ed. Philadelphia: Lippincott William & Wilkins; 1999.

[14] Palmer WL, Woodall PS, Wang KC. Cinchophen and toxic necrosis of the liver, a survey of the problem. Trans Assoc Am Physicians 1936; 51: 381 - 393.

[15] Heuper WE. Cinchophen (Atophan): a critical review. Medicine 1948; 27: 43.

[16] Goldkind L, Laine L. A systematic review of NSAIDs withdrawn from the market due to hepatotoxicity: lessons learned from the bromfenac experience. Pharmacoepidemiol Drug Saf 2006; 15: 213 - 220.

[17] Strieker BHC, Blok AP, Bronkhorst FB. Glafenine-associated hepatic injury: analysis of 38 cases and review of the literature. Liver 1986; 6: 63 - 72.

[18] Cuthbert MF. Adverse reactions to nonsteroidal anti-inflammatory drugs. Curr Med Res Opin 1974; 2: 600 - 610.

[19] Hart FD, Bain LS, Huskisson EC, et al. Hepatic effects of fenclozic acid. Ann Rheum Dis 1970; 29: 684.

[20] Taggart HM, Alderdice JM. Fatal cholestatic jaundice in elderly patients taking benoxaprofen. Br Med J (Clin Res Ed) 1982; 284: 1372.

[21] Paulus HE. FDA Arthritis Advisory Committee meeting. Arthritis Rheum 1981; 25: 1124 - 1125.

[22] Fontana RJ, McCashland TM, Benner KG, et al. Acute liver failure associated with prolonged use of bromfenac leading to liver transplantation: the acute liver failure study group. Liver Transpl Surg 1999; 5: 480 - 484.

[23] Carpenter SL, McDonnell WM. Misuse of veterinary phenylbutazone. Arch Intern Med 1995; 155: 1229.

[24] Traversa G, Bianchi C, Da Cas R, et al. Cohort study of hepatotoxicity associated with nimesulide and other non-steroidal anti-inflammatory drugs. Br Med J 2003; 327: 18 - 22.

[25] Sanchez-Matienzo D, Arana A, Castellsague J, et al. Hepatic disorders in patients treated with COX - 2 selective inhibitors or nonselective NSAIDs: a case/noncase analysis of spontaneous reports. Clin Ther 2006 Aug; 28(8): 1123 - 1132.

[26] Licata A, Calvaruso V, Cappello M, Craxì A, Almasio PL. Clinical course and outcomes of drug-induced liver injury: nimesulide as the first implicated medication. Dig Liver Dis 2010 Feb; 42(2): 143 - 148 [Epub 2009 Jul 21].

[27] Venegoni M, Da Cas R, Menniti-Ippolito F, et al. Effects of the European restrictive actions concerning nimesulide prescription: a simulation study on hepatopathies and gastrointestinal bleedings in Italy. Ann Ist Super Sanita 2010; 46(2): 153 - 157.

[28] Physicians' desk reference. Montvale, NJ: Thomson PDR; 2012.

[29] Wooltorton E. Asthma drug zafirlukast (Accolate): serious hepatic events. Can Med Assoc J 2004; 170: 1668.

[30] Reinus JF, Persky S, Burkiewicz JS, et al. Severe liver injury after treatment with the leukotriene receptor antagonist zafirlukast. Ann Intern Med 2000; 133: 964 - 968.

[31] Zimmerman HJ. Update of hepatotoxicity due to classes of drugs in common clinical use: nonsteroidal anti-inflammatory drugs, antibiotics, antihypertensives, and cardiac and psychotropic agents. Semin Liver Dis 1990; 10: 322 - 328.

[32] Bessone F. Non-steroidal anti-inflammatory drugs: what is the actual risk of liver damage? World J Gastroenterol 2010; 16: 5651 - 5661.

[33] Carson JL, Strom BL, Duff A, et al. Safety of nonsteroidal anti-inflammatory drugs with respect to acute liver disease. Arch Intern Med 1993; 153: 1331 - 1336.

[34] Garcia Rodriguez LA, Williams R, Derby LE, et al. Acute liver injury associated with nonsteroidal anti-inflammatory drugs and the role of risk factors. Arch Intern Med 1994; 154: 311 - 316.

[35] Walker AM. Quantitative studies of the risk of serious hepatic injury in persons using nonsteroidal anti-inflammatory drugs. Arthritis Rheum 1997; 40: 201 - 208.

[36] Friis H, Andreasen PB. Drug-induced hepatic injury: an analysis of

1, 100 cases reported to the Danish Committee on Adverse Drug Reactions between 1978 and 1987. J Intern Med 1992; 232: 133 - 138.

[37] Lacroix I, Lapeyre-Mestre M, Bagheri H, et al. Nonsteroidal anti-inflammatory drug-induced liver injury: a case-control study in primary care. Fundam Clin Pharmacol 2004; 18: 201 - 206.

[38] Singh G, Ramey DR, Morfeld D, et al. Comparative toxicity of non-steroidal anti-inflammatory agents. Pharmacol Ther 1994; 62: 175 - 191.

[39] Miwa LJ, Jones JK, Pathiyal A, et al. Value of epidemiologic studies in determining the true incidence of adverse events: the nonsteroidal anti-inflammatory drug story. Arch Intern Med 1997; 157: 2129 - 2136.

[40] Suzuki A, Andrade RJ, Bjornsson E, et al. Drugs associated with hepatotoxicity and their reporting frequency of liver adverse events in VigiBase: unified list based on international collaborative work. Drug Saf 2010 Jun 1; 33(6): 503 - 522.

[41] Aithal PG, Day CP. The natural history of histologically proved drug induced liver disease. Gut 1999; 44: 731 - 735.

[42] Ibanez L, Perez E, Vidal X, Laporte JR. Prospective surveillance of acute serious liver disease unrelated to infectious, obstructive, or metabolic diseases: epidemiological and clinical features, and exposure to drugs. J Hepatol 2002; 37: 592 - 600.

[43] Sgro C, Clinard F, Ouazir K, et al. Incidence of drug-induced hepatic injuries: a French population-based study. Hepatology 2002; 36: 451 - 455.

[44] Devarbhavi H, Dierkhising R, Kremers WK, Sandeep MS, Karanth D, Adarsh CK. Single-center experience with druginduced liver injury from India: causes, outcome, prognosis, and predictors of mortality. Am J Gastroenterol 2010 Nov; 105(11): 2396 - 2404 [Epub 2010 Jul 20].

[45] Reuben A, Koch DG, Lee WM, Acute Liver Failure Study Group. Drug-induced acute liver failure: results of a U. S. multicenter, prospective study. Hepatology 2010 Dec; 52(6): 2065 - 2076. doi: 10. 1002/hep. 23937 [Epub 2010 Oct 14].

[46] Chalasani N, Fontana RJ, Bonkovsky HL, Watkins PB, Davern T, Serrano J, et al. Drug Induced Liver Injury Network (DILIN). Causes, clinical features, and outcomes from a prospective study of drug-induced liver injury in the United States. Gastroenterology 2008 Dec; 135(6): 1924 - 1934 [1934. e1 - e4. Epub 2008 Sep 17].

[47] Mills PR, Sturrock RD. Clinical associations between arthritis and liver disease. Ann Rheum Dis 1982; 41: 295 - 307.

[48] Seaman WE, Plotz PH. Effect of aspirin on liver tests in patients with RA and SLE and in normal volunteers. Arthritis Rheum 1976; 19: 155 - 160.

[49] Weinblatt ME, Tesser JR, Gilliam JH, et al. The liver in rheumatic disease. Semin Arthritis Rheum 1982; 11: 399 - 405.

[50] Bailey M, Chapin W, Licht H, et al. The effects of vasculitis on the gastrointestinal tract and liver. Gastroenterol Clin North Am 1998; 98: 747 - 782.

[51] Runyon BA, LaBrecque DR, Anuras S. The spectrum of liver disease in systemic lupus erythematosus: report of 33 histologically proved cases and review of the literature. Am J Med 1980; 69: 187 - 194.

[52] Vaiphei K, Bhatia A, Sinha SK. Liver pathology in collagen vascular disorders highlighting the vascular changes within portal tracts. Indian J Pathol Microbiol 2011 Jan-Mar; 54(1): 25 - 31.

[53] Lewis JH. Drug-induced liver disease. Med Clin North Am 2000; 84: 1275 - 1311.

[54] Lewis JH. "Hy's Law, " the "Rezulin Rule" and other predictors of severe drug-induced hepatotoxicity: putting risk-benefit into perspective. Pharmacoepidemiol Drug Saf 2006; 15(4): 221 - 229.

[55] Lewis JH, Zimmerman JH. Drug-and chemical-induced cholestasis. Clin Liver Dis 1999; 3: 433 - 464.

[56] Zimmerman HJ. Effects of aspirin and acetaminophen on the liver. Arch Intern Med 1981; 141: 333 - 342.

[57] Tomoda T, Kurashige T, Hayashi Y, et al. Primary changes in liver damage by aspirin in rats. Acta Paediatr Jpn 1998; 40: 593 - 596.

[58] Manov I, Motanis H, Frumin I, Iancu TC. Hepatotoxicity of anti-inflammatory and analgesic drugs: ultrastructural aspects. Acta Pharmacol Sin 2006 Mar; 27(3): 259 - 272.

[59] Janota J, Wincey CW, Sandiford M, et al. Effect of salicylate on the activity of plasma enzymes in the rabbit. Nature 1960; 185: 935 - 936.

[60] Tolman KG, Peterson P, Gray P, et al. Hepatotoxicity of salicylates in monolayer cell cultures. Gastroenterology 1978; 74: 205 - 208.

[61] Singh H, Chugh JC, Shembesh AH, et al. Hepatotoxicity of high dose salicylate therapy in acute rheumatic fever. Ann Trop Paediatr 1992; 12: 37 - 40.

[62] Levy G, Yaffe SJ. Clinical implications of salicylate-induced liver damage. Am J Dis Child 1975; 129: 1385.

[63] Ingleman-Sundberg M, Kaur H, Terelius Y, et al. Hydroxylation of salicylate by microsomal fractions and cytochrome P450: lack of production of 2, 3 - dihydroxybenzoate unless hydroxyl radical formation is permitted. Biochem J 1991; 276: 753 - 757.

[64] O'Gorman T, Koff RS. Salicylate hepatitis. Gastroenterology 1977; 72: 726 - 728.

[65] Athreya BH, Moser G, Cecil HS, et al. Aspirin-induced hepatotoxicity in juvenile rheumatoid arthritis: a prospective study. Arthritis Rheum 1975; 18: 347 - 352.

[66] Rich RR, Johnson JJ. Salicylate hepatotoxicity in patients with juvenile rheumatoid arthritis. Arthritis Rheum 1973; 16: 1 - 9.

[67] Bernstein BH, Singsen GH, King KK, et al. Aspirin-induced hepatotoxicity and its effect on juvenile rheumatoid arthritis. Am J Dis Child 1977; 131: 659 - 663.

[68] Bell CL, Schur PH. Juvenile rheumatoid arthritis and salicylate related liver chemistry abnormalities: clinical and genetic considerations (abstr). Arthritis Rheum 1980; 22: 592.

[69] Hawton K, Townsend E, Deeks J, et al. Effects of legislation restricting pack sizes of paracetamol and salicylate on self poisoning in the United Kingdom: before and after study. BMJ 2001; 322 (7296): 1203 - 1207.

[70] Hawton K, Simkin S, Deeks J, et al. UK legislation on analgesic packs: before and after study of long term effect on poisonings. B Med J 2004; 329: 1076.

[71] Koff RS, Galdabini JJ. Fever, myalgias and hepatic failure in a 17 year old girl. N Engl J Med 1977; 296: 1337 - 1346.

[72] Gitlin N. Salicylate hepatotoxicity: the potential role of hypoalbuminemia. J Clin Gastroenterol 1980; 2: 281.

[73] Okamura H, Ichikawa T, Obayashi K, et al. Studies on aspirin-induced hepatic injury. Recent Adv Gastroenterol 1967; 3: 223.

[74] Zimmerman HJ. Drug-induced chronic liver disease. Med Clin North Am 1979; 63: 567 - 582.

[75] Soller RW, Slander H. Association between salicylates and Reye's syndrome. JAMA 1983; 249: 883.

[76] Starko KM, Ray CG, Dominques LB, et al. Reye's syndrome and salicylate use. Pediatrics 1980; 66: 859 - 864.

[77] Arrowsmith JB, et al. National patterns of aspirin use and Reye syndrome reporting, United States, 1980 - 1985. Pediatrics 1987; 79: 858 - 863.

[78] Peters LJ, Wiener GJ, Gilliam J, et al. Reye's syndrome in adults: a case report and review of the literature. Arch Intern Med 1986; 146: 2401.

[79] Meythaler JM, Varma RR. Reye's syndrome in adults: diagnostic considerations. Arch Intern Med 1987; 147: 61 - 64.

[80] Forsyth BW, Horwithz RI, Acampora D, et al. New epidemiologic evidence confirming that bias does not explain the aspirin/Reye's syndrome association. JAMA 1989; 261: 2517 - 2524.

[81] Remington PL, Rawley D, McGee H, et al. Decreasing trend in Reye's syndrome and aspirin use in Michigan. 1979 to 1984. Pediatrics 1986; 77: 93 - 98.

[82] Belay ED, Bresee JS, Holman RC, et al. Reye's syndrome in the United States from 1981 through 1997. N Engl J Med 1999; 340: 1377 - 1382.

[83] Pinsky PF, Hurwitz ES, Schonberger LB, et al. Reye's syndrome and aspirin: evidence for a dose-response effect. JAMA 1988; 260: 657 - 661.

[84] Martens ME, Change CH, Lee CP. Reye's syndrome: mitochondrial swelling and calcium release induced by Reye's plasma, allantoin, and salicylate. Arch Biochem Biophys 1986; 244: 773 - 786.

[85] Crocker JF, Digout SC, Lee SH, et al. Effects of antipyretics on mortality due to influenza B virus in a mouse model of Reye's syndrome. Clin Invest Med 1998; 21: 192 - 202.

[86] Orlowski JP. Whatever happened to Reye's syndrome? Did it ever really exist? Crit Care Med 1999; 27: 1582 - 1587.

[87] Chow EK, Castrillo A, Shahangian A, et al. A role for IRF3 - dependent RXRalpha repression in hepatoxocity associated with viral infections. J Exp Med 2006 Nov 27; 203(12): 2589 - 2602.

[88] Nadkarni MM, Peller CA, Retig J. Eosinophilic hepatitis after ingestion of choline magnesium trisalicylate. Am J Gastroenterol 1992; 87: 151 - 153.

[89] Cersoimo RJ, Matthews SJ. Hepatotoxicity associated with choline magnesium trisalicylate: case report and review of salicylate-induced hepatotoxicity. Drug Intell Clin Pharm 1987; 21: 621 - 625.

[90] Nadkarni MM, Peller CA, Retig JR. Eosinophilic hepatitis after ingestion of choline magnesium trisalicylate. Am J Gastroenterol 1992; 87: 151.

[91] Cook DJ, Achong MR, Murphy FR. Three cases of diflunisal hypersensitivity. Can Med Assoc J 1988; 138: 1029 - 1030.

[92] Warren NS. Diflunisal-induced cholestatic jaundice. Br Med J 1978; 2: 736 - 737.

[93] Brogden RN, Heel RC, Pakes GE, et al. Diflunisal: a review of its pharmacological properties and therapeutic use in pain and musculoskeletal strains and sprains and pain in osteoarthritis. Drugs 1980; 19: 84 - 106.

[94] Masubuchi Y, Saito H, Horie T. Structural requirements for the hepatotoxicity of nonsteroidal anti-inflammatory drugs in isolated rat hepatocytes. J Pharmacol Exp Ther 1998; 287: 208 - 213.

[95] Symon DN, Gray ES, Hanmer OJ, et al. Fatal paracetamol poisoning from benorylate therapy in child with cystic fibrosis. Lancet 1982; 2: 1151 - 1152.

[96] Yerly G, Cereda JM. Severe hepatitis due to percutaneous diclofenac. Gastroenterol Clin Biol 2008 Oct; 32(10): 824 - 825.

[97] Banks AT, Zimmerman HJ, Ishak KG, et al. Diclofenacassociated hepatotoxicity: analysis of 180 cases reported to the Food and Drug Administration. Hepatology 1995; 22: 820 - 827.

[98] Breen EG, McNicholl J, Cosgrove E, et al. Fatal hepatitis associated with diclofenac. Gut 1986; 27: 1390 - 1393.

[99] Helfgott SM, Sanberg-Cook J, Zakim D, et al. Diclofenacassociated hepatotoxicity. JAMA 1990; 264: 2660 - 2662.

[100] Purcell P, Henry D, Melville G. Diclofenac hepatitis. Gut 1991; 32: 1381 - 1385.

[101] Rodriguez-Gonzalez FJ, Montero JL, Puente J, et al. Orthotopic liver transplantation after subacute liver failure induced by therapeutic doses of ibuprofen. Am J Gastroenterol 2002; 97: 2476 - 2477.

[102] Ciucci AG. A review of spontaneously reported adverse drug reactions with diclofenac sodium (Voltarol). Rheumatol Rehabil 1979; 2(Suppl): 116 - 121.

[103] Fry SW, Seeff LB. Hepatotoxicity of analgesics and anti-inflammatory agents. Gastroenterol Clin North Am 1995; 24: 875 - 905.

[104] Perez-Gutthann S, Garcia-Rodriguez LA, Duque-Oliart A, et al. Low-dose diclofenac, naproxen, and ibuprofen cohort study. Pharmacotherapy 1999; 19: 854 - 859.

[105] Laine L, Goldkind L, Curtis SP, Connors LG, Yanqiong Z, Cannon CP. How common is diclofenac-associated liver injury? Analysis of 17, 289 arthritis patients in a long-term prospective clinical trial. Am J Gastroenterol 2009 Feb; 104(2): 356 - 362.

[106] Hackstein H, Mohl W, Puschel W, et al. Diclofenac-associated acute cholestatis hepatitis. Z Gastroenterol 1998; 36: 385 - 389.

[107] Scully W, Clarke D, Barr RJ. Diclofenac induced hepatitis: three cases with features of autoimmune chronic hepatitis. Dig Dis Sci 1993; 38: 744 - 751.

[108] Sallie R. Diclofenac hepatitis (letter). J Hepatol 1990; 11: 281.

[109] Boelsterli UA. Diclofenac-induced liver injury: a paradigm of idiosyncratic drug toxicity. Toxicol Appl Pharmacol 2003; 192: 307 - 322.

[110] Wade LT, Kenna JG, Caldwell J. Immunochemical identification of mouse hepatic protein adducts derived from the nonsteroidal anti-inflammatory drugs diclofenac, sulindac, and ibuprofen. Chem Res Toxicol 1997; 10: 546 - 555.

[111] Masubuchi Y, Yamada S, Horie T. Possible mechanism of hepatocyte injury induced by diphenylamine and its structurally related nonsteroidal anti-inflammatory drugs. J Pharmacol Exp Ther 2000; 292: 982 - 987.

[112] Bort R, Ponsoda X, Jover R, et al. Diclofenac toxicity to hepatocytes: a role for drug metabolism in cell toxicity. J Pharmacol Exp Ther 1999; 288: 65 - 72.

[113] Seitz S, Kretz-Rommel A, Oude Elferink RP, et al. Selective protein adduct formation of diclofenac glucuronide is critically dependent on the rat canalicular conjugate export pump (Mrp2). Chem Res Toxicol 1998; 11: 513 - 519.

[114] Miyamoto G, Zahid N, Uetrecht JP. Oxidation of diclofenac to reactive intermediates by neutrophils, myeloperoxidase, and hypochlorous acid. Chem Res Toxicol 1997; 10: 414 - 419.

[115] Tang W. The metabolism of diclofenac — enzymology and toxicology perspectives. Curr Drug Metab 2003; 4: 319 - 329.

[116] Grillo MP, Hua F, Knutson CG, et al. Mechanistic studies on the bioactivation of diclofenac: identification of diclofenac-S-acyl-glutathione in vitro in incubations with rat and human hepatocytes. Chem Res Toxicol 2003; 16: 1410 - 1407.

[117] Bort R, Mace K, Boobis A, et al. Hepatic metabolism of diclofenac: role of human CYP in the minor oxidative pathways. Biochem Pharmacol 1999; 58: 787 - 796.

[118] Aithal GP, Ramsay L, Daly AK, et al. Hepatic adducts, circulating antibodies, and cytokine polymorphisms in patients with diclofenac hepatotoxicity. Hepatology 2004; 39: 430 - 440.

[119] Daly AK, Aithal GP, Leathart JB, et al. Genetic susceptibility to diclofenac-induced hepatotoxicity: contribution of UGT2B7, CYP2C8, and ABCC2 genotypes. Gastroenterology 2007; 132: 272 - 281.

[120] Björnsson E, Jerlstad P, Bergqvist A, Olsson R. Fulminant drug-induced hepatic failure leading to death or liver transplantation in Sweden. Scand J Gastroenterol 2005 Sep; 40(9): 1095 - 1101.

[121] Ohana M, Hajiro K, Takakuwa H, et al. Recovery from diclofenac-induced hypersensitive fulminant hepatitis and prostaglandins. Dig Dis Sci 1997; 42: 2031 - 2032.

[122] Schattenkirchner M. An updated safety profile of etodolac in several thousand patients. Eur J Rheumatol Inflamm 1990; 10: 56.

[123] Mabee CL, Mabee SW, Baker PB, et al. Fulminant hepatic failure associated with etodolac use. Am J Gastroenterol 1995; 90: 659.

[124] Ogiso T, Kitagawa T, Iwaki M, et al. Pharmacokinetic analysis

of enterohepatic circulation of etodolac and effect of hepatic and renal injury on the pharmacokinetics. Biol Pharm Bull 1997; 20: 405 - 410.

[125] Etodolac product information. In: Physicians' desk Reference. 54th ed. Montvale, NJ: Medical Economics Company, 2000.

[126] Moses PL, Schroeder B, Alkhatib O, et al. Severe hepatotoxicity associated with bromfenac sodium. Am J Gastroenterol 1999; 94: 1393 - 1396.

[127] Hunter EB, Johnson PE, Tanner G, et al. Bromfenac (Duract)-associated hepatic failure requiring liver transplantation. Am J Gastroenterol 1999; 94: 2299 - 2301.

[128] Rabkin JM, Smith MJ, Orloff SL, et al. Fatal fulminant hepatitis associated with bromfenac use. Ann Pharmacother 1999; 33: 945 - 947.

[129] Skjodt NM, Davies NM. Clinical pharmacokinetics and pharmacodynamics of bromfenac. Clin Pharmacokinet 1999; 36: 399 - 408.

[130] Fenech FF, Bannister WH, Grech JL. Hepatitis with biliberdinaemia in association with indomethacin therapy. Br Med J 1967; 3: 155 - 156.

[131] Jacobs JS. Sudden death in arthritic children receiving large doses of indomethacin. JAMA 1967; 199: 93.

[132] Kelsey WM, Scharyi M. Fatal hepatitis probably due to indomethacin. JAMA 1967; 199: 154 - 155.

[133] Boardman PL, Hart FD. Side-effects of indomethacin. Ann Rheum Dis 1967; 26: 127 - 132.

[134] Barriault C, Audet M, Yousef IM, et al. Protection of indomethacin against the lethality and hepatotoxicity of phalloidin in mice. Toxicol Lett 1994; 71: 257 - 269.

[135] Makogon NV, Lushnikova IV, Korneitchuk AN, et al. Effects of nordihydroguaiaretic acid and indomethacin on the viability and functional activities of normal and carbon tetrachloride-injured rat hepatocytes cultured alone and with Kupffer cells. Acta Physiol Pharmacol Bulg 1998; 23: 33 - 38.

[136] Bahrami H, Daryani NE, Haghpanah B, et al. Effects of indomethacin on viral replication markers in asymptomatic carriers of hepatitis B: a randomized, placebo-controlled trial. Am J Gastroenterol 2005; 100: 856 - 861.

[137] Kapicioglu S, Sari M, Kaynar K, et al. The effect of indomethacin on hepatitis B virus replication in chronic healthy carriers. Scand J Gastroenterol 2000; 35: 957 - 959.

[138] Abraham C, Hart J, Locke SM, Baker AL. A case of indometacin-induced acute hepatitis developing into chronic autoimmune hepatitis. Nat Clin Pract Gastroenterol Hepatol 2008 Mar; 5(3): 172 - 176.

[139] Smith FE, Lindberg PJ. Life-threatening hypersensitivity to sulindac. JAMA 1980; 244: 269.

[140] Brogden RN, Heel RC, Speight TM, et al. Sulindac: a review of its pharmacological properties and therapeutic efficacy in rheumatic diseases. Drugs 1978; 16: 97 - 114.

[141] Park GD, Spector R, Headstream T, et al. Serious adverse reactions associated with sulindac. Arch Intern Med 1982; 142: 1292 - 1294.

[142] Garcia Rodriguez LA, Perez-Gutthann S, Walker AM, et al. The role of nonsteroidal anti-inflammatory drugs in acute liver injury. Br Med J 1992; 305: 865 - 868.

[143] Kromann-Anderson H, Pedersen A. Reported adverse reactions and consumption of nonsteroidal anti-inflammatory drugs in Denmark over a 17-year period. Danish Med Bull 1988; 35: 187 - 192.

[144] Tarazi EM, Harter JG, Zimmerman HJ, et al. Sulindac-associated hepatic injury: analysis of 91 cases reported to the Food and Drug Administration. Gastroenterology 1992; 104: 569 - 574.

[145] Lerche A, Vyberg M, Kirkegaard E. Acute cholangitis and pancreatitis associated with sulindac (Clinoril). Histopathology 1987; 11: 647.

[146] Levitt L, Pearson RW. Sulindac-induced Stevens-Johnson toxic epidermal neurolysis syndrome. JAMA 1980; 243: 1262.

[147] Maquire FW. Stevens-Johnson syndrome due to sulindac: a case report and review of the literature. Del Med 1981; 53: 193 - 197.

[148] Whittaker SJ, Amar JN, Wanless IR, et al. Sulindac hepatotoxicity. Gut 1982; 23: 875 - 877.

[149] Calabro J, Marchesano J, Partirdge R, et al. Sulindac in juvenile rheumatoid arthritis. Clin Pharmacol Ther 1979; 25: 216.

[150] Laffi G, Daskalopoulos G, Kronborg I, et al. Effects of sulindac and ibuprofen in patients with cirrhosis and ascites: an explanation for the renal-sparing effect of sulindac. Gastroenterology 1986; 90: 182 - 187.

[151] Shaw GR, Anderson WR. Multisystem failure and hepatic microvesicular fatty metamorphosis associated with tolmetin ingestion. Arch Pathol Lab Med 1991; 115: 818 - 821.

[152] O'Brien WM. Long-term efficacy and safety of tolmetin sodium in treatment of geriatric patients with rheumatoid arthritis and osteoarthritis: a retrospective study. J Clin Pharmacol 1983; 23: 309 - 323.

[153] Bernhard GC. Worldwide safety experience with nabumetone. J Rheumatol 1992; 19(Suppl): 48 - 57.

[154] Pessayre D, Degos F, Feldmann G, et al. Chronic active hepatitis and giant multinucleated hepatocytes in adults treated with clometacin. Digestion 1982; 22: 66 - 72.

[155] Islam S, Mekhloufi F, Paul JM, et al. Characteristics of clometacin-induced hepatitis with special reference to the presence of anti-actin cable antibodies. Autoimmunuity 1989; 2: 213 - 221.

[156] Pariente EA, Hamoud A, Goldfain D, et al. Hepatitis caused by clometacin (Duperan). Retrospective study of 30 cases. A model of autoimmune drug-induced hepatitis? Gastroenterol Clin Biol 1989; 13: 769 - 774.

[157] Tordjmann T, Grimbert S, Genestie C, et al. Adult multinuclear cell hepatitis: a study of 17 patients. Gastroenterol Clin Biol 1998; 22: 305 - 310.

[158] Poitrine A, Poynard T, Naveau S, et al. A new fatal case of hepatitis caused by clometacin. Gastroenterol Clin Biol 1983; 7: 99.

[159] Lapeyre-Mestre M, de Castro AM, Bareille MP, Del Pozo JG, Requejo AA, Arias LM, et al. Non-steroidal anti-inflammatory drug-related hepatic damage in France and Spain: analysis from national spontaneous reporting systems. Fundam Clin Pharmacol 2006 Aug; 20(4): 391 - 395.

[160] Freeland GR, Northington RS, Hedrich DA, et al. Hepatic safety of two analgesics used over the counter: ibuprofen and aspirin. Clin Pharmacol Ther 1988; 43: 473 - 479.

[161] Royer GL, Seckman CE, Welshman IR. Safety profile: fifteen years of clinical experience with ibuprofen. Am J Med 1984; 77: 25 - 34.

[162] Manoukian AV, Carson JL. Nonsteroidal anti-inflammatory drug-induced hepatic disorders. Incidence and prevention. Drug Saf 1996; 15: 64 - 71.

[163] Sternlieb P, Robinson RM. Stevens-Johnson syndrome plus toxic hepatitis due to ibuprofen. NY State J Med 1978; 78: 1239 - 1243.

[164] Stempel DA, Miller III JJ. Lymphopenia and hepatic toxicity with ibuprofen. J Pediatr 1977; 90: 657 - 658.

[165] Bravo JF, Jacobson MP, Mertens BF. Fatty liver and pleural effusion with ibuprofen therapy. Ann Intern Med 1977; 87: 200 - 201.

[166] Lee CY, Finkler A. Acute intoxication due to ibuprofen overdose. Arch Pathol Lab Med 1986; 110: 747 - 749.

[167] Castell JV, Larrauri A, Gomez-Lechon MJ. A study of the relative hepatotoxicity in vitro of the non-steroid anti-inflammatory drugs ibuprofen, flurbiprofen and butibufen. Xenobiotica 1988; 18: 737 - 745.

[168] Al-Nasser IA. Ibuprofen-induced liver mitochondrial permeability. Toxicol Lett 2000；111：213 - 218.

[169] Bendele AM，Hulman JF，White S，et al. Hepatocellular proliferation in ibuprofen-treated mice. Toxicol Pathol 1993；21：15 - 20.

[170] Alam I，Ferrell LD，Bass NM. Vanishing bile duct syndrome temporally associated with ibuprofen use. Am J Gastroenterol 1996；91：1626 - 1630.

[171] Bennett Jr WE，Turmelle YP，Shepherd RW. Ibuprofeninduced liver injury in an adolescent athlete. Clin Pediatr 2009；48：84 - 86.

[172] Riley III TR，Smith JP. Ibuprofen-induced hepatotoxicity in patients with chronic hepatitis C：a case series. Am J Gastroenterol 1998；93：1563 - 1565.

[173] Andrade RJ，Lucena MI，Garcia-Cortez M，et al. Chronic hepatitis C，ibuprofen，and liver damage. Am J Gastroenterol 2002；97：1854 - 1855.

[174] Dalton HR，Fellows HJ，Stableforth W，Joseph M，Thurairajah PH，Warshow U，et al. The role of hepatitis E virus testing in drug-induced liver injury. Aliment Pharmacol Ther 2007 Nov 15；26(10)：1429 - 1435.

[175] Rossi S，Assis DN，Awsare M，Brunner M，Skole K，Rai J，et al. Use of over-the-counter analgesics in patients with chronic liver disease：physicians' recommendations. Drug Saf 2008；31（3）：261 - 270.

[176] Bass BG. Jaundice associated with naproxen （letter）. Lancet 1974；1：998.

[177] Giarelli L，Falconieri G，Delender M. Fulminant hepatitis following naproxen administration. Hum Pathol 1986；17：1079.

[178] Law JP，Knight H. Jaundice associated with naproxen. N Engl J Med 1976；295：1201.

[179] Fredell EW，Strand LJ. Naproxen overdose （letter）. JAMA 1997；238：938.

[180] Brogden RN，Heel RC，Speight TM，et al. Naproxen up to date：a review of its pharmacological properties and therapeutic efficacy and use in rheumatic diseases and pain states. Drugs 1979；18：241 - 277.

[181] Brogden RN，Pinder RM，Speight TM，et al. Fenoprofen：a review of its pharmacological properties and therapeutic efficacy in rheumatic diseases. Drugs 1977；13：241 - 265.

[182] Andrejak M，Davion T，Gineston JL，et al. Cross hepatotoxicity between nonsteroidal anti-inflammatory drugs. Br Med J 1987；295：180.

[183] Stennett DJ，Simonson W，Hall CA. Fenoprofen-induced hepatotoxicity （letter）. Am J Hosp Pharm 1978；35：901.

[184] Brogden RN，Heel RC，Speight TM，et al. Fenbufen：a review of its pharmacological properties and therapeutic use in rheumatic disease and acute pain. Drugs 1981；21：1 - 22.

[185] Kotowski KE，Grayson MF. Side effects of non-steroidal antiinflammatory drugs. Br Med J 1982；285：377.

[186] Zimmerman HJ. Hepatic effects of oxaprozin. Semin Arthritis Rheum 1986；15：35 - 42.

[187] Purdum PE，Shelden SL，Boyd JW，et al. Oxaprozin-induced fulminant hepatitis. Ann Pharmacother 1994；28：1159.

[188] Kethu SR，Rukkannagari S，Lansford CL. Oxaprozin-induced symptomatic hepatotoxicity. Ann Pharmacother 1999；33：942 - 944.

[189] Ketoprofen product information. In：Physicians' desk reference，59th ed. Montvale，NJ：Medical Economics Company，2005.

[190] Depla ACTM，Vermeersch PHMJ，Gorp LHM，et al. Fatal acute liver failure associated with pirprofen. Report of a case and a review of the literature. Neth J Med 1990；37：32.

[191] Anonymous. Arthritis drug withdrawn. FDA Consum Bull 1982；16：4.

[192] Halsey J，Cardoe N. Benoxaprofen：side effect profile in 300 patients. Br Med J （Clin Res Ed） 1982；284：1385 - 1388.

[193] Prescott LE，Leslie PJ，Padfield P. Side effects of benoxaprofen. Br Med J 1982；284：1782.

[194] Goudie BM，Birnie GF，Watkinson G，et al. Jaundice associated with the use of benoxaprofen. Lancet 1982；1：959.

[195] Hamdy RC，Mumang B. Pereran，et al. The pharmacokinetics of benoxaprofen in elderly subjects. Eur J Rheumatol Inflamm 1982；5：69.

[196] Knights KM，Cassidy MR，Drew R. Benoxaprofen induced toxicity in isolated rat hepato-cytes. Toxicology 1986；40：327 - 339.

[197] Sorensen EM. Morphometric analysis of cultured hepatocytes exposed to benoxaprofen. Toxicol Lett 1986；34：277 - 286.

[198] Lewis DF，Ioannides C，Parke DV. A retrospective study of the molecular toxicology of benoxaprofen. Toxicology 1990；65：33 - 47.

[199] Ayrton AD，Ioannides C，Parke DV. Induction of the cytochrome P450 I and IV families and peroxisomal proliferation in the liver of rats treated with benoxaprofen. Possible implication in its hepatotoxicity. Biochem Pharmacol 1991；42：109 - 115.

[200] Dong JQ，Liu J，Smith PC. Role of benoxaprofen and flunoxaprofen acyl glucuronides in covalent binding to rat plasma and liver proteins in vivo. Biochem Pharmacol 2005；70：937 - 948.

[201] Lee SM，O'Brien CJ，Williams R，et al. Subacute hepatic necrosis induced by piroxicam. Br Med J 1986；293：540 - 541.

[202] Paterson D，Kerlin P，Walker N，et al. Piroxicam induced submassive necrosis of the liver. Gut 1992；33：1436 - 1438.

[203] Planas R，De Leon R，Quer JC，et al. Fatal submassive necrosis of the liver associated with piroxicam. Am J Gastroenterol 1990；85：468 - 470.

[204] Hepps KS，Maliha GM，Estrada R，et al. Severe cholestatic jaundice associated with piroxicam. Gastroenterology 1991；101：1737 - 1740.

[205] Poniachik J，Guerrero J，Calderon P，et al. Cholestatic hepatitis associated with piroxicam use. Case report. Rev Med Chil 1998；126：548 - 552.

[206] MacDougall LG，Taylor-Smith A，Rothberg AD，et al. Piroxicam poisoning in a 2-year-old child：a case report. S Afr Med J 1984；66：31 - 33.

[207] Salgueiro-Pagadigorria CL，Kelmer-Bracht AM，et al. Effects of nonsteroidal anti-inflammatory drug piroxicam on rat liver mitochondria. Comp Biochem Physiol C Pharmacol Toxicol Endocrinol 1996；113：85 - 91.

[208] Salgueiro-Pagadigorria CL，Constantin J，Bracht A，et al. Effects of nonsteroidal anti-inflammatory drug piroxicam on energy metabolism in the perfused rat liver. Comp Biochem Physiol C Pharmacol Toxicol Endocrinol 1996；113：93 - 98.

[209] Zentella de Pina M，Corona S，Rocha-Hernandez AE，et al. Restoration by prioxicam of liver glutathione levels decreased by acute ethanol intoxication. Life Sci 1994；54：1433 - 1439.

[210] Yocum D，Fleishmann R，Dalgin P，et al. Safety and efficacy of meloxicam in the treatment of osteoarthritis. Arch Intern Med 2000；160：2947 - 2954.

[211] Martínez-Odriozola P，Gutiérrez-Macías A，Ibarmia-Lahuerta J，Muñóz-Sánchez J. Meloxicam as a cause of drug-induced autoimmune hepatitis. Dig Dis Sci 2010 Apr；55(4)：1191 - 1192 [Epub 2009 Apr 28].

[212] Garcia Gonzalez M，Sanroman AL，Herrero C，et al. Hepatitis por droxicam. Descripcion de tres neuvos casos y revision de la leteratura. Rev Clinca Espan 1994；；170.

[213] Ollagnon HO，Perpoint B，Decousus H，et al. Hepatitis induced by isoxicam. Hepatogastroenterology 1986；33：109.

[214] Lees P，Creed RF，Gerring EE，et al. Biochemical and haematological effects of phenylbutazone in horses. Equine Vet J

1983；15：158－167.

［215］Benjamin SB, Ishak KG, Zimmerman HJ, et al. Phenylbutazone liver injury: a clinical pathologic survey of 23 cases and review of the literature. Hepatology 1981；1：255－263.

［216］Kari F, Bucher J, Haseman J, et al. Long-term exposure to the anti-inflammatory agent phenylbutazone induces kidney tumors in rats and liver tumors in mice. Jpn J Cancer Res 1995；86：252－263.

［217］Popper H, Rubin E, Gardio D, et al. Drug-induced liver disease: a penalty for progress. Arch Intern Med 1965；115：128－136.

［218］Gubler HU, Baggiolini M. Pharmacological properties of proquazone. Scand J Rheumatol 1978；21(Suppl)：8－11.

［219］Imoto S, Matzumoto H, Fujii M. Drug-related hepatitis (letter). Ann Intern Med 1979；91：129.

［220］Preston SN. Safety of sodium meclofenamate (Meclomen). Curr Ther Res 1978；23(Suppl)：5107－5112.

［221］Lee CH, Wang JD, Chen PC. Increased risk of hospitalization for acute hepatitis in patients with previous exposure to NSAIDs. Pharmacoepidemiol Drug Saf 2010；19：708－714.

［222］McCormick PA, Kennedy F, Curry M, et al. COX 2 inhibitor and fulminant hepatic failure. Lancet 1999；353：40－41.

［223］Van Steenbergen W, Peelers P, De Bondt I, et al. Nimesulideinduced acute hepatitis: evidence from six cases. J Hepatol 1998；29：135－141.

［224］Weiss P, Mouallem M, Bruck R, et al. Nimesulide-induced hepatitis and acute liver failure. Isr Med Assoc J 1999；1：89－91.

［225］Villa G. NSAIDs and hepatic reactions (letter). Lancet 1999；353：846.

［226］Rainsford KD. An analysis from clinico-epidemiological data of the principal adverse events from the COX－2 selective NSAID, nimesulide, with particular reference to hepatic injury. Inflammopharmacology 1998；6：203－221.

［227］Andrade RJ, Lucena MI, Fernandez MC, et al. Fatal hepatitis associated with nimesulide. J Hepatol 2000；32：174.

［228］Romero-Gomez M, Nevado Santos M, Otero Fernandez MA, et al. Acute cholestatic hepatitis by nimesulide. Liver 1999；19：164－165.

［229］Conforti A, Leone R, Moretti U, et al. Adverse drug reactions related to the use of NSAIDs with a focus on nimesulide: results of spontaneous reporting from a Northern Italian area. Drug Saf 2001；24：1081－1090.

［230］Boelsterli UA. Mechanisms of NSAID－induced hepatotoxicity: focus on nimesulide. Drug Saf 2002；25：633－648.

［231］Anon. Nimesulide: patients still exposed to a risk of severe hepatitis. Prescrire Int 2011 May；20(116)：125－126.

［232］Bissoli F. Nimesulide-induced hepatotoxicity and fatal hepatic failure. Singapore Med J 2008 May；49(5)：438.

［233］Chatterjee S, Pal J, Biswas N. Nimesulide-induced hepatitis and toxic epidermal necrolysis. J Postgrad Med 2008 Apr-Jun；54(2)：150－151.

［234］Dastis SN, Rahier J, Lerut J, Geubel AP. Liver transplantation for nonsteroidal anti-inflammatory drug-induced liver failure: nimesulide as the first implicated compound. Eur J Gastroenterol Hepatol 2007 Nov；19(11)：919－922.

［235］Tan HH, Ong WM, Lai SH, Chow WC. Nimesulide-induced hepatotoxicity and fatal hepatic failure. Singapore Med J 2007 Jun；48(6)：582－585.

［236］Bissoli F. Nimesulide-induced hepatotoxicity and fatal hepatic failure. Singapore Med J 2008 May；49(5)：436－437.

［237］Walker SL, Kennedy F, Niamh N, McCormick PA. Nimesulide associated fulminant hepatic failure. Pharmacoepidemiol Drug Saf 2008 Nov；17(11)：1108－1112.

［238］Papaionnides D, Korantzopoulos P, Athanassiou E, et al. Nimesulide-induced acute hepatotoxicity (letter). Indian J Gastroenterol 2003；22：239.

［239］Dumortier J, Borel I, Delafosse B, et al. Subfulminant hepatitis associated with nimesulide treatment requiring liver transplantation. Gastroenterol Clin Biol 2002；26：415－416.

［240］Khan S. Nimesulide and adverse drug reactions: time for a database. J Postgrad Med 2008 Jul-Sep；54(3)：242.

［241］Maddrey WC, Maurath CJ, Verburg KM, et al. The hepatic safety and tolerability of the novel cyclooxygenase－2 inhibitor celecoxib. Am J Ther 2000；7：153－158.

［242］Galan MV, Gordon SC, Silverman AL. Celecoxib-induced cholestatic hepatitis. Ann Intern Med 2001；134：254.

［243］O'Beirne JP, Cairns SR. Drug points: cholestatic hepatitis in association with celecoxib. BMJ 2001；323：23.

［244］Late-onset celecoxib-induced combined hepato-nephrotoxicity. J Clin Pharmacol. 2008 Jul；66(1)：150－151.

［245］Arellano FM, Zhao SZ, Reynolds MW. Case of cholestatic hepatitis with celecoxib did not fulfil international criteria. BMJ 2002；324：789.

［246］Mohammed F, Smith AD. Cholestatic hepatitis in association with celecoxib. Classification of drug associated liver dysfunction is questionable. BMJ 2002；325：220.

［247］Laine L, White WB, Rostom A, et al. COX－2 selective inhibitors in the treatment of osteoarthritis. Semin Arthritis Rheum 2008；38：165－187.

［248］Chen YF, Jobanputra P, Barton P, et al. Cyclooxygenase－2 selective non-steroidal anti-inflammatory drugs (etodolac, meloxicam, celecoxib, rofecoxib, etoricoxib, valdecoxib and lumiracoxib) for osteoarthritis and rheumatoid arthritis: a systematic review and economic evaluation. Health Technol Assess 2008；12：1－278.

［249］Fung HB, Kirschenbaum HL. Selective cyclooxygenase－2 inhibitors for the treatment of arthritis. Clin Ther 1999；21：1131－1157.

［250］Rostom A, Goldkind L, Laine L. Nonsteroidal antiinflammatory drugs and hepatic toxicity: a systematic review of randomized controlled trials in arthritis patients. Clin Gastroenterol Hepatol 2005；3：489－498.

［251］Yan B, Leung Y, Urbanski SJ, Myers RP. Rofecoxib-induced hepatotoxicity: a forgotten complication of the coxibs. Can J Gastroenterol 2006 May；20(5)：351.

［252］Chavez ML, DeKorte CJ. Valdecoxib: a review. Clin Ther 2003；25：817－851.

［253］Rordorf CM, Choi L, Marshall P, et al. Clinical pharmacology of lumiracoxib: a selective cyclo-oxygenase－2 inhibitor. Clin Pharmacokinet 2005；44：1247－1266.

［254］Profit L, Chrisp P. Lumiracoxib: the evidence of its clinical impact on the treatment of osteoarthritis. Core Evid 2007；2：131－150.

［255］Singer JB, Lewitzky S, Leroy E, et al. A genome-wide study identifies HLA alleles associated with lumiracoxib-related liver injury. Nat Genet 2010；42：711－714.

［256］Kang P, Dalvie D, Smith E, et al. Bioactivation of lumiracoxib by peroxidases and human liver microsomes: identification of multiple quinine imine intermediates and GSH adducts. Chem Res Toxicol 2009；22：106－117.

［257］FDA Arthritis Advisory Committee meeting March 5, 2003. Arava (leflunomide) hepatotoxicity. Accessed via www. fda. gov/ohrms/dockets/ac/03/briefing/3930b2. htm. Access date 12/8/11.

［258］Cohen S, Cannon GW, Schiff M, et al. Two -year, blinded, randomized, controlled trial of treatment of active rheumatoid arthritis with leflunomide compared with methotrexate. Utilization of Leflunomide in the Treatment of Rheumatoid Arthritis Trial Investigator Group. Arthritis Rheum 2001；44：1984－1992.

［259］Suissa S, Ernst P, Hudson M, et al. Newer disease-modifying antirheumatic drugs and the risk of serious hepatic adverse events in patients with rheumatoid arthritis. Am J Med 2004; 117: 87 – 92.

[260] van Roon EN, Jansen TL, Houtman NM, et al. Leflunomide for the treatment of rheumatoid arthritis in clinical practice: incidence and severity of hepatotoxicity. Drug Saf 2004; 27: 345 – 352.

[261] Sanders S, Harisdangkul V. Leflunomide for the treatment of rheumatoid arthritis and autoimmunity. Am J Med Sci 2002; 323: 190 – 193.

[262] Alves JA, Fialho SC, Morato EF, et al. Liver toxicity is rare in rheumatoid arthritis patients using combination therapy with leflunomide and methotrexate. Rev Bras Rheumatol 2011; 51: 141 – 144.

[263] Curtis JR, Beukelman T, Onofrei A, Cassell S, Greenberg JD, Kavanaugh A, et al. Elevated liver enzyme tests among patients with rheumatoid arthritis or psoriatic arthritis treated with methotrexate and/or leflunomide. Ann Rheum Dis 2010 Jan; 69 (1): 43 – 47.

[264] Sevilla-Mantilla C, Ortega L, Agundez JA, et al. Leflunomideinduced acute hepatitis. Dig Liver Dis 2004; 36: 82 – 84.

[265] Chávez-López MA, Ramírez-González A, Martínez-Guevara MA. Acute hepatitis associated to leflunomide in a patient with rheumatoid arthritis. Gastroenterol Hepatol 2007 Aug-Sep; 30 (7): 430.

[266] Cannon GW, Kremer JM. Leflunomide. Rheum Dis Clin North Am 2004; 30: 295 – 301.

[267] Li EK, Tam LS, Tomlinson B. Leflunomide in the treatment of rheumatoid arthritis. Clin Ther 2004; 26: 447 – 459.

[268] Gupta R, Bhatia J, Gupta SK. Risk of hepatotoxicity with add-on leflunomide in rheumatoid arthritis patients. Archeimittelforschung 2011; 61: 312 – 316.

[269] Favreau M, Tannenbaum H, Lough J. Hepatic toxicity associated with gold therapy. Ann Intern Med 1977; 87: 717 – 719.

[270] Basset C, Vadrot J, Denis J, et al. Prolonged cholestasis and ductopenia following gold salt therapy. Liver Int 2003; 23: 89 – 93.

[271] te Boekhorst PA, Barrera P, Laan RF, et al. Hepatotoxicity of parenteral gold therapy in rheumatoid arthritis: a case report and review of the literature. Clin Exp Rheumatol 1999; 17: 359 – 362.

[272] Jobanputra P, Amarasena R, Maggs F, Homer D, Bowman S, Rankin E, et al. Hepatotoxicity associated with sulfasalazine in inflammatory arthritis: a case series from a local surveillance of serious adverse events. BMC Musculoskelet Disord 2008 Apr 11; 9: 48.

[273] Khokhar OS, Lewis JH. Hepatotoxicity of agents used in the management of inflammatory bowel disease. Dig Dis 2010; 28: 508 – 518.

[274] Boyer DL, Li BU, Fyda JN, et al. Sulfasalazine-induced hepatotoxicity in children with inflammatory bowel disease. J Pediatr Gastroenterol Nutr 1989; 8: 528 – 532.

[275] Namias A, Bhalotra R, Donowitz M. Reversible sulfasalazineinduced granulomatous hepatitis. J Clin Gastroenterol 1981; 3: 193 – 198.

[276] Hilzenrat N, Lamoureux E, Sherker A, et al. Cholestasis in Crohn's disease: a diagnostic challenge. Can J Gastroenterol 1997; 11: 35 – 37.

[277] Descloux E, Argaud L, Dumortier J, Scoazec JY, Boillot O, Robert D. Favorable issue of a fulminant hepatitis associated with sulfasalazine DRESS syndrome without liver transplantation. Intensive Care Med 2005 Dec; 31(12): 1727 – 1728 [Epub 2005 Nov 10].

[278] Taylor HG, Nichol FE. The three week sulphasalazine syndrome. Clin Rheumatol 1992; 11: 566 – 568.

[279] Besnard M, Debray D, Durand P, et al. Fulminant hepatitis in two children treated with sulfasalazine for Crohn disease. Arch Pediatr 1999; 6: 643 – 646.

[280] Lipworth BJ. Leukotriene-receptor antagonists. Lancet 1999; 353: 57 – 62.

[281] Drazen JM, Israel E, O'Byrne PM. Treatment of asthma with drugs modifying the leukotriene pathway. N Engl J Med 1999; 340: 197 – 206.

[282] Joshi EM, Heasley BH, Chordia MD, et al. In vitro metabolism of 2 – acetylbenzothiophene: relevance to zileuton hepatotoxicity. Chem Res Toxicol 2004; 17: 137 – 143.

[283] Goldstein MF, Black M. Montelukast-induced hepatitis (letter). Ann Intern Med 2004; 140: 586 – 587.

[284] Calhoun WJ. Summary of clinical trials with zafirlukast. Am J Respir Crit Care Med 1998; 157: S238 – 245.

[285] Davern TJ, Bass NM. Leukotriene antagonists. Clin Liver Dis 2003; 7: 501 – 512.

[286] Danese S, De Vitis I, Gasbarrini A. Severe liver injury associated with zafirlukast (letter). Ann Intern Med 2001; 135: 930.

[287] Su CW, Wu JC, Huang YS, et al. Zafirlukast-induced acute hepatitis. Zhonghua Yi Xue Za Zhi 2002; 65: 553 – 556.

[288] Soy M, Ozer H, Canataroglu A, et al. Vasculitis induced by zafirlukast therapy. Clin Rheumatol 2002; 21: 328 – 329.

[289] Actis GC, Morgando A, Lagget M, et al. Zafirlukast-related hepatitis: report of a further case. J Hepatol 2001; 35: 539 – 541.

[290] Moles JR, Primo J, Fernandez JM, et al. Acute hepatocellular injury associated with zafirlukast. J Hepatol 2001; 35: 541 – 542.

[291] Torres M, Reddy KR. Severe liver injury (letter). Ann Intern Med 2001; 135: 550.

[292] Al-Salman J, Arjomand H, Kemp DG, et al. Hepatocellular injury in a patient receiving rosiglitazone. Ann Intern Med 2000; 132: 121 – 124.

[293] Freid J, Everitt D, Boscia J. Rosiglitazone and hepatic failure (letter). Ann Intern Med. 2000; 132: 164.

[294] Correction. Liver injury and rosiglitazone. Ann Intern Med 2000; 133: 237.

[295] Favreau JT, Ryu ML, Braunstein G, et al. Severe hepatotoxicity associated with the dietary supplement LipoKinetix. Ann Intern Med 2002; 136: 590 – 595.

[296] Sass DA, Chopra KB, Wu T. A case of montelukast-induced hepatotoxicity. Am J Gastroenterol 2003; 98: 704 – 705.

[297] Incecik F, Onlen Y, Sangun O, Akoglu S. Probable montelukast-induced hepatotoxicity in a pediatric patient: case report. Ann Saudi Med 2007 Nov-Dec; 27(6): 462 – 463.

[298] Harugeri A, Parthasarathi G, Sharma J, D'Souza GA, Ramesh M. Montelukast induced acute hepatocellular liver injury. J Postgrad Med 2009 Apr-Jun; 55(2): 141 – 142.

[299] Actis GC, Bugianesi E, Ottobrelli A, Rizzetto M. Fatal liver failure following food supplements during chronic treatment with montelukast. Dig Liver Dis 2007 Oct; 39(10): 953 – 955 [Epub 2006 Dec 6].

[300] Watkins PB, Dube LM, Walton-Bowen K, Cameron CM, Kasten LE. Clinical pattern of zileuton-associated liver injury: results of a 12 – month study in patients with chronic asthma. Drug Saf 2007; 30(9): 805 – 815.

[301] Chawla SK, Patel HD, Parrino GR, Soterakis J, Lopresti PA, D'Angelo WA. Allopurinol hepatotoxicity. Case report and literature review. Arthritis Rheum 1977 Nov-Dec; 20 (8): 1546 – 1549.

[302] Butler RC, Shah SM, Grunow WA, Texter Jr EC. Massive hepatic necrosis in a patient receiving allopurinol. JAMA 1977; 237: 473 – 474.

[303] Al-Kawas FH, Seeff LB, Berendson RA, Zimmerman HJ, Ishak KG. Allopurinol hepatotoxicity. Report of two cases and review of the literature. Ann Intern Med 1981 Nov; 95(5): 588 – 590.

[304] Tam S, Carroll W. Allopurinol hepatotoxicity. Am J Med 1989

Mar; 86(3); 357 - 358.

[305] Olmos M, Guma C, Colombato LO, Lami G, Miyashiro R, Alvarez E. Hepatic lesions induced by drugs. Report of 26 cases. Acta Gastroenterol Latinoam 1987; 17; 105 - 111.

[306] Mete N, Yilmaz F, Gulbahar O, Aydin A, Sin A, Kokuludag A, et al. Allopurinol hypersensitivity syndrome as a cause of hepatic centrilobular hemorrhagic necrosis. J Investig Allergol Clin Immunol 2003; 13; 281 - 283.

[307] González U, Reyes E, Kershenovich J, Orozco-Topete RL. Hypersensitivity syndrome caused by allopurinol. A case of massive hepatic necrosis. Rev Invest Clin 1995; 47; 409 - 413.

[308] Fagugli RM, Gentile G, Ferrara G, Brugnano R. Acute renal and hepatic failure associated with allopurinol treatment. Clin Nephrol 2008 Dec; 70(6); 523 - 526.

[309] Yoon JY, Min SY, Park JY, Hong SG, Park SJ, Paik SY, et al. A case of allopurinol-induced granulomatous hepatitis with ductopenia and cholestasis. Korean J Hepatol 2008 Mar; 14(1); 97 - 101.

[310] Khanlari B, Bodmer M, Terracciano L, Heim MH, Fluckiger U, Weisser M. Hepatitis with fibrin-ring granulomas. Infection 2008 Aug; 36(4); 381 - 383.

[311] Andrade RJ, de la Mata M, Lucena MI, López-Rubio F, Corrales MA. Severe acute hepatitis due to allopurinol in a patient with asymptomatic hyperuricemia and kidney failure. A review of the literature and an analysis of the risk factors. Gastroenterol Hepatol 1997 Aug-Sep; 20(7); 353 - 356.

[312] Urban T, Maquarre E, Housset C, Chouaid C, Devin E, Lebeau B. Allopurinol hypersensitivity. A possible cause of hepatitis and mucocutaneous eruptions in a patient undergoing antitubercular treatment. Rev Mal Respir 1995; 12(3); 314 - 316.

[313] Vanderstigel M, Zfrani ES, Lejonc JL, et al. Allopurinol hypersensitivity syndrome as a cause of hepatic fibrin-ring granulomas. Gastroenterology 1986; 90; 188 - 190.

[314] Marazuela M, Morena A, Yebra M, et al. Hepatic fibrin-ring granulomas: a clinicopathologic study of 23 patients. Hum Pathol 1991 Jun; 22(6); 607 - 613.

[315] Khanlari B, Bodmer M, Terracciano L. Hepatitis with fibrinring granulomas. Infection 2008 Aug; 36(4); 381 - 383.

[316] Tjwa M, DeHertogh G, Neuville B. Hepatic fibrin-ring granulomas in granulomatous hepatitis: report of four cases and review of the literature. Acta Clin Belg 2011 Nov-Dec; 56(6); 341 - 348.

[317] Lewis JH. Granulomas in the liver. In: Schiff ER, Maddrey WC, Sorrell MF, editors. Schiff's diseases of the liver. 11th ed. New York, Wiley-Blackwell; Dec 2011.

[318] Stricker BH, Blok AP, Babany G, et al. Fibrin ring granulomas and allopurinol. Gastroenterology 1989 Apr; 96(4); 1199 - 1203.

[319] Wade B, Klotz F, Debonne JM, Aubert M. Fatal hepatitis due to allopurinol in Dakar. Med Trop (Mars) 1995; 55(2); 186 - 187.

[320] Jaeschke H. Glutathione disulfide formation and oxidant stress during acetaminophen-induced hepatotoxicity in mice in vivo: the protective effect of allopurinol. J Pharmacol Exp Ther 1990 Dec; 255(3); 935 - 941.

[321] Kono H, Rusyn I, Bradford BU, Connor HD, Mason RP, Thurman RG. Allopurinol prevents early alcohol-induced liver injury in rats. J Pharmacol Exp Ther 2000 Apr; 293(1); 296 - 303.

[322] Sparrow MP, Hande SA, Friedman S, et al. Effect of allopurinol on clinical outcomes in inflammatory bowel disease nonresponders to azathioprine or 6 - mercaptopurine. Clin Gastroenterol Hepatol 2007 Feb; 5(2); 209 - 214.

[323] Ansari A, Patel N, Sanderson J, et al. Low-dose azathioprine or mercaptopurine in combination with allopurinol can bypass many adverse drug reactions in patients with inflammatory bowel disease. Aliment Pharmacol Ther 2010 Mar; 31(6); 640 - 647.

[324] Govani SM, Higgins PD. Combination of thiopurines and allopurinol: adverse events and clinical benefit in IBD. J Crohns Colitis 2010 Oct; 4(4); 444 - 449.

[325] Gardiner SJ, Gearry RB, Burt MJ, et al. Allopurinol might improve response to azathioprine and 6 - mercaptopurine by correcting an unfavorable metabolite ratio. J Gastroenterol Hepatol 2011 Jan; 26(1); 49 - 54.

[326] Roberts R, Gearry R, Barclay M. Allopurinol-thiopurine combination therapy in inflammatory bowel disease: are there genetic clues to this puzzle? Pharmacogenomics 2010; 11(11); 1505 - 1508.

[327] Heel RC, Brogden RN, Speight TM, Avery GS. Benzbromarone: a review of its pharmacological properties and therapeutic use in gout and hyperuricaemia. Drugs 1977 Nov; 14(5); 349 - 366.

[328] Lee MH, Graham GG, Williams KM, Day RO. A benefit-risk assessment of benzbromarone in the treatment of gout. Was its withdrawal from the market in the best interest of patients?. Drug Saf 2008; 31(8); 643 - 665.

[329] van der Klauw MM, Houtman PM, Stricker BH, et al. Hepatic injury caused by benzbromarone. J Hepatol 1994 Mar; 20(3); 376 - 379.

[330] Wagayama H, Shiraki K, Sugimoto K, et al. Fatal fulminant hepatic failure associated with benzbromarone [letter]. J Hepatol 2000 May; 32(5); 874.

[331] Suzuki T, Suzuki T, Kimura M, et al. A case of fulminant hepatitis, possibly caused by benzbromarone. Nippon Shokakibyo Gakkai Zasshi 2001 Apr; 98(4); 421 - 425.

[332] Arai M, Yokosuka O, Fujiwara K, et al. Fulminant hepatic failure associated with benzbromarone treatment: a case report. J Gastroenterol Hepatol 2002 May; 17(5); 625 - 626.

[333] Gehenot M, Horsmans Y, Rahier J, Geubel AP. Subfulminant hepatitis requiring liver transplantation after benzarone administration. J Hepatol 1994 Jun; 20(6); 842.

[334] Hu M, Tomlinson B. Febuxostat in the management of hyperuricemia and chronic gout: a review. Ther Clin Risk Manag 2008 Dec; 4(6); 1209 - 1220.

[335] Khosravan R, Grabowski BA, Mayer MD, Wu JT, Joseph-Ridge N, Vernillet L. The effect of mild and moderate hepatic impairment on pharmacokinetics, pharmacodynamics, and safety of febuxostat, a novel nonpurine selective inhibitor of xanthine oxidase. J Clin Pharmacol 2006 Jan; 46(1); 88 - 102.

[336] Ernst ME, Fravel MA. Febuxostat: a selective xanthineoxidase/xanthine-dehydrogenase inhibitor for the management of hyperuricemia in adults with gout. Clin Ther 2009 Nov; 31(11); 2503 - 2518.

[337] Love Bl R, Veverka A, et al. Urate-lowering therapy for gout: focus on febuxostat. Pharmacotherapy 2010 Jun; 30(6); 594 - 608.

[338] Atlas B, Caksen H, Tuncer O, et al. Four children with colchicine poisoning. Hum Exp Toxicol 2004 Jul; 23(7); 353 - 356.

[339] Mawell MJ, Muthu P, Pritty PE. Accidental colchicine overdose. A case report and literature review. Emerg Med J 2002; 19; 265 - 267.

[340] Schiff ER. Can we prevent nonsteroidal anti-inflammatory druginduced hepatic failure? Gastrointest Dis Today 1994; 3; 768 - 770.

[341] Lewis JH. The rational use of potentially hepatotoxic medications in patients with underlying liver disease. Expert Opin Drug Saf 2002; 1; 159 - 172.

第23章
麻醉剂相关肝毒性的发病机制、病理学和临床表现

J. Gerald Kenna

英国,麦克莱斯菲尔德,阿尔德利公园,阿斯利康全球安全评估中心

前　言

挥发性麻醉剂(volatile anesthetic)的应用始于19世纪中叶,当时美国和英国将乙醚及氯仿用于外科手术麻醉,随后其他国家也先后开始应用[1]。进入20世纪后,虽然乙醚和氯仿存在明显的局限性(前者极易燃,后者可引起严重的心血管抑制和严重的肝损伤),但这两种麻醉剂仍得到广泛应用[1]。多年来,人们一直在寻找更加安全有效的挥发性麻醉剂,但均未成功。直至

20世纪50年代,人们终于发现了氟烷(halothane)这一具备很多"理想"麻醉剂特征的药物[2]。当时认为氟烷非常安全,不会引起人类的肝损伤[2]。但氟烷广泛应用于临床后,很快就在非常易感的患者中发生了肝损伤。多年来,人们并不清楚,在某些暴露于氟烷的患者中观察到的肝损伤究竟是由药物本身引起的还是对全身麻醉的不良反应,这场争论引发了对麻醉剂临床和作用机制的研究,研究人员最终证实氟烷可引起非常罕见且形式独特的肝损伤,并将这种肝损伤命名为特异质性氟烷性肝炎(halothane hepatitis),同时也揭示了与其

发生相关的潜在作用机制：特异质性氟烷性肝炎的发生机制非常复杂，氟烷在肝细胞内代谢成为一个化学反应中间体，与肝脏蛋白共价结合，触发易感患者的特异性适应性免疫应答（adaptive immune response），最终引发氟烷性肝炎。

20世纪末，很多国家已基本放弃了氟烷的使用，代之以新的挥发麻醉剂，这些麻醉剂与氟烷的麻醉作用相似，但引起肝损伤的概率更低。地氟烷（desflurane）、恩氟烷（enflurane）、异氟烷（isoflurane）和七氟烷（sevoflurane），都是目前所选用的挥发性麻醉剂。

本章总结了氟烷、地氟烷、恩氟烷、异氟烷和七氟烷引起肝损伤的临床特点，并对其分子和细胞机制进行概述。值得注意的是，氯氟烃类制冷剂（hydrochlorofluorocarbon refrigeran）与挥发性麻醉剂的化学性质相关，它们在肝脏中通过相似的生物活化代谢通路进行代谢，因此人类意外暴露于高浓度的氯氟烃类制冷剂与接触挥发性麻醉剂后发生肝损伤的作用机制相似。

挥发性麻醉剂诱导肝毒性的临床特征

一、氟烷

曾有多篇文章报道了氟烷诱导肝损伤的临床表现及病理特征[3-6]。典型患者往往无肝病史及酗酒史，未同时服用其他已知具有潜在肝毒性的药物。氟烷诱导明显肝功能异常的发病率尚不清楚，不过可以肯定的是，其概率极低（三万分之一至几千分之一）。氟烷是否真的对人类具有肝毒性，是否还有其他未明致病因素（如并发急性病毒感染或在麻醉过程中肝脏局部缺氧）引起了肝损伤？多年来，人们对这一问题一直感到疑惑，各种前瞻性和回顾性临床研究[7]对此均无定论，而随着诊断性抗体试验的问世，这一疑问最终得以解答。

氟烷性肝炎患者中女性的比例较高，尤其是中老年及肥胖女性，但也有不少并不肥胖的男性发病[3-6]，还有数例幼儿发生此类肝炎的报道[8]，亦有报道医护人员因职业原因接触氟烷而发生了肝损伤[9]。典型患者首发症状包括全身乏力、食欲缺乏、非特异性胃肠道症状（恶心和上腹不适）。多数患者表现为迟发型发热，部分伴非特异性皮疹和（或）关节疼痛，继而出现氨基转移酶明显增高及黄疸[4,10,11]。黄疸出现的时间差异很大，通常为迟发型，部分病例可在28 d后才出现[12]。某些患者会发生非常严重的肝损伤，甚至发展为急性肝功能衰竭，需进行肝移植才能挽救生命。当然，多数情

况下氟烷性肝炎患者并不会进展为肝功能衰竭[12]。非致命性的肝炎病例会逐渐康复，预后良好，若能避免进一步接触氟烷（及与其结构相似的麻醉剂），则不会进展为慢性肝病。

氟烷性肝炎的病理特征与其他原因引起的急性肝炎类似，没有特异性。常见的组织学特征为肝小叶中心性坏死，可为小叶性、多灶性至大块性坏死，同时伴肝细胞气球样变性、炎症浸润及纤维化[3,10,13]。不少患者存在脂肪浸润，部分可见结节性肉芽肿[13]。部分患者电镜下可见线粒体膜异常[10,14]，有些并未见异常[15]。

据报道，绝大多数发生氟烷性肝炎的患者都具备一个显著特征，即曾多次接受氟烷麻醉。据观察，肝损伤的严重程度以及最后一次麻醉到出现黄疸的间隔时间与两次麻醉的间隔时间呈负相关[4,12]。即使间隔多年，再次接触麻醉剂仍可发生氟烷相关性肝炎[12,16]。以往接触过氟烷而发生氟烷性肝炎的患者不少会出现其他不良反应（迟发性发热或黄疸）[4,12,17,18]，因此，进行氟烷麻醉前详细询问病史是预防氟烷性肝损伤的基本措施。实验室研究显示氟烷性肝炎患者外周血嗜酸性粒细胞和组织抗原自身循环抗体增多，细胞及体液免疫对活性代谢产物修饰的肝脏新生抗原的敏感性增强[4-6,18]，这些特征表明免疫机制参与了肝损伤的发生。

氟烷诱导的肝损伤病情多数较轻，临床表现并不严重。前瞻性研究显示，以氟烷麻醉进行手术的患者，多达30%以上可出现无症状肝功能异常而并无大碍[19,20]，血清学检查亦未发现免疫激活证据，包括未检出针对代谢产物修饰的肝脏新生抗原的抗体[21,22]。由此看来，氟烷诱导的轻度肝损伤与氟烷性肝炎的发生机制截然不同。

二、其他挥发性麻醉剂（地氟烷、恩氟烷、异氟烷和七氟烷）

其他挥发性麻醉剂引起肝损伤的发病率较氟烷性肝炎低得多，因而对其临床特征知之甚少。对24例恩氟烷麻醉后发生原因不明肝损伤患者的回顾性分析表明，该制剂可引起人类严重肝损伤，且这种损伤并不能简单归因于氟烷污染了麻醉管路[23]。估计恩氟烷诱导的肝损伤发病率为1/80万[23]。恩氟烷性肝炎患者的临床、生化及病理学特征与氟烷性肝炎相似，包括麻醉到出现黄疸的间隔延迟、既往接触恩氟烷或氟烷史及肝衰竭死亡率非常高等[23,24]。有报道以前接触过氟烷的患者经恩氟烷麻醉后发生了肝损伤[23-26]，推测可能是由于麻醉药物之间的免疫交叉致敏作用所致。

自 1984 年异氟烷在世界范围内广泛应用以来,仅见相关肝损伤的零星报道[27-33]。异氟烷性肝炎的发病率远低于氟烷性肝炎。很难确定异氟烷与肝损伤的因果关系,但某些怀疑为异氟烷性肝炎的患者,其临床表现和病理学特征符合"类氟烷性肝炎"。这些患者往往多次接触挥发性麻醉剂,女性及肥胖者高发,可出现严重的小叶中心性肝细胞损伤[31]。有报道在部分患者中可检测到代谢产物修饰的蛋白新生抗原抗体[32,33],表明其发病机制与免疫有关。

目前仅有少数地氟烷麻醉后发生肝损伤的病例报道[34,35]。免疫学研究结果表明其发病机制与氟烷、恩氟烷和异氟烷引起的肝损伤的发病机制相似(详见"挥发性麻醉剂诱导肝毒性的临床特征"章节)。

西方将七氟烷应用于临床麻醉始于 1995 年,此前,该麻醉剂在日本广泛应用已逾 10 年。最早在日本患者中发现了七氟烷诱导的肝损伤,此后在其他民族中也相继发现了此类损伤,其中包括数例儿童患者,其中 1 例先后暴露于七氟烷及地氟烷,1 例七氟烷麻醉后发生致命性急性肝衰竭[36-41]。

氟烷和其他挥发性麻醉剂在多种麻醉管路所使用的材料中具有高度溶解性,可被吸收入管路,在后续的麻醉过程中随不同的麻醉剂一同释放出来[42]。被氟烷污染过的麻醉管路与有氟烷性肝炎过去史者再次发生肝功能异常有关,此类患者在手术麻醉时无意中又接触了麻醉管路中的氟烷而发生肝损伤[42]。所有挥发性麻醉剂的毒性作用机制均与代谢有关,每种化合物的代谢程度差异很大,这种不起眼的管路污染问题非常重要,应引起足够重视。

挥发性麻醉剂的代谢

一、氟烷

氟烷于 20 世纪 50 年代首次应用于临床,由于当时生物分析技术的局限性[43],人们将其视为代谢惰性气体[43]。但随着研究的深入,发现人体吸入氟烷后约 20% 会被代谢[44],这一过程由肝细胞色素 P450 (cytochrome P450,CYP)同工酶进行催化,涉及不同的氧化及还原通路[45],图 23 - 1 为氟烷的简要代谢图。氧张力降低有利于还原通路发挥作用,但还原通路在氧张力正常的情况下(例如外科麻醉期间)作用有限[46]。经还原通路进行代谢时首先需插入一个单电子,形成三氟醚氯溴乙基基团(trifluorochlorobromoethyl radical),这一基团经一系列明确的化学反应及生物转化,生成化学活性产物,通过脂质过氧化作用,与细胞大分子(包括脂质及蛋白质)共价结合,经泌尿系统转化为挥发性代谢产物排出体外。在外科手术麻醉过程中,氧化代谢是氟烷

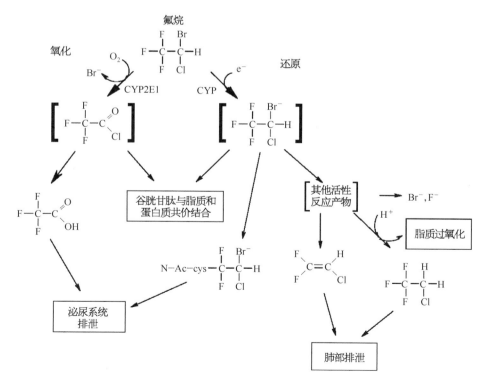

图 23 - 1　氟烷的代谢
CYP,细胞色素 P450

生物转化的主要途径[46]。氧分子首先插入氟烷,随之发生自发脱溴作用,生成化学活性产物三氟醚乙酰基氯化物(trifluoroacetyl chloride,CF3COCl),这些活性产物再与水发生反应,形成大量三氟乙酸盐,经泌尿系统排出体外[46]。此外,三氟醚乙酰基氯化物小片段与细胞磷脂(如磷脂酰乙醇胺)及蛋白质的ε-氨基共价结合[47-49],生成三氟醚乙酰化脂质及蛋白质产物(图23-1)。

已证实氟烷的氧化及还原代谢反应由若干不同的CYP同工酶进行催化[50]。人体中负责氟烷生物活化的酶主要是CYP2E1,是其氧化代谢的主要催化剂[51,52]。

二、地氟烷、恩氟烷及异氟烷

无论恩氟烷还是异氟烷,均不参与还原代谢反应。与氟烷相同,这两种药物也都是由肝脏CYP2E1代谢,经氧化脱卤作用[53,54],生成活性中间产物,与蛋白质共价结合。人体恩氟烷的代谢率为2%~4%[55],异氟烷约为0.2%[56],均明显低于氟烷[57]。恩氟烷的代谢中间产物既能与水反应生成酸性物质,以葡糖苷酸共轭化合物的形式经尿排泄[58],又能与肝脏蛋白共价结合,形成蛋白质加合物[59](图23-2)。异氟烷的氧化代谢过程由CYP2E1介导,经包括三氟乙酰氯化物在内的反应中间体完成,生成无机氟化物及三氟乙酸,经肾脏排泄[60];同样也可对肝脏蛋白进行共价性修饰,生成三氟乙酰化蛋白质加合物(trifluoroacetylated protein adduct)(图23-2)[59]。

地氟烷极难进行生物降解,在人体的生物代谢度最高,仅为异氟烷的10%(即<0.02%)[61]。由于可在尿中检测到三氟乙酸代谢产物[61],提示地氟烷的代谢通路与异氟烷类似,也与蛋白质加合物的形成有关(图23-2)[34]。不过,体内试验尚未观察到暴露于地氟烷后肝脏有蛋白质加合物的表达。

三、七氟烷

体外研究显示,七氟烷对CYP介导的代谢高度敏感,其代谢率显著高于其他挥发性麻醉剂(包括氟烷)[62]。但由于其在血液和组织中的可溶性非常低,因此体内代谢程度有限,人体的代谢率仅为2%~5%[63,64],代谢程度与恩氟烷相似。与氟烷、地氟烷、恩氟烷及异氟烷相同,七氟烷在体内的代谢由CYP2E1催化[64]。首先氟甲基基团氧化,无机氟离子及二氧化碳解离,生成六氟异丙醇(hexafluoroiso-propanol)(图23-3);再经葡糖苷酸化,形成葡糖苷酸共轭化合物,经尿排泄(图23-3)[64]。目前还不能确定七氟烷氟甲基基团的氧化是否与化学反应有关,但作为中间代谢产物,可能与甲酰基氟化物的生成相关。由于甲酰基氟化物具有很强的反应活性,这一特性可能促进了七氟烷相关肝脏蛋白加合物的生成,与散发的麻醉后肝损伤病例有关,不过目前在动物或人体内均未确定有此加合物的产生。

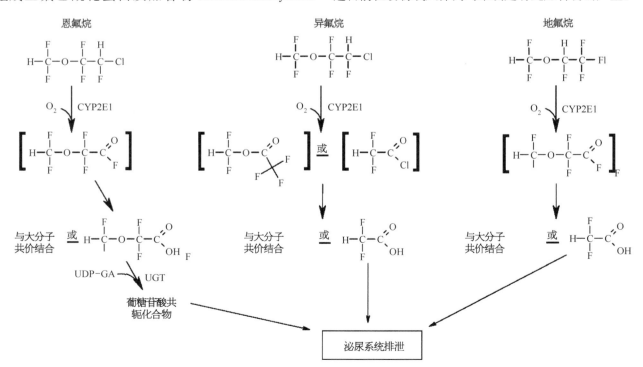

图 23-2 恩氟烷、异氟烷和地氟烷的生物活化代谢

CYP,细胞色素P450;UGT,UDP-葡萄糖醛酸转移酶;UDG-GA,UDG-葡糖醛酸

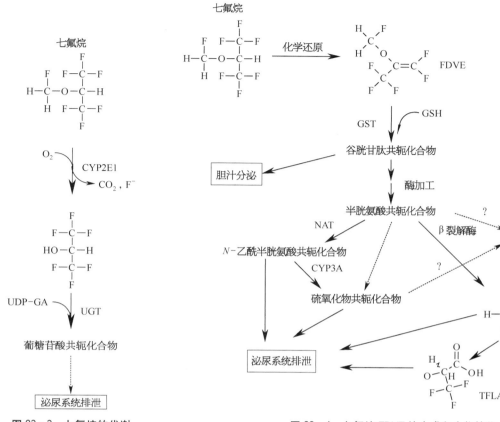

图 23-3 七氟烷的代谢

CYP,细胞色素 P450;UGT,UDP-葡萄糖醛酸转移酶;UDG-GA,UDG-葡糖醛酸

图 23-4 七氟烷 FDVE 的生成和生物转化

CYP,细胞色素 P450;FDVE,氟甲基-2,2-二氟-1-(三氟甲基)乙烯醚;GST,谷胱甘肽 S-转移酶;GSH,谷胱甘肽;NAT,N-乙酰转移酶;TFLA,3,3,3-三氟乳酸;TFMP,3,3,3-三氟-2-(氟甲氧基)丙酸

在对患者进行手术麻醉的过程中,七氟烷与在麻醉回路中作为二氧化碳吸附剂的强碱发生化学反应,生成氟甲基-2,2-二氟-1-(三氟甲基)乙烯醚[fluoromethyl-2,2,-difluoro-1-(trifluoro-methyl)vinyl ether;FDVE,也称化合物 A][65],FDVE 在体内的代谢生物转化过程非常复杂,见图 23-4。FDVE 首先与还原型谷胱甘肽(glutathione,GSH)结合,生成谷胱甘肽-S-共轭化合物(在小鼠胆汁中可检测到来源于 FDVE 的谷胱甘肽-S-共轭化合物[66]),此 GSH 共轭化合物在体内经酶加工,代谢为半胱氨酸-S 及 N-乙酰半胱氨酸-S-共轭化合物。N-乙酰半胱氨酸-S-共轭化合物经尿排泄[67,68]或进一步代谢(经 CYP3A 酶催化)为硫氧化物代谢产物,后者在尿液中亦可检测到[69,70]。我们已知卤代化合物的硫氧化物代谢产物具有化学活性,这就提示源自 FDVE 的硫氧化物代谢产物也可能是活性反应中间体,与蛋白质共价结合,从而介导毒性的产生[69,70]。FDVE 的半胱氨酸-S-共轭化合物进一步经尿氨酸-酮戊二酸转氨酶1(或半胱氨酸共轭化合物 β 裂解酶)代谢为不稳定的中间体,再

水解形成化学结构稳定的 3,3,3-三氟-2-(氟甲氧基)丙酸[3,3,3-trifluoro-2-(fluoromethoxy)propanoic acid]和 3,3,3-三氟乳酸(3,3,3-trifluorolactic acid)代谢产物,随尿液排出体外[67,68]。与尿氨酸-酮戊二酸转氨酶1介导的其他卤代化合物的生物转化特性类似,半胱氨酸共轭化合物 FDVE 的代谢途径也可能与蛋白质的共价结合这一系列化学反应有关。

麻醉剂诱导肝损伤患者的适应性免疫应答

一、氟烷

Vergani 等首次证实了氟烷性肝炎患者的药物相关适应性免疫应答。他们利用体外白细胞移动技术,观察到在氟烷麻醉后的实验兔肝脏中存在对新生抗原的细胞致敏作用,而在对照组兔肝脏中未发现此现象。这种细胞致敏作用在氟烷性肝炎患者中也得到证实[71],而在不同的对照人群中并未观察到此类现象。此外,将氟烷性肝炎患者的血清(对正常肝抗原的抗体已基本被

吸附)加上正常人肝细胞与暴露于氟烷的兔肝细胞共同孵化,也证实了上述抗体依赖的细胞毒杀伤作用[72];而将对照组肝细胞、经乙醚麻醉后的兔肝细胞或经氟烷处理的兔肝细胞与不同对照组血清(包括麻醉医师、接触过氟烷但无持续肝损伤的患者、有其他肝脏疾病的患者和正常对照组)[72,73]进行培养,未观察到肝细胞毒性。这些发现提示氟烷性肝炎患者血清中的抗体介导了细胞毒性反应,患者抗体对抗原的应答具有特异性,靶抗原位于肝细胞表面,是一类暴露于氟烷后被以某种方式修饰过的分子。

上述发现已经多种检测方法证实,包括酶联免疫吸附试验(enzyme linked immunosorbent assay,ELISA)和免疫印迹法,同时还证实氟烷诱导的新生抗原抗体主要为免疫球蛋白 G(IgG)[74,75]。这种 IgG 抗体的发现意味着先前暴露于氟烷的患者,其对氟烷诱导的抗原免疫应答已被激活,这种现象与多次暴露于麻醉剂后发生的氟烷性肝炎非常相似。

人们利用变性十二烷基硫酸钠聚丙烯酰胺凝胶电泳 (sodium dodecyl sulfate polyacrylamide gel electrophoresis,SDS - PAGE)和免疫印迹法以及非变性方法(ELISA 和免疫沉淀法)对氟烷诱导的新生抗原的性质进行了研究。免疫印迹法研究表明,暴露于氟烷的兔、大鼠和人类有不同程度的肝微粒体多肽新生抗原的表达,而对照组肝脏则不表达[75-80]。研究还显示,新生抗原经 CYP 介导的氟烷氧化代谢而产生[77,79],反应过程有高活性中间体(三氟乙酰氯化物)参与(图

23 - 1)。已发现这种能被氟烷性肝炎患者抗体识别的新生抗原含有共价结合的三氟乙酰基团(与载体蛋白赖氨酸残基上的 ε - 氨基相连接),由大量三氟乙酰化蛋白构成,在暴露于氟烷后的动物肝脏中表达[77,78]。此外,已发现可被氟烷性肝炎患者抗体识别的表位,此表位既包含三氟乙酰基团,也包含每个靶蛋白独一无二的结构特征[77]。这种独立的结构特征很可能由氨基酸残基构成,与各个靶蛋白上共价修饰的赖氨酸残基相连。

另外,ELISA 和免疫沉淀法研究均证实存在氟烷诱导的新生抗原,后者可被氟烷性肝炎患者的抗体识别,但无法通过 SDS - PAGE 或免疫印迹法来检测[81,82]。这些新生抗原由氟烷的氧化代谢所产生,免疫沉淀法证实靶蛋白为三氟乙酰化整合膜蛋白[81,82],而经免疫印迹法检测到的新生抗原则主要由外周膜蛋白组成[83]。

很多三氟乙酰化肝脏靶蛋白都可以通过氨基酸序列分析和(或)cDNA 克隆进行确认(表 23 - 1)[84-93],这些靶蛋白多为位于内质网(ER)管腔内的丰富外周膜蛋白,寿命相对较长[83]。对经氟烷处理过的大鼠所进行的研究显示,三氟乙酰化蛋白在肝脏内逐渐累积,时间约 24 h,并会持续存在数日[78],据推测,对这些蛋白质的共价修饰方式是相对非选择性的。CYP2E1(与新生抗原形成有关的酶)活性部位位于内质网的细胞溶质面,而靶蛋白在管腔内,因此推测二者的相互作用需三氟乙酰氯化物跨双层脂膜弥散才能完成[83](图 23 - 5)。

表 23 - 1 来源于氟烷的三氟乙酰化肝脏新生抗原

分子量(kDa)ᵃ	蛋白质特性	用于检测新生抗原的方法	经氟烷性肝炎患者抗体确认	参考文献
29	胞质谷胱甘肽 S-转移酶	蛋白质纯化	不能证实	[84]
50	微粒体环氧化物酶	免疫沉淀法	可以	[82]
52	CYP2E1	免疫沉淀法	可以(自身抗体)	[85,86]
57	蛋白质二硫化异构酶	免疫印迹法	可以	[87]
58	功能不明	免疫印迹法	可以	[88]
59	微粒体催化水解羧酯酶	免疫印迹法	可以	[89]
63	钙网蛋白	免疫印迹法	可以	[90]
80	内质网蛋白 72(Erp72)	免疫印迹法	可以	[91]
82	免疫球蛋白结合蛋白(BiP)/葡萄糖调控蛋白(GRP78)	免疫印迹法	可以	[92]
100	内质网素/Erp99/GRP94	免疫印迹法	可以	[93]
170	UDP-葡萄糖醛酸转移酶	免疫沉淀法	不能证实	[94]

Erp72,蛋白质二硫化异构酶 A4;GRP78,78 kDa 葡萄糖调控蛋白;GRP94,94 kDa 葡萄糖调控蛋白。ᵃ经 SDS - PAGE 法测定

通过免疫沉淀法可以检测到大量构象依赖性新生抗原,其可能由微粒体水解酶(一种含量非常丰富的整合膜蛋白)的三氟乙酰化形式所构成[82]。此外,经免疫沉淀法在氟烷处理过的大鼠肝脏中可以检测到

CYP2E1 的三氟乙酰化形式[86],在氟烷性肝炎患者的血清中常可见到 CYP2E1 非三氟乙酰化形式的自身抗体[85,86]。能被患者自身抗体识别的 CYP2E1 上的表位具有立体构象,位于蛋白质表面的特定区域[95]。由

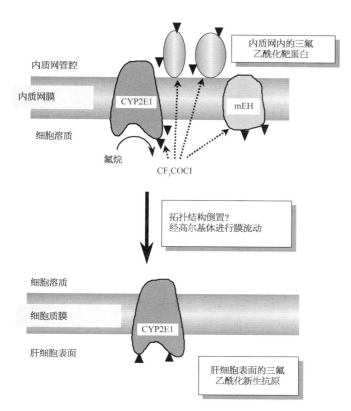

图 23 - 5 来源于氟烷的三氟乙酰化蛋白新生抗原的产生和三氟乙酰化 CYP2E1 在细胞表面表达的可能机制
CF_3COCL，三氟乙酰氯化物；mEH，微粒体环氧化物酶

于 CYP2E1 的三氟乙酰化，导致免疫耐受选择性破坏，从而产生自身抗体[85,86]，这就不难解释为什么氟烷性肝炎患者血清中可以找到未经修饰的抗三氟乙酰化新生抗原的自身抗体[87-93,96-98]。此外，氟烷性肝炎患者的血清中还含有可识别未经三氟乙酰化的各种肝微粒体蛋白自身抗体[99]。这些自身抗体的存在提示，发展为氟烷性肝炎的患者，其对三氟乙酰化表位的免疫反应导致对肝脏蛋白免疫耐受能力的显著丧失。

尚不清楚肝脏蛋白自身抗体的产生是否促成了免疫介导的肝损伤过程。血清中出现高水平自身抗体是氟烷性肝炎患者的特征性表现[85-88,91,97-99]，体外细胞毒性研究提示其可介导肝细胞损伤[100]。不过，以 ELISA 方法对儿科麻醉医师的大队列血清检测证实，某些肝功能正常的麻醉医师（特别是儿科的女性麻醉医师），其体内含有高水平的抗 CYP2E1 和 ERp58[含有 KDEL 基序的蛋白质 1（KDEL motif-containing protein 1）]的自身抗体[101]，这就意味着至少对这两种蛋白的自身抗体应答并不是致病原因。尽管如此，对氟烷性肝炎患者而言，这些或其他肝脏蛋白自身抗体的存在还是有可能加剧了以三氟乙酰化肝脏蛋白表位为靶目标的免疫介导肝损伤。

除 CYP2E1 和胞质内谷胱甘肽 S - 转移酶（glutathione S - transferases，GST）外，各个三氟乙酰化靶蛋白的正常细胞功能均与氟烷代谢无关。值得关注的是，大多数靶蛋白在内质网内发挥着非常关键的质量控制系统作用，负责"校对"新合成的蛋白质[102]，即钙网蛋白、蛋白质二硫化同分异构酶（protein disulfide-isomerase，PDI）和 UDP -葡萄糖醛酸转移酶 1（UDP - glucose：glycoprotein glucosyltransferase 1，UGT1）、应激诱导型分子伴侣 GRP - 78/BiP（78 kDa 葡萄糖调控蛋白）和内质网素（grp - 94），见表 23 - 1。内质网中合成的大量蛋白质碎片无法折叠及正常成熟，质量控制系统的总体功能就是确保只有原生构象异构体才能在细胞内最终得以复制[102]，因此，该系统在确保细胞功能的精准性和发生中毒缺陷后进行修复的过程中发挥着重要作用。动物实验发现，大鼠在接触了氟烷后，有一种靶蛋白（UGT - 1）的活性是降低的[94]，但在人体肝脏中，这种质量控制系统的功能是否受到了损伤，尚需进一步研究。蛋白质的三氟乙酰化可能减少了肝细胞内质网中质量控制系统的活性，动物实验中氟烷性肝损伤的发生机制可能与此有关（尤其是在小鼠模型中），人类肝损伤发生的初始阶段也可能与此相关。

现已证实，肝细胞膜上有一个虽然很小但是非常重要的三氟乙酰化 CYP2E1 完整片段[86]，与其他的 CYP 酶类似，这个小片段可能由高尔基体的膜流动所产生[103]，与内质网中蛋白质正常拓扑结构的倒置可能有关[104]（图 23 - 5）。其他三氟乙酰化新生抗原（尤其是微粒体环氧化物酶）在细胞表面的表达与此类似[105]，只是尚未得到证实。

总体来讲，现有数据表明，易感人群一旦暴露于氟烷，就为针对三氟乙酰化肝脏蛋白新生抗原的获得性免疫效应机制的启动做好了准备，当患者再次接触氟烷时，介导产生肝损伤。免疫介导肝损伤的机制目前仍不明了，可能涉及 T 细胞介导和（或）抗体依赖过程。约25%患者在氟烷麻醉后迅速出现轻度和短时的肝损伤，但目前尚未在这类患者体内检测到能识别三氟乙酰化肝脏抗原的抗体，因此，可以得出如下结论：人类发生轻度氟烷性肝损伤与发生氟烷性肝炎的作用机制并不相同，前者不涉及适应性免疫应答。

二、地氟烷、恩氟烷及异氟烷

用免疫印迹法对经恩氟烷或异氟烷处理过的大鼠肝组织所进行的分析表明，其微粒体蛋白新生抗原的表达形式与氟烷相似[59,106]（表 23 - 2），但抗原表达水平则明显低于氟烷,其顺序依次为氟烷＞恩氟烷＞异氟烷[59,106,107],与 CYP 介导麻醉剂的代谢程度一致[52]。以三氟乙酰化兔白蛋白免疫试验兔,提取出抗三氟乙酰化蛋白兔抗血清,用这种兔抗血清可以证实确实存在着与恩氟烷和异氟烷有关的新生抗原[59,106,107]。另外,来源于恩氟烷的新生抗原亦可被氟烷性肝炎患者的抗体所识别[106]。另在 2 例推测是异氟烷引起的肝炎患者的血清中检测出抗三氟乙酰化蛋白新生抗原抗体[32,33]。这些数据表明,无论是恩氟烷还是异氟烷,都有与氟烷性肝炎免疫过程相似的引起人类肝损伤的潜在可能性,这就为临床上出现麻醉剂之间的交叉免疫反应病例提供了理论基础[59,106]。然而需要关注的是,许多发生过氟烷性肝炎的患者再次接受异氟烷和(或)恩氟烷麻醉却无异常发生,也未发生交叉免疫反应,推测可能在大多数患者中,异氟烷和(或)恩氟烷麻醉后肝脏新生抗原的表达水平相对较低,不足以触发免疫应答,而与氟烷是否致敏(和发展为氟烷性肝炎)无关。

已在疑似地氟烷性肝炎患者的血清中检测到能识别三氟乙酰化肝脏新生抗原的抗体,如针对两个靶蛋白的自身抗体[34,35]。根据地氟烷的化学结构及 CYP 介导的代谢通路来看(图 23-2),动物和人类接触这种麻醉剂后,肝脏中很可能会产生三氟乙酰化新生抗原,但这只是推测,尚未得到证实。由于地氟烷的代谢程度非常有限,与其有关的新生抗原的表达水平应该相当低[107],因此,接触地氟烷后发生免疫介导肝损伤的风险可能非常小。

三、七氟烷

七氟烷肝损伤病例的体外淋巴细胞转化实验为麻醉剂的免疫致敏提供了证据[36,37],虽然我们现在还不能确定体外淋巴细胞转化实验的诊断价值及机制,但这些结果表明,七氟烷可能通过免疫机制引起肝损伤。上述研究存在两个明显的局限性,一是淋巴细胞具有很低的 CYP 依赖的代谢能力,二是实验系统不含肝脏蛋白。可以推想,肝脏蛋白新生抗原可能是在七氟烷代谢过程中经由甲酰氟化物的释放形成的,也可能是降解产物 FDVE 代谢的结果(图 23-4)。但迄今为止,体内外试验均无法证明这些新生抗原确实存在,因此,七氟烷引起人类肝损伤的机制仍不明确。

动物模型

一、氟烷诱导的肝损伤

实验证实,不同种群实验动物的氟烷肝毒性具有可重复性和剂量依赖性。以多氯联苯或苯巴比妥对大鼠进行预处理,诱导产生 CYP,然后在低氧张力情况下将大鼠暴露于氟烷,可以引起严重的肝细胞带状坏死(主要影响小叶中心肝细胞)[108-110]。这些动物性肝损伤为还原性活性代谢产物(可促进脂质过氧化并可与肝细胞脂质及蛋白质共价结合)的直接毒性和组织缺氧引起的缺血性损伤共同作用的结果[111,112]。以三碘甲状腺原氨酸预处理大鼠,在氧张力正常的情况下暴露于氟烷,可观察到仅由缺氧引起的肝毒性[113]。有三个应用不同种属动物模型进行的实验均提到,还原代谢反应或是缺氧并不是氟烷肝损伤发生的必备条件。异烟肼是强效的 CYP2E1 诱导剂,可以增强麻醉剂的氧化代谢,第一个模型以异烟肼对 Fischer 344 大鼠进行预处理,再在正常氧张力状态下暴露于氟烷,建立肝毒性模型[114]。第二个模型是在正常氧张力下,将豚鼠暴露于氟烷,建立肝毒性模型[115,116]。在豚鼠模型中观察到其对氟烷诱导肝损伤的敏感性存在明显的种系及性别差异,但与氟烷的氧化代谢差异无关,可能系氟烷对肝血流的影响不同[117]及(或)由肝脏硫基化情况不同(可影响亲电子活性中间产物的解毒能力,详见图 23-1)所致[118]。第三个模型是给小鼠腹腔内注射单剂量氟烷,可引起 Balb/c 品系小鼠的小叶中心肝细胞局灶性坏死,而 C57BL/6J 品系小鼠不会发生坏死,DBA/1 品系小鼠对肝损伤的易感性则介于两者之间[119]。

现在已有很多研究肝损伤机制的动物模型。在大鼠模型中可观察到自由基生成增加和氧化应激所引起的脂质过氧化反应[120]。另外,在苯巴比妥诱导的缺氧模型中,诱导产生了应激反应蛋白血红素氧合酶-1(heme oxygenase-1,HO-1)和热休克蛋白 70(HSP70),同时肝脏内(促氧化剂)游离血红蛋白浓度增加。在此模型中还发现,先以氯化血红素对大鼠进行预处理,再将其暴露于氟烷,HO-1 的表达增加,肝毒性消失[121],表明这是一个重要的保护性反应。在大鼠和豚鼠模型中观察到肝脏钙含量的增加与肝损伤的机制有关[122,123],推测可能与大量的内质网钙结合蛋白(钙网蛋白)的三氟乙酰化有关,因为钙网蛋白是暴露于氟烷的动物肝脏产生的最丰富的三氟乙酰化蛋白之一[90]。在豚鼠模型中也证实存在胆汁流受阻,并发现与紧密连接(tight junction)的通透性增加有关[124]。此外,有报道豚鼠模型中血清巨噬细胞抑制因子(一种促炎症信号)水平增加[125],个别动物中三氟乙酰化肝脏蛋白加合物水平与肝损伤程度相关联[126]。

无论是在敏感的 Balb/c 品系还是不敏感的

C57BL/6J 品系小鼠模型中,均广泛存在三氟乙酰化蛋白加合物,这就意味着氟烷的氧化代谢是引起小鼠肝毒性的必备条件,但仅凭此还不够[119],一系列进一步研究表明,先天免疫细胞的活化在 Balb/c 小鼠肝细胞损伤机制中发挥了决定性作用。潜在的分子与细胞机制十分复杂,涉及肿瘤坏死因子(tumor necrosis factor alpha,TNF-α)、γ 干扰素(interferon gamma,IFN-γ)以及多种调节因子,这些因子介导了自然杀伤细胞(natural killer cells,NK)的活化和中性粒细胞浸润[119,127-131]。有人提出蛋白质三氟乙酰化是触发因素,引发应激反应,改变了 NK 受体的配体,激活 NK 细胞,活化的 NK 细胞释放 IFN-γ 和细胞毒性颗粒内容物,后者进一步释放内源性危险信号,引起肝细胞坏死,激活 NK 细胞,同时使多形核白细胞聚集,参与肝损伤的发生[131]。值得注意的是,雌性 Balb/c 小鼠的肝损伤比雄性更严重[119],可能与性激素调节 NK 细胞的活化有关[119,131,132]。另外,给 Balb/c 小鼠腹腔内注射氟烷,然后给予 RNA 病毒模拟剂聚肌苷酸胞苷酸(polyinosinic-polycytidylic acid,polyI：C)模拟病毒感染,观察到肝损伤明显加重[133]。

很可能一个或多个模型可以帮助我们解释为什么高达 30% 暴露于氟烷的患者存在非常轻微和短时的肝损伤[19,20]。近来,有研究者先后用氟烷及 polyI：C 对小鼠进行处理,在对该动物模型进行研究的过程中发现,并发病毒感染可能影响了人类对氟烷诱导的肝损伤的易感性[133]。不过,由于动物模型不会多次暴露于氟烷,都是可重复及剂量依赖性的,不具有人类氟烷性肝炎所特有的选择性免疫刺激特征,因此它们与人类氟烷性肝炎的相关性尚不清楚。

二、其他挥发性麻醉剂诱导的肝损伤

以三碘甲状腺原氨酸预处理大鼠,再用恩氟烷或异氟烷代替氟烷进行麻醉,可观察到肝细胞损伤[113]。此外,据报道,将经苯巴比妥预处理大鼠在明显缺氧状态下暴露于恩氟烷、异氟烷或氟烷,可引起肝损伤[134-136]。以苯巴比妥预处理过的大鼠在缺氧条件下给予硫喷妥钠或芬太尼代替挥发性麻醉剂进行静脉麻醉,可观察到类似的肝损伤[136],因此上述研究中所观察到的毒性与组织缺氧引起的缺血性肝损伤有关,而不是麻醉剂本身的特异性毒性作用。此外,以苯巴比妥预处理大鼠,然后在轻度缺氧条件下用恩氟烷、氟烷或异氟烷进行麻醉,仅在氟烷组观察到肝损伤[135]。由此推断,与氟烷相比,恩氟烷及异氟烷仅有轻微的潜在肝

毒性。

在实验动物中没有观察到异氟烷或七氟烷所引起的肝毒性。但以高剂量七氟烷降解产物 FDVE 处理大鼠,可观察到肾毒性。这种肾毒性与前文描述过的经尿氨酸-酮戊二酸转氨酶 1 和 CYP3A 介导的活性化合物的代谢通路有关,见图 23-4[67,137-139]。虽然有七氟烷引起轻微短时肾损伤的证据,但值得注意的是,在麻醉后患者中并未观察到显著的肾毒性[140,141]。

三、动物的适应性免疫应答

为建立免疫介导的氟烷性肝损伤动物模型,人们进行了很多临床前的探索工作。已在多次暴露于氟烷的兔和豚鼠模型中证实,存在可以识别三氟乙酰半抗原簇(使用血清白蛋白作为载体蛋白检测)的加合物特异性抗体应答[142-144],与氟烷性肝炎患者相比,其抗体应答水平较低。由于动物抗体测试系统的局限性,目前尚不清楚动物体内抗体应答反应是否对三氟乙酰化肝脏蛋白(在氟烷性肝炎患者中已经观察到)具有特异性靶向作用。此外,已证实在暴露于氟烷的豚鼠模型中存在对三氟乙酰化蛋白表位(在血清白蛋白上)的细胞致敏作用[145]。

在兔氟烷麻醉实验中发现,对三氟乙酰化蛋白表位的抗体应答反应并不伴有肝功能异常[142,143];而在豚鼠实验中则观察到,暴露于氟烷后,豚鼠血清转氨酶水平呈轻度而短时的升高,体内抗体滴度与氟烷浓度呈正相关[144]。这些结果表明,在动物体内,尽管氟烷麻醉后肝脏中产生的三氟乙酰化蛋白具有免疫原性,但仅会引起短时且低水平的免疫反应,不足以引发明显的组织损伤。这种现象与为了防止免疫系统的进一步放大,调控进程会被激活的情况相一致。在将兔和豚鼠暴露于氟烷之前,阻断前面所提到的免疫调控进程,迄今为止未发现肝损伤。该试验方法是先用外源性三氟乙酰抗原(三氟乙酰血清白蛋白及其他蛋白质,或暴露于氟烷的三氟乙酰化动物肝细胞)对动物进行免疫[146,147],再用三氟乙酰化内源性蛋白活性化合物对动物进行处理[148]。

最近,有人报道了另外一个以小鼠为动物模型的试验方法:首先用抗-CD40 抗体和 toll 样受体激动剂的混合物处理小鼠,促进 T 细胞的免疫应答,然后给予三氟乙酰化小鼠血清白蛋白,可引起小鼠全身及肝脏局部的特异性 CD4+ 和 CD8+ T 细胞对表达于血清白蛋白上的三氟乙酰化表位的免疫应答[149]。不过,目前尚不清楚如果以氟烷取代三氟乙酰化小鼠血清白蛋白,是否

同样会使致敏动物发生免疫介导的肝损伤。

在暴露于七氟烷降解产物 FDVE 的豚鼠模型中没有观察到肝损伤,但存在可识别三氟乙酰半抗原(表达于兔血清白蛋白上)的低滴度的抗体[138]。这些结果表明,FDVE 具有触发类似于氟烷和其他挥发性麻醉剂活性代谢产物引发的特异性免疫应答的潜在可能性。虽然七氟烷麻醉后很少发生肝损伤,但 FDVE 还是可能在肝损伤的发生过程中扮演重要角色。目前还不清楚在暴露于 FDVE 的豚鼠模型中观察到的抗体应答是否与在动物肝脏或是其他部位生成的蛋白质加合物新生抗原有关。由于 FDVE 可引起肾毒性,因此另外一个加合物形成的部位可能在肾脏,一般认为是由于代谢物的生物活化(图 23 - 4)所致[67,137-139]。

氯氟烃类制冷剂

作为工业用化学制品,氯氟碳正逐步被氯氟烃(hydrochlorofluorocarbon,HCFC)所取代,前者排放臭氧,而后者几乎无臭氧排放。某些 HCFC 与氟烷和其他挥发性麻醉剂的结构相似。研究表明,其中一些化合物可在肝脏中经 CYP2E1 代谢产生活性产物,与蛋白质共价结合,生成能与氟烷相关的三氟乙酰化蛋白加合物发生交叉免疫反应的蛋白加合物[79,150,151]。此外,有报道将豚鼠暴露于 HCFC - 123(1,1 -二氯- 2,2,2 -三氟乙烷),可诱发肝中毒[152];另有报道 9 例多次意外职业性暴露于高浓度 HCFC - 123 和 HCFC - 124(1 -氯- 2,2,2,2 -四氟乙烷)混合物的患者,也发生了肝中毒[153]。其中 1 例肝脏中发现了三氟乙酰化蛋白加合物,5 例体内发现两个与氟烷性肝炎发病机制有关的靶蛋白(CYP2E1 和 PDI)自身抗体[153]。由此可见,多次暴露于某种高浓度 HCFC(特别是 HCFC - 123)的人存在肝损伤的风险。HCFC 引起的人类肝损伤是由于免疫介导还是归咎于直接的细胞毒性还不清楚。有理由认为,对挥发性麻醉剂敏感的患者也可能会对某些 HCFC 交叉敏感。

挥发性麻醉剂诱导肝损伤的作用机制和存在个体易感性的依据

现有数据表明,氟烷性肝炎的发生是由于易感个体暴露于氟烷后,产生了针对三氟乙酰化肝脏蛋白新生抗原的获得性免疫,当患者再次接触氟烷时,介导产生肝损伤。免疫介导肝损伤的机制尚不十分明确,可能涉及

T 细胞介导和抗体依赖的免疫过程。患者暴露于地氟烷、恩氟烷和异氟烷后似乎也是通过相似的获得性免疫机制引发肝损伤,可以观察到这些药物之间存在交叉致敏作用。暴露于氟烷后发生快速而轻微肝损伤的患者,其对三氟乙酰化肝脏抗原的适应性免疫应答并不显著,因此推测可能存在不同的肝损伤机制。氟烷引起人类轻微而短暂的肝损伤至少部分原因是肝脏蛋白的三氟乙酰化诱导的应激反应,这种应激反应激活了先天免疫系统,使受损肝细胞释放危险信号[119,129-131]。对氟烷处理过的小鼠所进行的研究也间接证实了这一推测。也可能先天性免疫被激活后发出危险信号,刺激了对三氟乙酰化蛋白新生抗原的适应性免疫应答,如图 23 - 6。目前尚不清楚七氟烷如何引起人类肝损伤,推测与其他挥发性麻醉剂的免疫介导机制相似。

为什么只有很少人暴露于氟烷或其他挥发性麻醉剂后表现出对三氟乙酰化蛋白新生抗原的适应性免疫应答并引起免疫介导的严重肝损伤,而大多数接受麻醉的患者无此表现,这一问题尚待明确,推测可能与代谢和免疫易感因素均有关。

一、代谢因素

CYP2E1 催化挥发性麻醉剂的代谢生物活性,而 GSH 和其他细胞亲核物质对所产生的活性中间体进行解毒[45],这两者之间的平衡可能是影响代谢易感性的关键因素。由于人群的代谢易感性不同(因为人群中 CYP2E1 活性、GST 活性和肝脏谷胱甘肽水平的个体差异),使得代谢物修饰的肝脏新生抗原表达水平存在个体差异[45,78]。采用不同的半抗原化自体蛋白进行动物免疫反应实验表明,半抗原簇密度和半抗原化蛋白浓度在打破对自体蛋白的免疫耐受中发挥着重要作用[154]。因此,挥发性麻醉剂的新生抗原表达水平相对较高的患者,其发生新生抗原诱导免疫反应的风险可能较低水平表达者更大,更易发生免疫介导的肝损伤。这就可以解释为什么暴露于恩氟烷或异氟烷(代谢程度明显低于氟烷)者肝损伤的发病率明显低于氟烷者,也可解释为何肥胖(通过诱导 CYP2E1 来增强代谢[155]或增强挥发性麻醉剂在人体脂肪组织中的分布[156])成为氟烷性肝炎的危险因素[17]。对 11 例氟烷性肝炎患者的研究结果也支持代谢易感性因素的存在,与对照组相比,这类患者的淋巴细胞对来源于苯妥英的亲电子活性代谢产物的敏感性存在异常[157]。另在 4 名患者的 19 名家庭成员的淋巴细胞中也发现了此类异常,提示患者对活性中间体的解毒能力存在缺陷并且具有遗传性[157]。

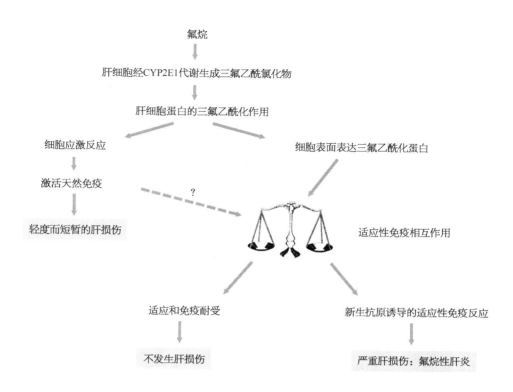

图 23－6　人类氟烷性肝毒性的发生机制

数起有血缘关系的妇女发生氟烷性肝炎的报道,均提示存在遗传易感因素[158]。

二、免疫学因素

20 世纪 80 年代发表的基因分型研究中没有观察到氟烷性肝炎易感性与 HLA(人类白细胞抗原)表型之间的相关性[159,160],现代基因分型技术的分析能力已有极大改进,但目前尚不清楚是否能够利用此技术揭开二者之间的关系。

Gut 等研究表明,位于蛋白质上的三氟乙酰化表位与硫辛酰赖氨酸区域非常相似(结构上和免疫化学上),该区域包含了线粒体丙酮酸脱氢酶的 E2 亚单位和其他 2-酮酸脱氢酶蛋白[161],可被氟烷性肝炎患者的抗体识别的表位也表现出这种分子模拟现象[162,163],这种结构相似性可能导致对三氟乙酰化蛋白表位的免疫耐受,并有助于解释为什么"正常人"暴露于氟烷和其他挥发性麻醉剂时不发生新生抗原诱导的免疫应答或免疫介导的肝损伤。在一组 19 例肝脏样本中观察到,丙酮酸脱氢酶(pyruvate dehydrogenase,PDH)的 E2 亚单位表达水平存在明显的个体差异,在 7 例氟烷性肝炎患者中的 5 例肝活检样本中发现相关蛋白质的表达水平异常低下[164]。因此有人推测,某些个体对氟烷性肝炎(及其他挥发性麻醉剂引起的肝损伤)易感可能是由于(至少部分是由于)其 PDH 的硫辛酰化 E2 亚单位和相关蛋白质表达水平异常低下,因而对三氟乙酰化蛋白表位的免疫耐受存在缺陷[162-164]。对三氟乙酰化蛋白表位的免疫耐受也可能是免疫调控网络的一部分,动物实验表明,这部分功能紊乱可以诱发免疫介导的肝损伤。

Matzinger 提出的危险假说对自身免疫性疾病中的免疫耐受缺失进行了解释[165]。根据这一假说,当抗原在有危险信号(如细胞损伤)的背景下递呈给免疫系统时就会触发免疫应答,没有危险信号则不会触发免疫应答。其他研究者也认为,此观点有助于解释包括麻醉剂引起的肝损伤在内的很多免疫介导的药物不良反应[166,167]。由于氟烷处理过的大鼠肝脏中的三氟乙酰化新生抗原为应激蛋白(表 23-1),细胞应激和天然免疫的激活对小鼠肝损伤具有明显作用[119,129,131],因此上述假说值得进一步探索。另一重要因素是肝脏内的免疫环境,总体来说该免疫环境与免疫耐受的诱导有关而与免疫原性无关。肝脏免疫系统的抗原递呈往往与 T 细胞的失活和凋亡以及免疫耐受的诱导有关[168-171];与此相反,抗原在淋巴组织中的递呈与免疫活化相关。鉴于此,实验动物或正常人暴露于挥发性麻醉剂后未观察到新生抗原诱导的免疫应答就不足为奇了。但为什么免疫耐受没有发生在某些对三氟乙酰化新生抗原产生了免疫反应并且出现肝损伤的敏感患者身上？目前还无法解释这个问题。

结　论

目前临床使用的各种挥发性麻醉剂都有可能引起肝损伤，但发病率非常低，与每种麻醉剂的代谢活化反应程度相关。目前广受青睐的麻醉剂（特别是地氟烷、七氟烷及异氟烷）的代谢活化反应程度非常低，罕有肝损伤发生。相对来讲，氟烷诱导的肝损伤的发病率更高（尽管也十分罕见），这也是氟烷在现代麻醉实践中被新一代麻醉剂广泛取代的主要原因。氟烷、地氟烷、恩氟烷和异氟烷引起的肝损伤由 CYP2E1 所介导，活性中间产物与肝脏蛋白共价结合，形成新生抗原，CYP2E1 介导了活性中间产物的生物活化，导致肝损伤。新生抗原在易感患者中引起免疫应答，而免疫应答与麻醉剂诱导的肝损伤作用机制有关。一系列抗体检测有助于诊断的确立。现有证据表明，由于代谢与免疫易感性间的一系列复杂因素（尚待进一步研究）的存在，使得某些接受麻醉的人员发生了肝损伤，而大多数人则不会发生肝损伤。

（王晓今　译　刘鸿凌　校）

参考文献

[1] Smith TC, Wollman H. History and principles of anesthesiology. Goodman and Gilman's the pharmacological basis of therapeutics. 7th ed. New York: Macmillan Publishing Co.; 1985. pp.260 - 275.

[2] Sadove MS, Wallace VE. Halothane. Oxford, UK: Blackwell Scientific Publications; 1962.

[3] Zimmerman HJ. Hepatotoxicity: the adverse effects of drugs and other chemicals on the liver. New York: Appleton-Century-Crofts; 1978. pp.370 - 394.

[4] Inman WH, Mushin WW. Jaundice after repeated exposure to halothane: an analysis of reports to the Committee on Safety of Medicines. Br Med J 1974; 1: 5 - 10.

[5] Ray DC, Drummond GB. Halothane hepatitis. Br J Anaesth 1991; 67: 84 - 99.

[6] Kenna JG, Neuberger J. Immunopathogenesis and treatment of halothane hepatitis. Clin Immunother 1995; 3: 108 - 124.

[7] Bunker JP. Final report of the national halothane study. Anesthesiology 1968; 29: 231 - 232.

[8] Kenna JG, Neuberger J, Mieli-Vergani G, Mowat AP, Williams R. Halothane hepatitis in children. Br Med J 1987; 294: 1209 - 1211 (Clin Res Ed).

[9] Neuberger J, Vergani D, Mieli-Vergani G, Davis M, Williams R. Hepatic damage after exposure to halothane in medical personnel. Br J Anaesth 1981; 53: 1173 - 1177.

[10] Klion FM, Schaffner F, Popper H. Hepatitis after exposure to halothane. Ann Intern Med 1969; 71: 467 - 477.

[11] Moult PJ, Sherlock S. Halothane-related hepatitis: a clinical study of twenty-six cases. Q J Med 1975; 44: 99 - 114.

[12] Kenna JG, Neuberger J, Williams R. Specific antibodies to halothane-induced liver antigens in halothane-associated hepatitis. Br J Anaesth 1987; 59: 1286 - 1290.

[13] Benjamin SB, Goodman ZD, Ishak KG, Zimmerman HJ, Irey NS. The morphologic spectrum of halothane-induced hepatic injury: analysis of 77 cases. Hepatology 1985; 5: 1163 - 1171.

[14] Uzunalimoglu B, Yardley JH, Boitnott JK. The liver in mild halothane hepatitis. Light and electron microscopic findings with special reference to the mononuclear cell infiltrate. Am J Pathol 1970; 61: 457 - 478.

[15] Wills EJ, Walton B. A morphologic study of unexplained hepatitis following halothane anesthesia. Am J Pathol 1978; 91: 11 - 32.

[16] Martin JL, Dubbink DA, Plevak DJ, Peronne A, Taswell HF, Hay EJ, et al. Halothane hepatitis 28 years after primary exposure. Anesth Analg 1992; 74: 605 - 608.

[17] Inman WH, Mushin WW. Jaundice after repeated exposure to halothane: a further analysis of reports to the Committee on Safety of Medicines. Br Med J 1978; 2: 1455 - 1456.

[18] Walton B, Simpson BR, Strunin L, Doniach D, Perrin J, Appleyard AJ. Unexplained hepatitis following halothane. Br Med J 1976; 1: 1171 - 1176.

[19] Wright R, Eade OE, Chisholm M, Hawksley M, Lloyd B, Moles TM, et al. Controlled prospective study of the effect on liver function of multiple exposures to halothane. Lancet 1975; 1: 817 - 820.

[20] Trowell J, Peto R, Smith AC. Controlled trial of repeated halothane anaesthetics in patients with carcinoma of the uterine cervix treated with radium. Lancet 1975; 1: 821 - 824.

[21] Davis M, Eddleston AL, Neuberger JM, Vergani D, Mieli-Vergani G, Williams R. Halothane hepatitis [letter]. N Engl J Med 1980; 303: 1123 - 1124.

[22] Sakaguchi Y, Inaba S, Irita K, Sakai H, Nawata H, Takahashi S. Absence of antitrifluoro-acetate antibody after halothane anaesthesia in patients exhibiting no or mild liver damage. Can J Anaesth 1994; 41: 398 - 403.

[23] Lewis JH, Zimmerman HJ, Ishak KG, Mullick FG. Enflurane hepatotoxicity: a clinicopathologic study of 24 cases. Ann Intern Med 1983; 98: 984 - 992.

[24] Brown Jr. BR, Gandolfi AJ. Adverse effects of volatile anaesthetics. Br J Anaesth 1987; 59: 14 - 23.

[25] Sigurdsson J, Hreidarsson AB, Thjodleifsson B. Enflurane hepatitis: a report of a case with a previous history of halothane hepatitis. Acta Anaesthesiol Scand 1985; 29: 495 - 496.

[26] Gogus FY, Toker K, Baykan N. Hepatitis following use of two different fluorinated anesthetic agents. Isr J Med Sci 1991; 27: 156 - 159.

[27] Brunt EM, White H, Marsh JW, Holtmann B, Peters MG. Fulminant hepatic failure after repeated exposure to isoflurane anesthesia: a case report. Hepatology 1991; 13: 1017 - 1021.

[28] Sinha A, Clatch RJ, Stuck G, Blumenthal SA, Patel SA. Isoflurane hepatotoxicity: a case report and review of the literature. Am J Gastroenterol 1996; 91: 2406 - 2409.

[29] Weitz J, Kienle P, Bohrer H, Hofmann W, Theilmann L, Otto G. Fatal hepatic necrosis after isoflurane anaesthesia. Anaesthesia 1997; 52: 892 - 895.

[30] Turner GB, O'Rourke D, Scott GO, Beringer TR. Fatal hepatotoxicity after re-exposure to isoflurane: a case report and review of the literature. Eur J Gastroenterol Hepatol 2000; 12: 955 - 959.

[31] Zimmerman H. Even isoflurane [editorial]. Hepatology 1991; 13: 1251 - 1253.

[32] Gunaratnam NT, Benson J, Gandolfi AJ, Chen M. Suspected

isoflurane hepatitis in an obese patient with a history of halothane hepatitis. Anesthesiology 1995; 83; 1361 – 1364.

[33] Meldrum DJ, Griffiths R, Kenna JG. Gallstones and isoflurane hepatitis. Anaesthesia 1998; 53; 905 – 909.

[34] Martin JL, Plevak DJ, Flannery KD, Charlton M, Poterucha JJ, Humphreys CE, et al. Hepatotoxicity after desflurane anesthesia. Anesthesiology 1995; 83; 1125 – 1129.

[35] Anderson JA, Rose NR, Martin JL, Eger EI, Njoku DB. Desflurane hepatitis associated with hapten and autoantigenspecific IgG4 antibodies. Anesth Analg 2007; 104; 1452 – 1453.

[36] Ogawa M, Doi K, Mitsufuji T, Satoh K, Takatori T. Drug induced hepatitis following sevoflurane anesthesia in a child. Masui 1991; 40; 1542 – 1545.

[37] Shichinohe Y, Masuda Y, Takahashi H, Kotaki M, Omote T, Shichinohe M, et al. A case of postoperative hepatic injury after sevoflurane anesthesia. Masui 1992; 41; 1802 – 1805.

[38] Jang Y, Kim I. Severe hepatotoxicity after sevoflurane anesthesia in a child with mild renal dysfunction. Pediatric Anesthesia 2005; 15; 1140 – 1144.

[39] Chung PC, Chiou SC, Lien JM, Li AH, Wong CH. Reproducible hepatic dysfunction following separate anesthesia with sevoflurane and desflurane. Chang Gung Med J 2003; 26; 357 – 362.

[40] Turillazzi E, D'Errico S, Neri M, Riezzo I, Fineschi V. A fatal case of fulminant hepatic necrosis following sevoflurane anesthesia. Toxicol Pathol 2007; 35; 840 – 845.

[41] Singhal S, Gray T, Guzman G, Verma A, Anand K. Sevoflurane hepatotoxicity; a case report of sevoflurane hepatic necrosis and review of the literature. Am J Ther 2010; 17; 219 – 222.

[42] Varma RR, Whitesell RC, Iskandarani MM. Halothane hepatitis without halothane; role of inapparent circuit contamination and its prevention. Hepatology 1985; 5; 1159 – 1162.

[43] Duncan WA, Raventos J. The pharmacokinetics of halothane (fluothane) anaesthesia. Br J Anaesth 1959; 31; 302 – 315.

[44] Rehder K, Forbes J, Alter H, Hessler O, Stier A. Halothane biotransformation in man; a quantitative study. Anesthesiology 1967; 28; 711 – 715.

[45] Kenna JG, van Pelt FNAM. The metabolism and toxicity of inhaled anaesthetic agents. Anaesth Pharm Rev 1994; 2; 29 – 42.

[46] Cohen EN. Metabolism of the volatile anesthetics. Anesthesiology 1971; 35; 193 – 202.

[47] Gandolfi AJ, White RD, Sipes IG, Pohl LR. Bioactivation and covalent binding of halothane in vitro; studies with [³H]-and [¹⁴C]halothane. J Pharmacol Exp Ther 1980; 214; 721 – 725.

[48] Satoh H, Fukuda Y, Anderson DK, Ferrans VJ, Gillette JR, Pohl LR. Immunological studies on the mechanism of halothaneinduced hepatotoxicity; immunohistochemical evidence of trifluoroacetylated hepatocytes. J Pharmacol Exp Ther 1985; 233; 857 – 862.

[49] Trudell JR, Ardies CM, Anderson WR. Antibodies raised against trifluoroacetyl-protein adducts bind to N – trifluoroacetyl-phosphatidylethanolamine in hexagonal phase phospholipid micelles. J Pharmacol Exp Ther 1991; 257; 657 – 662.

[50] Kharasch ED, Hankins DC, Fenstamaker K, Cox K. Human halothane metabolism, lipid peroxidation, and cytochromes P(450) 2A6 and P(450)3A4. Eur J Clin Pharmacol 2000; 55; 853 – 859.

[51] Kharasch ED, Hankins D, Mautz D, Thummel KE. Identification of the enzyme responsible for oxidative halothane metabolism; implications for prevention of halothane hepatitis. Lancet 1996; 347; 1367 – 1371.

[52] Eliasson E, Gardner I, Hume-Smith H, de Waziers I, Beaune P, Kenna JG. Interindividual variability in P450 – dependent generation of neoantigens in halothane hepatitis. Chem Biol Interact 1998; 116; 123 – 141.

[53] Kharasch ED, Thummel KE, Mautz D, Bosse S. Clinical enflurane metabolism by cytochrome P450 2E1. Clin Pharmacol Ther 1994;

55; 434 – 440.

[54] Kharasch ED, Hankins DC, Cox K. Clinical isoflurane metabolism by cytochrome P450 2E1. Anesthesiology 1999; 90; 766 – 771.

[55] Chase RE, Holaday DA, Fiserova-Bergerova V, Saidman LJ, Mack FE. The biotransformation of ethrane in man. Anesthesiology 1971; 35; 262 – 267.

[56] Holaday DA, Fiserova-Bergerova V, Latto IP, Zumbiel MA. Resistance of isoflurane to biotransformation in man. Anesthesiology 1975; 43; 325 – 332.

[57] Fiserova-Bergerova V, Holaday DA. Uptake and clearance of inhalation anesthetics in man. Drug Metab Rev 1979; 9; 43 – 60.

[58] Burke Jr. TR, Branchflower RV, Lees DE, Pohl LR. Mechanism of defluorination of enflurane; identification of an organic metabolite in rat and man. Drug Metab Dispos 1981; 9; 19 – 24.

[59] Christ DD, Satoh H, Kenna JG, Pohl LR. Potential metabolic basis for enflurane hepatitis and the apparent crosssensitization between enflurane and halothane. Drug Metab Dispos 1988; 16; 135 – 140.

[60] Hitt BA, Mazze RI, Cousins MJ, Edmunds HN, Barr GA, Trudell JR. Metabolism of isoflurane in Fischer 344 rats and man. Anesthesiology 1974; 40; 62 – 67.

[61] Sutton TS, Koblin DD, Gruenke LD, Weiskopf RB, Rampil IJ, Waskell L, et al. Fluoride metabolites after prolonged exposure of volunteers and patients to desflurane. Anesth Analg 1991; 73; 180 – 185.

[62] Cook TL, Beppu WJ, Hitt BA, Kosek JC, Mazze RI. Renal effects and metabolism of sevoflurane in Fisher 3444 rats; an in-vivo and in-vitro comparison with methoxyflurane. Anesthesiology 1975; 43; 70 – 77.

[63] Holaday DA, Smith FR. Clinical characteristics and biotransformation of sevoflurane in healthy human volunteers. Anesthesiology 1981; 54; 100 – 106.

[64] Kharasch ED. Biotransformation of sevoflurane. Anesth Analg 1995; 81; S27 – 38.

[65] Hanaki C, Fujii K, Mario M, Tashima T. Decomposition of sevoflurane by soda lime. Hiroshima J Med Sci 1987; 36; 61 – 67.

[66] Jin L, Davis MR, Kharasch ED, Doss GA, Baillie T. Identification in rat bile of glutathione conjugates of fluoromethyl 2, 2 – difluoro – 1 – (trifluoromethyl) vinyl ether, a nephrotoxic degradate of the anesthetic agent sevoflurane. Chem Res Toxicol 1996; 9; 555 – 561.

[67] Spracklin D, Kharasch ED. Evidence for the metabolism of fluoromethyl 2, 2 – difluoro – 1 – (trifluoromethyl) vinyl ether (Compound A) by cysteine conjugate β – lyase in rats. Chem Res Toxicol 1996; 9; 696 – 702.

[68] Iyer RA, Frink Jr EJ, Ebert TJ, Anders MW. Cysteine conjugate β – lyase dependent metabolism of compound A (2 – [fluoromethoxy]-1, 1, 3, 3, 3 – pentafluoro – 1 – propene) in human subjects anesthetized with sevoflurane and in rats given compound A. Anesthesiology 1998; 88; 611 – 618.

[69] Altuntas TG, Park SB, Kharasch ED. Sulfoxidation of cysteine and mercapturic acid conjugates of the sevoflurane degradation product fluoromethyl 2, 2 – difluoro – 1 – (trifluoromethyl) vinyl ether (Compound A). Chem Res Toxicol 2004; 17; 435 – 445.

[70] Sheffels P, Schroeder JL, Altunatas TG, Liggitt HD, Kharasch ED. Role of cytochrome P4503A in cysteine S – conjugates sulfoxidation and the nephrotoxicity of the sevoflurane degradation product fluoromethyl 2, 2 – difluoro – 1 – (trifluoromethyl) vinyl ether (Compound A) in rats. Chem Res Toxicol 2004; 17; 1177 – 1189.

[71] Vergani D, Tsantoulas D, Eddleston AL, Davis M, Williams R. Sensitisation to halothane-altered liver components in severe hepatic necrosis after halothane anaesthesia. Lancet 1978; 2; 801 – 803.

[72] Vergani D, Mieli-Vergani G, Alberti A, Neuberger J, Eddleston

AL, Davis M, et al. Antibodies to the surface of halothanealtered rabbit hepatocytes in patients with severe halothaneassociated hepatitis. N Engl J Med 1980; 303: 66 - 71.

[73] Neuberger J, Gimson AE, Davis M, Williams R. Specific serological markers in the diagnosis of fulminant hepatic failure associated with halothane anaesthesia. Br J Anaesth 1983; 55: 15 - 19.

[74] Kenna JG, Neuberger J, Williams R. An enzyme-linked immunosorbent assay for detection of antibodies against halothanealtered hepatocyte antigens. J Immunol Methods 1984; 75: 3 - 14.

[75] Kenna JG, Neuberger J, Williams R. Identification by immunoblotting of three halothane-induced liver microsomal polypeptide antigens recognized by antibodies in sera from patients with halothane-associated hepatitis. J Pharmacol Exp Ther 1987; 242: 733 - 740.

[76] Kenna JG, Neuberger J, Williams R. Evidence for expression in human liver of halothane-induced neoantigens recognized by antibodies in sera from patients with halothane hepatitis. Hepatology 1988; 8: 1635 - 1641.

[77] Kenna JG, Satoh H, Christ DD, Pohl LR. Metabolic basis for a drug hypersensitivity: antibodies in sera from patients with halothane hepatitis recognize liver neoantigens that contain the trifluoroacetyl group derived from halothane. J Pharmacol Exp Ther 1988; 245: 1103 - 119.

[78] Kenna JG, Martin JL, Satoh H, Pohl LR. Factors affecting the expression of trifluoroacetylated liver microsomal protein neoantigens in rats treated with halothane. Drug Metab Dispos 1990; 18: 788 - 793.

[79] Harris JW, Pohl LR, Martin JL, Anders MW. Tissue acylation by the chlorofluorocarbon substitute 2, 2 - dichloro - 1, 1, 1 - trifluoroethane. Proc Natl Acad Sci USA 1991; 88: 1407 - 1410.

[80] Heijink E, De Matteis F, Gibbs AH, Davies A, White IN. Metabolic activation of halothane to neoantigens in C57B1/10 mice: immunochemical studies. Eur J Pharmacol 1993; 248: 15 - 25.

[81] Knight TL, Scatchard KM, Van Pelt FN, Kenna JG. Sera from patients with halothane hepatitis contain antibodies to halothane-induced liver antigens which are not detectable by immunoblotting [published erratum appears in J Pharmacol Exp Ther 1995; 272(2): 962] J Pharmacol Exp Ther 1994; 270: 1325 - 1333.

[82] Ramsay LA, Eliasson E, Barnes S, Atkinson M, Smith G, Wolf CR, Kenna JG. Microsomal epoxide hydrolase is a major neoantigen and autoantigen in halothane hepatitis. Unpublished results.

[83] Kenna JG, Martin JL, Pohl LR. The topography of trifluoroacetylated protein antigens in liver microsomal fractions from halothane treated rats. Biochem Pharmacol 1992; 44: 621 - 629.

[84] Brown AP, Gandolfi AJ. Glutathione - S - transferase is a target for covalent modification by a halothane reactive intermediate in the guinea pig liver. Toxicology 1994; 89: 35 - 47.

[85] Bourdi M, Chen W, Peter RM, Martin JL, Buters JT, Nelson SD, et al. Human cytochrome P450 2E1 is a major autoantigen associated with halothane hepatitis. Chem Res Toxicol 1996; 9: 1159 - 1166.

[86] Eliasson E, Kenna JG. Cytochrome P450 2E1 is a cell surface autoantigen in halothane hepatitis. Mol Pharmacol 1996; 50: 573 - 582.

[87] Martin JL, Kenna JG, Martin BM, Thomassen D, Reed GF, Pohl LR. Halothane hepatitis patients have serum antibodies that react with protein disulfide isomerase. Hepatology 1993; 18: 858 - 863.

[88] Martin JL, Reed GF, Pohl LR. Association of anti - 58 kDa endoplasmic reticulum antibodies with halothane hepatitis. Biochem Pharmacol 1993; 46: 1247 - 1250.

[89] Satoh H, Martin BM, Schulick AH, Christ DD, Kenna JG, Pohl LR. Human antiendoplasmic reticulum antibodies in sera of patients with halothane-induced hepatitis are directed against a trifluoroacetylated carboxylesterase. Proc Natl Acad Sci USA 1989; 86: 322 - 326.

[90] Butler LE, Thomassen D, Martin JL, Martin BM, Kenna JG, Pohl LR. The calcium-binding protein calreticulin is covalently modified in rat liver by a reactive metabolite of the inhalation anesthetic halothane. Chem Res Toxicol 1992; 5: 406 - 410.

[91] Pumford NR, Martin BM, Thomassen D, Burris JA, Kenna JG, Martin JL, et al. Serum antibodies from halothane hepatitis patients react with the rat endoplasmic reticulum protein ERp72. Chem Res Toxicol 1993; 6: 609 - 615.

[92] Davila JC, Martin BM, Pohl LR. Patients with halothane hepatitis have serum antibodies directed against glucose-regulated stress protein GRP78/BiP. Toxicologist 1992; 12: 255.

[93] Thomassen D, Martin BM, Martin JL, Pumford NR, Pohl LR. The role of a stress protein in the development of a druginduced allergic response. Eur J Pharmacol 1990; 183: 1138 - 1139.

[94] Amouzadeh HR, Bourdi M, Martin JL, Martin BM, Pohl LR. UDP - glucose: glycoprotein glucosyltrasferase associates with endoplasmic reticulum chaperones and its activity is decreased in vivo by the inhalation anesthetic halothane. Chem Res Toxicol 1997; 10: 59 - 63.

[95] Vidali M, Hidestrand M, Eliasson E, Mottaran E, Reale E, Rolla R, et al. Use of molecular simulation for mapping conformational CYP2E1 epitopes. J Biol Chem 2004; 279: 50949 - 50955.

[96] Pohl LR, Thomassen D, Pumford NR, Butler LE, Satoh H, Ferrans VJ, et al. Hapten carrier conjugates associated with halothane hepatitis. Adv Exp Med Biol 1991; 283: 111 - 120.

[97] Martin JL, Kenna JG, Pohl LR. Antibody assays for the detection of patients sensitized to halothane. Anesth Analg 1990; 70: 154 - 159.

[98] Smith GC, Kenna JG, Harrison DJ, Tew D, Wolf CR. Autoantibodies to hepatic microsomal carboxylesterase in halothane hepatitis. Lancet 1993; 342: 963 - 964.

[99] Kitteringham NR, Kenna JG, Park BK. Detection of autoantibodies directed against human hepatic endoplasmic reticulum in patients with halothane-associated hepatitis. Br J Clin Pharmacol 1995; 40: 379 - 386.

[100] Neuberger J, Kenna JG. Halothane hepatitis: a model of immunoallergic hepatitis. In: Guillouzo A, editor. Liver cells and drugs. John Libbey Eurotext, Montrouge, France; 1988. pp. 161 - 173.

[101] Njoku DB, Greenberg RS, Bourdi M, Borkowf CB, Dake EM, Martin JL, et al. Antoantibodies associated with volatile anesthetic hepatitis found in the sera of a large cohort of pediatric anesthesiologists. Anesth Analg 2002; 94: 243 - 249.

[102] Ellgaard L, Helenius A. Quality control in the endoplasmic reticulum. Nature Rev Mol Cell Biol 2003; 4: 181 - 191.

[103] Robin MA, Descatoire V, Le Roy M, Berson A, Lebreton FP, Maratrat M, et al. Vesicular transport of newly synthesized cytochromes P4501A to the outside of rat hepatocyte plasma membranes. J Pharmacol Exp Ther 2000; 294: 1063 - 1069.

[104] Neve EP, Ingelman-Sundberg M. Molecular basis for the transport of cytochrome P450 2E1 to the plasma membrane. J Biol Chem 2000; 275: 17130 - 17135.

[105] Zhu Q, von Dippe P, Xing W, Levy D. Membrane topology and cell surface targeting of microsomal epoxide hydrolase. Evidence for multiple topological orientations. J Biol Chem 1999; 274: 27898 - 27904.

[106] Christ DD, Kenna JG, Kammerer W, Satoh H, Pohl LR. Enflurane metabolism produces covalently bound liver adducts recognized by antibodies from patients with halothane hepatitis. Anesthesiology 1988; 69: 833 - 838.

[107] Njoku D, Laster MJ, Gong DH, El 2nd Eger, Reed GF, Martin JL. Biotransformation of halothane, enflurane, isoflurane, and desflurane to trifluoroacetylated liver proteins: association between protein acylation and hepatic injury. Anesth Analg 1997; 84: 173 – 178.

[108] Reynolds ES, Moslen MT. Halothane hepatotoxicity: enhancement by polychlorinated biphenyl pretreatment. Anesthesiology 1977; 47: 19 – 27.

[109] McLain GE, Sipes IG, Brown Jr. BR. An animal model of halothane hepatotoxicity: roles of enzyme induction and hypoxia. Anesthesiology 1979; 51: 321 – 326.

[110] Cousins MJ, Sharp JH, Gourlay GK, Adams JF, Haynes WD, Whitehead R. Hepatotoxicity and halothane metabolism in an animal model with application for human toxicity. Anaesth Intens Care 1979; 7: 9 – 24.

[111] Pohl LR, Gillette JR. A perspective on halothane-induced hepatotoxicity [letter]. Anesth Analg 1982; 61: 809 – 811.

[112] Clarke JB, Gandolfi AJ. Volatile anesthetics: mechanisms of potential hepatotoxicity. Clin Anesth Updates 1992; 3: 1 – 11.

[113] Berman ML, Kuhnert L, Phythyon JM, Holaday DA. Isoflurane and enflurane-induced hepatic necrosis in triiodothyronine-pretreated rats. Anesthesiology 1983; 58: 1 – 5.

[114] Rice SA, Maze M, Smith CM, Kosek JC, Mazze RI. Halothane hepatotoxicity in Fischer 344 rats pretreated with isoniazid. Toxicol Appl Pharmacol 1987; 87: 411 – 419.

[115] Lunam CA, Cousins MJ, Hall PD. Guinea-pig model of halothane-associated hepatotoxicity in the absence of enzyme induction and hypoxia. J Pharmacol Exp Ther 1985; 232: 802 – 809.

[116] Lind RC, Gandolfi AJ, Hall PD. The role of oxidative biotransformation of halothane in the guinea pig model of halothaneassociated hepatotoxicity. Anesthesiology 1989; 70: 649 – 653.

[117] Farrell GC, Frost L, Tapner M, Field J, Weltman M, Mahoney J. Halothane-induced liver injury in guinea-pigs: importance of cytochrome P450 enzyme activity and hepatic blood flow. J Gastroenterol Hepatol 1996; 11: 594 – 601.

[118] Lind RC, Gandolfi AJ, Hall PM. Glutathione depletion enhances subanesthetic halothane hepatotoxicity in guinea pigs. Anesthesiology 1992; 77: 721 – 727.

[119] You Q, Cheng L, Reilly TP, Wegmann D, Ju C. Role of neutrophils in a mouse model of halothane-induced liver injury. Hepatology 2006; 44: 1421 – 1431.

[120] de Groot H, Noll T. Halothane hepatotoxicity: relation between metabolic activation, hypoxia, covalent binding, lipid peroxidation and liver cell damage. Hepatology 1983; 3: 601 – 606.

[121] Odaka Y, Takahashi T, Yamasaki A, Suzuki T, Fujiwara T, Yamade T, et al. Prevention of halothane-induced hepatotoxicity by hemin pretreatment. Protective role of heme oxygenase-1 induction. Biochem Pharmacol 2000; 59: 871 – 880.

[122] Goto T, Ohwan K, Matsumoto N, Miyazaki T, Murakami Y, Ohhata M, et al. Protective effect of calcium channel blockers on the liver against halothane hepatitis in rats. Masui 1990; 39: 204 – 209.

[123] Farrell GC, Mahoney J, Bilous M, Frost L. Altered hepatic calcium homeostasis in guinea pigs with halothane-induced hepatotoxicity. J Pharmacol Exp Ther 1988; 247: 751 – 756.

[124] Frost L, Mahoney J, Field J, Farrell GC. Impaired bile flow and disordered hepatic calcium homeostasis are early features of halothane-induced liver injury in guinea pigs. Hepatology 1996; 23: 80 – 86.

[125] Bourdi M, Reilly TP, Elkahloun AG, George JW, Pohl LR. Macrophage migration inhibitory factor in drug-induced liver injury: a role in susceptibility and stress responsiveness. Biochem

Biophys Res Comm 2002; 294: 225 – 230.

[126] Bourdi M, Amouzadeh HR, Rushmore TH, Martign JL, Pohl LR. Halothane-induced liver injury in outbred guinea pigs: role of trifluoroacetylated protein adducts in animal susceptibility. Chem Res Toxicol 2001; 14: 362 – 370.

[127] Kobayashi E, Kobayashi M, Tsuneyama K, Fukami T, Nakajima M, Yokoi T. Halothane-induced liver injury is mediated by interleukin-17 in mice. Toxicol Sci 2009; 111: 302 – 310.

[128] Feng D, Wang Y, Xu Y, Luo Q, Lan B, Xu L. Interleukin 10 deficiency exacerbates halothane induced liver injury by increasing interleukin 8 expression and neutrophil infiltration. Biochem Pharmacol 2009; 77: 277 – 284 [Erratum in: Biochem Pharmacol. 2009; 77: 1445].

[129] Cheng L, You Q, Yin H, Holt MP, Ju C. Involvement of natural killer T cells in halothane-induced liver injury in mice. Biochem Pharmacol 2010; 80: 255 – 261.

[130] Dugan CM, MacDonald AE, Roth RA, Ganey PE. A mouse model of severe halothane hepatitis based on human risk factors. J Pharmacol Exp Ther 2010; 333: 364 – 372.

[131] Dugan CM, Fullerton AM, Roth RA, Ganey PE. Natural killer cells mediate severe liver injury in a murine model of halothane hepatitis. Toxicol Sci 2011; 120: 507 – 518.

[132] Toyoda Y, Miyashita T, Endo S, Tsuneyama K, Fukami T, Nakajima M, et al. Estradiol and progesterone modulate halothane-induced liver injury in mice. Toxicol Lett 2011; 204: 17 – 24.

[133] Cheng L, You Q, Yin H, Holt M, Franklin C, Ju C. Effect of polyI: C cotreatment on halothane-induced liver injury in mice. Hepatology 2009; 49: 215 – 226.

[134] Van Dyke RA. Hepatic centrilobular necrosis in rats after exposure to halothane, enflurane, or isoflurane. Anesth Analg 1982; 61: 812 – 819.

[135] Harper MH, Collins P, Johnson B, Eger EI 2nd, Biava C. Hepatic injury following halothane, enflurane, and isoflurane anesthesia in rats. Anesthesiology 1982; 56: 14 – 17.

[136] Shingu K, Eger EI 2nd, Johnson BH, Van Dyke RA, Lurz FW, Harper MH, et al. Hepatic injury induced by anesthetic agents in rats. Anesth Analg 1983; 62: 140 – 145.

[137] Gonsowski CT, Laster MJ, Eger II EI, Ferrell LD, Kerschmann RL. Toxicity of compound A in rats. Effect of increasing duration of administration. Anesthesiology 1994; 80: 566 – 573.

[138] Keller KA, Callan C, Prokocimer P, Delgado-Herrera MS, Friedma MB, Hoffman GM, et al. Inhalation toxicology study of a haloalkene degradant of sevoflurane, Compound A (PIFE), in Sprague-Dawley rats. Anesthesiology 1995; 83: 1220 – 1232.

[139] Kharasch ED, Hoffman GM, Thorning D, Hankins DC, Kilty CG. Role of the cysteine conjugate β-lyase pathway in inhaled compound A nephrotoxicity in rats. Anesthesiology 1998; 88: 1624 – 1633.

[140] Obata R, Bito H, Ohmura M, Moriwaki G, Ikeuchi Y, Katoh T, et al. The effects of prolonged low-flow sevoflurane anesthesia on renal and hepatic function. Anesth Analg 2000; 91: 1262 – 1268.

[141] Eger 2nd EI, Koblin DD, Bowland T, Ionescu P, Laster MJ, Fang Z, et al. Nephrotoxicity of sevoflurane versus desflurane anesthesia in volunteers. Anesth Analg 1997; 84: 160 – 168.

[142] Callis AK, Brooks SD, Roth TP, Gandolfi AJ, Bown BR. Characterization of a halothane-induced humoral immune responses in rabbits. Clin Exp Immunol 1987; 67: 343 – 351.

[143] Roth TP, Hubbard AK, Gandolfi AJ, Brown BR. Chronology of halothane-induced antigen expression in halothane-exposed rabbits. Clin Exp Immunol 1988; 72: 330 – 336.

[144] Siadat-Pajouh M, Hubbard AK, Roth TP, Gandolfi AJ. Generation of halothane-induced immune response in a guinea pig model of halothane hepatitis. Anesth Analg 1987; 66: 1209 – 1214.

[145] Furst SM, Luedke D, Gaw HH, Reich R, Gandolfi AJ. Demonstration of a cellular immune response in halothaneexposed guinea pigs. Toxicol Appl Pharmacol 1997; 143: 245 - 255.

[146] Mathieu A, Dipadua D, Kahan BD, Galdabini JJ, Mills J. Correlation between specific immunity to a metabolite of halothane and hepatic lesions after multiple exposures. Anesth Analg 1975; 54: 332 - 339.

[147] Neuberger J, Kenna JG, Williams R. Halothane hepatitis: attempt to develop an animal model. Int J Immunopharmacol 1987; 9: 123 - 132.

[148] Hastings KL, Thomas C, Brown AP, Gandolfi AJ. Trifluoroacetylation potentiates the humoral immune response to halothane in the guinea pig. Immunopharmacol Immunotoxicol 1995; 17: 201 - 213.

[149] You Q, Cheng L, Ju C. Generation of T cell responses targeting the reactive metabolite of halothane in mice. Toxicol Lett 2010; 194: 79 - 85.

[150] Zheng XH, Begay C, Lind RC, Gandolfi AJ. Humoral immune response to a sevoflurane degradation product in the guinea pig following inhalation exposure. Drug Chemical Toxicol 2001; 24: 339 - 346.

[151] Harris JW, Jones JP, Martin JL, LaRosa AC, Olson MJ, Pohl LR, et al. Pentahaloethane-based chlorofluorocarbon substitutes and halothane: correlation of in vivo hepatic protein trifluoroacetylation and urinary trifluoroacetic acid excretion with calculated enthalpies of activation. Chem Res Toxicol 1992; 5: 720 - 725.

[152] Marit GB, Dodd DE, George ME. Vinegar A. Hepatotoxicity in guinea pigs following acute inhalation exposure to 1, 1 - dichloro - 2, 2, 2 - trifluoroethane. Toxicol Pathol 1994; 22: 404 - 414.

[153] Hoet P, Graf ML, Bourdi M, Pohl LR, Duray PH, Chen W, et al. Epidemic of liver disease caused by hydrochlorofluorocarbons used as ozone-sparing substitutes of chlorofluorocarbons. Lancet 1997; 350: 556 - 559.

[154] Allison AC. Theories of self tolerance and autoimmunity. In: Kammuller ME, Bloksma N, Seinen W, editors. Autoimmunity and toxicology: immune dysregulation induced by drugs and chemicals. Amsterdam: Elsevier; 1989. pp.67 - 115.

[155] O'Shea D, Davis SN, Kim RB, Wilkinson GR. Effect of fasting and obesity in humans on the 6 - hydroxylation of chlorzoxazone: a putative probe of CYP2E1 activity. Clin Pharmacol Ther 1994; 56: 359 - 367.

[156] Young SR, Stoelting RK, Peterson C, Madura JA. Anesthetic biotransformation and renal function in obese patients during and after methoxyflurane or halothane anesthesia. Anesthesiology 1975; 42: 451 - 457.

[157] Farrell G, Prendergast D, Murray M. Halothane hepatitis. Detection of a constitutional susceptibility factor. N Engl J Med 1985; 313: 1310 - 1314.

[158] Hoft RH, Bunker JP, Goodman HI, Gregory PB. Halothane hepatitis in three pairs of closely related women. N Engl J Med 1981; 304: 1023 - 1024.

[159] Otsuka S, Yamamoto M, Kasuya S, Ohtomo H, Yamameto Y, Yoshida TO, et al. HLA antigens in patients with unexplained hepatitis following halothane anesthesia. Acta Anaesthesiol Scand 1985; 29: 497 - 501.

[160] Eade OE, Grice D, Krawitt EL, Trowell J, Albertini R, Festenstein H, et al. HLA A and B locus antigens in patients with unexplained hepatitis following halothane anaesthesia. Tissue Antigens 1981; 17: 428 - 432.

[161] Gut J, Christen U, Frey N, Koch V, Stoffler D. Molecular mimicry in halothane hepatitis: biochemical and structural characterization of lipoylated autoantigens. Toxicology 1995; 97: 199 - 224.

[162] Christen U, Quinn J, Yeaman SJ, Kenna JG, Clarke JB, Gandolfi AJ, et al. Identification of the dihydrolipoamide acetyltransferase subunit of the human pyruvate dehydrogenase complex as an autoantigen in halothane hepatitis. Molecular mimicry of trifluoroacetyl-lysine by lipoic acid. Eur J Biochem 1994; 223: 1035 - 1047.

[163] Frey N, Christen U, Jeno P, Yeaman SJ, Shimomura Y, Kenna JG, et al. The lipoic acid containing components of the 2 - oxoacid dehydrogenase complexes mimic trifluoroacetylated proteins and are autoantigens associated with halothane hepatitis. Chem Res Toxicol 1995; 8: 736 - 746.

[164] Gut J, Christen U, Huwyler J, Burgin M, Kenna JG. Molecular mimicry of trifluoroacetylated human liver protein adducts by constitutive proteins and immunochemical evidence for its impairment in halothane hepatitis. Eur J Biochem 1992; 210: 569 - 576.

[165] Matzinger P. Tolerance, danger, and the extended family. Annu Rev Immunol 1994; 12: 991 - 1045.

[166] Park BK, Pirmohamed M, Kitteringham NR. Role of drug disposition in drug hypersensitivity: a chemical, molecular, and clinical perspective. Chem Res Toxicol 1998; 11: 969 - 988.

[167] Uetrecht JP. New concepts in immunology relevant to idiosyncratic drug reactions: the "danger hypothesis" and innate immune system. Chem Res Toxicol 1999; 12: 387 - 395.

[168] Crispe IN. Hepatic T cells and liver tolerance. Nature Rev Immunol 2003; 3: 51 - 62.

[169] Bowen DG, Zen M, Holz L, Davis T, McCaughan GW, Bertolino P. The site of primary T cell activation is a determinant of the balance between intrahepatic tolerance and immunity. J Clin Invest 2004; 114: 701 - 712.

[170] Bowen DG, McCaughan GW, Bertolino P. Intrahepatic immunity: a tale of two sites? Trends in Immunol 2005; 26: 512 - 517.

[171] Kern M, Popov A, Kurts C, Schultze JL, Knolle PA. Taking off the brakes: T cell immunity in the liver. Trends Immunol 2010; 31: 311 - 317.

第24章
抗惊厥药物

Munir Pirmohamed[1] , J. Steven Leeder[2]
[1]英国,利物浦,利物浦大学;[2]美国,密苏里州,堪萨斯,儿童慈爱医院

前　言

　　抗惊厥药物可引起严重肝损伤已为人们所熟知,某些药物(如苯乙酰脲)就因肝毒性发生率过高而被退出临床。应用苯妥英、卡马西平和丙戊酸等抗惊厥药具有临床肝毒性的风险,甚至某些过去10年间问世的新型抗惊厥药也是如此。然而,要判断癫痫患者的肝损伤是由哪一种药物所致,却颇有难度,因为:① 至少有30%的癫痫病例为难治性,患者往往服用多种抗惊厥药;

② 抗惊厥药与患者同时应用的其他药物可产生复杂的相互作用;③ 夹杂的环境因素也使情况复杂化,如酗酒既可伴有癫痫发作,又能作为癫痫的病因,并可导致肝损伤。因此,很难充分评估某一抗惊厥药是否可能有肝毒性。在许多情况下,抗惊厥药物(尤其新型抗惊厥药)与肝毒性的因果关系往往依据案例报告而推测,缺乏严密的实验室研究,也未经因果性评估工具(如 RUCAM 评级表)的测验[1]。本章主要叙述经典及新型抗惊厥药物性肝损伤的临床表现、组织病理学特征、发病机制及其易感因素。

卡马西平

卡马西平（carbamazepine）是目前临床上广泛应用的抗惊厥药，是部分性癫痫的首选药物之一[2]，也用于治疗三叉神经痛、神经性疼痛综合征和双相抑郁症等。自 20 世纪 60 年代卡马西平问世以来，大量文献报道了该药对肝功能的影响。卡马西平通过三种方式损害肝功能：① 通过酶诱导作用引起 γ-谷氨酰转肽酶（gamma-glutamyl transpeptidase，γ-GT）增高，碱性磷酸酶（alkaline phosphatase，ALP）也可轻度增高，回顾性分析显示使用抗惊厥药者 γ-GT 和 ALP 升高的发生率分别为 64% 和 14%[3]；但这些肝酶的增高并非停药指征。② 抗惊厥药可导致包括血清氨基转移酶在内的肝功能试验（liver function test，LFT）指标无症状性轻中度增高，发生率高达 22%[4]；其与严重肝功能损伤的关系不明。③ 有症状的肝功能损伤，可单独出现，也可作为全身过敏反应的症状之一，其确切的发生率不明。据瑞典监管机构统计，抗惊厥药物所致肝损伤占全部不良反应的 10%[5]，年风险率约为 16/10 万。对丹麦药物不良反应委员会收到的有关药物性肝毒性报告的分析表明，卡马西平肝毒性的发生率由 1968～1978 年的第 9 位[6] 上升到 1978～1987 年的第 2 位[7]。与芳香族抗惊厥药物有关的伴有肝损伤的严重过敏反应的发生率为 1/1 万～1/5 000[8]。世界卫生组织数据库（VigiBase）资料显示，卡马西平在最易引起儿童肝损伤的药物中位列第 4，仅次于异维 A 酸、对乙酰氨基酚和丙戊酸[9]。对截至 1998 年报道的 165 例卡马西平过敏反应病例的回顾分析表明，47% 病例有肝损伤（Pirmohamed 等，未发表）。

一、临床表现

尽管卡马西平所致的肝损伤可单独出现，但更多是作为过敏综合征的症状之一[4,10]。肝损伤的严重程度自无症状性肝酶增高至急性肝功能衰竭不等[11]，还有因肝功能衰竭而施行肝移植[12] 或不治身亡者[13]。卡马西平肝毒性与服药剂量大小或血清药物水平高低之间并无明确关系。用药后出现症状性肝毒性的时间为 1～16 周，平均 4 周[14]。

肝损伤常伴有发热、皮疹和嗜酸粒细胞增多等[15-19] 典型过敏反应症状[10]，称为伴有嗜酸性细胞增多症和全身症状的药疹（drug rash with eosinophilia and systemic symptoms，DRESS）[13]。偶尔伴有血液学异常（白细胞增多、粒细胞缺乏、全血细胞减少和血小板减少等）[15,20,21]、肾功能不全[22] 或肺炎[19]。有时临床上酷似胆管炎，主要表现为黄疸、右上腹痛、恶心和呕吐等[23,24]，某些病例胆汁淤积持续很长时间[18,25]。有些病例于再次给药后症状复发[14,15,23,26]，且起病时间要短于首次服药时，符合免疫反应的规律。

卡马西平诱导肝损伤通常于停药后恢复[14]，但有时可致命，死亡率为 12%[27]，病损以肝细胞为主者其预后要差于胆汁淤积为主者[14,27]。但是应指出的是，以上结果来自个案报道或小样本系列观察，故可能有报告偏倚。一项单中心研究提示，表现为过敏反应者预后要优于单独肝损伤者[28]。此现象令人颇感兴趣，但需进一步做独立研究以证实。

卡马西平诱导肝损伤的生化异常形式不一，约 30% 的病例为胆汁淤积型，其血清 ALP 及 γ-GT 增高；50% 为混合型，除 ALP 及 γ-GT 外，还有血清氨基转移酶增高；其余为肝细胞型，血清氨基转移酶显著增高，而 ALP 和 γ-GT 增高不明显[29]。血清胆红素水平也可增高，但幅度不一，以表现胆管炎者最为显著[23,24]。胆管消失综合征（vanishing bile duct syndrome，VBDS）患者可出现类似于原发性胆汁性肝硬化所见的胆红素延迟增高[18,25]。肝细胞坏死患者胆红素水平的增高能反映病损的严重程度[30]，并可伴有凝血指标的改变。

二、病理学特征

如同生化指标一样，卡马西平肝损伤的病理学改变也颇具多样性。3/4 的病例呈现肉芽肿性肝炎[14,23,24]，其显著病理损害特征为肉芽肿，伴有组织嗜酸性粒细胞浸润[29]，偶见胆管周围炎和胆管损伤。也有引起 VBDS 的报道[18,25]，其病理特点是小叶间胆管消失，炎性浸润或有或无，严重者有胆汁淤积。曾有严重肝细胞坏死的报道，2 例患儿因此出现急性肝功能衰竭，肝活检显示次广泛性坏死性改变[12]。

三、诊断

目前对卡马西平诱导肝毒性的诊断主要基于临床。肝损伤的开始与结束时间是应加以考虑的重要因素。多数情况下，肝损伤发生于初始用药后 12 周内，而肝功能改善则见于停药后 4 周内[14]。尽管再激发试验（rechallenge）结果常为阳性[14,26]，但有悖于伦理学。无疑，对拟诊患者通过相关的免疫学、放射学及病毒学检查以排除其他可能引起肝损伤的病因。目前尚缺乏特异性的实验室诊断方法,尽管有报道应用阳性细胞毒性分析[10,26]和淋巴细胞转化试验(lymphocyte transformation test,LTT)进行诊断在一些患者得到了证明[31,32],而其他的是将循环中自身抗体测定[33-36]用作诊断,但这些方法颇费人工、重复性差、假阴性率高,迄今仍主要用于研究。

四、易感因素

卡马西平肝毒性反应无性别差异,但老年患者似较为敏感[14,37]。然而,以上观点来自对药物不良反应报告的分析,容易受一些多变的药物不良反应报告方案的影响,而失之偏颇。实际上患儿出现严重反应也有报道[12]。一般认为对卡马西平超敏性的易感性可能由遗传决定[10,38],近年来文献曾报道一对单卵双生子同时发生卡马西平过敏的案例[39],支持遗传因素的重要性。迄今遗传性病例对照关联研究尚未证实易感性与编码代谢酶的基因多态性相关[40,41],但发现与6号染色体上的主要组织相容性复合体(HLA,编码组织相容性抗原)有关联[42]。

五、发病机制

代谢因素在卡马西平过敏反应及诱导肝毒性的发病过程中起重要作用(图24-1)。虽然对卡马西平肝毒性的机制知之甚少,但推测毒性与活性代谢物而非母体药物有关[10]。卡马西平在人体和实验动物体内的代谢颇为复杂,无论体内还是体外,其主要代谢途径都是经10,11-环氧化作用形成卡马西平-10,11-环氧化物,后者本身是一种药理学活性药物[43-45]。此外,卡马西平也可代谢为稳定的具有细胞毒性的代谢物[46],已推测有数种不同类型的活性代谢物(图24-2)。最初研究提示活性代谢物为芳香氧化物[10,26],在大鼠胆汁内已检出所推测的芳香氧化物的解毒后产物[47],还提示人尿中也存在此产物[48]。芳香氧化物可进一步代谢为儿茶酚类和醌类[49]。推测的其他活性代谢产物还包括9-吖啶甲醛[50]及衍生自前体羟基亚氨基芪的亚氨基醌中间产物[51]。

这些不同活性代谢物的形成取决于细胞色素P450(cytochrome P450,CYP)酶参与下的氧化代谢。环氧化物(稳定的或活化的)的形成至少部分依赖于CYP3A4[52,53]。而作为活性代谢物前体的2-羟基卡马西平和3-羟基卡马西平,除通过CYP3A4外,还通过其他CYP(3-羟基卡马西平经CYP2B6,2-羟基卡马西平经CYP1A2、CYP2A6、CYP2B6和CYP2E1)代

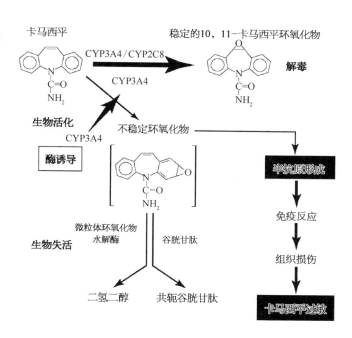

图 24-1　卡马西平过敏反应机制

卡马西平生物转化为不稳定的芳香氧化代谢物,使半抗原形成;随后在免疫系统参与下导致半抗原形成部位(包括肝脏)的组织损伤

谢而成[54]。CYP3A4对2-羟基卡马西平生物活化为亚氨基醌也很重要[55]。CYP3A4在体内卡马西平代谢及生物活化过程中起着关键的作用,已知卡马西平可诱导CYP3A4,从而促使自身代谢,形成环羟基代谢物2-羟基卡马西平和3-羟基卡马西平等[56]。令人饶有兴趣的是,新近研究显示,将稳定而具有药理学活性的卡马西平-10,11-环氧化物与谷胱甘肽(GSH)一起孵育,在缺乏微粒体和(或)还原型烟酰胺腺嘌呤二核苷酸磷酸(NADPH)的环境中,能生成GSH加合物。后者能与人血浆和肝脏蛋白质共价结合[57]。但此新发现的意义不明。尚不知卡马西平特异质性毒性(包括不同形式的肝毒性)的复杂表现是否以及如何与卡马西平代谢及生物活化过程的复杂性相关,或许导致肝毒性与肝外毒性的代谢物不同,但尚需进一步研究。

根据体外细胞毒性试验的结果分析[10,26],卡马西平过敏与微粒体环氧化物水解酶(EPHX1)缺陷有关。但对卡马西平超敏者做EPHX1遗传分析,却未发现有特定的基因突变[40,41]。而且,对儿茶酚-O-甲基转移酶(COMT)、谷胱甘肽转移酶及醌还原酶进行多态性分析,也未显示与卡马西平过敏有关[58]。

卡马西平超敏反应被认为具有免疫基础,此可由过敏反应的临床表现,诸如出现皮疹、发热、淋巴结肿大[10],以及再次给药后能迅速复发[26]加以证明。而且,

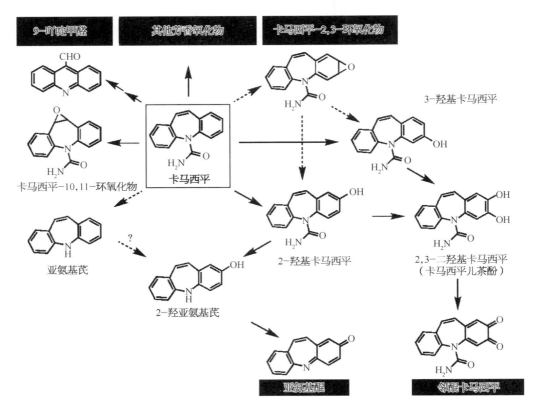

图 24-2　卡马西平在人体内生物转化为活性代谢物的可能途径

卡马西平超敏者已报道发现血液中存在自身抗体[33-36]和药物反应性 T 细胞[31,59]，斑片试验呈阳性[60]，这些均支持存在免疫介导的发病机制。然而，近来对卡马西平诱导免疫反应的机制颇具争议。长期以来一直认为，卡马西平经活化生成的各种活性代谢物系通过形成半抗原而导致免疫反应[61]。然而，蛋白质共轭是药物免疫识别不可或缺的步骤，这一基本原理受到以下事实的质疑：来自对多种药物超敏者的 T 细胞克隆可以不依赖抗原加工的方式增殖，但受 HLA 限制[62]。不少体外试验已证实卡马西平过敏者存在对卡马西平及其稳定代谢物应答的 T 细胞克隆[32,59,63]，从而萌生出药理学交互作用（p-i）的概念。近来提出了第三种假设，即"组分改变模式（altered repertoire model）"用以解释药物引起免疫介导反应的机制。该模式要点为：小抗原在 HLA 裂隙处结合后引起肽类结合特性的改变，使细胞表面出现原先不存在的肽类，后者与 T 细胞受体交互作用，从而导致免疫反应[64]。

与免疫学研究所见相吻合的是，遗传学研究提示个体敏感性是由 HLA 位点上的多种基因所介导。一项对包括不同类型肝毒性的白人患者进行的初步研究表明，严重过敏反应而非轻微皮肤反应与-308TNF 启动子基因（编码 TNF-α）多态性及 TNF2-DR3-DQ2 单

体型相关[65]，并与这些患者 HLA Ⅲ区热休克蛋白（HSP）位点相关[66]。然而由于 HLA 的高度连锁不平衡，还不能确认这些位点具有致病性。

最近已开展的全基因组关联研究（GWAS）等新技术，从与 TNF 及 HSP 位点连锁不平衡的特定 HLA 等位基因着手，进行了更为详尽的基因组分析，以揭示遗传易感因素。已在中国汉族患者中发现卡马西平所致 Stevens-Johnson 综合征与 HLA-B * 1502 明显关联[67]，首次见证了 HLA 在卡马西平诱发免疫介导反应中起的作用。然而，有意义的是以上病例仅见于中国汉族[67]、印度和泰国人种[42,68]，而白种人却无[69]，表明 HLA-B * 1502 的关联有种族特异性；而且患者仅出现疱性皮肤反应，提示关联有表型特异性，因此不能认定 HLA-B * 1502 是肝损伤的诱发因素。事实上，它与卡马西平诱发的过敏综合征的确无关[70]，因后者往往有肝损伤，如上所述。最近，对白种人[71]和日本人[72]独立进行的 GWAS 中，发现另一 HLA 位点 HLA-A * 3101 与卡马西平过敏相关。然而，与 HLA-B * 1502 不同，与卡马西平相关的 HLA-A * 3101 表型很广泛，表现自轻度皮肤斑丘疹、Stevens-Johnson 综合征所见的严重疱性反应，至过敏综合征不等。HLA-A * 3101 是否为卡马西平诱导肝损伤的易

感因素尚需进一步确认,但重要的是,已注意到有些白种人患者肝脏受累明显[71]。同一易感等位基因为何会造成不同临床表现,以及与 HLA - B * 1502 关联的表型为何如此特异仍未阐明,可能与某些 T 细胞受体克隆型有关,对此尚需进一步研究[73]。

奥卡西平

奥卡西平(oxcarbazepine)是卡马西平的酮拟似物,在斯堪的纳维亚地区早就上市,但欧洲其他地区近些年才获准使用。该药的氧化代谢程度要低于卡马西平,酶诱导作用也较弱[74]。尚未有关奥卡西平症状性肝损伤的确切报道,但它与卡马西平之间存在交叉反应[26,75,76],估计比率为 25%[75]。近年来,此交叉反应的免疫学基础已经体外试验证实:对卡马西平起反应的 T 细胞系多克隆性,它的某些亚群可同时识别卡马西平和奥卡西平[63]。因此,经卡马西平治疗发生肝损伤的患者服用奥卡西平也可能导致肝损伤,当这些患者使用奥卡西平时应谨慎(严密监测)或干脆禁用。证据提示卡马本平的 HLA - B * 1502 基因易感性方面和奥卡西平有交叉反应[73],但迄今未知在 HLA - A * 3101 方面是否也与奥卡西平过敏易感关联。

苯 妥 英

苯妥英(phenytoin)与卡马西平同属于芳香族抗惊厥药物,但问世时间更长,1941 年即首次报道了对该药过敏的病例[3]。犹如卡马西平,苯妥英诱导肝毒性具有特异质性,经常伴有全身超敏反应现象[77,78]。苯妥英与卡马西平一样,也是一种酶诱导剂,几乎所有患者服用后均会出现无症状性 γ - GT 增高[79]。血清氨基转移酶可轻度增高,但即使继续用药也会降至正常水平[80]。

迄今所报道的苯妥英症状性肝损伤累计已超过 100 例[27],其发生率尚无精确的统计数据,估计低于 1/1 万。在一项对苯妥英过敏的 271 例病例的系统回顾中,56% 的病例累及肝脏,症状从肝酶增高到肝功能衰竭不等(Pirmohamed 等,未发表)。

一、临床表现
肝毒性出现于使用苯妥英后数天至 8 周[29],与药物的剂量或血清水平无明显相关,符合特异性反应的特点。以氨基转移酶增高居多,增幅达正常上限(ULN)的 2～100 倍[78],丙氨酸氨基转移酶(ALT)较天冬氨酸氨基转移酶(AST)显著。ALP 可也增高,但幅度较小,为 ULN 的 2～8 倍。

肝损伤常作为过敏反应的症状之一出现[77,78],发生率仅次于皮疹[81]。实际上,苯妥英过敏反应的临床特征酷似卡马西平,包括皮疹、发热、嗜酸粒细胞增多及白细胞增多,常伴有肝损伤。发生肝炎者近半出现黄疸[29],60% 的病例有淋巴结肿大和脾大[78],伴有类似于传染性单核细胞增多症的众多症状。苯妥英肝损伤发生胆汁淤积者少于卡马西平。胆红素增高幅度不一,严重者可出现凝血酶原时间延长[29]。间质性肾炎、肺炎、肌炎、嗜酸性筋膜炎、红斑狼疮样综合征、假性淋巴瘤以及横纹肌溶解等均有报道[77,78,82-84]。许多病例激发试验阳性[29]。

早期报道提示,苯妥英所致肝损伤的病死率为 30%～40%[3,85,86],但有估计过高之嫌,因多数病例肝损伤轻微,停药后即迅速恢复。

二、病理学特征
最常见的病理学异常是伴有明显炎性浸润(包括嗜酸粒细胞浸润)的肝细胞损伤[78]。除嗜酸粒细胞浸润外,其他方面酷似传染性单核细胞增多症。15% 的病例有大块或亚大块性坏死,以全小叶性居多。10% 有胆汁淤积[87],但常伴有肝细胞损伤而使病变呈混合型。肉芽肿性肝炎也有报道,但可能少于卡马西平[78]。

三、诊断
对苯妥英肝损伤的诊断原则与前述的卡马西平类似,即主要基于临床,并排除非药物性肝损伤。尽管阳性淋巴细胞毒性分析[10,88]和淋巴细胞转化试验[89]具有诊断价值,但尚不能在临床上常规使用。

四、易感因素
苯妥英所致肝损伤以成人居多,80% 病例的年龄超过 20 岁[27]。但儿童也可罹患,已有新生儿诱导胆汁淤积型肝炎的报道[3]。发病无明显性别差异[90]。据报道美国黑人对苯妥英肝毒性的易感性要高于白种人[78],曾报道过一非洲裔美国家庭中有 3 人同时患病[91]。然而,黑人发病率高可能为一表象,估计这些资料仅来源于一些市中心医院,并不能准确反映流行病学数据[90]。

体外细胞毒性试验结果[10,88,92]支持苯妥英过敏的易感性可能由遗传因素决定。有一家庭同胞 3 人过敏,其中 2 人发生肝炎,进一步支持遗传因素的重要性[91]。下面将对遗传缺陷的特征做详细讨论。

五、发病机制

苯妥英所致肝损伤的临床特性、再次给药易复发、LTT 阳性[89]以及循环中可检出苯妥英自身抗体[93]等现象均支持苯妥英肝毒性系免疫介导所致。苯妥英通过 CYP 介导而代谢产生的化学活性代谢物,重新被认为对苯妥英过敏的发病至关重要。苯妥英代谢为活性芳香氧化物[94],后者与内源性大分子结合,启动免疫反应[88]。

然而 Pichler 等指出,苯妥英犹如卡马西平,其过敏患者的 T 细胞无须抗原加工就能识别母体药物本身[59]。

在人体肝脏微粒体内,p-羟基化苯妥英的代谢物5-(4'-羟苯基)-5-苯乙内酰脲(p-HPPH)较母药苯妥英更易转换为共价加合物[95],后者的蛋白靶点是 CYP2C 和 CYP3A 亚家族的成员,这些酶类参与苯妥英代谢产物的生成[96]。CYP2C9、CYP2C19 和 CYP3A4 并参与苯妥英中间物儿茶酚代谢物的生成[97],提示蛋白质活性代谢物可能源自儿茶酚的醌类(图 24-3)。

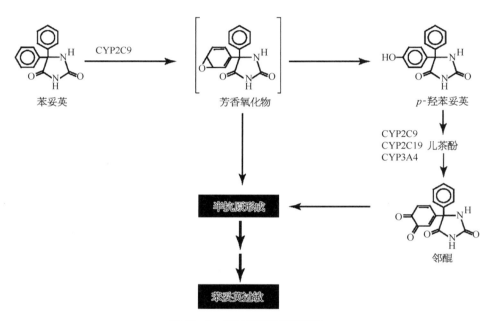

图 24-3　苯妥英过敏反应机制
苯妥因过敏机制类似于卡马西平。除活性芳香族氧化物中间体外,活性邻醌代谢物亦参与半抗原的形成

患者血清中苯妥英抗体能识别大鼠 CYP2C 和 CYP3A 亚家族的成员[33],提示在苯妥英特异性毒性发病中,其生物活化过程与免疫应答之间有关联。虽然苯妥英在肝内的生物活化可由 CYP2C9、CYP2C19 和 CYP3A4 介导,近来研究发现,CYP2C18 在肝脏中表达水平低而在皮肤等肝外组织表达水平高,且催化苯妥英生物活化的能力强于 CYP2C9,提示 CYP2C18 在苯妥英的肝外生物转化中尤为重要[98]。

如同卡马西平,取自苯妥英过敏者的细胞对小鼠微粒体系统生成的苯妥英毒性代谢物的敏感性要高于取自对照组的细胞,提示过敏者的解毒功能有障碍[10,88]。虽然推测苯妥英过敏者存在微粒体环氧化物水解酶缺陷,但对该基因的分子分析并未发现存在特异性突变[40]。已知 CYP2C9 基因多态性决定临床所需苯妥英的剂量大小[99,100],对 10 例小样本的研究发现 CYP2C9 多态性也与发生皮疹的易感性有关[101],但需大样本重复以证实。

现已表明 HLA-B＊1502 与苯妥英诱发 Stevens-Johnson 综合征的易感性有关,但其关联性弱于卡马西平[102]。此外,HLA-A＊3101 似与苯妥英所致轻度斑丘疹易感性无关[103]。尚未对苯妥英诱导肝损伤的免疫遗传性进行研究。

苯巴比妥

苯巴比妥(phenobarbital)是最古老的芳香族抗惊厥药,在 1918 年即已用于临床。该药为酶诱导剂,故能引起无症状性 γ-GT 和 ALP 增高[79]。苯巴比妥所致症状性肝损伤相对少见[29],常伴有皮疹、发热和嗜酸性粒细胞增多等过敏反应表现[104]。活性代谢物的形成以及对这些代谢物解毒功能的遗传缺陷可能是苯巴比妥过敏反应的发病基础[10]。

芳香族抗惊厥药物的交叉敏感性

芳香族抗惊厥药物过敏反应存在共同的发病机制,某些患者使用这些药物后出现交叉敏感也就不足为奇了,Shear 等估算交叉反应率高达 80%[10]。最近一项对 633 例患者的临床研究显示,服用苯妥英出现皮疹者中,有 58%服用卡马西平也出现皮疹;而卡马西平皮疹患者服用苯妥英后有 40%出现皮疹[105]。对是否出现交叉过敏现象的决定因素仍不明。有趣的是,有资料表明,某些 HLA 等位基因(如 HLA－B＊1502)[68,73]易感于几种不同的抗惊厥药物所致的类似反应,但尚需从功能角度进一步研究。

丙 戊 酸

丙戊酸(valproic acid)最早于 1964 年在法国用于临床,1978 年才在美国获准使用。该药是一种广谱抗惊厥药,能有效治疗全面性失神发作、强直阵挛发作、肌阵挛、失张力发作、伴或不伴继发性全面发作的部分性发作[106]。该药于 1995 年被批准用于治疗双相情感障碍,近年来已盛行用于该病的辅助治疗[106]。1996 年该药被批准用于治疗慢性头痛。丙戊酸治疗初始常有恶心、呕吐和胃肠功能紊乱等症状;通过逐渐增量、餐后服用或改用缓释剂型,症状会减轻。此外,该药还可引起体重增加、发质改变、内分泌障碍,以及嗜睡、急性谵妄、易激惹、震颤等神经症状[107]。然而,丙戊酸最常见的不良反应及死亡原因是肝损伤。

一、临床表现

丙戊酸肝毒性的临床表现繁杂,40%的病例出现无肝脏功能异常症状的剂量相关性氨基转移酶增高[108],为时短暂,通常随剂量减少而恢复正常[85]。急性肝功能衰竭的发生尽管少见,但备受临床关注,大多为不可逆性。丙戊酸是最易诱发肝损伤从而导致死亡的药物之一[109,110]。多项有关致命性丙戊酸肝毒性的回顾性调查归纳了丙戊酸肝功能衰竭症状和体征的一致规律[111-117]。严重肝损伤最初常表现为恶心、呕吐、腹痛、癫痫发作频繁、嗜睡和昏迷。40%～60%的病例在肝功能衰竭前后出现癫痫持续状态[113,114,116],近来综述描述,不少患者在肝功能衰竭起病前还有频繁发热[116]。95%的病例用药后 6 个月内发病[114,116],以

2～3 个月内居多[111-113]。甚至有报道最早在用药后6 d[114],最晚在用药后 6 年[115]的发病者。

丙戊酸可引起血中 AST、ALT 和胆红素增高,达 3 ULN 以上,但导致致命性肝毒性的概率甚低(＜0.01%)[111]。致命性病例出现的氨基转移酶和胆红素增高,仅反映广泛肝细胞损伤的后果,并不能视为丙戊酸相关肝毒性的特异性指标;但反映肝脏生化合成能力减退的指标(如凝血酶原时间延长)及伴随的凝血障碍,则能精确地评估剩余的肝功能[85]。有时尽管血氨水平升高,但其他肝功能指标却正常。有报道丙戊酸导致潜在的鸟氨酸氨甲酰转移酶缺乏症的杂合子表型患者发病,出现致命性高氨性昏迷[116,117]。

二、病理学特性

丙戊酸肝毒性的病理学特性与芳香族抗惊厥药物卡马西平、苯妥英和苯巴比妥有本质区别,缺乏免疫系统受累的征象或嗜酸性粒细胞增多。据 Zimmerman 和 Ishak 报道,致命性病例的主要病理特征是门静脉周边 1 区出现微泡脂肪变,3 区出现坏死[118]。在一组致命性儿科病例中,观察到类似的病理改变,包括微泡脂肪变、细胞气球样变及单个或成群细胞坏死[116]。少数病例见到胆管增生[119]。

三、易感因素

美国 3 项有关丙戊酸肝毒性的回顾性调查显示,患儿年龄小于 2 岁、使用包括酶诱导性抗惊厥药在内的多药治疗、发育迟缓以及同时患有代谢性疾病均为严重肝毒性的重要危险因素[111-113]。尽管丙戊酸肝毒性见于任何年龄段,但 1978～1986 年的资料表明,2 岁以下,同时服用其他抗癫痫药物的患儿发生致命性肝毒性的风险最高,发生率约为 1/500[111,112],高于单用丙戊酸者(1/8 000)16 倍。估计 3～10 岁的年长儿童单药治疗肝毒性的发生率为 1/11 000,而多药治疗为 1/6 000。尽管 1987～1993 年间对年幼患儿应用丙戊酸有减少趋势(从早年的 2.6%[111,112]降为 0.8%[113]),但多药治疗的 2 岁内儿童致命性肝毒性的风险仍维持在 1/600。其他研究也证实多药治疗是肝损伤的危险因素,但发现患儿小于 3 岁与 3～6 岁两者之间风险基本无差异[114,120]。

先天代谢缺陷及肝线粒体活性降低也是丙戊酸致命性肝毒性的危险因素[120]。König 等指出,诸多代谢缺陷性疾病,包括中链酰基辅酶 A 脱氢酶缺乏、氨甲酰磷酸合成酶缺乏、鸟氨酸氨甲酰转移酶缺乏、原发性肉

碱缺乏、丙酮酸脱氢酶缺乏及甲基丙二酸缺乏等均可导致相似的肝损伤[116]。丙戊酸及其代谢产物能影响线粒体β-氧化过程，使原有的代谢缺陷加剧，或使易感个体的潜在缺陷暴露。

流行病学研究结果并未显示丙戊酸的剂量与肝毒性有关[111-113]。然而，考虑风险因素时不能将剂量与多药治疗完全隔离开来，因为多药治疗时所用丙戊酸的剂量往往较高。丙戊酸毒性代谢物随血清丙戊酸水平[121]和所用丙戊酸剂量增加而增多[122]。最大的可能是，丙戊酸严重肝毒性的发病涉及多因素过程，单一危险因素对个体易感性并不能起决定作用。例如，对具有潜在代谢性疾病的个体而言，低剂量丙戊酸（形成的毒性代谢物也相应减少）就可能足以呈现严重的肝毒性；而对易感性较低的个体，则需要较大剂量方能引起严重肝损伤。

四、发病机制

近年提出了两种有关丙戊酸肝毒性的综合机制假说（general mechanism hypothesis），认为丙戊酸的生物转化与肝毒性过程密切相关，但确切机制仍有待阐明。临床和实验室研究均无证据表明丙戊酸所致的肝损伤涉及免疫系统，而提示肝毒性可能与代谢特异性有关。第一种假说的要点是丙戊酸干扰内源性脂类的β-氧化过程。丙戊酸与肉碱共轭形成一种酯[123]，导致继发性肉碱缺乏。某些间接证据及体外研究[124]提示，丙戊酸与辅酶A（CoA）的硫酯衍生物可作为代谢中间体存在于肝组织内。CoA缺乏或丙戊酸-CoA酯本身皆能抑制线粒体代谢[125]。丙戊酸经β-氧化生成数种产物（2-烯-丙戊酸、3-羟基-丙戊酸和3-氧-丙戊酸，图24-4），这些产物与内源性脂质竞争β-氧化相关的酶[126]，从而使潜在的线粒体功能缺陷凸显。

第二种假说主要涉及具有肝毒性的丙戊酸不饱和代谢物。此假说基于早期观察结果，即丙戊酸肝毒性所见微泡脂肪变性，在临床和组织学特征上与牙买加呕吐病和瑞氏综合征颇为相似。丙戊酸β-氧化过程的不饱和代谢物4-烯-丙戊酸备受关注（图24-4），因为它与降糖氨酸A的代谢物亚甲基环丙乙酸及4-烯-戊酸相似。亚甲基环丙乙酸导致了牙买加呕吐病中微泡脂肪变，而4-烯-戊酸可用于制作瑞氏综合征实验模型。动物实验显示，在年幼大鼠体内，4-烯-丙戊酸较之丙戊酸更易生成脂肪[127]，是β-氧化的强效抑制剂[128]。培养肝细胞的体外实验也证实，4-烯-丙戊酸较其母体化合物细胞毒性更大[129]。实验还表明，源自4-烯-丙

戊酸的活性代谢物有可能抑制β-氧化途径的酶活性[130,131]。

肝微粒体CYP亚型催化4-烯-丙戊酸的生成，其活性可由苯巴比妥诱导[132]。进一步研究表明，人体CYP2C9参与4-烯-丙戊酸的形成，CYP2A6也起部分作用[133]。在稳态情况下，成年癫痫患者服用卡马西平或苯妥英后4-烯-丙戊酸的生成约增加2倍[134]。尽管尚未在人体对抗惊厥药物诱导CYP2A6和CYP2C9的活性做过严密的评估，但培养的原代人体肝细胞经苯巴比妥处理后，CYP2C免疫活性蛋白质略有增加[135,136]。鉴于人体肝微粒体CYP2A6和CYP2C9两者活性增幅差异甚大（分别为30倍和小于5倍）[137]，推测CYP2C9与大部分结构性丙戊酸4-烯去饱和作用有关，而CYP2A主要在抗惊厥药的多药治疗过程中起作用[133]。颇有意义的是，CYP2C9 * 2和CYP2C9 * 3的多态性减少4-烯-丙戊酸的形成以及4-位和5-位的羟基化作用，但这是否为丙戊酸肝毒性的易感因素仍需进一步研究[138]。

对主要由CYP2C9代谢的治疗药物（如苯妥英）的监测研究揭示，幼儿CYP2C9的活性高于成年人，随年龄增长而逐渐下降，至少年期达成人水平[139]。此与4-烯-丙戊酸幼年时生成较多，随着年龄增长而降低的趋势相吻合。然而，有些文献所述与之相左，如有报道丙戊酸代谢为4-烯代谢物（非2-烯代谢物、3-烯代谢物）的数量，随年龄增长而降低[121,140]；相反，Siemes等报道小于2岁的儿童4-烯-丙戊酸水平低于年长儿童[141]。而且，在肝功能正常或轻度异常的患者血浆中也能检测到4-烯-丙戊酸[121]，有些研究表明4-烯-丙戊酸水平似与高血氨水平[142]或所观察到的肝受损程度不相一致[141,143]。新近研究显示，小于7.5岁及使用酶诱导抗惊厥药多药治疗的患儿，尿中4-烯-丙戊酸的活性中间产物2,4-双烯丙戊酸的2个巯基（乙酰半胱氨酸）轭合物（NAC Ⅰ和NAC Ⅱ）的水平是增高的[144]。然而，儿童从出生到青春期，肌肉在增长，肌酐生成随年龄增长而增加，尿中肌酐水平也相应增高[145]。考虑到上述尿肌酐增高的因素，年龄与尿中丙戊酸代谢物之间的关联也就不明显了。对使用丙戊酸或卡马西平治疗的患儿对照不使用抗惊厥药的健康儿童的代谢谱研究显示，3组受检者尿中有机酸谱均呈年龄相关性变化。然而，丙戊酸组与年龄呈相关趋势的数种有机酸，与其他两组则不相关，反映出丙戊酸对支链氨基酸代谢和氧化应激具有特异性影响[146]。在某种程度上，尿中有机酸谱能反映线粒体功能，故此研究结

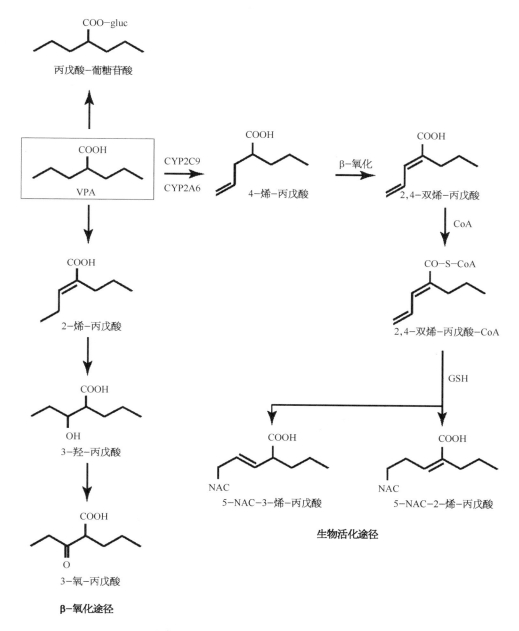

图 24-4 丙戊酸（VPA）主要生物转化途径

人体丙戊酸的生物转化在数量上以丙戊酸羟基团糖脂化为酰基葡糖苷酸最多。大量丙戊酸经 CYP2C9 和 CYP2A6 氧化,启动代谢的生物活化途径。通过测定尿液中 2,4-双烯丙戊酸的 N-乙酰半胱氨酸加合物(谷胱甘肽轭合物),可确定活化代谢物的生成数量

果提示,年轻者丙戊酸肝毒性易感性增高可能是由于毒性部位(线粒体)而非药物生物活化过程的年龄相关差异所致。

在文献中,对 4-烯-丙戊酸是肝毒性代谢物的作用说法不一,因此丙戊酸肝毒性的主要机制是毒性代谢物还是 β-氧化受抑制也未阐明,这些均是对今后研究的挑战。丙戊酸代谢颇为复杂,将丙戊酸肝毒性过程概括为两条平行途径更有助于理解(图 24-5)。丙戊酸本身能消耗线粒体内的 CoA 库,从而抑制线粒体内长、

中、短链天然脂肪酸的 β-氧化[147]。4-烯-丙戊酸产生的化学活性代谢物(如 2,4-双烯-丙戊酸)能消耗线粒体内谷胱甘肽库[148],并通过与辅酶 A 共轭[149],抑制β-氧化通路中的酶活性[130,131]。在人尿中检出 2,4-双烯丙戊酸的 N-乙酰半胱氨酸轭合物提供证据说明丙戊酸能代谢为具有充分活性且能形成巯基加合物的代谢物[150],也为进一步研究活性代谢物暴露与肝损伤的关系提供了潜在的测试指标。广泛应用高通量技术,如基因表达谱[151]和代谢组学[152]有可能探索出其

他丙戊酸肝毒性风险的生物学标记。

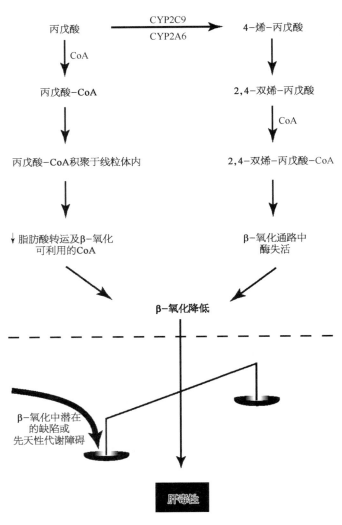

图 24-5 丙戊酸肝毒性机制假说
丙戊酸及其活性代谢物通过不同机制抑制 β-氧化,导致肝毒性;先天代谢缺陷或潜在线粒体代谢功能障碍使肝毒性易感性增加

最后,对 6 例 Alpers 综合征患儿发生丙戊酸肝毒性的报道[153]以及 POLG 基因(编码 DNA 聚合酶亚基 POL-γ)致病性突变的检出[154],激发了研究人员对 POLG 遗传变异作为丙戊酸毒性危险因素的研究兴趣。由药物性肝损伤网络(Drug-Induced Liver Injury Network,DILIN)[155]主导的一项前瞻性研究,在 17 例疑似丙戊酸诱导肝损伤病例中 8 例检出 POLG 有碱基置换(OR:23.6,95% CI:8.4～65.8,$P = 5.1 \times 10^{-7}$),其中 7 例为单核苷酸多态性杂合子,或为 c.3708 G>T,在 POL-γ 的 1 236 位点以谷氨酰胺置换组氨酸(5 例);或为 c.3428 A>G,在 POL-γ 的 1 143 位点以谷氨酸置换组氨酸(2 例)。对人原代成肌细胞和酵母的功能研究并未发现 β-氧化有缺陷,但对

外源性损伤后的再生能力有可能降低。c.3708 G>T 和 c.3428 A>G 的变异较为普遍,分别为 8.6% 和 4%,伴有显示相对轻微的表型,因而推测潜在的遗传易感性可能是被丙戊酸激发[155]。考虑到丙戊酸肝毒性与罕见的突变相关[156],以及已报道的 POLG 突变超过 220 种(http://tools. niehs. nih. gov/polg/index. cfm/polg/view/showAll/true;2012 年 4 月 27 日检测结果),可能需要对 POLG 进行基因测序以确定有丙戊酸肝毒性风险的患者。

非尔氨酯

非尔氨酯(felbamate)于 1993 年 7 月在美国上市,作为单药或添加药物治疗成人部分性发作癫痫(伴或不伴全面性发作),也作为添加药物治疗儿童 Lennox-Gastaut 综合征的全面性发作。尽管该药具有良好的临床疗效,但 1994 年中期报道该药引起再生障碍性贫血,秋季报道该药引起肝功能衰竭,其中 4 例死亡。同年 9 月,美国食品和药物管理局(FDA)发布非尔氨酯所致再生障碍性贫血和肝功能衰竭的发生率高于预期的安全性警示,极大地限制了该药的临床应用[157]。

一、临床表现和病理学特性

1997 年估计服用非尔氨脂引发肝功能衰竭的风险为 1/3.4 万～1/2.6 万[157],2 年后被修正为 1/2.5 万～1/1.85 万[158]。曾报道一例 61 岁白种人女性患者,服用非尔氨脂后很快出现恶心、呕吐和嗜睡,3.5 周后住院[159]。住院当日(距开始用药 24 d)即发现肝功能异常(AST 601 U/L,γ-GT 978 U/L)及嗜酸性粒细胞增多。之后病情不断加重,2 周后进展为多脏器衰竭。对肝脏病理检查观察到大块和亚大块性肝坏死而无明显纤维化;肝门静脉分支束内可见中等程度的炎性渗出,以淋巴细胞为主。虽然有关非尔氨脂肝毒性临床表现及转归的资料甚少,但一组可能由该药引起的肝毒性 7 例病例中,6 例为女性,提示女性发病率较高;起病时间为 25～181 d;有 2 例患者年龄小于 12 岁;6 例合用芳香族抗惊厥药物(卡马西平、苯巴比妥、苯妥英或扑米酮)[158]。

二、发病机制

非尔氨脂肝毒性的机制迄今尚未阐明,但 21 世纪初以来在寻找及鉴定与非尔氨脂特异性毒性可能相关

的活性代谢物方面取得了令人欣慰的进展。有证据表明,非尔氨酯在人体内形成的主要代谢物是 3-氨甲酰基-2-苯丙酸(3-carbamoyl-2-phenylproprionic acid;acid monocarbamate,酸氨基甲酸酯;图 24-6),经尿液排出。在其形成过程中,有不稳定的醛氨基甲酸酯中间体 3-氨甲酰-2-苯丙醛(醛单氨甲酸酯)生成,主要经可逆性环化过程形成稳定的环形结构,以"储库"的形式离开生成部位(肝脏),转移至远处。醛单氨甲酸酯的另一生化途径是转化为苯基丙烯醛(阿托醛),后者系一强力亲电体,对培养细胞具有毒性[160],它还能迅速与 GSH 轭合,以硫醚氨酸衍生物的形式存在于患者尿液中[161]。可见,醛单氨甲酸酯

是非尔氨脂的代谢过程中的责任环节,它既可转化为酸氨基甲酸酯,通过尿液排泄(解毒途径);又可转化为阿托醛,呈现毒性作用(毒性活化途径)。尿中酸氨基甲酸酯与阿托醛的比值反映生物活化与解毒功能的平衡,将来可研究作为非尔氨酯肝毒性或致再生障碍性贫血易感性的观察指标[162]。阿托醛导致肝损伤的机制不明,可能涉及代谢和免疫两个方面。阿托醛通过与醛脱氢酶及谷胱甘肽转移酶结合削弱肝解毒功能,从而损伤肝细胞活性。当肝细胞与谷胱甘肽共培养时,则可部分逆转以上效应[163]。但 Uetrecht 等的观点与之相悖,他们通过对腘窝淋巴结的研究发现,阿托醛是一强力免疫原[164]。

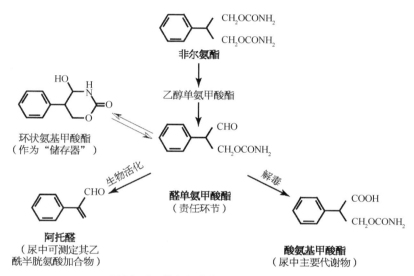

图 24-6 非尔氨酯生物活化的可能机制

非尔氨酯先水解形成乙醇单氨甲酸酯,继之氧化为醛单氨甲酸酯。醛单氨甲酸酯形成相对稳定的环化结构,作为"储存器"在体内转运。醛单氨甲酸酯作为重要的责任环节,有两条代谢途径:主要途径为解毒途径,形成酸氨基甲酸酯,于尿中排出;另一为生物活化途径,形成活性代谢物阿托醛,后者在尿中能以乙酰半胱氨酸加合物的形式检出。两条竞争性途径之比在某种程度上能反映个体易感性

拉莫三嗪

拉莫三嗪(lamotrigine)为苯基三氮烯(phenyltriazine)类药物,具有广谱抗惊厥作用,21 世纪初始用于临床。该药的主要特异性不良反应是皮疹,见于 3%～10%的病例[165],儿童好犯[166]。皮疹通常只是全身过敏反应的症状之一,往往同时伴有发热和嗜酸性粒细胞增多[167]。倘若肝脏受累,常出现肝功能异常而无肝炎临床症状[167];偶尔出现严重肝损伤者。曾报道服用拉莫三嗪后引起急性肝功能衰竭 2 例[168,169],表现为黄疸、氨基转移酶升高及凝血功能障碍;其中 1 例因凝血障碍而死亡,尸检显示有大块肝坏死及广泛的

胆管增生[170]。

拉莫三嗪诱导过敏反应和肝毒性的机制不明。初始剂量高或合用丙戊酸者出现皮疹的风险高;而起始剂量低,增量缓慢则能降低风险。临床症状提示其机制为免疫介导,与 LTT 阳性相吻合[171]。如同芳香族抗惊厥药,代谢过程可能在拉莫三嗪过敏机制中起重要作用。拉莫三嗪的代谢主要经 N-糖酯化而非氧化反应[172,173]。近来在大鼠模型中发现,拉莫三嗪可以生物活化为芳香氧化物[174],在人肝微粒体及人表皮角质细胞中能与谷胱甘肽形成轭合物。拉莫三嗪的生物活性与人体微粒体的 CYP1A6 有关,观察到个体间差异很大[175]。拉莫三嗪被肝细胞和角蛋白细胞生物活化与累及肝和皮肤的特异性毒性相应。研究未发现 HLA

等位基因与拉莫三嗪皮肤反应之间有恒定的遗传关联[176,177]，且尚未见此等位基因与肝毒性关系的研究报道。

对抗惊厥药物肝损伤的处理

对抗惊厥药物相关性肝毒性的处理，关键在于要充分认识到此类药物能引起肝损伤。诊断基本上是排他性的，通过检测相关的生化、免疫和病毒指标，排除非药物性肝损伤。一旦怀疑肝损伤系药物所致，则应立即中断该药物。其次，对抗惊厥药物所致严重肝毒性的处理主要是支持性治疗。尚无证据支持应用类固醇激素，即使考虑肝损伤系免疫介导所致者也如此。因此，预防性治疗和严密监测是减少抗惊厥药物所致肝毒性影响的最有效方法。如患者对某一芳香族抗惊厥药过敏，由于有交叉敏感的可能，应避免使用其他芳香族抗惊厥药物。尚无证据表明芳香族抗惊厥药物与丙戊酸之间有交叉反应，故可使用后者来控制癫痫发作。但应注意，当肝功能尚未恢复时，仍应小心使用。某些抗惊厥药物制造商推荐常规监测肝功能，但并无证据支持其对肝损伤有预测价值。因而，原则上凡在服用抗惊厥药后6个月内发生不良反应，临床医师即应警惕肝损伤的可能。

丙戊酸肝毒性的危险因素已相当明确，3岁以下儿童及正在服用CYP诱导性芳香族抗惊厥药物者，应避免丙戊酸治疗。同样，有脂肪酸氧化或尿素循环等代谢障碍家族史的患者，也应慎用丙戊酸。L-肉碱已用于治疗丙戊酸中毒、血氨过多性脑病及丙戊酸诱导性肝毒性。然而，支持使用L-肉碱的证据来自案例报道及回顾性研究[178]。例如，一个回顾分析显示，42例严重症状性丙戊酸诱导肝毒性病例经L-肉碱治疗后存活率达50%，而以支持治疗为主者仅为10%[179]，静脉给药及肝损伤早期用药者存活率高。尽管有可能进行评估肉碱治疗丙戊酸诱导高血氨性脑病效果的前瞻性试验，但对肝毒性患者做这种前瞻性试验可能性不大。于是，根据迄今已有证据及L-肉碱耐受性良好的事实，对丙戊酸诱导肝毒性患者应考虑应用L-肉碱治疗。

（李智 邵福源 译　马世武 校）

参考文献

[1] Aithal GP, Watkins PB, Andrade RJ, et al. Case definition and phenotype standardization in drug-induced liver injury. Clin Pharmacol Ther 2011; 89: 806 - 815.

[2] Chadwick D. Safety and efficacy of vigabatrin and carbamazepine in newly diagnosed epilepsy: a multicentre randomised double-blind study. Vigabatrin European Monotherapy Study Group [see comments]. Lancet 1999; 354: 13 - 19.

[3] Stricker BHC. Drug-induced hepatic injury. Amsterdam: Elsevier Science Publishers; 1992.

[4] Pellock JM. Carbamazepine side effects in children and adults. Epilepsia 1987; 28: S64 - S70.

[5] Askmark H, Wiholm B. Epidemiology of adverse drug reactions to carbamazepine as seen in a spontaneous reporting system. Acta Neurolog Scand 1990; 81: 131 - 140.

[6] Døssing M, Andreasen PB. Drug-induced liver disease in Denmark. An analysis of 572 cases of hepatotoxicity reported to the Danish Board of Adverse Reactions to Drugs. Scand J Gastroenterol 1982; 17: 205 - 211.

[7] Friis H, Andreasen PB. Drug-induced hepatic injury. An analysis of 1100 cases reported to the Danish Committee on Adverse Drug Reactions between 1978 and 1987. J Intern Med 1992; 232: 133 - 138.

[8] Tennis P, Stern RS. Risk of serious cutaneous disorders after initiation of use of phenytoin, carbamazepine, or sodium valproate: a record linkage study. Neurology 1997; 49: 542 - 546.

[9] Ferrajolo C, Capuano A, Verhamme KM, et al. Drug-induced hepatic injury in children: a case/non-case study of suspected adverse drug reactions in VigiBase. Br J Clin Pharmacol 2010; 70: 721 - 728.

[10] Shear NH, Spielberg SP. Anticonvulsant hypersensitivity syndrome. In vitro assessment of risk. J Clin Invest 1988; 82: 1826 - 1832.

[11] Pirmohamed M, Park BK. Cytochromes P450 and liver injury. In: Cameron RG, Feuer G, de la Iglesia F, editors. Druginduced hepatotoxicity. Berlin: Springer-Verlag; 1996. pp.341 - 366.

[12] Hadzic N, Portmann B, Davies ET, Mowat AP, Mieli-Vergani G. Acute liver failure induced by carbamazepine. Arch Dis Child 1990; 65: 315 - 317.

[13] Syn WK, Naisbitt DJ, Holt AP, Pirmohamed M, Mutimer DJ. Carbamazepine-induced acute liver failure as part of the DRESS syndrome. Int J Clin Pract 2005; 59: 988 - 991.

[14] Williams RJ, Ruppin DC, Grierson JM, Farrell GC. Carbamazepine hepatitis. The clinicopatholoical spectrum. J Gastroenterol Hepatol 1986; 1: 159 - 168.

[15] Levander HG. Granulomatous hepatitis in a patient receiving carbamazepine. Acta Med Scand 1980; 208: 333 - 335.

[16] Hopen G, Nesthus I, Laerum OD. Fatal carbamazepineassociated hepatitis. Report of 2 cases. Acta Med Scand 1981; 210: 333 - 335.

[17] Soffer EE, Taylor RJ, Bertram PD, Hagitt RC, Levinson MJ. Carbamazepine-induced liver injury. SouthMed J 1983; 76: 681 - 683.

[18] Larrey D, Hadengue A, Pessayre D, Choudat L, Degott C, Benhamou JP. Carbamazepine-induced acute cholangitis. Dig Dis Sci 1987; 32: 554 - 557.

[19] Cox NH, Johnston SRD, Marks J, Bates D. Extensive carbamazepine eruption with eosinophilia and pulmonary infiltrate. Postgrad Med J 1988; 64: 249 - 250.

[20] Fellows WR. A case of aplastic anemia and pancytopenia with Tegretol therapy. Headache 1969; 9: 92 - 95.

[21] Ponte CD. Carbamazepine-induced thrombocytopenia, rash, and hepatic dysfunction. Drug Intell Clin Pharm 1983; 17: 642 - 644.

[22] Imai H, Nakamoto Y, Hirokawa M, Akihama T, Miura AB. Carbamazepine-induced granulomatous necrotizing angiitis with acute renal failure. Nephron 1989; 51: 405 - 408.

[23] Levy M, Goodman MW, Van Dyre J, Summer HW. Granulomatous hepatitis secondary to carbamazepine. Ann Intern Med 1981; 95: 64 - 65.

[24] Mitchell MC, Boitnott JK, Arregui A, Maddrey WC. Granulomatous hepatitis associated with carbamazepine therapy. Am J Med 1981; 71: 733 - 735.

[25] Forbes GM, Jeffrey GP, Shilkin KB, Reed WD. Carbamazepine hepatotoxicity. Another case of the vanishing bile duct syndrome. Gastroenterology 1992; 102: 1385 – 1388.

[26] Pirmohamed M, Graham A, Roberts P, et al. Carbamazepinehypersensitivity: assessment of clinical and in vitro chemical cross-reactivity with phenytoin and oxcarbazepine. Br J Clin Pharmacol 1991; 32: 741 – 749.

[27] Zimmerman HJ, Ishak KG. Antiepileptic drugs. In: Cameron RG, Feuer G, de la Iglesia FA, editors. Drug-induced hepatotoxicity. Berlin: Springer; 1996. pp.637 – 662.

[28] Devarbhavi H, Karanth D, Prasanna KS, Adarsh CK, Patil M. Drug-induced liver injury with hypersensitivity features has a better outcome: a single-center experience of 39 children and adolescents. Hepatology 2011; 54: 1344 – 1350.

[29] Farrell GC. Drug-induced liver disease. Edinburgh: Churchill Livingstone; 1994.

[30] Murphy JV, Francisco CB, Roberts C. Fatal hepatorenal failure in 3 patients receiving carbamazepine. Ann Neurol 1991; 30: 276 – 277.

[31] Zakrzewska JM, Ivanyi L. In vitro lymphocyte proliferation by carbamazepine, carbamazepine – 10, 11 – epoxide, and oxcarbazepine in the diagnosis of drug-induced hypersensitivity. J Allergy Clin Immunol 1988; 82: 110 – 115.

[32] Naisbitt DJ, Britschgi M, Wong G, et al. Hypersensitivity reactions to carbamazepine: characterization of the specificity, phenotype, and cytokine profile of drug-specific T cell clones. Mol Pharmacol 2003; 63: 732 – 741.

[33] Leeder JS, Riley RJ, Cook VA, Spielberg SP. Human anticytochrome P450 antibodies in aromatic anticonvulsantinduced hypersensitivity reactions. J Pharmacol Exp Ther 1992; 263: 360 – 367.

[34] Pirmohamed M, Kitteringham NR, Breckenridge AM, Park BK. Detection of an autoantibody directed against human liver microsomal protein in a patient with carbamazepine hypersensitivity. Br J Clin Pharmacol 1992; 33: 183 – 186.

[35] Riley RJ, Smith G, Wolf CR, Cook VA, Leeder JS. Human antiendoplasmic reticulum antibodies produced in aromatic anticonvulsant hypersensitivity reactions recognise rodent CYP3A proteins and a similarly regulated human P450 enzyme(s). Biochem Biophys Res Commun 1993; 191: 32 – 40.

[36] Leeder JS, Gaedigk A, Lu X, Cook VA. Epitope mapping studies with human anti-cytochrome P450 3 A antibodies. Mol Pharmacol 1996; 49: 234 – 243.

[37] Horowitz S, Patwardhan R, Marcus E. Hepatotoxic reactions associated with carbamazepine therapy. Epilepsia 1988; 29: 149 – 154.

[38] Shear NH, Bhimji S. Pharmacogenetics and cutaneous drug reactions. Semin Dermatol 1988; 8: 219 – 226.

[39] Edwards SG, Hubbard V, Aylett S, Wren D. Concordance of primary generalised epilepsy and carbamazepine hypersensitivity in monozygotic twins. Postgrad Med J 1999; 75: 680 – 681.

[40] Gaedigk A, Spielberg SP, Grant DM. Characterization of the microsomal epoxide hydrolase gene in patients with anticonvulsant adverse drug reactions. Pharmacogenetics 1994; 4: 142 – 153.

[41] Green VJ, Pirmohamed M, Kitteringham NR, et al. Genetic analysis of microsomal epoxide hydrolase in patients with carbamazepine hypersensitivity. Biochem Pharmacol 1995; 50: 1353 – 1359.

[42] Pirmohamed M. Pharmacogenetics of idiosyncratic adverse drug reactions. Handb Exp Pharmacol 2010; 196: 477 – 491.

[43] Tybring G, von Bahr C, Bertilsson L, Collste H, Glaumann H, Solbrand M. Metabolism of carbamazepine and its epoxide metabolite in human and rat liver in vitro. Drug Metab Disp 1981; 9: 561 – 564.

[44] Eichelbaum M, Thomson T, Tybring G, Bertilsson L. Carbamazepine metabolism in man. Induction and pharmacogenetic aspects. Clin Pharmacokin 1985; 10: 80 – 90.

[45] Kroetz DL, Kerr BM, McFarland LV, Loiseau P, Wilensky AJ, Levy RH. Measurement of in vivo microsomal epoxide hydrolase activity in white subjects. Clin Pharmacol Ther 1993; 53: 306 – 315.

[46] Pirmohamed M, Kitteringham NR, Guenthner TM, Breckenridge AM, Park BK. An investigation of the formation of cytotoxic, protein-reactive and stable metabolites from carbamazepine in vitro. Biochem Pharmacol 1992; 43: 1675 – 1682.

[47] Madden S, Maggs JL, Park BK. Bioactivation of carbamazepine in the rat in vivo. Evidence for the formation of reactive aren oxide(s). Drug Metab Disp 1996; 24: 469 – 479.

[48] Lertratanangkoon K, Horning MG. Metabolism of carbamazepine. Drug Metab Disp 1982; 10: 1 – 10.

[49] Lillibridge JH, Amore BM, Slattery JT, et al. Protein-reactive metabolites of carbamazepine in mouse liver microsomes. Drug Metab Disp 1996; 24: 509 – 514.

[50] Furst SM, Sukhai P, McClelland RA, Uetrecht JP. Covalent binding of carbamazepine oxidative metabolites to neutrophils. Drug Metab Dispos 1995; 23: 590 – 594.

[51] Ju C, Uetrecht JP. Detection of 2 – hydroxyiminostilbene in the urine of patients taking carbamazepine and its oxidation to a reactive iminoquinone intermediate. J Pharmacol Exp Ther 1999; 288: 51 – 56.

[52] Pirmohamed M, Kitteringham NR, Breckenridge AM, Park BK. The effect of enzyme induction on the cytochrome P450 – mediated bioactivation of carbamazepine by mouse liver microsomes. Biochem Pharmacol 1992; 44: 2307 – 2314.

[53] Kerr BM, Thummel KE, Wurden CJ, et al. Human liver carbamazepine metabolism. Role of CYP3A4 and CYP2C8 in 10, 11 – epoxide formation. Biochem Pharmacol 1994; 47: 1969 – 1979.

[54] Pearce RE, Vakkalagadda GR, Leeder JS. Pathways of carbamazepine bioactivation in vitro I. Characterization of human cytochromes P450 responsible for the formation of 2 – and 3 – hydroxylated metabolites. Drug Metab Dispos 2002; 30: 1170 – 1179.

[55] Pearce RE, Uetrecht JP, Leeder JS. Pathways of carbamazepine bioactivation in vitro: II. The role of human cytochrome P450 enzymes in the formation of 2 – hydroxyiminostilbene. Drug Metab Dispos 2005; 33: 1819 – 1826.

[56] Bernus I, Dickinson RG, Hooper WD, Eadie MJ. Early-stage autoinduction of carbamazepine metabolism in humans. Eur J Clin Pharmacol 1994; 47: 355 – 360.

[57] Bu HZ, Kang P, Deese AJ, Zhao P, Pool WF. Human in vitro glutathionyl and protein adducts of carbamazepine – 10, 11 – epoxide, a stable and pharmacologically active metabolite of carbamazepine. Drug Metab Dispos 2005; 33: 1920 – 1924.

[58] Leeder JS. Mechanisms of idiosyncratic hypersensitivity reactions to antiepileptic drugs. Epilepsia 1998; 39(Suppl. 7): S8 – 16.

[59] Mauri-Hellweg D, Bettens F, Mauri D, Brander C, Hunziker T, Pichler WJ. Activation of drug-specific CD4 + and CD8 + T cells in individuals allergic to sulfonamides, phenytoin, and carbamazepine. J Immunol 1995; 155: 462 – 472.

[60] Friedmann PS, Strickland I, Pirmohamed M, Park BK. Investigation of mechanisms in toxic epidermal necrolysis induced by carbamazepine. Arch Dermatol 1994; 130: 598 – 604.

[61] Park BK, Pirmohamed M, Kitteringham NR. Role of drug disposition in drug hypersensitivity: a chemical, molecular, and clinical perspective. Chem Res Toxicol 1998; 11: 969 – 988.

[62] Pichler WJ. Delayed drug hypersensitivity reactions. Ann Intern Med 2003; 139: 683 – 693.

[63] Wu Y, Sanderson JP, Farrell J, et al. Activation of T cells by carbamazepine and carbamazepine metabolites. J Allergy Clin Immunol 2006; 118: 233 – 241.

[64] Bharadwaj M, Illing P, Theodossis A, Purcell AW, Rossjohn J, McCluskey J. Drug hypersensitivity and human leukocyte antigens of the major histocompatibility complex. Annu Rev Pharmacol Toxicol 2012; 52; 401 - 431.

[65] Pirmohamed M, Lin K, Chadwick D, Park BK. TNF - alpha promoter region gene polymorphisms in carbamazepine hypersensitive patients. Neurology 2001; 56(7); 890 - 896.

[66] Alfirevic A, Mills T, Harrington P, et al. Serious carbamazepine-induced hypersensitivity reactions associated with the HSP70 gene cluster. Pharmacogenet Genomics 2006; 16; 287 - 296.

[67] Chung WH, Hung SI, Hong HS, et al. Medical genetics; a marker for Stevens-Johnson syndrome. Nature 2004; 428; 486.

[68] Tassaneeyakul W, Tiamkao S, Jantararoungtong T, et al. Association between HLA - B * 1502 and carbamazepine-induced severe cutaneous adverse drug reactions in a Thai population. Epilepsia 2010; 51; 926 - 930.

[69] Lonjou C, Thomas L, Borot N, et al. A marker for Stevens-Johnson syndrome ...; ethnicity matters. Pharmacogenomics J 2006; 6; 265 - 268.

[70] Hung SI, Chung WH, Jee SH, et al. Genetic susceptibility to carbamazepine-induced cutaneous adverse drug reactions. Pharmacogenet Genomics 2006; 16; 297 - 306.

[71] McCormack M, Alfirevic A, Bourgeois S, et al. HLA - A * 3101 and carbamazepine-induced hypersensitivity reactions in Europeans. N Engl J Med 2011; 364; 1134 - 1143.

[72] Ozeki T, Mushiroda T, Yowang A, et al. Genome-wide association study identifies HLA - A * 3101 allele as a genetic risk factor for carbamazepine-induced cutaneous adverse drug reactions in Japanese population. Hum Mol Genet 2011; 20; 1034 - 1041.

[73] Ko TM, Chung WH, Wei CY, et al. Shared and restricted Tcell receptor use is crucial for carbamazepine-induced Stevens-Johnson syndrome. J Allergy Clin Immunol 2011; 128 (1266 - 1276); e11.

[74] Isojarvi JIT, Pakarinen AJ, Rautio A, Pelkonen O, Myllyla VV. Liver enzyme induction and serum lipid levels after replacement of carbamazepine with oxcarbazepine. Epilepsia 1994; 35; 1217 - 1220.

[75] Jensen NO, Dam M, Jakobsen K. Oxcarbazepine in patients hypersensitive to carbamazepine. Irish J Med Sci 1986; 155; 297.

[76] Beran RG. Cross-reactive skin eruption with both carbamazeepine and oxcarbazepine. Epilepsia 1993; 34; 163 - 165.

[77] Haruda F. Phenytoin hypersensitivity; 38 cases. Neurology 1979; 29; 1480 - 1485.

[78] Mullick FG, Ishak KG. Hepatic injury associated with diphenylhydantoin therapy. A clinicopathological study of 20 cases. Am J Clin Pathol 1980; 74; 442 - 452.

[79] Park BK, Wilson AC, Kaatz G, Ohnhaus EE. Enzyme induction by phenobarbitone and vitamin K1 disposition in man. Br J Clin Pharmacol 1984; 18; 94 - 97.

[80] Aiges HW, Daum F, Olson M, Kahn E, Teichberg S. The effects of phenobarbital and diphenylhydantoin on liver function and morphology. J Pediatr 1980; 97; 22 - 26.

[81] Flowers FP, Araujo OE, Hamm KA. Phenytoin hypersensitivity syndrome. J Emerg Med 1987; 5; 103 - 108.

[82] Egertonvernon JM, Fisk MJ, Snell AP. Phenytoin-induced hepatotoxicity. NZ Med J 1983; 96; 467 - 469.

[83] Masso JFM, Carrera N, Zabalza R, Bengoechea MG. Phenytoin (diphenylhydantoin) induced hepatotoxicity. Med Clin 1983; 81; 320 - 321.

[84] Smythe MA, Umstead GS. Phenytoin hepatotoxicity. A review of the literature. Drug Intell Clin Pharm 1989; 23; 13 - 18.

[85] Dreifuss FE, Langer DH. Hepatic considerations in the use of antiepileptic drugs. Epilepsia 1987; 28(Suppl 2); S23 - S29.

[86] Bryant AE, Dreifuss FE. Hepatotoxicity associated with antiepileptic drug therapy — avoidance, identification and management. CNS Drugs 1995; 4; 99 - 113.

[87] Spechler SJ, Sperber H, Doos WG, Koff RS. Cholestasis and toxic epidermal necrolysis associated with phenytoin sodium. The role of bile duct injury. Ann Int Med 1981; 95; 455 - 456.

[88] Spielberg SP, Gordon GB, Blake DA, Goldstein DA, Herlong HF. Predisposition to phenytoin hepatotoxicity assessed in vitro. N Engl J Med 1981; 305; 722 - 727.

[89] Tomsick RS. The phenytoin syndrome. Cutis 1983; 32; 535 - 537.

[90] Vittorio CC, Muglia JJ. Anticonvulsant hypersensitivity syndrome. Arch Intern Med 1995; 155; 2285 - 2290.

[91] Gennis MA, Vemuri R, Burns EA, Hill JV, Miller MA, Spielberg SP. Familial occurrence of hypersensitivity to phenytoin. Am J Med 1991; 91; 631 - 634.

[92] Spielberg SP. In vitro assessment of pharmacogenetic susceptibility to toxic drug metabolites in humans. Fed Proc 1984; 43; 2308 - 2313.

[93] Kleckner HB, Yakulis V, Heller P. Severe hypersensitivity to diphenylhydantoin with circulating antibodies to the drug. Ann Intern Med 1975; 83; 522 - 523.

[94] Spielberg SP, Gordon GB, Blake DA, Mellits ED, Bross DS. Anticonvulsant toxicity in vitro; possible role of arene oxides. J Pharmacol Exp Ther 1981; 217; 386 - 389.

[95] Munns AJ, De Voss JJ, Hooper WD, Dickinson RG, Gillam EMJ. Bioactivation of phenytoin by human cytochrome P450; characterization of the mechanism and targets of covalent adduct formation. Chem Res Toxicol 1997; 10; 1049 - 1058.

[96] Cuttle L, Munns AJ, Hogg NA, et al. Phenytoin metabolism by human cytochrome P450; involvement of P450 3 A and 2C forms in secondary metabolism and drug-protein adduct formation. Drug Metab Disp 2000; 28; 945 - 950.

[97] Komatsu T, Yamazaki H, Asahi S, et al. Formation of a dihydroxy metabolite of phenytoin in human liver microsomes/cytosol; roles of cytochromes P450 2C9, 2C19, and 3A4. Drug Metab Disp 2000; 28; 1362 - 1368.

[98] Kinobe RT, Parkinson OT, Mitchell DJ, Gillam EM. P450 2C18 catalyzes the metabolic bioactivation of phenytoin. Chem Res Toxicol 2005; 18; 1868 - 1875.

[99] Allabi AC, Gala JL, Horsmans Y. CYP2C9, CYP2C19, ABCB1 (MDR1) genetic polymorphisms and phenytoin metabolism in a Black Beninese population. Pharmacogenet Genomics 2005; 15; 779 - 786.

[100] Tate SK, Depondt C, Sisodiya SM, et al. Genetic predictors of the maximum doses patients receive during clinical use of the anti-epileptic drugs carbamazepine and phenytoin. Proc Natl Acad Sci USA 2005; 102; 5507 - 5512.

[101] Lee AY, Kim MJ, Chey WY, Choi J, Kim BG. Genetic polymorphism of cytochrome P450 2C9 in diphenylhydantoin-induced cutaneous adverse drug reactions. Eur J Clin Pharmacol 2004; 60; 155 - 159.

[102] Locharernkul C, Loplumlert J, Limotai C, et al. Carbamazepine and phenytoin induced Stevens-Johnson syndrome is associated with HLA - B * 1502 allele in Thai population. Epilepsia 2008; 49; 2087 - 2091.

[103] McCormack M, Urban TJ, Shianna KV, et al. Genome-wide mapping for clinically relevant predictors of lamotrigine-and phenytoin-induced hypersensitivity reactions. Pharmacogenomics 2012; 13; 399 - 405.

[104] Evans WE, Self TH, Weisburst MR. Phenobarbital-induced hepatic dysfunction. Drug Intell Clin Pharm 1976; 10; 439 - 443.

[105] Hyson C, Sadler M. Cross sensitivity of skin rashes with antiepileptic drugs. Can J Neurol Sci 1997; 24; 245 - 249.

[106] Bourgeois BFD. Valproic acid. Clinical use. In; Levy RH, Mattson RH, Meldrum BS, editors. Antiepileptic drugs. 4th ed. New York; Raven Press, Ltd; 1995. pp.633 - 640.

[107] Dreifuss FE. Valproic acid. Toxicity. In; Levy RH, Mattson RH, Meldrum BS, editors. Antiepileptic drugs. 4th ed. New

[108] Sussman NM, McLain LW. A direct hepatotoxic effect of valproic acid. J Am Med Assoc 1979; 242: 1173 - 1174.

[109] Russo MW, Galanko JA, Shrestha R, Fried MW, Watkins P. Liver transplantation for acute liver failure from drug induced liver injury in the United States. Liver Transpl 2004; 10: 1018 - 1023.

[110] Bjornsson E, Olsson R. Suspected drug-induced liver fatalities reported to the WHO database. Dig Liver Dis 2006; 38: 33 - 38.

[111] Dreifuss FE, Santilli N, Langer DH, Sweeney KP, Moline KA, Menander KB. Valproic acid hepatic fatalities: a retrospective review. Neurology 1987; 37: 379 - 385.

[112] Dreifuss FE, Langer DH, Moline KA, Maxwell JE. Valproic acid hepatic fatalities. II. US experience since 1984. Neurology 1989; 39: 201 - 207.

[113] Bryant AE, Dreifuss FE. Valproic acid hepatic fatalities. III. U. S. experience since 1986. Neurology 1996; 46: 465 - 469.

[114] Kay JDS, Hilton-Jones D, Hyman N. Valproate toxicity and ornithine carbamoltransferase deficiency. Lancet 1986; 328: 1283 - 1284 [ii].

[115] Eadie MJ, McKinnon GE, Dunston PR, McLaughlin D, Dickinson RG. Valproate metabolism during hepatotoxicity associated with the drug. Q J Med 1990; 284: 1229 - 1240.

[116] Tokatli A, Coskun S, Cataltepe S, Ozalp I. Valproate-induced lethal hyperammonemic coma in a carrier of ornithine transcarbamylase deficiency. J Inher Metab Dis 1991; 14: 836 - 837.

[117] Honeycutt D, Callahan K, Rutledge L, Wans B. Heterozygotic ornithine transcarbamylase deficiency presenting as symptomatic hyperammonemia durining initiation of valproate treatment. Neurology 1992; 42: 666.

[118] Zimmerman HJ, Ishak KG. Valproate-induced hepatic injury: analysis of 23 fatal cases. Hepatology 1982; 2: 591 - 597.

[119] Suchy FJ, Balistreri WF, Buchino JJ, et al. Acute hepatic failure associated with the use of sodium valproate. N Engl J Med 1979; 300: 962 - 966.

[120] Scheffner D, König S, Rauterberg-Ruland I, Kochen W, Hofmann WJ, Unkelbach S. Fatal liver failure in 16 children with valproate therapy. Epilepsia 1988; 29: 530 - 542.

[121] Kondo T, Kaneko S, Otani K, et al. Associations between risk factors for valproate hepatotoxicity and altered valproate metabolism. Epilepsia 1992; 33: 172 - 177.

[122] Anderson GD, Acheampong AA, Wilensky AJ, Levy RH. Effect of valproate dose on formation of hepatotoxic metabolites. Epilepsia 1992; 33: 736 - 742.

[123] Millington DS, Bohan TP, Roe CR, Yergey AL, Liberato DJ. Valproylcarnitine: a novel drug metabolite identified by fast atom bombardment and thermospray liquid chromatographymass spectrometry. Clin Chim Acta 1985; 145: 69 - 76.

[124] Li J, Norwood DL, Mao L - F, Schulz H. Mitochondrial metabolism of of valproic acid. Biochemistry 1991; 30: 388 - 394.

[125] Ponchaut S, Draye JP, Veitch K. In vitro effects of valproate and valproate metabolites on mitochondrial oxidations: relevance of CoA sequestration to the observed inhibitions. Biochem Pharmacol 1992; 43: 2435 - 2442.

[126] Bjorge SM, Baillie TA. Inhibition of medium-chain fatty acid boxidation in vivo by valproic acid and its unsaturated metabolite, 2 - N - propyl - 4 - pentenoic acid. Biochem Biophys Res Commun 1985; 132: 245 - 252.

[127] Kesterson JW, Granneman GR, Machinist JM. The hepatotoxicity of valproic acid and its metabolites in rats. I. Toxicologic, biochemical and histopathologic studies. Hepatology 1984; 4: 1143 - 1152.

[128] Granneman GR, Wang SI, Kesterson JW, Machinist JM. The hepatotoxicity of valproic acid and its metabolites in rats. II.

[129] Kingsley E, Gray PD, Tolman KG, Tweedale R. The toxicity of the metabolites of sodium valproate in cultured hepatocytes. J Clin Pharmacol 1983; 23: 178 - 185.

[130] Rettenmeier AW, Prickett KS, Gordon WP, et al. Studies on the biotransformation in the perfused rat liver of 2 - N - propyl-4 - pentenoic acid, a metabolite of the antiepileptic drug valproic acid. Evidence for the formation of chemically reactive intermediates. Drug Metab Disp 1985; 13: 81 - 96.

[131] Baillie TA. Metabolic activation of valproic acid and drugmediated hepatotoxicity. Role of the terminal olefin, 2 - N - propyl-4 - pentenoic acid. Chem Res Toxicol 1988; 1: 195 - 199.

[132] Rettie AE, Rettenmeier AW, Howald WN, Baillie TA. Cytochrome P450 - catalyzed formation of D4 - VPA, a toxic metabolite of valproic acid. Science 1987; 235: 890 - 893.

[133] Sadeque AJM, Fisher MB, Korzekwa KR, Gonzalez FJ, Rettie AE. Human CYP2C9 and CYP2A6 mediate formation of the hepatotoxin 4 - ene-valproic acid. J Pharmacol Exp Ther 1997; 283: 698 - 703.

[134] Levy RH, Rettemeier AW, Anderson GD, et al. Effect of polytherapy with phenytoin, carbamazepine, and stirpentol on formation of 4 - ene-valproate, a hepatotoxic metabolite of valproic acid. Clin Pharmacol Ther 1990; 48: 225 - 235.

[135] Donato MT, Gómez-Lechón MJ, Castell JV. Effect of model inducers on cytochrome P450 activities of human hepatocytes in primary culture. Drug Metab Disp 1995; 23: 553 - 558.

[136] Chang TKH, Yu L, Maurel P, Waxman DJ. Enhanced cyclophosphamide and ifosfamide activation in primary human hepatocyte cultures: response to cytochrome P450 inducers and autoinduction by oxazaphosphorines. Cancer Res 1997; 57: 1946 - 1954.

[137] Wrighton SA, Brian WR, Sari M-A, et al. Studies on the expression and metabolic capabilities of human liver cytochrome P450IIIA5 (HLp3). Mol Pharmacol 1990; 38: 207 - 213.

[138] Ho PC, Abbott FS, Zanger UM, Chang TK. Influence of CYP2C9 genotypes on the formation of a hepatotoxic metabolite of valproic acid in human liver microsomes. Pharmacogenomics J 2003; 3: 335 - 342.

[139] Leeder JS, Kearns GL. Pharmacogenetics in pediatrics. Implications for practice. Ped Clin North Amer 1997; 44: 55 - 77.

[140] Shen DD, Pollack GM, Cohen ME, Duffner P, Lacey D, Ryan-Dudek P. Effect of age on the serum metabolite pattern of valproic acid in epileptic children. Epilepsia 1984; 25: 674.

[141] Siemes H, Nau H, Schultze K, et al. Valproate (VPA) metabolites in various clinical conditions of probable VPA - associated hepatotoxicity. Epilepsia 1993; 34: 332 - 346.

[142] Paganini M, Zaccara G, Moroni F, et al. Lack of relationship between sodium valproate-induced adverse effects and the plasma concentration of its metabolite 2 - propylpenten - 4 - oic acid. Eur J Clin Pharmacol 1987; 32: 219 - 222.

[143] Tennison MB, Miles MV, Pollack GM, Thorn MD, Dupuis RE. Valproate metabolites and hepatotoxicity in an epileptic population. Epilepsia 1988; 29: 543 - 547.

[144] Gopaul S, Farrell K, Abbott F. Effects of age and polytherapy, risk factors of valproic acid (VPA) hepatotoxicity, on the excretion of thiol conjugates of (E) - 2, 4 - diene VPA in people with epilepsy taking VPA. Epilepsia 2003; 44: 322 - 328.

[145] Thompson JA, Miles BS, Fennessey PV. Urinary organic acids quantitated by age groups in a healthy pediatric population. Clin Chem 1977; 23: 1734 - 1738.

[146] Price KA, Pearce RE, Garg UC, et al. Effects of valproic acid on organic acid metabolism in children: a metabolic profiling study. Clin Pharmacol Ther 2011; 89: 867 - 874.

[147] Fromenty B, Pessayre D. Inhibition of mitochondrial b-oxidation

York: Raven Press, Ltd; 1995. pp.641 - 648.

Intermediary and valproic acid metabolism. Hepatology 1984; 4: 1153 - 1158.

as a mechanism of hepatotoxicity. Pharmacol Ther 1995; 67: 101 – 154.

[148] Kassahun K, Farrell K, Abbott FS. Identification and characterization of the glutathione and N – acetylcysteine conjugates of (E) – 2 – propyl – 2, 4 – pentadienoic acid, a toxic metabolite of valproic acid, in rats and humans. Drug Metab Disp 1991; 19: 525 – 535.

[149] Kassahun K, Abbott FS. In vivo formation of the thiol conjugates of reactive metabolites of 4 – ene-VPA and its analogue 4 – pentenoic acid. Drug Metab Disp 1993; 21: 1098 – 1106.

[150] Gopaul SV, Farrell K, Abbott FS. Identification and characterization of N – acetylcysteine conjugates of valproic acid in humans and animals. Drug Metab Disp 2000; 28: 823 – 832.

[151] Lee MH, Kim M, Lee BH, et al. Subchronic effects of valproic acid on gene expression profiles for lipid metabolism in mouse liver. Toxicol Appl Pharmacol 2008; 226: 271 – 284.

[152] Lee MS, Jung BH, Chung BC, et al. Metabolomics study with gas chromatography-mass spectrometry for predicting valproic acid-induced hepatotoxicity and discovery of novel biomarkers in rat urine. Int J Toxicol 2009; 28: 392 – 404.

[153] Bicknese AR, May W, Hickey WF, Dodson WE. Early childhood hepatocerebral degeneration misdiagnosed as valproate hepatotoxicity. Arch Neurol 1992; 32: 767 – 775.

[154] Naviaux RK, Nguyen KV. POLG mutations associated with Alper's syndrome and mitochondrial DNA depletion. Ann Neurol 2004; 55: 706 – 712.

[155] Stewart JD, Horvath R, Baruffini E, et al. Polymerase g gene POLG determines the risk of sodium valproate-induced liver damage. Hepatology 2010; 52: 1791 – 1796.

[156] Saneto RP, Lee I-C, Koenig MK, et al. POLG DNA testing as an emerging standard of care before instituting valproic acid therapy for pediatric seizure disorders. Seizure 2012; 19: 140 – 146.

[157] Pellock JM, Brodie MJ. Felbamate: 1997 update. Epilepsia 1997; 38: 1261 – 1264.

[158] Pellock JM. Felbamate. Epilepsia 1999; 40(Suppl 5): S57 – 62.

[159] O'Neil MG, Perdun CS, Wilson MB, McGown ST, Patel S. Felbamate-associated fatal acute hepatic necrosis. Neurology 1996; 46: 1457 – 1459.

[160] Thompson CD, Kinter MT, Macdonald TL. Synthesis and in vitro reactivity of 3 – carbamoyl – 2 – phenylproprionaldehyde and 2 – phenylpropenal: putative reactive metabolites of felbamate. Chem Res Toxicol 1996; 9: 1225 – 1229.

[161] Thompson CD, Gulden PH, Macdonald TL. Identification of modified atropaldehyde mercapturic acids in rat and human urine after felbamate administration. Chem Res Toxicol 1997; 10: 457 – 462.

[162] Thompson CD, Barthen MT, Hopper DW, et al. Quantification in patient urine samples of felbamate and three metabolites: acid carbamate and two mercapturic acids. Epilepsia 1999; 40: 769 – 776.

[163] Kapetanovic IM, Torchin CD, Strong JM, et al. Reactivity of atropaldehyde, a felbamate metabolite in human liver tissue in vitro. Chem Biol Interact 2002; 142: 119 – 134.

[164] Popovic M, Nierkens S, Pieters R, Uetrecht J. Investigating the role of 2 – phenylpropenal in felbamate-induced idiosyncratic drug reactions. Chem Res Toxicol 2004; 17: 1568 – 1576.

[165] Buchanan N. Lamotrigine: clinical experience in 200 patients with epilepsy with follow-up to four years. Seizure 1996; 5: 209 – 214.

[166] Dooley J, Camfield P, Gordon K, Camfield C, Wirrell E, Smith E. Lamotrigine-induced rash in children. Neurology 1996; 46: 240 – 242.

[167] Schlienger RG, Knowles SR, Shear NH. Lamotrigine-associated anticonvulsant hypersensitivity syndrome. Neurology 1998; 51: 1172 – 1175.

[168] Makin AJ, Fitt S, Williams R, Duncan JS. Fulminant hepatic failure induced by lamotrigine. Br Med J 1995; 311: 292.

[169] Arnon R, DeVivo D, Defelice AR, Kazlow PG. Acute hepatic failure in a child treated with lamotrigine. Ped Neurol 1998; 18: 251 – 253.

[170] Overstreet K, Costanza C, Behling C, Hassanin T, Masliah E. Fatal progressive hepatic necrosis associated with lamotrigine treatment: a case report and literature review. Dig Dis Sci 2002; 47: 1921 – 1925.

[171] Sachs B, Ronnau AC, von Schmiedeberg S, Ruzicka T, Gleichmann E, Schuppe HC. Lamotrigine-induced Stevens-Johnson syndrome: demonstration of specific lymphocyte reactivity in vitro. Dermatology 1997; 195: 60 – 64.

[172] Yuen AWC, Land G, Weatherley BC, Peck AW. Sodium valproate acutely inhibits lamotrigine metabolism. Br J Clin Pharmacol 1992; 33: 511 – 513.

[173] Brody MJ. Lamotrigine. Lancet 1992; 339: 1397 – 1400.

[174] Maggs JL, Naisbitt DJ, Tettey JNA, Pirmohamed M, Park BK. Metabolism of lamotrigine to a reactive arene oxide intermediate. Chem Res Toxicol 2000; 13(11): 1075 – 1081.

[175] Chen H, Grover S, Yu L, Walker G, Mutlib A. Bioactivation of lamotrigine in vivo in rat and in vitro in human liver microsomes, hepatocytes and epidermal keratinocytes: characterization of thioether conjugates by liquid chromatography/mass spectrometry and high field nuclear magnetic resonance spectroscopy. Chem Res Toxicol 2010; 23: 159 – 170.

[176] An DM, Wu XT, Hu FY, Yan H, Stefan H, Zhou D. Association study of lamotrigine-induced cutaneous adverse reactions and HLA – B * 1502 in a Han Chinese population. Epilepsy Res 2010; 92: 226 – 230.

[177] Shi YW, Min FL, Liu XR, et al. HLA – B alleles and lamotrigineinduced cutaneous adverse drug reactions in the Han Chinese population. Basic Clin Pharmacol Toxicol 2011; 109: 42 – 46.

[178] Mock CM, Schwetschenau KH. Levocarnitine for valproicacid-induced hyperammonemic encephalopathy. Am J Health Syst Pharm 2012; 69: 35 – 39.

[179] Bohan TP, Helton E, McDonald I, et al. Effect of L-carnitine treatment for valproate-induced hepatotoxicity. Neurology 2001; 56: 1405 – 1409.

第25章
精神治疗药物和滥用药物的肝损伤

Dominique Larrey，Marie-Pierre Ripault
法国，蒙彼利埃市，蒙彼利埃医学院和国家健康与医学研究院生物治疗研究所

前　言

药物性肝损伤（drug-induced liver injury，DILI）是药物治疗过程中停药的最常见原因之一，往往也是药物不能获准上市的主要原因[1-6]。因而也是临床医师、卫生当局和制药公司面临的一项重大挑战[1-6]。近年对医院肝脏和胃肠科的前瞻性调查显示，9%的病例是因药物不良反应而住院，其中以肝毒性居多[2]。尽管过去15年间在毒理学研究和临床试验的安全性分析方面已取得了进展，但全部药物所致肝损伤的总发生率并未降低，而且要早期发现药物性肝损伤仍十分困难[1-6]。产生困难的原因包括：临床前动物实验研究的阴性预测价值有限，而且由药物导致人类肝损伤的案例不少，但在动物模型上却检测不到危险迹象，特别是啮齿类和犬类；另一方面，许多药物的DILI发生率为1/10万～1/1万，故在临床试验中能观察到相当数量的不良反应案例的概率很小[6]。

最近，欧洲药物管理局及美国食品和药物管理局（FDA）试图通过在肝损伤早期阶段检测出其危险信号，从而更好总结其类型及严重性的特点[2-6]。

检测药物性肝损伤的困难还在于肝脏受损的表现形式繁杂。实际上肝脏的所有细胞均可被药物影响[2]。各类损伤所致的临床病理表现依据肝毒性机制、药物性质、治疗过程（剂量大小及疗程长短）及患者易感性的不同而不同。这也是药物性肝毒性能产生各种广泛自然性（非医源性）肝脏疾病谱的原因[1-6]。药物性肝损伤以急性肝炎最常见，占全部病例的90%以上，而且可能会导致急性肝功能衰竭（ALF），是药物导致死亡的首要原因[7,8]。

除了大量经典药物（超过1 200种）表现潜在肝毒性外[9]，其他一些药物也应引起我们的关注，包括药物剂型的赋形剂[10]、草药制剂（消耗量渐增但却没有揭示）[11-13]以及违禁和消遣药物[14-16]，这些药物大部分都是精神治疗药物。

精神治疗药物肝损伤的流行病学特点

尽管近年来对DILI的流行病学研究取得了一些进展，但由于其是一种特异质性疾病，故对其患病率和发病率的了解仍然不全面[1,17-19]。大部分资料是来自药物安全警戒中心和（或）制药公司数据库的数据，其目的在于确定最常见的肝毒性药物及其临床特征[1,17-19]。同时试图将自发案例和已公布案例中发生肝毒性的例数及对应人群药物消耗量进行对比分析，以确定某种药物的肝毒性的流行情况[1,17-19]。由于过程不够精确，许多不良反应被忽略，以致所获信息仅为冰山一角[2]。回顾性研究提示，三级转诊中心急性肝病患者中有 1.2%～6.6% 系由 DILI 所致[5]。普通人群 DILI 的年发生率估计为 1/10 万～2/10 万[5]。然而，近来在法国对 8.1 万居民的长达 3 年的前瞻性研究表明，DILI 的发生率为 14/10 万，相当于药物安全警戒中心统计数据的 16 倍[20]。

药物性 ALF 的流行病学研究也有类似的局限性。回顾性研究提示，10%～20% 的急性及亚急性重型肝炎病例是由药物所致[7,8,18,21,22]。自 1998 年起，急性肝功能衰竭研究组（Acute Liver Failure Study Group）定期公布有关药物的肝毒性报告作为肝功能衰竭原因的前瞻性研究资料[7,21,22]。2002 年首次报告揭示，对乙酰氨基酚过量是 ALF 最常见的原因（占 39%），特异质药物反应所致 ALF 估计为 13%，相当于甲型和乙型病毒性肝炎所致 ALF 的总和（12%）[7]。当研究延续到 6 年，累积病例达 662 例后，更进一步证明了对乙酰氨基酚对肝功能衰竭的影响[21]。新近该研究组分析了美国 23 个具备移植服务的医院所登记的 ALF 共 1 198 例[22]，经专家评估，133 例（11.1%）为 DILI 所致[22]，且女性居多（70.7%）[22]。以上充分表明药物已取代病毒性肝炎成为 ALF 最常见的原因。为提高对 DILI 的认识，药物性肝损伤网络（DILIN）实施了长期计划，以促进基础与临床研究[5]。该网络发起前瞻性研究，收集 DILI 病例，旨在改善人们对 DILI 病因及自然史的认识[5]。目前该计划已拓展到欧洲和亚洲[19,23,24]。

最后，最近由 Hepatox 资料库系统（已收录 1 322 种药物及 16 996 篇文献）发表的关于 DILI 的回顾性综述，收集了从 2010 年 9 月至 2011 年 8 月的 674 篇新文献[25]。其中精神药物的文献资料占 16%，肝毒性前 15 位药物（16.5%）就包括卡马西平、苯妥英和丙戊酸。这些数据与世界卫生组织数据库（VigiBase）收集的数据相吻合[19]。

精神治疗药物所致肝损伤的识别

总体而言，对大多数药物，包括精神治疗药物，所致肝损伤的诊断缺乏特异性指标或实验方法[1]。文献评述的某些方法借助评分系统来分析药物性肝损伤，并被某些国家的临床医师和卫生当局，以及某些制药公司所采用[26-30]，但无一得到公认[4,31]。

对 DILI 主要是排他性诊断，依赖于病史、临床表现、实验室资料及病程等诸多因素[1-6]。其基本要素是：① 起病时间；② 临床特征，包括 90% 以上病例的肝损伤类型，如胆汁淤积型、肝细胞型抑或混合型；③ 恢复的时间及过程；④ 特定的危险因素；⑤ 排除其他疾病；⑥ 可疑药物以往的肝毒性记录[1-6]。近来已对这些标准作了修订，以改善因果关系的评估质量[4]，严重程度的标准也做了细化[1-6]。最近 FDA 采用 Hy's 法则（Hy's Law）来预测严重肝毒性的风险[3-5]。该法则以 Hyman Zimmerman 命名，他发现伴黄疸的肝细胞损伤的死亡率达 10% 以上[5,32]。

特异性标记物，诸如与肝损伤相关的血清特异性自身抗体，或检测血中特异性活性代谢物[1,33]的例子甚少。这些基本规律完全适用于精神治疗药物所致肝损伤中。特殊情况下，当患者不慎再暴露于致病药物，会引起肝炎复发。也有简单的实例，有些药物的肝毒性有特异性标记，如异烟酰异丙肼所致肝损伤（通常为肝细胞型肝炎）伴有特异性自身抗体——抗线粒体 6 型抗体[2]（将在该药部分详述）。

某些情况下，判断肝损伤是否与所用精神治疗药物有关甚为困难（表 25 - 1）。首先是临床表现缺乏特异性，无法将症状归咎于某一病因。其次，使用精神治疗药物的患者常有其特殊性，其罹患其他肝病的风险确实较高，因其长期酗酒、经常食用易致肥胖的食品，或营养不良、曾有或现有经静脉或鼻腔的吸毒、有增加病毒感染机会的性行为[如丙肝病毒（HCV）和 HBV 感染，或 HBV - HDV 共感染]。此外，已知人免疫缺陷病毒（HIV）感染者或获得性免疫缺陷综合征患者对精神治疗药物有很大的需求。因此，这些患者在使用精神治疗药物前，就已有较高的肝病患病率，诸如急性和慢性酒精性肝病、非酒精性脂肪肝病、慢性肝炎和肝硬化等。一旦使用精神治疗药物后出现肝损伤，尤其当基线肝功能状况不确定时，就可能出现误诊。

表 25 - 1 精神治疗药物所致 DILI 的主要诊断难点

1. 大多数病例临床表现无特异性：
   - 原有慢性肝病，原有或仍有酒精性肝病，与 HCV、HBV、HBV - HDV 共感染相关的慢性肝炎
   - HIV/AIDS 患者使用多种肝毒性药物（如抗逆转录病毒、抗细菌和抗结核药物）
2. 以为安全的药物（草药）
3. 难以分析用药处方：
   - 难以收集药物摄入的准确相关信息
   - 自行服药
   - 未知信息（违禁药物如可卡因和苯丙胺）
   - 不正规用药（如将口服药物改为静脉注射）
   - 网购的药物或草药制剂
4. 急性或亚急性重型肝炎（失去评估不良反应过程的时机）

AIDS，获得性免疫缺陷综合征；DILI，药物性肝损伤；HBV，乙型肝炎病毒；HCV，丙型肝炎病毒；HDV，丁型肝炎病毒；HIV，人免疫缺陷病毒

而且，有些患者还可能服用其他具有潜在肝毒性的

药物，如 HIV 感染患者可能接收抗逆转录病毒、抗结核或抗细菌的药物治疗。

另一问题与使用草药有关，特别是自行服药的患者越来越多。患者服用有些草药后仅仅是感觉良好，因此认为这些并不是药物，从而忽略可能伴有的风险。当出现肝损伤时，患者可能不会告知医师曾服用过草药。再则，有些草药可以网购，增加了滥用及服用假药的可能[34]。有时由于患者使用违禁药物（如可卡因）或不按常规途径用药（如口服的丁丙诺啡改为静脉注射）而不愿告知其用药史[16]。当患者出现记忆功能减退疾病如阿尔茨海默病时，将无法准确陈述药物治疗细节[2]。网购药物或草药制剂的另一弊端是可能质量控制不严[11-13]。最后一个问题是，当急性或亚急性重型肝炎患者并发脑病时，很难询问其用药情况。在这种情况下，因为患者可能需要紧急肝移植处理或因肝功能衰竭而很快死亡，没有条件进行去激发试验（dechallenge）[2]。

精神治疗药物所致肝损伤的影响因素

药物引起肝毒性的风险取决于两方面因素，第一方面是药物本身的特性，即该药在体内如何排泄（经肝脏或其他途径），是否被代谢；如是，被何种酶代谢，通过何种机制导致肝毒性[1]。第二方面与患者的个体易感性及药物摄入的背景和环境有关。因此，可将影响药物肝毒性的危险因素归纳为遗传性与非遗传性两类。

一、非遗传性因素

60 岁以上的老年患者应用药物的数量较多，各种药物不良反应及不同药物之间相互作用的机会随之增高，因此使得药物肝毒性的风险增大。

机体营养状况可通过不同途径影响肝毒性。例如，肥胖能加剧舒必利的肝毒性。

长期酗酒会增强苯丙胺的肝毒性，其机制复杂，可能涉及对重要酶的诱导，比如细胞色素 P450（CYP）等酶的诱导，以及由于谷胱甘肽耗竭导致对潜在毒性代谢物抵御能力的降低[1-2]。

精神治疗药物之间的相互作用也会引发肝毒性。一种药物对酶的诱导可以导致另一药物毒性代谢物增加。例如，苯巴比妥的酶诱导作用可引发抗抑郁药的肝毒性[1,2]。

肝病和肝外疾患可加剧某些药物的肝毒性[2]，但尚不能确立这些疾病与精神治疗药物的相互联系。

二、遗传因素

（一）CYP2D6

CYP2D6 缺乏是常见的药物遗传学多态现象，见于 6%～8% 的白种人并呈常染色体隐性遗传的特性，其 CYP2D6 基因超过 10 个点突变[2,35]。此缺陷与哌克昔林（perhexiline）引起的肝毒性相关[35]，但是与由该酶代谢的其他药物，比如安咪奈丁（amineptine），引起的肝毒性却无关[35]。

（二）CYP2C19

CYP2C19 缺乏可能与 atrium 诱发的肝毒性有关[36]。atrium 是苯巴氨酯（difebarbamate）、非巴氨酯（febarbamate）和苯巴比妥（phenobarbita）构成的复方制剂。对有 atrium 引起的药物性肝炎病史的小样本量患者的研究表明，所有患者都存在部分或全部 CYP2C19 缺乏；而对照组白种人群和亚洲人群此多态现象的发生率分别为 3%～5% 和 20%[36]。然而，该结果还需大样本加以验证。

（三）其他细胞色素 P450

尚无证据表明精神治疗药物所致 DILI 与 CYP2C9 或 2C2E1 的遗传多态性相关[35,38]。

（四）谷胱甘肽 S-转移酶

（1）GSTM1，GSTM1（编码谷胱甘肽 S-转移酶 Mu1）无效基因型似乎增加对特异性 DILI（IDILI）的易感性[37]。有人认为卡马西平（carbamazepine）肝毒性与 GSTM1 缺乏有关[38]，还有人提出他克林肝毒性也与此酶缺乏有关，但有待证实[39]。

（2）GSTT1，GSTT1（编码谷胱甘肽 S-转移酶 θ-1）无效基因型可能会增加对 IDILI 的易感性[39]。但卡马西平肝毒性与此酶无关[38]。

（五）UDP-葡萄糖醛酸转移酶

UGT1A1（编码 UDP-葡萄糖醛酸转移酶 1-1）的变异与托卡朋（tolcapone）肝毒性相关[40]。

（六）主要组织相容性复合体基因

免疫系统成分的遗传变异可能与某些精神治疗药物的肝毒性相关[39,41]。

抗抑郁药

一、丙米嗪类抗抑郁药

此类抗抑郁药中至少有阿米替林、丙米嗪和安咪奈丁 3 种药物与肝毒性有关，特别是安咪奈丁[6,42-45]。这些药物在化学特征上均有三环结构，由 CYP 代谢[6,43]。此外，安咪奈丁和噻奈普汀含有一个由线粒

体 β-氧化的羧基链[6]。有研究表明这些药物代谢中存在与 CYP2D6 功能相关的遗传变异[42]。

（一）丙米嗪

有 20% 的患者服用丙米嗪（imipramine）后出现中度但暂时的血清丙氨酸氨基转移酶（ALT）增高[6,42,45]。有报道估计临床肝炎的发生率为 0.5%～1%，但实际报道的病例数相当少[6,42,45]。临床表现有多种形式，包括急性肝细胞型、胆汁淤积型或混合型肝炎，很少出现急性重型肝炎[6,42,45]。

伴持续多年胆汁淤积的胆管炎十分罕见[6]，临床及组织学特征表明是一种免疫介导反应。

（二）阿米替林

服用阿米替林（amitriptyline）的患者有 10% 出现氨基转移酶增高，38% 嗜酸性粒细胞增多。但临床肝炎的患病率似较低，仅见零星报道[6,42,45]。该药所致肝损伤的临床和组织学类型相当广泛，包括急性胆汁淤积型、肝细胞型和混合型肝炎[6,42,45]，少有急性重型肝炎[6,42,45]，以及急、慢性胆管炎[46]。毒性机制可能与经 CYP 形成的芳香氧化物中间体有关，对此能通过人肝微粒体和重组 CYP 的体外实验证实[47]。临床特性提示存在免疫变应性机制。

（三）安咪奈丁

安咪奈丁（amineptine）曾一度在一些欧洲国家广泛使用，是具有肝毒性抗抑郁药物的代表性药物[6,42-44]。其典型临床表现是伴有高反应性的急性胆汁淤积型或混合型肝炎[6,42-44]。安咪奈丁可被 CYP3A4 氧化成与免疫过敏反应相关的活性代谢物[6,43]。过量服用安咪奈丁的自杀案例很少引起急性肝炎[6]。此外，该药物能抑制线粒体脂肪酸 β-氧化从而引起肝微泡脂肪变性[48]。安咪奈丁因其肝毒性及高安全性新药的问世而被撤出市场。

（四）噻奈普汀

噻奈普汀（tianeptine）在化学性质和代谢方面与安咪奈丁非常相似。前瞻性试验研究表明，该药在动物模型或人体内经 CYP3A4 转化为能抑制线粒体脂肪酸 β-氧化的活性代谢物[49,50]。从而预测该药可引起与安咪奈丁相似的临床肝毒性。而且的确有 2 例因服该药出现伴有过敏症状的胆汁淤积型肝炎病例，肝活检示有微泡脂肪变[4-50]。

（五）马普替林

也有一些病例说明马普替林（maprotiline）能引急性肝炎，以肝细胞型居多，少数为胆汁淤积型[51]。潜伏期跨度大，2 天～4 年不等[51]。

（六）度硫平

曾有少数服用度硫平（dothiepin）后出现急性肝细胞型或胆汁淤积型肝炎的病例报道[51]。其潜伏期在 1～2 个月至 5 个月之间[51]。

（七）其他丙米嗪类抗抑郁药

也有其他丙米嗪类药物引起急性肝炎的少数病例报道，包括阿莫沙平（amoxapine）、氯米帕明（clomipramine）、地美替林（demexiptiline）、地昔帕明（desipramine）、二苯并氮䓬（dibenzazepine）、多塞平（doxepin）、伊普吲哚（iprindole）和曲米帕明（trimipramine）等[6,42,45,51,52]。临床表现主要为肝细胞型，而胆汁淤积型少见[44,45,51,52]。所有抗抑郁药物肝毒性的临床表现及相对发生率见表 25-2。

（八）交叉肝毒性

丙米嗪类抗抑郁药的交叉肝毒性（cross-hepatotoxicity）见于安咪奈丁与氯米帕明[6]，以及地昔帕明与丙米嗪之间[6]。另有报道地昔帕明、曲米帕明及精神治疗药氰美马嗪之间有交叉肝毒性[53]。此 3 种药物均有相似的三环分子结构。此外，三环药度硫平与四环药米安色林之间也可能有交叉肝毒性[54]。

二、选择性 5-羟色胺再摄取抑制剂

选择性再摄取抑制剂（SSRI）是目前一类治疗抑郁症的主要药物，以往此类药物肝毒性的报道很少。但近来有文献综述抗抑郁药的肝毒性，显示 SSRI 所致的 DILI 病例包括肝损伤的所有类型[52]。

（一）帕罗西汀

帕罗西汀（paroxetine）是 SSRI 中最易诱导肝毒性的药物[52,55-59]，能引起各种类型的急性肝炎，包括肝细胞型、混合型和少见的胆汁淤积型。只有 1 例报道死亡[52]。

（二）氟西汀

氟西汀（fluoxetine）较少引起肝毒性，与帕罗西汀有类似特征[60-64]。在个别患者中慢性肝炎与该药物相关[65]。

（三）舍曲林

舍曲林（sertraline）是目前全球范围内最常用的 SSRI 类药物之一。约 0.8% 的病例出现无症状性血清氨基转移酶增高[66]。转氨酶水平通常在用药治疗后 9 周内升高，停药后迅速恢复正常。该药引起的严重肝损伤已有一些报道[52,66-69]。

（四）西酞普兰

已报道只有少数的急性肝损伤与西酞普兰（citalopram）相关[52,70-72]，Hepatox 数据库收录了 1 例案例[51]。

表 25-2　抗抑郁药物诱导的肝损伤特征

药　　物	急性肝炎				慢性肝炎	肝硬化	伴随损伤	机　制	因果关系	起病时间
	肝细胞型	胆汁淤积型	混合型	FH						
丙米嗪类抗抑郁药										
安咪奈丁	+	+	+	+	—	+	脂肪变性	IA,RM	+ +	0.5~8 个月
阿米替林	+	+	+	+	—	—	AC,CC	IA	+ +	1 周~10 个月
阿莫沙平	+	—	—	—	—	—	—	I	0/+	4~18 天
氯米帕明	+	—	—	—	—	—	—	IA	+	1 周~4 年
地美替林	+	—	—	—	—	—	—	?	0/+	6 周
地昔帕明	+	—	—	—	—	—	—	IA	+	1 周~1 个月
二苯并氮䓬	+	—	—	—	—	—	—	?	0/+	?
多苏列平	+	—	—	—	—	—	—	?	0/+	1~2.5 个月
多塞平	+	+	—	—	—	—	ASMA	IA	0/+	1 周
度硫平	+	—	—	—	—	—	脂肪变性	?	0/+	6 周
丙米嗪	+	+	+	+	—	—	AC,CC	IA	+	1 周~1 年
伊普吲哚	+	+	+	—	—	—	—	?	+	2~4 周
马普替林	+	+	+	—	—	—	—	DDT	+	2 天~4 年
去甲替林	+	—	—	—	—	—	—	?	0/+	2~3 个月
噻奈普汀	—	+	+	—	—	—	—	IA	0/+	1~6 个月
SSRI										
西酞普兰	+	+	0/+	0/+				I	+ +	4 天~2 个月
艾司西酞普兰	0/+	—	—	—				I	0/+	7 周
氟西汀	+	+	+	+	0/+			I	+ +	5 天~1 年
氟伏沙明	+	—	—	—				I	+	1~6 个月
帕罗西汀	+	+	+	+	+			I	+ +	1~5 个月
舍曲林	+	+	—	—				I	+	3 天~2 个月
SNRI										
度洛西汀	+	+	+	—			—	I	+ +	2~8 周
米那普仑	0/+	—	—	—				?	0/+	6 个月
文拉法辛	+	+	+	—				I	+	12 天~6 个月
MAOI										
异烟酰异丙肼	+ +	—	—	+	+	+	抗-M6	IA,RM	+ +	3 天~1 年
苯乙肼	+	—	—	+	—	—	—	IA,RM	0/+	几周
其他抗抑郁药										
安非他酮	+	—	—	—	—	—	—	IA	+	4~180 天
米安色林	+	+	+	—	—	—	—	DDT,RMT	+	1 天~1.8 年
米氮平	+	—	0/+	—	—	—	—		+ /0	1 天~3 年
奈法唑酮	+ +	+	+	+ +	—	—	—	IA,线粒体毒性	+ +	1 周~2 年
曲唑酮	+	+	+	—	—	—	—	IA,线粒体毒性	—	5 天~1.5 年

　　AC,急性胆道炎;ASMA,抗平滑肌抗体;CC,慢性胆道炎/胆管发育不良;DDT,剂量依赖性毒性;FH,急性重型肝炎;I,特异性反应;IA,免疫过敏反应;MAOI,单胺氧化酶抑制剂;RM,活性代谢物;SNRI,5-羟色胺-去甲肾上腺素再摄取抑制剂;SSRI,特异性 5-羟色胺再摄取抑制剂;—,无资料

由于报告率过低而导致对药物肝毒性作用的估计不足,促使法国药物安全监测网(French Pharmacovigilance Network)对该国 SSRI 和 5-羟色胺-去甲肾上腺素再摄取抑制剂(SNRI)数据库[73]资料开展了一项回顾性研究。共收集肝损伤病例 158 例,其中女性 97 例,男性 61 例,年龄为 15～94 岁[73]。氟西汀所致肝损伤占数据库所记录药物全部不良反应的 13.1%,而帕罗西汀、舍曲林和西酞普兰分别占 11.8%、11.3% 和 10.8%[73]。帕罗西汀、氟西汀、西酞普兰和舍曲林的肝损伤例数分别为 63 例、45 例、30 例和 18 例。肝损伤类型包括肝细胞型肝炎 65 例,胆汁淤积型肝炎 45 例,混合型肝炎 10 例;血清氨基转移酶升高 9 例。中度肝损伤 75 例,重度肝损伤 75 例,4 例具有死亡风险。肝损伤发病从服药后 1～6 个月不等。多数病例在治疗剂量时发病,无相应的过敏症状,提示肝损伤是特异性代谢反应。肝毒性机制仍不明,对严重病例的分析结果提示,酗酒、年龄 70 岁以上、合用其他具有潜在肝毒性的药物均为发生肝毒性的危险因素。该研究充分表明 SSRI 药物的肝毒性发生率远高于以往报道。不过,相对于此类药物的庞大处方量,肝毒性发生率仍相对较低。肝损伤的临床表现各异,以急性肝细胞型肝炎居多。

三、其他选择性 5-羟色胺再摄取抑制剂

选择性 5-羟色胺再摄取抑制剂中艾司西酞普兰(escitalopram)和氟伏沙明(fluvoxamine)较少引发肝毒性[51]。

四、5-羟色胺-去甲肾上腺再摄取抑制剂

（一）文拉法辛

在 3 000 例服用文拉法辛(venlafaxine)的临床试验中,有 0.4% 的病例 ALT 高于正常值上限(ULN)3 倍以上[52]。有一些急性肝损伤病例的报道,其中一些伴有胆汁淤积[51,52,74-77]。有 1 例系同时服用文拉法辛和舍曲林后发病[68]。

（二）度洛西汀

度洛西汀(duloxetine)是最新抗抑郁药之一[52,78-80]。美国对该药获批准后分析显示,ALT>3ULN 者略高于 1%（39/3 732）,而对照组则为 0.2%（6/2 568）[52]。ALT>5ULN 和>10ULN 的比率分别为 0.5% 和 0.2%。2004～2006 年,进行的上市后观察发现 406 例 ALT 增高,其中 58 例考虑为临床相关的,以致制药公司发布了医疗保健专业警告函。转氨酶升高与剂量无关,多数发生在用药后 2～8 周[79]。上述情况也引起 DILIN 对度洛西汀的特别关注[80],在 2006～

2009 年已报道了 6 例由药物导致肝损伤的案例,并且有高度相关性[80]。度洛西汀肝损伤患者多为女性,从用药开始至 DILI 发病的平均潜伏期为 50 d。6 例发生黄疸,肝损伤类型为肝细胞型。所有病例（包括 3 例有慢性肝病史）均恢复而无须肝移植[80];有 1 例在用药后 1 年发病,最终不治而亡[52];1 例用药后 6 周发生急性重型肝炎[81];因患者同时服用米氮平,考虑有药物相互作用的可能[52]。度洛西汀经 CYP2D6 和 CYP1A2 代谢,在肝硬化患者中其清除率降低[52]。

（三）米那普仑

服用米那普仑(milnacipran)后发生肝损伤的病例甚少[51]。

五、单胺氧化酶抑制剂

引起肝毒性的此类药物以异烟酰异丙肼为主,偶尔由苯乙肼引起。迄今尚未发现吗氯贝胺(moclamine)或司来吉兰(selegiline)引起肝毒性的迹象[51,52]。

（一）异烟酰异丙肼

异烟酰异丙肼(iproniazid)在包括美国在内的一些国家已被撤出市场,但仍有不少国家在继续使用[6,45]。该药可导致不同类型的肝损伤,最常见者为急性细胞型肝炎,通常发生于治疗后 3 个月内[6,45],少数在停药后 2 周才发病。多数病例能恢复,但也有急性重型肝炎的报道[6,45]。值得注意的是,异烟酰异丙肼的肝毒性通常与血清抗线粒体抗体(anti-M6)相关,该抗体与原发性胆汁性胆管炎(PBC)中所见的自身抗体(anti-M2)不同[82]。anti-M6 可作为异烟酰异丙肼诱发肝损伤的血清学诊断指标,有助于异烟酰异丙肼肝损伤原因的评估[1,82]。已有报道称慢性肝损伤与自身免疫性肝炎相似。异烟酰异丙肼可转化为活性异丙基基团[6,45];也可经单胺氧化酶激活为活性代谢物,这可能导致 anti-M6 的形成[3]。这种抗体的作用尚需探讨,但自身免疫机制可能解释停药后肝损伤仍进展的原因[6,45]。

（二）苯乙肼

曾报道了少数苯乙肼(phenelzine)所致肝毒性的病例,包括 2 例急性重型肝炎[52,83,84]。肝毒性可能与活性代谢物的形成有关[84]。快速乙酰化表型可能是危险因素[83]。

六、其他抗抑郁药

（一）安非他酮

安非他酮(bupropion)在 20 世纪 90 年代初开始用

于临床,被认为相对安全[52]。临床试验阶段显示肝酶增高或出现黄疸的发生率为 0.1%～1%,无肝衰竭病例出现[52]。上市后有少数肝损伤的案例[51,85-88],病损主要为肝细胞型[51]。曾报道 2 例肝衰竭[51,88]。

(二) 米安色林

米安色林(mianserin)为四环抗抑郁药,有少数病例服药后出现肝炎,起病的时间跨度很大,从 1 天到1.5 年不等,但以 3～12 周居多[6,89]。临床表现主要为胆汁淤积型或混合型肝炎[6,89]。有 1 例激发试验阳性[89],伴随的过敏症状提示存在免疫过敏反应[6]。曾有米安色林与三环类抗抑郁药度硫平发生交叉肝毒性的个案报道[54]。

(三) 奈法唑酮

奈 法 唑 酮(nefazodone) 系 三 唑 吡 啶(triazolopyridine)类抗抑郁药,它通过 CYP3A4 代谢,反之又对此酶起抑制作用,可以导致药物之间的相互作用。该药物能引起大量患者出现肝衰竭[90,91],从而引起世界卫生组织的干预[92]。据估计美国每年每25 万～30 万例奈法唑酮治疗者中有 1 例因发生肝衰竭而死亡或肝移植[52]。因此该药在一些国家被撤出市场[52]。体外试验提示,奈法唑酮肝毒性可能与线粒体毒性[93]或胆汁转运体 BSEP(胆盐输出泵)受抑制有关[94]。

(四) 曲唑酮

曲唑酮(trazodone)结构与奈法唑酮相似,能引起肝损伤[52,94-97]。有 1 例曲唑酮与锂及三氟拉嗪合用后发病病例,病情凶险[96]。很少病例合并黄疸和慢性肝炎[95]。体外环境下,曲唑酮对线粒体的毒性远低于奈法唑酮[93]。

(五) 米氮平

米氮平(mirtazapine)引发肝毒性的病例报道很少[51,52,98-100]。

抗精神病药物

一、酚噻嗪类

此类药物临床应用已数十年,其肝毒性作用已为人们所熟知[6,45]。

(一) 氯丙嗪

氯丙嗪(chlorpromazine)是酚噻嗪类中最具代表性的药物。它在肝内经各种生物转化,其三环核侧链脱甲基后能被亚砜化、羟基化或 N-氧化[42]。早在 20 世纪60 年代就首次报道了氯丙嗪的肝毒性作用,迄今已累积达数百例,有关的综合性评论也有多篇[6,42,45,101]。用药

后高达 42%的病例出现肝酶异常[102],肝损伤的发生率为 0.5%～1%[45]。潜伏期平均时间为用药后 2～5周[42,45]。多数病例符合急性胆汁淤积型肝炎,伴黄疸和皮肤瘙痒[6,42,45];前驱症状包括发热、腹部不适或腹痛(类似急腹症)[6,42,45];10%～40%的病例伴有嗜酸性粒细胞增多[45,102]。有些病例抗线粒体抗体阳性[103]。由于该药能诱导系统性红斑性狼疮,同时药物治疗 6 个月以上病例中有 40%抗核抗体或抗 DNA 抗体阳性,这表明免疫变应性机制在其中发挥了作用[104]。组织学特征为肝中央小叶胆汁淤积,同时伴有一定程度的肝细胞坏死和肝门炎症,并可见嗜酸性粒细胞浸润。20%的病例呈现胆管炎[42,45]。很少病例肝门管区有炎症浸润和(或)散在纤维化。肝损伤通常在停药后好转,几周内完全恢复。有些病例(7%)胆汁淤积持续超过 1 年[6,42,45]。多数病例为症状不太严重而无黄疸的胆汁淤积[6,42,45]。但有些患者病情严重,黄疸持续长达 6 年之久[6,45,105]。肝活检显示胆汁淤积和慢性胆管炎[6,45,105,106],随后出现胆管明显缺失[6,42,45]。尽管以上表现类似原发性胆汁性肝硬化,但长期预后仍好,最终黄疸减轻或消失[6,42,45]。的确有 1/4 的慢性胆汁淤积病例演变为胆汁性肝硬化,导致门脉高压并发症和肝功能衰竭[6,42,45,105,106]。对氯丙嗪肝毒性的遗传易感性也有研究[107],尽管 CYP2D6 参与氯丙嗪的代谢[107],但未发现其缺陷与氯丙嗪肝毒性相关[107]。但发现氯丙嗪肝毒性与 HLA DR6 相关[41]。

(二) 其他酚噻嗪类

其他酚噻嗪类药物也能引发肝损伤,且在生物学、临床和组织学等特征上与氯丙嗪类似,但发生率较低[6,42,45],有关药物见表 25-3。此类别中有些药物,如哌泊噻嗪(pipotiazine)和哌氰嗪(propericiazine)无肝毒性的证据[51]。

(1) 氰美马嗪(cyamemazine)很少引起肝毒性[45,108,109],但有 1 例报道应用该药过量后引起皮肤瘙痒和黄疸[108]。肝活检显示肝门区有多形细胞浸润包括嗜酸性粒细胞,以及轻度肝细胞坏死和中央小叶胆汁淤积[108],最后患者完全恢复。

(2) 氟奋乃静(fluphenazine)很少引起胆汁淤积型肝炎[45,51]。

(3) 硫利达嗪(thioridazine)诱导黄疸和(或)肝炎的发生率很低,总共报道不足 10 例[45,110]。

(4) 三氟拉嗪(trifluoperazine)诱发黄疸的病例报道极少[6,45]。

其他酚噻嗪类药物包括(表 25-3):左美丙嗪

（levomepromazine）、美托哌丙嗪（metopimazine）、奋乃静（perphenazine）、丙氯拉嗪（prochlorperazine）、

丙嗪（promazine）、硫丙拉嗪（thioproperazine）和三氟拉嗪（trifluoperazine）[6,45]。

表 25-3 精神治疗药物诱导的肝损伤特征

药　物	急性肝炎				慢性肝炎	肝硬化	伴随损伤	机　制	因果关系	起病时间
	肝细胞型	胆汁淤积型	混合型	FH						
酚噻嗪类										
氯丙嗪	+	+	+	+	+	+	AC,CC,偶尔存在自身抗体	IA,RM	+ +	1 天～14 个月
氰美马嗪	+	+	—	+	—	—	AC,CC	IA	+	2 天～7 周
硫利达嗪	+	+	+	—	—	—		I	+	1 周～1 个月
氟奋乃静	+	+	+	—	—	—		?	+ /0	1～6 周
左美丙嗪								?	+ /0	1～2 个月
美托哌丙嗪	—	+	—	—	—	—		?	+ /0	1 个月
奋乃静								?	+ /0	2 个月
丙氯拉嗪	+	+	—	—	—	—	CC	?	+ /0	1 周～4 个月
丙嗪	—	+	—	—	—	—		IA	+	2 天～2 个月
硫丙拉嗪		+				—		IA	+ /0	3～4 周
三氟拉嗪					+			IA	+ /0	2 周～8 年
苯甲酰胺类										
舒必利	+	+	—	—	—	—	CC	I	+ /0	1 周～10 个月
苯丁酮类										
氟哌啶醇	+	+	—	—	+	+	CC	IA	+	2 周～5 个月
氟哌利多	+		—	—	—	—		IA	+ /0	2 周
噻吨类										
氯普噻吨	—	—	—	—	—	—		?	+ /0	1 周
氯哌噻吨		+						?	+ /0	
二氮䓬和氧氮䓬类										
氯氮平	+	+	+	+	—	—	AC	IA	+ +	3 天～8 周
洛沙平									0/ +	3 周
奥氮平	+	+	—	—	—	—	IA,DDT,过量?		0/ +	12 天～5 个月
其他精神治疗药										
利培酮	+	+	+	—	—	—	脂肪变性	I	+	2 天～1 年
吗茚酮	+	—	—	—	—	—		I	0/ +	4 周
阿立哌唑	+	—	—	—	—	—		?	0/ +	1 周
喹硫平	+	—	—	—	—	—		IA?	0/?	1 周～1 个月

AC,急性胆管炎；CC,慢性胆管炎/胆管发育不良；DDT,剂量依赖毒性；FH,急性重型肝炎；I,特异性反应；IA,免疫变应性；RM,活性代谢物；—,无资料

（三）交叉肝毒性

酚噻嗪类药物之间偶有交叉肝毒性,如氯丙嗪与丙嗪[6,42,45]。

氰美马嗪与三环抗抑郁药如地昔帕明和曲米帕明之间也有交叉肝毒性[53]。所有这些药物都具有类似

的分子结构,均含有三环基团。

二、苯甲酰胺类

舒必利

少数患者服用舒必利（sulpiride）后 1 周～3 个月内

出现急性肝炎,最终均痊愈[111-113]。

该类药物中的其他药物,比如氨磺必利(amisulpride)、舒托必利和硫必利等没有显示能引起肝损伤[51]。

三、苯丁酮类

此类药物肝毒性作用有限,以氟哌啶醇较明显[51,114,115]。溴哌利(bromperido)与氟哌啶醇相似,在治疗不久即出现伴嗜酸性粒细胞增多的可逆性肝炎[116]。迄今尚未发现匹泮哌隆(pipamperone)诱发的肝毒性证据[51]。

(一)氟哌啶醇

已报道氟哌啶醇(haroperidol)诱导急性肝炎10余例[51,114,115],其最显著的临床特征是胆汁淤积。某些病例可见皮疹、发热和嗜酸性粒细胞增多[114,115]。偶尔有伴持续胆汁淤积的胆管炎病例[6,115]。

(二)噻吨类

罕见有使用氯普噻吨(chlorprothixene)和氯哌噻吨(clopenthixol)后出现胆汁淤积型黄疸和氨基转移酶中度增高的个案报道[6,117,118]。有2例患者因服用氟哌噻吨(flupentixol)后出现肝细胞型肝炎[51]。尚无珠氯噻醇(zuclopenthixol)肝毒性的确切病例[51]。

四、二氮䓬和氧氮䓬类

(一)氯氮平

服用氯氮平(clozapine)后常引起短暂的肝功能异常[119-121]。有研究比较氯氮平与氟哌啶醇的肝耐受性,结果服用氯氮平后37.3%的病例ALT增高,而氟哌啶醇则为16.6%[122]。

反之,具有临床意义的肝毒性不常见。有报道氯氮平能诱导肝细胞型肝炎[121,123-129]。有1例病例再次给药后肝炎复发[121],1例慢性丙型肝炎患者用药后出现肝细胞型损伤[125],4例出现急性肝功能衰竭[127,129]。另有报道服药后出现伴嗜酸性粒细胞增多的胆汁淤积[128]。从开始服用氯氮平到发生肝炎的时间从3天到8周不等[51,126]。体外研究提示,氯氮平肝毒性可由CYP3A和CYP2E1介导[130]。

(二)奥氮平

服用奥氮平(olanzapine)可引起短暂而无症状的肝酶增高[131],出现临床肝毒性者少见[51,126,131-134]。以肝细胞型居多[51]。起病潜伏期为用药后12天～5个月[51,126],但有1例治疗后3年才发病[131]。奥氮平肝毒性的机制尚未阐明,可能涉及用药剂量过大、免疫

变应性,以及剂量相关性肝毒性[51]。

(三)洛沙平

仅报道过1例服用洛沙平(loxapine)后3周内出现肝细胞型损伤的病例[51]。

五、其他抗精神病药

(一)利培酮

已报道利培酮(risperidone)引发肝损伤超过10例[135-145]。有些病例临床表现为急性黄疸[135,136,139,142],而另一些为肝脂肪变性和(或)脂肪性肝炎,与体重增加、肥胖及肝酶异常相关[137-140]。故建议使用该药前要检测基线肝功能,长期治疗期间应监测肝功能、体重[145]。

(二)喹硫平

喹硫平(quetiapine)系一种治疗精神分裂症、双相情感障碍和严重抑郁症的新型药物,很少引起肝损伤[146-148],但有1例肝衰竭的报道[148]。

(三)阿立哌唑

曾报道1例患者服用阿立哌唑(aripiprazole)后1周出现肝细胞型损伤[51]。

(四)吗茚酮

仅报道过1例患者用吗茚酮(molindone)后4周出现肝细胞型损伤[51]。尚无匹莫齐特(pimozide)引起肝毒性的报道[51]。

抗焦虑药物

一、苯二氮䓬类

苯二氮䓬类药物已广泛应用数十年,有少数肝酶增高的报道[6,45]。出现明显肝毒性少见,仅报道过数例[6,45]。一些药物引起的急性肝损伤仅为个案报道,包括阿普唑仑(alprazolam)、氯硝西泮(clonazepam)、氯氮卓(chlordiazepoxide)、氯拉卓酸(clorazepate)、氯噻西泮(clotiazepam)、地西泮(diazepam)、氟西泮(flurazepam)、三唑仑(triazolam)和苯他西泮(bentazepam)[6,45,149-160]。临床类型常为胆汁淤积型,但阿普唑仑和地西泮可引起肝细胞型肝炎[6,45,157]。此类药物肝损伤的机制不明。

二、丁螺环酮

丁螺环酮(buspirone)肝毒性罕见,文献中仅报道过2例肝损伤,分别为胆汁淤积型和肝细胞型[51]。

精神兴奋药物

此类药物中有哌甲酯（methylphenidate）引起肝细胞型肝炎的个案报道[161]；未发现莫达非尼（modafinil）、阿屈非尼（olmifon）、吡拉西坦（piracetam,）或舒布硫胺（subutiamine）有肝毒性的征象[51]。

情绪调节药物

一、卡马西平

卡马西平（carbamazepine）临床适应证颇多，包括治疗惊厥和三叉神经痛，以及用作胸腺调节剂（thymic regulator）。众所周知，该药具有肝毒性，尽管目前使用该药的人数众多而肝损伤却不常见[6,45,51]。累积报道急性肝炎有 100 余例[6,45,51,162-169]，其中多数为肝细胞型肝炎，也有大范围肝损伤者[6,45,51,162]。另有报道称该药物可引起药疹伴嗜酸性粒细胞增多和全身症状（DRESS）综合征[165,166]。肉芽肿性肝炎[167]、急性和慢性胆管炎[168,169]、胆管消失综合征[169]和慢性肝炎或肝硬化[51]均有零星报道。肝毒性的机制可能由免疫介导[6,45,51]，GSTM1 或 GSTT1 缺乏可能与肝毒性相关[36,37,39]。

二、拉莫三嗪

已报道与拉莫三嗪（lamotrigine）有关的肝损伤有 30 余例[51,170-175]。通常用药后 3 个月内发病，也有不到 2 周起病的[51,170]。多数病例呈肝细胞型[51,170-175]，而胆汁淤积型肝炎少见[51]。也有严重病例[172-175]，包括伴 DRESS 综合征[175]。当与卡马西平合用时可出现持续性胆汁淤积伴胆管发育不良，但不常见[51]。

尚无迹象表明双丙戊酸（divalproate）或丙戊酰胺（valpromide）有肝毒性[51]。

三、锂

锂（lithium）诱导急性肝损伤的病例非常罕见[51,176]。

草　药

某些草药具有缓解焦虑症状等精神治疗作用，服用后也可致肝损伤，部分是由于误服所致[12,13]。

一、卡瓦胡椒（卡瓦根素）

卡瓦胡椒（Kava, *Piper methysticum rhizoma*）长期以来在太平洋群岛用于礼仪性场合，近年来在欧洲，特别德国被广泛用于放松和抗焦虑[11-13]。服药后出现的肝损伤超过 70 例，其中 15 例肝功能衰竭，11 例做肝移植，4 例死亡[11-13,177-180]。肝损伤通常出现于用药后 3～6 周[11-13,177-181]，但也有 1 年后才发病的病例。近来研究提示其肝毒性机制涉及多方面。卡瓦内酯（kavalactone）可能参与其中[13]，这些混合物由 CYP（主要为 CYP2D6）代谢[179]。有趣的是，发现 2 个独立案例可能与 CYP2D6 中的基因缺陷有关[179]，但需要加大样本量证实。有人提出卡瓦类肝毒性是免疫介导所致[181]，同样还有天然卡瓦根提取物和卡瓦内酯对 P-糖蛋白具有的抑制作用所致[182]。卡瓦胡椒根部含有查耳酮 B（flavokavain B），后者对细胞具有毒性作用[183,184]。除了这些发现更重要的是，实际上该药物所致肝损伤病例均见于欧洲各国，但是不包括最早使用该草药的太平洋群岛[185]。这可能与欧洲卡瓦胡椒经生物碱提取后食用，而太平洋群岛直接咀嚼其叶子有关。

二、大麻

大麻（cannabis）在世界范围内被广泛作为烟草吸用。最近一项研究表明，经常吸食大麻会促使慢性丙肝患者肝纤维化[186]。

三、缬草

已报道进食含缬草和黄芩等提取物的草药制剂以缓解精神压力而诱发急性肝炎病例数例[13]，发现 1 例患者有广泛肝纤维化和肝衰竭伴脑病[13]。然而，尚无实验数据支持缬草具有毒性，通过近 5 年的随访也未能确认缬草有肝毒性[13]。

违禁和消遣药物

一、可卡因

可卡因（cocaine）滥用是一个涉及医学、社会、经济和法律等范畴的全球性问题。据报道，在美国有 2 200 万人至少使用过一次可卡因，长期使用者达 500 万[187]。非注射途径使用可卡因的住院患者中有 15% 出现轻度肝酶增高[45]。急性可卡因中毒导致发热、低血压、弥漫性血管内凝血、肾功能衰竭、横纹肌溶解和严重肝损伤[188]，构成危重的症候群。急性肝炎发生于用药后2d内，其特点是氨基转移酶显著增高，出现包括中心周围性凝固性坏死和周围性微泡脂肪变性的肝损伤[188]。高血压、动脉痉挛和高热可能促进肝损伤。横纹肌溶解所致的酶增高与肝损伤容易混淆，从而使肝损伤误诊。此外，已证明可卡因具有直接肝毒性作用[189]。

目前已广泛研究了可卡因的肝毒性机制。经动物模型观察，可卡因中毒呈剂量依赖性，涉及CYP介导的氧化反应[189]。可卡因经CYP生物转化为去甲可卡因，进一步转化为N-羟基去甲可卡因（N-hydroxynorcocaine）、硝基去甲可卡因（norcocaine nitroxide）和亚硝基离子去甲可卡因（norcocaine nitrosonium ion），这些自由基代谢物可引起肝细胞内氧化应激和脂质过氧化[189]。在动物体内，CYP诱导剂（如苯巴比妥和乙醇）能增强可卡因的毒性，而抑制剂则阻止毒性作用[163]。男性肝毒性反应大于女性[190]。

二、苯丙胺及其衍生物

苯丙胺（amphetamines）和甲基苯丙胺（methamphetamine）肝毒性不常见，主要不良反应可能与高热有关。摇头丸（Ecstasy，3,4-甲烯基-二氧甲基苯丙胺）是违禁的合成苯丙胺衍生物，作为消遣性药物其消耗量逐年增多。在娱乐场所服用摇头丸后，可引起类似于可卡因中毒的综合征，包括高热、低血压、弥漫性血管内凝血、横纹肌溶解、急性肾功能衰竭和死亡[15,191-194]。肝损伤可单独存在，常发生于摇头丸摄入后数天至4周，年轻者常呈混合型肝炎[15,193,194]。因此，凡年轻人罹患原因不明的黄疸时，可能服用了摇头丸。

三、哌甲酯

哌甲酯（methylphenidate）通常口服用作精神兴奋剂，偶经静脉注射作为消遣药物，此情况下，特别容易引起肝细胞损伤[161,195]。

四、苯环利定

苯环利定（phencyclidine）又称天使粉，具有致幻作用。服用后可引起高热，并导致肝细胞损伤[6]。

五、丁丙诺啡

丁丙诺啡（buprenorphine）是吗啡类似物，用作治疗药物有助于减轻药瘾。按常规剂量口服时，肝毒性的风险极低[196]；所报道的病例甚少[6,16]。反之，当静脉注射时，可引起肝毒性反应[16]。实验研究提示，其机制可能与线粒体功能障碍有关[197]。

结 论

各类精神治疗药物均能诱导肝损伤。然而，考虑到应用这些药物人数较多，肝损伤的发生率还是相当低的。最常见的是各种急性肝损伤，包括肝细胞型、胆汁淤积型和混合型损伤。导致肝衰竭的药物数量有限。判断药物与肝损伤的因果关系难度较大，因为患者可能遗忘或隐瞒所摄入的药物。值得注意的是，当涉及某些可疑药物（如草药或违禁药物）时，诊断更为困难。精神治疗药物是引起胆管炎和胆管缺失的主要原因，它们与慢性胆道疾病相似，但预后较好；这些药物包括三环抗抑郁药和酚噻嗪类药物。另外，也发现有些药物间及不同种类药物间存在交叉反应肝毒性。实际上，交叉反应肝毒性不仅见于三环抗抑郁药物之间或酚噻嗪类药物之间，还可发生于这类药物与其他含有三环结构的药物之间。然而，尽管研究在不断深入，对大多数精神治疗药物而言，肝毒性的机制仍是未解之谜。

（李智 邵福源 译 马世武 校）

参考文献

[1] Kaplowitz N, DeLeve L, editors. Drug-induced liver disease. 2nd ed. 2007. pp.55-68.
[2] Larrey D. Epidemiology and individual susceptibility to adverse drug reactions affecting the liver. Sem Liv Dis 2002；22：145-155.
[3] Fontana RJ, Watkins PB, Bonkowsky HL, Chalasani N, Davern T, Serrano J, et al. Rationale, design and conduct of Drug Induced Liver Injury Network prospective study. Drug Saf 2009；32：55-68.
[4] Fontana RJ, Seef LB, Andrade RJ, Bjornsson E, Day CP, Serrano J, et al. Standardization of nomenclature and causality assessment in drug-induced liver injury: summary of a clinical research workshop. Hepatology 2010；52：730-742.
[5] Chalasani N, Fontana RJ, Bonkovsky HL, Watkins PB, Davern T, Serano J, et al. Causes, clinical features, and outcomes from a prospective study of drug-induced liver injury in the United States. Gastroenterology 2008；135：1924-1934.
[6] Pessayre O, Larrey D, Biour M. Drug-induced Liver injury. In: Bircher J, Benhamou JP, McIntyre N, Rizzetto M, Rodés J, editors. Oxford textbook of clinical hepatology, vol. 2. 2nd ed. Oxford: Oxford University Press; 1999. pp.1261-1315.
[7] Ostapowicz G, Fontana RJ, Schiodt SV, et al. Results of a prospective study of acute liver failure at 17 tertiary care centers in the United States. Ann Intern Med 2002；137：947-954.
[8] Larrey D, Pageaux GP. Drug-induced liver failure. Eur J Gastroenterol Hepatol 2005；17：141-143.
[9] Biour M, Ben Salem C, Chazouilleres O, Grange JD, Serfaty L,

Poupon R. Drug-induced liver injury; fourteenth updated edition of the bibliographic database of liver injuries and related drugs. Gastroenterol Clin Biol 2004; 28; 720 - 759.

[10] Negro F, Mondardini A, Palmas E. Hepatotoxicity of saccharin. N EngI J Med 1994; 331; 134 - 135.

[11] Stedman C. Herbal hepatotoxicity. Sem Liv Dis 2002; 22; 195 - 206.

[12] Stickel F, Baumuller HM, Seitz K, Vasilakis D, Seitz G, Seitz H, et al. Hepatitis induced by kava (*Piper methysticum rhizoma*). J Hepatol 2003; 39; 62 - 67.

[13] Larrey D. Complementary and alternative medicine hepatotoxicity. In; Raul J. Andrade, editor. Hepatotoxicity, Barcelona; Permanyer; 2007. pp. 125 - 135.

[14] Selim K, Kaplowitz N. Hepatotoxicity of psychotropic drugs. Hepatology 1999; 29; 1347 - 1351.

[15] Jones AL, Simpson KJ. Mechanisms and management of hepatotoxicity in ecstasy (MDMA) and amphetamine. Aliment pharmacol Ther 1999; 13; 129 - 133.

[16] Peyriere H, Tatem L, Bories C, Pageaux GP, Blayac JP, Larrey D. Hepatitis after intravenous injection of sublingual buprenorphine in hepatitis C carriers; reports of two cases of disappearance of viral replication after acute hepatitis. Ann Pharmacother 2009; 43; 973 - 977.

[17] Andrade RJ, Lucena MI, Fernandez MC, Pelaez G, Pachkoria K, Garcia-Ruiz E, et al. Drug-induced liver injury; an analysis of 461 incidences submitted to the Spanish registry over a 10-year period. Gastroenterology 2005; 129; 512 - 521.

[18] Bjornsson E, Jerlstad P, Bergquist A. Fulminant drug-induced hepatitis failure leading to death or liver transplantation in Sweden. Scand J Gastroenterol 2005; 40; 1095 - 1101.

[19] Suzuki A, Andrade RJ, Bjornsson E, et al. Drugs associated with hepatotoxicity and their reporting frequency of liver adverse events in Vigibase TM. Unified list based on international collaborative work. Drug Saf 2010; 33; 503 - 522.

[20] Sgro C, Clinard F, Ouazir K, Chanay H, Allard C, Guillemet C, et al. Incidence of drug induced hepatic injuries. A French population-based study. Hepatology 2002; 36; 451 - 455.

[21] Larson AM, Polson J, Fontana RJ, Davern TJ, Lalani E, Acute liver failure study group, et al. Acetaminophen-induced acute liver failure; results of a United States multicentre prospective study. Hepatology 2005; 42; 1364 - 1372.

[22] Reuben A, Koch DG, Lee WM, The Acute Liver Failure Study Group. Drug-induced Acute liver failure; results of a U. S. multicenter, prospective study. Hepatology 2010; 52; 2065 - 2076.

[23] Aithal GP, Watkins PB, Andrade RJ, Larrey D, Molokhia M, Takikawa H, et al. Case definition and phenotype standardisation in drug-induced liver injury (DILI). Clin Pharmacol Ther 2011; 89; 806 - 815.

[24] Wai CT, Tan BH, Chan CL, Sutedja DS, Lee YM, Khor C, et al. Drug-induced liver injury at an Asian center; a prospective study. Liver International 2007; 27; 465 - 474.

[25] Biour M. Drug-induced liver injury, what's new? Hepato-gastro et oncologie digestive 2011; 18; 480 - 485.

[26] Danan G, Benichou C. Causality assessment of adverse reactions to drugs — Ⅰ. A novel method based on the conclusions of international consensus meetings; application to drug-induced liver injuries. J Clin Epidemiol 1993; 46; 1331 - 1336.

[27] Benichou C, Danan G, Flahault A. Causality assessment of adverse reactions to drug — Ⅱ. An original model for validation of drug causality assessment methods; case reports with positive rechallenge. J Clin Epidemiol 1993; 46; 1331 - 1336.

[28] Maria VAJ, Victorino RMM. Development and validation of a clinical scale for the diagnosis of drug-induced hepatitis. Hepatology 1997; 26; 664 - 669.

[29] Aithal GP, Rawlins MD, Day CP. Clinical diagnostic scale; a useful tool in the evaluation of suspected hepatotoxic adverse drug reactions. J Hepatol 2000; 33; 949 - 952.

[30] Lucena I, Camargo R, Andrade J, Perez-Sanchez CJ, Sanchez De La Questa F. Comparison of two clinical scales for causality assessment in hepatotoxicity. Hepatology 2001; 33; 123 - 130.

[31] Lee W, Larrey D, Olsson R, Lewis JH, Keisu M, Auclert L, et al. Hepatic findings in long-term clinical trials of ximelagatran. Drug Safety 2005; 28; 351 - 370.

[32] Watkins PB, Desai M, Berkowitch SD, Peters G, Horsmans Y, Larrey D, et al. Evaluation of drug-induced serious hepatotoxicity (eDISH); application of this data organization approach to phase III clinical trials of rivaroxaban after total hip or knee replacement surgery. Drug Safety 2011; 34; 243 - 252.

[33] Larrey D, Faure S. Herbal medicine hepatotoxicity; a new step with development of specific markers. J Hepatol 2011; 54; 599 - 601.

[34] Cantrell FL. Look what I found! Poison hunting on eBay. Clin Toxicol 2005; 43; 375 - 379.

[35] Larrey D, Pageaux GP. Genetic predisposition to drug-induced hepatotoxicity. J Hepatol 1997; 26; 12 - 21.

[36] Horsmans Y, Lannes B, Pessayre D, Larrey D. Possible association between poor metabolism of mephenytoin and hepatotoxicity caused by Atriums ®. A fixed combination preparation containing phenobarbital, febarbamate and difebarbamate. J Hepatol 1994; 21; 1075 - 1079.

[37] Lucena MI, Andrade RJ, Martinez C, Ulzurrun E, Garcia-Martin E, Spanish Groupe for the Study of Drug-Induced Liver Disease, et al. Glutathione S - transferase m1 and t1 null genotypes increase susceptibility to idiosyncratic drug-induced liver injury. Hepatology 2008; 48; 588 - 596.

[38] Ueda K, Ishitsu T, Seo T, Ueda N, Murata T, Hori M, et al. Glutathione S - transferase M1 null genotype as a risk factor for carbamazepine-induced hepatotoxicity. Pharmacogenomics 2007; 8; 435 - 442.

[39] Daly AK, Day CP. Genetic association studies in drug-induced liver injury. Semin Liv Dis 2009; 29; 400 - 411.

[40] Acuna G, Foernzler D, Leong D, et al. Pharmacogenetic analysis of adverse drug effect reveals genetic variant for susceptibility to liver toxicity. Pharmacogenomics J 2002; 2; 327 - 334.

[41] Berson A, Fréneaux E, Larrey D, Lepage V, Douay C, Mallet C, et al. Possible role of HLA in hepatotoxicity. An exploratory study in 71 patients with drug-induced idiosyncratic hepatitis. J Hepatol 1994; 20; 336 - 342.

[42] Geneve J, Larrey D, Pessayre D, Benhamou JP. Structure tricyclique des médicaments et hépatotoxicité. Gastroenterol Clin Biol 1987; 11; 242 - 249.

[43] Larrey D, Berson A, Hebersetzer F, Tinel M, Cstot A, Babany O, et al. Genetic predisposition to drug hepatotoxicity. Role in hepatitis causes by amineptine, a tricyclic antidepressant. Hepatology 1989; 10; 168 - 173.

[44] Geneve J, Larrey D, Letteron P, Descatoire V, Tinel M, Amouyal G, et al. Metabolic activation of the tricyclic antidepressant amineptine. I. Cytochrome P450 - mediated in vitro covalent binding. Biochem Pharmacol 1987; 36; 323 - 329.

[45] Zimmerman HJ. Hepatotoxicity; the adverse effects of drugs and other chemicals on the liver. 2nd ed. Philadelphia; Lippincott Williams & Wilkins; 1999.

[46] Larrey D, Amouyal G, Pessayre D, Degott C, Danne O, Machayekhi JP, et al. Amitriptyline-induced prolonged cholestasis. Gastroenterology 1988; 94; 200 - 203.

[47] Wen B, Zhu M. Bioactivation of the tricyclic antidepressant amitriptyline and its metabolite nortriptyline to arene oxide intermediates in human liver microsomes and recombinant P450s. Chem Biol Interact 2008; 173; 59 - 67.

[48] Pessayre D, Mansouri A, Haouzi D, Fromenty B. Hepatotoxicity due to inhibition of mitochondrial dysfunction. Cell Biol Toxicol

1999；15：367 - 373.

[49] Le Bricquir Y，Larrey D，Blanc P，Pageaux GP，Michel H. Tianeptine-An instance of drug-induced hepatotoxicity predicted by prospective experimental. J Hepatol 1994；21：771 - 773.

[50] Balleyguier C，Sterin D，Ziol M，Trinchet JC. Acute mixed hepatitis caused by tianeptine. Gastroenterol Clin Biol 1996；20：607 - 608.

[51] ＜http://hepatoweb. com/hepatox. php＞；［accessed 30.10.12］.

[52] De Santy KP，Amibile CM. Antidepressant-induced liver injury. Psychiatry 2007；41：1201 - 1211.

[53] Remy AJ，Larrey D，Pageaux GP，Desprez D，Ramos，Michel H. Cross hepatotoxicity between tricyclic antidepressants and phenothiazines. Eur J Gastroenterol and Hepatol 1995；7：373 - 376.

[54] Rasmussen S，Quedens JH. Possible cross hepatotoxicity between tricyclic and tetracyclic anti-depressive agents. Ugeskr laeger 1991；153：3020 - 3022.

[55] Helmchen C，Boerner RJ，Meyendorf R，Hegerl U. Reversible hepatotoxicity of paroxetine in a patient with major depression. Pharmacopsychiatry 1996；29：223 - 226.

[56] Benbow SJ，Gill G. Drug points：paroxetine and hepatotoxicity. Br Med J 1997；314：1387.

[57] De Man RA. Severe hepatitis attributed to paroxetine（Seroxat）. Nederlands Tijdsch Geneeskunde 1997；141：540 - 542.

[58] Cadranel JF，DiMartino V，Cazier A，Pras V，Bachrneyer C，Olympio P，et al. Atrium and paroxetine-related severe hepatitis. J Clin Gastroenterol 1999；28：52 - 55.

[59] Azaz-Livshits T，Hershko A，Ben Chetrit E. Paroxetine associated hepatotoxicity：a report of 3 cases and review of the literature. Pharmacopsychiatry 2002；35：112 - 115.

[60] Gram LF，Fluoxetine. N Eng J Med 1995；332：960 - 961.

[61] Capella D，Bruguera M，Figueras A，Lapone JR. Fluoxetineinduced hepatitis：why is postmarketing surveillance needed? Eur J Clin Pharmacol 1999；55：545 - 546.

[62] Cai Q，Benson MA，Talbot TJ，Devadas G，Swanson HJ，Oison JL，et al. Acute hepatitis due to fluoxetine therapy. Mayo Clin Proc 1999；74：692 - 694.

[63] Bobichon R，Bernard G，Mion F. Acute hepatitis during treatment with fluoxetine. Gastroenterol Clin Biol 1993；17：406 - 407.

[64] Friedenberg FK，Rothstein KD. Hepatitis secondary to fluoxetine treatment. Am J Psychiatry 1996；153：580.

[65] Johnston DE，Wheeler DE. Chronic hepatitis related to use of fluoxetine. MG 1997；92：1225 - 1226.

[66] Tabak F，Gunduz F，Tahan V，Tabak O，Ozaras R. Sertraline hepatotoxicity：report of a case and review of the literature. Dig Dis Sci 2009；54：1589 - 1591.

[67] Hautekeete ML，Cole L，Van Vlieberg H，Elewant A. Symptomatic liver injury probably related to sertraline. Gastroenterol Clin Biol 1998；22：364.

[68] Kim KY，Hwang W，Narendran R. Acute liver damage possibly related to sertraline and venlafaxine ingestion. Ann Pharmacother 1999；33：381 - 382.

[69] Persky S，Reims JF. Sertraline hepatotoxicity：a case report and review of the literature on selective serotonin reuptake inhibitor hepatotoxicity. Dig Dis Sci 2003；48：939 - 944.

[70] Solomons K，Gooch S，Wong A. Toxicity with selective serotonin reuptake inhibitors. Am J Psychiatry 2005；162：1225.

[71] Lopez-Torrez E，Lucena MI，Seoane J，Verge C，Andrade RJ. Hepatotoxicity related to citalopram. Am J Psychiatry 2004；161：923 - 924.

[72] Mikiewicz P，Chilton AP，Hubscher SG，Elias E. Antidepressant-induced cholestasis：hepatocellular redistribution of multidrug resistance protein（MPRP2）. Gut 2003；52：300 - 303.

[73] Pinzani V，Peyriere H，Hillaire-Buys D，Pageaux GP，Blayac BP，Larrey D. Specific serotonin recapture inhibitor（SSRI）antidepressants：hepatotoxicity assessment in a large cohort in France. J Hepatol 2006；44：S256.

[74] Horsmans Y，De Clercq M，Sempoux C. Venlafaxineassociated hepatitis. Ann Intern Med 1999；130：944.

[75] Cardona X，Avila A，Castellanos P. Venlafaxine-associated hepatitis. Ann Intern Med 2000；132：417.

[76] Philips BB，Digman RR，Beck MG. Hepatitis associated with low-dose venlafaxine for post-menopausal vasomotor symptoms. Ann Pharmacother 2006；40：323 - 327.

[77] Yildrim B，Tuncer C，Ergun M，Unal S. Venlafaxine-induced hepatotoxicity in a patient with ulcerative colitis. Ann Hepatol 2009；8：271 - 272.

[78] Gahimer J，Wernicke J，Yalcin I，Ossanna MJ，Wulsher-Radcliffe M，Viktrup L. A retrospective pooled analysis of duloxetine safety in 23,983 subjects. Curr Med Res Opin 2007；23：175 - 184.

[79] Wernicke J，Acharya N，Strombom I，et al. Hepatic effects of duloxetine. Ⅱ：Spontaneous reports and epidemiology of hepatic events. Curr Drug Saf 2008；3：143 - 153.

[80] Vuppalanchi R，Hayashi PH，Chalasini N，Fontana RJ，Bonkovsky H，Saxena R，The Drug-Induced Liver Injury Network（DILIN），et al. Duloxetine hepatotoxicity：a caseseries from the Drug-Induced Liver Network. Aliment Pharmacol Ther 2010；32：1174 - 1183.

[81] Hanje AJ，Pell LJ，Votolato NA，Frankel WL，Kirckpatrick RB. Case report：fulminant hepatic failure involving duloxetine hydrochloride. Clin Gastroenterol Hepatol 2006；4：912 - 917.

[82] Homberg JC，Stelly M，Andreis I，Abuaf N，Saadoun F，Andre J. A new antimitochondrial antibody（anti-M6）in iproniazidinduced hepatitis. Clin Exp Immunol 1982；47：93 - 103.

[83] Gomez-Gil E，Salmeron JM，Mas A. Phenelzine-induced fulminant hepatic failure. Ann Intern Med 1996；124：692 - 693.

[84] Bonkovsky HL，Blanchette PL，Schned AR. Severe liver injury due to phenelzine with unique hepatic deposition of extracellular material. Am J Med 1986；80：689 - 692.

[85] Hu KQ，Tiyyagura L，Kanel G，Redeker AG. Acute hepatitis induced by bupropion. Dig Dis Sci 2000；45：1872 - 1873.

[86] Alvaro D，Onetti-Muda A，Moscatelli R，Attili AF. Acute cholestatic hepatitis induced by bupropion prescribed as pharmacological support to stop smoking. A case report. Dig Dis Sci 2001；33：703 - 706.

[87] Bagshaw SM，Cload B，Gilmour J，Leung ST，Bowen TJ. Druginduced rash with eosinophilia and systemic symptoms syndrom with bupropion administration. Ann Allergy Asthma Immunol 2003；90：572 - 575.

[88] Khoo AL，Tham LS，Lee KH，Lim GK. Acute liver failure with concurrent bupropion and carbimazole therapy. Ann Pharmacother 2003；37：220 - 223.

[89] Bazin N，Beaufils B，Feline A. A severe allergic reaction to mianserine. Am J Psychiatry 1991；148：1088 - 1089.

[90] Aranda-Michel J，Koehler A，Bejarano PA，Poulos JE，Luxon BA，Khan CM，et al. Nefazodone-induced liver failure：report of three cases. Ann Intern Med 1999；130：285 - 288.

[91] Eloubeidi MA，Gaede JT，Swaim MW. Reversible nefazodoneinduced liver failure. Dig Dis Sci 2000；45：1036 - 1038.

[92] Spigset O，Hagg S，Bate A. Hepatic injury and pancreatitis during treatment with serotonin reuptake inhibitors：data from the World Health Organization（WHO）database of adverse drug reactions. Int Clin Psychpharmacol 2003；18：157 - 161.

[93] Dykens JA，Jamieson JD，Marroquin LD，Nadanaciva S，Xu JJ，Dunn MC，et al. In vitro assessment of mitochondrial dysfunction and cytotoxicity of nefazodone，trazodone，and buspirone. Toxicol Sci 2008；103：335 - 345.

[94] Kostrubsky SE，Strom SC，Kalgutkar AS，Kularni S，Atherton J，Mireles R，et al. Inhibition of hepatobiliary transport as a predictive method for clinical hepatotoxicity of nefazodone. Toxicol Sci 2006；90：451 - 459.

［95］ Beck PL，Bridges RJ，Demetrick DJ，et al. Chronic active hepatitis associated with trazodone therapy. Ann Intern Med 1993；118；791.

［96］ Hull M，Jones R，Bendall M. Drug points；fatal hepatic necrosis associated with trazodone and neuroleptic drugs. Br Med J 1994；309；378.［Trazodone-induced hepatotoxicity；a case report with comments on drug-induced hepatotoxicity. Am J Gastroenterol 2000；95；532－535］

［97］ Rettman KS，McKlintock C. Hepatotoxicity after short-term trazodone therapy. Ann Pharmacother 2001；35；1559－1561.

［98］ Hui CK，Yuen MF，Wong WM，Lam SK，Lai CL. Mirtazapineinduced hepatotoxicity. J Clin Gastroenterol 2002；35；270－271.

［99］ Rodriguez-Pecci MS，Fuente-Aguado L，Montero-Tinnrello J，Fernandez-Fernandez FJ. Mirtazapine-associated hepatotoxicity. Med Clin 2010；135；625－626.

［100］ Kang SG，Yoon BM，Park YM. Mirtazapine hepatocellular-type liver injury. Ann Pharmacother 2011；45；825－826.

［101］ Ishak KG，Irey NS. Hepatic injury associated with the phenothiazines. Arch Int Med 1972；93；283－304.

［102］ Dickes R，Schenker V，Deutsch L. Serial liver function and blood studies in patients receiving chlorpromazine. N Engl J Med 1957；256；1－7.

［103］ Rodriguez M，Paronotto F，Schaffner F，Popper H. Antimitochondrial antibodies in jaundice following drug administration. JAMA 1968；208；148－150.

［104］ Alarcon-Segovia D，Fishbein E，Cetina JA，Raya RJ，Bancra E. Antigenic specificity of chlorpromazine-induced antinuclear antibodies. Clin Exp Immunol 1973；15；543－548.

［105］ Read AE，Harrisson CV，Sherlock S. Chronic chlorpromazine jaundice with particular reference to its relationship to primary biliary cirrhosis. Am J Med 1961；31；249－258.

［106］ Walker CD，Combes B. Biliary cirrhosis induced by chlorpromazine. Gastroenterology 1966；51；253－262.

［107］ Larrey D，Tinel M，Amouyal G，Fréneaux E，Berson A，Fouin-Fortunet H，et al. Genetically determined oxidation polymorphism，and drug hepatotoxicity. Study of 51 patients. J Hepatol 1989；8；158－164.

［108］ Cadranel JF，Bonnard P，Cazier A，Di Martino V，Pras V，Devergie B，et al. Cyamemazine-induced acute hepatitis；after unique massive intake；a case report. Eur J Gastroenterol Hepatol 1999；11；451－453.

［109］ Rager P，Cosculluela D，Deviers D. Drug hepatitis；possible role of cyamemazine. Presse Med 1983；12；1941.

［110］ Urberg M. Thioridazine-induced non-icteric hepatotoxicity. J Family Pract 1990；30；342－343.

［111］ Ohmoto K，Yamamoto S，Hirokawa M. Symptomatic primary biliary cirrhosis triggered by administration of sulpiride. Am J Gastroenterol 1999；94；3660－3661.

［112］ Sarfraz A，Cook M. Sulpiride-induced cholestalic jaundice. Aust N Z J Psychiatry 1996；30；701－702.

［113］ Villari D，Rubino F，Corica F，Spinella S，Di Cesare E，Longo G，et al. Bile ductopenia following therapy with sulpiride. Virchows Arch 1995；427；223－226.

［114］ Fuller CM，Yassinger S，Donlon P，Imperato TJ，Ruebner B. Haloperidol-induced liver disease. West J Med 1977；127；515－518.

［115］ Dincsoy HP，Saelinger DA. Haloperidol-induced chronic liver disease. Gastroenterology 1982；83；694－700.

［116］ Van Bellinghen M，Peuskens J，Appelmans A. Hepatotoxicity following treatment with bromperidol. J Clin Psychopharmacol 1989；9；389－390.

［117］ Ruddock DGS，Hoenig J. Chlorprothixene and obstructive jaundice. Br Med J 1973；1；231.

［118］ Yaryura-Tobias JA，Woipert A，White L，et al. A Clinical evaluation of clopenthixol. Curr Ther Res 1970；12；271.

［119］ Lieberrnan JA. Maximizing clozapine therapy；managing side effects. J Clin Psychiatry 1998；59(suppl 3)；38－43.

［120］ Hummer M，Kurz M，Kurzthaler I，Oberhauer H，Miller C，Fleischhacker WW. Hepatotoxicity of clozapine. J Clin Pharmacol 1997；17；314－317.

［121］ Markowitz JS，Grinberg R，Jackson C. Marked liver enzyme elevations with clozapine. J Clin Psychopharmacol 1987；17；70－71.

［122］ Fuller CM，Yassinger S，Donlon P，Imperato TJ，Ruebner B. Haloperidol-induced liver injury. West J Med 1977；127；515－518.

［123］ Thatcher GW，Cates M，Bair B. Clozapine-induced toxic hepatitis. Am J Psychiatry 1995；152；296－297.

［124］ Kellner M，Wiedernann K，Krieg JC，Berg PA. Toxic hepatitis by clozapine treatment. Am J Psychiatry 1993；150；985－986.

［125］ Worrall R，Wilson A，Cullen M. Dystonia and drug-induced hepatitis in a patient with clozapine treatment. Am J Psychiatry 1995；152；647－648.

［126］ Dumortier J，Cabaret W，Stamatiadis L，Saba G，Benadhira R，Rocamora JF，et al. Hepatic tolerance to atypical antipsychotic drugs. Enceplale 2002；28；542－551.

［127］ MacFarlane B，Davies S，Mannen K，et al. Fatal acute fulminant liver failure due to clozapine；a case report and review of clozapine induced hepatotoxicity. Gastroenterology 1997；112；170－177.

［128］ Thompson J，Chengappa KNR，Good CB，Baker RW，Kiewe RP，Bezner J，et al. Hepatitis，hyperglycemia，pleural effusion，eosinophilia，hematuria and proteinuria occurring early in clozapine treatment. International Clin Psychopharmacol 1998；13；95－98.

［129］ Chang A，Krygier DS，Chatur N，Yoshida EM. Clozapineinduced fatal fulminant hepatic failure. Can J Gastroenterol 2009；23；376－378.

［130］ Lu Y，Meng Q，Ziang G，Bei X. Clozapine-induced hepatotoxicity in rat hepatocytes by gel entrapment and monolayer culture. Toxicol in Vitro 2008；22；1754－1760.

［131］ Ozcanli T，Erdogan A，Ozdemir S，Onen B，Ozmen M，Doksat K，et al. Severe liver enzyme elevations after three years of olanzapine treatment；a case report and review of olanzapine associated hepatotoxicity. Prog Neuropsychopharmacol Biol Psychiatry 2006；30；1163－1166.

［132］ Jadallah KA，Limauro DL，Colatrella AM. Acute hepatocellular-cholestatic liver injury after olanzapine therapy. Ann Intern Med 2003；138；357－358.

［133］ Lui SY，Tso S，Lam M，Cheung EF. Possible olanzapineinduced hepatotoxicity in a young Chinese patient. Hong Kong Med J 2009；15；394－396.

［134］ Manceaux P，Constant E，Zdanowicz N，Jacques D，Reynaert C. Management of marked liver enzyme increase during olanzapine treatment；a case report and review of the literature. Psychiatr Danub 2011；23(suppl 1)；S15－S17.

［135］ Fuller MA，Simon MR，Freedman L. Risperidone-associated hepatotoxicity. J Clin Psychopharmacol 1986；16；84－85.

［136］ Phillips EJ，Liu BA，Knowles SR. Rapid onset of risperidoneinduced hepatotoxicity. Ann Pharmacother 1998；32；843.

［137］ Benazzi F. Risperidone-induced hepatotoxicity. Pharmacopsychiatry 1998；31；241.

［138］ Kumra S，Herion D，Jacobsen LK，Briguglia C，Grothe D. Case study；risperidone-induced hepatotoxicity in pediatric patients. J Am Acad Child Adolesc Psychiatry 1997；36；701－705.

［139］ Landau J，Martin A. Is liver function monitoring warranted during risperidone treatment? Am J Acad Child Adolesc Psychiatry 1998；37；1007－1008.

[140] Llinares Tello F, Hernandez Prats C, Bosacoma Ros N, Perez Martinez E, Climent Grana E, Navarro Polo JN, et al. Acute cholestatic hepatitis probably associated with risperidone. J Psychiatry Med 2005; 35: 199 - 205.

[141] Holtmann M, Kopf D, Mayer M, Bechtinger E, Schmidt MH. Risperidone-associated steatohepatitis and excessive weightgain. Pharmacopsychiatry 2003; 36: 206 - 207.

[142] Krebs S, Dormann H, Muth-Selbach U, Hahn EG, Brune K, Schneider HT. Risperidone-induced cholestatic hepatitis. Eur J Gastroenterol Hepatol 2001; 13: 67 - 69.

[143] Szigethy E, Wiznitzer M, Branicky LA, Maxwell K, Findling RL. Risperidone-induced hepatotoxicity in children and adolescents? A chart review study. J Child Adolesc Psychopharmacol 1999; 9: 93 - 98.

[144] Geller WK, Zuiderwijk PB. Risperidone-induced hepatotoxicity? J Am Acad Child Adolesc Psychiatry 1998; 37: 246 - 247.

[145] Perry R, Pataki C, Munoz-Silva DM, Armenteros. J, Silva RR. Risperidone in children and adolescents with pervasive developmental disorder: pilot trial and follow-up. J Child Adolesc Psychopharmacol 1997; 7: 167 - 179.

[146] El Hadjj I, Sharara AI, Rockey DC. Subfulminant liver failure associated with quetiapine. Eur J Gastroenterol Hepatol 2004; 16: 1415 - 1418.

[147] Shpaner A, Li W, Ankoma-Sey V, Botero RC. Drug-induced liver injury: hepatotoxicity of quetiapine revisited. Eur J Gastroenterol Hepatol 2008; 20: 1106 - 1109.

[148] Naharci MI, Karadurmus N, Demir O, Bozoglu E, Mehmet AK, Doruk H. Fatal hepatotoxicity in an elderly patient receiving low-dose quetiapine. Am J Psychiatry 2011; 168: 212 - 213.

[149] Noyes R, DuPont RL, Pecknold JC, Rifkin A, Rubin RT, Swinson RP, et al. Alprazolam in panic disorder and agoraphobia: results from a multicenter trial. Arch Gen Psychiatry 1988; 45: 423 - 428.

[150] Roy-Byrne P, Vittone BM, Uhde TW. Alprazolam-related hepatotoxicity. Lancet 1983; 2: 786.

[151] Kratzsch KH, Buttner W, Reinhardt G. Intrahepatic cholestasis following chlordiazepoxide-contribution to the differential diagnosis of drug jaundice. Zeitschr Gesamte lnnere Med Jhre Grenzgebiete 1972; 27: 408 - 411.

[152] Lo L, Eastwood JR, Eidelman S. Cholestatic jaundice associated with chlordiazepoxide hydrochloride (librium) therapy. Am J Dig Dis 1967; 12: 845 - 849.

[153] Tedesco FJ, Milis LR. Diazepam (Valium) hepatitis. Dig Dis Sci 1982; 27: 470 - 472.

[154] Fang MH, Ginsberg AL, Dobbins W. Cholestatic jaundice associated with flurazepam hydrochloride. Ann Intern Med 1978; 89: 363 - 364.

[155] Cobden J, Record CO, White RWB. Fatal intrahepatic cholestasis associated with triazolam. Postgrad Med J 1981; 57: 730.

[156] Parker JLW. Potassium clorazepate (Tranxene)-induced jaundice. Postgrad Med J 1979; 55: 908.

[157] Moulin CH, Roiachon A, Cohard M, Girard M, Bichard P, Pasquier D, et al. Fulminant hepatitis secondary to alprazolam. Therapie 1994; 49: 362 - 363.

[158] Hebersetzer F, Larrey D, Babany G, Degott C, Corbie M, Pessayre D, et al. Clotiazepam-induced acute hepatitis. J Hepatol 1989; 9: 256 - 259.

[159] Roberts RK, Wilkinson GR, Branch RA, Schenker S. Effect of age and parenchymal liver disease on the disposition and elimination of chlordiazepoxide (Librium). Gastroenterology 1978; 75: 479 - 485.

[160] Wilkinson GR. The effects of liver disease and aging on the disposition of diazepam, chlordiazepoxide, oxazepam and lorazepam in man. Acta Psychiatr Scand 1978; 274 (suppl): 56 - 74.

[161] Metha H, Murray B, Loludice TA. Hepatic dysfunction due to intravenous abuse of methylphenidate hydrochloride. J Clin Gastroenterol 1984; 6: 149 - 151.

[162] Horowitz S, Patwaedhan R, Marcus E. Hepatotoxicity reactions associated with carbamazepine therapy. Epilepsia 1988; 29: 149 - 154.

[163] Morales-Diaz M, Pinilla-Roa E, Ruiz I. Suspected carbamazepine-induced hepatotoxicity. Pharmacotherapy 1999; 19: 252 - 255.

[164] Kalapos MP. Carbamazepine-provoked hepatotoxicity and possible aetiopathological role of glutathione in the events. Retrospective review of old data and call for new investigation. Adverse Drug React Toxical Rev 2002; 21: 123 - 141.

[165] Reaud S, Oberti F, Leclech C, Cales P. Hepatotoxicité à la carbamazepine au cours d'un DRESS syndrome. Gastroenterol Clin Biol 2007; 31: 205 - 206.

[166] Syn WK, Naisbitt DJ, Holt AP, Pirmohamed M, Mutiner DJ. Carbamazepine-induced acute liver failure as part of the DRESS syndrome. Int J Clin Pract 2005; 59: 988 - 991.

[167] Rodriguez-Hernandez H, Dehesa Violante M, Vega Ramos B, Mendez Gultierrez TH. Granulomatous hepatitis secondary to ingestion of carbamazepine. Report of a case. Rev Gastroenterol Mex 1989; 54: 239 - 241.

[168] Larrey D, Hadengue A, Pessayre D, Choudat L, Degott C, Benhamou JP. Carbamazepine-induced acute cholangitis. Dig Dis Sci 1987; 32: 554 - 557.

[169] Forbes GM, Jeffrey GP, Shikin KB, Reed WD. Carbamzepine hepatotoxicity: another cause of the vanishing bile duct syndrome. Gastroenterology 1992; 102: 1385 - 1388.

[170] Overstreet K, Constanza C, Behling C, Hassanin T, Masliah E. Fatal progressive hepatic necrosis associated with lamotrigine treatment: a case report and literature review. Dig Dis Sci 2002; 47: 1921 - 1925.

[171] Moeller KE, Wei L, Carver LA. Acute hepatotoxicity with lamotrigine. Am J Psychiatry 2008; 165: 539 - 540.

[172] Shawcross D, Auzinger G. Lamotrigine and the risk of fulminant hepatitis. Lancet 2008; 371: 649 - 650.

[173] Quellet G, Tremblay L, Marteau D. Fulminant hepatitis induced by lamotrigine. South Med J 2009; 102: 82 - 84.

[174] Amante MF, Filippini AV, Cejas N, Lendoire J, Imventarza O, Parisi C. Dress syndrome and fulminant hepatitis induced by lamotrigine. Ann Hepatol 2009; 81: 75 - 77.

[175] Chang CC, Shiah IS, Yeh CB, Wang TS, Chang HA. Lamotrigine-associated anticonvulsant hypersensitivity syndrome in bipolar disorder. Prog Neuropsychopharmaco Biol Psychiatry 2006; 30: 741 - 747.

[176] Kosson H, Chou JC. Abnormal liver function tests associated with lithium treatment. J Clin Psychpharmacol 1992; 12: 217 - 218.

[177] Campo JV, Mc Nabb J, Perel JM, Mazariegos GV, Hasegawa SL, Reyes J. Kava-induced fulminant hepatic failure. J Am Acad Child Adolesc Psychiatric 2002; 41: 631 - 632.

[178] Humberston CL, Akhtar J, Krenzelok EP. Acute hepatitis induced by kava kava. J Toxicol Clin Toxicol 2003; 41: 109 - 113.

[179] Russmann S, Lauterburg BH, Helbling A. Kava hepatotoxicity. Ann Intern Med 2001; 137: 68 - 69.

[180] Teschke R. Kava hepatotoxicity. A clinical review. Ann Hepatol 2010; 9: 251 - 265.

[181] Musch E, Chrissafidou A, Malek M. Acute hepatitis due to kava-kava and St John's wort: an immune-mediated mechanism? Dtsch Med Wochenschr 2006; 131: 1214 - 1217.

[182] Weiss J, Sauer A, Frank A, Unger M. Extracts and kavalactones of Piper methysticum G. Forst (kava-kava) inhibit P-glycoprotein in vitro. Drug Metab Dispos 2005; 33: 1580 - 1583.

[183] Jhoo JW, Freeman JP, Heinze TM, Moody JD, Schnackenberg LK, Beger RD, et al. In vitro cytotoxicity of nonpolar

constituents from different parts of kava plant (*Piper methysticum*). J Agric Food Chem 2006; 54: 3157 - 3162.

[184] Teschke R, Qiu SX. LebotV. Herbal hepatotoxicity by kava: update on pipermethystine, flavokain B, and mould hepatotoxin as primarily assumed culprits. Dig Liver Dis 2011; 43: 678 - 681.

[185] Teschke R, Sarris J, Schweitzr I. Kava hepatotoxicity in traditional and modern use: the presumed Pacific kava paradox hypothesis revisited. Br J Clin Pharmacol 2012 Feb; 73 (2): 170 - 174.

[186] Hezode C, Roudot-Thoraval F, Nguyen S, Grenard P, Julien B, Zafrani ES, et al. Daily cannabis smoking as a risk factor for progression of fibrosis in chronic hepatitis C. Hepatology 2005; 42: 63 - 71.

[187] Kothur R, Marsh F, Posner G. Liver function tests in non parenteral cocaine users. Arch Intern Med 1991; 151: 1126 - 1128.

[188] Silva MO, Roth D, Reddy KR, Fernandez JA, Albores-Saavedra J, Schiff ER. Hepatic dysfunction accompanying acute cocaine intoxication. J Hepatol 1991; 12: 312 - 315.

[189] Mallat A, Dhumeaux D. Cocaine and the liver. J Hepatol 1991; 12: 275 - 278.

[190] Visalli T, Turkall R, Abdel-Rahman MS. Influence of gender on cocaine hepatotoxicity in CF - 1 mice. Int J Toxicol 2005; 24: 43 - 50.

[191] Brown C, Osterloh J. Multiple severe complications from recreational ingestion of MDMA (Ecstasy). JAMA 1987; 258: 780 - 781.

[192] Garbino J, Henry JA, Mentha G, Romand JA. Ecstasy ingestion and fulminant hepatic failure: liver transplantation to be considered as a last therapeutic option. Vet Hum Toxicol 2001; 43: 99 - 102.

[193] Nunez O, Banares R, Barrio J, Menchen L, Diego A, Salinero E, et al. Variability of the clinical expression of Ecstasy-induced hepatotoxicity. Gastroenterol Hepatol 2002; 25: 497 - 500.

[194] Dykhuizen RS, Brunt PW, Atkinson P, Simpson JG, Smith CC. Ecstasy induced hepatitis mimicking viral hepatitis. Gut 1995; 36: 939 - 941.

[195] Stecyk O, Loludice TA, Demeter S, Jacobs J. Multiple organ failure resulting from intravenous abuse of methylphenidate hydrochloride. Ann Emerg Med 1985; 14: 597 - 599.

[196] Herve S, Riachi G, Noblet C, Guillemement N, Tanasescu S, Goria O, et al. Acute hepatitis due to buprenorphine administration. Eur J Gastroenterol Hepatol 2004; 16: 1033 - 1037.

[197] Berson A, Fau D, Fornacciari R, et al. Mechanisms for experimental buprenorphine hepatotoxicity: major role of mitochondrial dysfunction versus metabolic activation. J Hepatol 2001; 34: 261 - 269.

第26章
抗菌药物和抗真菌药物的肝毒性

Richard H. Moseley

美国,密歇根州,安阿伯,安阿伯医疗保健系统及密歇根大学健康系统

前 言

抗菌药物(antibacterial agents)和抗真菌药物(antifungal agents)属于最常用的处方药,但与之相关的严重肝损伤相对罕见。另外,抗菌药物和抗真菌药物的肝毒性评估受到正在治疗的感染性疾病及其严重程度的影响。胆汁淤积型肝损伤是脓毒症中最常描述的肝损伤类型,这在某种程度上反映了胆汁酸转运蛋白的

适应性反应与防止胆汁酸潴留影响肝脏和促进胆汁酸的肝外途径排泄有关[1,2]。然而,人们已经从不同调查中很好地描述了抗菌药物和抗真菌药物引起的肝脏反应和临床显著相关的肝损伤的发生率。利用密歇根和佛罗里达州 1980 ～ 1987 年的医疗补助数据库(medicaid billing data)分析发现,疗程 10 d 的红霉素、磺胺类(sulfonamides)药物和四环素类(tetracyclines)药物所导致的需要住院的有症状肝病发生率在每 100 万经治的患者中分别为 4.8 人次、2.28 人次和 1.56 人

次[3]。法国的一项包含 81 301 名当地就医的患者的调查发现,3 年内 34 例药物相关性肝损伤中有 6 例由抗菌药物引起,其中 4 例使用了阿莫西林-克拉维酸(amoxicillin-clavulanic acid),1 例使用了氯唑西林(cloxacilin),另 1 例使用了阿米卡星[4]。在一项基于人群的病例对照研究中,通过分析 1994 年 1 月 1 日至 1999 年 12 月 31 日在英国全科医学研究数据库登记的 1 636 792 位年龄为 5～75 岁的患者发现,在随访的 5 404 705 病人年中,与急性的临床相关的药物性肝损伤呈强相关的药物为阿莫西林-克拉维酸[AOR(95% CI):94.8(27.8,323)]、氟氯西林[AOR(95% CI):17.7;(4.4,71.0)]、大环内酯类[AOR(95% CI):6.9;(2.3,21.0)]和四环素[AOR(95% CI):6.2(2.4,15.8)],仅次于氯丙嗪[5]。一项研究回顾了转诊至美国社区肝病门诊的 4 039 位患者发现,抗菌药物[阿莫西林-克拉维酸、米诺环素、呋喃妥因(nitrofurantoin)、泰利霉素、复方新诺明和曲伐沙星]是最常见的导致自限性急性 DILI 的一类药物[6]。在住院患者中,使用抗菌药物和抗真菌引起的 DILI 的发生率分别为 1.5% 和 1.1%[7]。西班牙通过分析所有报告的 DILI 的原因发现,抗菌药物是引起肝损伤的最常见的药物,其中阿莫西林-克拉维酸占 12.8%[8]。西班牙一项基于人群的调查发现,阿莫西林-克拉维酸、红霉素和利福平(rifampicin)发生肝损伤的风险最高[9]。同样,在瑞典大学附属医院的肝病门诊患者中,抗菌药物是引起 DILI 最常见药物[10]。分析瑞典所有药物相关性肝损伤发现,最常见的 5 种引起致死性肝损伤的药物中就有氟氯西林和复方新诺明[11,12]。美国的一项多中心、前瞻性研究同样发现,抗菌药物是导致 DILI 的最大一类药物[13],是导致肝损伤的最常见病因[14]。呋喃妥因和米诺环素这两种抗菌药物引起的自身免疫性肝炎的例数最多[15,16]。

绝大部分抗菌药物和抗真菌药物相关肝脏反应是特异性的。有报道认为,大剂量四环素类药物和青霉素类药物是造成肝损伤的危险因素。

抗菌药物

一、β-内酰胺类抗生素

(一)青霉素

青霉素(penicillins)类药物所致肝损伤临床上非常罕见且常没有症状,肝细胞型肝损伤较胆汁淤积型更常见[17]。天然青霉素类的苄基青霉素(benzylpenicillin)

以及青霉素 V(phenoxymethylpenicillin)致肝损伤的临床报道有限[17-21],但胆汁淤积型和肝细胞型肝损伤病例均有报道。

与之相似的是,氨苄西林(ampicillin)导致肝损伤亦少见。临床上有两例氨苄西林致胆汁淤积型肝损伤的病例报道:其中一位患者由于患有胆管缺失症而致病程迁延[22,23]。氨苄西林与 β-内酰胺酶抑制剂舒巴坦联合应用也可以导致胆汁淤积的发生[24]。英国的一项回顾性队列研究报道了阿莫西林相关肝损伤的发生率为 0.3/10 000(95% CI:0.02～0.5)[25]。另一位接受阿莫西林治疗的患有胆管缺失症的患者也被报道在治疗后出现了长期的胆汁淤积症状[26]。

萘夫西林(nafcillin)是一类对青霉素酶稳定的半合成青霉素,其导致胆汁淤积型肝损伤的病例在文献中只有罕见的几例病例报道[27-30]。

有报道描述了使用高剂量的羧苄青霉素(carbenicillin)可以导致轻度无黄疸型肝炎,肝脏活检没有发现胆汁淤积,并可以看到散在的肝细胞坏死[31]。

胆汁淤积型肝炎是双氯西林和氯唑西林最主要的肝脏副作用,尽管双氯西林也可以导致肉芽肿性肝炎[32-39]。

苯唑西林(oxacillin)所导致的肝损伤事件也很罕见,但在已有病例中,胆汁淤积型和肝细胞型肝损伤均有报道[40-48]。在儿童中,苯唑西林比萘夫西林和其他静脉用抗生素更容易发生肝脏毒性的副作用[49]。苯唑西林致肝损伤的危险因素包括高剂量静脉用药(>6 g/d)和感染人类免疫缺陷病毒[50]。在 HIV 感染者中,系统性的谷胱甘肽(glutathione,GSH)缺乏可以导致 GSH 清除苯唑西林异噁唑环羟胺衍生物的能力下降,这被认为是 HIV 感染者易发生苯唑西林相关肝损伤的原因[50]。

临床上无意间的再次用药可激发肝损伤的迅速复发,此时在血清和组织中观察到嗜酸性粒细胞,免疫过敏性试验(包括肥大细胞脱颗粒试验和巨噬细胞抑制因子试验)结果均提示含氧青霉素相关肝损伤是一个免疫变应性反应过程。但是考虑到发生肝损伤事件的罕见性,并且缺乏剂量依赖性的证据,以及各病例中从用药到发生肝功能异常的时间长度的显著不同,这一免疫反应似乎非常特殊[36,51]。然而,有研究报道了氯唑西林可以抑制 ATP 依赖性的微管胆汁运输,同时,氯唑西林对人微管膜泡运输能力的抑制作用比在大鼠中更显著[52]。这些研究发现提示微管的胆汁运输者,胆盐输出泵(bile salt export pump,BSEP;ABCB11)可能在氯唑西林所致胆汁淤积中扮演重要角色。与之相反的是,使用夹层培养的人类肝脏细胞所做的研究提示氯唑西林、氨苄西林、羧苄西林、萘夫西林和苯唑西林的主要作用机制是抑制基底外侧的胆汁酸吸收[53]。

大量的病例报道为我们提供了临床上氟氯西林(floxacillin)相关肝功能受损的资料[54-58],氟氯西林是一类在美国以外地区应用的,作为双氯西林替代药物的口服耐青霉素酶的半合成青霉素,常用于治疗金黄色葡萄球菌所引起的软组织感染。肝损伤常表现为持续的无痛性黄疸和胆汁淤积型肝酶升高,这些症状常出现于开始治疗后 2~6 周内并可持续到停药后 3 周。2 例病例报告了使用熊去氧胆酸盐能够有效治疗氟氯西林相关的胆汁淤积[59]。尽管大部分患者在数月内能够得到恢复,一些患者发生了胆管消失综合征(vanishing bile duct syndrome,VBDS)[26,56,60,61],甚至发生了死亡[11,60,62]。英国全科医学数据库的两项基于人群流行病学的研究估计临床上首次使用氟氯西林后 45 d 内发生胆汁淤积型肝损伤的风险为 7/100 000[63,64]。瑞典和澳大利亚的研究也得到了相似的结论[瑞典:1/(11 000 ~ 30 000)[35];澳大利亚:1/(15 000 ~ 26 000)[65]]。年龄、性别(女性)以及大剂量的每日用药都似乎与氟氯西林致肝功能受损的风险相关。基于上述研究,1994 年,氟氯西林被澳大利亚人民健康服务部限制使用。而在英国,官方仅发表了一项针对氟氯西林的警示。在另一项基于英国全科医学数据库的队列研究中,283 097 名和 131 189 名患者被确认在 1992~2002 年分别首次接受了氟氯西林和金霉素的治疗。在首次使用氟氯西林的患者中,用药后 45 d 内发生胆汁淤积型肝损伤的风险为 8.5/100 000(95% CI:0.6~4.1),用药后 46~90 d 内发生胆汁淤积型肝损伤的风险则为 1.8/100 000(95% CI:0.02~4.3)。在首次使用金霉素的患者中,用药后 45 d 内发生胆汁淤积型肝损伤的风险则为 0.8/10 0000(95% CI:0.02~4.3)[66]。尽管英国发布了针对氟氯西林的警示,但 1991~2000 年首次接受氟氯西林治疗的患者的比例没有发生明显变化[66]。

像其他含氧青霉素一样,氟氯西林致肝损伤的特异性免疫反应机制尚不明确,但部分证据提示代谢变化和免疫反应均参与其中。肝脏细胞主要通过细胞色素 P450 3A4 酶(CYP3A4)进行活动,有研究表明肝脏细胞可以生成氟氯西林的代谢产物,包括 5 -羟甲基氟氯西林,而这一代谢产物可能诱导易感的胆道上皮细胞发生毒性反应[67]。除此之外,在大鼠中给予氟氯西林治疗可以诱导肝脏细胞蛋白通道的形成[68],而这一通道可能具有免疫原性。一项全基因组相关联研究确认 HLA - B * 5701 基因型是氟氯西林相关肝功能损伤的主要危险基因,这一研究也增加了利用基因表型来诊断疑似病例的可能性[69]。目前研究发现氟氯西林能够作为 PXR 受体(细胞核受体亚组 1 组 I 第二成员)激动剂,作为肝损伤的危险因素的 NR1 I 2/PXR 多态性,调节多个氟氯西林相关肝损伤中胆汁酸平衡相关蛋白的表达来发挥作用[70]。

阿莫西林-克拉维酸是一类口服的半合成青霉素及青霉素酶抑制剂,1989 年第一次报道其可导致肝损伤后,人们对它进行了详尽研究[71-75]。该药物引起的肝功能受损中,主要由胆汁淤积型损伤或肝细胞受损和胆汁淤积混合型损伤组成,但肉芽肿性肝炎和肝细胞型肝损伤也时有报道[76]。阿莫西林-克拉维酸比阿莫西林更易引起急性肝损伤。在一项英国的回顾性研究中,使用阿莫西林-克拉维酸和仅仅只用阿莫西林所致的急性肝功能损伤的风险分别为 1.7(1.1~2.7)/10 000 和 0.3(0.02~0.5)/10 000[25]。肝功能异常主要见于接受了多疗程的阿莫西林-克拉维酸治疗的老年男性患者[25,77,78]。接受了 2 个以上连续疗程的阿莫西林-克拉维酸的患者发生急性肝损伤的风险较接受了 1 个疗程的增加了 3 倍,而年龄>65 岁和重复治疗用药这两个危险因素如果同时存在,患者发生急性肝损伤的风险将大于 1/1 000[25]。年龄是阿莫西林-克拉维酸相关肝损伤临床症状的重要决定性因素:年轻患者更易发生肝脏细胞的溶解性破坏且治疗时间较短,而老年患者或用药治疗时间较长者则会更容易发生胆汁淤积型或混合型肝损伤[79]。急性肝损伤的初始症状可能发生在用药过程中或在停药后几天内,首次用药后初始症状的出现可以延迟几天甚至几周。60% 患者可有发热、皮疹、关节疼痛、嗜酸性粒细胞增多等过敏表现,而生理和生化的异常通常在几周或几个月内完全消失(大部分在 6 周内)。但是,一些病例中,阿莫西林-克拉维酸可以导致严重肝损伤、急性肝衰竭[80]、VBDS[26,81,82]以及死亡[83,84]。尽管儿童中阿莫西林-克拉维酸相关肝脏毒性非常罕见,但也有儿童 VBDS 的相关报道[85,86]。而接受熊去氧胆酸盐的治疗可能对于阿莫西林-克拉维酸相关的胆汁淤积型肝损伤有一定的作用[86,87]。

尽管阿莫西林-克拉维酸导致肝炎的机制尚未明了,有研究报道了其 HLA II 类等位基因 DRB1 * 1501 与肝损伤易感性的联系[88-90],也有研究报道了 HLA - DRB1 * 07 等位基因的保护性作用[90]。这些研究进一步提示了机体免疫活动通过 HLA Ⅰ类和Ⅱ类基因表型在阿莫西林-克拉维酸致肝炎中扮演了重要作用。而近期的一项全基因组相关联研究再次证实了 HLA Ⅰ类和Ⅱ类基因能够影响阿莫西林-克拉维酸相关肝损伤的易感性[91]。目前已经确定的 HLA 基因型阳性预测值较低,因此作为预测标记的价值有限,但是由于它们的高阴性预测价值,可以作为诊断阿莫西林-克拉维酸相关肝损伤的重要指标[91]。值得注意的是,在阿莫西林-克拉维酸中,克拉维酸被认为是导致肝脏损伤的原因[92]。

目前有少数关于酰脲基青霉素(阿洛西林、美洛西林、哌拉西林)导致肝脏损伤的报道[93-96]。

(二)其他 β-内酰胺类抗生素

在临床试验中,碳青霉烯类(carbapenems)抗菌药物(包括厄他培南、亚胺培南、美罗培南)及单环 β-内酰胺类抗菌药物(包括氨曲南)发生异常肝脏反应的频率与其他抗菌药物相似。有一则病例报道指出亚胺培南-西司他丁的应用可能会引起胆管相关病变[96],还有一例 VBDS 的病例提示该不良反应可能与美罗培南相关[97]。

临床上关于头孢菌素(cephalosporin)引起胆汁淤积型肝损伤的报道很罕见[98-101]。其作用机制与青霉素肝损伤类似,可能与超敏反应相关[99]。第三代头孢类抗菌药物头孢曲松较易引起胆汁淤积。通过对胆结石成分的分析,发现胆结石里存在头孢曲松钙盐[102]。此外,尚有 4 例头孢曲松相关性肝炎的病例报道,其中 1 例合并外周嗜酸性粒细胞增多症及血 IgE 水平升高,提示可能存在超敏反应[103]。

二、大环内酯类抗生素

红霉素与肝损伤的相关性很早就被发现了,为了促进其对胃酸的稳定性或者提高肠道吸收,红霉素碱结构被改造,在改造后的几个红霉素酯衍生物中,最初认为依托红霉素是唯一一个与肝毒性有关的[104,105]。但是,其他红霉素衍生物,包括红霉素丙酸酯、硬脂酸红霉素、琥乙红霉素随后也被发现与肝损伤有关[106-110]。两项研究提示不同红霉素衍生物制剂导致的肝损伤没有显著差异。在第一项研究中,对 12 208 例患者进行处方事件监测,发现 3 例黄疸与硬脂酸红霉素有关,相反给予依托红霉素的患者组没有发现黄疸[111]。在第二项研究中,采用自愿报告系统中的数据,肝毒性的发生率在使用不同的红霉素衍生物中没有显著差异[112]。尽管缺乏前瞻性研究,在英国的一项回顾性队列研究

中,通过对来自全科医师办公室电脑的自动报告数据分析发现,估计与红霉素有关的肝损伤的风险是 3.6/100 000(95% CI:1.9~6.1)[113]。之后,通过密歇根州和佛罗里达州 1980~1987 年的医疗补助账单数据分析发现,因接受 10 d 疗程的红霉素治疗出现急性肝病症状而导致住院治疗比例为每 100 万患者中有 2.28 例[3]。

红霉素导致的肝损伤类型主要是胆汁淤积型肝炎。临床表现可能包括腹部疼痛、恶心与发热,与急性胆囊炎有些类似。血清嗜酸性粒细胞增多、偶发性皮疹、重新给药后快速反复,并且症状出现于抗生素开始使用后 6~20 d,这些表现与过敏反应一致。目前已有依托红霉素与琥乙红霉素有交叉反应的报道[109]。肝损伤可能在治疗停止后 1~2 周出现,尤其是当疗程少于 8 d 时[113]。病理特征包括肝内胆汁淤积伴随肝门与小叶炎症,出现嗜酸性粒细胞,轻度肝细胞坏死[107]。尽管也有胆管缺失的报道,但多数情况下停用抗生素后肝损伤可以完全恢复[114,115]。据报道在 1 例病例中发现组织病理学表现与原发性胆汁性肝硬化类似,而且抗线粒体抗体阳性[116]。另有 1 例关于注射乳糖酸红霉素导致死亡病例的报道[117]。通过对 1970~2004 年瑞典药品不良反应咨询委员会收到的所有疑似药物肝脏不良反应的报告分析发现,与其他抗生素不同,使用红霉素从未导致死亡病例出现[12]。血清胆红素、ALT、AST 升高程度均显著低于使用其他药物导致的肝损伤,并且红霉素组的年龄明显偏小[12]。

同样有报道发现阿奇霉素也会导致肝脏胆汁淤积。阿奇霉素是红霉素的衍生物,属于大环内酯类唑化物亚组成员[118-120]。最近在一系列的儿童,尤其是女性儿童患者中,有 3 例关于阿奇霉素相关肝损伤的报道,其中 1 例肝组织活检发现肝内胆汁淤积和胆管缺乏[121]。克拉霉素具有与红霉素一样的大环内酯类十四元内酯环,唯一的区别是克拉霉素在 C-6 位被甲基化[122]。胆汁淤积型肝损伤与克拉霉素有关,特别是在大剂量用药的老年患者中[123,124]。一例曾经使用红霉素的患者发生进行性胆汁淤积型肝损伤,最终死亡[125]。还有几例克拉霉素相关的 ALF 的报道[126-129]。

泰利霉素是一种酮内酯类抗生素,与无临床症状的肝酶升高有关[130]。尽管它有潜在肝毒性[131],但有关泰利霉素相关的明显肝损伤仅有 1 例病例报道[6],直到后来有报道发现泰利霉素导致严重的肝毒性并导致 1 例死亡,1 例肝移植治疗[132]。随后对 42 例疑似泰利霉素相关的肝损伤病例进行了全面回顾和评判,结果超

过一半的病例极有可能或可能与泰利霉素相关,其中包括 4 例死亡和 1 例肝移植[133]。泰利霉素导致肝损伤临床特征包括:潜伏期短(中位天数是 10 d),体温突然升高、腹部疼痛和黄疸[133]。泰利霉素是 P-糖蛋白和微管多特异性有机阴离子转运蛋白 1(Mrp2)的底物[134],尽管肝胆管的转运在泰利霉素相关的肝毒性发生机制中的作用尚不清楚。

一些研究显示,红霉素的直接肝毒性,包括依托红霉素在大鼠离体灌注肝脏模型中抑制胆汁排泄[135],依托红霉素和乙酰竹桃霉素在常规培养或者"胶原蛋白凝胶三明治"培养的人肝细胞微管中抑制胆汁酸的排泄,但是这种情况在使用罗红霉素、螺旋霉素、泰利霉素以及红霉素碱时却较少发生[136]。最近有报道,依托红霉素对"三明治"培养的鼠肝细胞中的胆汁酸摄取产生的影响大于对其排泄的影响[137]。这些实验结果可以与 CYP 亚型,尤其是 CYP3A4 诱导和代谢大环内酯类所致过敏反应一致的临床表现联系起来[138]。根据这一前提,大环内酯类药物经去甲基作用和氧化形成的亚硝基烷烃与谷胱甘肽反应,也可能共价结合到蛋白质的巯基。大环内酯抗生素的直接肝毒性可能引起大量肝细胞坏死从而释放肝脏蛋白质与代谢产物共价结合进入循环系统。在易感的个体中,这些修饰后的肝抗原可能会被当作异物,触发过敏性肝损伤[138,139]。

三、磺胺类

目前报道的能引起肝损伤的磺胺类药物既包括磺胺甲二唑、磺胺甲噁唑、磺胺甲氧嗪、柳氮磺胺吡啶这些单一制剂,也包括甲氧苄啶-磺胺甲噁唑、乙胺嘧啶-磺胺多辛这些复方制剂[140]。在获得性免疫缺陷综合征(AIDS)的患者中,使用甲氧苄啶-磺胺甲噁唑引起肝损伤的概率尤其高[141]。以胆汁淤积和肝细胞-胆汁淤积为特点的肉芽肿性肝炎病例鲜有报道[142-144]。磺胺类抗菌药物可引起严重肝损伤,需要肝移植,更有甚者引起死亡[11,145-148]。临床上有多例病例报道甲氧苄啶-磺胺甲噁唑还可能会引起迁延型胆汁淤积,合并胆管缺失和 VBDS[149-153]。在一个使用甲氧苄啶-磺胺甲噁唑引起肝内胆汁淤积的病例中,肝磷脂沉积症是非常突出的特点,可能与肝细胞溶酶体的同心共轴的薄层细胞膜结构相关[154]。

磺胺类药物引起肝损伤的机制可能与免疫变态反应相关。磺胺类药物引起肝炎后,再次使用相同药物,肝炎复发的潜伏期缩短[148,155]。此外,有研究者提出假设,对磺胺类药物过敏可能和一种慢代谢型的乙酰化

酶相关,磺胺类药物代谢为有活性的羟胺这一过程由 CYP3A4 和 2C9 介导,而这种乙酰化酶可以将这一过程进行得更彻底[156]。考虑到磺胺类药物引起肝脏不良反应的发生率较低,我们并不认为慢代谢型乙酰化酶是唯一的敏感因素。近期关于对磺胺类过敏的 HIV 患者的一项研究显示,乙酰化酶的代谢状态可能和药物过敏存在一定的关系[157,158]。

四、四环素类
四环素

1991 年美国因四环素的肝毒性作用取消其静脉制剂的应用。大剂量静脉使用四环素或者每天口服剂量超过 2 g,可能会引起恶心、呕吐、腹痛、轻度黄疸等临床症状和血 AST 升高(一般<500 U/L)及血淀粉酶升高等生化指标异常[159-161]。妊娠状态及肾功能不全会加重四环素的肝毒性[162,163],肠外给药甚至可以致死[164]。病理组织检查发现微血管存在着脂肪变性和轻微坏死等病变。

四环素引起肝损伤的作用机制可能与该药抑制了线粒体对脂肪酸的 β-氧化作用相关[165]。此外,四环素还可以通过抑制微粒体甘油三酯转运蛋白(MTP)影响肝脏脂蛋白的分泌。MTP 是一种内质网蛋白,可以将载脂蛋白 B-100 转化成富含甘油三酯的极低密度脂蛋白颗粒[166]。而多西环素无此作用。

口服小剂量的四环素引起肝脏损伤极其罕见。对 1965～1995 年所有向 SADRAC 报告的肝脏不良反应事件进行分析,每 1 800 万个口服四环素的日剂量中大约发生 1 次肝损伤事件[167]。此外,每 100 万个使用 10 d 四环素治疗的住院患者中,大约有 1.56 位患者会发生急性肝病[3]。根据既往报道,四环素引起的肝损伤既包括胆汁淤积型,也包括肝细胞型[167]。另外有 2 个患者使用四环素后出现迁延型肝损伤,肝脏活检发现均存在胆管减少[168]。

多西环素和米诺环素广泛应用于痤疮的治疗,其中米诺环素是四环素的半合成衍生物。这两种药物引起肝损伤的机制与四环素引起微血管脂肪变性的模式明显不同。多西环素引起的胆汁淤积型肝损伤也有报道[169]。米诺环素可以引起急性肝炎、慢性自身免疫性肝炎[170-179]。米诺环素还可能引起亟需肝移植的 ALF 甚至引起死亡[180-182]。一项纳入 2 000 个确诊、65 个报道的与米诺环素相关的肝炎或肝损伤病例的系统分析显示:58% 的患者为女性,94% 的患者小于 40 岁[183]。米诺环素引起的急性肝炎呈现出超敏反应的

特点：在治疗 35 d 以内出现发热、嗜酸性粒细胞增多、淋巴结肿大、表皮剥脱性皮炎等[184,185]。英国一项队列研究显示，米诺环素治疗痤疮的过程中引起急性肝损伤的可能性很小；与土霉素、四环素相比，虽然在使用第一个月内米诺环素引起急性肝损伤的可能性最大，但是三者之间无显著差异[186]。女性患者常在米诺环素治疗 1 年后发生 AIH（$n = 20$），男性则为 2 年（$n = 9$）[183]。AIH 常合并狼疮样症状，包括 γ 血球蛋白水平升高、抗核抗体阳性、发热、关节痛等表现。药物引起的 AIH（DIAIH）很难与 1 型 AIH 鉴别，不过撤药后临床症状可快速改善是 DIAIH 的特点，无须激素治疗[187]。

替加环素是新一代四环素类药物，常称为甘氨酰环类药物，2005 年通过美国 FDA 批准。在 Ⅲ 期临床试验中发现，替加环素可引起血 AST、ALT 水平升高，但是发生的概率与亚胺培南-西司他丁相当，但比万古霉素-氨曲南更低[188,189]。目前尚无替加环素肝毒性的病例报道。

五、喹诺酮类

喹诺酮类（fluoroquinolones）药物在各种革兰阳性菌和革兰阴性菌引起的感染中受到广泛应用，尤其常用于合并慢性肝病的患者，临床上很少有该类药物引起肝脏损伤的病例报道[190]。无症状的血清转氨酶水平升高首先出现，肝细胞损伤[191-193]、胆汁淤积型肝损伤[194-198]、胆管减少[199,200]、ALF、死亡[201-203]均有报道。喹诺酮类药物治疗结束后可能需要过一段时间才开始出现黄疸，因此给临床诊断增加了一定的困难。在喹诺酮类药物引起急性肝炎的病例中，肝脏活检发现肝小叶中央区坏死、混合的炎症浸润伴随大量的嗜酸性粒细胞[204]，提示可能存在免疫变态反应。最近报道了 12 位因使用喹诺酮类药物引起肝损伤的患者临床及组织病理学特点（6 例环丙沙星、4 例莫西沙星、1 例左氧氟沙星、1 例加替沙星）[205]。其中一半患者既往有对非喹诺酮类药物过敏史，提示这些患者可能存在过敏体质；且对使用任意一种喹诺酮类药物即引起肝损伤的患者不应再使用同类药物[206]。

除了曲伐沙星，喹诺酮类药物的肝毒性基本都很小。曲伐沙星于 1997 年 12 月被美国 FDA 批准上市，上市后的不良反应监测及病例报道[206-208]反映其具有严重肝毒性（共有 140 例病例向 FDA 报道，估算该药致肝损伤的发生率为 0.006%，在报道的 14 例 ALF 中，其中 4 例进行了肝移植、5 例死亡），因此曲伐沙星于

1999 年 6 月退出欧洲市场，在美国也受到了限制，2006 年撤出美国市场[209]。Liguo 等[210]采用微阵列分析技术对曲伐沙星特异性的肝损伤作用进行研究[206]，结果发现曲伐沙星可以引起一系列基因水平上的改变，包括线粒体损伤、RNA 加工、转录以及炎症反应，从而导致肝脏损伤。随后动物模型证明在药物治疗过程中炎症可以诱发肝脏损伤[211-213]，提示炎症反应可能是人体特异性肝损伤的病因之一。Waring 等对这一假说进行验证，在小鼠模型中分别注入细菌脂多糖（LPS）和曲伐沙星，均未观察到小鼠肝脏损伤；而将两者一起注入小鼠体内，小鼠肝脏受损[214]。与曲伐沙星相比，左氧氟沙星和 LPS 的联合应用并没有引起小鼠肝损伤。微阵列分析发现，曲伐沙星和 LPS 联合应用可引起细胞因子的表达增强、肝脏多核嗜中性粒细胞（PMN）的聚集和活化。而通过使用抗 PMN 血浆消耗肝脏 PMN 数量，可以减少肝脏损伤，提示 PMN 在曲伐沙星和 LPS 引发的肝损伤中起着一定的作用。除了上述研究，其他研究也证实了基因表达的改变及炎症应激在特异性 DILI 中的作用[215]，不过，是否可以运用这些异常表达的基因作为生物标记，从而加深我们对曲伐沙星及其他药物肝毒性机制的理解，有待进一步研究。

六、万古霉素

万古霉素（vancomycin）是一种糖肽类抗生素，口服可用于治疗艰难梭菌相关的肠炎，全身用药可用于治疗甲氧西林耐药的金黄色葡萄球菌感染。尽管临床应用越来越广泛，但截至目前仅有 1 例报道血清 AST 和 ALT 升高[216]。但是，近期一项系统性评价和 meta 分析研究了 20 例随机对照试验后发现，和同类药物相比，接受万古霉素治疗的患者肝脏事件的发生率有所增加，特别是血清氨基转移酶升高，尽管大多数事件是轻到中度[217]。因此作者认为，目前没有证据表明，万古霉素会引起进展性或严重的 DILI[217]。

七、呋喃妥因

呋喃妥因是一类合成的硝基呋喃，常用于预防尿路感染，其相关的肝脏损伤的发生率为 0.000 3%[218,219]。呋喃妥因使用后，急性胆汁淤积和肝细胞损伤、肉芽肿性肝炎及伴或不伴有肝硬化的慢性肝炎均有报道[219-224]。急性肝功能损伤多在用药后 1~6 周出现，典型表现为发热、皮疹、嗜酸性粒细胞增多症[224]。呋喃妥因引起的慢性肝病多见于延长用药的妇女。随着对这一不良反应的认识逐渐增多，现已少见。延长使用

呋喃妥因相关的慢性肝病的临床和组织学表现与 AIH 相似,包括高丙种球蛋白血症,ANA 和抗平滑肌抗体,肝活检可见界面性肝炎[221,223-227]。大多数患者停药后,临床、生化和组织学改善可区别这两种疾病[223,225-229]。呋喃妥因引起肝损伤的风险随年龄增加而增加,且女性多于男性[230]。

呋喃妥因相关肝损伤机制可能为免疫变应性。急性肝损伤表现为过敏反应,再次用药甚至延迟 17 年后仍可出现肝损伤,该现象支持这一推测[231]。临床上也发现呋喃妥因与呋喃唑酮存在交叉反应,呋喃唑酮也是一类呋喃类抗生素,与呋喃妥因密切相关。黄疸患者服用呋喃唑酮后表现为胆汁淤积型损伤[232]。呋喃唑酮能被 BCRP(ATP 结合盒亚家族 G 成员 2)分泌入胆汁,BCRP 是 ATP 结合盒转运子家族中的一员,这为呋喃唑酮相关的肝损伤机制提供了新的见解[233]。分析肝内表达人 BCRP 后发现,男性多于女性[234]。BCRP 表达的性别特异性和个体差异可导致 BCRP 底物的药代动力学变化,这对肝毒性的易感性有潜在的影响。

八、利福平

作为抗生素中利福霉素家族的成员,利福平的肝摄取是由膜转运蛋白中有机阴离子运输多肽(OATP)家族成员来调节的[235,236]。利福平可抑制间接胆红素的摄取[237],增加血清胆汁酸浓度[238]。利福平相关的肝损伤通常可以在接受其他抗结核药物的患者中观察到,然而这些抗菌药物的潜在肝毒性即使存在,也是不清楚的。事实上,利福平也用于治疗胆汁淤积型肝病患者的瘙痒,利用的就是利福平对药物代谢酶和转运体的诱导作用[239]。然而,有报道描述了 3 例原发性胆汁性肝硬化的患者在接受利福平治疗瘙痒后发生肝毒性的情况,其中 1 例甚至不得不接受肝移植治疗[240]。

九、克林霉素

克林霉素(clindamycin)相关的肝毒性鲜有报道。混合的肝细胞-胆汁淤积型损伤见于一位严重败血症患者,这是一个主要的混杂因素[241]。另一例报道中,胆管缺失后的胆汁淤积型损伤很有可能是同时使用磺胺甲基异噁唑-甲氧苄氨嘧啶引起的[150]。但是,在最近的一例病例报道中,一位女性患者治疗 6 d 后发生肝细胞型胆汁淤积型损伤可能与克林霉素有关[242]。

十、达托霉素

达托霉素(daptomycin)是一个新型的环脂肽类抗生素,被批准用于治疗需氧的革兰阳性菌引起的复杂性皮肤和皮肤组织感染,包括甲氧西林耐药和甲氧西林敏感的金黄色葡萄球菌感染。有报道描述了无症状的肝酶异常[243]。一例可能由达托霉素引起的不良反应报告了因肌病引起的血清 AST 升高,肌损伤是已知达托霉素的不良反应[244],但是也有报道称无横纹肌溶解的患者使用达托霉素后出现了血清氨基转移酶的升高[245]。

十一、噁唑烷酮类

目前,仅报道一例临床上与利奈唑胺显著相关的肝毒性事件。利奈唑胺是一类新型抗生素,属于噁唑烷酮类(oxazolidinones)[246]。延长使用(50 d)利奈唑胺可导致严重乳酸性酸中毒性肝损伤,肝活检表现为小泡性脂肪变[247]。尽管利奈唑胺可抑制线粒体蛋白[248],这一广谱的抗革兰阳性细菌药物(包括耐甲氧西林和万古霉素的细菌),其肝细胞代谢是通过吗啉啉环氧化实现的,这一反应独立于 CYP 酶系统[246],这就能解释它优良的肝脏安全性。利奈唑胺会引起血小板减少,慢性肝病会加重这一不良反[249]。

十二、链阳性菌素

奎奴普丁/达福普汀属于链阳性菌素(streptogramin)类抗生素,它是从始旋链霉菌中分离出的化合物。在Ⅲ期临床试验中,有超过 2 200 名患者接受了奎奴普丁/达福普汀的治疗,其中,总胆红素及结合胆红素水平高于 5 倍正常值的患者占 4%,肝酶水平升高的患者高达 7%[250]。然而,对患者肝活检标本进行分析后发现奎奴普丁/达福普汀治疗所引起的高胆红素血症可能是多种因素共同作用的结果,而不能归类于单纯的抗生素相关性肝功能损伤[251]。

抗真菌药物

一、两性霉素 B

使用两性霉素 B(amphotericin B)很少发生肝损伤。一个经两性霉素 B 间断治疗超过 1 年的隐球菌性脑膜炎患者,尸检发现肝小叶中心存在显著的脂肪浸润和淤血,而不存在炎症反应,这可能是联合氯磺丙脲共同造成的[252]。另一例病例中,一位患有急性白血病和真菌性肺炎的患者,在接受了 18 d 两性霉素 B 治疗后,出现无症状性的血清磷酸酶、转氨酶和胆红素水平的升高。这些指标在治疗终止后恢复正常,而再次治疗后这些指标出现反弹[253]。在第三例病例中，一个肺芽生菌病患者在接受了 10 d 的两性霉素 B 和伊曲康唑（itraconazole）的联合治疗后，出现肝细胞损伤，肝生化指标升高[254]。肝生化指标的异常一般在停用两性霉素 B 治疗后可恢复正常。肝脏病理提示轻度局灶性脂肪变，而不是急性或慢性炎症改变。

在临床试验中，两性霉素 B 脂质体可导致轻度血清 ALT 及 ALP 升高[255]。尽管起初认为相较于传统的两性霉素 B，脂质体发生肝功能损伤的概率要更小。但是在 2001 年的一篇文章中，首次报道了一位急性髓系白血病患者在反复接受两性霉素 B 脂质体治疗后，出现极其严重的肝脏损伤[256]。一例病例对照分析提示了两性霉素 B 脂质体在骨髓移植的患者中，确实会增加肝损伤发生的风险。同时，这篇文章将肝损伤定义为血清转氨酶高于 3 倍 ULN，并且继续使用可能导致病情的进一步恶化。而氟康唑（fluconazole）则只轻度增加肝损伤的风险。传统的两性霉素 B 在统计学上并没有增加出现严重肝损伤的风险[257]。尽管这个病例对照分析选择了严格的肝损伤标准，但在其他相关报道中我们还发现[258]，两性霉素 B 脂质体治疗的患者中发生血清转氨酶高于 10 倍 ULN 的比例为 26%，血清胆红素大于 10 mg/dl 的比例为 32%。而在氟康唑治疗的患者中，这两个比例分别为 12% 和 8%。最近报道的一个单中心研究中，100 名患者中大约 21% 的患者出现了肝损伤（标准为胆红素增加超过 1.5 mg/dl 或 ALT 和 AST 大于 3 倍 ULN）[259]。通过对恶性血液病和侵袭性真菌病患者的尸检发现，很难确定肝脏生化功能异常的原因是由于两性霉素 B 脂质体所造成的药物性肝病[260]。

二、卡泊芬净

棘白菌素是一种新型胃肠外给药的抗真菌药物。卡泊芬净（caspofungin）作为第一个批准上市的棘白菌素类药物，其作用机制主要是抑制真菌细胞壁的合成。相较于经典的两性霉素 B，卡泊芬净极少发生肝脏不良反应。在一项 239 位侵袭性念珠菌病患者的临床试验中发现，发生血清 ALP、ALT、AST、总胆红素水平升高的比例，分别为 8.3%、3.7%、1.9%、2.8%[261]。同样，另一项临床试验发现在 90 位难治性或耐药性侵袭性曲霉病患者中，肝功能检查异常的发生率不到 2%[262]。虽然少数病例中报道有严重的肝损伤，但尚不能明确是否与卡泊芬净相关[263]。值得注意的是，在骨髓移植的患者中，卡泊芬净与环孢素合用时其所导致的肝毒性可

忽略不计[264]。

有报道指出，其他的棘白菌素类药物，如阿尼芬净和米卡芬净，相较于卡泊芬净，它们发生药物不良反应的概率更低，包括肝毒性[265]。

三、口服抗真菌药

酮康唑（ketoconazole）、氟康唑、伊曲康唑和伏立康唑为合成的口服唑类药物，用于治疗系统性真菌感染。一项包含 69 830 位使用抗真菌药物的患者队列中，酮康唑和伊曲康唑致肝损伤的风险最高：酮康唑所致急性肝损伤的发生率为 134.1/100 000 病人月，伊曲康唑为 10.4/100 000 病人月[266]。在 54 803 使用氟康唑或伊曲康唑的患者中，氟康唑和伊曲康唑的严重肝脏不良反应事件发生率分别为 1.4/100 000 处方（95% CI：0.25～8.2）和 3.2/100 000 处方（95% CI：0.6～17.9）[267]。

（一）酮康唑

酮康唑所致系统性肝损伤的发生率为 1/10 000～1/2 000[268,269]。在一项包含 211 位甲癣患者的队列研究中，探讨了酮康唑所致肝损伤的发生率、严重程度和病程[270]。17.5% 和 2.9% 的患者在用药过程中会出现无症状血清转氨酶升高和隐匿性肝炎，停药后可缓解[270]。女性和老年患者发生酮康唑相关肝损伤的风险更高[268,270]。

酮康唑主要引起肝细胞型损伤，此外肝细胞-胆汁淤积型和胆汁淤积型损伤也有所报道[271]。其临床表现与病毒性肝炎相似，而发热、皮疹和嗜酸性粒细胞增多则较少见[271]，通常在用药后 4 周内起病[268,270,271]，其病理特征是：在门管区可见点状坏死和单核细胞浸润[272,273]，死亡病例中可见大块性坏死。而在其他病例中，胆汁淤积则是主要表现[274]。酮康唑相关非致死性急性肝损伤的完全恢复都大致相似，仅有一例病例报道了肝硬化后遗症的出现[275]。

由于缺乏酮康唑过敏的标志性特征，起病前酮康唑的给药疗程各不相同，肝损伤的发生机制被认为与代谢特异质相关。酮康唑主要经肝微粒体酶代谢，但其生成途径和毒性代谢产物的识别大部分仍是未知的。

在开始酮康唑或其他口服唑类药物治疗前，建议进行肝生化检测，并在治疗过程中定期监测。应当告知患者可能出现的肝损伤表现。由于酮康唑所致肝损伤多发生于给药后的最初几个月内，这段时间内的监测是特别重要的。出现系统性肝炎或有实验室证据表明出现进行性或持续性肝功能损伤的患者应立即停药[276]。

（二）氟康唑

仅不到 7% 的患者在氟康唑治疗中出现无症状肝生化指标轻度升高[276]。免疫低下患者中,如 AIDS 患者[277]和骨髓移植受者[257],发生率更高。不少病例报道描述了氟康唑所致的急性肝细胞型损伤,包括 3 例死亡[278-284]。肝细胞-胆汁淤积型和胆汁淤积型损伤也有所报道。尽管多数肝穿刺活检病理为非特异性损伤,在 1 例氟康唑延长用药（>3 个月）所致肝损伤的病例中,电镜下可见有类结晶包涵体和扩大的光滑行内质网的巨线粒体[285]。

（三）伊曲康唑

在伊曲康唑长期治疗系统性霉菌病的过程中,7%患者会出现无症状轻度肝生化指标异常[286]。后续研究报道的该类药物引起的肝功能异常的发生率更低[287]。相反,仅有 2 例有症状的肝损伤被报道[288,289]。患者表现为胆汁淤积-肝细胞型损伤,通常在停用伊曲康唑后 6 周内可恢复。然而,有 3 例胆管发育不良患者在伊曲康唑治疗过程中出现胆汁淤积型损伤,表明该药是导致 VBDS 的可能原因之一[290]。伊曲康唑脉冲给药治疗曲霉病相比连续给药（>1 个月）安全性更高[291],但在长期脉冲给药治疗过程中仍有 1 例致死性肝损伤报道[292]。多药耐药蛋白 3 介导的胆道磷脂分泌受到抑制可能参与了伊曲康唑诱导的胆汁淤积[293]。

（四）伏立康唑和泊沙康唑

有报道指出 5%～15% 的接受三唑类药物的患者出现了肝脏不良反应。最常见的不良反应是血清 ALT 和 AST 升高,ALP 有时也会升高[294]。虽然大部分患者肝酶升高,但是没有明显的临床症状,也极少出现致命性的肝损伤[295]。随着血清中伏立康唑（voriconazole）的血药浓度增加,肝脏不良反应的风险将会上升,但是随着伏立康唑的治疗结束,不良反应也将消失[295]。值得注意的是,氟康唑导致肝损伤的隐球菌性脑膜炎患者能够较好地耐受伏立康唑[296]。颅内曲霉菌感染患者使用伏立康唑出现胆汁淤积时可以考虑换用泊沙康唑（posaconazole）[297]。

（五）特比萘芬

特比萘芬（terbinafine）是用于治疗甲癣的口服药物。25 884 例特比萘芬上市后药物监测报道中发现有 2 位患者出现了明显的胆汁淤积型肝损伤[298]。另外,尚有一些反映该药肝脏不良反应的病例报道[299-304]。在一项针对免疫抑制人群应用口服抗真菌药物（oral antifungal agents）治疗表浅皮肤真菌感染和甲癣的药

物安全性 meta 分析中表明,使用特比萘芬维持治疗（250 mg/d）和间断治疗（500 mg/d,每个月连续服用 1 周）,完成治疗疗程后肝损伤的发生率分别为 0.34% 和 0.56%[305]。

总体来说,特比萘芬相关肝损伤主要是肝细胞-胆汁淤积混合型,虽然之前报道持续的胆汁淤积病例较多。一般肝损伤会出现在用药后 4～6 周[301]。有 2 例因 ALF 进行肝移植后服用了特比萘芬[306,307]出现了肝脏不良反应,肝活检发现肝内胆管数量减少,提示该胆管消失综合征可能与特比萘芬所致的肝损伤相关[308,309]。HBV 携带者使用了该药物后可能会出现类似 AIH 的表现,停药后不良反应也随即消失[310]。特比萘芬能有效抑制 CYP2D6,后者与超过 40 种药物的代谢相关。特比萘芬的烯丙基乙醛代谢产物 7,7-甲基庚-2-烯-4-炔（或 TBF-A）,在肝损伤的发病机制中具有重要作用[311],因此特比萘芬导致的肝损伤并不常见（为 1/54 000～1/45 000）[301]。

（六）氟胞嘧啶

41% 使用氟胞嘧啶（flucytosine）患者都有可能出现无明显临床症状的肝损伤[312]。有 2 例严重的肝损伤出现在念珠菌性心内膜炎的治疗过程中[313]。氟胞嘧啶的肝损伤机制并不清楚,但药物剂量依赖可以作为预测肝损伤的指标,特别是当药物峰浓度始终保持在 < 100 mg/L 时,用药过程中出现的肝损伤都是暂时并且可逆的,随着药物剂量减少和治疗结束而好转。

（七）灰黄霉素

虽然在啮齿类动物模型的研究中发现灰黄霉素（griseofulvin）可以引起各种类型急性或慢性不良反应,包括卟啉病,但是在临床使用中很少引发肝毒性或者肝脏肿瘤[314]。曾经有 1 例病例报道了使用灰黄霉素过程中出现胆汁淤积型黄疸,但是停药后黄疸消失[315]。一项对照研究将 211 例甲癣分为酮康唑治疗组和灰黄霉素治疗组,灰黄霉素组没有发现相关的肝功能异常[270]。灰黄霉素在人类机体内会影响卟啉代谢,因此会引起间歇性急性血卟啉病[316]。

结 论

抗菌药物和抗真菌药物引起的肝损伤通常无症状,临床意义较小。但有一些例外值得关注,例如阿莫西林-克拉维酸导致的持续胆汁淤积,曲伐沙星导致的急性重型肝炎,米诺环素相关的 DIAIH 以及长期使用呋喃妥因导致的慢性肝病。对怀疑抗菌药物和抗真菌药

物造成肝毒性病例来说，及时识别、停用相关药物，换用（如果临床允许）其他药物，避免再次使用该类药物是最有效的处理措施。因为除外支持治疗，抗菌药物和抗真菌药物引起的肝损伤没有特殊的治疗方法，发生急性肝衰竭时可行肝移植。而对于开具处方的健康机构来说，合理选用抗菌药物，教育患者认识肝损伤的可能性和有关症状，向监测部门上报疑似的肝脏不良反应都是非常重要的步骤。

（阮巧玲 译　张文宏 刘鸿凌 校）

参考文献

[1] Chand N, Sanyal AJ. Sepsis-induced cholestasis. Hepatology 2007; 45: 230 - 241.

[2] Kosters A, Karpen SJ. The role of inflammation in cholestasis: clinical and basic aspects. Semin Liver Dis 2010; 30: 186 - 194.

[3] Carson JL, Brian L, Strom BL, Duff A, Gupta A, Shaw M, et al. Acute liver disease associated with erythromycins, sulfonamides, and tetracyclines. Ann Intern Med 1993; 119: 576 - 583.

[4] Sgro C, Clinard F, Ouazir K, Chanay H, Allard C, Guilleminet C, et al. Incidence of drug-induced hepatic injuries: a French population-based study. Hepatology 2002; 36: 451 - 455.

[5] de Abajo FJ, Montero D, Madurga M, Garcia Rodriguez LA. Acute and clinically relevant drug-induced liver injury: a population based case-control study. Br J Clin Pharmacol 2004; 58: 71 - 80.

[6] Galan MV, Potts JA, Silverman AL, Gordon SC. Hepatitis in a United States tertiary referral center. J Clin Gastroenterol 2005; 39: 64 - 67.

[7] Meier Y, Cavallaro M, Roos M, Pauli-Magnus C, Folkers G, Meier PJ, et al. Incidence of drug-induced liver injury in medical inpatients. Eur J Clin Pharmacol 2005; 61: 135 - 143.

[8] Andrade RJ, Lucena MI, Fernandez MC, Pelaez G, Pachkoria K, García-Ruiz EL, Spanish Group for the Study of Drug-Induced Liver Disease, et al. Drug-induced liver injury: an analysis of 461 incidences submitted to the Spanish registry over a 10-year period. Gastroenterology 2005; 129: 512 - 521.

[9] Sabaté M, Ibáñez L, Pérez E, Vidal X, Buti M, Xiol X, et al. Risk of acute liver injury associated with the use of drugs: a multicentre population survey. Aliment Pharmacol Ther 2007; 25: 1401 - 1409.

[10] De Valle MB, Klinteberg AVV, Alem N, Olsson R, Björnsson E. Drug-induced liver injury in a Swedish University hospital outpatient hepatology clinic. Aliment Pharmacol Ther 2006; 24: 1187 - 1195.

[11] Bjornsson E, Jerlstad P, Bergqvist A, Olsson R. Fulminant druginduced hepatic failure leading to death or liver transplantation in Sweden. Scand J Gastroenterol 2005; 40: 1095 - 1101.

[12] Bjornsson E, Olsson R. Outcome and prognostic markers in severe drug-induced liver disease. Hepatology 2005; 42: 481 - 489.

[13] Chalasani N, Fontana RJ, Bonkovsky HL, Watkins PB, Davern T, Serrano J, Drug Induced Liver Injury Network (DILIN), et al. Causes, clinical features, and outcomes, from a prospective study of drug-induced liver injury in the United States. Gastroenterology 2008; 135: 1924 - 1934.

[14] Reuben A, Koch DG, Lee WM. Drug-induced acute liver failure: results of a U. S. multicenter, prospective study. Hepatology 2010; 52: 2065 - 2076.

[15] Björnsson E, Talwalkar J, Treeprasertsuk S, Kamath PS, Takahashi N, Sanderson S, et al. Drug-induced autoimmune

[16] Czaja AJ. Drug-induced autoimmune-like hepatitis. Dig Dis Sci 2011; 56: 958 - 976.

[17] Parry MF. The pencillins. Med Clin North Am 1987; 71: 1093 - 1112.

[18] Goldstein LI, Ishak KG. Hepatic injury associated with penicillin therapy. Arch Pathol 1974; 98: 114 - 117.

[19] Williams CN, Malatjalian DA. Severe penicillin-induced cholestasis in a 91-year-old woman. Dig Dis Sci 1981; 26: 470 - 473.

[20] Onate J, Montejo M, Aguirrebengoa K, Ruiz-Irastorza G, Gonzalez de Zarate P, Aguirre C. Hepatotoxicity associated with penicillin V therapy. Clin Infect Dis 1995; 20: 474 - 475.

[21] Andrade RJ, Guilarte J, Salmeron FJ, Lucena MI, Bellot V. Benzylpenicillin-induced prolonged cholestasis. Ann Pharmacother 2001; 35: 783 - 784.

[22] Cavanzo FJ, Garcia CF, Botero RC. Chronic cholestasis, paucity of bile ducts, red cell aplasia, and the Stevens-Johnson syndrome: an ampicillin-associated case. Gastroenterology 1990; 99: 854 - 856.

[23] Koklu S, Yuksel O, Filik L, Uskudar O, Altundag K, Altiparmak E. Recurrent cholestasis due to ampicillin. Ann Pharmacother 2003; 37: 395 - 397.

[24] Koklu S, Koksal AS, Asil M, Kiyici H, Coban S, Arhan M. Probable sulbactam/ampicillin-associated prolonged cholestasis. Ann Pharmacother 2004; 38: 2055 - 2058.

[25] Garcia Rodriguez LA, Stricker BH, Zimmerman HJ. Risk of acute liver injury associated with the combination of amoxicillin and clavulanic acid. Arch Intern Med 1996; 156: 1327 - 1332.

[26] Davies MH, Harrison RF, Elias E, Hubscher SG. Antibioticassociated acute vanishing bile duct syndrome: a pattern associated with severe, prolonged, intrahepatic cholestasis. J Hepatol 1994; 20: 112 - 116.

[27] Miller WI, Souney PF, Chang JT. Hepatic dysfunction following nafcillin and cephalothin therapy in a patient with a history of oxacillin hepatitis. Clin Pharm 1983; 2: 465 - 468.

[28] Mazuryk H, Kastenberg D, Rubin R, Munoz SJ. Cholestatic hepatitis associated with the use of nafcillin. Am J Gastroenterol 1993; 88: 1960 - 1962.

[29] Schuman R, Miskovitz P. Nafcillin-associated jaundice. Am J Gastroenterol 1994; 89: 952.

[30] Presti ME, Janney CG, Neuschwander-Tetri BA. Nafcillinassociated hepatotoxicity: report of a case and review of the literature. Dig Dis Sci 1996; 41: 180 - 184.

[31] Wilson FM, Belamaric J, Lauter CB, Lerner AM. Anicteric carbenicillin hepatitis. Eight episodes in four patients. JAMA 1975; 232: 818 - 821.

[32] Siegmund JB, Tarshis AM. Prolonged jaundice after dicloxacillin therapy. Am J Gastroenterol 1993; 88: 1299 - 1300.

[33] Kleinman MS, Presberg JE. Cholestatic hepatitis after dicloxacillin-sodium therapy. J Clin Gastroenterol 1986; 8: 77 - 78.

[34] Saab S, Venkataramani A, Yao F. Possible granulomatous hepatitis after dicloxacillin therapy. J Clin Gastroenterol 1996; 22: 163 - 164.

[35] Olsson R, Wiholm BE, Sand C, Zettergren L, Hultcrantz R, Myrhed M. Liver damage from flucloxacillin, cloxacillin and dicloxacillin. J Hepatol 1992; 15: 154 - 161.

[36] Konikoff F, Alcalay J, Halevy J. Cloxacillin-induced cholestatic jaundice. Am J Gastroenterol 1986; 81: 1082 - 1083.

[37] Pascual J, Orofino L, Marcen R, Quereda C, Ortuno J. Cloxacillin-induced cholestasis in a renal allograft patient with chronic hepatitis. Am J Gastroenterol 1990; 85: 335 - 336.

[38] Lotric S, Lejko-Zupanc T, Jereb M. Cloxacillin-induced cholestasis. Clin Infect Dis 1994; 19: 981 - 982.

[39] Goland S, Malnick SD, Gratz R, Feldberg E, Geltner D, Sthoeger

ZM. Severe cholestatic hepatitis following cloxacillin treatment. Postgrad Med J 1998; 74; 59 - 60.

[40] Klein I, Tobias H. Oxacillin-associated hepatitis. Am J Gastroenterol 1976; 65; 546.

[41] Pollock AA, Berger SA, Simberkoff MS, Rahal JJ. Hepatitis associated with high-dose oxacillin therapy. Arch Intern Med 1978; 138; 915 - 917.

[42] Onorato IM, Axelrod JL. Hepatitis from intravenous high-dose oxacillin therapy; findings in an adult inpatient population. Ann Intern Med 1978; 89; 497 - 500.

[43] Bruckstein AH, Attia AA. Oxacillin hepatitis. Two patients with liver biopsy, and review of the literature. Am J Med 1978; 64; 519 - 522.

[44] Goldstein LI, Granoff M, Waisman J. Hepatic injury due to oxacillin administration. Am J Gastroenterol 1978; 70; 171 - 174.

[45] Halloran TJ, Clague MD. Hepatitis associated with high-dose oxacillin therapy. Arch Intern Med 1979; 139; 376 - 377.

[46] D'Angelo LJ. Oxacillin and hepatotoxicity. Ann Intern Med 1979; 90; 442.

[47] Tauris P, Jorgensen NF, Petersen CM, Albertsen K. Prolonged severe cholestasis induced by oxacillin derivatives. A report on two cases. Acta Med Scand 1985; 217; 567 - 569.

[48] Al-Homaidhi H, Abdel-Haq NM, El-Baba M, Asmar BI. Severe hepatitis associated with oxacillin therapy. South Med J 2002; 95; 650 - 652.

[49] Maraqa NF, Gomez MM, Rathore MH, Alvarez AM. Higher occurrence of hepatotoxicity and rash in patients treated with oxacillin, compared with those treated with nafcillin and other commonly used antimicrobials. Clin Infect Dis 2002; 34; 50 - 54.

[50] Saliba B, Herbert PN. Oxacillin hepatotoxicity in HIV - infected patients. Ann Intern Med 1994; 120; 1048.

[51] Aderka D, Livni E, Salamon F, Weinberger A, Pinkhas J. Use of macrophage inhibition factor and mast-cell degranulation tests for diagnosis of cloxacillin-induced cholestasis. Am J Gastroenterol 1986; 81; 1084 - 1086.

[52] Horikawa M, Kato Y, Tyson CA, Sugiyama Y. Potential cholestatic activity of various therapeutic agents assessed by bile canalicular membrane vesicles isolated from rats and humans. Drug Metab Pharmacokinet 2003; 18; 16 - 22.

[53] Wolf KK, Vora S, Webster LO, Generaux GT, Polli JW, Brouwer KL. Use of cassette dosing in sandwich-cultured rat and human hepatocytes to identify drugs that inhibit bile acid transport. Toxicol in Vitro 2010; 24; 297 - 309.

[54] Lobatto S, Dijkmans BA, Mattie H, Van Hooff JP. Flucloxacillinassociated liver damage. Neth J Med 1982; 25; 47 - 48.

[55] Bengtsson F, Floren CH, Hagerstrand I, Soderstrom C, Aberg T. Flucloxacillin-induced cholestatic liver damage. Scand J Infect Dis 1985; 17; 125 - 128.

[56] Turner IB, Eckstein RP, Riley JW, Lunzer MR. Prolonged hepatic cholestasis after flucloxacillin therapy. Med J Aust 1989; 151; 701 - 705.

[57] Fairley CK, McNeil JJ, Desmond P, Smallwood R, Young H, Forbes A, et al. Risk factors for development of flucloxacillin associated jaundice. Br Med J 1993; 306; 233 - 235.

[58] Devereaux BM, Crawford DH, Purcell P, Powell LW, Roeser HP. Flucloxacillin associated cholestatic hepatitis. An Australian and Swedish epidemic? Eur J Clin Pharmacol 1995; 49; 81 - 85.

[59] Piotrowicz A, Polkey M, Wilkinson M. Ursodeoxycholic acid for the treatment of flucloxacillin-associated cholestasis. J Hepatol 1995; 2; 119 - 120.

[60] Eckstein RP, Dowsett JF, Lunzer MR. Flucloxacillin induced liver disease. Histopathological findings at biopsy and autopsy. Pathology 1993; 25; 223 - 228.

[61] Miros M, Kerlin P, Walker N, Harris O. Flucloxacillin induced delayed cholestatic hepatitis. Aust N Z J Med 1990; 20; 251 - 253.

[62] Koek GH, Stricker BH, Blok AP, Schalm SW, Desmet VJ. Flucloxacillin-associated hepatic injury. Liver 1994; 14; 225 - 229.

[63] Jick H, Derby LE, Dean AD, Henry DA. Flucloxacillin and cholestatic hepatitis. Med J Aust 1994; 160; 525.

[64] Derby LE, Jick H, Henry DA, Dean AD. Cholestatic hepatitis associated with flucloxacillin. Med J Aust 1993; 158; 596 - 600.

[65] George DK, Crawford DH. Antibacterial-induced hepatotoxicity. Incidence, prevention and management. Drug Saf 1996; 15; 79 - 85.

[66] Russmann S, Kaye JA, Jick SS, Jick H. Risk of cholestatic liver disease associated with flucloxacillin and flucloxacillin prescribing habits in the UK; cohort study using data from the UK general practice research database. Br J Clin Pharmacol 2005; 60; 76 - 82.

[67] Lakehal F, Dansette PM, Becquemont L, Lasnier E, Delelo R, Balladur P, et al. Indirect cytotoxicity of flucloxacillin toward human biliary epithelium via metabolite formation in hepatocytes. Chem Res Toxicol 2001; 14; 694 - 701.

[68] Carey MA, van Pelt FN. Immunochemical detection of flucloxacillin adduct formation in livers of treated rats. Toxicology 2005; 216; 41 - 48.

[69] Daly AK, Donaldson PT, Bhatnagar P, Pe'er SY, Floratos A, Daly MJ, DILIGEN Study, et al. HLA - B * 5701 genotype is a major determinant of drug-induced liver injury due to flucloxacillin. Nat Genet 2009; 41; 816 - 819.

[70] Andrews E, Armstrong M, Tugwood J, Swan D, Glaves P, Pirmohamed M, et al. A role for the pregnane X receptor in flucloxacillin-induced liver injury. Hepatology 2010; 51; 1656 - 1664.

[71] Dowsett JF, Gillow T, Heagerty A, Radcliffe M, Toadi R, Isle I, et al. Amoxicillin/clavulanic acid (Augmentin)-induced intrahepatic cholestasis. Dig Dis Sci 1989; 34; 1290 - 1293.

[72] Stricker BH, Van den Broek JW, Keuning J, Eberhardt W, Houben HG, Johnson M, et al. Cholestatic hepatitis due to antibacterial combination of amoxicillin and clavulanic acid (Augmentin). Dig Dis Sci 1989; 34; 1576 - 1580.

[73] Reddy KR, Brillant P, Schiff ER. Amoxicillin-clavulanate potassium-associated cholestasis. Gastroenterology 1989; 96; 1135 - 1141.

[74] Schneider JE, Kleinman MS, Kupiec JW. Cholestatic hepatitis after therapy with amoxicillin/clavulanate potassium. N Y State J Med 1989; 89; 355 - 356.

[75] Verhamme M, Ramboer C, Van de Bruaene P, Inderadjaja N. Cholestatic hepatitis due to an amoxicillin/clavulanic acid preparation. J Hepatol 1989; 9; 260 - 264.

[76] Silvain C, Fort E, Levillian P, Labat-Labourdette J, Beauchant M. Granulomatous hepatitis due to combination of amoxicillin and clavulanic acid. Dig Dis Sci 1992; 37; 150 - 152.

[77] Larrey D, Vial T, Micaleff A, Babany G, Morichau-Beauchant M, Michel H, et al. Hepatitis associated with amoxicillin-clavulanic acid combination report of 15 cases. Gut 1992; 33; 368 - 371.

[78] Thomson JA, Fairley CK, Ugoni AM, Forbes AB, Purcell PM, Desmond PV, et al. Risk factors for the development of amoxicillin-clavulanic acid associated jaundice. Med J Aust 1995; 162; 638 - 640.

[79] Lucena MI, Andrade RJ, Fernández MC, Pachkoria K, Pelaez G, Durán JA, et al. Determinants of the clinical expression of amoxicillin-clavulanate hepatotoxicity; a prospective series from Spain. Hepatology 2006; 44; 850 - 856.

[80] Gresser U. Amoxicillin-clavulanic acid therapy may be associated with severe side effects — review of the literature. Eur J Med Res 2001; 6(4); 139 - 149.

[81] Ryley NG, Fleming KA, Chapman RW. Focal destructive cholangiopathy associated with amoxycillin/clavulanic acid (Augmentin). J Hepatol 1995; 23; 278 - 282.

［82］ Richardet JP, Mallat A, Zafrani ES, Blazquez M, Bognel JC, Campillo B. Prolonged cholestasis with ductopenia after administration of amoxicillin/clavulanic acid. Dig Dis Sci 1999; 44: 1997 - 2000.

［83］ Hebbard GS, Smith KG, Gibson PR, Bhathal PS. Augmentininduced jaundice with a fatal outcome. Med J Aust 1992; 156: 285 - 286.

［84］ Fontana RJ, Shakil AO, Greenson JK, Boyd I, Lee WM. Acute liver failure due to amoxicillin and amoxicillin/clavulanate. Dig Dis Sci 2005; 50: 1785 - 1790.

［85］ Chawla A, Kahn E, Yunis EJ, Daum F. Rapidly progressive cholestasis. An unusual reaction to amoxicillin/clavulanic acid therapy in a child. J Pediatr 2000; 136: 121 - 123.

［86］ Smith LA, Ignacio JR, Winesett MP, Kaiser GC, Lacson AG, Gilbert-Barness E, et al. Vanishing bile duct syndrome: amoxicillin-clavulanic acid associated intra-hepatic cholestasis responsive to ursodeoxycholic acid. J Pediatr Gastroenterol Nutr 2005; 41: 469 - 473.

［87］ Katsinelos P, Vasiliadis T, Xiarchos P, Patakiouta F, Christodoulou K, Pilpilidis I, et al. Ursodeoxycholic acid (UDCA) for the treatment of amoxycillin-clavulanate potassium (Augmentin)-induced intra-hepatic cholestasis: report of two cases. Eur J Gastroenterol Hepatol 2000; 12: 365 - 368.

［88］ Hautekeete ML, Horsmans Y, Van Waeyenberge C, Demanet C, Henrion J, Verbist L, et al. HLA association of amoxicillinclavulanate-induced hepatitis. Gastroenterology 1999; 117: 1181 - 1186.

［89］ O'Donohue J, Oien KA, Donaldson P, Underhill J, Clare M, MacSween RN, et al. Co-amoxiclav jaundice: clinical and histological features and HLA class Ⅱ association. Gut 2000; 47: 717 - 720.

［90］ Donaldson PT, Daly AK, Henderson J, Graham J, Pirmohamed M, Bernal W, et al. Human leucocyte antigen class Ⅱ genotype in susceptibility and resistance to co-amoxiclav-induced liver injury. J Hepatol 2010; 53: 1049 - 1053.

［91］ Lucena MI, Molokhia M, Shen Y, Urban TJ, Aithal GP, Andrade RJ, Spanish DILI Registry, et al. Susceptibility to amoxicillin-clavulanate-induced liver injury is influenced by multiple HLA class Ⅰ and Ⅱ alleles. Gastroenterology 2011; 141: 338 - 347.

［92］ Berg P, Hahn EG. Hepatotoxic reactions induced by betalactamase inhibitors. Eur J Med Res 2001; 6: 535 - 542.

［93］ Parry MF. The safety and tolerance of azlocillin. Arzneimittelforschung 1985; 35: 1292 - 1294.

［94］ Lang R, Lishner M, Ravid M. Adverse reactions to prolonged treatment with high doses of carbenicillin and ureidopenicillins. Rev Infect Dis 1991; 13: 68 - 72.

［95］ Hargreaves JE, Herchline TE. Severe cholestatic jaundice caused by mezlocillin. Clin Infect Dis 1992; 15: 179 - 180.

［96］ Quattropani C, Schneider M, Helbling A, Zimmermann A, Krahenbuhl S. Cholangiopathy after short-term administration of piperacillin and imipenem/cilastatin. Liver 2001; 21: 213 - 216.

［97］ Schumaker AL, Okulicz JF. Meropenem-induced vanishing bile duct syndrome. Pharmacotherapy 2010; 30: 953.

［98］ Ammann R, Neftel K, Hardmeier T, Reinhardt M. Cephalosporin-induced cholestatic jaundice. Lancet 1982; 2: 336 - 337.

［99］ Eggleston SM, Belandres MM. Jaundice associated with cephalosporin therapy. Drug Intell Clin Pharm 1985; 19: 553 - 555.

［100］ Bjornsson E, Olsson R. Acute liver injury due to loracarbef. J Hepatol 1997; 26: 739 - 740.

［101］ Skoog SM, Smyrk TC, Talwalkar JA. Cephalexin-induced cholestatic hepatitis. J Clin Gastroenterol 2004; 38: 833.

［102］ Shiffman ML, Keith FB, Moore EW. Pathogenesis of ceftriaxone-associated biliary sludge. In vitro studies of calcium-ceftriaxone binding and solubility. Gastroenterology 1990; 99: 1772 - 1778.

［103］ Peker E, Cagan E, Dogan M. Ceftriaxone-induced toxic hepatitis. World J Gastroenterol 2009; 15: 2669 - 2671.

［104］ Johnson DF, Hall WH. Allergic hepatitis caused by propionyl erythromycin ester of lauryl sulfate. N Engl J Med 1961; 265: 1200 - 1202.

［105］ Reed C, Ritchie F. Toxic jaundice due to propionyl erythromycin ester lauryl sulphate ("Ilosone"). Med J Aust 1962; 49: 810 - 812.

［106］ Tolman KG, Sannella JJ, Freston JW. Chemical structure of erythromycin and hepatotoxicity. Ann Intern Med 1974; 81: 58 - 60.

［107］ Zafrani ES, Ishak KG, Rudzki C. Cholestatic and hepatocellular injury associated with erythromycin esters: report of nine cases. Dig Dis Sci 1979; 24: 385 - 396.

［108］ Viteri AL, Greene Jr JF, Dyck WP. Erythromycin ethylsuccinateinduced cholestasis. Gastroenterology 1979; 76: 1007 - 1008.

［109］ Keeffe EB, Reis TC, Berland JE. Hepatotoxicity to both erythromycin estolate and erythromycin ethylsuccinate. Dig Dis Sci 1982; 27: 701 - 704.

［110］ Diehl AM, Latham P, Boitnott JK, Mann J, Maddrey WC. Cholestatic hepatitis from erythromycin ethylsuccinate. Report of two cases. Am J Med 1984; 76: 931 - 934.

［111］ Inman WH, Rawson NS. Erythromycin estolate and jaundice. Br Med J 1983; 286: 1954 - 1955.

［112］ Avila P, Capella D, Laporte JR, Moreno V. Which salt of erythromycin is most hepatotoxic? Lancet 1988; 1: 1104.

［113］ Derby LE, Jick H, Henry DA, Dean AD. Erythromycinassociated cholestatic hepatitis. Med J Aust 1993; 158: 600 - 602.

［114］ Geubel AP, Nakad A, Rahier J, Dive C. Prolonged cholestasis and disappearance of interlobular bile ducts following chlorpropamide and erythromycin ethylsuccinate. Case of drug interaction? Liver 1988; 8: 350 - 353.

［115］ Degott C, Feldmann G, Larrey D, Durand-Schneider AM, Grange D, Machayekhi JP, et al. Drug-induced prolonged cholestasis in adults: a histological semiquantitative study demonstrating progressive ductopenia. Hepatology 1992; 15: 244 - 251.

［116］ Lazarczyk DA, Duffy MC. Erythromycin-induced primary biliary cirrhosis. Dig Dis Sci 2000; 45: 1115 - 1118.

［117］ Gholson CF, Warren GH. Fulminant hepatic failure associated with intravenous erythromycin lactobionate. Arch Intern Med 1990; 150: 215 - 216.

［118］ Longo G, Valenti C, Gandini G, Ferrara L, Bertesi M, Emilia G. Azithromycin-induced intrahepatic cholestasis. Am J Med 1997; 102: 217 - 218.

［119］ Cascaval RI, Lancaster DJ. Hypersensitivity syndrome associated with azithromycin. Am J Med 2001; 110: 330 - 331.

［120］ Chandrupatla S, Demetris AJ, Rabinovitz M. Azithromycininduced intrahepatic cholestasis. Dig Dis Sci 2002; 47: 2186 - 2188.

［121］ Molleston JP, Fontana RJ, Lopez MJ, Kleiner DE, Gu J, Chalasani N, et al. for the Drug-Induced Liver Injury Network. Characteristics of idiosyncratic drug-induced liver injury in children: results from the DILIN prospective study. J Pediatr Gastroenterol Nutr 2011; 53: 182 - 189.

［122］ Sturgill MG, Rapp RP. Clarithromycin: review of a new macrolide antibiotic with improved microbiologic spectrum and favorable pharmacokinetic and adverse effect profiles. Ann Pharmacother 1992; 26: 1099 - 1108.

［123］ Yew WW, Chau CH, Lee J, Leung CW. Cholestatic hepatitis in a patient who received clarithromycin therapy for a *Mycobacterium chelonae* lung infection. Clin Infect Dis 1994；18：1025 - 1026.

[124] Brown BA，Wallace RJ，Griffith DE，Girard W. Clarithromycininduced hepatotoxicity. Clin Infect Dis 1995；20：1073 - 1074.

[125] Fox JC，Szyjkowski RS，Sanderson SO，Levine RA. Progressive cholestatic liver disease associated with clarithromycin treatment. J Clin Pharmacol 2002；42：676 - 680.

[126] Shaheen N，Grimm IS. Fulminant hepatic failure associated with clarithromycin. Am J Gastroenterol 1996；91：394 - 395.

[127] Masia M，Gutierrez F，Jimeno A，Navarro A，Borras J，Matarredona J，et al. Fulminant hepatitis and fatal toxic epidermal necrolysis (Lyell disease) coincident with clarithromycin administration in an alcoholic patient receiving disulfiram therapy. Arch Intern Med 2002；162：474 - 476.

[128] Christopher K，Hyatt PA，Horkan C，Yodice PC. Clarithromycin use preceding fulminant hepatic failure. Am J Gastroenterol 2002；97：489 - 490.

[129] Tietz A，Heim MH，Eriksson U，Marsch S，Terracciano L，Krahenbuhl S. Fulminant liver failure associated with clarithromycin. Ann Pharmacother 2003；37：57 - 60.

[130] Nguyen M，Chung EP. Telithromycin：the first ketolide antimicrobial. Clin Ther 2005；27：1144 - 1163.

[131] Peters TS. Do preclinical testing strategies help predict human hepatotoxic potentials? Toxicol Pathol 2005；33：146 - 154.

[132] Clay KD，Hanson JS，Pope SD，Rissmiller RW，Purdum III PP，Banks PM. Brief communication：severe hepatotoxicity of telithromycin：three case reports and literature review. Ann Intern Med 2006；144：415 - 420.

[133] Brinker AD，Wassel RT，Lyndly J，Serrano J，Avigan M，Lee WM，et al. Telithromycin-associated hepatotoxicity：clinical spectrum and causality assessment of 42 cases. Hepatology 2009；49：250 - 257.

[134] Yamaguchi S，Zhao YL，Nadai M，Yoshizumi H，Cen X，Torita S，et al. Involvement of the drug transporters P glycoprotein and multidrug resistance-associated protein Mrp2 in telithromycin transport. Antimicrob Agents Chemother 2006；50：80 - 87.

[135] Gaeta GB，Utili R，Adinolfi LE，Abernathy CO，Giusti G. Characterization of the effects of erythromycin estolate and erythromycin base on the excretory function of the isolated rat liver. Toxicol Appl Pharmacol 1985；80：185 - 192.

[136] Kostrubsky VE，Strom SC，Hanson J，Urda E，Rose K，Burliegh J，et al. Evaluation of hepatotoxic potential of drugs by inhibition of bile-acid transport in cultured primary human hepatocytes and intact rats. Toxicol Sci 2003；76：220 - 228.

[137] Ansede JH，Smith WR，Perry CH，St. Claire III RL，Brouwer KR. An in vitro assay to assess transporter-based cholestatic hepatotoxicity using sandwich-cultured rat hepatocytes. Drug Metab Dispos 2010；38：276 - 280.

[138] Pessayre D，Larrey D，Funck-Brentano C，Benhamou JP. Drug interactions and hepatitis produced by some macrolide antibiotics. J Antimicrob Chemother 1985；16(Suppl. A)：181 - 194.

[139] Westphal JF，Brogard JM. Antibacterials and antifungal agents. In：Kaplowitz N，DeLeve LD，editors. Drug-induced liver disesase. New York：Marcel Dekker；2003. pp.471 - 504.

[140] Dujovne CA，Chan CH，Zimmerman HJ. Sulfonamide hepatic injury. Review of the literature and report of a case due to sulfamethoxazole. N Engl J Med 1967；277：785 - 788.

[141] Gordin FM，Simon GL，Wofsy CB，Mills J. Adverse reactions to trimethoprim-sulfamethoxazole in patients with the acquired immunodeficiency syndrome. Ann Intern Med 1984；100：495 - 499.

[142] Espiritu CR，Kim TS，Levine RA. Granulomatous hepatitis associated with sulfadimethoxine hypersensitivity. JAMA 1967；202：985 - 988.

[143] Callen JP，Soderstrom RM. Granulomatous hepatitis associated with salicylazosulfapyridine therapy. South Med J 1978；71：1159 - 1160.

[144] Lazar HP，Murphy RL，Phair JP. Fansidar and hepatic granulomas. Ann Intern Med 1985；102：722.

[145] Zaman F，Ye G，Abreo KD，Latif S，Zibari GB. Successful orthotopic liver transplantation after trimethoprimsulfamethoxazole associated fulminant liver failure. Clin Transplant 2003；17：461 - 464.

[146] Alberti-Flor JJ，Hernandez ME，Ferrer JP，Howell S，Jeffers L. Fulminant liver failure and pancreatitis associated with the use of sulfamethoxazole-trimethoprim. Am J Gastroenterol 1989；84：1577 - 1579.

[147] Zitelli BJ，Alexander J，Taylor S，Miller KD，Howrie DL，Kuritsky JN，et al. Fatal hepatic necrosis due to pyrimethamine-sulfadoxine (Fansidar). Ann Intern Med 1987；106：393 - 395.

[148] Ransohoff DF，Jacobs G. Terminal hepatic failure following a small dose of sulfamethoxazole-trimethoprim. Gastroenterology 1981；80：816 - 819.

[149] Yao F，Behling CA，Saab S，Li S，Hart M，Lyche KD. Trimethoprim-sulfamethoxazole-induced vanishing bile duct syndrome. Am J Gastroenterol 1997；92：167 - 169.

[150] Altraif I，Lilly L，Wanless IR，Heathcote J. Cholestatic liver disease with ductopenia (vanishing bile duct syndrome) after administration of clindamycin and trimethoprimsulfamethoxazole. Am J Gastroenterol 1994；89：1230 - 1234.

[151] Kowdley KV，Keeffe EB，Fawaz KA. Prolonged cholestasis due to trimethoprim sulfamethoxazole. Gastroenterology 1992；102：2148 - 2150.

[152] Abi-Mansur P，Ardiaca MC，Allam C，Shamma'a M. Trimethoprim-sulfamethoxazole-induced cholestasis. Am J Gastroenterol 1981；76：356 - 359.

[153] Nair SS，Kaplan JM，Levine LH，Geraci K. Trimethoprimsulfamethoxazole-induced intrahepatic cholestasis. Ann Intern Med 1980；92：511 - 512.

[154] Munoz SJ，Martinez-Hernandez A，Maddrey WC. Intrahepatic cholestasis and phospholipidosis associated with the use of trimethoprim-sulfamethoxazole. Hepatology 1990；12：342 - 347.

[155] Thies PW，Dull WL. Trimethoprim-sulfamethoxazole-induced cholestatic hepatitis：inadvertent rechallenge. Arch Intern Med 1984；144：1691 - 1692.

[156] Wolkenstein P，Carriere V，Charue D，Bastuji-Garin S，Revuz J，Roujeau JC，et al. A slow acetylator genotype is a risk factor for sulphonamide-induced toxic epidermal necrolysis and Stevens-Johnson syndrome. Pharmacogenetics 1995；5：255 - 258.

[157] O'Neil WM，MacArthur RD，Farrough MJ，Doll MA，Fretland AJ，Hein DW，et al. Acetylator phenotype and genotype in HIV - infected patients with and without sulfonamide hypersensitivity. J Clin Pharmacol 2002；42：613 - 619.

[158] Alfirevic A，Stalford AC，Vilar FJ，Wilkins EG，Park BK，Pirmohamed M. Slow acetylator phenotype and genotype in HIV - positive patients with sulphamethoxazole hypersensitivity. Br J Clin Pharmacol 2003；55：158 - 165.

[159] Dowling HF，Lepper MH. Hepatic reactions to tetracycline. JAMA 1964；188：307 - 309.

[160] Zimmerman HJ. Hepatotoxicity：the adverse effects of drugs and other chemicals on the liver. 2nd ed. Philadelphia：Lippincott Williams & Wilkins；1999.

[161] Combes B，Whalley PJ，Adams RH. Tetracycline and the liver. Prog Liver Dis 1972；4：589 - 596.

[162] Whalley PJ，Adams RH，Combes B. Tetracycline toxicity in pregnancy. JAMA 1964；189：357 - 362.

[163] Allen ES，Brown WE. Hepatic toxicity of tetracycline in pregnancy. Am J Obstet Gynecol 1966；95：12 - 18.

[164] Schultz JC，Adamson JS，Workman WW，Norman TD. Fatal liver disease after intravenous administration of tetracycline in

high dosage. N Engl J Med 1963; 269: 999 – 1004.

[165] Freneaux E, Labbe G, Letteron P, Le Dinh T, Degott C, Geneve J, et al. Inhibition of the mitochondrial oxidation of fatty acids by tetracycline in mice and in man: possible role in microvesicular steatosis induced by this antibiotic. Hepatology 1988; 8: 1056 – 1062.

[166] Letteron P, Sutton A, Mansouri A, Fromenty B, Pessayre D. Inhibition of microsomal triglyceride transfer protein: another mechanism for drug-induced steatosis in mice. Hepatology 2003; 38: 133 – 140.

[167] Bjornsson E, Lindberg J, Olsson R. Liver reactions to oral lowdose tetracyclines. Scand J Gastroenterol 1997; 32: 390 – 395.

[168] Hunt CM, Washington K. Tetracycline-induced bile duct paucity and prolonged cholestasis. Gastroenterology 1994; 107: 1844 – 1847.

[169] Westermann GW, Bohm M, Bonsmann G, Rahn KH, Kisters K. Chronic intoxication by doxycycline use for more than 12 years. J Intern Med 1999; 246(6): 591 – 592.

[170] Burette A, Finet C, Prigogine T, De Roy G, Deltenre M. Acute hepatic injury associated with minocycline. Arch Intern Med 1984; 144: 1491 – 1492.

[171] Davies MG, Kersey PJ. Acute hepatitis and exfoliative dermatitis associated with minocycline. Br Med J 1989; 298: 1523 – 1524.

[172] Malcolm A, Heap TR, Eckstein RP, Lunzer MR. Minocycline-induced liver injury. Am J Gastroenterol 1996; 91: 1641 – 1643.

[173] Gough A, Chapman S, Wagstaff K, Emery P, Elias E. Minocycline induced autoimmune hepatitis and systemic lupus erythematosus-like syndrome. Br Med J 1996; 312: 169 – 172.

[174] Teitelbaum JE, Perez-Atayde AR, Cohen M, Bousvaros A, Jonas MM. Minocycline-related autoimmune hepatitis: case series and literature review. Arch Pediatr Adolesc Med 1998; 152: 1132 – 1136.

[175] Crosson J, Stillman MT. Minocycline-related lupus erythematosus with associated liver disease. J Am Acad Dermatol 1997; 36: 867 – 868.

[176] Golstein PE, Deviere J, Cremer M. Acute hepatitis and drugrelated lupus induced by minocycline treatment. Am J Gastroenterol 1997; 92: 143 – 146.

[177] Bhat G, Jordan Jr J, Sokalski S, Bajaj V, Marshall R, Berkelhammer C. Minocycline-induced hepatitis with autoimmune features and neutropenia. J Clin Gastroenterol 1998; 27: 74 – 75.

[178] Goldstein NS, Bayati N, Silverman AL, Gordon SC. Minocycline as a cause of drug-induced autoimmune hepatitis. Report of four cases and comparison with autoimmune hepatitis. Am J Clin Pathol 2000; 114: 591 – 598.

[179] Nietsch HH, Libman BS, Pansze TW, Eicher JN, Reeves JR, Krawitt EL. Minocycline-induced hepatitis. Am J Gastroenterol 2000; 95: 2993 – 2995.

[180] Min DI, Burke PA, Lewis WD, Jenkins RL. Acute hepatic failure associated with oral minocycline: a case report. Pharmacotherapy 1992; 12: 68 – 71.

[181] Boudreaux JP, Hayes DH, Mizrahi S, Hussey J, Regenstein F, Balart L. Fulminant hepatic failure, hepatorenal syndrome, and necrotizing pancreatitis after minocycline hepatotoxicity. Transplant Proc 1993; 25: 1873.

[182] Pohle T, Menzel J, Domschke W. Minocycline and fulminant hepatic failure necessitating liver transplantation. Am J Gastroenterol 2000; 95: 560 – 561.

[183] Lawrenson RA, Seaman HE, Sundstrom A, Williams TJ, Farmer RD. Liver damage associated with minocycline use in acne: a systematic review of the published literature and pharmacovigilance data. Drug Saf 2000; 23: 333 – 349.

[184] Maddrey WC. Drug-induced hepatotoxicity. J Clin Gastroenterol 2005; 39(Suppl. 2): S83 – S89.

[185] Kaufmann D, Pichler W, Beer JH. Severe episode of high fever with rash, lymphadenopathy, neutropenia, and eosinophilia after minocycline therapy for acne. Arch Intern Med 1994; 154: 1983 – 1984.

[186] Seaman HE, Lawrenson RA, Williams TJ, MacRae KD, Farmer RD. The risk of liver damage associated with minocycline: a comparative study. J Clin Pharmacol 2001; 41: 852 – 860.

[187] Liu ZX, Kaplowitz N. Immune-mediated drug-induced liver disease. Clin Liver Dis 2002; 6: 755 – 774.

[188] Babinchak T, Ellis-Grosse E, Dartois N, Rose GM, Loh E, Tigecycline 301 Study Group, Tigecycline 306 Study Group. The efficacy and safety of tigecycline for the treatment of complicated intra-abdominal infections: analysis of pooled clinical trial data. Clin Infect Dis 2005; 41(Suppl. 5): S354 – S367.

[189] Ellis-Grosse EJ, Babinchak T, Dartois N, Rose G, Loh E, Tigecycline 300 cSSSI Study Group. The efficacy and safety of tigecycline in the treatment of skin and skin-structure infections: results of 2 double-blind phase 3 comparison studies with vancomycin-aztreonam. Clin Infect Dis 2005; 41 (Suppl. 5): S341 – S353.

[190] Owens Jr RC, Ambrose PG. Antimicrobial safety: focus on fluoroquinolones. Clin Infect Dis 2005; 41 (Suppl. 2): S144 – S157.

[191] Lopez-Navidad A, Domingo P, Cadafalch J, Farrerons J. Norfloxacin-induced hepatotoxicity. J Hepatol 1990; 11: 277 – 278.

[192] Blum A. Ofloxacin-induced acute severe hepatitis. South Med J 1991; 84: 1158.

[193] Villeneuve JP, Davies C, Cote J. Suspected ciprofloxacininduced hepatotoxicity. Ann Pharmacother 1995; 29: 257 – 259.

[194] Sherman O, Beizer JL. Possible ciprofloxacin induced cholestatic jaundice. Ann Pharmacother 1994; 28: 1162 – 1164.

[195] Hautekeete ML. Cholestatic hepatitis related to quinolones: a report of two cases. J Hepatol 1995; 23: 759 – 760.

[196] Labowitz JK, Silverman WB. Cholestatic jaundice induced by ciprofloxacin. Dig Dis Sci 1997; 142: 192 – 194.

[197] Lucena MI, Andrade RJ, Sanchez-Martinez H, Perez-Serrano JM, Gomez-Outes A. Norfloxacin-induced cholestatic jaundice. Am J Gastroenterol 1998; 93: 2309 – 2311.

[198] Soto S, Lopez-Roses L, Avila S, Lancho A, Gonzalez A, Santos E, et al. Moxifloxacin-induced acute liver injury. Am J Gastroenterol 2002; 97: 1853 – 1854.

[199] Bataille L, Rahier J, Geubel A. Delayed and prolonged cholestatic hepatitis with ductopenia after long-term ciprofloxacin therapy for Crohn's disease. J Hepatol 2002; 37: 696 – 699.

[200] Cheung O, Chopra K, Yu T, Nalesnik MA, Amin S, Shakil AO. Gatifloxacin-induced hepatotoxicity and acute pancreatitis. Ann Intern Med 2004; 140: 73 – 74.

[201] Grassmick BK, Lehr VT, Sundareson AS. Fulminant hepatic failure possibly related to ciprofloxacin. Ann Pharmacother 1992; 26: 636 – 639.

[202] Fuchs S, Simon Z, Brezin M. Fatal hepatic failure associated with ciprofloxacin. Lancet 1994; 343: 738 – 739.

[203] Coleman CI, Spencer JV, Chung JO, Reddy P. Possible gatifloxacin-induced fulminant hepatic failure. Ann Pharmacother 2002; 36: 1162 – 1167.

[204] Zimpfer A, Propst A, Mikuz G, Vogel W, Terracciano L, Stadlmann S. Ciprofloxacin-induced acute liver injury: case report and review of literature. Virchows Arch 2004; 444: 87 – 89.

[205] Orman ES, Conjeevaram HS, Vuppalanchi R, Freston JW, Rochon J, Kleiner DE, DILIN Research Group, et al. Clinical and histopathologic features of fluoroquinolone-induced liver injury. Clin Gastroenterol Hepatol 2011; 9: 517 – 523.

[206] Lucena MI, Andrade RJ, Rodrigo L, Salmeron J, Alvarez A, Lopez-Garrido MJ, et al. Trovafloxacin-induced acute hepatitis. Clin Infect Dis 2000; 30: 400 – 401.

[207] Chen HJ, Bloch KJ, Maclean JA. Acute eosinophilic hepatitis from trovafloxacin. N Engl J Med 2000; 342: 359 – 360.

[208] Lazarczyk DA, Goldstein NS, Gordon SC. Trovafloxacin hepatotoxicity. Dig Dis Sci 2001; 46: 925 – 926.

[209] Bertino Jr J, Fish D. The safety profile of the fluoroquinolones. Clin Ther 2000; 22: 798 – 817.

[210] Liguori MJ, Anderson LM, Bukofzer S, McKim J, Pregenzer JF, Retief J, et al. Microarray analysis in human hepatocytes suggests a mechanism for hepatotoxicity induced by trovafloxacin. Hepatology 2005; 41: 177 – 186.

[211] Buchweitz JP, Ganey PE, Bursian SJ, Roth RA. Underlying endotoxemia augments toxic responses to chlorpromazine: is there a relationship to drug idiosyncrasy? J Pharmacol Exp Ther 2002; 300: 460 – 467.

[212] Roth RA, Luyendyk JP, Maddox JF, Ganey PE. Inflammation and drug idiosyncrasy — is there a connection? J Pharmacol Exp Ther 2003; 307: 1 – 8.

[213] Ganey PE, Luyendyk JP, Maddox JF, Roth RA. Adverse hepatic drug reactions: inflammatory episodes as consequence and contributor. Chem Biol Interact 2004; 150: 35 – 51.

[214] Waring JF, Liguori MJ, Luyendyk JP, Maddox JF, Ganey PE, Stachlewitz RF, et al. Microarray analysis of LPS potentiation of trovafloxacin-induced liver injury in rats suggests a role for proinflammatory chemokines and neutrophils. J Pharmacol Exp Ther 2006; 316: 1080 – 1087.

[215] Shaw PJ, Ganey PE, Roth RA. Idiosyncratic drug-induced liver injury and the role of inflammatory stress with an emphasis on an animal model of trovafloxacin hepatotoxicity. Toxicol Sci 2010; 118: 7.

[216] Cadle RM, Mansouri MD, Darouiche RO. Vancomycininduced elevation of liver enzyme levels. Ann Pharmacother 2006; 40: 1186 – 1189.

[217] Chen Y, Hornbuckle K, Killian C, Regev A, Voss S, Yang XY. Risks of hepatic events in patients treated with vancomycin in clinical studies: a systematic review and meta-analysis. Drug Saf 2011; 34: 73 – 82.

[218] D'Arcy PF. Nitrofurantoin. Drug Intell Clin Pharm 1985; 19: 540 – 547.

[219] Goldstein LI, Ishak KG, Burns W. Hepatic injury associated with nitrofurantoin therapy. Am J Dig Dis 1974; 19: 987 – 998.

[220] Sharp JR, Ishak KG, Zimmerman HJ. Chronic active hepatitis and severe hepatic necrosis associated with nitrofurantoin. Ann Intern Med 1980; 92: 14 – 19.

[221] Black M, Rabin L, Schatz N. Nitrofurantoin-induced chronic active hepatitis. Ann Intern Med 1980; 92: 62 – 64.

[222] Sippel PJ, Agger WA. Nitrofurantoin-induced granulomatous hepatitis. Urology 1981; 18: 177 – 178.

[223] Stricker BH, Blok AP, Claas FH, Van Parys GE, Desmet VJ. Hepatic injury associated with the use of nitrofurans: a clinicopathological study of 52 reported cases. Hepatology 1988; 8: 599 – 606.

[224] Klemola H, Penttila O, Runeberg L, Tallqvist G. Anicteric liver damage during nitrofurantoin medication. Scand J Gastroenterol 1975; 10: 501 – 505.

[225] Fagrell B, Strandberg I, Wengle B. A nitrofurantoin-induced disorder simulating chronic active hepatitis. A case report. Acta Med Scand 1976; 199: 237 – 239.

[226] Appleyard S, Gorard DA, Saraswati R. Autoimmune hepatitis triggered by nitrofurantoin: a case series. J Med Case Reports 2010; 4: 311.

[227] Peedikayil MC, Dahhan TI, Al Ashgar HI. Nitrofurantoininduced fulminant hepatitis mimicking autoimmune hepatitis. Ann Pharmacother 2006; 40: 1888 – 1889.

[228] Stromberg A, Wengle B. Chronic active hepatitis induced by nitrofurantoin. Br Med J 1976; 2: 174 – 175.

[229] Iwarson S, Lindberg J, Lundin P. Nitrofurantoin-induced chronic liver disease. Clinical course and outcome of five cases. Scand J Gastroenterol 1979; 14: 497 – 502.

[230] Holmberg L, Boman G, Bottiger LE, Eriksson B, Spross R, Wessling A. Adverse reactions to nitrofurantoin. Analysis of 921 reports. Am J Med 1980; 69: 733 – 738.

[231] Paiva LA, Wright PJ, Koff RS. Long-term hepatic memory for hypersensitivity to nitrofurantoin. Am J Gastroenterol 1992; 87: 891 – 893.

[232] Engel JJ, Vogt TR, Wilson DE. Cholestatic hepatitis after administration of furan derivatives. Arch Intern Med 1975; 135: 733 – 735.

[233] Merino G, Jonker JW, Wagenaar E, van Herwaarden AE, Schinkel AH. The breast cancer resistance protein (BCRP/ABCG2) affects pharmacokinetics, hepatobiliary excretion, and milk secretion of the antibiotic nitrofurantoin. Mol Pharmacol 2005; 67: 1758 – 1764.

[234] Merino G, van Herwaarden AE, Wagenaar E, Jonker JW, Schinkel AH. Sex-dependent expression and activity of the ATP-binding cassette transporter breast cancer resistance protein (BCRP/ABCG2) in liver. Mol Pharmacol 2005; 67: 1765 – 1771.

[235] Vavricka SR, Van Montfoort J, Ha HR, Meier PJ, Fattinger K. Interactions of rifamycin SV and rifampicin with organic anion uptake systems of human liver. Hepatology 2002; 36: 164 – 172.

[236] Tirona RG, Leake BF, Wolkoff AW, Kim RB. Human organic anion transporting polypeptide-C (SLC21A6) is a major determinant of rifampin-mediated pregnane X receptor activation. J Pharmacol Exp Ther 2003; 304: 223 – 228.

[237] Acocella G, Nicolis FB, Tenconi LT. The effect of an intravenous infusion of rifamycin SV on the excretion of bilirubin, bromsulphalein and indocyanine green in man. Gastroenterology 1965; 49: 521 – 525.

[238] Galeazzi R, Lorenzini I, Orlandi F. Rifampicin-induced elevation of serum bile acids in man. Dig Dis Sci 1980; 25: 108 – 112.

[239] Marschall HU, Wagner M, Zollner G, Fickert P, Diczfalusy U, Gumhold J, et al. Complementary stimulation of hepatobiliary transport and detoxification systems by rifampicin and ursodeoxycholic acid in humans. Gastroenterology 2005; 129: 476 – 485.

[240] Prince MI, Burt AD, Jones DE. Hepatitis and liver dysfunction with rifampicin therapy for pruritus in primary biliary cirrhosis. Gut 2002; 50: 436 – 439.

[241] Elmore M, Rissing JP, Rink L, Brooks GF. Clindamycinassociated hepatotoxicity. Am J Med 1974; 57: 627 – 630.

[242] Aygun C, Kocaman O, Gurbuz Y, Senturk O, Hulagu S. Clindamycin-induced acute cholestatic hepatitis. World J Gastroenterol 2007; 13: 5408 – 5410.

[243] Arbeit RD, Maki D, Tally FP, Campanaro E, Eisenstein BI, Daptomycin 98 – 01 and 99 – 01 Investigators. The safety and efficacy of daptomycin for the treatment of complicated skin and skin-structure infections. Clin Infect Dis 2004; 38: 1673 – 1681.

[244] Echevarria K, Datta P, Cadena J, Lewis JS. Severe myopathy and possible hepatotoxicity related to daptomycin. J Antimicrob Chemother 2005; 55: 599 – 600.

[245] Abraham G, Finkelberg D, Spooner LM. Daptomycin-induced acute renal and hepatic toxicity without rhabdomyolysis. Ann Pharmacother 2008; 42: 719 – 721.

[246] Stevens DL, Dotter B, Madaras-Kelly K. A review of linezolid: the first oxazolidinone antibiotic. Expert Rev Anti Infect Ther 2004; 2: 51 – 59.

[247] De Bus L, Depuydt P, Libbrecht L, Vandekerckhove L, Nollet J, Benoit D, et al. Severe drug-induced liver injury associated with prolonged use of linezolid. J Med Toxicol 2010; 6(3): 322 – 326.

[248] De Vriese AS, Van Coster R, Smet J, Seneca S, Lovering A,

Van Haute LL, et al. Linezolid-induced inhibition of mitochondrial protein synthesis. Clin Infect Dis 2006; 42: 1111 - 1117.

[249] Ikuta S - I, Tanimura K, Yasui C, Aihara T, Yoshie H, Iida H, et al. Chronic liver disease increases the risk of linezolid-related thrombocytopenia in methicillin-resistant Staphylococcus aureus-infected patients after digestive surgery. J Infect Chemother 2011; 17: 388 - 391.

[250] Rubinstein E, Prokocimer P, Talbot GH. Safety and tolerability of quinupristin/dalfopristin: administration guidelines. J Antimicrob Chemother 1999; 44: 37 - 46.

[251] Linden PK, Bompart F, Gray S, Talbot GH. Hyperbilirubinemia during quinupristin-dalfopristin therapy in liver transplant recipients: correlation with available liver biopsy results. Pharmacotherapy 2001; 21: 661 - 668.

[252] Carnecchia BM, Kurtzke JF. Fatal toxic reaction to amphotericin B in cryptococcal meningo-encephalitis. Ann Intern Med 1960; 53: 1027 - 1036.

[253] Miller MA. Reversible hepatotoxicity related to amphotericin B. Can Med Assoc J 1984; 131: 1245 - 1247.

[254] Gill J, Sprenger HR, Ralph ED, Sharpe MD. Hepatotoxicity possibly caused by amphotericin B. Ann Pharmacother 1999; 33: 683 - 685.

[255] Meunier F, Prentice HG, Ringden O. Liposomal amphotericin B [AmBisome]: safety data from a phase II/III clinical trial. J Antimicrob Chemother 1991; 28(Suppl. B): 83 - 91.

[256] Ellis M, Shamoon A, Gorka W, Zwaan F, al-Ramadi B. Severe hepatic injury associated with lipid formulations of amphotericin B. Clin Infect Dis 2001; 32: E87 - E89.

[257] Fischer MA, Winkelmayer WC, Rubin RH, Avorn J. The hepatotoxicity of antifungal medications in bone marrow transplant recipients. Clin Infect Dis 2005; 41: 301 - 307.

[258] Wingard JR, Leather H. Hepatotoxicity associated with antifungal therapy after bone marrow transplantation. Clin Infect Dis 2005; 41: 308 - 310.

[259] Patel GP, Crank CW, Leikin JB. An evaluation of hepatotoxicity and nephrotoxicity of liposomal amphotericin B (L - AMB). J Med Toxicol 2011; 7: 12 - 15.

[260] Chamilos G, Luna M, Lewis RE, Raad II CR, Kontoyiannis DP. Effects of liposomal amphotericin B versus an amphotericin B lipid complex on liver histopathology in patients with hematologic malignancies and invasive fungal infections: a retrospective, nonrandomized autopsy study. Clin Ther 2007; 29: 1980 - 1986.

[261] Mora-Duarte J, Betts R, Rotstein C, Colombo AL, Thompson-Moya L, Smietana J, Caspofungin Invasive Candidiasis Study Group, et al. Comparison of caspofungin and amphotericin B for invasive candidiasis. N Engl J Med 2002; 347: 2020 - 2029.

[262] Maertens J, Raad I, Petrikkos G, Boogaerts M, Selleslag D, Petersen FB, Caspofungin Salvage Aspergillosis Study Group, et al. Efficacy and safety of caspofungin for treatment of invasive aspergillosis in patients refractory to or intolerant of conventional antifungal therapy. Clin Infect Dis 2004; 39: 1563 - 1571.

[263] Bennett JE. Echinocandins for candidemia in adults with neutropenia. N Engl J Med 2006; 355: 1154 - 1159.

[264] Christopeit M, Eikam M, Behre G. Comedication of caspofungin acetate and cyclosporine A after allogeneic haematopoietic stem cell transplantation leads to negligible hepatotoxicity. Mycoses 2008; 51(Suppl. 1): 19 - 24.

[265] Cappelletty D, Eiselstein-McKitrick K. The echinocandins. Pharmacotherapy 2007; 27: 369 - 388.

[266] Garcia Rodriguez LA, Duque A, Castellsague J, Perez-Gutthann S, Stricker BH. A cohort study on the risk of acute liver injury among users of ketoconazole and other antifungal drugs. Br J Clin Pharmacol 1999; 48: 847 - 852.

[267] Bradbury BD, Jick SS. Itraconazole and fluconazole and certain

rare, serious adverse events. Pharmacotherapy 2002; 22: 697 - 700.

[268] Stricker BH, Blok AP, Bronkhorst FB, Van Parys GE, Desmet VJ. Ketoconazole-associated hepatic injury. A clinicopathological study of 55 cases. J Hepatol 1986; 3: 399 - 406.

[269] Janssen PA, Symoens JE. Hepatic reactions during ketoconazole treatment. Am J Med 1983; 74: 80 - 85.

[270] Chien RN, Yang LJ, Lin PY, Liaw YF. Hepatic injury during ketoconazole therapy in patients with onychomycosis: a controlled cohort study. Hepatology 1997; 25: 103 - 107.

[271] Lewis JH, Zimmerman HJ, Benson GD, Ishak KG. Hepatic injury associated with ketoconazole therapy. Analysis of 33 cases. Gastroenterology 1984; 86: 503 - 513.

[272] Duarte PA, Chow CC, Simmons F, Ruskin J. Fatal hepatitis associated with ketoconazole therapy. Arch Intern Med 1984; 144: 1069 - 1070.

[273] Bercoff E, Bernuau J, Degott C, Kalis B, Lemaire A, Tilly H, et al. Ketoconazole-induced fulminant hepatitis. Gut 1985; 26: 636 - 638.

[274] Lake-Bakaar G, Scheuer PJ, Sherlock S. Hepatic reactions associated with ketoconazole in the United Kingdom. Br Med J 1987; 294: 419 - 422.

[275] Kim T-H, Kim B-H, Kim Y-W, Yang DM, Han YS, Dong SH, et al. Liver cirrhosis developed after ketoconazole-induced acute hepatic injury. J Gastroenterol Hepatol 2003; 18: 1426 - 1429.

[276] Como JA, Dismukes WE. Oral azole drugs as systemic antifungal therapy. N Engl J Med 1994; 330: 263 - 272.

[277] Munoz P, Moreno S, Berenguer J, Bernaldo de Quiros JCL, Bouza E. Fluconazole-related hepatotoxicity in patients with acquired immunodeficiency syndrome. Arch Intern Med 1991; 151: 1020 - 1021.

[278] Franklin IM, Elias E, Hirsch C. Fluconazole-induced jaundice. Lancet 1990; 336: 565.

[279] Wells C, Lever AM. Dose-dependent fluconazole hepatotoxicity proven on biopsy and rechallenge. J Infect 1992; 24: 111 - 112.

[280] Jacobson MA, Hanks DK, Ferrel LD. Fatal acute hepatic necrosis due to fluconazole. Am J Med 1994; 96: 188 - 190.

[281] Trujillo MA, Galgiani JN, Sampliner RE. Evaluation of hepatic injury arising during fluconazole therapy. Arch Intern Med 1994; 154: 102 - 104.

[282] Gearhart MO. Worsening of liver function with fluconazole and review of azole antifungal hepatotoxicity. Ann Pharmacother 1994; 28: 1177 - 1181.

[283] Bronstein JA, Gros P, Hernandez E, Larroque P, Molinie C. Fatal acute hepatic necrosis due to dose-dependent fluconazole hepatotoxicity. Clin Infect Dis 1997; 25: 1266 - 1267.

[284] Schottker B, Dosch A, Kraemer DM. Severe hepatotoxicity after application of desloratadine and fluconazole. Acta Haematol 2003; 110: 43 - 44.

[285] Guillaume MP, De Prez C, Cogan E. Subacute mitochondrial liver disease in a patient with AIDS: possible relationship to prolonged fluconazole administration. Am J Gastroenterol 1996; 91: 165 - 168.

[286] Tucker RM, Haq Y, Denning DW, Stevens DA. Adverse events associated with itraconazole in 189 patients on chronic therapy. J Antimicrob Chemother 1990; 26: 561 - 566.

[287] Hay RJ. Risk/benefit ratio of modern antifungal therapy: focus on hepatic reactions. J Am Acad Dermatol 1993; 29: S50 - 54.

[288] Lavrijsen AP, Balmus KJ, Nugteren-Huying WM, Roldaan AC, van't Wout JW, Stricker BH. Hepatic injury associated with itraconazole. Lancet 1992; 340: 251 - 252.

[289] Gallardo-Quesada S, Luelmo-Aguilar J, Guanyabens-Calvet C. Hepatotoxicity associated with itraconazole. Int J Dermatol 1995; 34: 589.

[290] Adriaenssens B, Roskams T, Steger P, Van Steenbergen W.

Hepatotoxicity related to itraconazole: report of three cases. Acta Clin Belg 2001; 56: 364 – 369.

[291] Gupta AK, Chwetzoff E, Del Rosso J, Baran R. Hepatic safety of itraconazole. J Cutan Med Surg 2002; 6: 210 – 213.

[292] Tuccori M, Bresci F, Guidi B, Blandizzi C, Del Tacca M, Di Paolo M. Fatal hepatitis after long-term pulse itraconazole treatment for onychomycosis. Ann Pharmacother 2008; 42: 1112 – 1117.

[293] Yoshikado T, Takada T, Yamamoto T, Yamaji H, Ito K, Santa T, et al. Itraconazole-induced cholestasis: involvement of the inhibition of bile canalicular phospholipid translocator MDR3/ABCB4. Mol Pharmacol 2011; 79: 241 – 245.

[294] Potoski BA, Brown J. The safety of voriconazole. Clin Infect Dis 2002; 35: 1273 – 1275.

[295] Johnson LB, Kauffman CA. Voriconazole: a new triazole antifungal agent. Clin Infect Dis 2003; 36: 630 – 637.

[296] Spellberg B, Rieg G, Bayer A, Edwards Jr JE. Lack of crosshepatotoxicity between fluconazole and voriconazole. Clin Infect Dis 2003; 36: 1091 – 1093.

[297] Foo H, Gottlieb T. Lack of cross-hepatotoxicity between voriconazole and posaconazole. Clin Infect Dis 2007; 45: 803 – 805.

[298] Hall M, Monka C, Krupp P, O'Sullivan D. Safety of oral terbinafine: results of a postmarketing surveillance study in 25, 884 patients. Arch Dermatol 1997; 133: 1213 – 1219.

[299] Zapata Garrido AJ, Romo AC, Padilla FB. Terbinafine hepatotoxicity. A case report and review of literature. Ann Hepatol 2003; 2: 47 – 51.

[300] Fernandes NF, Geller SA, Fong TL. Terbinafine hepatotoxicity: case report and review of the literature. Am J Gastroenterol 1998; 93: 459 – 460.

[301] Gupta AK, del Rosso JQ, Lynde CW, Brown GH, Shear NH. Hepatitis associated with terbinafine therapy: three case reports and a review of the literature. Clin Exp Dermatol 1998; 23: 64 – 67.

[302] Lazaros GA, Papatheodoridis GV, Delladetsima JK, Tassopoulos NC. Terbinafine-induced cholestatic liver disease. J Hepatol 1996; 24: 753 – 756.

[303] Van't Wout JW, Herrmann WA, de Vries RA, Stricker BH. Terbinafine-associated hepatic injury. J Hepatol 1994; 21: 115 – 117.

[304] Lowe G, Green C, Jennings P. Hepatitis associated with terbinafine treatment. Br Med J 1993; 306: 248.

[305] Chang C-H, Young-Xu Y, Kurth T, Orav JE, Chan AK. The safety of oral antifungal treatments for superficial dermatophytosis and onychomycosis: a meta-analysis. Am J Med 2007; 120: 791 – 798.

[306] Agarwal K, Manas DM, Hudson M. Terbinafine and fulminant hepatic failure. N Engl J Med 1999; 340: 1292 – 1293.

[307] Perveze Z, Johnson MW, Rubin RA, Sellers M, Zayas C, Jones JL, et al. Terbinafine-induced hepatic failure requiring liver transplantation. Liver Transpl 2007; 13: 162 – 164.

[308] Mallat A, Zafrani ES, Metreau JM, Dhumeaux D. Terbinafineinduced prolonged cholestasis with reduction of interlobular bile ducts. Dig Dis Sci 1997; 42: 1486 – 1488.

[309] Anania FA, Rabin L. Terbinafine hepatotoxicity resulting in chronic biliary ductopenia and portal fibrosis. Am J Med 2002; 112: 741 – 742.

[310] Paredes AH, Lewis JH. Terbinafine-induced acute autoimmune hepatitis in the setting of hepatitis B virus infection. Ann Pharmacother 2007; 41: 880 – 884.

[311] Ajit C, Suvannasankha A, Zaeri N, Munoz SJ. Terbinafineassociated hepatotoxicity. Am J Med Sci 2003; 325: 292 – 295.

[312] Vermes A, Guchelaar HJ, Dankert J. Flucytosine: a review of its pharmacology, clinical indications, pharmacokinetics, toxicity and drug interactions. J Antimicrob Chemother 2000; 46: 171 – 179.

[313] Record CO, Skinner JM, Sleight P, Speller DC. Candida endocarditis treated with 5 – fluorocytosine. Br Med J 1971; 1: 262 – 264.

[314] Libbrecht L, Meerman L, Kuipers F, Roskams T, Desmet V, Jansem P. Liver pathology and hepatocarcinogenesis in a longterm mouse model of erythropoietic protoporphyria. J Pathol 2003; 199: 191 – 200.

[315] Chiprut RO, Viteri A, Jamroz C, Dyck WP. Intrahepatic cholestasis after griseofulvin administration. Gastroenterology 1976; 70: 1141 – 1143.

[316] Berman A, Franklin RL. Precipitation of acute intermittent porphyria by griseofulvin therapy. JAMA 1965; 192: 1005 – 1007.

第27章
抗结核药物的肝毒性

Sumita Verma[1]，Neil Kaplowitz[2]
[1] 英国，布莱顿和苏塞克斯医学院；
[2] 美国，加利福尼亚州，洛杉矶，南加利福尼亚大学

前　言

在发展中国家，结核病（tuberculosis）仍是威胁公众健康的重大难题。世界上约有 1/3 的人感染过结核，而且每年大约有 300 万人死于该病，仅次于人类免疫缺陷病毒（human immunodeficiency virus，HIV）/获得性免疫缺陷综合征（acquired immunodeficiency syndrome，AIDS）。20 世纪 80 年代中期，HIV 感染人数增加，耐药菌株形成及高发感染地区人口迁移，在一些发达国家，如美国也出现了结核病的再次暴发流行。从 1953 年开始，疾病预防与控制中心（Centers for Disease Control and Prevention，CDC）在美国出台了对结核的各项预防措施后，到 2003 年，结核病的发病率下降到既往的 1/10，从 53/100 000 降到 5.1/100 000。1993～2003 年，美国结核病的发病率下降了 444%（原文如此——译者注），是历史上的最低水平。然而，在 2003 年，仍然有 14 874 例新发病例，这提示在发达国家

如美国,结核病仍然是威胁公众健康的重大问题[1,2]。

1944 年,美国的微生物学家 Selman Abraham Waksman 发现链霉素,第一种特异的抗结核药物(antitubercular drugs)产生了。后来陆续发现对氨基水杨酸(p-aminosalicylate,PAS;1949)、异烟肼(isoniazid;1952)、吡嗪酰胺(pyrazinamide;1954)、乙胺丁醇(ethambutol;1962)、利福平(rifampicin;1963)。在最常用的临床一线抗结核药物(异烟肼、利福平、吡嗪酰胺、乙胺丁醇)中,三种有潜在肝毒性(异烟肼、利福平、吡嗪酰胺)。表 27 - 1 列举了美国目前正在使用的抗结核药物,表 27 - 2 列举了抗结核药物使用的疗程[3]。尽管链霉素和乙胺丁醇疗效相当,但是因其耐药率的逐渐增加,目前已经不再是抗结核临床一线药物(first-line drugs)。对于潜伏性结核感染长期用药依从性差的人群,建议应用利福平联合吡嗪酰胺疗程 2 个月进行治疗[3]。然而,这种方法增加了严重肝毒性(hepatotoxicity)的危险性(4.5%患者血清 AST 升高至 5 倍 ULN 以上或者出现肝炎症状而中断治疗),目前已经不被 CDC 或美国胸科学会(American Thoracic Society,ATS)推荐常规使用[2,4]。最近,基于对潜在结核感染(latent tuberculosis infection,LTBI)[5-7]治疗的三组随机对照实验得到的证据,CDC 建议异烟肼和利福平联合治疗一周 1 次,连续 12 周的直接观察治疗(directly observed therapy,DOT)。方法适用年龄大于 12 岁的健康患者,包括 HIV 阳性患者,只要没有同时进行抗逆转录病毒治疗(antiretroviral therapy,ART)即可[8]。在这个最大的实验中,与 9 个月的异烟肼单药治疗相比,连续 12 周的异烟肼联合利福平治疗方法,有较低的结核病发病率(0.19% vs 0.43%),较好的依从性(82% vs 69%,P<0.001),肝毒性较低(0.4% vs 2.7%,P<0.001)[7]。必须强调的是因利福喷汀没有被美国食品和药物管理局(Food and Drug Administration,FDA)批准用于结核病的治疗,所以它是超说明书使用。随着年龄的增大,用来治疗 LTBI 的异烟肼发生肝毒性的危险性越大,所以异烟肼用来治疗 LTBI 仅限于那些年龄小于 35 岁的人[3,9],但是 CDC 将其范围扩大为可以对任何年龄进行治疗。然而,许多健康管理机构倾向于只对那些来美国小于 5 年及那些复发风险高的大于 35 岁的人应用异烟肼。

异烟肼应用刚开始前几年,只有零星病例被报道有肝毒性,而且这些都被归因于同时合并的病毒感染,或者由其他药物引起的肝毒性如对氨基水杨酸[10-12]。

表 27 - 1　在美国使用的抗结核药物

一　线　药　物	二　线　药　物
乙胺丁醇	阿米卡星[a]
异烟肼	卷曲霉素
吡嗪酰胺	环丝氨酸
利福布汀[a]	乙硫异烟胺
利福平	加替沙星[a]
利福喷汀	左氧氟沙星[a]
	莫西沙星[a]
	对氨基水杨酸
	链霉素

[a]美国 FDA 未批准用于结核病治疗。经允许,摘自美国胸科学会指南[3]

表 27 - 2　推荐的抗结核治疗疗程

临　床　表　现	药　物　治　疗
活动性结核病:初始治疗阶段	异烟肼 + 利福平 + 吡嗪酰胺 + 乙胺丁醇[a]治疗 2 个月
活动性结核病:连续治疗阶段[b]	大多数患者异烟肼 + 利福平治疗 4 个月 如果存在以下情况,应以异烟肼 + 利福平治疗 7 个月: 　治疗 2 个月后痰涂片阳性的空洞型肺结核 　初始治疗阶段未使用吡嗪酰胺(潜在肝病)
潜在结核感染	异烟肼治疗 9 个月 利福平加或不加异烟肼治疗 4 个月 异烟肼 + 利福喷汀每周 1 次,共 12 周(DOT)[c]
合并有 HIV 感染的结核病	与上述治疗相似,连续治疗阶段推荐异烟肼 + 利福平每天 1 次(在一非 HIV 患者)或至少每周 3 次;注意利福平与抗逆转录病毒药物间的相互作用

DOT,直接观察治疗。[a]如果已知药物敏感试验结果或没有异烟肼耐药,初始治疗阶段不必加用乙胺丁醇。儿童由于视力不能准确监测,不推荐使用乙胺丁醇,除非有证据表明对乙胺丁醇耐药,或者是成人型结核病(上叶空洞)。[b]连续治疗阶段可给予每日或每周 2 次或 3 次的 DOT。[c]CDC 最近推荐意见[8]。经允许,摘自美国胸科学会指南[3]

1959 年,Berte 等报道了异烟肼较好的肝脏安全性,在 513 名应用异烟肼治疗的患者中,没有发生肝炎病例[12]。后来,在 1963 年,ATS 建议不管年龄及结核菌素试验阳性持续时间,对所有结核菌素试验阳性的人群进行 1 年的异烟肼预防治疗[13]。认为异烟肼具有肝毒性的观点在 1969 年(使用后 17 年)才引起关注,它由 Scharer 等首次提出,Scharer 发现 10.3%的接受异烟肼治疗患者出现肝功能异常[14],然而这并没有引起密切关注。直到 1971 年,Garibaldi 等回顾性地分析了 2 321 名接受异烟肼预防性治疗的患者的数据(在随后的 Capitol Hill 暴发流行观察中)。他们报道中 19 名临床出现肝炎表现(发病率 0.81%),其中 13 名有明显黄疸,2 名死亡,尽管在这些出现肝炎表现病例中仅有 2

例死亡[15]。但这些令人不安的数据促使美国公共卫生署(USPHA)迅速设立了一项大规模的前瞻性多中心的监测研究来确定异烟肼肝毒性的发生率。有 21 家卫生机构 13 838 名人员参加。在这项研究中，异烟肼相关肝炎定义为：AST>250 Karmen U，或者 AST<250 Karmen U，但 ALT>AST，无 HBV 感染及其他导致肝炎的病因。疑似异烟肼相关肝炎定义为 AST<250 Karmen U，或者 AST>250 Karmen U 但同时合并其他原因引起的肝病，或者 AST>250 Karmen U，但是缺少其他的生化试验。肝炎总的发生率是 1.25%(总共有 174 名疑似病例)，其中大多数发生在治疗前 3 个月。随着年龄的增长，肝炎发生的风险急剧增加，出现肝炎风险如下。年龄<20 岁：0；20～34 岁：0.3%；35～49 岁：1.2%；50～64 岁：2.3%。饮酒使异烟肼相关性肝炎发生的风险增加 2 倍，每天饮酒使肝炎发生率增加超过 4 倍[16]。共 8 例患者因急性肝衰竭(acute liver failure，ALF)死亡(0.06%)[16]，其中有 7 名发生在巴尔的摩地区。因其高死亡率迫使此项研究终止。Garibaldi 等[15]的研究和 UAPHS[16]的研究最终使得异烟肼的潜在肝毒性引起公众的注意。

肝毒性的发病率

由于多药联合应用，DILI 的定义有所不同。由于研究人口的差异性(如性别、民族、是否饮酒、是否合并其他病毒感染)及监测方法等不同，很难精确地确定抗结核药相关的肝毒性。实际上，很少研究是按照世界卫生组织(World Health Organization，WHO)规定进行的，WHO 规定将 DILI 分为轻度(血清转氨酶<5 ULN)，中度(血清转氨酶为 5～10 ULN)，重度(血清转氨酶>10 ULN)[17]。另外一个让人们争论的问题是其他原因导致的肝损伤，尤其是病毒性肝炎没有被严格地排除在外[18,19]。另外，抗结核治疗(antitubercular therapy，ATT)引起的肝损伤的发生率在发展中国家(8%～10%)[20]大于发达国家(4%)[21]，可能与发展中国家病毒性肝炎流行广及营养不良发生的概率较高有关[18,22,23]，遗传因素也不能排除在外。即使我们考虑到这些因素，对 DILI 病例的识别仍然存在问题，急需要将来的监测网络[24]。

尽管存在上述局限性，Steele 等[10]对 1966～1989 年发表的 34 项研究(22 项成人研究，12 项儿童研究)进行 meta 分析，揭示了多药联合及单药异烟肼肝毒性的发生率。只有临床试验和公共卫生机构的调查被包括在内，因为他们对肝炎的诊断标准有明确的说明(胆红素升高，肝炎的临床表现并有 AST>1 000 U/L)。肝炎的发生率在不同药物治疗中不同。异烟肼单药：0.6%(82/38 257)；多药联合含异烟肼但不包括利福平：1.6%(33/2 053)；多药联合含利福平不含异烟肼：1.1%(14/1 264)；多药联合既含异烟肼又含利福平 2.5%(156/6 105)[10]。异烟肼联合利福平发生肝毒性的概率比多药联合包含异烟肼不含利福平(P=0.04)及多药联合只含利福平不含异烟肼(P=0.008)明显高。然而临床上多药联合包含异烟肼不含利福平(P=0.04)及多药联合只含利福平不含异烟肼发生肝炎的概率是相同的(P=0.87)。在儿童组的研究中，单用异烟肼组肝炎的发生率是 0.2%，多药联合但不包括利福平组肝炎的发生率是 1%，在异烟肼联合利福平组的肝炎发生率是 6.9%。因此，不管是成人还是儿童，异烟肼和利福平联合用药比单个药物导致的 DILI 发生率高[10]。然而，由于缺乏数据，研究者们不能根据年龄、隐匿性疾病的严重性及饮酒情况对肝炎的发生率进行分层分析[10]。因为异烟肼和利福平导致的肝损伤表现类型不同，基于目前得到的数据，很难得出两者之间是叠加或者是协同作用。由于病理提示肝细胞型损伤为主，我们认为两者是协同作用。几年后英国报道了一项含 1 317 名病例的研究，报道 ATT 相关肝炎的发生率如下，异烟肼为 0.3%，利福平为 1.4%，吡嗪酰胺为 1.25%[25]。然而，由于吡嗪酰胺仅使用了 2 个月，异烟肼和利福平使用了 6 个月甚至更长，每个月吡嗪酰胺导致的肝炎发生率是利福平的 3 倍，是异烟肼的 5 倍。这表明吡嗪酰胺可能是所有抗结核药物中潜在肝毒性最大的药物[26]。

肝毒性的发病机制

异烟肼肝毒性的发生机制尚未完全清楚。尽管其特异质性非常明显，但是发病机制仍未明确。目前不考虑是药物超敏反应导致，原因是从服药到出现症状的时间间隔不同且常滞后，另一原因是绝大部分患者再次服用异烟肼时也没发生肝毒性[27]。没有发热、嗜酸性粒细胞增高和皮疹也不支持超敏反应。然而，少数病例的确有过敏的证据如肝组织中嗜酸性粒细胞明显升高，同时出现肝损伤[28,29]。另一方面，异烟肼可诱导凝胶培养大鼠肝细胞凋亡，同时伴有谷胱甘肽耗竭，NAC 和抑制 CYP2E1 具有保护肝细胞作用[30]。

由于缺少过敏的表现，目前普遍认为药物及其代谢产物的直接肝毒性与肝损伤有明确相关性。异烟肼或乙酰肼的浓度与明显或亚临床肝毒性无关。然而，异烟肼本身特异质肝毒性表现在其代谢产物引起肝损伤的唯一特征上。因此，肝毒性的确定不需要剂量或者是血药浓度，正常血药浓度也会出现肝毒性，因为它下游的代谢产物也会导致肝毒性。图 27 - 1 说明了异烟肼的发病机制。首先异烟肼在乙酰转移酶 2（NAT2）的作用下转变为乙酰异烟肼，然后水解成乙酰肼和异烟酸。乙酰肼在乙酰转移酶 2 的作用下乙酰化转变为二乙酰肼，或者在酰胺酶的作用下水解成肼。有一小部分异烟肼直接在酰胺酶的作用下水解成异烟酸和肼（图 27 - 1，这种途径是慢乙酰化途径）[31,32]。肼就是通过异烟肼的直接水解或者乙酰肼的间接水解产生，两种途径都涉及酰胺酶的活性[32]。

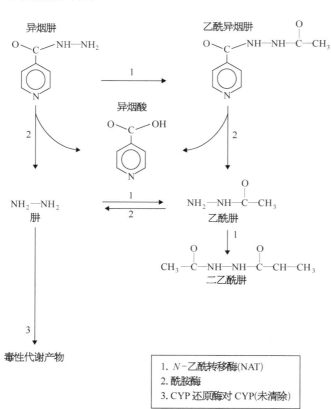

1. N-乙酰转移酶(NAT)
2. 酰胺酶
3. CYP 还原酶对 CYP(未清除)

图 27 - 1　异烟肼的代谢

CYP，cytochrome P450，细胞色素 P450。经惠许复制自 Sarich 等[32]

　　动物模型中，肼确认具有肝毒性[33,34]，而且，绝大部分有关异烟肼肝毒性动物模型发病机制中包括肼的转化。然而肼毒性是直接来源于异烟肼还是 N - 乙酰肼尚不清楚。肼可能通过 NADPH - CYP 还原酶转变为 N - 中心的自由基或者经过 CYP 转变为 C - 中心自由基[35-37]。不管最终的毒性物质是什么，以及 CYP 及还原酶在其形成中相关作用，都强烈证明了肼是最可

能导致肝损伤的物质。CYP2E1 可增加肼诱导的大鼠肝毒性[38]。最可信的异烟肼肝毒性的动物模型是：重复给兔子相同剂量的异烟肼大于 2 d 后发生了肝坏死[32,39]。血中肼的水平与坏死直接相关。苯巴比妥的预治疗增加毒性，提示它可能通过诱导 CYP 酶来增加异烟肼的肝毒性[34,39]。在兔模型中，双对硝基苯基磷酸盐（bis-p-nitrophenyl phosphate，BNPP）通过抑制 CYP 酶，可以防止肝坏死及胆汁淤积的形成（图 27 - 2）[32]。此外，在兔模型中，维生素 E 或西咪替丁也具有保护作用[40]。在这个动物模型中，谷胱甘肽下降不明显，而且与毒性无关，因此没有证据表明谷胱甘肽具有降低代谢产物毒性的作用[32]。此外，在大鼠肝细胞中，通过 BNPP 抑制肼的形成，降低异烟肼的毒性[41]。应用最新的 omic 方法来评估肼对大鼠的作用，发现了新的见解。如 HSP A5 mRNA［翻译 78 kDa（GRP - 78）糖蛋白］的上调，GSH 及超氧化物歧化酶及转脂相关的基因的下调等，这些变化大多数限于蛋白质表达水平。代谢产物分析（血浆的核磁共振）显示脂质和糖的代谢变化[42]。然而，尚不确定这些 omic 分析反映了导致损伤的途径还是损伤引起的反应。

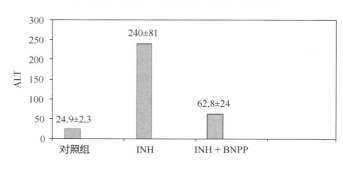

图 27 - 2　酰胺酶抑制剂对血清 ALT 水平的影响

ALT，丙氨酸氨基转移酶；BNPP，双对硝基苯基磷酸盐；INH，异烟肼。引自[32]

　　最近研究显示 DILI 与 HLA（组织相容性抗原）标志相关，由于缺少系统性过敏的特征以及与异烟肼肝损伤相似的表现，必须重新评价自身免疫系统在肝损伤时发挥的作用[43]。我们发现异烟肼导致的损伤有延迟出现的特征，许多人出现适应现象，再次接触异烟肼可无反应，这些特征在自身免疫介导的 DILI 中常见。适应和再次接触时出现阴性反应可能与免疫耐受形成有关。当然，药物诱导的自身免疫性损伤可能取决于对毒性代谢产物的接触（加合物的形成）或者由于代谢产物导致的一定水平的应激，这些都支持适应性自身免疫反应的形成。有趣的是异烟肼治疗结核与药物引起的狼疮有关[44]。此外，一项研究发现 HLA 标志与抗结

核药物引起的肝损伤有相关性[45]。此外，一些证据表明异烟肼可能被 CYP 直接氧化成有活性的代谢产物，并可作为半抗原引起自身免疫反应[43]；肼（直接来源于异烟肼或乙酰肼）或者异烟肼的氧化物都可以作为半抗原。尽管在过去我们支持代谢特异质的发表机制学说，但 Uetrecht 等则支持免疫机制占主导[43]，而且日益增长的证据表明特异质性 DILI（拉帕替尼、罗美昔布、希美加群）和异烟肼肝毒性具有相同的表现型，他们之间有较好的 HLA 相关性，都支持免疫机制。目前，这个问题仍然没有解决，正在进行的异烟肼相关治疗的基因研究结果可以进行预测，将来可能会解释这种不确定性。

利福平在肝脏中代谢，主要是脱乙酰化，然后糖脂化，以高浓度去乙酰基利福平的形式排入胆汁中[46]。利福平潜在肝损伤的发生机制还不明确。有过敏可能性，但只占所有病例的 1%～3%[47]。利福平的确可以一过性地引起血中胆红素的升高（大多为非结合胆红素），但是这与它竞争性地抑制肝细胞膜上胆红素的摄取和排泄有关，并不提示有肝毒性[48,49]。与成人相比，儿童中的作用更为明显[10]。

在异烟肼的代谢机制中，活性代谢产物是通过微粒体中的 CYP 酶对肼进行氧化产生。因为利福平可以诱导微粒体中酶的产生，理论上可以增加毒性代谢产物的生成。这也可以解释为什么异烟肼和利福平合用后肝损伤会发生更快，更严重。尽管这个具有吸引力且合理的假设在 20 世纪 90 年代首次被提出，但仍然需要被证实[50-52]。此外，利福平还诱导异烟肼酰胺酶的产生（尤其是慢乙酰化阶段），影响异烟肼的代谢，导致肼的直接生成增加[43-55]。尽管研究较多，但我们还是不确定异烟肼和利福平合用导致的肝毒性是叠加作用还是协同作用。我们也发现利福平介导的毒性增加的原因，如肼的产生，与免疫机制是相符的，所以免疫系统可能是依赖毒性物质达到加合和（或）应激的阈值，来触发免疫反应。

吡嗪酰胺导致肝毒性的机制也需要阐明。缺少超敏反应的标志和症状，不支持过敏。可能是药物的直接毒性作用，因为延长治疗时间和增加剂量可以增加肝毒性的危险性[50,56]。目前，没有数据支持利福平能增加吡嗪酰胺的毒性反应，因为吡嗪酰胺不是通过 CYP 系统代谢而是通过微粒体脱氨酶和黄嘌呤氧化酶（XO）途径来代谢的，利福平不能增加其中的任何一种酶。尽管如此，在治疗潜伏性结核病时，利福平和吡嗪酰胺联用仍然会增加肝毒性的危险性，目前已不推荐使用[2,4]。

单药治疗的肝毒性

一、异烟肼

异烟肼具有细胞内外的杀菌作用，为一线抗结核药物[50]。Garibaldi 等[15]早期一项研究及监测程序数据[16]显示：大约 10%接受异烟肼单药治疗的患者出现血清转氨酶异常（通常＜3 ULN）。大多数没有症状也没有中途停药，只有 1%的病例发生严重的肝毒性-明显的肝炎。最近美国的两项研究证实上述结论，而且还报道：血清转氨酶升高＞5 ULN 占所有病例的 0.3%～0.56%[57,58]。异烟肼相关的肝炎大多发生在用药开始的 3 个月内，最早发生在 1 周内（图 27-3）。和那些无症状的转氨酶升高相比，肝炎患者可以出现食欲减退、恶心、呕吐、腹痛及黄疸等临床症状，临床上需非常重视，医师应经常询问抗结核治疗患者有无胃肠道症状。其他重度肝炎特征有血清转氨酶明显升高（＞10 ULN）。黄疸与高致死率相关，是预后不良的标志。在那些有临床症状的肝炎患者中 5%～10%（所有患者 0.05%～0.1%），可能会形成以凝血紊乱和肝性脑病为特征的 ALF 表现，急需要肝移植[3,51,59-62]。

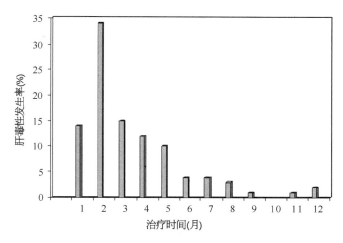

图 27-3　异烟肼随疗程的肝毒性发生率
改编自[16]

异烟肼相关肝毒性在开始预防性治疗人群中总死亡率是 0.014%，在完成治疗人群中死亡率为 0.023%～0.057%[16,60]。然而，对接受异烟肼治疗的患者及根据 ATS 指南进行监测得到的结果进行分析表明死亡率较低，为 0.000 9%（2/202 497），年龄大于 35 岁的患者死亡率为 0.002%（1/43 334）[63]。与其死亡率高相关的因素有年龄较大、女性、肝炎出现时间延后(开始治疗后的 2 个月或者更长出现)、出现症状后继续应用异烟肼,血胆红素>350 μmol/L(>17 ULN)[14,51,60-62,64]。

二、利福平

这种药物具有细胞内外杀菌作用。很难精确地确定利福平肝毒性,因为它常用作多药联合抗结核治疗的一部分进行治疗。然而,对于潜伏性结核病可用利福平单药进行 4 个月的治疗已被广为接受[65]。它能导致肝毒性是毋庸置疑的,但比异烟肼引起肝损伤的可能性要小。来自美国公共健康结核病诊断的研究报道显示,在治疗潜伏性结核病(1.95%,95% CI:0~4.33%)时利福平肝毒性低(AST/ALT>5 倍正常值上限或者大于 3 倍正常值上限,同时合并有临床症状)。有肝损伤的 4 名患者中,有 3 名有血清转氨酶的升高[66]。然而,在这项研究中有 40% 的人中间退出,使得最终的数据很难解释。在主要针对 HIV 阴性的人群中进行一项随机对照研究中发现 4 个月的利福平治疗不仅比 9 个月的异烟肼耐受性好,而且因为不良反应导致中途终止治疗的发生率也明显降低(3.8% vs 0.7%)[67]。一项含约 3 500 例患者的 meta 分析显示,4 个月的异烟肼治疗的未完成率是 8.8%,而在异烟肼组中完成率是 24.1%~47.4%。利福平治疗组 3~4 级的肝毒性的发生率也较低(0~0.7% vs 1.4%~5.2%;相对危险性 0.12;95% CI,0.05~0.3)[68]。药物的用法也很重要,利福平每天服用和每周服用 2 次相比(在接受异烟肼和利福平联合治疗中)前者的肝毒性的发病率较高(21% vs 5%)[20]。

利福平导致的肝损伤可能会引起胆汁淤积型肝损伤(胆红素和碱性磷酸酶升高)。这种类似肝炎表现的肝损伤与异烟肼导致的肝损伤(转氨酶升高)形成了鲜明的对比[50,69]。

三、吡嗪酰胺

吡嗪酰胺仅在细胞内具有杀菌活性,肝损伤是吡嗪酰胺治疗结核时出现的最常见和最严重的不良反应,基本上产生和异烟肼相似的肝炎样损伤:发热、关节痛、皮疹、嗜酸性粒细胞增加少见。自从 1954 年吡嗪酰胺开始用于抗结核治疗,用药剂量较大(40~50 mg/kg),无症状的血清转氨酶升高占患者总数的 20%,有肝炎症状的患者占 10%[50,70]。也有报道出现致命性的急性重型肝炎的病例,导致一度被排除在一线抗结核药物之外。

最近,吡嗪酰胺再次被列为一线抗结核治疗范围(因为结核发病率的增加)以解决耐药菌株的问题。但是,目前的治疗倾向是小剂量(30 mg/kg)、短疗程(2 个月)应用[50]。关于吡嗪酰胺单药治疗导致肝毒性的发生率的数据是非常有限的。在大多数报道肝毒性的病例中,吡嗪酰胺是多药联合治疗结核的一部分。有一些证据证明在异烟肼联合利福平治疗结核中加入吡嗪酰胺后肝毒性的危险性会增加。在对 60 例有 ATT 诱导的肝损伤证据患者进行的病例对照研究发现,在肝炎组吡嗪酰胺用得比较多(70% vs 42%)[71]。最近在中国的一项研究显示:相对于不联合吡嗪酰胺的治疗方法,合用吡嗪酰胺的肝毒性的相对危险度(95% CI)是 2.8(1.4~5.9)[72]。Durand 等研究了 18 例 ATT 导致的急性或非急性肝衰竭的患者,其中有 9 例接受过吡嗪酰胺的治疗(剂量是 30 mg/kg)。在那些非吡嗪酰胺组中有肝衰竭的病例,常发生在应用药物的前 2 周,总体预后较好(8/9 可以自愈)。在吡嗪酰胺组中又可以发现两组:一种是肝衰竭发生在用药前 15 d 内(和非吡嗪酰胺组相似)预后较好,另一组是肝衰竭出现较晚(用药后 18~244 d)预后较差(2/9 可以存活)[56]。在第一次出现肝炎表现后继续应用吡嗪酰胺可增加死亡的危险性[3,56]。利福平联合吡嗪酰胺治疗潜伏性结核时较异烟肼单药治疗(在下一部分将提到)增加肝毒性的发生率,因此这种方法已不建议再用[4]。然而,Snider 等在抗结核治疗时发现增加吡嗪酰胺后肝毒性的危险性并没有增加[73]。最近一项 meta 分析表明吡嗪酰胺相关的肝毒性与剂量无关,单用或和其他药物合用毒性也并没有不同[74]。尽管这些结论有冲突,我们的观点是吡嗪酰胺比异烟肼和利福平的肝毒性危险性更大。

多药抗结核治疗的肝毒性

Steele 等 meta 分析显示,接受多药联合抗结核治疗的患者中肝毒性的发生率比接受单药治疗时明显增加。在美国和英国,肝毒性的发生率为 3%~4%,而在印度肝毒性的发生率为 11%[21,73,75]。然而,很难精确地评估是每一种单药的毒性,抑或是不同药物的毒性反应的叠加或是协同作用。在接受异烟肼单药治疗患者中转氨酶升高约占 10%,如果加用利福平后就会有 20% 的人出现转氨酶的升高;除此之外,肝炎出现时间提前(2 周而不是 4 周后出现)[10,51,52,76]。每天和每周 2 次吡嗪酰胺联合利福平治疗潜伏性结核也与严重的

肝毒性的危险性增加相关[4,77]。从 2000 年 1 月到
2002 年 6 月，CDC 监测的关于利福平联合吡嗪酰胺治
疗的肝毒性的数据，直到 2003 年 6 月才由 CDC 报道。
为了监督的目的，严重的肝损伤病例是指那些由此而导
致住院治疗和死亡的病例。在开始应用利福平联合吡
嗪酰胺治疗潜伏性结核的 7 737 例患者中，5 980 名
(77%)接受每日疗法，1 757 名患者接受 2 次/周疗法。
204 名(2.6%)患者因 AST>5 倍 ULN 而停止治疗。
146 名(1.9%)因出现肝炎症状而终止治疗。在 48 例
(0.6%)出现严重肝损伤的有 11 例(23%)死亡。在两
组非 HIV 感染的人群临床研究中，在接受利福平联合
吡嗪酰胺治疗超过 2 个月的人群中，严重的肝毒性
(AST/ALT 大于 5 ULN)占 10%～35%，明显高于异烟
肼单药治疗组(2.5%和 2.8%)[78,79]。在对 HIV 感染
人群的不同治疗方法进行 meta 分析发现，异烟肼单药
治疗中途停药的可能性小，因为和利福平联合吡嗪酰胺
联合治疗相比，异烟肼的相对危险度低(0.63;95% CI:
0.48～0.84)[80]。基于已有证据，利福平联合吡嗪酰胺
已经不再推荐治疗潜伏性结核。最终，如前所
述[56,71]，吡嗪酰胺和利福平-异烟肼与肝的不良反应
的高发生率也有关。目前尚不清楚异烟肼和吡嗪酰胺
的潜在肝毒性是否受同时使用乙胺丁醇和链霉素的
影响[76]。

抗结核治疗肝毒性的高危因素

一、乙酰化状态和 CYP2E1 的多态性

乙酰转移酶 NAT2 在异烟肼的代谢中起着重要作
用。大约有 60% 的白种人和黑种人及 20% 的亚洲人
(中国人和日本人)是慢乙酰化代谢[81]。有些人认为慢
乙酰化代谢能增加异烟肼的肝毒性，尤其是异烟肼和利
福平联合应用时毒性作用更大[20]。另外一些人报道
DILI 在快乙酰化代谢中更常见[82,83]。然而，这两项
研究最终都没有显示乙酰化的状态在形成肝毒性的危
险性中所起的作用[75,84]。Gurumurty 等在印度南部
进行一项 3 000 多名接受含异烟肼治疗的患者研究。
这项研究包括乙酰化状态对肝毒性的影响[84]。瑞士
一项研究将这些发现进行综合分析，认为 NAT2 多态
性对异烟肼导致的肝炎及肝酶升高的危险性没有重要
的影响[85]。导致这些差异的可能原因有：第一，尽管
快乙酰化形成乙酰肼的速度比慢乙酰化快，它们往往不
停留在活性代谢产物的前体阶段，而是更快地转化成较
稳定的二乙酰基乙酰肼[50]。第二，亚洲人和欧洲人的

基因型分布不同。第三，表现型(而不是基因型)决定乙
酰化的状态，这就意味着，它可以受多种外在因素的影
响。第四，与药物之间的代谢动力学及药效之间的相互
作用有关。我们都知道，利福平能降低 NAT2 的活性，
异烟肼对 CYP2E1 有双相作用[85]。

为了更精确地确定乙酰化状态是否影响肝毒性的
危险性，Hunang 等在 200 多名行抗结核治疗的患者中
对 NAT2 进行基因分型。他们发现多药联合抗结核治
疗后慢乙酰化能增加肝毒性的危险性(26% vs 11%)。
除此之外，一旦慢乙酰化导致肝毒性，它们比快乙酰化
更容易形成严重的肝损伤[86]。最近台湾一项研究(对
140 名行多药联合抗结核治疗的患者进行的研究)证实
了上述结果。慢乙酰化由 NAT2 的基因型决定比快乙
酰化更容易导致肝毒性(51.2% vs 25.2%；P =
0.002 6)，OR 值是 3.98(95% CI: 1.72～9.25)。合用
吡嗪酰胺导致的肝炎也与 NAT2 的乙酰化状态有
关[87]。一项英国抗结核病的临床研究(n = 170，白种
人占43.5%，亚洲人占 34.8%)中发现与异烟肼导致的
肝毒性明显相关的 NAT 和 CYP2E1 没有明显的基因
学变化，尽管有快的、中度的、慢的乙酰化分组[88]。因
此，尽管 NAT2(慢乙酰化)的基因多态性可能是异烟肼
导致肝毒性的高危因素，但是它不是决定这种特异质的
唯一因素。这种高频率出现的慢乙酰化不支持利用基
因分型来决定是否应用异烟肼。

在异烟肼的代谢过程中，CYP2E1 在肝的氧化生成
毒性代谢产物中起着重要的作用。这种酶在基因 6 区，
它的三种基因型分别是 c1/c1(野生型)，c1/c2 和 c2/
c2。NAT2 和 CYP2E1 的多态性可能会有协同作用。
Huang 等在 318 例接受多药抗结核治疗的患者的
CYP2E1 和 NAT2 的状态进行基因分型发现 CYP2E1
c1/c1 基因型的人慢乙酰化比快乙酰化肝毒性发生的
危险性从 3.94% 增长到 7.43%。对乙酰化的状态和
年龄适应后，CYP2E1 c1/c1 基因型可能是肝毒性的独
立危险因素[90]。突变型 c2/c2 基因型(25%的亚洲人
口是这种基因型)可能在一定程度上起保护作用[89]。
CYP2E1 的基础活性不受这种基因多态性的影响，尽管
在 c1/c1 的患者中，CYP2E1 的活性很少被异烟肼所抑
制，但它的功能的重要性也是不清楚的。也有可能是和
其他基因之间连锁不平衡。在针对儿童做的研究表明
多药联合导致的肝损伤与 CYP2E1 的基因型也有关
系[91]。最近对 5 项关于 NAT2 多态性和 4 项关于
CYP2E1 基因型的研究进行 meta 分析发现，具有
NAT2 纯合子基因型和 CYP2E1 纯合子野生型的患者

行多药联合抗结核治疗时肝毒性比其他类型发生的概率高[各自的相对危险度（95% CI）为 1.93（0.81～4.62）和 2.2（1.06～4.66）][92]。

二、年龄

已经证明异烟肼的肝毒性与年龄有关，小于 20 岁的人群中很少发生肝毒性[16,24,93]。一项丹麦的研究发现，年龄大于 60 岁人群和比他们年轻的对照组相比，服用异烟肼后年龄大的更容易出现血清转氨酶的异常[93]。最近美国公共卫生服务部（US Public Health Service，USPHS）一项关于异烟肼单药治疗的报道，年龄相关的肝毒性的危险性是 25～34 岁：0.44%；35～49 岁：0.85%；大于等于 50 岁：2.08%。一项 Setatle 对 11 000 多名行异烟肼治疗潜伏性结核患者的研究提示，血清转氨酶升高在年龄小于 14 岁的人群中发生概率是 0，年龄大于 65 岁的发生概率是 28%[94]。在田纳西州做的一项相似的研究显示 AST>5 ULN 在年龄小于 35 岁的人群中占 0.44%，在年龄大于 49 岁的人群中占 2.08%。最后，在一项系统性的回顾——包含 7 项研究和 115 例肝损伤病例分析中，发现用异烟肼和利福平联合治疗潜伏性结核时肝损伤的发生率是：年龄＞35 岁的人群中发生率是 1.7%（95% CI：1.4～2.2），年龄＜35 岁的发生率是 0.2%（95% CI：0.1～0.3）[95]。值得注意的是年龄与肝毒性的关系在异烟肼开始与其他药物联合应用时已经被发现[56]。但是，最近来自南非的一项随机化试验发现在社区范围内用异烟肼预防性治疗时出现的肝毒性与年龄、性别、是否同时合用抗逆转录病毒药物无关，而与喝酒有关[96]。在这项试验中年龄小于 35 岁的肝毒性发生率是 0.04%，大于 35 岁时发生肝毒性的概率是 0.07%。总体肝毒性发生率较低，而且参加这项研究的人群中 2/3 患者年龄低于 45 岁，因而此项研究结果需谨慎对待。由异烟肼导致的肝损伤而发生的死亡也与年龄有关，如 Snider 等对 177 例由异烟肼导致的死亡病例进行回顾性分析发现 60.8% 的死亡人口年龄大于 50 岁，相比，年龄小于 20 岁的占 6.2%[60]。最近印度的一项研究（关于 ATT 和 ALF 的最大的前瞻性研究）显示死亡者较存活者年龄要大（死亡人群平均年龄是 34.8 岁 ± 16.8 岁，存活人群的平均年龄是 28.8 岁 ± 12.9 岁），尽管上述差异没有统计学意义[62]。在儿童中，年龄对肝毒性的影响不大，最近一项儿童研究报告显示，年龄小于 5 岁、5～10 岁和大于 10 岁的不同组别中异烟肼肝毒性的发生率差异没有统计学意义[97]。

年龄影响 DILI 的原因并不清楚，可能和 CYP3A 代谢产物的清除、肾功能受损、对某些代谢产物免疫反应过度、产生活性更强的代谢产物有关[98]。

三、药物剂量

尽管传统上认为特异质性 DILI 与药物的剂量无关，但是如果患者服用药物的剂量小于 10 mg/d[99]，特异的药物反应是不常见的。最新的两组药物数据库的数据表明严重的 DILI（ALF 或者需要肝移植）和死亡的患者在那些增加日常用药剂量的患者中更易出现（>50 mg）[100]。西班牙的数据也支持上述结果：他们的 DILI 患者中约 77% 服用剂量大于 50 mg/d[101]。

关于异烟肼导致的肝损伤是否与剂量有关的问题，两项大的研究结果表明似乎两者之间没有关系[83,102]。然而，在另一项研究中 9/18 的患者接受多药联合抗结核治疗中因服用异烟肼的剂量过高（10 mg/d），超过建议服用的最大剂量（5 mg/d）而患有急性肝衰竭[56]。Pessayre 等报道了 6 例因服用异烟肼的剂量在 9.5～19 mg/kg 而患有急性重型肝炎病例[76]。因此，轻度高于建议服用剂量（5 mg/kg）可能不会增加肝毒性的危险性，但是服用剂量增高到 10 mg/kg 或者更大剂量时，发生肝毒性的危险性就增大[50]。对于利福平，偶然地增加剂量会导致严重的肝损伤[103]。早期高剂量应用吡嗪酰胺（40～50 mg/kg）导致有症状的转氨酶升高及有症状肝炎的危险性增高（分别增加 20% 和 10%）[50,70]。

四、饮酒

目前已经证明嗜酒的人在多药联合抗结核治疗和异烟肼单药治疗时更容易有肝损伤[104]。Pande 等发现在抗结核治疗导致的肝毒性的人群中饮酒者占 19.8%，没有发生肝毒性的人群中占 4.9%[23]。饮酒与抗结核治疗导致的肝损伤有关。第一，饮酒的患者可能会有谷胱甘肽的下降（尽管目前尚无证据表明谷胱甘肽降低异烟肼代谢产物的毒性）；第二，慢性长期饮酒诱导 CYP2E1 酶的产生从而导致毒性代谢产物的生成[50]。最近南非的一项研究发现对于那些行异烟肼单药治疗的患者每天饮酒对肝毒性的影响比年龄影响大[96]。然而，有些研究包括那些前瞻性研究的数据表明，饮酒并不是抗结核治疗或者是异烟肼单药导致肝毒性的高危因素[57,93,104,105]。

五、利福平以外的酶诱导剂

很多药物可以诱导 CYP 酶的生成，从而增加异烟肼的肝毒性。已有报道在接受氟烷全身麻醉后开始异烟肼联合利福平抗结核治疗的患者出现急性肝衰竭[76]。也有报道异烟肼诱导 CYP2E1 的产生从而增加对乙酰氨基酚的毒性,也有发现在抗结核治疗患者中用规定剂量的对乙酰氨基酚治疗(<4 g/d)也会出现 ALF[106-108]。在 Nolan 等的系列研究中,3 位均接受多药联合 ATT 治疗,包括利福平(已知的微粒体酶的诱导剂)。Crippin 病例报告包括 1 名 21 岁的亚洲女性接受 6 个月异烟肼预防治疗(前 5 个月肝功能正常),在仅服用 3.25 g 对乙酰氨基酚后出现 ALF(AST>20 000 U/L;胆红素 159 μmol/L;PT 26 s)给予 NAC 治疗,并进行肝移植前评估,但是一周后临床表现及生化指标显著改善[107]。Murphy 等报道一例患者接受每天 300 mg 异烟肼抗结核治疗,在服用 11.5 g 对乙酰氨基酚后导致肝毒性[108]。因此,接受异烟肼治疗的患者出现肝毒性时,进行对乙酰氨基酚的谨慎严密评价至关重要。明确异烟肼和对乙酰氨基酚各自分别导致肝毒性的机制是很有挑战性的。严重的血清转氨酶升高(>3 000 U/L)可能是对乙酰氨基酚导致肝毒性的一个特征,为我们诊断对乙酰氨基酚导致的肝毒性提供线索。对血中对乙酰氨基酚-蛋白加合物的检测可能为未来鉴别对乙酰氨基酚导致肝毒性的作用提供新的希望[109]。我们建议接受异烟肼抗结核治疗的患者对乙酰氨基酚的用量在 2 g/d 或者更低,同时也建议饮酒量也应保持在低水平。

六、性别

女性,尤其是妊娠或者年龄大的女性,在接受抗结核治疗时,发生肝毒性的危险性会增加。这在 DILI 中普遍存在[110,111]。在 603 名 DILI 患者中进行的一项前瞻性研究(他们中有 38 名已经接受抗结核治疗)中,其中男性和女性数量相似(分别占 51% 和 49%),发现男性年龄偏大且易患胆汁淤积性疾病,而女性相对较年轻,而且更易出现肝细胞损伤。但是,患 ALF 或(和)需要肝移植的患者在女性中占多数[101]。DILIN 的一项前瞻性研究证实了上述结论,并发现女性发生肝细胞型 DILI 人数比男性人数多(65% vs 35%;P<0.05)[112]。Snider 等总结他的 177 例异烟肼相关的死亡发现女性有更高的患病率,38% 的死亡病例发生在产后期间。妊娠妇女较非孕期女性发生异烟肼诱导的肝炎发生率高 2 倍,死亡率高 4 倍。最近印度和法国的两项研究发现约 70% 的抗结核治疗导致的 ALF 是女性,印度的研究中 10% 是妊娠期女性。在女性中明显增高的肝毒性及

相关的发病率或死亡率可能与多种因素有关:① 女性比男性接受抗结核治疗的人数多;② 女性抱怨得多,紧跟时代潮流,尤其是在妊娠期间更明显,或者是因为性别不同药物的代谢机制不同。然而,加利福尼亚的一项关于 20 名异烟肼相关的死亡病例分析报告显示 80% 为女性(其中有 25% 是产后),尽管考虑到女性行异烟肼治疗的人数比男性多的因素,两者之间死亡率仍有显著性差异[113]。因此女性中异烟肼相关的高发病率及高死亡率可能确实存在。因此建议女性在接受异烟肼治疗时应密切监测各项指标,如果是孕妇,为了将危险性降到最低,应该根据体重决定服用异烟肼剂量[50]。

七、种族

黑种人在接受抗结核治疗时发生肝毒性的危险性相对高[16,51]。这已经被法国的一项研究证实,这项研究发现抗结核治疗导致 ALF 中有 64% 是黑种人。在一项可能是异烟肼相关的死亡患者(n=62)总结中发现 49 例是非西班牙裔黑种人(占 50%)[114],在一项合并 HIV 感染的结核患者研究中表明非白种人与高肝毒性发病有关[115]。

八、其他遗传因素

其他基因因素已经被研究,包括 HLAⅡ(编码组织相容性抗原Ⅱ)的基因序列。Sharma 等在印度南部做的一项研究发现缺少 HLA - DQA1 * 0102(校正 OR:4.0)或者出现 HLA - DQB1 * 0201(校正 OR:1.9)是 DILI 的独立危险因素[116]。

九、营养不良

印度一项研究发现在营养不良人群中异烟肼联合利福平联合抗结核治疗相关的肝毒性发生率较高[23,117]。Singhla 等一项研究发现上臂周径小于 20 cm 和人血白蛋白小于 3.5 g/dl 是抗结核治疗导致肝毒性的独立危险因素。药物在肝脏中代谢过程包括乙酰化或者 GSH 解毒,在蛋白质营养不良的条件下可以被改变。实际上,在加西卡病(小儿恶性营养不良症)中已经发现异烟肼代谢严重下降[118]。此外,严重营养不良可能是抗结核治疗的高危因素,对于这些接受高剂量药物的患者需要根据体重决定药物剂量。事实上,一项来自荷兰的研究显示在抗结核治疗期间体重减轻(2 kg 或者更多),是 DILI 的重要危险因素,导致抗结核药物代谢紊乱[119]。

十、包括 HBV/HCV 共感染的潜在慢性肝病

Grohagen‐Riska 等发现约 50%接受异烟肼联合利福平抗结核治疗的患者中,转氨酶中度升高(>150 U/L)的患者有酗酒或隐匿性的慢性肝病史[111],这已被 Knopanoff 等证实[16]。此外有报道显示 3 例原发性胆汁性肝硬化患者使用利福平作为止痒剂,在治疗 2 个月内,均出现严重的肝炎表现和肝脏合成功能下降,其中 1 例必须行肝移植[120]。患有肝病时,异烟肼和利福平的代谢机制受损,导致血中药物半衰期延长[46]。Acocelia 等发现异烟肼和利福平在肝硬化患者中代谢互不影响,但是两者的半衰期都延长[121]。这些数据表明对中重度肝病患者应用抗结核药物必须谨慎[46,121]。

HBV 感染可能会增加抗结核治疗的肝毒性。在行异烟肼联合利福平抗结核治疗过程中,Wu 等发现 HBV 携带者与非 HBV 携带者相比 ALT 更高(1 353 U/L∶885 U/L),胆红素更高(18.1 mg/dl∶4.4 mg/dl),急性或者亚急性肝衰竭/死亡率高(47%∶4%)。携带者(HBcIgM 阴性者)在长时间的抗结核治疗(110 d∶52 d)也会有肝毒性[122]。在中国慢性 HBV 感染者(其中约 26% HBeAg 阳性)的一项研究表明,与非 HBV 携带者相比,出现 DILI(转氨酶大于 1.5 倍 ULN 或者大于 1.5 倍基线水平)的概率更高,而且肝组织学损伤较重,即使除外那些提前治疗的血清转氨酶的升高及界面性肝炎(HBV 的直接作用)[123]。另一有趣发现及 Wu 等研究提示[122]:肝毒性发生于 HBV DNA 增高之前。这就引出一个问题,在 ATT 前是否需预防性使用抗病毒药物,肝毒性是否与 ATT 或因 ATT 导致的 HBV 再次激活有关(因为很少有未接受 HBV 抗感染治疗的对照组出现自发性肝炎)仍然不清楚,可能与 ATT 导致的自身免疫重建有关。韩国最近一项研究与之相似:对 110 名非活动性乙型肝炎,接受异烟肼、利福平、乙胺丁醇和(或)吡嗪酰胺的 HBsAg 携带者进行研究。所有拟治疗患者血清转氨酶水平正常,HBeAg 阴性,HBV DNA<10^5 copies/ml。与对照组相比,HBV 携带者转氨酶的水平升高占 60%,对照组升高占 20%($P = 0.01$)。尽管 ATT 可以在 50%以上的患者中施行,但是,中重度的肝损伤(转氨酶大于 5 倍 ULN)在携带者中(8% vs 2%;$P = 0.05$)更常见[22]。遗憾的是,在这项研究中,没有具体检测 HBV DNA 水平。对比发现在年龄小于 35 岁的 HBV 携带者中进行化学预防治疗与肝毒性没有明显相关性[124]。

合并 HCV 和 HIV 感染可增加 ATT 相关肝炎的危险性[125-127]。台湾的一项对 295 名活动性结核的患者接受正规 ATT 研究发现,在 28 名患有肝炎(占 8.5%)的人中,有 7 名(占 28%)血抗 HCV 阳性,3 名(12%)HBsAg 阳性。多变量分析 HCV 感染而不是 HBV 感染是抗结核药物导致肝炎的独立危险因素(OR:3.42;95% CI:1.14～10.35;$P = 0.03$)。更令人担心的是在患有肝炎的患者中(32% vs 7%;OR:6.22;95% CI:2～17.6;$P = 0.001$)死亡率比没有患肝炎的患者明显增高。令人遗憾的是,在这项研究中没有获得 HCV RNA 及 HBV DNA 的定量[125]。Ungo 研究也发现合并 HCV 或者 HIV 感染[126],ATT 肝毒性比没有合并上述病毒感染发生肝毒性的危险性分别增高 5 倍和 4 倍;如果两种病毒同时感染,发生肝毒性的危险性增高超过 14 倍。在 4 例再次 ATT 而再次出现 DILI 的患者中的肝组织学检查发现急性炎症的部分原因是 HCV 感染。进行干扰素治疗,一旦肝脏结构恢复,可以继续接受 ATT 而不发生肝损伤[128]。然而,并不是所有的研究都证明在 HCV 病毒感染后会增加抗结核药物导致的肝损伤。韩国的一项研究发现 HCV 感染的患者和非 HCV 感染的患者在行 ATT 时发生 DILI(ALT>120 U/L)的差异没有统计学意义(4% vs 13%),但是此项研究同样没有 HCV RNA 定量数据。在大约 40%的 HCV 感染的患者中可安全地行 ATT。因此,合并 HBV 感染和 HCV 感染的肝损伤的原因仍然不清楚[128];是否由于 ATT 导致病毒的活性增强,或者是由于机体因控制结核而导致自身免疫系统增强,从而导致病毒得到控制,目前,没有确切的解释,或许两种解释都正确。对于这些患者的诊断相当困难(DILI 或者病毒的再激活),有时唯一的诊断性实验是在进行抗结核治疗时进行抗病毒治疗[129,130]。

对慢性病毒性肝炎导致的肝硬化患者行 ATT 结果会怎样呢? 韩国的一项研究显示:对 37 名肝硬化患者(约 50%是 HBV 导致,50%为 Child‐Pugh B 级或 C 级)行异烟肼联合利福平抗结核治疗,发现肝硬化组发生肝毒性的危险性比非肝硬化对照组明显增高(27% vs 10%;$P = 0.079$)[131]。

十一、HIV 感染

免疫抑制患者感染结核风险增加,而且免疫抑制越严重,发生的风险就越高[132]。因此,较多的人需行抗结核治疗或者异烟肼单药治疗潜伏性结核。Ung 等[126]发现合并 HIV 感染的患者行 ATT 时,ALT 升高到 120 U/L 或者总胆红素至少升高到 1.5 mg/dl 的

危险性增高 4 倍[126]。在英国另外一项回顾性研究发现在对活动性结核行 ATT 时,合并 HIV 感染(但是没有行 ART)能明显增加肝毒性(AST/ALT>3ULN;35% vs 7%;$P=0.006$)[133]。与没有 HIV 感染的人群相比 HIV 感染的人肝毒性占 27%,而非 HIV 感染的占 12%。然而英国的一项更早的研究报道,HIV 感染和非 HIV 感染的患者中Ⅲ～Ⅳ级肝损伤的发生率(13%)是相同的[134]。然而,尽管结果互相冲突,HIV 感染应该是 ATT 导致 DILI 的高危因素,建议定时监测相关的肝功能指标。无论是否进行抗结核治疗,对合并 HIV 感染的成人或者儿童行异烟肼单药抗结核治疗与 DILI 的危险性无关[96,135]。

临床、生化和组织学特征

在多药联合 ATT 时,约有 20% 的患者有轻度的转氨酶升高,在高达 4% 的患者中出现更严重的肝毒性(AST/ALT>5 ULN)[21]。常见的症状有乏力、食欲缺乏、恶心、呕吐、黄疸、右上腹疼痛。这些症状只在黄疸和肝衰竭几天前出现,是预测肝损伤出现的可靠指标,但阴性也不能排除 DILI。在对来自印度的 72 例发生 ATT 导致肝损伤的患者进行研究时发现,61% 的患者有黄疸,39% 的患者有恶心、呕吐和腹部不适,只有 1.3% 有皮疹或者发热;12 例发生急性肝衰竭,其中 75% 的患者最终死亡[75]。因此行 ATT 时经常询问患者有无胃肠道症状是非常重要的,因为在已经出现肝损伤时继续应用 ATT 会加重肝损伤及影响预后。因此,我们建议对所有行多药联合 ATT 患者必须密切监测 ALT,原因如下:

异烟肼单药治疗时,肝毒性常在开始治疗的前几个月发生,发生率最高在开始治疗 2 个月时。多药联合(异烟肼、利福平、吡嗪酰胺)ATT 时有两种损伤类型。第一是开始治疗 2 周内转氨酶升高,可能是利福平诱导异烟肼导致肝损伤。在这种服药后短时间出现肝损伤的类型预后较好,甚至包括那些急性肝衰竭的预后也较好。第二是在抗结核治疗 4 周以后出现肝损伤。如前所述,这种类型预后较差,大多数肝损伤出现较晚的病例与服用吡嗪酰胺有关。然而,这种抗结核导致的肝损伤出现早晚的分类不是绝对的,出现中重度肝损伤时需停止所有 ATT[50,56]。

ATT 导致肝损伤,基本上都有肝炎样变化,转氨酶升高(通常<1 000 U/L)。轻度肝损伤转氨酶<5 ULN,中度肝损伤转氨酶为 5～10 ULN,重度肝损伤转氨酶>10 ULN[17]。损伤的临床类型可以是胆红素升高(>10 ULN)及 ALP 升高。然而,胆红素或者 ALP 的异常升高可能说明利福平导致的肝损伤[17,26,69]。慢性肝病患者可能会有更多的异常指标。早期加利福尼亚一项异烟肼导致的 20 名死亡病例(1973～1986)分析报道,转氨酶可升高达 3 685 U/L(AST>ALT),胆红素可升高可达 46 mg/dl。19 个病例中有 12 个病例的信息是可靠的,这些患者有隐匿性肝病或正接受其他潜在肝毒性药物或者酶诱导剂治疗;包括 2 例或者 3 例有酒精性疾病,2 例在应用异烟肼抗结核治疗时接受过含巴比妥类药物麻醉,1 例或者 2 例服用治疗剂量的对乙酰氨基酚,1 例长期服用四环素[113]。从临床和实验室检查,很难区分抗结核 DILI 和急性病毒性肝炎,也有很多报道急性病毒性肝炎误诊为 ATT 相关肝损伤[18,19]。因此证明病毒学检查为阴性才能诊断 DILI。必须除外其他肝毒性药物(如对乙酰氨基酚),并行肝脏和胆囊的超声检查除外其他肝脏及胆道疾病。

关于组织学变化,ATT 相关肝毒性主要以局灶性及融合性大面积坏死为主要特征[76,123]。在加利福尼亚对 20 例死亡病例进行的研究显示死亡病例组织学变化更明显,亚大块坏死占 39%,大块坏死占 61%。如上所述,其他肝毒性药物也可能导致上述组织学变化[113]。最近法国的一项研究显示,在 14 例抗结核药物导致的 ALF 患者中,13 例取得肝活检结果显示有 11 例呈现融合性坏死的变化,没有慢性肝炎表现。只有 4 例呈现干酪样肉芽肿样改变[61]。

严重的 ATT 相关肝损伤的病例可发展到急性肝衰竭或者亚急性肝衰竭,主要表现为肝性脑病和凝血障碍。腹水及药物超敏反应(发热、药物性皮疹、嗜酸性粒细胞增加)的表现不常见。ATT 导致的肝衰竭较少,占所有 ALF 的 2.8%～5.7%[61,62]。印度的一项研究(因为不能行肝移植,让我们有机会对 ATT 导致的 ALF 进行评估)表明其预后欠佳,只有 23% 的患者可以自发性存活[58]。法国一项研究显示 50% 患者可以自行恢复,40% 需肝移植[61]。

治疗,包括考虑肝移植

约 20% 行标准四联 ATT 的患者会发生无症状的转氨酶升高[10]。只要转氨酶上升小于 5 ULN(没有出现症状),不需要停止治疗,只需进行密切监测(如下所述)。然而,如果转氨酶>5 ULN,且没有出现症状或者

>3 ULN 但有症状的患者,大多数肝病专家建议立即停药[136]。出现黄疸,INR 延长更应引起注意。若出现上述肝毒性的临床或者生化的异常时继续用药会导致预后不良[51,56,75]。

治疗停止后,大多数患者的生化指标会逐渐自行恢复,恢复后可谨慎进行 ATT。然而,有一小部分人可能会出现黄疸、定向力障碍、凝血功能紊乱加重。如果这些不良事件发生,我们建议患者行肝移植。最近,美国 ALF 研究小组研究表明,静脉用 NAC 可以增加非对乙酰氨基酚导致的肝衰竭患者的移植存活率。在肝性脑病的早期(1~2 级)而非晚期(3~4 级)获益最大[137]。爱尔兰一项小型研究也报道在接受 NAC 治疗组较没有接受 NAC 治疗的肝毒性(AST/ALT>5 ULN)发生概率小(37.5% vs 0)。然而,有效时间持续时间较短(2 周)。因此,NAC 的作用还不明确[138]。应用最广泛的对 DILI 患者进行肝移植的标准,由伦敦国王学院制定[139]。

Russo 对 1990~2002 年联合器官共享网(United Network for Organ Sharing,UNOS)的数据行分析后发现,379 例(15%)因 ALF 而行肝移植的病例是由药物导致的肝毒性所致。270 例数据完整,单药导致肝损伤 258 例(占 96%),其余是多药合用导致的肝损伤。对乙酰氨基酚是最常见的肝毒性药物(46%),其次是异烟肼(17.5%)、丙戊酸钠(9.5%)、苯妥英钠(7.3%)、丙硫氧嘧啶(7.3%)。根据对 UNSO 登记的患者(1987~2006)进行的回顾性研究发现,0.07% 因 ALF 行肝移植患者是 ATT 所致(50/73 977),48 例是异烟肼单药治疗所致,2 例是异烟肼、利福平、吡嗪酰胺联合 ATT 所致[141]。这些数据表明在美国异烟肼仍然是很重要且很常见的导致 ALF 的原因。如前所述,女性在 ATT 导致的 ALF 中比例较大。在 Russo 研究中发现,24 例异烟肼导致肝衰竭病例中,67% 是女性,33% 是非裔美国人(与对乙酰氨基酚组相比只有 10% 的非裔美国人有异烟肼导致的肝衰竭)[140]。最近印度[61]和法国[62]的研究也证实上述发现,约 70% ATT 相关 ALF 患者为女性。

潜在结核及再治疗患者的治疗选择

根据 ATT 的紧急性,在肝功能指标恢复后再治疗较为合理。然而,如果上述措施不行,可以用没有或者潜在肝毒性最小的药物进行治疗。可给予链霉素、乙胺丁醇、氟喹诺酮及其他的二线抗结核口服药。然而,迄今为止,缺乏如何选择药物,用药时间及这种治疗的临床疗效评价等数据。专家建议对那些不能继续用 ATT 的患者,可以用这种治疗方法治疗 18~24 个月。一旦转氨酶小于<2 ULN(或者对于那些同时有隐匿性肝病的人指标恢复到基线水平),原来的一线抗结核治疗可缓慢地重新进行。因为利福平较异烟肼及吡嗪酰胺导致肝毒性的可能性小,而且是最有效的抗结核药物,因此,首先重新加用利福平[3,10,142]。开始可用 75 mg/d,2~3 d 后增至 300 mg/d,再过 2~3 d 后加至 450 mg/d(体重<50 kg)或者 600 mg/d(>50 kg)。如果肝功能保持正常,异烟肼也可以再次应用(从低剂量开始,用量 50 mg,2~3 d 后增加至 300 mg),一周以后吡嗪酰胺也可以重新加上,用量 250 mg/d,2~3 d 后增加到 1 000 mg/d,然后增加到 1 500 mg/d(<50 kg)或者 2 000 mg/d(>50 kg)。如果症状再次出现,或者转氨酶再次异常,吡嗪酰胺应先停掉。如果异烟肼和利福平可以耐受,肝损伤较重,说明吡嗪酰胺是肝毒性药物,不应再次使用。在这种情况下,异烟肼联合利福平治疗的疗程应从 6 个月延长至 9 个月[3]。Singh 观察用异烟肼和利福平对 45 例患者中的 35 例再次治疗(根据体重计算药物的剂量),其中有 6 例(15%)再次出现肝损伤。在这 6 例中尝试再一次继续 ATT。最近印度的一项随机对照试验,对 175 例 ATT 相关肝损伤患者再次进行 ATT,将患者分为三组。第一组:异烟肼、利福平、吡嗪酰胺第一天就开始用到最大剂量;第二组:利福平、异烟肼、吡嗪酰胺相继开始应用,每种药物都用到最大剂量;第三组:利福平、异烟肼、吡嗪酰胺相继开始应用,用药剂量逐渐增加。三组患者 DILI 的发生率无明显差别(分别是 13.8%、10.2% 和 8.6%)[143]。然而,在这项研究中,最初的 DILI 并不严重(平均胆红素水平<3 ULN,平均 ALT 升高<500 U/L),此结果不能推断其他情况,仅供参考。实际上,如果初始治疗时出现严重 DILI,甚至导致 ALF 或需要肝移植,不宜再用一线抗结核药物,选用其他药物也需谨慎[61]。

尽管有发生严重肝炎的可能性,标准 ATT 对大多数患者仍然非常安全,因此多数专家建议再次治疗时仍可尝试应用一线抗结核治疗,因为没有异烟肼和利福平的 ATT 存在疗程、临床疗效不确定以及耐药等问题。大多数患者再次接受 ATT 没有出现肝炎的原因尚不清楚,第一个原因可能是一般状况改善,因为这些患者曾经接受过 ATT,结核杆菌的数量减少;另一原因可能是再治疗时潜在肝毒性减低[144],促进了适应性保护性机制的形成;最后,可能与形成免疫耐受有关。

我们建议，出现以下情况不应再行常规 ATT：① 存在威胁生命的肝损伤［黄疸伴 INR＞1.5 ULN 和（或）有肝性脑病］；② 合并有中重度隐匿性肝病（Child - Pugh B/C 级肝硬化患者）。

潜在肝病患者的抗结核治疗

肝病不稳定或进展期肝病患者进行 ATT 问题较多，原因如下：① 出现肝毒性的可能性更大（尤其是那些合并 HBV 和 HCV 感染的人）；② 由于肝的代偿能力严重受损，肝损伤可能会威胁到患者的生命；③ 若合并隐匿性肝病会使我们很难辨别哪些是 ATT 相关肝损伤的症状；④ 结核本身也会引起肝脏生化结果的异常[3]。

因为一线 ATT 的有效性，慢性肝病代偿能力很好的患者可以继续治疗，但需密切监测。尽管目前没有肯定的建议，下面的几种治疗方案可以考虑[3]。

（1）尽管吡嗪酰胺导致肝炎的概率较异烟肼低，但一旦导致肝炎，损伤较重，因此可以先应用异烟肼、利福平、乙胺丁醇治疗 2 个月，然后再用异烟肼联合利福平治疗 7 个月。我们的观点是，对于肝功能代偿较好的（肝功能 Child - Pugh A 级）的患者这是较合理的治疗方案。

（2）对那些肝病处于进展期的患者（Child - Pugh B 级或 C 级患者），或者处于代偿期肝硬化的患者，只有一种潜在肝毒性的药物可以保留，通常保留利福平，再加上环丝氨酸、乙胺丁醇、左氧氟沙星及注射的抗结核药物。这种治疗方案的疗程通常是 12～18 个月。

（3）对于那些存在严重肝病的患者，这种方案可替代第二种方案，最好避免应用所有肝毒性药物。这种治疗方法建议使用链霉素、乙胺丁醇、左氧氟沙星及其他二线口服抗结核药物，总的治疗疗程延长至 18～24 个月。

总之，对于有隐匿性肝病的患者，我们建议不要使用吡嗪酰胺，对于临床症状较重的慢性肝病患者，建议不要使用异烟肼，但对于慢性肝病代偿能力较好的患者，我们对应用异烟肼没有争议，建议密切监测 ALT。

肝移植患者抗结核治疗的肝毒性

对处于免疫抑制期的肝移植患者，结核是重要的机会性感染，早期研究显示移植患者比正常人群患结核的概率高 36～74 倍[99]。最近的数据表明，肝移植导致患

活动性结核的危险性增高 18 倍，病死率增加 4 倍[145]。肝移植后结核的发病率是 0.9%～2.3%，但是在某些高发区可高达 15%[145,146]。这些患者中约 50% 有播散性肺结核，肺外结核也较常见[145,147]。在肝移植患者中结核导致的死亡率为 6.7%～33%[145-149]。

由于患者行肝移植后机体处于免疫抑制状态，我们建议结核菌素试验（TST）中结节直径＞5 mm 或者最近结节有变化的应使用异烟肼预防性治疗结果阴性者应在 1～3 周内复测[150]。因为皮肤对结核菌素反应降低的概率逐渐升高，对于潜伏期结核的漏诊率仍相当高。关于 TST 及 IFN - γ 释放试验的数据有限，没有金标准证明哪项更好[151]。最近美国的一项研究发现，TST 和 IFN - γ 释放试验诊断隐匿性结核的性能相同，尽管 IFN - γ 释放试验与一些不确定结果的中度发生率有关[152]。

专家们由于担心异烟肼对肝移植后患者的可能肝毒性，建议对肝移植术后患者的潜伏性肺结核的治疗不应立即进行，应该等到移植肝脏稳定以后再进行[153]。因为尽管是在肝移植术后，这段时间仍然是免疫抑制最强的时期。实际上，在这种临床状况下，很难将异烟肼相关肝毒性与其他原因导致的肝生化指标异常鉴别开来，比如排异反应。然而，肝组织学检查对移植排异反应诊断非常有益[147,154]。总之，因为在接受肝移植的患者中有 25%～40% 因肝损伤而终止 ATT[146,147,154]。最近美国的一项研究发现在肝移植后的早期用异烟肼治疗潜伏性肺结核（平均时间为 0.67 个月），耐受性较差，但是尽管如此，在平均治疗 33 个月以后，没有结核的复发[152]。最近一项 meta 分析显示异烟肼治肝移植患者的潜伏性肺结核可以使结核的复发降低（0∶8.2%，P＝0.02），异烟肼相关肝损伤占患者总数的 6%[145]。

移植前进行异烟肼治疗，可避免与移植后排异反应相混淆，并可减少过早停药的可能性。很显然失代偿性肝硬化患者存在异烟肼相关问题。不过，这可避免 ATT 和免疫抑制剂之间的相互作用，而后者可能会影响移植物存活[154]。加利福尼亚的最近一项研究提示，对 14 例等待肝移植患者进行 9 个月的异烟肼或 4 个月利福平治疗，无明显不良反应的发生[155]。

对于肝移植术后的活动性肺结核患者，应用一线抗结核药物进行治疗存在肝毒性较大问题，因为。最近一项 mera 分析总结了 139 例肝移植患者，其中有 86 例接受过标准的 ATT（乙胺丁醇、异烟肼、吡嗪酰胺、利福平），24/86（28%）出现肝损伤，其中有 22 例接受过异烟肼伴利福平或者利福喷汀治疗[145]。在这项研究中短

期死亡的占31%。幸存者大多数接受两种或者更多的药物治疗,出现症状后1个月内被确诊,很少有其他器官的疾病或者急性排斥反应发生[145]。在用利福平治疗肝移植术后结核病患者时另外一个棘手的问题是它会显著降低钙依赖磷酸酶和mTOR抑制剂水平,并改变皮质类固醇的代谢机制[146,149]。Meyers描述了9例肝移植术后结核病患者(78%为弥漫性病变)接受标准ATT(乙胺丁醇、异烟肼、吡嗪酰胺、利福平)的预后。治疗期间异烟肼/药物导致的肝毒性占80%,约50%会存在排斥反应的特征。这些患者不能再行最初的ATT,可以用ETM和氧氟沙星继续替代治疗[156]。法国研究5例行肝移植并接受利福平抗结核治疗的患者发生急性细胞排斥反应。一项meta分析也证实上述发现,40%接受利福平治疗的患者在免疫抑制期需要调整剂量[145]。

有人建议对NAT2和CYP2E1的基因进行评估,可以评估肝移植术后异烟肼导致肝毒性的危险性[157]。然而,这并不是实用的办法,肝移植术后患者最好不要合用利福平。

ATT治疗监测的推荐意见

对异烟肼单药或者多药联合ATT进行监测仍有争议,我们的建议如下。

潜在结核感染的异烟肼单药治疗:

(1)如果患者年龄<35岁,在服用药物后每个月都要询问患者有无相关症状。应该教会患者在症状出现时停用异烟肼。没有必要监测ALT,因为少于1/10 000的患者因为出现症状而住院治疗,这种方案已被广泛接受。

(2)若患者>35岁,我们建议每月监测ALT,若ALT>5 ULN,或者ALT>3 ULN,但有症状者需要每周监测ALT直到指标恢复或者病情加重(这时需要停药)。我们发现肝病学家较传染病专家更易接受这种治疗策略。随着年龄的增长,肝毒性的危险性增加,这种方法能使患者的安全得到最大化的保障。

(3)如果患者有HBV或者HCV和(或)HIV的感染,应每月监测ALT。

(4)拟行肝移植需要对潜伏性结核进行治疗的患者,在移植前最好先给异烟肼,然后密切监测肝脏功能(2周一次),不管是移植术前还是术后。

给结核患者的建议:

(1)在开始ATT前对所有患者进行基础评价很有意义。治疗初期,接受治疗的患者及照顾患者的人一定要接受培训,告知他们ATT的潜在肝毒性和及时监测相关的症状,如恶心、呕吐、腹部疼痛及黄疸。一旦出现这些症状应立刻停药,并及时就诊。

(2)抗结核治疗的药物应该由呼吸科或者感染科的专家开具处方。

(3)抗结核治疗期间鼓励患者戒酒。

(4)没有隐匿性肝病及抗结核治疗高危因素的患者,最好先开具1个月的处方。我们建议在治疗前8周,每2周监测一次肝功能,以后每4周监测一次,直到治疗结束。如果转氨酶升高<2 ULN,可以继续用药并按上述方法进行监测,4周一次。如果转氨酶升高大于2 ULN小于5 ULN,只要没有临床症状,抗结核治疗可以继续进行。但这些患者需要每周监测肝功。然而,当出现以下状况时,建议停药:① 血清转氨酶升高>5 ULN,没有症状;② 血清转氨酶>3 ULN,但出现症状;③ 血胆红素增加>1.5 ULN(同时伴有ALT>3 ULN),或者凝血时间延长>最长值的1.5倍,不论有无症状。

只有直接胆红素或者间接胆红素升高通常代表良性及一过性病程,通常与利福平引起的胆红素排出障碍有关。高胆红素血症及ALT的升高(不管有无症状),要求停止所有的抗结核药物。结合胆红素血症可以被定义为大于直接胆红素的35%(大于总胆红素最大值的1.5倍)或者是出现胆红素尿。在胆红素恢复到正常水平或者转氨酶恢复到小于2 ULN后可以继续行抗结核治疗。轻度的结合性或者非结合性高胆红素血症不伴肝酶的升高,可能与利福平抑制胆红素的转运有关,这种升高是一过性的,只需要密切监测不需要停药。由于目前证据不足,对于那些单独或者主要是ALP升高的患者,还没有明确的建议。

(5)对于有隐匿性肝病或ATT导致肝损伤高危因素的患者,开始治疗时不要给他超过2周的药物,每2周监测一次肝功直到治疗结束。

(6)在基线肝功能异常的患者,我们建议可以继续治疗,只有转氨酶升高到基线水平的2倍以上和(或)胆红素升高或者出现其他症状。如果上述表现出现,建议停止抗结核治疗,并每周监测肝功能,然后再2周监测一次肝功能。当肝功能恢复到正常水平后,这些药物可谨慎地再加上。

(7)肝移植术后患者ATT非常复杂,需个体化治疗。大多数患者不能耐受全程一线治疗。仅在诱导阶段使用一线抗结核药物,在维持阶段改为二线药物(second-line drugs)进行治疗,需要每1~2周监测肝功能。

结　论

结核病仍然是世界性的导致死亡的重要原因,它是单一的感染性病原体导致。有三种一线抗结核药物,尽管疗效较好,但具有潜在肝毒性。异烟肼单药治疗时,约 10% 出现无症状转氨酶升高,1% 出现更严重的肝损伤。多药联合 ATT 时,高达 4%(在发展中国家更高)出现严重的肝炎。在美国,除了对乙酰氨基酚,异烟肼是第二大常见的导致 ALF 的药物。一旦患者出现黄疸,死亡率就很高(10%)。因此,决定用异烟肼单药或者是多药联合 ATT 时一定要谨慎,并且要严密监测,尤其是对具有 DILI 高危因素的患者。让患者意识到肝损伤时的一些危险的临床症状是很有必要的,并告知患者当这些症状出现时停止所有治疗药物。开始治疗时,抗结核药物处方只开 2～4 周,并且治疗全程都要密切监测肝功能。由于标准 ATT 的潜在肝毒性及耐药产生,约 20% 的结核病患者没有接受最好的治疗。因此,新的、更安全的药物亟待研发。

(刘玉凤　赵红 译　谢雯　刘鸿凌 校)

参考文献

[1]　CDC. Trends in tuberculosis — United States 1998 - 2003. MMWR 2004;53;209 - 214.

[2]　American Thoracic Society/Centers for Disease Control and Prevention/Infectious Diseases Society of America; Controlling tuberculosis in the United States. Am J Respir Crit Care Med 2005; 172; 1169 - 1227.

[3]　Blumberg HM, Burman WJ, Chaisson RE, Daley CL, Etkind SC, Friedman LN, et al. American Thoracic Society/Centers for Disease Control and prevention/Infectious Diseases Society. Treatment of tuberculosis. Am J Respir Crit Care Med 2003; 167; 603 - 662.

[4]　Centers for Disease Control and Prevention/American Thoracic Society. Update; adverse event data and revised American Thoracic Society/CDC recommendations against use of rifampin and pyrazinamide for treatment of latent tuberculosis infection — United States. 2003. MMWR Morb Mortal Wkly Rep Aug 8 2003; 52(31); 735 - 739.

[5]　Schechter M, Zajdenverg R, Falco G, Barnes GL, Faulhaber JC, Coberly JS, et al. Weekly rifapentine/isoniazid or daily rifampin/pyrazinamide for latent tuberculosis in household contacts. Am J Respir Crit Care Med 2006; 173; 922 - 926.

[6]　Martinson NA, Barnes GL, Moulton LH, Msandiwa R, Hausler H, Ram M, et al. New regimens to prevent tuberculosis in adults with HIV infection. N Engl J Med 2011; 365; 11 - 20.

[7]　Sterling TR, Villarino ME, Borisov AS, Shang N, Gordin F, Bliven-Sizemore E, et al. Consortium PREVENT TB study team. Three months of rifapentine and isoniazid for latent tuberculosis infection. N Engl J Med 2011; 365; 2155 - 2166.

[8]　Centers for Disease Control and Prevention (CDC). Recommenda-tions for use of an isoniazid-rifapentine regimen with direct observation to treat latent Mycobacterium tuberculosis infection. MMWR Dec 9 2011; 60; 1650 - 1653.

[9]　Preventive therapy of tuberculosis infection. Am Rev Respir Dis 1974; 110; 371 - 374

[10]　Steele MA, Burk RF, DesPrez RM. Toxic hepatitis with isoniazid and rifampin. A meta-analysis. Chest 1991; 99; 465 - 471.

[11]　Randolph H, Joseph S. Toxic hepatitis with jaundice occurring in a patient treated with isoniazid. JAMA 1953; 152; 38 - 40.

[12]　Berte SJ, Dewlett HJ. Isoniazid and para-aminosalicylic acid toxicity in 513 cases; a study including high doses of INH and gastrointestinal intolerance to PAS. Dis Chest 1959 Aug; 36; 146 - 151.

[13]　American Thoracic Society. Chemoprophylaxis for the prevention of tuberculosis; a statement by an ad-hoc committee. Am Rev Respir Dis 1965; 96; 558 - 560.

[14]　Scharer L, Smith JP. Serum transaminase elevations and other hepatic abnormalities in patients receiving isoniazid. Ann Intern Med 1969; 71; 1113 - 1120.

[15]　Garibaldi RA, Drusin RE, Ferebee SH, Gregg MB. Isoniazidassociated hepatitis. Report of an outbreak. Am Rev Respir Dis 1972; 106; 357 - 365.

[16]　Kopanoff DE, Snider Jr DE, Caras GJ. Isoniazid-related hepatitis; a U. S. public health service cooperative surveillance study. Am Rev Respir Dis 1978; 117; 991 - 1001.

[17]　World Health Organization Collaborating Center for International Drug Monitoring. Adverse drug reaction terminology (ART), 1979. http://www. WHO - UMC. org [accessed 1.12.06].

[18]　Sarda P, Sharma SK, Mohan A, Makharia G, Jayaswal A, Pandey RM, et al. Role of acute viral hepatitis as a confounding factor in antituberculosis treatment induced hepatotoxicity. Indian J Med Res 2009; 129; 64 - 67.

[19]　Davern TJ, Chalasani N, Fontana RJ, Hayashi PH, Protiva P, Kleiner DE, et al. Drug-Induced liver injury network (DILIN). Acute hepatitis E infection accounts for some cases of suspected drug-induced liver injury. Gastroenterology 2011 Aug 16; 41(5); 1665 - 1672.

[20]　Parthasarathy R, Sarma GR, Janardhanam B, Ramachandran P, Santha T, Sivasubramanian S, et al. Hepatic toxicity in South Indian patients during treatment of tuberculosis with shortcourse regimens containing isoniazid, rifampicin and pyrazinamide. Tubercle 1986; 67; 99 - 108.

[21]　British Thoracic Association. A controlled trial of six month chemotherapy in pulmonary tuberculosis. first report; results during chemotherapy. Br J Dis Chest 1981; 75; 141 - 153.

[22]　Lee BH, Koh WJ, Choi MS, Suh GY, Chung MP, Kim H, et al. Inactive hepatitis B surface antigen carrier state and hepatotoxicity during antituberculosis chemotherapy. Chest 2005; 127; 1304 - 1311.

[23]　Pande JN, Singh SP, Khilnani GC, Khilnani S, Tandon RK. Risk factors for hepatotoxicity from antituberculosis drugs; a casecontrol study. Thorax 1996; 51; 132 - 136.

[24]　Jinjuvadia K, Kwan W, Fontana RJ. Searching for a needle in a haystack; use of ICD - 9 - CM codes in drug-induced liver injury. Am J Gastroenterol 2007; 102; 2437 - 2443.

[25]　Ormerod LP. Analysis of frequency of drug reactions to antituberculosis drugs. Thorax 1994; 45; 403 - 408.

[26]　Ormerod LP. Hepatotoxicity of antituberculosis drugs. Thorax 1996; 51; 111 - 113.

[27]　Maddrey WC. Isoniazid-induced liver disease. Semin Liver Dis 1981; 1; 129 - 133.

[28]　Mitchell JR, Thorgeirsson UP, Black M, Timbrell JA, Snodgrass WR, Potter WZ, et al. Increased incidence of isoniazid hepatitis in rapid acetylators; possible relation to hydrazine metabolites. Clin Pharmacol Ther 1975; 18; 70 - 79.

[29] Maddrey WC, Boitnott JK. Isoniazid hepatitis. Ann Intern Med 1973; 79: 1 – 12.

[30] Shen C, Zhang H, Zhang G, Meng Q. Isoniazid induced hepatotoxicity of gel entrapment culture. Tox Lett 2006; 167: 66 – 74.

[31] Timbrell JA, Mitchell JR, Snodgrass WR, Nelson SD. Isoniazid hepatoxicity: the relationship between covalent binding and metabolism in vivo. J Pharmacol Exp Ther 1980; 213: 364 – 369.

[32] Sarich TC, Adams SP, Petricca G, Wright JM. Inhibition of isoniazid-induced hepatotoxicity in rabbits by pretreatment with an amidase inhibitor. J Pharmacol Exp Ther 1999; 289: 695 – 702.

[33] Patrick RL, Black KC. Pathology and toxicity of repeated doses of hydrazine and 1, 1 – dimethylhydrazine in monkeys and rats. Ind Med Surg 1965; 34: 430 – 435.

[34] Sarich TC, Zhou T, Adams SP, Bain AI, Wall RA, Wright JM. A model of isoniazid-induced hepatotoxicity in rabbits. J Pharmacol Toxicol Methods 1995; 34: 109 – 116.

[35] Sarich TC, Adams SP, Wright JM. The role of L-thyroxine and hepatic reductase activity in isoniazid-induced hepatotoxicity in rabbits. Pharmacol Res 1998; 38: 199 – 207.

[36] Sinha BK. Activation of hydrazine derivatives to free radicals in the perfused rat liver: a pin trapping study. Biochimica et Biophysica Acta 1987; 924: 261 – 269.

[37] Sinha BK, Motten AG. Oxidative metabolism of hydrazine. Evidence for nitrogen centered radicals formations. Biochem Biophys Res Commun 1982; 105: 1044 – 1051.

[38] Yue J, Peng RX, Yang J, Kong R, Liu J. CYP2E1 mediated isoniazid-induced hepatotoxicity in rats. Acta Pharmacol Sin 2004; 25: 699 – 704.

[39] Sarich TC, Youssefi M, Zhou T, Adams SP, Walls RA, Wright JM. The role of hydrazine in the mechanism of isoniazid hepatotoxicity in rabbits. Arch Toxicol 1996; 70: 835 – 840.

[40] Tayal V, Kalra BS, Agarwal S, Kharana N, Gupta V. Hepatoprotective effect of tocopherol against isoniazid and rifampicin induced hepatotoxicity in albino rabbits. Ind J Exp Biol 2007; 45: 1031 – 1036.

[41] Tafazoli S, Mashaegi M, O'Brien PJ. Role of hydrazine in isoniazid-induced hepatotoxicity in a hepatocyte inflammation model. Tox Appl Pharm 2008; 229: 94 – 101.

[42] Kleno TG, Kiehr D, Baunsgaard D, Sidelmann UG. Combination of "omics" data to investigate the mechanism (s) of hydrazine-induced hepatotoxicity in rats and to identify potential biomarkers. Biomarkers 2004; 9: 116 – 138.

[43] Metushi IG, Lai P, Shu X, Nakagawa T, Uetrecht JP. A fresh look at the mechanism of isoniazid-induced hepatotoxicity. Clin Pharm Therap 2011; 89: 911 – 914.

[44] Salazar-Paramo M, Rubin RL. Garcia-De La Torre I. Systemic lupus erythematous induced by isoniazid. Ann Rheum 1992; 51: 1085 – 1087.

[45] Sharma SK, Balmurugan A, Saha PK, et al. Evaluations of hepatotoxicity during antituberculosis treatment. Am J Respir Crit Care Med 2002; 166: 919 – 920.

[46] McConnell JB, Powell-Jackson PR, Davis M, Williams R. Use of liver function tests as predictors of rifampicin metabolism in cirrhosis. Q J Med 1981; 50: 77 – 82.

[47] De Jong M, Mulder RJ. Drugs used in the treatment of tuberculosis and leprosy. In: Dukes MUG, editor. Meyler's side effects of drugs, vol. 1. Oxford: Excerpta Medica; 1977. pp.676 – 689.

[48] Cohn HD. Clinical studies with a new rifamycin derivative. J Clin Pharmacol J New Drugs 1969; 9: 118 – 125.

[49] Kenwright S, Levi AJ. Sites of competition in the selective hepatic uptake of rifamycin-SV, flavaspidic acid, bilirubin, and bromsulphthalein. Gut 1974; 15: 220 – 226.

[50] Durand F, Jebrak G, Pessayre D, Fournier M, Bernuau J. Hepatotoxicity of antitubercular treatments. Rationale for monitoring liver status. Drug Saf 1996; 15: 394 – 405.

[51] Black M, Mitchell JR, Zimmerman HJ, Ishak KG, Epler GR. Isoniazid-associated hepatitis in 114 patients. Gastroenterology 1975; 69: 289 – 302.

[52] Gronhagen-Riska C, Hellstrom PE, Froseth B. Predisposing factors in hepatitis induced by isoniazid-rifampin treatment of tuberculosis. Am Rev Respir Dis 1978; 118: 461 – 466.

[53] Sarma GR, Immanuel C, Kailasam S, Narayana AS, Venkatesan P. Rifampin-induced release of hydrazine from isoniazid. A possible cause of hepatitis during treatment of tuberculosis with regimens containing isoniazid and rifampin. Am Rev Respir Dis 1986; 133: 1072 – 1075.

[54] Dickinson DS, Bailey WC, Hirschowitz BI. The effect of acetylation status on isoniazid (INH) hepatitis. Am Rev Respir Dis 1977; 115: 395.

[55] Weber WW, Hein DW, Litwin A, Lower Jr GM. Relationship of acetylator status to isoniazid toxicity, lupus erythematosus, and bladder cancer. Fed Proc 1983; 42: 3086 – 3097.

[56] Durand F, Bernuau J, Pessayre D, Samuel D, Belaiche J, Degott C, et al. Deleterious influence of pyrazinamide on the outcome of patients with fulminant or subfulminant liver failure during antituberculous treatment including isoniazid. Hepatol 1995; 21: 929 – 932.

[57] Fountain FF, Tolley E, Chrisman CR, Self TH. Isoniazid hepatotoxicity associated with treatment of latent tuberculosis infection: a 7-year evaluation from a public health tuberculosis clinic. Chest 2005; 128: 116 – 123.

[58] LoBue PA, Moser KS. Isoniazid-and rifampin-resistant tuberculosis in San Diego County, California, United States, 1993 – 2002. Int J Tuberc Lung Dis 2005; 9: 501 – 506.

[59] Mitchell JR, Zimmerman HJ, Ishak KG, Thorgeirsson UP, Timbrell JA, Snodgrass WR, et al. Isoniazid liver injury: clinical spectrum, pathology, and probable pathogenesis. Ann Intern Med 1976; 84: 181 – 192.

[60] Snider Jr DE, Caras GJ. Isoniazid-associated hepatitis deaths: a review of available information. Am Rev Respir Dis 1992; 145 (2 Pt 1): 494 – 497.

[61] Ichai P, Saliba F, Antoun F, Azoulay D, Sebagh M, Antonini TM, et al. Acute liver failure due to antitubercular therapy: strategy for antitubercular treatment before and after liver transplantation. Liver Transpl 2010; 16: 1136 – 1146.

[62] Kumar R, Shalimar, Bhatia V, Khanal S, Sreenivas V, Gupta SD, et al. Antituberculosis therapy-induced acute liver failure: magnitude, profile, prognosis, and predictors of outcome. Hepatol 2010; 51: 1665 – 1674.

[63] Salpeter SR. Fatal isoniazid-induced hepatitis. Its risk during chemoprophylaxis. West J Med 1993; 159: 560 – 564.

[64] Farrell GC. Drug-induced liver disease. Edinburgh: Churchill Livingstone; 1994.

[65] American Thoracic Society. Centers for Disease Control and Prevention and Infectious Diseases Society of America. Targeted tuberculin testing and treatment of latent tuberculosis infection. Am J Respir Crit Care Med 2000; 161: S221 – S247.

[66] Fountain FF, Tolley EA, Jacobs AR, Self TH. Rifampin hepatotoxicity associated with treatment of latent tuberculosis infection. Am J Med Sci 2009; 337: 317 – 320.

[67] Menzies D, Long R, Trajman A, Dion MJ, Yang J, Al Jahdali H, et al. Adverse events with 4 months of rifampin therapy or 9 months of isoniazid therapy for latent tuberculosis infection: a randomized trial. Ann Intern Med 2008; 149: 689 – 697.

[68] Ziakas PD, Mylonakis E. 4 months of rifampin compared with 9 months of isoniazid for the management of latent tuberculosis infection: a meta-analysis and cost-effectiveness study that focuses on compliance and liver toxicity. Clin Infect Dis 2009; 49: 1883 – 1889.

[69] Alford RH. Antimycobacterial agents. In: Mandell GL, Douglas

RJ, Benett JE, editors. Principles and practices of infectious diseases. 3rd ed. New York: Churchill Livingstone; 1990. pp.350 - 361.

[70] McDermott W, Ormond L, Muschenheim C, Deuschle K, McCune Jr RM, Tompsett R. Pyrazinamide-isoniazid in tuberculosis. Am Rev Tuberc 1954; 69: 319 - 333.

[71] Singh J, Arora A, Garg PK, Thakur VS, Pande JN, Tandon RK. Antituberculosis treatment-induced hepatotoxicity: role of predictive factors. Postgrad Med J 1995; 71: 359 - 362.

[72] Chang KC, Leung CC, Yew WW, Lau TY, Tam CM. Hepatotoxicity of pyrazinamide: cohort and case-control analyses. Am J Respir Crit Care Med 2008; 177: 1391 - 1396.

[73] Snider Jr DE, Long MW, Cross FS, Farer LS. Six-months isoniazid-rifampin therapy for pulmonary tuberculosis. Report of a United States Public Health Service cooperative trial. Am Rev Respir Dis 1984; 129: 573 - 579.

[74] Pasipanodya JG, Gumbo T. Clinical and toxicodynamic evidence that high-dose pyrazinamide is not more hepatotoxic than the low doses currently used. Antimicrob Agents Chemother 2010; 54: 2847 - 2854.

[75] Singh J, Garg PK, Tandon RK. Hepatotoxicity due to antituberculosis therapy. Clinical profile and reintroduction of therapy. J Clin Gastroenterol 1996; 22: 211 - 214.

[76] Pessayre D, Bentata M, Degott C, Nouel O, Miguet JP, Rueff B, et al. Isoniazid-rifampin fulminant hepatitis. A possible consequence of the enhancement of isoniazid hepatotoxicity by enzyme induction. Gastroenterology 1977; 72: 284 - 289.

[77] McNeill L, Allen M, Estrada C, Cook P. Pyrazinamide and rifampin vs isoniazid for the treatment of latent tuberculosis: improved completion rates but more hepatotoxicity. Chest 2003; 123: 102 - 106.

[78] Tortajada C, Martínez-Lacasa J, Sánchez F, Jiménez-Fuentes A, De Souza ML, Tuberculosis Prevention Working Group, et al. Is the combination of pyrazinamide plus rifampicin safe for treating latent tuberculosis infection in persons not infected by the human immunodeficiency virus? Int J Tuberc Lung Dis 2005; 9: 276 - 281.

[79] Leung CC, Law WS, Chang KC, Tam CM, Yew WW, Chan CK, et al. Initial experience on rifampin and pyrazinamide vs isoniazid in the treatment of latent tuberculosis infection among patients with silicosis in Hong Kong. Chest 2003; 124: 2112 - 2118.

[80] Akolo C, Adetifa I, Shepperd S, Volmink J. Treatment of latent tuberculosis infection in HIV infected persons. Cochrane Database Syst Rev 2010;(1): CD000171.

[81] Ellard GA. Variations between individuals and populations in the acetylation of isoniazid and its significance for the treatment of pulmonary tuberculosis. Clin Pharmacol Ther 1976; 19: 610 - 625.

[82] Mitchell JR, Thorgeirsson UP, Black M, Timbrell JA, Snodgrass WR, Potter WZ, et al. Increased incidence of isoniazid hepatitis in rapid acetylators: possible relation to hydrazine metabolites. Clin Pharmacol Ther 1975; 18: 70 - 79.

[83] Yamamoto T, Suou T, Hirayama C. Elevated serum aminotransferase induced by isoniazid in relation to isoniazid acetylator phenotype. Hepatol 1986; 6: 295 - 298.

[84] Gurumurthy P, Krishnamurthy MS, Nazareth O, Parthasarathy R, Sarma GR, Somasundaram PR, et al. Lack of relationship between hepatic toxicity and acetylator phenotype in three thousand South Indian patients during treatment with isoniazid for tuberculosis. Am Rev Respir Dis 1984; 129: 58 - 61.

[85] Vuilleumier N, Rossier MF, Chiappe A, Degoumois F, Dayer P, Mermillod B, et al. CYP2E1 genotype and isoniazid-induced hepatotoxicity in patients treated for latent tuberculosis. Eur J Clin Pharmacol 2006; 62: 423 - 429.

[86] Huang YS, Chern HD, Su WJ, Wu JC, Lai SL, Yang SY, et al. Polymorphism of the N - acetyltransferase 2 gene as a susceptibility risk factor for antituberculosis drug-induced hepatitis. Hepatol 2002; 35: 883 - 889.

[87] Lee SW, Chung LS, Huang HH, Chuang TY, Liou YH, Wu LS. NAT2 and CYP2E1 polymorphisms and susceptibility to firstline anti-tuberculosis drug-induced hepatitis. Int J Tuberc Lung Dis 2010; 14: 622 - 626.

[88] Yamada S, Tang M, Richardson K, Halaschek-Wiener J, Chan M, Cook VJ, et al. Genetic variations of NAT2 and CYP2E1 and isoniazid hepatotoxicity in a diverse population. Pharmacogenomics 2009; 10: 1433 - 1445.

[89] Stephens EA, Taylor JA, Kaplan N, Yang CH, Hsieh LL, Lucier GW, et al. Ethnic variations in the CYP2E1 gene: polymorphism analysis of 695 African-Americans, European-Americans and Taiwanese. Pharmacogenetics 1994; 4: 185 - 192.

[90] Huang YS, Chern HD, Su WJ, Wu JC, Chang SC, Chiang CH, et al. Cytochrome P450 2E1 genotype and the susceptibility to antituberculosis drug-induced hepatitis. Hepatol 2003; 37: 924 - 930.

[91] Roy B, Ghosh SK, Sutradhar D, Sikdar N, Mazumder S, Barman S. Predisposition of antituberculosis drug induced hepatotoxicity by cytochrome P450 2E1 genotype and haplotype in pediatric patients. J Gastroenterol Hepatol 2006; 21: 784 - 786.

[92] Sun F, Chen Y, Xiang Y, Zhan S. Drug-metabolising enzyme polymorphisms and predisposition to anti-tuberculosis druginduced liver injury: a meta-analysis. Int J Tuberc Lung Dis 2008; 12: 994 - 1002.

[93] Dossing M, Wilcke JT, Askgaard DS, Nybo B. Liver injury during antituberculosis treatment: an 11-year study. Tuber Lung Dis 1996; 77: 335 - 340.

[94] Nolan CM, Goldberg SV, Buskin SE. Hepatotoxicity associated with isoniazid preventive therapy: a 7-year survey from a public health tuberculosis clinic. JAMA 1999; 281: 1014 - 1018.

[95] Kunst H, Khan KS. Age-related risk of hepatotoxicity in the treatment of latent tuberculosis infection: a systematic review. Int J Tuberc Lung Dis 2010; 14: 1374 - 1381.

[96] Grant AD, Mngadi KT, van Halsema CL, Luttig MM, Fielding KL, Churchyard GJ. Adverse events with isoniazid preventive therapy: experience from a large trial. AIDS 2010; 24(Suppl. 5): S29 - S36.

[97] Devrim I, Olukman O, Can D, Dizdarer C. Risk factors for isoniazid hepatotoxicity in children with latent TB and TB: difference from adults. Chest 2010; 137: 737 - 738.

[98] Chalasani N, Björnsson E. Risk factors for idiosyncratic druginduced liver injury. Gastroenterology 2010; 138: 2246 - 2259.

[99] Uetrecht J. Idiosyncratic drug reactions: current understanding. Annu Rev Pharmacol Toxicol 2007; 47: 513 - 539.

[100] Lammert C, Einarsson S, Saha C, Niklasson A, Bjornsson E, Chalasani N. Relationship between daily dose of oral medications and idiosyncratic drug-induced liver injury: search for signals. Hepatol 2008; 47: 2003 - 2009.

[101] Lucena MI, Andrade RJ, Kaplowitz N, García-Cortes M, Fernández MC, Spanish Group for the Study of Drug-Induced Liver Disease, et al. Phenotypic characterization of idiosyncratic drug-induced liver injury: the influence of age and sex. Hepatol 2009; 49: 2001 - 2009.

[102] Mitchell JR, Long MW, Thorgeirsson UP, Jollow DJ. Acetylation rates and monthly liver function tests during one year of isoniazid preventive therapy. Chest 1975; 68: 181 - 190.

[103] Rothwell DL, Richmond DE. Hepatorenal failure with selfinitiated intermittent rifampicin therapy. Br Med J 1974; 2: 481 - 482.

[104] Cross FS, Long MW, Banner AS, Snider Jr. DE. Rifampinisoniazid therapy of alcoholic and nonalcoholic tuberculous patients in a U. S. Public Health Service cooperative therapy trial. Am Rev Respir Dis 1980; 122: 349 - 353.

[105] Andrade RJ, Lucena MI, Kaplowitz N, García-Muņoz B, Borraz

Y, Pachkoria K, et al. Outcome of acute idiosyncratic drug-induced liver injury: long-term follow-up in a hepatotoxicity registry. Hepatol 2006; 44: 1581 - 1588.

[106]　Nolan CM, Sandblom RE, Thummel KE, Slattery JT, Nelson SD. Hepatotoxicity associated with acetaminophen usage in patients receiving multiple drug therapy for tuberculosis. Chest 1994; 105: 408 - 411.

[107]　Crippin JS. Acetaminophen hepatotoxicity: potentiation by isoniazid. Am J Gastroenterol 1993; 88: 590 - 592.

[108]　Murphy R, Swartz R, Watkins PB. Severe acetaminophen toxicity in a patient receiving isoniazid. Ann Intern Med 1990; 111: 799 - 800.

[109]　James LP, Letzig L, Simpson PM, Capparelli E, Roberts DW, Hinson JA, et al. Pharmacokinetics of acetaminophen-protein adducts in adults with acetaminophen overdose and acute liver failure. Drug Metab Dispos 2009; 37: 1779 - 1784.

[110]　Franks AL, Binkin NJ, Snider Jr DE, Rokaw WM, Becker S. Isoniazid hepatitis among pregnant and postpartum Hispanic patients. Public Health Rep 1989; 104: 151 - 155.

[111]　Gronhagen-Riska C, Hellstrom PE, Froseth B. Predisposing factors in hepatitis induced by isoniazid-rifampin treatment of tuberculosis. Am Rev Respir Dis 1978; 118: 461 - 466.

[112]　Chalasani N, Fontana RJ, Bonkovsky HL, Watkins PB, Davern T, Serrano J, et al. Drug induced liver injury network (DILIN). Causes, clinical features, and outcomes from a prospective study of drug-induced liver injury in the United States. Gastroenterology 2008; 135: 1924 - 1934.

[113]　Moulding TS, Redeker AG, Kanel GC. Twenty isoniazid deaths in one state. Am Rev Respir Dis 1989; 140: 700 - 705.

[114]　Millard PS, Wilcosky TC, Reade-Christopher SJ, Weber DJ. Isoniazid-related fatal hepatitis. West J Med 1996; 164: 486 - 491.

[115]　Gordin FM, Cohn DL, Matts JP, Chaisson RE, O'Brien RJ. Terry Beirn Community Programs for Clinical Research on AIDS; Adult AIDS Clinical Trials Group; Centers for Disease Control and Prevention. Hepatotoxicity of rifampin and pyrazinamide in the treatment of latent tuberculosis infection in HIV - infected persons: is it different than in HIV - uninfected persons? Clin Infect Dis 2004; 39: 561 - 565.

[116]　Sharma SK, Balamurugan A, Saha PK, Pandey RM, Mehra NK. Evaluation of clinical and immunogenetic risk factors for the development of hepatotoxicity during antituberculosis treatment. Am J Respir Crit Care Med 2002; 166: 916 - 919.

[117]　Singla R, Sharma SK, Mohan A, Makharia G, Sreenivas V, Jha B, et al. Evaluation of risk factors for antituberculosis treatment induced hepatotoxicity. Indian J Med Res 2010; 132: 81 - 86.

[118]　Buchanan N, Eyberg C, Davis MD. Isoniazid pharmacokinetics in kwashiorkor. S Afr Med J 1979; 56: 299 - 300.

[119]　Warmelink I, ten Hacken NH, van der Werf TS, van Altena R. Weight loss during tuberculosis treatment is an important risk factor for drug-induced hepatotoxicity. Br J Nutr 2011; 105: 400 - 408.

[120]　Prince MI, Burt AD, Jones DE. Hepatitis and liver dysfunction with rifampicin therapy for pruritus in primary biliary cirrhosis. Gut 2002; 50: 436 - 439.

[121]　Acocella G, Bonollo L, Garimoldi M, Mainardi M, Tenconi LT, Nicolis FB. Kinetics of rifampicin and isoniazid administered alone and in combination to normal subjects and patients with liver disease. Gut 1972; 13: 47 - 53.

[122]　Wu JC, Lee SD, Yeh PF, Chan CY, Wang YJ, Huang YS, et al. Isoniazid-rifampin-induced hepatitis in hepatitis B carriers. Gastroenterology 1990; 98: 502 - 504.

[123]　Wong WM, Wu PC, Yuen MF, Cheng CC, Yew WW, Wong PC, et al. Antituberculosis drug-related liver dysfunction in chronic hepatitis B infection. Hepatology 2000; 31: 201 - 206.

[124]　McGlynn KA, Lustbader ED, Sharrar RG, Murphy EC, London WT. Isoniazid prophylaxis in hepatitis B carriers. Am Rev Respir Dis 1986; 134: 666 - 668.

[125]　Chien JY, Huang RM, Wang JY, Ruan SY, Chien YJ, Yu CJ, et al. Hepatitis C virus infection increases hepatitis risk during anti-tuberculosis treatment. Int J Tuberc Lung Dis 2010; 14: 616 - 621.

[126]　Ungo JR, Jones D, Ashkin D, Hollender ES, Bernstein D, Albanese AP, et al. Antituberculosis drug-induced hepatotoxicity. The role of hepatitis C virus and the human immunodeficiency virus. Am J Respir Crit Care Med 1998; 157: 1871 - 1876.

[127]　Fernández-Villar A, Sopeña B, García J, Gimena B, Ulloa F, Botana M, et al. Hepatitis C virus RNA in serum as a risk factor for isoniazid hepatotoxicity. Infection 2007; 35: 295 - 297.

[128]　Kwon YS, Koh WJ, Suh GY, Chung MP, Kim H, Kwon OJ. Hepatitis C virus infection and hepatotoxicity during antituberculosis chemotherapy. Chest 2007; 131: 803 - 808.

[129]　Fernandez-Villar A, Sopena B, Vazquez R, Ulloa F, Fluiters E, Mosteiro M, et al. Isoniazid hepatotoxicity among drug users: the role of hepatitis C. Clin Infect Dis 2003; 36: 293 - 298.

[130]　Bliven EE, Podewils LJ. The role of chronic hepatitis in isoniazid hepatotoxicity during treatment for latent tuberculosis infection. Int J Tuberc Lung Dis 2009; 13: 1054 - 1060.

[131]　Cho YJ, Lee SM, Yoo CG, Kim YW, Han SK, Shim YS, et al. Clinical characteristics of tuberculosis in patients with liver cirrhosis. Respirology 2007; 12: 401 - 405.

[132]　Williams BG, Dye C. Antiretroviral drugs for tuberculosis control in the era of HIV/AIDS. Science 2003; 301: 1535 - 1537.

[133]　Walker NF, Kliner M, Turner D, Bhagani S, Cropley I, Hopkins S, et al. Hepatotoxicity and antituberculosis therapy: time to revise UK guidance? Thorax 2009; 64: 918.

[134]　Breen RA, Miller RF, Gorsuch T, Smith CJ, Schwenk A, Holmes W, et al. Adverse events and treatment interruption in tuberculosis patients with and without HIV co-infection. Thorax 2006; 61: 791 - 794.

[135]　Gray D, Nuttall J, Lombard C, Davies MA, Workman L, Apolles P, et al. Low rates of hepatotoxicity in HIV - infected children on anti-retroviral therapy with and without isoniazid prophylaxis. J Trop Pediatr 2010; 56: 159 - 165.

[136]　Adams PC, Arthur MJ, Boyer TD, DeLeve LD, Di Bisceglie AM, Hall M, et al. Screening in liver disease: report of an AASLD clinical workshop. Hepatol 2004; 39: 1204 - 1212.

[137]　Lee WM, Hynan LS, Rossaro L, Fontana RJ, Stravitz RT, Acute Liver Failure Study Group. Intravenous N - acetylcysteine improves transplant-free survival in early stage nonacetaminophen acute liver failure. Gastroenterology 2009; 137: 856 - 864.

[138]　Baniasadi S, Eftekhari P, Tabarsi P, Fahimi F, Raoufy MR, Masjedi MR, et al. Protective effect of N - acetylcysteine on antituberculosis drug-induced hepatotoxicity. Eur J Gastroenterol Hepatol 2010; 22: 1235 - 1238.

[139]　O'Grady JG, Alexander GJ, Hayllar KM, Williams R. Early indicators of prognosis in fulminant hepatic failure. Gastroenterology 1989; 97: 439 - 445.

[140]　Russo MW, Galanko JA, Shrestha R, Fried MW, Watkins P. Liver transplantation for acute liver failure from drug induced liver injury in the United States. Liver Transpl 2004; 10: 1018 - 1023.

[141]　Mindikoglu AL, Magder LS, Regev A. Outcome of liver transplantation for drug-induced acute liver failure in the United States: analysis of the United Network for organ sharing database. Liver Transpl 2009; 15: 719 - 729.

[142]　Thompson NP, Caplin ME, Hamilton MI, Gillespie SH, Clarke SW, Burroughs AK, et al. Anti-tuberculosis medication and the liver: dangers and recommendations in management. Eur Respir J 1995; 8: 1384 - 1388.

[143] Sharma SK, Singla R, Sarda P, Mohan A, Makharia G, Jayaswal A, et al. Safety of 3 different reintroduction regimens of antituberculosis drugs after development of antituberculosis treatment-induced hepatotoxicity. Clin Infect Dis 2010; 50: 833 - 839.

[144] Garg PK, Tandon RK. Antituberculous agents-induced liver injury. In: Deleve L, Kaplowitz N, editors. Drug induced liver disease. New York: Marcel Dekker Inc.; 2002. p.505 - 517.

[145] Holty JE, Gould MK, Meinke L, Keeffe EB, Ruoss SJ. Tuberculosis in liver transplant recipients: a systematic review and meta-analysis of individual patient data. Liver Transpl 2009; 15: 894 - 906.

[146] Aguado JM, Herrero JA, Gavalda J, Torre-Cisneros J, Blanes M, Rufi G, et al. Clinical presentation and outcome of tuberculosis in kidney, liver, and heart transplant recipients in Spain. Spanish transplantation infection study group, GESITRA. Transplant 1997; 63: 1278 - 1286.

[147] Singh N, Wagener MM, Gayowski T. Safety and efficacy of isoniazid chemoprophylaxis administered during liver transplant candidacy for the prevention of post transplant tuberculosis. Transplant 2002; 74: 892 - 895.

[148] Muñoz P, Rodríguez C, Bouza E. *Mycobacterium tuberculosis* infection in recipients of solid organ transplants. Clin Infect Dis 2005; 40: 581 - 587.

[149] Hsu MS, Wang JL, Ko WJ, Lee PH, Chou NK, Wang SS, et al. Clinical features and outcome of tuberculosis in solid organ transplant recipients. Am J Med Sci 2007; 334: 106 - 110.

[150] Subramanian A, Dorman S. AST infectious diseases community of practice. *Mycobacterium tuberculosis* in solid organ transplant recipients. Am J Transplant 2009 Dec; 9(Suppl. 4): S57 - S62.

[151] Yehia BR, Blumberg EA. *Mycobacterium tuberculosis* infection in liver transplantation. Liver Transpl 2010; 16: 1129 - 1135.

[152] Jafri SM, Singal AG, Kaul D, Fontana RJ. Detection and management of latent tuberculosis in liver transplant patients. Liver Transpl 2011; 17: 306 - 314.

[153] Aguado JM, Torre-Cisneros J, Fortún J, Benito N, Meije Y, Doblas A, et al. Tuberculosis in solid-organ transplant recipients: consensus statement of the group for the study of infection in transplant recipients (GESITRA) of the Spanish Society of Infectious Diseases and Clinical Microbiology. Clin Infect Dis 2009; 48: 1276 - 1284.

[154] Singh N, Paterson DL. *Mycobacterium tuberculosis* infection in solid-organ transplant recipients: impact and implications for management. Clin Infect Dis 1998; 27: 1266 - 1277.

[155] Jahng AW, Tran T, Bui L, Joyner JL. Safety of treatment of latent tuberculosis infection in compensated cirrhotic patients during transplant candidacy period. Transplantation 2007; 83: 1557 - 1562.

[156] Meyers BR, Papanicolaou GA, Sheiner P, Emre S, Miller C. Tuberculosis in orthotopic liver transplant patients: increased toxicity of recommended agents: cure of disseminated infection with nonconventional regimens. Transplantation 2000; 69: 64 - 69.

[157] Barcena R, Oton E, Angeles Moreno M, Fortún J, Garcia-Gonzalez M, Moreno A, et al. Is liver transplantation advisable for isoniazid fulminant hepatitis in active extrapulmonary tuberculosis? Am J Transplant 2005; 5: 2796 - 2798.

[158] Saukkonen JJ, Cohn DL, Jasmer RM, Schenker S, Jereb JA, Nolan CM, et al. ATS (American Thoracic Society) hepatotoxicity of antituberculosis therapy subcommittee. An official ATS statement: hepatotoxicity of antituberculosis therapy. Am J Respir Crit Care Med 2006; 174: 935 - 952.

第28章
抗病毒药物的肝毒性

Marina Nunez
美国,北卡罗来纳州,温斯顿-塞纳姆,维克福瑞斯特大学健康科学部

Marina Nunez

美国,北卡罗来纳州,温斯顿-塞纳姆,维克福瑞斯特大学健康科学部

前 言

目前,最常见的抗病毒药物是针对人类免疫缺陷病毒(human immunoddficiency virus,HIV)的抗逆转录病毒药物,已经获得美国食品和药物管理局(Food and Drugs Administration,FDA)批准上市的就达 24 种之多。但同时该类药物也是最常见的导致肝损伤的药物,这可能与其具有潜在较高的肝毒性或被广泛、长期地使用有关。在这一章要提到的第二大类抗病毒药物是抗乙型肝炎病毒(hepatitis B virus,HBV)和抗丙型肝炎病毒(hepatitis C virus,HCV)药物。由于部分核苷类似物具有双重功能,如同时具有抗 HIV 和 HBV 的能力,因此这部分与抗逆转录病毒治疗(antiretroviral therapy,ART)的一些内容会有重复。针对疱疹病毒和流感病毒的抗病毒药物,除去外用、吸入或局部注射

等非全身性系统使用的药物外,具有肝毒性的并不多见。

抗逆转录病毒药物

临床医师在给 HIV 患者抗病毒治疗时,常常会遇到患者血清氨基转移酶升高的困扰。目前,抗病毒药物的审批上市主要是通过 FDA 快速评审"绿色通道"。这样的结果会导致药物的某些副作用(包括肝毒性)只有在临床应用中才会明显表现出来。甚至有些副作用是在药物使用很多年以后才被认识到,如 ART 相关的肝毒性。这种弊端终究会导致处方模式的改变。在流行病学领域,借助时间观察可作为一种研究手段,例如探讨衰老与早期治疗的关系,在时间的帮助下我们也可以筛选出毒性较小的抗逆转录病毒药物,但事实表明在 HIV 患者中发生药物性肝损伤的事件仍在不断增加。

HAART 相关 DILI 的诊断

(一)因果关系评估的困难

针对药物性肝损伤(drug-induced liver injury,DILI)规范化的因果关系评估系统已经被开发出来,该系统尝试为 DILI 提供一种客观的诊断方法[1]。在抗逆转录病毒治疗中,当采用多种药物联合的高效抗逆转录病毒治疗(highly active antiretroviral therapy,HAART)出现了肝毒性的时候,我们很难确定到底谁是"元凶"[2]。此外,如 HIV 患者除了接受抗病毒治疗,可能同时还在使用其他药物,如抗生素、抗惊厥药或抗精神病药以及其他药物,这些都有肝毒性的潜在风险。在伴有免疫抑制的患者身上,同样我们也很难对其肝损伤的原因进行评估,包括感染(如分枝杆菌、梅毒和病毒性肝炎)、肝脏恶性浸润、酒精和药物滥用等,都很难分辨清楚。

(二)DILI 模式的定义及其表现

DILI 的诊断缺乏特异性标志物。目前普遍认为血清氨基转移酶升高可在一定程度上反映肝毒性造成的肝细胞损伤[1,2]。然而,经肝脏代谢的药物部分会导致药源性胆汁淤积,临床表现出类似肝外或肝内的胆汁淤积,并伴有碱性磷酸酶(alkaline phosphatase,ALP)的升高和其他反映胆汁淤积的指标的异常[3]。此外,药物也可能导致混合型肝细胞-胆汁淤积症的发生。有文献报道,奈韦拉平能引起胆汁淤积以及胆管消失综合征[4,5]。依非韦伦也有胆汁淤积相关肝毒性的报道[6]。值得一提的是,阿扎那韦能导致高胆红素血症,但从严格意义上讲,它并没有引起肝损伤。因为,在某种意义上阿扎那韦与茚地那韦一样,能抑制尿苷二磷酸葡萄糖醛酸转移酶(UDP - glucuronosyltransferase,UGT)1A1 的活性,使非结合胆红素升高[7]。

除了上述引起胆汁淤积症的原因外,在 HAART 相关的药物性肝损伤中,大多数数据还是支持其与肝细胞损伤有关。目前国际上对药物性肝损伤还没有一个被一致认可的分级方法。AIDS 临床实验小组将药物性肝损伤分为如下 1～4 级[8]:1 级,ALT 为(1.25～2.5)×正常值上限(upper limits of normal,ULN);2 级,(2.6～5)ULN;3 级,(5.1～10)ULN;4 级,>10 ULN。也有学者更强调基线 ALT 水平,提出了改良分级方法[9]:1 级,(1.25～2.5)×基线 ALT 值;2 级,(2.6～3.5)×基线值;3 级,(3.6～5)×基线值;4 级,>5×基线值。除了导致肝脏氨基转移酶增高外,一些特殊的临床表现也被视为与 HAART 相关的肝毒性有关。这些相对较容易诊断的特殊临床表现通常预示着机体遭到了严重的肝毒性打击,尽管其致病机制尚不完全清楚。下文中将讨论这些特殊的临床表现。

HAART 相关的 DILI 发病率和危险因素:药物与宿主

一、抗逆转录病毒药物肝脏安全性概况

由于 HAART 所致肝毒性相关的生化、药代动力学和病理学机制还不清楚,所以现在很难统计 HAART 相关的 DILI 发生率。基于药品说明书的信息,图 28-1 总结了抗逆转录病毒药物可导致重型 DILI(3 级和 4 级)的发生率[10-33]。不过很多时候药物潜在的肝毒性是在其上市之后才被发现。图 28-1 展示了不同类型的药物或特定药物的潜在肝毒性趋势,并不包含基于后期临床实践中发生肝毒性的数据,因此具有一定的局限性。此外,数据来自不同药物不良反应呈报系统,各个系统对尺度把握不一,加之个体情况迥异,所以这样得到的数据存在异质性。因此也很难比较分析不同抗逆转录病毒药物所致的 DILI。合并病毒性肝炎是肝酶增高的一个重要原因。报告中数据的偏倚也可能与药物使用的时间有关,因为在对合并肝炎受试者的结果中,许多使用时间较短的药物的肝毒性数据表现悬殊,而长时间地使用这些药物往往都有明显的肝毒性表现。一些回顾性研究显示,奈韦拉平(nevirapine)、蛋白酶抑制剂(proteinase inhibitor)、高剂量(≥600 mg/d)的利托那韦(ritonavir)、长期服用齐多夫定(zidovudine)或

司他夫定(stavudine)等都是发生 HAART 相关肝毒性的独立危险因素[34-36]。

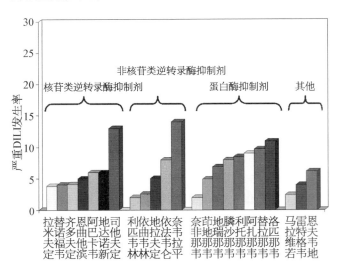

图 28-1 不同抗逆转录病毒药物致严重药物性肝损伤的发生率
（数据统计基于美国药品说明信息）

除上述提到的血清肝酶水平等定量数据指标，DILI 相关的特殊临床表现也是评价药物肝脏安全性的一个重要指标，或称之定性数据指标。换句话说，即使发生率很低，我们也要考虑药物可能诱发的严重甚至致命性肝损伤的临床表现。目前，市场上非核苷类逆转录酶抑制剂（non-nucleoside reverse transcriptase inhibitor，NNRTI），包括阿巴卡韦(abacavir)、地瑞那韦(darunavir)、膦沙那韦(fosamprenavir)、马拉维若(maraviroc)都可引起肝脏的超敏反应，除外最近上市的利匹韦林(rilpivirine)[14,17-21,24,25,30]。这些反应对肝脏可以造成显著的损伤，甚至有促进向肝衰竭进展的可能性，但这些药物的致死性案例还未见报道。核苷类逆转录酶抑制剂（nucleoside reverse transcriptase inhibitor，NRTI）所致的肝损伤与另一个严重的临床表现有关，即乳酸性酸中毒(lactic acidosis)和继发于线粒体损伤的肝脂肪变性[37]。NRTI 中，双脱氧核苷类(dideoxynucleosides)药物最有可能导致这种毒性。此外，地达诺新被认为与非肝硬化性门静脉高压症(noncirrhotic portal hypertension，NCPH)的发生有关[38]。因此，结合定量和定性数据指标，可以得出这样的结论：NNRTI 类抗逆转录病毒药物肝毒性的风险最高，整合酶抑制剂类的风险最低。综观所有抗逆转录病毒药物，地达诺新的肝脏安全性是最差的。非双脱氧核苷类的 NRTI（要对阿巴卡韦的超敏反应进行筛选）和需要低剂量利托那韦进行增强的蛋白酶抑制剂，它们对肝脏都有较好的安全性。表 28-1 总结了可以导致肝衰竭的抗病毒药物和被 FDA 给予黑框警告的药物，以及相应的致病机制。

表 28-1 基于美国完整处方信息、由 FDA 批准上市但可引起肝衰竭并根据致病机制给予 FDA 黑框警告的抗病毒药物

作用机制	肝衰竭/肝死亡	"黑框警告"药物
超敏反应	阿巴卡韦	阿巴卡韦
	马拉维若[a]	马拉维若
	奈韦拉平	奈韦拉平
	地拉夫定	
	依法韦仑	
	依曲韦林	
乳酸性酸中毒/肝脂肪变性	阿巴卡韦	阿巴卡韦
	地达诺新	地达诺新
	拉米夫定	拉米夫定
	司他夫定	司他夫定
	齐多夫定	齐多夫定
		阿德福韦
		恩曲他滨
		恩替卡韦
		替比夫定
		替诺福韦
失代偿性肝硬化	替拉那韦/Rt_{hd}	替拉那韦/Rt_{hd}
	地瑞那韦/Rt_{ld}	
	地达诺新	
	洛匹那韦/Rt_{hd}	
	奈韦拉平	
	利托那韦	
	IFN-α±利巴韦林	
	司他夫定	
非肝硬化性门静脉高压	地达诺新	

FDA，美国食品和药物管理局；IFN-α，α干扰素；Rt_{ld}，利托那韦低剂量增强（100～200 mg/d）；Rt_{hd}，利托那韦高剂量增强（400 mg/d）。[a] 仅见于健康志愿者

框 28-1 FDA 黑框警告

美国食品和药物管理局(FDA)对"黑框警告"的定义可参考联邦管理条例第 1 章 4 卷的第 21 条。当药物出现明确的禁忌或严重的不良反应，特别是可能会致死或致机体严重伤害的情况，FDA 就会对该药提出黑框警告。一般而言，FDA 黑框警告的提出是基于药物的临床数据，但在缺乏临床数据的情况下，也可以根据一些设计严谨的药物毒理学动物实验的结果来做出决定。"黑框警告"内容的开头会写上"警告"以引起注意，接着是对药物风险的简要说明以及对"禁忌证"或"警告和预防措施"这部分按照编号一一列出并做出详细的介绍。

二、宿主因素

如图 28-2 所示,宿主因素和抗逆转录病毒药物之间的相互作用是复杂的。陆续有研究报道指出慢性病毒性肝炎是 HAART 疗法诱发重型 DILI 的危险因素[34]。潜在的肝脏炎症存在,可以根据基线时 ALT 升高的水平判断,它也被认为是 HAART 肝毒性的危险因素之一[35,39]。在此基础上合并 HCV 感染者因 HAART 疗法所致 ALT 升高的风险会增加 2.7~5 倍[35,39,40]。有意思的是,相比其他亚型的丙肝患者,HCV 3 型的患者有更高的肝毒性风险[41-43]。另一项研究也有类似的结论,慢性乙肝感染会导致 4 级水平的肝酶升高,其风险比为 9.2[35]。一项单中心试验显示 HAART 相关的药物性肝损伤与肾功能不全有关[39]。

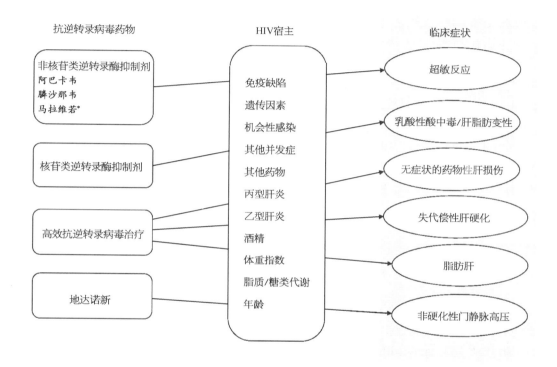

抗逆转录病毒药物　　　　　　HIV宿主　　　　　　临床症状

非核苷类逆转录酶抑制剂
阿巴卡韦
膦沙那韦
马拉维若*

核苷类逆转录酶抑制剂

高效抗逆转录病毒治疗

地达诺新

免疫缺陷
遗传因素
机会性感染
其他并发症
其他药物
丙型肝炎
乙型肝炎
酒精
体重指数
脂质/糖类代谢
年龄

超敏反应

乳酸性酸中毒/肝脂肪变性

无症状的药物性肝损伤

失代偿性肝硬化

脂肪肝

非硬化性门静脉高压

图 28-2　抗逆转录病毒药物与宿主因素的相互作用

* 仅见于健康志愿者

除了并发症因素之外,遗传因素在 HAART 相关的 DILI 中也扮演重要角色。基因多态性与肝毒性的特定风险有关,如 HLA-DRB1*01(编码主要组织相容性抗原的可变区)与奈韦拉平引发的超敏反应[44],HLA-B*5701 与阿巴卡韦的超敏反应[45],以及 CYP2B6 基因型(编码细胞色素 P450)与血浆高水平的依法韦仑所致的无症状 DILI[46,47]。值得注意的是,CYP286 多态性多见于非洲血统人群,而 HLA-B*5701 则多见于高加索人[47,48]。一个小样本研究显示 HAART 治疗第一年引起的 DILI 好发于西班牙裔人[49]。作者推测可能与该人群的高脂肪肝患病率有关。有报道表明黑种人是 HAART 相关肝损伤的保护因素。可能的解释是黑种人群有较低脂肪肝发生率[50-52]。

性别与 HAART 相关的 DILI 研究,其结果富有争议[33,53,54]。然而也有例外,奈韦拉平所致 HAART 肝毒性就表现出明显的性别倾向。当 CD4+ 淋巴细胞绝对计数:女性>250 个/mm^3,男性>400 个/mm^3,奈韦拉平诱导的严重超敏反应的风险就会很高[55,56]。老龄和较高的体重指数也会增加这一风险[36,40]。在外源性因素中,已有报道指出饮酒和同时使用其他有肝毒性的药物也能增加 HAART 相关 DILI 的风险[36,39,40]。另一个使 ALT 升高的危险因素是使用 HAART 疗法后 CD4+ 淋巴细胞数量大于 50 个/mm^3[34]。具体到每一个特殊的临床表现的相关危险因素会在相关章节再叙。

HAART 相关 DILI 的临床表现及其机制

大多数情况下,HAART 相关 DILI 的诊断仍是依靠无任何其他临床表现的肝酶升高。此外,HAART 的肝毒性也可引起一些特殊的临床表现,能够反映出某种或某类抗逆转录病毒药物的潜在致病机制。某些抗逆转录病毒药物或药物种类可通过不同的通路引起肝毒性,这是药物性肝损伤的一个共性[57]。NRTI、NNRTI和蛋白酶抑制剂这三类抗逆转录药物中的多种或全部药物可引起血糖和血脂代谢紊乱,而血糖和血脂紊乱似为机制尚不清楚的脂肪性肝炎的促进因素[58]。还有特殊的一类,在使用 NRTI 后可引起线粒体 DNA(mitochondrial DNA,mtDNA)损伤,诱发线粒体性肝毒性,从而导致肝脂肪变性和乳酸性酸中毒[37]。NNRTI 引起的肝脏超敏反应很常见,但其他药物种类中某些特定的药物也有这样的可能性[14,17-21,24,26,30]。剂量依赖性直接肝细胞应激似为利托那韦和替拉那韦引起肝毒性的潜在机制[59-61]。药物-药物之间的相互作用也能够增加潜在的肝毒性,例如司他夫定和地达诺新合用时[15,16]。

一、急性 DILI 综合征

(一)超敏反应

DILI 超敏反应是一种由免疫介导的、针对药物活性代谢产物和肝脏内源性蛋白相互作用所形成的新抗原的特异质反应(与药物剂量无关)[62]。其通常发生在治疗初期 4~6 周。这些涉及肝脏的超敏反应已在属于不同种类的多个抗逆转录病毒中得以报道,包括地瑞那韦(darunavir)、地拉夫定(delavirdine)、依法韦仑(efavirenz)、依曲韦林(etravirine)、膦沙那韦(fosamprenavir)、马拉维若(maraviroc)以及奈韦拉平(nevirapine)[14,17-21,24,25,30]。它们所致超敏反应的临床表现不一,从伴随无症状性肝酶升高的皮疹到伴有急性肝衰竭的急性肝炎。阿巴卡韦(abacavir)、马拉维若和奈韦拉平可导致肝衰竭和肝死亡,并受到 FDA 的黑框警告。这一致命性不良反应在接受阿巴卡韦和奈韦拉平来治疗 HIV 感染和预防 HIV 暴露的人群中也有报道,然而马拉维若迄今只在 1 例健康志愿者中出现了这样的情况[10,63-65]。

奈韦拉平可能是发生 DILI 风险最大的一种抗逆转录病毒药物。有学者认为超敏反应相关性皮疹和肝酶升高之间的关系是:皮疹在先,肝酶升高在后[56]。有 5%~7%的患者在奈韦拉平使用过程中因为皮疹而导致中断治疗[66-69]。事实上,其真正的发生率并不清楚,因为还不能确定到底有多少人在治疗过程中发生了肝脏超敏反应。阿巴卡韦可能是导致这一反应的第二常见的抗逆转录病毒药物,其超敏反应型 DILI 的发生

率同样也不清楚。有 5%~8%的人在使用阿巴卡韦过程中会因超敏反应而停药[70,71]。依法韦仑导致的、伴有超敏反特征的急性肝炎和肝功能衰竭病例也有报道[72,73]。血清氨基转移酶重度升高伴皮疹,也可见于接受利托那韦增强的膦沙那韦作为 HIV 暴露后预防的非 HIV 感染人群[74]。皮疹后出现血清氨基转移酶升高,提示出现了超敏反应,这也见于接受地瑞那韦治疗的患者[75]。

阿巴卡韦和奈韦拉平引起的超敏反应被认为有遗传倾向。据报道,所有经阿巴卡韦治疗的白种人和黑种人患者,筛选 HLA-B * 5701 等位基因对免疫学确诊的超敏反应具有阴性预测价值[48,70,76]。目前临床上已开展了这种药物遗传学筛查,并已显示了降低肝毒性发生率的效果[48]。HLA-B * 5701 的阳性预测能力非常低,携带这一等位基因的患者中,55%能够耐受阿巴卡韦,然而为了安全起见,并不建议这类患者使用阿巴卡韦[70]。HLA-DRB1 * 0101 和其他 HLA 单体型与奈韦拉平导致的超敏反应有关[44,77,78]。以奈韦拉平为基础的治疗方案有引起超敏反应相关性严重肝毒性风险,有时甚至导致死亡;这一风险多见于 CD4+ 细胞计数大于 250 个/mm³ 的女性初治者及 CD4+ 细胞计数大于 400 个/mm³ 的男性初治者,当然在 CD4+ 细胞计数低于上述值时风险也会发生[55]。携带有 HLA-DRB1 * 0101 等位基因和 CD4+ 淋巴细胞比例大于 25%的患者,其发生奈韦拉平诱导的超敏反应的风险最高[44]。某些学者发现,既往接受过抗逆转录病毒治疗的患者在开始奈韦拉平治疗后,上述事件并未出现,但这种情况似仅见于检测不出 HIV 病毒的患者[66,79,80]。低体重指数(body mass index,BMI)是这种不良事件的独立危险因素[66]。临床上一旦怀疑有超敏反应发生,最主要的措施是立即停止 HAART 及相关药物的使用。

(二)合并肝脂肪变性的乳酸性酸中毒

合并肝脂肪变性的乳酸性酸中毒和线粒体损伤是与 NRTI 应用相关的一种独特而少见的严重 DILI,可进展为 ALF,死亡率极高[37]。多个研究报道其死亡率为 48%[81]。其病理主要表现为肝细胞内微泡性或大泡性脂肪变性和线粒体降解。如果病情继续进展,肝内可出现局灶性坏死、纤维化、胆汁淤积、胆管增生和马洛里小体[37,62,81,82]。线粒体异常可在电子显微镜下观察到[83]。这一症状的发病机制还没完全被阐明,因为 NRTI 在乳酸水平正常和不伴脂肪性肝炎的无症状患者中,也可导致严重的肝细胞线粒体损伤[84]。此外,这

种损伤并不是 NRTI 所特有的,因为依法韦仑同样可导致肝细胞线粒体功能异常[85]。

乳酸性酸中毒发生于接受单一或二联 NRTI 治疗的患者,包括齐多夫定或司他夫定联合地达诺新、拉米夫定或扎西他滨[82]。双脱氧类的药物具有更高的线粒体毒性,体内外实验表明其有更强的抑制线粒体 DNA 合成的能力[37,81,82,86]。某些队列研究显示同时服用司他夫定和地达诺新带来这样的风险是最大的[87,88],目前的治疗指南禁止这种联合用药方式[89]。既往用于地达诺新辅助治疗的羟基脲可增加细胞内 5'-三磷酸盐的产生水平,从而增加这一毒性效应[90,91]。其他危险因素包括 NRTI 的累积使用、女性和肥胖[81,81,92,93]。还有报道显示,应用地达诺新和司他夫定治疗的孕妇发生乳酸性酸中毒的危险性增加[15,16]。对于这类患者,应该停止使用 HAART,并给予包括或不包括硫胺素和(或)核黄素的对症支持治疗[89]。

(三)失代偿性肝硬化

HAART 的肝毒性对肝硬化患者可能是致命性的。因此,临床上严重的 DILI 可促进肝硬化患者发生失代偿,这常见于晚期肝病患者(Child-Pugh B 级或 C 级)。可能导致肝衰竭甚至死亡的抗逆转录病毒药物有:NRTI 中的地达诺新和司他夫定,NNRTI 中的奈韦拉平,以及蛋白酶抑制剂中的地瑞那韦、洛匹那韦、利托那韦和替拉那韦[15,16,21,24,26,28,29]。其他抗逆转录病毒药物也有可能直接或间接导致肝功能失代偿。

二、慢性 DILI 综合征

(一)非硬化性门静脉高压

特发性非硬化性门静脉高压(NCPH)是指一类不明原因的以门静脉压力梯度升高为特征的肝脏疾病[94]。这种疾病在西方国家极少发生,见于接受 HAART 十年及以上的 HIV 感染者。一个西班牙团队于 2006 年首次在这类人群中描述了一系列严重的隐源性肝病病例,伴有门脉高压性静脉曲张破裂出血,且通常伴有门静脉血栓[38]。后来其他团队也有这样的报道[95-106]。NCPH 在组织病理学上可以同时有几个交互重叠的不同类型病理学表现存在,包括肝门静脉硬化、结节状再生性增生(nodular regenerative hyperplasia,NRH)和不完全分隔性肝硬化[94]。在某些病例还有门静脉血栓。肝活检的形态学特征包括闭塞性门静脉病变、肝细胞受压、肝窦扩张伴或不伴 NRH,在某些病例还出现肝纤维化[98-104,107]。自首次报道之后,越来越多的数据提示长时间应用地达诺新(大于 2 年)是主要的致

病原因。尽管在当时确切的发病机制还不明确,来自瑞士的一项针对 HIV 感染人群的套式病例对照研究显示,NCPH 和持续使用地达诺新之间的关系非常密切[105]。由于地达诺新使用广泛且这种并发症罕见,出现 NCPH 似乎需要其他发病诱因同时存在。HIV 感染或应用地达诺新所致的原发性内皮细胞损伤被假定为是 NCPH 产生的可能机制,它可造成细小门静脉闭塞,引起局部缺血,进而导致再生性增生[98,107]。线粒体毒性和凝血障碍也被认为是可能机制[98]。然而在一项研究中所报道的血栓形成学说并没有得到其他研究的证实[100,104]。尽管有关其发病机制的文献有限,考虑到 NCPH 与应用地达诺新之间存在强烈的流行病学联系,目前多个治疗指南均对这一并发症提出了警告[89]。值得注意的是,有报道认为这一过程是不可逆的[101,108]。如这一并发症持续存在,应中止地达诺新的使用,并防治静脉曲张破裂出血[38,94]。合并门静脉血栓者的预后往往不好,因此有专家建议对门静脉扩张明显者进行定期检查,一旦发现血栓存在,即进行抗凝治疗[94,109]。

(二)非酒精性脂肪性肝炎

非酒精性脂肪性肝炎(nonalcoholic steatohepatitis,NASH)是脂质和碳水化合物代谢通路改变所致的复杂代谢紊乱的结果[110]。HAART 被认为可改变这两种代谢系统[58]。尽管 HAART 相关的 NASH 尚未被定义为一种特殊的疾病,但一些资料显示 HAART 确可促进肝脏脂肪变性的形成,这一结局可进一步导致肝脏炎症和纤维化[111]。然而,相关数据是矛盾的。有些研究提示脂肪变性与双脱氧核苷类及偶尔某些 NRTI 之间存在关联,但另一些研究并不支持这一观点[112-119]。NRTI 可导致线粒体毒性,脂肪性肝炎是线粒体脂肪酸 β-氧化降低的结局[120-122]。然而,有些学者发现线粒体功能或 mtDNA 与 NASH 之间并无联系[111]。高血糖症、向心性肥胖、血脂异常和胰岛素抵抗被认为与既往接受过治疗的 HIV 感染者的肝脂肪变性有关[111,113,123]。

几项评价肝组织病理学的研究发现,在具有不能解释的慢性氨基转移酶升高、经过 HAART 治疗并接受肝活检的 HIV 感染者中,半数以上存在 NASH,某些患者同时伴有脂营养不良[111,124,125]。一些患者出现明显的肝纤维化甚至肝硬化[111]。NASH 还可加剧 HCV 相关的肝病[126-129]。脂肪变性可加速单一 HCV 感染者的肝纤维化进展,有两项 HIV/HCV 同时感染的队列研究显示,40%~61%的这类患者存在肝脂肪变性,

并且与较高程度的肝纤维化有关[113,118]。新近的一项报道提示,ART 的累积使用和较高的 CD4$^+$ 细胞计数与脂肪变性的缓解相关[130]。在这项对配对的肝活检样本进行分析的纵向研究中,初始肝活检样本显示高度脂肪变性的患者约 75% 在后来发生脂肪变性程度的缓解。这一研究还发现,酗酒和体重超重是促进肝脂肪变进展的最强危险因素。因此,若 HIV 感染者存在与肝脏炎症有关的肝脂肪变性,则这种情况下 HAART 在肝脂肪变性发病机制中的作用尚不明确。

肝炎的治疗

一、治疗 HCV 感染的药物

HCV 感染的治疗药物是 α 干扰素(interferon alpha,IFN - α),通常会联合利巴韦林。自 2011 年以来,对基因 1 型 HCV 感染者可在聚乙二醇干扰素(pegylated interferon,peg - IFN)和利巴韦林二联疗法的基础上加入波西普韦或特拉匹韦这两种蛋白酶抑制剂之一。由于利巴韦林不能单独用于 HCV 感染的治疗,故其所致 DILI 的风险将和干扰素一起回顾。

(一)IFN - α 制剂和利巴韦林

有五种干扰素产品被批准用于治疗 HCV 感染:标准 IFN - α - 2a、peg - IFN - α - 2a、标准 IFN - α - 2b、peg - IFN - α - 2b 和复合干扰素。肝硬化患者应用 IFN - α 治疗有发生肝脏失代偿和死亡的风险[131-135]。合并 HIV 感染的慢性丙型肝炎肝硬化患者,若接受 HAART 和 IFN - α - 2a 治疗(用或不用利巴韦林),较之未接受 HAART 的患者,其发生肝脏失代偿和死亡的风险增加。在一项评估 IFN - α - 2a 和 peg - IFN - α - 2a 加或不加利巴韦林治疗的研究中,129 例慢性丙型肝炎伴 HIV 感染的肝硬化患者接受 HAART 处理,其中 14 例(11%)发生肝功能失代偿,6 例死亡[136]。这项研究及另一项关于 HCV/HIV 联合感染者应用 IFN - α - 2b 和利巴韦林治疗的研究均显示,地达诺新与肝功能失代偿有关[137,138]。

(二)HCV 蛋白酶抑制剂

关于新近批准上市的两种 HCV 蛋白酶抑制剂波西普韦或特拉匹韦,目前尚无与 DILI 具有明确相关性的报道。

二、治疗 HBV 感染的药物

(一)IFN - α 制剂

IFN - α 制剂同样具有抗 HBV 能力,peg - IFN - α - 2a 和 IFN - α - 2b 均被美国 FDA 批准用于 HBV 感染的治疗。IFN - α 制剂治疗除了具有导致肝功能失代偿的可能外(尤其对于肝硬化患者),在治疗期间常可加重肝炎程度,表现为 ALT 一过性显著升高。慢性乙型肝炎患者在接受 peg - IFN - α - 2a 治疗的过程中或治疗后可出现一过性 ALT 升高:ALT 出现 3 级升高[(5~10)ULN]的概率在 HBeAg 阴性和 HBeAg 阳性患者分别为 13% 和 16%,ALT 出现 4 级升高(> 10 ULN)的概率在 HBeAg 阴性和 HBeAg 阳性患者分别为 19% 和 30%[133]。应用 peg - IFN - α - 2a 治疗出现血清氨基转移酶显著升高时,常伴有总胆红素或 ALP 升高等其他肝脏实验室检查异常。

(二)核苷(酸)类似物

目前有五种经美国 FDA 批准用于治疗 HBV 感染的口服药物:两种核苷酸类似物(阿德福韦和替诺福韦)和三种核苷类似物(恩替卡韦、拉米夫定和替比夫定)。拉米夫定和替诺福韦也被批准用于 HIV 感染的治疗,因此在前面部分已被述及。基于治疗 HIV 感染者的文献数据,这些药物被 FDA 提出了黑框警告[10,11,139-141]。同时,一些研究还报道了其治疗 HBV 感染期间出现的如下并发症:一例白血病患者在化疗后出现了致命性的 HBV 再激活,联用阿德福韦和恩替卡韦治疗时又导致了严重的乳酸性酸中毒[142]。此外,有报道指出恩替卡韦治疗进展期肝硬化患者具有更高的乳酸性酸中毒风险[143]。但这并未得到其他研究者的证实[144]。

所有这些核苷(酸)类似物在治疗 HBV 感染时还有一个更为特别的情况,就是在治疗中断后慢性乙型肝炎的病情会出现严重的急性加剧[10,11,139-141]。在阿德福韦治疗中断后,高达 25% 的患者会出现病情加重(ALT≥10 ULN);然而,这种血清氨基转移酶升高并不能真实代表发生了 DILI。虽然这种现象多为自限性或在重新给予治疗后病情可缓解,但据报道仍可出现严重的肝炎加剧甚至死亡。晚期肝病或肝硬化患者发生肝功能失代偿的风险更高。在 HIV - HBV 合并感染的患者中可出现免疫重建现象,这是由于经 HAART 治疗后发生免疫重建,使得 T 细胞的抗病毒活性增强,从而导致氨基转移酶升高[145]。基线血清氨基转移酶和 HBV DNA 水平较高似为易感因素。

疱疹病毒科感染的治疗

一、用于单纯性疱疹病毒和水痘带状疱疹的药物

阿昔洛韦是一种脱氧鸟苷类似物,伐昔洛韦是其酯

化前体药物。泛昔洛韦是喷昔洛韦的前体,属于鸟苷核苷类似物脱氧核糖核酸聚合酶抑制剂。这三种药物在上市后均有报道可导致肝功能异常,阿昔洛韦和伐昔洛韦可致肝炎,阿昔洛韦和泛昔洛韦可引起黄疸[146-148]。

临床试验中用伐昔洛韦治疗单纯性疱疹和水痘,实验组天冬氨酸氨基转移酶(AST)增高>2 ULN 的发生率为 1%,而安慰剂组为 0~0.5%;治疗生殖器疱疹时,实验组为 3.8%~4.1%,安慰剂组为 3%[147]。这表明长期使用是这类药物引起 DILI 的危险因素之一。在治疗 HIV 患者复发性生殖器疱疹时,伐昔洛韦所致的肝酶异常更常见,ALT 升高的概率在实验组和安慰剂组分别为 14% 和 10%。伐昔洛韦临床试验显示,治疗组 AST 增高(>2 ULN)和 ALT 增高的患者分别占 2.3% 和 3.2%,而在安慰剂组分别占 1.2% 和 1.5%[148]。

二、用于巨细胞病毒的药物

更昔洛韦(ganciclovir)是一种脱氧鸟苷类似物,能有效抑制巨细胞病毒(cytomegalovirus,CMV)的复制,常通过静脉注射。缬更昔洛韦(valganciclovir)是其另一种形式,口服后能快速转化为更昔洛韦。临床试验中静脉应用更昔洛韦能可出现 AST 和 ALT 升高,上市后发现有引起肝炎、胆汁淤积和肝衰竭的情况[149]。还有一项报道显示,晚期 HIV 感染患者合并 CMV 视网膜炎使用更昔洛韦可引起肝毒性[150]。因此,在使用该药或再次使用后会出现血清氨基转移酶和 ALP 的显著升高。临床试验报道,肝功能异常是缬更昔洛韦的罕见副作用[151]。

三、西多福韦和膦甲酸

西多福韦(cidofovir)是一种无环磷酸盐核苷酸类似物,膦甲酸(foscarnet)是一种焦磷酸盐类似物。它们都能抑制 CMV 及其他疱疹病毒。这两种药都被批准用于治疗 HIV 患者合并 CMV 视网膜炎,后者还用于阿昔洛韦耐药的皮肤黏膜单纯疱疹病毒的治疗。临床试验报道西多福韦治疗 HIV 患者合并 CMV 视网膜炎可出现黄疸、肝功异常、肝损伤和肝坏死[152]。临床试验中静脉应用膦甲酸钠治疗 CMV 视网膜炎出现肝功能异常和 AST、ALT 升高的发生率为 1%~5%,考虑到一些潜在疾病的不同临床表现和大多数患者接受了多种联合用药,因此膦甲酸钠与药物之间的因果关系尚不清楚[153]。

流感病毒的药物治疗

一、金刚烷胺和金刚烷乙胺

金刚烷胺(amantadine)和金刚烷乙胺(rimantadine)是三环胺类药物,低浓度时能特异抑制流感病毒 A 的复制。虽然在很少的一些病例发现接受金刚烷胺治疗出现了肝酶(ALP、AST、ALT、GGT)和胆红素的可复性升高,但这些变化与金刚烷胺之间的特异性关系并未确立[154]。目前没有关于金刚烷乙胺引起肝酶升高这一副作用的报道[155]。

二、奥司他韦

磷酸奥司他韦(oseltamivir phosphate)是奥司他韦羧化物(oseltamivir carboxylate)的乙酯前体,是流感病毒神经酰胺酶 A 和 B 的有效特异抑制剂。上市后有报道显示,奥司他韦有引起肝炎和肝功能异常的副作用[156]。

(胡鹏　译　于乐成　校)

参考文献

[1] Aithal GP, Watkins PB, Andrade RJ, Larrey D, Molokhia M, Takikawa H, et al. Case definition and phenotype standardization in drug-induced liver injury. Clin Pharmacol Ther June 2011; 89: 806 - 815.

[2] Núñez M. Clinical syndromes and consequences of antiretroviral related hepatotoxicity. Hepatology 2010; 52(3): 1143 - 1155.

[3] Padda MS, Sanchez M, Akhtar AJ, Boyer JL. Drug-induced cholestasis. Hepatology 2011; 53: 1377 - 1387.

[4] João EC, Calvet GA, Menezes JA, D'Ippolito MM, Cruz ML, Salgado LA, et al. Nevirapine toxicity in a cohort of HIV - 1 - infected pregnant women. Am J Obstet Gynecol 2006; 194: 199 - 202.

[5] Kochar R, Nevah MI, Lukens FJ, Fallon MB, Machicao VI. Vanishing bile duct syndrome in human immunodeficiency virus: nevirapine hepatotoxicity revisited. World J Gastroenterol 2010; 16: 3335 - 3338.

[6] Mankhatitham W, Lueangniyomkul A, Manosuthi W. Hepatotoxicity in patients co-infected with tuberculosis and HIV - 1 while receiving non-nucleoside reverse transcriptase inhibitor-based antiretroviral therapy and rifampicin-containing anti-tuberculosis regimen. Southeast Asian J Trop Med Public Health 2011; 42: 651 - 658.

[7] Zhang D, Chando T, Everett D, Patten C, Dehal S, Humphreys W. In vitro inhibition of UDP glucuronosyltransferases by atazanavir and other HIV protease inhibitors and the relationship of this property to in vivo bilirubin glucuronidation. Drug Metab Dispos 2005; 33: 1729.

[8] AIDS Clinical Trials Group. Table of grading severity of adult adverse experiences. Rockville: Division of AIDS, National Institute of Allergy and Infectious Diseases; 1996.

[9] Sulkowski MS, Thomas DL, Chaisson RE, Moore RD. Hepatotoxicity associated with antiretroviral therapy in adults infected with human immunodeficiency virus and the role of

hepatitis C or B virus infection. JAMA 2000；283；74 - 80.

[10] Lamivudine full prescribing information. Research Triangle Park，NC；GlaxoSmithKline. <http://www. epivir. com> [accessed 17. 10. 2011].

[11] Tenofovir full prescribing information. Foster City，CA；Gilead Sciences，Inc. <http://www. viread. com> [accessed 17. 10. 2011].

[12] Zidovudine full prescribing information. Research Triangle Park，NC；GlaxoSmithKline. <http://www. retrovir. com> [accessed 17. 10. 2011].

[13] Emtricitabine full prescribing information. Foster City，CA；Gilead Sciences，Inc. <http://www. emtriva. com> [accessed 17. 10. 2011].

[14] Abacavir full prescribing information. Research Triangle Park，NC；GlaxoSmithKline. <http://www. ziagen. com> [accessed 17. 10. 2011].

[15] Didanosine full prescribing information. Princeton，NJ；Bristol-Myers Squibb. <http://www. videx. com> [accessed 17. 10. 2011].

[16] Stavudine full prescribing information. Princeton，NJ；Bristol-Myers Squibb. <http://www. zerit. com> [accessed 17. 10. 2011].

[17] Rilpivirine full prescribing information. Raritan，NJ；Tibotec，INc. < http://www. accessdata. fda. gov/drugsatfda_docs/label/2011/202022s0001bl. pdf> [accessed 17. 10. 2011].

[18] Etravirine full prescribing information. Raritan，NJ；Tibotec Therapeutics. <http://www. intelence. com> [accessed 17. 10. 2011].

[19] Delavirdine full prescribing information. New York；Pfizer，Inc. <http://www. rescriptor. com> [accessed 07. 01. 2010].

[20] Efavirenz full prescribing information. Princeton，NJ；Bristol-Myers Squibb. < http://www. sustiva. com > [accessed 17. 10. 2011].

[21] Nevirapine full prescribing information. Ridgefield，CT；Boehringer Ingelheim Pharmaceuticals，Inc. <http://www. viramune. com> [accessed 17. 10. 2011].

[22] Nelfinavir full prescribing information. La Jolla，CA；Agouron Pharmaceuticals，Inc. < http://www. viracept. com > [accessed 17. 10. 2011].

[23] Indinavir full prescribing information. Whitehouse Station，NJ；Merck & Co. <http://www. crixivan. com> [accessed 17. 10. 2011].

[24] Darunavir full prescribing information. Raritan，NJ；Tibotec Therapeutics. <http://www. prezista. com> [accessed 17. 10. 2011].

[25] Fosamprenavir full prescribing information. Research Triangle Park，NC；GlaxoSmithKline. < http://www. lexiva. com > [accessed 17. 10. 2011].

[26] Ritonavir full prescribing information. North Chicago，IL；Abbott Laboratories. < http://www. norvir. com > [accessed 17. 10. 2011].

[27] Atazanavir full prescribing information. Princeton，NJ；Bristol-Myers Squibb. < http://www. reyataz. com > [accessed 17. 10. 2011].

[28] Tipranavir full prescribing information. Ridgefield，CT；Boehringer Ingelheim Pharmaceuticals，Inc. < http://www. aptivus. com > [accessed 17. 10. 2011].

[29] Lopinavir full prescribing information. North Chicago，IL；Abbott Laboratories. < http://www. kaletra. com > [accessed 17. 10. 2011].

[30] Maraviroc full prescribing information. New York；Pfizer Labs. <http://www. selzentry. com> [accessed 17. 10. 2011].

[31] Raltegravir full prescribing information. Whitehouse Station，NJ；Merck & Co. <http://www. isentress. com> [accessed 17. 10. 2011].

[32] Enfuvirtide full prescribing information. Durham，NC；Trimeris，Inc. <http://www. fuzeon. com> [accessed 17. 10. 2011].

[33] Saquinavir full prescribing information. Nutley，NJ；Roche Laboratories Inc. <http://www. invirase. com> [accessed 17. 10. 2011].

[34] Sulkowski MS，Thomas DL，Mehta SH，Chaisson RE，Moore RD. Hepatotoxicity associated with nevirapine or efavirenzcontaining antiretroviral therapy；role of hepatitis C and B infections. Hepatology 2002；35；182 - 189.

[35] Wit FWNM，Weverling GJ，Weel J，Jurriaans S，Lange JMA. Incidence of and risk factors for severe hepatotoxicity associated with antiretroviral combination therapy. J Infect Dis 2002；186；23 - 31.

[36] Kovari H，Ledergerber B，Battegay M，Rauch A，Hirschel B，Foguena AK，et al. Incidence and risk factors for chronic elevation of alanine aminotransferase levels in HIV - infected persons without hepatitis B or C virus co-infection. Clin Infect Dis 2010；50；502 - 511.

[37] Montessori V，Harris M，Montaner J. Hepatotoxicity of nucleoside reverse transcriptase inhibitors. Semin Liver Dis 2003；23（2）；167 - 172.

[38] Maida I，Núñez M，Ríos MJ，Martín-Carbonero L，Sotgiu G，Toro C，et al. Severe liver disease associated with prolonged exposure to antiretroviral drugs. AIDS Res Human Retro 2006；42；177 - 182.

[39] Servoss JC，Kitch DW，Andersen JW，Reisler RB，Chung RT，Robbins GK. Predictors of antiretroviral-related hepatotoxicity in the Adult AIDS Clinical Trial Group（1989 - 1999）. J Acquir Immune Defic Syndr 2006；43；320 - 323.

[40] Núñez M，Lana R，Mendoza JL，Martin-Carbonero L，Soriano V. Risk factors for severe hepatic injury after introduction of highly active antiretroviral therapy. J Acquir Immune Defic Syndr 2001；27；426 - 431.

[41] Núñez M，Ríos P，Martín-Carbonero L，Pérez-Olmeda M，González-Lahoz J，Soriano V. Role of hepatitis C virus genotype in the development of severe transaminase elevation after the introduction of antiretroviral therapy. J Acquir Immune Defic Syndr 2002；30；65 - 68.

[42] Maida I，Babudieri S，Selva C，D'Offizi G，Fenu L，Solinas G，et al. Liver enzyme elevation in hepatitis C virus（HCV）- HIV - coinfected patients prior and after initiation of HAART；role of HCV genotypes. AIDS Res Hum Retroviruses 2006；22（2）；139 - 143.

[43] Torti C，Lapadula G，Puoti M，Casari S，Uccelli MC，Cristini G，et al. Influence of genotype 3 hepatitis C coinfection on liver enzyme elevation in HIV - 1 - positive patients after commencement of a new highly active antiretroviral regimen；results from the EPOKA - MASTER cohort. J Acquir Immune Defic Syndr 2006；41（2）；180 - 185.

[44] Martin A，Nolan D，James I，Cameron P，Keller J，Moore C，et al. Predisposition to nevirapine hypersensitivity associated with HLADRB1* 0101 and abrogated by low CD4 T - cell counts. AIDS 2005；19；97 - 99.

[45] Martin AM，Nolan D，Gaudieri S，Almeida CA，Nolan R，James I，et al. Predisposition to abacavir hypersensitivity conferred by HLA - B * 5701 and haplotype Hsp70 - Hom variant. Proc Natl Acad Sci USA 2004；101（12）；4180 - 4185.

[46] Yimer G，Amogne W，Habtewold A，Makonnen E，Ueda N，Suda A，et al. High plasma efavirenz level and CYP2B6 * 6 are associated with efavirenz-based HAART-induced liver injury in the treatment of naïve HIV patients from Ethiopia；a prospective cohort study. Pharmacogenomics J 2011. doi；10. 1038/tpj. 2011. 34 [Epub ahead of print].

[47] Leger P，Dillingham R，Neauharnais CA，Kashuba AD，Rezk N，Fitzgerald DW，et al. CYP2B6 variants and plasma efavirenz concentrations during antiretroviral therapy in Port-au-Prince，Haiti. J Infect Dis 2009；200（6）；955 - 964.

[48] Saag M，Balu R，Phillips E，Brachman P，Martorell C，Burman

W，et al. Study of Hypersensitivity to Abacavir and Pharmacogenetic Evaluation Study Team. High sensitivity of human leukocyte antigen－b＊5701 as a marker for immunologically confirmed abacavir hypersensitivity in white and black patients. Clin Infect Dis 2008；46：1111－1118.

[49] Lamar ZS，Núnez M. Higher risk of severe drug-induced liver injury among hispanic HIV－infected patients after initiation of highly active antiretroviral therapy. J Int Assoc Physicians AIDS Care (JIAPAC) 2011；10：183－186.

[50] Shores NJ，Maida I，Perez-Saleme L，Núñez M. Virological rather than host factors are associated with transaminase levels among HIV/HCV－coinfected patients. J Int Assoc Physicians AIDS Care (Chic) 2010；9：15－19.

[51] Crum-Cianflone N，Dilay A，Collins G，Asher D，Campin R，Medina S，et al. Nonalcoholic fatty liver disease among HIV－infected person. J Acquir Immune Defic Syndr 2009；50：464－473.

[52] Marks KM，Petrovic LM，Talal AH，Murray MP，Gulick RM，Glesby MJ. Histological findings and clinical characteristics associated with hepatic steatosis in patients coinfected with HIV and hepatitis C virus. J Infect Dis 2005；192：1943－1949.

[53] Currier JS，Spino C，Grimes J，Wofsy CB，Katzenstein DA，Hughes MD，et al. Differences between women and men in adverse events and CD4 responses to nucleoside analogue therapy for HIV infection. J Acquir Immune Defic Syndr 2000；24：316－324.

[54] Tedaldi EM，Absalon J，Thomas AJ，Shlay JC，van den Berg-Wolf M. Ethnicity，race and gender. Differences in serious adverse events among participants in an antiretroviral initiation trial：results of CPCRA 058 (FIRST Study). J Acquir Immune Defic Syndr 2008；47：441－448.

[55] Stern J，Robinson P，Love J，Lanes S，Imperiale M，Mayers D. A comprehensive hepatic safety analysis of nevirapine in different populations of HIV infected patients. J AIDS 2003；34(Suppl. 1)：S21－S33.

[56] Sanne I，Mommeja-Marin H，Hinkle J，Bartlett JA，Lederman MM，Maartens G，et al. Severe hepatotoxicity associated with nevirapine use in HIV－infected subjects. J Infect Dis 2005；191：825－829.

[57] Russmann S，Kullak-Ublick GA，Grattagliano I. Current concepts of mechanisms in drug-induced hepatotoxicity. Curr Med Chem 2009；16：3041－3053.

[58] Barbaro G. Highly active antiretroviral therapy-associated metabolic syndrome：pathogenesis and cardiovascular risk. Am J Ther 2006；13：248－260.

[59] Sulkowski M. Hepatotoxicity associated with antiretroviral therapy containing HIV－1 protease inhibitors. Semin Liver Dis 2003；23：183－194.

[60] Sulkowski M，Mehta S，Chaisson R，Thomas D，Moore R. Hepatotoxicity associated with protease inhibitor-based antiretroviral regimens with or without concurrent ritonavir. AIDS 2004；18：2277－2284.

[61] Gathe Jr JC，Pierone G，Piliero P，Arasteh K，Rubio R，Lalonde RG，et al. Efficacy and safety of three doses of tipranavir boosted with ritonavir in treatment-experienced HIV type－1 infected patients. AIDS Res Hum Retroviruses 2007；23：216－223.

[62] Kaplowitz N. Idiosyncratic drug hepatotoxicity. Nat Rev 2005；4：489－499.

[63] Prakash M，Poreddy V，Tiyyagura L，Bonacini M. Jaundice and hepatocellular damage associated with nevirapine therapy. Am J Gastroenterol 2001；96：1571－1574.

[64] Hewitt R. Abacavir hypersensitivity reaction. Clin Infect Dis 2002；34：1137－1142.

[65] Johnson S，Chan J，Bennett C. Hepatotoxicity after prophylaxis with a nevirapine-containing antiretroviral regimen. Ann Intern Med 2002；137：146－147.

[66] Kesselring AM，Wit FW，Sabin CA，Lundgren JD，Gill MJ，Gatell

JM，et al. Nevirapine Toxicity Multicohort Collaboration. Risk factors for treatment-limiting toxicities in patients starting nevirapine-containing antiretroviral therapy. AIDS 2009；23：1689－1699.

[67] Carr A，Vella S，de Jong MD，Sorice F，Imrie A，Boucher CA，et al. A controlled trial of nevirapine plus zidovudine versus zidovudine alone in p24 antigenaemic HIV－infected patients. The Dutch-Italian-Australian Nevirapine Study Group. AIDS 1996；10：635－641.

[68] Montaner JS，Reiss P，Cooper D，Vella S，Harris M，Conway B，et al. A randomized，double-blind trial comparing combinations of nevirapine，didanosine，and zidovudine for HIV－infected patients：the INCAS Trial. Italy，The Netherlands，Canada and Australia Study. JAMA 1998；279：930－937.

[69] D'Aquila RT，Hughes MD，Johnson VA，Fischl MA，Sommadossi JP，Liou SH，et al. Nevirapine，zidovudine，and didanosine compared with zidovudine and didanosine in patients with HIV－1 infection. A randomized，double-blind，placebo-controlled trial. National Institute of Allergy and Infectious Diseases AIDS Clinical Trials Group Protocol 241 Investigators. Ann Intern Med 1996；124：1019－1030.

[70] Mallal S，Phillips E，Carosi G，Molina JM，Workman C，Tomažič J，et al. PREDICT－1 Study Team HLA－B＊5701 screening for hypersensitivity to abacavir. N Engl J Med 2008；358：568－579.

[71] Bannister WP，Friis-Møller N，Mocroft A，Viard JP，van Lunzen J，Kirk O，et al. EuroSIDA Study Group Incidence of abacavir hypersensitivity reactions in EuroSIDA. Antiv Ther 2008；13 (5)：687－696.

[72] Leung JM，O'Brien JG，Wong HK，Dean L，Winslow DL. Efavirenz-induced hypersensitivity reaction manifesting in rash and hepatitis in a Latino male. Ann Pharmacother 2008；42：425－429.

[73] Turkova A，Ball C，Gilmour-White S，Rela M，Mieli-Vergani G. A pediatric case of acute liver failure associated with efavirenzbased highly active antiretroviral therapy and effective use of raltegravir in combination antiretroviral treatment after liver transplantation. J Antimicrob Chemother 2009；63：623－625.

[74] Pavel S，Burty C，Alcaraz I，de la Tribonnière X，Baclet V，Ajana F，et al. Severe liver toxicity in postexposure prophylaxis for HIV infection with a zidovudine，lamivudine and fosamprenavir/ritonavir regimen. AIDS 2007；21：268－269.

[75] Anonymous. Liver toxicity warning for darunavir. AIDS Patient Care STDS 2008；22：346.

[76] Mallal S，Nolan D，Witt C，Masel G，Martin AM，Moore C，et al. Association between presence of HLA－B＊5701，HLA－DR7，and HLA－DQ3 and hypersensitivity to HIV－1 reverse-transcriptase inhibitor abacavir. Lancet 2002；359：727－732.

[77] Littera R，Carcassi C，Masala A，Piano P，Serra P，Ortu F，et al. HLA－dependent hypersensitivity to nevirapine in Sardinian HIV patients. AIDS 2006；20：1621－1626.

[78] Gatanaga H，Yazaki H，Tanuma J，Honda M，Genka I，Teruya K，et al. HLA－Cw8 primarily associated with hypersensitivity to nevirapine. AIDS 2007；21：264－265.

[79] De Lazzari E，Leon A，Arnaiz JA，Martinez E，Knobel H，Negredo E，et al. Hepatotoxicity of nevirapine in virologically suppressed patients according to gender and CD4 cell counts. HIV Med 2008；9：221－226.

[80] Wit FWNM，Kesselring AM，Gras L，Richter C，van der Ende ME，Brinkman K，et al. Discontinuation of nevirapine because of hypersensitivity reactions in patients with prior treatment experience，compared with treatment-naive patients：the ATHENA cohort study. Clin Infect Dis 2008；46：933－940.

[81] Arenas-Pinto A，Grant A，Edwards S，Weller I. Lactic acidosis in HIV infected patients：a systematic review of published cases. Sex Transm Infect 2003；79：340－344.

[82] Moyle GJ，Datta D，Mandalia S，Morlese J，Asboe D，Gazzard

BG. Hyperlactatæmia and lactic acidosis during antiretroviral therapy: relevance, reproducibility and possible risk factors. AIDS 2002; 16: 1341 - 1349.

[83] John M, Moore CB, James IR, Nolan D, Upton RP, McKinno EJ, et al. Chronic hyperlactatemia in HIV - infected patients taking antiretroviral therapy. AIDS 2001; 15: 717 - 723.

[84] Batisse D, Van Huyen J, Duong P, Piketty C, Canali G, Karmochkine M, et al. Severe liver mitochondriopathy with normal liver histology and normal lactate levels in patients receiving nucleoside analogues. AIDS 2002; 16: 2370 - 2371.

[85] Apostolova N, Gomez-Sucerquia LJ, Gortat A, Blas-Garcia A, Esplugues JV. Compromising mitochondrial function with the antiretroviral drug efavirenz induces cell survival-promoting autophagy. Hepatology 2011; 54: 1009 - 1019.

[86] Birkus G, Hitchcock M, Cihlar T. Assessment of mitochondrial toxicity in human cells treated with tenofovir: comparison with other nucleoside reverse transcriptase inhibitors. Antimicrob Agents Chemother 2002; 46: 716 - 723.

[87] Boubaker K, Flepp M, Sudre P, Furrer H, Haensel A, Hirschel B, et al. Hyperlactatemia and antiretroviral therapy: the Swiss HIV Cohort Study. Clin Inf Dis 2001; 33: 1931 - 1937.

[88] Lactic Acidosis International Study Group. Risk factors for lactic acidosis and severe hyperlactataemia in HIV - 1 - infected adults exposed to antiretroviral therapy. AIDS 2007; 21: 2455 - 2464.

[89] Panel on Antiretroviral Guidelines for Adults and Adolescents. Guidelines for the use of antiretroviral agents in HIV - 1 - infected adults and adolescents. Department of Health and Human services. October 14, 2011; 1 - 161. < http://www. aidsinfo. nih. gov/ ContentFiles/AdultandAdolescentGL. pdf > [accessed 14. 12. 2011].

[90] Coghlan M, Sommadossi J, Jhala N, Many W, Saag M, Johnson V. Symptomatic lactic acidosis in hospitalized antiretroviral-treated patients with HIV infection: a report of 12 cases. Clin Infect Dis 2001; 33: 1914 - 1921.

[91] Foli A, Benvenuto F, Piccinini G, Bareggi A, Cossarizza A, Lisziewicz J, et al. Direct analysis of mitochondrial toxicity of antiretroviral drugs. AIDS 2001; 15: 1687 - 1694.

[92] Ter Hofstede HJM, de Marie S, Foudraine NA, Danner SA, Brinkman K. Clinical features and risk factors of lactic acidosis following long-term antiretroviral therapy: 4 fatal cases. Int J STD AIDS 2000; 11: 611 - 616.

[93] Brinkman K, ter Hofstede HJ. Mitochondrial toxicity of nucleoside analogue reverse transcriptase inhibitors: lactic acidosis, risk factors and therapeutic options. AIDS Rev 1999; 1: 141 - 148.

[94] Schouten JNL, Garcia-Pagan JC, Valla DC, Jansen HLA. Idiopathic noncirrhotic portal hypertension. Hepatology 2011; 54: 1071 - 1081.

[95] Mallet V, Blanchard P, Verkarre V, Vallet-Pichard A, Fontaine H, Lascoux-Combe C, et al. Nodular regenerative hyperplasia is a new cause of chronic liver disease in HIV - infected patients. AIDS 2007; 21: 187 - 192.

[96] Arey B, Markov M, Ravi J, Prevette E, Batts K, Nadir A. Nodular regenerative hyperplasia of liver as a consequence of ART. AIDS 2007; 21: 1066 - 1068.

[97] Chang PE, Miquel R, Blanco JL, Laguno M, Bruguera M, Abraldes JG, et al. Idiopathic portal hypertension in patients with HIV infection treated with highly active antiretroviral therapy. Am J Gastroenterol 2009; 104: 1707 - 1714.

[98] Alvarez Diaz H, Martinez Callejo A, Garcia Rodriguez JF. Non-cirrhotic portal hypertension in human immunodeficiency virus-infected patients: a new challenge in antiretroviral therapy era. Open AIDS J 2011; 5: 59 - 61.

[99] Schiano TD, Kotler DP, Ferran E, Fiel MI. Hepatoportal sclerosis as a cause of noncirrhotic portal hypertension in patients with HIV. Am J Gastroenterol 2007; 102: 2536 - 2540.

[100] Chang PE, Garcia-Pagan JC. Idiopathic noncirrhotic portal hypertension in HIV - infected patients. Clin Infect Dis 2010; 50(1): 127 - 128.

[101] Scihano TD, Uriela A, Dieterick DT, Fiel MI. The development of hepatoportal sclerosis and portal hypertension due to didanosine use in HIV. Virchows Arch 2011; 458 (2): 231 - 235.

[102] Garvey LJ, Thomson EC, Lloyd J, Cooke GS, Golden RD, Main J, et al. Response to mallet nodular regenerative hyperplasia is a new cause of chronic liver disease in HIV - infected patients. AIDS 2007; 21: 1494 - 1495.

[103] Sandrine PF, Sylvie A, Andre E, Abdoulaye D, Bernard L, Andre C. Nodular regenerative hyperplasia: a new serious antiretroviral drugs side effect? AIDS 2007; 21: 1498 - 1499.

[104] Saifee S, Joelson D, Braude J, Shrestha R, Johnson M, Sellers M, et al. Noncirrhotic portal hypertension in patients with human immunodeficiency virus - 1 infection. Clin Gastroenterol Hepatol 2008; 6: 1167 - 1169.

[105] Kovari H, Ledergerber B, Peter U, Flepp M, Jost J, Schmid P, et al. Swiss HIV Cohort Study Association of noncirrhotic portal hypertension in HIV - infected persons and antiretroviral therapy with didanosine: a nested case-control study. Clin Infect Dis 2009; 49: 626 - 635.

[106] Scourfield A, Waters L, Holmes P, Panos G, Randell P, Jackson A, et al. Non-cirrhotic portal hypertension in HIV - infected individuals. Int J STD AIDS 2011; 22(6): 324 - 328.

[107] Vispo E, Moreno A, Maida I, Barreiro P, Cuevas A, Albertos S, et al. Noncirrhotic portal hypertension in HIV - infected patients: unique clinical and pathological findings. AIDS 2010; 24 (8): 1171 - 1176.

[108] Carr A, Morey A, Mallon P, Williams D, Thorburn DR. Fatal portal hypertension, liver failure, and mitochondrial dysfunction after HIV - 1 nucleoside analogue-induced hepatitis and lactic acidaemia. Lancet 2001; 357: 1412 - 1414.

[109] Hillaire S, Bonte E, Denninger MH, Casadevall N, Cadranel JF, Lebrec D, et al. Idiopathic non-cirrhotic intrahepatic portal hypertension in the West: a re-evaluation in 28 patients. Gut 2002; 51: 275 - 280.

[110] Rector RS, Thyfault JP, Wei Y, Ibdah JA. Non-alcoholic fatty liver disease and the metabolic syndrome: an update. World J Gastroenterol 2008; 14: 185 - 192.

[111] Ingiliz P, Valantin MA, Duvivier C, Medja F, Dominguez S, Charlotte F, et al. Liver damage underlying unexplained transaminase elevation in human immunodeficiency virus - 1 mono-infected patients on antiretroviral therapy. Hepatology 2009; 49: 436 - 442.

[112] McGovern BH, Ditelberg JS, Taylor LE, Gandhi RT, Christopoulos KA, Chapman S, et al. Hepatic steatosis is associated with fibrosis, nucleoside analogue use, and hepatitis C virus genotype 3 infection in HIV - seropositive patients. Clin Inf Dis 2006; 43: 373 - 376.

[113] Sulkowski MS, Mehta SH, Torbenson M, Afdhal NH, Mirel L, Moore RD, et al. Hepatic steatosis and antiretroviral drug use among adults coinfected with HIV and hepatitis C virus. AIDS 2005; 19: 585 - 592.

[114] Rodriguez-Torres M, Govindarajan S, Sola R, Clumeck N, Lissen E, Pessôa M, et al. Hepatic steatosis in HIV/HCV coinfected patients: correlates, efficacy and outcomes of anti-HCV therapy: a paired liver biopsy study. J Hepatol 2008; 48: 756 - 764.

[115] Halfon P, Penaranda G, Carrat F, Bedossa P, Bourlière M, Ouzan D, et al. Influence of insulin resistance on hepatic fibrosis and steatosis in HCV monoinfected compared with HIV - HCV co-infected patients. Aliment Pharmacol Ther 2009; 30(1): 61 - 70.

[116] Borghi V, Puoti M, Mussini C, Bellelli S, Angeletti C, Sabbatini F, et al. HIV coinfection and antiretroviral therapy enhances liver steatosis in patients with hepatitis C, but only in those

infected by HCV genotype other than 3. Antivir Ther 2008；13：
1057 - 1065.

[117] Guaraldi G，Squillace N，Stentarelli C，Orlando G，D'Amico R，
Ligabue G，et al. Nonalcoholic fatty liver disease in HIV -
infected patients referred to a metabolic clinic：prevalence，
characteristics，and predictors. Clin Infect Dis 2008；47：
250 - 257.

[118] Bani-Sadr F，Carrat F，Bedossa P，Piroth L，Cacoub P，Perronne
C，et al. ANRS HC02—Ribavic Study team Hepatic steatosis in
HIV - HCV coinfected patients：analysis of risk factors. AIDS
2006；20；525 - 531.

[119] Neau D，Winnock M，Castera L，Bail BL，Loko MA，Géraut L，
et al. Groupe d'Epidémiologie Clinique du SIDA en Aquitaine
Prevalence of and factors associated with hepatic steatosis in
patients coinfected with hepatitis C virus and HIV：Agence
Nationale pour la Recherche contre le SIDA et les hepatitis virales
C03 Aquitaine Cohort. J Acquir Immune Defic Syndr 2007；45：
168 - 173.

[120] Pessayre D，Mansouri A，Haouzi D，Fromenty B. Hepatotoxicity
due to mitochondrial dysfunction. Cell Biol Toxicol 1999；15：
367 - 373.

[121] Chitturi S， Farrell GC. Etiopathogenesis of nonalcoholic
steatohepatitis. Semin Liver Dis 2001；21：27 - 41.

[122] Igoudjil A，Massart J，Begriche K，Descatoire V，Robin MA，
Fromenty B. High concentrations of stavudine impair fatty acid
oxidation without depleting mitochondrial DNA in cultured rat
hepatocytes. Toxicol in Vitro 2008；22：887 - 898.

[123] Guaraldi G，Squillace N，Stentarelli C，Orlando G，D'Amico R，
Ligabue G，et al. Nonalcoholic fatty liver disease in HIV -
infected patients referred to a metabolic clinic：prevalence，
characteristics and predictors. Clin Infect Dis 2008；47：
250 - 257.

[124] Lemoine M，Barbu V，Girard PM，Kim M，Bastard JP，Wendum
D，et al. Altered hepatic expression of SREBP - 1 and
PPARgamma is associated with liver injury in insulinresistant
lipodystrophic HIV - infected patients. AIDS 2006；20：387 - 395.

[125] Akhtar MA，Mathieson K，Arey B，Post J，Prevette R，Hillier
A， et al. Hepatic histopathology and clinical characteristics
associated with antiretroviral therapy in HIV patients without
viral hepatitis. Eur J Gastroenterol Hepatol 2008； 20：
1194 - 1204.

[126] Fartoux L，Chazouillères O，Wendum D，Poupon R，Serfaty L.
Impact of steatosis on progression of fibrosis in patients with mild
hepatitis. Hepatology 2005；41：82 - 87.

[127] Patton HM，Patel K，Behling C，Bylund D，Blatt LM，Vallée M，
et al. The impact of steatosis on disease progression and early and
sustained treatment response in chronic hepatitis C patients. J
Hepatol 2004；40；484 - 490.

[128] Adinolfi LE，Gambardella M，Andreana A，Tripodi MF，Utili R，
Ruggiero G. Steatosis accelerates the progression of liver damage
of chronic hepatitis C patients and correlates with specific HCV
genotype and visceral obesity. Hepatology 2001；33：1358 - 1364.

[129] Castéra L，Hézode C，Roudot-Thoraval F，Bastie A，Zafrani ES，
Pawlotsky JM，et al. Worsening of steatosis is an independent
factor of fibrosis progression in untreated patients with chronic
hepatitis C and paired liver biopsies. Gut 2003；52：288 - 292.

[130] Woreta TA，Sutcliffe CG，Mehta SH，Brown TT，Higgins Y，
Thomas DL，et al. Incidence and risk factors for steatosis
progression in HIV and hepatitis C virus. Gastroenterology 2011；
140(3)：809 - 817.

[131] Roferon A full prescribing information. Nutley，NJ：Hoffmann-
La Roche， Inc. < http：//www. gene. com/gene/products/
information/roferon-a/pdf/pi. pdf> [accessed 07.12.2011].

[132] Intron A full prescribing information. Whitehouse Station，NJ：
Schering Corporation，Merck & Co.，Inc. USA. <http：//www.

spfiles. com/piintrona. pdf> [accessed 07.12.2011].

[133] Pegasys full prescribing information. Nutley， NJ：Hoffmann-La
Roche Inc. < http：//www. gene. com/gene/products/
information/pegasys/pdf/pi. pdf> [accessed 07.12.2011].

[134] PegIntron full prescribing information. Whitehouse Station，NJ：
Schering Corporation，Merck & Co.，Inc. <http：//www. spfiles.
com/pipeg-intron. pdf> [accessed 07.12.2011].

[135] Consensus interferon full prescribing information. Warrendale，
PA：Three Rivers Pharmaceuticals，LLC. < http：//kadmon.
com/docs/patients_products_infergen> [accessed 07.12.2011].

[136] Torriani FJ，Rodriguez-Torres M，Rockstroh JK，Lissen E，
Gonzalez-García J，Lazzarin A，et al. APRICOT Study Group.
Peginterferon alfa - 2a plus ribavirin for chronic hepatitis C virus
infection in HIV - infected patients. N Engl J Med 2004；351：
438 - 450.

[137] Mauss S，Valenti W，DePamphilis J，Duff F，Cupelli L，Passe S，
et al. Risk factors for hepatic decompensation in patients with
HIV/HCV coinfection and liver cirrhosis during interferonbased
therapy. AIDS 2004；18(13)：F21 - F25.

[138] Bani-Sadr F，Carrat F，Rosenthal E，Piroth L，Morand P，Lunel-
Fabiani F，et al. ANRS HC02 - Ribavic Study Team. Spontaneous
hepatic decompensation in patients coinfected with HIV and
hepatitis C virus during interferon-ribavirin combination
treatment. Clin Infect Dis 2005；41(12)：1806 - 1809.

[139] Baraclude full prescribing information. Princeton， NJ： Bristol-
Myers Squibb. < http：//packageinserts. bms. com/pi/pi _
baraclude. pdf> [accessed 07.12.2011].

[140] Adefovir full prescribing information. Foster City，CA：Gilead
Sciences. < http：//www. gilead. com/pdf/hepsera _ pi. pdf >
[accessed 07.12.2011].

[141] Telbivudine full prescribing information. East Hanover， NJ：
Novartis Pharmaceuticals Corporation. <http：//www. pharma.
us. novartis. com/product/pi/pdf/tyzeka. pdf> [accessed 07.12.
2011].

[142] Cohen SM，Levy RM，Jovanovich JF，Ahn J. Fatal lactic acidosis
associated with the use of combination oral medications to treat
reactivation of hepatitis B. J Clin Gastroenterol 2009；43 (10)：
1008 - 1010.

[143] Lange CM，Bojunga J，Hofmann WP，Wunder K，Mihm U，
Zeuzem S，et al. Severe lactic acidosis during treatment of chronic
hepatitis B with entecavir in patients with impaired liver function.
Hepatology 2009；50(6)：2001 - 2006.

[144] Marzano A，Marengo A，Marietti M，Rizzetto M. Lactic acidosis
during entecavir treatment in decompensated hepatitis B virus-
related cirrhosis. Dig Liver Dis 2011；43(12)：1027 - 1028.

[145] Crane M，Oliver B，Matthews G，Avihingsanon A，Ubolyam S，
Markovska V，et al. Immunopathogenesis of hepatic flare in
HIV/hepatitis B virus (HBV) - coinfected individuals after the
initiation of HBV - active antiretroviral therapy. J Infect Dis
2009；199：974 - 981.

[146] Acyclovir full prescribing information. Research Triangle Park，
NC：GlaxoSmithKline. <http：//us. gsk. com/products/assets/us_
zovirax. pdf> [accessed 07.12.2011].

[147] Valacyclovir full prescribing information. Research Triangle
Park，NC：GlaxoSmithKline. < http：//www. accessdata. fda.
gov/drugsatfda_ docs/label/2008/020487s0141bl. pdf > [accessed
07.12.2011].

[148] Famciclovir full prescribing information. East Hanover， New
Jersey：Novartis Pharmaceuticals. < http：//www. pharma. us.
novartis. com/product/pi/pdf/Famvir. pdf > [accessed 07.12.
2011].

[149] Ganciclovir full prescribing information. South San Francisco，
CA：Genentech USA Inc. < http：//www. gene. com/gene/
products/information/cytovene/pdf/pi. pdf > [accessed 07.12.
2011].

[150] Shea BF, Hoffman S, Sesin GP, Hammer SM. Ganciclovir hepatotoxicity. Pharmacotherapy 1987; 7: 223 - 226.

[151] Valganciclovir full prescribing information. South San Francisco, CA: Genentech USA Inc. < http://www. gene. com/gene/products/information/valcyte/pdf/pi. pdf > [accessed 07. 12. 2011].

[152] Cidofovir full prescribing information. Bedford, OH: Ben Venue Laboratories, Inc. <http://www. gilead. com/pdf/vistide. pdf> [accessed 07. 12. 2011].

[153] Foscarnet full prescribing information. Wilmington, DE: AstraZeneca LP. < http://druginserts. com/lib/rx/meds/foscavir/page/3/> [accessed 07. 12. 2011].

[154] Amantadine full prescribing information. Chadds Ford, PA: Endo Pharmaceuticals. < http://www. endo. com/PDF/symmetrel_pack_insert. pdf> [accessed 07. 12. 2011].

[155] Rimantadine full prescribing information. St. Louis, MO: Forest Pharmaceuticals. < http://druginserts. com/lib/rx/meds/flumadine/> [accessed 07. 12. 2011].

[156] Oseltamivir full prescribing information. Foster City, CA: Gilead Sciences, Inc. < http://www. fda. gov/downloads/Drugs/Drug Safety/InformationbyDrugClass/UCM147992. pdf> [accessed 07. 12. 2011].

第29章
心血管和糖尿病药物的肝毒性

Dina Halegoua-De Marzio，Victor J. Navarro
美国，宾夕法尼亚州，费城，托马斯杰弗逊大学

提　纲

前　言

心血管疾病和糖尿病是发达国家致死和致残的主要原因[1,2]。大量流行病学及病理学数据显示，糖尿病是心血管疾病的独立危险因素，且与性别无关[3-5]。作为主要的致病因素，糖尿病与动脉粥样硬化疾病风险的增加密切相关，包括冠心病、脑血管病以及周围血管病变等[2]。代谢综合征是心血管疾病及糖尿病的重要危险因素之一。它包括由胰岛素抵抗引起的一系列相关危险因素，同时伴有脂肪分布异常及功能障碍。代谢综合征在临床上包括高血压、高血糖、高甘油三酯血症、低高密度脂蛋白以及腹型肥胖[5,6]。

同时罹患心血管疾病和糖尿病的患者常需要同时接受多种药物治疗，而多药联用可引起药物不良反应以及药物之间的相互作用[7]。某些治疗心血管疾病及糖尿病的药物具有导致肝损伤的潜在风险。与健康人群相比，慢性病患者（例如心血管疾病、糖尿病或两者并存）更容易发生药物相关的肝损伤，在合并心源性肝硬化、充血性肝病、非酒精性脂肪性肝炎（nonalcoholic steatohepatitis，NASH）及胆石症等潜在慢性肝病基础的患者中尤其如此[8-11]。此外，因胰岛素抵抗所引起的肝内脂肪蓄积在糖尿病患者中十分常见，据报道发生率为 40%～70%[12]。由此导致的常见结果就是 NASH，病理特点为肝脂肪变性伴肝小叶炎症以及肝细胞气球样变性[8]。这种慢性炎症过程可引起肝内药物代谢酶以及转运蛋白表达的改变，同时也可导致肝硬化的进展[13,14]。

自 21 世纪早期，美国 FDA 批准上市了一批新型心血管及糖尿病药物。尽管相关药物的临床试验都经过严格设计和执行，但是药物研发过程中相关的肝毒性仍有可能未被探知。其原因在于肝毒性事件发生率低且暴露人群数量有限。然而随着药物的批准上市，在大量的服药人群中其毒性反应就可能会出现[15]。在美国，随着糖尿病、心血管疾病及血脂异常的发生率升高[1,2]，医师已不可避免地接触到此类患者。在面对有潜在基础肝脏疾病的患者时，如 NASH，当肝损伤发生时，容易混淆肝酶升高是归因于药物还是原先的肝脏疾病加重[15]。对药物肝毒性的认识及处理必须为每位临床医师所熟知。因此，本章的目的在于评价目前所使用的心血管、抗高血压、抗高血脂和抗糖尿病药物以及各自所引起的肝毒性的临床表现、病理和发病机制。

心血管药物

心血管药物包含一批有不同分子结构、代谢通路和生物作用的药物。根据它们对心血管系统的不同作用，可将其分为不同的种类，包括抗心律失常药物、抗高血压药物（α 肾上腺素受体拮抗剂、血管扩张剂、利尿剂、血管紧张素转化酶抑制剂、血管紧张素 II 受体阻滞剂、β 肾上腺素受体拮抗剂、钙离子通道阻滞剂、内皮素受体拮抗剂）、调脂药物和抗血小板药物。

一、抗心律失常药物

（一）胺碘酮

胺碘酮（amiodarone）是一种碘化苯呋喃衍生物，1985 年被美国批准用于治疗致命性快速性室性心律失常[16]。对于室性及诸多室上性心律失常（包括房颤及旁路折返性心动过速）也同样有效[16-19]。作为 III 类抗心律失常药物，胺碘酮也是少数可安全用于左室功能降低患者的药物[20,21]。基于该药的多重适应证及其在零售药店的高处方量，胺碘酮已成为最常用的抗心律失常药物之一[22]。

尽管胺碘酮最严重的不良反应是肺毒性，但肝损伤也同样常见。肝毒性见于长期口服给药的患者，但也有早期静脉给药及停药数月后出现肝损的相关报道[23-27]。大多数患者仅在常规肝酶检查时偶然发现肝损，其发生率为 15%～40%。停药或减少剂量时肝酶异常可好转[28]。1%～3% 的患者可出现严重肝衰竭甚至死亡[28,29]。除可引起肝毒性以外，即使是低剂量服药，其他显著不良反应还包括：甲状腺损伤、肺损伤、神经系统损伤、皮肤褪色、角膜色素沉着及心动过缓等[19,30,31]。

胺碘酮的生物利用度低（20%～80%），由肝脏细胞色素 P450 3A4（cytochrome P450 3A4，CYP3A4）代谢。胺碘酮半衰期长且存在个体差异（9～77 d），主要原因是胺碘酮这一亲脂类药物在脂肪细胞及肝脏等富含脂肪的器官中动员缓慢[17,23,32,33]。长期服用胺碘酮可引起肝细胞溶酶体及胆管上皮细胞、肝巨噬细胞内磷脂聚积，从而导致磷脂质病。磷脂质病提示胺碘酮可抑制磷脂酶 A1 及 A2，这种抑制作用在细胞内脂质分布中有一定作用[34-36]。磷脂质病可能会引起肝细胞损伤。然而，许多服用胺碘酮的患者发生磷脂质病，但仅少数发展成肝损伤，进展至肝硬化者更为罕见[28,29,37,38]。因此，目前尚不清楚胺碘酮所致肝毒性是否与磷脂质病相关[37,38]。

脂肪变性和 NASH 是胺碘酮所致肝损伤最常见的形式[39,41]。但当患者同时合并这些基础肝病时，服药后肝酶升高是否与胺碘酮相关较易混淆。然而，服药后肝酶升高,停药后肝酶恢复基线水平以及电镜下可见溶酶体内髓磷脂结构,这些表现都提示胺碘酮引起的肝损伤[22-25,42]。潜在肝脏疾病合并胺碘酮所致肝损伤并不常见,且与宿主易感性无关[35]。

目前已有胺碘酮可导致严重肝炎和急性肝衰竭并最终致死的报道。在这些报道病例中,胺碘酮通常为大剂量静脉给药[24,26,43,44],而急性肝损伤原因可能由免疫机制介导[45,46]。胺碘酮所致肝损伤可进展为肝硬化和失代偿肝衰竭[47]。尽管怀疑有肝损伤的患者大多数为年龄大于 55 岁的男性,但是该人群也更有可能服用胺碘酮,因此使得性别的敏感性降低[28]。虽然胺碘酮已广泛使用,但是目前仍缺乏相关肝毒性的前瞻性临床研究。不良反应的最佳监测方式也尚无统一的专家意见。

(二)决奈达隆

鉴于胺碘酮的潜在毒性作用,一种非碘化苯呋喃衍生物——决奈达隆(dronedarone)在 2009 年被美国 FDA 批准上市[48]。与胺碘酮相比,该药去除了碘基从而降低了甲状腺毒性,同时增加甲磺酰氨基以减少亲脂性[48,49]。决奈达隆的肝毒性报道目前尚存在争议[50,51]。该药Ⅲ期临床研究显示,2 291 例患者中 12 例(0.5%)出现肝酶异常,其结果与对照组相似[52,53]。

从 2009 年批准上市至 2010 年 10 月间,大约有 49 200 例患者使用决奈达隆[52,53]。有 2 例患者发生急性肝衰竭并最终行肝移植,尽管此类情况在药物研发过程中并未出现[50,51]。组织病理学显示肝腺泡广泛坏死、胆小管胆汁淤积、混合型肝细胞炎性浸润以及与特异质反应相符的胆管增生性改变[50,51]。因此,基于这些信息,FDA 推荐在服用该药时应定期进行肝酶监测,尤其在服药前 6 个月内[50]。然而,目前尚不清楚常规定期监测肝酶及胆红素能否有效预防严重的肝损伤。

(三)普鲁卡因胺

普鲁卡因胺(procainamide)是氨基苯甲酰胺类化合物,作为Ⅰ类抗心律失常药物曾被广泛应用。但因其不良反应,包括致心律失常、胃肠道不适、粒细胞增多及以抗核抗体增加为特征的系统性红斑狼疮样综合征,目前临床上使用日益减少[54-58]。该药的肝毒性罕有报道,临床也并不常见。普鲁卡因胺引起肝细胞损伤的病理生理机制仍不清楚,可能与超敏反应有关。临床症状包括发热和寒战,病理组织学检查显示肝内胆汁淤积及肉芽肿性肝炎[54-58]。有一例患者出现肥大细胞脱颗粒表现,提示对该药过敏[57]。然而,抗核抗体、抗线粒体抗体或抗平滑肌抗体等免疫学标记物并未在肝损伤患者中检出[54-58]。

(四)奎尼丁

奎尼丁(quinidine)是Ⅰ类抗心律失常药物,通过阻断心肌细胞膜上开放的钠通道发挥作用。因其难以预测的药物作用及多重不良反应,现已不再使用。其不良反应包括:血小板减少症、肉芽肿性肝炎、重症肌无力及尖端扭转型室速[59-61]。奎尼丁通过免疫介导机制引起血小板减少,并可导致血栓性血小板减少性紫癜[62]。

奎尼丁的肝毒性可能通过免疫介导机制促发。有报道患者在服药后 1～2 周突然出现发热及肝酶升高,这些表现都支持免疫介导肝损这一假说[60-63]。奎尼丁再激发通常会迅速引起发热及肝酶升高。奎尼丁引起肝毒性的发生率约为 2%[64]。肝活检通常显示嗜酸性细胞增多性肉芽肿性肝炎,但也有非特异性局灶或中央型肝细胞坏死的报道。停止服药可使奎尼丁所致肝损伤的症状得到缓解[60-63]。

(五)普罗帕酮

与奎尼丁类似,普罗帕酮(propafenone)可阻断心肌细胞膜上开放的钠通道,也是Ⅰ类抗心律失常药物[65]。该药用于治疗持续性室性心律失常、频发室上性心律失常及午-帕-怀三氏综合征(Wolff-Parkinson-White syndrome,WPW 综合征)[66,67]。普罗帕酮通过肝内 CYP 系统代谢,因此其生物利用度及血浆浓度由肝脏 CYP2D6 活性决定[66]。主要不良反应包括头晕、头痛、消化不良、乏力及视物模糊等。

普罗帕酮的肝毒性并不常见,但也有一些相关报道[68-72]。患者通常在开始服药数周内出现黄疸及胆汁淤积。其机制尚不清楚,可能由毒性代谢产物的特异质反应引起[68-72]。虽有报道称过敏反应及自身免疫机制可导致肝损伤,但并不常见[73]。停药 1 个月内肝损伤即可恢复。表 29-1 比较了抗心律失常药物引起肝损伤可能的机制及最典型的肝损伤形式。

表 29-1　抗心律失常药物

药物名称	参考文献	肝毒性机制	肝损伤形式
胺碘酮	[21-27,33-45]	特异质反应	脂肪变性,可见马洛里小体
决奈达隆	[50,51]	特异质反应	急性肝细胞坏死性肝衰竭
普鲁卡因胺	[53-56]	特异质反应/超敏反应可能	肝内胆汁淤积及肉芽肿性肝炎
奎尼丁	[58-62]	免疫介导超敏反应	肝内胆汁淤积及肉芽肿性肝炎
普罗帕酮	[65-71]	特异质反应	肝内胆汁淤积

二、抗高血压药物

（一）肼屈嗪

盐酸肼屈嗪（hydralazine）通过直接扩张动脉达到降压作用[74]。该药很少单用于高血压的起始治疗，通常与其他降压药联用，尤其较常用于合并心力衰竭、肾功能衰竭的患者和罹患心肌病的非洲裔美国人[75]。该药通常耐受性良好，但患者可能出现头痛、面色潮红、心悸、消化不良、药物诱导的狼疮综合征和（或）肝毒性[74]。

肼屈嗪主要通过肝脏中的乙酰化作用实现生物转化。该药口服后经肝脏首关代谢，其乙酰化程度取决于由遗传决定的肝内 N-乙酰转移酶的活性[75,76]。根据该酶活性的不同，可以分为慢乙酰化及快乙酰化两种。50%～65%的白种人、黑种人及拉美人为慢乙酰化，而80%～95%的因纽特人、日本人及中国人为快乙酰化。慢乙酰化发生药物所致的狼疮综合征更为常见[75-77]，这可能是由于该人群中较易发生肝毒性中间产物的蓄积从而诱发肝损伤[77]。

肼屈嗪所致肝损表现多样，包括超敏反应型肝损伤、混合型肝细胞损伤、急性肝炎、肉芽肿性肝炎、胆汁淤积型黄疸或小叶中央型坏死[78-82]。肝损伤发生于用药后数月至数年不等[83]。损伤机制目前认为是肼屈嗪代谢产物与 CYP 共价结合，形成抗 CYP 抗体并引起自身免疫介导的肝毒性反应[74,79,80]。肼屈嗪所致肝损伤通常是可逆性的，但已有引起急性肝衰竭的相关报道[84]。

（二）利尿剂

噻嗪类利尿剂（thiazide diuretics）是第一个有效的降压药，并鉴于其疗效安全可靠，于 20 世纪 50 年代起就已开始临床应用[85]。半个多世纪之后的今天，利尿剂仍为治疗高血压病的常用药物。除外噻嗪类药物，利尿剂的种类包括袢利尿剂和保钾利尿剂。主要不良反应有眩晕、头痛、感觉异常、乏力、食欲缺乏、恶心、呕吐、腹痛、腹泻、便秘、胆囊炎、胰腺炎以及光过敏[86,87]。

噻嗪类利尿剂引起胆汁淤积型肝炎少有报道[88,89]。尽管相关报道并不详细，但肝损伤原因可能是继发于超敏反应。袢利尿剂（loop diuretics）的肝毒性已有描述。大剂量呋塞米（furosemide）可由其活性代谢产物导致小鼠肝细胞大块坏死，而治疗剂量则相对安全[90-94]。尽管尚无呋塞米引起人肝细胞坏死的报道，但是对于合并急性或慢性肾衰竭的患者，因其存在潜在肝脏毒性风险，大剂量给药需慎重[91-94]。

（三）血管紧张素转化酶抑制剂

血管紧张素转化酶抑制剂（angiotensin-converting enzyme inhibitors，ACEI）是一类主要用于治疗高血压的药物，同时也可用于心力衰竭、糖尿病肾病、肾脏疾病、左室肥厚以及其他疾病的治疗[95,96]。肾素-血管紧张素-醛固酮系统（renin-angiotensin-aldosterone system，RAAS）在调节血压方面起到重要的作用。血管紧张素转化酶对于血管紧张素 II 的生成至关重要，而后者是一种强烈的血管收缩剂，并通过增加醛固酮促进水钠潴留[95-97]。血管紧张素转化酶抑制剂可减少血管紧张素 II 的生成，从而降低血压。常见不良反应包括低血压、咳嗽、高钾血症、头痛、头晕、乏力、恶心及肾功能损伤[95]。

ACEI 引起肝功能损伤及氨基转移酶一过性升高的发生率较低。表 29-2 列出了目前几种 ACEI 引起肝损伤的机制。包括贝那普利（benazepril）、卡托普利（captopril）、依那普利（enalapril）、福辛普利（fosinopri）、赖诺普利（lisinopril）及雷米普利（ramipril）在内的 ACEI 类药物可引起典型的轻度胆汁淤积或胆汁淤积型肝炎，也有肝细胞型损伤的报道[98-103]。莫昔普利（moexipril）、培哚普利（perindopril）、喹那普利（quinapril）及群多普利（trandolapril）目前尚无肝毒性的报道。肝损伤发生于用药后 1 周至 1 年不等，平均 14 周[101]。对于长期规律服药的患者，其肝毒性与剂量成正比。有报道 3 年持续服药后出现严重肝脏损伤[102,103]。超敏反应表现如发热、皮疹及嗜酸性细胞增多等也有报道[99,100]。肝损伤通常可以恢复，但血清碱性磷酸酶可持续异常至 18 个月[99]。急性肝衰竭是一种罕见的并发症，已有服用赖诺普利及依那普利患者并发急性肝衰竭的相关报道[104-106]。

表 29-2　血管紧张素转化酶抑制剂

药物名称	肝毒性报道	参考文献	肝毒性机制
贝那普利	是	[93]	特异质反应/超敏反应可能
卡托普利	是	[86,96,97]	特异质反应/超敏反应可能
依那普利	是	[87,88,91,95]	特异质反应/超敏反应可能
福辛普利	是	[85]	特异质反应/超敏反应可能
赖诺普利	是	[92]	特异质反应/超敏反应可能
莫昔普利	否	未知	未知
培哚普利	否	未知	未知
喹那普利	否	未知	未知
雷米普利	是	[93]	特异质反应/超敏反应可能
群多普利	否	未知	未知

目前尚不清楚 ACEI 类药物是否存在共同肝损伤机制，抑或是分别由不同的机制引起。如前所述，超敏反应在低剂量服药时即可发生，表现为发热、皮疹、肌肉疼痛或嗜酸性粒细胞增多等[107,108]。代谢特异质也可能是引起肝损伤的机制，卡托普利所含的巯基及卡托普

利、依那普利和赖诺普利共有的末端脯氨酸环代谢促使胆汁淤积。最后，ACEI 可抑制缓激肽的灭活，促进花生四烯酸转化成前列腺素，从而使胆汁流速减小[99,108-111]。在少数存在肝脏前列腺素代谢变异的个体中，ACEI 可导致特异性前列腺素水平增加促使胆汁淤积，进而引起肝内白三烯水平增高导致肝损伤[112]。

有 2 例服用不同种类 ACEI 引起肝损伤复发的肝毒性报道[102,113]。提示 ACEI 类药物可能存在共同肝损伤机制。据此，在服用某种 ACEI 药物出现肝损伤时不应改服其他 ACEI。

（四）血管紧张素Ⅱ受体拮抗剂

血管紧张素Ⅱ受体拮抗剂（angiotensin Ⅱ receptor inhibitors，ARBs）可阻止血管紧张素Ⅱ与其血管内受体结合[114]。已有坎地沙坦（candesartan）、厄贝沙坦（irbesartan）、氯沙坦（losartan）及缬沙坦（valsartan）等导致肝毒性的相关报道[115-120]。表 29-3 比较了目前几种 ARBs 引起肝损伤的机制。氯沙坦因其可用于治疗肝硬化患者的门静脉高压而备受关注[121,122]。目前尚无依普沙坦（eprosartan）、奥美沙坦（olmesartan）或替米沙坦（telmisartan）引起肝毒性的报道，可能与其上市时间不长有关。ARBs 所致肝损伤主要表现为在服药 1 周至 5～6 个月后出现腹痛、食欲缺乏及黄疸等症状，发病年龄在 41～77 岁不等，女性多见，肝损伤本身非致命性[123]。肝活检提示肝细胞损伤，仅有 2 例厄贝沙坦所致肝损伤表现为显著的胆汁淤积[115,124]。

肝损伤机制可能为超敏反应所致的特异质，与药物剂量无关。一过性抗核抗体水平升高、肝组织内嗜酸性粒细胞增多及发病前有短暂潜伏期，这些都提示免疫机制参与肝损伤的发生[124]。影响 CYP2C9 同工酶代谢的遗传变异可能易发药物性肝损伤，但这仅仅是一种推测[123-125]。

表 29-3　血管紧张素Ⅱ受体拮抗剂

药物名称	肝毒性报道	参考文献	肝毒性机制
坎地沙坦	是	[102,103]	特异质反应
依普沙坦	否	未知	未知
厄贝沙坦	是	[101,109]	特异质反应
氯沙坦	是	[105,108,110]	特异质反应
奥美沙坦	否	未知	未知
替米沙坦	否	未知	未知
缬沙坦	是	[104]	特异质反应

（五）β 受体阻滞剂

β 受体阻滞剂（beta-adrenergic receptor blockers）可抑制内源性儿茶酚胺，使其成为强效的降压药物。此外，该药还可用于快速性心律失常及心梗后心肌保护[126,127]。主要不良反应包括头晕、乏力、支气管收缩、胸痛、高血糖、腹泻及心动过缓[128]。极少有 β 受体阻滞剂导致肝毒性的报道，且其机制尚不明确[128-131]。β 受体阻滞剂的肝毒性报道多见于拉贝洛尔（Labetalol），其肝损伤表现为严重的急性肝炎，包括亚大块和大块肝坏死[132]。

美国开展的一项关于拉贝洛尔长期安全性的临床调查研究明确了其潜在的肝毒性[133,134]。在一项多中心开放性临床试验中，337 例高血压患者中有 27 例（8%）出现无症状的可逆性血清氨基转移酶升高至正常值的 2 倍，且其中一些患者再激发后出现肝功能异常复发。而且，14 例（4%）患者的氨基转移酶持续升高可能与药物相关，其中 5 例（2%）显著升高（正常值的 3～10 倍）[133]。这些患者的组织学炎症提示肝损伤与免疫损伤机制有关[132-134]。肝功能异常可恢复，但也有拉贝洛尔引起肝衰竭致死的报道[135]。

（六）钙通道阻滞剂

钙通道阻滞剂（calcium channel blockers，CCB）可特异性阻断钙离子通道，舒张血管平滑肌。此类药物通常用于降血压及抗心绞痛[136]。常见不良反应包括头痛、恶心及体液潴留。有报道称一些药物，如地尔硫䓬（diltiazem）、硝苯地平（nifedipine）及维拉帕米（verapamil）可引起肝脏氨基转移酶升高和脂肪性肝炎[137-142]。这些病例的肝活检显示脂肪性肝炎伴有马洛里小体形成，停药后可恢复[58,139]。多数病例均无组织学报道，因此并不能明确钙通道阻滞剂是否可导致脂肪性肝炎。如前所述，这些药物常规用于存在 NASH 危险因素的患者中，从而使得两者的关系更加扑朔迷离。两种强烈的血管扩张剂——地尔硫䓬及维拉帕米可引起胆汁淤积型肝损伤，其机制可能与特异质反应有关[137,138,140-142]。

（七）甲基多巴

在所有抗高血压药物中，甲基多巴（methyldopa）所致肝损伤可能最具有特征性[143]。因其代谢及神经性不良反应，甲基多巴现已不常用，但仍用于妊娠相关高血压。肝毒性最早报道于 1969 年，主要为类病毒性肝炎样临床综合征，表现为食欲缺乏、乏力及发热等前驱症状，进而出现黄疸[144]。从开始服药至首发肝炎症状的时间为 3 d 至数月不等，然而，多数患者在服药后的前 3 个月发生肝损伤[144,145]。多数患者肝功能在停药后恢复，但因肝脏坏死引起死亡亦有报道[146]。

甲基多巴导致肝脏损伤的致病机制尚不明确,可能与免疫介导反应相关。门管区混合型炎症细胞浸润及嗜酸性粒细胞增多的特征有助于鉴别甲基多巴所致肝损伤和病毒性肝炎[146]。胆汁淤积型肝炎类型也有报道[147]。尽管有潜在肝毒性,但是仅有少数妊娠期使用甲基多巴引起肝损伤的报道[148]。应避免再激发,因为肝损伤复发时症状可能更严重甚至是致死性的[149]。

(八)内皮素受体拮抗剂

内皮素-1(endothelin-1,ET-1)是一种内皮来源的多肽,具有强大的缩血管特性。ET-1在一些功能性及结构性血管改变相关的心血管疾病状态下被激活,包括高血压病及心力衰竭。动物模型研究及临床试验已经证实通过内皮素受体拮抗剂(endothelin receptor antagonists,ERAs)抑制内皮素系统可有效治疗心力衰竭、原发性高血压、肺高压以及动脉粥样硬化[150-158]。目前,波生坦(bosentan)和司他生坦(sitaxsentan)这两种内皮素受体拮抗剂已批准用于治疗肺高压[159,160]。最常见的不良反应包括头痛、头晕、恶心、外周性水肿、鼻塞、上呼吸道感染、鼻窦炎、呼吸困难及胸痛[158-164]。多数不良反应与非特异性血管扩张有关。

内皮素受体拮抗剂所致肝毒性与剂量相关。肝损伤机制可能与胆盐转运障碍导致肝细胞内胆盐聚积有关[165,166]。内皮素受体拮抗剂所致肝损伤一开始通常表现为无症状性肝酶升高,停药或减量可使其在数周内恢复正常[159,161,167]。持续性服药可使肝酶进一步升高导致肝功能不全。2例服用司他生坦治疗肺高压的患者出现了严重肝炎,均由肝活检证实[162]。其中一例患者在停药9周后恢复,而另一例患者终因急性肝衰竭死亡。在这些初步临床试验中使用了相对大剂量的司他生坦,约为肺高压治疗有效量的5倍[162,168]。波生坦临床试验安全性数据库显示,肝毒性可出现在治疗早期及晚期,有2%~18%的患者发生一定程度的肝损伤[159,165,168]。在服用内皮素受体拮抗剂患者中积极检测肝功能可防止临床表现显著的肝炎的发生,但同时导致一部分患者停药,大约1年中有5%的患者因肝损伤而停药[168]。

鉴于内皮素受体拮抗剂日益增加的肝毒性风险,FDA要求在服药开始时检测肝酶情况,随后每月检测一次。门脉性肺高压及有潜在肝病但肝功能正常的患者接受波生坦治疗可能是安全的[169]。有报道11例肝硬化患者(Child-Pugh A级)在接受波生坦治疗1年后没有出现肝毒性征象[170]。

新型二苯基丙酸内皮素受体拮抗剂,如达卢生坦(darusentan),并不会阻滞胆小管胆盐输出泵。因此,达卢生坦不会引起肝毒性损伤[171,172]。在392例Ⅱ期高血压患者接受不同剂量达卢生坦(最高达每天100 mg)治疗及76例持续性高血压患者接受每天300 mg达卢生坦治疗中,没有患者发生显著血清氨基转移酶升高[171,172]。

三、调脂类药物

(一)HMGCR抑制剂(他汀类)

高脂血症是心血管疾病的主要危险因素之一。治疗高脂血症是降低心血管疾病发病率及病死率的有效策略[173]。他汀类药物竞争性抑制胆固醇生物合成中的限速酶——3-羟基-3-甲戊二酰辅酶A还原酶(3-hydroxy-3-methylglutaryl-CoA red,HMGCR),从而降低低密度脂蛋白胆固醇的水平并增加粥样硬化斑块的稳定性[174]。他汀类药物的主要不良反应包括肌痛、肌肉痉挛及肝酶异常[173,174]。尽管他汀类的肝毒性受到持续关注,一些临床试验也已显示,即使在慢性肝病患者中,用于预防冠心病及死亡风险的他汀类药物仍然是安全的[175]。由他汀类药物引起的不可逆性肝损伤并最终导致死亡或肝移植的情况极少发生[176-178]。

肝酶升高是HMGCR抑制剂的不良反应之一[179]。多达3%的患者出现以肝酶升高为主的肝功能异常,肝酶升高程度与剂量相关并且通常在用药后3个月内发生。肝细胞损伤可能与药物代谢的毒性中间产物有关[180]。即使继续使用他汀类药物,肝功能异常通常会自行恢复,并不进展成临床显著的肝损伤。这反映出机体对药物存在适应现象[15,181]。然而,包括急性肝衰竭在内的严重肝毒性也有报道[181-189]。1988~2010年瑞典一项关于他汀类药物肝毒性的报告认为,他汀类引起的肝损伤少见但仍可致命[190]。

早期他汀类药物动物实验显示大剂量给药可能造成肝毒性,但是常规剂量并不引起显著的肝损伤[180,191,192]。大剂量洛伐他汀(lovastatin)可导致兔严重的肝细胞坏死[191]。在接受大剂量辛伐他汀(simvastatin)的豚鼠模型中同样出现这类损伤[192]。在服用他汀类的人群中常见无症状的氨基转移酶升高,但这未必提示肝损伤,尤其是对于胆红素水平正常的患者。他汀所致肝损最常见的病理学表现为门管区炎症伴或不伴胆汁淤积。典型的门管区炎症包括淋巴细胞浸润,嗜酸性粒细胞浸润亦有报道,但可能并非主要[193]。尽管许多病例提示免疫介导肝损伤,但具体机制仍未明确[180-189]。

循证医学证据有效性试验中原先所推荐的他汀治疗的服药前、服药中监测肝功能并未能预防肝损伤的发生[175-179,194]。因此,FDA 最近废除了关于监测的推荐。他汀类说明书中目前推荐在服用他汀类药物之前监测肝酶情况,随后仅在临床需要时监测。此外,FDA 还总结称,他汀所致肝损伤少见且具有不可预测性,定期监测肝酶并不能预防严重肝损伤[195]。

在慢性肝病患者中,他汀类药物的安全性仍是值得关注的话题,因为经验性认为这类患者出现肝损伤的风险增大。一项基于人群的研究显示非酒精性脂肪性肝病及丙氨酸氨基转移酶升高的患者心血管死亡风险是正常人的 8 倍之多[196]。另外,慢性丙型肝炎患者合并代谢综合征的发生率更高,包括胰岛素抵抗、糖尿病及肝脂肪变性,可通过促炎细胞因子及游离脂肪酸的过度生成,最终导致粥样硬化及心血管发病率的风险升高[197]。因此,许多非酒精性脂肪性肝病及慢性丙型肝炎患者能从他汀类药物治疗中获益。两项回顾性队列研究显示,与正常肝功能基线水平患者相比,基线水平异常患者在接受 6～12 个月他汀类治疗后,肝功能异常及严重肝病的发生率并无显著升高[198,199]。总之,在慢性肝病患者中谨慎使用他汀类药物是合理的,但当临床提示确有必要使用时,医师不必过于拘谨。

(二) 依折麦布

依折麦布(ezetimibe)是一种胆固醇吸收抑制剂,可阻断胃肠道膳食及胆汁中的胆固醇向空肠上皮细胞胞内转运。2002 年 FDA 批准单独或与他汀类联用治疗高胆固醇血症。从那时起,依折麦布的用量逐渐增加,这种状况在美国尤为突出[200]。有人建议依折麦布可作为无法耐受他汀类患者的首选药物[201]。随机临床试验显示依折麦布可引起治疗组 1% 患者肝功能显著异常[200]。这些异常没有症状且具有可逆性。

尽管系统性研究有限,但依折麦布相关肝毒性已有报道,特别是严重胆汁淤积型肝炎以及急性自身免疫性肝炎[202,203]。导致肝毒性的机制可能与药物代谢相关。该药服用后被迅速吸收并葡糖醛酸化,通过肠肝再循环产生活性代谢产物[181,204]。与单独使用他汀类药物相比,同时联用依折麦布及他汀类药物可轻度增高血清氨基转移酶水平。然而,目前并不明确两者联用是否会增加肝毒性的发生率[203,205-207]。

(三) 贝特类药物

作为降脂药物,贝特类药物(fibrates)主要用于高甘油三酯血症患者,包括三种药物:氯贝丁酯(clofibrate),非诺贝特(fenofibrate)及吉非贝齐(gemfibrozil)。其降脂作用是通过活化过氧化物酶体增生物激活受体 α(peroxisome proliferator-activated receptor alpha,PPAR-α),从而刺激脂肪酸的摄取利用。贝特类药物对于粥样硬化性血脂异常、代谢综合征及 2 型糖尿病患者尤为有效[208,209]。最常见的不良反应包括胃肠道功能紊乱、皮疹、瘙痒、头痛、眩晕及肌病,横纹肌溶解少见[209]。

服用贝特类患者中常发生血清氨基转移酶暂时性升高,但也有发生急慢性肝炎的相关报道[210-227]。肝损伤形式多样,通常为肝细胞型损伤,亦有报道胆汁淤积型损伤[227]。肝损伤机制仍不明确,但可能与已知的贝特类引起胆石形成无关[225]。非诺贝特已成为引起肝损伤的主要贝特类药物,有严重或持续性肝损伤的报道[211-214]。自身免疫机制可能引起肝损伤,因为在一些非诺贝特引起肝损伤患者中,免疫球蛋白及自身抗体水平均有升高[210]。尽管有药物引起慢性肝损伤伴纤维化表现的报道,但大多数患者氨基转移酶可在数月后恢复。

(四) 烟酸类

烟酸类(niacin)药物因其持续释放作用而成为降脂药中最容易导致肝损伤的药物[218]。烟酸类药物主要用于增加高密度脂蛋白,其机制尚未彻底明确。此类药物很容易购得,且患者可能自行用药。因此,医师必须明确患者是否曾经使用过这些药物。在无人指导下使用此类药物与该药剂量相关肝毒性有明显关联[218,219]。肝毒性通常出现在给药后的 1 周至 48 个月不等,停药后可好转[220-222]。通常 1～2 个月后肝功能可恢复[218-222]。急性肝衰竭已有报道但极少发生[223,224]。

烟酸类药物的肝毒性作用与其通过酰胺化途径产生的毒性烟酰胺及嘧啶代谢产物有关。因此,药物释放越缓慢,其毒性代谢产物水平就越高[223-227]。典型的肝酶升高原因主要为肝细胞型损伤,但肝细胞与胆汁淤积混合型损伤亦有报道[218,228]。组织学表现主要包括肝细胞坏死,然而也有小叶中央型胆汁淤积以及肝脂肪变性的相关报道,其表现类似于肝胆管瘤的放射影像表现[219-233]。

四、抗血小板药物

噻吩吡啶类药物

血小板激活和聚集在血管闭塞事件中起着很重要的作用。活化的血小板释放的 ADP 是血小板聚集的初级媒介,它通过激活 P2Y 嘌呤受体 12(P2Y purinoceptor 12，P2Y12)介导持续的血小板聚集反应。联合使用阿司匹林（aspirin）及噻吩吡啶类药物（thienopyridines)抑制血小板聚集是预防缺血性心脏事件的重要策略[234]。噻吩吡啶类药物包括氯吡格雷（clopidogrel）、普拉格雷（prasugrel）以及噻氯匹定（ticlopidine）。这三种药都需转化成含巯基的活性代谢产物以发挥其药理作用。该巯基部分可与血小板P2Y12受体的半胱氨酸残基特异且不可逆性结合，从而抑制ADP介导的血小板激活以及聚集[235]。

噻氯匹定是这类药中首个上市的药物，并于1979年首先用于血栓性中风的预防。其最常见的不良反应包括胃肠道功能紊乱和皮疹[236]。

更严重且有潜在生命威胁的不良反应包括低钠血症、肾病综合征、肝毒性、全血细胞减少症以及血栓性血小板减少性紫癜[237]。已有超过30例噻氯匹定导致肝毒性的报道。大多数患者在开始服药后的1周到3个月时出现食欲缺乏、呕吐、皮肤瘙痒、发热、寒战、腹痛以及黄疸等症状。发病年龄为29～92岁，其中大多数都是老年人，平均68岁。肝功能检查主要显示血清胆红素及碱性磷酸酶中度升高，以及血清氨基转移酶轻度升高[238-244]。由于其严重的不良反应，噻氯匹定已很少使用，仅用于对其他抗血小板药物过敏的患者。

氯吡格雷因其较低的血液学风险目前已经取代了噻氯匹定。然而，近些年来，一些罕见且严重的并发症诸如血栓性血小板减少性紫癜、全身炎症反应综合征及血清病样反应已有报道[245]。氯吡格雷引起的肝损伤亦有报道[246-253]。从开始服用氯吡格雷到出现肝损伤的时间为4天至6个月不等，暂停服药后仅有1例患者肝功能未完全恢复正常。与噻氯匹定相似，氯吡格雷导致肝损伤患者临床表现为胆汁淤积型肝炎或肝细胞及胆汁淤积混合型肝炎[246-253]。氯吡格雷引发肝损伤的机制目前仍不清楚，可能与超敏反应及直接毒性作用相关。基于临床病理观察，氯吡格雷可能触发了非剂量依赖性的特异质反应以及剂量依赖性的毒性反应[247,248]。由于肝损伤的发生率低，在服用氯吡格雷的患者中并未常规监测肝功能。

第三种口服噻吩吡啶类药物是普拉格雷。与氯吡格雷及噻氯匹定在肝脏中由CYP2C19代谢成活性产物（硫代内酯）不同，普拉格雷通过吸收时可卡因酯酶的水解作用代谢成活性成分[245-256]。两者主要的差别在于普拉格雷噻吩环的第二位上含乙酸基基团，因而无须CYP依赖的氧化作用即可产生硫代内酯这一活性产物[256]。没有了药物相互作用以及遗传多态性，该药物的临床反应也就更易于预测。从2009年普拉格雷上市至今尚未有该药导致肝毒性的报道。由于肝病患者常常伴有凝血功能异常及血小板减少，噻吩吡啶类药物在该类患者中仍需谨慎使用。表29-4分别比较了目前三种噻吩吡啶类药物导致肝损伤的机制及临床表现形式。

表 29 - 4　抗血小板药物

药物名称	肝毒性报道	参考文献	肝毒性机制	肝损伤形式
噻氯匹定	有	[192 - 198]	特异质反应/超敏反应可能	胆汁淤积型或混合型
氯吡格雷	有	[201 - 207]	特异质反应/超敏反应可能	胆汁淤积型或混合型
普拉格雷	无	未知	未知	未知

糖尿病药物

糖尿病是一组代谢紊乱性疾病，由于机体不能产生足量的胰岛素或胰岛素作用异常而导致高血糖。2型糖尿病的发病率在全球范围内显著上升（美国在过去7年内上升54%），加之近年来对强化血糖控制能有效减少其远期并发症发生和发展的认识日益增强，都极大地增加了新型药物的研发压力[257,258]。目前有九类药物可用于2型糖尿病的治疗，但只有4类是在21世纪初研发的[258]。

作为药理学靶点，肝脏的胰岛素受体具有调节糖异生和糖原分解的作用。肝胰岛素受体使肝脏免于高血糖的直接损伤。然而，尽管高血糖不会引起肝脏损伤，但糖尿病患者却有更高的肝脏疾病发生率[259-266]。正如前面所讨论的，肝脏疾病更易伴发于糖尿病患者，包括自身免疫性肝炎、胆石症、血色素沉着症、非酒精性脂肪性肝病、非酒精性脂肪性肝炎、原发性肝癌、病毒性肝炎[259-266]。这种在肝脏疾病中糖尿病患病的增加，结合糖尿病药物的肝脏毒性风险，是临床医师治疗糖尿病时所面临的一大挑战。

一、激素类

胰岛素相关的肝脏毒性报道很少。一项病理研究显示，使用胰岛素的腹膜透析患者与不使用胰岛素的对照组相比，尸检仅在胰岛素组中发现被膜下脂肪变性和（或）脂肪坏死[267-268]。随后的一些报道也证实使用胰岛素的腹透患者存在被膜下肝细胞脂肪变性[267,269-272]。尽管如此,使用胰岛素治疗糖尿病会导致脂肪性肝炎的结论并未得到公认,胰岛素也不被认为具有肝脏毒性,但不排除罕见的胰岛素制剂特异质反应的可能[267]。

二、磺脲类

磺脲类(sulfonylureas)药物自 1954 年以来就被用作 2 型糖尿病的一线口服治疗药物。这类药物通过刺激胰岛素的释放从而降低血浆葡萄糖水平。其主要作用机制是与有功能的胰腺 β 细胞上的磺脲类受体(sulfonylurea receptors,SUR-1;ATP 结合盒亚家族成员 1,ATP-binding cassette sub-family A member 1,ABCA1)结合,使 ATP 敏感的钾离子通道关闭,导致钾离子内流减少和后续的 β 细胞膜去极化[273]。在大多数情况下,这类药物的肝脏毒性是罕见的。其副作用主要包括胰岛素产生过量引起的严重低血糖和体重增加[273]。

(一)第一代磺脲类药物

乙酰苯磺酰环己脲(acetohexamide)、氯磺丙脲(chlorpropamide)、甲磺氮䓬脲(tolazamide)和甲苯磺丁脲(tolbutamide)属于第一代磺脲类药物,于 19 世纪 60 年代开发,现已被第二代药物取代。双硫仑样反应(disulfiram-like reaction)是导致这些药物使用减少的一个重要原因,特别是氯磺丙脲[274,275]。约 0.5% 的患者服药后可能出现肝脏损伤[276]。肝毛细胆管胆汁淤积伴轻至中度肝实质损伤是最常见的组织学异常[277,278]。

(二)第二代磺脲类药物

格列齐特(gliclazide)、格列美脲(glimepiride)、格列吡嗪(glipizide)、格列本脲(glyburide)是第二代磺脲类药物,与第一代药物相比,第二代药物少了很多棘手的副作用,特别是双硫仑样反应[275]。良好的安全记录和方便的给药方案使其一经推出就在美国被广泛使用。除了低血糖,不良反应报告仅包括轻微的胃肠道反应、皮疹和遗尿症[279,280]。

偶有使用格列本脲导致一过性轻度血清氨基转移酶升高的报道,但通常可恢复正常,且氨基转移酶恢复常发生在患者继续服药期间[280]。也有一些格列本脲相关的特异质性肝脏毒性反应和肉芽肿性肝炎的报道[280,281]。与其他磺脲类药物相比,格列美脲降糖效果更强,低血糖反应更持久。相关医学文献报道了 3 例格列美脲引起的严重肝脏毒性反应[282-285],其中一例无法明确是否是格列美脲引起的,因为患者同时使用了抗癫痫药物,包括苯二氮䓬类,且有饮酒史[284]。这一

不良反应的特定病理生理机制尚不明确。这些病例的组织学特征与药物性肝损伤相符,胆汁淤积是主要的病理改变[284-286]。

三、α 糖苷酶抑制剂

α 糖苷酶抑制剂(alpha-glucosidase inhibitors,AGI)是一组小肠刷状缘 α 糖苷酶的可逆性抑制剂,几乎不被人体吸收,可抑制复杂碳水化合物降解为葡萄糖[267,287]。两种 α 糖苷酶抑制剂已在美国获批使用:阿卡波糖(acarbose)和米格列醇(miglitol)。这类药物的副作用主要集中于胃肠道反应。有报道称阿卡波糖有潜在的肝脏毒性,但米格列醇尚未收到类似报告[288-295]。

阿卡波糖基本不被人体吸收,所以其肝脏毒性仍是一个无法解释的副作用。报告病例主要集中在年龄 40～65 岁的女性,且以来自西班牙的报告居多[288-295]。性别和人种的集中性提示肝损伤的发生可能具有遗传倾向。然而,相关病例的地理分布提示该不良反应报告可能受到地域处方习惯的影响。尽管几乎不被人体吸收,但少量的阿卡波糖可经尿液排泄。当肾功能异常时,系统药物暴露增加,理论上可诱发毒性反应[296]。血清氨基转移酶升高的肝细胞损伤型是最常见表现形式,首剂治疗后 2 个月到 1 年内最显著,但停药后即可恢复[288-295]。在报告的病例中未出现过敏反应(发热、皮疹和嗜酸性粒细胞增多)。从服用药物至症状出现之间的潜伏期较长,这提示药物本身或其代谢产物引起的代谢特异质反应是产生肝脏毒性的可能机制[289]。

四、噻唑烷二酮类

噻唑烷二酮类药物(thiazolidinediones),包括吡格列酮(pioglitazone)、罗格列酮(rosiglitazone)和曲格列酮(troglitazone)是第一类解决 2 型糖尿病患者胰岛素抵抗这一基本病理问题的药物。此类药物为胰岛素增敏剂,作为核转录因子 PPAR-γ 的特异性配体发挥作用[297]。此外,这类药物可能对非糖尿病患者(如脂肪性肝炎)的胰岛素抵抗也有一定疗效[267,298-300]。由于此类别中的某些药物存在肝脏毒性,噻唑烷二酮类受到较多关注。

曲格列酮在 1997 年获准用于治疗 2 型糖尿病,是第一个被批准临床应用的噻唑烷二酮类药物。在其上市后的 1 年之内就收到数例肝脏毒性报告。在前期临床试验中,1.9% 的受试者服药后血清 ALT 升高,其发生率较安慰剂组(0.6%)高出 3 倍多,此外,2 510 例受

试者中有 2 例出现有黄疸表现的肝脏损伤[301-306]。

（一）曲格列酮

曲格列酮于 2000 年撤出美国市场。回顾分析发现,有 2% 的患者服药后出现肝损伤,且在 192 万暴露患者中有 94 例进展为肝衰竭[301-311]。在这些患者中,仅较低比例患者可自行恢复,大多数在发病 1 个月之内进展为不可逆的肝衰竭。85% 患者的临床表现和肝酶异常属于肝细胞型损伤,其余患者表现为混合型或胆汁淤积型[310,311]。长期用药的大样本病例均未出现发热、皮疹,组织学也未发现嗜酸性粒细胞浸润,这些都提示曲格列酮的肝毒性并非由常见的过敏机制引起[311]。有假说认为曲格列酮诱导的肝损伤可能是由于机体硫化作用受损而导致药物母体化合物的过度积聚[312]。多数证据提示曲格列酮的线粒体毒性是其肝损伤的主要机制[313-316]。曲格列酮引起快速、剂量依赖的肝细胞线粒体膜电位下降。线粒体膜电位下降将引起凋亡前蛋白质释放到细胞质而导致严重的细胞损伤[316,317]。

（二）吡格列酮和罗格列酮

两个新的噻唑烷二酮类药物:吡格列酮和罗格列酮,在 1999 年被批准上市。和曲格列酮相比,吡格列酮和罗格列酮与经 CYP3A4 代谢的药物没有明显的相互作用,而前者可诱导 CYP3A4 且经该酶代谢[318]。在一项纳入 4 421 例患者的临床研究中,仅有 0.25% 接受罗格列酮治疗和 0.26% 接受吡格列酮治疗的患者 ALT 升高 3 倍以上[318]。然而,在上市后阶段却出现了严重肝脏毒性的病例报告[179,319-328]。

吡格列酮已被报道可引起显著的、即刻的或迟发的肝细胞型、胆汁淤积型或混合型肝损伤。病情可在停药数天后明显缓解[319,320]。有病例报告患者在用药 2 个月后发生急性肝衰竭,病理提示为药物毒性反应[321]。该例患者在停药并接受激素治疗后病情改善。罗格列酮的肝脏毒性也同样一直处于密切评估中。已有报告在服用罗格列酮 5 周后出现血清氨基转移酶显著升高和肉芽肿性肝炎[322-325]。但这两种情况均可在停药后完全缓解。

噻唑烷二酮可能引起特异质肝脏毒性反应,但不一定存在交互作用[267,329]。例如,在一份病例报道中,患者服用曲格列酮无异常但使用吡格列酮 1 个月后即出现肝酶异常升高。在另一份报告中,服用曲格列酮出现肝酶升高的患者改用罗格列酮后未出现异常[326,327]。根据这些报告,目前建议在使用第二代噻唑烷二酮时基线应监测肝功能,第一年每隔数月检测一次,然后定期复查。尽管有特异质反应发生,但尚无充分证据表明肝

功能障碍是第二代噻唑烷二酮药物的作用[329]。

除了肝脏毒性报道外,噻唑烷二酮类还可能引起体重增加和液体潴留而导致外周性水肿。4%～6% 接受噻唑烷二酮治疗的患者出现水肿,相比之下,接受安慰剂或其他降糖治疗的患者中仅有 1%～2% 发生水肿。体重增加和水肿增加了接受噻唑烷二酮和胰岛素治疗的患者的心力衰竭发病率[297]。此外,荟萃分析发现,与安慰剂或标准糖尿病药物相比,罗格列酮增加患者心肌梗死的发病率,其心血管死亡风险也有接近统计学意义的显著性增加[329]。基于这一证据,罗格列酮目前仅能通过 FDA 的限制渠道购得,并已从药店下架[329,330]。

五、双胍类

二甲双胍(metformin)是目前治疗糖尿病唯一可用的双胍类药物(biguanides)。其降糖机制是减少肝脏葡萄糖生成、减少肠道葡萄糖吸收、增加胰岛素敏感性和增加外周葡萄糖摄取和利用[332]。最常见的不良反应是胃肠不适。乳酸性酸中毒是最严重的不良反应,但很罕见,发生率约为 0.03/1 000 例每年,但死亡率很高[333]。

二甲双胍相关的肝脏毒性罕见,文献报道的病例很少[334-339]。在这些病例中,患者通常出现恶心、呕吐、乏力、黄疸、血清氨基转移酶显著升高和肝内胆汁淤积。在报告的病例中,患者在用药 10 天至 8 周后出现迟发性反应,肝损伤类型主要包括肝细胞型、胆汁淤积型和混合型。二甲双胍相关肝脏毒性的病理生理机制尚不明确。然而,二甲双胍导致的急性肝炎可能是机体对二甲双胍或其代谢产物的特异质不良反应引起的。肝酶可在停药几周内恢复正常[334-339]。急性肝衰竭尚未见报道。

六、氯茴苯酸类

瑞格列奈(repaglinide)是一种非磺脲类胰岛素促泌剂,是第一个可用的氯茴苯酸类药物(meglitinides)。那格列奈(nateglinide)也已于近期获准上市。氯茴苯酸类的作用机制与磺脲类近似,即刺激胰腺 β 细胞释放胰岛素。这类药物的潜在优势包括起效较快且半衰期较短,可降低餐后血糖并减少低血糖风险[340]。氯茴苯酸类主要通过 CYP3A4 酶在肝脏代谢为活性产物。最常见的副作用包括低血糖、上呼吸道炎症、头痛和胃肠不适。少数病例报告在使用瑞格列奈 28 周后出现胆汁淤积型肝炎[341-343]。其中 1 例肝脏活检显示门管区扩张、轻度胆管增生、中度炎性浸润(主要是淋巴细胞和嗜酸性粒细胞)和肝细胞气球样变[341]。这些病例的实验

室指标均在停药后恢复正常。那格列奈相关肝脏毒性
尚未见报道。

七、其他药物

（一）二肽基肽酶-4 抑制剂

二肽基肽酶-4（dipeptidyl peptidase 4，DDP Ⅳ）
抑制剂的作用机制是增加肠促胰岛素水平、抑制胰高血
糖素的释放、增加胰岛素分泌、延缓胃排空，从而降低血
糖水平。目前获准上市的 DDP Ⅳ 抑制剂有利拉列汀
（linagliptin）、沙格列汀（saxagliptin）和西格列汀
（sitagliptin）。虽然在前期临床试验中未出现明显的肝
酶升高，但大多数涉及安全性的试验样本很小且用药时
间很短[344,345]。目前有 2 例合并慢性肝病的西格列汀
相关肝损伤的病例报告[346,347]。西格列汀所致肝损伤
似乎具有自限性，停药后肝酶即改善，其具体原因未知。
该药主要经 CYP 系统代谢，毒性代谢产物可能是导致
肝损伤的原因[344]。利拉列汀、沙格列汀相关的肝脏毒
性尚未见报道。此外，西格列汀上市后还收到几例胰腺
炎的病例报告[348]。

（二）胰高血糖素样肽 1 类似物

胰高血糖素样肽 1（glucagon-like peptide 1，GLP-
1）类似物是一种合成的醋酸艾塞那肽-4，摄食刺激小
肠 L 细胞分泌 GLP-1，促进胰腺的胰岛素合成和分
泌[349]。GLP-1 类似物与哺乳动物的 GLP-1 作用近
似，包括增加葡萄糖依赖的胰岛素分泌、抑制胰高血糖
素的分泌、促进 β 细胞增殖和分化、增加饱腹感和延缓
胃排空[349]。目前获准上市的两个药物是艾塞那肽
（exenatide）和利拉鲁肽（liraglutide）。这两种药物均
为注射剂型，可用于经足量的二甲双胍、一种磺脲类、一
种噻唑烷二酮类或这些药物联合治疗血糖控制无效的
2 型糖尿病患者[350,351]。艾塞那肽的主要副作用是胃
肠道反应，自 2005 年获准上市至今尚未接到相关肝脏
毒性报道。事实上，初步数据显示，GLP-1 类似物可
能有助于非酒精性脂肪性肝病的治疗[352]。

（三）胰淀素类似物

1 型糖尿病患者 β 细胞合成的胰淀素量很少，甚至
缺如，在 2 型糖尿病患者中胰淀素的量也是减少
的[296,353]。普兰林肽（pramlintide）是一种注射用人胰
淀素类似物（amylin analogs），可与胰岛素协同作用延
缓胃排空，抑制胰高血糖素的释放。最常见的不良反应
是轻微的恶心、厌食，一般都出现在治疗的初始几周，并
随着时间延长而消失[353-356]。普兰林肽自 2005 年获
准上市后尚未收到相关肝脏毒性的报告。

结　论

几乎每一类心血管病、糖尿病药物均有肝脏毒性或
相关不良反应的报道。一些药物，如抗心律失常药和老
一代的糖尿病药物，比新型药物发生肝损伤的风险更
高；他汀类药物较为特殊，其所致的肝酶升高常见但肝
损伤罕见。糖尿病、心脏病、高血压以及高脂血症患者
常可能同时合并潜在的肝脏疾病，其中非酒精性脂肪性
肝炎和脂肪肝最为常见；然而，不能因为潜在的肝脏疾
病而削弱对于这类代谢综合征的治疗。但需强调的是，
临床医师（仍然）必须警觉患者用药后出现的肝酶异常
或新发症状。当然，只有时间会证明新型药物，尤其是
新一代糖尿病药物，是否具有潜在的肝脏毒性。

（杨帆　孙宇珺　译　　何奔　茅益民　校）

参考文献

［1］　Engelgau MM，Geiss LS，Saaddine JB，Boyle JP，Benjamin SM，
Gregg EW，et al. The evolving diabetes burden in the United
States. Ann Intern Med 2004；140：945-950.

［2］　Preis SR，Hwang SJ，Coady S，Pencina MJ，D'Agostino Sr RB，
Savage PJ，et al. Trends in all-cause and cardiovascular disease
mortality among women and men with and without diabetes mellitus
in the Framingham heart study，1950 to 2005. Circulation 2009；
119(13)：1728-1735.

［3］　Wilson PW，D'Agostino RB，Levy D，Belanger AM，Silbershatz
H，Kannel WB. Prediction of coronary heart disease using risk
factor categories. Circulation 1998；97：1837-1847.

［4］　Wilson PW. Diabetes mellitus and coronary heart disease. Am J
Kidney Dis 1998；32：S89-S100.

［5］　McGill Jr HC，McMahan CA. Determinants of atherosclerosis in
the young：Pathobiological Determinants of Atherosclerosis in
Youth（PDAY）Research Group. Am J Cardiol 1998；82：
30T-36T.

［6］　Grundy SM，Cleeman JI，Daniels SR，Donato KA，Eckel RH，
Franklin BA，et al. Diagnosis and management of themetabolic
syndrome：an American Heart Association/National Heart，Lung，
and Blood Institute scientific statement. Circulation 2005；112：
2735-2752.

［7］　Haider SI，Johnell K，Thorslund M，Fastbom J. Trends in
polypharmacy and potential drug-drug interactions across
educational groups in elderly patients in Sweden for the period
1992-2002. Int J Clin Pharmcol Ther 2007；45(12)：643-653.

［8］　Abboud G，Kaplowitz N. Drug-induced liver injury. Drug Safety
2007；30(4)：277-294.

［9］　Bacon BR，Farahvash MJ，Janney CG，Neuschwander-Tetri BA.
Nonalcoholic steatohepatitis：an expanded clinical entity.
Gastroenterology 1994；107：1103-1109.

［10］　Kubo SH，Walter BA，John DH. Liver function abnormalities in
chronic heart failure. Influence of systemic hemodynamics. Arch
Intern Med 1987；147(7)：1227-1230.

［11］　Chapman BA，Wilson IR，Framptom CM，Chishold RJ，Stewart
NR. Prevalence of gallbladder disease in diabetes mellitus. Dig Dis
Sci 1996；41(11)：2222-2228.

［12］　Levinthal GN，Tavill AS.（1999）. Liver disease and diabetes mellitus. Clinical diabetes [published online] 17 (2). Available through <www. journal. diabetes. org/clinicaldiabetes>.

[13] Buechler C, Weiss TS. Does hepatic steatosis affect drug metabolizing enzymes in the liver? Curr Drug Metab 2011; 12(1): 24 - 34.

[14] Garcia-Compean D, Jaquez-Quintana JO, Gonzalez-Gonzalez JA, Maldonado-Garza H. Liver cirrhosis and diabetes: risk factors, pathophysiology, clinical implications and management. World J Gastroenterol 2009; 15(3): 280 - 288.

[15] Navarro VJ, Senior JR. Drug-Related hepatotoxicity. N Engl J Med 2006; 354: 731 - 739.

[16] Mason J. Amiodarone. N Engl J Med 1987; 316: 455 - 466.

[17] Freedman MD, Somberg JC. Pharmacology and pharmacokinetics of amiodarone. J Clin Pharmacol 1991; 31(11): 1061 - 1069.

[18] Greene HL, Graham EL, Werner JA. Toxic and therapeutic effects of amiodarone in the treatment of cardiac arrhythmias. J Am Coll Cardiol 1983; 2: 1114.

[19] Zimetbaum P. Amiodarone for atrial fibrillation. N Engl J Med 2007; 356: 935 - 941.

[20] Cleland JG, Dargie HJ, Findlay IN, Wilson JT. Clinical, hemodynamic, and antiarrhythmic effects of long term treatment with amiodarone of patients with heart failure. Br Heart J 1987; 57: 436 - 445.

[21] Julian DG, Camm AJ, Frangin G, Janse MJ, Munoz A, Schwatz PJ, et al. Randomised trial of effect of amiodarone on mortality in patients with left-ventricular dysfunction after recent myocardial infarction: EMIAT. Lancet 1997; 349(9053): 667 - 674.

[22] Connolly SJ. Evidence-based analysis of amiodarone efficacy and safety. Circulation 1999; 100: 2025 - 2034.

[23] Babatin M, Lee SS, Pollak T. Amiodarone hepatotoxicity. Curr Vasc Pharmacol 2008; 6(3): 228 - 236.

[24] Huang X, Yang Y, Zhu J, Gao X, Wang G, Tan H, et al. Clinical applications and acute hepatotoxicity of intravenous amiodarone. J Int Med Res 2009; 37(6): 1928 - 1936.

[25] Raja K, Thung SN, Fiel MI, Chang C. Drug-induced steatohepatitis leading to cirrhosis: long-term toxicity of amiodarone use. Semin Liver Dis 2009; 29(4): 423 - 428.

[26] Verhovez A, Elia F, Riva A, Ferrari G, Aprà F. Acute liver injury after intravenous amiodarone: a case report. Am J Emerg Med 29 2011; 7(843): e5 - e6.

[27] Rao U, Agarwal A. Amiodarone-induced acute hepatotoxicity. Eur J Clin Pharmacol 2011; 97: 1993 - 1994.

[28] Lewis JH, Ranard RC, Caruso A, Jackson LK, Mullick F, Ishak KG, et al. Amiodarone hepatotoxicity: prevalence and clinicopathologic correlations among 104 patients. Hepatology 1989; 9: 679 - 685.

[29] Chan ALF, Hsieh HJ, Hsieh YA, Lin SJ. Fatal amiodarone induced hepatotoxicity: a case report and literature review. Int J Clin Pharmacol Therapeut 2007; 46: 96 - 101.

[30] Reader ES, Podrid PJ, Lown B. Side effects and complications of amiodarone therapy. Am Heart J 1985; 109: 975 - 983.

[31] Wilson JS, Podrid PJ. Side effects from amiodarone. Am Heart J 1991; 121: 158 - 171.

[32] Vorperian VR, Havighurst TC, Miller S, January CT. Adverse effects of low dose amiodarone: a meta-analysis. J Am Coll Cardiol 1997; 30: 791 - 798.

[33] Pourbaix S, Berger Y, Desager JP, Pacco M, Harvengt C. Absolute bioavailability of amiodarone in normal subjects. Clin Pharmacol 1985; 37: 118 - 123.

[34] Itostetler K, Reasor M, Frazee BW. Mechanisms of amiodarone toxicity: inhibition of phospholipase A. Circulation 1984; 79 (Suppl. II): 240.

[35] Guigui B, Perrot S, Berry JP, Fleury-Feith J, Martin N, Métreau JM, et al. Amiodarone-induced hepatic phospholipidosis: a morphological alteration independent of pseudoalcoholic liver

disease. Hepatology 1988; 8: 1063 - 1068.

[36] Poucell S, Ireton J, Valencia-Mayoral P, Downar E, Larratt L, Patterson J. Amiodarone-associated phospholipidosis and fibrosis of the liver. Light, immunohistochemical, and electron microscopic studies. Gastroenterology 1984; 86: 926 - 936.

[37] Puli SR, Fraley MA, Puli V, Kuperman AB, Alpert MA. Hepatic cirrhosis caused by low-dose oral amiodarone therapy. Am J Med Sci 2005; 330: 257 - 261.

[38] Singhal A, Ghosh P, Khan SA. Low dose amiodarone causing pseudo-alcoholic cirrhosis. Age Ageing 2003; 32: 224 - 225.

[39] Simon JB, Manley PN, Brien JF, Armstrong PW. Amiodarone hepatotoxicity simulating alcoholic liver disease. N Engl J Med 1984; 311: 167 - 172.

[40] Rigas B, Rosenfeld LE, Barwick KW. Amiodarone hepatotoxicity: a clinicopathologic study of five patients. Ann Intern Med 1986; 104: 348.

[41] Atiq M, Davis JC, Lamps LW, Beland SS, Rose JE. Amiodarone induced liver cirrhosis. Report of two cases. J Gastrointestin Liver Dis 2009 June; 18(2): 233 - 235.

[42] Oikawa H, Maesawa C, Sato R, Oikawa K. Liver cirrhosis induced by long-term administration of a daily low dose of amiodarone: a case report. World J Gastroenterol 2005; 11 (34): 5394 - 5397.

[43] MacFadyen RJ, Palmer TJ, Hisamuddin K. Rapidly fatal acute amiodarone hepatitis occurring in the context of multiple organ failure. Int J Card 2003; 91: 245 - 247.

[44] Richer M, Robert S. Fatal hepatotoxicity following oral administration of amiodarone. Ann Pharmacother 1995; 29: 582.

[45] Breuer HW, Bossek W, Haferland C, Schmidt M, Neumann H, Gruszka J. Amiodarone-induced severe hepatitis mediated by immunological mechanisms. Int J Clin Pharmacol Ther 1998; 36: 350 - 352.

[46] Rätz Bravo AE, Drewe J, Schlienger RG, Krähenbühl S, Pargger H, Ummenhofer W. Hepatotoxicity during rapid intravenous loading with amiodarone: description of three cases and review of the literature. Crit Care Med 2005; 33(1): 128 - 134.

[47] Oikawa H, Maesawa C, Sato R, Oikawa K, Yamada H, Oriso S, et al. Liver cirrhosis induced by long-term administration of a daily low dose of amiodarone: a case report. World J Gastroenterol 2005; 11(34): 5394 - 5397.

[48] Zimetbaum PJ. Dronedarone for atrial fibrillation — an odyssey. N Engl J Med 2009; 360(18): 1811 - 1813.

[49] Hohnloser SH, Crijns HJ, van Eickels M, Gaudin C, Page RL, Torp-Pedersen C, et al. Effect of dronedarone on cardiovascular events in atrial fibrillation. N Engl J Med 2009; 360: 668 - 678.

[50] FDA Drug Safety Communication: Severe liver injury associated with the use of dronedarone (marketed as Multaq). Available at: < http://www. fda. gov/Drugs/DrugSafety/ucm240011. htm >; [accessed 10.12.11].

[51] Joghetaei N, Weirich G, Huber W, Buchler P, Estner H. Acute liver failure associated with dronedarone. Circ Arrhythm Electrophysiol 2011; 4: 592 - 593.

[52] Singh BN, Connolly SJ, Crijns HJ, Roy D, Kowey PR, Capucci A, et al. Dronedarone for maintenance of sinus rhythm in atrial fibrillation or flutter. N Engl J Med 2007; 357: 987 - 999.

[53] Goa S, Juhaeri J, Schiappacasse HA, Koren AT, Dai WS. Evaluation of dronedarone use in the U. S. patient population between 2009 and 2010: a descriptive study using claims database. Clin Ther 2011; 33(10): 1483 - 1490.

[54] Leibowitz S. Chills and fever following oral use of procainamide. N Engl Med 1951; 245: 1006.

[55] King JA, Blount Jr. RE. An unexpected reaction to procainamide. Am Med Assoc 1963; 186: 603 - 604.

[56] Farber HI. Fever, vomiting, and liver dysfunction with procainamide therapy. Postgrad Med 1974; 56: 155 - 156.

[57] Rotmensch HH, Yust I, Siegman-lgra Y, Liron M, Ilie B,

Vardinon N. Granulomatous hepatitis: a hypersensitivity response to procainamide. Ann Intern Med 1978; 89: 646 – 647.

[58] Worman HJ, Ip JH, Winters SL, Tepper DC, Gomes AJ. Hypersensitivity reaction associated with acute hepatic dysfunction following a single intravenous dose of procainamide. J Intern Med 1992; 232(4): 361 – 363.

[59] Reddy JC, Shuman MA, Aster RH. Quninine/quinidineinduced thrombocytopenia: a great imitator. Arch Intern Med 2004; 164 (2): 218 – 220.

[60] Chajek T, Lehrer B, Geltner D, Levij IS. Quinidine-induced granulomatous hepatitis. Ann Intern Med 1974; 81: 774 – 776.

[61] Handler SD, Hirsch NR, Hass K, Davidson FZ. Quinidine hepatitis. Arch Intern Med 1975; 135: 871 – 872.

[62] Koch MJ, Seeff LB, Crumley CE, Rabin L, Burns WA. Quinidine hepatotoxicity: a report of a case and review of the literature. Gastroenterology 1976; 70: 1136 – 1140.

[63] Geltner D, Chajek T, Rubinger D, Levij IS. Quinidine hypersensitivity and liver involvement: a survey of 32 patients. Gastroenterology 1976; 70: 650 – 652.

[64] Knobler H, Levij IS, Gavish D, Chajek-Shaul T. Quinidineinduced hepatitis: a common and reversible hypersensitivity reaction. Arch Intern Med 1986; 146: 526 – 528.

[65] Coumel P, Thomas O, Leenhardt A. Drug therapy for prevention of atrial fibrillation. Am J Cardiol 1996; 77: 3A – 9A.

[66] Funk-Brentano C, Kroemer H, Lee J, Roden D. Drug therapy: propafenone. N Engl J Med 1990; 322: 518 – 525.

[67] Spinler S, Elder C, Kindwall K. Propafenone-induced liver injury. Ann Pharmacother 1992; 26: 926 – 928.

[68] Schupell R, Probst M. Acute cholestic hepatitis and the sudden rise of the pacing threshold 5 weeks after VVI pacemaker implantation. J Intern Med 1994; 236: 353 – 356.

[69] Schuff-Werner P, Kaiser D, Luders C, Berg P. Propafenoneinduced cholestatic liver injury — a further example for allergic drug hepatitis. Z Gastroenterol 1981; 19: 673 – 679.

[70] Mondardini A, Pasquino P, Aluffi E, Tartaglino B, Mazzuccco G, Bonino F, et al. Propafenone-induced liver injury: report of a case and review of the literature. Gastroenterology 1993; 104: 1524 – 1526.

[71] Elizalde J, Bataller R, Bruix J, Rodes J. Hepatotoxicidad por propafenona. Gastroenterol Hepatol 1994; 17: 382 – 383.

[72] Gandolfi A, Rota E, Zanghieri G, Tolomelli S, Bagnulo A, Mengoli M. Acute cholestatic hepatitis caused by propafenone — Report and review of literature. Recenti Prog Med 2001; 92(3): 197 – 199.

[73] Cocozzella D, Curciarello J, Corallini O, Olivera A, Alburquerque MM, Fraquelli E, et al. Propafenone hepatotoxicity: report of two new cases. Dig Dis Sci 2003; 48(2): 354 – 357.

[74] Koch-Weser J. Medical intelligence. Drug therapy. Hydralazine. N Engl J Med 1976; 295: 320 – 323.

[75] Echols MR, Yancy CW. Isosorbide dinitrate-hydralazine combination therapy in African Americans with heart failure. Vasc Health Risk Manag 2006 December; 2(4): 423 – 431.

[76] Evans D, White TA, Hickman D. Human acetylation polymorphism. J Lab Clin Med 1964; 63: 394.

[77] Strandberg I, Boman G, Hassler L, Sjoqvist F. Acetylator phenotype in patients with hydralazine-induced lupoid syndrome. Acta Med Scand 1976; 200: 367 – 371.

[78] Jori GP, Peschle C. Hydralazine disease associated with transient granulomas of the liver. Gastroenterology 1978; 64: 1163 – 1167.

[79] Barnett DB, Hudson SA, Golightly PW. Hydralazine induced hepatitis. Br Med J 1980; 10: 1165 – 1166.

[80] Itoh S, Yamaba Y, Ichinoe A, Tsukada Y. Hydralazine induced liver injury. Dig Dis Sci 1980; 25: 884 – 887.

[81] Forster HS. Hepatitis from hydralazine. N Engl J Med 1980; 302: 1362.

[82] Hassan A, Hammad R, Cucco R, Niranjan S. Hydralazineinduced cholestatic hepatitis. Am J Ther 2009; 16(4): 371 – 373.

[83] Itoh S, Yamaba Y, Ichinoe A, Tsukada Y. Hydralazine-induced liver injury. Dig Dis Sci 1980; 25(11): 884 – 887.

[84] Tameda Y, Hamada M, Takase K, Nakano T, Kosaka Y. Fulminant hepatic failure caused by ecarazine hydrochloride (a hydralazine derivative). Hepatology 1996; 23(3): 465 – 470.

[85] Ernst ME, Moser M. Use of diuretics in patients with hypertension. N Engl J Med 2009; 361: 2153 – 2164.

[86] Bourke JB, Langman MJ. Thiazide, diuretics, cholecystitis, and pancreatitis. N Engl J Med 1981; 304: 233 – 234.

[87] Porter JB, Jick H, Dinan BJ. Acute cholecystitis and thiazides. N Engl J Med 1981; 304: 954 – 955.

[88] Arinzon Z, Alexander P, Berner Y. Hydrochlorothiazide induced hepato-cholestatic liver injury. Age Ageing 2004; 33: 509 – 510.

[89] Taglietti F, Del Nonno F, Baiocchini A, Falasca L, Pieri S, Capone A. Acute hepatocellular and cholestatic injury during therapy with hydrochlorothiazide-clinicohistopathologic findings: a case report. J Med Case Reports 2010; 4: 332.

[90] Mitchell JR, Potter WZ, Jollow DJ. Furosemide-induced hepatic and renal tubular necrosis. Ⅰ. Effects of treatments which alter drug-metabolizing enzymes. Fed Proc 1973; 32: 305 – 309.

[91] Mitchell JR, Potter WZ, Hinsonj A, Jollow DJ. Hepatic necrosis caused by furosemide. Nature 1974; 251: 508 – 511.

[92] Mitchell JR, Nelson WL, Sasameh A, Jollow DJ. Metabolic activation of furosemide to a chemically reactive metabolite. J Pharmacol Exp Ther 1976; 199: 41 – 52.

[93] Lagarriga A, Buenrrostro O, Rodriguez P, Castaneda J. Hepatonecrosis por furosemida. Lesion privativa de algunas especies? Rev Gastroent Mex 1977; 42(3): 117 – 125.

[94] Walker RM, McElligott TF. Furosemide induced hepatotoxicity. J Pathology 1981; 135: 301 – 331.

[95] The Heart Outcomes Prevention Evaluation Study Investigators. Effect of an angiotensin-converting enzyme inhibitor, ramipril, on cardiovascular events in high risk patients. N Engl J Med 2000; 342: 145 – 153.

[96] Lewis EJ, Hunsicker LJ, Bain RP. The effect of angiotensinconverting enzyme inhibition on diabetic nephropathy. N Engl J Med 1993; 329: 1456 – 1462.

[97] Jessup M, Brozena S. Heart failure. N Engl J Med 2003; 348: 2007 – 2018.

[98] Nunes AC, Amaro P, Macôas F. Fosinopril-induced prolonged cholestatic jaundice and pruritus: first case report. Eur J Gastroenterol Hepatol 2001; 13: 279 – 282.

[99] Rahmat J, Gelfand RL, Gelfand M. Captopril-associated cholestatic jaundice. Ann Intern Med 1985; 102: 56 – 58.

[100] Rosellini SR, Costa PL, Gaudio M. Hepatic injury related to enalapril. Gastroenterology 1989; 97: 810.

[101] Todd P, Levison D, JG. M. Enalapril-related cholestatic jaundice. J R Soc Med 1990; 83: 271 – 272.

[102] Hagley MT, Hulisz DT, Burns CM. Hepatotoxicity associated with angiotensin-converting enzyme inhibitors. Ann Pharmacother 1993; 27(2): 228 – 231.

[103] Yeung E, Wong FS, Wanless IR, Shiota K, Guindi M, Joshi S, et al. Ramipril-associated hepatotoxicity. Arch Pathol Lab Med 2003; 127(11): 1493 – 1497.

[104] Jeserich M, Ihling C, Allgaier HP. Acute liver failure due to enalapril. Herz 2000; 25: 689 – 693.

[105] Larrey D, Babany G, Bernuau J. Fulminant hepatitis after lisinopril administration. Gastroenterology 1990; 99: 1832 – 1833.

[106] Hourmand-Ollivier I, Dargere S, Cohen D, Galais MP, Mosquet B, Rousselot P, et al. Fatal subfulminant hepatitis probably due to the combination benazepril-hydrochlorothiazide (Briazide). Gastroenterol Clin Biol 2000; 24(4): 464.

[107] Hagley MT, Hulisz DT, Burns CM. Hepatotoxicity associated

with ACE inhibitors. Ann Pharmacother 1993; 27: 228 - 231.

[108] Hagley MT, Benak RL, Hulisz DT. Suspected cross-reactivity of enalapril-and captopril-induced hepatotoxicity. Ann Pharmacother 1992; 26: 778 - 780.

[109] Schattner A, Kozak N, Friedman J. Captopril-induced jaundice: report of 2 cases and a review of 13 additional reports in the literature. Am J Med Sci 2001; 322: 236 - 240.

[110] Kocab MA, Coppola D, Hiotis SP, Karl RC, Barthel JS. Captopril-associated cholestasis complicating the management of pancreatic cancer. Surg Endosc 2000; 14: 680 - 681.

[111] Ekelund K, Johansson C, Nylander B. Effects of 16,16-dimethyl prostaglandin E2 on food-stimulated pancreatic secretion and output of bile in man. Scand J Gastroenterol 1977; 12: 457 - 460.

[112] Hagmann W, Denzlinger C, Keppler D. Role of peptide leukotrienes and hepatobiliary elimination in endotoxic shock. Circ Shock 1984; 14: 223 - 225.

[113] Hagley MT, Benak RL, Hulisz DT. Suspected cross-reactivity of enalapril-and captopril-induced hepatotoxicity. Ann Pharmacother 1992; 26(6): 780 - 781.

[114] Burnier M, Brunner RH. Angiotensin II receptor antagonists. Lancet 2000; 355: 637 - 645.

[115] Hariraj R, Stoner E, Jader S, Preston DM. Drug points: prolonged cholestasis associated with irbesartan. BMJ 2000; 321: 547.

[116] See S, Stirling AL. Candesartan cilexetil: an angiotensin II - receptor blocker. Am J Health Syst Pharm 2000; 57: 739 - 746.

[117] Vallejo I, Garcia Morillo S, Pamies E. Acute hepatitis induced by candesartan. Med Clin (Barc) 2000; 115: 719.

[118] Gonzalez-Jimenez D, Varela JM, Calderon E. Candesartan and acute liver injury. Eur J Clin Pharmacol 2000; 56: 769 - 770.

[119] Reñé JM, Buenestado J, Sesé E, Miñana JM. Acute hepatitis induced by valsartan. Med Clin (Barc) 2001; 117(16): 637 - 638.

[120] Andrade RJ, Lucena MI, Santalla F. Hepatic injury associated with losartan. Ann Pharmacother 1998; 32: 1371.

[121] Gonzalez-Abraldes J, Albillos A, Banares R. Randomized comparison of long-term losartan versus propranolol in lowering portal pressure in cirrhosis. Gastroenterology 2001; 121: 382 - 388.

[122] Schneider AW, Kalk JF, Klein CP. Effect of losartan, an angiotensin II receptor antagonist, on portal pressure in cirrhosis. Hepatology 1991; 29: 334 - 339.

[123] Nygaard B, Strandgaard S. Marked hepatotoxicity associated with losartan treatment. Blood Press 1996; 5: 190 - 191.

[124] Andrade RJ, Lucena MI, Fernández MC, Vega JL, García-Cortés M, Casado M, et al. Cholestatic hepatitis related to use of irbesartan: a case report and a literature review of angiotensin II antagonist-associated hepatotoxicity. Eur J Gastroenterol Hepatol 2002; 14(8): 887 - 890.

[125] Andrade RJ, Lucena MI, Santalla F. Hepatic injury associated with losartan [Letter]. Ann Pharmacother 1998; 32: 1371.

[126] Freemantle N, Cleland J, Young P, Mason J, Harrison J. Beta blockade after myocardial infarction: systematic review and meta regression analysis. BMJ 1999; 318(7200): 1730 - 1737.

[127] Cruickshank JM. Beta blockers in hypertension. Lancet 2010; 376 (9739): 415.

[128] Tanner LA, Bosco LA, Zimmerman HJ. Hepatic injury after acebutalol. Ann Intern Med 1989; 111: 533 - 534.

[129] Larrey D, Henrion J, Heller F. Metoprolol-induced hepatitis: rechallenge and drug oxidation phenotyping. Ann Intern Med 1989; 108: 67 - 68.

[130] Schwartz MS. Atenolol-associated cholestasis. Am J Gastroenterol 1989; 184: 1084 - 1086.

[131] Yusuf SW, Mishra RM. Hepatic dysfunction associated with atenolol. Lancet 1995; 346: 192.

[132] Clark J, Zimmerman HJ, Tanner L. Labetalol hepatotoxicity.
Ann Intern Med 1995; 113: 210 - 213.

[133] Michelson EL, Frishman WH, Lewis JE. Multicenter clinical evaluation of long-term efficacy and safety of labetalol in treatment of hypertension. Am J Med 1983; 75 (Suppl. 4A): 68 - 80.

[134] Michelson EL, Frishman WH. Labetalol: an alpha-and betaadrenoceptor blocking drug. Ann Intern Med 1983; 99: 553 - 555.

[135] Douglas DD, Yang RD, Jensen P, Thiele DL. Fatal labetalol induced hepatic injury. Am J Med 1989; 87(2): 235 - 236.

[136] Weiner DA. Calcium channel blockers. Med Clin North Am 1988; 72(1): 83 - 115.

[137] Kumar KL, Colley CA. Verapamil-induced hepatotoxicity. West J Med 1994; 160: 485 - 486.

[138] Toft E, Vyberg M, Therkelsen K. Diltiazem-induced granulomatous hepatitis. Histopathology 1991; 18: 474 - 475.

[139] Babany G, Uzzan F, Larrey D. Alcoholic-like liver lesions induced by nifedipine. Hepatology 1989; 9: 252 - 255.

[140] Burgunder JM, Abernethy DR, Lauterburg BH. Liver injury due to verapamil. Hepatogastroenterology 1988; 35: 169 - 170.

[141] Nash DT, Feer TD. Hepatic injury possibly induced by verapamil. JAMA 1983; 249: 395 - 396.

[142] Stern EH, Pitchon R, King BD. Possible hepatitis from verapamil. N Engl J Med 1982; 306: 612 - 613.

[143] Toghill PJ, Smith PG, Benton P, Brown RC, Matthews HL. Methyldopa liver damage. British Medical Journal 1974; 3: 545 - 548.

[144] Elkington SG, Schreiber WM, Conn HO. Hepatic injury caused by 1 - alpha-methyldopa. Circulation 1969; 40: 589 - 595.

[145] Tysell Jr JE, Knauer M. Hepatitis induced by methyldopa (aldomet). Am J Dig Dis 1971; 16: 848 - 855.

[146] Neuberger J, Kenna JG, Nouri Aria K, Williams R. Antibody mediated hepatocyte injury in methyl dopa induced hepatotoxicity. Gut 2005; 26: 1233 - 1239.

[147] Rodman JS, Deutsch DJ, Gutman SI. Methyldopa hepatitis: a report of six cases and review of the literature. Am J Med 1976; 60: 941 - 948.

[148] Smith GN, Piercy WN. Methyldopa hepatotoxicity in pregnancy: a case report. Am J Ob Gyn 1995; 172: 222 - 224.

[149] Rehman OU, Keith TA, Gall EA. Methyldopa-induced submassive hepatic necrosis. JAMA 1973; 224: 1390 - 1392.

[150] Yanagisawa M, Kurihara H, Kimura S, Goto K, Masaki T. A novel potent vasoconstrictor peptide produced by vascular endothelial cells. Nature 1988; 332: 411 - 415.

[151] Inoue A, Yanagisawa M, Kimura S. The human endothelin family: three structurally and pharmacologically distinct isopeptides predicted by three separate genes. Proc Natl Acad Sci USA 1989; 86: 2864 - 2867.

[152] Rubanyi GM, Polokoff MA. Endothelins: molecular biology, biochemistry, pharmacology, physiology, and pathophysiology. Pharmacol Rev 1994; 46: 325 - 415.

[153] Hahn AW, Resink TJ, Scott-Burden T. Stimulation of endothelin mRNA and secretion in rat vascular smooth muscle cells: a novel autocrine function. Cell Regul 1990; 1: 649 - 659.

[154] Glassberg MK, Ergul A, Wanner A, Puett D. Endothelin - 1 promotes mitogenesis in airway smooth muscle cells. Am J Respir Cell Mol Biol 1994; 10: 316 - 321.

[155] Sessa WC, Kaw S, Hecker M. The biosynthesis of endothelin - 1 by human polymorphonuclear leukocytes. Biochem Biophys Res Commun 1991; 174: 613 - 618.

[156] Ehrenreich H, Anderson RW, Fow CH. Endothelins, peptides with potent vasoactive properties, are produced by human macrophages. J Exp Med 1990; 172: 1741 - 1748.

[157] Ito H, Hirata Y, Adachi S. Endothelin - 1 is an autocrine/ paracrine factor in the mechanism of angiotensin II-induced

hypertrophy in cultured rat cardiomyocytes. J Clin Invest 1993; 92: 398 - 403.

[158] Thomas PB, Liu ECK, Webb ML, Mukherjee R, Spinale FG. Evidence of the endothelin - 1 autocrine loop in cardiac myocytes; relation to contractile function with congestive heart failure. Am J Physiol 1999; 40: 2629 - 2673.

[159] Rubin LJ, Badesch DB, Barst RJ. Bosentan therapy for pulmonary arterial hypertension. N Engl J Med 2002; 346: 896 - 903.

[160] Wittbrod ET, Abubakar A. Sitaxsentan for treatment of pulmonary hypertension. Ann Pharmacother 2007; 41: 100 - 105.

[161] Channick RN, Simonneau G, Sitbon O, Robbins IM, Frost A, Tapson VF. Effects of the dual endothelin-receptor antagonistbosentan in patients with pulmonary hypertension; a randomised placebo-controlled study. Lancet 2001; 358: 1119 - 1123.

[162] Barst RJ, Langleben D, Frost A, Horn EM, Oudiz R, STRIDE - 1 Study Group, et al. Sitaxsentan therapy for pulmonary arterial hypertension. Am J Respir Crit Care Med 2004; 169: 441 - 447.

[163] Anand I, McMurray J, Cohn JN, Konstam MA, Notter T, EARTH investigators, et al. Long-term effects of darusentan on left ventricular remodelling and clinical outcomes in the endothelinA receptor antagonist trial in heart failure (EARTH); randomised, double-blind, placebo-controlled trial. Lancet 2004; 364: 347 - 354.

[164] Dingemanse J, van Giersbergen PL. Clinical pharmacology of bosentan, a dual endothelin receptor antagonist. Clin Pharmacokinet 2004; 43: 1089 - 1115.

[165] Fattinger K, Funk C, Pantze M, Weber C, Reichen J, Stieger B, et al. The endothelin antagonist bosentan inhibits the canalicular bile salt export pump; a potential mechanism for hepatic adverse reactions. Clin Pharmacol Ther 2001; 69: 223 - 231.

[166] Fouassier L, Kinnman N, Lefevre G, Lasnier E, Rey C, Poupon R. Contribution of mrp2 in alterations of canalicular bile formation by the endothelin antagonist bosentan. J Hepatol 2002; 37: 184 - 191.

[167] Mylona P, Cleland JG. Update of REACH - 1 and MERIT-HF clinical trials in heart failure, Cardio. net editorial team. Eur J Heart Fail 1999; 1: 197 - 200.

[168] Motte S, McEntee K, Naeije R. Endothelin receptor antagonists. Pharmacol Ther 2006; 110: 386 - 414.

[169] Humbert M, Segal ES, Kiely DG, Carlsen J, Schwierin B, Hoeper MM. Results of European post-marketing surveillance of bosentan in pulmonary hypertension. Eur Respir J 2007; 30: 338 - 344.

[170] Hoeper MM, Halank M, Marx C. Bosentan therapy for portopulmonary hypertension. Eur Respir J 2005; 25: 502 - 508.

[171] Epstein BJ. Efficacy and safety of darusentan; a novel endothelin receptor antagonist. Ann Pharmacother 2008; 42: 1060 - 1069.

[172] Enseleit F, Lüscher TF, Ruschitzka F. Darusentan; a new perspective for treatment of resistant hypertension? Expert Opin Investig Drugs 2008; 17(8): 1255 - 1263.

[173] Libby P, Ridker PM, Maseri A. Inflammation and atherosclerosis. Circulation 2002; 105: 1135 - 1143.

[174] Expert Panel on Detection, Evaluation, and Treatment of High Blood Cholesterol in Adults. Executive summary of the third report of National Cholesterol Education Program (NCEP) expert panel on detection, evaluation, and treatment of high blood cholesterol in adults (adult treatment panel Ⅲ). JAMA 2001; 285: 2486 - 2497.

[175] Vuppalanchi R, Chalasani N. Statins for hyperlipidemia in patients with chronic liver disease; are they safe? Clin Gastroenterol Hepatol 2006; 4(7): 838 - 839.

[176] Jacobson TA. Statin safety; lessons from new drug applications for marketed statins. Am J Cardiol 2006; 97(8A): 44C - 51C.

[177] Talbert RL. Safety issues with statin therapy. J Am Pharm Assoc 2006; 46(4): 479 - 488.

[178] Cohen DE, Anania FA, Chalasani N. National Lipid Association Statin Safety Task Force liver expert panel; an assessment of statin safety by hepatologists. Am J Cardiol 2006; 97 (8A): 77C - 81C.

[179] Tolman KG. Defining patient risks from expanded preventive therapies. Am J Cardiol 2000; 85: 15E - 19E.

[180] Bhardwaj SS, Chalasani N. Lipid lowering agents that cause drug-induced hepatotoxicity. Clin Liver Dis 2007; 11(3): 597 - 613.

[181] Farmer JA, Torre-Amione G. Comparative tolerability of the HMG-CoA reductase inhibitors. Drug Saf 2000; 23: 197 - 213.

[182] Ballare M, Xampanini M, Airoldi G. Hepatotoxicity of hydroxy-methylglutaryl-coenzyme A reductase inhibitors. Minerva Gastroenterol Dietol 1992; 38: 41 - 44.

[183] Nakad A, Bataille L, Hamoir V. Atorvastatin-induced acute hepatitis with absence of cross-toxicity with simvastatin. Lancet 1999; 353: 1763 - 1764.

[184] Wierzbicki AS, Crook MA. Cholestatic liver dysfunction. Lancet 1999; 354: 954.

[185] Grimbert S, Pessayre D, Degott C, Benhamou JP. Acute hepatitis induced by HMG-CoA reductase inhibitor, lovastatin. Dig Dis Sci 1994; 39: 2032 - 2033.

[186] Hartleb M, Rymarczyk G, Januszewski K. Acute cholestatic hepatitis associated with pravastatin. Am J Gastroenterol 1999; 94: 1388 - 1390.

[187] Huchzermeyer H, Munzenmaier R. Lovastatin-induced acute cholestatic hepatitis. Dtsch Med Wochenschr 1995; 120: 252 - 256.

[188] Gascon A, Zabala S, Iglesias E. Acute cholestasis during longterm treatment with fluvastatin in a nephrotic patient. Nephrol Dial Transplant 1999; 14: 1038.

[189] Chitturi S, George J. Hepatotoxicity of commonly used drugs; nonsteroidal anti-inflammatory drugs, antihypertensives, antidiabetic agents, anticonvulsants, lipid-lowering agents, psychotropic drugs. Semin Liver Dis 2002; 22(2): 169 - 183.

[190] Bjornsson E, Jabcobsen EI, Kalaitzakis E. Hepatotoxicity associated with statins; reports of idiosyncratic liver injury postmarketing. J Hepatology 2012; 56: 374 - 380.

[191] MacDonald JS, Gerson RJ, Kornbrust DJ, Kloss MW, Prahalada S, Berry PH. Preclinical evaluation of lovastatin. Am J Card 1998; 62(15): 16J - 27J.

[192] Horsmans Y, Desager JP, Harvengt C. Biochemical changes and morphological alterations of the liver in guinea-pigs after administration of simvastatin (HMG CoA reductase-inhibitor). Pharmacol Toxicol 1990; 67(4): 336 - 339.

[193] Russo MW, Scobey M, Bonkovsky HL. Drug-induced liver injury associated with statins. Semin Liver Dis 2009; 29 (4): 412 - 422.

[194] Parra JL, Reddy KR. Hepatotoxicity of hypolipidemic drugs. Clin Liver Dis 2003; 7(2): 415 - 433.

[195] FDA Drug Safety Communication; important safety label changes to cholesterol-lowering statin drugs. Safety Announcement 2 - 28 - 2012. < http://www. fda. gov/Drugs/DrugSafety/ucm293101. htm♯sa> [accessed 8.3.12].

[196] Dunn W, Xu R, Wingard DL. Suspected nonalcoholic fatty liver disease and mortality risk in a population-based cohort study. Am J Gastroenterol 2008; 103(9): 2263 - 2271.

[197] Serfaty L, Capeau J. Hepatitis C, insulin resistance and diabetes; clinical and pathogenic data. Liver Int 2009; 29 (Suppl. 2): 13 - 25.

[198] Chalasani N, Aljadhey H, Kesterson J, Murray MD, Hall SD. Patients with elevated liver enzymes are not at higher risk for statin hepatotoxicity. Gastroenterology 2004; 126 (5): 1287 - 1292.

[199] Vuppalanchi R, Teal E, Chalasani N. Patients with elevated

baseline liver enzymes do not have higher frequency of hepatotoxicity from lovastatin than those with normal baseline liver enzymes. Am J Med Sci 2005；329(2)：62 - 65.

[200] Jackevicius CA，Tu JV，Ross JS，Ko DT，Krumholz HM. Use of ezetimibe in the United States and Canada. N Engl J Med 2008；358：1819 - 1828.

[201] Civeira F. Guidelines for the diagnosis and management of heterozygous familial hypercholesterolemia. Atherosclerosis 2004；173：55 - 68.

[202] Stolk MF，Becx MC，Kuypers KC，Seldenrijk CA. Severe hepatic side effects of ezetimibe. Clin Gastroenterol Hepatol 2006；4：908 - 911.

[203] Van Heyningen C. Drug-induced acute autoimmune hepatitis during combination therapy with atorvastatin and ezetimibe. Ann Clin Biochem 2005；42：402 - 404.

[204] Liu Q，Tobias H，Petrovic LM. Drug-induced liver injury associated with ezetimibe therapy. Dig Dis Sci 2007；52：602 - 605.

[205] Landmesser U，Bahlmann F，Mueller M，Spiekermann S，Kirchhoff N，Schulz S. Simvastatin versus ezetimibe：pleiotropic and lipid-lowering effects on endothelial function in humans. Circulation 2005；111(18)：2356 - 2363.

[206] Cruz-Fernandez JM，Bedarida GV，Adgey J，Allen C，Johnson-Levonas AO，Massaad R. Efficacy and safety of ezetimibe coadministered with ongoing atorvastatin therapy in achieving low-density lipoprotein goal in patients with hypercholesterolemia and coronary heart disease. Int J Clin Pract 2005；59 (6)：619 - 627.

[207] Castellote J，Ariza J，Rota R，Girbau A，Xiol X. Serious druginduced liver disease secondary to ezetimibe. World J Gastroenterol 2008；14(32)：5098 - 5099.

[208] Keating GM，Croom KF. Fenofibrate：a review of its use in primary dyslipidaemia，the metabolic syndrome and type 2 diabetes mellitus. Drugs 2001；67：121 - 153.

[209] Guay DR. Micronized fenofibrate：a new fibric acid hypolipidemic agent. Ann Pharmacother 2001；33：1083 - 1103.

[210] Ganne-Carrie N，De Leusse A，Guettier C. Autoimmune hepatitis induced by fibrates. Ann Pharmacother 1998；24：525 - 529.

[211] Lepicard A，Mallat A，Zafrani ES，Dhumeaux D. Chronic lesion of the interlobular bile ducts induced by fenofibrate. Gastroenterol Clin Biol 2004；18：1033 - 1035.

[212] Bernard PH，Lamouliatte H，Le Bail B，Bioulac-Sage P，Quinton A，Balabaud C. Chronic active hepatitis associated with antinuclear antibodies induced by fenofibrate. Gastroenterol Clin Biol 1994；18：1048 - 1049.

[213] Chatrenet P，Regimbeau C，Ramain JP，Peenot J，Bruandet P. Chronic active cirrhogenic hepatitis induced by fenofibrate. Gastroenterol Clin Biol 1993；17：612 - 613.

[214] Ho CY，Kuo TH，Chen TS，Tsay SH，Chang FY，Lee SD. Fenofibrate-induced acute cholestatic hepatitis. Case report. J Chin Med Assoc 2004；67：245 - 247.

[215] Caroli-Bosc FX，Le Gall P，Pugliese P，Caroli-Bosc C，Demarquay JF，Delmont JP，et al. Role of fibrates and HMG - CoA reductase inhibitors in gallstone formation：epidemiological study in an unselected population. Dig Dis Sci 2000；46：540 - 544.

[216] Dohmen K，Wen CY，Nagaoka S，Yano K，Abiru S，Ueki T，et al. Fenofibrate-induced liver injury. World J Gastroenterol 2005；11：7702 - 7703.

[217] Hajdu D，Aiglová K，Vinklerová I，Urbánek K. Acute cholestatic hepatitis induced by fenofibrate. J Clin Pharm Ther 2009；34(5)：599 - 602.

[218] Dalton TA，Berry RS. Hepatotoxicity associated with sustained-release niacin. Am J Med 1992；93(1)：102 - 104.

[219] Etchason JA，Miller TD，Squires RW，Allison TG，Gau GT，Marttila JK. Niacin-induced hepatitis：a potental side effect with low-dose time-release niacin. Mayo Clin Proc 1991；66 (1)：23 - 28.

[220] Henkin Y，Johnson KC，Segrest JP. Rechallenge with crystalline niacin after drug-induced hepatitis from sustained-release niacin. JAMA 1990；264(2)：241 - 243.

[221] Hodis HN. Acute hepatic failure associated with the use of low-dose sustained-release niacin. JAMA 1990；264(2)：181.

[222] Reimund E，Ramos A. Niacin-induced hepatitis and thrombocytopenia after 10 years of niacin use. J Clin Gastro 1994；18 (3)：270 - 271.

[223] Mullin GE，Greenson JK，Mitchell MC. Fulminant hepatic failure after ingestion of sustained-release nicotinic acid. Ann Intern Med 1989；111(3)：253 - 255.

[224] Clementz GL，Holmes AW. Nicotinic acid-induced fulminant hepatic failure. J Clin Gastro 1987；9(5)：582 - 584.

[225] Pieper JA. Overview of niacin formulations：differences in pharmacokinetics，efficacy，and safety. Am J Health Sys Pharm 2003；60(13 Suppl. 2)：S9 - S14.

[226] McKenney J. Niacin for dyslipidemia：considerations in product selection. Am J Health Syst Pharm 2003；60(10)：995 - 1005.

[227] McKenney JM，Proctor JD，Harris S，Chinchili VM. A comparison of the efficacy and toxic effects of sustained-vs immediate-release niacin in hypercholesterolemic patients. JAMA 1994；271(9)：672 - 677.

[228] American Society of Health-System Pharmacists. ASHP therapeutic position statement on the safe use of niacin in the management of dyslipidemias. Am J Health Sys Pharm 1997；54 (24)：2815 - 2819.

[229] Scheer MS，Perlmutter S，Ross W，Katz DS. Ultrasonographic findings in niacin-induced hepatitis. J Ultrasound Med 1999；18 (4)：321 - 323.

[230] Kristensen T，Olcott EW. Effects of niacin therapy that simulate neoplasia：hepatic steatosis with concurrent hepatic dysfunction. J Comput Assist Tomogr 1999；23(2)：314 - 317.

[231] Coppola A，Brady PG，Nord HJ. Niacin-induced hepatotoxicity：unusual presentations. South Med J 1994；87(1)：30 - 32.

[232] Lavie CJ，Milani RV. Safety and side effects of sustainedrelease niacin. JAMA 1994；272(7)：513 - 514.

[233] Gray DR，Morgan T，Chretien SD，Kashyap ML. Efficacy and safety of controlled-release niacin in dyslipoproteinemic veterans. Ann Intern Med 1994；121(4)：252 - 258.

[234] Jarvis B，Simpson K. Clopidogrel：a review of its use in the prevention of a atherothrombosis. Drugs 2000；60：347 - 377.

[235] Achar S. Pharmacokinetics，drug metabolism，and safety of prasugrel and clopidogrel. Postgrad Med 2011；123(1)：73 - 79.

[236] Flores-Runk P，Raasch RH. Ticlopidine and antiplatelet therapy. Ann Pharmacother 1993；27(9)：1090 - 1098.

[237] Kovacs MJ，Soong PY，Chin-Yee IH. Thrombotic thrombocytopenic purpura associated with ticlopidine. Ann Pharmacother 1993；27(9)：1060 - 1061.

[238] Colvicchi F，Magnanimi S，Sebastiani F，Silvestri R，Magnanimi R. Ticlopidine-induced chronic cholestasic hepatitis：a case report. Curr Ther Res 1994；55(8)：929 - 931.

[239] Alvaro D，Gigliozzi A，Gaudio E，Pescarmona E，Ripani M，Peri C，et al. Ticlopidine-induced cholestasis：report of two cases and experimental evidence of the drug's adverse effect in isolateperfused rat liver. Eur J Gastroenterol Hepatol 1994；6 (10)：943 - 950.

[240] Cassidy LJ，Schuster BG，Halparin LS. Probable ticlopidine induced cholestatic hepatitis. Ann Pharmacother 1995；29：30 - 31.

[241] Valverde PR. Ticlopidine-induced granulomatous hepatitis. Ann Pharmacother 1995；29：633.

[242] Naschitz JE，Khamessi R，Elias N，Yeshurun D. Ticlopidine induced prolonged cholestasis. Clin Toxicol 1995；33 (4)：

379 - 380.

[243] Yim HB, Lieu PK, Choo PW. Ticlopidine-induced cholestatic jaundice. Singapore Med J 1997; 38(3): 132 - 133.

[244] Iqbal M, Goenka P, Young MF, Thomas E, Borthwick TR. Ticlopidine induced cholestatic hepatitis: report of three cases and review of the literature. Dig Dis Sci 1998; 43(10): 2223 - 2226.

[245] Wolf I, Mouallem M, Rath S, Farfel Z. Clopidogrel-induced systemic inflammatory response syndrome. Mayo Clin Proc 2003; 78: 618 - 620.

[246] Wiper A, Schmitt M, Roberts DH. Clopidogrel-induced hepatotoxicity. J Postgrad Med 2008; 54(2): 152.

[247] Ng JA, Goldberg N, Tafreshi MJ. Clopidogrel-induced hepatotoxicity and fever. Pharmacother 2006; 26 (7): 1023 - 1026.

[248] Hollmuller I, Stadlmann S, Graziadei I, Vogel W. Clinicohistopathological characteristics of clopidogrel-induced hepatic injury: case report and review of literature. Euro J Gastroentero Hepatol 2006; 18(8): 931 - 934.

[249] Beltran-Robles M, Marquez Saavedra E, Sanchez-Munoz D, Romero-Gomez M. Hepatotoxicity induced by clopidogrel. J Hepatol 2004; 40(3): 560 - 562.

[250] Ramos Ramos JC, Sanz Moreno J, Calvo Carrasco L, Garcia Diaz D. Clopidogrel-induced hepatotoxicity. Med Clin 2003; 120(4): 156 - 157.

[251] Willens HJ. Clopidogrel-induced mixed hepatocellular and cholestatic liver injury. Am J Ther 2000; 7(5): 317 - 318.

[252] Lopez-Vicente J, Garfia C, Lopez-Medrano F, Yela C. Hepatic toxicity and clopidogrel-induced systemic inflammatory response syndrome. Rev Esp Cardiol 2007; 60(3): 323 - 324.

[253] Goyal RK, Srivastava D, Lessnau KD. Clopidogrel-induced hepatocellular injury and cholestatic jaundice in an elderly patient: case report and review of the literature. Pharmacother 2009; 29 (5): 608 - 612.

[254] Farid NA, Payne CD, Ernest II CS, Li YG, Winters KJ, Salazar DE, et al. Prasugrel, a new thienopyridine antiplatelet drug, weakly inhibits cytochrome P450 2B6 in humans. J Clin Pharmacol 2008; 48: 53 - 59.

[255] Wiviott SD, Braunwald E, McCabe CH. Prasugrel versus clopidogrel in patients with acute coronary syndromes. N Engl J Med 2007; 357: 2001 - 2015.

[256] Richter T, Mürdter TE, Heinkele G, Pleiss J, Tatzel S, Schwab M, et al. Potent mechanism-based inhibition of human CYP2B6 by clopidogrel and ticlopidine. J Pharmacol Exp Ther 2004; 308: 189 - 197.

[257] Centers for Disease Control and Prevention. National diabetes surveillance system. <http://www.cdc.gov/diabetes/statistics> [accessed 10.12.11].

[258] Nathan DM. Finding new treatments for diabetes — how many, how fast ... how good? N Engl J Med 2007; 356: 437 - 440.

[259] El-Serag HB, Everhart JE. Diabetes increases the risk of acute hepatic failure. Gastroenterol 2002; 122: 1822 - 1828.

[260] El-Serag HB, Tran T, Everhart J. Diabetes increases the risk of chronic liver disease and hepatocellular carcinoma. Gastroenterol 2004; 126: 460 - 468.

[261] Bernal-Reyes R, Saenz-Labra A, Bernardo-Escudero R. Prevalence of non-alcoholic steatohepatitis. Comparative study with diabetic patients. Gastroenterol Mex 2000; 65: 58 - 62.

[262] Valenti L, Fracanzani AL, Dongiovanni P, Santorelli G, Branchi A, Taioli E. Tumor necrosis factor alpha promoter polymorphism and insulin resistance in nonalcoholic fatty liver disease. Gastroenterology 2002; 122: 274 - 280.

[263] Marchesini G, Brizi M, Bianchi G, Bugianesi E, Lenzi M, McCullough AJ, et al. Nonalcoholic fatty liver disease: a feature of the metabolic syndrome. Diabetes 2001; 50: 1844 - 1850.

[264] Ryysy L, Hakkinen AM, Goto T, Vehkavaara S, Westerbacka J, Halavaara J, et al. Hepatic fat content and insulin action of free fatty acids and glucose metabolism rather than insulin absorption are associated with insulin requirements during insulin therapy in type 2 diabetic patients. Diabetes 2000; 49: 749 - 758.

[265] Poonawala A, Nair SP, Tuluvath PJ. Prevalence of obesity and diabetes in patients with cryptogenic cirrhosis: a case-control study. Hepatol 2000; 32: 689 - 692.

[266] Pazzi P, Scagliarini R, Gamberini S, Pezzoli A. Gallbladder motor function in diabetes mellitus. Aliment Pharmacol Ther 2000; 14(Suppl. 2): 62 - 65.

[267] Ghali P, Lindor KD. Hepatotoxicity of drugs used for treatment of obesity and its comorbidities. Semin Liver Dis 2004; 24 (4): 389 - 397.

[268] Wanless IR, Bargman JM, Oreopoulos DG, Vas SI. Insulin and steatonecrosis: are they related? Mod Pathol 1989; 2: 69 - 74.

[269] Kallio T, Nevalainen PI, Lahtela JT, Mustonen J, Pasternack A. Hepatic subcapsular steatosis in diabetic CAPD patients treated with intraperitoneal insuli. Description of a typical patternn. Acta Radiol 2001; 42: 323 - 325.

[270] Burrows CJ, Jones AW. Hepatic subcapsular steatosis in a patient with insulin-dependent diabetes receiving dialysis. J Clin Pathol 1994; 47: 274 - 275.

[271] Grove A, Vyberg B, Vyberg M. Focal fatty change of the liver. A review and a case associated with continuous ambulatory peritoneal dialysis. Virchows Arch A Pathol Anat Histopathol 1991; 419: 69 - 75.

[272] Khalili K, Lan FP, Hanbidge AE, Muradali D, Oreopoulos DG, Wanless IR. Hepatic subcapsular steatosis in response to intraperitoneal insulin delivery: CT findings and prevalence. AJR Am J Roentgenol 2003; 180: 1601 - 1604.

[273] Krentz AJ, Bailey CJ. Oral antidiabetic agents: current role in type 2 diabetes mellitus. Drugs 2005; 65(3): 385 - 411.

[274] Fitzgerald MG, Gaddie R, Malins LM, O'Sullivan DJ. Alcohol sensitivity in diabetics receiving chlorpropamide. Diabetes 1962; 11: 40 - 43.

[275] Wolfsthal SD, Wiser TH. Chlorpropamide and an antabuselike reaction. Ann Intern Med 1985; 103: 158.

[276] Schneider HL, Hornbach KD, Kniaz JL, Efrusy ME. Chlorpropamide hepatotoxicity: report of a case and review of the literature. Am J Gastroenterol 1984; 79: 721 - 724.

[277] Van Thiel DH, Belle RD, Mellow M, Widerlite L, Philipps E. Tolazamide hepatotoxicity. A case report. Gastroenterology 1974; 67: 506 - 510.

[278] Rigberg LA, Robinson MJ, Espiritu CR. Chlorpropamideinduced granulomas. A probable hypersensitivity reaction in liver and bone marrow. JAMA 1976; 235: 409 - 410.

[279] Eldman J. Glyburide: a second-generation sulfonylurea hypoglycemic agent: history, chemistry, metabolism, pharmacokinetics, clinical use and adverse effects. Pharmacotherapy 1985; 5: 43 - 62.

[280] Goodman RC, Dean PJ, Radparvar A, Kitabchi AE. Glyburideinduced hepatitis. Ann Intern Med 1987; 106: 837 - 839.

[281] Saw D, Pitman E, Maung M. Granulomatous hepatitis associated with glyburide. Dig Dis Sci 1996; 41: 322 - 325.

[282] Dusoleil A, Condat B, Sobesky R, Pelletier G, Buffet C. Glimepride-induced acute hepatitis. Gastroenterol Clin Biol 1999; 23: 1096 - 1097.

[283] Sitruc V, Mohib S, Grando-Lemaire V, Ziol M, Triuchet JC. Acute cholestatic hepatitis induced by glimepride. Gastroenterol Clin Biol 2000; 24: 1233 - 1234.

[284] Heurgue A, Bernard-Chabert B, Higuero T, Lucas-Croisier C, Caron J, Cadiot G. Glimepiride-induced acute cholestatic hepatitis. Ann Endocrinol 2004; 65: 174 - 175.

[285] Schneider J. An overview of the safety and tolerance of

glimepiride. Horm Metab Res 1996；28：413 – 418.

[286] Wongpaitoon V，Russell RI，Mills PR，Patrick RS. Intrahepatic cholestasis and cutaneous bullae associated with glibenclamide therapy. Postgrad Med J 1981；57：244 – 246.

[287] Chiasson JL，Josse RG，Hunt JA. The efficacy of acarbose in the treatment of patients with non-insulin-dependent diabetes mellitus. A multicenter controlled clinical trial. Ann Intern Med 1994；121：928 – 935.

[288] Andrade RJ，Lucena MI，Rodriguez-Mendizabal M. Hepatic injury caused by acarbose. Ann Inter Med 1996；124：931.

[289] Andrade RJ，Lucena M，Vega JL. Acarbose-associated heptotoxicity. Diabetes Care 1998；21：2029.

[290] Fujimoto Y，Ohhira M，Miyokawa N，et al. Acarbose-induced hepatic injury. Lancet 1998；351：340.

[291] Carrascosa M，Pascual F，Aresti S. Acarbose-induced acute severe hepatotoxicity. Lancet 1997；349：698 – 699.

[292] Mannecier D，Zafrani ES，Dhumeaux D. Acarbose-induced acute hepatitis. Gastroenterol Clin Biol 1999；23：1398 – 1399.

[293] Madonia S，Pietrosi G，Pagliaro L. Acarbose-induced liver injury in an anti-hepatitis C virus positive patient. Dig Liver Dis 2001；33：615 – 616.

[294] Hsiao SH，Liao LH，Cheng PN，Wu TJ. Hepatotoxicity associated with acarbose therapy. Ann Pharmacother 2006；40：151 – 154.

[295] Mennecier D，Zafrani ES，Dhumeaux D，Mallat A. Acarboseinduced acute hepatitis. Gastroenterol Clin Biol 1999；23：1398 – 1399.

[296] Albright ES，Bell DS. The liver，liver disease，and diabetes mellitus. Endocrinologist 2003；13：58 – 66.

[297] Yki-Järvinen H. Thiazolidinediones. N Engl J Med 2004；351：1106 – 1118.

[298] Tomita K，Azuma T，Kitamura N. Pioglitzone prevents alcohol-induced fatty liver in rats through up-regulation of c-Met. Gastroenterology 2004；126：873 – 895.

[299] Neuschwander-Tetri BA，Brunt EM，Wehmeier KR. Interim results of a pilot study demonstrating the early effects of the PPAR-gamma ligand rosiglitazone on insulin sensitivity，aminotransferases，hepatic steatosis and body weight in patients with non-alcoholic steatohepatitis. J Hepatol 2003；38：434 – 440.

[300] Caldwell SH，Hespenheide EE，Redick JA，Iezzoni. JC，Battle EH，Sheppard BL. A pilot study of a thiazolidinedione，troglitazone，in nonalcoholic steatohepatitis. Am J Gastroenterol 2001；96：519 – 525.

[301] Jaeschke H. Troglitazone hepatotoxicity：are we getting closer to understanding idiosyncratic liver injury? Toxicol Sci 2007 May；97（1）：1 – 3.

[302] Maddrey W. Drug-induced hepatotoxicity：2005. J Clin Gastroenterol 2005；39：S83 – S89.

[303] Watkins PB，Whitcomb RW. Hepatic dysfunction associated with troglitazone. N Engl J Med 1998；338：916 – 917.

[304] Jick SS，Stender M，Myers MW. Frequency of liver disease in type 2 diabetic patients treated with oral antidiabetic agents. Diabetes Care 1999；22：2067 – 2071.

[305] Henney JE. From the Food and Drug Administration：withdrawal of troglitazone and cisapride. JAMA 2000；283：2228.

[306] Wise J. Diabetes drug withdrawn after reports of hepatic events. BMJ 1997；315：1564.

[307] Neuschwander-Tetri BA，Isley WL，Oki JC. Troglitazoneinduced hepatic failure leading to liver transplantation. A case report. Ann Intern Med 1998；129：38 – 41.

[308] Vella A，de Groen PC，Dinneen SF. Fatal hepatotoxicity associated with troglitazone. Ann Intern Med 1998；129：1080.

[309] Herrine SK，Choudhary C. Severe hepatotoxicity associated with troglitazone. Ann Intern Med 1999；130：163 – 164.

[310] Menon KVN，Angulo P，Lindor KD. Severe cholestatic hepatitis from troglitazone in a patient with nonalcoholic steatohepatitis and diabetes mellitus. Am J Gastroenterol 2001；96：1631 – 1634.

[311] Graham DJ，Green L，Senior JR，Nourjah P. Troglitazoneinduced liver failure：a case study. Am J Med 2003；114：299 – 306.

[312] Kassahun K，Pearson PG，Tang W，McIntosh I，Leung K，Elmore C，et al. Studies on the metabolism of troglitazone to reactive vivo. Evidence for novel biotransformation pathways involving quinone methide formation and thiazolidinedione ring scission. Chem Res Toxicol 2001；14：62 – 70.

[313] Haskins JR，Rowse P，Rahbari R，de la Iglesia FA. Thiazolidinedione toxicity to isolated hepatocytes revealed by coherent multiprobe fluorescence microscopy and correlated with multiparameter flow cytometry of peripheral leukocytes. Arch Toxicol 2001；75：425 – 438.

[314] Tirmenstein MA，Hu CX，Gales TL，Maleeff BE，Narayanan PK，Kurali E，et al. Effects of troglitazone on HepG2 viability and mitochondrial function. Toxicol Sci 2002；62：131 – 138.

[315] Shishido S，Koga H，Harada M，Kumemura H，Hanada S，Taniguchi E，et al. Hydrogen peroxide overproduction in megamitochondria of troglitazone-treated human hepatocytes. Hepatology 2003；37：136 – 147.

[316] Bova MP，Tam D，McMahon G，Mattson NM. Troglitazone induces a rapid drop of mitochondrial membrane potential in liver HepG2 cells. Toxicol Lett 2005；155：41 – 50.

[317] Kroemer G，Galluzzi L，Brenner C. Mitochondrial membrane permeabilization in cell death. Physiol Rev 2007；87：99 – 163.

[318] Reasner CA. Promising new approaches. Diabetes Obes Metab 1999；1（Suppl. 1）：S41 – S48.

[319] Maeda K. Hepatocellular injury in a patient receiving pioglitazone. Ann Intern Med 2001；135：306.

[320] May LD，Lefkowitch JH，Kram MT，Rubin DE. Mixed hepatocellular-cholestatic liver injury after pioglitazone therapy. Ann Intern Med 2002；136：449 – 452.

[321] Chase MP，Yarze JC. Pioglitazone-associated fulminant hepatic failure. Am J Gastroenterol 2002；97：502.

[322] Al-Salman J，Arjomand H，Kemp DG，Mittal M. Hepatocellular injury in a patient receiving rosiglitazone — a case report. Ann Intern Med 2000；132：121 – 124.

[323] Dhawan M，Agrawal R，Ravi J，Gulati S，Silverman J，Nathan G，et al. Rosiglitazone-induced granulomatous hepatitis. J Clin Gastroenterol 2002；34：582 – 584.

[324] Gouda HE，Khan A，Schwartz J，Cohen RI. Liver failure in a patient treated with long-term rosiglitazone therapy. Am J Med 2001；111：584 – 585.

[325] Forman LM，Simmons DA，Diamond RH. Hepatic failure in a patient taking rosiglitazone. Ann Intern Med 2000；132：118 – 121.

[326] Nagasaka S，Abe T，Kawakami A，Kusaka I，Nakamura T，Ishikawa S，et al. Pioglitazone-induced hepatic injury in a patient previously receiving troglitazone with success. Diabet Med 2002；19：347 – 348.

[327] Lenhard MJ，Funk WB. Failure to develop hepatic injury from rosiglitazone in a patient with a history of troglitazoneinduced hepatitis. Diabetes Care 2001；24：168 – 169.

[328] Chitturi S，George J. Hepatotoxicity of commonly used drugs. Semin Liver Dis 2002；22：169 – 183.

[329] Scheen AJ. Hepatotoxicity with thiazolidinediones — is it a class effect? Drug Saf 2001；24（12）：873 – 888.

[330] Nissen SE，Wolski K. Effect of rosiglitazone on the risk of myocardial infarction and death from cardiovascular causes. N Engl J Med 2007；356：2457 – 2471.

[331] Woodcock J，Sharfstein JM，Hamburg M. Regulatory action on rosiglitazone by the U. S. Food and Drug Administration. N Engl J Med 2010；363：1489 – 1491.

[332] Bailey CJ, Day C. Metformin: its botanical background. Pract Diabetes Inter 2004; 21(3): 115 - 117.

[333] Lalau JD, Lacroix C, Compagnon P, de Cagny B, Rigaud JP, Bleichner G. Role of metformin accumulation in metforminassociated lactic acidosis. Diabetes Care 1995; 18: 779 - 784.

[334] Deutsch MM, Kountouras D, Dourakis SP. Metformin hepatotoxicity. Ann Intern Med 2004; 140: W25.

[335] Babich MM, Pike I, Shiffman ML. Metformin-induced acute hepatitis. Am J Med 1998; 104: 490 - 492.

[336] Desilets DJ, Shorr AF, Moran KA, Holtzmuller KC. Cholestatic jaundice associated with the use of metformin. Am J Gastroenterol 2001; 96: 2257 - 2258.

[337] Nammour F, Fayad N, Peikin S. Metformin-induced cholestatic hepatitis. Endocr Pract 2003; 9: 30 - 31.

[338] Kutoh E. Possible metformin-induced hepatotoxicity. Am J Geriatr Pharmacother 2005; 3: 270 - 273.

[339] Aksay E, Yanturali S, Bayram B. A rare side effect of metformin-metformin induced hepatotoxicity. Turk J Med Sci 2007; 37: 173 - 175.

[340] Luna B, Feinglos MN. Oral agents in the management of type 2 diabetes mellitus. Am Fam Physician 2001; 63(9): 1747 - 1756.

[341] López-García F, Borrás J, Verdú C, Salazar VR, Ruiz JA, Sales J, et al. Cholestatic hepatitis associated with repaglinide. Diabetes Care 2005; 28(3): 752 - 753.

[342] Nan DN, Hernández JL, Fernández-Ayala M, Carrascosa M. Acute hepatotoxicity caused by repaglinide. Ann Intern Med 2004; 141(10): 823.

[343] Jaiswal S, Mehta R, Musuku M, Tran L, McNamee Jr. W. Repaglinide induced acute hepototoxicity. JNMA J Nepal Med Assoc 2009; 48(174): 162 - 164.

[344] Aschner P, Kipnes MS, Lunceford JK. Effects of the dipeptidyl peptidase - 4 inhibitor sitagliptin as monotherapy on glycemic control in patients with type 2 diabetes. Diabetes Care 2006; 29: 2632 - 2637.

[345] Nauck MA, Meininger G, Sheng D, Terranella L, Stein PP. Efficacy and safety of the dipeptidyl peptidase - 4 inhibitor, sitagliptin, compared with the sulfonylurea, glipizide, in patients with type 2 diabetes inadequately controlled on metformin alone — a randomized, double-blind, non-inferiority trial. Diabetes Obes Metab 2007; 9: 194 - 205.

[346] Gross BN, Cross LB, Foard J, Wood Y. Elevated hepatic enzymes potentially associated with sitagliptin. Ann Pharmacother 2010; 44: 394 - 395.

[347] Megumi Toyoda-Akui H, Yokomori F, Kaneko Y, Shimizu H, Takeuchi K, Tahara T, et al. A case of drug-induced hepatic injury associated with sitagliptin. Intern Med 2011; 50: 1015 - 1020.

[348] Engel SS, Williams-Herman DE, Golm GT, Clay RJ, Machotka SV, Kaufman KD, et al. Sitagliptin: review of preclinical and clinical data regarding incidence of pancreatitis. Int J Clin Pract 2010; 64(7): 984 - 990.

[349] Kolterman OG, Kim DD, Shen L, Ruggles JA, Nielsen LL, Fineman MS. Pharmacokinetics, pharmacodynamics, and safety of exenatide in patients with type 2 diabetes mellitus. Am J Health Syst Pharm 2005; 62: 173 - 181.

[350] Fineman MS, Bicsak TA, Shen LZ, Taylor K, Gaines E, Varns A. Effect on glycemic control of exenatide (synthetic exendin - 4) additive to existing metformin and/or sulfonylurea treatment in patients with type 2 diabetes. Diabetes Care 2003; 26: 2370 - 2377.

[351] Buse JB, Henry RR, Han J, Kim DD, Fineman MS, Baron AD. For the Exenatide - 113 Clinical Study Group. Effects of exenatide (exendin - 4) on glycemic control over 30 weeks in sulfonylurea-treated patients with type 2 diabetes. Diabetes Care 2004; 27: 2628 - 2635.

[352] Gupta NA, Mells J, Dunham RM, Grakoui A, Handy J, Saxena NK, et al. Glucagon-like peptide - 1 receptor is present on human hepatocytes and has a direct role in decreasing hepatic steatosis in vitro by modulating elements of the insulin signaling pathway. Hepatology 2010 May; 51 (5): 1584 - 1592.

[353] Kleppinger EL, Vivian EM. Pramlintide for the treatment of diabetes mellitus. Ann Pharmacother 2003; 37: 1082 - 1089.

[354] Ryan GJ, Jobe LJ, Martin R. Pramlintide in the treatment of type 1 and type 2 diabetes mellitus. Clin Ther 2005; 27: 1500 - 1512.

[355] Hollander PA, Levy P, Fineman MS, Maggs DG, Shen LZ, Strobel SA. Pramlintide as an adjunct to insulin therapy improves long-term glycemic and weight control in patients with type 2 diabetes: a 1-year randomized controlled trial. Diabetes Care 2003; 26: 784 - 790.

[356] Thompson RG, Pearson L, Schoenfeld SL, Kolterman OG. For the Pramlintide in Type 2 Diabetes Group. Pramlintide, a synthetic analog of human amylin, improves the metabolic profile of patients with type 2 diabetes using insulin. Diabetes Care 1998; 21: 987 - 993.

第30章
肿 瘤 化 疗

Laurie D. DeLeve
美国,加利福尼亚州,洛杉矶,南加州大学凯克医学院

提　纲

前　言

本章包括三个主要部分。第一部分分析了能够改变肝脏代谢的因素以及这些因素如何影响抗肿瘤药物的药效和毒性;考虑到在接受造血干细胞移植的患者人群中诊断药物性肝损伤(drug-induced liver injury, DILI)的复杂性,第二部分专门回顾了造血干细胞移植相关的肝脏毒性;最后一部分则对目前常用的抗肿瘤药物的肝脏毒性进行了系统回顾。

抗癌药物的肝脏代谢

多数抗肿瘤药物都是潜在的毒物,治疗适应证比较窄。因此,药代动力学或代谢的改变会影响这些药物的体内分布,很容易影响疗效或产生毒性。本节将讨论抗肿瘤药物肝内代谢的变化对其在体内分布状态的影响,以及这种影响可能诱发的肝脏毒性作用。

一、药物相互作用

(一)药物相互作用与药物分布

一般而言,药物不良反应的发生率与接受治疗药物的种类数呈正比。其原因一方面是由于接受多种药物治疗的患者基础疾病往往更加严重,另一方面则是错将疾病引起的症状当成是药物治疗的不良反应。然而,在联合用药所致的严重不良反应中,归因于药物相互作用的比例极高。抗肿瘤药物的治疗范围窄,往往需要联合用药并且需要使用多种支持治疗药物,所有的这些因素都使肿瘤患者成为发生药物不良反应的高危人群。肿瘤患者在接受抗肿瘤治疗过程中要用到多种对症支持药物,包括镇痛药、抗生素、止吐药、抗真菌药、抗组胺药、退热药和抗病毒药等,其中许多种药物都有潜在的肝脏毒性。

药物之间的相互作用会对药物的肝脏代谢产生影响,进而产生抑制解毒、诱导代谢活化或抑制药物排泄的作用,从而提高疗效或增加毒性;相反,如果是产生抑制代谢或解毒的作用,则可能会降低抗癌药物的疗效。如果一种药物需要在体内广泛代谢或在代谢过程中起重要作用的通路受到影响,药物之间的相互作用就显得更加重要。

1. 增加疗效和(或)毒性

如果联合用药对药物的氧化代谢和(或)结合反应产生抑制作用,则可能会导致药物毒性的产生。细胞色素 P450(cytochrome P450,CYP)3A4 是肝脏中最丰富的细胞色素氧化酶,约占肝脏中细胞色素氧化酶的 30%。这是一种诱导酶,负责 50% 以上外源性物质的代谢。许多有临床意义的药物间的相互作用都与 CYP3A4 的抑制有关。长春碱类(包括长春碱、长春新碱、长春地辛和长春瑞滨)、克唑替尼和多西他赛的解毒都是通过 CYP3A4 催化起作用。氟康唑、伊曲康唑和酮康唑等抗真菌剂则是 CYP3A4 抑制剂。患者在使用长春碱类药物或多西他赛治疗期间应避免合并使用上述药物,以免未代谢的母体化合物达到中毒水平。事实上,由于伊曲康唑对 CYP3A4 的抑制作用,已有数例因合并使用长春新碱和伊曲康唑而发生神经毒性的报道。

硫唑嘌呤、6-巯基嘌呤和 6-硫鸟嘌呤是前体药物(图 30-1)。当口服给药时,这些硫嘌呤在肝脏和肠道通过黄嘌呤氧化酶(xanthine oxidase,XO)进行首关代谢。当口服 6-巯基嘌呤时(如急性淋巴细胞性白血病的维持治疗),使用别嘌醇抑制 XO 会抑制其在肠和肝脏的首关代谢,在提高生物活性的同时也会增加毒性[1]。如果使用静脉给予硫嘌呤类药物时,别嘌醇对药物曲线下面积(area under the curve,AUC)的影响不大[1]。这些药物的肝脏毒性将在本章的最后一部分进行深入的讨论。

紫杉醇需要在肝脏内进行充分代谢:约 90% 的原药会被转化为代谢产物,最后经大便排出的代谢产物占原剂量的 70% 左右,大部分是无毒的 6α-羟基紫杉醇。由于紫杉醇的解毒需要在肝脏内进行充分代谢,所以容易因代谢过程受到抑制而产生毒性。在人类,CYP2C8 对 6α-羟基紫杉醇的形成起主要作用,而 CYP3A4 催化形成两种次要的羟基代谢产物。在体外对微粒体的研究中发现有几种化合物可以影响紫杉醇的代谢,但是尚未在临床应用中观察到有类似的作用,其原因可能是临床中使用的药物不会对 CYP2C8 的活性产生影响。

伊立替康是目前晚期大肠癌化疗的主要药物之一,经羧酸酯酶[2]作用代谢为具有抗肿瘤活性的代谢产物 SN-38(7-乙基-10-羟喜树碱)。SN-38 是由 UDP-葡萄糖醛酸转移酶(UDP-glucuronosyltransferase,UGT)1A1[3]与葡糖苷酸和 SN-38-葡糖苷酸结合而成(图 30-2)。伊立替康及其代谢产物主要经胆汁排泄[4],在粪便中的排泄量约占总摄入量的 2/3[5]。代谢产物在肠道浓度过高被认为是伊立替康引起迟发性腹泻的原因,而 SN-38 的葡糖醛酸化能防止这种毒性的

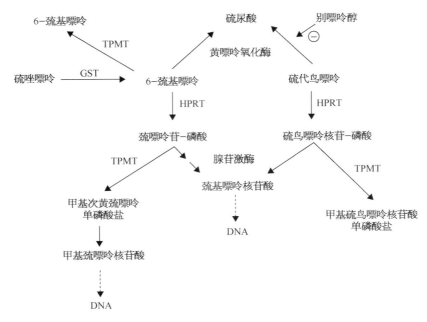

图 30-1　巯基嘌呤代谢机制

图中鸟嘌呤核苷酸为推定的毒性代谢产物。HPRT,次黄嘌呤磷酸核糖转移酶;TPMT,硫嘌呤 S-甲基转移酶;
GST,谷胱甘肽 S-转移酶

发生。在实验中可以观察到丙戊酸[6]和酮康唑[7]能够抑制 UGT 酶,进而抑制 SN-38-葡糖苷酸的形成[8],因此,在应用伊立替康的同时使用丙戊酸盐或酮康唑,会增加伊立替康的肠道毒性。

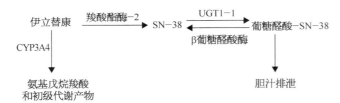

图 30-2　伊立替康代谢机制

伊立替康经羧酸酯酶代谢为毒性 SN-38,葡糖醛酸-SN-38 是无毒的中间产物,可经 MRP2/ABCC2 从胆汁排泄。肠毒性原因可能是由于肠道细菌对葡糖醛酸的降解从而重新生成了 SN-38。CYP,细胞色素氧化酶;UGT,UDP-葡萄糖醛酸基转移酶

　　诱导活化 CYP 酶可以提高药物疗效,但同时也有可能引起毒性反应。在较高的治疗浓度条件下,环磷酰胺需要 CYP3A4/5 酶代谢激活;而在低浓度范围内,环磷酰胺需要 CYP2C9 酶代谢为无毒的 4-羟基环磷酰胺,该化合物是形成具有抗肿瘤活性的磷酰胺氮芥的中间代谢产物。磷酰胺氮芥和另外一种代谢中间代谢产物丙烯醛则是引起毒性反应的主要物质。苯巴比妥有诱导 CYP 酶活性的作用,在提高环磷酰胺疗效的同时也增加了不良反应,对异环磷酰胺也有类似的作用。

　　有些药物可能会影响肝细胞中与胆汁排泄有关的主动转运蛋白的活性,进而造成药物相关的胆汁淤积(相关转运蛋白详见表 30-1,胆道系统机械性梗阻会在后续章节进行讨论)。P-糖蛋白是在某些肿瘤细胞中过度表达的多药耐药蛋白(可以将药物从细胞内泵出),它位于肝细胞的一极,是由三种转运蛋白组成,包括多药耐药蛋白 1(multidrug resistance protein 1,MDR1)、胆汁酸盐输出泵蛋白(bile salt export pump,BSEP)和多药耐药蛋白 3(multidrug resistance protein 3,MDR3)(表 30-1)。正是这三种跨膜转运蛋白对疏水性阳离子抗肿瘤药物经胆汁的排泄起重要作用。抑制 P-糖蛋白可以抑制药物经胆汁排出,从而达到增加药物浓度的目的。环孢素和维拉帕米都是 P-糖蛋白的抑制剂,但其作用机制有所不同。维拉帕米是 P-糖蛋白的底物,通过竞争性抑制对 P-糖蛋白起抑制作用;而环孢素则通过干扰底物识别和抑制 ATP 水解对 P-糖蛋白的转运起抑制作用[10]。实验研究表明,抑制 P-糖蛋白可以降低药物清除率,在临床上则表现为 AUC 的增加[11,12]和毒性的增大[12]。临床上可以引起上述效应的药物间相互作用有:① 维拉帕米和长春新碱合用时;② 紫杉醇或依托泊苷在氢化蓖麻油(一种助溶剂,常用于溶解紫杉醇)[13,14]作为溶剂时清除率降低;③ 依托泊苷或多柔比星与环孢素合用时。与在肝细胞中的作用机制相似,抑制肾小管上皮细胞中的 P-糖蛋白也会抑制尿液的分泌。P-糖蛋白可以将肠上皮细胞中的药物泵回至肠腔,因此抑制 P-糖蛋白可以增加口

服给药时肠道中药物的浓度。肿瘤细胞表达 P -糖蛋白可以起到泵出抗肿瘤药物的作用,通过药物作用可以抑制 P -糖蛋白的活性从而增加肿瘤细胞内的药物浓度,起到克服肿瘤耐药的作用,但同时也应考虑到由此可能带来的毒副作用。

抑制小肠中的 CYP 酶或者 P -糖蛋白能够通过降低首关消除作用,从而起到增加口服药物生物利用度的作用(详见前后文)。

表 30 - 1　化疗药物的转运蛋白

转 运 蛋 白	化 疗 药 物	备 注
MDR1/ABCB1[a]	多柔比星、紫杉醇、他莫昔芬、长春新碱	广泛表达,包括微管细胞膜
BESP/ABCB11[a]	长春新碱	肝特异性,微管细胞膜
MDR3/ABCB4[a]	紫杉醇、长春新碱	肝特异性,微管细胞膜
MRP1/ABCC1[b]	蒽环类[15,16]、喜树碱类[15-18](伊立替康和 SN - 38)、表鬼白毒素[15,16]、甲氨蝶呤和长春碱类[15,16]、环磷酰胺-谷胱甘肽复合物	在肝细胞基底外侧膜,GSH 耗竭时泵出作用降低
MRP2/ABCC2	蒽环类[15,16]、表鬼白毒素[15,16]、喜树碱类[15-19](伊立替康和 SN - 38)、甲氨蝶呤,紫衫类、长春碱类[15,16]、环磷酰胺-谷胱甘肽复合物	表达于肝细胞微管细胞膜,GSH 耗竭时泵出作用降低
MRP3/ABCC3[b]	长春碱类[20,21]、表鬼白毒素[20,21]、甲氨蝶呤	在肝细胞基底外侧膜
MRP4/ABCC4	喜树碱类[22](伊立替康和 SN - 38)、环核苷酸转运蛋白(6 -巯鸟嘌呤,环磷酰胺和异环磷酰胺?)、环磷酰胺[15,16]	GSH 耗竭时泵出作用降低,耐药性消失,肝脏中不重要
BCRP/ABCG2	蒽环类[23]、米托蒽醌[23]、喜树碱[23,24]和伊马替尼[25]	肝细胞基底外侧膜

ABC,ATP -结合盒的转运蛋白家族;ABCG2/BCRP,ATP -结合盒亚家族 G 成员 2;BSEP,胆盐输出泵;GSH,谷胱甘肽;MDR,多重耐药;MRP,多重耐药相关蛋白;SN - 38,7 -乙基 -10 -羟基喜树碱,伊立替康的活性代谢物。列出的是肝脏转运中最重要的转运蛋白。[a]MDR1、BSEP 和 MDR3 是肝脏的 P -糖蛋白。[b]MRP1 和 MRP3 特殊情况下仅表达于基底外侧膜,如胆汁淤积(MRP1 和 MRP3)或肝脏再生(MRP1)[26]

2. 降低疗效和(或)毒性

在实验条件下,通过抑制 CYP 酶进而减少 4 -羟基环磷酰胺的形成,氟康唑可以显著降低环磷酰胺的血浆清除率,但目前在临床上尚未明确观察到引起类似效应的药物间相互作用[27]。

有个案报道在使用福莫司汀的同时给予患者 N -乙酰半胱氨酸预防肝脏毒性,结果导致福莫司汀失效[28]。这个案例提示我们,当一种药物的治疗作用和副作用都是通过同一机制起作用时,使用解毒药物可能会起到适得其反的作用。具有解毒作用的辅助用药被认为是抗肿瘤药物重要的补充[31-33],临床应用非常广泛[29,30],并且已被很多临床试验采用[31,32]。以上报道提示,当抗肿瘤治疗方案中包括解毒药物时,需要考虑到其可能对化疗药物疗效的影响。

CYP 酶的解毒作用会降低药物疗效。长春新碱部分经 CYP3A4 酶代谢,如果同时使用卡马西平或苯妥英钠将会增加长春新碱的清除率[34]。多西他赛也要经 CYP3A4 解毒,实验研究中可以观察到,使用苯巴比妥处理人源性肝细胞微粒体可以诱导多西他赛的羟基化[35]。

紫杉醇可以通过激活 PXR(核受体亚家族 1 组 I 成员 2)[36,37]诱导 CYP 酶和 P -糖蛋白的活化。活化的 CYP3A4 酶进而诱导紫杉醇代谢为 6α -羟基紫杉醇。在联合用药时,紫杉醇对 CYP3A4 的活化作用还会引起对其他化疗药物代谢的改变和辅助用药代谢的

变化。

环磷酰胺也可以激活 PXR,诱导 CYP3A4 酶和 CYP2B 酶的活性,只是活化 PXR 所需的环磷酰胺剂量尚不足以激活 CYP3A4 酶和 CYP2B 酶[38]。CYP3A4 酶和 CYP2B 酶催化环磷酰胺代谢为 4 -羟基环磷酰胺(一种甲基化的代谢产物)。因此,与紫杉醇类似(见前段),环磷酰胺在自身代谢的同时也会影响其他药物的代谢。

在实验条件下,采用苯巴比妥预处理会降低伊立替康的 AUC,减少活性代谢产物 SN - 38 的生成,增加葡糖苷酸- SN - 38 的生成[8](图 30 - 2)。这可能是由于诱导 CYP3A4 酶和 UGT 的活化的结果。在临床中,通过对比晚期肠癌和胶质瘤患者体内的伊立替康的药代动力学可以观察到类似的效应[39]。91%的恶性胶质瘤患者会使用卡马西平、苯巴比妥或苯妥英钠,伊立替康在这些患者体内的清除率增加,SN - 38 的浓度下降,葡糖苷酸- SN - 38 的浓度与 CYP3A4 酶的活化程度一致。这些患者使用伊立替康时产生严重不良反应的概率较低,也与其血清中伊立替康代谢产物的浓度较低相关。以上现象提示,使用抗惊厥药物对伊立替康的体内的分布有重要影响。

(二) 药物相互作用与肝脏毒性

伊马替尼(格列卫)主要由 CYP3A4 酶进行代谢,CYP1A2、CYP2C9、CYP2C19 和 CYP2D6 酶也起次要作用。伊马替尼对 CYP3A4 和 CYP2D6 酶有抑制作

用[40,41]。CYP3A4 酶的诱导剂如利福平和圣约翰草能够降低伊马替尼的 AUC 30%～50%[42,43],而其抑制剂如酮康唑则会增加伊马替尼的 AUC 约 40%[44]。使用伊马替尼单药治疗时,约 2.6% 的患者会出现 3～4级的血清转氨酶或胆红素的升高(表 30 - 2);而与化疗方案联用时,这一比例增加至 53%[45]。先后有 5 例肝损伤[46-49]和 1 例肝衰竭的报道,后者在长期服用伊马替尼的同时还口服解热镇痛药(对乙酰氨基酚)[40]。临床中引起肝脏损伤的药物剂量与临床前在犬科动物实验中引起相似作用的剂量相仿,偶尔过量服用即会引起可逆的胆红素和血清转氨酶的升高,提示伊马替尼的治疗指数很窄。CYP3A4 酶抑制剂对于伊马替尼的 AUC有显著影响,伊马替尼与传统化疗联合使用时可引起肝功能异常现象,提示药物相互作用对伊马替尼的肝脏毒性起着重要作用。

表 30 - 2 肝功能异常的 WHO 分级

0 级	≤1.25 ULN
1 级	(1.26～2.5)ULN
2 级	(2.6～5)ULN
3 级	(5.1～10)ULN
4 级	>10 ULN

ULN,正常值上限。引自[245]

尽管单药应用时可能没有或只会引起轻微的肝脏损伤,但联合化疗方案治疗通常都会有一过性的轻度至中度肝功能异常。药物间的相互作用是引起这一反应的原因之一。例如,一项对接受环磷酰胺、多柔比星、5 -氟尿嘧啶联合方案治疗的乳腺癌患者的回顾性分析[50]发现,约 85% 无肝脏转移灶的患者在接受治疗过程中会出现肝功能异常。这些异常通常并不需要终止治疗,治疗结束后 1 年再次随访发现约 90% 的患者肝功能正常。该联合方案中任意一个单药在常规剂量均极少引起肝功能损伤,提示该方案药物之间存在相互影响,但具体机制尚不明确。

同样,虽然单独应用很少出现毒性反应,一些在造血干细胞移植中应用的预处理方案引起肝窦阻塞综合征(sinusoidal obstruction syndrome,SOS,过去称为肝小静脉闭塞病)的概率很高,有关这方面的内容将在后续章节中进行讨论。

多药耐药相关蛋白 1(multidrug resistance-associated protein 1,MRP1)和小管多特异性有机阴离子转运蛋白 1(canalicular multispecific organic anion transporter 1,MRP2)通过谷胱甘肽(glutathione,GSH)协同转运许多底物。GSH 的损耗可以抑制柔红霉素、多柔比星、依托泊苷及长春新碱的转运,从而起到克服肿瘤细胞耐药的作用[51],但同时也增加了相应的不良反应。目前临床上尚未见由于 GSH 损耗增加上述化疗药物毒性的报道,但在化疗药物代谢过程中 GSH 的损耗是一个很常见的现象。因此,在使用蒽环类或长春碱类药物时同时给予 GSH 消耗剂可能确实会起到增加疗效的作用,但同时副作用也会相应增大。

二、基础肝病

(一)基础肝病与肝脏代谢

通常情况下,基础肝病可能会影响肝脏代谢。除此之外,还要重点关注肿瘤累及肝脏。原发或继发肿瘤浸润肝脏可能通过一些机制导致肝功能异常。肝脏正常组织被广泛替代后,可导致其代谢能力下降;肝内外胆管受压可导致胆汁排泄药物功能的降低;肿瘤侵犯可能会影响正常肝脏血流,降低肝脏对药物的清除率。

鉴于绝大部分抗癌药物的治疗范围较窄,因此,当药物清除率降低时,应该引起我们的高度重视,必要时改变药物的剂量。不管是何种基础肝病,仅依据一项肝功能检测而调整抗癌药物剂量,这种尝试性的药物减量往往是经验性的决定,并非总有实验数据的支持。可能更好的方法是综合考虑特殊类型肝脏疾病的严重程度与药物不同处置之间的相关性,而非依据独立于病理学状态之外的某一项肝脏检测变化。一些临床研究已将肝功能检测与抗癌药物清除率相关联。安替比林和利多卡因都是通过细胞色素代谢的,可作为肝功能的指标。两者的区别是前者与血流无关,而后者有关。同样,红霉素呼吸试验是检测肝脏 CYP3A4 活性的,已经在临床研究中用来预测毒性或与肝脏对药物代谢功能相关联。

肿瘤学文献中有这样一个限制:肝功能异常的患者常常在抗癌新药的早期临床研究中被排除在外。因此,在Ⅲ期临床研究完成前或药物上市后广泛应用前,有肝脏疾病的患者对药物的耐受性并不为人所知。

作用于微管蛋白的药物(如多西他赛、紫杉醇、长春碱、长春新碱、长春地辛和长春瑞滨)主要经肝脏解毒,并通过胆汁排泄。长春碱类和多西他赛主要由CYP3A4 代谢[52-54],而紫杉醇由 CYP2C8 代谢为主,小部分经由 CYP3A4 代谢[55]。有基础肝病的肿瘤患者可能会使这些药物的清除率降低,原因与肝功能下降或胆道排泄降低有关。例如,有肝脏广泛转移的患者会减少长春瑞滨的清除率,它与利多卡因清除率相关[56]。

用于治疗恶心的昂丹司琼是5-羟色胺受体-3(5-HT-3)拮抗剂,由细胞色素代谢,主要的代谢产物经CYP1A1、CYP1A2和CYP2D6形成。肝硬化患者在口服昂丹司琼后的首关代谢是受损的,会显著提高该药的生物利用度[57]。而通过静脉给药,其AUC对比健康人群也是增高的。昂丹司琼的清除率与安替比林紧密相关,5-HT-3拮抗剂的全身浓度是否与此效应有关还存在争议,改变清除率是否会改变治疗效果尚未明确。

(二)基础肝病与肝脏毒性

既往存在的肝脏疾病是进展期肝病患者使用甲氨蝶呤的主要危险因素。治疗前肝脏活检时发现区域纤维化,或者存在脂肪肝高危因素(如长期酗酒、肥胖或糖尿病)的患者,在长期小剂量使用甲氨蝶呤后易使肝脏疾病进行性加重。

对于使用甲氨蝶呤和(或)6-巯基嘌呤治疗急性淋巴细胞白血病的患儿,病毒性肝炎是治疗期间导致血清转氨酶升高的一项危险因素,但转氨酶持续升高有可能系其他危险因素所致,而非病毒性肝炎本身[58-60]。目前尚不清楚用这些药物治疗儿童急性淋巴细胞白血病是否会增加此类患儿中丙型肝炎相关的肝纤维化和(或)肝硬化发生的风险。在使用各种化疗方案的患儿中,没有证据表明在患儿感染肝炎病毒13~27年后会发展成为严重的慢性肝病[58]。

患有丙型肝炎是使用一些药物的危险因素[61-65]。美国健康和营养调查(the National Health and Nutrition Examination Survey,NHANES)曾报道美国丙型肝炎的发病率为1.8%(390万人),65%的患者年龄在30~49岁,占这个年龄段总人数的3%~3.9%[66]。随后的一项研究指出,NHANES并没有将美国额外的190万人(如流浪汉、囚犯、养老院老人和退伍军人)计算在内,加上他们,患有丙肝的人数将至少达到520万人[67]。基于此,癌症患者同时合并丙肝的人数将上升。因此,在未来几十年内,由于抗癌药物和丙型肝炎之间的相互作用而造成的肝损伤可能会增加。

停用化疗药物可能导致乙肝病毒携带者的病毒再激活,并使慢性活动性乙肝患者病情恶化。可能的机制是患者在免疫功能受抑时病毒合成增加,肝细胞受感染;停用化疗或免疫抑制剂后,免疫功能恢复并迅速破坏受感染的肝细胞。这些患者在病程中可能会发生急性重型肝炎,发生肝衰竭甚至死亡的概率很大。这在乙肝和恶性血液病患者中是常见的,在丙肝和实体肿瘤中也有发生。在化疗过程中未接受激素类药物的患者,肝

炎病毒被激活情况少见[68]。

三、年龄

(一)年龄与肝脏代谢

所有肿瘤诊断时的中位年龄是66岁(2005~2009年SEER癌症统计数据),这引起人们对老年患者抗癌药物的处置和疗效影响的研究兴趣。

在单因素分析中,氟尿嘧啶的清除率随着年龄的增长而显著减少[69],年龄是氟尿嘧啶毒性的独立危险因素[70]。氟尿嘧啶是由肝脏二氢嘧啶脱氢酶NADP+(dihydro-pyrimidine dehydrogenase NADP+,DPD,DYPD)代谢的,尽管肝脏DPD酶的活性并不随着年龄而改变[71]。丝裂霉素主要是在肝脏中代谢并通过胆汁排泄[72]。在正常肝、肾、心和骨髓功能的患者中,丝裂霉素的AUC随着年龄的增加而增加[73]。表柔比星是多柔比星的立体异构体,主要在肝脏中被清除。在女性中,随着年龄的增长,表柔比星的清除率降低,但是在男性中没有充分的证据证明[74]。在大鼠中,随着年龄的增长,柔红霉素的清除率减少,AUC和心脏毒性增加[75,76]。目前柔红霉素、表柔比星、氟尿嘧啶和丝裂霉素的年龄相关药代动力学的机制还不明了。

(二)年龄与肝脏毒性

在年龄小于3岁的横纹肌肉瘤患者中,使用放线菌素D、环磷酰胺和长春新碱会增加其罹患SOS的概率[77]。在这些药物中,放线菌素D和环磷酰胺的组合可导致SOS的发生。

在某些文献中,年龄被认为是甲氨蝶呤毒性的危险因素,但是,年龄并不是甲氨蝶呤导致转氨酶升高的独立危险因素[78]。在甲氨蝶呤的长期治疗中,随着年龄的增长,是否本身就容易造成肝纤维化值得进一步研究。然而,与年龄相关的肾功能减退是甲氨蝶呤肝毒性的危险因素。

四、性别

蒽环类药物的代谢主要在肝脏。阿霉素和表柔比星在女性中的清除率显著低于男性[74,79],女性患者心脏毒性的发病率比男性高2倍[80],低清除率是可能的原因。这种女性心功能异常风险的增加在年幼时就已体现出来[81,82]。

女性发生氟尿嘧啶毒性的风险较男性增加[70,83,84]。这与研究中发现女性对氟尿嘧啶的清除率也显著低于男性相一致[85]。然而,目前尚无资料可

以解释女性患者氟尿嘧啶清除率低下的原因。氟尿嘧啶是由肝脏 DPD 酶代谢的，DPD 酶活性降低或 DPD 酶缺乏（见"基因多态性"一节）易使氟尿嘧啶清除率降低，产生毒性。有意思的是，女性的 DPD 酶活性较男性低[84]。因此，我们推测，女性对于氟尿嘧啶的毒性增加、清除率减低是因为 DPD 酶活性较低所致。但是，有两个前瞻性研究显示，在外周血单核细胞和肝脏中 DPD 酶的活性与性别无关，对氟尿嘧啶的毒性没有影响[71,86]。激素状态似乎并不影响 DPD 酶活性，并且 DPD 酶的基因是在 1 号染色体上，为常染色体。目前已观察到乳腺癌患者的 DPD 酶活性较正常人低[87]。因此，基础疾病或营养状况也许会混淆患者对氟尿嘧啶毒性的反应。很显然，我们需要进行更多的研究来解释这些发现。

五、营养

（一）营养与肝脏代谢

晚期肿瘤患者营养不良很常见。蛋白质-热量营养不良或每日摄取蛋白质过低可导致氧化代谢减少 20%~40%[88]。蛋白质消耗也会导致大鼠中肝脏 DPD 酶活性显著降低，从而降低肝脏代谢和氟尿嘧啶清除率，增加发病率和死亡率[89]。给兔子喂养低蛋白饮食，表柔比星在其体内的清除率将会降低，AUC 增加[90]。

（二）营养与肝脏毒性

在由吡咯双烷类生物碱导致的 SOS 的流行病学调查中，蛋白质营养不良是一个危险因素；但是，在由造血干细胞移植高剂量化疗导致的 SOS 中，并未被确定是其危险因素。然而，蛋白质营养不良消耗了肝脏的谷胱甘肽（GSH）水平，相关实验数据表明可能会诱发 SOS[91,92]。在大鼠中，低蛋白饮食同样会增加由于辐射导致的肝脏毒性[93]。

六、基因多态性

有一篇关于代谢多态性对各种抗癌药物疗效和毒性影响的综述[94]，值得推荐一读。

氟尿嘧啶的治疗效果是通过形成核苷酸、阻断正常核酸形成而完成的。它是经由肝脏 DPD 酶的分解代谢而保持平衡的。超过 85% 的氟尿嘧啶被 DPD 酶分解，因此，DPD 酶的活性是决定氟尿嘧啶活性和毒性的主要因素。DPD 酶的活性在高斯分布中具有高达 6 倍的个体差异。除了 DPD 酶正常的活性变化，DPYD 基因的突变也会导致 DPD 酶缺乏，它的发生率小于 3%。

低 DPD 酶活性和 DPD 酶缺乏会降低氟尿嘧啶清除率，并可导致严重的甚至危及生命的毒性。尽管外周血单个核细胞中 DPD 酶的低活性是预测氟尿嘧啶清除率降低的重要指标[69]，但与清除率降低的相关性并不大[86]。

如前所述（图 30-2），伊立替康被羧酸酯酶代谢为活性代谢产物 SN-38。SN-38 通过 UGT1A1 和 UGT1A9（UGT1A9）被解毒为 SN-38-葡糖醛酸苷。SN-38 和解毒后的结合物 SN-38-葡糖醛酸苷被排泄到胆汁中[4]。伊立替康的限制性不良反应，即肠道毒性和中性粒细胞减少，就是由于非共轭 SN-38 所致。UGT1A1 基因变异导致葡糖醛酸化动力学改变决定了 SN-38 的疗效和毒性[3,95-98]。吉尔伯特综合征与基因多态性相关，UGT1A1 * 28 在启动子区有一长串 TATAA 元件，其与降低转录及葡糖醛酸化下调相关[99]。UGT1A1 * 28 的多态性是第一个与伊立替康毒性相关联的基因[100]。遗传变异现在关系到伊立替康疗效和毒性的改变，包括肝内 UGT1A、UGT1A9 和肝外 UGT1A7 的多态性[96]。在高加索人群中，UGT1A9 功能性变异是罕见的，因此在临床并不用它来预测伊立替康的风险，而 UGT1A1 变异似乎最为重要[101]。而在日本人和韩国人中，UGT1A1 和 UGT1A9 的基因多态性与 SN-38 的毒性可能都相关[102,103]。

造血干细胞移植与肝损伤

造血干细胞移植即过去所谓的骨髓移植，通常会并发药物诱导的和非药物相关的肝病。药物诱导的肝病包括 SOS 和肝结节状再生性增生（nodular regenerative hyperplasia，NRH），需要与移植物抗宿主病（graft-versus-host disease，GVHD）、病毒性肝炎、真菌性肝病、败血症所致肝脏胆汁淤积、肿瘤肝转移以及全胃肠外营养引起的肝损伤鉴别[104]。因为 SOS 在所有化疗相关性肝病中死亡率最高，本节将针对 SOS 展开深入讨论，而 SOS 和 NRH 的发生机制我们已在第 8 章进行阐述。

一、肝窦阻塞综合征

在造血干细胞移植患者中，SOS 主要发生在大剂量联合化疗或全身放疗等预处理方案治疗过程中。病例数在 100 例以上的研究结果显示，接受造血干细胞移植治疗的恶性肿瘤或非恶性肿瘤患者在进行清髓处理后SOS的发生率为1%～54%,而骨髓抑制毒性较大的方案其发生率通常在20%～40%。数据波动范围较大的主要原因是选择患者的标准、放化疗方案以及SOS诊断标准不同。与骨髓抑制方案相反,在非清髓性方案发生SOS的危险很低甚至没有。通过选择非清髓性方案、不含环磷酰胺的方案以及降低全身照射剂量方法,排除丙型肝炎患者和避免使用孕酮类药物。SOS,尤其是致命性的SOS,在造血干细胞移植患者中的发生率已经明显下降。

（一）肝窦阻塞综合征的诊断

SOS的主要临床表现有肝大、体重增加和黄疸。在造血干细胞移植患者骨髓抑制方案治疗过程中如出现以上临床表现并排除其他原因即可诊断为SOS。临床上需要与GVHD、败血症所致胆汁淤积、心功能或肾功能衰竭继发的体液潴留、药物相关性胆汁淤积、病毒或真菌感染性肝病以及肿瘤浸润相鉴别。患者可由多种因素而致肝损伤和体液潴留,难以鉴别何者是主致病因素而导致SOS。有10%～20%的患者在造血干细胞移植后20 d内出现肝损伤,仅靠临床症状和体征无法确诊[105,106]。

来自西雅图和巴尔的摩的研究者出于研究的目的公布了诊断标准,但标准包括谨慎排除竞争性因素[107,108]。西雅图诊断标准为:排除其他可能造成肝损伤的原因,造血干细胞移植后20 d内出现以下三种中的两种:胆红素升高＞2 mg/dl、肝大或肝源性的右上腹痛、因液体潴留而导致的体重增加2%以上。这种诊断标准适用于含环磷酰胺方案,对不含环磷酰胺的方案不适用。巴尔的摩诊断标准为高胆红素血症并具备以下2～3项条件:胆红素升高＞2 mg/dl、肝大、体重增加5%、腹水。对这两种诊断标准进行回顾性分析,发现更多的患者符合西雅图诊断标准,而巴尔的摩诊断标准有更高的准确性[109]。虽然后者提高了临床诊断的准确性,但却可能因为要满足诊断标准而加快了疾病发展。SOS可分为轻度、中度、重度。轻度是指有临床症状但不需治疗可自愈;中度指经利尿剂及镇痛药物治疗后可完全治愈;重度指需要治疗,可能需要100 d或死亡前仍未治愈。回顾性研究结果提出允许对含环磷酰胺方案治疗的患者进行SOS严重性预测[110]。

上述诊断标准的前提条件都是要排除掉其他可能引起肝损伤的疾病。超声或其他影像学检查可以明确肝大和腹水,排除肝脏和胆道实质性肿瘤浸润,并且能够鉴别引起胆道疾病原因的良恶性。然而,SOS的诊断

仍然没有一个特异的指标[111-113]。灰阶超声或彩色多普勒超声检查提示SOS存在门脉血流逆转、肝静脉血流衰减、胆囊壁水肿以及可能存在肝动脉血流阻力增加等征象。

由于存在中重度肝损伤的患者经常合并血小板下降、凝血功能障碍以及腹水,经皮肝活检存在禁忌。经静脉肝活检就成为最有效的辅助检查方法,并且在活检的同时还可以检测肝静脉楔压。在造血干细胞移植患者中肝静脉楔压高于10 mmHg对诊断SOS有90%的特异性和超过85%的敏感性[114]。在造血干细胞移植患者中行经静脉肝活检的手术并发症发生率为7%～18%,死亡率为0～3%[114,115]。

（二）引起肝窦阻塞综合征的药物

常规剂量的化疗药物就有可能引起SOS,但是在造血干细胞移植前进行的高剂量化疗中SOS的发生率明显升高。尽管在高剂量化疗中单个化疗药物可能没有明显的肝毒性,但联合化疗时会呈现毒性。例如,高剂量的环磷酰胺[116]或白消安单药[117]可能很少导致SOS,美法仑单药也没有或仅有少量肝功能异常[118-120],用于干细胞移植剂量范围内的单独放射治疗也不会引起肝脏的损伤[121]。

在环磷酰胺联合全身放疗、白消安＋环磷酰胺、卡莫司汀＋环磷酰胺＋依托泊苷、卡铂＋环磷酰胺＋依托泊苷等联合方案中SOS的发生率最高。体外研究显示,联合方案中的环磷酰胺尤其对肝窦内皮细胞(liver sinusoidal endothelial cells, LSECs)会造成毒性[91]。相比以上含环磷酰胺的方案,含白消安与美法仑的方案SOS的发生率明显下降[122,123]。

多项研究显示通过监测治疗药物的浓度,及时调整药物剂量,可以使白消安的毒性降低和疗效增加[124]。类似的,与高剂量环磷酰胺相关的SOS更易发生在高浓度代谢物的个体[125,126]。因此在治疗期间进行血药浓度的监测是非常有价值的。低剂量的全身照射可以降低SOS的发生风险,却增加了白血病复发的风险。

用于治疗急性髓性白血病的吉妥珠单抗(米罗他)亦有可能导致SOS。无论吉妥珠单抗治疗复发后行干细胞移植,还是干细胞移植治疗复发后再行吉妥珠单抗治疗,都会发生SOS[127,128]。一项小样本的研究结果显示,在接受造血干细胞移植治疗3.5个月之内接受吉妥珠单抗治疗的患者中,SOS的发生风险高达90%[128]。因此,吉妥珠单抗引起SOS的主要危险似乎来自短时间间隔内接受两种骨髓抑制治疗的

患者。

二、肝结节状再生性增生

肝结节状再生性增生（NRH）是肝脏血流灌注变化异常所导致的疾病，在第 8 章中我们提到 NRH 可能是由于门静脉或 LSEC 损伤引起的。因此，在进行清髓治疗的造血干细胞移植患者中发生 NRH 并不奇怪。对 76 例造血干细胞移植患者进行尸体解剖后发现其中有 6 例合并 NRH，这 6 例患者中有 2 例 SOS，2 例不明原因肝损伤，还有 2 例无明显肝损伤[129,130]。

三、环孢素引起的胆汁淤积症

环孢素（Cyclosporin）引起严重的肝毒性在临床上并不常见，常见的是胆汁淤积。环孢素通过抑制多种微管转运蛋白而损害微管的功能，从而影响胆汁酸依赖性及胆汁酸非依赖性胆汁的流出[131-140]。

抗肿瘤治疗的肝毒性

一、诊断

抗肿瘤治疗过程中出现肝功能轻度或中度一过性增高而不伴临床毒性表现很常见，容易被忽视。但是一旦出现临床毒性表现，必须能早期诊断，及时停用相关药物。临床上诊断药物相关性肝脏毒性一般比较困难，患者可能伴随与肿瘤或肿瘤治疗相关的其他因素导致的肝脏疾病（表 30-3）。

表 30-3　肿瘤患者肝功能异常的原因

抗癌药的毒性
支持治疗的毒性
药物的相互作用
放射性肝病
肿瘤浸润肝脏
布-加综合征（高凝状态，肿瘤阻塞）
类肿瘤综合征
移植物抗宿主病 GVHD（干细胞移植）
全胃肠外营养
病毒性肝炎
真菌性肝病
脓毒血症
溶血
淤血性肝病

药物性肝病（drug-induced liver disease，DILD）的诊断有系统化方法[141,142]，比如短暂的药物暴露与肝毒性的证据，再次暴露后毒性再次出现或加剧，活检组织学表现以及排除其他引起肝病的因素。多数情况下的诊断是基于以往一个特定药物应用引起肝损伤的信息，或许这些方法并不能直接应用于临床上的化疗方案。

二、特殊抗肿瘤药物引起的肝脏毒性

很多现在应用的抗癌药物首次试验是在 20 世纪 50～70 年代。我们对肝脏损伤的类型和发生频率的信息绝大多数派生于丙型肝炎检测前，部分病例早于乙型肝炎甚至甲型肝炎。一个很好的例子就是甲氨蝶呤。在 1960 年一篇频繁被引用的报道中，随着 1948 年氨基蝶呤和甲氨蝶呤的引入（详见本节后续部分），尸检发现儿童纤维化的比例显著上升。而那个年代肝损伤极高的发生率并未见于现在的高剂量方案，可能的主要原因就是当年没有进行肝炎病毒的检测。

目前应用的抗肿瘤药物在首次应用时，当时的肝脏显像模式常常不能发现隐匿的肿瘤，即便是现在也不一定总能发现肿瘤的浸润[184]。因此，大量的病例报道中将肿瘤肝转移引起的黄疸轻易地归因于化疗药物引起。

绝大多数明确的肝脏毒性证据来自单药研究，多药方案的因果关系判断比较困难，可能存在药物的相互作用。一旦最初的安全性试验完成，几乎所有的药物多会整合进多药方案，而我们对这些药物的肝脏毒性的信息基于对 20 年或以上的单药暴露的认识，那个年代对病毒性肝炎的诊断还不清楚，影像学技术也不完善。因此，这些报道的肝脏毒性可信度不够，癌症患者的最终并发症是多因素的（表 30-3）。尽管大量的有关指定药物毒性的个案报道是可信的，但我们对这些抗肿瘤药物的认识主要还是来源于这些散发的旧文献的报道。尤其是宿主依赖性、剂量依赖性毒性（如特异性反应）确实是个问题，这些反应通常发生率低，报道的病例发生在数十年前。因此，在假设抗肿瘤药物确实造成肝损伤、黄疸或纤维化之前，必须注明病例报告的发表年限。

化疗药物在肝功能检测时常常造成短暂的异常而没有临床肝损伤的表现，表 30-4 列出了传统剂量化疗导致的短暂性肝功能异常的可能原因（与干细胞移植中应用的高剂量和一些试验性方案相反）。右列给出了临床明显的肝损伤类型，多来源于病例报道。

一些相对不常见的显著肝损伤是非预期的，这些化合物一般靶向快速增殖的细胞，而肝细胞更新相对较慢。对于其他类型的药物，由于肝细胞有相对强度的去毒作用，可以保护它们免受亲电子代谢物和药物诱导的氧化应激。

表 30 - 4　常规剂量化疗：肝功能的影响和肝损伤

药　物	一过性肝功能异常	肝　损　伤
2-氯-3'-脱氧腺苷	—	1 例毛细胞白血病患者发生紫癜性肝病
6-巯基嘌呤	—	多例肝细胞型或胆汁淤积型肝病报道
6-巯鸟嘌呤	24%血清转氨酶增高,平均增高 1 级[143]	SOS 病案报道;在与阿糖胞苷合用时有个案报道出现紫癜性肝病;治疗 IBD 时,18%~53%患者出现结节状再生性增生[144,145]
放线菌素 D	—	SOS,尤其是右侧肾母细胞瘤
三氧化二砷	18%肝功能异常[146]	
咪唑硫嘌呤	13%肝功能异常[147]	10%(n = 16)IBD 患者出现肝毒性:1 例转氨酶增高>30 ULN,13 例出现 1~2 级血清转氨酶增高(<5 ULN),2 例为混合型损伤
硼替佐米	—	肝细胞型损伤病案报道
白消安	—	2 例胆汁淤积型肝损伤的病案报道;SOS 出现在高剂量联合方案时
卡莫司汀	25%[148,149]	肝损伤的病案报道,一些为致命性;SOS
氯脲霉素	25%转氨酶增高[150]	在一项系列病案报道中有 3 例严重胆汁淤积型肝损伤
顺铂	—	罕见脂肪变性和胆汁淤积的病例报道;高剂量时有肝细胞损伤病例报道
克唑替尼	19%转氨酶增高;3 级或 4 级的比例为 4%~7%[151]	说明书报道不到 1%患者在临床研究中出现致命性肝毒性
环磷酰胺	不常见;高剂量时可见	常规剂量时,罕有病例报道;高剂量时 SOS
醋酸环丙孕酮	10%碱性磷酸酶和 3%转氨酶增高[152]	13 例肝细胞损伤的病例,其中 8 例死亡,96 例报道中 33 人死亡,另有 5 例报道中有 2 例死亡,未获得作者评论
阿糖胞苷	一项系列报道中常见,但混杂因素掩盖真正的因果关系;高剂量可能导致一过性异常	胆汁淤积型黄疸的病例报道;在与 6-巯鸟嘌呤联合用药时,有紫癜性肝病的病例报道
达卡巴嗪	轻度,50%一过性转氨酶增高[153]	>15 例 SOS 的病案报道
厄洛替尼	可逆性转氨酶增高[154]	肝毒性:主要是急性肝细胞损伤[155-160],文献中有 5 例死亡[155,156,159]
依托泊苷	中度的发生率低,一过性肝功能异常[161]	肝细胞损伤的病例报道
脱氧氟脲苷(肝动脉内)	—	硬化性胆管炎
氟他胺	转氨酶增高	到 1996 年,46 例严重胆汁淤积型肝炎的病案报道(3/10 000 使用者),其中 20 例死亡[162]
吉非替尼	可逆性转氨酶增高[163,164]	—
吉西他滨	转氨酶增高,60%患者为 1~2 级(WHO 标准),5%~10%为 3~4 级[165-168]	个案报道致命性的急性肝衰竭
伊马替尼(格列卫)	单独使用伊马替尼时,发生 3~4 级血清转氨酶增高比例为 1%~3%,3~4 级胆红素增高的比例为 0.4%~3.5%[40];伊马替尼联合传统化疗时,3~4 级肝功能异常比例为 53%[45]	5 例肝损伤病案报道;致命性肝衰竭出现在伊马替尼联合醋氨酚时
左旋天冬酰胺酶	既往文献中>50%患者出现异常;近年来相当少见	脂肪变性(40%~90%的发生率,尸检);偶有肝细胞坏死
洛莫司汀(环己亚硝脲)	不常见[169]	罕有肝损伤病例报告,部分为致命性。SOS 出现在高剂量时
醋酸甲地孕酮	—	胆汁淤积的病例报道
甲氨蝶呤	高剂量时常见[170-172]	维持治疗时有脂肪变性、纤维化和肝硬化;肝纤维化或肝硬化后肝细胞癌的病例报道
光辉霉素	定量时高钙血症不常见;每日给药时常见	每日给药时常有肝损伤
米托蒽醌	胆红素或转氨酶一过性异常[173,174]	—
吉妥珠单抗奥唑米星	胆红素增高,1.5~3 倍 ULN 的比例为 23%[175]	SOS 发生率为 12%~48%,一项病死率为 60%的报道[127,175,176]
紫杉醇	—	一项发表的有关多发性肝转移患者出现致命性肝性脑病的病案报道[177]
雷替曲塞	—	严重肝脏功能障碍的个案报道[178];2 例致命的肝衰竭的病例报道[179]
链脲菌素	1973 年的研究中达 67%,但大多患者伴有肝转移[180]	—
他莫昔芬	—	脂肪变性;非酒精性脂肪性肝炎的案例报道,其中部分为肝硬化;紫癜性肝病的病例报道;肝窦扩张(在实验动物中也可见)[181]
曲贝替定	转氨酶、ALP 和胆红素可逆性增高[182,183]	Ⅱ期临床研究中出现肝衰竭,后续低剂量时肝毒性减少[183]

除非特别说明,这些发现均与常规剂量相关,而非高剂量化疗。高剂量治疗的毒性在文中已做讨论。ALP,碱性磷酸酶;IBD,炎症性肠病;SOS,肝窦阻塞综合征;ULN,正常值上限;WHO,世界卫生组织

部分抗癌药物和毒性方式

一、烷化剂

（一）环磷酰胺

标准剂量的环磷酰胺（cyclophosphamide）不是肝脏毒性的常见病因，很少有肝功能异常的病例报道，临床显著的肝细胞坏死病例报道更为罕见[185]。SOS 几乎只在高剂量环磷酰胺时才能见到，或与其具有协同作用的药物联合使用时，如白消安（busulfan）、卡莫司汀（carmustine）或联合全身照射时出现。高剂量环磷酰胺方案相关的 SOS 发病率通常在 20%～40%。

环磷酰胺在肝细胞中经 CYP2C9 和 CYP3A4[9]代谢成 4-羟基环磷酰胺，进入循环（图 30-3）。4-羟基环磷酰胺与醛磷酰胺保持动态平衡，后者经以下两种途径代谢：自发分解成磷酰胺氮芥和丙烯醛，或由醛脱氢酶 1（aldehyde dehydrogenase 1，ALDH1）代谢成羧乙基磷酰胺氮芥。磷酰胺氮芥是公认的抗癌物质，丙烯醛是一种具有直接毒性的代谢产物。个体间对于经静脉途径给药的环磷酰胺的代谢具有广泛的差异，这可能是导致 SOS 风险的原因[125,126]。SOS 形成的机制可能与肝细胞通过代谢环磷酰胺产生了具有直接毒性的丙烯醛相关[91]。丙烯醛对于内皮细胞的毒性一般[186,187]，但由于 LSEC 靠近肝细胞，因此对其毒性最大。

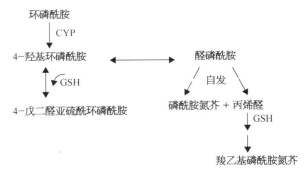

图 30-3 环磷酰胺代谢简图
CYP，细胞色素 P450；GSH，谷胱甘肽

（二）白消安

作为单药，高剂量白消安所致的肝脏毒性为胆汁淤积型[117]，而标准剂量的白消安所导致的胆汁淤积型肝病仅有 2 例病例报道。一项大样本量病例系列分析发现白消安与 6-巯鸟嘌呤合用后可显著增加非硬化性门脉高压和（或）NRH 的发生率[188]。因相关文献有限，对于高剂量单药白消安能否导致 SOS 尚无定论，但风险似乎较低[117]，肯定较二甲基白消安低[189,190]，这可

能反映出对细胞毒性的差异。白消安对肝细胞和 LSEC 的毒性相似，而二甲基白消安对 LSEC 具有选择性毒性，因为与其他药物联用时很容易导致 SOS（L. D. DeLeve，未发表的临床观察）。

作为弱烷化剂，大多数白消安相关的毒性和遗传性体外实验一直难以解释无论是诱导链间交联或产生毒性的剂量都要明显高于血浆治疗浓度。白消安的毒性需谷胱甘肽 S-转移酶（glutathione S-transferase，GST）介导的与谷胱甘肽结合时产生的氧化应激[191]。氧化应激的产生有两种机制：在富含谷胱甘肽的环境中（如在肝细胞内），白消安与谷胱甘肽结合本身就能导致氧化应激；另一种情况是在较低的谷胱甘肽的环境下，白消安与谷胱甘肽结合会耗尽细胞内谷胱甘肽，从而引起氧化应激。

（三）达卡巴嗪

有至少 15 例达卡巴嗪（dacarbazine）导致 SOS 的病例报道。与通常所说的 SOS 不同，这些疾病与外周嗜酸性粒细胞及中央小静脉和静脉血栓形成相关。外周嗜酸性粒细胞出现在第一次达卡巴嗪暴露时[192]，表明这种情况与毒性相关，而非过敏反应。

达卡巴嗪在微粒体中活化的唯一部位就是肝脏。最初在微粒体中代谢转化是通过自发的几个步骤产生类似可供甲基的代谢物：甲基正离子或者甲基偶氮离子[193]。这种药物对 LSEC 具有选择性毒性，可代谢活化它，并被谷胱甘肽解毒[194]。

（四）美法仑

标准化疗剂量的美法仑（melphalan）不具有肝脏毒性。作为单药，高剂量美法仑（140 mg/m²）可导致一过性轻度血清转氨酶和胆红素增高[118,195]或根本不产生异常[119,120]。在大剂量多药物联合方案中，美法仑与 SOS 相关。然而，白消安-美法仑方案导致 SOS 的发生率和严重程度据报道要低于既往美法仑-环磷酰胺联合方案[122]。

美法仑，或称左旋苯基丙氨酸氮芥，是一个双功能团的烷化剂。谷胱甘肽与美法仑的结合需要 GST，谷胱甘肽结合体是谷胱甘肽的非竞争性抑制剂[196]。谷胱甘肽结合体被 MRP1 泵出细胞外，减少了细胞内可抑制 GST 的结合物浓度，则应该能终止前体物质结合的进行[196,197]。但证据表明谷胱甘肽结合对美法仑的解毒作用并不这么简单：谷胱甘肽耗竭时毒性加剧，但添加谷胱甘肽或谷胱甘肽前体物 N-乙酰半胱氨酸（N-acetylcysteine，NAC）并不能减低毒性[198]。

二、抗代谢类药物

(一) 甲氨蝶呤

在第 32 章中,将对甲氨蝶呤(methotrexate)做详细阐述,在此章节中只是对甲氨蝶呤的抗肿瘤化学治疗作用进行探讨。

1960 年,一项利用甲氨蝶呤治疗 273 例儿童急性白血病的研究结果被大量引用,引发了各界对于甲氨蝶呤相关纤维化的关注[199]。研究显示在 1940～1947 年未行化疗期间,尸检 31% 有纤维化表现。1948～1951 年,随着叶酸拮抗剂氨基蝶呤和甲氨蝶呤在临床的应用,尸检纤维化比例达到 78%。现存实验结果没有应用化疗前后相关药物输液频率的数据,当然也无法检测肝炎病毒,没有更多的证据证明可以发生明显的肝脏损伤(见下文)。

大剂量甲氨蝶呤用于治疗骨肉瘤、儿童急性淋巴细胞白血病、成人非霍奇金淋巴瘤,其剂量可达 3～15 g/m²。在维持治疗期间,每周口服的低剂量甲氨蝶呤加上额外大剂量的静脉输注可能会导致大量药物蓄积体内。尽管大剂量的甲氨蝶呤会引起短暂的转氨酶升高,但是现存的数据显示这并不会引发慢性肝脏疾病[59,170-172]。然而此人群中纤维化发生的比例远远被低估,肝脏功能好坏与组织学异常无太大关联。临床研究显示,利用明显可蓄积剂量的甲氨蝶呤治疗后不会常规进行肝脏活组织检测。因此,临床无症状的纤维化很有可能被忽略。

基于长期无病生存的大量数据,远期毒性成为一个关注点。1977 年和 1987 年分别报道了甲氨蝶呤诱发纤维化最终导致肝细胞癌的 2 个案例[200,201],应该引起重视的是甲氨蝶呤治疗前没有进行丙型肝炎病毒检测,而后对白血病患者治疗时,检测发现丙型肝炎病毒检出率较高。一项大规模的 meta 分析显示,患有银屑病以及风湿性关节炎的患者,每使用 1 g 甲氨蝶呤,就有 7% 的可能性出现肝脏穿刺的组织学异常[202]。尽管有观点认为不行肝组织活检就无法诊断出无症状纤维化,但是考虑到在肿瘤治疗中应用大剂量可蓄积性的甲氨蝶呤,文献报道发生显著肝损伤的比例要比银屑病及风湿性关节炎患者低很多。

(二) 巯嘌呤类药物

在一项前瞻性的研究中,利用咪唑硫嘌呤或 6-巯基嘌呤治疗 161 例炎症性肠病(inflammatory bowel disease,IBD)患者,13% 出现肝功能异常[147]。同样是在此研究中,10% 出现肝损伤(n = 16),但是如何定义肝损伤未明确。其中一名肝细胞损伤的患者,其血清转氨酶高出正常值上限(upper limit of normal,ULN)30 倍。然而绝大多数肝细胞癌患者(12/14)仅有 1 级或 2 级转氨酶升高,即小于 5 ULN。2 例混合细胞型患者存在 2 级肝功能异常。所有患者在出现肝毒性时都在使用咪唑硫嘌呤。这项研究表明咪唑硫嘌呤可以引起显著肝损伤,但多为轻度。

6-巯基嘌呤引起的肝损伤通常表现为黄疸伴或不伴瘙痒。肝损伤通常是胆汁淤积型,也可能是肝细胞坏死型。虽然大量研究报道了 6-巯基嘌呤可引发肝损伤,事实上,不良反应很难判断,发生率要比早期研究报道的数据少很多。1952 年,6-巯基嘌呤第一次运用于白血病的治疗。根据报道,1954～1959 年间 6-巯基嘌呤[正常剂量为 2.5 mg/(kg·d),最高可达 5 mg/(kg·d)]使 6%～14% 的白血病患者出现黄疸症状[203-205]。1964 年间对 38 例白血病患者进行的一项研究中,黄疸发生率高达 42%[206]。目前治疗急性淋巴细胞白血病,多将 6-巯基嘌呤与其他药联合构成多药方案,而这些药物多具有潜在肝毒性,比如 L-天冬酰胺酶、阿糖胞苷及甲氨蝶呤。很少有大型研究将肝损伤作为主要的不良反应单独列出来,即便真的出现,也不会将其归因为方案中的某一特定药物。至今只有一项研究得出明确的结果,对 396 例使用 6-巯基嘌呤(50 mg/d 或 1.5 mg/kg)的 IBD 患者进行长达 18 年的随访研究,其结果证实该药物可引发胆汁淤积型肝炎[207]。

咪唑硫嘌呤、6-巯基嘌呤、6-硫鸟嘌呤的药物代谢如图 30-3 所示。口服巯嘌呤类药物可使药物在肝、肠中黄嘌呤氧化酶的作用下参与首关消除而大量灭活。细胞毒性主要在于硫鸟嘌呤核苷酸的结构。在靶组织中,巯嘌呤类药物的功效主要由解毒和致毒两者是否平衡所决定,前者依靠巯基嘌呤 S-甲基转移酶(thiopurine S-methyltransferase,TPMT),后者通过次黄嘌呤鸟嘌呤转磷酸核糖基酶(hypoxanthine-guanine phosphoribosyltransferase,HPRT)。HPRT 可启动硫鸟嘌呤核苷酸的形成,然而 TPMT 造成的甲基化反应又阻断了部分核苷酸的形成。基因多态性影响着 TPMT 的活性,并且表现出三个高峰:90% 的人体内存在野生型基因,TPMT 酶具有较高活性;10% 为杂合子基因,TPMT 活性中等;0.3% 为纯合子,TPMT 活性极微或几乎不可检测到。因为 TPMT 可通过激活通路解毒部分代谢产物,所以 TPMT 活性越低,造血系统毒性越高[208],同时继发第二肿瘤的可能性也增大,包括脑肿瘤、急性髓细胞白血病[209]。巯嘌呤类引发肝脏毒性主要是通过肝脏 TPMT 酶引导的首关消除机制转化为 6-甲硫基嘌呤核苷导致,机制与其他途径不同。有什么证据可以证明存在这种机制呢? TPMT mRNA 在肝脏中高度表达[208],TPMT 活性较高的个体肝毒性的发生概率也较高[210]。一项研究将 6-巯基嘌呤引发肝损伤患者与未引发损伤患者进行对比,结果显示药物动力学参数与中毒患者不断增强的首关消除机制一致,较明显的是峰浓度后移、峰值以及 AUC 降低[211]。据报道,红细胞中高浓度的 6-甲硫基嘌呤核苷与肝毒性密切相关[212]。另外,TPMT 通过甲硫基嘌呤核苷酸的形成而产生肝脏毒性,而甲硫基嘌呤核苷酸前体是甲基磷酸单磷酸盐(图 30-3)[213]。

123 例患者应用 6-硫鸟嘌呤治疗炎症性肠病(IBD),24% 例出现血清转氨酶升高,但是平均只升高 1 级左右(1.4 ULN)[143]。转氨酶升高的危险因素包括男性和 6-甲硫基嘌呤核苷酸的生成。已有报道指出应用 6-硫鸟嘌呤治疗 IBD 时,有 18%~53% 患者出现 NRH[144,145]。已证实 SOS 与 6-硫鸟嘌呤相关,且多与阿糖胞苷连用时出现[214-217]。这与放射性肝病(radiation-induced liver disease,RILD)所造成的损伤在临床表现和组织学特征方面有部分类似。肝大的患者多表现为疼痛、腹水,但多不伴黄疸,胆红素数值多正常或轻度增高,RILD 患者亦是如此。患者还存在静脉闭塞性的损伤和肝小叶中心的堵塞,但是肝小叶中心的肝细胞萎缩不能视为坏死,其中还有些病例还伴有潜在的肝硬化。

由一个药物导致这样的一组肝脏损伤并不奇怪,比如 6-硫鸟嘌呤。SOS、NRH、紫癜性肝病及肝窦扩张都有着类似的病因。部分病例的同一肝脏中这四种损伤可以同时出现。咪唑硫嘌呤(四种损伤都可引起)、氨基甲酸乙酯(可引起紫癜和 SOS)、海洛因(可引起肝窦扩张、窦状腺及周围静脉纤维化)、氧化钍胶体(可引起紫癜、阻塞导致肝细胞萎缩)、奥沙利铂(四种损伤都可引起)、口服避孕药(可引起肝窦扩张及紫癜性肝病),上述药物可以造成重叠肝损伤。这四种损伤都存在肝窦内皮细胞及肝静脉内皮细胞的损伤机制[218-223]。已证实另外一种巯基嘌呤类药物——咪唑硫嘌呤对于肝窦内皮细胞有选择性的毒性作用机制[220],但是 6-硫鸟嘌呤是否具有特殊的作用机制还未被证实。

肝动脉输注氟脲苷可治疗肝脏转移瘤,这种治疗方式可引起肝功能异常,在某些危重病例中还会出现硬化性胆管炎。肝总管的严重阻塞会影响左、右肝管,同时也可伴肝内胆管的多重狭窄。肝管阻塞的发生率文献报道差异较大:32 例患者平均接受 7.3 周期化疗后,有 15.6% 出现肝功能异常,有 9.3% 出现严重的胆道硬化[224]。另外一项最新研究显示:38 例患者接受 2 周期的氟脲苷联合地塞米松治疗,22% 出现 AST 伴或不伴有 ALP 的升高,7% 出现胆红素升高(大于 3 ULN)[225]。据称,治疗中联合地塞米松可以减少动脉输注氟脲苷的肝损伤概率,但是这种说法未得到有效证实[225-227]。硬化性胆管炎患者不断升高的胆红素水平、瘙痒症状抑或败血症表现可以通过经皮经肝胆道引流术得到缓解[228]。门静脉的组织学表现可反映是否存在闭塞性血栓[229]。因此可将硬化性胆管炎所引发的胆管狭窄归结于循环系统的损伤,并常常继发于药物诱发的胆囊周围血管丛损伤之后。

(三)单克隆抗体

吉妥珠单抗奥唑米星(米罗他)曾用来治疗急性髓细胞白血病,后因大量 SOS 的发生而退出美国市场[88,89,172]。在"引起肝窦阻塞综合征的药物"的章节中提到了 SOS,总结如下:吉妥珠单抗奥唑米星引起 SOS 的概率相对较小。然而,吉妥珠单抗使用之后立即进行干细胞移植或者干细胞移植之后立即使用吉妥珠单抗,SOS 的发生率都会明显上升。

吉妥珠单抗奥唑米星为人源化抗 CD33 抗体与卡奇霉素的复合物,CD33 是一种髓细胞表面抗原,急性髓细胞白血病患者超过 90% 的原始髓细胞都会表达 CD33,而造血干细胞与淋巴细胞不表达。假设吉妥珠单抗奥唑米星的作用机制是优先与表达 CD33 抗原的细胞结合,然后发生内吞,利用溶酶体通过酸化水解的方式释放卡奇霉素部分[230,231]。卡奇霉素含有一个由 GSH 还原的甲基三硫化物基团,最终形成的双自由基与双链 DNA 的小沟结合,导致连续选择性的脱氧核糖氧化,最终引起 DNA 链断裂[232,233]。吉妥珠单抗奥唑米星诱发的 SOS 机制至今未被完全研究,这也许与 LSEC 表面表达 CD33 有关[234]。

(四)激酶抑制剂

1. 吉非替尼

吉非替尼(gefitinib)是 EGFR 胞内酪氨酸激酶区域的小分子抑制剂,用于治疗非小细胞肺癌。临床上观察到可逆性转氨酶升高[163,164,235,236]。有一些肝脏毒性的病例报道,究竟是症状性还是非症状性转氨酶升高还不清楚[235,236]。

2. 厄罗替尼

厄罗替尼(erlotinib)也是酪氨酸激酶区域的小分子抑制剂,美国 FDA 批准用于转移性非小细胞肺癌和胰腺癌的治疗。4% 的患者中观察到 2 级可逆性转氨酶升高[154]。急性 DILI 有几篇病例报道[155-160]，其中有 2 例致命性肝脏毒性[156,159]。

3. 克唑替尼

间变性淋巴瘤受体酪氨酸激酶（anaplastic lymphoma receptor tyrosine kinase，ALK）基因重排发生于非小细胞肺癌。克唑替尼（crizotinib）是 ALK 和 c-Met 的抑制剂，用于局部晚期或转移性非细胞肺癌。资料显示，在Ⅰ期和Ⅱ期临床研究中 19% 的患者出现了转氨酶升高，其中 3～4 级为 4%～7%[151]。说明书给出了药物警告，临床试验发生致命性肝脏毒性必须小于 1%。

（五）其他抗癌药

1. L-门冬酰胺酶

L-门冬酰胺酶（L-Asparaginase）是治疗急性淋巴细胞白血病的药物之一。它是由大肠杆菌或菊欧文菌衍生出来的一种微生物制剂，通过降低人血白蛋白、凝血因子和脂蛋白影响肝功能。通常认为其肝毒性的产生是由于抑制天冬酰胺酶和谷氨酰胺酶活性进而影响蛋白质的合成而引起的[237,238]。在过去，L-门冬酰胺酶肝脏毒性的发生率相当之高，通常表现为 ALP 和血清转氨酶的升高及肝脏合成功能的抑制。40%～87% 的患者在尸检时会发现有肝脏脂肪变性，甚至在 L-门冬酰胺酶最后一次用药后的 9 个月以后也能检测到[239,240]。肝功能异常和轻度肝病的发生率在最近的文献报告中已经明显下降，但严重和致死的病例仍时有报告。在成人中，一过性的 WHO 1～2 级肝功能异常的发生率在 50% 左右[241]（WHO 分级标准见表 30-2），而严重肝功能异常的病例数很少[241,242]。在一项研究中，245 例急性淋巴细胞白血病的患者接受含有 L-门冬酰胺酶的多药联合方案治疗，随机分为普通剂量组或高剂量组，结果发现抗凝血酶Ⅲ小于 50% 的患者在普通剂量组和高剂量组分别是 0 和 2.5%，抗凝血酶Ⅲ在 50%～70% 范围内的分别为 1.7% 和 10.3%，纤维蛋白原小于 100 mg/dl 的患者分别为 8.4% 和 10.3%[243]。在这项研究中肝功能异常和肝脏损伤并不是主要的毒性反应。在另一项研究中，377 例急性淋巴细胞白血病的患者接受包含 L-门冬酰胺酶的方案治疗，肝功能异常和肝脏损伤也不是常见的毒性反应，该研究中有 43 例患者未能完成总共 30 周的治疗疗程，在这部分亚组人群中，有 2% 的患者罹患肝炎[244]。

WHO 毒性分级标准可适用于转氨酶、ALP 和胆红素等指标。

2. 放线菌素 D

放线菌素 D（actinomycin D；又称更生霉素）已被证实与 SOS 的发生相关，它与腹部放疗或长春新碱可能有协同毒性。毒性风险的高低可能也与放疗的剂量或放线菌素 D 的用药剂量相关[246]。

已报告的有关放线菌素 D 的病例大多数是右侧肾母细胞瘤患者，如果肿瘤的体积较大，那么发生 SOS 的风险也随之增大[248]。而放线菌素 D 引起 SOS 的发生率在左侧肾母细胞瘤和横纹肌肉瘤的患者中则较低[247,249]。一个可能的原因是发生在右侧的肾母细胞瘤其肿瘤本身会压迫血管、降低肝静脉的回流，也就是会造成布-加综合征。另一个可能的病因是肿瘤在血管中浸润生长，造成布-加综合征，而这种情况在既往的文献中可能很少被诊断出来[250]。在一项研究中，只有 40% 的病例通过超声检测到了血管内的肿瘤浸润，当然这可能与老式超声设备的成像技术较差，很难检测出早期病例有关[250]。布-加综合征和 SOS 在临床表现和组织学特征上都有许多的相同的地方。我们仍不清楚右侧肾母细胞瘤患者 SOS 发生率的增加是否像放线菌素 D 引起的 SOS 一样是由于肝静脉回流受阻引起，或者是未诊断出的布-加综合征及其他未被确认的危险因素引起。

（六）放射治疗

肝脏接受放射线照射后会发生 RILD 或放射性肝炎。按照传统的放射分割方式，成人在照射剂量超过 30～35 Gy 时就会发生 RILD，而近期接受过肝脏部分切除术的儿童或成人可能在更低剂量时即会发生。

同布-加综合征及 SOS 一样，RILD 的症状和体征包括肝大、体重减轻和不同程度的腹水。常见的组织学变化特征有肝窦闭塞、肝窦纤维化和中心静脉外膜及内皮下纤维化。但 RILD 和干细胞移植治疗引起的 SOS 有以下区别（表 30-5）：① 干细胞移植引起的 SOS 的诊断标准中包括胆红素升高超过 2 mg/dl 和肝脏压痛，而在 RILD 中胆红素的升高通常较为轻微并且很少会有右上腹疼痛[251,252]；② SOS 的特征性组织学改变是小叶中心坏死，而 RILD 则是小叶中心萎缩，凝固性坏死少见[251-253]，正是由于组织学上是萎缩而不是坏死，使得 RILD 更不容易被临床早期发现；③ 借助电子显微镜可在 RILD 中发现中心静脉有纤维蛋白沉积，而 SOS 则没有；④ 在 SOS 中，临床症状的发生甚至可能在干细胞输注的当天即发生，最迟也在治疗暴露后 30 d 发生，而 RILD 通常在照射后 1～2 个月发生，大致范围在 2 周至 7 个月。通过上述

临床表现、组织学改变和发病时间，即可对两者进行
鉴别诊断。

表 30‐5　肝窦阻塞综合征和放射性肝病的区别

参　　数	干细胞移植中的 SOS	RILD
发病时间	第 0～30 天	2 周至 4 个月（通常 1～2 个月）
RUQ 疼痛	显著	轻度
胆红素	>2 mg/dl，通常显著升高	正常或轻度升高
组织学改变	小叶中心坏死	小叶中心萎缩

RILD，放射性肝病；RUQ，右上腹；SOS，肝窦阻塞综合征

在过去，RILD 的发生限制了放疗作为肝内肿瘤治
疗的应用，但随着三维放疗技术的发展，肝脏可以接受
更高的照射剂量而同时 RILD 的发生率也可保持一个
较低的水平[254]。

肝脏放疗也能加重化疗的肝脏毒性。在干细胞移
植的 SOS 中，全身放疗是一个危险因素，尽管此时放疗
的剂量（10～16 Gy）要明显低于肝脏单独接受放疗能承
受的剂量。在联合环磷酰胺化疗时，实施一次性放疗
SOS 的发生率要高于高分割放疗[255]。全身照射的剂
量较高时（超过 12 Gy），也会增加 SOS 发生的风险。在
联合 L‐门冬酰胺酶治疗肾母细胞瘤时，放疗剂量超过
20 Gy 会增加 SOS 的发生率。但目前还无法区分发生
SOS 是因为高剂量的化疗引起（仅接受化疗而没有放
疗）还是肝脏放疗加上高剂量化疗协同作用引起。

（七）激素

1. 他莫昔芬

他莫昔芬（tamoxifen）是一种同时具有抗雌激素和
类雌激素作用的非甾类药物，被广泛用于乳腺癌的化疗
预防中。已报道的他莫昔芬的肝脏损伤包括非酒精性
脂肪性肝病（non-alcoholic fatty liver disease，
NAFLD）[256-261]、紫癜性肝病[262]、急性肝炎[263]和肝
细胞癌[264,265]。

NAFLD 是他莫昔芬引起肝脏损伤的最常见形式。
在日本的一项研究中，105 例使用他莫昔芬治疗的女性
每年进行 CT 定期检查，结果发现脂肪肝的发生率为
38%，并且大部分（35/40，85%）在服药后头两年内发
生[261]。在发生脂肪肝的人群中，有 40%（16/40）伴有
转氨酶的持续升高。另外，有文献报告了 3 例患者经肝
脏活检病理证实在脂肪性肝炎基础上合并了肝硬
化[257,259]。与之相对的是，在另一项回顾性研究中，总
共 5 408 例女性应用他莫昔芬治疗，中位随访了 7 年时
间，结果发现他莫昔芬相关的脂肪性肝炎很大程度是一
种发展缓慢的疾病，并且在合并有代谢综合征的女性中

更常见[266]。

接受他莫昔芬治疗的大鼠会继发 NRH、肝腺瘤和
肝细胞癌[267]。他莫昔芬通过 CYP3A4 代谢，而人与
小鼠在他莫昔芬的代谢过程和形式上有本质的区别。
为达到有临床意义的血清浓度，大鼠必须接受高剂量的
他莫昔芬治疗，从而使得其在肝脏内和体内代谢的浓度
非常之高[268,269]。他莫昔芬在大鼠肝脏内的浓度要远
高于其在人肝脏内的浓度，而大鼠对他莫昔芬引起的肝
脏 DNA 损伤也非常敏感[269,270]。大鼠易患肝细胞癌
（hepatocellular carcinoma，HCC）的倾向可能有种属
特异性，因小鼠和仓鼠不会发生肝脏肿瘤。对于他莫昔
芬是否会引起肝癌发病率的增加目前还没有流行病学
的证据[267]，但已有长期服用他莫昔芬引起的肝癌个案
报告[264,265]。考虑到使用他莫昔芬的适应证还在扩
大，在未来的临床研究中应谨慎、真实地监测 HCC 发
生的风险。

2. 醋酸环丙孕酮

醋酸环丙孕酮（cyproterone acetate）是一种合成的孕
酮衍生物，具有抗雄激素和孕激素样活性，目前主要用于
进展期前列腺癌的治疗，但在美国 FDA 并没有批准此适
应证，而其他一些国家获得批准。在一项大型调查性研
究中，1 685 名非前列腺癌的患者接受了醋酸环丙孕酮的
治疗，在 50 mg/d 的剂量组中有 10% 的患者肝功能检测
有异常，而剂量大于 100 mg/d 的患者中有 20% 出现异
常[271]。在另一项回顾性分析中，78 例前列腺癌的患者
按 50 mg/d 的剂量接受醋酸环丙孕酮的治疗，在肝脏是
否受侵不明的情况下，有 14% 的患者检测到 ALP 的升
高，2.5% 检测到转氨酶升高[152]。已经有 18 例醋酸环丙
孕酮相关性肝炎的报告，其中 6 例死亡。在一篇综
述[271]里引用了一项报告：因醋酸环丙孕酮引起了 96 例
肝脏毒性的事件，其中有 33 例死亡[272]。另外，也已经有
患儿在治疗性早熟时发生发肝硬化的相关报告[153]。

醋酸环丙孕酮在小鼠肝脏具有促有丝分裂、致瘤、
诱导 DNA 加合及修复合成的作用[273,274]，人肝细胞也
能形成高水平的 DNA 加合物，这种活性代谢物的形成
是由羟基类固醇磺基转移酶催化所致。尽管长期应用
高剂量的醋酸环丙孕酮有诱发 HCC 的潜在风险，但在
目前进展期前列腺癌患者的生命周期中不太可能发生。

3. 氟他胺

氟他胺（flutamide）是人工合成的非甾体类竞争性
雄激素受体拮抗剂，口服后通过首关消除，形成数个氧
化代谢产物。其中亲电子代谢物的形成是通过 CYP3A
和 CYP1A 催化的[275]。小鼠的动物实验提示[276]亲电

子代谢物对肝细胞的毒性是通过消耗细胞的 GSH 完成的,伴随着氧化应激。线粒体的呼吸和 ATP 形成同时也受抑,但研究没有报道对线粒体的毒性是否源于 GSH 的耗竭。

肝脏损伤表现为胆红素显著升高以及血清转氨酶的升高。通过尸检发现组织学的主要特征是明显的或大块的肝坏死。一项 905 例患者应用氟他胺治疗的多中心研究中,0.8% 的患者出现了大于 4 ULN 的肝功能损伤[277]。根据上市后的 5 年观察[162],与氟他胺相关的严重肝病事件一共发生了 46 例,其中 20 例死亡。根据处方统计的数字,严重的肝损伤发生率估计为 3/10 000。

结 论

短暂的肝功能异常是肿瘤化疗的常见不良事件。目前我们对化疗诱发的肝损伤的认识还很模糊,很多损伤肿瘤患者肝脏的因素并存,而过去的文献报道有限。但无论如何,肝损伤是目前恶性血液病相关治疗的常见并发症,但常规剂量的化疗引起临床显著的肝损伤还是少见的。

(刘秀峰 龚新雷 译 秦叔逵 刘鸿凌 校)

参考文献

[1] Zimm S, Colins JM, O'Neill D, Chabner BA, Poplack DG. Inhibition of first-pass metabolism in cancer chemotherapy: interaction of 6 - mercaptopurine and allopurinol. Clin Pharmacol Ther 1983; 34: 810 - 817.

[2] Humerickhouse R, Lohrbach K, Li L, Bosron WF, Dolan ME. Characterization of CPT - 11 hydrolysis by human liver carboxylesterase isoforms hCE - 1 and hCE - 2. Cancer Res 2000; 60: 1189 - 1192.

[3] Iyer L, King CD, Whitington PF, Green MD, Roy SK, Tephly TR, et al. Genetic predisposition to the metabolism of irinotecan (CPT - 11). Role of uridine diphosphate glucuronosyltransferase isoform 1A1 in the glucuronidation of its active metabolite (SN - 38) in human liver microsomes. J Clin Invest 1998; 101: 847 - 854.

[4] Sugiyama Y, Kato Y, Chu X. Multiplicity of biliary excretion mechanisms for the camptothecin derivative irinotecan (CPT - 11), its metabolite SN - 38, and its glucuronide: role of canalicular multispecific organic anion transporter and P-glycoprotein. Cancer Chemother Pharmacol 1998; 42(Suppl.): S44 - S49.

[5] Slatter JG, Schaaf LJ, Sams JP, Feenstra KL, Johnson MG, Bombardt PA, et al. Pharmacokinetics, metabolism, and excretion of irinotecan (CPT - 11) following I. V. infusion of [(14)C]CPT - 11 in cancer patients. Drug Metab Dispos 2000; 28: 423 - 433.

[6] Anderson GD. A mechanistic approach to antiepileptic drug interactions. Ann Pharmacother 1998; 32: 554 - 563.

[7] Yong WP, Ramirez J, Innocenti F, Ratain MJ. Effects of ketoconazole on glucuronidation by UDP - glucuronosyltransferase enzymes. Clin Cancer Res 2005; 11: 6699 - 6704.

[8] Gupta E, Wang X, Ramirez J, Ratain MJ. Modulation of glucuronidation of SN - 38, the active metabolite of irinotecan, by

valproic acid and phenobarbital. Cancer Chemoth Pharm 1997; 39: 440 - 444.

[9] Ren S, Yang JS, Kalhorn TF, Slattery JT. Oxidation of cyclophosphamide to 4 - hydroxycyclophosphamide and deschloroethylcyclophosphamide in human liver microsomes. Cancer Res 1997; 57: 4229 - 4235.

[10] Ambudkar SV, Dey S, Hrycyna CA, Ramachandra M, Pastan I, Gottesman MM. Biochemical, cellular, and pharmacological aspects of the multidrug transporter. Ann Rev Pharmacol Toxicol 1999; 39: 361 - 398.

[11] Kivistö KT, Kroemer HK, Eichelbaum M. The role of human cytochrome P450 enzymes in the metabolism of anticancer agents: implications for drug interactions. Br J Clin Pharmacol 1995; 40: 523 - 530.

[12] Lum BL, Kaubisch S, Yahanda AM, Adler KM, Jew L, Ehsan MN, et al. Alteration of etoposide pharmacokinetics and pharmacodynamics by cyclosporine in a phase I trial to modulate multidrug resistance. J Clin Oncol 1992; 10: 1635 - 1642.

[13] Ellis AG, Webster LK. Inhibition of paclitaxel elimination in the isolated perfused rat liver by Cremophor EL. Cancer Chemother Pharmacol 1999; 43: 13 - 18.

[14] Ellis AG, Crinis NA, Webster LK. Inhibition of etoposide elimination in the isolated perfused rat liver by Cremophor EL and Tween 80. Cancer Chemother Pharmacol 1996; 38: 81 - 87.

[15] Tian Q, Zhang J, Chan E, Duan W, Zhou SF. Multidrug resistance protein (MRPs) and implication in drug development. Drug Dev Res 2005; 51: 1 - 18.

[16] Borst P, Oude Elferink RP. Mammalian ABC transporters in health and disease. Annu Rev Biochem 2002; 71: 537 - 592.

[17] Luo FR, Paranjpe PV, Guo A, Rubin E, Sinko P. Intestinal transport of irinotecan in Caco - 2 cells and MDCK II cells overexpressing efflux transporters Pgp, cMOAT, and MRP1. Drug Metab Dispos 2002; 30: 763 - 770.

[18] Chu XY, Kato Y, Sugiyama Y. Multiplicity of biliary excretion mechanisms for irinotecan, CPT - 11, and its metabolites in rats. Cancer Res 1997; 57: 1934 - 1938.

[19] Gupta E, Safa AR, Wang X, Ratain MJ. Pharmacokinetic modulation of irinotecan and metabolites by cyclosporin A. Cancer Res 1996; 56: 1309 - 1314.

[20] Kool M, van der Linden M, de Haas M, Scheffer GL, de Vree JM, Smith AJ, et al. MRP3, an organic anion transporter able to transport anti-cancer drugs. Proc Natl Acad Sci USA 1999; 96: 6914 - 6919.

[21] Zeng H, Bain LJ, Belinsky MG, Kruh GD. Expression of multidrug resistance protein - 3 (multispecific organic anion transporter - D) in human embryonic kidney 293 cells confers resistance to anticancer agents. Cancer Res 1999; 59: 5964 - 5967.

[22] Norris MD, Smith J, Tanabe K, Tobin P, Flemming C, Scheffer GL, et al. Expression of multidrug transporter MRP4/ABCC4 is a marker of poor prognosis in neuroblastoma and confers resistance to irinotecan in vitro. Mol Cancer Ther 2005; 4: 547 - 553.

[23] Allen JD, Schinkel AH. Multidrug resistance and pharmacological protection mediated by the breast cancer resistance protein (BCRP/ABCG2). Mol Cancer Ther 2002; 1: 427 - 434.

[24] Yang CJ, Horton JK, Cowan KH, Schneider E. Cross-resistance to camptothecin analogues in a mitoxantrone-resistant human breast carcinoma cell line is not due to DNA topoisomerase I alterations. Cancer Res 1995; 55: 4004 - 4009.

[25] Burger H, van Tol H, Boersma AWM, Brok M, Wiemer EAC, Stoter G, et al. Imatinib mesylate (TTI571) is a substrate for the breast cancer resistance pump (BCRP)/ABCG2 drug pump. Blood 2004; 104: 2940 - 2942.

[26] Kaplowitz N, DeLeve LD. Drug-induced liver disease. New York: Marcel Dekker, Inc.; 2003.

[27] Yule SM, Walker D, Cole M, McSorley L, Cholerton S, Daly AK,

et al. The effect of fluconazole on cyclophosphamide metabolism in children. Drug Metab Disposition 1999; 27: 417 - 421.

[28] Webster GJM, Kurtovic J, Singh-Grewal I, Friedlander M, Riordan SM. Prevention of hepatotoxicity but loss of antimelanoma effect with combined fotemustine and anti-oxidant treatment. Intern Med J 2004; 34: 298 - 299.

[29] Davies AA, Davey Smith G, Harbord R, Bekkering GE, Sterne JAC, Beynon R, et al. Nutritional interventions and outcome in patients with cancer or preinvasive lesions: systematic review. J Natl Cancer Inst 2006; 98: 961 - 973.

[30] Vickers AJ, Cassileth BR. Unconventional therapies for cancer and cancer-related symptoms. Lancet Oncol 2001; 2: 226 - 232.

[31] Hoh C, Boocock D, Marczylo T, Singh R, Berry DP, Dennison AR, et al. Pilot study of oral silibinin, a putative chemopreventive agent, in colorectal cancer patients: silibinin levels in plasma, colorectum, and liver and their pharmacodynamic consequences. Clin Cancer Res 2006; 12: 2944 - 2950.

[32] Drisko JA, Chapman J, Hunter VJ. The use of antioxidants with first-line chemotherapy in two cases of ovarian cancer. J Am Coll Nutr 2003; 22: 118 - 123.

[33] Eli R, Fasciano JA. An adjunctive preventive treatment for cancer: ultraviolet light and ginkgo biloba, together with other antioxidants, are a safe and powerful, but largely ignored, treatment option for the prevention of cancer. Med Hypotheses 2006; 66: 1152 - 1156.

[34] Villikka K, Kivisto KT, Maenpaa H, Joensuu H, Neuvonen PJ. Cytochrome P450-inducing antiepileptics increase the clearance of vincristine in patients with brain tumors. Clin Pharmacol Ther 1999; 66: 589 - 593.

[35] Royer I, Monsarrat B, Sonnier M, Wright M, Cresteil T. Metabolism of docetaxel by human cytochromes P450: interactions with paclitaxel and other antineoplastic drugs. Cancer Res 1996; 56: 58 - 65.

[36] Synold TW, Dussault I, Forman BM. The orphan nuclear receptor SXR coordinately regulates drug metabolism and efflux. Nat Med 2001; 7: 584 - 590.

[37] Mani S, Huang H, Sundarababu S, Liu W, Kalpana G, Smith AB, et al. Activation of the steroid and xenobiotic receptor (human pregnane X receptor) by nontaxane microtubulestabilizing agents. Clin Cancer Res 2005; 11: 6359 - 6369.

[38] Lindley C, Hamilton G, McCune JS, Faucette S, Shord SS, Hawke RL, et al. The effect of cyclophosphamide with and without dexamethasone on cytochrome P450 3A4 and 2B6 in human hepatocytes. Drug Metab Dispos 2002; 30: 814 - 822.

[39] Friedman HS, Petros WP, Friedman AH, Schaaf LJ, Kerby T, Lawyer J, et al. Irinotecan therapy in adults with recurrent or progressive malignant glioma. J Clin Oncol 1999; 17: 1516 - 1525.

[40] Cohen MH, Williams G, Johnson JR, Duan J, Gobburu J, Rahman A, et al. Approval summary for imatinib mesylate capsules in the treatment of chronic myelogenous leukemia. Clin Cancer Res 2002; 8: 935 - 942.

[41] Lyseng-Williamson K, Jarvis B. Imatinib. Drugs 2001; 61: 1765 - 1774 [discussion 1775 - 1776].

[42] Bolton AE, Peng B, Hubert M, Krebs-Brown A, Capdeville R, Keller U, et al. Effect of rifampicin on the pharmacokinetics of imatinib mesylate (Gleevec, STI571) in healthy subjects. Cancer Chemoth Pharm 2004; 53: 102 - 106.

[43] Smith P, Bullock JM, Booker BM, Haas CE, Berenson CS, Jusko WJ. The influence of St. John's wort on the pharmacokinetics and protein binding of imatinib mesylate [erratum appears in Pharmacotherapy. 2004 Dec; 24 (12): 1837]. Pharmacotherapy 2004; 24: 1508 - 1514.

[44] Dutreix C, Peng B, Mehring G, Hayes M, Capdeville R, Pokorny R, et al. Pharmacokinetic interaction between ketoconazole and imatinib mesylate (Glivec) in healthy subjects. Cancer Chemoth Pharm 2004; 54: 290 - 294.

[45] Wassmann B, Pfeifer H, Goekbuget N, Beelen DW, Beck J, Stelljes M, et al. Alternating versus concurrent schedules of imatinib and chemotherapy as front-line therapy for Philadelphia-positive acute lymphoblastic leukemia (Ph + ALL). Blood 2006; 108: 1469 - 1477.

[46] Ohyashiki K, Kuriyama Y, Nakajima A, Tauchi T, Ito Y, Miyazawa H, et al. Imatinib mesylate-induced hepatotoxicity in chronic myeloid leukemia demonstrated focal necrosis resembling acute viral hepatitis. Leukemia 2002; 16: 2160 - 2161.

[47] James C, Trouette H, Marit G, Cony-Makhoul P, Mahon FX. Histological features of acute hepatitis after imatinib mesylate treatment [comment]. Leukemia 2003; 17: 978 - 979.

[48] Rocca P, El Jastimi S, Troncy J, Scoazec J - Y, Boucher A, Vial T, et al. Imatinib mesylate-induced acute cytolytic hepatitis. Gastroenterol Clin Biol 2004; 28: 918 - 919.

[49] Ayoub WS, Geller SA, Tran T, Martin P, Vierling JM, Poordad FF. Imatinib (Gleevec)-induced hepatotoxicity. J Clin Gastroenterol 2005; 39: 75 - 77.

[50] Larroquette CA, Hortobagyi GN, Buzdar AU, Holmes FA. Subclinical hepatic toxicity during combination chemotherapy for breast cancer. J Am Med Assoc 1986; 256: 2988 - 2990.

[51] Zaman GJ, Lankelma J, van Tellingen O, Beijnen J, Dekker H, Paulusma C, et al. Role of glutathione in the export of compounds from cells by the multidrug-resistance-associated protein. Proc Nat Acad Sci USA 1995; 92: 7690 - 7694.

[52] Zhou-Pan XR, Seree E, Zhou XJ, Placidi M, Maurel P, Barra Y, et al. Involvement of human liver cytochrome P450 3A in vinblastine metabolism: drug interactions. Cancer Res 1993; 53: 5121 - 5126.

[53] Zhou XJ, Zhou-Pan XR, Gauthier T, Placidi M, Maurel P, Rahmani R. Human liver microsomal cytochrome P450 3A isozymes mediated vindesine biotransformation. Metabolic drug interactions. Biochem Pharmacol 1993; 45: 853 - 861.

[54] Kajita J, Kuwabara T, Kobayashi H, Kobayashi S. CYP3A4 is mainly responsible for the metabolism of a new vinca alkaloid, vinorelbine, in human liver microsomes. Drug Metab Dispos 2000; 28: 1121 - 1127.

[55] Rahman A, Korzekwa KR, Grogan J, Gonzalez FJ, Harris JW. Selective biotransformation of taxol to 6 alpha-hydroxytaxol by human cytochrome P450 2C8. Cancer Res 1994; 54: 5543 - 5546.

[56] Robieux I, Sorio R, Borsatti E, Cannizzaro R, Vitali V, Aita P, et al. Pharmacokinetics of vinorelbine in patients with liver metastasis. Clin Pharmacol Ther 1996; 59: 32 - 40.

[57] Figg WD, Dukes GE, Pritchard JF, Hermann DJ, Lesesne HR, Carson SW, et al. Pharmacokinetics of ondansetron in patients with hepatic insufficiency. J Clin Pharmacol 1996; 36: 206 - 215.

[58] Locasciulli A, Testa M, Pontisso P, Benvegnu L, Fraschini D, Corbetta A, et al. Prevalence and natural history of hepatitis C infection in patients cured of childhood leukemia. Blood 1997; 90: 4628 - 4633.

[59] Farrow AC, Buchanan GR, Zwiener RJ, Bowman WP, Winick NJ. Serum aminotransferase elevation during and following treatment of childhood acute lymphoblastic leukemia. J Clin Oncol 1997; 15: 1560 - 1566.

[60] Meir H, Balawi I, Nayel H, El Karaksy H, El Haddad A. Hepatic dysfunction in children with acute lymphoblastic leukemia in remission: relation to hepatitis infection. Med Pediatr Oncol 2001; 36: 469 - 473.

[61] Horina JH, Wirnsberger GH, Kenner L, Holzer H, Krejs GJ. Increased susceptibility for CsA-induced hepatotoxicity in kidney graft recipients with chronic viral hepatitis C. Transplantation 1993; 56: 1091 - 1094.

[62] Zylberberg H, Carnot F, Mamzer M-F, Blancho G, Legendre C, Pol S. Hepatitis C virus-related fibrosing cholestatic hepatitis after

renal transplantation. Transplantation 1997; 63: 158 – 160.

[63] Ungo JR, Jones D, Ashkin D, Hollender ES, Bernstein D, Albanese AP, et al. Antituberculosis drug-induced hepatotoxicity. The role of hepatitis C virus and the human immunodeficiency virus. Am J Respir Crit Care Med 1998; 157: 1871 – 1876.

[64] Strasser SI, Myerson D, Spurgeon CL, Sullivan KM, Storer B, Schoch HG, et al. Hepatitis C virus infection and bone marrow transplantation: a cohort study with 10-year follow-up. Hepatology 1999; 29: 1893 – 1899.

[65] Sulkowski MS, Thomas DL, Chaisson RE, Moore RD. Hepatotoxicity associated with antiretroviral therapy in adults infected with human immunodeficiency virus and the role of hepatitis C or B virus infection. JAMA 2000; 283: 74 – 80.

[66] Alter MJ, Kruszon-Moran D, Nainan OV, McQuillan GM, Gao F, Moyer LA, et al. The prevalence of hepatitis C virus infection in the United States, 1988 through 1994. N Engl J Med 1999; 341: 556 – 562.

[67] Chak E, Talal AH, Sherman KE, Schiff ER, Saab S. Hepatitis C virus infection in USA: an estimate of true prevalence. Liver Int 2011; 31: 1090 – 1101.

[68] Cheng AL. Steroid-free chemotherapy decreases the risk of hepatitis flare-up in hepatitis B virus carriers with non-Hodgkin's lymphoma [letter]. Blood 1996; 87: 1202.

[69] Etienne MC, Chatelut E, Pivot X, Lavit M, Pujol A, Canal P, et al. Co-variables influencing 5 – fluorouracil clearance during continuous venous infusion. A NONMEM analysis. Eur J Cancer 1998; 34: 92 – 97.

[70] Stein BN, Petrelli NJ, Douglass HO, Driscoll DL, Arcangeli G, Meropol NJ. Age and sex are independent predictors of 5-fluorouracil toxicity. Cancer 1994; 75: 11 – 17.

[71] Lu Z, Zhang R, Diasio RB. Population characteristics of hepatic dihydropyrimidine dehydrogenase activity, a key metabolic enzyme in 5-fluorouracil chemotherapy. Clin Pharmacol Ther 1995; 58: 512 – 522.

[72] den Hartigh J, McVie JG, van Oort WJ, Pinedo HM. Pharmacokinetics of mitomycin C in humans. Cancer Res 1983; 43: 5017 – 5021.

[73] Miya T, Sasaki Y, Karato A, Saijo N. Pharmacokinetic study of mitomycin C with emphasis on the influence of aging. Jpn J Cancer Res 1992; 83: 1382 – 1385.

[74] Wade JR, Kelman AW, Kerr DJ, Robert J, Whiting B. Variability in the pharmacokinetics of epirubicin: a population analysis. Cancer Chemoth Pharm 1992; 29: 391 – 395.

[75] Cusack BJ, Mushlin PS, Johnson CJ, Vestal RE, Olson RD. Aging increases the cardiotoxicity of daunorubicin and daunorubicinol in the rat. J Gerontol A Biol Sci Med Sci 1996; 51: B376 – B384.

[76] Cusack BJ, Young SP, Vestal RE, Olson RD. Age-related pharmacokinetics of daunorubicin and daunorubicinol following intravenous bolus daunorubicin administration in the rat. Cancer Chemoth Pharm 1997; 39: 505 – 512.

[77] Arndt C, Hawkins D, Anderson JR, Breitfeld P, Womer R, Meyer W. Age is a risk factor for chemotherapy-induced hepatopathy with vincristine, dactinomycin, and cyclophosphamide. J Clin Oncol 2004; 22: 1894 – 1901.

[78] Anonymous. The effect of age and renal function on the efficacy and toxicity of methotrexate in rheumatoid arthritis. Rheumatoid arthritis clinical trial archive group. J Rheumatol 1995; 22: 218 – 223.

[79] Dobbs NA, Twelves CJ, Gillies H, James CA, Harper PG, Rubens RD. Gender affects doxorubicin pharmacokinetics in patients with normal liver biochemistry. Cancer Chemother Pharmacol 1995; 36: 473 – 476.

[80] Grenier MA, Lipshultz SE. Epidemiology of anthracycline cardiotoxicity in children and adults. Semin Oncol 1998; 25: 72 – 85.

[81] Lipshultz SE, Lipsitz SR, Mone SM, Goorin AM, Sallan SE, Sanders SP, et al. Female sex and higher drug dose as risk factors for late cardiotoxic effects of doxorubicin therapy for childhood cancer. N Engl J Med 1995; 332: 1738 – 1743.

[82] Silber JH, Jakacki RI, Larsen RL, Goldwein JW, Barber G. Increased risk of cardiac dysfunction after anthracyclines in girls [see comments]. Med Pediatr Oncol 1993; 21: 477 – 479.

[83] Zalcberg J, Kerr D, Seymour L, Palmer M. Haematological and non-haematological toxicity after 5 – fluorouracil and leucovorin in patients with advanced colorectal cancer is significantly associated with gender, increasing age and cycle number tomudex international study group. Eur J Cancer Care 1998; 34: 1871 – 1875.

[84] Milano G, Etienne MC, Pierrefite V, Barberi-Heyob M, Deporte-Fety R, Renee N. Dihydropyrimidine dehydrogenase deficiency and fluorouracil-related toxicity. Br J Cancer 1999; 79: 627 – 630.

[85] Bressolle F, Joulia JM, Pinguet F, Ychou M, Astre C, Duffour J, et al. Circadian rhythm of 5 – fluorouracil population pharmacokinetics in patients with metastatic colorectal cancer. Cancer Chemoth Pharm 1999; 44: 295 – 302.

[86] Chazal M, Etienne MC, Renée N, Bourgeon A, Richelme H, Milano G. Link between dihydropyrimidine dehydrogenase activity in peripheral blood mononuclear cells and liver. Clin Cancer Res 1996; 2: 507 – 510.

[87] Lu Z, Zhang R, Carpenter JT, Diasio RB. Decreased dihydropyrimidine dehydrogenase activity in a population of patients with breast cancer: implication for 5-fluorouracil-based chemotherapy. Clin Cancer Res 1998; 4: 325 – 329.

[88] Walter-Sack I, Klotz U. Influence of diet and nutritional status on drug metabolism. Clin Pharmacokinet 1996; 31: 47 – 64.

[89] Davis LE, Lenkinski RE, Shinkwin MA, Kressel HY, Daly JM. The effect of dietary protein depletion on hepatic 5 – fluorouracil metabolism. Cancer 1993; 72: 3715 – 3722.

[90] Cusack BJ, Young SP, Loseke VL, Hurty MR, Beals L, Olson RD. Effect of a low-protein diet on doxorubicin pharmacokinetics in the rabbit. Cancer Chemoth Pharm 1992; 30: 145 – 148.

[91] DeLeve LD. Cellular target of cyclophosphamide toxicity in the murine liver: role of glutathione and site of metabolic activation. Hepatology 1996; 24: 830 – 837.

[92] Wang X, Kanel GC, DeLeve LD. Support of sinusoidal endothelial cell glutathione prevents hepatic veno-occlusive disease in the rat. Hepatology 2000; 31: 428 – 434.

[93] Geraci JP, Mariano MS, Jackson KL. Radiation hepatology of the rat: microvascular fibrosis and enhancement of liver dysfunction by diet and drugs. Radiat Res 1992; 129: 322 – 332.

[94] Iyer L, Ratain MJ. Pharmacogenetics and cancer chemotherapy. Eur J Cancer 1998; 34: 1493 – 1499.

[95] Carlini LE, Meropol NJ, Bever J, Andria ML, Hill T, Gold P, et al. UGT1A7 and UGT1A9 polymorphisms predict response and toxicity in colorectal cancer patients treated with capecitabine/irinotecan. Clin Cancer Res 2005; 11: 1226 – 1236.

[96] Gagne J-F, Montminy V, Belanger P, Journault K, Gaucher G, Guillemette C. Common human UGT1A polymorphisms and the altered metabolism of irinotecan active metabolite 7-ethyl – 10 – hydroxycamptothecin (SN – 38). Mol Pharmacol 2002; 62: 608 – 617.

[97] Hanioka N, Ozawa S, Jinno H, Ando M, Saito Y, Sawada J. Human liver UDP – glucuronosyltransferase isoforms involved in the glucuronidation of 7 – ethyl – 10 – hydroxycamptothecin. Xenobiotica 2001; 31: 687 – 699.

[98] Massacesi C, Terrazzino S, Marcucci F, Rocchi MB, Lippe P, Bisonni R, et al. Uridine diphosphate glucuronosyl transferase 1A1 promoter polymorphism predicts the risk of gastrointestinal toxicity and fatigue induced by irinotecan-based chemotherapy. Cancer 2006; 106: 1007 – 1016.

[99] Bosma PJ, Roy Chowdhury J, Bakker C, Gantla S, De Boer A, Oostra BA, et al. The genetic basis of the reduced expression of bilirubin UDP - glucuronosyltransferase I in Gilbert's syndrome. N Engl J Med 1998; 333: 1171 - 1175.

[100] Wasserman E, Myara A, Lokiec F, Goldwasser F, Trivin F, Mahjoubi M, et al. Severe CPT - 11 toxicity in patients with Gilbert's syndrome: two case reports. Ann Oncol 1997; 8: 1049 - 1051.

[101] Paoluzzi L, Singh AS, Price DK, Danesi R, Mathijssen RHJ, Verweij J, et al. Influence of genetic variants in UGT1A1 and UGT1A9 on the in vivo glucuronidation of SN - 38. J Clin Pharmacol 2004; 44: 854 - 860.

[102] Sai K, Saeki M, Saito Y, Ozawa S, Katori N, Jinno H, et al. UGT1A1 haplotypes associated with reduced glucuronidation and increased serum bilirubin in irinotecan-administered Japanese patients with cancer [see comment]. Clin Pharmacol Ther 2004; 75: 501 - 515.

[103] Han J-Y, Lim H-S, Shin ES, Yoo Y-K, Park YH, Lee J-E, et al. Comprehensive analysis of UGT1A polymorphisms predictive for pharmacokinetics and treatment outcome in patients with non-small-cell lung cancer treated with irinotecan and cisplatin. J Clin Oncol 2006; 24: 2237 - 2244.

[104] Strasser SI, McDonald GB. Gastrointestinal and hepatic complications. In: Thomas ED, Blume KG, Forman SJ, editors. Hematopoietic cell transplantation. 2nd ed. Cambridge, MA: Blackwell Scientific Publications; 1999. pp. 627 - 658.

[105] McDonald GB. Review article: management of hepatic disease following haematopoietic cell transplant. Aliment Pharmacol Ther 2006; 24: 441 - 452.

[106] McDonald GB, Hinds MS, Fisher LD, Schoch HG, Wolford JL, Banaji M, et al. Veno-occlusive disease of the liver and multiorgan failure after bone marrow transplantation: a cohort study of 355 patients. Ann Intern Med 1993; 118: 255 - 267.

[107] Jones RJ, Lee KS, Beschorner WE, Vogel VG, Grochow LB, Braine HG, et al. Venoocclusive disease of the liver following bone marrow transplantation. Transplantation 1987; 44: 778 - 783.

[108] McDonald GB, Hinds MS, Fisher LD, Schoch HG, Wolford JL, Banaji M, et al. Veno-occlusive disease of the liver and multiorgan failure after bone marrow transplantation — a cohort study of 355 patients. Ann Intern Med 1993; 118: 255 - 267.

[109] Blostein MD, Paltiel OB, Thibault A, Rybka WB. A comparison of clinical criteria for the diagnosis of veno-occlusive disease of the liver after bone marrow transplantation. Bone Marrow Transplant 1992; 10: 439 - 443.

[110] Bearman SI, Anderson GL, Mori M, Hinds MS, Shulman HM, McDonald GB. Venoocclusive disease of the liver: development of a model for predicting fatal outcome after marrow transplantation. J Clin Oncol 1993; 11: 1729 - 1736.

[111] Hommeyer SC, Teefey SA, Jacobson AF, Higano CS, Bianco JA, Colacurcio CJ, et al. Venocclusive disease of the liver: prospective study of US evaluation. Radiology 1992; 184: 683 - 686.

[112] McCarville MB, Hoffer FA, Howard SC, Goloubeva O, Kauffman WM. Hepatic veno-occlusive disease in children undergoing bone-marrow transplantation: usefulness of sonographic findings. Pediat Radiol 2001; 31: 102 - 105.

[113] Teefey SA, Brink JA, Borson RA, Middleton WD. Diagnosis of venoocclusive disease of the liver after bone marrow transplantation: value of duplex sonography. AJR Am J Roentgenol 1995; 164: 1397 - 1401.

[114] Shulman HM, Gooley T, Dudley MD, Kofler T, Feldman R, Dwyer D, et al. Utility of transvenous liver biopsies and wedged hepatic venous pressure measurements in sixty marrow transplant recipients. Transplantation 1995; 59: 1015 - 1022.

[115] Carreras E, Granena A, Navasa M, Bruguera M, Marco V, Sierra J, et al. Transjugular liver biopsy in BMT. Bone Marrow Transplant 1993; 11: 21 - 26.

[116] Deeg HJ, Shulman HM, Schmidt E, Yee GC, Thomas ED, Storb R. Marrow graft rejection and veno-occlusive disease of the liver in patients with aplastic anemia conditioned with cyclophosphamide and cyclosporine. Transplantation 1986; 42: 497 - 501.

[117] Peters WP, Henner WD, Grochow LB, Olsen G, Edwards S, Stanbuck H, et al. Clinical and pharmacological effects of high dose single agent busulfan with autologous bone marrow support in the treatment of solid tumors. Cancer Res 1987; 47: 6402 - 6406.

[118] Ayash LJ, Elias A, Wheeler C, Reich E, Schwartz G, Mazanet R, et al. Double dose-intensive chemotherapy with autologous marrow and peripheral-blood progenitor-cell support for metastatic breast cancer: a feasibility study. J Clin Oncol 1994; 12: 37 - 44.

[119] Singhal S, Powles R, Treleaven J, Horton C, Swansbury GJ, Mehta J. Melphalan alone prior to allogeneic bone marrow transplantation from HLA - identical sibling donors for hematologic malignancies: alloengraftment with potential preservation of fertility in women. Bone Marrow Transplant 1996; 18: 1049 - 1055.

[120] Moreau P, Fiere D, Bezwoda WR, Facon R, Attal M, Laporte JP, et al. Prospective randomized placebo-controlled study of granulocyte-macrophage colony-stimulating factor without stem-cell transplantation after high-dose melphalan in patients with multiple myeloma. J Clin Oncol 1997; 15: 660 - 666.

[121] Fajardo LF, Berthrong M. Radiation injury in surgical pathology. Am J Surg 1978; 2: 159 - 199.

[122] Lee JL, Gooley T, Bensinger W, Schiffman K, McDonald GB. Veno-occlusive disease of the liver after busulfan, melphalan, and thiotepa conditioning therapy: incidence, risk factors, and outcome. Biol Blood Marrow Transplant 1999; 5: 306 - 315.

[123] Srivastava A, Bradstock KF, Szer J, de Bortoli L, Gottlieb DJ. Busulphan and melphalan prior to autologous bone marrow transplantation. Bone Marrow Transplant 1993; 12: 323 - 329.

[124] McCune JS, Gibbs JP, Slattery JT. Plasma concentration monitoring of busulfan. Does it improve clinical outcome? Clin Pharmacokinet 2000; 39: 155 - 165.

[125] McDonald GB, Slattery JT, Bouvier ME, Ren S, Batchelder AL, Kalhorn TF, et al. Cyclophosphamide metabolism, liver toxicity, and mortality following hematopoietic stem cell transplantation. Blood 2003; 101: 2043 - 2048.

[126] McDonald GB, McCune JS, Batchelder A, Cole SL, Phillips B, Ren AG, et al. Metabolism-based cyclophosphamide dosing for hematopoietic cell transplant. Clin Pharmacol Ther 2005; 298 - 308.

[127] Rajvanshi P, Shulman HM, Sievers EL, McDonald GB. Hepatic sinusoidal obstruction following gemtuzumab ozogamicin (Mylotarg®). Blood 2002; 99: 2310 - 2314.

[128] Wadleigh M, Richardson PG, Zahrieh D, Lee SJ, Cutler C, Ho V, et al. Prior gemtuzumab ozogamicin exposure significantly increases the risk of veno-occlusive disease in patients who undergo myeloablative allogeneic stem cell transplantation. Blood 2003; 102: 1578 - 1582.

[129] Shulman HM, Fisher LB, Schoch HG, Henne KW, McDonald GB. Venoocclusive disease of the liver after marrow transplantation: histological correlates of clinical signs and symptoms. Hepatology 1994; 19: 1171 - 1180.

[130] Snover DC, Weisdorf S, Bloomer J, McGlave P, Weisdorf D. Nodular regenerative hyperplasia of the liver following bone marrow transplantation. Hepatology 1989; 9: 443 - 448.

[131] Böhme M, Müller M, Leier I, Jedlitschky G, Keppler D. Cholestasis caused by inhibition of the adenosine triphosphate-

dependent bile salt transport in rat liver. Gastroenterology 1994; 107: 255 - 265.

[132] Kadmon M, Klünemann C, Böhme M, Ishikawa T, Gorgas K, Otto G, et al. Inhbition by cyclosporin A of adenosine triphosphate-dependent transport from the hepatocyte into bile. Gastroenterology 1993; 104: 1507 - 1514.

[133] Böhme M, Büchler M, Müller M, Keppler D. Differential inhibition by cyclosporins of primary-active ATP-dependent transporters in the hepatocyte canalicular membrane. FEBS Lett 1993; 333: 193 - 196.

[134] Moran D, De Buitrago JM, Fernandez E, Galan AI, Munoz ME, Jimenez R. Inhibition of biliary glutathione secretion by cyclosporine A in the rat: possible mechanisms and role in the cholestasis induced by the drug. J Hepatol 1998; 29: 68 - 77.

[135] Yasumiba S, Tazuma S, Ochi H, Chayama K, Kajiyama G. Cyclosporin A reduces canalicular membrane fluidity and regulates transporter function in rats. Biochem J 2001; 354: 591 - 596.

[136] Azer SA, Stacey NH. Differential effects of cyclosporin A on the transport of bile acids by human hepatocytes. Biochem Pharmacol 1993; 46: 813 - 819.

[137] Mosely RH, Johnson TR, Morrissette JM. Inhibition of bile acid transport by cyclosporine A in rat liver plasma membrane vesicles. J Pharmacol Exp Ther 1990; 253: 974 - 980.

[138] Tamai I, Safa AR. Competitive inhibition of cyclosporins with the vinca alkaloid-binding site of P-glycoprotein in multidrugresistant cells. J Biol Chem 1990; 265: 16509 - 16513.

[139] Román ID, Monte MJ, Gonzalez-Buitrago JM, Esteller A, Jimenez R. Inhibition of hepatocytary vesicular transport by cyclosporin A in the rat: relationship with cholestasis and hyperbilirubinemia. Hepatology 1990; 12: 83 - 91.

[140] Román ID, Coleman R. Disruption of canalicular function in isolated rat hepatocyte couplets caused by cyclosporin A. Biochem Pharmacol 1994; 48: 2181 - 2188.

[141] Maria VA, Victorino RM. Development and validation of a clinical scale for the diagnosis of drug-induced hepatitis. Hepatology 1997; 26: 664 - 669.

[142] Danan G, Benichou C. Causality assessment of adverse reactions to drugs - I. A novel method based on the conclusions of international consensus meetings: application to drug-induced liver injuries. J Clin Epidemiol 1993; 46: 1323 - 1330.

[143] Dubinsky MC, Vasiliauskas EA, Singh H, Abreu MT, Papadakis KA, Tran T, et al. 6 - thioguanine can cause serious liver injury in inflammatory bowel disease patients. Gastroenterology 2003; 125: 298 - 303.

[144] Geller SA, Dubinsky MC, Poordad FF, Vasiliauskas EA, Cohen AH, Abreu MT, et al. Early hepatic nodular hyperplasia and submicroscopic fibrosis associated with 6 - thioguanine therapy in inflammatory bowel disease. Am J Surg Pathol 2004; 28: 1204 - 1211.

[145] Seiderer J, Zech CJ, Reinisch W, Lukas M, Diebold J, Wrba F, et al. A multicenter assessment of liver toxicity by MRI and biopsy in IBD patients on 6 - thioguanine. J Hepatol 2005; 43: 303 - 309.

[146] Mathews V, Desire S, George B, Lakshmi KM, Rao JG, Viswabandya A, et al. Hepatotoxicity profile of single agent arsenic trioxide in the treatment of newly diagnosed acute promyelocytic leukemia, its impact on clinical outcome and the effect of genetic polymorphisms on the incidence of hepatotoxicity. Leukemia 2006; 20: 881 - 883.

[147] Bastida G, Nos P, Aguas M, Beltran B, Rubin A, Dasi F, et al. Incidence, risk factors and clinical course of thiopurineinduced liver injury in patients with inflammatory bowel disease. Aliment Pharmacol Ther 2005; 22: 775 - 782.

[148] De Vita VT, Carbone PP, Owens Jr. AH, Gold GL, Krant MJ, Edmonson J. Clinical trials with 1, 3 - bis(2 - chloroethyl) - 1 - nitrosourea, NSC - 409962. Cancer Res 1965; 25: 1876 - 1881.

[149] Phillips GL, Fay JW, Herzig GP, Herzig RH, Weiner RS, Wolff SN, et al. Intensive 1, 3 - bis(2 - chloroethyl) - 1 - nitrosourea (BCNU), NSC: 4366650 and cryopreserved autologous marrow transplantation for refractory cancer. A phase I - II study. Cancer 1983; 52: 1792 - 17802.

[150] Hoth D, Woolley P, Green D, Macdonald J, Schein P. Phase I studies on chlorozotocin. Clin Pharmacol Ther 1978; 23: 712 - 722.

[151] Gandhi L, Janne PA. Crizotinib for ALK-rearranged non-small cell lung cancer: a new targeted therapy for a new target. Clin Cancer Res 2012; 18: 3737 - 3742.

[152] Hinkel A, Berges RR, Pannek J, Schulze H, Senge T. Cyproterone acetate in the treatment of advanced prostatic cancer: retrospective analysis of liver toxicity in the long-term follow-up of 89 patients. Eur Urol 1996; 30: 464 - 470.

[153] Garty BZ, Dinari G, Gellvan A, Kauli R. Cirrhosis in a child with hypothalamic syndrome and central precocious puberty treated with cyproterone acetate. Eur J Pediatr 1999; 158: 367 - 370.

[154] Cohen MH, Johnson JR, Chen YF, Sridhara R, Pazdur R. FDA drug approval summary: erlotinib (Tarceva) tablets. Oncologist 2005; 10: 461 - 466.

[155] Huang YS, An SJ, Chen ZH, Wu YL. Three cases of severe hepatic impairment caused by erlotinib. Br J Clin Pharmacol 2009; 68: 464 - 467.

[156] Liu W, Makrauer FL, Qamar AA, Janne PA, Odze RD. Fulminant hepatic failure secondary to erlotinib. Clinical gastroenterology and hepatology: the official clinical practice. J Am Gastroenterol Assoc 2007; 5: 917 - 920.

[157] Ramanarayanan J, Scarpace SL. Acute drug induced hepatitis due to erlotinib. JOP [Electronic Resource] 2007; 8: 39 - 43.

[158] Saif MW. Erlotinib-induced acute hepatitis in a patient with pancreatic cancer. Clin Adv Hematol Oncol 2008; 6: 191 - 199.

[159] Pellegrinotti M, Fimognari FL, Franco A, Repetto L, Pastorelli R. Erlotinib-induced hepatitis complicated by fatal lactic acidosis in an elderly man with lung cancer. Ann Pharmacother 2009; 43: 542 - 545.

[160] Lai YC, Lin PC, Lai JI, Hsu SY, Kuo LC, Chang SC, et al. Successful treatment of erlotinib-induced acute hepatitis and acute interstitial pneumonitis with high-dose corticosteroid: a case report and literature review. Int J Clin Pharmacol Ther 2011; 49: 461 - 466.

[161] Chard Jr. RL, Krivit W, Bleyer WA, Hammond D. Phase II study of VP - 16 - 213 in childhood malignant disease: a children's cancer study group report. Cancer Treat Rep 1979; 63: 1755 - 1759.

[162] Wysowski DK, Fourcroy JL. Flutamide hepatotoxicity. J Urol 1996; 155: 209 - 212.

[163] Fukuoka M, Yano S, Giaccone G, Tamura T, Nakagawa K, Douillard JY, et al. Multi-institutional randomized phase II trial of gefitinib for previously treated patients with advanced non-small-cell lung cancer (the IDEAL 1 Trial) [corrected]. J Clin Oncol 2003; 21: 2237 - 2246.

[164] Kris MG, Natale RB, Herbst RS, Lynch Jr. TJ, Prager D, Belani CP, et al. Efficacy of gefitinib, an inhibitor of the epidermal growth factor receptor tyrosine kinase, in symptomatic patients with non-small cell lung cancer: a randomized trial. JAMA 2003; 290: 2149 - 2158.

[165] Abratt RP, Bezwoda WR, Falkson G, Goedhals L, Hacking D, Rugg TA. Efficacy and safety profile of gemcitabine in nonsmall-cell lung cancer: a phase II study. J Clin Oncol 1994; 12: 1535 - 1540.

[166] Anderson H, Lund B, Bach F, Thatcher N, Walling J, Hansen HH. Single-agent activity of weekly gemcitabine in advanced non-small-cell lung cancer: a phase II study. J Clin Oncol 1994; 12:

1821 - 1826.

[167] Catimel G, Vermorken JB, Clavel M, de Mulder P, Judson I, Sessa C, et al. A phase Ⅱ study of gemcitabine (LY 188011) in patients with advanced squamous cell carcinoma of the head and neck. EORTC early clinical trials group. Ann Oncol 1994; 5: 543 - 547.

[168] Lund B, Hansen OP, Theilade K, Hansen M, Neijt JP. Phase Ⅱ study of gemcitabine (2', 2' - difluorodeoxycytidine) in previously treated ovarian cancer patients. J Natl Cancer Inst 1994; 86: 1530 - 1533.

[169] Hoogstraten B, Gottlieb JA, Caoili E, Tucker WG, Talley RW, Haut A. CCNU (1 - (2 - chloroethyl) - 3 - cyclohexyl - 1 - nitrosourea, NSC - 79037) in the treatment of cancer. Phase Ⅱ study. Cancer 1973; 32: 38 - 43.

[170] Rask C, Albertioni F, Bentzen SM, Schroeder H, Peterson C. Clinical and pharmacokinetic risk factors for high-dose methotrexate-induced toxicity in children with acute lymphoblastic leukemia - a logistic regression analysis. Acta Oncol (Madr) 1998; 37: 277 - 284.

[171] Schmiegelow K, Pulczynska M. Prognostic significance of hepatotoxicity during maintenance chemotherapy for childhood acute lymphoblastic leukaemia. Br J Cancer 1990; 61: 767 - 772.

[172] Weber BL, Tanyer G, Poplack DG, Reaman GH, Feusner JH, Miser JS, et al. Transient acute hepatotoxicity of high-dose methotrexate therapy during childhood. NCI Monogr 1987; 9: 207 - 212.

[173] Feldman EJ, Alberts DS, Arlin Z, Ahmed T, Mittelman A, Baskind P, et al. Phase I clinical and pharmacokinetic evaluation of high-dose mitoxantrone in combination with cytarabine in patients with acute leukemia. J Clin Oncol 1993; 11: 2002 - 2009.

[174] Paciucci PA, Ohnuma T, Cuttner J, Silver RT, Holland JF. Mitoxantrone in patients with acute leukemia in relapse. Cancer Res 1983; 43: 3919 - 3922.

[175] Sievers EL, Larson RA, Stadtmauer EA, Estey E, Lowenberg B, Dombret H, et al. Mylotarg Study G. Efficacy and safety of gemtuzumab ozogamicin in patients with CD33 - positive acute myeloid leukemia in first relapse. J Clin Oncol 2001; 19: 3244 - 3254.

[176] Giles FJ, Kantarjian HM, Kornblau SM, Thomas DA, Garcia-Manero G, Waddelow TA, et al. Mylotarg (gemtuzumab ozogamicin) therapy is associated with hepatic venoocclusive disease in patients who have not received stem cell transplantation. Cancer 2001; 92: 406 - 413.

[177] Feenstra J, Vermeer RJ, Stricker BH. Fatal hepatic coma attributed to paclitaxel [letter]. J Natl Cancer Inst 1997; 89: 582 - 584.

[178] Santini D, Picardi A, Vincenzi B, Binetti P, Massacesi C, La Cesa A, et al. Severe liver dysfunction after raltitrexed administration in an HCV - positive colorectal cancer patient. Cancer Invest 2003; 21: 162 - 163.

[179] Raderer M, Fiebiger W, Wrba F, Scheithauer W. Fatal liver failure after the administration of raltitrexed for cancer chemotherapy: a report of two cases. Cancer 2000; 89: 890 - 892.

[180] Broder LE, Carter SK. Pancreatic islet cell carcinoma. Ⅱ. Results of therapy with streptozotocin in 52 patients. Ann Intern Med 1973; 79: 108 - 118.

[181] Coe JE, Ishak KG, Ross MJ. Estrogen-induced hepatic toxicity and hepatic cancer: differences between two closely related hamster species. Liver 1998; 18: 343 - 351.

[182] van Kesteren C, de Vooght MM, Lopez-Lazaro L, Mathot RA, Schellens JH, Jimeno JM, et al. Yondelis (trabectedin, ET - 743): the development of an anticancer agent of marine origin. Anticancer Drugs 2003; 14: 487 - 502.

[183] Beumer JH, Schellens JH, Beijnen JH. Hepatotoxicity and metabolism of trabectedin: a literature review. Pharmacol Soc

2005; 51: 391 - 398.

[184] Mori T, Sugita K, Suzuki T, Ishikawa T, Kurosawa H, Matsui A. Histopathologic features of the biopsied liver at onset of childhood B-precursor acute lymphoblastic leukemia presenting as severe jaundice. J Pediatr Gastroenterol Nutr 1997; 25: 354 - 357.

[185] Modzelewski Jr. JR, Daeschner C, Joshi VV, Mullick FG, Ishak KG. Veno-occlusive disease of the liver induced by lowdose cyclophosphamide. Mod Pathol 1994; 7: 967 - 972.

[186] Patel JM, Block ER. Acrolein-induced injury to cultured pulmonary artery endothelial cells. Toxicol Appl Pharmacol 1993; 122: 46 - 53.

[187] Kachel DL, Martin II WJ. Cyclophosphamide-induced lung toxicity: mechanism of endothelial cell injury. J Pharmacol Exp Ther 1994; 268: 42 - 46.

[188] Shepherd PC, Fooks J, Gray R, Allan NC. Thioguanine used in maintenance therapy of chronic myeloid leukaemia causes non-cirrhotic portal hypertension. Results from MRC CML. Ⅱ. Trial comparing busulphan with busulphan and thioguanine. Br J Haematol 1991; 79: 185 - 192.

[189] Shulman HM, McDonald GB, Matthews D, Doney KC, Kopecky KJ, Gauvreau JM, et al. An analysis of hepatic venoocclusive disease and centrilobular hepatic degeneration following bone marrow transplantation. Gastroenterology 1980; 79: 1178 - 1191.

[190] Kanfer EJ, Petersen FB, Buckner CD, Stewart P, Storb R, Hill RS, et al. Phase I study of high-dose dimethylbusulfan followed by autologous bone marrow transplantation in patients with advanced malignancy. Cancer Treat Rep 1987; 71: 101 - 102.

[191] DeLeve LD, Wang X. Role of oxidative stress and glutathione in busulfan toxicity in cultured murine hepatocytes. Pharmacology 2000; 60: 143 - 154.

[192] Paschke R, Heine M. Pathophysiological aspects of dacarbazineinduced human liver damage. Hepatogastroenterology 1985; 32: 273 - 275.

[193] Hill DL. Microsomal metabolism of triazenylimidazoles. Cancer Res 1975; 35: 3106 - 3110.

[194] DeLeve LD. Dacarbazine toxicity in murine liver cells: a novel model of hepatic endothelial injury and glutathione defense. J Pharmacol Exp Ther 1994; 268: 1261 - 1270.

[195] Lazarus HM, Herzig RH, Graham-Pole J, Wolff SN, Phillips GL, Strandjord S, et al. Intensive melphalan chemotherapy and cryopreserve autologous bone marrow transplantation for the treatment of refractory cancer. J Clin Oncol 1983; 1: 359 - 367.

[196] Awasthi S, Bajpai KK, Piper JT, Singhal SS, Ballatore A, Seifert Jr. WE, et al. Interactions of melphalan with glutathione and the role of glutathione S-transferase. Drug Metab Dispos 1996; 24: 371 - 374.

[197] Paumi CM, Ledford BG, Smitherman PK, Townsend AJ, Morrow CS. Role of multidrug resistance protein 1 (MRP1) and glutathione S-transferase A1 - 1 in alkylating agent resistance. Kinetics of glutathione conjugate formation and efflux govern differential cellular sensitivity to chlorambucil versus melphalan toxicity. J Biol Chem 2001; 276: 7952 - 7956.

[198] Vahrmeijer AL, van Dierendonck JH, Schutrups J, van de Velde CJ, Mulder GJ. Effect of glutathione depletion on inhibition of cell cycle progression and induction of apoptosis by melphalan (L-phenylalanine mustard) in human colorectal cancer cells. Biochem Pharmacol 1999; 58: 655 - 664.

[199] Hutter RVP, Shipkey FH, Tan CTC, Murphy ML, Chowdhury M. Hepatic fibrosis in children with acute leukemia. A complication of therapy. Cancer 1960; 13: 288 - 307.

[200] Ruymann FB, Mosjczuk AD, Sayers RJ. Hepatoma in a child with methotrexate-induced hepatic fibrosis. JAMA 1977; 238: 2631 - 2633.

[201] Fried M, Kalra J, Ilardi CF, Sawitsky A. Hepatocellular carcinoma in a long-term survivor of acute lymphocytic leukemia.

Cancer 1987；60：2548－2552.

[202] Whiting-O'Keefe QE，Fye KH，Sack KD. Methotrexate and histologic hepatic abnormalities：a meta analysis. Am J Med 1991；90：711－716.

[203] Frei III E，Holland JF，Schneiderman MA，Pinkel D，Selkirk G，Freireich EJ，et al. A comparative study of two regimens of combination chemotherapy in acute leukemia. Blood 1958；13：1126－1148.

[204] Farber S. Summary of experience with 6－mercaptopurine. Ann NY Acad Sci 1954；60：412－414.

[205] McIlvanie SK，MacCarthy JD. Hepatitis in association with prolonged 6-mercaptopurine therapy. Blood 1959；14：80－90.

[206] Einhorn M，Davidsohn I. Hepatotoxicity of mercaptopurine. JAMA 1964；188：802－806.

[207] Present DH，Meltzer SJ，Krumholz MP，Wolke A，Korelitz BI. 6-Mercaptopurine in the management of inflammatory bowel disease：short-and long-term toxicity. Ann Intern Med 1989；111：641－649.

[208] Krynetski EY，Evans WE. Pharmacogenetics as a molecular basis for individualized drug therapy：the thiopurine S-methyltransferase paradigm. Pharm Res 1999；16：342－349.

[209] McLeod HL，Krynetski EY，Relling MV，Evans WE. Genetic polymorphism of thiopurine methyltransferase and its clinical relevance for childhood acute lymphoblastic leukemia. Leukemia 2000；14：567－572.

[210] Relling MV，Hancock ML，Rivera GK，Sandlund JT，Ribeiro RC，Krynetski EY，et al. Mercaptopurine therapy intolerance and heterozygosity at the thiopurine S-methyltransferase gene locus [see comments]. J Natl Cancer Inst 1999；91：2001－2008.

[211] Berkovitch M，Matsui D，Zipursky A，Blanchette VS，Verjee Z，Giesbrecht E，et al. Hepatotoxicity of 6－mercaptopurine in childhood acute lymphocytic leukemia：pharmacokinetic characteristics. Med Pediatr Oncol 1996；26：85－89.

[212] Dubinsky MC，Lamothe S，Yang HY，Targan SR，Sinnett D，Theoret Y，et al. Pharmacogenomics and metabolite measurement for 6－mercaptopurine therapy in inflammatory bowel disease. Gastroenterology 2000；118：705－713.

[213] Dervieux T，Blanco JG，Krynetski EY，Vanin EF，Roussel MF，Relling MV. Differing contribution of thiopurine methyltransferase to mercaptopurine versus thioguanine effects in human leukemic cells. Cancer Res 2001；61：5810－5816.

[214] Merino JM，Casanova F，Sáez-Royuela F，Velasco A，Gonzalez JB. Veno-occlusive disease of the liver associated with thiopurines in a child with acute lymphoblastic leukemia. Pediatr Hematol Oncol 2000；17：429－431.

[215] Griner PF，Elbadawi A，Packman CH. Veno-occlusive disease of the liver after chemotherapy of acute leukemia. Report of two cases. Ann Intern Med 1976；85：578－582.

[216] D'Cruz CA，Wimmer RS，Harcke HT，Huff DS，Naiman JL. Veno-occlusive disease of the liver in children following chemotherapy for acute myelocytic leukemia. Cancer 1983；52：1803－1807.

[217] Satti MB，Weinbren K，Gordon-Smith EC. 6－thioguanine as a cause of toxic veno-occlusive disease of the liver. J Clin Pathol 1982；35：1086－1091.

[218] de Araujo MS，Gerard F，Chossegros P，Porto LC，Barlet P，Grimaud JA. Vascular hepatotoxicity related to heroin addiction. Virchows Arch A Pathol Anat Histopathol 1990；417：497－503.

[219] Trigueiro de Araujo MS，Gerard F，Chossegros P，Guerret S，Grimaud JA. Lack of hepatocyte involvement in the genesis of the sinusoidal dilatation related to heroin addiction：a morphometric study. Virchows Arch A Pathol Anat Histopathol 1992；420：149－153.

[220] DeLeve LD，Wang X，Kuhlenkamp JF，Kaplowitz N. Toxicity of azathioprine and monocrotaline in murine sinusoidal endothelial cells and hepatocytes：the role of glutathione and relevance to hepatic venoocclusive disease. Hepatology 1996；23：589－599.

[221] Haboubi NY，Ali HH，Whitwell HL，Ackrill P. Role of endothelial cell injury in the spectrum of azathioprine-induced liver disease after renal transplant：light microscopy and ultrastructural observations. Am J Gastroenterol 1988；83：256－261.

[222] Zafrani ES，Cazier A，Baudelot AM，Feldmann G. Ultrastructural lesions of the liver in human peliosis. A report of 12 cases. Am J Pathol 1984；114：349－359.

[223] DeLeve LD. Glutathione defense in non-parenchymal cells. Semin Liver Dis 1998；18：403－413.

[224] Porta C，Danova M，Accurso S，Tinelli C，Girino M，Riccardi A，et al. Sequential intrahepatic and systemic fluoropyrimidinebased chemotherapy for metastatic colorectal cancer confined to the liver. A phase II study. Cancer Chemoth Pharm 2001；47：423－428.

[225] Kemeny N，Gonen M，Sullivan D，Schwartz L，Benedetti F，Saltz L，et al. Phase I study of hepatic arterial infusion of floxuridine and dexamethasone with systemic irinotecan for unresectable hepatic metastases from colorectal cancer. J Clin Oncol 2001；19：2687－2695.

[226] Campos LT. A randomized trial of intrahepatic infusion of fluorodeoxyuridine with dexamethasone versus fluorodeoxyuridine alone in the treatment of metastatic colorectal cancer [letter；comment]. Cancer 1993；71：875－876.

[227] Kemeny N，Seiter K，Niedzwiecki D，Chapman D，Sigurdson E，Cohen A，et al. A randomized trial of intrahepatic infusion of fluorodeoxyuridine with dexamethasone versus fluorodeoxyuridine alone in the treatment of metastatic colorectal cancer. Cancer 1992；69：327－334.

[228] Brown KT，Kemeny N，Berger MF，Getrajdman GI，Napp T，Fong Y，et al. Obstructive jaundice in patients receiving hepatic artery infusional chemotherapy：etiology，treatment implications，and complications after transhepatic biliary drainage. J Vasc Interv Radiol 1997；8：229－234.

[229] Ludwig J，Kim CH，Wiesner RH，Krom RA. Floxuridineinduced sclerosing cholangitis：an ischemic cholangiopathy? Hepatology 1989；9：215－218.

[230] Press OW，Shan D，Howell-Clark J，Eary J，Appelbaum FR，Matthews D，et al. Comparative metabolism and retention of iodine － 125，yttrium － 90，and indium － 111 radioimmunoconjugates by cancer cells. Cancer Res 1996；56：2123－2129.

[231] vanDer Velden VH，te Marvelde JG，Hoogeveen PG，Bernstein ID，Houtsmuller AB，Berger MS，et al. Targeting of the CD33-calicheamicin immunoconjugate Mylotarg（CMA－676）in acute myeloid leukemia：in vivo and in vitro saturation and internalization by leukemic and normal myeloid cells. Blood 2001；97：3197－3204.

[232] Nicolaou K，Smith A，Yue E. Chemistry and biology of natural and designed enediynes. PNAS 1993；90：5881－5888.

[233] Dedon PC，Goldberg IH. Free-radical mechanisms involved in the formation of sequence-dependent bistranded DNA lesions by the antitumor antibiotics bleomycin，neocarzinostatin，and calicheamicin. Chem Res Toxicol 1992；5：311－332.

[234] Harb R，Xie G，Lutzko C，Guo Y，Wang X，Hill C，et al. Bone marrow progenitor cells repair rat hepatic sinusoidal endothelial cells after liver injury. Gastroenterology 2009；137：704－712.

[235] Ho C，Davis J，Anderson F，Bebb G，Murray N. Side effects related to cancer treatment：CASE 1. Hepatitis following treatment with gefitinib. J Clin Oncol 2005；23：8531－8533.

[236] Seki N，Uematsu K，Shibakuki R，Eguchi K. Promising new treatment schedule for gefitinib responders after severe hepatotoxicity with daily administration. J Clin Oncol 2006；24：

3213 - 3214 [author reply 3214 - 3215].

[237] Durden DL, Salazar AM, Distasio JA. Kinetic analysis of hepatotoxicity associated with antineoplastic asparaginases. Cancer Res 1983; 43: 1602 - 1605.

[238] Villa P, Corada M, Bartosek I. L-asparaginase effects on inhibition of protein synthesis and lowering of the glutamine content in cultured rat hepatocytes. Toxicol Lett 1986; 32: 235 - 241.

[239] Land VJ, Sutow WW, Fernbach DJ, Lane DM, Williams TE. Toxicity of L-asparaginase in children with advanced leukemia. Cancer 1972; 30: 339 - 347.

[240] Pratt CB, Johnson WW. Duration and severity of fatty metamorphosis of liver following L-asparaginase therapy. Cancer 1971; 28: 361 - 364.

[241] Chim CS, Kwong YL, Chu YC, Chan CH, Chan YT, Liang R. Improved treatment outcome in adult acute lymphoblastic leukemia using the intensive German protocol, a preliminary report. Hematol Oncol 1997; 15: 19 - 26.

[242] Wiernik PH, Dutcher JP, Paietta E, Gucalp R, Markus S, Weinberg V, et al. Long-term follow-up of treatment and potential cure of adult acute lymphocytic leukemia with MOAD: a non-anthracycline containing regimen. Leukemia 1993; 7: 1236 - 1241.

[243] Rizzari C, Valsecchi MG, Arico M, Conter V, Testi A, Barisone E, et al. Associazione Italiano Ematologia Oncologia Pediatrica. Effect of protracted high-dose L-asparaginase given as a second exposure in a Berlin-Frankfurt-Münster-based treatment: results of the randomized 9102 intermediate-risk childhood acute lymphoblastic leukemia study-a report from the Associazione Italiana Ematologia Oncologia Pediatrica. J Clin Oncol 2001; 19: 1297 - 1303.

[244] Silverman LB, Gelber RD, Dalton VK, Asselin BL, Barr RD, Clavell LA, et al. Improved outcome for children with acute lymphoblastic leukemia: results of Dana-Farber Consortium Protocol 91 - 01. Blood 2001; 97: 1211 - 1218.

[245] Miller AB, Hoogstraten B, Staquet M, Winkler A. Reporting results of cancer treatment. Cancer 1981; 47: 207 - 214.

[246] Flentje M, Weirich A, Potter R, Ludwig R. Hepatotoxicity in irradiated nephroblastoma patients during postoperative treatment according to SIOP9/GPOH. Radiother Oncol 1994; 31: 222 - 228.

[247] Tornesello A, Piciacchia D, Mastrangelo S, Lasorella A, Mastrangelo R. Veno-occlusive disease of the liver in rightsided Wilms' tumours. Eur J Cancer 1998; 34: 1220 - 1223.

[248] Ludwig R, Weirich A, Hofmann WJ, Waldherr R. Venoocclusive disease as hepatotoxic side effect of the nephroblastoma SIOP - 9 treatment protocol: preliminary results of the German group. Med Pediatr Oncol 1992; 20: 434.

[249] Ortega JA, Donaldson SS, Ivy SP, Pappo A, Maurer HM. Venoocclusive disease of the liver after chemotherapy with vincristine, actinomycin D, and cyclophosphamide for the treatment of rhabdomyosarcoma. Cancer 1997; 79: 2435 - 2439.

[250] Mushtaq I, Carachi R, Roy G, Azmy A. Childhood renal tumours with intravascular extension. Br J Urol 1996; 78: 772 - 776.

[251] Lawrence TS, Robertson JM, Anscher MS, Jirtle RL, Ensminger WD, Fajardo LF. Hepatic toxicity resulting from cancer treatment. Int J Radiat Oncol Biol Phys 1995; 31: 1237 - 1248.

[252] Ingold JA, Reed Jr. GB, Kaplan HS, Bagshaw MA. Radiation hepatitis. AJR Am J Roentgenol 1965; 93: 200 - 208.

[253] Reed Jr. GB, Cox Jr. AJ. The human liver after radiation injury: a form of veno-occlusive disease. Am J Pathol 1966; 48: 597 - 611.

[254] McGinn CJ, Ten Haken RK, Ensminger WD, Walker S, Wang S, Lawrence TS. Treatment of intrahepatic cancers with radiation doses based on a normal tissue complication probability model. J Clin Oncol 1998; 16: 2246 - 2252.

[255] Grinsky T, Benhamou E, Bourhis JH, Dhermain F, Guillot-Valls D, Ganansia V, et al. Prospective randomized comparison of single-dose versus hyperfractionated total-body irradiation in patients with hematologic malignancies. J Clin Oncol 2000; 18: 981 - 986.

[256] Saibara T, Onishi S, Ogawa Y, Yoshida S, Enzan H. Nonalcoholic steatohepatitis. Lancet 1999; 354: 1299 - 1300.

[257] Van Hoof M, Rahier J, Horsmans Y. Tamoxifen-induced steatohepatitis [letter]. Ann Intern Med 1996; 124: 855 - 856.

[258] Pratt DS, Knox TA, Erban J. Tamoxifen-induced steatohepatitis [letter]. Ann Intern Med 1995; 123: 236.

[259] Oien KA, Moffat D, Curry GW, Dickson J, Habeshaw T, Mills PR, et al. Cirrhosis with steatohepatitis after adjuvant tamoxifen [letter]. Lancet 1999; 353: 36 - 37.

[260] Cortez Pinto H, Baptista A, Camilo ME, Bruno de Costa E, Valente A, Carneiro de Moura M. Tamoxifen-associated steatohepatitis — report of three cases. J Hepatol 1995; 23: 95 - 97.

[261] Murata Y, Ogawa Y, Saibara T, Nishioka A, Fujiwara Y, Fukumoto M, et al. Unrecognized hepatic steatosis and nonalcoholic steatohepatitis in adjuvant tamoxifen for breast cancer patients. Oncol Rep 2000; 7: 1299 - 1304.

[262] Loomus GN, Aneja P, Bota RA. A case of peliosis hepatis in association with tamoxifen therapy. Am J Clin Pathol 1983; 80: 881 - 883.

[263] Storen EC, Hay JE, Kaur J, Zahasky K, Hartmann L. Tamoxifen-induced submassive hepatic necrosis. Cancer J 2000; 6: 58 - 60.

[264] Moffat DF, Oien KA, Dickson J, Habeshaw T, McLellan DR. Hepatocellular carcinoma after long-term tamoxifen therapy. Ann Oncol 2000; 11: 1195 - 1196.

[265] Law CH, Tandan VR. The association between tamoxifen and the development of hepatocellular carcinoma: case report and literature review. Can J Surg 1999; 42: 211 - 214.

[266] Bruno S, Maisonneuve P, Castellana P, Rotmensz N, Rossi S, Maggioni M, et al. Incidence and risk factors for non-alcoholic steatohepatitis: prospective study of 5408 women enrolled in Italian tamoxifen chemoprevention trial. BMJ 2005; 330: 932.

[267] Wilking N, Isaksson E, von Schoultz E. Tamoxifen and secondary tumours. An update. Drug Saf 1997; 16: 104 - 117.

[268] Dragan YP, Fahey S, Street K, Vaughan J, Jordan VC, Pitot HC. Studies of tamoxifen as a promoter of hepatocarcinogenesis in female Fischer F344 rats. Breast Cancer Res Treat 1994; 31: 11 - 25.

[269] Carthew P, Martin EA, White IN, De Matteis F, Edwards RE, Dorman BM, et al. Tamoxifen induces short-term cumulative DNA damage and liver tumors in rats: promotion by phenobarbital. Cancer Res 1995; 55: 544 - 547.

[270] Martin EA, Rich KJ, White IN, Woods KL, Powles TJ, Smith LL. 32P - postlabelled DNA adducts in liver obtained from women treated with tamoxifen. Carcinogenesis 1995; 16: 1651 - 1654.

[271] Rabe T, Feldmann K, Heinemann L, Runnebaum B. Cyproterone acetate: is it hepato-or genotoxic? Drug Saf 1996; 14: 25 - 38.

[272] Anonymous. Hepatic reactions with cyproterone acetate (Cyprostat, Androcur). Curr Probl Pharmacovigilance 1995; 21: 1.

[273] Werner S, Topinka J, Kunz S, Beckurts T, Heidecke CD, Schwarz LR, et al. Studies on the formation of hepatic DNA adducts by the antiandrogenic and gestagenic drug, cyproterone acetate: 1. adduct levels in various species including man and 2. persistence and accumulation in the rat. Adv Exp Med Biol 1996; 387: 253 - 257.

[274] Schwarz LR, Werner S, Topinka J, Andrae U, Neumann I, Wolff T. The liver as origin and target of reactive intermediates

exemplified by the progesterone derivative, cyproterone acetate. Adv Exp Med Biol 1996; 387: 243 - 251.

[275] Berson A, Wolf C, Chachaty C, Fisch C, Fau D, Loeper J, et al. Metabolic activation of the nitroaromatic antiandrogen flutamide by rat and human cytochrome P450, including forms belonging to the 3A and 1A subfamilies. J Pharmacol Exp Ther 1983; 265: 366 - 372.

[276] Fau D, Eugene D, Berson A, Letteron P, Fromenty B, Fisch C, et al. Toxicity of the antiandrogen flutamide in isolated rat hepatocytes. J Pharmacol Exp Ther 1994; 269: 954 - 962.

[277] Oosterlinck W, Casselman J, Mattelaer J, Van Velthoven R, Kurjatkin O, Schulman C. Tolerability and safety of flutamide in monotherapy, with orchiectomy or with LHRH - a in advanced prostate cancer patients. A Belgian multicenter study of 905 patients. Eur Urol 1996; 30: 458 - 463.

第31章
免疫抑制药物的肝毒性

Adrian Reuben

美国，南卡罗来纳州，查尔斯顿，南卡罗来纳州医学院

免疫抑制药物的分类

一、化学合成免疫抑制剂

免疫抑制治疗多用于器官和组织移植后的抗排异以及各种炎症反应性疾病，这类疾病通常有免疫活化的基础，如自身免疫性疾病、肉芽肿形成、血管炎和自身以及其他抗体相关的疾病（冷球蛋白血症和免疫复合物病）。细胞毒性药物因具有免疫抑制特性而被用于血液系统和实体肿瘤的治疗[1]，反之，一些免疫抑制剂，尤其是丝氨酸/苏氨酸蛋白激酶[如哺乳动物西罗莫司靶蛋白（mammalian target of rapamycin，mTOR）]抑制剂——mTOR抑制剂（mTOR inhibitors），因具有抗增殖作用[2]和其他特性[3]多用于抗肿瘤治疗。由于免疫抑制剂能够减少表面糖蛋白 CD4$^+$ 的 T 淋巴细胞的活化数目，因此有研究者甚至提出利用免疫抑制剂来治疗人类免疫缺陷病毒感染[4]。

大多数传统的化学合成免疫抑制剂定位于适应性免疫系统的基因和代谢途径，因此这仍是免疫抑制剂治疗的主要方向。这些药物通常按照其主要作用机制进行分类，调控基因表达、DNA 烷化、各种激酶和磷酸酯酶抑制剂、嘌呤和嘧啶起始合成的抑制均能抑制淋巴细胞的免疫活化和增殖[5,6]。20 世纪中叶出现的糖皮质激素依然是抗移植急性排斥和自身免疫性疾病的一线药物，它是通过糖皮质受体下调宿主各种促炎症因子的基因表达，达到抗炎目的，也是多种常见副作用的来源。烷化剂环磷酰胺（cyclophosphamide）作为典型的免疫抑制剂现已不再应用，但在治疗由自身抗体介导发挥致病作用的严重血管炎疾病时，依然发挥主要作用。环孢素（cyclosporin）和他克莫司（tacrolimus，FK-506）属于钙调磷酸酶抑制剂（calcineurin inhibitors，CIs），因为它们以及环孢素和 FK-506 结合蛋白（受体）之间形成的化合物能够抑制钙调磷酸酶的磷酸化，最终阻断移植排斥相关淋巴细胞的基因活化。硫唑嘌呤是第一代应用于临床的嘌呤合成抑制剂，通过产生 6-硫鸟嘌呤核苷酸（6-thioguanine nucleotide，6-TGN）抑制多种组织中嘌呤合成过程中的酶类，而在淋巴细胞中腺苷酸的消耗明显高于鸟苷酸。硫唑嘌呤（azathioprine），包括源于一代代谢物 6-巯基嘌呤（6-mercaptopurine，6-MP）的酶化或非酶化形式以及 6-硫鸟嘌呤（6-

thioguanine，6 - TG)，是市场上常用的三种巯基嘌呤药物。此类药物的活性代谢产物为 6 - TGN，作为嘌呤拮抗剂，抑制 DNA、RNA 和蛋白质合成。然而，硫唑嘌呤这一族药物无组织特异性，因为其硫鸟嘌呤核苷可插入 DNA 影响细胞复制，因此不仅影响淋巴细胞，且存在一定的致畸作用，因此使用受到限制。吗替麦考酚具有淋巴细胞特异性，它能通过抑制肌苷 5′单核苷酸脱氢酶（inosine 5′- monophosphate dehydrogenase，IMPDH）减少嘌呤的经典从头合成途径，淋巴细胞由于缺乏其他组织细胞具有的补救合成途径酶而被抑制。甲氨蝶呤（methotrexate）是叶酸拮抗剂，经常用于抗炎而非器官排斥，又具有抑制嘌呤经典合成途径的作用，另外还可以诱导人的活化淋巴细胞凋亡。其他抑制嘧啶从头合成的化合物，比如来氟米特（leflunomide），一种乳清酸脱氢酶（dihydroorotate dehydrogenase，DHOdehase）抑制剂，是治疗类风湿关节炎的重要药物。雷帕霉素（rapamycin）与其 40 - O -（2 -羟乙基）衍生物、依维莫司（everolimus）都可以与 FK - 506 蛋白相结合，但不同于钙调磷酸酶抑制剂会降低白介素- 2 的分泌，两者的化合产物抑制 mTOR 途径，干扰白介素- 2 调控 T 细胞和 B 细胞的活化。除上述所叙述的免疫抑制化合物外，还有其他多种抗炎和抑制激酶作用的药物，如 p38 丝裂原活化蛋白激酶和丝裂原活化蛋白激酶 8（mitogen-activated protein kinase 8，JNK/MAPK8)[5-7]等。同样，即使有些药物主要的适应证并不是免疫抑制，但与细胞毒性和其他抗炎药物一样，伴随着各种风险，使使用者免疫活化受到抑制。

二、生物免疫抑制剂

目前研发和临床应用的免疫抑制剂大多为非传统的化合物，即所谓的生物制剂，其特征是特异性地干扰或阻断排异反应或炎症性疾病的特异靶点[8]。特别是一些定位于 T 细胞活化和增殖途径的单克隆抗体（monoclonal antibody，mAb）类生物制剂，已应用于移植领域的激素抵抗以及用于移植前、中、后等过程中的快速调节免疫反应[8]。据预测，对固有免疫系统[9]、树突细胞发育和功能[10]、蛋白酶体生物学[11,12]和调节性巨噬细胞[13]等过程进行修饰将在未来的免疫抑制治疗的研究中具有优先权。目前的生物治疗包括：血液制品和疫苗接种在自然状态下的制备和分离、人工合成多肽或蛋白质（促红素）、抗体（通常是单抗）、核酸、细胞和基因治疗[14]。以上疗法，目前以抗体免疫抑制治疗为主[8]。

目前临床应用免疫抑制药物的肝毒性

一、概论

表面上看，免疫抑制药物引起药物性肝损伤（drug-induced liver injury，DILI）似乎有一定的矛盾性，因为免疫系统（包括先天性和适应性）在一定程度上参与了肝脏损伤，结合继发的共刺激促发因子或"危险信号"——可以是轻度肝损伤、炎症性或感染性的背景[15,16]，有许多实例证明这一点[17-19]。事实上，很多情况下是非常难以区分免疫过敏的 DILI 与纯粹的自身免疫性肝炎[20,21]。这种简单的推理也不能解释免疫系统和 DILI 发病机制的复杂性和多样性，从而把药物性肝损伤归咎于免疫抑制剂。尽管一些 DILI 具有超敏反应的特征[22]，但并非全部，暂时只能将其他 DILI 定义为非过敏性[18]。尽管是免疫抑制药物，但多数病例依然存在免疫激活现象，概括如下：

不是所有急性排异反应或者自身免疫性疾病患者使用标准的免疫抑制治疗方案都能有效应答[23,24]。尽管罕见[28-31]，自身免疫性疾病仍可以发生于免疫缺陷的患者[25-27]，不仅器官移植后可以复发，即使患者的免疫反应受到充分的抑制，但其他途径介导免疫性疾病仍可以发生[32-34]。肝移植可以被认为是一种复杂形式的肝炎，尤其在移植初始、组织学、血清学表现，以及激素或硫唑嘌呤敏感的自身免疫性肝炎，或者更确切地定义为同种免疫肝炎——因为严格来说不能定义为自身免疫。初始自身免疫性肝炎最初见于儿童患者[35]，虽然成人也可见，但极少[36]，多是移植前已存在不同类型自身免疫性肝病或非免疫性疾病如酒精性肝病、丙型肝炎肝硬化、肝豆状核变性或急性肝衰竭等[36,37]。移植后自身免疫性肝炎复发是由于受体的免疫系统因种属特异性抗原致敏，T 细胞记忆池再次受刺激后增殖，受体与供体的抗原递呈细胞由于组织相容性抗原的作用都可以被激活[38]。但初始自身免疫性肝炎的发病机制并不明确，可能与分子模拟、钙调磷酸酶抑制 T 细胞成熟、Treg 功能障碍或暴露于同种异型抗原有关[38]。新生儿由于遗传性胆盐转运缺陷的胆汁淤积进行肝移植后可以出现针对供体的毛细胆管胆盐转运蛋白的新抗体，导致再次胆汁淤积[39,40]。所以，有很多例子可以证明药物性肝损伤的出现是由于免疫抑制所致。

幸运的是，免疫抑制剂所致的 DILI 非常罕见。由于存在许多导致肝损伤的合并因素，以及合并应用的药物本身具有潜在毒性,导致此类患者的因果关系评估也比较困难。Björnsson 最近回顾分析了 11 个系列中欧美 7 000 例药物性肝损伤患者[41],以及 1 676 例日本[42]、133 例美国的药物性肝损伤急性肝衰竭患者[43],147 例法国患者[44],以及 WHO 数据库中的 1 808 例致死药物性肝损伤病例[45],只有屈指可数的病例与应用硫唑嘌呤、环磷酰胺、来氟米特或者甲氨蝶呤单用/联合用药有关。无与生物制剂相关的病例。

正如上面所提到的,在使用免疫抑制的个体中,相对于药物性肝损伤,导致肝功能损伤的原因很多,必须在把任何肝损伤归因于特异质性和非常见药物反应前就进行探寻[46,47]。因此,细致的临床评估(病史采集和体格检查)、实验室检查、肝胆系统影像学检查和(或)肝组织学检查是必需的。其目的是探查有无其他损伤或者移植患者中的急和(或)慢性排异的病因;胆道疾病[如胆汁渗漏、胆总管结石、缺血、感染、肿瘤(包括淋巴瘤)和手术或创伤所致缩窄];复发性或初始性自身免疫性肝胆疾病;并发病毒性肝炎(A~E)、乙肝病毒的激活、丙肝暴发、伴随新发以及复发的疱疹病毒以及各种肝血管结节再生、心血管循环系统疾病影响肝血流灌注、氧合与静脉回流。很明显,应用免疫抑制剂的患者肝损伤的原因很多。尽管如此,DILI 发生的可能性仍然很大[41,48],因此必须进行全面的因果关系评估[49-51],尤其是联合用药的患者。然而,某些硫嘌呤使用者中发现罕见的肝损伤类型——结节状再生性增生(nodular regenerative hyperplasia,NRH),可为快速诊断 DILI 提供依据。

二、 免疫抑制剂分类以及个体药物的肝毒性

以下免疫抑制剂的肝毒性是根据其分类进行分析,而非药物的适应证(自身免疫性疾病或者器官移植)。除非药物不良反应因适应证的不同而有所差别。

(一)化学合成物

1. 糖皮质激素

众所周知,糖皮质激素的肝脏不良反应在众多的免疫抑制剂药物肝毒性综述中很少[52-55],甚至未被提及[56]。此类类固醇高剂量时会引起肝大,而长时间低剂量使用(如泼尼松 10~15 mg/d 的使用剂量)也可能会导致肝细胞大泡性脂肪变性。明显肝功能障碍极少见。普遍认为糖皮质激素对易感个体可引起非酒精性脂肪性肝炎(NASH)[57],增加 NASH 的常见致病因素有血脂异常、葡萄糖不耐受、Frank 2 型糖尿病、高血压、胰岛素抵抗、肥胖及代谢综合征的其他组分等[58]。

糖皮质激素可以促进脂肪重新分布,提高游离脂肪酸水平,并抑制肝脂肪酸酯化[59,60]。以上都是 NASH 的主要发病机制。

与上述类固醇导致的 NASH 临床表现不同的是,有些因治疗多发性硬化症静脉注射大剂量甲基泼尼松龙(methylprednisolone)的病例中,有几例被报道出现急性重症坏死炎症性肝炎[61-63],1 例中枢神经系统血管炎[64]和严重的甲状腺眼病 8 例[65,66]。其共同点是都采用了大剂量静脉注射甲基泼尼松龙。严重 DILI 主要表现为数以千计的氨基转移酶值升高,组织学检查显示严重的肝坏死[61-63],5 例患者因肝衰竭而死亡或不得不进行肝移植[65,66]。尽管进行了详尽的调查,仍未发现确切的证据表明病毒、自身免疫、代谢或其他因素与甲基泼尼松龙的免疫过敏有关。其中 3 例患者,数年之后,在不知情的情况下,一次甚至多次使用同种药物再激发,导致肝炎复发[61-63]。一例系统性红斑狼疮患者 20 mg/d 泼尼松龙治疗,38 d 后出现类似症状,虽氨基转移酶升高不严重(600~800 U/L),但肝活检结果显示严重的 NASH,导致肝衰竭。在对中重度甲状腺眼病患者进行低剂量和高剂量的甲基泼尼松龙静脉注射试验中,仅发现轻度短暂的剂量相关的氨基转移酶升高,未发现严重或致命性肝脏病变[67]。虽然这些病例只能视作间接性证据,但大剂量皮质类固醇治疗,尤其静脉注射大剂量甲基泼尼松龙所导致的严重免疫过敏 DILI 和急性致死性 NASH 的病例却是有力的、可重复的和令人信服的证据。

对于不耐受泼尼松或硫唑嘌呤的克罗恩病或自身免疫性肝炎(AIH)患者,一种新合成的皮质类固醇——布地奈德(budesonide)的应用给治疗带来了全新的希望[68,69]。布地奈德对糖皮质激素受体有较高亲和性,炎症性肠病(inflammatory bowel disease,IBD)治疗时具有局部活性高的特点,而且由于广泛的首过清除增加了药物在肝内的生物活性,降低了其全身系统的生物利用度。与传统的作用于全身的类固醇相比,患者在服用布地奈德后较少出现一般皮质类固醇类的副作用,且对垂体-肾上腺轴的抑制作用较弱。即使如此,经报道仍有至少 6 例患者因服用布地奈德而出现急性重症肝病,其中包括肝细胞型、胆汁淤积型、混合型肝炎[70]。

2. 巯基嘌呤

在所有免疫抑制剂中,巯基嘌呤引起的 DILI 争议最大,难度也较大,受到很多研究者的关注。因为此类药物导致的 DILI 组织学病变特征异常广泛,包括急性肝细胞型、胆汁淤积型、混合型、NRH、紫癜性肝炎、肝

窦阻塞综合征[sinusoidal obstruction syndrome，SOS；以前称为肝小静脉闭塞病（venous occlusive disease，VOD）]，以及胆管消失综合征（vanishing bile duct syndrome，VBDS）[71] 等。总体来看，就病因而言，此类 DILI 比较罕见。之前调查的 10 000 例 DILI 病例中[41-45]，涉及硫唑嘌呤的仅有 13 例，另有 3 例与抗淋巴细胞球蛋白，3 例与来氟米特，2 例与 6 - 巯基嘌呤，2 例与甲氨蝶呤，以及 1 例与环磷酰胺等药物肝毒性有关。但与其他免疫抑制剂相比，巯基嘌呤更易引起 DILI。

自 1963 年起，硫唑嘌呤就被当作免疫抑制剂用于人类移植[72]。它是另外两种现今在临床上应用于治疗 AIH 和 IBD 以及移植的巯基嘌呤药物——6 - MP 和 6 - TG 的前体。关于 6 - MP 的免疫抑制特性，具有里程碑意义的研究成果在 1959 年和 1960 年均有发表[72-74]。硫唑嘌呤经过最初简单混合的酶和非酶转化为 6 - MP 后，其最终的代谢过程错综复杂，这在一些文献中有详细记载[53,75,76]。基于本文的重点，以下将对此过程进行简单描述。6 - MP 生物转化的生成主要依靠以下三种生物转化竞争性完成：① 分解代谢为无活性化合物 6 -硫尿酸；② 巯基嘌呤 S -甲基转移酶（thiopurine S - methyltransferase，TPMT）甲基化形成 6 -甲基巯嘌呤（6 - methylmercaptopurine，6 - MMP）；③ 次黄嘌呤磷酸核糖转移酶（hypoxanthine phosphoribosyl transferase，HPRT）介导的 6 - MP 至 6 - 巯基 5′- 单磷酸肌苷（6 - thioinosine 5′- monophosphate，TIMP）转化，并最终以多酶途径代谢为各类 6 - TGN。这个过程中，TIMP 和 6 - MMP 作为前体物，通过 TPMT 催化产生了 MMP 核糖核苷酸（MMP ribonucleotides，MMPR）。TGN 是一类具有细胞活性的嘌呤拮抗剂，能够插入淋巴细胞的 DNA，抑制 DNA 合成和下游的 T 细胞增殖，以达到免疫抑制的目的。TGN 还能抑制多种免疫和炎性基因[77]。另外，TGN 的代谢物——6 -硫鸟嘌呤三磷酸还能抑制参与 T 细胞成熟和增殖过程的 Rac1 蛋白（Ras 相关的 1 类 C3 肉毒素底物），从而诱导 T 淋巴细胞的凋亡[78]。外源性的 6 - TG 也可在 HPRT 催化下转化为 6 - TGN。无论是衍生自 TIMP 还是 MMP 的 MMPR，和 6 - TGN 一起均被认为是巯基嘌呤肝毒性和骨髓毒性的主要物质[79]。而巯基嘌呤 S -甲基转移酶（TPMT）可调节 MMP、MMPR 与 TGN 的水平，所以由基因决定的 TPMT 活性对这两种巯基嘌呤的疗效和毒性起到关键作用。TPMT 的缺乏可降低 MMP 和 MMPR 水平却上调 TGN 水平，反之亦然。虽然 TPMT 的基因多态性与药物不良反应及骨髓毒性相关，但并非肝毒性或胰腺毒性的必要因素[80]。即便如此，大部分[81-83] 但非全部[84] 的炎症性肠病治疗研究显示，巯基嘌呤的肝毒性大小与使用剂量及是否存在较高水平的 MMP 有关。

由巯基嘌呤引起肝损伤的程度差异很大，从轻微损伤、无明显临床意义的异常肝脏生化指标[经常被错误地称为肝功能试验（liver function tests，LFT）[85]]或肝脏组织学改变，到预后不良的各类严重肝损伤。巯基嘌呤引起的 DILI 报道的数量与肝损伤的性质及严重度的评判标准、使用药物的类别及应用的适应证有关。巯基嘌呤引起肝脏病变种类也是相当广泛[56,71,86]，主要可归为两大类：① 直接肝实质损伤，即肝细胞型、胆汁淤积型以及混合型急性肝炎；② 血管性、再生性和纤维性病变。据推断这三类病变存在共同的血管病变基础可能是由于细胞谷胱甘肽耗竭[87] 而引起肝窦内皮损伤。巯基嘌呤类药物引起的 DILI 病变类型可以类似于迄今发现的各种肝损伤的病变表现，而不同的巯基嘌呤药物在不同个体间引起的肝损伤类型也存在一定的差异，目前为止几乎没有关于巯基嘌呤药物性 DILI 在个体间差异的直接比较。虽然对硫唑嘌呤肝毒性难以耐受的患者也不可能耐受 6 - MP[88]，但硫唑嘌呤仍是令人印象最深的三大巯基嘌呤药物中引起 DILI 的药物。在美国，普遍使用的巯基嘌呤药物是硫唑嘌呤和 6 - MP，而欧洲使用更多的是 6 - TG。

使用硫唑嘌呤治疗关节炎的患者因急性肝损伤住院的患者比例较低，约为 0.1%[89]。银屑病和类风湿关节炎治疗患者的前瞻性横断面研究结果显示，约 2% 的患者会出现非特异肝毒性，而这个数字相较于甲氨蝶呤[90] 引起的肝毒性病例数量至少低了一个数量级。一项关于巯基嘌呤治疗炎症性肠病导致的肝毒性病例数量的系统回顾性研究发现，肝生化指标异常的患病率为 3.4%，发病率 1.4%[71]。而与之形成强烈反差的是，161 例服用咪唑硫嘌呤或 6 - MP 的炎症性肠病患者中，13% 的患者在随访 9 个月中出现肝酶高于正常水平 2 倍情况，其中有 3% 的患者停用药物[91]。在另外两项巯基嘌呤治疗炎症性肠病的研究中[81,82]，发生肝毒性患者比例为 4.6%，减少剂量或分次服用肝损伤可恢复[81]。对 786 例使用硫唑嘌呤或 6 - MP 治疗的炎症性肠病患者的 5 年随访研究发现[92]，肝生化检查轻度和显著异常的发生率分别为 7.1%、2.6%。大部分患者继续用药肝生化指标逐渐恢复正常，仅 3.6% 的患者需停药观察，停药后肝生化指标也恢复正常。心脏移植的患者因服用硫唑嘌呤出现混合型肝炎的比例为9%（29 例），改用环磷酰胺数月后，肝炎得到了缓解，其中 28 例患者 6 个月后肝生化指标恢复正常[93]。

硫基嘌呤导致的急性肝炎常为胆汁淤积型或混合型，可发生在用药后短至 2 周，长至 2~5 个月。大多数情况肝炎发生的潜伏期为 6 个月，也有的出现在治疗 33 个月后[92,94,95]。急性硫基嘌呤引起的肝毒性在成年人中较儿童多见。但不同于其他药物性肝损伤病例，硫基嘌呤导致的 DILI 在男性及女性中有相似的发生率[71]或男性中稍高[79,90,91,96]。大多数情况下，这种毒性似乎与药物剂量相关[81,82]。硫基嘌呤的肝毒性可能是非过敏性的，但也有的病例表现为特异过敏性反应特点[94,96-99]，比如胆汁淤积型或单倍体易感性[94,96]。据推断，决定肌苷三磷酸焦磷酸酶（ITPA）的遗传等位基因缺陷会造成酶活性受损，并因此使 6-硫基三磷酸肌苷大量积聚，导致过敏综合征[100]。更具临床意义的是罕见的硫基嘌呤黄疸。这种状况是非常严重的，却往往是完全可逆的[101]，极少数患者不能完全康复或恢复缓慢者，可能会发展为少胆管症，如胆管消失综合征（VBDS）[102]。

硫基嘌呤肝毒性病理学研究主要集中在以下两个方面：① 镜下表现为胆汁淤积型肝炎，多见于超敏反应（allergic hypersensitivity）患者；② 广泛性血管病变。在多数关于硫基嘌呤不良反应的流行病学研究中，肝毒性分为轻度、中度、重度，以无症状性肝生化异常（尤其是血清胆红素、氨基转移酶、碱性磷酸酶升高）为主，肝活检的病例非常少见。另外，对于活检为胆汁淤积型肝炎[96,98,103-105]的超敏反应患者而言，若病程较长，可见继发性肝细胞病变（羽状变性、气球样变，以及微空泡化或假黄瘤性改变或胆汁淤积）[96,106]；淋巴浆细胞和嗜酸性粒细胞性炎症[94,96,105]；肝细胞坏死（点状、斑片状或重度）[94,98,107]；不同程度的胆管变形、损伤和细胞浸润[98,104,105]。过敏性肝炎通常会伴随典型的免疫过敏症状，包括斑丘疹、荨麻疹、发热、寒战、肌痛、多形性红斑或结节性红斑和血管炎[94,97]。虽然过敏性肝炎常分为胆汁淤积型或混合型两种，但单纯肝细胞型的肝炎也时有发生。硫基嘌呤也可引起无临床或组织病理学超敏性表现的非过敏性肝炎，此类肝炎可能具有剂量依赖性，但尚未明确。有一种假设还认为 6-MP 是一种内在的、剂量相关性的肝毒素（降低剂量，肝生化异常可能恢复[80,81]）；咪唑硫嘌呤既可导致剂量相关的肝毒性，因为通过谷胱甘肽（S-氨基转移酶介导反应[108]和二阶非酶促介导过程[109]），可快速转化为

6-MP；又因为咪唑侧链能够分解产生 6-MP，引起超敏反应。Zimmerman 认为咪唑硫嘌呤所导致 DILI 发病率较 6-MP 低并且是否与剂量有关尚不清楚[110]。然而在最近的一次关于硫基嘌呤导致肝损伤的系统综述中并未发现咪唑硫嘌呤和 6-MP 导致 DILI 的发生率无明显的统计学差异[71]，不过硫唑嘌呤和 6-MP 治疗方案中剂量和疗程是不同的，因此在解读此结论时需谨慎对待。以下病例可以说明硫唑嘌呤和 6-MP 的肝毒性发生机制有所差异。55 岁女性患者在最初使用硫唑嘌呤治疗 AIH 时，同时出现了肝毒性和超敏反应临床表现，随后几个月换用 6-MP 后，就只出现肝毒性反应[111]。但最终因肝毒性反应，两种药物都停止使用。

硫基嘌呤治疗患者中第二种较常见的病理学改变为不同形态的肝血管损害，包括肝窦状间隙扩张[112]、小叶中心扩张及坏死[101]、紫癜性肝炎[113,114]、SOS[115,117-123]或典型的 Budd-Chiari 综合征[116]、门脉纤维化[103,124,125]、肝静脉纤维化或狭窄[126]，以及最终形成 NRH[125,127-131]。以上病变可同时存在。一般，DILI 很少有真正的特异性病理改变，表现形式非常多样，且多与其他非中毒性肝病类似[48,132]。对于正在使用硫基嘌呤类药物的移植后免疫抑制、自身免疫性疾病、皮肤疾病和炎症性肠疾病的患者若出现上述血管病变中的一种或多种病理学改变即可被认为存在硫基嘌呤肝毒性的有力证据。上述所引用的文献显示，硫基嘌呤在治疗肝肾移植[101,111-113,115,118,124,126-128]、类风湿关节炎[105]、银屑病[103]、炎症性肠病[112,116,117,120,130,131]、多发性硬化症[125]及白血病[114,129]时，出现了上述的肝血管病变，炎症性肠病的患者使用硫基嘌呤类药物治疗时也有急性门静脉高压症的报道[112]。以上报道的病例大部分是使用硫唑嘌呤治疗的患者[101,103-105,111-113,115,117,118,120,122,125,130,131]，也有使用 6-MP[111]和 6-TG[114,121,129]的病例报道。以上不同病例所提示的硫基嘌呤导致内皮细胞损伤的机制是一致的，即导致谷胱甘肽的耗尽[87,119,122]。一些观察结果可支持该结论，比如某些肝移植急性排异反应可导致不同机制引起的肝窦内皮损伤，肝窦阻塞综合征亦可发生[123]。在对未使用硫唑嘌呤的肝移植患者的随访研究[133]发现，孤立发生的肝窦阻塞综合征与急性排异反应关系并不明显。增加免疫抑制治疗后，该病症得以缓解，说明存在免疫反应基础，发病与抗排异维持治疗不足有关。英国格拉斯哥在最近所做的一项调查中发现，结节状再生性增生（NRH）通常与血液病、实体恶性肿瘤或心血管病、易血栓症、风湿病，以及其他多种疾

病有关。其中 31% 的病例出现门静脉高压症[134]。

　　在对 6 - TG 诱导的结节状再生性增生做进一步的调查发现,其发生率可能比以前估测的更广泛。之前分别对两个系列的 28 例患者和 30 例患者进行为期 38 个月和 21.5 个月的详细追踪调查(包括肝活检检查),未发现结节状再生性增生病例。其中一个系列[135]而非另一系列[136]50% 的肝活检显示肝窦正弦扩张。而欧洲和美国的其他医疗中心的 45 例、304 例和 347 例患者中发生率为 18%[137]、27%[138] 和 53%[139],结果完全不同。2003 年报告显示其发生率在洛杉矶竟高达 61.5%[140]。造成这些差异的原因并不完全清楚,因为研究中涉及众多的变量。这些病例中药物的治疗疗程是类似的;结节状再生性增生的出现时间多为治疗开始后的几个月到几年,但大部分情况下出现于一年以上[137-140]。患者标准的肝生化检查结果基本为轻度异常或正常,有些肝生化异常的患者会被要求停止治疗[137-139],不过有些也会继续治疗。6 - TG 经常作为硫唑嘌呤或 6 - MP 治疗失败的替代性药物,因此有可能在后期治疗中出现肝毒性协同作用。对于不同研究中结节状再生性增生发生率明显不同的原因,两个主流的解释为 6 - TG 剂量或血液浓度[135,138,140-142]的差异性,以及诊断标准的差异。即使肝活检结果也很难解释这一矛盾,尤其是病理学家得出的结果也往往不一致[138]。而肝切片必须进行网状纤维染色,因为它可帮助肝纤维化可视化,而常规染色法是难以做到的[139]。还有其他一些未被考虑在内的变量可能影响这一差异,如活检标本的大小和质量,炎症性肠病的性质、活动性、程度和先前医疗/外科治疗情况,6 - TG、6 - TGN 和其他硫基嘌呤代谢物的血液水平,及其他尚未考虑的临床和实验室变量。该问题需要加入多因素逻辑回归分析和荟萃分析来解答。

　　结节状再生性增生的自然发展是可变的,可以表现为惰性和无症状,停止硫基嘌呤治疗后即可消退(包括肝窦阻塞综合征[118]和其他血管病变),但有时它也可发展成门静脉高压症,其主要表现为食管胃底静脉曲张(也可出血)、脾大和腹水[117,127,134,143,144];也有结节状再生性增生进展为肝细胞癌的报道,同时还出现硫唑嘌呤诱导的肝窦阻塞综合征和溃疡性结肠炎[117]。腹部断层扫描(CT)和磁共振成像(MRI)等无创性检查[137]的效果令人失望,而瞬时弹性成像系统也无法确认结节状再生性增生中是否存在肝纤维化或门静脉高压症[145]。门静脉高压症可起源于看似微小的血管病变,如血管正弦扩张[112]和窦周纤维化[124],但这并不一定

证明结节状再生性增生存在。

　　结节状再生性增生产生的机制一直被认为是肝窦内皮损伤导致红细胞渗入 Disse 腔,引发小静脉管腔狭窄从而导致门静脉高压症的产生(尽管无结节状再生性增生也可能出现门静脉高压症)。由于门静脉阻塞会造成肝细胞萎缩和门静脉闭塞,由此就会出现代偿性增生[146,147]。在这种情况下,抗凝治疗一定程度上可能会起到作用,已在 HIV 血栓相关的结节状再生性增生病例中有相关报道[148]。而降低药物性肝损伤风险更实际的方法是对使用硫基嘌呤治疗的患者的相关指标进行密切监测[71],包括根据方案肝活检[149]、TPMT 表型分析并监测剂量降低或分散时的硫基嘌呤代谢产物。此外,以别嘌醇(黄嘌呤氧化酶抑制剂)作为替代可降低有毒硫基嘌呤类产物的水平[86]。在一项有关降低硫基嘌呤肝毒性的试验研究中[150]发现,11 位未经筛选的炎症性肠病患者若以 200 mg/d 剂量的嘌呤醇与基于 TPMT 表型分析决定剂量的硫唑嘌呤或 6 - MP 同时用于治疗,可解决硫基嘌呤引起的肝毒性问题。在试验中,有 2 例因出现副作用而停止治疗(其中一名经活检确认为肝脂肪变性引发肝生化指标轻度升高),其余 9 例患者在 42 个月的治疗过程中炎症性肠病有缓解且未出现肝毒性反应。这样的结果表明该治疗是值得未来大规模的随机临床试验进行验证的。

　　3. 霉酚酸和霉酚酸酯

　　霉酚酸最初出现于一个多世纪前,是从青霉菌培养物中提取的一种弱抗生素[5]。经过大约 70 年的沉寂,霉酚酸被作为实验治疗鼠体内肿瘤的化疗药物,并随后被用于治疗重度牛皮癣。自 20 世纪末期,天然形态的霉酚酸和易被吸收形态的吗啉代乙基酯和霉酚酸酯开始作为免疫抑制剂使用[151]。在美国[152],自 20 世纪 90 年代中期伊始,硫唑嘌呤逐步替代霉酚酸酯,并大量用于肾、胰腺、肝脏、心脏和心肺移植治疗中。全球范围的肺移植病例中,硫唑嘌呤与霉酚酸酯的使用覆盖率分别占 60% 和 40%。1997 年霉酚酸酯在小肠移植的使用覆盖率达到最高,但因本身具备胃肠毒性并且可能出现组织侵入巨细胞病毒(CMV)感染和移植后淋巴增生性疾病的顾虑,至 2001 年霉酚酸酯的使用率几乎微乎其微(正在接受治疗患者中的 3%)。

　　相较于霉酚酸化合物,使用硫唑嘌呤的好处包括考虑急性排斥反应发生率、移植物存活率、死亡率、副作用、医疗成本[153-159],在非移植性治疗[160-162]中很多国家仍存在着争议。而霉酚酸酯通常被作为使用硫唑嘌呤治疗自身免疫性肝炎(AIH)无效或出现毒性问题时

的救急药物[161,162]。相对于巯基嘌呤所致如先前列举的各类肝毒性并发症,霉酚酸酯组分基本上是不会出现肝毒性的。霉酚酸化合物通常会引发可逆性骨髓抑制和胃肠道症状,包括腹部绞痛、腹部不适和腹泻。如果移植受者或有炎症状况的患者在接受治疗时出现肝功能障碍,应考虑急性排斥反应、机会性肝炎(opportunistic hepatitides)(特别是由组织侵入巨细胞病毒和爱泼斯坦-巴尔病毒感染的)、其他病毒和微生物感染、非霉酚酸或霉酚酸酯引起的药物性肝损伤等因素,因为由霉酚酸或霉酚酸酯引起的药物性肝损伤的可能性极低。

尽管此前已有证据表明霉酚酸或霉酚酸酯仅有微弱的肝毒性,但这些证据是非常间接的且尚未经过详细考证。在一次 75 位肾移植受者使用霉酚酸酯解决顽固性排异反应的早期临床试验中,有 5 例被报告出现不明原因"肝酶升高"。尽管如此,作者仍得出未发现肝毒性的结论[163]。在其他试验中,79 例以 2 g/d 剂量接受霉酚酸酯治疗的肾移植受者中,11 例(14%)在平均治疗28 d 后氨基转移酶出现 6~10 倍的升高(胆红素或碱性磷酸酶正常)[164]。6 位患者停用霉酚酸酯后,平均 19 d氨基转移酶水平恢复正常,而另外 5 位患者剂量减半后4~7 d 氨基转移酶水平也恢复正常。氨基转移酶恢复正常的快慢主要取决于氨基转移酶异常持续的时间。一例以雷帕霉素治疗的丙型肝炎阳性肾移植患者,定期检查出现移植体的损伤后改用 1 440 mg/d 剂量的霉酚酸,之后出现了皮疹和黄疸(胆红素 10 mg/dl)并伴随天冬氨酸氨基转移酶(AST = 380 U/L)和丙氨酸氨基转移酶(ALT = 140 U/L)升高,但这些症状在停药后即缓解[165]。不过在肝活检发现有明显的小叶胆汁淤积型肝炎,这是一种药物性肝损伤的表现,与之前报道的一例肝移植病例有非常相似之处[166]。使用霉酚酸酯治疗巩膜炎[167,168]和角膜移植[169]的 16 例病例中,有4 例出现原因不明肝酶升高状况。从这不多的病例中我们可以得出的结论是霉酚酸酯和霉酚酸引发肝毒性的可能性是存在的,但病例较为分散且少见。

最后一个值得讨论的问题是霉酚酸化合物的使用对丙型肝炎肝硬化的移植患者的肝毒性问题。有力的实验证据表明,霉酚酸/霉酚酸酯可以抑制丙型肝炎病毒复制,但尚未确定的是这一过程是否与霉酚酸免疫抑制机制一样,通过抑制 IMPDH 介导使得细胞内鸟苷耗尽从而阻断病毒的复制[170,171]。可以确定的是,对丙肝移植患者而言不同类型的免疫抑制剂的效果在移植后期中呈现很大的差异性,包括急性发病期排斥反应、

移植物损失(graft loss)、死亡率和丙型肝炎疾病的严重程度[172,173]。至此不禁要问:如果有更多的研究是否可以对此问题给出一个明确的答案,若霉酚酸酯是安全的,我们是否应该就只是用这一种药物直至出现更好的选择?

4. 钙蛋白抑制剂

现在由钙蛋白抑制剂——顺式环孢素和他克莫司引起的肝功能异常并不常见。恰当地讲,钙蛋白抑制剂的肝毒性若发生,其主要损害重要的肝脏功能,比如阻碍胆汁形成。通过对独立肝细胞和肝细胞膜囊泡的研究和自其他实验模型中得出的结论中发现,钙蛋白抑制剂的肝毒性主要是在细胞和分子水平上干扰胆汁分泌,这与其他免疫抑制剂引发的坏死性炎症、血管和脂肪变性损伤机制是不同的。环孢素可以通过阻断肝内囊泡运输,定位并抑制细胞小管膜上的 ATP-依赖性转运蛋白,并且在不影响转运蛋白表达的情况下降低细胞小管膜内的流动性,以此破坏胆汁的形成[174]。环孢素也会减少胆道谷胱甘肽的外流。因此,环孢素对酸性胆汁和非酸性胆汁分泌的影响存在着多个可能的作用机制,另外也发现了环孢素诱导胆汁淤积的实验模型[175]。但毒性的可能机制是否与使用钙蛋白抑制剂治疗的患者出现胆汁淤积有关,尚需观察。大部分的临床报告表明,环孢素诱发的肝功能异常早年被发现于肝外移植[176-179]——包括骨髓、心脏和肾脏,并伴有不同程度的共轭高胆红素血症出现,氨基转移酶和碱性磷酸酶时有升高;血液中存在高水平的胆汁酸和环孢素被认为是病变的一部分表现。出现此类肝功能损伤的患者减少环孢素的剂量后,临床可显著改善[176,177],但肝活检方面的研究尚未进行。此外,类似的肝毒性也在使用高剂量环孢素的非移植性治疗的患者中被发现[180]。这些病变肝组织在显微镜下显示为随着胆管内皮的增生,泡沫类物质呈正弦曲线上升,与血液中的环孢素的浓度有关[181]。若心脏移植者移植过程中出现心脏衰竭引发的肝淤血[182]或移植患者本身存在慢性肝炎,环孢素导致的肝衰竭程度加重[183,184]。

在早期的报告中,环孢素发生肝毒性的发生率高于50%[176,177,180,181,185],主要依据是血清胆红素的升高,却并非总是与肝酶升高有关。对于这种现象最合理的解释是,使用了过多环孢素导致毒性物质在血液内积聚,但在降低剂量后就会缓解[186]。近期,怀孕的肾移植患者中胆汁淤积发生率为 22%,极有可能说明胆汁淤积与孕激素影响有关[187]。尽管在文献中没有详细记载,但移植医师都知道他克莫司较少引发肝功能障

碍。无论是临床还是实验室结果都表明他克莫司的肝毒性与环孢素肝毒性表现类似，并且在降低剂量后即可得到缓解[188]。环孢素肝毒性和他克莫司肝毒性还存在着一种意想不到的相关性，即在很多的病例中一种药物出现肝毒性问题，另外一种药物可作为替代药物进行治疗[189-191]，但有时也不能替代[192]。因此，当怀疑出现钙蛋白抑制剂引发的胆汁淤积型肝毒性，特别是合用了阻碍钙蛋白抑制剂代谢的新药时，应及时检测血液中的药物浓度。如果血液中的药物浓度显示为毒性，应立即降低剂量。同时考虑其他可能引起肝损伤的因素。钙蛋白抑制剂肝毒性导致的重大组织学改变较为罕见，因此在被发现时应尽量避免误读其间的关联。静脉炎通常会由急性排斥反应引起，而非钙蛋白抑制剂[193]，但在治疗肝窦阻塞综合征时有报道，若将他克莫司替换为环孢素后静脉炎即可得到缓解[194]，这只能理解为罕见的钙蛋白抑制剂并发症。与霉酚酸化合物的使用类似，对特定钙蛋白抑制剂用于丙型肝炎患者对移植后的影响结果存在着很多争议，比如移植物和患者生存率，以及与丙型肝炎相关的移植物损伤等问题[172,173,195]。环孢素治疗丙肝的治疗效果可能比他克莫司好[172]，另外也有报告提出，环孢素在移植预后方面，如防止原发性胆汁肝硬化复发也优于他克莫司[196,197]。

5. mTOR 抑制剂

雷帕霉素（产生于拉帕努伊或复活岛上的一种土壤细菌——吸水链霉菌[198]，也可被称为西罗莫司）和它的衍生物依维莫司，是最近才被用于免疫抑制治疗的物质[199]。mTOR 抑制剂具有抗增殖活性，因此经常被用于慢性排斥反应[200]和肝细胞癌史的移植患者[201]。并且它也是某些用以保持冠状动脉疾病球囊血管成形术后管腔通畅药物洗脱支架的有效组分[202]。雷帕霉素具有许多严重的副作用，相比较而言依维莫司所引发的不良反应程度较轻，因为依维莫司有更佳的药代动力学使得它的使用剂量也可更好地进行调节。mTOR 抑制剂的副作用主要包括骨髓抑制、严重血脂异常、口腔溃疡、肺炎和伤口愈合缓慢[199]。虽然在一些研究中尚未观察到肝动脉血栓的形成[203]，但是这无疑是与mTOR 抑制剂相关的一种偶发性副作用[204,205]。因雷帕霉素第二阶段药物试验中出现了肝动脉栓塞和感染致死的病例，美国食品和药物管理局（FDA）于 2002 年签发了在肝移植手术中使用雷帕霉素的警告。但在FDA 下发第二次警告后，仍有部分权威肝移植手术医师主张限制性地在肝移植中使用雷帕霉素[206]，如以此取代钙蛋白抑制剂转换以减轻肾功能不全的影响。

雷帕霉素的肝毒性主要表现为急性重症肝炎（可在停药后得到缓解）[209]，或中度可逆性氨基转移酶升高[210]（在迈阿密大学 209 位肝移植患者中有 10 位出现该现象[211]），但此类肝毒性尚未见于依维莫司[207,208]。肝毒性的组织学变化包括非特异性肝门炎症，轻度界面性肝炎和偶尔性嗜酸性粒细胞和肝窦扩张[210]。在重症肝炎病例中还出现坏死淋巴细胞和嗜酸性粒细胞浸润[209]。在另一组 97 位肝移植患者中，有 61 例因雷帕霉素不良反应不得不停药。这些不良反应包括不同程度的骨髓抑制，肝细胞型、胆汁淤积型或混合型肝炎（混合型肝炎患者占其中的 3%）[212]。血管栓塞或伤口愈合缓慢未见有相关报告。当雷帕霉素被作为减少钙蛋白抑制剂减量的替代药用于乙肝或丙肝阳性的肾移植患者时[213]，诱发的肝毒性病例并不常见但仍需仔细的病毒监测。有报道称 5 位乙肝表面抗原阳性者中有 1 例，7 位丙肝阳性患者中有 2 例出现肝毒性。作为总结，虽然雷帕霉素引起的肝毒性多是偶然，并且具有可逆性，但其他类型的不良反应发生可能更频繁更严重。

6. 来氟米特

来氟米特是异噁唑的衍生物，它最初是农业杀虫剂研究中开发出来的产品，后被证明同时具有抗炎和免疫抑制作用[5]。来氟米特于 1998 年 9 月由 FDA 批准用于治疗类风湿关节炎[214]，在那之后它还成功应用于银屑病性关节病变、银屑病[215,216]以及其他炎症性疾病的治疗（如大疱性类天疱疮、Felty 综合征、干燥综合征、Wegener 肉芽肿以及血管炎等）[217]。但来氟米特在实体器官移植中应用较少[218,219]。来氟米特经过消化后会迅速发生生物转化，形成活性代谢产物（A771 726），这一产物可破坏 T 细胞活化所必需的嘧啶从头合成反应。考虑到此药具有造成严重肝损伤的倾向，来氟米特的应用过程曲折而混乱。在来氟米特治疗类风湿关节炎的四个随机双盲临床试验中，2.2%～19%的患者出现氨基转移酶水平升高 2 倍以上，但这种上升仅为中度、一过性，预示预后不良的黄疸并没有出现[220]。没有患者因为肝毒性而退出试验。在获准上市后仅仅 3 年内，欧洲药品评价局就报告了 296 例来氟米特造成的肝脏反应，其中 129 例评估为严重不良事件，15 例为急性肝衰竭，死亡 9 例[220,221]；但最严重的 10 例患者后来都发现不是由肝损伤造成[222]。保险公司的数据显示严重肝毒性的发生率为每年 4.9/10 000[220]，但在一个纳入 101 例服用来氟米特患者的研究中，仅有 9%的患者在用药的头 6 个月中出现过无症状肝酶升高 2～3

倍[222]。只有 1 例患者因肝毒性退出。FDA 综合回顾了文献以及大量服用来氟米特的报道后做出结论,尽管肝毒性病例确实存在,但风险-效益评估结果并不支持药物撤市[223],尽管它和欧洲社区宣传组织都曾要求其撤市[224]。最近的一项针对关节炎患者服用来氟米特和(或)甲氨蝶呤发生肝酶升高的分析发现,服用甲氨蝶呤或来氟米特单药的患者中仅 1%~2% 有过氨基转移酶升高 2 倍以上[225]。这项研究中,联合治疗,特别是银屑病的联合治疗,会使肝酶升高发生率上升。事实上,来氟米特相关的肝毒性的确存在,但不常见;此外急性重型肝炎也偶见报道,这种肝炎组织学以凋亡和中央区淋巴细胞浸润为特征[226]。这样的肝炎病例为等位基因 CYP2C9 * 3 纯合隐性,导致罕见的细胞色素 P450 代谢缓慢,从而可能造成 A771 726 的毒性代谢产物累积。

鉴于上述这些来氟米特药物性肝损伤的种种发现,风湿病学专家[220]及专业学会[227]制定的治疗流程中,推荐严格的用药前检查及患者选择,同时还推荐监测及处理肝毒性。严重肝毒性的治疗包括停药以及口服考来烯胺,后者一方面阻断来氟米特肠肝循环,同时加强排便、促进药物洗脱。另外有趣的一点是,来氟米特可用来预防或改善对乙酰氨基酚的肝毒性,因为它能抑制毒性代谢产物对乙酰苯醌亚胺[228]的产生以及抑制 JNK 介导的线粒体通透性激活[229]。

7. 环磷酰胺及甲氨蝶呤

环磷酰胺和甲氨蝶呤大剂量使用时具有细胞毒作用,用于化疗;而低剂量时将具有免疫抑制、抗炎和抗增殖作用,用于治疗除移植外的多种非恶性炎症综合征。过去 6 年内发表了多篇高质量的综述,回顾了肿瘤患者的肝功能[230,231]、肿瘤患者的肝病[232]、化疗的肝毒性[233]以及对甲氨蝶呤肝毒性[234]的深入报道,对此感兴趣的读者可以根据这些参考信息对甲氨蝶呤和环磷酰胺的毒性进行比较。因此,本书在此仅做简述。对于移植和免疫抑制患者出现肝功能异常时,排查原因时应当将药物性因素置于首位,且这一点同样适用于化疗患者。

环磷酰胺是一种 DNA 烷化剂,是一种基于化学武器氮芥而开发出的化疗药物,后来被用作免疫抑制剂[5]。环磷酰胺一般不导致肝实质损伤,但造血细胞抑制准备中所使用的大剂量也曾导致紧急情况[235,236]。环磷酰胺的肝毒性一般表现为无症状肝酶升高[237-239],但肝坏死[240,241]甚至死亡[241]也有发生。治疗前的硫唑嘌呤用药史[240]似乎是一个加重

环磷酰胺毒性的危险因素。环磷酰胺相关的药物性肝损伤常常原因不明,似乎也不是直接由于肝脏毒性作用,肝脏基础疾病也并不导致环磷酰胺肝毒性上升[231],对肝脏基础疾病也无须调整剂量[242]。然而当胆红素超过 3 mg/dl 或者氨基转移酶上升 3 倍以上时,还是推荐对环磷酰胺进行经验性减量,采用 75% 的原剂量[233]。但另一方面,反映药物性肝损伤预后的 Hy's 法则认为,氨基转移酶上升超过 3 倍伴胆红素超过 3 mg/dl 预示着至少 10% 的死亡率[243]。因此根据这种说法,以上情况发生时,则应当停用环磷酰胺,而不是仅仅减量使用。

甲氨蝶呤的急性肝毒性可表现为治疗开始后一过性氨基转移酶升高,并伴随化疗疗程反复出现,也可表现为坏死性肝损伤、肝酶上升超过 40 倍同时伴深度黄疸[244,245]。但即使是极高剂量的甲氨蝶呤,目前也没有证据显示它会残留而导致肝毒性[247]。尽管甲氨蝶呤可诱发类风湿关节炎患者出现良性 AIH[246],但大部分情况下,甲氨蝶呤所致的肝毒性多为慢性,组织上多表现为脂肪变性、脂肪肝和纤维化[132,234]。胆管损伤和星状细胞增生亦可见。像任何一种肝活检分析一样,这些病理变化已经有了充分系统的描述[132];而传统的 Roenigk 分级系统由于从未经过验证,现在也不再用于其他肝病[234],因此目前已不适用。甲氨蝶呤肝毒性在类风湿关节炎[247-249]和贝赫切特综合征[250,251]患者中相对少见,但在银屑病患者接受甲氨蝶呤治疗时,分别有 2%~33% 和 0~26% 的患者会受到进展期肝纤维化和肝硬化的困扰[252]。但也有研究者发现银屑病和类风湿关节炎患者的甲氨蝶呤肝毒性发生率没有差别[253]。银屑病患者对甲氨蝶呤诱发的纤维化的敏感性与其他患者相比,有整体性不同,其中原因尚不清楚。可能与银屑病与其他疾病相比,混淆变量有诸多不同有关,如饮酒、肥胖程度、糖尿病、血脂异常、甲氨蝶呤使用剂量、在肝损伤和纤维化时使用的可能存在肝毒性或干扰甲氨蝶呤代谢/肾清除的联合用药,还有特别是目前一些未知的疾病内在特点。

风湿科医师并不像皮肤科医师在使用甲氨蝶呤时所提倡的那样,通常选择肝穿刺。他们一般避免肝穿刺而更倾向定期验血,并在结果异常时将药物减量。肝活检推荐在一年内 9 次 AST 有 5 次升高,或每月监测时 12 次中 6 次升高,或在关节炎控制良好且营养正常时出现血白蛋白降低时进行[254]。一项前瞻性研究结果支持了这一观点,该研究纳入了 112 例接受甲氨蝶呤治

疗及常规肝穿刺的类风湿关节炎患者,他们都是遵循过去主流的甲氨蝶呤治疗银屑病的指南而接受肝活检的[256]。将现行的美国风湿病学会(ACR)指南[254]回顾性地用于这些患者[255],66 例患者中仅有 15 例患者仍应进行肝穿刺,原先的 110 次活检中仅需进行 18 次;这就避免了两次肝穿刺并发症以及 100 000 美元的浪费。不仅如此,活检发现的重要组织学异常也没有因此遗漏,除了一例糖尿病无法控制的肥胖患者——这一点即使在肝酶正常时也是一条活检指征。ACR 对传统和生物制剂改善病情抗风湿药治疗类风湿关节炎的指南已有两次更新[227,257],它指出甲氨蝶呤的禁忌证为 2 倍以上氨基转移酶升高、肝硬化和慢性乙肝及丙肝。指南没有明确提及用药前肝活检,而以前这一点是对有高风险肝脏基础疾病的患者推荐的[254]。对使用甲氨蝶呤的类风湿关节炎患者现在推荐前 3 个月内每 2~4 周监测一次氨基转移酶,3~6 个月每 8~12 周监测一次,之后为每 12 周一次;肝活检指征则遵循上述的 AST 和白蛋白变化标准。但不幸的是,美国对 ACR 指南的执行率也只有令人失望的 51%~56%[258]。

甲氨蝶呤治疗银屑病的新指南现也已发布[259],这一指南现在也承认甲氨蝶呤在治疗银屑病时的肝毒性没有以前想象得多[260],同时应更加注意肝毒性的危险因素,如饮酒、代谢综合征表现[261,262]——肥胖、糖尿病、高脂血症,以及慢性肝炎。皮肤科医师现在根据有无上述危险因素将银屑病患者进行分层,无危险因素的即遵循最新 ACR 指南;而即使是有危险因素的患者,活检时间窗也从过去的 1.0~1.5 g 的累计剂量向上扩展至 3.5~4.0 g[263,264]。此外,如果甲氨蝶呤累积剂量达到 4.0 g,可选择的方案包括肝穿刺、换药或继续监测。不论是成年[265,266]还是幼年[267]的类风湿关节炎及 IBD[268]患者,他们长期甲氨蝶呤使用导致的肝毒性并不常见,而长期应用甲氨蝶呤对银屑病患者也不再像以前那样禁忌[225,260],特别是在加强了患者危险因素筛选和根据血肝功能调整用药之后[269-271]。甲氨蝶呤的肝毒性与累积剂量及可能导致其蓄积的时间有关[263,264]。胞内甲氨蝶呤和多聚谷氨酸的蓄积,可损害肝细胞嘌呤和嘧啶的重头合成,导致同型半胱氨酸累积和内质网应激,最终通过星状细胞形成脂肪浸润和纤维化[272,273]。上述细胞学变化发生时,最好通过进一步的一系列血液检查并配合以无创的其他检查来明确肝损伤情况,而非直接采用肝活检。瞬时弹力成像可检测肝脏硬度,可靠地显示窦周隙纤维化[274],但它缺乏

应用经验的短板和它检测低水平纤维化的长处一样明显[275]。血清甲氨蝶呤浓度没有意义,但检测红细胞多聚谷氨酸和甲氨蝶呤摄入酶,以及甲氨蝶呤处理的药物遗传学,却可能有所裨益[276]。而血清纤维化标记物可能更具应用前景,特别是Ⅲ型前胶原氨基肽[277],已被用于检测 NASH[278]。除此之外,检测多种炎症和纤维化标记物[279]也是一种有吸引力的选择,这一检测也在评估 NASH(与甲氨蝶呤所致肝毒性病变类似)、慢性丙肝和酒精性肝病中广泛应用[280]。关于甲氨蝶呤的肝毒性从本章的上一版到现在已有诸多进展[53]。其中特别重要的进展即对肝损伤更深入的了解和对肝活检指征的明晰,特别是在银屑病中的肝活检。当然,我们还有大量工作要做,特别包括确定最佳筛选和检测方案,寻找适当的生物标志物、评估剂量与安全性的关系、进一步优化肝活检的效用、设计最佳剂量的治疗方案,以及明确甲氨蝶呤血浓度检测的收益[281,282]。

(二)生物免疫抑制剂

当话题转到移植[8,283-285]、炎症性肠病[14,286,287]、类风湿关节炎[227,288-291]、银屑病[292-294]和其他炎性综合征[295,296]治疗的生物免疫抑制剂中时,生物制剂作用的靶点是最重要的分类依据(表 31-1)。多数是那些有着拗口名字的单抗或者融合蛋白[297]。有些与传统化学免疫抑制剂近似,靶向作用于并清除淋巴细胞,如多克隆的兔和马抗淋巴细胞球蛋白、兔和马抗胸腺细胞球蛋白(胸腺球蛋白和抗胸腺细胞丙种球蛋白),和鼠单抗,识别 T 细胞表面 CD3 受体的莫罗单抗。也有人源化的单抗,如针对 T 细胞和 B 细胞表面 CD52 的阿仑单抗,可以导致持续数月甚至数年的淋巴细胞减少[299]。另一类是阻断协同刺激信号的,属于特异性针对 T 细胞活化、增殖和分化的[300-302]。这些包括融合蛋白阿巴西普,贝拉西普和阿法赛特(美国未上市),以及抗 CD11a 的人源化单抗——依法利珠单抗。巴利昔单抗和达克珠单抗(已退市)是阻断 CD25(白介素-22 受体)的人源化单抗,通过上调协同刺激信号,防止 T 细胞增殖和细胞循环中的白介素-22[298]。

利妥昔单抗注射液是人鼠嵌合单抗,清除淋巴细胞表面的 CD20 受体,引发 B 淋巴细胞的凋亡,减少抗体生成。托珠单抗阻断白介素-26 受体,优斯塔单抗同样地作用于白介素-212 和白介素-223。那他珠单抗与白细胞表面的整合素结合,阻断它们移行到组织的炎性间质细胞中。

表 31-1 生物免疫抑制剂

清除淋巴细胞的药物

兔和马抗淋巴细胞球蛋白(Atgam)
兔和马抗胸腺细胞球蛋白(Thymoglobulin)
阿仑组单抗[a](抗 T 淋巴细胞和 B 淋巴细胞及其他细胞表面 CD52)
莫罗单抗

协同刺激信号拮抗剂

阿巴西普[b]
阿法赛特[b](美国未上市)
贝拉西普[b]
依法利珠单抗[a](抗 CD11a)

抗肿瘤坏死因子

阿达木单抗[c]
赛妥珠单抗片段[a]
依那西普[b]
戈利木单抗[c]
英夫利昔单抗[d]

白介素受体抗体

阿那白滞素(anti-IL-1R)
巴利昔单抗[d](anti-CD25,IL-2R)
达克珠单抗[a](已撤市;anti-CD25,IL-2R)
托珠单抗[a](anti-IL-26R)
优斯塔单抗[c](anti-IL-12R 和 anti-IL-23R)

其他

依库丽单抗[a](anti-C5 complement)
那他珠单抗[a](anti-leukocyte integrin)
利妥昔单抗[d](anti-CD on B lymphocytes)

[a]人源化单克隆抗体;[b]融合蛋白;[c]人源单克隆抗体;[d]嵌合单克隆抗体

第三大类是应用于炎症性肠病和银屑病治疗中的 TNF-α 拮抗剂[303,304],包括全人源的阿达木单抗和戈利木单抗,人源化的赛妥珠单抗片段,嵌合单抗英夫利昔单抗以及受体融合蛋白依那西普,都不是直接作用于淋巴细胞,而是与可溶性 TNF-α 结合,阻断 TNF 受体介导的免疫相关炎症。

生物制剂多数没有肝损伤,除了 TNF-α 拮抗剂是个例外,其他产品多为个案报道和系列案例。在最初的类风湿关节炎[305]和克罗恩病[306]治疗的安慰剂对照研究中,英夫利昔可引起氨基转移酶轻微升高,FDA 2004 年 12 月发布了[307]关于英夫利昔可引起急性肝衰竭、自身免疫性肝病和胆汁淤积乃至致命的安全警告。之后的揭秘材料揭示 50 例患者中的 43 例肝损伤并非英夫利昔应用所致。同年,FDA 还发布了英夫利昔可致淋巴瘤的警示[308],同样也可影响肝脏[309]。所有的 TNF-α 拮抗剂均有肝损伤的报道,从无症状性的

氨基转移酶升高到重症乃至致死性肝炎都有[310-314]。发生率与 TNF-α 拮抗剂应用的增加成正比。印象中单抗的安全性不如受体融合蛋白[315]。但也有一些例子是当依那西普切换为英夫利昔[316-319]或阿达木[320]后肝损伤得到逆转。很多情况下 TNF-α 拮抗剂所致肝损伤为自身免疫性肝病[321-324],停药或者切换为其他生物制剂肝损伤可缓解[324]。尽管应用 TNF-α 拮抗剂的患者较多发生自身免疫性疾病[325],但一些研究表明自身免疫性肝病与 TNF-α 拮抗剂存在关联的理论是错误的[326]。曾经报道依那西普可以诱发红斑狼疮[327],在最近的综述中,379 例接受 TNF-α 拮抗剂治疗的患者中 105(28%)例出现自身免疫反应[325],同时有 118(31%)例出现血管炎,34(9%)例出现间质性肺炎,10(2.6%)例出现结节病。该系列中[325]仅 7(1.8%)例患者出现自身免疫性肝病,全部为应用英夫利昔的患者。依那西普有导致肉芽肿性肝炎[328],以及韦格纳肉芽肿[329]的报道。有 1 例类风湿关节炎应用利妥昔单抗治疗发生原发性胆汁淤积型肝硬化的报道[330]。其他生物制剂如依法利珠单抗[331]、阿那白滞素、托珠单抗[332]均有肝损伤的报道。检索 FDA 不良事件数据库可见 6 例应用那他珠单抗治疗多发性硬化症[333]所致的严重肝损伤(5 例肝细胞型和 1 例肝细胞-胆汁淤积混合型):1 例导致复发,2 例患者在既往用β干扰素时就出现肝酶升高,3 例患者显示存在自身免疫性疾病。这些情况不禁让人联想到乙肝[334]或丙肝[335]患者应用α干扰素治疗和多发性硬化症患者应用β干扰素[336]治疗过程中发生自身免疫性肝病。在一个 41 885 例的类风湿关节炎患者接受 DMARD 治疗的病例对照研究中,联合用药者出现严重肝损伤的概率是单用 MTX 治疗患者的 5 倍[337]。这些生物制剂并非没有风险,密切随访是可以规避风险的。

生物制剂治疗对于丙肝患者往往是安全的[338-342],虽然不是绝对[343,344]。但更多问题在于乙肝患者应用后的暴发和病毒活动复制[345-347]。其治疗前筛选应标准化[348,349],策略几乎等同于血液系统肿瘤患者[350]。乙肝病毒重新复制可见于稳定的或者已经免疫接种过的患者。乙肝病毒表面抗原阴性而核心抗体和表面抗体阳性的患者同样不能免除病毒重新复制的风险。所有计划用生物制剂的患者在治疗之前需接受完整的乙肝病毒检查(二对半),表面抗原阳性的患者需检测 HBV-DNA,并及时给予抗病毒治疗,服用拉米夫定并非适当的选择因为长期治疗是需要深思熟虑的。对于未感染乙肝而有接触风险的患者,接受生物

制剂治疗至少必须勤查肝功能，包括乙肝二对半，如有肝功能异常，则需检测 HBV - DNA。

结　论

药物性肝损伤很少是由应用免疫抑制剂引起的。然而一旦发生，则会在临床症状、实验室检查、病理学检查中全面地表现。随着一些常用免疫抑制剂应用的减少（如糖皮质激素和硫唑嘌呤）以及某些被叫停（如达克珠单抗），新型药物的研发正迅速发展。由于这些疾病相关常用药物的复杂性，其他原因导致的肝功能不全也有可能，事实上，的确有可能。患者必须全面综合评估，不要轻易将肝脏问题归结于药物性肝损伤。有时即便组织病理学较明确提示药物因素，其他原因引起的肝损伤依然值得进一步思考。在其他可能与药物性肝损伤并存的情况下，更加需要对患者深入采集监测信息，早期检测，无创性检查。最重要的是，用实验室检查对 DILI 进行鉴别诊断而不是简单排除。为这些复杂疾病开具药物处方并增加独创性的制剂，继续为处理这些疾病的医师带来挑战。

（鲍春德 译　茅益民 校）

参考文献

[1] Brogan PA, Dillon MJ. The use of immunosuppressive and cytotoxic drugs in non-malignant disease. Arch Dis Child 2000; 83 (3): 259 - 264.

[2] Barnett CM. Everolimus: targeted therapy on the horizon for the treatment of breast cancer. Pharmacotherapy 2012; 32: 383 - 396.

[3] Sabatini DM. mTOR and cancer: insights into a complex relationship. Cancer 2006; 6: 729 - 734.

[4] Fumero E, García F, Gatell JM. Immunosuppressive drugs as an adjuvant to HIV treatment. J Antimicrobial Chemotherapy 2004; 53: 415 - 417.

[5] Allison AC. Immunosuppressive drugs: the first 50 years and a glance forward. Immunopharmacology 2000; 47: 63 - 683.

[6] Pohanka E. New immunosuppressive drugs: an update. Current Opinion in Urology 2001; 11: 143 - 151.

[7] Cohen P. Protein kinases — the major drug targets of the twenty-first century? Drug Disc 2002; 1: 309 - 315.

[8] Pilch NA, Meadows HB, Alloway RR. Monoclonal antibodies in solid organ transplantation. In: Crommelin DJA, Sindelar RD, Meibohm B, editors. Pharmaceutical biotechnology: fundamentals and applications. 4th ed. New York NY: Informa Healthcare; 2012. pp. 1 - 44 [Chapter 19].

[9] Ulevitch RJ. Therapeutics targeting the innate immune system. Immunology 2004; 4: 512 - 520.

[10] Hackstein H, Thomson AW. Dendritic cells: emerging pharmacological targets of immunosuppressive drugs. Immunology 2004; 4: 24 - 34.

[11] Everly JJ, Walsh RC, Alloway RR, Woodle ES. Proteasome inhibition for antibody-mediated rejection. Curr Opin in Organ Transplantation 2009; 14: 662 - 666.

[12] Moran E, Carbone F, Augusti V, Patrone F, Ballestrero A, Nencioni A. Proteasome inhibitors as immunosuppressants: biological rationale and clinical experience. Semin Hematol 2012; 49: 270 - 276.

[13] Broichhausen C, Riquelme P, Geissler EK, Hutchinson JA. Regulatory macrophages as therapeutic targets and therapeutic agents in solid organ transplantation. Curr Opin Organ Transplant 2012; 17: 332 - 342.

[14] Ardizzone S, Porro GB. Biologic therapy for inflammatory bowel disease. Drugs 2005; 65: 2253 - 2286.

[15] Seguin B, Uetrecht J. The danger hypothesis applied to idiosyncratic drug reactions. Curr Opin Allergy Clin Immunol 2003; 3: 235 - 242.

[16] Roth RA, Luyendyk JP, Maddox JF, Ganey PE. Inflammation and drug idiosyncrasy — is there a connection? J Pharmacol Exp Ther 2003; 307: 1 - 8.

[17] Larrey D. Drug-induced liver diseases. J Hepatol 2000; 32 (Suppl 1): 77 - 88.

[18] Kaplowitz D. Idiosyncratic drug hepatotoxicity. Nature Rev Drug Disc 2005; 4: 489 - 499.

[19] Verma S, Kaplowitz N. Diagnosis, management and prevention of drug-induced liver injury. Gut 2009; 58: 1555 - 1564.

[20] Suzuki A, Brunt EM, Kleiner DE, Smyrk TC, Andrade RJ, Lucena MI, et al. The use of liver biopsy evaluation in discrimination of idiopathic autoimmune hepatitis versus drug-induced liver injury. Hepatology 2011; 54: 931 - 939.

[21] Lewis JM. Liver biopsy differentiates DILI from autoimmune hepatitis. Nat Rev Gastroenterol Hepatol 2011; 8: 540 - 542.

[22] Gunawan B, Kaplowitz N. Clinical perspectives in xenobiotic hepatotoxicity. Drug Metab Rev 2004; 36: 301 - 312.

[23] O'Grady J. The immunoreactive patient: rejection and autoimmune disease. Liver Transplant 2011; 17(Suppl): S29 - S53.

[24] Fernandes NF, Redeker AG, Vierling JM, Villamil FG, Fong T-L. Cyclosporine therapy in patients with steroid-resistant autoimmune hepatitis. Am J Gastroenterol 1999; 94: 241 - 248.

[25] Zandman-Goddard G, Shoenfeld Y. HIV and autoimmunity. Autoimmunity Reviews 2002; 1: 329 - 337.

[26] Puius YA, Dove LM, Brust DG, Shah DP, Lefkowitch JH. Three cases of autoimmune hepatitis in HIV - infected patients. J Clin Gastroenterol 2008; 42: 425 - 429.

[27] Burton J, Vera JH, Kapembwa M. HIV and systemic lupus erythematosus: the clinical and diagnostic dilemma of having dual diagnoses. Int J STD AIDS 2010; 21: 845 - 846.

[28] Faust TW. Recurrent primary biliary cirrhosis, primary sclerosing cholangitis, and autoimmune hepatitis after transplantation. Semin Liver Dis 2000; 20: 481 - 486.

[29] Tydén G, Reinholt FP, Sundkvist G, Bolinder J. Recurrence of autoimmune diabetes mellitus in recipients of cadaveric pancreatic grafts. N Eng J Med 1996; 335: 860 - 863.

[30] Alabraba E, Nightingale P, Gunson B, Hubscher S, Olliff S, Mirza D, et al. A re-evaluation of the risk factors for the recurrence of primary sclerosing cholangitis in liver allografts. Liver Transpl 2009; 15: 330 - 340.

[31] Duclos-Vallee JC, Sebagh M. Recurrence of autoimmune disease, primary sclerosing cholangitis, primary biliary cirrhosis, and autoimmune hepatitis after liver transplantation. Liver Transpl 2009; 15(Suppl 2): S25 - S34.

[32] Riley TR, Schoen RE, Lee RG, Rakela J. A case series of transplant recipients who despite immunosuppression developed inflammatory bowel disease. Am J Gastroenterol 1997; 92: 279 - 282.

[33] Ramji A, Owen DA, Erb SR, Scudamore CH, Yoshida EM. Postliver transplant Crohn's disease. Graft tolerance but not self-tolerance? Dig Dis Sci 2002; 47: 522 - 527.

[34] Loh Y, Oyama Y, Statkute L, Quigley K, Yaung K, Gonda E, et

al. Development of a secondary autoimmune disorder after hematopoietic stem cell transplantation for autoimmune diseases: role of conditioning regimen used. Blood 2007; 109: 2643 - 648.

[35] Vergani D, Mieli-Vergani G. Autoimmunity after liver transplantation. Hepatology 2002; 36: 271 - 276.

[36] Heneghan MA, Portmann BC, Norris SM, Williams R, Muisean P, Rela M, et al. Graft dysfunction mimicking autoimmune hepatitis following liver transplantation in adults. Hepatology 2001; 34: 464 - 470.

[37] Guido M, Burra P. De novo autoimmune hepatitis after liver transplantation. Semin Liver Dis 2011; 31: 71 - 81.

[38] Liberal R, Longhi MS, Grant CR, Meli-Vergani G, Vergani D. Autoimmune hepatitis after liver transplantation. Clin Gastroenterol Hepatol 2012; 10: 347 - 353.

[39] Keitel V, Burdelski M, Vojnisek Z, Schmitt L, Haüssinger D, Kubitz R. De novo bile salt transporter antibodies as a possible cause of recurrent graft failure after liver transplantation: a novel mechanism of cholestasis. Hepatology 2009; 50: 510 - 57.

[40] Maggiore G, Gonzalez E, Sciveres M, Redan M-J, Grosse B, Stieger B, et al. Relapsing features of bile salt export pump deficiency after liver transplantation in two patients with progressive familial cholestasis type 2. J Hepatol 2010; 53: 981 - 986.

[41] Björnsson E. Review article: drug-induced liver injury in clinical practice. Aliment Pharmacol Ther 2010; 32: 3 - 13.

[42] Takikawa H, Murata Y, Horike N, Fukui H, Onji M. Druginduced injury in Japan: an analysis of 1676 cases between 1997 and 2006. Hepatol Res 2009; 39: 427 - 431.

[43] Reuben A, Koch DG, Lee WM, the Acute Liver Failure Study Group. Drug-induced acute liver failure: result of a US multicenter, prospective study. Hepatology 2010; 52: 2065 - 2076.

[44] Bagheri H, Michel F, Lapeyre-Mestre M, Lagier E, Valdiguié P, Montastruc JL. Detection and incidence of drug-induced liver injuries in hospital: a prospective analysis. Br J Clin Pharmacol 2000; 50: 479 - 484.

[45] Björnsson E, Olsson R. Suspected drug-induced liver fatalities reported to the WHO database. Digestive and Liver Disease 2000; 38: 33 - 38.

[46] Gelb B, Feng S. Management of the liver transplant patient. Expert Rev Gastroenterol Hepatol 2009; 3: 631 - 647.

[47] McGuire BM, Rosenthal P, Brown CC, Busch AM, Calcatera SM, Claria RS, et al. American Society of Transplantation. Longterm management of the liver transplant patient: recommendations for the primary care doctor. Am J Transplant 2009; 9: 1988 - 2003.

[48] Kleiner D. The pathology of drug-induced liver injury. Semin Liver Dis 2009; 29: 364 - 372.

[49] Rockey DC, Seeff LB, Rochon J, Freston J, Chalasani N, Bonacini M, et al. for the Drug-Induced Liver Injury Network. Causality assessment in drug-induced liver injury using a structured expert opinion process: comparison of the Roussel-Uclaf causality assessment method. Hepatology 2010; 51: 2117 - 2126.

[50] Au JS, Navarro VJ, Rossi S. Review article: drug-induced liver injury — its pathophysiology and evolving diagnostic tools. Aliment Pharmacol Ther 2011; 34: 11 - 20.

[51] Aithal GP, Watkins PB, Andrade RJ, Larrey D, Molokhia M, Takikawa H, et al. Case definition of phenotype standardization in drug-induced liver injury. Clin Pharmacol Ther 2011; 89: 806 - 815.

[52] Salvadori M, Bertoni E. Side effects and toxicity of immunosuppressive agents. G Ital Nefrol 2003; 20: 490 - 502.

[53] Davern TJ. Hepatotoxicity of immunomodulating agents and the transplant situation. In: Kaplowitz N, DeLeve LD, editors. Drug induced liver disease. 2nd ed. New York: Informa Healthcare; 2007. pp. 663 - 681.

[54] Larrey D. Hepatoxicity of immunosuppressants. Diagnostic approach. Gastroenterol Clin Biol 2008; 32(pt2): S194 - 204.

[55] Toscano E, Cotta J, Robles M, Lucena MI, Andrade RJ. Hepatotoxicity induced by new immunosuppressants. Gastroenterol Hepatol 2010; 33: 54 - 65.

[56] Kowdley KV, Keeffe EB. Hepatotoxicity of transplant immunosuppressive agents. Gastroenterol Clin North Am 1995; 24: 991 - 1001.

[57] Farrell GC. Drugs and steatohepatitis. Semin Liv Dis 2002; 22: 185 - 194.

[58] Larter CZ, Chitturi S, Heydet D, Farrell GC. A fresh look at NASH pathogenesis. Part 1: the metabolic movers. J Gastroenterol Hepatol 2010; 25: 672 - 690.

[59] Hill RB, Droke WE, Hays AP. Hepatic lipid metabolism in the cortisone-treated rat. Exp Mol Pathol 1965; 4: 320 - 327.

[60] Jeanrenaud B. Effect of glucocorticoid hormones on fatty acid mobilization and re-esterification in rat adipose tissue. Biochem J 1967; 103: 627 - 633.

[61] Hofstee HMA, Nanayakkara PWB, Stehouwer CDA. Acute hepatitis related to prednisolone. Eur J Int Med 2005; 16: 209 - 210.

[62] Das D, Graham I, Rose J. Recurrent acute hepatitis in patient receiving pulsed methylprednisolone for multiple sclerosis. Indian J Gastroenterol 2006; 25: 314 - 316.

[63] Rivero Fernandéz M, Riesco JM, Moreira VF, Moreno A, Lopéz San Román A, Arranz G, et al. Recurrent acute liver toxicity from intravenous methylprednisolone. Rev Esp Enferm Dig 2008; 100: 720 - 723.

[64] Topal F, Özaslan E, Akbulut S, Küçükazman M, Yüksel O, Altiparmak E. Methylprednisolone-induced toxic hepatitis. Ann Pharmacother 2006; 40: 1868 - 1871.

[65] Weissel M, Hauff W. Fatal liver failure after high dose glucocorticoid pulse therapy in a patient with severe thyroid eye disease. Thyroid 2000; 10: 521.

[66] Marino M, Morabito E, Brunetto MR, Bartalena L, Pinchera A, Marocci A. Acute and severe liver damage associated with intravenous glucocorticoid pulse therapy in patients with Graves' ophthalmopathy. Thyroid 2004; 14: 403 - 406.

[67] Le Moli R, Baldeschi L, Saeed P, Regensburg N, Mouritis MP, Wiersinga WM. Determinants of liver damage associated with intravenous methylprednisolone pulse therapy in Graves' ophthalmopathy. Thyroid 2007; 17: 357 - 362.

[68] Buchner AM, Blonski W, Lichtenstein GR. Update on the management of Crohn's disease. Curr Gastroenterol Rep 2011; 13: 465 - 474.

[69] Snider KR, Potter TG. Budesonide for the management of autoimmune hepatitis. Ann Pharmacother 2011; 45: 1144 - 1150.

[70] Ibáñez L, Pérez E, Vidal X, Laporte J-R. The Grup d Estudi Multicéntric d Hepatotoxicitat Aguda de Barcelona (GEMHAB). Prospective surveillance of acute serious liver disease unrelated to infections, obstructive, or metabolic diseases: epidemiological and clinical features, and exposure to drug. J Hepatol 2002; 37: 592 - 600.

[71] Gisbert JP, Gonzalez-Lama Y, Maté J. Thiopurine-induced livery injury in patients with inflammatory bowel disease: a systematic review. Ann J Gastroenterol 2007; 102: 1518 - 1527.

[72] Murray JE, Merrill JP, Harrison JH, Wilson RE, Dammin GJ. Prolonged survival of human-kidney homografts by immunosuppressive drug therapy. N Engl J Med 1963; 268: 1315 - 1323.

[73] Schwartz R, Dameshek W. Drug-induced immunological tolerance. Nature 1959; 183: 1682 - 1683.

[74] Schwartz R, Dameshek W. The effects of 6 - mercaptopurine on homograft reactions. J Clin Invest 1960; 39: 952 - 958.

[75] Bradford K, Shih DQ. Optimizing 6 - mercaptopurine and azathioprine therapy in the management of inflammatory bowel disease. World J Gastroenterol 2011; 17: 4166 - 4173.

[76] Lennard L. The clinical pharmacology of 6 - mercaptopurine. Eur J Clin Pharmacol 1992; 43: 329 - 339.

[77] Thomas CW, Myhre GM, Tschumper R, Sreekumar R, Jelinek D, McKean DJ, et al. Selective inhibition of inflammatory gene expression in activated T lymphocytes: a mechanism of immune suppression by thiopurine. J Pharmacol Exp Ther 2005; 312: 537 - 545.

[78] Tiede I, Fritz G, Strand S, Poppe D, Dvorsky R, Strand D, et al. CD28-dependent Rac1 activation is the molecular target of azathioprine in primary human CD4+ T lymphocytes. J Clin Inves 2003; 111: 1133 - 1145.

[79] Dubinsky MC, Lamothe S, Yang HY, Targan SR, Sinnett D, Théorét Y, et al. Pharmacogenetics and metabolite measurement for 6 - mercaptopurine therapy in inflammatory bowel disease. Gastroenterology 2000; 118: 705 - 713.

[80] Dong XW, Zheng Q, Zhu MM, Tong JL, Ran ZH. Thiopurine S-methyltransferase polymorphisms and thiopurine toxicity in treatment of inflammatory bowel disease. World J Gastroenterol 2010; 16: 3187 - 3195.

[81] Shaye OA, Yadegari M, Abreu MT, Poordad BF, Simon K, Martin P, et al. Hepatotoxicity of 6 - mercaptopurine (6 - MP) and azathioprine (AZA) in adult IBD patients. Am J Gastroenterol 2007; 102: 2488 - 2494.

[82] Dubinsky MC, Yang H, Hassard PV, Seidman EG, Kam LY, Abreu MT, et al. 6 - MP metabolite profiles provide a biochemical explanation for 6 - MP resistance in patients with inflammatory bowel disease. Gastroenterology 2001; 122: 904 - 915.

[83] Gupta P, Gokhale R, Kirschner BS. 6 - mercaptopurine metabolite levels in children with inflammatory bowel disease. J Pediatric Gastroenterol Nutr 2001; 33: 450 - 454.

[84] Goldenberg BA, Rawsthorne P, Bernstein CN. The utility of 6 - thioguanine metabolite levels in managing patients with inflammatory bowel disease. Am J Gastroenterol 2004; 88: 1744 - 1748.

[85] Reuben A. The liver has a body. Hepatology 2004; 39: 259 - 264.

[86] Khokhar OS, Lewis JH. Hepatotoxicity of agents used in the management of inflammatory bowel disease. Dig Dis 2010; 28: 508 - 518.

[87] DeLeve LD, Wang X, Kuhlenkamp JF, Kaplowitz N. Toxicity of azathioprine and monocrotaline in murine sinusoidal endothelial cells and hepatocytes: the role of glutathione and relevance to hepatic venoocclusive disease. Hepatology 1996; 23: 589 - 599.

[88] Lees CW, Maan AK, Hansoti B, Satsangi J, Arnott ID. Tolerability and safety of mercaptopurine in azathioprineintolerant patients with inflammatory bowel disease. Aliment Pharmacol Ther 2008; 27: 220 - 227.

[89] de Abajo FJ, Montero D, Madurga M, García Rodríguez LA. Acute and clinically drug-induced liver injury: a population based case-control study. Br J Pharmacol 2004; 58: 71 - 80.

[90] Helliwell PS, Taylor WJ, CASPAR Study Group. Treatment of psoriatic arthritis and rheumatoid arthritis with disease modifying drugs — comparison of drugs and adverse reactions. J Rheumatol 2008; 35: 472 - 476.

[91] Bastida G, Nos P, Aguas M, Beltrán B, Rubin A, Dasi F, et al. Incidence, risk factors and clinical course of thiopurineinduced liver injury in patients with inflammatory bowel disease. Aliment Pharmacol Ther 2005; 22: 775 - 782.

[92] Gisbert JP, Luna M, Pousa ID, González-Lama Y, Velasco M, Moreno-Ortero R, et al. Liver injury in inflammatory bowel disease: long-term follow-up study of 786 patients. Inflamm Bowel Dis 2007; 13: 1106 - 1114.

[93] Wagoner LE, Olsen SL, Bristow MR, O'Connell JB, Taylor DO, Lappe DL, et al. Cyclophosphamide as an alternative to azathioprine in cardiac transplant recipients with suspected azathioprine-induced hepatotoxicity. Transplantation 1993; 56: 1415 - 1418.

[94] Jeurissen ME, Boerbooms AM, van de Putte LB, Kruijsen MW. Azathioprine induced fever, chills, rash, and hepatotoxicity in rheumatoid arthritis. Ann Rheum Dis 1990; 49: 25 - 27.

[95] Rulyak SJ, Saunders MD, Lee SD. Hepatotoxicity associated with 6 - thioguanine therapy for Crohn's disease. J Clin Gastroenterol 2003; 36: 234 - 237.

[96] Romagnuolo J, Sadowski DC, Lalor E, Jewell L, Thomson AB. Cholestatic hepatocellular injury with azathioprine: a case report and review of the mechanisms of hepatotoxicity. Can J Gastroenterology 1998; 12: 479 - 483.

[97] Knowles SR, Gupta AK, Shear NH, Sauder D. Azathioprine hypersensitivity-like reactions — a case report and a review of the literature. Clin Exp Dermatol 1995; 20: 353 - 356.

[98] Roda G, Caponi A, Belluzzi A, Roda E. Severe cholestatic acute hepatitis following azathioprine therapy in a patient with ulcerative colitis. Dig Liver Dis 2009; 41: 914 - 915.

[99] Sidhu SS, Bery A, Puri H, Goyal O. Cholestatic hepatitis due to azathioprine and tacrolimus in an adult renal allograft recipient. Indian J Gastroenterol 2008; 27: 249 - 250.

[100] Marinaki AM, Ansari A, Duley JA, Arenas M, Sumi S, Lewis CM, et al. Adverse drug reactions to azathioprine therapy are associated with polymorphism in the gene encoding inosine triphosphate pyrophosphatase (ITPase). Pharmacogenetics 2004; 14: 181 - 187.

[101] Sterneck M, Wiesner R, Ascher N, Roberts J, Ferrell L, Ludwig J, et al. Azathioprine hepatotoxicity after liver transplantation. Hepatology 1991; 14: 806 - 810.

[102] Desmet VJ. Vanishing bile duct syndrome in drug-induced liver disease. J Hepatol 1997; 26(Suppl 1): 31 - 35.

[103] du Vivier A, Munro DD, Verbov J. Treatment of psoriasis with azathioprine. Br Med J 1974; 1: 49 - 51.

[104] Horsmans Y, Rahier J, Geubel AP. Reversible cholestatic with bile duct injury following azathioprine therapy. A case report. Liver 1991; 11: 89 - 93.

[105] Harvey C, Dixon JS, Bird HA. Serum IgA concentration and hepatotoxicity in rheumatoid arthritis treated with azathioprine. Br Med J 1983; 287: 534.

[106] Li MK, Crawford JM. The pathology of cholestasis. Semin Liv Dis 2004; 24: 21 - 42.

[107] Cooper C, Cotton DWK, Minihane N, Cawley MID. Azathioprine hypersensitivity manifesting as acute focal hepatocellular necrosis. J R Soc Med 1986; 79: 171 - 173.

[108] Kaplowitz N. Enzymatic thiolysis of azathioprine in vitro. Biochem Pharmacol 1976; 25: 2421 - 2426.

[109] Chalmers AH, Knight PR, Atkinson MR. Conversion of azathioprine into mercaptopurine and mercaptoimidazole derivatives in vitro and during immunosuppressive therapy. Aust J Exp Med Sci 1967; 45: 681 - 691.

[110] Zimmerman HJ. Hepatotoxicity. The adverse effects of drugs and other chemicals on the liver. 2nd ed. Philadelphia: Lippincott Williams and Wilkins; 1999 [Chapter 23. Effects of oncotherapeutic and immunosuppressive agents p.688].

[111] Davis M, Eddleston AL, Williams R. Hypersensitivity and jaundice due to azathioprine. Postgrad Med 1980; 56: 274 - 275.

[112] Gerlag PG, van Hooff JP. Hepatic sinusoidal dilatation with portal hypertension during azathioprine treatment. A cause of chronic liver disease after kidney transplantation. Transplant Proc 1987; 19: 3699 - 3703.

[113] Degott C, Rueff B, Kreis M, Duboust A, Potet F, Benhamou JP. Peliosis hepatis in recipients of renal transplants. Gut 1978; 19: 748 - 753.

[114] Larrey D, Fréneux E, Berson A, Babany G, Degott C, Valla D, et al. Peliosis hepatis induced by 6 - thioguanine administration. Gut 1988; 29: 1265 - 1269.

[115] Katzka DA, Saul SH, Jorkasky D, Sigal H, Reynolds JC,

Soloway RD. Azathioprine and hepatic venoocclusive disease in renal transplant patients. Gastroenterology 1986; 90: 446 - 454.

[116] Chesner IM, Muller S, Newman J. Ulcerative colitis complicated by Budd-Chiari syndrome. Gut 1986; 27: 1096 - 1110.

[117] Russmann S, Zimmermann A, Krähenbühl S, Kern B, Reichen J. Veno-occlusive, nodular regenerative hyperplasia and hepatocellular carcinoma after azathioprine treatment in a patient with ulcerative colitis. Eur J Gastroenterol Hepatol 2001; 13: 287 - 290.

[118] Kohli S, Jain D, Sud K, Jha V, Gupta KL, Sakhuja V, et al. Azathioprine-induced hepatic veno-occlusive disease in a renal transplant recipient: histological regression following azathioprine withdrawal. Nephrol Dial Transplant 1996; 11: 1671 - 1672.

[119] DeLeve LD, Shulman HM, McDonald GB. Toxic injury to hepatic sinusoids: sinusoidal obstruction syndrome (venoocclusive disease). Semin Liv Dis 2002; 22: 27 - 42.

[120] Holtmann M, Schreiner O, Köhler H, Denzer U, Neurath M, Galle PR, et al. Veno-occlusive disease (VOD) in Crohn's disease (CD) treated with azathioprine. Dig Dis Sci 2003; 48: 1503 - 1505.

[121] Kane S, Cohen SM, Hart J. Acute sinusoidal obstruction syndrome after 6 - thioguianine therapy for Crohn's disease. Inflamm Bowel Dis 2004; 10: 652 - 654.

[122] Haboubi NY, Ali HH, Whitewell HL, Ackrill P. Role of endothelial cell injury in the spectrum of azathioprine-induced liver disease after renal transplant: light microscopy and ultrastructural observations. Am J Gastroenterol 1988; 83: 256 - 261.

[123] Sebagh M, Debette M, Samuel D, Emile JF, Fallisard B, Cailliez V, et al. "Silent" presentation of veno-occlusive disease after liver transplantation as part of the process of cellular rejection with endothelial predilection. Hepatology 1999; 30: 1144 - 1150.

[124] Nataf C, Feldmann G, Lebrec D, Degott C, Descamps JM, Rueff B, et al. Idiopathic portal hypertension (perisinusoidal fibrosis) after renal transplantation. Gut 1979; 20: 531 - 537.

[125] Mion F, Napoleon B, Berger F, Chevallier M, Bonvoisins S, Descos L. Azathioprine induced liver disease nodular regenerative hyperplasia of the liver and perivenous fibrosis in a patient treated for multiple sclerosis. Gut 1991; 32: 715 - 717.

[126] Dhillon AP, Burroughs AK, Hudson M, Shah M, Rolles K, Scheuer PJ. Hepatic venular stenosis after orthotopic liver transplantation. Hepatology 1994; 19: 106 - 111.

[127] Morales JM, Prieto C, Colina T, Mestre MJ, Lopez L, Perez-Sola A, et al. Nodular regenerative hyperplasia of the liver in renal transplantation. Transplant Proc 1987; 19: 3694 - 3696.

[128] Gane E, Portmann B, Saxena R, Wong P, Ramage J, Williams R. Nodular regenerative hyperplasia of the liver graft after liver transplantation. Hepatology 1994; 20: 88 - 94.

[129] Broxson EM, Dole M, Wong R, Laya BF, Stork L. Portal hypertension develops in a subset of children with standard risk acute lymphoblastic leukemia treated with oral 6 - thioguanine during maintenance therapy. Pediatr Blood Cancer 2005; 44: 226 - 231.

[130] Vernier-Massouille G, Cosnes J, Lemann M, Marteau P, Reinisch W, Laharie D. Nodular regenerative hyperplasia in patients with inflammatory bowel disease treated with azathioprine. Gut 2007; 56: 1404 - 1409.

[131] Seksik P, Mary J-Y, Beaugerie L, Lémann M, Columbel J-F, Vernier-Massouille G, et al. Incidence of nodular regenerative hyperplasia in inflammatory bowel disease patients treated with azathioprine. Inflamm Bowel Dis 2011; 17: 565 - 572.

[132] Ramachandian R, Kakar S. Histological patterns in druginduced liver disease. J Clin Pathol 2009; 62: 481 - 492.

[133] Sebagh M, Azoulay D, Roche B, Hoti E, Karam V, Teicher E, et al. Significance of isolated hepatic veno-occlusive disease/

sinusoidal obstruction syndrome after liver transplantation. Liver Transpl 2011; 17: 799 - 808.

[134] Morris JM, Oien KA, McMahon M, Forrest EH, Morris J, Stanley AJ, et al. Nodular regenerative hyperplasia of the liver: survival and associated features in a UK series. Eur J Gastroenterol 2010; 22: 1001 - 1005.

[135] de Boer NKH, Zondervann PE, Gilissen LPL, den Hartog G, Westerveld BD, Derijks LJJ, et al. Absence of nodular regenerative hyperplasia after low-dose 6 - thioguanine maintenance therapy in inflammatory bowel disease patients. Dig Liv Dis 2008; 40: 108 - 113.

[136] Ansari A, Elliott T, Fong F, Arenas-Hernandez M, Rottenberg G, Portmann B, et al. Further experience with use of 6 - thioguanine in patients with Crohn's disease. Inflamm Bowel Dis 2008; 14: 1399 - 1405.

[137] Seiderer J, Zech CJ, Reinisch W, Lukas M, Diebold J, Wrba F, et al. A multicenter assessment of liver toxicity by MRI and biopsy in IBD patients on 6 - thioguanine. J Hepatol 2005; 43: 303 - 309.

[138] Teml A, Schwab M, Hommes DW, Almer S, Lukas M, Feichtenschlager T, et al. A systematic survey evaluating 6 - thioguanine-related hepatotoxicity in patients with inflammatory bowel disease. Wien Klin Wochenschr 2007; 18: 519 - 526.

[139] Geller SA, Dubinsky MC, Poordad FF, Vasiliauskas EA, Cohen AH, Abreu MT, et al. Early hepatic nodular hyperplasia and submicroscopic fibrosis associated with 6 - thioguanine therapy in inflammatory bowel disease. Am J Surg Pathol 2004; 28: 1204 - 1211.

[140] Dubinsky MC, Vasiliauksas EA, Singh H, Abreu MT, Papadakis K, Tran T. 6 - thioguanine can cause serious liver injury in inflammatory bowel disease patients. Gastroenterology 2003; 125: 298 - 303.

[141] de Boer NHM, Mulder CJ, van Bodegraven AAA. Nodular regenerative hyperplasia and thiopurines: the case for leveldependent toxicity. Liver Transpl 2005; 11: 1300 - 1301.

[142] de Boer NK, van Bodegraven AA, Jharap B, de Graaf P, Mulder CJ. Drug insight: pharmacology and toxicity of thiopurine therapy in patients with IBD. Nat Clin Pract Gastroenterol Hepatol 2007; 4: 686 - 694.

[143] Krasinkas AM, Eghtsead B, Kamath PS, Demetris AJ, Abraham SC. Liver transplantation for severe intrahepatic noncirrhotic portal hypertension. Liver Transpl 2005; 11: 627 - 634.

[144] Ehmsen L, Marko C, Breidert M. Portal vein hypertension during azathioprine therapy in patients with Crohn's disease — a frequent phenomenon? Dtsch Med Wochenschr 2008; 133: 950 - 953.

[145] Laharie D, Vergniol J, Bioulac-Sage P, Diris B, Poli J, Foucher J, et al. Usefulness of noninvasive tests in nodular regenerative hyperplasia. Eur J Gastroenterol Hepatol 2010; 22: 487 - 493.

[146] Wanless IR, Goodwin TA, Allen F, Feder A. Nodular regenerative hyperplasia of the liver in hematologic disorders: a possible response to obliterative portal venopathy. A morphometric study of nine cases with a hypothesis on the pathogenesis. Medicine (Baltimore) 1980; 59: 367 - 379.

[147] Wanless IR. Micronodular transformation (nodular regenerative hyperplasia) of the liver: a report of 64 cases among 2500 autopsies and a new classification of benign hepatocellular nodules. Hepatology 1990; 11: 787 - 797.

[148] Bihl F, Janssens F, Boehlen F, Rubbia-Brandt L, Hadengue A, Spahr L. Anticoagulant therapy for nodular regenerative hyperplasia in a HIV - infected patient. BMC Gastroenterol 2010; 10 - 16.

[149] de Boer NK, Reinisch W, Teml A, van Bodegraven AA, Schwab M, Lukas M, et al. Dutch 6 - TG Working Group. 6 - thioguanine treatment in inflammatory bowel disease: a critical appraisal by a European 6 - TG workshop. Digestion 2006; 73: 25 - 31.

[150] Ansari A, Elliott T, Baburajan B, Mayhead P, O'Donohue J,

Chocair T. Long-term outcome of using allopurinol co-therapy as a strategy for overcoming thiopurine hepatotoxicity in treating inflammatory bowel disease. Aliment Pharmacol Ther 2008; 28: 734 - 741.

[151] Allison AC, Almquist SJ, Muller CD, Eugui EM. In vitro immunosuppressive effects of mycophenolate acid and an ester prodrug RS - 61443. Transplant Proc 1991; 23(Suppl 2): 10 - 14.

[152] Helderman JH, Bennett WM, Cibrik DM, Kaufman DB, Klein A, Takemoto SK. Immunosuppression: practice and trends. Am J Transplant 2003; 3(Suppl 4): 41 - 52.

[153] Eisen MJ, Kobashigawa J, Keogh A, Bourge R, Renlund D, Mentzer R, et al. Mycophenolate Mofetil Cardiac Study Investigators. Three-year results of a randomized, doubleblind, controlled trial of mycophenolate mofetil versus azathioprine in cardiac transplant recipients. J Heart Lung Transplant 2005; 24: 217 - 525.

[154] Celik MR, Lederer DJ, Wi HJ, Eser D, Bacchetta M, D'Ovidio F, et al. Tacrolimus and azathioprine versus cyclosporine and mycophenolate mofetil after lung transplantation: a retrospective cohort study. J Heart Lung Transplant 2009; 28: 697 - 703.

[155] Germani G, Pleguezuelo M, Villamil F, Vaghjani S, Tsochatzis E, Andreena L, et al. Azathioprine in liver transplantation: a reevaluation of its use and a comparison with mycophenolate mofetil. Am J Transplant 2009; 9: 1725 - 1731.

[156] Cravedi P, Perna A, Ruggenenti P, Remuzzi G. Mycophenolate mofetil versus azathioprine in organ transplantation. Am J Transplant 2009; 9: 2856 - 2857.

[157] Craig JC, Webster AC, McDonald SP. The case of azathioprine versus mycophenolate mofetil. Do different drugs cause different transplant outcomes? Transplantation 2009; 87: 803 - 804.

[158] Bansal SB, Saxena V, Pokhariyal S, Gupta P, Kher V, Ahlawat R, et al. Comparison of azathioprine with mycophenolate mofetil in a living donor kidney programme. Indian J Nephrol 2011; 21: 258 - 263.

[159] Clayton PA, McDonald SP, Chapman JR, Chadban SJ. Mycophenolate versus azathioprine for kidney transplantation: a 15-year follow-up of a randomized trial. Transplantation 2012; 94: 152 - 158.

[160] Houssiau FA, D'Cruz D, Sangle S, Remy P, Vasconcelos C, Petrovic R, et al. MAINTAIN Nephrotic Trial Group Azathioprine versus mycophenolate mofetil for long-term immunosuppression in lupus nephritis: results from the MAINTAIN Nephritis Trial. Ann Rheum Dis 2010; 69: 2083 - 2089.

[161] Hennes EM, Oo YH, Schramm C, Denzer U, Buggisch P, Wiegard C, et al. Mycophenolate mofetil as second line therapy in autoimmune hepatitis. Am J Gastroenterol 2008; 103: 3063 - 3070.

[162] Czaja AM. Advances in the current treatment of autoimmune hepatitis. Dig Dis Sci 2012; 57: 1996 - 2010.

[163] Sollinger HW, Beltzer FO, Deierhoi MH. RS - 61443 (mycophenolate mofetil): a multicenter study for refractory kidney transplant rejection. Ann Surg 1992; 216: 513 - 518.

[164] Balal M, Demir E, Paydas S, Sertdemir Y, Erken U. Uncommon side effect of MMF in renal transplant recipients. Renal Failure 2005; 27: 591 - 594.

[165] Sen HN, Suhler EB, Al-Khatib SQ, Djalian AR. Mycophenolate for the treatment of scleritis. Ophthalmology 2003; 110: 1750 - 1755.

[166] Loupy A, Anglicheau D, Mamzer-Bruneel M-F, Martinez F, Thervet E, Legendre C, et al. Mycophenolate sodium-induced hepatotoxicity: first report. Transplantation 2006; 82: 581 - 582.

[167] Corrieri-Baizeau C, Dumortier J, Scoazec J-Y, Poncet G, Choucair A, Vial T, et al. Hépatite aiguë aprés prise de mycophenolate mofetil. Gastroenterol Clin Biol 2002; 26: 300 - 301.

[168] Daniel E, Thorne JE, Newcomb CW, Pujari SS, Kaçmalz RO, Levy-Clarke GA, et al. Mycophenolate mofetil for ocular inflammation. Am J Ophthalmol 2010; 149: 423 - 432.

[169] Chatel M-A, Larkin DFP. Sirolimus and mycophenolate as combination prophylaxis in corneal transplant recipients at high rejection risk. Am J Ophthalmol 2010; 150: 179 - 184.

[170] Ye L, Li J, Zhang T, Wang X, Wang Y, Zhou Y, et al. Mycophenolate mofetil inhibits hepatitis C virus replication in human specific hepatic cells. Virus Research 2012; 168: 33 - 40.

[171] Henry SD, Metsellar HJ, Londsdale CB, Kok A, Haagmans BL, Tilanus HW, et al. Mycophenolate acid inhibits hepatitis C virus replication and acts in synergy with ciclosporin A and interferon - α. Gastroenterology 2006; 131: 1452 - 1462.

[172] Trotter JF. Hot-topic debate on hepatitis C virus: the type of immunosuppression matters. Liver Transpl 2011; 17 (Suppl 3): S20 - S23.

[173] Berenguer M. Hot-topic in hepatitis C virus research: the type of immunosuppression does not matter. Liver Transpl 2011; 17 (Suppl 3): S24 - S28.

[174] Padda MS, Sanchez M, Akhtar AJ, Boyer JL. Drug-induced cholestasis. Hepatology 2011; 53: 1377 - 1387.

[175] Koopen NR, Mueller M, Vonk RJ, Zimniak P, Kuipers F. Molecular mechanism of cholestasis: causes and consequences of impaired bile formation. Biochem Biophys Acta 1998; 1408: 1 - 17.

[176] Lorber MI, Van Buren CT, Flechner SH, Williams C, Kahan BD. Hepatobiliary and pancreatic complications of cyclosporine therapy in 466 renal transplant recipients. Transplantation 1987; 43: 35 - 40.

[177] Klintmalm GB, Iwatsuki S, Starzl TE. Cyclosporine A hepatotoxicity in 66 renal allograft recipients. Transplantation 1981; 32: 488 - 489.

[178] Schade RR, Guglielmi A, van Thiel DH, Thompson ME, Warty V, Griffith B, et al. Cholestasis in heart transplant recipients treated with cyclosporine. Transplant Proc 1983; 15 (Suppl 1): 2757.

[179] Atkinson K, Biggs J, Dodds A. Cyclosporine-associated hepatotoxicity after allogeneic marrow transplantation in man: differentiation from other causes of post-transplant liver disease. Transplant Proc 1983; 15: 2761.

[180] Kassianides C, Nussenblatt R, Palestine AG, Mellow SD, Hoofnagle JH. Liver injury from cyclosporine A. Dig Dis Sci 1990; 35: 693 - 697.

[181] Wisecarver JL, Earl RA, Haven MC, Timmins PW, Shaw Jr. BW, Stratta RJ, et al. Histologic changes in liver allograft biopsies associated with elevated whole blood and tissue cyclosporine concentration. Mod Pathol 1992; 5: 611 - 616.

[182] Welz A, Reichart B, Uberfuhr P, Kemkes B, Kinner W. Cyclosporine as the main immunosuppressant in clinical heart transplantation: correlation of hepatoxicity and nephrotoxicity. Transplant Proc 1984; 16: 1212 - 1213.

[183] Horina JM, Wirnsberger GH, Kenner GL, Holzer H, Krejs GL. Increased susceptibility for CSA-induced hepatotoxicity in kidney graft recipients with chronic viral hepatitis C. Transplantation 1993; 56: 1091 - 1094.

[184] Myara A, Cadranel JF, Dorent R, Lunel F, Bouvier E, Gehardt M, et al. Cyclosporine A-mediated cholestasis in patients with chronic hepatitis after heart transplantation. Eur J Gastroenterol 1996; 8: 267 - 278.

[185] Soresi M, Sparacino V, Pisciotta G, Bonfissuto G, Caputo F, Carroccio A, et al. Effects of cyclosporine A on various indices of cholestasis in kidney transplantation. Minerva Urol Nefrol 1995; 47: 65 - 69.

[186] Laupacis A, Keown PA, Ulan RA, Sinclair NR, Stiller CR.

Hyperbilirubinemia and cyclosporine A levels. Lancet 1981; 2: 1426 - 1427.

[187] Day C, Hewins P, Sheith L, Kilby M, MePake D, Lipkin G. Cholestasis in pregnancy associated with ciclosporin therapy in renal transplant recipients. Transplant Int 2006; 19: 1026 - 1029.

[188] Taniai N, Akimaru K, Ishikawa Y, Kanada T, Kakinuma D, Mizuguchi Y, et al. Hepatotoxicity caused by both tacrolimus and cyclosporine after living donor liver transplantation. J Nippon Med Sch 2008; 75: 187 - 191.

[189] Emre S, Genyk Y, Schluger LK, Fishbein TM, Guy SR, Sheiner PA, et al. Treatment of tacrolimus-related adverse effects by conversion to cyclosporine in liver transplant recipients. Transpl Int 2000; 13: 73 - 78.

[190] Yuan Q-S, Zheng F-L, Sun Y, Yu Y, Li Y. Rescue therapy with tacrolimus in renal graft recipients with cyclosporine A-induced hepatotoxicity: a preliminary study. Transpl Proc 2000; 32: 1694 - 1695.

[191] Ganschow R, Albani J, Grabhorn E, Richter A, Burdelski M. Tacrolimus-induced cholestatic syndrome following pediatric liver transplant and steroid-resistant graft rejection. Pediatr Transplantation 2006; 18: 220 - 224.

[192] Oto T, Okazaki M, Takata K, Egi M, Yamane M, Toyooka S, et al. Calcineurin inhibitor-related cholestasis complicates lung transplantation. Ann Thorac Surg 2010; 89: 1664 - 1665.

[193] Tsamandas AC, Jain AB, Felekouras ES, Fung JJ, Demetris AJ, Lee RG. Central venulitis in the allograft liver: a clinicopathologic study. Transplantation 1997; 64: 252 - 257.

[194] Shah S, Budev M, Blazey H, Fairbanks K, Mehta A. Hepatic veno-occlusive disease due to tacrolimus in a single-lung transplant recipient. Eur Resp J 2006; 27: 1066 - 1068.

[195] Berenguer M, Aquilera V, San Juan F, Benlloch S, Rubin A, Lopez-Andujar R, et al. Effect of calcineurin inhibitors in the outcome of liver transplantation in hepatitis C virus-positive recipients. Transplantation 2010; 90: 1204 - 1209.

[196] Neuberger J, Gunson B, Hubscher S, Nightingale P. Immunosuppression affects the rate of recurrent primary biliary cirrhosis after liver transplantation. Liver Transpl 2004; 10: 488 - 491.

[197] Montano-Loza AJ, Wasilenko S, Biutner J, Mason AL. Cyclosporine A protects against primary biliary cirrhosis recurrence after liver transplantation. Am J Transplantation 2010; 10: 852 - 858.

[198] Vézina C, Kudelski A, Sehgal SN. Rapamycin (AY - 22,989), a new antifungal antibiotic. 1. Taxonomy of the producing streptomycete and isolation of the active principle. J Antibiot (Toyko) 1975; 28: 721 - 726.

[199] Watson CJE, Bradley JA. Sirolimus and everolimus: inhibitors of mammalian target of rapamycin in liver transplantation. Transplantation Reviews 2006; 20: 104 - 114.

[200] Wali RK, Weir MR. Chronic allograft dysfunction: can we use mammalian target of rapamycin inhibitors to replace calcineurin inhibitors to preserve graft function? Curr Opin Organ Transplant 2008; 13: 614 - 621.

[201] Toso C, Merani S, Bigam DL, Shapiro AMJ, Kneteman NM. Sirolimus-based immunosuppression is associated with increased survival after liver transplantation for hepatocellular carcinoma. Hepatology 2010; 51: 1237 - 1243.

[202] Dooszadeh J, Clark LN, Bezenek S, Pierson W, Sood PR, Sudhir K. Recent progress in coronary intervention: evolution of the drug-eluting stents, focus on the XIENCE V drugeluting stent. Coron Artery Dis 2010; 21: 48 - 56.

[203] Dunkelberg JC, Trotter JF, Wachs M, Bak T, Kugelmas M, Steinberg T, et al. Sirolimus as a primary immunosuppression in liver transplantation is not associated with hepatic artery or wound complications. Liver Transpl 2003; 9: 463 - 468.

[204] Montalbano M, Neff GW, Yamashiki N. A retrospective review of liver transplant patients treated with sirolimus from a single center: an analysis of sirolimus-related complications. Transplantation 2004; 78: 264 - 268.

[205] De Simone P, Nevens F, De Carlis L, Metselaar HJ, Beckebaum S, Saliba F, et al. for the H2304 Study Group Everolimus with reduced tacrolimus improves renal function in de novo liver transplant recipients: a randomized controlled trial. Am J Transplant 2012; 12: 3008 - 3012.

[206] Massoud O, Wiesher RM. The use of sirolimus should be restricted in liver transplantation. J Hepatol 2012; 56: 288 - 290.

[207] Bilbao I, Sapisochin G, Dopazo C, Lazare JL, Pou L, Castells L, et al. Indication and management of everolimus after liver transplantation. Transpl Proc 2009; 41: 2172 - 2176.

[208] Cassanovas T, Argudo A, Peña-Cala MC. Everolimus in clinical practice in long-term liver transplantation: an observational study. Transpl Proc 2011; 43: 2216 - 2219.

[209] Jaques J, Dickson Z, Carnier P, Essig M, Guillaudeau A, Lacouc C, et al. Severe sirolimus-induced acute hepatitis in a renal transplant recipient. Transpl Int 2010; 23: 967 - 970.

[210] Niemczyk M, Wyzgal J, Perkowska A, Porowski D, Paczek L. Sirolimus-associated hepatotoxicity in the kidney graft recipients. Transpl Int 2005; 18: 1302 - 1303.

[211] Neff GW, Ruiz P, Madariaga JR, Nishida S, Montalbano M, Meyer D, et al. Sirolimus-associated hepatotoxicity in liver transplantation. Ann Pharmacother 2004; 38: 1593 - 1596.

[212] Panaro F, Piardi T, Gheza F, Ellero B, Audet M, Cag M, et al. Causes of sirolimus discontinuation in 97 transplant recipients. Transplant Proc 2011; 43: 1128 - 1131.

[213] Chang HR, Lin CC, Lian JD. Lack of hepatotoxicity upon sirolimus addition to a calcineurin inhibitor-based regimen in hepatitis virus positive renal transplant patients. Transp Proc 2007; 89: 1520 - 1522.

[214] Li EK, Tam LS, Tomlinson B. Leflunomide in the treatment of rheumatoid arthritis. Clin Ther 2004; 26: 447 - 459.

[215] Nash P, Thaci D, Behrens F, Falk F, Kaltwasser JP. Leflunomide improves psoriasis in patients with psoriatic arthritis: an in depth analysis of data from the TOPAS Study. Dermatology 2006; 212: 238 - 249.

[216] Boyd AS. Leflunomide and dermatology. J Am Acad Dermatol 2012; 66: 673 - 679.

[217] Sanders S, Harisdangkul V. Leflunomide for the treatment of rheumatoid arthritis and autoimmunity. Am J Med Sci 2002; 323: 190 - 193.

[218] Williams JW, Mital D, Chong A, Kottayli A, Mills M, Longstreth J, et al. Experiences with leflunomide in solid organ transplantation. Transplantation 2002; 73: 358 - 366.

[219] Chou WJ, Josephson MA. Leflunomide in renal transplantation. Expert Rev Clin Immunol 2011; 7: 273 - 281.

[220] Alcorn N, Saunders S, Madhok R. Benefit-risk assessment of leflunomide. An appraisal of leflunomide in rheumatoid arthritis 10 years after licensing. Drug Saf 2009; 32: 1123 - 1134.

[221] The European Agency for the Evaluation of Medicinal Products. EMEA Public Statement on Leflunomide (Arava) — severe and serious hepatic reactions. <http://www.emea.europa.eu/docs/en _ GB/document _ library/Public _ statement/2009/12/WC500018389.pdf>; [accessed 30.08.12].

[222] van Roon EH, Jansen TL, Houtman MN, Spoelstra P, Brouwers JR. Leflunomide for the treatment of rheumatoid arthritis in clinical practice: incidence and severity of hepatotoxicity. Drug Saf 2004; 27: 345 - 352.

[223] Olsen NJ, Stein M. New drugs for rheumatoid arthritis. N Engl J Med 2004; 350: 2167 - 2179.

[224] Charatan F. Arthritis drug should be removed from the market, says consumer group. Br Med J 2002; 324: 869.

[225] Curtis JR, Beukelman T, Onofrei A, Carsell S, Greenberg JD, Kavanaugh A, et al. Elevated liver enzyme tests among rheumatoid arthritis and psoriatic arthritis patients treated with methotrexate and/or leflunomide. Ann Rheum Dis 2010; 69: 43 - 47.

[226] Sevilla-Mantilla C, Ortega L, Agúndez JAG, Fernández-Guttiérez B, Ladero JM, Diáz-Rubio M. Leflunomide-induced hepatitis. Dig Liver Dis 2004; 36: 82 - 84.

[227] Singh JA, Furst DE, Bharat A, Curtis JR, Kavanaugh AF, Kremer JM, et al. 2012 update of the 2008 American College of Rheumatology recommendations for the use of diseasemodifying antirheumatic drugs and biologic agents in the treatment of rheumatoid arthritis. Arthritis Care Res 2012; 64: 625 - 639.

[228] Tan SC, New LS, Chan ECY. Prevention of acetaminophen (APAP)- induced hepatotoxicity by leflunomide via inhibition of APAP biotransformation to N - acetyl - p - benzoquinone imine. Toxicol Lett 2008; 180: 174 - 181.

[229] Latchoumycandane C, Goh CW, Ong MMK, Boelsterli UA. Mitochondrial protection by the JNK inhibitor leflunomide rescues mice from acetaminophen-induced liver injury. Hepatology 2007; 45: 412 - 421.

[230] Field KM, Michael M, Part Ⅰ. Liver function in oncology: biochemistry and beyond. Lancet Oncol 2008; 9: 1092 - 1101.

[231] Field KM, Michael M, Part Ⅱ. Liver function in oncology: towards safer chemotherapy use. Lancet Oncol 2008; 9: 1181 - 1190.

[232] McDonald GB, Frieze D. A problem-orientated approach to liver disease in oncology patients. Gut 2008; 57: 967 - 1003.

[233] Floyd J, Mirza I, Sachs B, Perry MC. Hepatotoxicity of chemotherapy. Semin Oncol 2006; 3: 50 - 67.

[234] Reuben A. Methotrexate controversies. In: Kaplowitz N, DeLev LD, editors. Drug-induced liver disase. New York: Informa Healthcare; 2007. pp.683 - 705 [Chapter 30].

[235] Rollins BJ. Hepatic veno-occlusive disease. Am J Med 1986; 81: 297 - 306.

[236] Gottfried MR, Sudilovsky O. Hepatic veno-occlusive disease after high-dose mitomycin C and autologous bone marrow transplantation therapy. Hum Pathol 1982; 13: 646 - 650.

[237] Bacon AM, Rosenberg SA. Cyclophosphamide hepatotoxicity in a patient with systemic lupus erythematosus. Ann Int Med 1982; 97: 62 - 63.

[238] Goldberg JW, Lidsky MD. Cyclophosphamide-associated hepatotoxicity. South Med J 1985; 78: 222 - 223.

[239] Snyder LS, Heigh RL, Anderson ML. Cyclophosphamide induced hepatotoxicity in a patient with Wegener's granulomatosis. Mayo Clin Proc 1993; 68: 1203 - 1204.

[240] Shaunak S, Munro JM, Weinbren K, Walport MJ, Cox TM. Cyclophosphamide-induced liver necrosis: a possible interaction with azathioprine. Q J Med 1988; 67: 309 - 317.

[241] Aubrey DA. Massive hepatic necrosis after cyclophosphamide. Br Med J 1970; 3: 588.

[242] Donelli MG, Zucchetti M, Munzone E, D'Incalci M, Crosignani A. Pharmakokinetics of anticancer agents in patients with impaired liver function. Eur J Cancer 1998; 34: 33 - 46.

[243] Reuben A. Hy's law. Hepatology 2004; 39: 574 - 578.

[244] Berkowitz RS, Goldstein DP, Bernstein MR. Ten years' experience with methotrexate and folinic acid as primary therapy for gestational trophoblastic disease. Gynecol Oncol 1986; 23: 111 - 118.

[245] Hersh EM, Wong VG, Henderson ES, Freirich EJ. Hepatotoxic effects of methotrexate. Cancer 1996; 19: 600 - 606.

[246] Moreno-Otero R, Garcia-Buey L, Garcia-Sanchez A, Trapero-Marugán M. Autoimmune hepatitis after long-term methotrexate therapy for rheumatoid arthritis. Curr Drug Saf 2011; 6: 197 - 200.

[247] Weber BL, Tanyer G, Poplock DG, Reaman GH, Feussner JM, Miser JS, et al. Transient acute hepatotoxicity of high-dose methotrexate therapy during childhood. NCI Monogr 1987; 5: 207 - 212.

[248] Salliot C, van der Heijde D. Long-term safety of methotrexate monotherapy in patients with rheumatoid arthritis: a systematic literature research. Ann Rheum 2009; 68: 1100 - 1104.

[249] Tilling L, Townsend S, David J. Methotrexate and hepatic toxicity in rheumatoid arthritis and psoriatic arthritis. Curr Drug Invest 2006; 26: 55 - 62.

[250] Fournier MR, Klein J, Minuk GY, Bernstein CH. Changes in liver biochemistry during methotrexate use for inflammatory bowel disease. Am J Gastroenterol 2010; 165: 1620 - 1626.

[251] Khan N, Abbas AM, Whang N, Balart LA, Bazzano LA, Kelly TN. Incidence of liver toxicity in inflammatory bowel disease patients treated with methotrexate: a meta-analysis of clinical trials. Inflamm Bowel Dis 2012; 18: 359 - 367.

[252] Aithal GP. Dangerous liaisons: drug, host and the environment. J Hepatol 2007; 46: 995 - 998.

[253] Amital H, Arnson Y, Chodick G, Shaler V. Hepatotoxicity rates do not differ in patients with rheumatoid arthritis and psoriasis treatment with methotrexate. Rheumatology 2009; 48: 1107 - 1110.

[254] Kremer JM, Alarcón GS, Lightfood Jr. RW, Willkens RF, Furst DE, Williams HJ, et al. Methotrexate for rheumatoid arthritis. Suggested guidelines for monitoring liver toxicity. Arthritis Rheum 1994; 37: 316 - 328.

[255] Erickson AR, Reddy V, Vogelesang SA, West SA. Usefulness of the American College of Rheumatology recommendations for liver biopsy in methotrexate-treated rheumatoid arthritis. Arthritis Rheum 1995; 38: 1115 - 1119.

[256] Roenigk Jr. HH, Auerbach R, Mailbach H, Weinstein G, Leberwohl M. Methotrexate in psoriasis: consensus conference. J Am Acad Derm 1998; 38: 478 - 483.

[257] Saag KG, Teng GG, Patkar NM, Anuntiyo J, Finney C, Curtis JR, et al. American College of Rheumatology 2008 recommendations for the use of nonbiologic and biologic diseasemodifying antirheumatic drugs in rheumatoid arthritis. Arthritis Rheum (Arthritis Care & Research) 2008; 59: 762 - 784.

[258] Harrold LR, Harrington JT, Curtis JR, Furst DE, Bentley MJ, Shan Y, et al. Prescribing practices in a US cohort of rheumatoid arthritis patients before and after publication of the American College of Rheumatology treatment recommendation. Arthritis Rheum 2012; 64: 630 - 638.

[259] Menter A, Korman NJ, Elmets CA, Feldman SR, Gelfand JM, Gordon KB, et al. Guidelines of care for the management of psoriasis and psoriatic arthritis. Section 4. Treatment of psoriasis with traditional systemic agents. J Am Acad Dermatol 2009; 61: 451 - 485.

[260] Berends MA, Snoek J, de Jong EM, van de Kerkhof PC, van Oijen MG, van Krieken JH, et al. Liver injury in long-term methotrexate treatment in psoriasis is relatively infrequent. Aliment Pharmacol Ther 2006; 24: 805 - 811.

[261] Langman G, Hall PM, Todd G. Role of non-alcoholic steatohepatitis in methotrexate-induced liver injury. J Gastroenterol Hepatol 2001; 16: 1395 - 1401.

[262] Rosenberg P, Urwitz H, Johannesson A, Ros AM, Lindholm J, Kinnman N, et al. Psoriasis patients with diabetes type 2 are at high risk of developing liver fibrosis during methotrexate treatment. J Hepatol 2007; 46: 1111 - 1118.

[263] Aithal GP, Hangk B, Das S, Card T, Burt AD, Record DO. Monitoring methotrexate-induced hepatic fibrosis in patients with psoriasis: are serial liver biopsies justified? Aliment Pharmacol Ther 2004; 19: 391 - 399.

[264] Thomas JA, Aithal GP. Monitoring liver function during

methotrexate therapy for psoriasis: are routine biopsies really necessary. Am J Clin Dermatol 2005; 6: 357 - 363.

[265] Yazici Y, Erkan D, Harrison MJ, Nikolov NP, Paget SA. Methotrexate use in rheumatoid arthritis is associated with few clinically significant liver function test abnormalities. Clin Exp Rheumatol 2005; 23: 517 - 520.

[266] Yazici Y. Long-term safety of methotrexate in the treatment of rheumatoid arthritis. Clin Exp Rheumatol 2010; 28(5 Suppl 61): S65 - S67.

[267] Hashkes PJ, Balistreri WF, Bove KE, Ballard ET, Passo MH. The relationship of hepatotoxic risk factors and liver histology in methotrexate therapy for juvenile rheumatoid arthritis. J Pediatr 1999; 134: 47 - 52.

[268] Te HS, Schiano TD, Kuan SF, Hanauer SB, Conjeevaram HS, Baker AL. Hepatic effects of long-term methotrexate use in the treatment of inflammatory bowel disease. Am J Gastroenterol 2000; 95: 3150 - 3156.

[269] Visser K, van der Heijde DM. Risk and management of liver toxicity during methotrexate treatment in rheumatoid arthritis and psoriatic arthritis: a systematic review of the literature. Clin Exp Rheumatol 2009; 27: 1017 - 1025.

[270] Alves JA, Failho SC, Morato EE, Castro GR, Zimmermann AF, Ribeiro GG, et al. Liver toxicity is rare in rheumatoid arthritis using combination therapy with leflunomide and methotrexate. Rev Bras Rheumatol 2011; 51: 141 - 144.

[271] Gupta R, Gupta SK. Severe hepatotoxicity in a rheumatoid arthritis patient switched from leflunomide to methotrexate. MedGenMed 2005; 7(3): 9.

[272] Aithal GP. Hepatotoxicity related to antirheumatic drugs. Nat Rev Rheumatol 2011; 7: 138 - 150.

[273] Kremer JM. Toward a better understanding of methotrexate. Arthritis Rheum 2004; 50: 1370 - 1382.

[274] Arena U, Stasi C, Mannoni A, Benucci M, Maddali-Bongi S, Cammelli D, et al. Liver stiffness correlates with methotrexate cumulative dose in patients with rheumatoid arthritis. Dig Liver Dis 2012; 44: 149 - 153.

[275] Park S-H, Choe J-Y, Kim S-K. Assessment of liver fibrosis by transient elastography in rheumatoid arthritis patients treated with methotrexate. Joint Bone Spine 2010; 77: 588 - 592.

[276] Stamp L, Roberts R, Kennedy M, Barclay M, O'Donnell J, Chapman P. The use of low dose methotrexate in rheumatoid arthritis — are we entering a new era of therapeutic drug monitoring and pharmacogenomics. Biomed Pharmacother 2006; 60: 678 - 687.

[277] Chalmers RJG, Kirby B, Smith A, Burrows P, Little R, Horan M, et al. Replacement of routine liver biopsy by procollagen III aminopeptide for monitoring patients with psoriasis receiving long-term methotrexate: a multicentre audit and health economic analysis. Br J Dermatol 2005; 152: 444 - 450.

[278] Tanwar S, Trembling PM, Guha IN, Parkes J, Kaye P, Burt AD, et al. Validation of terminal peptide of procollagen III for the detection and assessment of non-alcoholic steatohepatitis in patients with non-alcoholic fatty liver disease. Hepatology 2013; 57: 103 - 111.

[279] Chládek J, Šimková M, Vanečková J, Hroch M, Vávrová J, Hůlek P. Assessment of methotrexate in psoriasis patients: a prospective evaluation of four serum fibrosis markers. J Eur Acad Dermatol Venereol 2012; doi: 10. 1111/j. 1468 - 3083. 2012. 04643. x. [Epub ahead of print].

[280] Poynard T, Lassailly G, Diaz E, Clement K, Caïazzo R, for the FLIP consortium, et al. Performance of biomarkers FibroTest, ActiTest, SteatoTest, and NashTest in patients with severe obesity: meta analysis of individual patient data. PLoS ONE 2012; 7: 1 - 8.

[281] Taylor WJ, Korendowych E, Nash P, Helliwell PS, Choy E, Krueger GK, et al. Drug use and toxicity in psoriatic disease: focus on methotrexate. J Rheumatol 2008; 35: 1454 - 1457.

[282] Barker J, Horn EJ, Lebwohl M, Warren RB, Nast A, Rosenberg W, Smith C, et al. On behalf of the International Psoriasis Council. Assessment and management of methotrexate hepatotoxicity in psoriasis patients: report from a consensus conference to evaluate current practice and identify key questions toward optimizing methotrexate use in the clinic. J Eur Acad Dermatol Venereol 2011; 25: 758 - 764.

[283] Scherer MN, Banas B, Mantouvalou K, Schnitzbauer A, Obed A, Krämer BK, et al. Current concepts and perspectives of immunosuppression in organ transplantation. Langenbecks Arch Surg 2007; 392: 511 - 523.

[284] Webber A, Hirose R, Vincenti F. Novel strategies in immunosuppression: issues in perspective. Transplantation 2011; 91: 1057 - 1064.

[285] Grinyó JM, Cruzado JM, Bestard O, Vidal Castiñeira JR, Torras J. Immunosuppression in the era of biological agents. Adv Exp Med Biol 2012; 711: 60 - 72.

[286] Sanborn WJ. Transcending conventional therapies in the role of biologic and other novel therapies. Inflamm Bowel Dis 2001; 7 (Suppl 1): S9 - 16.

[287] Magro F, Portela F. Management of inflammatory bowel disease with infliximab and other anti-tumor necrosis factor alpha therapies. Bio Drug 2010; 34(Suppl 1): 3 - 14.

[288] Solomon GE. T-cell agents in the treatment of rheumatoid arthritis. Bull NYU Hosp Jt Dis 2010; 68: 162 - 165.

[289] Moreland LW. Biologic therapies on the horizon for rheumatoid arthritis. J Clin Rheumatol 2004; 10(Suppl): S32 - 39.

[290] Choy E. New biologies for rheumatoid arthritis. JR Coll Physicians Edinb 2011; 41: 234 - 237.

[291] Furst DE, Keystone EC, Braun J, Breedveld FC, Burmester GR, De Benedetti F, et al. Updated consensus statement on biological agents for the treatment of rheumatoid diseases. Ann Rheum Dis 2012; 71(Suppl 2): 12 - 45.

[292] Koo J, Khera P. Update on the mechanisms and efficacy of biological therapies for psoriasis. J Dermatol Sci 2005; 38: 75 - 87.

[293] Gottlieb A, Korman NJ, Gordon KB, Feldman SR, Lebwohl M, Koo JY, et al. Guidelines of care for the management of psoriasis and psoriatic arthritis: Section 2. Psoriatic arthritis: overview and guidelines of care for treatment with an emphasis on the biologics. J Am Acad Dermatol 2008; 58: 851 - 864.

[294] Rahman M, Alam K, Ahmad MR, Gupta G, Afzal M, Akhter S, et al. Classical to current approach for treatment of psoriasis: a review. Endocri Metab Immune Disord Drug Targets 2012; 12: 287 - 302.

[295] Horneff G. Importance of new biologicals and cytokine antagonists is the treatment of juvenile idiopathic arthritis (JIA). Z Rheumatol 2005; 64: 317 - 326.

[296] Caorsi R, Federici S, Gattorno M. Biologic drugs in autoinflammatory syndrome. Autoimmun Rev 2012; 12: 81 - 86.

[297] Scheen AJ. International classification of various types of monoclonal antibodies. Rev Med Liege 2009; 64: 244 - 247.

[298] Halloran PF. Immunosuppressive drugs for kidney transplantation. N Engl J Med 2004; 351: 2715 - 2729.

[299] Jones JL, Coles AJ. Spotlight on alemtuzumab. Int MS J 2009; 16: 77 - 81.

[300] Vincenti F. Co-stimulation blockade — what will the future bring. Nephrol Dial Transplant 2007; 22: 1293 - 1296.

[301] Ford ML, Larsen CP. Translating costimulation blockade to the clinic: lessons learned from three pathways. Immunol Rev 2009; 229: 294 - 306.

[302] Pilat N, Schwarz C, Wekerle T. Modulating T-cell costimulation as new immunosuppressive concept in organ transplantation. Curr

Opin Organ Transplant 2012；17：368－375.

[303] Keystone EC，Ware CF. Tumor necrosis factor and anti-tumor necrosis factor therapies. J Rheumatol 2010；37（Suppl 8s）：27－39.

[304] Tracey D，Klareskog L，Sasso EH，Salfeld JG，Tak PP. Tumor necrosis factor antagonist mechanisms of action：a comprehensive review. Pharmacol Ther 2008；117：244－279.

[305] Maini R，St Clair EW，Breedveld F，Furst D，Kalden J，Weissman M，et al. Infliximab（chimeric anti-tumour necrosis factor alpha monoclonal antibody）versus placebo in rheumatoid arthritis patients receiving concomitant methotrexate：a randomized phase Ⅲ trial. ATTRACT study Group. Lancet 1999；354：1932－1939.

[306] Hanauer SB，Feagen BG，Lichtenstein GR，Mayer LF，Schreiber S，Colombel JF，et al. ACCENT I Study Group. Maintenance infliximab for Crohn's disease：the ACEENT I randomized trial. Lancet 2002；359(1541)：1549.

[307] <http：//www. fda. gov/Safety/MedWatch/SafetyInformation/ SafetyAlertforHumanMedicalProducts/ucm166901. htm ＞；[accessed 31.08.12].

[308] <http：//www. fda. gov/Safety/MedWatch/SafetyInformation/ SafetyAlertsforHumanMedicalProducts/ucm. 155483. htm ＞；[accessed 31.08.12].

[309] Thayu M，Markowitz JE，Mamula P，Russo PA，Muines WI，Baldassano RN. Hepatosplenic T-cell lymphoma in an adolescent after immunomodulation and biologic therapy for Crohn's disease. J Pediatr Gastroenterol Nutr 2005；40：220－222.

[310] Scheinfeld N. Adalimumab：a review of side effects. Exper Opin Drug Saf 2005；4：637－641.

[311] Bratcher JM，Korelitz BI. Toxicity of infliximab in the course of treatment of Crohn's disease. Expert Opin Drug Saf 2006；5：9－16.

[312] Brimhall AK，King LN，Licciardone JC，Jacobe H，Menter A. Safety and efficacy of alefacept，efalizumab，etanercept and infliximab in treating moderate to severe plaque psoriasis：a meta-analysis of randomized controlled trials. Br J Dermatol 2008；159：274－285.

[313] Leak AM，Rincón-Aznar B. Hepatotoxicity associated with etanercept in psoriatic arthritis. J Rheumatol 2008；35：2286－2288.

[314] Kaiser T，Moessner J，Patel K，McHutchinson JG，Tillman HL. Life threatening liver disease during treatment with monoclonal antibodies. Br Med J 2009；338：6508.

[315] Girolomoni G，Altomare G，Ayala F，Berardesca E，Calzavara-Pinton P，Chimenti S，et al. Safety of anti－TNFα agents in the treatment of psoriasis and psoriatic arthritis. Immunopharmacol Immunotoxicol 2012；34：548－560.

[316] Garcia Aparicio AM，Rey JR，Sanz AH，Alvarez JS. Successful treatment with etanercept in a patient with hepatotoxicity closely related to infliximab. Clin Rheumatol 2007；26：811－813.

[317] Thiefin G，Morelet A，Diebola MD，Eschard JP. Infliximabinduced hepatitis：absence of cross-toxicity with etanercept. Joint Bone Espine 2008；75：737－739.

[318] Massaroti M，Masasini B. Successful treatment with etanercept of a patient with psoriatic arthritis after adalumimabrelated hepatotoxicity. J Immunopathol Pharmacol 2009；22：547－549.

[319] Carlsen KM，Riis L，Madsen OR. Toxic hepatitis induced by infliximab in a patient with rheumatoid arthritis with no relapse after switching to etanercept. Clin Rheumatol 2009；28：1001－1013.

[320] Titos Arcos JC，Hallal H，Robles M，Andrade RJ. Recurrent hepatotoxicity associated with etanercept and adalimumab but not with infliximab in a patient with rheumatoid arthritis. Rev Esp Enferm Dig 2012；104：282－284.

[321] Ozorio G，McGarity B，Bak H，Jordan AS，Lau H，Marshall C.

Autoimmune hepatitis following infliximab therapy for ankylosing spondylitis. Med J Aust 2007；187：524－526.

[322] Harada K，Akai Y，Koyama S，Ikenaka Y，Saito Y. A case of autoimmune hepatitis exacerbated by the administration of etanercept in the patient with rheumatoid arthritis. Clin Rheumatol 2008；27：1063－1066.

[323] Mancini S，Amorotti E，Vecchio S，Ponz de Leon M，Roncucci L. Infliximab-related hepatitis：discussion of a case and review of the literature. Intern Emerg Med 2010；5：193－200.

[324] Grasland A，Sterpu R，Boussoukaya B，Mahe I. Autoimmune hepatitis induced by adalimumab with successful switch to abatacept. Eur J Clin Pharmacol 2012；68：895－898.

[325] Ramos-Casals M，Brito-Zerón P，Soto M-J，Cuadrado M-J. Autoimmune diseases induced by TNF-targeted therapies. Best Practice Res Clin Rheumatol 2008；22：847－861.

[326] Efe C. Drug induced autoimmune hepatitis and TNF－α blocking agents：is there a real relationship. Autoimm Rev 2012；12：337－339.

[327] Sarzi-Piuttini P，Atzeni F，Capsoni F，Lubtano E，Doria A. Druginduced lupus erythematosus. Autoimmunity 2005；38：507－518.

[328] Farah M，Al Rashidi A，Owen DA，Yoshida EM，Reid GD. Granulomatous hepatitis associated with etanercept therapy. J Rheumatol 2008；35：349－351.

[329] Parekh K，Ching D，Rahman MU，Stamp LK. Onset of Wegener's granulomatosis during therapy with golimumab for rheumatoid arthritis：a rare adverse event？ Rheumatology 2010；49：1785－1787.

[330] Polido-Pereira J，Rodrigues AM，Canhão H，Saraiva F，Pereira da Silva JA，Fonseca JE. Primary biliary cirrhosis in a rheumatoid arthritis patient treated with rituximab，a case-based review. Clin Rheumatol 2012；13：385－389.

[331] Scheinfeld N. Efalizumab：a review of events reported during clinical trials and side effects. Expert Opin Drug Saf 2006；5：197－209.

[332] Mahamid M，Mader R，Safadi R. Hepatotoxicity of tocilizumab and anakinra in rheumatoid arthritis：management decisions. Clin Pharmacol Adv Appl 2011；3：39－43.

[333] Bezabeh S，Flowers CM，Kortepeter C，Avigan M. Clinically significant liver injury in patients treated with natalizumab. Aliment Pharmacol Ther 2010；31：1028－1035.

[334] Silva MO，Reddy KR，Jeffers LJ，Hill M，Schiff ER. Interferoninduced chronic active hepatitis？ Gastroenterology 1991；101：840－842.

[335] García-Buey L，García-Monzón C，Rodriguez S，Barque MJ，García-Sánchez A，Iglesias R，et al. Latent autoimmune hepatitis triggered during interferon therapy in patients with hepatitis C. Gastroenterology 1995；108：1770－1777.

[336] Durelli L，Bongioanni MR，Ferrerro B，Oggero A，Marzano A，Rizzetto M. Interferon treatment for multiple sclerosis：autoimmune complications may be lethal. Neurology 1998；50：570－571.

[337] Suissa S，Ernst P，Hudson M，Britton A，Kezouh A. Newer disease-modifying anti-rheumatic drugs and the risk of serious adverse events in patients with rheumatoid arthritis. Am J Med 2004；117：87－92.

[338] Aslanidis S，Vassiliadis T，Pyrpasopoulou A，Douloumpakas I，Zamboulis C. Inhibition of TNF alpha does not induce viral reactivation in patients with chronic hepatitis C infections：two cases. Clin Rheumatol 2007；26：261－264.

[339] Gisondi P，Prignano F，Gross P，Lotti T，Girolomoni G. Treatment of psoriasis with efalizumab in patients with hepatitis C viral infection：report of five cases. Dermatology 2009；219：158－161.

[340] Garavaglia MC，Altomare G. Etanercept therapy in patients with

psoriasis and concomitant HCV infection. Int J Immunopathol Pharmacol 2010; 23: 965 - 969.

[341] Mahajan TD, Hooker R, Maher L, Brown G, Reimold A. Abatacept therapy for rheumatoid arthritis in the setting of hepatitis C infection. J Clin Rheumatol 2010; 16: 332 - 334.

[342] Zanni M, Missale G, Santilli D, Di Nuzzo S. Etanercept in the treatment of psoriasis and psoriatic arthritis with concomitant hepatitis C virus infection: clinical and virologic study in three patients. Eur J Dermatol 2011; 231: 564 - 567.

[343] Anoop P, Wotherspoon A, Matutes E. Severe liver dysfunction from hepatitis C virus reactivation following alemtuzumab treatment for chronic lymphocytic leukaemia. Br J Haematol 2010; 148: 484 - 486.

[344] Lin K-M, Lin J-C, Tseng W-Y, Cheng T-T. Rituximab-induced hepatitis C virus reactivation in rheumatoid arthritis. J Microbiol Immunol Infect 2013; 46: 65 - 67.

[345] Kuwabara H, Fukuda A, Tsuda Y, Shibayama Y. Precore mutant hepatitis B virus-associated fulminant hepatitis during infliximab therapy for rheumatoid arthritis. Clin Rheumatol 2010; doi: 10.

1007/s10067 - 010 - 1438 - y. [Epub ahead of print].

[346] Pérez-Alverez R, Díaz-Lagares C, Garcia-Hernández F, Lopez-Roses L, Brito-Zerón P, Pérez-de-Lis M, et al. the BIOGEAS Study Group. Hepatitis B virus (HBV) reactivation in patients receiving tumor necrosis factor (TNF)- targeted therapy: analysis of 257 cases. Medicine 2011; 90: 359 - 371.

[347] Carroll MB, Forgione MA. Use of tumor necrosis factor α inhibitors in hepatitis B surface antigen-positive patients: a literature review and potential mechanisms of action. Clin Rheumatol 2010; 29: 1021 - 1029.

[348] Ferri C, Govoni M, Calabrese L. The A, B, Cs of viral hepatitis in the biologic era. Curr Opin Rheumatol 2010; 22: 443 - 450.

[349] Yazdany J, Calabrese L. Preventing hepatitis B reactivation in immunosuppressed patients: is it time to revisit the guidelines? Arthritis Care Res 2010; 62: 585 - 589.

[350] Lalazar G, Rund D, Shouval D. Screening, prevention and treatment of viral hepatitis B reactivation in patients with haematological malignancies. Br J Haematol 2007; 136: 699 - 712.

第32章
甲氨蝶呤相关的肝中毒

Guruprasad P. Aithal
英国,诺丁汉,诺丁汉大学和诺丁汉大学医院,NIHR 消化病和生物医学研究所

前　言

1951 年,Gubner 报道初始用于治疗白血病的叶酸拮抗剂氨基蝶呤治疗银屑病也有效[1],但由于毒性而限制了其使用,同样也限制了相近结构类似物甲氨蝶呤(methotrexate,MTX)的使用。1955 年 MTX 在美国获准上市后,被广泛用于治疗类风湿关节炎(rheumatoid arthritis,RA)和银屑病,其后研究发现 MTX 对大多数的肿瘤和自身免疫系统性疾病也有疗效。

MTX 与二氢叶酸还原酶结合,干扰 DNA 合成和细胞分裂,MTX 多聚谷氨酸化形式还抑制胸腺苷合成酶,通过新的嘧啶生物合成途径将脱氧尿苷酸转变成脱氧胸苷酸(图 32-1)。另外,多聚谷氨酸化 MTX 能抑制磷酸核糖氨基咪唑甲酰胺(phosphoribosylaminoimidazolecarboxamide,AICAR)甲酰转移酶(AICAR transformylase 或 formyltransferase),可以解释其抗炎作用的某些机制(通过细胞内腺苷升高)。就银屑病而言,MTX 除了减少中性粒细胞和单核细胞的趋化性外,还抑制白三烯诱导的中性粒细胞表皮内浸润[2]。MTX 对银屑病的治疗作用经过数十年的临床实践、研究和患者随访而被证明[3,4]。MTX 对 60% 银屑病患者有效[5],但由于器官毒性的危害,MTX 的应用受到限制。在涵盖英国皮肤科医师协会 531 名成员的调查中,归因于 MTX 副作用致死 49 例,其中骨髓抑制 18 例、肝病相关 9 例(伴或不伴其他危险因素)、继发性肺纤维化 6 例[6]。1969～2004

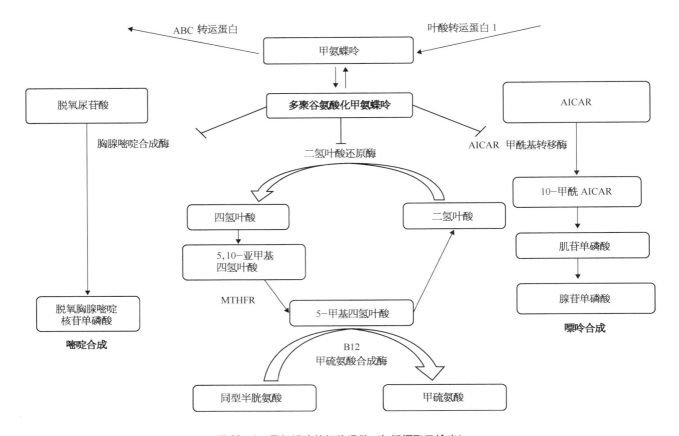

图 32 - 1 甲氨蝶呤的细胞通路（包括摄取及输出）

ABC,ATP 结合盒；AICAR,磷酸核糖氨基咪唑甲酰胺；MTHFR,甲基四氢叶酸还原酶

年英国药品和保健品监管署报告 MTX 治疗相关死亡 194 例，其中骨髓抑制 70 例、呼吸系统疾病 36 例、感染 28 例、肝脏疾病 8 例。因此，在 MTX 治疗患者管理方面，对内科医师而言肝毒性仍然是一个重要的内容。

急性肝损伤

当 MTX 作为抗肿瘤药物时，肝酶升高（被定义为肝毒性）达 14%[7]，越频繁给药，氨基转移酶升高越显著，在肿瘤化疗的患者中已有剂量依赖性急性肝炎的报道[8]。在一项研究中，血清氨基转移酶升高被认为与联合化疗（与 6 - 巯基嘌呤）的效能相关，意味着 MTX 代谢或清除过程是这些反应的基础[9]。已有 MTX 治疗 RA 患者出现需要肝移植的肝坏死报道[10]。

孤立的高胆红素血症不应作为肝损伤的证据[11]。接受抗白血病治疗的患者，发生高胆红素血症的风险与 MTX 清除减少相关，该药抑制葡糖醛酸化能力可能是这种表现的原因[12]。

MTX 相关的慢性肝病

1964 年首次报告 1 例银屑病患者出现 MTX 相关的肝纤维化[13]，此后随着 MTX 有效治疗应用的迅速增长，大量相关肝毒性的报道也随之涌现。

一、组织学改变

在慢性丙型肝炎与非酒精性脂肪肝（non-alcoholic fatty liver disease，NAFLD)形态学改变被描述之前，MTX 肝毒性相关形态学改变的报告已发表。另外，MTX 与多种危险因素相互作用可导致肝脏的这些改变。因此，描述归因于 MTX 治疗的特异的形态学改变是很困难的，在观察到光学显微结构变化之前，在肝细胞靠近星状细胞附近的 Disse 间隙中出现肝细胞溶酶体和胶原沉积的改变[14,15]。出现门管区与中央静脉区纤维化，进展至桥接纤维化，最终发展成肝硬化。MTX 治疗与肝细胞大泡性脂肪变性、气球样变性和门脉区炎症有关，所有这些表现在 NAFLD 已经观察到（图 32 - 2)。美国皮肤病学会（American Academy of

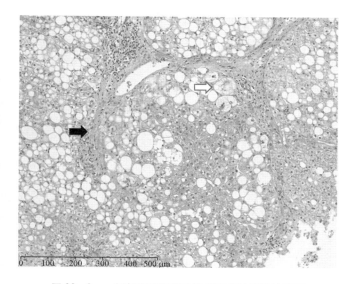

图 32-2　一例长期甲氨蝶呤治疗患者的肝活检病理

活检显示大泡性脂肪变性(脂肪空泡将细胞核推向细胞外围,呈现印戒细胞表现)、气球样变性(空心箭头)和纤维束(实心箭头)

Dermatology,ADD)主张把 Roenigk 评分系统用于肝脏组织学变化的评级[16],该评分系统数十年前专用于评估 MTX 治疗期间肝活检监测项目,基于脂肪变性、核多形性、坏死炎症和纤维化等改变将肝组织学形态划分为 5 个等级。按照该评分系统,较轻微的肝纤维化组织学表现被划分至晚期改变,因此与 Scheuer 和 Ishak 评分系统相比会高估病理学改变[17,18]。

早期报道[19]长期使用 MTX 治疗的银屑病患者发展成肝硬化高达 26%,引发了对 MTX 引起肝损伤的担忧,在银屑病治疗指南中建议加强肝活检监测管理。然而,随后报告的肝纤维化发生率存在广泛差异。一项系统回顾分析[20]纳入 5 项适合评估的研

究[21-25],每项研究平均为 60 例(22～96 例)患者,肝纤维化发生率为 5.7%～71.8%,晚期肝纤维化发生率为 0～33%,肝硬化发生率为 0～26%(总结见表 32-1)。来自联合器官共享网(United Network of Organ Sharing,UNOS)和器官获得及移植网络(Organ Procurement and Transplantation Network,OPTN)1987～2009 年的最大型终末期肝硬化队列研究显示,在被列入肝移植名单的 148 639 例终末期肝硬化患者中,有 105 例(0.08%)的肝硬化系由 MTX 所致[26]。

在两项有基线肝活检资料的研究中,MTX 治疗 4 年后(累积剂量 2 000 mg),没有 1 例 RA 患者发生严重的肝纤维化或肝硬化[27,28]。然而,据一篇荟萃分析估计,随着 MTX 治疗超过 55 个月,3% 的患者将发展至严重的肝纤维化和肝硬化[29]。

基于少数研究的肝组织学报告证据,在炎症性肠病(inflammatory bowel disease,IBD)患者中,MTX 治疗似与明显肝纤维化的风险无关。在 1 篇系列病例报告中,接受累积剂量为 1 500～5 410 mg 的 20 例 IBD 患者,时间 66～281 周,其中 1 例(5%)有中度肝纤维化[30]。在近期的一项研究中,87 例 IBD 患者在 3～346 周内接受 MTX 25～8 225 mg 治疗(37 例剂量＞1 500 mg),其中在 11 例患者中共进行了 17 次肝活检,无一例显示有肝纤维化证据[31]。

总而言之,重要的是不仅需要关注这些研究的样本大小、设计和终点之间的差异,还要关注患者所伴随的各种风险因素、不同的 MTX 给药方案和累积剂量。当试图得出大概结论时,所有这些因素都必须考虑。

表 32-1　长期甲氨蝶呤治疗的银屑病患者肝活检中肝纤维化发生率的调查

研　究	n	方案	平均累积剂量(g)	平均疗程(月)	晚期肝纤维化(%)	肝硬化(%)
Reese 等,1974[43]	35	WS	N/A	N/A	6	3
Zachariae 等,1980[19]	39	WD	＞4	＞60	N/A	25.6
Robinson 等,1980[46]	43	WD	1.27	27	25.6	0
Ianse 等,1985[42]	30	WS	0.27～6.9	12～120	13	0
Mitchell 等,1990[68]	51	WS	2.54 中位数	62 中位数	20	6
Themido 等,1992[44]	21	N/A	5.78	N/A	33.3	9.5
Van Dooren-Greebe 等,1994[4]	55	WD	4.8	107	2	4
Boffa 等,1995[50]	49	WS	2.7	63	22	0
Malatjalian 等,1996[37]	104	WS/WD	N/A	44	20	3
Zachariae 等,2001[24]	70	N/A	3.5	48	0	0
Aithal 等,2004[17]	66	WS	3.2 中位数	65.5	4.5	0
Berends 等,2006[45]	125	WS	2.1 中位数	57 中位数	4	2
Rosenberg 等,2007[25]	71	WS	N/A	N/A	20	4
Lindsay 等,2009[83]	54	WS	4.4	79	0	0

N/A,数据不可用;WD,每周分次给予甲氨蝶呤;WS,每周一次给予甲氨蝶呤

二、肝毒性的危险因素

20世纪80年代以来的临床经验和观察研究已经突出显示了药物与宿主危险因素(图32-3)之间的相互作用,决定了长期使用MTX治疗的患者肝纤维化的发生频率、严重程度和进展。在应用MTX治疗时,认识这些危险因素是预防早期肝纤维化进展策略的关键。

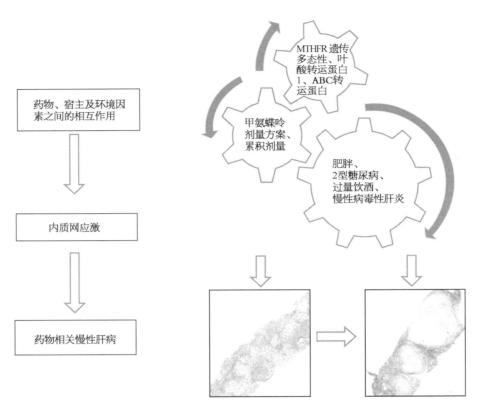

图 32-3　甲氨蝶呤相关慢性肝病发病机制中药物、宿主和环境危险因素之间的相互作用
ABC,ATP 结合盒;MTHFR,甲基四氢叶酸还原酶。危险因素包括脂肪肝和潜在进展至肝硬化的纤维化

（一）潜在的慢性炎性疾病

尽管 MTX 被用于多种慢性炎性疾病的治疗,但主要是涉及 MTX 治疗银屑病的观察性研究强调了 MTX 相的关肝纤维化风险。与 RA 患者相比,银屑病关节炎患者若两次或两次以上被考虑血清氨基转移酶水平≥3倍正常上限值(upper limit of normal,ULN)提示DILI,则这类患者发生肝损伤的风险显著较高[32]。源自 27 项前瞻性研究的综合数据显示,总计 3 808 例 RA 患者,在 55.8 个月期间接受小剂量 MTX(10.5 mg/周)治疗,3.7% 的患者因肝毒性停药[29]。因此,在风湿科医师和皮肤科医师之间对肝毒性的风险和临床监测认知是不同的[33]。然而,不同队列之间肝纤维化发生的频度可能由于其他危险因素的存在而令人困惑,这些危险因素可影响肝纤维化进展的风险。

在一个前瞻性研究中,对慢性炎性疾病、IBD、银屑病和 RA 成年患者,在 MTX 治疗前和期间采用瞬时弹性成像和肝纤维化血清标志物进行前瞻性评估,发现肝纤维化的证据与高酒精摄入和体重指数>28/(kg·m²)者(而不是潜在的炎性疾病或 MTX 剂量累积)有关联[34]。

（二）代谢综合征

来自意大利的前瞻研究证实,NAFLD 的流行率在银屑病患者中(没有暴露于 MTX 或类固醇)比普通人群明显增高,分别为 20% 和 59%,并且这与高脂血症、代谢综合征和肥胖有关[35]。银屑病关节炎与 NAFLD 独立相关(不管年龄、糖尿病、性别和肥胖),研究者认为 NAFLD 和银屑病关节炎发病机制的关联尤其反映在炎性细胞因子,特别是肿瘤坏死因子(tumor necrosis factor,TNF-α)所起的作用方面。在另一项研究中,根据银屑病面积和严重程度指数,发现 NAFLD 的发生与更严重的银屑病有关[36]。

在 MTX 治疗的银屑病患者中,糖尿病[37,38]和肥胖[38,39]也是晚期肝脏组织学改变的独立危险因素。一项系统回顾中的 3 项研究[20]表明,2 型糖尿病(OR:7.65;95% CI:2.7~21.67)和肥胖(OR:2.644;95%

CI：1.10～5.42）都与肝纤维化风险显著增加有关。Rosenberg 等回顾分析了来自 71 例接受 MTX 治疗的银屑病患者的 169 次肝活检资料，以评估危险因素对肝纤维化发生的影响[25]。结果与先前的观察一致，在 MTX 平均累积剂量达 1 600 mg/kg 且伴有酒精过量、慢性病毒性肝炎、肥胖和 2 型糖尿病等危险因素的患者中，晚期肝纤维化（分级为桥接样纤维化或更严重）的发生率高达 38%，而在 MTX 平均累积剂量达 1 900 mg/kg 且无任何风险因素的对照组患者中，晚期肝纤维化的发生率仅为 9%。在这项研究中代谢综合征是决定肝纤维化的关键因素，使用 MTX 的所有糖尿病患者出现肝纤维化，其中一半是重度肝纤维化（分级为桥接样纤维化或更高）。另外，超重者中 93% 肝活检有肝纤维化，其中 1/3 发展成重度肝纤维化。

（三）酒精摄入

酒精在导致接受 MTX 治疗的银屑病患者中引起或加剧肝组织学改变过程的影响已被公认[38,40]。Whiting - O'Keefe 等通过荟萃分析表明，大量酗酒的接受 MTX 治疗的患者，晚期肝组织学改变进展率增加 2.5～5 倍[41]。在这些人群中，竭力限制酒精摄入者肝纤维化和肝硬化发生率较低[42-45]。近期一篇系统综述认为，酒精消耗量与轻度的无显著意义的肝纤维化风险增加相关（OR：1.74；95% CI：0.87～3.47）。

（四）慢性病毒性肝炎

尽管一项系统回顾提示病毒性乙型肝炎和丙型肝炎可增加肝纤维化风险，但来自合并数据评估的比值比（odds ratio，OR）并无统计学意义（OR：5.61；95% CI：0.94～33.52；$P = 0.06$）[20]。这种广阔的置信区间提示得出结论应十分审慎，因为在研究慢性乙型肝炎和丙型肝炎作为 MTX 肝毒性的危险因素时仅 2 例患者有肝纤维化[25,45]。

（五）MTX 剂量与给药方案

随着 MTX 的累积剂量增加，活体组织检查异常的风险也随之增加[17,19,39,45,46]。一项研究显示，中晚期肝纤维化发生频率随 MTX 的累积剂量增加而上升，从累积剂量 1 500 mg 时的 0 到累积剂量 3 000 mg 时的 2.6%，以及累积剂量 4 500 mg 时的 2.6% 和 6 000 mg 时的 8.2%[17]。新近一项研究显示，100 例 RA 患者，MTX 累积剂量达 1 530～13 000 mg，治疗时间平均超过 7 年，多变量分析发现肝脏硬度测定和 MTX 累积剂量两者之间存在显著关联[47]。然而，肝脏毒性的风险与具体方案也明显相关，相对于每周一次大剂量给药而言，每天或隔天低剂量给药的肝纤维化和肝硬化发病率增加 4 倍以上[38,48,49]。每周最大剂量 20 mg 治疗银屑病通常已足够。文献综述表明，与每周高剂量（> 20 mg，3%～25.6%）[19,37,51]相比，较低剂量维持的患者肝硬化发病率明显较低（0～4%）[4,17,46,50]。在以前的研究报道中，高剂量和更频繁地给药可引起肝组织学异常的高发生率。

与在银屑病患者中的观察发现相一致的是，在 IBD 患者中，肝毒性（血清氨基转移酶升高 2 倍或以上）的总体发生率在低剂量 MTX（12.5～15 mg）时为每月 0.6%，而在较高剂量 MTX（20～25 mg）时为每月 3%[52]。

（六）遗传易感性

遗传因素可以改变个体对肝毒性的易感性体质，影响 MTX 的吸收、代谢和清除（图 32 - 1）。几项遗传相关性研究探讨了甲基四氢叶酸还原酶（methylenetetrahydrofolate reductase，MTHFR）基因中单个核苷酸多态性（single nucleotide polymorphisms，SNPs）的作用，MTHFR 是一个 MTX 相关肝毒性的决定因素。一篇包含 8 项研究的荟萃分析推测 MTHFR C677T 的多态性与 MTX 相关毒性的风险增加有关（OR：1.7）[53]。对不同的人群 MTHFR 基因中的其他 SNPs（如 A1298C）也进行了研究，但这些研究得出的结论并不一致[54]。

涉及 MTX 摄取（叶酸转运蛋白 1，SLC19A1）和输出［ATP 结合盒（ATP - binding cassette，ABC）转运蛋白］（图 32 - 1）的蛋白基因编码区的 SNPs 也可能影响对药物不良反应的易感性。已有研究报道 MTX 肝毒性与 RFC1 A80G（位于复制因子 C 亚组 1 基因编码区的一个 SNP，可能会改变叶酸载体的亲和力）、ABCB1 C3435T（可以降低外排性转运蛋白的活性）及 ABCC2 G1058A 有关[55-57]。然而，遗传易感性研究使用的病例定义不同，并且在某些情况下将肝毒性分组为其他不良反应（如消化道和生化异常），因此很难评估所描述的这些关联与临床的相关性。

MTX 相关慢性肝病的发病机制

尽管 MTX 长期治疗相关潜在肝毒性的机制尚不清楚，但有几条证据线索可被用来建立关于在肝内脂肪逐步积累和纤维化的发病机制假说（图 32 - 3）[58,59]。

MTX 的肝毒性可能是通过 MTX 及其代谢产物对甲基化过程的效应以及甲硫氨酸的生物合成所介导[22]。在一种大鼠模型中，每天服用 MTX 导致肝内甘油三酯积聚、3 区坏死，在一小部分动物中甚至出现纤维化，同时补充胆碱可显著减少肝脂肪变性[60]。MTX 被代谢成一种多聚谷氨酸盐的形式，并且在长期治疗过程中该代谢物在肝内积聚[61]。MTX 间接干扰 MTHFR 的活性,因此干扰同型半胱氨酸生成甲硫氨酸(图 32-1),过量的同型半胱氨酸可能造成氧化应激或者使细胞对其细胞毒性作用敏感[62]。研究表明同型半胱氨酸诱导内质网(endoplasmic reticulum,ER)应激,没有被分解前可导致肝脏脂肪浸润[63]。另外,同型半胱氨酸也可以活化促炎细胞因子[62]。这些联合损伤可以活化肝星状细胞,导致肝纤维化。

MTHFR 基因中的 SNPs 已显示与 MTX 相关的肝毒性有关。在慢性丙型肝炎患者中,高同型半胱氨酸血症和 MTHFR 基因中的 SNPs 与肝脂肪变性和肝纤维化相关[64];在 MTX 治疗过程中,MTHFR 基因中的 SNPs 是增加肝纤维化的另一个因素[25]。

与这一假说相一致的是,其他危险因素也可增加对肝毒性的易感性。ER 应激被认为是肥胖、胰岛素抵抗和 2 型糖尿病之间的一个关键性关联机制[65],所有这些都与 NAFLD 相关。ER 应激可能是饮酒导致的肝损伤的基础,这也可以解释酒精与慢性病毒性肝炎之间的相互作用[66]。因此,MTX 的毒副作用和其他风险因素协同强化这一过程,最终将决定某一个体的肝损伤程度及其进展(图 32-3)[58,59]。

MTX 相关慢性肝病的监测

MTX 肝纤维化的所有报告几乎都来自回顾性、观察性研究,且无对照组比较。由于它们包括有广泛风险类别的患者、多样剂量方案和不同的暴露时间,因此确定量化其中每种因素对个体肝毒性的贡献是困难的。然而,对肝毒性的担忧已经促使临床医师对长期应用 MTX 治疗的患者进行密切监测。1970 年以来,尽管没有强大的数据支持循证医学指南的制定,但众多监测指南仍相继发布,而不同地区和专业委员会制定的这些指南(表 32-2 和表 32-3)存在着广泛差异。

表 32-2 接受甲氨蝶呤治疗的银屑病患者的基线评估、指导监测及肝毒性预防的指南总结

	英国指南	荷兰指南	欧盟指南	德国指南	美国指南
基线评估	胸部 X 线,血细胞计数,ALT,AST,ALP,白蛋白,胆红素,总蛋白,尿素,电解质,HBV 和 HCV 血清学,PⅢNP	胸部 X 线,血细胞计数,ALT,AST,ALP,白蛋白,胆红素,GGT,LDH,尿沉渣,肌酐清除率,妊娠测试;有危险因素时肝活检,HBV 和 HCV 血清学,肝脏超声	胸部 X 线,血细胞计数,肝酶,血清肌酐,尿沉渣,妊娠试验(尿),HBV 和 HCV,人血白蛋白,PⅢNP;进一步特殊试验根据症状、危险因素及暴露情况而定	胸部 X 线,血细胞计数,ALT,AST,ALP,白蛋白,胆红素,GGT,LDH,尿沉渣,肌酐/尿素,妊娠试验(尿),超声(或高危组肝活检),HBV 和 HCV,PⅢNP	血细胞计数,ALT,AST,ALP,白蛋白,胆红素,尿素,肌酐清除率,妊娠试验,HBV、HCV 和 HIV 血清学
肝活检	有风险因素的患者在治疗前进行;当治疗前 PⅢNP>8 μg/L,或 12 个月内 ≥3 次测得 PⅢNP>正常范围(1.7～4.2μg/L),或 2 次连续样本的 PⅢNP>8 μg/L 时	治疗前伴危险因素的患者,治疗期间出现肝酶异常的患者,以及肝病学家建议肝活检的患者	在所选病例中有必要时,例如在过去 12 个月内持续 PⅢNP 异常的患者,3 次样本>4.2 μg/L	治疗前伴危险因素的患者,治疗期间出现肝酶异常的患者,以及肝病学家建议肝活检的患者	有明显肝病史的患者应在治疗前考虑肝活检,以及在累积剂量达到3.5～4.0 g 以后进行肝活检
肝毒性监测试验	ALT,AST,ALP,白蛋白,胆红素,总蛋白,PⅢNP,持续性 PⅢNP 升高患者考虑肝活检	ALT,AST,ALP,白蛋白,胆红素,GGT,LDH;在监测期间肝酶异常和累积剂量达 1.5 g 后的患者,肝活检据肝病学家建议	肝酶,HBV,HCV,人血白蛋白,PⅢNP,肝活检仅限于所选择的患者	ALT,AST,ALP,GGT,白蛋白,胆红素,PⅢNP;在监测期间肝酶异常和累积剂量达 1.5g 后的患者,肝活检据肝病学家建议	ALT,AST,ALP,白蛋白
监测频率	在最后剂量改变后 6 周内每 2 周一次,此后每月一次,直至稳定	1、2、4、8、12、18 周	1、3、5、7 周,然后每 2～3 个月一次	1、2、3、4、6、8、10、12 周,然后每 2～3 个月一次	每 4～12 周一次,或在伴有危险因素的患者取代肝活检并进行更频繁的监测
补充叶酸	每周一次给予 5 mg 叶酸,在不服用甲氨蝶呤之日服用	可以使用	每周一次给予 5 mg 叶酸,在服用甲氨蝶呤 24 h 后服用。其他剂量也可以	每周一次给予叶酸,在不服用甲氨蝶呤之日服用	每天 1 mg,或每周一次 5 mg,分 3 剂服用,每 12 h 一剂,首 12 h 剂在甲氨蝶呤最后一个剂量后

ALT,丙氨酸氨基转移酶;ALP,碱性磷酸酶;AST,天冬氨酸氨基转移酶;GGT,γ-谷氨酰转肽酶;HBV,乙型肝炎病毒;HCV,丙型肝炎病毒;HIV,人类免疫缺陷病毒;LDH,乳酸脱氢酶;PⅢNP,Ⅲ型前胶原肽。经惠许转引自[88]

表32‐3　美国风湿病学会对接受甲氨蝶呤治疗的类风湿关节炎患者的基线评估、监测和肝毒性预防的指南推荐意见总结

基线评估	血细胞计数、ALT、AST、ALP、白蛋白、总蛋白、血肌酐、HBV 和 HCV 血清学
治疗前肝活检	治疗前患者过量饮酒、持续 AST 异常、HBV 或 HCV 慢性感染
监测肝毒性试验	ALT、AST、白蛋白
监测频率	每 4～8 周
甲氨蝶呤治疗期间的肝活检监测	在既定的 12 个月区间内 9 次测定 AST 有 5 次升高(若每月测定,则 12 次中有 6 次升高时),或人血白蛋白下降低于正常值

ALT,丙氨酸氨基转移酶;AST,天冬氨酸氨基转移酶;ALP,碱性磷酸酶;HBV,乙型肝炎病毒;HCV,丙型肝炎病毒。修改自[89]

一、MTX 治疗前的评估

在制订有效的监测策略时,根据进展性肝纤维化的个体危险因素对患者进行分层,是重要的第一步。在银屑病患者中,肥胖比其他普通人群更普遍[67]。NAFLD 发病率在银屑病患者(没有 MTX 或类固醇暴露)比普通人群显著更高,分别为 59% 和 20%,其与高脂血症、代谢综合征和肥胖均相关[35]。代谢综合征流行的演变趋势将肯定增加伴有一个或多个这些危险因素的患者的比例。评估已存在的肝病时,也应考虑慢性肝病的两种常见病因,即酒精性肝病和慢性病毒性肝炎;如果高度怀疑其他不常见的诊断,也应给予探究[11]。

二、肝损伤程度的评估

长期 MTX 治疗时风险‐受益比值的评估取决于个体肝纤维化进展的程度和发生率,监测的主要目标是观察肝纤维化及在停药时是否具有显著临床意义的逆转。实施肝活检是监测的一部分,但在采用的组织学评估方法上存在差异。一些研究提供的组织学分类信息非常有限[19,42]。多篇文献所采用的是未经验证的临时性评估系统[46,49,50,68]。这些研究大多数只是简单地描述纤维化的发生而没有评估其程度。AAD 指南支持 Roenigk 分类[16],这种分类已被多个研究采用[4,37,43]。然而,Roenigk 积分从未在其他肝病中得到验证或应用,并且包含一些意义不清楚的特征,例如核多形性[69]。该积分系统对组织学的轻微改变并不敏感;对高于轻微肝纤维化的病变则归类为晚期肝纤维化(>3A 级),导致高估活组织检查的改变[17,18]。

鉴于 NAFLD 与 MTX 相关慢性肝病的风险因素相似,且这两种情况的组织学特征难以辨别,因此采用一种已得到验证的、可准确预测 NAFLD 自然史的方法来进行肝活检监测是恰当的[70]。

三、无创性监测

相关指南建议有规律地实施肝活检监测(尽管在临床实践中并未严格遵守),这使得医师和患者均不太情愿使用 MTX 这一有效和廉价的药物[71]。肝活检仍然被认为是评估慢性肝病肝纤维化程度的标准试验,但其具有一些局限性。首先,肝活检引起的疼痛和出血发病率较高(发生率为 6/1 000),虽然其死亡率极低(1/10 000)[72];其次,组织学评分各不相同,主要取决于病理学家的经验水平[73]、样本大小[74]、样本部位选择[75]和所使用的积分或分级系统[17,18]。肝活检这些明确的局限性导致了无创检测的迅速发展,无创检测具有发现和量化纤维化程度的潜在可能性。

(一)血清学标志物

肝纤维化是动态的双向过程,包括总肝胶原蛋白和其他基质蛋白的增加,伴随不间断的基质降解。基质合成或降解的血清化验和参与这些过程的酶作为肝纤维化的替代标志物而被探讨。在 MTX 治疗的患者中,Ⅲ型前胶原氨基端肽(N‐terminal propeptide of type Ⅲ collagen,PⅢNP)的连续检测是应用最多的研究标志。在纤维增生活跃时,胶原蛋白合成上调,同时 PⅢNP 被裂解。与正常肝活检组织或仅有脂肪肝的患者相比,伴有肝纤维化的患者其平均 PⅢNP 水平较高[76]。终止 MTX 治疗可使 PⅢNP 水平恢复正常[77]。近期一篇系统综述分析了 5 项研究[68,76,78-80],这些研究对 PⅢNP 水平和肝活检结果进行比较。在这些研究中,肝纤维化的发生频率是 4%～39%,总体 PⅢNP 的敏感性为 77.3%(95% CI:68～86),特异性为 91.5%(95% CI:85～95)。正如预测的那样,在一个队列里肝纤维化发生率越低,PⅢNP 阴性预测值就越高。英国 4 个研究中心对监测超过 24 个月的结果进行统计,比较以 PⅢNP 为基础监测的 166 例(每 2～3 个月一次)和按照 AAD 指南[16] 管理的 87 例。AAD 指南建议伴有危险因素的那些患者在累积剂量达到 1.5g 时和其后每给予 1～1.5g 间隔时进行肝穿刺。而在 PⅢNP 监测组,治疗前高 PⅢNP 者提议肝活检,高 PⅢNP 定义为在 12 个月期间 3 份样本 PⅢNP 升高超过正常范围,或在连续 2 次评估中升高超过 8 μg/L。结果显示,在肝活检需求方面,PⅢNP 组是 AAD 指南组的 1/7[81]。识别

出肝活检异常达到足够的严重程度而影响管理的比例，在干预组为 20%，而在对照组仅为 6%。在另一项包含 34 例患者的研究中，PⅢNP 水平持续正常的患者避免肝活检，最终使肝活检减少了 45%[82]。

这些研究表明，连续进行 PⅢNP 试验以监测肝纤维化是敏感的，但并不具有特异性。这种标志物也没有器官组织特异性，并在儿童和各种各样病理状态下（包括关节炎、甲状腺功能亢进和硬皮病）都有可能上升[83]。众所周知，一些银屑病关节炎患者也可能出现血清 PⅢNP 水平上升，但与肝纤维化无关，因此在这些患者中根据 PⅢNP 水平监测 MTX 治疗意义不大。此外，单次测定 PⅢNP 水平不足以鉴别有或没有组织病理学损伤的患者[84]。尽管有大量的长期接受 MTX 治疗的患者，但以 PⅢNP 监测为基础的研究仅见于小规模的队列研究，特别是达到主要终点（亦即在 MTX 治疗期间发生肝纤维化）的患者就更少。

由于肝纤维化发生是一个复杂的动态过程，使用一组多个标志物观察纤维化并监测其进展是合理的。新近一项研究研发了一种计算公式，综合考虑了血清透明质酸、PⅢNP 和金属蛋白酶抑制剂 1（metalloproteinase inhibitor 1，TIMP1）的水平以及体重指数（body mass index，BMI）、糖尿病的存在、天冬氨酸氨基转移酶（aspartate/alanine aminotransferases，AST）/丙氨酸氨基转移酶（alanine aminotransferase，ALT）比值和血小板计数等临床参数，就如在 NAFLD 患者中量化测定肝纤维化一样[85]。在一个独立的 NAFLD 队列中，这一衍生计算公式在纤维化的检测和分级方面表现优异。在长期监测 MTX 所诱导的肝纤维化时，这些成组标记物的价值值得研究。

FibroTest 是另一种生物标志物试验，综合采用了患者的年龄、性别、ALT、α-2 巨球蛋白（alpha-2-macroglobulin，α-2-M）、结合珠蛋白、载脂蛋白 A-1（apolipoprotein A-1，Apo-A1）、胆红素和 γ-谷氨酰转肽酶（gamma-glutamyltranspeptidase，GGT）对肝纤维化进行评估。在一小组银屑病患者中，应用 FibroTest 鉴别出 83% 的存在明显肝纤维化（Metavir 评分＞F2，FibroTest＞0.31）的患者[86]。相反，在另一项涉及 518 例应用 MTX 治疗慢性炎性疾病患者的研究中，高 FibroTest 值（19 例）与累积剂量、治疗持续时间或任何其他危险因素无相关性[34]。

（二）成像检查

采用瞬时弹性成像肝脏硬度测定已在各种慢性肝病肝纤维化的无创评估中得到广泛研究。在 100 例应用 MTX 平均超过 7 年、累积剂量达 1 530～13 000 mg 的 RA 患者中，发现肝脏硬度与累积剂量之间有显著关联。在 11 例肝硬度＞7.0 kPa 的患者中，5 例接受肝活检，在其中 2 例累积剂量＞4 000 mg 且肝脏硬度＞9.0 kPa 的患者中发现轻度或中度窦周纤维化[47]。对 518 例接受 MTX 治疗的患者进一步研究显示，高肝脏硬度不仅与 MTX 的累积剂量有关，而且还与较高的 BMI 和酒精过量（肝纤维化公认的危险因素）有关[34]。然而，在另一项 170 例 RA 患者的研究中，并未发现肝脏硬度和 MTX 累积剂量之间存在关联[87]。

结　论

尽管对 MTX 低剂量、每周一次的给药方案而言，晚期肝纤维化的发生率较低，但在长期应用 MTX 治疗时，进展性肝纤维化的风险仍然是一个值得担忧的问题。理解药物和参与晚期肝纤维化进展的宿主相关因素之间的相互作用，将允许基于风险-受益比率对患者进行分层。几种非侵入性血清和影像生物标志物已用于 NAFLD 肝损伤和肝纤维化程度的评估。考虑到药物相关慢性肝病有着与 NAFLD 相同的危险因素和有相似的发病机制过程，这些非侵入性方法可以用作长期 MTX 治疗患者的有效监测手段。

（倪鎏达 译　于乐成 校）

参考文献

[1] Gubner R. Effect of aminopterin on epithelial tissues. AMA Arch Derm Syphilol 1951; 64: 688 - 699.

[2] Zachariae H. Methotrexate side-effects. Br J Dermatol 1990; 122 (Suppl 36): 127 - 133.

[3] Collins P, Rogers S. The efficacy of methotrexate in psoriasis — a review of 40 cases. Clin Exp Dermatol 1992; 17: 257 - 260.

[4] Van Dooren-Greebe RJ, Kuijpers AL, Mulder J, De Boo T, Van de Kerkhof PC. Methotrexate revisited: effects of long-term treatment in psoriasis. Br J Dermatol 1994; 130: 204 - 210.

[5] Kalb RE, Strober B, Weinstein G, Lebwohl M. Methotrexate and psoriasis: 2009 National Psoriasis Foundation Consensus Conference. J Am Acad Dermatol 2009; 60: 824 - 837.

[6] Collin B, Srinathan SK, Finch TM. Methotrexate: prescribing and monitoring practices among the consultant membership of the British Association of Dermatologists. Br J Dermatol 2008; 158: 793 - 800.

[7] Berkowitz RS, Goldstein DP, Bernstein MR. Ten year's experience with methotrexate and folinic acid as primary therapy for gestational trophoblastic disease. Gynecol Oncol 1986; 23: 111 - 118.

[8] Banerjee AK, Lakhani S, Vincent M, Selby P. Dose-dependent acute hepatitis associated with administration of high dose methotrexate. Hum Toxicol 1988; 7: 561 - 562.

[9] Schmiegelow K, Pulczynska M. Prognostic significance of hepatotoxicity during maintenance chemotherapy for childhood acute lymphoblastic leukaemia. Br J Cancer 1990; 61: 767 - 772.

[10] Hakim NS, Kobienia B, Benedetti E, Bloomer J, Payne WD. Methotrexate-induced hepatic necrosis requiring liver transplantation in a patient with rheumatoid arthritis. Int Surg 1998; 83: 224 - 225.

[11] Aithal GP, Watkins PB, Andrade RJ, Larrey D, Molokhia M, Takikawa H, et al. Case definition and phenotype standardization in drug-induced liver injury. Clin Pharmacol Ther 2011; 89: 806 - 815.

[12] Kishi S, Cheng C, French D, Pei D, Das S, Cook EH, et al. Ancestry and pharmacogenetics of antileukemic drug toxicity. Blood 2007; 109: 4151 - 4157.

[13] O'Rourke RA, Eckert GE. Methotrexate-induced hepatic injury in an adult. A case report. Arch Intern Med 1964; 113: 191 - 194.

[14] Bjorkman DJ, Hammond EH, Lee RG, Clegg DO, Tolman KG. Hepatic ultrastructure after methotrexate therapy for rheumatoid arthritis. Arthritis Rheum 1988; 31: 1465 - 1472.

[15] Ros S, Juanola X, Condom E, Cañas C, Riera J, Guardiola J, et al. Light and electron microscopic analysis of liver biopsy samples from rheumatoid arthritis patients receiving long-term methotrexate therapy. Scand J Rheumatol 2002; 31: 330 - 336.

[16] Roenigk HH, Auerbach R, Maibach H, Weinstein G, Lebwohl M. Methotrexate in psoriasis: consensus conference. J Am Acad Dermatol 1998; 38: 478 - 485.

[17] Aithal GP, Haugk B, Das S, Card T, Burt AD, Record CO. Monitoring methotrexate-induced hepatic fibrosis in patients with psoriasis: are serial liver biopsies justified? Aliment Pharmacol Ther 2004; 19: 391 - 399.

[18] Thomas JA, Aithal GP. Monitoring liver function during methotrexate therapy for psoriasis: are routine biopsies really necessary? Am J Clin Dermatol 2005; 6: 357 - 363.

[19] Zachariae H, Kragballe K, Søgaard H. Methotrexate induced liver cirrhosis. Studies including serial liver biopsies during continued treatment. Br J Dermatol 1980; 102: 407 - 412.

[20] Montaudié H, Sbidian E, Paul C, Maza A, Gallini A, Aractingi S, et al. Methotrexate in psoriasis: a systematic review of treatment modalities, incidence, risk factors and monitoring of liver toxicity. J Eur Acad Dermatol Venereol 2011; 25(Suppl 2): 12 - 18.

[21] Tang H, Neuberger J. Review article: methotrexate in gastroenterology — dangerous villain or simply misunderstood? Aliment Pharmacol Ther 1996; 10: 851 - 858.

[22] Barak AJ, Tuma DJ, Beckenhauer HC. Methotrexate hepatotoxicity. J Am Coll Nutr 1984; 3: 93 - 96.

[23] Roenigk HH, Maibach HI, Weinstein GD. Use of methotrexate in psoriasis. Arch Dermatol 1972; 105: 363 - 365.

[24] Zachariae H, Heickendorff L, Søgaard H. The value of aminoterminal propeptide of type Ⅲ procollagen in routine screening for methotrexate-induced liver fibrosis: a 10 - year follow-up. Br J Dermatol 2001; 144: 100 - 103.

[25] Rosenberg P, Urwitz H, Johannesson A, Ros AM, Lindholm J, Kinnman N, et al. Psoriasis patients with diabetes type 2 are at high risk of developing liver fibrosis during methotrexate treatment. J Hepatol 2007; 46: 1111 - 1118.

[26] Dawwas MF, Aithal GP. End-stage methotrexate-related chronic liver disease in the United States: interaction of drug, host and environmental factors. Hepatology 2011; 54: 134A.

[27] Kremer JM, Lee JK. The safety and efficacy of the use of methotrexate in long-term therapy for rheumatoid arthritis. Arthritis Rheum 1986; 29: 822 - 831.

[28] Tishler M, Caspi D, Halperin Z, Baratz M, Moshkowitz M, Yaron M. A prospective analysis of liver biopsies in rheumatoid arthritis patients receiving long term methotrexate therapy. Rheumatol Int 1992; 12: 39 - 41.

[29] Salliot C, van der Heijde D. Long-term safety of methotrexate monotherapy in patients with rheumatoid arthritis: a systematic literature research. Ann Rheum Dis 2009; 68: 1100 - 1104.

[30] Te HS, Schiano TD, Kuan SF, Hanauer SB, Conjeevaram HS, Baker AL. Hepatic effects of long-term methotrexate use in the treatment of inflammatory bowel disease. Am J Gastroenterol 2000; 95: 3150 - 3156.

[31] Fournier MR, Klein J, Minuk GY, Bernstein CN. Changes in liver biochemistry during methotrexate use for inflammatory bowel disease. Am J Gastroenterol 2010; 105: 1620 - 1626.

[32] Tilling L, Townsend S, David J. Methotrexate and hepatic toxicity in rheumatoid arthritis and psoriatic arthritis. Clin Drug Investig 2006; 26: 55 - 62.

[33] Lindsay K, Gough A. Psoriatic arthritis, methotrexate and the liver — are rheumatologists putting their patients at risk? Rheumatology (Oxford) 2008; 47: 939 - 941.

[34] Laharie D, Seneschal J, Schaeverbeke T, Doutre MS, Longy-Boursier M, Pellegrin JL, et al. Assessment of liver fibrosis with transient elastography and FibroTest in patients treated with methotrexate for chronic inflammatory diseases: a case-control study. J Hepatol 2010; 53: 1035 - 1040.

[35] Miele L, Vallone S, Cefalo C, La Torre G, Di Stasi C, Vecchio FM, et al. Prevalence, characteristics and severity of nonalcoholic fatty liver disease in patients with chronic plaque psoriasis. J Hepatol 2009; 51: 778 - 786.

[36] Gisondi P, Targher G, Zoppini G, Girolomoni G. Non-alcoholic fatty liver disease in patients with chronic plaque psoriasis. J Hepatol 2009; 51: 758 - 764.

[37] Malatjalian DA, Ross JB, Williams CN, Colwell SJ, Eastwood BJ. Methotrexate hepatotoxicity in psoriatics: report of 104 patients from Nova Scotia, with analysis of risks from obesity, diabetes and alcohol consumption during long term follow-up. Can J Gastroenterol 1996; 10: 369 - 375.

[38] Weinstein G, Roenigk HH, Maibach H, Cosmides J, Halprin K, Millard M. Psoriasis-liver-methotrexate interactions. Arch Dermatol 1973; 108: 36 - 42.

[39] Newman M, Auerbach R, Feiner H, Holzman RS, Shupack J, Migdal P, et al. The role of liver biopsies in psoriatic patients receiving long-term methotrexate treatment. Improvement in liver abnormalities after cessation of treatment. Arch Dermatol 1989; 125: 1218 - 1224.

[40] Ashton RE, Millward-Sadler GH, White JE. Complications in methotrexate treatment of psoriasis with particular reference to liver fibrosis. J Invest Dermatol 1982; 79: 229 - 232.

[41] Whiting-O'Keefe QE, Fye KH, Sack KD. Methotrexate and histologic hepatic abnormalities: a meta-analysis. Am J Med 1991; 90: 711 - 716.

[42] Lanse SB, Arnold GL, Gowans JD, Kaplan MM. Low incidence of hepatotoxicity associated with long-term, low-dose oral methotrexate in treatment of refractory psoriasis, psoriatic arthritis, and rheumatoid arthritis. An acceptable risk/benefit ratio. Dig Dis Sci 1985; 30: 104 - 109.

[43] Reese LT, Grisham JW, Aach RD, Eisen AZ. Effects of methotrexate on the liver in psoriasis. J Invest Dermatol 1974; 62: 597 - 602.

[44] Themido R, Loureiro M, Pecegueiro M, Brandão M, Campos MC. Methotrexate hepatotoxicity in psoriatic patients submitted to long-term therapy. Acta Derm Venereol 1992; 72: 361 - 364.

[45] Berends MA, Snoek J, de Jong EM, van de Kerkhof PC, van Oijen MG, van Krieken JH, et al. Liver injury in long-term methotrexate treatment in psoriasis is relatively infrequent. Aliment Pharmacol Ther 2006; 24: 805 - 811.

[46] Robinson JK, Baughman RD, Auerbach R, Cimis RJ. Methotrexate hepatotoxicity in psoriasis. Consideration of liver biopsies at regular intervals. Arch Dermatol 1980; 116: 413 - 415.

[47] Arena U, Stasi C, Mannoni A, Benucci M, Maddali-Bongi S, Cammelli D, et al. Liver stiffness correlates with methotrexate cumulative dose in patients with rheumatoid arthritis. Dig Liver Dis 2011; 44: 149 - 153.

[48] Dahl MG, Gregory MM, Scheuer PJ. Methotrexate hepatotoxicity in psoriasis — comparison of different dose regimens. Br Med J 1972; 1: 654 - 656.

[49] Podurgiel BJ, McGill DB, Ludwig J, Taylor WF, Muller SA. Liver injury associated with methotrexate therapy for psoriasis. Mayo Clin Proc 1973; 48: 787 - 792.

[50] Boffa MJ, Chalmers RJ, Haboubi NY, Shomaf M, Mitchell DM. Sequential liver biopsies during long-term methotrexate treatment for psoriasis: a reappraisal. Br J Dermatol 1995; 133: 774 - 778.

[51] Nyfors A. Liver biopsies from psoriatics related to methotrexate therapy. 3. Findings in post-methotrexate liver biopsies from 160 psoriatics. Acta Pathol Microbiol Scand A 1977; 85: 511 - 518.

[52] Khan N, Abbas AM, Whang N, Balart LA, Bazzano LA, Kelly TN. Incidence of liver toxicity in inflammatory bowel disease patients treated with methotrexate: a meta-analysis of clinical trials. Inflamm Bowel Dis 2011; 18: 359 - 367.

[53] Fisher MC, Cronstein BN. Metaanalysis of methylenetetrahydrofolate reductase (MTHFR) polymorphisms affecting methotrexate toxicity. J Rheumatol 2009; 36: 539 - 545.

[54] Mena JP, Salazar-Páramo M, González-López L, Gámez-Nava JI, Sandoval-Ramirez L, Sánchez JD, et al. Polymorphisms C677T and A1298C in the MTHFR gene in Mexican patients with rheumatoid arthritis treated with methotrexate: implication with elevation of transaminases. Pharmacogenomics J 2011; 11: 287 - 291.

[55] Bohanec Grabar P, Logar D, Lestan B, Dolzan V. Genetic determinants of methotrexate toxicity in rheumatoid arthritis patients: a study of polymorphisms affecting methotrexate transport and folate metabolism. Eur J Clin Pharmacol 2008; 64: 1057 - 1068.

[56] Kooloos WM, Wessels JA, van der Straaten T, Allaart CF, Huizinga TW, Guchelaar HJ. Functional polymorphisms and methotrexate treatment outcome in recent-onset rheumatoid arthritis. Pharmacogenomics 2010; 11: 163 - 175.

[57] Ranganathan P, Culverhouse R, Marsh S, Mody A, Scott-Horton TJ, Brasington R, et al. Methotrexate (MTX) pathway gene polymorphisms and their effects on MTX toxicity in Caucasian and African American patients with rheumatoid arthritis. J Rheumatol 2008; 35: 572 - 579.

[58] Aithal GP. Hepatotoxicity related to antirheumatic drugs. Nat Rev Rheumatol 2011; 7: 139 - 150.

[59] Aithal GP. Dangerous liaisons: drug, host and the environment. J Hepatol 2007; 46: 995 - 998.

[60] Freeman-Narrod M. Choline antagonism of methotrexate liver toxicity in the rat. Med Pediatr Oncol 1977; 3: 9 - 14.

[61] Chabner BA, Allegra CJ, Curt GA, Clendeninn NJ, Baram J, Koizumi S, et al. Polyglutamation of methotrexate. Is methotrexate a prodrug? J Clin Invest 1985; 76: 907 - 912.

[62] Mato JM, Lu SC. Homocysteine, the bad thiol. Hepatology 2005; 41: 976 - 979.

[63] Basseri S, Austin RC. ER stress and lipogenesis: a slippery slope toward hepatic steatosis. Dev Cell 2008; 15: 795 - 796.

[64] Adinolfi LE, Ingrosso D, Cesaro G, Cimmino A, D'Antò M, Capasso R, et al. Hyperhomocysteinemia and the MTHFR C677T polymorphism promote steatosis and fibrosis in chronic hepatitis C patients. Hepatology 2005; 41: 995 - 1003.

[65] Oscan U, Yilmaz E, Ozcan L, Furuhashi M, Vaillancourt E, Smith RO, et al. Chemical chaperones reduce ER stress and restore glucose homeostasis in a mouse model of type 2 diabetes. Science 2006; 313: 1137 - 1140.

[66] Ji C, Kaplowitz N. ER stress: can the liver cope? J Hepatol 2006; 45: 321 - 333.

[67] Herron MD, Hinckley M, Hoffman MS, Papenfuss J, Hansen CB, Callis KP, et al. Impact of obesity and smoking on psoriasis presentation and management. Arch Dermatol 2005; 141: 1527 - 1534.

[68] Mitchell D, Smith A, Rowan B, Warnes TW, Haboubi NY, Lucas SB, et al. Serum type Ⅲ procollagen peptide, dynamic liver function tests and hepatic fibrosis in psoriatic patients receiving methotrexate. Br J Dermatol 1990; 122: 1 - 7.

[69] West SG. Methotrexate hepatotoxicity. Rheum Dis Clin North Am 1997; 23: 883 - 915.

[70] Younossi ZM, Stepanova M, Rafiq N, Makhlouf H, Younoszai Z, Agrawal R, et al. Pathologic criteria for nonalcoholic steatohepatitis: interprotocol agreement and ability to predict liverrelated mortality. Hepatology 2011; 53: 1874 - 1882.

[71] Smith CH, Barker JN. Psoriasis and its management. BMJ 2006; 333: 380 - 384.

[72] West J, Card TR. Reduced mortality rates following elective percutaneous liver biopsies. Gastroenterology 2010; 139: 1230 - 1237.

[73] Rousselet MC, Michalak S, Dupré F, Croué A, Bedossa P, Saint-André JP, et al. Sources of variability in histological scoring of chronic viral hepatitis. Hepatology 2005; 41: 257 - 264.

[74] Bedossa P, Dargère D, Paradis V. Sampling variability of liver fibrosis in chronic hepatitis C. Hepatology 2003; 38: 1449 - 1457.

[75] Ratziu V, Charlotte F, Heurtier A, Gombert S, Giral P, Bruckert E, et al. Sampling variability of liver biopsy in nonalcoholic fatty liver disease. Gastroenterology 2005; 128: 1898 - 1906.

[76] Boffa MJ, Smith A, Chalmers RJ, Mitchell DM, Rowan B, Warnes TW, et al. Serum type Ⅲ procollagen aminopeptide for assessing liver damage in methotrexate-treated psoriatic patients. Br J Dermatol 1996; 135: 538 - 544.

[77] Zachariae H, Søgaard H, Heickendorff L. Methotrexate-induced liver cirrhosis. Clinical, histological and serological studies — a further 10 - year follow-up. Dermatology 1996; 192: 343 - 346.

[78] vanDooren-Greebe RJ, Kuijpers AL, Buijs WC, Kniest PH, Corstens FH, Nagengast FM, et al. The value of dynamic hepatic scintigraphy and serum aminoterminal propeptide of type Ⅲ procollagen for early detection of methotrexate-induced hepatic damage in psoriasis patients. Br J Dermatol 1996; 134: 481 - 487.

[79] Zachariae H, Aslam HM, Bjerring P, Søgaard H, Zachariae E, Heickendorff L. Serum aminoterminal propeptide of type Ⅲ procollagen in psoriasis and psoriatic arthritis: relation to liver fibrosis and arthritis. J Am Acad Dermatol 1991; 25: 50 - 53.

[80] Zachariae H, Søgaard H, Heickendorff L. Serum aminoterminal propeptide of type Ⅲ procollagen. A non-invasive test for liver fibrogenesis in methotrexate-treated psoriatics. Acta Derm Venereol 1989; 69: 241 - 244.

[81] Chalmers RJ, Kirby B, Smith A, Burrows P, Little R, Horan M, et al. Replacement of routine liver biopsy by procollagen Ⅲ aminopeptide for monitoring patients with psoriasis receiving long-term methotrexate: a multicentre audit and health economic analysis. Br J Dermatol 2005; 152: 444 - 450.

[82] Maurice PDL, Maddox AJ, Green CA, Tatnall F, Schofield JK, Stott DJ. Monitoring patients on methotrexate: hepatic fibrosis not seen in patients with normal serum assays of aminoterminal peptide of type Ⅲ procollagen. Br J Dermatol 2005; 152: 450 - 457.

[83] Lindsay K, Fraser AD, Layton A, Goodfield M, Gruss H, Gough A. Liver fibrosis in patients with psoriasis and psoriatic arthritis on long-term, high cumulative dose methotrexate therapy. Rheumatology (Oxford) 2009; 48: 569 - 572.

[84] Boffa MJ, Smith A, Chalmers RJ. Comment on: Liver fibrosis in patients with psoriasis and psoriatic arthritis on long-term, high cumulative dose methotrexate therapy. Rheumatology (Oxford) 2009; 48: 1464 [author reply 1465].

[85] Guha IN, Parkes J, Roderick P, Chattopadhyay D, Cross R,

Harris S, et al. Noninvasive markers of fibrosis in nonalcoholic fatty liver disease: validating the European Liver Fibrosis Panel and exploring simple markers. Hepatology 2008; 47: 455 - 460.

[86] Berends MA, Snoek J, de Jong EM, Van Krieken JH, de Knegt RJ, van Oijen MG, et al. Biochemical and biophysical assessment of MTX-induced liver fibrosis in psoriasis patients: Fibrotest predicts the presence and Fibroscan predicts the absence of significant liver fibrosis. Liver Int 2007; 27: 639 - 645.

[87] Park SH, Choe JY, Kim SK. Assessment of liver fibrosis by transient elastography in rheumatoid arthritis patients treated with methotrexate. Joint Bone Spine 2010; 77: 588 - 592.

[88] Barker J, Horn EJ, Lebwohl M, Warren RB, Nast A, Rosenberg W, et al. Assessment and management of methotrexate hepatotoxicity in psoriasis patients: report from a consensus conference to evaluate current practice and identify key questions toward optimizing methotrexate use in the clinic. J Eur Acad Dermatol Venereol 2011; 25: 758 - 764.

[89] Kremer JM, Alarcón GS, Lightfoot Jr RW, Willkens RF, Furst DE, Williams HJ, et al. Methotrexate for rheumatoid arthritis. Suggested guidelines for monitoring liver toxicity. American College of Rheumatology. Arthritis Rheum 1994; 37: 316 - 328.

第33章
激素和激素拮抗剂对肝脏的不良作用

Shivakumar Chitturi，Geoffrey C. Farrell
澳大利亚，堪培拉，澳大利亚国立大学医学院堪培拉医院

前　言

　　肝毒性已被确认为是一些激素及其拮抗剂治疗中可发生的副作用。在本章中，我们首先讨论口服避孕药（oral contraceptive steroids，OCS；表 33 - 1）和同化雄性类固醇类药物（anabolic androgenic steroids，AAS）相关的肝毒性。口服避孕药和同化雄性类固醇类药物导致的肝脏疾病具有一系列组织学表现，包括急性肝炎、胆汁淤积、肝血管毒性和良恶性肝肿瘤。虽然口服避孕药和同化雄性类固醇类药物在诱发肝脏疾病类型方面具有很多共性，但也存在重要的差异。例如，胆汁淤积是两者共同的特征，但肝门静脉血栓形成只与口服避孕药有关。反之，紫癜性肝病（peliosis hepatis）和肝

细胞癌（hepatocellular carcinoma，HCC）的发生与同化雄性类固醇类药物更相关。

表33-1 口服避孕药引起的肝损伤

肝脏异常	诱发因素
胆汁淤积	常见于特定种属以及有口服避孕药相关的胆汁淤积和（或）妊娠期肝内胆汁淤积症病史的家庭
血管损伤	
紫癜性肝病	尚未确定，应排除其他原因引起的紫癜
门静脉血栓形成	存在遗传性或其他血栓形成所需的危险因素（见正文）
肝静脉血栓形成	存在遗传性或其他血栓形成所需的危险因素（见正文）
肝脏肿瘤	
海绵状血管瘤	可能不影响进展和自然史（见正文）
肝腺瘤	使用时间（>5年），剂量（雌激素用量越低发生风险越低）
肝细胞癌	相对危险度随着使用时间和剂量增加而加大（>5年，高剂量）
其他肝脏异常	
局灶性结节性增生	可能不影响它们的进展和自然史（见正文）

本章的第二部分主要阐述当前逐渐认识到的与脂肪肝相关的他莫昔芬肝毒性，以及代谢因素在这种相关性中的作用。虽然他莫昔芬相关的肝毒性的中期结局看似良性，并允许中断治疗，但长期安全性数据是至关重要的，因为他莫昔芬是乳腺癌治疗中极具价值的药物。同样，雄激素阻断剂——前列腺癌治疗中有效的手段，同样会带来少见但严重的肝损伤风险。氟他胺和环丙孕酮可能因急性肝衰竭（acute liver failure，ALF）而致死。

最后的部分将探讨目前使用的抗甲状腺药物的肝脏副作用。与抗糖尿病药物相关的肝毒性在第29章中另外讨论。

口服避孕药物

一、胆汁淤积

雌孕激素复合制剂相关的急性肝炎报道很少，但是肝内胆汁淤积是肝毒性的主要表现形式[1]。口服避孕药还可以影响胆囊动力和改变胆汁的成石性，导致胆结石形成，并有可能引起肝外胆道梗阻[2,3]。因此，在所有拟诊为口服避孕药相关胆汁淤积的病例中进行正确的肝胆显影来排除肝外胆汁淤积才能明确诊断。

口服避孕药引起的肝内胆汁淤积日益增高，其发生频率随种属而异。西欧每10万名妇女中发生3～4例，智利和斯堪的纳维亚每4 000名妇女中发生4～6例[4-6]。与那些良性复发性肝内胆汁淤积（benign recurrent intrahepatic cholestasis，BRIC）的人群相同，妊娠期肝内胆汁淤积个人史和家族史或曾因口服避孕药引起胆汁淤积症的人群为高危人群（发生率高达50%）[7]。口服避孕药的雌激素成分是胆汁淤积的诱因。近来的研究主要集中于两者之间相互作用的分子水平机制研究。目前的观点是：雌激素削弱胆盐输出泵（bile salt export pump，BSEP；ABCB11）的定向嵌入和表达及胆汁转运的某些方面，例如，通过多药耐药蛋白3（multidrug resistance protein 3，MDR3；ABCB4）的磷脂排泄[8]。基于人体的研究数据仍在增加，其中包括的研究显示：在雌激素诱导的胆汁淤积中存在ABCB4基因缺失[9]和ABCB11（1331T＞C）基因多态性[10]。最近的研究表明，在雌激素相关性胆汁淤积中水的微管运输功能也可能受损。这是由于特异性的肝脏水通道蛋白（水通道蛋白8，aquaporin-8，AQP-8）的表达下调所致。该蛋白质是调节水渗透性的膜通道蛋白家族成员之一[11]（参见第7章）。可是，仍有少量报道发现在乳腺癌治疗中纯孕激素避孕药或大剂量孕激素会引起胆汁淤积[12,13]。

临床实践中，通常不对疑似口服避孕药引起的胆汁淤积患者进行肝活检，因为通常在停药后可以缓解。组织学上表现为轻度胆汁淤积，合并轻度肝小叶损伤或炎症[14]。

口服避孕药引起的胆汁淤积的临床特点是：首发于轻度的前驱症状，如厌食和恶心，通常在用药2～3个月后出现（罕见报道发生于9个月后）[15,16]。随后出现瘙痒。就如预期胆汁淤积的表现，血清碱性磷酸酶（alkaline phosphatase，ALP）有中度升高，而血清氨基转移酶则显示短暂的升高，早期阶段偶尔可发生超过正常上限值（upper limit of normal，ULN）10倍以上。黄疸通常为轻度，血清胆红素水平一般低于10 mg/dl。其具有特征性的生化表现是血清γ-谷氨酰转肽酶（gamma-glutamyl transpeptidase，GGT）水平往往正常，与良性复发性肝内胆汁淤积症和妊娠期胆汁淤积症类似，有别于其他病因引起的黄疸。胆汁淤积一般在停药后的几天至几周内缓解。虽也有持续性胆汁淤积的报道，但并不常见[15]。

二、肝脏血管疾病

（一）紫癜性肝病

紫癜性肝病的特点是肝实质被大量充血的囊腔填充，口服避孕药正是一系列药物和引发这种血管损伤疾病中的一项[17,18]。其他原因包括巴尔通体感染、人类免疫缺陷病毒感染、淋巴瘤、营养不良和肺结核。涉及的药物包括 AAS、硫唑嘌呤和 6－硫鸟嘌呤[19]。紫癜性肝病发生的主要原因可能是肝窦内皮细胞的毒性损伤。

在无症状患者中行肝脏影像学或腹腔镜术时可意外发现紫癜性肝病，但也会以致命性的腹腔内大出血为表现。也有表现为肝大、门静脉高压和肝衰竭的病例[20]。治疗策略包括停用口服避孕药和（或）对有大面积肝损伤或腹腔出血的患者进行外科手术治疗。

（二）门静脉和肝静脉血栓形成

与不使用口服避孕药者相比，用药者罹患肝静脉血栓的风险要高出 2 倍以上（RR：2.37；95% CI：1.05～5.34）[21,22]。更为严重的是，在口服避孕药组，发生肝静脉血栓的风险与中风（卒中）和心肌梗死接近。其他报道也重复记录着口服避孕药具有引发静脉血栓形成的潜在风险，这与肝外不同部位的静脉（小腿静脉、下腔静脉和脑静脉窦）[23]和肝胆系统（门静脉和肝静脉）的血栓形成相关[24,25]。然而，口服避孕药作为系统性静脉血栓形成的主要因素，其促血栓形成的特性使我们可以提前发现遗传性血栓形成综合征。比如，有一位使用口服避孕药妇女因发现肝静脉栓塞特征被送往荷兰的一家医院[26]。骨髓异常增生症和阵发性夜间血红蛋白尿症筛查结果均为阴性。在血栓筛检时发现她有双杂合子缺陷（凝血因子 V 莱顿和 G20210A），这种缺陷也出现在她无血栓栓塞史的父亲身上。作者认为口服避孕药的使用揭示了这个迄今为止从未发现的致血栓倾向。这种致血栓形成危险因子间的相互作用也在另一项研究中被发现，这项研究纳入了 43 位布-加综合征患者和 92 位门静脉血栓患者[26]。获得性危险因素（如口服避孕药和手术）和遗传性血栓症的基因突变同时存在的患者在布-加综合征患者组占 26%，在门静脉血栓患者组占 37%[26]。在这些病例中存在三个以上的血栓危险因素（先天或后天）的占 7%～10%。因此，即使在口服避孕药被认为是血栓形成的唯一显著危险因素的病例中，排除包括遗传性血栓形成和潜在的或明显的骨髓增生性疾病等因素，也是相当重要的。

三、肝脏良性肿瘤

（一）血管瘤

与肝脏腺瘤不同，口服避孕药引起血管瘤尚未得到临床研究证实。在一项对 40 位肝血管瘤妇女和 109 位年龄匹配的肝脏影像学显示为正常的妇女作为对照的研究中，两组口服避孕药使用率相似（分别为 30% 和 27%）[27]。然而，也有零星的病例报道显示口服避孕药可使已经存在的肝血管瘤增大。妊娠期研究中也有过类似的报道[28]。此外，口服避孕药患者的血管瘤切除术后有可能复发[29]。这提示雌激素在一些病例中对肿瘤具有营养效应[30]。然而，整体风险似乎较低，并且目前的避孕处方规范中并没有阻止血管瘤患者使用口服避孕药。

（二）灶性结节性增生

这种病变不是肿瘤，但把它放在此处讨论是因为它表现为肝脏局灶性结节，需要与肝腺瘤鉴别。灶性结节性增生多表现为对局部血管异常的一种增生性反应。与肝腺瘤不同，多数灶性结节性增生患者是无症状的。灶内或腹腔出血的风险低，且不会恶变。肝腺瘤和灶性结节性增生的人口统计数相似。多数发生在生育期的年轻女性（高达 86%）[31]。

有人提出灶性结节性增生可能也是一种雌激素源性和依赖性的肝脏肿瘤。然而这种观点有几个不充分的理由。首先，口服避孕药使用过程中灶性结节性增生的发生率并没有提高。其次，不使用口服避孕药的患者也会发生灶性结节性增生[32]。口服避孕药和灶性结节性增生相互关系的临床对照研究结果一直存在争议[32,33]。在第一项研究中，Scalori 等比较了 23 例灶性结节性增生患者和 94 例院内对照组的口服避孕药使用频率[33]。在灶性结节性增生患者组中，89% 的人使用了口服避孕药，其中 22% 的人使用时间大于 3 年。对照组的相应数据分别为 53% 和 9%。在使用口服避孕药包括使用时间大于 3 年的人群中，得灶性结节性增生的危险比值比分别为 2.8（95% CI：0.8～9.4）和 4.5（95% CI：1.2～16.9）。然而，在法国 Mathieu 等的一项以 200 多名灶性结节性增生患者为研究对象的大型研究中，却无法得出关于灶性结节性增生病变发生的数量和大小与口服避孕药使用之间的相关性[32]。再者，口服避孕药的停用并没有影响灶性结节性增生的大小，且雌激素依赖性相当少见。作者认为先前报道的雌激素源性灶性结节性增生被错误纳入了肝腺瘤。

一般情况下，没有瘤囊，仅表现为以胆管增生且呈单一的中心性瘢痕形成为主要表现者，在组织学诊断上倾向于灶性结节性增生而非肝腺瘤。因此,在现有证据的基础上,通过组织学或肝磁共振成像确诊的灶性结节性增生患者可以服用口服避孕药且不必停药。

（三）肝腺瘤

口服避孕药与肝腺瘤的相关性在 1973 年被 Baum 等第一次报道[34],最初遭到了质疑,但后来发表的很多文章都证明了他们的结论。自 1960 年口服避孕药推出以来,大量观察性研究均证实肝腺瘤的发生频率随之增加。1954 年以前的 36 年间对 5 万具尸体的解剖发现只有 2 例为肝腺瘤[34]。20 世纪 70 年代的流行病学研究显示肝腺瘤与口服避孕药间的年风险为每 10 万个暴露人群中有 3~4 人发生肝腺瘤[35,36]。小剂量（雌激素）的风险会低很多。肝腺瘤的发生率与口服避孕药的使用时限也有关系。因此,长期使用（>10 年）口服避孕药的人群患肝腺瘤的危险性是非用药者的 100 倍。偶尔有肝腺瘤病例伴有短期（<24 个月）口服避孕药使用史[37]。

肝腺瘤可因其他适应证而行肝胆影像学检查时被偶然发现[38]。然而,有些患者会呈现右上腹疼痛或偶有肝破裂继发腹腔出血后发现肝腺瘤。除了面对这样的并发症,其他情况下发现肝腺瘤时,首先应采取的措施是停止口服避孕药,并且定期进行肝脏影像学检查来监测腺瘤像期望那样体积变小[39]。在诊断不确定或病灶较大（>5 cm）时选择手术切除避免腺瘤破裂[31]或预防小而明确的恶变风险。肝脏影像检查不是使用口服避孕药女性的常规检测。而目前趋向于应用含小剂量雌激素（30~35 μg 雌二醇）的口服避孕药,且应避免长时间连续使用。

（四）肝细胞癌

最近 Yu 等总结了一些病例对照研究,证实口服避孕药和肝细胞癌之间的关系[40-48]。这些病例报告纳入的是没有肝硬化的美国和欧洲的白种人。总结类似的 8 项研究,肝细胞癌发生的危险度在有口服避孕药使用史的女性与其年龄匹配的对照组相比是 2.5（95% CI：1.7~3.5）,在长期使用者（>8 年）中是 5.8（95% CI：3~11）[40]。

发表于 2007 年更新的荟萃分析中,列入了 12 项病例对照研究,将 739 例肝细胞癌患者和超过 5 000 例的对照群体进行比较分析,口服避孕药和肝细胞癌的关系并不明显,综合估计值为 1.57（95% CI：0.96~2.54；P = 0.07）。然而,荟萃分析中指出,这些纳入的研究中多数缺乏对潜在的混杂因素（饮酒者或丙肝患者）的数据调整。报道的 8 项研究的综合估计值矫正优势比为 1.45（95% CI：1.12~2.59；P = 0.01）[49]。这个研究也发现

短期（<5 年）使用口服避孕药和肝癌风险间没有明显关系。最后,2007 年发表的英国皇家全科医师协会的口服避孕药研究,报道了长期使用口服避孕药没有额外的肝癌发生率[50]。暂定的结论是,目前的小剂量口服避孕药并无短期和极小的（即使存在）的长期肝细胞癌风险。

必须强调的是,雌激素相关的肝细胞癌是少见的,在西方国家约占原发性肝癌的不到 2%[51]。此外,在肝细胞癌高发的亚洲和非洲,口服避孕药的使用似乎也不是一个独立的危险因素[52]。然而,这些研究可能尚不足以作为充分证据来证明这两者间的关联,因为样本量必须足够大以便在统计中可以考虑到这些地区慢性病毒性肝炎和黄曲霉素致肝癌发生的情况。值得重视的是,应用激素替代疗法和含激素的产品尚未被证明与肝细胞癌有关联[45,53,54]。

口服避孕药和肝细胞癌相关的报告病例中,确诊一般是在服药 5 年以后。发病的中位年龄在 30 岁左右,均是分化良好的肝细胞癌。在病程的短至中期,临床预后比其他原因引起的肝细胞癌要好,但绝大多数最后还是致命的。

（五）其他肝肿瘤

其他肝肿瘤病例如上皮样血管内皮瘤（epithelioid hemangioendothelioma，EHE）和血管肉瘤在使用口服避孕药的人群中也曾有零星报道[55-58]。由于上皮样血管内皮瘤发生于生育期的女性且 17β-雌二醇受体已在其他部位（肺等）的肿瘤中检测到,因此,有人认为激素可能和发病机制有关。

一些学者推测,长期使用口服避孕药者肝脏中可见的组织学变化（肝细胞增殖、正弦扩张和紫癜性肝炎）可能代表肝脏血管肉瘤的前驱病变[59]。然而,当和其他已知致癌物质,如砷、氧化钍胶体和氯乙烯放在一起讨论时,口服避孕药似乎证据不够充分。

同化雄性类固醇类药物

一、胆汁淤积和肝炎

高剂量 AAS 可致轻度胆汁淤积。通常发生在开始治疗的 1~6 个月,是可逆的。胆汁淤积,其最主要特征在于具有 C17-烷基化蛋白合成雄性类固醇（AAS）[60],但也可以有同系物非 C17-烷基化蛋白同化雄性类固醇[61]。其他表现包括胆管缺失性顽固性黄疸[62],伴高血清氨基转移酶（超过 10 000 U/L）的急性肝炎[63],及肝囊性血肿破裂引发的腹腔内出血;在

后者呈现肝实质下广泛坏死[64]。其他少见的表现包括肝脏炎性假瘤引起的胆管消失[65]和未识别的 AAS 引起的心肌病后继发缺血性急性肝衰竭[66]。最近巴西的研究证实 AAS 使用者中脂肪肝的发生率(12.6%)与对照组(2.4%)相比,有显著增高[67]。由于非酒精性脂肪性肝病(nonalcoholic fatty liver disease, NAFLD)在普通人群中普遍流行,因此这些研究结果需要进一步证实。

二、血管损害

紫癜性肝病与 AAS 的关系已被公认。其临床表现与口服避孕药相似(见上文)[68]。有报道这些病变的自发性破裂可导致危及生命的腹腔出血[69]。

三、肝脏肿瘤

与 AAS 相关的良性(肝腺瘤)和恶性(肝细胞癌)肿瘤都曾被报道[16,70,71]。这些患者中有很高的比例(35 例)罹患与肿瘤高发密切相关的范科尼贫血[72];据统计,范科尼贫血患者近 50 岁时,肝肿瘤发生的累积概率接近 50%。鉴于这种倾向,雄激素治疗患者肝脏肿瘤发生的风险被认为是疾病特异性的。但是,现在有超过 100 例肝肿瘤(肝腺瘤和肝细胞癌)并不伴有范科尼贫血,这为病因学提供了更有说服力的证据[72]。男性更具有发病倾向。然而,有充分证据表明,AAS 相关肝细胞癌无性别特异性:肝细胞癌已在女性健美运动员、女性系统性红斑狼疮患者、特发性血小板减少性紫癜患者,及应用达那唑和相类似药物治疗的其他疾病患者中被发现[73]。

一篇雄激素相关的肝肿瘤综述得出的结论是,肝细胞癌在羟甲雄酮或甲睾酮使用患者中更易被观察到[72],而肝腺瘤往往在达那唑的使用中被发现[73]。不过,这些显而易见的差异可能更代表着常规发病趋势;各种种类的雄激素制剂应用中均有良性和恶性肝肿瘤发生的报道。除了羟甲雄酮(未有相关发现),目前所用的数据尚不足以推断肿瘤的发生与药物剂量是否具

有正相关。同样,仅口服雄激素者会发生肝脏肿瘤的观念遭到接受非口服雄激素者也发现肝肿瘤的相关报道的挑战[74]。同样,除了伴有范科尼贫血患者之外,肝脏肿瘤的发生发展与患者年龄及雄激素的使用时间似乎没有明确的关联。范科尼贫血者会在幼年时期出现再生不良性贫血,因此更易在较早的年龄阶段开始使用 AAS;他们也因染色体的不稳定性而产生 DNA 修复缺陷并因此易患白血病或其他恶性肿瘤。

雄激素相关的肝脏肿瘤的自然病程与典型的肝细胞癌病例不同。一些转移很晚,其他显示消退[71,75],血清甲胎蛋白水平通常在正常范围内。肝脏病理学检查往往对疾病的诊断无能为力,这是因为看似高分化肝细胞癌往往与肝腺瘤难以鉴别[76]。肝血管肉瘤已被发现与 AAS 使用相关,但因果关系证据尚不充分[77]。

雄激素停药后肝腺瘤可以退化。然而,在未完全消退的情况下手术是必要的。继续使用 AAS 是不可取的,因为这可能导致肝脏其他部位的腺瘤,出现随之而来的并发症,包括再出血[78]。长期接受激素治疗的患者应定期进行肝影像学随访[73]。因有在停药 24 年后发生肝肿瘤的报道,那些曾使用过 AAS 者也应接受肝脏影像学随访[79]。

雌激素受体拮抗剂

一、他莫昔芬

他莫昔芬(tamoxifen),抗雌激素的化合物,被广泛地用于乳腺癌的辅助治疗。超过 40% 的长期使用他莫昔芬者表现出肝毒性。非酒精性脂肪性肝病是他莫昔芬应用相关肝损伤的主要表现形式(表 33 - 2)[80-91]。平均用药近 2 年(22 个月)左右将会第一次检测到脂肪肝发生[80,81]。超过 2 年,脂肪肝的发生率与安慰剂组无区别[81]。脂肪肝的高发率远远超过了其他广为人知的他莫昔芬副作用,如子宫内膜增生(16%)和深静脉血栓形成(1%~2%)[83]。罕见的亚大块性肝坏死的病例也有报道[92,93]。

表 33 - 2 他莫昔芬和非酒精性脂肪性肝病 (文献回顾)

作者	年份	例数	诊断方法	肝脏组织学	停药后转归
Saphner	2009	16	超声;肝活检(7 例)	NASH,肝硬化(2)	14/16 病例 ALT 改善
Bruno	2005	52	超声;肝活检(13 例)	NASH(12);单纯性脂肪肝(1)	无进展
Elfesiniotis	2004	60	超声;肝活检(9/26 例脂肪变性)	脂肪变性(1);NASH(6);肝硬化(2)	18/26 病例 ALT 改善
Nishino	2003	67	CT;29 例(43%),脂肪变性	—	ALT 改善;无临床及影像学进展
Nguyen	2001	32	腹部 CT	—	无报道
Cai	2000	1	腹部 CT	—	ALT 改善

续　表

作者	年份	例数	诊断方法	肝脏组织学	停药后转归
Dray X	2000	1	肝活检	NASH 伴肝硬化	无报道
Oien	1999	2	肝活检	NASH 伴肝硬化	ALT 改善 1 例;第二例患者 ALT 波动
Ogawa	1998	66	CT;7 例肝活检(最低肝脾衰减)	NASH6/7 例;单纯性脂肪肝(1)	ALT 改善
Pinto HC	1996	3	肝活检	NASH(3)	ALT 改善
Van Hoof	1996	1	肝活检	NASH/肝硬化(1)	无报道
Pratt	1995	1	肝活检	NASH(1)	ALT 正常

ALT,丙氨酸氨基转移酶;CT,计算机断层扫描；NASH,脂肪性肝炎

许多病例都依靠腹部超声或电脑断层扫描(CT)成像来诊断非酒精性脂肪性肝病。然而,影像学表现为严重脂肪肝患者的肝活检仅显示轻度至中度脂肪变性。进展期肝纤维化,甚至小结节性肝硬化也有发生[79,88]。偶尔,脂肪性肝炎可以局限化,并显示为局灶性结节样转移[94]。

他莫昔芬诱导脂肪变性/脂肪性肝炎的发病机制

1. 胰岛素抵抗

在一项超过 5 400 例乳腺癌患者中使用他莫昔芬与安慰剂的前瞻性随机对照研究中,观察到脂肪肝主要发生在超重和肥胖妇女中[81]。5 年后,脂肪肝在肥胖、超重和正常体重女性中累积发病率(以 BMI 指标为标准,$\geqslant 30 \ kg/m^2$ 体表面积,$25 \sim 30 \ kg/m^2$ 体表面积和 $\leqslant 25 \ kg/m^2$ 体表面积)分别为 3.8%、2.4% 和 0.7%[81]。类似的结论在希腊早先的研究中也得出[82]。报道中的另外一个发现是与 BMI 匹配的对照组相比(24%),脂肪肝组有更高的糖耐量受损发生率(69%)[82]。因此,他莫昔芬相关的 NAFLD 患者的代谢谱似乎与原发性 NAFLD 患者没有很大区别,即只涉及超重和代谢危险因素[95]。全身性或中心性肥胖和胰岛素抵抗综合征的特征性表现(代谢综合征)在两组患者中相同。因此,可以得出结论,肝脂肪变性/脂肪性肝炎是间接引起的(即妇女服用他莫昔芬经常发生超重)或是他莫昔芬和其他 NAFLD 的危险因素协同作用的结果。然而也有人提出,他莫昔芬可通过影响线粒体的结构和功能诱导肝脂肪变性。同时,具有脂类或碳水化合物代谢途径改变的遗传背景的个体,存在肝内脂肪堆积的风险。

2. 线粒体作用

与其他药物如马来酸哌克昔林引起的脂肪肝相同,他莫昔芬在小鼠中引起脂肪肝的机制与线粒体脂肪酸 β-氧化受损和呼吸链功能受影响相关[96]。他莫昔芬通过抑制拓扑异构酶和线粒体 DNA 合成来消耗线粒体 DNA(mitochondrial DNA, mtDNA)[97]。在人类研究中,发现他莫昔芬可通过抑制 BMIPP([123] I 标记的脂肪酸类似物)的 β-氧化,从而降低其代谢清除率[98]。他莫昔芬对线粒体脂肪酸 β-氧化的影响可能涉及降低肝脏脂肪酸合成酶的活性[99]。随之产生的丙二酰辅酶 A(辅酶 A)的积聚会降低参与脂肪酸摄取到线粒体这个关键步骤中肉碱 O-棕榈酰转移酶 1(carnitine O-palmitoyltransferase 1,CPT1-L)的活性,而这步恰恰是脂肪酸 β-氧化的先决条件[99]。

有报道发现从应用他莫昔芬处理大鼠的肝脏中提取的线粒体呼吸链呈现显著的破坏,但目前尚未能做出相应解释。此外,最近在一个脂肪肝小鼠模型的研究中发现,与对照组相比,他莫昔芬组具有促进脂肪酸的合成,而非降低其合成的作用,同时组间也没有出现脂肪酸氧化和摄取或肝内甘油三酯的运输的显著差别[100]。他莫昔芬用于预防人乳腺癌复发的治疗剂量是否会引发临床上显著的线粒体毒性效应尚需进一步研究证实。

3. 遗传因素

Ohnishi 等在 180 位服用他莫昔芬患者中研究了 CYP17 基因的多态性频率,这些患者中 57 位有脂肪肝,123 位没有脂肪肝[101]。CYP17A1 基因编码雌激素合成的关键酶——17-α-类固醇羟化酶。肝脂肪变性组患者 A2 基因表达频率上调(分别为 57% 与 41%;优势比为 1.9;95% CI：1.9~2.99)。由于 A2 等位基因与 CYP17A1 的转录活性增加相关,最终可使雌激素水平升高。但在动物实验中发现是雌激素缺乏而不是过量与脂肪肝有相关性[101]。这个现象在芳香化酶缺陷小鼠实验中得到很好的诠释。该小鼠由于雌激素缺乏,线粒体 β-氧化受损而导致脂肪肝发生[102];给予雌激素补充后脂肪肝得到明显改善。Ohnishi 等还发现,他莫昔芬诱导的脂肪肝与一些涉及肥胖(ADRB2 基因,编码 β-2 肾上腺素能受体,β-2 adrenergic receptor，ADRB2)、脂质代谢（MTTP 基因，编码微粒体甘油三酯转移蛋白，microsomal triglyceride transfer protein，MTTP)、炎症和胰岛素抵抗（TNF 基因，编码肿瘤坏死因子，tumor necrosis factor，TNF；PPARG 基因，编码过氧化物酶体增生物激活受体 γ，peroxisome proliferator-activated receptor gamma，PPARγ；IRS1 基因，编码胰岛素受体底物 1，insulin receptor substrate - 1，IRS1)的基因多态性无关[101]。另一方面，Lee 等发现在脂肪肝的小鼠模型中，一些基因的表达改变会影响脂肪酸、脂质和胆固醇的生物合成和代谢[103]。因此，遗传因素在他莫昔芬诱导的脂肪变性中的作用尚不清楚。

4. 治疗和预后

他莫昔芬相关脂肪肝的自然史并没有得到充分的阐明。到目前，一项 7 年的随访并没有发现任何肝脏疾病的临床、生化或影像学改变[83]。他莫昔芬停药后血清氨基转移酶可恢复正常。在腹部 CT 中评估脂肪肝的间接指标——肝脾衰减系数也有改善[85]。然而，肝硬化患者的预后是不确定的，需要观察肝功能失代偿情况，并通过影像学监测肝细胞癌是否会发生。

他莫昔芬相关的脂肪性肝炎的治疗目前为止尚未进行过系统评估。应考虑使用非药物治疗，如饮食和锻炼，来改善胰岛素抵抗，因为它们是原发性非酒精性脂肪性肝炎（NASH）的一线治疗措施。苯扎贝特的初步使用经验显示该药物的应用前景良好，可使他莫昔芬得以持续使用[104]。苯扎贝特是 PPAR - α 激动剂，推测它是通过驱动肝脏脂肪酸的 β-氧化和甘油三酯分泌的 PPAR - α 途径显现其效用。2 位他莫昔芬诱导的脂肪肝患者中发现肝脏影像学特征性改变和氨基转移酶的增高[104]。有趣的是，苯扎贝特治疗后，相应的肝脏脂肪变性缓解（由腹部 CT 检查结果所得），过氧化物的 β-氧化标志物 BMIPP 清除率减少[98]。苯扎贝特的替代治疗的方法是将托瑞米芬替代他莫昔芬，一种抗雌激素药，引起脂肪肝的频率更小（见下文）。

5. 监测

接受他莫昔芬治疗的患者应定期监测脂肪肝的发生情况，可定期通过体检观察是否有肝大和慢性肝病的其他征象，并进行肝脏生化指标及肝脏影像学检查（超声或 CT）来监测。如果停药（他莫昔芬）后异常肝脏检测结果依然无改善，就需要肝活检评估疾病的严重程度，同时排除一些病例中转移性乳腺癌的可能性。

二、托瑞米芬

肝脂肪变性和脂肪性肝炎在他莫昔芬的类似物托瑞米芬（toremifene）的使用中也有报道[105]。然而，这种药物与他莫昔芬使用的历史对照比较，引起肝损伤的作用更小（52 例中有 4 例，发生率为 7.7%），他莫昔芬发生率为 30%[105]。在这项研究中肝脏脂肪变性的诊断是基于 CT 表现，其中 1 例患者肝脏组织学表现为脂肪性肝炎。

三、环芬尼

此非类固醇类选择性雌激素受体调节剂在欧洲用于抑制哺乳和治疗无排卵性不孕。环芬尼（cyclofenil）使用过程中有发生急性肝炎的报道[106]。一个再激发阳性病例被记录。大部分病例使用 3 个月内即出现症状。所有受影响的患者最终都完全康复。

雄激素拮抗剂

雄激素拮抗剂（antiandrogens）主要用于治疗前列腺癌，但也越来越多地用于痤疮、多毛症和纵欲行为障碍。它们包括两类药物：甾体类和非甾体类抗雄激素。醋酸环丙孕酮（cyproterone acetate）是主要的甾体类抗雄激素，而氟他胺（flutamide）及其长效同系物，尼鲁米特（nilutamide）和比卡鲁胺（bicalutamide）属于后一类。

所有抗雄激素被公认为有肝损伤（表 33 - 3）。因此，对于 1986～2003 年的所有涉及药物氟他胺（46）、环丙孕酮（21）、尼鲁米特（4）和比卡鲁胺（1）应用的病例进行分析[107,108]。氟他胺的肝损伤发生率在暴露人群中的范围为 0.18%～5%，而环丙孕酮小于 1%[107,108]。然而一些病例报告显示联合用药所致的肝毒性并不能排除在外，也有很多病例报道详细记录了单独使用雄激素拮抗剂可致肝损伤。

比卡鲁胺已在三份报告中被提及与急性肝炎的发生有关，其中 1 人在用药 8 d 内因肝衰竭死亡[109-112]。比卡鲁胺与肝损伤之间的因果关系在 1 例病案中遭到质疑[110]，因为该案例中的患者使用了 2 倍剂量的比卡鲁胺，最近又接受了 3 个月的氟他胺和 1 个月的醋酸环丙孕酮治疗。

雄激素拮抗剂的使用剂量、使用时间、使用者的性别（肝毒性也出现在女性中）与肝损伤之间似乎没有明确的关系。然而，与用于前列腺癌的常规药环丙孕酮（50～100 mg）相比，用于治疗粉刺的低剂量醋酸环丙孕酮(1～2 mg)发生肝毒性风险更低[113]。女性接受低剂量氟他胺被认为没有肝损伤风险[114]，但最近智利一项关于 10 例急性肝炎的报告挑战了这一假设：7 位女患者中的 5 位进展为急性肝衰竭，有一例肝脏相关的死亡[115]。环丙孕酮和氟他胺之间的交叉肝毒性已在一个病例中有报道。这是意料之外的情况，因为这两种药物之间没有结构相似性，但药物代谢通路可能相类似(细胞色素 P450 3A，CYP3A)[116]。

表 33-3　抗雄激素药物肝毒性一览表

药　物	临床表现	肝脏组织学	因果关系	转　归
氟他胺	胆汁淤积型肝炎；急性肝炎；急性肝衰竭	胆汁淤积型肝炎；大块、亚大块或带状肝坏死	再激发试验阳性；15/46 报告病例中仅使用的药	大部分恢复；肝脏相关的死亡占 22%(10/46 病例)
尼鲁米特	急性肝炎	急性肝炎；亚大块肝坏死	4 个患者中仅 1 人是单药治疗	死亡 2 例(4 例)
比卡鲁胺	急性肝炎；急性肝衰竭	—	2/3 病例中可能；第三个病例因果关系有争议(见正文)	2 例死亡
醋酸环丙孕酮	急性肝炎；肝细胞癌；肝硬化	—	可能；14/21 报告病例中无其他肝毒性药物应用；相关性不强(见正文)	死亡率 52%(11/21 例)

肝脏组织学表现包括急性肝炎或胆汁淤积型肝炎。在重症病例中，有肝脏桥接坏死和大块肝坏死的报道[117]。氟他胺肝毒性表现早于环丙孕酮(药物暴露后平均 14 周 vs 30 周)。环丙孕酮可造成肝癌和肝硬化[118,119]。6 名使用环丙孕酮后发生肝细胞癌的患者中，2 人患 Turner 综合征，也同时接受人生长激素和布舍瑞林治疗。环丙孕酮的使用持续时间在 4～728 周(中位数 280 周)。在大鼠肝细胞中发现环丙孕酮可增强细胞的复制(G₂ 期)，这可能与肝癌发生的机制相关[120]。然而，与肝细胞癌的关联只在少数患者中有记录，且这些患者中并不能排除丙型肝炎病毒感染。考虑到环丙孕酮的广泛使用，这似乎只能算是一个偶然的罕见关联。同样，环丙孕酮引起肝硬化目前还不清楚，仅在 1 个病例中发现相关，即一个 10 岁的男孩患有下丘脑综合征和中枢性性早熟，且使用环丙孕酮超过 4 年[119]。

一、肝损伤机制

雄激素拮抗剂相关的肝损伤病例缺乏超敏反应的特点，与药物直接导致肝毒性和(或)药物代谢物诱发毒性是一致的。氟他胺对离体大鼠肝细胞产生细胞毒作用是通过 CYP3A 和 CYP1A 介导的活性代谢产物的形成而起作用的[121]。此外，该药物(还有尼鲁米特)在体外研究发现可损害线粒体呼吸及降低 ATP 水平[120]。尼鲁米特还可诱发大鼠离体肝细胞氧化应激反应[122,123]，但目前研究尚不能阐明这类肝细胞短期悬浮液对人体是否具有毒性。最后，近期在氟他胺致肝毒性的小鼠模型研究中发现有 T 辅助细胞 2 相关的炎症因子应答反应，提示免疫过敏机制参与其中[124]。

二、预后和治疗

虽然多数患者在停用雄激素拮抗剂后康复[125]，也出现了预后不佳的重症肝炎，氟他胺和环丙孕酮使用者中至少已有 10 个肝脏相关死亡的患者记录[126,127]。熊去氧胆酸(ursodeoxycholic acid，UDCA)已被成功地使用于氟他胺相关的胆汁淤积症[128]。在日本的一项回顾性研究中指出，同时接受熊去氧胆酸与氟他胺治疗的患者比那些单纯使用氟他胺的患者发生血清氨基转移酶升高的更少(分别为 11% 与 32%)[129]。但血清氨基转移酶异常的患者是否有黄疸或急性肝炎症状在这份报告中并未阐释清楚。因此，因使用氟他胺而发展成急性肝衰竭的患者是否适用熊去氧胆酸还是未知的。转移至三级医院行肝脏移植评估是至关重要的，仍然是标准的护理。

皮质类固醇

肝脂肪变性被报道与长期使用皮质类固醇有关。皮质类固醇(corticosteroids)导致的脂肪变性可能是与 NAFLD 相关的代谢异常加重的后果，如肥胖症、高甘油三酯血症和 2 型糖尿病[95]。有趣的是，最近的数据表明即使在没有皮质类固醇治疗的情况下，NAFLD 患者下丘脑-垂体-肾上腺素轴的皮质醇分泌亢进和过度活化[130]。因此，我们很容易推测，超生理剂量的糖皮质激素会加重这些激素的变化，这值得进一步研究。

一些研究报道大剂量甲基泼尼松龙治疗与急性肝炎的发生有关[131]。报道中的大多数患者伴有甲状腺眼病，其他的适应证包括自身免疫性肝炎(AIH)、淋巴瘤和脱髓鞘疾病。

抗甲状腺药物

抗甲状腺药物导致肝毒性的认识已超过 50 年。即便如此,当甲亢患者肝脏检查结果发生变化时,非药物相关的原因应首先被仔细排除。这些原因包括自身免疫性肝炎,这可以伴随甲亢[132]或出现在第一次开始抗甲状腺治疗之后[133]。也应考虑到甲亢本身可诱导肝酶的变化[134]。在一项研究中,95 例丙硫氧嘧啶(propylthiouracil)服用者,76%肝功能检查结果在基线水平已异常[135]。这些人中,血清碱性磷酸酶的增加最常见(占 64%),主要是由于骨的同工酶片段增高。血清氨基转移酶、转肽酶和胆红素水平升高分别为27%～37%、17%和5%[135]。62%血清丙氨酸氨基转移酶(alanine aminotransferase,ALT)升高的患者中,在继续应用丙硫氧嘧啶后恢复正常。其余则继续呈现短暂但无症状性的升高[135]。

黄疸在甲亢患者中并不常见。若有黄疸发生,往往是轻度的,是由于甲亢引起的心脏衰竭所致,但也可以不伴随发生[136]。严重肝内胆汁淤积(血清胆红素>35 mg/dl)是处理不当的甲亢的一种极为罕见的并发症,抗甲状腺药物治疗后可被逆转[137]。

一、甲巯咪唑和卡比马唑

有报道 20 多个病例在应用甲巯咪唑(thiamazole)和卡比马唑(carbimazole)开始治疗的 2～12 周后发生胆汁淤积或胆汁淤积型肝炎[138-141]。一般可恢复,但有报道少数患者出现肝脏相关死亡或急性肝衰竭需要肝移植[139,142,143]。在一例死亡病例中,患者有乙肝相关的肝硬化史,可能对预后有重要影响[143]。

甲巯咪唑和卡比马唑引起的肝损伤很可能是免疫介导的药物反应的例子。因此,有记录,甲巯咪唑再激发后 5 h 内[144](同样,也有记录提示卡比马唑24 h 内[145])出现胆汁淤积复发。此外,一些病例在肝损伤的同时会伴随免疫应答现象出现,如结节性红斑[145]。代谢特异质可能是某些患者服用甲巯咪唑致肝毒性的基础原因。像对乙酰氨基酚(扑热息痛)一样,甲巯咪唑由细胞色素代谢生成活性代谢物——N-甲基硫[146]。敲除谷胱甘肽的小鼠使用甲巯咪唑治疗时发生了严重肝损伤,这一现象表明该活性代谢物毒性未清除可能是甲巯咪唑诱导肝损伤机制中的关键物质[147]。

二、丙硫氧嘧啶

与甲巯咪唑和卡比马唑不同,丙硫氧嘧啶(propylthiouracil)以肝细胞型肝损伤为主要模式[148-151]。虽然丙硫氧嘧啶治疗中经常观察到 ALT升高,但药物性肝炎的临床证据较少见。因此,Kim 等在 900 例丙硫氧嘧啶使用者中仅观察到 6 例(1.2%)有症状的肝损伤[152]。有症状的肝损伤病例定义为表现出黄疸或肝炎的症状,同时伴有血清 ALT 高于正常值上限 3 倍。

一项收集了 50 多年使用丙硫氧嘧啶病例的回顾研究分析显示 36 例发生急性肝炎,其中 7 例因急性肝衰竭死亡[148]。目前的数据显示,丙硫氧嘧啶性肝损伤仍然是引起重症肝炎的一个重要原因,尤其是儿童,丙硫氧嘧啶诱发的急性肝衰竭的风险估计为每 2 000～4 000 名儿童中有一名发生。根据联合器官共享网(UNOS)肝移植数据库(1990～2007),丙硫氧嘧啶为在美国引起药物性肝衰竭而需要肝移植的第三大指征(共23 人:成人 16 人、儿童 7 人)[153,154]。在这项研究中涉及的其他药物为成人中的对乙酰氨基酚、异烟肼和儿童中的对乙酰氨基酚、丙戊酸。

(一)临床表现

各原因引起的急性肝炎临床特点是很难鉴别的。多数情况下,在丙硫氧嘧啶治疗的最初几个月内出现(16～49 d),很少有急性肝炎在超过 14 个月后发病。没有明确的诱发因素,也不与甲状腺状态或丙硫氧嘧啶剂量相关[148,150]。符合以女性占多数的甲亢患者典型的性别分布。新生儿肝炎与母亲使用丙硫氧嘧啶相关已被报道[155]。

(二)病理与发病机制

肝脏组织学在轻度患者中显示门脉炎症、胆汁淤积症和 3 区坏死,发展为严重肝毒性时显现出亚大块或大块肝坏死[156]。在一些病例中伴有频繁的过敏症状,淋巴细胞刺激试验阳性,与免疫介导的肝损伤一致。

(三)治疗及预后

多数患者中停止使用丙硫氧嘧啶后即可恢复。然而,在重症病例中,病情可以逐步进展到急性肝衰竭。因此需要尽早与地区的肝脏移植中心讨论。急性肝衰竭患者进行肝移植有较好的预后,1 年移植存活率超过80%[157]。根据报道,类固醇激素治疗、新鲜冻血浆和血浆置换已经成功使用在某些病例中,但有待于进一步研究[158]。考虑到严重的,甚至潜在致命的肝脏反应,不推荐用丙硫氧嘧啶进行再激发。

（四）预防

有人呼吁接受丙硫氧嘧啶治疗患者应进行例行肝功能监测[159]，但没有具体的数据来支持这一提案。与常规做法一致，建议对患者进行肝损伤症状方面的教育，并对有症状患者及时转诊。在儿童中避免将丙硫氧嘧啶作为抗甲状腺药物的一线用药。可以用甲巯咪唑或卡比马唑替代[160]。

结　论

肝毒性与激素及其拮抗剂的使用是显著相关的。与口服避孕药和 AAS 相关的肝脏疾病谱包括急性肝炎、胆汁淤积、肝血管瘤以及良性和恶性肝肿瘤。ASS 引起肝腺瘤和肝细胞癌成为处方药（如范科尼贫血）和非处方药（健美运动员）指征中继续应用的困扰。超过40%他莫昔芬的使用者可以观察到药物引起的脂肪肝，通常在使用的前 2 年出现，最常见于代谢综合征患者（同样也与乳腺癌相关）。他莫昔芬所致的对线粒体的直接影响和干扰脂代谢可能是引起肝脂肪变性的原因。对氟他胺和环丙孕酮的研究可以很好地描述雄激素阻断引起的严重肝脏损伤，然而新药物（比卡鲁胺和尼鲁米特）也可引起肝毒性。抗甲状腺药物——丙硫氧嘧啶由于其在儿童中潜在的肝毒性引起了关注，并不再作为这个年龄段推荐的一线药物。在成人中，卡比马唑比丙硫氧嘧啶更少引起药物性肝炎。

（董莹 译 刘伟 茅益民 校）

参考文献

[1] Elouni B，Ben Salem C，Zamy M，Ganne N，Beaugrand M，Bouraoui K，et al. Cytolytic hepatitis possibly related to levonorgestrel/ethinylestradiol oral contraceptive use：2 case reports. Ann Pharmacother 2010；44：2035 - 2037.

[2] Bennion LJ，Ginsberg RL，Gernick MB，Bennett PH. Effects of oral contraceptives on the gallbladder bile of normal women. N Engl J Med 1976；294：189 - 192.

[3] Lindberg MC. Hepatobiliary complications of oral contraceptives. J Gen Intern 1992；7：199 - 209.

[4] Kern Jr F，Everson GT，DeMark B，McKinley C，Showalter R，Erfling W，et al. Biliary lipids，bile acids，and gallbladder function in the human female. Effects of pregnancy and the ovulatory cycle. J Clin Invest 1981；68：1229 - 1242.

[5] Rooks JB，Ory HW，Ishak KG，Strauss LT，Greenspan JR，Hill AP，et al. Epidemiology of hepatocellular adenoma. The role of oral contraceptive use. JAMA 1979；242：644 - 648.

[6] Haemmerli UP，Wyss HI. Recurrent intrahepatic cholestasis of pregnancy. Report of six cases，and review of the literature. Medicine（Baltimore）1967；46：299 - 321.

[7] Holzbach RT，Sivak DA，Braun WE. Familial recurrent intrahepatic cholestasis of pregnancy：a genetic study providing

evidence for transmission of a sex-limited，dominant trait. Gastroenterology 1983；85：175 - 179.

[8] Stieger B，Fattinger K，Madon J，Kullak-Ublick GA，Meier PJ. Drug-and estrogen-induced cholestasis through inhibition of the hepatocellular bile salt export pump（Bsep）of rat liver. Gastroenterology 2000；118：422 - 430.

[9] Pasmant E，Goussard P，Baranes L，Laurendeau I，Quentin S，Ponsot P，et al. First description of ABCB4 gene deletions in familial low phospholipid-associated cholelithiasis and oral contraceptive-induced cholestasis. Eur J Hum Genet 2012 Mar；20（3）：277 - 282.

[10] Meier Y，Zodan T，Lang C，Zimmermann R，Kullak-Ublick GA，Meier PJ，et al. Increased susceptibility for intrahepatic cholestasis of pregnancy and contraceptive-induced cholestasis in carriers of the 1331T＞C polymorphism in the bile salt export pump. World J Gastroenterol 2008；14：38 - 45.

[11] Marinelli RA，Lehmann GL，Soria LR，Marchissio MJ. Hepatocyte aquaporins in bile formation and cholestasis. Front Biosci 2011；17：2642 - 2652.

[12] Anand V，Gorard DA. Norethisterone-induced cholestasis. QJM 2005；98：232 - 234.

[13] Foitl DR，Hyman G，Lefkowitch JH. Jaundice and intrahepatic cholestasis following high-dose megestrol acetate for breast cancer. Cancer 1989；63：438 - 439.

[14] Schaffner F. The effect of oral contraceptives on the liver. JAMA 1966；198：1019 - 1021.

[15] Chitturi S，Farrell GC. Drug-induced cholestasis. Semin Gastrointest Dis 2001；12：113 - 124.

[16] Farrell GC. Drug-induced cholestasis. In：Farrell GC，editor. Drug-induced liver disease. London：Churchill Livingstone；1994. 331［Chap. 14］.

[17] Schonberg LA. Peliosis hepatis and oral contraceptives. A case report. J Reprod Med 1982；27：753 - 756.

[18] Staub PG，Leibowitz CB. Peliosis hepatis associated with oral contraceptive use. Australas Radiol 1996；40：172 - 174.

[19] Corpa MV，Bacchi MM，Bacchi CE，Coelho KI. Peliosis hepatis associated with lymphoplasmacytic lymphoma：an autopsy case report. Arch Pathol Lab Med 2004；128：1283 - 1285.

[20] Gushiken FC. Peliosis hepatis after treatment with 2 - chloro - 3′- deoxyadenosine. South Med J 2000；93：625 - 626.

[21] Janssen HL，Meinardi JR，Vleggaar FP，van Uum SH，Haagsma EB，van Der Meer FJ，et al. Factor V Leiden mutation，prothrombin gene mutation，and deficiencies in coagulation inhibitors associated with Budd-Chiari syndrome and portal vein thrombosis：results of a case-control study. Blood 2000；96：2364 - 2368.

[22] Valla D，Le MG，Poynard T，Zucman N，Rueff B，Benhamou JP. Risk of hepatic vein thrombosis in relation to recent use of oral contraceptives. A case-control study. Gastroenterology 1986；90：807 - 811.

[23] Gomes MP，Deitcher SR. Risk of venous thromboembolic disease associated with hormonal contraceptives and hormone replacement therapy：a clinical review. Arch Intern Med 2004；164：1965 - 1976.

[24] Chu G，Farrell GC. Portal vein thrombosis associated with prolonged ingestion of oral contraceptive steroids. J Gastroenterol Hepatol 1993；8：390 - 393.

[25] Maddrey WC. Hepatic vein thrombosis（Budd Chiari syndrome）：possible association with the use of oral contraceptives. Semin Liver Dis 1987；7：32 - 39.

[26] Minnema MC，Janssen HL，Niermeijer P，de Man RA. Budd-Chiari syndrome：combination of genetic defects and the use of oral contraceptives leading to hypercoagulability. J Hepatol 2000；33：509 - 512.

[27] Gemer O，Moscovici O，Ben-Horin CL，Linov L，Peled R，Segal

S. Oral contraceptives and liver hemangioma: a case-control study. Acta Obstet Gynecol Scand 2004; 83: 1199 - 1201.

[28] Saegusa T, Ito K, Oba. N, Matsuda M, Kojima K, Tohyama K, et al. Enlargement of multiple cavernous hemangioma of the liver in association with pregnancy. Intern Med 1995; 34: 207 - 211.

[29] Conter RL, Longmire Jr WP. Recurrent hepatic hemangiomas. Possible association with estrogen therapy. Ann Surg 1988; 207: 115 - 119.

[30] Xiao X, Hong L, Sheng M. Promoting effect of estrogen on the proliferation of hemangioma vascular endothelial cells in vitro. J Pediatr Surg 1999; 34: 1603 - 1605.

[31] Reddy KR, Kligerman S, Levi J, Livingstone A, Molina E, Franceschi D, et al. Benign and solid tumors of the liver: relationship to sex, age, size of tumors, and outcome. Am Surg 2001; 67: 173 - 178.

[32] Mathieu D, Kobeiter H, Maison P, Rahmouni A, Cherqui D, Zafrani ES, et al. Oral contraceptive use and focal nodular hyperplasia of the liver. Gastroenterology 2000; 118: 560 - 564.

[33] Scalori A, Tavani A, Gallus S, La Vecchia C, Colombo M. Oral contraceptives and the risk of focal nodular hyperplasia of the liver: a case-control study. Am J Obstet Gynecol 2002; 186: 195 - 197.

[34] Baum JK, Bookstein JJ, Holtz F, Klein EW. Possible association between benign hepatomas and oral contraceptives. Lancet 1973; 2: 926 - 929.

[35] Edmondson HA. Tumors of the liver and intrahepatic bile ducts. In: Atlas of tumor pathology. Section 7, Fascicle 25. AFIP, Washington, DC: 1958. pp. 193 - 206.

[36] Edmondson HA, Henderson B, Benton B. Liver-cell adenomas associated with use of oral contraceptives. N Engl J Med 1976; 294: 470 - 472.

[37] Blayney AW, O'Callaghan T, MacErlean DP, O'Connell TC. Fatal outcome of an hepatic adenoma following short term oral contraceptive use. Ir Med J 1977; 70: 455 - 456.

[38] Kerlin P, Davis GL, McGill DB, Weiland LH, Adson MA, Sheedy II PF. Hepatic adenoma and focal nodular hyperplasia: clinical, pathologic, and radiologic features. Gastroenterology 1983; 84: 994 - 1002.

[39] Aseni P, Sansalone CV, Sammartino C, Benedetto FD, Carrafiello G, Giacomoni A, et al. Rapid disappearance of hepatic adenoma after contraceptive withdrawal. J Clin Gastroenterol 2001; 33: 234 - 236.

[40] Yu MC, Yuan JM. Environmental factors and risk for hepatocellular carcinoma. Gastroenterology 2004; 127: S72 - S78.

[41] Henderson BE, Preston-Martin S, Edmondson HA, Peters RL, Pike MC. Hepatocellular carcinoma and oral contraceptives. Br J Cancer 1983; 48: 437 - 440.

[42] Neuberger J, Forman D, Doll R, Williams R. Oral contraceptives and hepatocellular carcinoma. Br Med J (Clin Res Ed) 1986; 292: 1355 - 1357.

[43] Forman D, Vincent TJ, Doll R. Cancer of the liver and the use of oral contraceptives. Br Med J (Clin Res Ed) 1986; 292: 1357 - 1361.

[44] Palmer JR, Rosenberg L, Kaufman DW, Warshauer ME, Stolley P, Shapiro S. Oral contraceptive use and liver cancer. Am J Epidemiol 1989; 130: 878 - 882.

[45] Yu MC, Tong MJ, Govindarajan S, Henderson BE. Nonviral risk factors for hepatocellular carcinoma in a low-risk population, the non-Asians of Los Angeles County, California. J Natl Cancer Inst 1991; 83: 1820 - 1826.

[46] Hsing AW, Hoover RN, McLaughlin JK, Co-Chien HT, Wacholder S, Blot WJ, et al. Oral contraceptives and primary liver cancer among young women. Cancer Causes Control 1992; 3: 43 - 48.

[47] Tavani A, Negri E, Parazzini F, Franceschi S, La Vecchia C. Female hormone utilisation and risk of hepatocellular carcinoma. Br J Cancer 1993; 67: 635 - 637.

[48] The Collaborative MILTS Project Team. Oral contraceptives and liver cancer. Results of the Multicentre International Liver Tumor Study (MILTS). Contraception 1997; 56: 275 - 284.

[49] Maheshwari S, Sarraj A, Kramer J, El-Serag HB. Oral contraception and the risk of hepatocellular carcinoma. J Hepatol 2007; 47: 506 - 513.

[50] Hannaford PC, Selvaraj S, Elliott AM, Angus V, Iversen L, Lee AJ. Cancer risk among users of oral contraceptives: cohort data from the Royal College of General Practitioner's oral contraception study. BMJ 2007; 335: 651.

[51] Ishak KG, Zimmerman HJ. Hepatotoxic effects of the anabolic/androgenic steroids. Semin Liver Dis 1987; 7: 230 - 236.

[52] Kew MC, Song E, Mohammed A, Hodkinson J. Contraceptive steroids as a risk factor for hepatocellular carcinoma: a case/control study in South African black women. Hepatology 1990; 11: 298 - 302.

[53] Dourakis SP, Tolis G. Sex hormonal preparations and the liver. Eur J Contracept Reprod Health Care 1998; 3: 7 - 16.

[54] Gelfand MM, Wiita B. Androgen and estrogen-androgen hormone replacement therapy: a review of the safety literature, 1941 to 1996. Clin Ther 1997; 19: 383 - 404 [discussion 367 - 368].

[55] Singhal S, Jain S, Singla M, Pippal RB, Gondal R, Agarwal A, et al. Multifocal epithelioid hemangioendothelioma of liver after long-term oral contraceptive use — a case report and discussion of management difficulties encountered. J Gastrointest Cancer 2009; 40: 59 - 63.

[56] Makhlouf HR, Ishak KG, Goodman ZD. Epithelioid hemangioendothelioma of the liver: a clinicopathologic study of 137 cases. Cancer 1999; 85: 562 - 582.

[57] Dean PJ, Haggitt RC, O'Hara CJ. Malignant epithelioid hemangioendothelioma of the liver in young women. Relationship to oral contraceptive use. Am J Surg Pathol 1985; 9: 695 - 704.

[58] Shi EC, Fischer A, Crouch R, Ham JM. Possible association of angiosarcoma with oral contraceptive agents. Med J Aust 1981; 1: 473 - 474.

[59] Thung SN, Gerber MA. Precursor stage of hepatocellular neoplasm following long exposure to orally administered contraceptives. Hum Pathol 1981; 12: 472 - 474.

[60] Krishnan PV, Feng ZZ, Gordon SC. Prolonged intrahepatic cholestasis and renal failure secondary to anabolic androgenic steroid-enriched dietary supplements. J Clin Gastroenterol 2009; 43: 672 - 675.

[61] Yoshida EM, Erb SR, Scudamore CH, Owen DA. Severe cholestasis and jaundice secondary to an esterified testosterone, a non-C17 alkylated anabolic steroid. J Clin Gastroenterol 1994; 18: 268 - 270.

[62] Glober GA, Wilkerson JA. Biliary cirrhosis following the administration of methyltestosterone. JAMA 1968; 204: 170 - 173.

[63] Farrell GC. Drug-induced liver disease. In: Gitnick G, editor. Current hepatology, Vol. 17. St Louis: Mosby-Year Book; 1997. pp. 131 - 168.

[64] Gurakar A, Caraceni P, Fagiuoli S, Van Thiel DH. Androgenic/anabolic steroid-induced intrahepatic cholestasis: a review with four additional case reports. J Okla State Med Assoc 1994; 87: 399 - 404.

[65] Stimac D, Milic S, Dintinjana RD, Kovac D, Ristic S. Androgenic/Anabolic steroid-induced toxic hepatitis. J Clin Gastroenterol 2002; 35: 350 - 352.

[66] Bispo M, Valente A, Maldonado R, Palma R, Gloria H, Nobrega J, et al. Anabolic steroid-induced cardiomyopathy underlying acute liver failure in a young bodybuilder. World J Gastroenterol 2009; 15: 2920 - 2922.

[67] Schwingel PA, Cotrim HP, Salles BR, Almeida CE, dos Santos Jr

CR, Nachef B, et al. Anabolic-androgenic steroids: a possible new risk factor of toxicant-associated fatty liver disease. Liver Int 2011; 31: 348 - 353.

[68] Zafrani ES, von Pinaudeau Y, Dhumeaux D. Drug-induced vascular lesions of the liver. Arch Intern Med 1983; 143: 495 - 502.

[69] Choi SK, Jin JS, Cho SG, Choi SJ, Kim CS, Choe YM, et al. Spontaneous liver rupture in a patient with peliosis hepatis: a case report. World J Gastroenterol 2009; 15: 5493 - 5497.

[70] Johnson FL, Lerner KG, Siegel M, Feagler JR, Majerus PW, Hartmann JR, et al. Association of androgenic-anabolic steroid therapy with development of hepatocellular carcinoma. Lancet 1972; 2: 1273 - 1276.

[71] Farrell GC, Joshua DE, Uren RF, Baird PJ, Perkins KW, Kronenberg H. Androgen-induced hepatoma. Lancet 1975; 1: 430 - 432.

[72] Velazquez I, Alter BP. Androgens and liver tumors: Fanconi's anemia and non-Fanconi's conditions. Am J Hematol 2004; 77: 257 - 267.

[73] Bork K, Pitton M, Harten P, Koch P. Hepatocellular adenomas in patients taking danazol for hereditary angio-oedema. Lancet 1999; 353: 1066 - 1067.

[74] Shahidi NT. A review of the chemistry, biological action, and clinical applications of anabolic-androgenic steroids. Clin Ther 2001; 23: 1355 - 1390.

[75] McCaughan GW, Bilous MJ, Gallagher ND. Long-term survival with tumor regression in androgen-induced liver tumors. Cancer 1985; 56: 2622 - 2626.

[76] Anthony PP. Letter: hepatoma associated with androgenic steroids. Lancet 1975; 1: 685 - 686.

[77] Falk H, Thomas LB, Popper H, Ishak KG. Hepatic angiosarcoma associated with androgenic-anabolic steroids. Lancet 1979; 2: 1120 - 1123.

[78] Martin NM, Abu Dayyeh BK, Chung RT. Anabolic steroid abuse causing recurrent hepatic adenomas and hemorrhage. World J Gastroenterol 2008; 14: 4573 - 4575.

[79] Guy JT, Auslander MO. Androgenic steroids and hepatocellular carcinoma. Lancet 1973; 1: 148.

[80] Saphner T, Triest-Robertson S, Li H, Holzman P. The association of nonalcoholic steatohepatitis and tamoxifen in patients with breast cancer. Cancer 2009; 115: 3189 - 3195.

[81] Bruno S, Maisonneuve P, Castellana P, Rotmensz N, Rossi S, Maggioni M, et al. Incidence and risk factors for nonalcoholic steatohepatitis: prospective study of 5408 women enrolled in Italian tamoxifen chemoprevention trial. BMJ 2005; 330: 932.

[82] Elefsiniotis IS, Pantazis KD, Ilias A, Pallis L, Mariolis A, Glynou I, et al. Tamoxifen induced hepatotoxicity in breast cancer patients with pre-existing liver steatosis: the role of glucose intolerance. Eur J Gastroenterol Hepatol 2004; 16: 593 - 598.

[83] Nishino M, Hayakawa K, Nakamura Y, Morimoto T, Mukaihara S. Effects of tamoxifen on hepatic fat content and the development of hepatic steatosis in patients with breast cancer: high frequency of involvement and rapid reversal after completion of tamoxifen therapy. AJR Am J Roentgenol 2003; 180: 129 - 134.

[84] Nguyen MC, Stewart RB, Banerji MA, Gordon DH, Kral JG. Relationships between tamoxifen use, liver fat and body fat distribution in women with breast cancer. Int J Obes Relat Metab Disord 2001; 25: 296 - 298.

[85] Cai Q, Bensen M, Greene R, Kirchner J. Tamoxifen-induced transient multifocal hepatic fatty infiltration. Am J Gastroenterol 2000; 95: 277 - 279.

[86] Dray X, Tainturier MH, De La Lande P, Marty O, Mallet L. Cirrhosis with non alcoholic steatohepatitis: role of tamoxifen. Gastroenterol Clin Biol 2000; 24: 1122 - 1123.

[87] Oien KA, Moffat D, Curry GW, Dickson J, Habeshaw T, Mills PR, et al. Cirrhosis with steatohepatitis after adjuvant tamoxifen. Lancet 1999; 353: 36 - 37.

[88] Ogawa Y, Murata Y, Nishioka A, Inomata T, Yoshida S. Tamoxifen-induced fatty liver in patients with breast cancer. Lancet 1998; 351: 725.

[89] Pinto HC, Baptista A, Camilo ME, de Costa EB, Valente A, de Moura MC. Tamoxifen-associated steatohepatitis — report of three cases. J Hepatol 1995; 23: 95 - 97.

[90] Van Hoof M, Rahier J, Horsmans Y. Tamoxifen-induced steatohepatitis. Ann Intern Med 1996; 124: 855 - 856.

[91] Pratt DS, Knox TA, Erban J. Tamoxifen-induced steatohepatitis. Ann Intern Med 1995; 123: 236.

[92] Storen EC, Hay JE, Kaur J, Zahasky K, Hartmann L. Tamoxifeninduced submassive hepatic necrosis. Cancer J 2000; 6: 58 - 60.

[93] Ching CK, Smith PG, Long RG. Tamoxifen-associated hepatocellular damage and agranulocytosis. Lancet 1992; 339: 940.

[94] Choi JS, Kim MJ. Education and imaging: hepatobiliary and pancreatic: focal steatohepatitis mimicking a metastasis. J Gastroenterol Hepatol 2011; 26: 415.

[95] Chitturi S, Abeygunasekera S, Farrell GC, Holmes-Walker J, Hui JM, Fung C, et al. NASH and insulin resistance: insulin hypersecretion and specific association with the insulin resistance syndrome. Hepatology 2002; 35: 373 - 379.

[96] Farrell GC. Drugs and steatohepatitis. Semin Liver Dis 2002; 22: 185 - 194.

[97] Larosche I, Letteron PH, Mansouri A. Tamoxifen inhibits mitochondrial function, topoisomerases and mitochondrial DNA synthesis, and causes progressive mitochondrial DNA depletion and steatosis in mouse liver. J Hepatol 2005; 42 (Suppl. 2): 23 - 24.

[98] Fukumoto M, Masuda K, Ogawa Y, Nishioka A, Ohnishi T, Murata Y, et al. In vivo imaging of hepatic fatty acid metabolism in patients with nonalcoholic steatohepatitis using semiquantative (123) I - BMIPP liver scan. Hepatol Res 2005; 33: 105 - 109.

[99] Lelliott CJ, Lopez M, Curtis RK, Parker N, Laudes M, Yeo G, et al. Transcript and metabolite analysis of the effects of tamoxifen in rat liver reveals inhibition of fatty acid synthesis in the presence of hepatic steatosis. FASEB J 2005; 19: 1108 - 1119.

[100] Cole LK, Jacobs RL, Vance DE. Tamoxifen induces triacylglycerol accumulation in the mouse liver by activation of fatty acid synthesis. Hepatology 2010; 52: 1258 - 1265.

[101] Ohnishi T, Ogawa Y, Saibara T, Nishioka A, Kariya S, Fukumoto M, et al. CYP17 polymorphism as a risk factor of tamoxifen-induced hepatic steatosis in breast cancer patients. Oncol Rep 2005; 13: 485 - 489.

[102] Nemoto Y, Toda K, Ono M, Fujikawa-Adachi K, Saibara T, Onishi S, et al. Altered expression of fatty acid-metabolizing enzymes in aromatase-deficient mice. J Clin Invest 2000; 105: 1819 - 1825.

[103] Lee MH, Kim JW, Kim JH, Kang KS, Kong G, Lee MO. Gene expression profiling of murine hepatic steatosis induced by tamoxifen. Toxicol Lett 2010; 199: 416 - 424.

[104] Saibara T, Onishi S, Ogawa Y, Yoshida S, Enzan H. Bezafibrate for tamoxifen-induced non-alcoholic steatohepatitis. Lancet 1999; 353: 1802.

[105] Hamada N, Ogawa Y, Saibara T, Murata Y, Kariya S, Nishioka A, et al. Toremifene-induced fatty liver and NASH in breast cancer patients with breast-conservation treatment. Int J Oncol 2000; 17: 1119 - 1123.

[106] Olsson R, Tyllstrom J, Zettergren L. Hepatic reactions to cyclofenil. Gut 1983; 24: 260 - 263.

[107] Manso G, Thole Z, Salgueiro E, Revuelta P, Hidalgo A. Spontaneous reporting of hepatotoxicity associated with antiandrogens: data from the Spanish pharmacovigilance system. Pharmacoepidemiol Drug Saf 2006; 15: 253 - 259.

［108］ Thole Z, Manso G, Salgueiro E, Revuelta P, Hidalgo A. Hepatotoxicity induced by antiandrogens: a review of the literature. Urol Int 2004; 73: 289 - 295.

［109］ Dawson LA, Chow E, Morton G. Fulminant hepatic failure associated with bicalutamide. Urology 1997; 49: 283 - 284.

［110］ Chodak GW. Bicalutamide-associated fulminant hepatic failure. Urology 1997; 50: 1027.

［111］ Castro Beza I, Sanchez Ruiz J, Peracaula Espino FJ, Villanego Beltran MI. Drug-related hepatotoxicity and hepatic failure following combined androgen blockade. Clin Transl Oncol 2008; 10: 591 - 592.

［112］ O'Bryant CL, Flaig TW, Utz KJ. Bicalutamide-associated fulminant hepatotoxicity. Pharmacotherapy 2008; 28: 1071 - 1075.

［113］ Anon. High dose cyproterone and hepatotoxicity. Aust Adv Drug Reactions Bull 2004; 23: 3.

［114］ Ibanez L, Jaramillo A, Ferrer A, de Zegher F. Absence of hepatotoxicity after long-term, low-dose flutamide in hyperandrogenic girls and young women. Hum Reprod 2005; 20: 1833 - 1836.

［115］ Brahm J, Brahm M, Segovia R, Latorre R, Zapata R, Poniachik J, et al. Acute and fulminant hepatitis induced by flutamide: case series report and review of the literature. Ann Hepatol 2011; 10: 93 - 98.

［116］ Miquel M, Soler A, Vaque A, Ojanguren I, Costa J, Planas R. Suspected cross-hepatotoxicity of flutamide and cyproterone acetate. Liver Int 2007; 27: 1144 - 1147.

［117］ Wysowski DK, Freiman JP, Tourtelot JB, Horton III ML. Fatal and nonfatal hepatotoxicity associated with flutamide. Ann Intern Med 1993; 118: 860 - 864.

［118］ Watanabe S, Yamasaki S, Tanae A, Hibi I, Honna T. Three cases of hepatocellular carcinoma among cyproterone users. Ad hoc committee on androcur users. Lancet 1994; 344: 1567 - 1568.

［119］ Garty BZ, Dinari G, Gellvan A, Kauli R. Cirrhosis in a child with hypothalamic syndrome and central precocious puberty treated with cyproterone acetate. Eur J Pediatr 1999; 158: 367 - 370.

［120］ Grasl-Kraupp B, Luebeck G, Wagner A, Low-Baselli A, de Gunst M, Waldhor T, et al. Quantitative analysis of tumor initiation in rat liver: role of cell replication and cell death (apoptosis). Carcinogenesis 2000; 21: 1411 - 1421.

［121］ Fau D, Eugene D, Berson A, Letteron P, Fromenty B, Fisch C, et al. Toxicity of the antiandrogen flutamide in isolated rat hepatocytes. J Pharmacol Exp Ther 1994; 269: 954 - 962.

［122］ Fau D, Berson A, Eugene D, Fromenty B, Fisch C, Pessayre D. Mechanism for the hepatotoxicity of the antiandrogen, nilutamide. Evidence suggesting that redox cycling of this nitroaromatic drug leads to oxidative stress in isolated hepatocytes. J Pharmacol Exp Ther 1992; 263: 69 - 77.

［123］ Berson A, Schmets L, Fisch C, Fau D, Wolf C, Fromenty B, et al. Inhibition by nilutamide of the mitochondrial respiratory chain and ATP formation. Possible contribution to the adverse effects of this antiandrogen. J Pharmacol Exp Ther 1994; 270: 167 - 176.

［124］ Higuchi S, Kobayashi M, Yano A, Tsuneyama K, Fukami T, Nakajima M, et al. Involvement of Th2 cytokines in the mouse model of flutamide-induced acute liver injury. J Appl Toxicol 2012; 32(10): 815 - 822.

［125］ Gomez JL, Dupont A, Cusan L, Tremblay M, Suburu R, Lemay M, et al. Incidence of liver toxicity associated with the use of flutamide in prostate cancer patients. Am J Med 1992; 92: 465 - 470.

［126］ Friedman G, Lamoureux E, Sherker AH. Fatal fulminant hepatic failure due to cyproterone acetate. Dig Dis Sci 1999; 44: 1362 - 1363.

［127］ Famularo G, De Simone C, Minisola G, Nicotra GC. Flutamide-associated acute liver failure. Ann Ital Med Int 2003; 18: 250 - 253.

［128］ Cicognani C, Malavolti M, Morselli-Labate AM, Sama C, Barbara L. Flutamide-induced toxic hepatitis. Potential utility of ursodeoxycholic acid administration in toxic hepatitis. Dig Dis Sci 1996; 41: 2219 - 2221.

［129］ Kojima M, Kamoi K, Ukimura O, Fujito A, Nakao M, Tanaka S, et al. Clinical utility of ursodeoxycholic acid in preventing flutamide-induced hepatopathy in patients with prostate cancer: a preliminary study. Int J Urol 2002; 9: 42 - 46.

［130］ Targher G, Bertolini L, Rodella S, Zoppini G, Zenari L, Falezza G. Associations between liver histology and cortisol secretion in subjects with nonalcoholic fatty liver disease. Clin Endocrinol (Oxf) 2006; 64: 337 - 341.

［131］ Loraschi A, Banfi P, Mauri M, Sessa F, Bono G, Cosentino M. Hepatotoxicity after high-dose methylprednisolone for demyelinating disease. Clin Neuropharmacol 2010; 33: 52 - 54.

［132］ Nagai T, Imamura M, Kamiya Y, Mori M. Graves' disease accompanied by anti-myeloperoxidase antibody-related nephropathy and autoimmune hepatitis. Intern Med 2004; 43: 516 - 520.

［133］ Marino M, Morabito E, Altea MA, Ambrogini E, Oliveri F, Brunetto MR, et al. Autoimmune hepatitis during intravenous glucocorticoid pulse therapy for Graves' ophthalmopathy treated successfully with glucocorticoids themselves. J Endocrinol Invest 2005; 28: 280 - 284.

［134］ Malik R, Hodgson H. The relationship between the thyroid gland and the liver. QJM 2002; 95: 559 - 569.

［135］ Huang MJ, Li KL, Wei JS, Wu SS, Fan KD, Liaw YF. Sequential liver and bone biochemical changes in hyperthyroidism: prospective controlled follow-up study. Am J Gastroenterol 1994; 89: 1071 - 1076.

［136］ Fong TL, McHutchison JG, Reynolds TB. Hyperthyroidism and hepatic dysfunction. A case series analysis. J Clin Gastroenterol 1992; 14: 240 - 244.

［137］ Hasan MK, Tierney WM, Baker MZ. Severe cholestatic jaundice in hyperthyroidism after treatment with 131 - iodine. Am J Med Sci 2004; 328: 348 - 350.

［138］ Vitug AC, Goldman JM. Hepatotoxicity from antithyroid drugs. Horm Res 1985; 21: 229 - 234.

［139］ Epeirier JM, Pageaux GP, Coste V, Perrigault PF, Banc P, Larrey D, et al. Fulminant hepatitis after carbimazole and propranolol administration. Eur J Gastroenterol Hepatol 1996; 8: 287 - 288.

［140］ Schwab GP, Wetscher GJ, Vogl W, Redmond E. Methimazoleinduced cholestatic liver injury, mimicking sclerosing cholangitis. Langenbecks Arch Chir 1996; 381: 225 - 227.

［141］ Lunzer M, Huang SN, Ginsburg J, Ahmed M, Sherlock S. Jaundice due to carbimazole. Gut 1975; 16: 913 - 917.

［142］ Binder C, Lang W. Necrotizing hepatitis with a fatal outcome after carbimazole therapy. Dtsch Med Wochenschr 1993; 118: 1515 - 1519.

［143］ Kang H, Choi JD, Jung IG, Kim DW, Kim TB, Shin HK, et al. A case of methimazole-induced acute hepatic failure in a patient with chronic hepatitis B carrier. Korean J Intern Med 1990; 5: 69 - 73.

［144］ Schmidt G, Borsch G, Muller KM, Wegener M. Methimazoleassociated cholestatic liver injury: case report and brief literature review. Hepatogastroenterology 1986; 33: 244 - 246.

［145］ Marazuela M, Sanchez de Paco G, Jimenez I, Carraro R, Fernandez-Herrera J, Pajares JM, et al. Acute pancreatitis, hepatic cholestasis, and erythema nodosum induced by carbimazole treatment for Graves' disease. Endocr J 2002; 49: 315 - 318.

［146］ Mizutani T, Murakami M, Shirai M, Tanaka M, Nakanishi K. Metabolism-dependent hepatotoxicity of methimazole in mice depleted of glutathione. J Appl Toxicol 1999; 19: 193 - 198.

[147] Mizutani T，Yoshida K，Murakami M，Shirai M，Kawazoe S. Evidence for the involvement of N-methylthiourea, a ring cleavage metabolite, in the hepatotoxicity of methimazole in glutathione-depleted mice: structure-toxicity and metabolic studies. Chem Res Toxicol 2000；13：170 - 176.

[148] Williams KV，Nayak S，Becker D，Reyes J，Burmeister LA. Fifty years of experience with propylthiouracil-associated hepatotoxicity: what have we learned? J Clin Endocrinol Metab 1997；82：1727 - 1733.

[149] Jonas MM，Eidson MS. Propylthiouracil hepatotoxicity: two pediatric cases and review of the literature. J Pediatr Gastroenterol Nutr 1988；7：776 - 779.

[150] Ichiki Y，Akahoshi M，Yamashita N，Morita C，Maruyama T，Horiuchi T，et al. Propylthiouracil-induced severe hepatitis: a case report and review of the literature. J Gastroenterol 1998；33：747 - 750.

[151] Ruiz JK，Rossi GV，Vallejos HA，Brenet RW，Lopez IB，Escribano AA. Fulminant hepatic failure associated with propylthiouracil. Ann Pharmacother 2003；37：224 - 228.

[152] Kim HJ，Kim BH，Han YS，Yang I，Kim KJ，Dong SH，et al. The incidence and clinical characteristics of symptomatic propylthiouracil-induced hepatic injury in patients with hyperthyroidism: a single-center retrospective study. Am J Gastroenterol 2001；96：165 - 169.

[153] Russo MW，Galanko JA，Shrestha R，Fried MW，Watkins P. Liver transplantation for acute liver failure from drug induced liver injury in the United States. Liver Transpl 2004；10：1018 - 1023.

[154] Mindikoglu AL，Magder LS，Regev A. Outcome of liver transplantation for drug-induced acute liver failure in the United States: analysis of the United Network for Organ Sharing database. Liver Transpl 2009；15：719 - 729.

[155] Hayashida CY，Duarte AJ，Sato AE，Yamashiro-Kanashiro EH. Neonatal hepatitis and lymphocyte sensitization by placental transfer of propylthiouracil. J Endocrinol Invest 1990；13：937 - 941.

[156] Testa G，Trevino J，Bogetti D，Layden T，Wiley T，Sankary H，et al. Liver transplantation for propylthiouracil-induced acute hepatic failure. Dig Dis Sci 2003；48：190 - 191.

[157] Carrion AF，Czul F，Arosemena LR，Selvaggi G，Garcia MT，Tekin A，et al. Propylthiouracil-induced acute liver failure: role of liver transplantation. Int J Endocrinol 2010；2010：910636.

[158] Aydemir S，Ustundag Y，Bayraktaroglu T，Tekin IO，Peksoy I，Unal AU. Fulminant hepatic failure associated with propylthiouracil: a case report with treatment emphasis on the use of plasmapheresis. J Clin Apher 2005；20：235 - 238.

[159] Primeggia J，Lewis JH. Gone （from the Physicians' Desk Reference） but not forgotten: propylthiouracil-associated hepatic failure: a call for liver test monitoring. J Natl Med Assoc 2010；102：531 - 534.

[160] Rivkees SA，Mattison DR. Propylthiouracil （PTU） hepatoxicity in children and recommendations for discontinuation of use. Int J Pediatr Endocrinol 2009；2009：132041.

第34章
毒蕈中毒——毒素诱发肝小叶中心坏死的临床模型

Francois Durand, Dominique Valla

法国,克利希,Beaujon 医院,巴黎第七大学和国家健康与医学研究院 CRB3 U773

提　纲	
前言	处理
鹅膏菌：蘑菇	一般治疗
毒素	特异性治疗
鹅膏毒素	体外支持治疗
鬼笔毒素和毒蕈素	肝移植
鹅膏菌中毒：临床表现	结论
肝损伤	致谢
预后	参考文献

前　言

　　一些无毒蘑菇因其口感良好、风味独特而受到美食家们的热烈追捧。然而,生长在同一地区的其他蘑菇,特别是鹅膏菌类(*Amanita*),即使少量食用,也会对人类和动物产生剧毒。有毒的鹅膏菌与无毒菌类不难鉴别,因为两者外观大相径庭,而且据中毒幸存者描述鹅膏菌的气味令人作呕。然而,令人不解的是,食用鹅膏菌导致急性肝衰竭(acute liver failure,ALF)的致命性中毒事件依然在世界范围内广为报道。但在美食面前,人们忘记了小心谨慎,贪婪与好奇导致了不幸的发生。

　　鹅膏菌作为毒性最强的菌种,是肝脏毒性模型的代表。本章节,我们将深入探讨鹅膏菌中毒(*Amanita* poisoning)的机制及其后果。而关于鹅膏菌中毒的处理,仍是一个颇具挑战性的话题,我们在后文中也将进行相应探讨。

　　除此之外,食用其他野生、非人工培育的菌菇也会导致中毒,诱发胃肠功能紊乱、中枢神经系统中毒、肌肉病变和急性肾功能衰竭[1],本章节将不做讨论。

鹅膏菌：蘑菇

　　在5 000多种蘑菇(mushrooms)中,只有大约50种对人体有毒。尽管并非所有的伞形毒菌都会对人体产生毒害,但是鹅膏菌却是最具毒性的一种。这些含有鹅膏毒素(毒伞肽,amatoxins)的毒菌包括双孢鹅膏菌(*A. bisporigera*)、吸湿鹅膏菌(*A. hygroscopica*)、赭鹅膏菌（A. ocreata）、毒鹅膏菌（A. phalloides）、白毒鹅膏菌（A. verna）、鳞柄白毒鹅膏菌（A. virosa）、A. suballiaceae 和 A. tenuifolia 等多种鹅膏菌[2]。虽然较少提及其他的环柄菇属（Lepiota）和盔孢伞属（Galerina）的菌类，但是它们也含有鹅膏毒素（amatoxins）成分。

毒鹅膏菌常被称为"死亡帽（death cap）"或者"毁灭天使（destroying angel）"，其白色的菌盖中央呈黄绿色，菌褶白色且稍密集，菌柄色白呈圆柱形，基部膨大呈球形，菌托呈膜状。白毒鹅膏菌与毒鹅膏菌十分相似，唯一的不同之处就是其菌盖呈纯白色。

这些蘑菇团通常生长在树下或树边草丛中。在温带气候区夏末至初冬季节生长旺盛。它们广泛分布于欧洲[3-5]、土耳其、中东、俄罗斯、北美（尤其是北太平洋沿岸）[6,7]、中南美洲、澳大利亚[8]、新西兰、马来西亚、泰国[9]、印度和南非。东欧地区发生的鹅膏菌中毒事件比世界其他地区更为频繁。然而，在一些发展中国家，中毒事件可能较少被报道。在欧洲主要以毒鹅膏菌为主，而在美国则主要以白毒鹅膏菌为主。

鹅膏菌与无毒菌类如鹿花菌和四孢蘑菇等从外形上难以区分，所以误食鹅膏菌中毒事件经常发生。毒鹅膏菌的外观与一些可食用的鹅膏菌属（尤其是橙盖鹅膏菌）也十分相似，而与尚未成熟的蘑菇区分起来则更为困难。另一种与鹅膏菌十分相似的裸盖菇（迷幻蘑菇），因其特有的致幻效果而闻名，与裸盖菇

的混淆也是导致鹅膏菌中毒的原因之一。因此，在食用鹅膏菌类食物后，数位家庭成员同时出现中毒的情形十分常见。

毒　素

有毒的鹅膏菌主要包含三种毒素：鹅膏毒素（amatoxins）、鬼笔毒素（phallotoxins）和毒蕈素（virotoxins）。其中，鹅膏毒素毒性最强。

一、鹅膏毒素

鹅膏毒素的分子结构为双环八肽（图 34 - 1）。鹅膏毒素中最强的三种毒素有：鹅膏毒素 α、鹅膏毒素 β、鹅膏毒素 γ。它们的分子量大约是 900。鹅膏毒素具有热稳定性，因此在高温烹饪时不会被破坏，同时在低温冷冻或者冷冻干燥时，其分子结构也不会被破坏。鹅膏毒素在长期贮藏后依然具有毒性。鹅膏毒素的含量根据蘑菇的不同部位而不尽相同，其中菌环部的鹅膏毒素含量最高（约 6 mg/g），而菌柄球形基部含量最低（约 0.2 mg/g）[10]。总体来说，成熟的鹅膏菌比未成熟的鹅膏菌有更高的鹅膏毒素含量。除此之外，根据蘑菇的生长地区不同，鹅膏毒素的含量似乎也会有所变化，例如生长在欧洲的毒鹅膏菌毒素含量比生长在北美的要略高一点[10]。

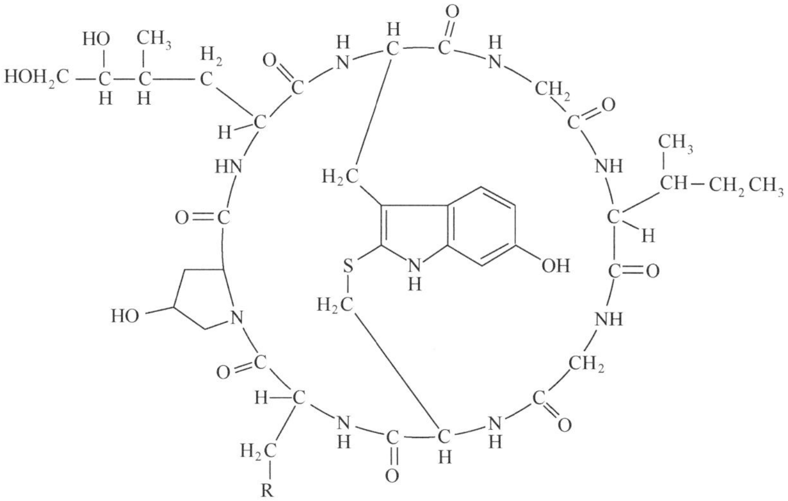

图 34 - 1　鹅膏毒素的化学结构

不同物种对鹅膏毒素的吸收情况各不相同。啮齿类动物不受鹅膏毒素的影响，而其他物种，如豚鼠、犬和人类则更容易吸收毒素。鹅膏毒素是一种很强的毒素，即使摄入量低至 0.1 mg/kg，也足以致命[11]。一株重

20 g 的成熟毒鹅膏菌就含有 5～8 mg 鹅膏毒素，因此具有致命的危险。儿童由于体重更轻而面临更大的中毒风险。

鹅膏毒素一旦被食入，则很快会被人体吸收，毒素也

会迅速侵入各个组织器官。因此,摄入 36～48 h 后,血清中鹅膏毒素便很难被检测出来。鹅膏毒素不会与血浆蛋白结合,其最终要经过肾脏排出体外。有趣的是,虽然血清中很难检测到毒素,但是尿液中却可以发现。早期摄入毒素后,尿液中鹅膏毒素的浓度比血液中鹅膏毒素浓度要高 10～100 倍[12]。在胃和十二指肠中也能发现含有鹅膏毒素的胆汁分泌物,重点在于人体内的肝肠循环会导致毒素的循环吸收。实验研究表明,鹅膏毒素通过位于肝细胞基底膜外侧区的非特异性有机阴离子转运多肽(organic anion transporting polypeptide,OATP)- 1B3介导而转运至人体肝细胞[13],而另外两种转运蛋白:有机阴离子转运多肽 1B1(OATP - 1B1,鬼笔毒素的主要转运蛋白)和有机阴离子转运多肽 2B1(OATP - 2B1),对鹅膏毒素的转运活性影响微乎其微。在实验条件下,环孢素、青霉素、利福平和水飞蓟宾可以抑制鹅膏毒素的膜转运和肝细胞损伤[13]。另外,缩胆囊素八肽也可以抑制肝细胞对鹅膏毒素的吸收。

鹅膏毒素的中毒机制在于该毒素与 RNA 聚合酶 Ⅱ 形成紧密的复合物[2,14]。通过与细胞内 RNA 聚合酶 Ⅱ 的结合,鹅膏毒素破坏了 mRNA 的转录,从而抑制了蛋白质的合成,迅速导致细胞坏死。其中,鹅膏毒素主要影响细胞转运蛋白的表达。通过对小鼠的实验研究发现,鹅膏毒素除了引起细胞坏死以外,还能引起细胞凋亡[15,16]。细胞凋亡可能是由鹅膏毒素与内源性肿瘤坏死因子(tumor necrosis factor alpha,TNF - α)的协同作用引起。事实上,鹅膏毒素会导致细胞基因转录水平的下降,细胞基因转录减少 50% 就足以使肝细胞对内源性 TNF - α 更加敏感,因此促进了 TNF - α 诱导细胞凋亡[15]。

随着时间的推移,鹅膏毒素会逐渐地被吸收并分布于不同器官内,其主要的靶器官是肠黏膜、肝脏细胞和近端肾小管。尿液和血液中的鹅膏毒素浓度可以通过放射免疫测定法或者高效液相色谱法检测出来[17,18],但是这些技术并不是常规的检测技术。毒素的直接鉴别对于毒鹅膏菌中毒的诊断并不是必要的,并且毒素浓度的检测对于预后意义不大。现在已经研制出 DNA 微阵列技术来识别不同种类的鹅膏菌[19],这项检测方法可精确区分可食用鹅膏菌和有毒鹅膏菌(如毒鹅膏菌和赭鹅膏菌)。如果条件允许,人们可以从新鲜的、冰冻的或者干燥的标本中提取蘑菇 DNA。

二、鬼笔毒素和毒蕈素

相对于鹅膏毒素,鬼笔毒素在摄入后几乎不会被吸收,或者仅少量被吸收[2],其在摄入初期会引起胃肠道功能紊乱[20]。但是实验证明,动物腹腔注射鬼笔毒素会产生剧烈的毒副反应[14]。同样的,在毒鹅膏菌中毒过程中,具有七肽单环结构的毒蕈素似乎不会产生十分强烈的毒性。

鹅膏菌中毒:临床表现

鹅膏菌中毒主要发生在秋季和初冬季节,这些季节正是鹅膏菌类的生长时期。事实表明,专业蘑菇采集者成为意外中毒事件的主要人群,另外一些中毒事件发生在非专业的有机食物搜寻者、缺少可食用蘑菇的移民者、儿童和致力于寻找致幻蘑菇的年轻人。发生后面这类中毒事件主要是由于分不清裸盖菇(一种芳醇的且具有奇特致幻效果的蘑菇)和有毒的鹅膏菌。所以,在食用鹅膏菌类食物后,数位家庭成员同时出现中毒的情形十分常见;蓄意中毒试图自杀的事件也时偶有发生,包括食用存储蘑菇(人工看管的)[21]。

在食入鹅膏菌刚开始一般不会出现明显的症状,6～12 h 后突然会表现出症状,如剧烈的急性腹痛、呕吐、严重的霍乱样腹泻等一系列消化道症状。频繁的水样腹泻在几个小时内引起有效循环血容量不足和低血压。许多患者会出现血清转氨酶第一次峰值,可达到正常值上限(upper limits of normal,ULN)的 10 倍以上,其中天冬氨酸氨基转移酶(aspartate aminotransferase,AST)比丙氨酸氨基转移酶(alanine aminotransferase,ALT)升高更明显,而且一些患者还会出现少尿型肾功能不全。这些早期的临床表现很有可能是有效循环血容量不足和肝脏缺氧的结果,而并非由鹅膏毒素的毒性所致。经过液体复苏后,血清中转氨酶和肌酐会出现下降趋势。腹泻的症状至少持续 1～2 d,但是通常会持续更长时间。

第二个阶段常发生在食入鹅膏菌后 24～48 h,这一阶段主要是直接对肝脏产生毒性,其特点是血清转氨酶明显升高(或者再升高)。血清转氨酶会快速地上升到正常值上限的 100 倍以上,通常 AST 比 ALT 升高更明显。初期血清胆红素水平正常或仅轻度升高,一般不超过 50 μmol/L,后期才会出现黄疸。摄食后的 48 h 可检测到凝血因子的明显减少,凝血酶原指数和凝血因子 V 的水平有所下降,国际标准化比值(international normalized ratio,INR)和血浆凝血酶原时间(plasma prothrombin time,PT)相应增加。这些凝血功能的变化提示肝脏功能发生严重改变。然而,凝血因子的减少也可能与血管内的少量凝血有关。除了凝血障碍,还能检测到高乳酸水平、高氨血症、血磷酸盐过少和代谢性酸中毒等在内的许多其他伴随症状,但是低血糖症并不常见。通常肝脏大小正常,且影像检查对该诊断并无帮助。

若患者凝血酶原指数低于正常值的 50%(INR>1.7),多出现肾功能不全的症状。肾功能不全的症状可能最初由腹泻所致的低血容量引起,随后由急性肝衰竭(ALF)所致的肾血流灌注的改变和毒蕈碱的毒副作用导致,患者可出现类似少尿和低尿钠的肾衰竭。部分患者出现无尿的急性肾功能衰竭以及代谢产物所致的代谢性酸中毒。然而,部分肝衰竭患者积极液体复苏能够适当恢复肾功能。因此,并不是所有发生致命后果的患者都会出现肾功能不全,即使在晚期阶段。

在出现腹泻几小时,会发生血管充盈不足,急性肝衰竭的患者常出现血流动力异常。血流动力不稳定由多种因素引起,其中低血容量和血管麻痹为主要因素。在毒蕈碱中毒的第二阶段,患者通常会出现大量腹泻,这可能与持久的体液流失后肾脏功能受损有关。此外,部分患者出现与弥漫性溃疡性结肠炎相关的大量血性腹泻。这些患者由于失血往往需要反复输血。

除非进行急诊肝移植(emergency liver transplantation),否则在发病后期阶段将发生严重的脑病和脑水肿,并且与不良预后相关。但是,蘑菇中毒引起的脑病具有一些特点。首先,因为患者疾病进展迅速,很快出现不可逆性休克,而还未发展到显性肝病症状,所以仅少数患者预后不良。其他原因导致 ALF 很少观察到类似的情况,除了部分患者服用过量的对乙酰氨基酚;其次,在大多数情况下,一旦发生脑病,多器官功能衰竭的进展十分迅速,致使患者没有时间进行肝移植;最后,部分患者可能在发生脑病后短时期内恢复[22]。总之,伴有大量的代谢性酸中毒和难治性休克的多器官衰竭会导致不良后果。相反,凝血酶原指数的快速增加和 INR 的下降则对患者有利。没有证据表明,患者在广泛肝细胞坏死恢复后,会出现伴有长期炎症和(或)严重的肝纤维化的肝损伤,除非有致慢性肝脏疾病的相关原因存在。相反,在毒鹅膏菌中毒的患者中报道过出现在急性肾功能衰竭后的终末期慢性肾功能衰竭并需要明确的肾脏替代治疗病例[23]。

肝损伤

毒鹅膏菌中毒可导致肝细胞大量坏死(图 34-2)。

肝细胞坏死表现为气球样变性,或者为涉及几乎整个肝小叶的凝固性坏死。在肝细胞大量坏死的患者中,只有极少患者门静脉周围的肝细胞无坏死。在这些区域,肝细胞显示为小泡性或大泡性脂肪变性。在门管区,很少或是几乎不存在包含单核细胞在内的炎性浸润。在出现大量的肝细胞坏死所致的塌陷区域,可见到库普弗细胞和肌成纤维细胞,同时也可以观察到一定程度的终端肝静脉内皮炎症。

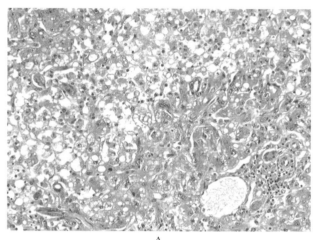

A

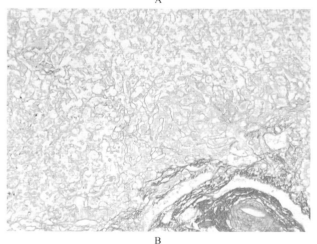

B

图 34-2 毒鹅膏菌中毒相关的急性肝衰竭

A. 大量肝细胞坏死仅残存门静脉周围少量肝细胞;B. 网状纤维染色显示肝细胞消失、小叶中央和小叶间的网状网络塌陷

预 后

根据不同的病例报道,10%~30% 的患者因鹅膏毒蕈中毒死亡或需要紧急肝移植[3,4,11,24]。最近很多报道证实,10% 的死亡率可能被低估了[3,4,25]。判定鹅膏毒蕈中毒后出现急性肝衰竭个体的预后仍然是一个

挑战。然而,问题是要明确不能自我恢复的患者,为需紧急肝移植的患者提供从肝移植到死亡的有效时间间隔。事实上,部分伴随广泛肝细胞坏死的患者有完全恢复的可能,而另外一些在几小时或几天内发生脑病和多器官功能衰竭的患者,几乎没有时间实施肝移植。

决定急性肝衰竭患者是否需要进行急诊肝移植方面广泛使用克里希标准[26]和国王学院的标准[27,28],但其在毒鹅膏菌中毒方面存在一定的局限性。首先,如上所述,多器官衰竭的患者通常会伴随脑病,而一些出现脑病的患者不能进行肝移植。其次,有相当比例的患者在吃毒蕈3 d内出现凝血因子的减少和INR的急剧上升,但之后这些可以自发恢复,血清转氨酶下降和凝血因子回升。再者,血清胆红素作为国王学院诊断标准的变量之一,在鹅膏毒蕈中毒患者处于疾病过急进展过程中时它只有小幅升高。

最近Ganzert等提出更具体的鹅膏毒蕈中毒肝移植标准[4]。基于大量回顾性资料发现,联合进食鹅膏菌3 d后的凝血酶原指数低于正常值的25%和血清肌酐>106 μmol/L预测造成致命性结果,其诊断有100%的敏感性和98%的特异性。作者建议此标准可以决定是否需要进行肝移植,因为患者从达到标准到死亡的中位数时间为60 h。这些时间依赖的评价预后标准很具有吸引力。然而,反对这些标准的理由之一可能是凝血酶原指数25%的限制(INR大约为3)不可能与疾病的严重程度相适应。例如,根据国王学院的标准INR为6.5为进行移植的决策阈值[28]。此外,如果患者接受积极液体复苏,并不是所有的死亡或需要肝脏移植的患者都出现血清肌酐升高[3,25]。最后,包括血乳酸水平在内的潜在重要变量并没有在此回顾性资料分析中。

多中心研究发现,患者在食入蘑菇不足8 h内出现腹泻是疾病不良预后的早期标志[3]。不同于任何其他并发症(特别是脑病和肾功能不全),在进食鹅膏菌4 d或更长时间后,患者出现凝血酶原指数下降到正常值的10%以下(INR>6)表明病情预后较差,且这种现象多集中在女性患者。这些诊断标准最近已经在另外的欧洲毒蕈中毒患者中得到证实[25]。

处　理

一、一般治疗

无论初始病情强度的表现怎样,鹅膏毒蕈中毒患者都应该及时送往有能力进行肝脏移植的专业机构。

早期的治疗主要是液体复苏。患者一旦出现呕吐、严重腹泻,补液的目的就是防止血管塌陷、缺血性肝细胞坏死的增多以及肾前性氮质血症。避免应用任何潜在的有肾毒性和肝毒性的药物以及镇静药。只要患者出现严重腹泻后,必须密切监测动脉压并通过适当补液维持充足的血容量。

在食入鹅膏菌1 h内对患者进行系统洗胃或服用诱导呕吐的吐根糖浆是有效的。同样,没有证据表明口服活性炭能够限制毒性[24,29]。

如上所述,第二阶段可以观察到凝血因子明显下降。因为即使凝血因子明显下降,患者几乎不会发生自发性出血,所以为患者输入新鲜冰冻血浆意义不大。输入新鲜冰冻血浆会影响对关键预后指标的判断,即随着时间的推移,患者凝血功能会发生变化。

在肝细胞大量坏死的患者中,急性肾功能衰竭和(或)严重的代谢性酸中毒发生日益频繁。肾脏替代治疗(间歇性血液透析或连续过滤)是控制严重酸中毒的唯一有效的手段。

二、特异性治疗

30多年来,一些具有特异性治疗作用的药物或解毒剂已用于治疗毒蕈中毒。这些具有特异性治疗作用的药物,包括L-抗坏血酸、β-内酰胺类抗生素(尤其是青霉素G)、西咪替丁、水飞蓟宾和硫代乙酸(维生素C)。一项大型回顾性资料表明,接受一种或多种药物治疗的患者的比例高达80.9%[24]。在一个合理的基于保护效应的实验模型中,β-内酰胺类抗生素[30]和水飞蓟宾[31,32]位列其中,而其他药物则是医师经验性的(表34-1)。必须指出的是,并不是所有的实验模型均证明β-内酰胺类抗生素和水飞蓟宾表现出潜在的保护作用[16]。水飞蓟宾已被认为是最有效的解毒药物,但是证明其疗效的证据仍很弱。事实上,根据文献毒鹅膏菌中毒不一定是致命的,通过基线指标来分析预后是不太可能的,而且没有对照组说明。然而,水飞蓟宾还是具有良好的安全性。总体而言,期望任何药物对急性肝衰竭产生显著的作用似乎令人怀疑。如上所述,TNF-α诱导的细胞凋亡可能在毒蕈中毒后肝细胞损伤中发挥重要的作用[15]。然而,TNF-α拮抗剂防止肝细胞损伤疗效如何尚不得而知。

N-乙酰半胱氨酸(N-acetylcysteine,NAC)在急性肝衰竭的患者中已广泛使用,包括非对乙酰氨基酚导致的急性肝衰竭患者。使用NAC的基本原理是NAC有助于恢复谷胱甘肽(glutathione,GSH)的储存。GSH是一种限制对乙酰氨基酚毒性代谢产物的自由基清除剂。根据经验,NAC 已经用于早期约 5% 毒鹅膏菌中毒患者[24]。近期一项对照研究表明,静脉注射 NAC 能改善由非对乙酰氨基酚引起的急性肝衰竭而无须肝移植和 1~2 级昏迷患者的预后[33]。虽然这项研究并没有集中于毒鹅膏菌中毒,但 NAC 静脉给药具有良好的安全性,因此值得推荐临床应用。

表 34-1　鹅膏毒蕈中毒的特异性合理治疗及疗效

治　疗	使用原理	实验模型的疗效	临床实践有效性证据
β-内酰胺类抗生素	保肝	有效[30]	无效
水飞蓟素(宾)	保肝	有效[31,32]	无效
硫代乙酸	抗氧化	无效	无效
L-抗坏血酸	抗氧化	无效	无效
西咪替丁	细胞色素 P450 抑制剂	无效	无效

三、体外支持治疗

理论上,由于毒蕈肽分子小,容易透析,所以血液透析或血液滤过的体外排毒系统对该疾病具有治疗作用。然而,血液解毒的预期疗效有限,因为患者在食入鹅膏菌中毒后仅早期阶段(24 h 内)才能检测到血液循环中的毒素[12,34,35]。此外,毒素在血清中的浓度低于尿液中的浓度。毒伞肽对活性炭有高亲和力[36],因此可以通过活性炭盒装置进行血液灌流。但是还没有证据表明添加活性炭盒的血液毒素滤过效果优于常规过滤。

最近,已有经分子吸附再循环系统(molecular adsorbent recirculating system,MARS)治疗后康复的报告[37-41]。MARS 系统包括阴离子交换器和炭滤筒。此系统还提供了一个富集白蛋白的透析环境。因此,与常规系统相比,MARS 系统可能对除去循环中与蛋白质结合的毒素更有效。然而,遗憾的是循环中的毒伞肽不与蛋白质结合。此外,如上所述,循环中毒伞肽毒素的浓度很低,难以确定包括 MARS 系统在内的任何系统具有显著的排毒作用。最后,有证据表明部分毒鹅膏菌中毒患者经 MARS 治疗后痊愈,但还没有证据证明此治疗对患者生存产生积极影响。以往经验表明,大多数幸存患者可在无任何体外支持治疗的情况下存活下来。

总之,排毒治疗(血液透析、血液滤过、MARS 和血浆置换)旨在消除鹅膏毒素,但是这些疗法在早期阶段(食用毒蕈的第一个 24 h 内)可能有作用。然后,体外支持治疗应该是改善患者毒鹅膏菌中毒的症状(急性肾功能衰竭、代谢性酸中毒和高钾血症),而不是限制毒素对肝损伤的程度。

四、肝移植

患者进行急诊肝移植的唯一指征是出现危及生命的并发症,如持续的肝功能不全、脑病、脑水肿和(或)多重器官衰竭。许多病例报告证实大部分肝移植是成功的[3,6,25,42-50]。但是,失败的移植很有可能被隐瞒了。

在缺乏大系列病例资料的情况下,很难建立明确的标准以决定是否进行急诊肝移植。因为毒鹅膏菌中毒患者可进展恶化为脑水肿和(或)多重器官衰竭,或者脑水肿和(或)多重器官衰竭可在很短的时间内完全恢复,所以建立急诊肝移植标准更是困难。值得注意的是,一旦患者发展成脑病,作为克利希标准和国王学院标准的一个关键预后变量,医师几乎没有足够的时间为患者进行肝移植[26,27]。Ganzert 标准,即进食鹅膏菌 3 d 后血清肌酐 $>$ 106 μmol/L 和凝血酶原指数低于正常值的 25%,更适用于常规移植[4]。然而,正如前面章节所讨论的,上述标准可能会对肝移植产生误导。在一项回顾性研究中,我们发现在决定是否进行肝移植方面,国王学院标准比克利希标准和 Ganzert 标准更准确[3]。急诊肝移植实用指南推荐参考表 34-2,表中推荐如果患者病况符合国王学院的标准,或者在食入鹅膏菌 4 d 或更久后者凝血酶原指数低于正常的 10%(INR 高于 6),且没有脑病,可以进行肝移植[3,25]。

表 34-2　毒鹅膏菌中毒患者行肝移植的推荐指南

入院时评估

- 若摄入毒鹅膏菌到出现腹泻症状的间隔小于 8 h,强烈建议行肝移植
- 若摄入毒鹅膏菌到出现腹泻症状的间隔超过 8 h,未必行肝移植

入院后评估标准

- 若符合国王学院标准和(或)摄入鹅膏菌 4 d 或 4 d 以上,凝血酶原指数低于正常值的 10%(INR 约 6.0),需紧急肝移植

多器官功能衰竭是术后并发症的一个原因,但它不是肝移植的禁忌证。大多数患者移植后肾功能显著恶化,需要在移植后早期进行肾脏替代治疗。目前还没有明确的证据表明,在同种异体移植术后会再度出现毒鹅膏菌毒性。

即使急诊肝移植可以挽救患者生命,但是患者将终身接受免疫抑制剂治疗,还要长期承受严重的不良反应。另一种选择是进行辅助移植。这个过程包括对患者进行部分肝切除并移植部分肝脏。而部分移植的肝脏(大多数情况下在右叶)能够迅速恢复其功能,原有保

留的部分肝脏(大多数情况下在左叶)可以进行延迟再生,从而避免患者无限期使用免疫抑制剂。毒鹅膏菌中毒是导致辅助移植后原有保留的肝脏具有完全再生能力的患者发生急性肝衰竭的一个原因。已有报道称辅助移植成功的患者可以停用免疫抑制剂[3,51-53]。有趣的是,肝细胞完全再生可能发生在肝细胞几乎完全坏死的患者的移植自体肝上。然而,辅助移植尽管是一个具有吸引力的选择,但是它在技术上仍然很复杂,仅适用于没有多器官功能衰竭患者。

结　论

毒蘑菇中毒是一个毒素诱导肝小叶中心坏死的模型,它通常会导致大量肝细胞坏死,从而导致严重的急性肝衰竭。毒鹅膏菌中毒死亡率很高。目前还没有明确的证据表明,任何药物或任何体外排毒系统可以阻止肝细胞坏死的进程。因此,此类疾病的处理基本上依赖于对症处理和预防外在导致病情恶化的因素。急诊肝移植对于那些没有经历快速肝细胞再生且进展为肝性脑病和(或)多重器官衰竭的患者是唯一的选择。在筛选的患者中,辅助移植对具有延迟肝细胞再生潜能且欲停用免疫抑制剂是一种选择。虽然毒鹅膏菌中毒是肝衰竭的罕见病因,仍需要了解蘑菇的特征及其毒性,以防止误食。

致　谢

非常感谢 Valerie Paradis 教授为筹备病理插图做出的贡献。

（刘成海 译　马世武 校）

参考文献

[1] Diaz JH. Evolving global epidemiology, syndromic classification, general management, and prevention of unknown mushroom poisonings. Crit Care Med 2005;33(2):419-426.

[2] Karlson-Stiber C, Persson H. Cytotoxic fungi — an overview. Toxicon 2003;42(4):339-349.

[3] Escudié L, Francoz C, Vinel JP, Moucari M, Cournot M, Paradis V, et al. Amanita phalloides poisoning: reassessment of prognostic factors and indications for emergency liver transplantation. J Hepatol 2007;46(3):466-473.

[4] Ganzert M, Felgenhauer N, Zilker T. Indication of liver transplantation following amatoxin intoxication. J Hepatol 2005;42(2):202-209.

[5] Cassidy N, Duggan E, Tracey JA. Mushroom poisoning in Ireland: the collaboration between the National Poisons Information Centre and expert mycologists. Clin Toxicol (Phila) 2011;49(3):

[6] Klein AS, Hart J, Brems JJ, Goldstein L, Lewin K, Busuttil RW. Amanita poisoning: treatment and the role of liver transplantation. Am J Med 1989;86(2):187-193.

[7] French LK, Hendrickson RG, Horowitz BZ. Amanita phalloides poisoning. Clin Toxicol (Phila) 2011;49(2):128-129.

[8] Cole FM. Amanita phalloides in Victoria. Med J Aust 1993;158(12):849-850.

[9] Chaiear K, Limpaiboon R, Meechai C, Poovorawan Y. Fatal mushroom poisoning caused by Amanita virosa in Thailand. Southeast Asian J Trop Med Public Health 1999;30(1):157-160.

[10] Vetter J. Toxins of Amanita phalloides. Toxicon 1998;36(1):13-24.

[11] Faulstich H. Mushroom poisoning. Lancet 1980;2(8198):794-795.

[12] Jaeger A, Jehl F, Flesch F, Sauder P, Kopferschmitt J. Kinetics of amatoxins in human poisoning: therapeutic implications. J Toxicol Clin Toxicol 1993;31(1):63-80.

[13] Letschert K, Faulstich H, Keller D, Keppler D. Molecular characterization and inhibition of amanitin uptake into human hepatocytes. Toxicol Sci 2006;91(1):140-149.

[14] Wieland T. The toxic peptides from Amanita mushrooms. Int J Pept Protein Res 1983;22(3):257-276.

[15] Leist M, Gantner F, Naumann H, Bluethmann H, Vogt K, Brigelius-Flohe R, et al. Tumor necrosis factor-induced apoptosis during the poisoning of mice with hepatotoxins. Gastroenterology 1997;112(3):923-934.

[16] Magdalan J, Ostrowska A, Piotrowska A, Izykowska I, Nowak M, Szelag A, et al. Failure of benzylpenicillin, N-acetylcysteine and silibinin to reduce alpha-amanitin hepatotoxicity. In Vivo 2009;23(3):393-399.

[17] Faulstich H, Zobeley S, Trischmann H. A rapid radioimmunoassay, using a nylon support, for amatoxins from Amanita mushrooms. Toxicon 1982;20(5):913-924.

[18] Pastorello L, Tolentino D, D'Alterio M, Paladino R, Frigerio A, Bergamo N, et al. Determination of alpha-amanitin by highperformance liquid chromatography. J Chromatogr 1982;233:398-403.

[19] Harper KA, Smart CD, Davis RM. Development of a DNAbased macroarray for the detection and identification of Amanita species. J Forensic Sci 2011;56(4):1003-1009.

[20] Mas A. Mushrooms, amatoxins and the liver. J Hepatol 2005;42(2):166-169.

[21] Koppel C. Clinical symptomatology and management of mushroom poisoning. Toxicon 1993;31(12):1513-1540.

[22] Rengstorff DS, Osorio RW, Bonacini M. Recovery from severe hepatitis caused by mushroom poisoning without liver transplantation. Clin Gastroenterol Hepatol 2003;1(5):392-396.

[23] Garrouste C, Hemery M, Boudat AM, Kamar N. Amanita phalloides poisoning-induced end-stage renal failure. Clin Nephrol 2009;71(5):571-574.

[24] Enjalbert F, Rapior S, Nouguier-Soule J, Guillon S, Amouroux N, Cabot C. Treatment of amatoxin poisoning: 20-year retrospective analysis. J Toxicol Clin Toxicol 2002;40(6):715-757.

[25] Ferreira R, Romaozinho JM, Amaro P, Ferreira M, Sofia C. Assessment of emergency liver transplantation criteria in acute liver failure due to Amanita phalloides. Eur J Gastroenterol Hepatol 2011;23(12):1226-1232.

[26] Bernuau J, Goudeau A, Poynard T, Dubois F, Lesage G, Yvonnet B, et al. Multivariate analysis of prognostic factors in fulminant hepatitis B. Hepatology 1986;6(4):648-651.

[27] Bernal W, Donaldson N, Wyncoll D, Wendon J. Blood lactate as an early predictor of outcome in paracetamol-induced acute liver failure: a cohort study. Lancet 2002;359(9306):558-563.

[28] O'Grady JG, Alexander GJ, Hayllar KM, Williams R. Early

indicators of prognosis in fulminant hepatic failure. Gastroenterology 1989; 97(2): 439 – 445.

[29] Toxicologists. AAoCT; EAoPCaCT. Position statement: single dose activated charcoal. Clin Toxicol 1997; 35(7): 721 – 741.

[30] Tamai I, Terasaki T, Tsuji A. Evidence for the existence of a common transport system of beta-lactam antibiotics in isolated rat hepatocytes. J Antibiot (Tokyo) 1985; 38(12): 1774 – 1780.

[31] Floersheim GL. Treatment of experimental poisoning produced by extracts of *Amanita phalloides*. Toxicol Appl Pharmacol 1975; 34 (3): 499 – 508.

[32] Vogel G, Tuchweber B, Trost W, Mengs U. Protection by silibinin against *Amanita phalloides* intoxication in beagles. Toxicol Appl Pharmacol 1984; 73(3): 355 – 362.

[33] Lee WM, Hynan LS, Rossaro L, Fontana RJ, Stravitz RT, Larson AM, et al. Intravenous *N*-acetylcysteine improves transplantfree survival in early stage non-acetaminophen acute liver failure. Gastroenterology 2009; 137(3): 856 – 864 [864 e851].

[34] Mercuriali F, Sirchia G. Plasma exchange for mushroom poisoning. Transfusion 1977; 17(6): 644 – 646.

[35] Mydlik M, Derzsiova K, Klan J, Zima T. Hemoperfusion with alpha-amanitin: an in vitro study. Int J Artif Organs 1997; 20 (2): 105 – 107.

[36] Splendiani G, Zazzaro D, Di Pietrantonio P, Delfino L. Continuous renal replacement therapy and charcoal plasmaperfusion in treatment of Amanita mushroom poisoning. Artif Organs 2000; 24(4): 305 – 308.

[37] Covic A, Goldsmith DJ, Gusbeth-Tatomir P, Volovat C, Dimitriu AG, Cristogel F, et al. Successful use of molecular absorbent regenerating system (MARS) dialysis for the treatment of fulminant hepatic failure in children accidentally poisoned by toxic mushroom ingestion. Liver Int 2003; 23(Suppl. 3): 21 – 27.

[38] Faybik P, Hetz H, Baker A, Bittermann C, Berlakovich G, Werba A, et al. Extracorporeal albumin dialysis in patients with *Amanita phalloides* poisoning. Liver Int 2003; 23 (Suppl. 3): 28 – 33.

[39] Rubik J, Pietraszek-Jezierska E, Kaminki A, Skarzynska A, Jozwiak S, Pawlowska J, et al. Successful treatment of a child with fulminant liver failure and coma caused by *Amanita phalloides* intoxication with albumin dialysis without liver transplantation. Pediatr Transplant 2004; 8(3): 295 – 300.

[40] Sorodoc L, Lionte C, Sorodoc V, Petris O, Jaba I. Is MARS system enough for A. *phalloides*-induced liver failure treatment? Hum Exp Toxicol 2010; 29(10): 823 – 832.

[41] Kantola T, Koivusalo AM, Hockerstedt K, Isoniemi H. Early molecular adsorbents recirculating system treatment of *Amanita* mushroom poisoning. Ther Apher Dial 2009; 13(5): 399 – 403.

[42] Broussard CN, Aggarwal A, Lacey SR, Post AB, Gramlich T, Henderson JM, et al. Mushroom poisoning — from diarrhea to liver transplantation. Am J Gastroenterol 2001; 96 (11): 3195 – 3198.

[43] Burton Jr. JR, Ryan C, Shaw-Stiffel TA. Liver transplantation in mushroom poisoning. J Clin Gastroenterol 2002; 35(3): 276 – 280.

[44] Galler GW, Weisenberg E, Brasitus TA. Mushroom poisoning: the role of orthotopic liver transplantation. J Clin Gastroenterol 1992; 15(3): 229 – 232.

[45] Kucuk HF, Karasu Z, Kilic M, Nart D. Liver failure in transplanted liver due to *Amanita phalloides*. Transplant Proc 2005; 37 (5): 2224 – 2226.

[46] Meunier BC, Camus CM, Houssin DP, Messner MJ, Gerault AM, Launois BG. Liver transplantation after severe poisoning due to amatoxin-containing *Lepiota* — report of three cases. J Toxicol Clin Toxicol 1995; 33(2): 165 – 171.

[47] Montalti R, Nardo B, Beltempo P, Bertelli R, Puviani L, Cavallari A. Liver transplantation in fulminant hepatic failure: experience with 40 adult patients over a 17 – year period. Transplant Proc 2005; 37(2): 1085 – 1087.

[48] Pawlowska J, Pawlak J, Kaminki A, Jankowska I, Hevelke P, Teisseyre M, et al. Liver transplantation in three family members after *Amanita phalloides* mushroom poisoning. Transplant Proc 2002; 34(8): 3313 – 3314.

[49] Pinson CW, Daya MR, Benner KG, Norton RL, Deveney KE, Ascher NL, et al. Liver transplantation for severe *Amanita phalloides* mushroom poisoning. Am J Surg 1990; 159 (5): 493 – 499.

[50] Woodle ES, Moody RR, Cox KL, Cannon RA, Ward RE. Orthotopic liver transplantation in a patient with *Amanita* poisoning. JAMA 1985; 253(1): 69 – 70.

[51] Chenard-Neu MP, Boudjema K, Bernuau J, Degott C, Belghiti J, Cherqui D, et al. Auxiliary liver transplantation: regeneration of the native liver and outcome in 30 patients with fulminant hepatic failure — a multicenter European study. Hepatology 1996; 23(5): 1119 – 1127.

[52] Jaeck D, Boudjema K, Audet M, Chenard-Neu MP, Simeoni U, Meyer C, et al. Auxiliary partial orthotopic liver transplantation (APOLT) in the treatment of acute liver failure. J Gastroenterol 2002; 37(Suppl. 13): 88 – 91.

[53] Rosenthal P. Auxiliary liver transplantation for toxic mushroom poisoning. J Pediatr 2001; 138(3): 449 – 450.

第35章
草药和膳食补充剂的肝毒性

▼

Leonard Seeff[1]，Felix Stickel[2]，Victor J. Navarro[3]

[1]美国，马里兰州，银泉，美国食品和药物管理局；贝塞斯达，希尔组

[2]瑞士，伯恩，伯恩大学

[3]美国，宾夕法尼亚州，费城，托马斯杰弗逊大学

提　纲

前　言

在全球一体化和人类能够广泛旅行的数百年前,原住民治疗疾病依赖于如今称为替代医学(alternative medicine)的疗法,包括祈祷、动物献祭、咒语,以及植物和树木的叶、果实、皮和花等,这些植物受当地气候、地理位置和海拔等因素的影响,随产地变化而不同[1]。

西方现代药物的出现仅有一百多年历史,包括最近研发的长春新碱、喜树碱等,有些药物来源于植物,如洋地黄、麻黄碱、吐根碱、奎宁和水杨酸等,近百年来,随着化学药品和生物制品开发种类和数量的急剧增加,同时以综合评估和严格控制的临床试验来确定其有效性和安全性,人类医疗保健水平大幅提高,这些新药的开发造福了患者并深受欢迎,但此类药物常常费用高,许多药物可引起不适,有时甚至产生严重的副作用。

除此之外,由于许多消费者觉得常规医疗体制过于复杂、时间受限而且似乎不太容易接受,因此有些患者在医疗保健中选择使用补充和替代疗法(complementary and alternative medicine,CAM),包括使用草药和膳食补充剂(herbals and dietary supplement,HDS)。他们认为经人类应用几个世纪的草药安全性和有效性更为可靠。一些患者医疗保健仅使用草药,这称为替代疗法;将草药与上市药品同时使用则称补充疗法(complementary medicine),于是产生了CAM这个术语。最近,为确定CAM支持者的用药目的,通过回顾已发布数据,发现其排列顺序为:影响疾病的自然史,促进健康,减少副作用,健康情况控制,缓解症状,提高免疫,提供心理支持,提高生活质量,更好地应对疾病和支持自然疗法等[2]。

HDS 使用和费用支出状况

一、美国补充和替代疗法使用状况

在美国以及其他地区开展了 HDS 在普通公众以及拥有多种医疗条件人群中使用情况的调查。1990 年美国的一项电话调查显示,接受调查者总数的 34% 当时正在使用 CAM[3],2.5% 使用草药,67.6% 在一生中至少用过 1 次 CAM[4]。1997 年研究者开展的后续调查结果发现,CAM 使用的频率已增加到 42%,12.1% 的调查者承认使用过草药[5]。来自美国国家健康与营养检查调查(National Health and Nutrition Examination Survey,NHANES)数据库的评估报告也

提供了相关信息。第一次 NHANES 调查(1971~1974)报告显示,23% 的被调查者使用维生素补充剂[6];第二次 NHANES 调查(1976~1980)报告显示,35% 的被调查者使用膳食补充剂[7];第三次 NHANES 调查(1988~1994)数据男性为 30%~42%、女性为 42%~55%[8];第四次 NHANES 调查(1999~2000)整体数据为 52%[9]。美国的另一信息来源是包括美国平民的国家健康访问调查数据(National Health Interview Survey,NHIS)。1999 年调查结果提示,28.9% 的成年人承认上一年度至少使用过一种 CAM 疗法,9.6% 使用草药[10]。3 年后对此数据库再次调查显示,19% 的被调查者在上一年度曾使用过草药或补充剂。据此估计,2002 年间有 38.2 万美国成年人使用草药或补充剂,其中女性明显高于男性[11]。同年(2002)一项由美国食品和药物管理局(Food and Drug Administration,FDA)资助的美国健康和饮食调查提示膳食补充剂的使用更为普遍。73% 的美国成年人承认过去 12 个月中使用过膳食补充剂,其中约一半使用草药或植物萃取类药物[12]。尽管不同报告中 HDS 使用率有所不同,所有数据表明美国 CAM 的使用率持续增加。值得注意的是,除非特别询问,几乎所有调查对象均不愿告知医护人员他们使用 CAM,即便是反复追问,有些人也仍然刻意隐瞒。因此,医务人员询问患者目前或曾经是否使用过草药产品、什么产品、在哪儿获得等问题时,应坚持用不贬低替代疗法的口吻进行询问,这对获得真实结果非常重要。

二、世界其他地区补充和替代疗法使用状况

当然,CAM 在世界范围内广泛使用,一些国家代表了医疗保健的初级形式。欧洲一项综合调查证实了该洲使用草药的高度普遍性[13,14],报道来自德国[15]、意大利[16]、瑞典[17]和西班牙[18]。中东的报道同样显示了 CAM 使用的广泛性,包括约旦[19]、阿拉伯联合酋长国[20]、土耳其[21]和以色列[22]。CAM 的使用在远东[23-26]、非洲[27-30]和澳大利亚[31]等也非常普遍。来自世界卫生组织(World Health Organization,WHO)的信息表明,在一些亚洲和非洲国家,80% 的人群依赖于传统医学作为初级卫生保健方式[32]。

三、补充和替代疗法在治疗慢性病中的应用

大量已发表的数据也证实了包括草药在内的 CAM 在各种慢性疾病中普遍使用[33],包括人类免疫缺陷病毒(human immunodeficiency virus,HIV)/获

得性免疫缺陷综合征（acquired immunodeficiency syndrome，AIDS)[27,34]、风湿病[35]、癌症[29,36]、慢性疼痛[37]、心血管疾病[38]、糖尿病[39]和肝脏疾病等[40-46]。关于肝病，在一项关于慢性丙型肝炎的长期治疗试验中，23%的入组者承认他们当时正在使用CAM（另有21%过去曾经应用过），尽管他们此前曾经历过抗病毒治疗的不适，且现在仍承诺使用聚乙二醇干扰素持续治疗3.5年[42]。

四、补充和替代疗法的支出费用

美国CAM疗法财政支出巨大且主要为付现费用。1997年的一项分析保守估算，CAM疗法支出270亿美元，包括购买草药产品、维生素和CAM专业服务的花费[5]。据说这个数字可与现款支付医师服务总费用相当，7年前估计支出146亿美元。根据国家补充和替代医学中心（National Center for Complementary and Alternative Medicine，NCCAM)和美国国立卫生研究院（National Institutes of Health，NIH）开展的分析，至2007年估计已上升至339亿美元，以上所用数据来源于NHIS[47]。综合其数据，研究人员指出，购买天然产品的费用"相当于处方药付现费用的1/3"，CAM医师会诊的支出大约相当于医师会诊付现费用总数的1/4。估计2007年美国有38%的成年人和12%的儿童应用过某种形式的CAM[47]。最近美国植物协会公布的数据显示，除2002年和2003年，1999~2009年美国草药销量和货币支出均呈增长态势（表35-1)[48]。

表 35 - 1　美国草药销售总值 (1999~2009)

年　份	总销售金额 (10亿美元)	增长率 (%)
1999	4.110	+ 2.7
2000	4.230	+ 2.9
2001	4.356	+ 3.0
2002	4.278	- 2.7
2003	4.146	- 2.2
2004	4.290	+ 3.5
2005	4.381	+ 2.1
2006	4.561	+ 4.1
2007	4.759	+ 4.3
2008	4.800	+ 0.9
2009	5.030	+ 4.8
2010	5.200	+ 3.3

药用本草与植物的起源及产品

植物用作药物可追溯到数千年的许多文化中，特别像中国这样的远东国家。而远古时代，希腊人、埃及人、印度人、非洲和南海岛屿原住民，以及印第安人也用草药治疗疾病。西方药物通常用于治疗特定疾病或一组症状，而传统疗法使用草本植物通过调节整体、增强身体功能治疗各种疾病。因此，与现代科学有所不同，草药疗法更像是一门艺术。传统中药（Traditional Chinese Medicine，TCM）由单味药物组成，其疗效通过反复的试验证实可针对性地改善一组疾病症状，但可能需与其他特定草药配伍使用以提高疗效。其最终目的为调整阴阳平衡，因为阴阳失衡是机体产生疾病的原因。这需要经验丰富的传统草药医师利用专业知识选择最有效的草药，采收季节、土壤特性、气候和海拔等因素会影响草药的质量和功效。很多草药学家质疑目前化学分离和提取假定的活性物质的药学研究，认为植物中可能包含其他可以提高疗效和防止潜在毒性损伤的物质。

除传统使用的草本植物，包括单一成分或精选特定成分的混合物，在商业产品开发过程中急剧增加，产品通常包含多个甚至十几个或更多成分。这些成分组合在一起可能不是因它们具有互补作用，而是因为每个独立成分被认为有某种治疗作用。广告宣传这个产品的作用为生活健康、健美塑身、减肥、增重或增加幸福感。许多产品在保健食品商店出售，有些在互联网上宣传，也存在由一些唯利是图的公司或个人销售的情况[49]。

草药产品的特性可能会导致潜在毒性物质的污染或难以预测的掺假。草药原植物需专门种植、喷洒杀虫剂或从野外采集，成长后采收，自然或人工干燥后经过清洗和挑选，然后使用有机溶剂进行浸渍、渗漏、逆流萃取、超临界萃取或冷压缩萃取等技术定向提取化学成分。通常在分装前对提取物进行存储和包装，以上任何步骤都可能导致微生物[50,51]、霉菌[52]和重金属[49,53-58]污染，或者可能存在非法添加的化学药品[59]如氯氮䓬、氯美噻唑、马来酸氯苯那敏、双氯芬酸、苯海拉明、氢氯噻嗪、异丙嗪、枸橼酸西地那非和氨苯蝶啶[60]，以及苯二氮䓬类、糖皮质激素和抗炎药物[61]等现象。具体的案例是一个名为PC-SPES治疗前列腺癌的草药产品，发现含有药理剂量的己烯雌酚[62]、吲哚美辛[63]和华法林[63,64]，在另一种用于治疗勃起功能障碍的草药上市产品中发现含有5型磷酸二酯酶抑制剂[65]。一项对1999~2004年NHANES数据的分析调查结果令人不安，女性使用草药补充剂血液中的铅含量明显高于不使用者，相对差异高出10%~24%[66]。

膳食补充剂的管理

一、美国

经历了相关利益各方之间激烈的甚至针锋相对的辩论后,美国国会颁布了 1994 年膳食补充剂健康与教育法(Dietary Supplement Health and Education Act,DSHEA),1994 年 10 月 15 日于第 103 届国会的最后关头被签署列入法律。在此之前,FDA 只允许药品生产企业在产品标签上注明预防、缓解、治疗或治愈疾病,而对于常规食物和膳食补充剂是禁止标注的。此法案的发布,推动了膳食补充剂产业的发展,因为目前 FDA 对膳食补充剂及其成分的管理已不同于传统的食物和药物;上市之前,膳食补充剂的生产企业是确保膳食补充剂及其成分安全的第一责任人。此外,企业生产和销售补充剂前不必通过 FDA 产品注册与获得 FDA 批准。生产企业必须确保他们的产品标签信息真实,不存在误导,并符合现行良好生产规范(current good manufacturing practices,cGMP)质量控制;一旦投入市场,FDA 将对任何不安全的膳食补充剂产品采取措施,因而 FDA 要求膳食补充剂涉及的生产企业、包装者或经销商等上报与膳食补充剂使用有关的不良事件。遗憾的是,据估计仅有不足 1% 的 HDS 相关不良事件上报到 FDA(卫生和人类服务部总监)。2009 年 1 月美国政府问责署(Government Accountability Office,GAO)向国会请求者提交的关于膳食补充剂的报告指出,FDA 应采取进一步行动改善监管和消费者认知。关于这一点,2001 年公布了一项调查[67],大部分使用膳食补充剂的被访者承认多数不告知医师,因为他们相信医师对这些产品知之甚少或对其有偏见。即使已进行的科学研究并不能证明其疗效,但许多人相信补充剂的价值并愿意继续使用。多数被调查者认为,FDA 应在产品销售之前评估其安全性,对于不安全的产品要禁止使用。此外,政府应加强监管以确保企业声称安全的产品真实可靠。2007 年,FDA 要求修订 cGMP 有关膳食补充剂生产、包装、标签、管控措施等内容,并于 2007 年 6 月 22 日发布"最后规定"。最近,FDA 起草了关于新的膳食成分通告的行业指导。毋庸置疑,这仍是备受争议的法案,包括膳食补充剂的实际构成,以及何为新的膳食成分等问题[68]。

二、其他地区

其他地区包括欧盟、英国和加拿大等,已建立或已开始制定草药法规。

(一)欧盟

现行规章基于 2004 年 3 月 31 日欧盟颁布的 2004/24/EC 传统草药产品指令[69]。目的在于保证保健食品店和药店的所有传统药物必须经正式注册和批准后方可销售。只有那些被认为"基于长期使用和经验看似可用"且质量和安全性有保证的产品才可能被认可并颁发许可证。证明其安全所需的时间总计为 30 年,且在欧盟使用至少 15 年。从指令发布之日起至 2011 年 5 月 1 日法规生效,要求生产企业利用 7 年过渡期收集其产品必要的信息,如草药成分与注册安全的证据等[69]。根据该指令,目前尚无来自中国的草药产品符合正式注册的标准,故在欧盟禁用中国的草药产品。

(二)英国

草药咨询委员会成立于 2005 年,担负人用草药安全、质量和有效性的咨询。虽然没有对草药提出有效性证据的要求,但必须有合理的药理作用、长期使用和经验支持。中草药产品必须符合传统草药产品 2004/24/EC 号指令[70]。在此之前,对草药企业的监管依照 1968 年的药品法案。在现行法案中,自愿报告疑似草药不良反应,但对获得产品注册的药品企业应采取强制报告,并遵循传统草药产品登记注册计划中已发布的有关零售商、批发商、进口商和制造商指南中的要求[71]。

(三)加拿大

经过各利益相关方的相互磋商,建立了天然保健品监管法规,保障了天然保健品的有效性和安全性。所有的天然保健品必须有产品许可证,其生产、包装、标签和进口商均必须有许可证,但需有特定的标签包装要求、cGMP、安全性和有效性的证据方能取得上市许可。

三、草药的全球监管状况

随着草药在许多国家(包括发达和欠发达国家)的广泛使用及成员国提出的有关草药的安全隐患,2001 年 WHO 对 191 个成员国开展了一项调查,探索传统及替代补充疗法(TM/CAM)相关政策、法规和措施。在 141 个受访国家中,仅 45 个(32%)有 TM/CAM 政策,这些政策涉及法律、法规和知识产权等问题。就草药法规而言,尽管绝大多数(86/141 个被调查国家,占 61%)有草药注册系统,但截至 2003 年,仅 53 个国家(37%)有法规。成员国恳求 WHO 继续给予支持以解决缺乏研究和适宜控制机制、缺少 TM/CAM 应用的正规化教育培训等问题[72]。

草药产品在肝病治疗中的运用

一、理论

东西方医师健康管理观念存在巨大的差异。西方医学主要针对某特定疾病进行药物或手术治疗，西方医疗体系需根据疾病的病因和发病机制开发和使用药物，并通过开展严谨而科学的界定研究制订有效而安全的治疗方案，因此西医疗法是基于证据的治疗。相比之下，东方医学注重整体与整合，更重视身心整体调节而非仅针对疾病本身，它通过调节机体气血津液，使之运行舒畅顺达从而维持机体健康[73]。最理想的情况是，使用草药的医师是当地经验丰富且世代相传的传承者。

西方人将 HDS 用于保健如维持或改善身心健康等，或用于治疗慢性、非急性疾病。该类产品主要用于慢性疾病的原因在于，事实上西医常规疗法很少真正用于慢性疾病的治疗，且有些药物会引起不适甚至严重的副作用；此外，成本问题可能是发展中国家的经济负担，因此他们更喜欢使用草药或者膳食补充剂。喜欢草药治疗的人们认为，被沿用数世纪的草药很可能是有效的，更为重要的是认为"天然的"肯定是安全的。然而，西医往往谴责这种替代疗法，特别对于草药疗法，认为它的起源貌似并不科学，加之缺乏良好的对照试验证明其有效性和安全性，令人担忧的污染和掺假情况，过分夸大疗效的宣传等，这些因素进一步加深了西医对其科学性的质疑。由于害怕被藐视或批评，使用草药者往往对西医师隐瞒此事实。然而，鉴于草药的大量使用，由于其有时被严重疾病患者用作可能有效的常规医疗的替代疗法，也由于已发现许多草药可引起严重的甚至危及生命的副作用，因此，常规保健人员有必要自学草药治疗这一医疗保健形式，主动耐心地询问患者草药的使用情况，或对如何安全使用草药提出建议。

在西方国家，虽然 HDS 常用于改善或维持健康状况、减肥和增强运动员肌肉锻炼等，但本文只讨论 HDS 用于治疗肝病，主要是治疗病毒性肝炎的最新进展。

二、治疗病毒性肝炎的草药

在发现甲型肝炎病毒（hepatitis A virus，HAV）、乙型肝炎病毒（hepatitis B virus，HBV）和丙型肝炎病毒（hepatitis C virus，HCV）后，制药公司试图通过精心设计的对照试验来确定和评估治疗慢性乙型肝炎和丙型肝炎的药物。许多药物的开发对提高慢性肝病的治疗水平起到了非常重要的作用，但最初发现只对少数患者有效且常发生严重的副作用，其昂贵的费用并非多数患者能够承担。因此，病毒性肝炎成为并仍将成为应用草药进行自我治疗的主要病种。

多种治疗病毒性肝炎的草药产品已经过评估，研究较多的包括水飞蓟、甘草酸、日本传统药物（汉方药物小柴胡汤；日本名为 TJ‐9，Sho‐Saiko‐To）、TCM 和苦味叶下珠[43,74]。但可惜的是，在以上产品的评估过程中，将普遍认可的科学方法用于评估其药物治疗的研究却很罕见；很少有研究利用随机、双盲、对照试验或有样本量的估计，将界定终点的时间提前以确保人群或疾病特征为同质总体，或使用适当的血清学试验及其他生物标志物测量结果，更不用说将组织学或持续的病毒清除作为硬性终点指标了。此外，草药质量评估、药物吸收是否适当、剂量是否合适等在以上研究中均未给出明确答案；且报告的结果缺乏统一性，往往只报告阳性结果显得有失偏颇。鉴于此，20 世纪 90 年代，研究者合作开发了随机对照试验结果报告标准，称为临床试验报告的标准规范（Consolidated Standards of Reporting Trials，CONSORT）的声明[75]。虽然此标准基于西医临床研究报告，但也建立了适用于草药评价的改进版[76,77]。

（一）水飞蓟

水飞蓟（Silybum marianum）用于治疗肝脏和胆道疾病已有数百年的历史。在欧洲，它一直被用于治疗蘑菇（毒鹅膏菌，Amanita phalloides）中毒[78]，也是慢性肝炎治疗最常见的草药产品[40-42]，主要成分是水飞蓟素，包括水飞蓟宾 A 和 B、异水飞蓟宾 A 和 B、水飞蓟丁和水飞蓟宁四种异构体。大量研究表明，该药有抗氧化、抗纤维化和抗炎活性，具有中和自由基、稳定细胞膜和保护细胞的作用[79-81]。但迄今仍未见抗病毒作用的有力证据。

两项早期重要的疗效研究是关于水飞蓟作为治疗酒精性肝硬化的一种潜在疗法的试验[82,83]。但这两项研究的结果是矛盾的，包括高脱落率的数据和治疗过程中无饮酒。紧随其后的是其他一些随机对照试验，包括酒精性肝硬化、急性和慢性病毒性肝炎、原发性胆汁性肝硬化患者，几乎所有的实验仅有 12 个月的治疗时间[43]。Cochrane 对此系统评价的结论为，水飞蓟对减少肝纤维化、发病率和死亡率均无显著性作用，并指出了临床试验方法学的质量较低[84]。

2007 年，研究者首次发现符合标准的水飞蓟提取物（MK‐001）有抗 HCV 活性[85]。在体外研究中，MK‐001 抑制人类肝癌 Huh7 和 Huh7.5.1 细胞感染的机制是通过抑制日本急性重型肝炎（Japanese fulminant hepatitis,JFH)- 1 病毒,抑制抗- CD3 刺激的外周血单个核细胞表达的肿瘤坏死因子(tumor necrosis factor alpha,TNF-α),以及抑制 Huh7 细胞中核因子 κB(nuclear factor kappa-B,NFκB)依赖性转录等。因此,水飞蓟具有抗炎和抗病毒作用。另一重要研究报道发表于 1 年后,提示静脉注射水飞蓟宾可大幅降低慢性丙型肝炎患者 HCV RNA 水平,在此之前的聚乙二醇干扰素和利巴韦林的标准治疗方案并无此作用[86]。此非预期的研究结果被两个治疗草案收载,即包括 4 h 间隔递增剂量静脉输注水飞蓟宾连续 7 d 或 14 d,其次是聚乙二醇干扰素和利巴韦林或三联疗法 24 周或 48 周。然而,当完成水飞蓟宾用药后,其抑制作用也随之消失。除出现轻微的胃肠道症状,静脉输注水飞蓟的疗法耐受性良好。另有报道指出,对于合并感染 HIV 和 HCV 的患者,水飞蓟也具有类似的抗 HCV 和抑制 HIV 复制的作用[87];水飞蓟也可预防丙型肝炎肝移植患者移植后的 HCV 再感染[88]。关于水飞蓟素和水飞蓟宾对 HCV 和在肝细胞坏死中的作用机制,今后仍需开展更多研究,深化对此化合物的了解,并证明其在治疗 HCV 感染时的作用[89-92]。

在此基础上,NCCAM 和 NIH 国立糖尿病、消化和肾脏疾病研究所开展科学设计的研究,评估水飞蓟素对服用聚乙二醇干扰素和利巴韦林方案无效的慢性丙型肝炎以及非酒精性脂肪性肝炎患者的疗效。被称为"SyNCH"的研究始于一个使用标准化水飞蓟产品的Ⅰ/Ⅱ期试验(Legalon,Madaus AG,德国法兰克福)。Ⅰ期试验的设计目的是评估药物的吸收特点和药代动力学,方法是每隔 8 h 增加药物剂量,连续给药 7 d。研究发现之一为水飞蓟的稳态暴露提示非线性药代动力学,该产品似乎是安全的,在低剂量时并不能明显降低血清氨基转移酶水平或减少血清 HCV RNA 水平,但在高剂量时可能克服低生物利用度[93]。然而不幸的是,丙型肝炎治疗试验的最新报道表明,即使水飞蓟口服剂量用至最大量,也并不能降低氨基转移酶或 HCV RNA 水平[94]。虽然静脉输注看似有效,但显然持续输液并不是一个可行的治疗选择。然而,水飞蓟或许可作为新的直接抗病毒药物的辅助用药,甚或在无法获得或负担得起新药的某些地区,作为旧版治疗指南用药即聚乙二醇干扰素和利巴韦林的辅助用药。但这些可能性需要在未来通过良好控制的临床试验进一步验证[95]。

（二）甘草甜素

甘草甜素(glycyrrhizin)来源于甘草植物光果甘草(*Glycyrrhiza glabra*)的根部,它含有甘草次酸、黄酮、羟基香豆素和β谷甾醇。在日本已普遍用于慢性肝炎的治疗,其产品称为美能注射液(stronger neo-minophagen C,SNMC)。该注射制剂含 2% 甘草甜素、0.1% 半胱氨酸和 2% 甘氨酸[96,97],提示具有抗氧化、抗炎和免疫抑制作用[98,99]。有许多临床试验利用这种草药治疗 HCV 感染,几乎所有的研究均为开放性研究及短期治疗,因此多数研究质量存在问题[43]：一些研究包括丙型肝炎的治疗,一些研究包括乙型肝炎的治疗,并且至少有一项用于慢性丙型肝炎肝细胞癌(hepatocellular carcinoma,HCC)的治疗。这些短期研究发现,其主要作用是改善血清氨基转移酶水平,而对 HCV 无影响。甘草甜素用于静脉注射(液体、粉剂和片剂尽管已可获得,但尚未充分评估对肝病患者的疗效),其盐皮质激素样作用可导致高血压、液体潴留和低钾血症。鉴于目前有关该药的研究仅有几项为随机对照试验,有必要进一步开展高质量的临床试验。

（三）Sho - Saiko - To(TJ - 9)

在日本和中国,小柴胡汤用于治疗慢性肝病,由柴胡、生姜、人参、甘草、大枣、半夏和黄芩七味草药组成[100,101]。Sho - Saiko - To 为日本名称,TJ - 9 是日本汉方医药系统的命名,它由某几个草药组成复方,为适应日本药物分类习惯,按照成分、适应证、作用和可能疗效进行归类。在此系统中,另一个是名为 TJ - 108 的产品,该药含有明显的抗病毒成分——戈米辛 A(gomisin A)[102]。大量实验研究表明,TJ - 9 抗纤维化作用机制为：通过下调前胶原 α - Ⅰ 和Ⅲ基因编码的 RNA 表达,抑制金属蛋白酶抑制剂(metalloproteinase inhibitor,TIMP),降低平滑肌肌动蛋白- α 的表达、肝细胞脂质过氧化、肝星状细胞的增殖和活化[103-106]。已有一项关于 TJ - 9 治疗 HBV 感染患者的随机对照研究和一项初步研究[107,108],以及另一预防慢性 HBV 感染者发生 HCC 的随机对照研究[109]。每一项研究虽均提示具有一定的效果,但其研究缺乏良好的可靠性。有报道该药与许多严重的不良反应相关[110-113]。显然,该药是否对病毒性肝炎有显著疗效,还需应用严格设计的试验进一步加以证实。

（四）某些传统中药

草药在中国的应用可以追溯到数世纪以前,其治疗作用不同于现代西医的治疗给药。正如已经指出的那样,这种治疗方式指导思想旨在调整机体能量的失衡状态并使之恢复平衡,即达到阴阳平衡。TCM 常为几种药物共同组成的复方,其中一味为主药,其他几味药物作为保护性调节剂而起协同作用[114]。TCM 可能由 6

味甚至更多的草药组成,有一种名为"复合 861"的复方制剂,包括 10 味草药;另一种名为"CH100"的复方制剂由 19 味草药组成,每种复方制剂中均含有各自的一味主药[115-118]。有关以上药物治疗乙型肝炎和丙型肝炎的一些小样本研究提示,它们可降低血清氨基转移酶活性,但并不能抑制病毒;也有用于治疗 HCC 有一些疗效的报道,但研究质量控制很差[118]。就此再次强调,确定 TCM 治疗慢性病毒性肝炎是否确有疗效,需要有设计更好的试验加以证实。

(五)苦味叶下珠

苦味叶下珠(*Phyllanthus amarus*)是一种主要生长在热带和亚热带国家的植物,含有生物碱、黄酮类、木脂素和萜烯。在印度和中国一直用于治疗糖尿病、腹泻、乙型肝炎和泌尿道疾病等[119]。应用感染有 HBV 和土拨鼠肝炎病毒(woodchuck hepatitis virus,WHV)的人细胞系进行体外研究发现,该草药对 HBV 聚合酶的活性有抑制作用,且可以降低乙型肝炎转基因小鼠的 mRNA 转录[120-122]。几项关于使用此草药治疗 HBV 感染者的研究结果相互矛盾:一些报道提示该药可使 e 抗原和乙型肝炎表面抗原(HBsAg)消失,而其他研究则未能复制此结果。苦味叶下珠与干扰素合用可能增加疗效[123-126]。因此,苦味叶下珠可能具有抗病毒活性,但与其他草药相比,研究欠缺且质量不佳,有必要通过可靠的对照试验来证实它是一种有效的产品。

许多其他治疗肝病的草药产品也得到过研究,包括胡黄连属(*Picrorrhiza*)和 Liv-52 等印度使用的阿育吠陀药(Ayurvedic medicines)、鞣花酸和姜黄素、氧化苦参碱和多种中草药混合剂(病肝灵、病肝汤、肝苏、清肝安、补肾颗粒、益尔肝汤和一珠汤)等[43,127,128]。研究者只有通过学习使用适宜的科学方法开展研究才能解决以上药物有效性证据不足的问题。

HDS 引起的肝损伤

虽然人们普遍认为 HDS 在肝病治疗过程中有一定价值,但其疗效并未被明确证实或证据不确切,且 HDS 可引起肝损伤这一点毋庸置疑。HDS 致肝毒性的发生率并不清楚,近来由美国 NIH 资助的药物性肝损伤网络(Drug-Induced Liver Injury Network,DILIN)对致肝毒性的产品类型及相对频数进行了描述。通过回顾分析 8 年来 DILIN 收集的 93 例可能与 HDS 有关的肝损伤患者的数据,最常涉及的是用于健美塑身和减肥的补品,分别占 31% 和 18%(未发表资

料)。健美塑身产品涉及者均为男性,以迁延不愈的黄疸为特点,伴有氨基转移酶中度升高;减肥产品主要涉及女性,以氨基转移酶水平显著升高为特点。

由于使用的原因不同,辨别真正的草药和膳食补充剂非常重要,其中膳食补充剂可能含或不含植物提取物。草药多专用于治疗或预防某种疾病,而膳食补充剂常用于补充或预防营养不足或者促进身体健康。因此,HDS 所致的肝毒性将分为两个部分进行探讨,第一部分侧重于已有肝损伤报道的草药,第二部分是引起或可能引起肝损伤的营养补充剂。

HDS 与肝毒性的因果关系评估

与常规疗法及异生有害物质引起明显的肝损伤一样,HDS 引起的损伤也无确诊肝毒性的方式。更准确地说,明确诊断 HDS 引起的肝毒性有赖临床医师的诊断敏锐力和患者坦言使用 HDS 产品的愿意。确定一种药物、草药或膳食补充剂是否与肝损伤相关的合理可能性,通常使用几种方法之一进行因果关系评估[129-134]。更重要的是,必须以缜密清晰的思维方式进行评估(图 35-1)。无论怀疑药是西药、草药或者膳食补充剂,其评估步骤是类似的,仅针对不同的产品略有修改。第一,确定肝损伤时,第一步是获得与事件相关的全面病史,必须包括使用过的所有药物及 HDS。因患者常常不愿透露 HDS 的使用,故主动询问 HDS 的使用情况显得尤为重要。第二,一定是在损伤之前开始用药,一般用药开始时间不超过一年。第三,必须排除其他原因引起的肝损伤,包括病毒、自身免疫、血流动力学/血管、代谢和遗传疾病等。第四,若停止某药后肝损伤有所改善,有利于将肝损伤归因于某个特定药品,称为"去激发(dechallenge)",但停药后肝损伤仍永久存在于某些罕见的病例中也会出现。最后,如果患者偶然或者自行重新服用可疑药品而导致再次损伤,这可能是最令人信服的判断指标,称为"再激发试验(rechallenge)",此时不良反应的表现通常更为突出,且结果更为严重。因有可能导致更严重的肝损伤,一般不提倡故意使用"再激发"。

相对于常规药物引起的 DILI,更有助于提示草药 DILI 的一个特点在于肝损伤模式(肝细胞型、胆汁淤积型或混合型)、持续时间或所观察到的肝损伤严重程度。例如,已报道健美塑身补品通常引起胆汁淤积型肝损伤,表现为长期黄疸,肝活检提示有明显的胆汁淤积而不伴有炎症为特点[135-137]。鉴于这一广泛的临床经验,在识别和判断健美塑身补品引起的胆汁淤积型肝病

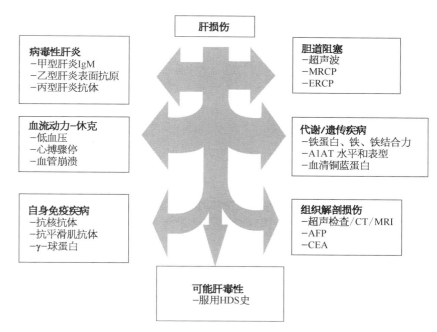

图 35-1　草药和膳食补充剂肝毒性的诊断依靠其他病因的排除

A1AT,α1 抗胰蛋白酶；AFP,甲胎蛋白；CEA,癌胚抗原；CT,计算机断层扫描；ERCP,内镜逆行胆管造影；IgM,免疫球蛋白 M；MRCP,磁共振胰胆管成像术； MRI,磁共振成像。包括病毒性肝炎、血流动力学-休克、自身免疫性疾病、胆道阻塞、代谢和遗传疾病及解剖性组织损伤。只有采用这种排除法,加之发病前使用 HDS,诊断 HDS 引起的肝损伤才更有把握

的过程中,此临床表现可作为高可信度的依据。

HDS 与肝毒性因果关系评估中的局限性

尽管有几种方法已用于评估常规疗法相关肝损伤的因果关系,但目前关于 HDS 肝损伤因果关系的评估尚未研发出特别的或正式的方法,虽然对这一问题目前已开展研究[138]。鉴于因果关系评估可能受 HDS 使用过程中诸多因素的影响,开发一个更精确的因果关系评估工具是很重要的。

HDS 相关因果关系评估过程所面临的一个具有挑战性的问题是,应考虑不同批次、季节和地理位置等因素的变化对产品成分构成的影响；另外,即使因果关系评估结果指向某种特定的产品,也可能因有害成分或其组合不再继续存在而导致对因果关系的误判。

明确药物开始应用的时间和用药周期是确定因果关系重要因素之一。如果从开始用药到第一次肝损伤发生的潜伏期过长,现有因果关系评估法将赋予其较低的分值。但由于在开始治疗之后,各批次产品的成分可能存在变化或加入了新的、作用更强的物质,故不能总依赖于潜伏期的长短进行因果关系判断。

最后,许多 HDS 似乎是含有多种成分的复方,几乎不可能确定由哪个特定成分引起肝损伤。有报道将产品中被认为是有害的成分剔除后,服用该产品仍能引起肝损伤的案例。如快纤燃脂丸中的麻黄被认为是有毒成分,2003 年美国 FDA 要求在其配方中去掉该成分,但仍出现肝损伤病例[139-144],故 2009 年该产品被从市场全面召回。显然,通过提高检测水平来确认草药组方中导致肝损伤的有毒成分是非常必要的。

与肝损伤相关的草药产品

草本植物引起的肝损伤与合成药物类似,且肝损伤是可变的,即使是应用同一种草药。与常规药物一样,草药所致的肝损伤并无统一的发生机制,且促使个体对草药易感的肝损伤风险因素仅在少数草药制剂是明确的。因此,临床体征、症状和检查结果都与合成药物引起的肝损伤一致。临床医师往往因未询问草药的使用情况而被误导并错误判定,若患者不承认服用草药则情况更为糟糕。在某些情况下,特别是临床表现为慢性肝病时,肝活检可能是分析肝损伤类型和程度的重要方式,但草药特异性肝组织学损伤仅在极少的治疗方案中得以描述。仔细询问药物用药史,并注意草药或非常规药物的使用情况十分关键。据文献报道,在许多 DILI 病例中,确认草药为真正的致肝损伤因素常常是延迟的。此处总结了与肝损伤相关的草药(表 35-2)。

表 35-2　与肝损伤相关的草药方剂

草　药	临床应用	毒　素	毒性机制	临床表现
含吡咯里西啶生物碱：聚合草；猪屎豆属；长荚千里光；天芥菜属	草药茶、面粉/农作物污染	有毒的吡咯类	通过 CYP3A4 引起吡咯里西啶生物碱中毒	肝窦阻塞综合征（肝小静脉闭塞病）
中草药复方：芍药属 白鲜皮	免疫刺激、特应性皮炎	未知	未知	急慢性肝损伤，肝衰竭
金不换	镇静剂	千层塔	与吡咯里西啶生物碱相似的左旋四氢帕马丁	急慢性胆汁淤积型肝炎、纤维化
麻黄	减肥	麻黄碱	免疫过敏？	急性肝炎、自身免疫性肝炎
首乌片	强肝、头晕、脱发、便秘	何首乌	蒽醌转化为肝毒素大黄酸	急性肝炎
Onshidou-Genbi-Kounou	减肥	未知；含甘茶蔓、芦荟苷、皂苷和多酚类	未知	急性肝炎、肝衰竭
Chi R Yun	性病、挫伤、心力衰竭、生长迟缓	黑面神属	未知	—
石蚕属：石蚕香科	减重	新克罗烷二萜	肝细胞凋亡	急、慢性肝炎（含肝衰竭）、纤维化（慢性化时）
狭叶香科	抗炎	未知	未知	
石碳酸灌木（黑肉叶刺茎藜）三齿叶灌木	抗氧化、强肝健体、治疗毒蛇咬伤	去甲二氢愈创木酸	抑制前列腺素 G/H 合酶（COX-1/2）和几种细胞色素 P450	胆汁淤积、胆管炎、慢性肝炎、肝硬化
欧苍术	止吐剂、利尿剂、口香糖	苍术苷	通过干扰氧化磷酸化而抑制糖原异生	急性肝炎、肝衰竭
Callilepis laureola（Impila）	多用途、祖鲁疗法（南非）	苍术苷	类似苍术属树胶	类似苍术属树胶
甜薄荷油	堕胎药、杀虫剂	薄荷呋喃	亲电代谢致谷胱甘肽耗竭	急性重型肝衰竭
白屈菜	肠易激综合征	未知	药物引起的自身免疫？	慢性肝炎、肝纤维化、胆汁淤积型肝炎
卡瓦胡椒	抗焦虑、帮助睡眠	卡瓦内酯（醉椒素、二氢醉椒素）？	特异质，剂量依赖的肝毒性？	急性和慢性肝炎、胆汁淤积、肝衰竭
黑升麻（美类叶升麻）	更年期综合征、关节和肌肉疼痛	未知	线粒体损伤所致的肝细胞凋亡	轻度肝酶升高、急性肝炎、肝衰竭
狭叶番泻	泻药	未知	未知	肝细胞型肝炎
珀希鼠李	泻药	蒽苷类	未明机制胆汁淤积型肝炎	胆汁淤积型肝炎
锯棕榈（前列通）	治疗前列腺病	锯棕榈或石楠	未知	轻度肝炎
积雪草	多种功效	未知	皂苷？	肉芽肿性肝炎、肝硬化
诺丽果	健康补品	未知	蒽醌类？	急性溶细胞性肝炎、肝衰竭
樟脑	发赤药	环萜烯	未知	坏死型肝炎
依莎贝果	缓泻药	未知	未知	巨细胞肝炎
楝子油（印度楝）	健康补品	未知	线粒体损伤	Reye 综合征
丁香油	牙痛	丁香酚	剂量依赖型肝损伤	肝坏死
欧缬草	镇静剂、止痛药	未知	未知	轻度肝炎
绿茶（野茶树）	标准饮品	（-）-表没食子儿茶素或代谢产物（-）-表儿茶素没食子酸酯	氧化应激相关细胞毒性	急性肝炎、胆汁淤积
康宝莱系列营养补品	减肥、平衡营养的膳食补充剂	未知	特异质？细菌污染？	肝细胞型和混合型肝炎、急性重型肝衰竭
松萝酸（地衣次酸）	减肥	盐酸去甲麻黄碱，咖啡因，二碘酪氨酸，盐酸育亨宾	未知；呼吸链解偶联和线粒体损伤？	急性肝衰竭
快纤燃脂丸	减肥、健美塑身	藤黄果、匙羹藤、烟酸铬、咖啡因和绿茶	未知	急性溶细胞性肝炎、肝衰竭

一、含吡咯里西啶生物碱的草本植物

第一批被发现偶可引起严重肝损伤的草药是含吡咯里西啶生物碱(pyrrolizidine alkaloids,PAs)的草药,如蓝蓟啶(echimidine)、野百合碱(monocrotaline)、倒千里光裂碱(retronecine)、千里光菲啉(seneciphylline)和西门肺草(symphytum)等。猪屎豆属(Crotalaria)、天芥菜属(Heliotropium)、千里光属(Senecio)和西门肺草属(属于紫草科,comfrey)提取物均有明确的肝毒性,并存在明显的剂量依赖性。外用紫草科植物西门肺草属成药(Symphytum officinale)酊剂和膏剂可治疗瘀伤和关节损伤,但其口服制剂在欧洲和北美禁用。PAs主要通过被污染的食物,如沙拉、谷物和蜂蜜等引起暴露人群的肝损伤[145]。早在 1920 年,南非记载了千里光引起的千里光病(Senecio disease),临床表现有腹水和肝大,最终发展为肝硬化[146];随后报道,服用含有猪屎豆属(Crotalaria)植物[147]灌木茶的牙买加儿童发生类似疾病。印度[148,149]和阿富汗[150]出现因食用掺杂天芥菜属植物的谷物而引起一系列 PAs中毒案例;另外在美国亚利桑那州有 2 例婴儿患者饮用 长荚千里光(Senecio longilobus)茶导致 PAs 中毒性肝损伤[151,152]。欧洲和其他地方也出现过类似案例[153-155]。

PAs 引起的肝损伤是肝窦阻塞综合征(sinusoidal obstruction syndrome,SOS),也称肝小静脉闭塞病(hepatic venoocclusive disease,VOD),肝窦和肝静脉小叶中心的终端内腔形成非血栓性闭塞,使静脉血流出受阻,引起肝脏充血和肝实质坏死,导致急性肝衰竭(acute liver failure,ALF)或肝纤维化及肝硬化[156]。损伤的机制包括与 PAs 相关的直接毒性,它在微粒体细胞色素 P450(cytochrome P450,CYP)酶诱导下转化为吡咯衍生物,并形成具有基因毒性的蛋白加合物[157]。值得注意的是,因为苯巴比妥是 CYP3A4、CYP2B6 和几个 2C 家族同工酶的强诱导剂,因此它可增加 PyA 的毒性。急性毒性没有种属特异性,以野百合碱引起的 SOS 动物模型为典型[158]。大量实验数据提示,紫草科植物和其他含 PAs 的草药具有潜在致癌性[159]。对这些肝损伤病例主要是对症治疗,去除 PAs刺激后可能自然痊愈,但对于发展为急性或慢性肝衰竭者应考虑肝移植。

二、某些中草药

TCM 使用草药的历史可追溯到公元前 2100 年,随着东方医学在全世界的广泛应用,使用草药的人数逐渐增加。大多数 TCM 由几种不同的草药组成,其中一味或两味药物被认为是药理作用强的主药,其余成分起到增强主药疗效、减轻毒性或辅助恢复身体健康的作用。约有 13 000 种草药制剂用于中医临床,因此很难识别引起肝损伤的成分。其活性或有毒成分随草药采集季节和成分提取方式的不同可能存在差异,有报道草药的安全性与微生物、农药、重金属、黄曲霉毒素等真菌毒素污染和掺杂合成药物等因素有关[160]。

美国报道了大规模使用具有温和镇静作用的"金不换"而引起的 11 例急性和慢性肝炎[161,162]。不同于其他许多 TCM 复方,金不换提取自草本植物千层塔(Lypocodium serratum),其活性成分是(-)-四氢帕马丁[(-)-tetrahydropalmitine],具有阿片样性质。其导致肝损伤的确切机制目前尚不清楚,但(-)-四氢帕马丁在结构上类似于 PAs。但服用金不换的患者肝组织学显示局灶性坏死和门管区纤维化,并无血管病变。所有已发表的病例报告均提示,停药后氨基转移酶水平可恢复正常。

许多用于减肥的美国上市食品补充剂中含有麻黄(Ephedra spp.)。麻黄除了心脏毒性外,已发表的文献还证实了麻黄存在肝毒性风险[163-166]。典型病例表现为用药后不久出现急性肝炎,有时伴有自身抗体升高,提示药物引起自身免疫反应。另外,Bajaj 等提出,麻黄的肝毒性可能与编码遗传性血色素病(hereditary hemochromatosis)蛋白的 HFE 基因复合杂合体的突变有关,可能是通过增强氧化应激而引起肝损伤[164]。

数项调查中草药制剂治疗过敏性皮炎疗效的研究报告了几例急性肝炎和急性肝衰竭案例[167,168],但研究者未能识别肝损伤的原因,但在许多用于治疗湿疹的草药复方制剂中含有芍药属(Paeonia)和(或)白鲜皮(Dictamnus dasycarpus),值得注意的是在 6 例与白鲜皮相关的肝损伤病例中,有 2 例患者死亡[169]。

首乌片是制自何首乌(Polygonum multiflorum)的根和藤,用于治疗头晕、脱发、便秘,有趣的是首乌在传统中药中作为补肝之品。1996 年首次发现首乌片引起一例 31 岁孕妇急性肝炎,停药后症状逐渐消失[170]。此后又有其他报告首乌片可能造成肝损伤[171-175]。其毒性可能源自何首乌的蒽醌类成分。蒽醌类化合物由结肠细菌代谢为高活性的蒽酮,在吸收和运输至肝脏后,可能导致肝损伤[176]。

另一名为 Onshidou-Genbi-Kounou 的上市减肥草药,由几种天然化合物(甘茶蔓、芦荟苷、多酚、茶叶和总皂苷)组成,一名女性应用该药数月后,怀疑该药引起严重的急性肝炎并导致肝衰竭[177]。血清肝酶水平大幅升高到 9 000 U/L 并伴有凝血障碍。患者停药后逐渐恢复正常。Onshidou - Genbi - Kounou 还含有与心脏瓣膜损伤相关的盐酸芬氟拉明,也可能还含有其他未知的肝毒性物质。

黑面神(Breynia officinalis)以中国专利药品名称"Chi R Yun"上市,并结合其他 TCM 用于治疗结膜炎、擦伤、生长迟缓、心力衰竭和性病。台湾草药肝损伤毒物控制中心曾收到最初 2 例报告,包括一例 43 岁女性曾企图自杀出现急性溶细胞性肝炎,另一例 51 岁女性应用该产品治疗接触性皮炎[178]。随后报道一组 19 例中毒案例,患者将黑面神误当成形态相似的植物一叶萩(Securinega suffruticosa)而煎服。服用这种汤剂 6 个月内,误服人群出现腹泻、恶心、呕吐及无黄疸性肝细胞损伤[179]。其肝损伤的确切机制尚未明确,但密切的短期用药时间相关性和去激发阳性反应支持黑面神很可能是引起该组病例肝损伤的原因。

三、 石蚕属植物 (立浪草类植物)

含石蚕属(germander;Teucrium chamaedrys)植物的胶囊和茶叶袋在法国被批准为减肥产品,但其活性成分和确切作用机制仍然未知。广泛使用后,1992 年法国药物警戒当局收到了几例与石蚕香科相关的急性、慢性甚至急性重型肝炎病例报告[180]。通常在用药 2 个月后发生肝损伤,表现为急性肝酶变化、组织学出现急性溶细胞性肝炎。一些慢性肝病患者的肝组织学出现慢性肝炎、肝纤维化甚至肝硬化。石蚕属与肝损伤的因果关系是在一次意外再暴露导致肝损伤立即复发而被证实的。然而,除了已发生肝硬化的患者,所有其他患者在停药后均恢复正常。经系统分析石蚕属制剂,其成分包括类黄酮类、苷、皂苷和几种含呋喃的新克罗烷二萜[166]。关于后者,已有动物实验证明这些二萜类物质可形成有毒的高活性环氧化合物,这些有毒物质是肝细胞凋亡的强诱导剂[181-184]。减肥或经常饮酒可诱导 CYP3A 和谷胱甘肽(glutathione,GSH)耗竭,从而增强环氧化合物形成。

随后,有报道在服用石蚕属进行抗炎、抗菌和治疗瘢痕时引起急性肝衰竭[185,186]。还有 1 例使用含石蚕属的中药制剂治疗背痛而出现急性肝炎、黄疸,停药后症状消失[187]。

四、 石碳酸灌木 (三齿叶灌木)

石碳酸灌木(chaparral;Larrea tridentata)通常指的是木馏油灌木(creosote bush)或黑肉叶刺茎藜(greasewood),生长在沙漠中,是印第安人常用的治疗普通感冒、骨骼和肌肉疼痛及蛇咬的传统草药。含石碳酸灌木的商业产品用于减肥以及所谓的抗炎、抗氧化和血液净化。此外,石碳酸灌木已成为 HIV 感染患者自我药疗的一部分[188]。20 世纪 90 年代,FDA 记录了一系列石碳酸灌木肝毒性病例,肝毒性的表现包括轻微的血清肝酶浓度升高和重型肝炎,其中 2 例因肝衰竭而接受肝移植[189]。尽管病例中胆汁淤积型肝炎占大多数,但也有肝硬化病例。所有制剂均含有石碳酸灌木,并排除了生化和微生物污染的可能。因果关系假设基于服用石碳酸灌木和肝损伤的时间相关性,肝损伤表现一致,观察药品再暴露或增加剂量导致肝损伤症状复发或加重。石碳酸灌木的毒性被认为是由去甲二氢愈创木酸(nordihydroguaiaretic acid)抑制前列腺素 G/H 合成酶(环氧化酶)和 CYP 所致[190]。

五、 欧苍术和 Callilepis laureola

欧苍术(Atractylis gummifera)是北非和地中海地区的一种传统天然药物,具有解热、利尿和催吐作用,有时儿童将植物的分泌物用作口香糖[191,192]。已知其服用几小时后即可引起中毒性肝炎急性发作,伴有腹痛、头痛和恶心。还可引起一系列自主神经系统症状、肝肾衰竭和明显的低血糖[193]。急性肝衰竭可能致命。在春季服用欧苍术尤其危险,因其毒素高度集中于根部,同时这种植物也易与野生洋蓟(artichoke)相混淆。

Callilepis laureola 是南非祖鲁人应用的传统草药 Impila 的主要成分,可用于多种治疗目的,包括胃病、阳痿、不孕和消除邪恶灵魂。然而矛盾的是,Impila 祖鲁语意思是"健康";但许多报道提供的坚实证据提示,它可能引起致命的肾脏和肝脏毒性[194]。例如,回顾性分析显示大系列的儿童患者死于 Callilepis laureola 中毒,其临床表现类似瑞氏综合征,出现急性肝肾衰竭、低血糖和多器官出血等[195]。其毒性起病急骤且死亡率很高。尸检显示肝小叶中心带状坏死,肾小管坏死,肺、皮肤及肠道出血。尽管其毒性广为人知,但对其发病机制仅部分了解。大鼠实验研究表明,苍术苷(atractyloside)和羧基-苍术苷(carboxy-atractyloside)是氧化磷酸化和其他线粒体功能的强抑制剂,导致细胞凋亡[196]。Popat 等研究表明,Impila 提取物可以导致 HepG2 细胞活力和线粒体 GSH 含量呈浓度和时间依赖性下降,该过程可被 N - 乙酰半胱氨酸(N - acetylcysteine,NAC)和 S - 腺苷 - L - 蛋氨酸(S - adenosyl - L - methionine)所阻止,而这两种物质均为

GSH 的前体[197]。

六、薄荷类植物

薄荷类植物（pennyroyal）草药又指薄荷油（*squawmint oil*），是一种含有欧亚薄荷（*Mentha pulegium*）或穗花薄荷（*Hedeoma pulegioides*）叶类的草药，很早就被确认可导致严重的急性肝损伤[198]。其传统应用是作为天然堕胎药和跳蚤抑制剂。已报道多例与薄荷油相关的暴发性肝坏死死亡病例报告[199,200]。薄荷油的主要成分是长叶薄荷酮（pulegone）和薄荷类植物尤其是薄荷油中特有的各种单萜类物质。肝毒性可能是由于薄荷酮耗竭 GSH，随后增强氧化应激；薄荷酮的初级代谢产物薄荷呋喃通过 CYP 转化为肝毒素[200-203]。

七、白屈菜

含有白屈菜（greater celandine；*Chelidonium majus*）的药物在欧洲被用于改善胆汁流和肠易激综合征。白屈菜至少包含 20 个不同的生物碱、小檗碱和白屈菜碱，并将白屈菜碱作为提取物的检验标准[204]。然而，白屈菜的这些适应证尚未通过对照试验加以验证。含有白屈菜生物碱的药物制剂在欧洲国家可广泛获取，来自这些国家的多项报告已描述了此类草药的潜在肝毒性[204-207]。最大病例系列的 10 位患者来自德国的一个医疗中心，表现为胆汁淤积型肝炎和低滴度自身抗体，提示在服用不同的白屈菜制剂不同时间后，发生了药物诱导的自身免疫[208]。但其导致肝损伤的确切机制尚不明确，且迄今仍未能在实验动物中成功复制其肝毒性。

八、卡瓦胡椒

上市的含卡瓦（kava）制剂在工业化国家主要用于治疗焦虑症和抑郁症；而卡瓦胡椒的根茎（*Piper methysticum rhizoma*）在夏威夷、波利尼西亚和斐济群岛一直作为治疗精神疾患的传统药物。具有镇静作用的活性物质包括醉椒素、二氢醉椒素、麻醉椒苦素和二氢麻醉椒苦素等卡瓦内酯类，作为氨基丁酸受体激动剂，通过抑制激活神经元的网状结构和边缘系统起作用[209,210]。针对卡瓦胡椒治疗焦虑随机对照试验，最近一项系统回顾和荟萃分析表明，根据汉密尔顿焦虑量表进行评估，该药具有显著的抗焦虑作用及良好的耐受性[211]。全球因服用卡瓦胡椒引起的肝损伤已经超过 100 多例，这一数字已达到能导致化学药品被禁用的病

例数量[212]。因此，美国、欧洲和澳大利亚已吊销了分销卡瓦胡椒产品的许可证[213]。德国一项研究详细调查了 29 例与卡瓦胡椒相关的肝脏不良反应病例，使用临床因果相关性评分进行分析，结果提示卡瓦胡椒的乙醇提取物和丙酮提取物均可引起肝损伤[214]。绝大多数是女性患者，表现为溶细胞性或胆汁淤积型肝炎，9 例患者出现急性肝衰竭并有 8 例行肝移植，3 例死亡（其中 2 例为肝移植不成功者），其他患者在停用卡瓦胡椒后痊愈。因为未发现剂量反应模式，因此肝损伤的机制尚不清楚。然而，一些患者多次服用了超过 120 mg 推荐剂量的药物。鉴于其他多数患者在出现肝毒性反应前的服药累积剂量和潜伏期均存在很大差别，故考虑属于药物特异质性反应。沿此思路，提示 CYP2D6 的低代谢现象是卡瓦胡椒引起肝损伤的危险因素[215]。肝毒性的另一个可能基础与卡瓦胡椒提取的方式有关，因为新近体外和动物实验证实卡瓦胡椒的水性提取物比有机溶剂提取物的细胞毒性低[216,217]。值得注意的是，现代上市产品多经乙醇或丙酮提取，这可能从植物中同时提取了生物碱等有毒物质。

九、黑升麻

黑升麻（black cohosh；*Cimicifuga racemosa*）在北美被广泛应用于治疗更年期、关节痛和肌肉痛，但在澳大利亚和北美皆有黑升麻引起肝损伤的许多病例报告[218-220]。临床表现可从轻微的血清氨基转移酶升高到急性肝衰竭。有数例必须接受紧急肝移植。有些患者表现为自身抗体升高或皮疹等类似于自身免疫性肝炎的症状。基于这些报告，美国药典委员会膳食补充剂信息专家委员会对黑升麻相关人类临床病例报告、不良事件报告、动物药理学和毒理学数据、使用历史、监管状态和使用情况等信息进行了综合分析[221]。经过对所有 30 例肝损伤个案报道赋予分值，因果关系评估结果均为"可能（possible）"，但没有一例被评为"很可能（probable）"或"肯定（certain）"。基于此结果，膳食补充剂信息专家委员会确定，黑升麻产品必须标明警示，声明该药可能有肝毒性的不良反应。尽管对包含＞1 000 例患者的 5 个随机对照临床试验进行的荟萃分析未发现肝毒性的证据[222]，而且用肝脏特异性评分系统再分析各例个案报告的信息亦质疑黑升麻真正具有肝毒性[223]，但根据这些数据并不能排除黑升麻所致的肝毒性是一种低概率事件。黑升麻的肝毒性机制尚未完全阐明，但实验数据表明线粒体损伤及其引起的细胞凋亡可能是肝毒性的分子机制之一[224]。

十、其他植物

各种其他植物与中毒性肝损伤也有相关性,如狭叶番泻(senna;*Cassia angustifolia*)用作泻药,女性服用大约10倍的推荐剂量被确认可引起相对良性的肝炎[225],因果关系被再激发试验所证实。

Nadir等描述一例患者短期使用波希鼠李(*Cascara sagrad*)上市产品引起胆汁淤积型肝炎与门静脉高压、凝血酶原时间延长和腹水[226]。波希鼠李含有蒽醌苷,并被认为是一种有效的泻药;可排除其他常见的病因,但患者同时服用了推荐剂量的阿米替林、巴氯芬和西咪替丁等也可能引起肝损伤的药物。进一步实验室检测显示,抗核抗体(elevated antinuclear antibody,ANA)、抗平滑肌抗体(anti-smooth muscle antibody,AMA)滴度分别升高到1:640和1:40,肝活检显示嗜酸性细胞浸润,提示为药物引起的自身免疫反应。

有一种称为*Prostata*的草药复方,一例男性患者在应用其治疗良性前列腺增生时怀疑引起胆汁淤积型肝炎[227]。推测其活性成分可能是具有雌激素样作用和抗雄激素样效果的锯叶棕(*Serenoa serrulata*),这两种激素在某些特定的情况下均可导致肝损伤。

在阿育吠陀药物(Ayurvedic medicine)中,积雪草(*Centella asiatica*)被用于精神物理再生剂(psychophysical regenerator)和血液净化剂,并用于治疗痴呆、糖尿病微血管病、皮肤缺损和肥胖[228]。新近有3例女性患者为减肥而服用这种草药1~6个月,结果发生严重肝损伤,包括肉芽肿性肝炎和肝硬化[229];其中2例因无意间再暴露而导致肝损伤迅速复发。这种草药提取物含有五环三萜类皂苷,包括积雪草皂苷、羟基积雪草苷和其他皂苷,其肝损伤机制尚不明确。这3名患者在使用熊去氧胆酸10 mg/(kg·d)治疗后,肝脏生化指标恢复异常。另一名为Liv.52的阿育吠陀草药制剂,在北美和欧洲可通过互联网和健康食品商店随意购买,用于强肝和影响慢性肝病的自然进程。Liv.52含有欧蓍草(*Achillea millefolium*;yarrow)、刺山柑(*Capparis spinosa*;capers)、野菊苣(*Cichorium intybus*;wild chicory)、黑龙葵(*Solanum nigrum*;black nightshade)、三木果(*Terminalia arjuna*;arjuna)和其他成分。实验数据表明Liv.52可能通过减少乙醛的生成而对酒精性肝硬化有治疗作用[230]。但欧洲对188例酒精性肝硬化患者开展的随机对照临床试验提示,对于Child-Pugh分级为A和B的肝硬化患者,该药对生存和肝损伤的替代指标并无改善效果,而且因为引起Child-Pugh分级为C的患者肝脏相关病死率增加,其研究提前终止[231]。

新近一项包括7例患者的系列病例报告提示,诺丽果汁(noni juice;*Morinda citrifolia*)可能具有肝毒性,其中1例出现需肝移植的肝衰竭[232,233]。排除了其他可能引起急性肝炎的病因,在停用诺丽果汁后肝脏检查指标迅速恢复正常。从诺丽果汁中提取的活性成分包括黄酮类、苷类、多不饱和脂肪酸、维生素和蒽醌类,后者可以通过肠道细菌转化为大黄酸引起线粒体损伤[234]。然而,体内和离体的动物实验研究并未复制出诺丽果汁的肝毒性[235]。

与肝损伤有关的膳食补充剂

一、绿茶

绿茶(山茶属,*Camellia sinensis*)的食用历史悠久,是当前世界最流行的饮料之一。自1999年报道首例使用绿茶提取物导致肝损伤的病例后[236],全球监管机构收到了很多个案病例报告。作为回应,美国药典系统回顾了来自北美、英国和澳大利亚所有与使用各种绿茶制剂导致肝损伤的有关报告和文献病例[237],回顾性地评估了34例报告,在绿茶与肝损伤的因果关系评价结果中,7例为"很可能"(probable),另外7例为"可能"(possible)。此后,其他一些病例也公布于众。截至目前,已报告与饮用绿茶提取物、粉末状叶制剂、浸剂、含水酒精提取物和水提取物等绿茶制剂相关肝毒性个案报告58例[238];特别值得关注的是,其中包括1例死亡病例报告。肝组织学检查显示,患者存在肝脏坏死性炎性变化和胆汁淤积。然而,在某些病例将肝损伤归因于绿茶应予谨慎,因为在许多情况下这些患者同时应用了狭叶姜黄、麻黄和燃脂丸等其他可能导致肝中毒的物质。绿茶产生毒性的基础目前尚不明确,可能由于(-)-表没食子儿茶素没食子酸酯[(-)-epigallocatechin gallate]或其代谢物(-)-表儿茶素没食子酸酯[(-)-epicatechin gallate]在一定条件下(如空腹时),通过增加氧化应激而诱导肝损伤[239]。然而,体外和体内实验研究还发现绿茶具有保肝作用[240-242]。新近一项关于绿茶疗效临床研究的系统综述试图阐述其对人类的疗效,结果发现绿茶具有如下所有效果,包括降低病死率,减少脂肪变性,以及降低原发性肝癌的发病率[243]。目前的证据提示摄入绿茶制剂和肝毒性之间有相关性,但使用绿茶的风险是否大于获益尚需进一步评估。因此,基于系统回顾,美国药典记载了关于绿茶的警示声明,指出了这种不确定性[237]。

二、康宝莱

6 篇已发表的文献共报道了 34 例食用"康宝莱"(Herbalife)营养和草药补充剂出现严重肝损伤的患者,服药目的是控制体重和改善营养,这些病例分别来自阿根廷、冰岛、以色列、西班牙和瑞士[244-249]。肝损伤模式主要表现为肝细胞型损伤,但也可见混合型和胆汁淤积型损伤,其严重程度从轻微到严重肝损伤,甚至可出现肝硬化和需肝移植的 ALF。使用公认的肝病评估评分系统对大多数病例进行评估,其中 5 例因再激发试验阳性而被判定为药物与肝损伤的因果关系为"肯定",其余大部分被判定为"很可能"。肝损伤的原因仍为推测性,因为这些患者同时服用了多达 17 种不同的康宝莱产品。关于发病机制,除了自身抗体滴度升高、肝活检中浆细胞浸润提示可能存在自身免疫机制诱导的肝损伤外,个别批次产品被细菌污染可能也是肝损伤的原因,因为曾有报道 2 例患者使用的几种康宝莱产品存在枯草芽孢杆菌和蜡样芽孢杆菌污染[248]。康宝莱在全球拥有众多生产基地,提示这些污染有某些细菌,或掺杂有在生产过程中故意加入或未精炼的粗制产品(亦即草药提取物)中偶然混有的化学物质如软化剂、防腐剂、增香剂、杀虫剂或重金属的劣质产品,可能是局部地区一系列肝毒性病例的原因。

三、松萝酸

从地衣和真菌中提取的松萝酸(usnic acid)一直是作为辅助减肥的膳食补充剂在美国销售。据推测这一适应证的效应机制在于松萝酸可作为呼吸链的解偶联剂,原则上可以增加减肥效果,但也可导致线粒体损伤,继而引起肝细胞坏死[250]。Lipokinetix 是一种含有松萝酸成分的产品,以膳食补充剂胶囊的形式在市场销售,已报道多例患者在摄入 Lipokinetix 后发生 ALF 并需要肝移植[165,251-254]。据此,美国 FDA 在 2001 年发布了关于 Lipokinetix 的警告[255]。肝损伤通常急性发病,潜伏期最长达 3 个月,损伤模式为肝细胞损伤型,伴有 ALT 和 AST 显著升高。通过分析不同批次Lipokinetix,发现该产品除松萝酸外,还含有咖啡因、二碘甲状腺胺酸、盐酸苯丙醇胺和盐酸育亨宾,以上成分以前均未发现与肝损伤有关,且排除了不慎污染的因素。Lipokinetix 的这种严重不良事件最终导致其退市。

四、快纤燃脂丸

多种快纤燃脂丸(hydroxycut)含有咖啡因、烟酸铬、藤黄果(藤黄橡皮糖)、匙羹藤和绿茶等成分。由于收到很多肝损伤病例报告,包括发生 ALF 和因此需要肝移植的病例,在 FDA 于 2009 年 5 月对该产品发布警示后,生产企业从市场上撤回了这些产品[140,145,256]。普通的零售商将燃脂制剂作为减肥剂和健美肌肉的用品出售,可通过网络资源和电视直销进行售卖。临床表现为在服用数周后,多数患者急性发病,出现血清氨基转移酶明显升高。而其他病例病情则较为隐匿,通常为隐匿型胆汁淤积过程。

天然毒素

虽然不是有意摄入或故意在 HDS 中添加毒性物质,在配制、加工或储存过程中,营养补充剂或食物也可能受到源于某些植物或天然有毒物质的污染,若意外摄入有时可导致肝损伤。

一、黄曲霉毒素

一些人群,尤其是在气候环境潮湿的发展中国家,例如撒哈拉以南的非洲和东亚的人们,由于食用被黄曲霉和寄生曲霉污染的玉米、花生、大米和其他农作物,可能高度暴露于黄曲霉毒素(aflatoxins)。急性黄曲霉毒素中毒表现为腹痛、腹泻和呕吐,故黄曲霉毒素中毒的表现与急性胃肠炎难以鉴别。已有报道每日摄入 2～50 mg 黄曲霉毒素可引起以黄疸、腹水、门静脉高压及高病死率脑病为特点的急性中毒性肝炎[257-259]。在这种情况下,肝脏活检可出现脂肪浸润和肝坏死,还可伴有胆管损伤。除导致急性肝中毒外,强力致癌物黄曲霉毒素不仅与原发性 HCC 的发生有关,也与肾脏和大肠癌的发生相关。因观察到 HCC 的高发地区与黄曲霉毒素暴露常为同一区域,20 世纪 60 年代人们开始研究暴露于黄曲霉毒素与发生肝癌的风险是否存在相关性。不仅流行病学数据证明了此相关性[260],早期一项关于黄曲霉污染的花生提取物的实验研究也表明,黄曲霉毒素能够诱导鸭发生急性肝病、啮齿类动物发生肝癌[261,262]。实际上,黄曲霉毒素不仅可引起人类肝癌,也导致包括狗、灵长类动物、啮齿动物甚至鱼等其他许多动物患病[263]。根据化学结构来分,有四种不同的天然黄曲霉毒素:AFB1、AFB2、AFG1 和 AFG2。AFB1和 AFG1 在末端呋喃环 8,9 位上具有不饱和键,该位置的环氧化作用是导致肝癌的关键[264]。

文献记载了黄曲霉毒素的代谢及黄曲霉毒素诱发肝癌的机制[265]。AFB1 需要被代谢激活为其最终致癌形式,主要通过有 CYP1A2 和 CYP3A4 同工酶的 CYP 单氧酶系统将 AFB1 转化为反应性环氧化物(黄曲霉-8,9-环氧)。环氧化物与 DNA 相互作用,产生一种促诱变黄曲霉毒素-N7-鸟嘌呤加合物,从而促使 p53 肿瘤抑制基因第 249 位密码子发生突变,这被认为是人类肝癌发生的根本原因[266]。虽然 HCC 的流行病学趋势正发生变化,亦即由于乙肝疫苗的问世而使得 HCC 在世界上乙型肝炎地方流行区的发病率开始下降,而随着肥胖和糖尿病的流行而增加,但在全球范围内 HCC 的首要风险仍是 HBV 和 HCV 感染以及暴露于黄曲霉毒素[267]。实际上,暴露于黄曲霉毒素仍被视为西方国家与东南亚和非洲之间 HCC 终身风险差异的主要原因[267]。

二、阿奇果

阿奇果(西非荔枝果,ackee fruit;阿开木属,*Blighia sapida*)中毒在非洲、拉丁美洲和西印度群岛等不同的发展中国家偶有报道[268-270]。

阿奇果来源于西非的大绿叶树,生食或者用水或牛奶煮沸后食用,并可加入肉类或鱼类的菜肴中,例如阿奇果咸鱼。阿奇果是贫困地区或农业地区主要食物之一,吃起来类似于榛子或鳄梨的味道,其毒性与次甘氨酸(hypoglycin)A 和次甘氨酸 B 相关,前者的毒性更大。阿奇果的成熟果肉中只含有少量的次甘氨酸,但未熟水果中的浓度是成熟果的 10～100 倍,这取决于季节和暴露于日照的程度,日照可以明显减少次甘氨酸的浓度。由于以往几项大系列的群体中毒事件都发生在牙买加,因此阿奇果中毒相关的疾病也称为牙买加呕吐病(Jamaica vomiting sickness);其临床表现类似于瑞氏综合征,包括胃肠道症状,明显的低血糖,以及中枢神经系统异常,通常摄入后 6～48 h 内发病[271]。其致死率高,婴儿和儿童尤为突出。据认为与毒性有关的物质是亚甲基环丙基乙酸(methylenecyclopropylacetic acid),这是次甘氨酸的一种有毒代谢产物,能阻断长链脂肪酸 β-氧化过程所必需的几种辅助因子(如辅酶 A 和肉毒碱),从而抑制长链脂肪酸转运至线粒体。由于脂肪酸代谢减少,导致葡萄糖利用增加;同时又能阻断肝脏糖异生所需的底物,从而在 NADH 和肝糖原储备耗竭后,引起低血糖[271]。阿奇果中毒死亡病例尸检发现,肝脏和肾脏出现大量脂肪变性,肝糖原耗竭,弥漫性出血和全身内脏器官充血。诊断依据乃是基于患者食

用该果的病史和临床表现,因为目前并无特异的生物标志物。针对这种中毒,除了对症处理如补充葡萄糖及补液等,并无明确的治疗方法。鉴于这种风险,美国和其他西方国家禁用阿奇果。

三、蜡样芽孢杆菌

蜡样芽孢杆菌食物中毒导致暴发性肝功能衰竭已有数篇病例报告[272-274]。蜡状芽孢杆菌是普遍存在的、可形成内生孢子的需氧革兰阳性菌,在远东地区能引起一种众所周知的毒素介导的食物中毒,其特点是在食用熟米饭后发病。虽然急性肝衰竭病例极为罕见,但这些被报道的病例得以详细描述其特点,通常为急性肝衰竭起病,并发乳酸性酸中毒、横纹肌溶解和脑水肿,即使尽最大努力救治但仍有数例死亡[274,275]。这种细菌的某些菌株分泌环肽毒素和神经酰胺,能导致人类及动物呕吐,而且可作为线粒体毒素干扰脂肪酸代谢,导致线粒体能源供应崩溃[274,275]。因此,蜡状芽孢杆菌有关肝衰竭的病理生理学表现与阿奇果、黄曲霉毒素、瑞氏综合征和妊娠脂肪肝类似[276]。其诊断依据为急性肝衰竭、低血糖、乳酸性酸中毒、高氨血症和中枢神经系统症状等临床表现。如发现此类病例,应该及时转诊到肝脏移植中心,因肝移植可能是某些患者唯一可选的治疗方案。

四、微囊藻毒素

在巴西卡鲁阿鲁透析中心,被蓝藻肝毒性七肽即微囊藻毒素(microcystins)污染的水被认为是该中心 ALF 暴发的可能原因[277]。诊所 131 例患者中,有 116 例(89%)在常规血液透析治疗后出现视力障碍、恶心和呕吐。随后有 100 例患者发生了 ALF,其中 76 例死亡。于是该综合征被称为"卡鲁阿鲁综合征"(Caruaru syndrome)。通过检查透析诊所水源中的浮游生物和水处理系统,并对患者的血清和肝组织深入研究,发现了两组蓝藻毒素:肝毒性环肽微囊藻毒素及肝毒性生物碱柱孢藻毒素(cylindrospermopsin)。这篇报道的作者和随后的分析结论认为,引起肝损伤的毒素有可能是微囊藻素,特别是微囊藻素-YR、-LR 和-AR[278]。微囊藻素所属的蓝藻毒素类还可导致动物中毒、人类肠胃炎、皮肤接触性刺激和人类原发性肝癌[279,280]。微囊藻素的基因毒性机制是作为蛋白磷酸酶 1 和蛋白磷酸酶 2A 的抑制剂,引起蛋白磷酸化增加,引起细胞毒性和诱发肿瘤[281]。

结　论

HDS 应用广泛,与其他常规疗法相媲美甚至常占优势。普遍认为 HDS 应用历史悠久,且纯天然、有效而且安全,但以上认识并非准确,多数草药产品的有效性未经科学证实,而且并非比常规疗法更安全,有时还缺乏安全性。若通过加强生产、销售等环节的监管,确保 HDS 中不含有潜在或危险的成分,则有望提高其安全性。当怀疑 DILI 引起肝功能障碍时,询问患者是否使用过该类药物是因果关系评估过程的重要步骤。

声明

文中观点仅代表作者本人,并不代表美国 FDA。

(张力　吴淑馨　范晔　译　于乐成　校)

参考文献

[1] Winslow LC, Kroll DJ. Herbs as medicine. Arch Intern Med 1998; 158: 2192 - 2199.

[2] Ernst E, Hung SK. Great expectations: what do patients using complementary and alternative medicine hope for? Patient 2011; 4: 89 - 101.

[3] Eisenberg DM, Kessler RC, Foster C, et al. Unconventional medicine in the United States: prevalence, costs, and patterns of use. NEJM 1993; 328: 246 - 252.

[4] Kessler RC, Davis RB, Foster DF, et al. Long-term trends in the use of complementary and alternative medical therapies in the United States. Ann Intern Med 2001; 135: 262 - 268.

[5] Eisenberg DM, Davis RB, Ettner SL, et al. Trends in alternative medicine use in the United States, 1990 - 1997: results of a follow-up national study. JAMA 1998; 280: 1569 - 1575.

[6] Block G, Cox D, Madans J, et al. Vitamin supplement use, by demographic characteristics. Am J Epidemiol 1988; 127: 297 - 309.

[7] Koplan JP, Annest JL, Layde PM, et al. Nutrient intake and supplementation in the United States (NHANES II). Am J Public Health 1986; 76: 287 - 289.

[8] Ervin RB, Wright JD, Kennedy-Stephenson J. Use of dietary supplements in the United States, 1988 - 1994. Vital Health Stat 11 1999; (244): 1 - 14.

[9] Radimer K, Bindewald B, Hughes J, et al. Dietary supplement use by US adults: data from the National Health and Nutrition Examination Survey, 1999 - 2000. Am J Epidemiol 2004; 160: 339 - 349.

[10] Ni H, Simile C, Hardy AM. Utilization of complementary and alternative medicine by United States adults: results from the 1999 National Health Interview Survey. Med Care 2002; 40: 353 - 358.

[11] Kennedy J. Herb and supplement use in the US adult population. Clin Ther 2005; 27: 1847 - 1858.

[12] Timbo BB, Ross MP, McCarthy PV, et al. Dietary supplements in a national survey: prevalence of use and reports of adverse events. J Am Diet Assoc 2006; 106: 1966 - 1974.

[13] Molassiotis A, Fernandez-Ortega P, Pud D, et al. Use of complementary and alternative medicine in cancer patients: a European survey. Ann Oncology 2005; 16: 655 - 663.

[14] Colebunders R, Dreezen C, Florence E, et al. The use of complementary and alternative medicine by persons with HIV infection in Europe. Int J STD AIDS 2003; 14: 672 - 674.

[15] Bucker B, Groenewold M, Schoefer Y, et al. The use of complementary alternative medicine (CAM) in 1001 German adults: results of a population-based telephone survey. Gesundheitswesen 2008; 70: e29 - e36.

[16] Menniti-Ippolito F, Gargiulo L, Bologna E, et al. Use of unconventional medicine in Italy: a nation-wide survey. Eur J Clin Pharmacol 2008; 58: 61 - 64.

[17] Landstrom E, Kolvist Hursti U-K, Becker W, et al. Use of functional foods among Swedish consumers is related to health-consciousness and perceived effect. Brit J Nutr 2007; 98u: 1058 - 1069.

[18] Garcia-Cortez M, Borraz Y, Lucena MI, et al. Liver injury induced by "natural remedies": an analysis of cases submitted to the Spanish liver toxicity registry. Rev Esp Enferm Di 2000; 100: 688 - 695.

[19] Afifi FU, Wazaify M, Jabr M, et al. The use of herbal preparations as complementary and alternative medicine (CAM) in a sample of patients with cancer in Jordan. Complement Ther Clin Pract 2010; 16: 208 - 212.

[20] AlBarai FA, Rutter PM, Brown D. A cross-sectional survey of herbal remedy taking by United Arab Emirate (UEA) citizens in Abu Dhabi. Pharmacoepidemiol Drg Saf 2008; 17: 725 - 732.

[21] Malak AT, Karayurt O, Demir E, et al. Complementary and alternative medicine in cancer patients — analysis of influencing factor in Turkey. Asian Pac J Cancer Prev 2009; 10: 1083 - 1087.

[22] Ben-Arye E, Karkabi S, Shapira C, et al. Complementary medicine in the primary care setting: results of a survey of gender and cultural patterns in Israel. Gend Med 2009; 6: 384 - 397.

[23] Watanabe K, Matsuura K, Gao P, et al. Traditional Japanese kampo medicine: clinical research between modernity and traditional medicine — the state of research and methodologic suggestions for the future. Evid Based Complement Altern Med 2011; 2011: 513842.

[24] Chen FP, Kung YY, Chen YC, et al. Frequency and pattern of Chinese herbal medicine prescriptions for chronic hepatitis in Taiwan. J Ethnopharmacol 2008; 117: 84 - 91.

[25] Siti ZM, Tahir A, Ida Farah A, et al. Use of traditional and complementary medicine in Malaysia: a baseline study. Complement Therap Med 2009; (17): 292 - 299.

[26] Saokaew S, Uwankesawong W, Permsuwan U. Safety of herbal products in Thailand: an analysis of reports in the Thai Health Product Vigilance Center database from 2000 to 2008. Drug Saf 2011; 34: 339 - 350.

[27] Lamorde M, Tabuti JRS, Obua C, et al. Medicinal plants used by traditional medicine practitioners for the treatment of HIV/AIDS and related conditions in Uganda. J Ethnopharmacol 2010; 130: 43 - 53.

[28] Rybicki EP, Chikwamba R, Koch M, et al. Plant-made therapeutics: an emerging platform in South Africa. Biotechnol Adv 2012; 30(2): 449 - 459.

[29] Kuete V, Efferth T. Pharmacogenomics of Cameroonian traditional herbal medicine for cancer therapy. J Ethnopharmacol 2011; 137: 752 - 766.

[30] Wambugu SN, Mathiu PM, Gakuya DW, et al. Medicinal plants used in the management of chronic joint pains in Machakos and Makueni counties, Kenya. J Ethnopharmacol 2011; 137: 945 - 955.

[31] Shorofi SA, Arbon P. Complementary and alternative medicine (CAM) among hospitalized patients: an Australian study. Complement Ther Clin Pract 2010; 116: 86 - 91.

[32] WHO. Traditional medicine. Fact sheet no. 134, December 2008.

[33] Metcalfe A, Williams J, McChesney J, et al. Use of complementary and alternative medicine by those with a chronic disease and the general population — results of a national population based survey. BMC Complement Altern Med 2010; 10: 58.

[34] Sparber A, Wootton JC, Bauer L, et al. Use of complementary

medicine by adult patients participating in HIV/AIDS clinical trial. J Altern Complement Med 2000; 6: 415 - 422.

[35] Marcus DM. Therapy: herbals and supplements for rheumatic diseases. Nat Rev Rheumatol 2009; 8(5): 299 - 300.

[36] Naing A, Stephen SK, Frenkel M, et al. Prevalence of complementary use in a phase 1 clinical trials program: the MD Anderson Cancer Center experience. Cancer 2011; 117(22): 5142 - 5150.

[37] Konvicka JJ, Meyer TA, McDavid AJ, et al. Complementary/ alternative medicine use among chronic pain clinic patients. J Perianesth Nurs 2008; 23: 17 - 23.

[38] Bin YS, Kiat H. Prevalence of dietary supplement use in patients with proven or suspected cardiovascular disease. Evid Based Complement Alternat Med 2011. doi: 10.1155/2011/632829.

[39] Garrow D, Egede LE. National patterns and correlates of complementary and alternative medicine use in adults with diabetes. J Altern Med 2006; 12: 895 - 902.

[40] Seeff LB, Lindsay KL, Bacon BR, et al. Complementary and alternative medicine in chronic liver disease. Hepatology 2001; 34: 595 - 603.

[41] Strader DB, Bacon BR, Lindsay KL, et al. Use of complementary and alternative medicine in patients with liver disease. Am G Gastroenterol 2002; 97: 2391 - 2397.

[42] Seeff LB, Curto TM, Szabo G, et al. Herbal product use by persons enrolled in the Hepatitis C Antiviral Long-Term Treatment Against Cirrhosis (HALT-C) trial. Hepatology 2008; 47: 605 - 612.

[43] Stickel F, Schuppan D. Herbal medicine in the treatment of liver diseases. Dig Liver Dis 2007; 39: 293 - 304.

[44] Modi AA, Wright EC, Seeff LB. Complementary and alternative medicine (CAM) for the treatment of chronic hepatitis B and C: a review. Antivir Ther 2007; 12: 285 - 295.

[45] Richmond JA, Bailey DE, Patel K, et al. The use of complementary and alternative medicine by patients with chronic hepatitis C. Complement Ther Clin Pract 2010; 16: 124 - 131.

[46] Ferrucci LM, Bell BP, Dhotre KB, et al. Complementary and alternative medicine use in chronic liver disease patients. J Clin Gastroenterol 2010; 44: e41 - e45.

[47] Nahin RL, Barnes PM, Stussman BJ, et al. [National health statistics reports; no 18] Costs of complementary and alternative medicine (CAM) and frequency of visits to CAM practitioners: United States, 2007. Hyattsville, MD: National Center for Health Statistics; 2009.

[48] Cavaliere C, Rea P, Lynch ME, Blumenthal M. Herbal supplement sales rise in all channels in 2009. HerbalGram 2010; 86: 62 - 65.

[49] Saper RB, Phillips RS, Sehgal A, et al. Lead, mercury, and arsenic in US-and Indian-manufactured Ayurvedic medicines sold over the Internet. JAMA 2008; 300: 915 - 923.

[50] Kneifel W, Czech E, Kopp B. Microbial contamination of medicinal plants. Planta Med 2000; 68: 5 - 15.

[51] Stickel F, Droz S, Patsenker E, et al. Severe hepatotoxicity following ingestion of Herbalife contaminated with *Bacillus subtilis*. J Hepatol 2009; 50: 111 - 117.

[52] Gray SL, Lackey BR, Tate PL, et al. Mycotoxins in root extracts of American and Asian ginseng bind estrogen receptors alpha and beta. Exp Biol Med 2004; 229: 560 - 568.

[53] Wong MK, Tan P, Wee YC. Heavy metals in some Chinese herbal plants. Biol Trace Elem 1993; 36: 135 - 142.

[54] Koh HL, Woo SO. Chinese propriety medicine in Singapore: regulatory control of toxic heavy metals and undeclared drugs. Drug Saf 2000; 23: 351 - 362.

[55] Au AM, Ko R, Boo FO, et al. Screening methods for drugs and heavy metals in Chinese patent medicines. Bull Environ Contam Toxicol 2000; 65: 112 - 119.

[56] Ernst E. Heavy metals in traditional Indian remedies. Eur J Clin Pharmacol 2002; 57: 891 - 896.

[57] Chan K. Some aspects of toxic contaminants in herbal medicines. Chemosphere 2003; 52: 1361 - 1371.

[58] Centers for Disease Control and Prevention. Lead poisoning associated with use of Ayurvedic medication — five states. 2000 - 2003. MMWR Morb Mortal Wkly Rep 2004; 53: 582 - 584.

[59] Ernst E. Adulteration of Chinese herbal medicines with synthetic drugs: a systematic review. J Intern Med 2002; 252: 107 - 113.

[60] Miller GM, Streipp R. A study of western pharmaceuticals contained within samples of Chinese herbal/patent medicines collected from New York City's Chinatown. Legal Med 2007; 9: 258 - 264.

[61] Shaw D, Leon C, Kolev S, et al. Traditional remedies and food supplements. A 5-year toxicological study (1991 - 1995). Drug Saf 1997; 17: 342 - 356.

[62] Guns ES, Goldenberg SL, Brown PN. Mass spectral analysis of PC-SPES confirms the presence of diethylstilbestrol. Can J Urol 2002; 9: 1684.

[63] Oh WK, Small EJ. Complementary and alternative therapies in prostate cancer. Semin Oncol 2002; 29: 575.

[64] Sovak M, Seligson AL, Konas M, et al. Herbal composition of PC-SPES for management of prostate cancer: identification of active principles. J Natl Cancer Inst 2002; 94: 1275.

[65] Fleshler N, Harvey M, Adomat H, et al. Evidence for contamination of herbal erectile dysfunction products with phosphodiesterase type 5 inhibitors. J Urol 2005; 174: 636 - 641.

[66] Buettner C, Mukamal KJ, Gardiner P, et al. Herbal supplement use and blood lead levels of United States adults. J Gen Intern Med 2009; 24: 1175 - 1182.

[67] Blendon RJ, DesRoches CM, Benson JM, et al. Americans' views on the use and regulation of dietary supplements. Arch Intern Med 2001; 161: 805 - 810.

[68] Denham BE. Dietary supplements-regulatory issues and implications for public health. JAMA 2011; 306: 428 - 429.

[69] <http://ec. europa. eu/health/human-use/herbal-medicines/undex- en. htm> [accessed 25.11.2011].

[70] <http://www. mhra. gov. uk/Committees/Medicinesadvisory bodies/HerbalMedicinesAdvisoryCommittee/index. htm > [accessed 25.11.2011].

[71] <http:/mhra. gov. uk/groups/pl-p/documents/websitesources/con2030651. pdf> [accessed 25.11.2011].

[72] <http://apps. who. int/medicinedocs/en > [accessed 25. 11. 2011].

[73] Kaptchuck TJ, Eisenberg DM. Varieties of healing. 2: a taxonomy of unconventional healing practices. Ann Intern Med 2001; 135: 196 - 204.

[74] Modi AA, Wright EC, Seeff LB. Complementary and alternative medicine (CAM) for the treatment of chronic hepatitis B and C: a review. Antiviral Therap 2007; 12: 285 - 295.

[75] Begg C, Cho M, Eastwood S, et al. Improving the quality of reporting of randomized controlled trials. The CONSORT statement. JAMA 1996; 276: 637 - 639.

[76] Gagnier JJ, Boon H, Rochon P, et al. Reporting randomized, controlled trials of herbal interventions: an elaborated CONSORT statement. Ann Intern Med 2006; 144: 364 - 367.

[77] Gagnier JJ, Boon H, Rochon P, et al. Recommendations for reporting randomized controlled trials of herbal interventions: explanation and elaboration. J Clin Epidemiol 2006; 59: 1134 - 1149.

[78] Floersheim GL. Treatment of human amatoxin poisoning: myths and advances in therapy. Med Toxicol Advers Drug Exp 1987; 2: 1 - 9.

[79] Mulrow C, Lawrence V, Jacobs B, et al. Milk thistle: effects on liver disease and cirrhosis and clinical adverse effects. AHRQ evidence reports and summaries 2000; 21: 1 - 3.

[80] Dehmlow C，Erhard J，de Groot H. Inhibition of Kupffer cell functions as an explanation for the hepatoprotective properties of silibinin. Hepatology 1996；23：749 - 754.

[81] Boigk G，Stroedter L，Herrbst H，et al. Silymarin retards collagen accumulation in early and advanced biliary fibrosis secondary to complete bile duct obliteration in rats. Hepatology 1997；26：643 - 649.

[82] Ferenci P，Dragosics B，Dittrich H，et al. Randomized controlled trial of silymarin treatment in patients with cirrhosis of the liver. J Hepatol 1989；9：105 - 113.

[83] Pares A，Planas R，Torres M，et al. Effects of silymarin in alcoholic patients with cirrhosis of the liver：results of a controlled，double-blind，randomized and multicenter trial. J Hepatol 1998；28：615 - 621.

[84] Rambaldi A，Jacobs BP，Iaquinto G，et al. Milk thistle for alcoholic and/or hepatitis B or C liver disease — a systematic Cochrane hepato-biliary group review with meta-analyses of randomized clinical trial. Am J Gastroenterol 2005；100：2583 - 2591.

[85] Polyak SJ，Morishima C，Shuhart MC，et al. Inhibition of T-cell inflammatory cytokines，hepatocyte NF-κB signaling，and HCV infection by standardized silymarin. Gastroenterology 2007；132：1925 - 1936.

[86] Ferenci P，Scherzer T-M，Kerschner H，et al. Silibinin is a potent antiviral agent in patients with chronic hepatitis C not responding to pegylated interferon/ribavirin therapy. Gastroenterology 2008；135：1561 - 1567.

[87] Payer BA，Reiberger T，Ritter K，et al. Successful eradication and inhibition of HIV replication by intravenous silibinin in an HIV - HCV coinfected patient. J Clin Virol 2010；49：131 - 133.

[88] Neumann UP，Biermer M，Eurich D，et al. Successful prevention of hepatitis C virus（HCV）liver graft reiinfection by silibinin mono-therapy. J Hepatol 2010；52：951.

[89] Wagoner J，Negash A，Kane OJ，et al. Multiple effects of silymarin on the hepatitis C virus lifecycle. Hepatology 2010；51：1912 - 1921.

[90] Ahmed-Belkacem A，Ahnou N，Barbotte L，et al. Silibinin and related compounds are direct inhibitors of hepatitis C virus RNA-dependent RNA polymerase. Gastroenterology 2010；138：1112 - 1122.

[91] Polyak SJ，Morishima C，Lohman V，et al. Identification of hepatoprotective flavonolignans from silymarin. PNAS 2010；107：5995 - 5999.

[92] Patel N，Joseph C，Corcoran GB，et al. Silymarin modulated doxorubicin-induced oxidative stress，Bcl-xL and p53 expression while preventing apoptotic and necrotic cell death in the liver. Toxico Appl Pharmacol 2010；245：143 - 152.

[93] Hawke RL，Schrieber SJ，Soule TA，et al. Silymarin ascending multiple oral dosing phase I study in noncirrhotic patients with chronic hepatitis C. J Clin Pharmacol 2010；50：434 - 449.

[94] Fried MW，Navarro VJ，Afdahl NH，Wahed AS，Hawke RL，Belle SH，et al. A randomized placebo-controlled trial of oral silymarin（milk thistle）for chronic hepatitis C：final results of the SyNCH multicenter study. Hepatology 2011；54（Suppl. 4）：119A.

[95] Loguercio C，Festi D. Silybin and the liver：from basic research to clinical practice. World J Gastroenterol 2011；17：2288 - 2301.

[96] Kumada H. Long-term treatment of chronic hepatitis C with glycyrrhizin［stronger neominophagen C（SNMC）］for preventing liver cirrhosis and hepatocellular carcinoma. Oncology 2002；62（Suppl. 1）：94 - 100.

[97] Hidaka I，Hino K，Korenaga M，et al. Stronger Neominophagen C，a glycyrrhizin-containing preparation，protects liver against carbon tetrachloride-induced oxidative stress in transgenic mice expressing the hepatitis C virus polyprotein. Liver Int 2007；27：845 - 853.

[98] Yoshikawa M，Matsui Y，Kawamoto H，et al. Effects of glycyrrhizin on immune mediated cytotoxicity. J Gastroenterol Hepatol 1997；12：243 - 248.

[99] Shiki Y，Shirai K，Saito Y，et al. Effect of glycyrrhizin on lysis of hepatocyte membranes induced by anti-liver cell membrane antibody. J Gastroenterol Hepatol 1992；7：12 - 16.

[100] Borchers AT，Sakai S，Hendeson GL，et al. Shosaiko-to and other Kampo（Japanese herbal）medicines：a review of their immunomodulatory activities. J Ethnopharmacol 2000；73：1 - 13.

[101] Yamashiki M，Nishimura A，Huang XX，et al. Effects of the Japanese herbal medicine "Sho-saiko-to"（TJ-9）on interleukin - 12 production in patients with HCV-positive liver cirrhosis. Dev Immunol 1999；7：17 - 22.

[102] Cyong JC，Ki SM，Iijima K，et al. Clinical and pharmacological studies on liver diseases treated with Jampo herbal medicine. Am J Chin Med 2000；28：351 - 360.

[103] Chen MH，Chen JC，Tsai CC，et al. Sho-saiko-to prevents liver fibrosis induced by bile duct ligation in rats. Am J Chin Med 2004；32：195 - 207.

[104] Sakaida I，Hironaka K，Kimura T，et al. Herbal medicine Shosaiko-to（TJ-9）increases expression matrix metalloproteinases（MMPs）with reduced expression of tissue inhibitor of metaloproteinases（TIMPs）in rat stellate cells. Life Sci 2004；74：2251 - 2263.

[105] Shimizu I，Ma YR，Mizobuchi Y，et al. Effects of Sho-saiko-to，a Japanese herbal medicine，on hepatic fibrosis in rats. Hepatology 1999；29：149 - 160.

[106] Sakaida I，Matsumuru Y，Akiyama S，et al. Herbal medicine Sho-saiko-to（TJ-9）prevents liver fibrosis and enzyme altered lesions in rat liver cirrhosis induced by choline-deficient L-amino acid-defined diet. J Hepatol 1998；28：298 - 306.

[107] Hirayama C，Okomura K，Tanikawa K，et al. A multicenter randomized controlled clinical trial of Shosaiko-to in chronic active hepatitis. Gastroenterol Jpn 1989；24：713 - 719.

[108] Tajiri H，Kozaiwa K，Ozaki Y，et al. Effect of sho-saiko-to（xiao-chai-hu-tang）on HBeAg clearance in children with chronic hepatitis B virus infection and with sustained liver disease. Am J Chin Med 1991；19：121 - 129.

[109] Oka H，Yamamoto S，Kuroki T，et al. Prospective study of chemoprevention of hepatocellular carcinoma with Sho-saikoto（TJ-9）. Cancer 1995；76：743 - 749.

[110] Kiguchi T，Kimura F，Katayama Y，et al. Acute thrombocytopenic purpura after ingestion of Sho-saiko-yo for hepatitis. Liver 2000；20：491.

[111] Kamiyama T，Nouchi T，Kojima S，et al. Autoimmune hepatitis triggered by administration of an herbal medicine. Am J Gastroenterol 1997；92：703 - 704.

[112] Hsu IM，Huang YS，Tsay SH，et al. Acute hepatitis induced by Chinese hepatoprotective herb，xiao-chai-hu-tang. J Chin Med Assoc 2006；69：86 - 88.

[113] Chen TS，Chen PS. Liver in traditional Chinese medicine. J Gastroenterol Hepatol 1998；13：437 - 442.

[114] Jia JD，Wang BE，Dong Z，et al. The effect of herbal compound 861 on mRNA levels for type I，III，and IV collagens and TGF in immune complex of rat liver fibrosis. Chin J Hepatol 1996；4：142 - 144.

[115] Wang TL，Wang BE，Zhang HH，et al. Pathological study of the therapeutic effect on HBV-related liver fibrosis with herbal compound 861. Chin J Gastroenterol Hepatol 1998；7：148 - 153.

[116] Batey RG，Bensoussan A，Fan YY，et al. Preliminary report of a randomized，double-blind placebo-controlled trial of a Chinese herbal medicine preparation CH - 100 in the treatment of chronic hepatitis C. J Gastroenterol Hepatol 1998；13：244 - 247.

[117] Mollison L，Totten L，Flexman J，et al. Randomized doubleblind placebo-controlled trial of a Chinese herbal therapy（CH - 100）in

chronic hepatitis C. J Gastroenterol Hepatol 2006；21：1184 - 1188.

[118] Wu P，Dugoua JJ，Eyawo O，et al. Traditional Chinese medicines in the treatment of hepatocellular cancers: a systematic review and meta-analysis. J Exp Clin Cancer Res 2009；28：112 - 125.

[119] Liu J，Lin H，McIntosh H. Genus *Phyllanthus* for chronic hepatitis B virus infection: a systematic review. J Viral Hepat 2001；8：358 - 366.

[120] Ott M，Thyagarajan SP，Gupta S. *Phyllanthus amarus* suppresses hepatitis B virus by interrupting interactions between HBV enhancer I and cellular transcription factors. Eur J Clin Invest 1997；27：908 - 915.

[121] Venkateswaran PS，Millman I，Blumberg BS. Effects of an extract from *Phyllanthus niruri* on hepatitis B and woodchuck hepatitis viruses: in vitro and in vivo studies. Proc Natl Acad Sci USA 1987；84：274 - 278.

[122] Lee CD，Ott M，Thyagarajan SP，et al. *Phyllanthus amarus* down-regulates hepatitis B virus mRNA transcription and replication. Eur J Clin Invest 1996；26：1069 - 1076.

[123] Thygarajan SP，Subramanian S，Thirunalasundari T，et al. Effect of *Phyllanthus amarus* on chronic carriers of hepatitis B virus. Lancet 1988；2：764 - 766.

[124] Thamlikitkul V，Wasuwat S，Kanchanapee P. Efficacy of *Phyllanthus amarus* for eradication of hepatitis B virus in chronic carriers. J Med Assoc Thai 1991；74：381 - 385.

[125] Leelarasamee A，Trakulsomboon S，Maunwongyathi P，et al. Failure of *Phyllanthus amarus* to eradicate hepatitis B surface antigen from symptomless carriers. Lancet 1990；335：1600 - 1601.

[126] Milne A，Hopkirk N，Lucas CR，et al. Failure of New Zealand hepatitis B carriers to respond to *Phyllanthus amarus*. NZ Med J 1994；107：243.

[127] Coon JT，Ernst E. Complementary and alternative therapies in the treatment of chronic hepatitis C: a systematic review. J Hepatol 2004；40：491 - 500.

[128] Girish C，Pradhan ASC. Drug development for liver diseases: focus on picrolov，ellagic acid and curcumin. Fundam Clin Pharmacol 2008；22：623 - 632.

[129] Danan G，Benichou C. Causality assessment of adverse reactions to drugs — Ⅰ. A novel method based on the conclusions of international consensus meetings: application to drug-induced liver injuries. J Clin Epidemiol 1993；46：1323 - 1330.

[130] Benichou C，Danan G，Flahault A. Causality assessment of adverse reactions to drugs — Ⅱ. An original model for validation of drug causality assessment methods: case reports with positive rechallenge. J Clin Epidemiol 1993；46：1331 - 1336.

[131] Maria VAJ，Victorino RMM. Development and validation of a clinical scale for the diagnosis of drug-induced hepatitis. Hepatology 1997；26：664 - 669.

[132] Aithal GP，Rawlins MD，Day CP. Clinical diagnostic scale: a useful tool in the evaluation of suspected hepatotoxic adverse drug reactions. J Hepatol 2000；33：949 - 952.

[133] Lucena MI，Camargo R，Andrade RJ，Perez-Sanchez CJ，de la Cuesta F. Comparison of two clinical scales for causality assessment in hepatotoxicity. Hepatology 2001；33：123 - 130.

[134] Rochon J，Protiva P，Seeff LB，et al. Drug-induced Liver Injury Network (DILIN): reliability of the Roussel Uclaf causality assessment method for assessing causality in drug-induced liver injury. Hepatology 2008；48：1175 - 1182.

[135] Zimmerman HJ. Hormonal derivatives and related drugs. In: Hepatotoxicity: the adverse effects of drugs and other chemicals on the liver. 2nd ed. Philadelphia: Lippincott；1999 pp. 556 - 588.

[136] Schaffner F，Popper H，Chesrow E. Cholestasis produced by the administration of norethandrelone. Am J Med 1959；26：249 - 254.

[137] Ishak KG，Zimmerman HJ. Hepatotoxic effects of anabolic/androgenic steroids. Semin Liver Dis 1967；7：230 - 236.

[138] Teschke R，Schwarzenboek A，Hennermann KH. Causality assessment in hepatotoxicity by drugs and dietary supplements. Br J Clin Pharmacol 2008；66：755 - 766.

[139] Steven T，Qadri A，Zein NN. Two patients with acute liver injury associated with the use of the herbal weight-loss supplement Hydroxycut. Ann Intern Med 2005；142：477 - 478.

[140] Jones FP，Andrews AH. Acute liver injury associated with the herbal supplement Hydroxycut in a soldier deployed to Iraq. Am J Gastroenterol 2007；102：2357.

[141] Dara L，Hewett J，Lim JK. Hydroxycut hepatotoxicity: a case series and review of liver toxicity from herbal weight loss supplements. World J Gastroenterol 2008；14：6999 - 7004.

[142] Shim M，Saab S. Severe hepatotoxicity due to Hydroxycut: a case report. Dig Dis Sci 2009；54：406 - 408.

[143] Fong T，Klontz KC，Canas-Coto A，Casper SJ，Durazo FA，Davern TJ，et al. Hepatotoxicity due to Hydroxycut: a case series. Am J Gastroenterol 2010；105：1561 - 1566.

[144] <http://www.fda.gov/NewsEvents/Newsroom/PressAnnouncements/ucm149575.htm> [accessed 21.11.2011].

[145] Prakash AS，Pereira TN，Reilly PE，Seawright AA. Pyrrolizidine alkaloids in human diet. Mutat Res 1999；443：53 - 67.

[146] Wilmot FC，Robertson GW. Senecio disease or cirrhosis of the liver due to senecio poisoning. Lancet 1920；Ⅱ：828 - 829.

[147] Bras G，Jeliffe DB，Stuart KL. Veno-occlusive disease of the liver with non-portal type of cirrhosis occurring in Jamaica. Arch Pathol 1954；57：285.

[148] Tandon BN，Tandon RK，Tandon HD，Narndranathan M，Joshi YK. An epidemic of veno-occlusive disease of liver in Central India. Lancet 1976；2：271 - 272.

[149] Datta DV，Khuroo MS，Mattocks AR，Aikat BK，Chhuttani PN. Herbal medicine and veno-occlusive in India. Postgrad Med J 1978；54：511 - 515.

[150] Kakar F，Akbarian Z，Leslie T，Mustafa ML，Watson J，Van Egmond HP，et al. An outbreak of hepatic veno-occlusive disease in Western Afghanistan associate with exposure to wheat flour contaminated with pyrrolizidine alkaloids. J Toxicol 2010；313280 [Epub 2010 June 28].

[151] Stillman AE，Huxtable RJ，Consroe P，Kohnen P，Smith S. Hepatic veno-occlusive disease due to pyrrolizidine (*Senecio*) poisoning in Arizona. Gastroenterology 1977；73：349 - 352.

[152] Fox DW，Hart MC，Bergeson PS，Jarrett PB，Stillman AE，Huxtable RJ. Pyrrolizidine (*Senecio*) intoxication mimicking Reye's syndrome. J Pediatr 1978；93：980 - 982.

[153] Weston CFM，Cooper BT，Davies JD，Levine DF. Venoocclusive disease of the liver secondary to ingestion of comfrey. Brit Med J 1987；295：183.

[154] Roulet M，Laurini R，Rivier L，Calame A. Hepatic venoocclusive disease in a newborn infant of a woman drinking herbal tea. J Pediatr 1988；112：433 - 436.

[155] Sperl W，Stuppner H，Gassner I，Judmaier W，Dietze O，Vogel W. Reversible hepatic veno-occlusive disease in an infant after consumption of pyrrolizidine-containing herbal tea. Eur J Pediatr 1995；154：112 - 116.

[156] DeLeve LD，Shulman HM，McDonald GB. Toxic injury to hepatic sinusoids: sinusoidal obstruction syndrome (venoocclusive disease). Semin Liver Dis 2002；22：27 - 42.

[157] Lin G，Wang JY，Li N，Li M，Gao H，Ji Y，et al. Hepatic sinusoidal obstruction syndrome associated with consumption of *Gynura segetum*. J Hepatol 2011；54：666 - 673.

[158] DeLeve LD，McCuskey RS，Wang X，Hu L，McCuskey MK，Epstein RB，et al. Characterization of a reproducible rat model of hepatic veno-occlusive disease. Hepatology 1999；29：1779 - 1791.

[159] Mei N, Guo L, Fu PP, Fuscoe JC, Luan Y, Chen T. Metabolism, genotoxicity, and carcinogenicity of comfrey. J Toxicol Environ Health B Crit Rev 2010; 13: 509 - 526.

[160] Shaw D. Toxicological risks of Chinese herbs. Planta Med 2010; 76: 2012 - 2018.

[161] Woolf GM, Petrovic LM, Roiter SE, et al. Acute hepatitis associated with the Chinese herbal product Jin Bu Huan. Ann Intern Med 1994; 10: 729 - 735.

[162] Piciotto A, Campo N, Brizzolara R, et al. Chronic hepatitis induced by Jin Bu Huan. J Hepatol 1998; 28: 165 - 167.

[163] Nadir A, Agrawal S, King PD, Marshall JB. Acute hepatitis associated with the use of a Chinese herbal product, Ma-Huang. Am J Gastro 1996; 91: 1436 - 1438.

[164] Bajaj J, Knox JF, Komorowski R, Saeian K. The irony of herbal hepatitis: Ma-Huang-induced hepatotoxicity associated with compound heterozygosity for hereditary hemochromatosis. Dig Dis Sci 2003; 48: 1925 - 1928.

[165] Neff GW, Reddy KR, Durazo FA, Meyer D, Marrero R, Kaplowitz N. Severe hepatotoxicity associated with the use of weight loss diet supplements containing ma huang or usnic acid. J Hepatol 2004; 41: 1062 - 1064.

[166] Vigano M, Lampertico P, Colombo M. Acute hepatitis following assumption of a herbal remedy. Europ J Gastroenterol Hepatol 2008; 20: 364 - 365.

[167] Kane JA, Kane SP, Jain S. Hepatitis induced by traditional Chinese herbs; possible toxic components. Gut 1995; 36: 146 - 147.

[168] Yoshida EM, McLean CA, Cheng ES, Blanc PD, Somberg KA, Ferrell LD, et al. Chinese herbal medicine, fulminant hepatitis and liver transplantation. Am J Gastro 1996; 12: 2647 - 2648.

[169] McRae CA, Agarwal K, Mutimer D, Bassendine MF. Hepatitis associated with Chinese herbs. Europ J Gastroenterol Hepatol 2002; 14: 559 - 562.

[170] But PP, Tomlinson B, Lee KL. Hepatitis related to the Chinese medicine Shou-wu-pian manufactured from *Polygonum multiflorum*. Vet Hum Toxicol 1996; 38: 280 - 282.

[171] Park GJ, Mann SP, Ngu MC. Acute hepatitis induced by Shou-Wu-Pian, a herbal product derived from *Polygonum multiflorum*. J Gastroenterol Hepatol 2001; 16: 115 - 117.

[172] Mazzanti G, Battinelli L, Daniele C, et al. New case of acute hepatitis following the consumption of Shou Wu Pian, a Chinese herbal product derived from *Polygonum multiflorum*. Ann Intern Med 2004; 140: W30.

[173] Panis B, Wong DR, Hooymans PM, et al. Recurrent toxic hepatitis in a Caucasian girl related to the use of Shou-Wu-Pian, a Chinese herbal preparation. J Pediatr Gastroenterol Nutr 2005; 41: 256 - 258.

[174] Cárdenas A, Restrepo JC, Sierra F, et al. Acute hepatitis due to Shen-Min, a herbal product derived from *Polygonum multiflorum*. J Clin Gastroenterol 2006; 40: 629 - 632.

[175] Laird AR, Ramchandani N, deGoma EM, Avula B, Khan IA, Gesundheit N. Acute hepatitis associated with the use of an herbal supplement (*Polygonum multiflorum*) mimicking ironoverload syndrome. J Clin Gastroenterol 2008; 42: 861 - 862.

[176] Tolman KG, Hammar S, Sannella JJ. Possible hepatotoxicity of doxidan. Ann Intern Med 1976; 84: 290 - 292.

[177] Kanda T, Yokosuka O, Okada O, Suzuki Y, Saisho H. Severe hepatotoxicity associated with Chinese diet product "Onshidou-Genbi-Kounou". J Gastroenterol Hepatol 2003; 18: 354 - 355.

[178] Lin TJ, Tsai MS, Chiou NM, Deng JF, Chiu NY. Hepatotoxicity caused by *Breynia officinalis*. Vet Hum Toxicol 2002; 44: 87 - 88.

[179] Lin TJ, Su CC, Lan CK, Jiang DD, Tsai JL, Tsai MS. Acute poisonings with *Breynia officinalis* — an outbreak of hepatotoxicity. J Toxicol Clin Toxicol 2003; 41: 591 - 594.

[180] Larrey D, Vial T, Pauwels A, Castot A, Biour M, David M, et al. Hepatitis after germander (*Teucrium chamaedrys*) administration: another instance of herbal medicine hepatotoxicity. Ann Intern Med 1992; 117: 129 - 132.

[181] Loeper J, Descatoire V, Letteron P, Moulis C, Degott C, Dansette P, et al. Hepatotoxicity of germander in mice. Gastroenterology 1994; 106: 464 - 472.

[182] Kouzi SA, McMurty RJ, Nelson SD. Hepatotoxicity of germander (*Teucrium chamedrys L.*) and one of its constituent neoclerodane diterpenes, teucrin A in the mouse. Chem Res Toxicol 1994; 7: 850 - 856.

[183] Lekehal M, Pessayre D, Lereau JM, Moulis C, Fourasté I, Fau D. Hepatotoxicity of the herbal medicine, germander. Metabolic activation of its furano diterpenoids by cytochrome P450 3A depletes cytoskeleton-associated protein thiols and forms plasma membrane blebs in rat hepatocytes. Hepatology 1996; 24: 212 - 218.

[184] Fau D, Lekehal M, Farrell G, Moreau A, Moulis C, Feldmann G, et al. Diterpenoids from germander, an herbal medicine, induce apoptosis in isolated rat hepatocytes. Gastroenterology 1997; 113: 1334 - 1346.

[185] Mattei A, Rucay P, Samuel D. Liver transplantation for severe acute liver failure after herbal medicine (*Teucrium polium*) administration. J Hepatol 1995; 22: 597.

[186] Savvidou S, Goulis J, Giavazis I, Patsiaoura K, Hytiroglou P, Arvanitakis C. Herb-induced hepatitis by *Teucrium polium* L.: report of two cases and review of the literature. Eur J Gastroenterol Hepatol 2007; 19: 507 - 511.

[187] Poon WT, Chau TL, Lai CK, Tse KY, Chan YC, Leung KS, et al. Hepatitis induced by *Teucrium viscidum*. Clin Toxicol (Phila) 2008; 46: 819 - 822.

[188] Kassler WJ, Blanc P, Greenblatt R. The use of medicinal herbs by human immunodeficiency virus-infected patients. Arch Intern Med 1991; 151: 2281 - 2288.

[189] Sheikh NM, Philen RM, Love LA. Chaparral-associated Hepatotoxicity. Arch Intern Med 1997; 157: 913 - 919.

[190] Agarwal R, Wang ZY, Bik DP, Mukhtar H. Nordihydroguaiaretic acid, an inhibitor of lipoxygenase, also inhibits cytochrome P450 - mediated monooxygenase activity in rat epidermal and hepatic microsomes. Drug Metab Dispos 1991; 19: 620 - 624.

[191] Georgiou M, Sianidou L, Hatzis T, Papadatos J, Koutselinis A. Hepatotoxicity due to *Atractylis gummifera*-L. J Toxicol Clin Toxicol 1988; 26: 487 - 493.

[192] Larrey D. Hepatotoxicity of herbal remedies. J Hepatol 1997; 26: 47 - 54.

[193] Hamouda C, Hédhili A, Ben Salah N, Zhioua M, Amamou M. A review of acute poisoning from *Atractylis gummifera* L. Vet Hum Toxicol 2004; 46: 144 - 146.

[194] Popat A, Shear NH, Malkiewicz I, Stewart MJ, Steenkamp V, Thomson S, et al. The toxicity of *Callilepis laureola*, a South African traditional herbal medicine. Clin Biochem 2001; 34: 229 - 236.

[195] Watson AR, Coovadia HM, Bhoola KD. The clinical syndrome of Impila (*Callilepis laureola*) poisoning in children. S Afr Med J 1979; 55: 290 - 292.

[196] Stewart MJ, Steenkamp V, van der Merwe S, Zuckerman M, Crowther NJ. The cytotoxic effects of a traditional Zulu remedy, impila (*Callilepis laureola*). Hum Exp Toxicol 2002; 21: 643 - 647.

[197] Popat A, Shear NH, Malkiewicz I, Thomson S, Neuman MG. Mechanism of Impila (*Callilepis laureola*)-induced cytotoxicity in Hep G2 cells. Clin Biochem 2002; 35: 57 - 64.

[198] Sullivan Jr JB, Rumack BH, Thomas Jr H, Peterson RG, Bryson P. Pennyroyal oil poisoning and hepatotoxicity. J Am Med Assoc 1979; 242: 2873 - 2874.

[199] Anderson IB, Mullen WH, Meeker JE, Khojasteh-Bakht SC, Oishi S, Nelson SD, et al. Pennyroyal toxicity: measurement of toxic metabolite levels in two cases and review of the literature. Ann Intern Med 1996; 124: 726 - 734.

[200] Bakerink JA, Gospe SM, Dimand RJ, Eldridge MW. Multiple organ failure after ingestion of pennyroyal oil from herbal tea in two infants. Pediatrics 1996; 98: 944 - 947.

[201] Thomassen D, Slattery JT, Nelson SD. Menthofuran-dependent and independent aspects of pulegone hepatotoxicity: roles of glutathione. J Pharmacol Exp Ther 1990; 253: 567 - 572.

[202] Thomassen D, Knebel N, Slattery JT, McClanahan RH, Nelson SD. Reactive intermediates in the oxidation of menthofuran by cytochromes P450. Chem Res Toxicol 1992; 5: 123 - 130.

[203] Gordon WP, Huitric AC, Seth CL, McClanahan RH, Nelson SD. The metabolism of the abortifacient terpene, (R) - (+) - pulegone, to a proximate toxin, menthofuran. Drug Metab Dispos 1987; 15: 589 - 594.

[204] Colombo ML, Bosisio E. Pharmacological activities of Chelidonium majus L. (Papaveraceae). Pharmacol Res 1996; 33: 127 - 134.

[205] Stickel F, Pöschl G, Seitz HK, Waldherr R, Hahn EG, Schuppan D. Acute hepatitis induced by greater celandine (Chelidonium majus). Scand J Gastroenterol 2003; 38: 565 - 568.

[206] Hardeman E, Van Overbeke L, Ilegems S, Ferrante M. Acute hepatitis induced by greater celandine (Chelidonium majus). Acta Gastroenterol Belg 2008; 71: 281 - 282.

[207] Moro PA, Cassetti F, Giugliano G, Falce MT, Mazzanti G, Menniti-Ippolito F, et al. Hepatitis from greater celandine (Chelidonium majus L.): review of literature and report of a new case. J Ethnopharmacol 2009; 15(124): 328 - 332.

[208] Benninger J, Schneider HT, Schuppan D, Kirchner T, Hahn EG. Acute hepatitis induced by greater celandine (Chelidonium majus). Gastroenterology 1999; 117: 1234 - 1237.

[209] Davies LP, Drew CA, Duffield P, Johnston GA, Jamieson DD. Kavapyrones and resin: studies on GABA_A, GABA_B and benzodiazepine binding sites in rodent brain. Pharmacol Toxicol 1992; 71: 120 - 126.

[210] Jussofie A, Schmiz A, Hiemke C. Kavapyrone enriched extract from Piper methysticum as modulator of the GABA binding site in different regions of rat brain. Psychopharmacol 1994; 116: 469 - 474.

[211] Pittler MH, Ernst E. Efficacy of kava extract for treating anxiety: systematic review and meta-analysis. J Clin Psychopharmacol 2000; 20: 84 - 89.

[212] Ernst E. Re-evaluation of kava (Piper methysticum). Br J Clin Pharmacol 2007; 64: 415 - 417.

[213] Centers for Disease Control and Prevention. Hepatic toxicity possibly associated with kava-containing products — United States, Germany, and Switzerland. J Am Med Assoc 2003; 289: 36 - 37.

[214] Stickel F, Baumüller HM, Seitz KH, Vasilakis D, Seitz G, Seitz HK, et al. Hepatitis induced by Kava-Kava (Piper methysticum rhizoma). J Hepatol 2003; 39: 62 - 67.

[215] Russmann S, Lauterburg BH, Helbling A. Kava hepatotoxicity. Ann Intern Med 2001; 135: 68 - 69.

[216] Jhoo J-W, Freeman JP, Heinze TM, Moody JD, Schnackenberg LK, Beger RD, et al. In vitro cytotoxocity of nonpolar constituents from different parts of kava plant (Piper methysticum). J Agric Food Chem 2006; 54: 3157 - 3162.

[217] Sorrentino L, Capasso A, Schmidt M. Safety of ethanolic kava extract: results of a study of chronic toxicity in rats. Phytomedicine 2006; 13: 542 - 549.

[218] Whiting PW, Clouston A, Kerlin P. Black cohosh and other herbal remedies associated with acute hepatitis. Med J Aust 2002; 177: 440 - 443.

[219] Levitsky J, Alli TA, Wisecarver J, Sorrell MF. Fulminant liver failure associated with the use of black cohosh. Dig Dis Sci 2005; 50: 538 - 539.

[220] Lynch CR, Folkers ME, Hutson WR. Fulminant hepatic failure associated with the use of black cohosh: a case report. Liver Transpl 2006; 12: 989 - 992.

[221] Mahady GB, Low Dog T, Barrett ML, Chavez ML, Gardiner P, Ko R, et al. United States Pharmacopeia review of the black cohosh case reports of hepatotoxicity. Menopause 2008; 15: 628 - 638.

[222] Naser B, Schnitker J, Minkin MJ, de Arriba SG, Nolte KU, Osmers R. Suspected black cohosh hepatotoxicity: no evidence by meta-analysis of randomized controlled clinical trials for isopropanolic black cohosh extract. Menopause 2011; 18: 366 - 375.

[223] Teschke R. Black cohosh and suspected hepatotoxicity: inconsistencies, confounding variables, and prospective use of a diagnostic causality algorithm. A critical review. Menopause 2010; 17: 426 - 440.

[224] Lüde S, Török M, Dieterle S, Knapp AC, Kaeufeler R, Jäggi R, et al. Hepatic effects of Cimicifuga racemosa extract in vivo and in vitro. Cell Mol Life Sci 2007; 64: 2848 - 2857.

[225] Beuers U, Spengler U, Pape G. Hepatitis after chronic abuse of senna. Lancet 1992; 337: 372 - 373.

[226] Nadir A, Reddy D, Van Thiel DH. Cascara sagrada-induced intrahepatic cholestasis causing portal hypertension: case report and review of herbal hepatotoxicity. Am J Gastroenterol 2000; 95: 3634 - 3637.

[227] Hamid S, Rojter S, Vierling J. Protracted cholestatic hepatitis after the use of prostata. Ann Intern Med 1997; 127: 169.

[228] Brinkhaus B, Lindner M, Schuppan D, Hahn EG. Chemical, pharmacological and clinical profile of the East Asian plant Centella asiatica. Phytomedicine 2000; 7: 427 - 448.

[229] Jorge OA, Jorge AD. Hepatotoxicity associated with the ingestion of Centella asiatica. Rev Esp Enferm Dig 2005; 97: 115 - 124.

[230] Chauhan BL, Kulkarni RD. Effect of LIV. 52, a herbal preparation, on absorption and metabolism of ethanol in humans. Eur J Clin Pharmacol 1991; 40: 189 - 191.

[231] Fleig WW, Morgan MY, Hölzer MA, a European multicenter study group. The ayurvedic drug LIV. 52 in patients with alcoholic cirrhosis. Results of a prospective, randomized, doubleblind, placebo-controlled clinical trial (abstract). J Hepatol 1997; 26 (Suppl. 1): 127.

[232] Stadlbauer V, Weiss S, Payer F, Stauber RE. Herbal does not at all mean innocuous: the sixth case of hepatotoxicity associated with Morinda citrifolia (Noni). Am J Gastroenterol 2008; 103: 2406 - 2407.

[233] Yu EL, Sivagnanam M, Ellis L, Huang JS. Acute hepatotoxicity after ingestion of Morinda citrifolia (Noni berry) juice in a 14-year-old boy. J Pediatr Gastroenterol Nutr 2011; 52: 222 - 224.

[234] West BJ, Su CX, Jensen CJ. Hepatotoxicity and subchronic toxicity tests of Morinda citrifolia (Noni) fruit. J Toxicol Sci 2009; 34: 581 - 585.

[235] Bironaite D, Ollinger K. The hepatotoxicity of rhein involves impairment of mitochondrial functions. Chem Biol Interact 1997; 103: 35 - 50.

[236] Gavilan JC, Bermudez FJ, Salgado F, Pena D. Phytotherapy and hepatitis. Rev Clin Esp 1999; 199: 693 - 694.

[237] Sarma DN, Barrett ML, Chavez ML, et al. Safety of green tea extracts. A systematic review by the US Pharmacopeia. Drug Saf 2008; 31: 469 - 484.

[238] Stickel F, Kessebohm K, Weimann R, Seitz HK. Review of liver injury associated with dietary supplements. Liver Int 2011; 31: 595 - 605.

[239] Galati G, Lin A, Sultan AM, O'Brien PJ. Cellular and in vivo

hepatotoxicity caused by green tea phenolic acids and catechins. Free Radic Biol Med 2006; 40: 570 - 580.

[240] Lin BR, Yu CJ, Chen WC, et al. Green tea extract supplement reduces D-galactosamine-induced acute liver injury by inhibition of apoptotic and proinflammatory signaling. J Biomed Sci 2009; 16: 35.

[241] Kobayashi H, Tanaka Y, Asagiri K, et al. The antioxidant effect of green tea catechin ameliorates experimental liver injury. Phytomedicine 2010; 17: 197 - 202.

[242] Zhong Z, Froh M, Lehnert M, et al. Polyphenols from Camellia sinensis attenuate experimental cholestasis-induced liver fibrosis in rats. Am J Physiol Gastrointest Liver Physiol 2003; 285: G1004 - G1013.

[243] Jin X, Zheng RH, Li YM. Green tea consumption and liver disease: a systematic review. Liver Int 2008; 28: 990 - 996.

[244] Elinav E, Pinsker G, Safadi R, et al. Association between consumption of Herbalife® nutritional supplements and acute hepatotoxicity. J Hepatol 2007; 47: 514 - 520.

[245] Schoepfer AM, Engel A, Fattinger K, et al. Herbal does not mean innocuous: 10 cases of severe hepatotoxicity associated with dietary supplements from Herbalife® products. J Hepatol 2007; 47: 521 - 526.

[246] Duque JM, Ferreiro J, Salgueiro E, Manso G. Hepatotoxicity associated with the consumption of herbal slimming products. Med Clin (Barc) 2007; 128: 238 - 239.

[247] Chao S, Anders M, Turbay M, Olaiz E, Mc Cormack L, Mastai R. Toxic hepatitis by consumption of Herbalife products: a case report. Acta Gastroenterol Latinoam 2008; 38: 274 - 277.

[248] Stickel F, Droz S, Patsenker E, Boegli-Studer K, Aebi B, Leib SL. Severe hepatotoxicity following ingestion of Herbalifes® nutritional supplements contaminated with Bacillus subtilis. J Hepatol 2009; 50: 111 - 117.

[249] Johannsson M, Ormarsdottir S, Olafsson S. Hepatotoxicity associated with the use of Herbalife. Laeknabladid 2010; 96: 167 - 172.

[250] Han D, Matsumaru K, Rettori D, Kaplowitz N. Usnic acidinduced necrosis of cultured mouse hepatocytes: inhibition of mitochondrial function and oxidative stress. Biochem Pharmacol 2004; 67: 439 - 451.

[251] Favreau JT, Ryu ML, Braunstein G, et al. Severe hepatotoxicity associated with the dietary supplement LipoKinetix. Ann Intern Med 2002; 136: 590 - 595.

[252] Durazo FA, Lassman C, Han SB, et al. Fulminant liver failure due to usnic acid for weight loss. Am J Gastroenterol 2004; 99: 950 - 952.

[253] Neff GW, Reddy KR, Durazo FA, Meyer D, Marrero R, Kaplowitz N. Severe hepatotoxicity associated with the use of weight loss diet supplements containing ma huang or usnic acid. J Hepatol 2004; 41: 1062 - 1064.

[254] Yellapu RK, Mittal V, Grewal P, Fiel M, Schiano T. Acute liver failure caused by "fat burners" and dietary supplements: a case report and literature review. Can J Gastroenterol 2011; 25: 157 - 160.

[255] <http://www.cfsan.fda.gov/~dms/ds-lipo.html> [accessed 31.12.2011].

[256] Lobb A. Hepatotoxicity associated with weight-loss supplements: a case for better post-marketing surveillance. World J Gastroenterol 2009; 15: 1786 - 1787.

[257] Probst C, Njapau H, Cotty PJ. Outbreak of an acute aflatoxicosis in Kenya in 2004: identification of the causal agent. Appl Environ Microbiol 2007; 73: 2762 - 2764.

[258] Lye MS, Ghazali AA, Mohan J, Alwin N, Nair RC. An outbreak of acute hepatic encephalopathy due to severe aflatoxicosis in Malaysia. Am J Trop Med Hyg 1995; 53: 68 - 72.

[259] Krishnamachari KA, Bhat RV, Nagarajan V, Tilak TB.

[260] Bosch FX, Munoz N. Prospects for epidemiological studies on hepatocellular cancer as a model for assessing viral and chemical interactions. IARC Sci Publ 1988; 89: 427 - 438.

[261] Lancaster MC, Jenkins FP, Philp JM. Toxicity associated with certain samples of groundnuts. Nature 1961; 192: 1095 - 1096.

[262] Sargeant K, Sheridan A, O'Kelly J, Carnaghan RBA. Toxicity associated with certain samples of groundnuts. Nature 1961; 192: 1096 - 1097.

[263] Eaton DL, Groopman JD. The toxicology of aflatoxins: human health, veterinary, and agricultural significance. San Diego, CA: Academic Press, Inc.; 1994.

[264] Groopman JD, Kensler TW. Role of metabolism and viruses in aflatoxin-induced liver cancer. Toxicol Appl Pharmacol 2005; 206: 131 - 137.

[265] Hussain SP, Schwank J, Staib F, Wang XW, Harris CC. TP53 mutations and hepatocellular carcinoma: insights into the etiology and pathogenesis of liver cancer. Oncogene 2007; 26: 2166 - 2176.

[266] Aguilar F, Hussain SP, Cerutti P. Aflatoxin B1 induces the transversion of G>T in codon 249 of the p53 tumor suppressor gene in human hepatocytes. Proc Natl Acad Sci USA 1993; 90: 8586 - 8590.

[267] Nordenstedt H, White DL, El-Serag HB. The changing pattern of epidemiology in hepatocellular carcinoma. Dig Liver Dis 2010; 42 (Suppl. 3): S206 - S214.

[268] Gaillard Y, Carlier J, Berscht M, Mazoyer C, Bevalot F, Guitton J, et al. Fatal intoxication due to ackee (Blighia sapida) in Suriname and French Guyana. GC - MS detection and quantification of hypoglycin-A. Forensic Sci Int 2011; 206: e103 - e107.

[269] Joskow R, Belson M, Vesper H, Backer L, Rubin C. Ackee fruit poisoning: an outbreak investigation in Haiti 2000 - 2001, and review of the literature. Clin Toxicol (Phila) 2006; 44: 267 - 273.

[270] Meda HA, Diallo B, Buchet JP, Lison D, Barennes H, Ouangré A, et al. Epidemic of fatal encephalopathy in preschool children in Burkina Faso and consumption of unripe ackee (Blighia sapida) fruit. Lancet 1999; 353: 536 - 540.

[271] Barceloux DG. Akee fruit and Jamaican vomiting sickness (Blighia sapida Köenig). Dis Mon 2009; 55: 318 - 326.

[272] Saleh M, Al Nakib M, Doloy A, Jacqmin S, Ghiglione S, Verroust N, et al. Bacillus cereus, an unusual cause of fulminant liver failure: diagnosis may prevent liver transplantation. J Med Microbiol 2012; 61: 743 - 745.

[273] Dierick K, Van Coillie E, Swiecicka I, Meyfroidt G, Devlieger H, Meulemans A, et al. Fatal family outbreak of Bacillus cereus associated food poisoning. J Clin Microbiol 2005; 43: 4277 - 4279.

[274] Mahler H, Pasi A, Kramer JM, Schulte P, Scoging AC, Bär W, et al. Fulminant liver failure in association with the emetic toxin of Bacillus cereus. N Engl J Med 1997; 336: 1142 - 1148.

[275] Sakurai N, Koike KA, Irie Y, Hayashi H. The rice culture filtrate of Bacillus cereus isolated from emetic-type food poisoning causes mitochondrial swelling in a HEp - 2 cell. Microbiol Immunol 1994; 38: 337 - 343.

[276] Schafer DF, Sorrell MF. Power failure, liver failure. N Engl J Med 1997; 336: 1173 - 1174.

[277] Jochimsen EM, Carmichael WW, An JS, Cardo DM, Cookson ST, Holmes CE, et al. Liver failure and death after exposure to microcystins at a hemodialysis center in Brazil. N Engl J Med 1998; 338: 873 - 878.

[278] Carmichael WW, Azevedo SM, An JS, Molica RJ, Jochimsen EM, Lau S, et al. Human fatalities from cyanobacteria: chemical and biological evidence for cyanotoxins. Environ Health Perspect 2001; 109: 663 - 668.

[279] Ding WX, Shen HM, Zhu HG, Lee BL, Ong CN. Genotoxicity

of microcystic cyanobacteria extract of a water source in China. Mutat Res 1999；442：69 - 77.

[280] Nishiwaki-Matsushima R，Ohta T，Nishiwaki S，Suganuma M，Kohyama K，Ishikawa T，et al. Liver tumor promotion by the cyanobacteria cyclic peptide toxin microcystin-LR. J Cancer Res Clin Oncol 1992；118：420 - 424.

[281] Yoshizawa S，Matsushima R，Watanabe MF，Harada KI，Carmichael WW，Fujiki H. Inhibition of protein phosphatases by microcystins and nodularin associated with hepatotoxicity. J Cancer Res Clin Oncol 1990；116：609 - 614.

第36章
职业性和环境性肝中毒

Keith G. Tolman, Anthony S. Dalpiaz
美国,犹他州,盐湖城,犹他大学医学院和药学院

前　言

从贯穿 20 世纪大部分时间的工业革命时代起,环境和工作场所的污染常常被人们忽视。存在于环境和工作场所的数千种化学物中很多未经过毒性测试。前美国总统西奥多·罗斯福(Theodore Roosevelt)是第一个认识这种污染的政界人士。他在 1907 年制定了保护和适当使用自然资源的基本原则,几乎成为国民生活每一个其他问题的基础。劳工局在 1903 年出版了粉尘交易中死亡和疾病的详细研究,并在 1910 年发布了一个磷(phosphorus)毒性肝坏死的研究,导致国会通过 Esch 法,后者要求对在火柴中使用白磷征收禁用性税[1]。1910 年美国劳工专员 Charles Neill 参观了艾利斯·汉密尔顿(现在被认为是美国医药工业的基础),然后作为劳工局的督察员留下工作。后来她发表了首个

系列报告[2]，被认为是联邦政府督察报告的典范。然而对工厂而言，她的意见只是道义劝告，缺乏权威。她在 1943 年评论道，美国的医学权威们从来不接受工业性疾病的严重性，作为摆脱贫穷而必须付出代价的一部分，工人们以宿命论接受了工作场所的危险[3]。今天，我们的固体废物倾向于到我们社会的贫困地区进行终末处理，因为贫困人口的政治影响力微弱。1913 年国会创建了劳工部，它的主要目的之一是改进工作条件。1933 年富兰克林·罗斯福（Franklin D. Roosevelt）总统挑选 Frances Parkins 为劳工秘书。Parkins 在 1934 年创建了劳工标准署。该署作为首个联邦政府代理机构促进了劳动安全和卫生工作。然而，他们大部分的关注在安全事故而不是有毒暴露问题。Rachel Carson 在她的《寂静的春天》一书中首先提起公众对这个问题的关注[3]。1965 年《公共卫生服务》杂志在一篇题为《保护八千万美国人的健康》中指出，每 20 min 就有一种新化学物进入工作场所。直到 1970 年尼克松总统签署了职业安全和卫生法，这种情况才有所改观。40 年以后，每年大约生产出 3 000 种化学物，产量超过 100 万磅。国家研究委员会认定这些化合物的 78% 缺乏最低限度的毒性资料[4]。环境保护基金组织 1997 年报告认为，被大量生产的化学物中 71% 缺乏毒性资料[5]。正如 Robert F. Kennedy Jr. 在评论 William J. Taylor 于 2000 年 3 月在威斯敏斯特学院的环境行政系列讲座时所说，自由市场的最毁灭性影响是保护我们的法律的悬停。在罗斯福总统告诫将近 100 年之后，2005 年 11 月该问题被美国环境保护署（USEPA）继续推进，并为燃煤工厂的环境友善制定了清洁空气法规。肝毒性的可能影响之一是从废物中释放的汞被鱼吸收后进入食物链而增加了生物浓度（http://www.msnbc.msn.com/id9694971 Accessed October 24, 2005）。Kennedy 先生后来说，环境的投资是一种基础建设投资。Hyman Zimmerman 博士指出，虽然议题已经包括，但数据库并不完全。与产生重要的社会经济和医药利益相比较，很多污染物潜在的可能负效应往往在妥协让步中被忽视。由环境污染造成的危害，需要进行系统的和协调的流行病学、毒理学和临床研究，以便分阶段提出适当的控制方法[6]。十年以后，具有潜在毒性的化学物中不足 30% 做过充分测试，但继续存在于环境和工作场所造成接触危害，其中有已知肝毒性化学物，如氯乙烯[7]，以及尚未鉴定的肝毒性化学物，如近来报告的巴西石油化工工人肝损伤[8,9]。职业性肝毒性产生的慢性渐进损害要求检测长期暴露于低浓度的效应，

目前还缺乏充分有效的方法。职业安全和卫生局（OSHA）持续受到预算问题的拖累，如 2010 年共和党控制的国会削减预算 4 900 万美元，而 2011 年计划削减预算 20%。

肝损伤的类型

毒物接触产生的肝病可以是各种不同类型的。在工作场所和环境之间存在的很多化学物都能够损害肝脏，但真正造成实际肝损伤结果的并不多，因为肺和皮肤是化学物暴露的第一道屏障，从而成为毒性损害更显著的靶器官。肝脏是典型的旁观者器官或者更像是对毒性化学物具有解毒作用。然而，有时解毒作用出错，会导致化学物被激活为毒性代谢产物。这个问题可以通过增强肝毒物毒性的物质如四氯化碳（carbon tetrachloride，CCl_4）和乙醇的同时消耗来证实。

毒物暴露引起的肝病涉及不同类型，可以包括脂肪变性、急性和慢性肝炎、肝硬化和肿瘤。肝损伤的类型、毒物举例和可能来源见表 36-1。

表 36-1 肝损伤类型

损 伤 类 型	暴 露
肝细胞	
四氯化碳	实验室实验
四氯乙烷	工业溶剂
四氯乙烯	干洗工业
二甲基乙酰胺	塑料和橡胶工业
氯氟烃	冷冻剂、溶剂
氯乙烯	塑料工业
黄磷	老鼠药、鞭炮
毒蕈类	环境
中草药制剂	家用
2-硝基丙烷	油漆涂料、去漆剂
DDT	残留的杀虫剂
脂肪变性	
次甘氨酸（牙买加呕吐病）	事故、未成熟的阿奇果
毒油（菜籽油被苯胺污染）	污染的烹饪油
三硝基甲苯	军工生产
四氯乙烷	工业溶剂、化学制造
胆汁淤积	
毒油	污染的面包
甲撑二苯胺（Epping 黄疸）	残留的除草剂
百草枯	事故、自杀
亚急性坏死/硬化	
三硝基甲苯	军工生产
四氯乙烷	工业溶剂、化学制造

续　表

损 伤 类 型	暴　露
多氯联苯	残留、电气工程、焊接
肝窦阻塞综合征（SOS）	
吡咯双烷生物碱	事故性植物摄入
肝门静脉硬化症	
砷	酿造葡萄酒的人
氯乙烯	塑料工业
肝硬化	
三硝基甲苯	军工生产
氯代烃类	印刷工业
砷	酿造葡萄酒的人
三氯甲烷	溶剂
肝细胞癌	
黄曲霉毒素 B_1	储存食物污染
砷	酿造葡萄酒的人、污染水
血管肉瘤	
氯乙烯	塑料工业

暴露的类型

暴露发生时化学物必须穿过细胞膜才进入人体内。化学物的结构和相关脂溶性是穿透细胞膜运输的主要决定因素。暴露的主要途径有经皮肤、消化道（摄入）或者肺（吸入）。胃肠外（注射）途径虽然很罕见，但也有可能。工业性暴露主要通过吸入和皮肤接触，而环境暴露则主要通过吸入和摄入。暴露途径可以影响化学物的毒性。例如，某化学物通过肝脏解毒，则吸入暴露比摄入具有更大毒性，因为化学物绕开肝脏直接到达靶器官。因此，吸入具有直接毒性的化学物更可能毒害皮肤、肺、肾和骨髓而不是肝脏。由环境污染物直接造成的肝毒性损伤是罕见的[10]。然而，假如肝脏将一个化学物活化成毒性代谢物，那么摄入途径就具有更大毒性。

吸入暴露涉及两种不同的屏障：肺泡细胞和上皮细胞[11]。化学溶质的暴露可穿过肺泡屏障，导致迅速进入系统循环，并伴有后续的肝脏活化或者失活化作用。另一方面，上皮细胞暴露导致缓慢进入系统循环，并在支气管上皮造成局部高浓度，导致肺部毒性损伤。这一问题的重要性在于动物吸入暴露实验中可能低估对肺的毒性而高估对肝的毒性，反之亦然。

肝损伤的易感性

个体对于肝损伤的易感性，受年龄、性别、营养状况、遗传因素、合并异型生物质接触和可能的潜在基础疾病等因素的影响。关于易感性的大部分资料与药物引起的急性或亚急性肝损伤相关，而很少涉及职业性慢性化学接触。关于年龄影响，成人对异烟肼[12]易感，而儿童对丙戊酸[13]和阿司匹林[14]更易感。

遗传对肝损伤的易感性影响与药物代谢酶的基因多态性相关，例如乙酰化状态对于异烟肼（对此数据不一致[15,16]），芳烃基环氧化物转换能力与苯妥英钠[17]、硫氧化能力与氯丙嗪[18]。遗传易感性还通过卤代烷烃肝毒性往往发生在一个家庭中不止一个成员的事实得到强调[19]。协同相关因素还有特殊的 HLA 单体型（编码组织相容性抗原）[20]以及鉴定体质易感性[21]。男性可能增加对药物诱导慢性肝炎的易感性[22]。妇女表现出对一些药物（包括卤烷[23]、双氯芬酸[24]和氯丙嗪[25]）的易感性。

营养状况对易感性的作用存在大量推理和假设，它们基于以下事实：增加蛋白质摄入的食物能诱导细胞色素 P450（cytochrome P450，CYP）系统，而蛋白质缺乏时能耗尽该系统[26]。某些证据表明禁食能增加对乙酰氨基酚对动物的毒性[27]，或许对人也如此。肥胖诱导 CYP2E1 从而增加对卤烷[23]（很可能还对工作场所的多变化学物质）的易感性。

同时发生医药或者环境/职业性暴露的情况可能发生药物和化学物的毒性相互作用。存在很多药物与药物相互作用的例子，无论是职业或者环境暴露抑或是四氯化碳，毒性相互作用都没有弄清楚。然而，让人担心的是二噁英（dioxin），它是 CYP1A2 的诱导剂，并已经污染了部分美国河流[28]。这将增强被 CYP1A2 代谢的外源性物质的毒性。尚不清楚的是，在环境中发现的二噁英的水平是否真能增强被 CYP1A2 代谢的药物［如雌二醇（estradiol）、氟哌啶醇（haloperidol）、萘普生（naproxen）和华法林（warfarin）］的毒性。

数个对三氯乙烯（trichloroethylene，TCE）的研究表明 TCE 与其他化学物，包括溶剂和乙醇，存在协同暴露效应，但至今对于它们的相互作用没有得出结论[29]。

潜在的全身性或肝脏的基础疾病是否可能增加对环境或职业性毒性的易感性，目前仍然不清楚。看来慢性感染性疾病如全身性红斑狼疮和类风湿关节炎能增加阿司匹林的易感性。在最近的一个法庭案例中，一名患丙型肝炎的工人被否决了石油化工厂的工作[30]。在此案例中 Echazabel 与 Chevron 就能否继续工厂的工作展开辩论。Echazabel 被否决了他基于《美国残障人法》(ADA)的权利,因为 Chevron 认为 Echezabel 在他的炼油厂中接触肝毒性化学物对其健康具有危险性。但 ADA 的提倡者辩称,Chevron 的索赔断言是家长式作风,并且,雇员有权确定自己是否同意接受危险工作。最高法庭站在 Chevron 一边,裁定对于一个失能工人继续工作是危险的。是医学的意见使该工人失去了 ADA 的保护。这一裁定体现了伦理道德,凸显出工业界对保护工人的责任。有趣的是,在这个案例中医学的意见很大程度上基于平行看待基础疾病和环境毒物,即丙型肝炎患者增加了对乙醇的易感性。

职业性肝毒性的测试

在急性毒性暴露和最大容许暴露水平的方法学得到巨大进步的同时,慢性低剂量暴露的方法学十分缺乏,而后者是工作场所更典型的暴露。至今,我们的方法还是通过筛查接触人群血清丙氨酸氨基转移酶(ALT)[31,32]的增高和接触个体的酶诱导反应[28]来发现职业性肝毒性问题。最近的一个研究显示,在血清全氟化学物和血清 ALT 水平之间存在相关关系[33]。

对委内瑞拉一个石油化工厂工人的研究表明,化学物的空气接触(苯、甲苯和二甲苯)与肝脏酶的改变呈相关关系、血清碱性磷酸酶(ALP)、ALT、天冬氨酸氨基转移酶(AST)和谷氨酰转肽酶(GGT)不受接触溶剂的影响,但血清 GGT 升高与肥胖和多饮酒精相关联。在另一个巴西的研究中,测定了一个石油化工厂工人的 ALT、AST 和 GGT。使用 logistic 回归方法分析了年龄、体重、工作年限、饮酒、吸烟、职业暴露、肝炎医学史、黄疸和肥胖等因素的相互影响,发现精炼厂工人的酶值普遍升高,比对照人群高 3.56 倍[8]。然而,关于采用肝酶测定作为接触工人肝毒性敏感指标的做法仍然没有定论。

因为酶诱导或抑制对于仲裁肝毒性是重要的,酶诱导测定可以反映对接触的功能易感性。如使用[15N]甲氧基乙酰苯胺(methacetin)测试来评估细胞色素 P450 氧化作用失调[34]。这种测试能否预报工作场所的毒性反应,迄今尚无定论。

人类细胞系(HepG2)和大鼠肝细胞也被用于测试遗传毒性[35-37],但要应用在活体内还有待进一步研究。

测定工作场所暴露(如麻醉剂)的肝毒性的方法是

基于使用多种实验室测试的综合肝脏打分法,但其一致性和特异性没有被充分评估[38]。因此,目前还不可能预报慢性接触化学物的肝毒性,监护性测试也不能令人满意。过去的经验令人担忧,或许,最能说明问题的是即使微量接触氯乙烯也可能引起肝血管肉瘤(angiosarcoma)[39]。

肝损伤的机制

多数化学物通过选择特殊组织的靶点发挥作用。毒性是一种电离状态的功能,是毒物与靶器官和该器官代谢潜在毒性化学物的能力之间的特殊相互作用。多数环境和工业毒物是高度脂溶性的,经过缓慢的代谢和传输,成为生物浓度在体脂中储存。这使毒物能够延长毒性效应的时间。多氯联苯(polychlorinated biphenyl, PCB)和氯乙烯都是这类毒物的例子,它们能停留在环境和食物链中很多年。

细胞膜是脂溶性双层构造,唯有非电离的化学物在脂溶性状态才能进入细胞。溶液中的电离程度依赖于溶液的 pH 和化学物的酸离解常数(pKa)。pKa 是该化学物半数呈电离状态而另半数呈非电离状态时的 pH。按照通常习惯,表达为酸性的 pKa。所以,对一种酸而言,低 pKa 表示是强酸,但对一种碱而言,低 pKa 表示是弱碱。当 pH 低于 pKa 时,酸以非电离状态存在,但碱以电离状态存在。阿司匹林属于非甾类化合物,是一种强酸,它在胃的 pH 下以非电离状态存在,而其他大部分非甾类药物都是弱碱。任何时候只要存在穿过膜的 pH 梯度,就一定存在非电离状态化合物的浓度梯度。在胃和肾内尤其如此。因此,阿司匹林在胃的酸性 pH 下呈非电离状态,当它穿过胃的细胞膜进入细胞质内成为生物浓度,但在碱性尿液中它以高浓度被分泌排泄。

肝的生物转化通常将脂溶性化合物转变为水溶性化合物,从而能够在尿或胆汁中排出。这个过程通常保护了宿主。但有时可能出错,导致形成毒性反应代谢物。生物转化主要通过微粒体酶系统中的细胞色素 P450 媒介氧化来实现,而该酶系统可以被不同化合物诱导或抑制。如果某化学物的母体或者代谢物是毒性化合物,则该化学物对酶系统的抑制或诱导可以增加或减少毒性。以四氯化碳为例,酒精能加速四氯化碳转化成毒性反应代谢物而加重中毒[40,41]。环境中的相互作用也可能发生,例如 2,3,7,8-四氯二苯并-p-二噁英是芳烃羟基化酶的潜在诱导剂,它能将环境中普遍存在的多氯芳烃代谢为潜在的致癌性代谢物[42]。

　　大多数环境和职业性肝毒物的毒性机制是推测的。但有一点是清楚的,即毒性代谢物的形成导致很多化合物的毒性和致癌性。例如四氯化碳的细胞毒性[43]和氯乙烯的致癌性[44]。总的模式描绘如图 36-1 所示。可能的机制包括代谢物共价结合到细胞生存必需临界细胞蛋白上。另一种机制涉及由氧化应激产生的氧自由基(ROS)。然后发生细胞损伤和 DNA 损坏,致癌或致突变。第三种可能的机制,虽然不知道是否存在工业毒物,它涉及刺激免疫攻击的新抗原形成。这些机制已作为急性损伤的原因得到证实,但对于慢性损害而言,机制尚不清楚。

　　采用引起急性毒性的毒物来预测其低剂量接触是否引起慢性损害的做法是大有问题的。在保护人们连续接触毒物时少受伤害这一点上,适应性可能是重要的。所以,因最初接触引起损伤的毒物,当持续或随后再接触时可能不引起损伤。这已经在小鼠四氯化碳暴露实验证实[45,46]。然而尚不知道为什么多数个体适应的同时,仍有一些个体不适应。也许年龄、性别、营养状况和遗传多态性在其中起作用。也存在基础疾病的协同相互作用,如乙型肝炎和黄曲霉毒素(aflatoxin, AF)B1。在这个例子中,黄曲霉毒素抑制了能阻止肝细胞癌(HCC)发展的 DNA 修补机制[47-49],产生与基础疾病乙型肝炎的协同相互作用。

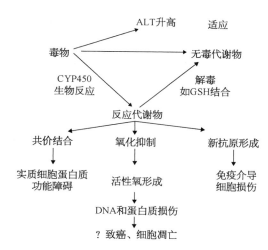

图 36-1　肝毒性三种可能的代谢途径
CYP450,细胞色素 P450;GSH,谷胱甘肽

肝毒性化学物质

　　国家职业安全卫生研究所(NIOSH)已经出版了《危险化学物手册》[50],共列出 667 个工业化学品。其中 228 个经过动物实验或临床观察被确认为具有肝脏毒性。然而,肝脏中毒事件的发生率及其严重性较低。很多化学物在今天看来仅仅具有历史价值。最常见的肝毒性化学物列于表 36-2。

表 36-2　较常见的已知肝毒物

化学物分类	使　用	肝损伤类型	致　畸	致　癌
卤代芳香族				
烃类				
多氯联苯	环境污染(鱼)	HCN,脂肪变性	?	?
氯代萘类	环境污染(鱼)	HCN	?	?
氯代苯	杀真菌剂	HCN	?	?
卤代脂肪族				
烃类				
四氯化碳	实验性肝毒物	脂肪变性,HCN,ALF	?	是
1,1,2,2-四氯乙烷	化学制造	HCN	?	是
1,1,1-三氯乙烷	涂料,溶剂	HCN,脂肪变性	?	是
三氯甲烷(氯仿)	制药,嗅探	HCN,脂肪变性	?	是
氟烷	麻醉	HCN	?	是
氯氟烃(氟利昂-123,-124)	冷冻剂,清洁剂,溶剂	HCN	?	是
氯代乙烯				
氯乙烯	聚氯乙烯制造,塑料,食品包装,地面水	肝门脉硬化症	是	是
偏氯乙烯	塑料制造	—	?	是
反式二氯乙烯	溶剂	脂肪变性	?	—

续　表

化学物分类	使　　用	肝损伤类型	致　畸	致　癌
顺式二氯乙烯	溶剂	脂肪变性	?	—
三氯乙烯	溶剂,脱脂剂	坏死	?	是
全氯乙烯	溶剂,干洗剂,油漆,农药,氟碳化合物	脂肪变性,肝硬化	?	是
N-取代的氨基化合物				
二甲基乙酰胺	溶剂,树脂,高分子材料	HCN,黄疸,脂肪变性	?	?
二甲基甲酰胺	溶剂,树脂,高分子材料	HCN,脂肪变性	?	?
硝基芳香族化合物				
二硝基苯	—	HCN	?	?
2,6-二硝基甲苯	—	HCN,黄疸	?	是
苦味酸(三硝基苯酚)	—	HCN	?	?
特曲儿(三硝基苯甲硝胺)	—	HCN,脂肪变性	?	?
三硝基甲苯(TNT)	—	HCN,黄疸	?	?
其他有机氯化学物				
百草枯	除草剂	HCN,胆汁淤积症	?	?
敌草快	除草剂	HCN	?	?
开蓬	农药	脂肪变性	?	?
其他有机化学物				
联苯醚	—	HCN	—	—
二甲基亚硝胺	实验	HCN	?	是
甲撑二苯胺	塑料	HCN,黄疸	?	是
吡啶	溶剂,化学制造	HCN	?	?
脂肪族烃				
苯	—	—	—	—
甲苯	吸胶毒	脂肪变性	—	—
其他无机化学物				
硒*	半导体,光电导体	脂肪变性,HCN	?	?
砷	杀虫剂,矿工,葡萄园工人,凶杀,实验	脂肪变性,HCN,血管肉瘤	—	是
铍	实验	肉芽肿,2区带坏死,ALT升高,脂肪变性	?	是
铜	杀真菌剂	肉芽肿,血管肉瘤	—	—
肼	火箭燃料	脂肪变性,ALT升高	—	—

ALF,急性肝衰竭;HCN,肝细胞坏死。* 原文作者将硒分类于脂肪族烃,可能系排印错误,译者改正

卤代芳香族烃

多氯联苯

多氯联苯(polychlorinated biphenyls,PCBs)的介电特性、化学稳定性和不可燃性使它非常适合制造高伏特电子设备和绝缘隔热材料。不幸的是,工人接触PCBs可引起严重的肝疾病[51],所以1977年停止了PCBs的生产。然而,由于它们在水中的不溶解性和对

生物降解的抗性使得PCBs能持久存在于环境中[52-54]并污染野生动植物和食用鱼类。同样,在美国和已经显现工业污染的发展中国家的污染区域,PCBs已经进入食物链,并出现在母乳中[55,56]。

化学物的肝毒性和致癌性与其单个分子的氯原子数目有关,含有5个或5个以上氯原子的分子具有更大毒性[54,57]。

PCBs是CYP同工酶的潜在诱导剂,CYP同工酶又是致癌化合物的潜在诱导剂。然而到目前为止,还没

有令人信服的证据表明 PCBs 可致人类肝癌[58]。因为它们也诱导 δ-氨基乙酰丙酸合成酶,被认为是职业接触者发生迟发性皮肤卟啉症病例的可能原因。

人类的肝损伤除了工业接触引起之外,也由事故暴露于污染的烹饪油所致(日本 Yusho 病)[59]。当前的接触水平多半是环境中 PCBs 的残留量,不会引起人类的肝脏疾病[52-54]。然而,因为作为 CYP 系统的潜在诱导剂 PCBs 可能增强其他化学品和药物的肝毒性效应,从而继续被人们关注[60,61]。另外,啮齿动物实验显示 PCBs 具有致癌性[54]。日本的一个对 Yusho 病罹患者的 40 年随访研究,分析了 1 664 名患者的死亡率。全癌的标准化病死率(standardized mortality ratio,SMR)是 1.37(95% CI:1.11~1.66),肝癌的 SMR 是 1.82(95% CI:1.06~2.91)。且 SMR 随时间减少[62]。

PCBs 环境效应研究受二噁英(一个已知的动物损肝毒物)交叉污染的连累[42,63]。

卤代脂肪族烃

一、四氯化碳

四氯化碳(carbon tetrachloride)是三种经典损肝伤毒物之一(另两个是黄磷和毒蘑菇),引起急性肝肾衰竭并伴肝细胞坏死(hepatocellular necrosis,HCN)和脂肪变性(steatosis)。19 世纪早期四氯化碳用作驱虫剂,随后被用作溶剂和灭火剂,导致家庭拥有和工业接触[64]。典型的暴露发生在工厂清洗大桶时吸入烟尘或者事故性摄入家庭存放的四氯化碳[64-66]。在美国除了实验室用作损肝毒物,四氯化碳已经不再使用。自 1985 年以后美国已没有新病例报告,所以现在有很大的历史价值。然而,在世界的某些地方四氯化碳仍然被用作灭火器的原料和制冷剂,所以它不会被人们遗忘。

四氯化碳的毒性由经过 CYP2E1 作用产生的三氯甲基基团介导。因脂质过氧化引起细胞膜损伤进而抑制了三酸甘油酯分泌,导致脂肪变性和坏死[43]。可跟着发生暴发性肝脏衰竭[67]。酒精通过诱导 CYP2E1 能成倍增加肝毒性损伤[68,69]。实验研究提示营养状况,特别是饥饿和高脂肪饮食能增强毒性[66,70,71]。

二、三氯乙烯

三氯乙烯(trichloroethylene,TCE)是一种带甜味的不燃性液体。早先用作吸入麻醉剂和从植物中提取蔬菜油的萃取剂。现在它被广泛用作金属部件的蒸汽脱脂剂、干洗工业的清洗剂和去油污剂以及制冷剂[72]。

虽然关于 TCE 的肝毒性一度存在争论,USEPA 却已经正式将 TCE 归为人类致癌物(包括肝脏),并且还具有致癌以外的健康危害(也包括肝脏)。

人类接触 TCE 主要是污染的饮用水,以及使用地面水的家庭和工厂中 TCE 的蒸发汽化。按 1974 年的美国《安全饮用水法》(the Safe Water Drinking Act),现在每年的水质测试要求针对所有公共饮用水的分销商。而水中 TCE 的清除处理一般按照 Scottsdale、AZ 和几个美国军事网站的方法进行。

急性非医学暴露产生的症状与酒精摄入的表现相似。TCE 造成的急性肝损伤包括死亡事故已有报告[73,74]。TCE 还是可疑致肝癌原,已被 USEPA 列入致癌分级表。TCE 通过 CYP2E1 代谢为水合乙醛,并进一步由脱氢酶脱氢代谢为三氯乙酸,三氯乙醛是已知的致肝癌原[75,76]。有实验报告 TCE 诱导 B6C3F1 系小鼠的肝细胞癌[77]。虽然一些研究报告支持 TCE 为人类致肝癌原[62],但其他报告缺乏说服力[78]。这些研究往往受混淆因素的影响,包括污染和(或)酒精摄入的协同暴露影响。因此,有必要在暴露浓度和时间上进一步深入研究。

三、四氯乙烷

1,1,2,2-四氯乙烷(tetrachloroethane)是用于制造 TCE 溶剂和四氯乙烯(tetrachloroethylene;译者注:原文是 tetrachloroethane,即四氯乙烷,可能系文字性错误,按照化工原理应改为 tetrachloroethylene,即四氯乙烯)的化学中间体。其肝毒性类似四氯化碳。有报道 25 名中毒患者的肝毒性特征为肝炎,可伴有脂肪变性或者在低剂量暴露表现单纯脂肪变性[79]。一个致命病例是肝硬化叠加肝炎[80]。另有报告在一个制造青霉素的工厂中观察 3 年期间,接触四氯乙烷的工人50% 表现肝化验指标异常[81]。啮齿动物实验研究可见脂肪变性[82]。

四、氯氟烃

氯氟化烃类(hydrochlorofluorocarbons,HCFC)特别是 1,1-二氯-2,2,2-四氟乙烷(HCFC-124)的应用正在不断增加以替代耗尽臭氧层的氯氟化碳类化合物(CFC)[83]。这是 1990 年 6 月在加拿大的蒙特利尔市国际协商努力的结果,在那里确定了臭氧层耗尽与来自 CFC 的活性氯相关。臭氧层耗尽的潜在健康影响增加了发展卤代氟化烃类(HFCA)化合物的紧迫需要,后者现在用作冷冻剂、清洁剂、工业溶剂和发泡剂。1997年 Hoet 等报告了对 9 名事故性暴露于 HCFC - 123 和 HCFC - 124 混合物的工人的流行病学调查[84]。其中一名工人出现急性混合型肝炎,其 ALT 为 1 298 U/L,ALP 为 303 U/L,凝血酶原时间测定 51%,胆红素 289 μmol/L。他在 2 个月以后完全恢复,但当重返工作时病情复发。肝穿刺活检显示肝细胞凝集性坏死,在第 3 区带见微管胆汁栓塞并伴桥接样坏死,存在轻度淋巴浸润。免疫组织化学染色可见三氟乙酰-蛋白质加成物,类似于氟烷(halothane)中毒所见。

HCFC - 123 和 HCFC - 124 的化学结构与氟烷相似,后者是一种吸入麻醉剂,能在易感个体重复暴露以后引起肝炎。HCFC - 123 和 HCFC - 124 能通过与氟烷相同的氧化途径代谢为一种活性的三氟乙酰基卤化物,后者形成半抗原[85]。大鼠实验首先揭示 HFCA 123 的肝毒性,但 HFCA 124 没有表现毒性[86-88]。豚鼠急性暴露于 HCFC - 123 也产生肝毒性[89]。谷胱甘肽(glutathione,GSH)缺乏可增强其毒性[90]。在大鼠亚急性剂量的慢性实验中看到肝脏腺瘤。Dekant 最近强调要更多地研究慢性效应和损伤的机制[91]。较近的病例报告,6 名受到 HFCA 123/124 影响的工人中 5 人出现 P58 和 CYP2E1 抗体,这也类似氟烷中毒所见。

目前 HCFC 每年的生产量为几千吨,但由于 CFC 禁令,预计 HCFC 产量将大大增加。由于 HCFC 的肝毒性及其可能对人的致癌性,产生了一个问题,即如何评价禁用 CFC 和引入 HCFC 做法的净风险-效益比。

五、氯仿

氯仿(chloroform)又名三氯甲烷,首次发现于1831 年,随后它作为全身麻醉剂应用于 18 世纪中叶。它是一种散发香味的氯化甲烷类液体。每年产量达几百万吨,用作溶剂、生产特氟龙的前体以及制冷剂。它还自然存在于大气中。暴露是通过吸入或者摄入引起。氯仿的肝毒性和氟烷相关的肝毒性事故所见非常类似,也具有反复暴露后的易损性,并见小叶中心性坏死和脂肪变性的组织学特征[92-96]。氯仿引起的肝病和氟烷相似,在暴露后延迟 2～3 d 发生[97],其毒性是通过形成自由基中介[98-101]。氯仿对大鼠致癌[102]。最近有一个报道使用 N -乙酰半胱氨酸成功治疗了氯仿经口摄入后的肝毒性[103]。和此病例一样,现在大多数报告的病例源于自杀企图。

氯代乙烯

一、四氯乙烯

四氯乙烯(tetrachloroethylene)又名全氯乙烯(perchloroethylene),主要用于干洗工业和纺织加工。也在氟碳化合物生产中用作绝缘液体,并小范围用于黏合剂、喷雾剂和油漆的生产。作为工业污染其大多数暴露经由吸入和皮肤接触发生。有报道低剂量接触 2～6 年的工人发生肝损伤,包括肝硬化[104]。有一个急性肝衰竭(acute liver failure,ALF)的报告与职业使用四氯乙烯相关联[105],肝脏的病理组织学检查显示大片肝坏死。事故性高浓度暴露产生肝毒性的多个病例也见报道[106-109]。在啮齿动物研究中四氯乙烯是致肝癌物[110]。

二、氯乙烯

氯乙烯(vinyl chloride)是一种有机氯化物,具有令人作呕甜味的可燃性气体,通常环境温度下是无色的。1835 年发现后,被用作模塑聚氯乙烯(PVC)管材和瓶罐的 PVC 生产的中间体。其生产量很大,每年 3 000万吨以上。1949 年发表了生产工人肝毒性的首份报告[111],却没有引起人们的注意。直到 1974 年第一份发现血管肉瘤的报告才让氯乙烯单体(vinyl chloride monomer,VCM)得到更多的关注[39]。自那时起,陆续报告了肝门脉硬化症(hepatoportal sclerosis)、紫癜性肝病(peliosis hepatis)、肝硬化(cirrhosis)和肝细胞癌(hepatocellular carcinoma,HCC)[66]。事件的机制序列包括代谢活化为氯乙烯氧化物,随后反应代谢物环氧乙醇加合物结合到 DNA,氧化应激,并与肿瘤抑制基因的突变相互作用[44]。已经证实,在氯乙烯暴露和DNA 修复蛋白 XRCC1 的基因多态性之间存在显著的基因-环境相互作用,并产生突变型 p53 生物标志物。这可能与谷胱甘肽 S -转移酶(GST)的基因多态性有关,而 GST 可能涉及氯乙烯反应代谢物的第 2 相机制[112]。

N -取代的氨基化合物

一、二甲基乙酰胺

N,N -二甲基乙酰胺(dimethylacetamide)是无色、能与水混溶的液体,作为溶剂用于合成乙烯基树脂、苯乙烯和线性聚酯的生产。人员反复暴露于小量的该溶剂出现黄疸[113]。在一个丙烯酸的制造工厂里,工人们皮肤接触后引起肝炎[115],对这些工人进行 2～10 年不等的监测观察见肝化学指标异常[114]。现在推荐对接触工人实行尿代谢产物的生物学监测。

动物高剂量实验性暴露后观察到大鼠有脂肪浸润[116]而狗发生局灶性坏死[117]。

二、二甲基甲酰胺

N,N-二甲基甲酰胺(dimethylformamide)是无色无味、能与水混溶的液体,作为溶剂用于生产丙烯酸纤维、塑料、聚酯和合成革,也用于制造油漆、电影胶片和黏合剂。目前每年有超过 10 万的工人接触该溶剂。实验研究中无论吸入、摄入和皮肤接触都导致中毒损害[118-123]。大鼠实验见急性肝炎[122],但人类因职业接触引起的组织损伤很少见[124,125]。有零散报告其轻度肝毒性[126-128]。然而较近期的一个报告,在接触一年以上的织物工人中发生多例肝损伤[129],肝组织活检显示坏死。

有机氯农药、杀虫剂和除草剂

氯酚类和环戊二烯类化合物中有 15 种以上的同分异构体能用作除草剂、杀虫剂和农药。它们包括艾氏剂(aldrin)、氯丹(chlordane)、十氯酮(chlordecone;开蓬,kepone)、狄氏剂(dieldrin)、七氯(heptachlor)、林丹(lindane)和百草枯(paraquat)[130,131]。这些农药的暴露是通过污染的饮用水和母乳引起。因为这些化合物具有非常的毒性,它们的分布是有限的。虽然有报告认为可以引起带状坏死和脂肪变性[132],但在人类中造成肝毒性的证据不多,甚至当摄入了显著量时也如此。实验摄入大量二氯二苯基三氯乙烷(dichlorodiphenyl-trichloroethane,DDT)产生肝坏死[133],但在 DDT 工厂的工人中通常看不到肝脏异常表现[134]。

已报告实验研究显示致肝癌性的有艾氏剂、氨基三唑(又名杀草强)、杀螨特、克菌丹、乙酯杀螨醇(又名克氯苯)、氯丹、开蓬、DDT、狄氏剂、七氯、林丹、灭蚁灵和其他农药[135-138]。在越南战场使用过的落叶剂橙剂(agent orange)受到人们持续的关注,它是氯代苯氧型除草剂、2,4-二氯苯氧乙酸、2,4,5-三氯苯氧乙酸和二噁英的混合物[139-141]。二噁英是肯定的致肝癌剂。氯代苯氧化合物也与迟发性皮肤卟啉症相关联[142,143],但引起肝损伤的证据不足。尽管如此,人类从暴露到发展成肿瘤的潜伏期要经过数年,有必要在这段时期持续监测。

一、开蓬

开蓬(kepone)又名十氯酮(chlordecone),是一种干粉,可以通过呼吸道吸收。它作为一种农药引起人们关注是源于 20 世纪 70 年代的新闻报道,当时在一个小工厂里接触开蓬的一些工人出现神经系统和全身症状[144,145]。随后发生了毗邻建筑物和较远水体的污染[146-148]。一年以后开蓬还明显存在于食物链中[149]。人们通过水和食物仍然暴露于开蓬毒性。1975 年美国禁止了开蓬生产。2009 年开蓬被列入关于持久有机污染物的斯德哥尔摩公约,在全世界范围禁止生产。詹姆斯(James)河的污染造成了美国从里士满(Richmond,弗吉尼亚首府)到切萨皮克(Chesapeake)湾范围的禁渔令。

开蓬是相对缓和的肝毒物,尽管在肝脏和其他器官中有较高的组织浓度,但仅表现轻微的生物化学和组织学改变[144,150]。脂肪变性和轻度坏死在人和动物中都曾见到。在小鼠和大鼠实验中引起肝癌[144]。它还是细胞色素 P450 系统的潜在诱导剂,能够增强四氯化碳和氯仿的毒性。Guzelian 已证明,采用考来烯(cholestyramine)能增加该毒物的排泄[144]。

因为开蓬在体内的大剂量储存和它对小鼠和大鼠的致肝癌性,提高了人们对它长期安全性的关注,但至今没有证据表明它可致人类肝癌。

二、百草枯

百草枯(paraquat)是一种有毒的除草剂,用作农作物的脱叶剂和除莠剂。19 世纪 70 年代因美国政府资助计划的推动,百草枯被广泛使用于墨西哥喷雾大麻田。通过经口和皮肤途径产生百草枯暴露。1966 年报告了 2 个肝损伤的致命病例[151]。自那以后因自杀[151,152]或事故摄入[145]百草枯的病例已占一定数量,病例死亡率达 50%～70%,但死因通常不是肝而是肺[153]。

接触百草枯后发病者出现腹痛、腹泻、口咽区刺激症状和严重呕吐。肝损伤临床表现包括黄疸要到第 2 或第 3 d 出现。组织学改变包括肝细胞坏死跟随严重的胆管炎。生物化学改变与混合型肝细胞-胆汁淤积症(cholestasis)相一致[154]。治疗可采用积极利尿和活性炭灌胃,也有病例报告将疾病康复归功于地塞米松和环磷酰胺。关于其机制,认为是由于破坏性的活性氧形成阻止了光合作用,但仍然不知道此种机制是否涉及其肝毒性[155]。

其他杂项肝毒性物

一、黄曲霉毒素

黄曲霉毒素（aflatoxins）是由曲霉属真菌（尤其黄曲菌和寄生曲霉菌）天然产生的真菌毒素。某些真菌属与具有显著肝毒性和致肝癌剂的呋喃香豆素密切相关[79,156]。1988 年国际癌症研究总署（IARC）将黄曲霉毒素 B₁列入人类致肝癌剂名单。它们最初被认识是在 1960 年作为在英国发生的一起火鸡雏、小鸭和野鸡的流行性急性坏死（又称土耳其 X 病）的病因[157,158]。最强的黄曲霉毒素是黄曲霉毒素 B1（AFB1），它由黄曲霉菌产生，主要在温暖潮湿的环境中污染腰果、棉花籽、玉米、燕麦、花生、稻米、大豆和小麦。动物的黄曲霉毒素中毒主要见于发展中国家，但在世界范围都有发生。其毒性似乎主要与乙型肝炎的相互作用有关，而乙型肝炎是早先知道的致肝癌原[47,48]。在美国没有见到任何黄曲霉毒素致肝细胞癌的病例报告。

急性摄入大剂量黄曲霉毒素，依不同生物种类引起不同区带分布的急性重型肝炎[159]。某些生物种类如小鸡[161]，对黄曲霉毒素有特别易感性，水生动物彩虹鳟鱼也有高易感性，但银大马哈鱼和斑点叉尾鲴却有相对耐受性[159,160]。在经实验筛选过的动物包括牛、鸡、猪和兔中造成肝硬化[162]。对猴的损害类似于瑞氏综合征（Reye syndrome）的急性脂肪肝[163]。在发展中国家见到人类中毒的相似病例被描述[159]。临床症状有呕吐、腹痛、癫痫样痉挛、肝炎、肺水肿，并造成死亡。

黄曲霉毒素有强致癌性。AFB1 是大鼠实验已知最显著的致肝癌剂[159,164]。此外，流行病学证据表明黄曲霉毒素对人类也致癌[163,165-167]。

损伤的机制似乎是由于依赖于 RNA 聚合酶活性的 DNA 的抑制引起核酸合成的减损[156,168]。急性损伤和致癌性两者都由黄曲霉毒素的活性代谢物引起。AFB1 代谢为 2,3 -环氧化物的过程主要由 CYP3A4 介导，在某种程度上也通过 CYP1A2、CYP2B7、CYP2E1和 CYP3A3 介导[169,170]。2,3 -环氧化物与 DNA 形成加成物，进而引起突变（在密码子 249 位上鸟嘌呤置换胸腺嘧啶）[169,170]，在人类肝细胞癌发生中引起 TP53抑癌基因的突变[168,171]。

二、磷

先前黄磷（phosphorus）普遍用于生产火柴和爆竹，自从 1942 年美国法律禁止使用之后，该国黄磷中毒相对罕见[172]。自此发生的黄磷中毒病例多由事故或者自杀摄入灭鼠毒药而引起[173-175]。

临床综合征开始于急性胃肠症状，可见恶心、呕吐、腹痛和腹泻并伴蒜臭味，可持续 24 h，经过 1～3 d 潜伏期后出现肝肾功能衰竭，随后可有黄疸和精神错乱。死亡率很高[173]。

肝脏组织学检查特征为区带 1 的脂肪变性和坏死[173,176]。

唯一有效的救治是早期彻底洗胃。

三、砷

砷（arsenic）的肝毒性在历史上与葡萄园工人的肝硬化相联系[177]。然而在这些工人中大量饮酒可能也有助于肝硬化的高发病率。也有报告在接触砷的煤矿工人中的肝硬化[178]以及在接触杀虫剂中砷的农场工人中的肝硬化[179]。最近的报告，在室内炉灶使用砷污染的煤炭以及饮用水中摄入砷的人表现酶升高、脂肪变性、肝门脉硬化症、肝硬化、肝细胞癌以及血管肉瘤[180-185]。

IARC 将砷列为致癌原[186]。中国台湾报告肝细胞癌的标化死亡率，男性为 1.7，女性为 2.3[187]。它们似乎有剂量反应关系[188]。

这种联系在中国内蒙古[189]、孟加拉国[190]和日本[191]也观察到，但在美国犹他州和智利没有见到砷接触与肝癌死亡率之间的联系[192,193]。

关于砷的致肝癌机制已提议了几个，包括氧化应激[186]和核苷酸切除修复能力障碍[194,195]。有趣的是，在砷毒性慢性作用中作为适应性机制 GSH 被诱导，于是产生一种可能，即酒精诱导的 GSH 耗尽可能涉及葡萄园工人发生的肝癌。人类砷致肝癌性的一个独特方面是女性比男性更易感。动物实验研究已证实，在砷诱导的肝细胞癌中母体子宫内存在雌激素关联基因的异常表达[196,197]。

砷是世界范围饮用水的一种污染物。因此，有必要对砷的慢性低剂量暴露的长期效应进行持续地监测。

水力压裂的问题

水力压裂（hydraulic fracturing，fracking）是在高压下岩石压裂以释放地下的石油、天然气或煤层气的过程，它是通过钻井到储层岩石中并注入高压液体来实现的。过程中注入的不仅仅是水，还包括润滑剂、表面活性剂、乳化剂和溶剂，后者具有较高毒性。生产时污染被引入地面水中。为此,一些国家禁止压裂或者让项目暂停或中止。然而,美国基于 2004 年 US EPA 的一个研究[199]就将水力压裂豁免《安全饮用水法》(Safe Drinking Water Act)[198]。大约 750 种化学物作为添加剂用于水力压裂法生产[200,201],这些化学物多数是已知的毒物和致癌物。更严重的是在一些地点已经出现明显的地面水污染[202],如怀俄明州[203]和科罗拉多州[201],在得克萨斯州还同时有空气污染,包括苯、二硫化物、萘和二甲苯[204]。

在国会的指导下,US EPA 已重新约定调查并将检查与水力压裂相关的水污染[205]。

结　论

环境和工作场所的毒性化学物污染继续造成健康危害,但其量级仍不确定。公然明显的急性中毒危害事件已经极大地减少,但低剂量暴露的长期效应及引起慢性肝病和肝癌的问题,仍然值得关注。从接触到出现慢性肝病和肝癌的潜伏期以数年来度量,然而,已有的合适监测仅限于急性暴露,没有对曾经在有毒环境工作后离开的工人进行继续监测。在氯乙烯工人的潜伏期肝损伤[206]和在巴西石油化工厂工人和附近的居民中非酒精性脂肪性肝炎[207,208]的新发现,强调了监测和改进测试潜在毒性化学物的重要性。缺乏慢性接触的生物学模式以及持久的医学、经济、社会和政治冲突,连累了科学的进步。水力压裂技术的引入以及对广泛的水源砷污染的重新认识,已经成为我们新的挑战。无论我们将从过去忽视的问题里学会什么,有一点似乎是显见的,即一个人的健康大部分是他(或她)的环境卫生的函数[209]。正如 Kennedy 说的,在一个真正的自由市场中你造成的后果必须自己清理。

(马洪年 译　陈成伟 校)

参考文献

［1］ Doehring CFW. Factory sanitation and labor protection. US Bureau of Labor Bulletin 1903; 44.

［2］ Andrews JB. Phosphorus poisoning in the match industry in the United States. US Bureau of Labor Bulletin 86; 1910.

［3］ Carson R. Silent spring. Cambridge, MA: Riverside Press; 1962.

［4］ National Research Council. Toxicity testing. Washington, DC: National Academic Press; 1984.

［5］ Roe D, Pease W, Florini K, Silbergeld E. Toxic ignorance: the continuing absence of basic health testing for top-selling chemicals in the United States. New York: Environmental Defense Fund; 1997.

［6］ Zimmerman H. Hepatotoxicity. Adverse effects of drugs and other chemicals on the liver. New York: Appleton-Crofts; 1978. p.333.

［7］ Pirastu R, et al. Mortality from liver disease among Italian vinyl chloride monomer/polyvinyl chloride manufacturers. Am J Ind Med 1990; 17(2): 155 - 161.

［8］ Barberino JL, et al. Liver changes in workers at an oil refinery and in a reference population in the state of Bahia, Brazil. Rev Panam Salud Publica 2005; 17(1): 30 - 37.

［9］ Axelsson G, et al. Cancer incidence in a petrochemical industry area in Sweden. Sci Total Environ 2010; 408(20): 4482 - 4487.

［10］ Guzelian PS. Hepatic injury due to environmental agents. Clin Lab Med 1984; 4(3): 483 - 488.

［11］ Gerde P. Animal models and their limitations: on the problem of high-to-low dose extrapolations following inhalation exposures. Exp Toxicol Pathol 2005; 57(Suppl 1): 143 - 146.

［12］ Comstock GW, Edwards PQ. The competing risks of tuberculosis and hepatitis for adult tuberculin reactors. Am Rev Respir Dis 1975; 111(5): 573 - 577.

［13］ Dreiff FE, Santilli N. Valproic acid hepatic fatalities: analysis of United States cases. Neurology 1986; 36(Suppl 1): 133.

［14］ Zimmerman HJ. Effects of aspirin and acetaminophen on the liver. Arch Intern Med 1981; 141(3 Spec No): 333 - 342.

［15］ Mitchell JR, et al. Acetylation rates and monthly liver function tests during one year of isoniazid preventive therapy. Chest 1975; 68(2): 181 - 190.

［16］ Timbrell JA. Isoniazid metabolism in relation to hepatotoxicity. In: Davis M, Tredger JM, Williams R, editors. Drug reactions and the liver. Bath, UK: Pittman; 1981. pp.190 - 196.

［17］ Spielberg SP. In vitro assessment of pharmacogenetic susceptibility to toxic drug metabolites in humans. Fed Proc 1984; 43 (8): 2308 - 2313.

［18］ Watson RG, et al. A proposed mechanism for chlorpromazine jaundice — defective hepatic sulphoxidation combined with rapid hydroxylation. J Hepatol 1988; 7(1): 72 - 78.

［19］ Hoft RH, et al. Halothane hepatitis in three pairs of closely related women. N Engl J Med 1981; 304(17): 1023 - 1024.

［20］ Berson A, et al. Possible role of HLA in hepatotoxicity. An exploratory study in 71 patients with drug-induced idiosyncratic hepatitis. J Hepatol 1994; 20(3): 336 - 342.

［21］ Farrell G, Prendergast D, Murray M. Halothane hepatitis. Detection of a constitutional susceptibility factor. N Engl J Med 1985; 313(21): 1310 - 1314.

［22］ Seeff LB. Drug-induced chronic liver disease, with emphasis on chronic active hepatitis. Semin Liver Dis 1981; 1(2): 104 - 115.

［23］ Stock JG, Strunin L. Unexplained hepatitis following halothane. Anesthesiology 1985; 63(4): 424 - 439.

［24］ Banks AT, et al. Diclofenac-associated hepatotoxicity: analysis of 180 cases reported to the Food and Drug Administration as adverse reactions. Hepatology 1995; 22(3): 820 - 827.

［25］ Ayd Jr. FJ. Chlorpromazine: ten years' experience. JAMA 1963; 184: 51 - 54.

［26］ McLean AEM. Host factors in hepatotoxicity. Isr J Med Sci 1974; 10: 431.

［27］ Whitcomb DC, Block GD. Association of acetaminophen hepatotoxicity with fasting and ethanol use. JAMA 1994; 272(23): 1845 - 1850.

［28］ Abraham K, et al. Severe 2,3,7,8 - tetrachlorodibenzo-p-dioxin (TCDD) intoxication: insights into the measurement of hepatic cytochrome P450 1A2 induction. Clin Pharmacol Ther 2002; 72 (2): 163 - 174.

［29］ Caldwell JC, Keshava N, Evans MV. Difficulty of mode of action determination for trichloroethylene: an example of complex interactions of metabolites and other chemical exposures. Environ Mol Mutagen 2008; 49(2): 142 - 154.

［30］ Daniels N. Chevron v Echazabal: protection, opportunity, and paternalism. Am J Public Health 2003; 93(4): 545 - 548.

[31] Fernandez-D'Pool J, Orono-Osorio A. Liver function of workers occupationally exposed to mixed organic solvents in a petrochemical industry. Invest Clin 2001; 42(2): 87 - 106.

[32] Cave M, et al. Polychlorinated biphenyls, lead, and mercury are associated with liver disease in American adults: NHANES 2003 - 2004. Environ Health Perspect 2010; 118(12): 1735 - 1742.

[33] Lin CY, et al. Investigation of the associations between lowdose serum perfluorinated chemicals and liver enzymes in US adults. Am J Gastroenterol 2010; 105(6): 1354 - 1363.

[34] Rehwagen M, et al. The [^{15}N] methacetin liver function test characterizes multicomponent exposure of children in industrially polluted regions. Isotopes Environ Health Stud 2001; 37 (2): 167 - 174.

[35] Knasmuller S, et al. Structurally related mycotoxins ochratoxin A, ochratoxin B, and citrinin differ in their genotoxic activities and in their mode of action in human-derived liver (HepG2) cells: implications for risk assessment. Nutr Cancer 2004; 50 (2): 190 - 197.

[36] Knasmuller S, et al. Use of human-derived liver cell lines for the detection of environmental and dietary genotoxicants: current state of knowledge. Toxicology 2004; 198(1 - 3): 315 - 328.

[37] Fastner J, et al. Cylindrospermopsin occurrence in two German lakes and preliminary assessment of toxicity and toxin production of Cylindrospermopsis raciborskii (Cyanobacteria) isolates. Toxicon 2003; 42(3): 313 - 321.

[38] Pollet C, et al. Identification and evaluation of liver damage in subjects exposed to occupational risk from general anesthetics. Med Lav 2003; 94(5): 421 - 431.

[39] Creech Jr. JL, Johnson MN. Angiosarcoma of liver in the manufacture of polyvinyl chloride. J Occup Med 1974; 16(3): 150 - 151.

[40] Recknagel RO, et al. Mechanisms of carbon tetrachloride toxicity. Pharmacol Ther 1989; 43(1): 139 - 154.

[41] Zimmerman HJ. Effects of alcohol on other hepatotoxins. Alcohol Clin Exp Res 1986; 10(1): 3 - 15.

[42] Poland A, Kende A. 2, 3, 7, 8 - Tetrachlorodibenzo-p-dioxin: environmental contaminant and molecular probe. Fed Proc 1976; 35 (12): 2404 - 2411.

[43] Dianzani M. Biochemical aspects of fatty liver. In: Meeks RG, Harrison SD, Bull RJ, editors. Hepatotoxicity. Boca Raton, FL: CRC Press; 1991. p.327.

[44] Bolt HM. Vinyl chloride — a classical industrial toxicant of new interest. Crit Rev Toxicol 2005; 35(4): 307 - 323.

[45] Aleksunes LM, et al. Coordinated expression of multidrug resistance-associated proteins (Mrps) in mouse liver during toxicant-induced injury. Toxicol Sci 2006; 89(2): 370 - 379.

[46] Aleksunes LM, et al. Differential expression of mouse hepatic transporter genes in response to acetaminophen and carbon tetrachloride. Toxicol Sci 2005; 83(1): 44 - 52.

[47] Henry SH, Bosch FX, Bowers JC. Aflatoxin, hepatitis and worldwide liver cancer risks. Adv Exp Med Biol 2002; 504: 229 - 233.

[48] Groisman IJ, et al. Downregulation of DNA excision repair by the hepatitis B virus-x protein occurs in p53-proficient and p53-deficient cells. Carcinogenesis 1999; 20(3): 479 - 483.

[49] Yu MC, Yuan JM. Environmental factors and risk for hepatocellular carcinoma. Gastroenterology 2004; 127(5 Suppl 1): S72 - S78.

[50] NIOSH, Pocket Guide to Chemical Hazards. U. S. Government Printing Office ed. 1994: U. S. Department of Health and Human Services Publications 94 - 116. Washington, DC.

[51] Strauss N. Hepatotoxic effects following occupational exposure to halowax (chlorinated hydrocarbons). Rev Gastroenterol 1994; 11: 381.

[52] D'Itri FM, Kamrin A, editors. PCBs: human and enviromental hazards. Woburn, MA: Butterworth; 1983.

[53] Peakall DB, Lincer JL. Poly chlorinated biphenyls: another longlife, widespread chemical in the environment. Bioscience 1970; 20: 958.

[54] Kimbrough RD. Human health effects of polychlorinated biphenyls (PCBs) and polybrominated biphenyls (PBBs). Annu Rev Pharmacol Toxicol 1987; 27: 87 - 111.

[55] Fries GF. The PBB episode in Michigan: an overall appraisal. Crit Rev Toxicol 1985; 16(2): 105 - 156.

[56] LaDou J. The export of environmental responsibility. Arch Environ Health 1994; 49(1): 6 - 8.

[57] Kimbrough RD. The toxicity of polychlorinated polycyclic compounds and related chemicals. CRC Crit Rev Toxicol 1974; 2 (4): 445 - 498.

[58] Goldstein JA, et al. Assessment of the contribution of chlorinated dibenzo-p-dioxins and dibenzofurans to hexachlorobenzene-induced toxicity, porphyria, changes in mixed function oxygenases, and histopathological changes. Toxicol Appl Pharmacol 1978; 46(3): 633 - 649.

[59] Kuratsune M, et al. Epidemiologic study on Yusho, a poisoning caused by ingestion of rice oil contaminated with a commercial brand of polychlorinated biphenyls. Environ Health Perspect 1972; 1: 119 - 128.

[60] Fouts JR. Interactions of chemicals and drugs to produce effects on organ function. In: Lee DHK, Koten P, editors. Multiple factors in the causation of enviromentally induced disease. New York: Academic Press; 1972. pp.109 - 118.

[61] Mitchell JR, Gillette JR. Drug-chemical interactions as a factor in environmentally induced disease. In: Lee DHK, Koten P, editors. Multiple factors in the causation of environmentally induced disease. New York: Academic Press; 1972. pp.119 - 131.

[62] Onozuka D, et al. Mortality after exposure to polychlorinated biphenyls and polychlorinated dibenzofurans: a 40 - year followup study of Yusho patients. Am J Epidemiol 2009; 169(1): 86 - 95.

[63] Poland A, Knutson JC. 2,3,7,8 - tetrachlorodibenzo-p-dioxin and related halogenated aromatic hydrocarbons: examination of the mechanism of toxicity. Annu Rev Pharmacol Toxicol 1982; 22: 517 - 554.

[64] Hardin Jr. BL. Carbon tetrachloride poisoning: a review. Ind Med Surg 1954; 23(3): 93 - 105.

[65] Jennings RB. Fatal fulminant acute carbon tetrachloride poisoning. AMA Arch Pathol 1955; 59(3): 269 - 284.

[66] Von Oettingen WF. The halogenated hydrocarbons of industrial and toxicological importance. Amsterdam: Elsevier; 1964.

[67] Recknagel RO, Glende Jr. EA. Carbon tetrachloride hepatotoxicity: an example of lethal cleavage. CRC Crit Rev Toxicol 1973; 2: 263 - 297.

[68] Reichert D. Biological actions and interactions of tetrachloroethylene. Mutat Res 1983; 123(3): 411 - 429.

[69] Reuber MD, Glover EL. Cirrhosis and carcinoma of the liver in male rats given subcutaneous carbon tetrachloride. J Natl Cancer Inst 1970; 44(2): 419 - 427.

[70] Drill VA. Hepatotoxic agents: mechanism of action and dietary interrelationship. Pharmacol Rev 1952; 4(1): 1 - 42.

[71] Rouiller CH. Experimental toxic injury of the liver. In: Rouiller CH, editor. The liver. New York: Academic Press; 1964. pp. 335 - 476.

[72] Toxicological profile for trichloroethylene (Update), in US Public Health Service, A. f. T. S. a. D. R. (ATSDR), Editor. 1997, US Department of Health Services: Atlanta, GA.

[73] DeFalque R. Pharmacology and toxicology of trichloroethylene: A critical review of the world literature. Clin Pharmacol Ther 1960; 2: 665.

[74] McCunney R. Diverse manifestations of trichloroethylene. Br J Ind Med 1988; 45: 122.

[75] Bronley-DeLancey A, et al. Application of cryopreserved human hepatocytes in trichloroethylene risk assessment: relative disposition of chloral hydrate to trichloroacetate and trichloroethanol. Environ Health Perspect 2006; 114 (8): 1237 - 1242.

[76] Bull RJ, et al. Contribution of dichloroacetate and trichloroacetate to liver tumor induction in mice by trichloroethylene. Toxicol Appl Pharmacol 2002; 182(1): 55 - 65.

[77] Herren-Freund SL, et al. The carcinogenicity of trichloroethylene and its metabolites, trichloroacetic acid and dichloroacetic acid, in mouse liver. Toxicol Appl Pharmacol 1987; 90(2): 183 - 189.

[78] Scott CS, Chiu WA. Trichloroethylene cancer epidemiology: a consideration of select issues. Environ Health Perspect 2006; 114 (9): 1471 - 1478.

[79] Schoental R. Liver disease and "natural" hepatotoxins. Bull World Health Organ 1963; 29: 823 - 833.

[80] Gurney R. Tetrachloroethane intoxication. Early recognition of liver damage and means of prevention. Gastroenterology 1943; 1: 1112.

[81] Jeney E, et al. Prevention of industrial tetrachloroethane intoxication. Part 3. Egeszegtudmany 1967; 1: 155 - 164.

[82] Horiuchi K, Moriguchi S, Monimoto K, et al. Studies on industrial tetrachloroethane poisoning. Osaka City Med J 1962; 8: 29 - 38.

[83] WHO. Environmental Health Criteria 139. Partially halogenated chlorofluorocarbons (ethane derivatives). Geneva: WHO; 1992.

[84] Hoet P, et al. Epidemic of liver disease caused by hydrochlorofluorocarbons used as ozone-sparing substitutes of chlorofluorocarbons. Lancet 1997; 350(9077): 556 - 559.

[85] Harris JW, et al. Pentahaloethane-based chlorofluorocarbon substitutes and halothane: correlation of in vivo hepatic protein trifluoroacetylation and urinary trifluoroacetic acid excretion with calculated enthalpies of activation. Chem Res Toxicol 1992; 5(5): 720 - 725.

[86] Malley LA, et al. Two-year inhalation toxicity study in rats with hydrochlorofluorocarbon 123. Fundam Appl Toxicol 1995; 25 (1): 101 - 114.

[87] Urban G, Speerschneider P, Dekant W. Metabolism of the chlorofluorocarbon substitute 1, 1 - dichloro - 2, 2, 2 - trifluoroethane by rat and human liver microsomes: the role of cytochrome P450 2E1. Chem Res Toxicol 1994; 7(2): 170 - 176.

[88] Malley LA, et al. Subchronic toxicity and teratogenicity of 2 - chloro - 1,1,1,2 - tetrafluoroethane (HCFC - 124). Fundam Appl Toxicol 1996; 32(1): 11 - 22.

[89] Marit GB, et al. Hepatotoxicity in guinea pigs following acute inhalation exposure to 1, 1 - dichloro - 2, 2, 2 - trifluoroethane. Toxicol Pathol 1994; 22(4): 404 - 414.

[90] Lind RC, Gandolfi AJ, Hall PD. Biotransformation and hepatotoxicity of HCFC - 123 in the guinea pig: potentiation of hepatic injury by prior glutathione depletion. Toxicol Appl Pharmacol 1995; 134(1): 175 - 181.

[91] Dekant W. Toxicology of chlorofluorocarbon replacements. Environ Health Perspect 1996; 104(Suppl 1): 75 - 83.

[92] von Oettingen WF. The halogenated hydrocarbons of industrial and toxicology importance. Amsterdam: Elsevier; 1974.

[93] Davison M, Wynn N. Chloroform since 1912. In: Dykes MHM, editor. Anesthesia and the liver. Boston: Little, Brown Co; 1970.

[94] Wells HG. Chloroform necrosis of the liver. Arch Intern Med 1908; 1: 589.

[95] Inman WH, Mushin WW. Jaundice after repeated exposure to halothane: an analysis of Reports to the Committee on Safety of Medicines. Br Med J 1974; 1(5896): 5 - 10.

[96] Sheehan HL. Delayed chloroform poisoning. Br J Anaesth 1950; 22(4): 204 - 217.

[97] Little Jr. DM, Wetstone HJ. Anesthesia and the liver. Anesthesiology 1964; 25: 815 - 853.

[98] Kohr RM. Suicide by chloroform ingestion following selfmutilation. Am J Forensic Med Pathol 1990; 11(4): 324 - 328.

[99] Schroeder HG. Acute and delayed chloroform poisoning. A case report. Br J Anaesth 1965; 37(12): 972 - 975.

[100] Burke AS, et al. Mechanisms of chloroform-induced hepatotoxicity: oxidative stress and mitochondrial permeability transition in freshly isolated mouse hepatocytes. J Toxicol Environ Health A 2007; 70(22): 1936 - 1945.

[101] Abbassi R, Chamkhia N, Sakly M. Chloroform-induced oxidative stress in rat liver: implication of metallothionein. Toxicol Ind Health 2010; 26(8): 487 - 496.

[102] Liao KH, et al. Bayesian estimation of pharmacokinetic and pharmacodynamic parameters in a mode-of-action-based cancer risk assessment for chloroform. Risk Anal 2007; 27 (6): 1535 - 1551.

[103] Dell'Aglio DM, et al. Acute chloroform ingestion successfully treated with intravenously administered N-acetylcysteine. J Med Toxicol 2010; 6(2): 143 - 146.

[104] Lukaszewski T. Acute tetrachloroethylene fatality. Clin Toxicol 1979; 15(4): 411 - 415.

[105] Shen C, et al. Acute liver failure associated with occupational exposure to tetrachloroethylene. J Korean Med Sci 2011; 26 (1): 138 - 142.

[106] Hake CL, Stewart RD. Human exposure to tetrachloroethylene: inhalation and skin contact. Environ Health Perspect 1977; 21: 231 - 238.

[107] Meckler LC, Phelps DK. Liver disease secondary to tetrachloroethylene exposure. A case report. JAMA 1966; 197 (8): 662 - 663.

[108] Stewart RD. Acute tetrachloroethylene intoxication. JAMA 1969; 208(8): 1490 - 1492.

[109] Stewart RD, Gay HH, Erley DS, et al. Human exposusre to tetrachloroethylene vapor. Arch Environ Health 1961; 2: 516 - 522.

[110] National Cancer Institute. Bioassay of tetrachloroethylene for possible carcinogenicity. NCI TR 13. DHEW (NIH) Pub. No. 77 - 813: NTIS Pub. No. PB - 272 - 940, National Technical Service: Springfield, VA.

[111] Tribukh SL, Tikhomirova NP, Levina SV, Koslov LA. Working conditions and measures for their improvement in the production and use of vinyl chloride plastics. Gig Sanit 1949; 14: 38 - 44.

[112] Li Y, et al. Polymorphisms in glutathione S-transferases in French vinyl chloride workers. Biomarkers 2005; 10(1): 72 - 79.

[113] Johnson MD. Letter from Medical Director of Chemstrand Corportation to the TLV Committee, March. 1961.

[114] Corsi GC. On occupational pathology caused by dimethylacetamide (with special reference to hepatic function). Med Lav 1971; 62(1): 28 - 42.

[115] Spies GJ, et al. Monitoring acrylic fiber workers for liver toxicity and exposure to dimethylacetamide. 1. Assessing exposure to dimethylacetamide by air and biological monitoring. J Occup Environ Med 1995; 37(9): 1093 - 1101.

[116] Kelly DP. Subchronic inhalation toxicity of dimethyl acetamide in rats. Toxicologist 1984; 4: 65.

[117] Horn HJ. Toxicology of dimethylacetamide. Toxicol Appl Pharmacol 1961; 3: 12 - 24.

[118] Clayton Jr. JW, et al. The inhalation toxicity of dimethylformamide (DMF). Am Ind Hyg Assoc J 1963; 24: 144 - 154.

[119] Craig DK, et al. Subchronic inhalation toxicity of dimethylformamide in rats and mice. Drug Chem Toxicol 1984; 7 (6): 551 - 571.

[120] Lundberg I, Lundberg S, Kronevi T. Some observations on dimethylformamide hepatotoxicity. Toxicology 1981; 22 (1): 1 - 7.

[121] Wiles JS, Narcisse Jr. JK. The acute toxicity of dimethylamides in several animal species. Am Ind Hyg Assoc J 1971; 32 (8): 539 - 545.

[122] Kennedy Jr. GL, Sherman H. Acute and subchronic toxicity of dimethylformamide and dimethylacetamide following various routes of administration. Drug Chem Toxicol 1986; 9 (2): 147 - 170.

[123] Kennedy Jr. GL. Biological effects of acetamide, formamide, and their monomethyl and dimethyl derivatives. Crit Rev Toxicol 1986; 17(2): 129 - 182.

[124] Massman W. Toxicological investigations on dimethylformamide. Br J Indust Med. 1956; 13: 51 - 54.

[125] Wang JD, et al. Dimethylformamide-induced liver damage among synthetic leather workers. Arch Environ Health 1991; 46 (3): 161 - 166.

[126] Potter HP. Dimethylformamide-induced abdominal pain and liver injury. Arch Environ Health 1973; 27(5): 340 - 341.

[127] Buylaert W, et al. Hepatotoxicity of N, N-dimethylformamide (DMF) in acute poisoning with the veterinary euthanasia drug T - 61. Hum Exp Toxicol 1996; 15(8): 607 - 611.

[128] Poelmans L, et al. Toxic hepatitis due to dimethylformamide: case reports and literature review. Acta Clin Belg 1996; 51 (5): 360 - 366.

[129] Redlich CA, et al. Clinical and pathological characteristics of hepatotoxicity associated with occupational exposure to dimethylformamide. Gastroenterology 1990; 99(3): 748 - 757.

[130] Vettorazzi G. Toxicological decisions and recommendations resulting from the safety assessment of pesticide residues in food. CRC Crit Rev Toxicol 1975; 4(2): 125 - 183.

[131] Von Oettingen WF. The halogenated aliphatic, olephinic, cyclic, aromatic and aliphatic-aromatic hydrocarbons including the halogenated insecticides: their toxicity and potential dangers. U. S. Dept. H. E. W. Washington, DC: U. S. Government Printing Office; 1995.

[132] Beloskurshaya GI, Korolchuk EI. Time course of the liver aspect enzymogram in workers engaged in phosphorus production and in patients with chronic phosphorus poisoning after hypobaric oxygenation. Gigiens Truda I Professional'nye Zabolevani July 11, 1984.

[133] Smith NJ. Death following accidental ingestion of DDT. JAMA 1948; 136: 469 - 471.

[134] Morgan DP, Roan CC. Liver function in workers having high tissue stores of chlorinated hydrocarbon pesticides. Arch Environ Health 1974; 29(1): 14 - 17.

[135] Tomatis L. The IARC program on the evaluation of the carcinogenic risk of chemicals to man. Ann N Y Acad Sci 1976; 271: 396 - 409.

[136] Timbrell JA, Scales MD, Streeter AJ. Studies on hydrazine hepatotoxicity. 2. Biochemical findings. J Toxicol Environ Health 1982; 10(6): 955 - 968.

[137] Weisberger EK. Halogenated substances: enviromental and industrial materials. In: Khan MAQ, Stanton RH, editors. Toxicology of halogenated hydrocarbons: health and ecological effects. New York: Pergamon Press; 1981. p. 22.

[138] Ecobichon DJ. Toxic effects of pesticides. In: Klaassen CD, editor. Cassarett and Doull's toxicology: the basic science of poisons. 5th ed. New York: McGraw-Hill; 1996. pp. 643 - 690.

[139] Wade N. Viets and vets fear herbicide health effects. Science 1979; 204(4395): 817.

[140] Sterling TD, Arundel A. Review of recent Vietnamese studies on the carcinogenic and teratogenic effects of phenoxy herbicide exposure. Int J Health Serv 1986; 16(2): 265 - 278.

[141] Council on Scientific Affiars of the AMA. The health effects of " agent orange " and poly-chlorinated dioxin contaminants. Chicago: American Medical Association, 1981.

[142] Jirasek L, et al. Chloracne, porphyria cutanea tarda, and other poisonings due to the herbicides. Hautarzt 1976; 27 (7): 328 - 333.

[143] Pazderova-Vejlupkova J, et al. The development and prognosis of chronic intoxication by tetrachlordibenzo-p-dioxin in men. Arch Environ Health 1981; 36(1): 5 - 11.

[144] Guzelian PS. Comparative toxicology of chlordecone (Kepone) in humans and experimental animals. Annu Rev Pharmacol Toxicol 1982; 22: 89 - 113.

[145] Blanke RV, et al. Analysis of chlordecone (Kepone) in biological specimens. J Anal Toxical 1977; 1: 57.

[146] Huggett RJ, Bender ME. Kepone in the James River. Environ Sci Technol 1980; 14: 918 - 923.

[147] Huggett RJ, Nichols MM, Bender ME. Kepone contamination of the James River Estuary. Contam Sediments 1980; 1: 33.

[148] Sterrett FS, Boss CA. Careless Kepone. Environment 1977; 19: 30.

[149] The Kepone catastrophe. Washington Post December 21, 1975.

[150] Larson PS, et al. Acute, subchronic, and chronic toxicity of chlordecone. Toxicol Appl Pharmacol 1979; 48(1 Pt 1): 29 - 41.

[151] Bullivant CM. Accidental poisoning by paraquat: report of two cases in man. Br Med J 1966; 5498: 1272 - 1273.

[152] Carson DJ, Carson ED. The increasing use of paraquat as a suicidal agent. Forensic Sci 1976; 7(2): 151 - 160.

[153] Bus JS, Aust SD, Gibson JE. Superoxide- and singlet oxygencatalyzed lipid peroxidation as a possible mechanism for paraquat (methyl viologen) toxicity. Biochem Biophys Res Commun 1974; 58(3): 749 - 755.

[154] Mullick FG, et al. Hepatic injury associated with paraquat toxicity in humans. Liver 1981; 1(3): 209 - 221.

[155] Bus JS, Gibson JE. Paraquat: model for oxidant-initiated toxicity. Environ Health Perspect 1984; 55: 37 - 46.

[156] Wogan GN. Mycotoxins and liver injury. In: Gall EA, Mostofi FK, editors. The liver. Baltimore: Williams & Wilkins; 1973. pp. 161 - 181.

[157] Swarbock O. Disease of turkey poults. Vet Rec 1960; 72: 671.

[158] Smith KM. Disease of turkey poults. Vet Rec 1960; 72: 652.

[159] Goldblatt LA, editor. Aflatoxin: scientific background: control and implications. New York: Academic Press; 1969.

[160] Newberne PM. Chemical carcinogenesis: mycotoxins and other chemicals to which humans are exposed. Semin Liver Dis 1984; 4 (2): 122 - 135.

[161] Butler WH. Liver injury induced by aflatoxin. Prog Liver Dis 1970; 3: 408 - 418.

[162] Newberne PM, Butler WH. Acute and chronic effects of aflatoxin on the liver of domestic and laboratory animals: a review. Cancer Res 1969; 29(1): 236 - 250.

[163] Alpert E, Serck-Hanssen A, Rajagopolan B. Aflatoxin-induced hepatic injury in the African monkey. Arch Environ Health 1970; 20(6): 723 - 728.

[164] Anonymous. IRAC monograph on the evaluation of carcinogenic risks of humans. Lyon, France: International Agency for Research on Cancer; 1993.

[165] Wogan GN. Aflatoxins as risk factors for hepatocellular carcinoma in humans. Cancer Res 1992; 52 (7 Suppl): 2114s - 2118s.

[166] Montesaano R, Kirby GM. Chemical carcinogenesis in human liver cancer. In: Brechot C, editor. Primary liver cancer: etiological and progression factor. Boca Raton, FL: CRC Press; 1994. pp. 57 - 77.

[167] Wogan GN, Edwards GS, Newberne PM. Structure-activity relationships in toxicity and carcinogenicity of aflatoxins and analogs. Cancer Res 1971; 31(12): 1936 - 1942.

[168] Pong RS, Wogan GN. Time course and dose-response characteristics of aflatoxin B1 effects on rat liver RNA polymerase

and ultrastructure. Cancer Res 1970；30(2)：294 - 304.

[169] Eaton DL，Gallagher EP. Mechanisms of aflatoxin carcinogenesis. Annu Rev Pharmacol Toxicol 1994；34：135 - 172.

[170] Peterson S, et al. Apiaceous vegetable constituents inhibit human cytochrome P450 1A2（hCYP1A2）activity and hCYP1A2-mediated mutagenicity of aflatoxin B1. Food Chem Toxicol 2006；44(9)：1474 - 1484.

[171] Hsu IC, et al. Mutational hotspot in the p53 gene in human hepatocellular carcinomas. Nature 1991；350(6317)：427 - 428.

[172] Fletcher GF，Galambos JT. Phosphorus poisoning in humans. Arch Intern Med 1963；112：846 - 852.

[173] Diaz-Rivera RS, et al. Acute phosphorus poisoning in man：a study of 56 cases. Medicine（Baltimore）1950；29(4)：269 - 298.

[174] Rodriguez-Iturbe B. Acute yellow-phosphorus poisoning. N Engl J Med 1971；284(3)：157.

[175] McCarron MM，Gaddis GP，Trotter AT. Acute yellow phosphorus poisoning from pesticide pastes. Clin Toxicol 1981；18 (6)：693 - 711.

[176] LaDue JS，Schenken JR，Kuker LH. Phosphorus poisoning. A report of sixteen cases with repeated liver biopsies in a recovered case. Am J Med Sci 1944；208：223.

[177] Luchtrath H. Liver cirrhosis in chronic arsenic intoxication of vintagers. Dtsch Med Wochenschr 1972；97(1)：21 - 22.

[178] Axelson O, et al. Arsenic exposure and mortality：a casereferent study from a Swedish copper smelter. Br J Ind Med 1978；35(1)：8 - 15.

[179] Popper H，Thomas LB. Alterations of liver and spleen among workers exposed to vinyl chloride. Ann N Y Acad Sci 1975；246：172 - 194.

[180] Von Glahn WC，Flinn FB，Kieim WFJ. Effect of certain arsenates on the liver. Arch Pathol 1938；25：488.

[181] Jhaveri SS. A case of cirrhosis and primary carcinoma of the liver in chronic industrial arsenical intoxication. Br J Ind Med 1959；16：248 - 250.

[182] Mazumder DN. Effect of chronic intake of arsenic-contaminated water on liver. Toxicol Appl Pharmacol 2005；206(2)：169 - 175.

[183] Liu DN, et al. Clinical analysis of 535 cases of chronic arsenic poisoning from coal burning. Chin J Med 1992；31：560 - 562.

[184] Zhang AH, et al. The progress of study on endemic arsenism due to burning arsenic containing coal in Guizhou province. In：Metal ions in biology and medicine，L. John Libbey Eurotext, editor. 2000：France. pp.53 - 55.

[185] Centeno JA, et al. Pathology related to chronic arsenic exposure. Environ Health Perspect 2002；110(Suppl 5)：883 - 886.

[186] International Agency for Research on Cancer（IARC）. Some drinking water disinfectants and contaminants，including arsenic. Monographs on evaluation of carcinogenic risks to humans, Vol. 84. 2004，Lyon.

[187] Chen CJ, et al. A retrospective study on malignant neoplasms of bladder，lung and liver in blackfoot disease endemic area in Taiwan. Br J Cancer 1986；53(3)：399 - 405.

[188] Chen CJ，Wang CJ. Ecological correlation between arsenic level in well water and age-adjusted mortality from malignant neoplasms. Cancer Res 1990；50(17)：5470 - 5474.

[189] Luo FJ，Luo ZD，Ma L. A study on the relationship between drinking water with high arsenic content and incidence of malignant tumour in Heihe Village，western part of Huhehot, Inner Mongolia. Zhonghua Liu Xing Bing Xue Za Zhi 1995；16：289 - 291.

[190] Chen Y，Ahsan H. Cancer burden from arsenic in drinking water in Bangladesh. Am J Public Health 2004；94(5)：741 - 744.

[191] Tsuda T, et al. Ingested arsenic and internal cancer：a historical cohort study followed for 33 years. Am J Epidemiol 1995；141 (3)：198 - 209.

[192] Lewis DR, et al. Drinking water arsenic in Utah：a cohort mortality study. Environ Health Perspect 1999；107（5）：359 - 365.

[193] Smith AH, et al. Marked increase in bladder and lung cancer mortality in a region of Northern Chile due to arsenic in drinking water. Am J Epidemiol 1998；147(7)：660 - 669.

[194] Hartwig A, et al. Modulation of DNA repair processes by arsenic and selenium compounds. Toxicology 2003；193(1 - 2)：161 - 169.

[195] Rossman TG. Mechanism of arsenic carcinogenesis：an integrated approach. Mutat Res 2003；533(1 - 2)：37 - 65.

[196] Liu J, et al. Toxicogenomic analysis of aberrant gene expression in liver tumors and nontumorous livers of adult mice exposed in utero to inorganic arsenic. Toxicol Sci 2004；77 (2)：249 - 257.

[197] Waalkes MP，Ward JM，Diwan BA. Induction of tumors of the liver，lung，ovary and adrenal in adult mice after brief maternal gestational exposure to inorganic arsenic：promotional effects of postnatal phorbol ester exposure on hepatic and pulmonary，but not dermal cancers. Carcinogenesis 2004；25 (1)：133 - 141.

[198] Regulation of hydraulic fracturing by the Office of Water. ［cited 2011 October 24］；available from：<http://water. epa. gov/type/ groundwater/uic/class2/hydraulicfracturing/wells ＿ hydroreg. cfm>；[accessed 29.10.12].

[199] Evaluation of impacts to underground sources of drinking water by hydraulic fracturing of coalbed methane reservoirs. National Study Final Report；available from：< http://www. epa. gov/ogwde/ uic/pdfs/cbmstudy_attach_uic_final_-fact_ sheet. pdf>；[accessed 11.07.11].

[200] Fracking Chemicals Cited in Congressional Report Stay Underground [cited 11 July 2011]. <http://www. propublica. org/article/fracking-chemicals-cited-in-congressional-report-stay-underground/single. Propublica. April> [accessed 11.07.11].

[201] Brown VJ. Industry issues：putting the heat on gas. Environ Health Perspect 2007；115(2)：A76.

[202] Osborn SG, et al. Methane contamination of drinking water accompanying gas-well drilling and hydraulic fracturing. Proc Natl Acad Sci USA 2011；108(20)：8172 - 8176.

[203] Mouawad J. Dark side of a natural gas boom. The New York Times. 7 December 2009.

[204] Schmidt CW. Blind rush? Shale gas boom proceeds amid human health questions. Environ Health Perspect 2011；119（8）：A348 - A353.

[205] Hydraulic fracturing. 2010. huffingtonpost. com/2011/11/23. [accessed 11.07.11].

[206] Thomas LB, et al. Vinyl-chloride-induced liver disease. From idiopathic portal hypertension （ Banti's syndrome ） to angiosarcomas. N Engl J Med 1975；292(1)：17 - 22.

[207] Cotrim HP，Freitas LA，Parana R, et al. Non-alcoholic steatohepatitis（NASH）and environmental toxins：a liver disease in workers from an industrial area. Hepatology 1996；24：337 (abstr).

[208] Cotrim HP，Parana R，PortugalM, et al. Non-alcoholic steatohepatitis（NASH）and industrial toxins：follow up of patients removed from one industrial area. Hepatology 1997；26：149 (abstr).

[209] Tolman KG，Sirrine R. Industrial hepatotoxicity. Clin Liver Dis 1998；2(3)：563 - 589.

第37章
药物引起的慢性肝病

Einar S. Björnsson
冰岛,雷基亚比克,冰岛国立大学医院

前　言

大部分急性药物性肝损伤（drug-induced liver injury，DILI）是轻微的,在停用肝损伤药物后,异常的肝功能大多恢复正常,没有后遗症[1-3]。严重的 DILI 会伴有黄疸,有时与长期的药物治疗相关,部分患者的肝损伤还会进一步加重。如果患者使用了过量的对乙酰氨基酚（acetaminophen，APAP；扑热息痛，paracetamol）,若无须肝移植而存活,预期不会对肝脏产生长期影响[4]。此外,对于"特发性"肝损伤,截至目前,肝病学家的普遍观点认为,如果一个 DILI 患者无须肝移植而临床症状和生化指标都趋于恢复,全面康复则指日可待。据报道,一些药物可导致慢性肝病甚至肝硬化。有些药物与自身免疫性肝炎（autoimmune hepatitis,AIH）相关。一些引起胆汁淤积型肝损伤的药物会导致胆管消失综合征（vanishing bile duct syndrome，VBDS）,其主要表现是长期持续的胆汁淤积和间歇性黄疸。尽管文献认为,DILI 在停药后仍可能发生慢性肝损伤,但其远期转归如肝病相关的患病率和病死率尚不明确。只有一项研究对药物所致慢性肝病的临床意义做了长期随访[5]。

药物激发的自身免疫性肝炎

许多药物可导致 AIH 综合征[6-16],药物诱导的自身免疫性肝炎（drug-induced AIH，DIAIH）被认为是对肝脏内蛋白质的一个有害的免疫应答。药物在肝内代谢的活性产物能与细胞的蛋白质结合,被免疫系统识别为新抗原[7]。有些肝损伤性药物的潜在机制已被阐明,其中大部分药物现已不用,如肼屈嗪[9,10]和替尼酸[11]。然而,临床证明一些还在使用的药物也会导致 DIAIH,如米诺环素和呋喃妥因[12-20]。但是,DIAIH 很难与传统的 AIH 区别,两种自身免疫性肝病的生化和组织学特征相似[21]。关于 DILI 发展为 DIAIH 的人群比例尚不明确,满足 AIH 标准的患者中 DIAIH 的人群比例也不明确。在大量的 DILI 病例中[1-3],尚未有 DIAIH 的报道。但是,一篇近期的报道描述了 AIH 群体中 DIAIH 的比例,即 9.2%（24/261）的患者考虑为药物性[21]。呋喃妥因（$n=11$）和米诺环素（$n=11$）是此研究中 DIAIH 的两大致病药物[21]。由于诊断为 AIH 的患者经常有多种药物的治疗史[22,23],由此推测

DIAIH 的比例可能更高,但需设计良好的研究进行系统评估。大量的药物曾报道可致 AIH[22],但大多为个案或小样本病例[24-53]。早年报道可引起所谓"慢性活动性肝炎"的药物有酚丁[24]、氯丙嗪[25]、阿司匹林[26]、磺胺类[27]、异烟肼[28]、丹曲林[29]、甲基多巴[30]、氟烷[31]、罂粟碱[32]、苯扎隆[33]、双氯芬酸[34]、丙硫氧嘧啶[35]、氯美辛[36]、苯妥英钠[37]、非诺贝特[38]、匹莫林[39]、氟西汀[40]、苯丙香豆素[41]、阿托伐他汀[42]、瑞舒伐他汀[43]、英夫利昔单抗[44]、辛伐他汀[45]、盐酸哌甲酯[46]、特比萘芬[47]、吲哚美辛[48]、伊马替尼[49]、美洛昔康[50]、黄体酮[21]、头孢氨苄[21]、阿达木单抗[51]和氟伐他汀[52];另外还有些与 AIH 发生有关的药物[22]。在明确药物导致 AIH 样表现的病例中,绝大部分患者为女性[21]。尽管传统的非药物性 AIH 患者也大部分为女性,但是 DIAIH 中女性比例更高[21],这也支持了女性更易发生自身免疫性疾病的观点。最近研究发现,他汀类药物所致 AIH 的数量正在增多[52],肿瘤坏死因子(tumor necrosis factor alpha,TNF-α)抑制剂也可导致出现 AIH 的血清学和组织学特征性改变[41,51,53]。尽管 DIAIH 和传统 AIH 在临床、组织学和生化特征上非常相似,但前者更像是一种急性损伤[21],很少发展为肝硬化,停用激素后极少复发[21]。两项近期的研究未能找出任何区分 AIH 和 DIAIH 的炎症指标[21,54]。但是,对照两种疾病的组织学特征,发现 AIH 患者中,有 21% 的患者发展为肝硬化,而在 DIAIH 病例中没有发现肝硬化[21]。另一项研究的结论与此一致,即只在 AIH 病例中发现晚期肝纤维化,DIAIH 中没有[54]。在小样本的呋喃妥因诱导的 AIH 中,有 1 例表现为肝硬化前期或肝硬化[55],但总体上 DIAIH 患者的肝纤维化评分远低于传统的 AIH。同样,Efe 等[53]回顾性分析了 TNF-α 诱导的 AIH 患者,未发现有组织学证实的肝硬化,所有患者对免疫抑制剂的应答良好,提示无论何种药物所致,这些患者的预后良好。

据报道,呋喃妥因所致的 AIH 患者在影像学上表现为肝硬化,可见融合性纤维化和大量的纤维化带,但是组织学上没有肝硬化表现[21]。这可能要用肝脏坏死后的改变来解释,如急性肝衰竭(acute liver failure,ALF)后病理改变。因此,肝硬化的影像学证据并不能阻止临床医师对 DIAIH 病例使用类固醇,而且大部分的 DIAIH 最终成功撤除了类固醇[21,56]。有报道 14 例停止使用类固醇的 DIAIH 病例未出现复发(平均随访 36 周),而有高达 65% 的 AIH 患者停药后复发[21]。此观点倾向于认为,至少米诺环素和呋喃妥因能导致

AIH。因此,大多数关于 DIAIH 的报道中,停用免疫抑制剂是有效的,仅有 2 例复发[57,58]。有趣的是,对伴有黄疸的 DILI 患者进行长期随访后发现,22%(5/23)的患者经过平均 6 年的随访,可发展为 AIH[5]。推测前期的肝损伤,如 DILI,确有可能增加 AIH 发生的风险,虽然很难去评价这种因果关系。事实上,有少量报道支持两者的关系。Ohmoto 等[59]发现,6 例患者发生 DILI 后出现抗核抗体(antinuclear antibodies,ANA),83%(5/6)为女性,这与瑞典的一项 DILI 长期随访的结果一致,所有 5 例患者都是女性[5]。在西班牙的 DILI 登记系统中,Lucena 等发现 1.2%(9/742)的患者发生由不同药物引起的两次 DILI,该 9 例患者中有 4 例(44%)在第二次 DILI 发病时表现为 DIAIH[56],这显然超过西班牙 DILI 登记系统的总体 DILI 队列中这种肝损伤表型的发生概率,此外,这 9 名患者中的 6 例有 AIH 样表现[56]。尽管事实上有 DILI 病史的患者绝大部分不再发生肝毒性损害,仍有 1.2% 的再发生率,其中大部分患者仅在第二次发病时像 AIH,此点不支持"先前存在的或亚临床 AIH"的说法。Sugimoto 等报道了 7 例诊断为 DILI 的患者,尽管停用了肝损伤性药物,仍出现迟发性 AIH 特征,提示存在不同模式的病因[60]。注意,此过程中 ANA 滴度和 IgG 水平均升高。

药物相关的胆管消失综合征

慢性肝内胆汁淤积型肝病越来越多地与 DILI 相关联。在一些病例中,其肝组织学与原发性胆汁性肝硬化(primary biliary cirrhosis,PBC)的肉芽肿性胆管损伤类似[61]。在药物性病因明确之前,应先测定抗线粒体抗体(antimitochondrial antibodies,AMA),进行胆道系统的影像学检查。大部分药物诱导的肝内胆汁淤积型损伤的患者都能完全康复,但小部分患者出现进行性胆管缺失,胆管几乎完全消失伴不同程度的炎症[62]。胆管缺失(ductopenia)的定义是门管区的小叶间胆管至少 50% 缺失[63]。VBDS 是一种非常罕见的综合征,由梅奥诊所一位杰出病理学家 Ludwig 发现,占小胆道疾病的 0.5%[64]。此疾病主要见于那些持续数月甚至数年的胆汁淤积患者,常伴有黄疸。极少数情况下,VBDS 能导致肝硬化[65-67]。有很多与 VBDS 相关联的药物,最经典的药物是氯丙嗪[66],但其他一些药物也能导致 VBDS,如卡马西平[68]、阿莫西林[69]、氟氯西林[66]以及许多其他药物[67]。尽管胆管缺失可以是进展性的,黄疸长期不退,导致肝纤维化,有时甚至是

胆汁性肝硬化[65-67,70-72]，但是长期随访中发现黄疸常常可消退。有报道发现 VBDS 是可逆的[73,74]，提示新的胆管增殖，可以改善胆汁引流[75]。反之，如果胆管不能增殖，则症状不能改善，预后不好[76]。这种 VBDS 可逆性的论点被随后的研究证实，通过系列的肝活检，研究者证实了胆管重建的动态过程[74]，可能是位于肝实质的胆管界面的祖细胞区的细胞再生，使胆管树的末梢分支重建。

药物相关的肝硬化

如前所述，长期的胆汁淤积型肝损伤能导致胆汁性肝硬化，虽然只有很小的发生概率[65-67,70-72,76]。业已明确，甲氨蝶呤能导致严重的肝纤维化和肝硬化[77]。甲氨蝶呤所致的肝损伤很复杂，本书第 32 章有特别介绍。另外，据报道其他不同的药物也可引起肝硬化，包括现在已停用的药物，如格拉非宁（镇痛药）、异烟酰异丙肼、马来酸哌克昔林和替尼酸[78,79]。另外一些药物可能与肝硬化相关，尤其是异烟肼[28]、丹曲林[29]、甲基多巴[30]、氟烷[31]、罂粟碱[32]和丙戊酸[79,80]。至少有 3 例血管紧张素转换酶抑制剂（angiotensin-converting enzyme inhibitor，ACEI）所致的肝硬化被报道[80-82]，有一位患者在使用赖诺普利 5 个月后发展为胆汁淤积型黄疸[80]，虽然撤除药物后黄疸也消退，但是随后的肝活检中发现肝硬化[80]。另一位患者在使用依那普利治疗 3 年后，出现黄疸和腹水，尸检发现大结节性肝硬化[81]。此外，一名 50 岁的男性患者在使用雷米普利治疗后仅仅 1 个月就出现了黄疸，3 个月后出现失代偿性肝硬化[82]。另一种被多次报道可导致肝硬化的药物是 H2 受体拮抗剂乙溴替丁[83,84]，有的患者仅仅使用 6~8 周[83,84]，就快速进展为肝硬化，也有一些发生在 4~12 个月后[83,84]，此药物因其潜在的肝毒性已从市场撤出[85]。呋喃妥因能导致 AIH 样疾病[12,13,21]，有各种各样的肝组织学类型[13]，包括肝硬化[86]。一名老年女性患者在使用呋喃妥因 5 年后发生黄疸和腹水[86]，尽管药物撤除后黄疸消退了，但随后的肝组织活检显示广泛肝损伤和肝硬化[86]。关于胺碘酮致肝硬化的报道较多[87-95]，大部分发展为肝硬化的患者是在使用胺碘酮数年后发生，很多人使用了较大剂量的维持量，但是在一些患者中，低剂量的日常用量也导致了肝硬化。一项来自西班牙 DILI 登记系统的研究显示，三名肝细胞型的 DILI 发展为肝硬化[84]，两名为乙溴替丁引起，一名患者与无意中再服用阿莫西

林-克拉维酸钾有关[84]。仅有的一例他莫昔芬引起的胆汁淤积型 DILI 发展为肝硬化，系患者自愿再服用他莫昔芬所致[84]。一名克罗恩病患者在使用硫唑嘌呤治疗 2 年后，出现了肝酶升高和骨髓抑制[96]，肝组织中测得的6-硫鸟嘌呤核苷酸（6 - thioguanine nucleotide，6 - TGN）水平大大超过了有效值的上限，这是发生骨髓抑制的高危因素。有趣的是，超声显示有脾大等门静脉高压的迹象，肝组织活检提示不完全性间隔的肝硬化，胃镜提示食道静脉曲张[96]。停用硫唑嘌呤后，所有的实验室数据都恢复正常，除外其他病因，确认硫唑嘌呤导致了肝硬化。6 -硫鸟嘌呤（6 - thioguanine，6 - TG）有引起肝毒性的危险性，主要是导致结节状再生性增生（nodular regenerative hyperplasia，NRH），在炎症性肠病（inflammatory bowel disease，IBD）的治疗中已经被弃[97]。这也解释了在 IBD 的治疗中易并发肝损伤的原因，因为使用 6 - TG 治疗的患者中，6 - TGN 水平显著增高。大部分 IBD 患者在使用硫唑嘌呤和6-巯基嘌呤治疗期间，相比 6 - TG 的治疗，其 6 - TGN 水平低得多，因此这些患者中罕见肝硬化。但是，低估硫唑嘌呤所致的肝功能损伤也是有可能的，因为大部分患者停药时不做肝组织活检。硫唑嘌呤也常用于治疗 AIH，但是尚无其导致 AIH 患者发生肝硬化的报道。显然，对这些病例进行因果评估很困难，因为肝脏疾病本身也可演变为肝硬化。

虽然对化疗所致的 DILI 缺乏系统性评估，许多治疗肿瘤的药物都有肝毒性。有报道发现转移性肝癌患者在化疗后出现影像学上类似肝硬化的表现[98,99]，一组 10 例乳腺癌的女性患者（9 例已发生转移）在进行化疗后，在 CT 扫描中出现类似肝硬化的影像[100]，其中 3 例还出现食道静脉曲张，1 例出现腹水，提示化疗能导致类似肝硬化的门静脉高压症。这些患者中有 8 例接受过他莫昔芬（三苯氧胺，抗雌激素）的治疗，该药据报道可导致肝硬化[84]。Schreiner 等报道了 3 例转移性乳腺癌患者，在系统性化疗和他莫昔芬治疗期间，出现了类似肝硬化的肝损伤[101]。一例由诺氟沙星所致的嗜酸性坏死性肉芽肿肝炎的患者，其肝脏 CT 显示了广泛的改变，肝内低密度病灶疑似转移灶[102]。但是，当停药后，这些病灶都消失了，也未变成慢性[102]。对药物引发的自身免疫性肝炎，如呋喃妥因，73%（8/11）的患者在影像上有不正常的表现，主要是肝萎缩，而在 AIH 的随机样本中仅有 24%（8/33）的患者有以上发现（$P = 0.008\,9$）。在呋喃妥因所致的 AIH 系列病例中，影像学提示为肝硬化，但组织学活检均未提示肝硬

化[21]，这些患者大部分长期使用呋喃妥因治疗（平均24 个月）。这种特殊类型的纤维化，以融合的纤维化和大量的纤维带为主要表现，但未在 AIH 患者中观察到[21]，这种纤维化的表现更倾向于呋喃妥因所致DILI。但是，这种改变是否为呋喃妥因所特有尚不明确。另有一个报道称，有一例呋喃妥因所致的肝损伤患者表现为肝实质中出现低密度块[103]。

DILI 之后慢性肝功能试验异常的发生率

关于 DILI 慢性化的发生率研究很少。在轻到中度血清氨基转移酶慢性升高的无症状患者中，61%（22/36）是正在接受药物治疗的不明原因的慢性肝炎，42%（48/114）是其他病因的慢性肝炎（$P < 0.05$）[104]。尽管尚没有慢性 DILI 因果关系的评估工具，确有一些原因不明的慢性肝炎与药物治疗相关联，可能是某些隐源性肝硬化的潜在因素。虽然严重的 DILI 患者预后记录完好，但是大多数 DILI 患者没有长期随访记录。近些年来，也有一小部分研究致力于 DILI 患者长期随访结果和 DILI 后期肝功能异常的发生率[5,84,105]。

首项 DILI 自然史的研究发现，在平均随访 5 年的时间里，39%（13/33）的 DILI 患者的肝脏生化指标或影像学持续异常[105]。所有这些患者经肝活检确认诊断，而通常只对肝损伤严重或进行性慢性肝功能异常患者进行肝组织活检，所以可能存在选择偏差[105]。这些持续性或进行性慢性肝损伤的基线病理特征主要是纤维化（相对危险度为 25），持续使用肝损伤药物超过 6 个月其相对危险度为 8[105]。在中位时间 5 年（1～19 年）的随访期里，没有患者表现为肝功能失代偿或有进行性慢性肝损伤的临床表现。因此，在超声检查中，这些异常扫描结果或肝萎缩或是不规则纹理的发现，在临床上的重要性尚不明确。换言之，还没有关于这些肝损伤的患病率和死亡率方面的研究报道，其重要性不明确[105]。

一项来自西班牙的前瞻性研究指出，5.7%（28/493）的慢性肝损伤患者在平均 20 个月的随访中肝损伤有所进展[84]，此项研究中慢性肝损伤的定义如下：对于肝细胞型 DILI 而言，停药后肝功能仍持续异常超过 3 个月；对于胆汁淤积型/混合型 DILI 而言，停药后肝功能仍持续异常超过 6 个月[84]。最主要的导致肝损伤的药物是心血管和中枢神经系统药物（29% 和 25%），相比之下，这些药物占所有注册 DILI 患者的比例分别只有 10% 和 13%[84]。大部分引起慢性肝损伤的药物是阿莫西林-克拉维酸、阿托伐他汀、苯他西泮、卡托普

利、乙溴替丁。胆汁淤积型肝损伤患者更易发生慢性肝损伤[84]。有趣的是，60%（6/10）的肝细胞型 DILI，在出现症状后继续服用肝损伤药物平均为 24 d[84]；同样，有 56%（10/18）的胆汁淤积型/混合型肝损伤患者，在症状出现后还继续服用了肝损伤药物[84]。但是，不管是胆汁淤积型/混合型肝损伤，还是肝细胞型肝损伤，慢性病例和自限性病例的治疗时间并无差异[84]。本研究中，共有 4 例患者进展为肝硬化。此外，有 2 例苯他西泮和双氯芬酸所致的肝细胞型损伤患者发展为慢性肝炎；而胆汁淤积型/混合型肝损伤患者中，有 3 例出现胆管损害[90]。

一项来自瑞典的单中心研究结果与上述来自西班牙的关于 DILI 患者发生慢性肝损伤的比例非常相似，共有 6%（3/50）诊断为 DILI 的患者在平均随访 48 个月的时间里存在持续的肝功能异常[106]，2 例分别为克林霉素和氟氯西林所致，1 例是呋喃妥因所致的隐匿性肝损伤[106]。有 9 例患者在诊断 DILI 之前就有慢性肝病，长期随访后没有发现肝病进展[106]。因此，慢性炎症性疾病如 PBC、原发性硬化性胆管炎（primary sclerosing cholangitis，PSC）或 AIH 合并 DILI，并没有加剧慢性肝病，虽然研究例数较少[106]。来自西班牙[84]和瑞典[106]的研究都显示了慢性肝病的发生率大约为 6%，但是西班的患者在随访中有更多临床相关的肝损伤，有 4 例患者发生了肝硬化[84]。不过，由于肝损伤药物不同，很难比较这两项研究；例如，在西班牙研究中，有 2 例使用乙溴替丁的患者发生了肝硬化，而瑞典患者中则没有相关发现；此外，在西班牙研究中，患者发生黄疸的比例更高，治疗时间也更长，西班牙和瑞典的平均治疗时间分别为 13 个月和 6 个月[84,106]。更重要的是，瑞典研究的平均随访时间为 36 个月[84]，而西班牙为 28 个月[106]，前者允许有更长的时间供肝损伤恢复。

在美国药物性肝损伤网络（Drug-Induced Liver Injury Network，DILIN）最初纳入的 300 例患者中，6 个月的慢性肝损伤发生率是 13.6%[3]。致病药物种类、DILI 类型、患者年龄等特征与慢性化无关联[3]，但长期的结果未知。

DILI 对肝脏可能的长期后果

本章描述了许多由药物所致的不同类型的慢性肝损伤，如 AIH 样模式、VBDS 和肝硬化。这些药物性慢性肝损伤，相比于在临床上、生化指标上、组织学类型上相似的非药物性慢性肝损伤的预后普遍更好。真正理

解 DILI 伴随的轻度肝功能异常的意义和临床结果的唯一方法，是系统地进行前瞻性研究。

在 DILIN 研究中，所有纳入的病例样本在进行初次的临床和实验室评估后，都进行了为期 6 个月的随访。慢性 DILI 的定义是，在怀疑 DILI 之前无基础肝病，而在 6 个月内两个独立的时间点有天冬氨酸氨基转移酶（aspartate aminotransferase，AST）、丙氨酸氨基转移酶（alanine aminotransferase，ALT）、碱性磷酸酶（alkaline phosphatase，ALP）和胆红素的持续性升高[107]。此外，门静脉高压或慢性肝损伤的影像学证据也是"慢性"定义的一部分[107]。为评估持续的慢性肝功能异常的潜在后果，DILIN 里详细的评估和随访是非常重要的。以 3 个月、3 个月或 6 个月、6 个月的生化异常中的任何时间点来定义慢性 DILI 均是武断的。对于 DILI 之后发生的慢性肝损伤，在相当长的时间内是否已经或将来是否会有肝脏相关的患病率或病死率尚不明确[3,84,105,106]。

但是，一项关于 DILI 后发生慢性肝损伤比例和长期的临床结果的研究已经展开[5]，即针对伴有黄疸的 DILI 患者进行随访研究[1]，平均随访时间 10 年，显示在严重 DILI 后进展为临床上重要的肝病极罕见[5]；急性 DILI 生存者中，共有 3.4%（23/685）的患者随访中因为肝病住院，有 5 例患者因为肝病死亡[5]。5/8 的这些患者肝硬化没有明确病因，所以 DILI 可能在肝硬化的发生中起一定作用[5]。与 Aithal 和 Day 的研究观点一致[105]，在随访过程中，那些发生肝脏相关疾病甚至死亡的患者中，发生 DILI 前都有相当长的药物治疗时间[5]。的确，随访期间 DILI 患者住院治疗的主要原因就是病程延长[5]。大部分（86%）病程延长的患者都是胆汁淤积型/混合型，平均随访期是 13 年。在这些亚型中，除 1 例（随访期为 6 年）外，所有患者在最后的随访中肝功能都恢复正常，且未复发[5]。

结　论

尽管重度 DILI 后长期随访中罕见临床上重要的肝病，仍可以预见重度 DILI 可能会导致病因不明的肝硬化，并发失代偿，甚至死亡。

规律地随访那些在实验室指标、组织学和影像学参数上没有完全正常的患者，在临床和法规上都是值得推荐的。

（傅青春 杨霞 译　于乐成 校）

参考文献

[1] Bjornsson E, Olsson R. Outcome and prognostic markers in severe drug-induced liver disease. Hepatology 2005；42：481-489.

[2] Andrade RJ, Lucena MI, Fernandez MC, et al. Drug-induced liver injury：an analysis of 461 incidences submitted to the Spanish registry over a 10-year period. Gastroenterology 2005；129：512-521.

[3] Chalasani N, Fontana RJ, Bonkovsky HL, et al. Causes, clinical features, and outcomes from a prospective study of druginduced liver injury in the United States. Gastroenterology 2008；135（1924-1934）：34e1-34e4.

[4] Rumack BH. Acetaminophen misconceptions. Hepatology 2004；40：10-15.

[5] Bjornsson E, Davidsdottir L. The long-term follow-up after idiosyncratic drug-induced liver injury with jaundice. J Hepatol 2009；50：511-517.

[6] Liu ZX, Kaplowitz N. Immune-mediated drug-induced liver disease. Clin Liver Dis 2002；6：755-774.

[7] Robin MA, Le Roy M, Descatoire V, et al. Plasma membrane cytochromes P450 as neoantigens and autoimmune targets in drug-induced hepatitis. J Hepatol 1997；26（Suppl 1）：23-30.

[8] Beaune PH, Bourdi M. Autoantibodies against cytochromes P450 in drug-induced autoimmune hepatitis. Ann N Y Acad Sci 1993；685：641-645.

[9] Siegmund W, Franke G, Biebler KE, et al. The influence of the acetylator phenotype for the clinical use of dihydralazine. Int J Clin Pharmacol Ther Toxicol 1985；23（Suppl 1）：S74-S78.

[10] Bourdi M, Tinel M, Beaune PH, et al. Interactions of dihydralazine with cytochromes P4501A：a possible explanation for the appearance of anti-cytochrome P4501A2 autoantibodies. Mol Pharmacol 1994；45：1287-1295.

[11] Lecoeur S, Andre C, Beaune PH. Tienilic acid-induced autoimmune hepatitis：anti-liver and-kidney microsomal type 2 autoantibodies recognize a three-site conformational epitope on cytochrome P4502C9. Mol Pharmacol 1996；50：326-333.

[12] Fagrell B, Strandberg I, Wengle B. A nitrofurantoin-induced disorder simulating chronic active hepatitis. A case report. Acta Med Scand 1976；199：237-239.

[13] Stricker BH, Blok AP, Claas FH, et al. Hepatic injury associated with the use of nitrofurans：a clinicopathological study of 52 reported cases. Hepatology 1988；8：599-606.

[14] Gough A, Chapman S, Wagstaff K, et al. Minocycline induced autoimmune hepatitis and systemic lupus erythematosus-like syndrome. BMJ 1996；312：169-172.

[15] Bhat G, Jordan Jr. J, Sokalski S, et al. Minocycline-induced hepatitis with autoimmune features and neutropenia. J Clin Gastroenterol 1998；27：74-75.

[16] Sharp JR, Ishak KG, Zimmerman HJ. Chronic active hepatitis and severe hepatic necrosis associated with nitrofurantoin. Ann Intern Med 1980；92：14-19.

[17] Black M, Rabin L, Schatz N. Nitrofurantoin-induced chronic active hepatitis. Ann Intern Med 1980；92：62-64.

[18] Herzog D, Rasquin-Weber AM, Debray D, et al. Subfulminant hepatic failure in autoimmune hepatitis type 1：an unusual form of presentation. J Hepatol 1997；27：578-582.

[19] Goldstein NS, Bayati N, Silverman AL, et al. Minocycline as a cause of drug-induced autoimmune hepatitis. Report of four cases and comparison with autoimmune hepatitis. Am J Clin Pathol 2000；114：591-598.

[20] Lawrenson RA, Seaman HE, Sundstrom A, et al. Liver damage associated with minocycline use in acne：a systematic review of the published literature and pharmacovigilance data. Drug Saf 2000；

23；333 - 349.

[21] Björnsson E, Talwalkar J, Treeprasertsuk S, et al. Drug-induced autoimmune hepatitis: clinical characteristics and prognosis. Hepatology 2010 Jun; 51(6): 2040 - 2048.

[22] Czaja AJ. Drug-induced autoimmune-like hepatitis. Dig Dis Sci 2011; 56: 958 - 976.

[23] Castiella A, Lucena MI, Zapata EM, Otazua P, Andrade RJ. Druginduced autoimmune-like hepatitis: a diagnostic challenge. Dig Dis Sci 2011; 56: 2501 - 2502.

[24] Reynolds JD, Wilber RD. Chronic active hepatitis associated with oxyphenisatin. Am J Gastroenterol 1972; 57: 566 - 570.

[25] Russell RI, Allan JG, Patrick R. Active chronic hepatitis after chlorpromazine ingestion. Br Med J 1973; 1(5854): 655 - 656.

[26] Seaman WE, Ishak KG, Plotz PH. Aspirin-induced hepatotoxicity in patients with systemic lupus erythematosus. Ann Intern Med 1974; 80: 1 - 8.

[27] Tonder M, Nordoy A, Elgjo K. Sulfonamide-induced chronic liver disease. Scand J Gastroenterol 1974; 9: 93 - 96.

[28] Black M, Mitchell JR, Zimmerman HJ, et al. Isoniazidassociated hepatitis in 114 patients. Gastroenterology 1975; 69: 289 - 302.

[29] Utili R, Boitnott JK, Zimmerman HJ. Dantrolene-associated hepatic injury. Incidence and character. Gastroenterology 1977; 72: 610 - 616.

[30] Arranto AJ, Sotaniemi EA. Histologic follow-up of alphamethyldopa-induced liver injury. Scand J Gastroenterol 1981; 16: 865 - 872.

[31] Kronborg IJ, Evans DT, Mackay IR, Bhathal PS. Chronic hepatitis after successive halothane anesthetics. Digestion 1983; 27: 123 - 128.

[32] Poncin E, Silvain C, Touchard G, Barbier J, Beauchant M. Papaverine-induced chronic liver disease. Gastroenterology 1986; 90: 1051 - 1053.

[33] Babany G, Larrey D, Pessayre D, Degott C, Rueff B, Benhamou JP. Chronic active hepatitis caused by benzarone. J Hepatol 1987; 5: 332 - 335.

[34] Mazeika PK, Ford MJ. Chronic active hepatitis associated with diclofenac sodium therapy. Br J Clin Pract 1989; 43: 125 - 126.

[35] Maggiore G, Larizza D, Lorini R, De Giacomo C, Scotta MS, Severi F. Propylthiouracil hepatotoxicity mimicking autoimmune chronic active hepatitis in a girl. J Pediatr Gastroenterol Nutr 1989; 8: 547 - 548.

[36] Pariente EA, Hamoud A, Goldfain D, Latrive JP, Gislon J, Cassan P, et al. Hepatitis caused by clometacin (Dupéran). Retrospective study of 30 cases. A model of autoimmune drug-induced hepatitis? Gastroenterol Clin Biol 1989; 13: 769 - 774.

[37] Roy AK, Mahoney HC, Levine RA. Phenytoin-induced chronic hepatitis. Dig Dis Sci 1993; 38(4): 740 - 743.

[38] Bernard PH, Lamouliatte H, Le Bail B, Bioulac-Sage P, Quinton A, Balabaud C. Chronic active hepatitis associated with antinuclear antibodies induced by fenofibrate. Gastroenterol Clin Biol 1994; 18: 1048 - 1049 [French].

[39] Sterling MJ, Kane M, Grace ND. Pemoline-induced autoimmune hepatitis. Am J Gastroenterol. 1996; 91: 2233 - 2234.

[40] Johnston DE, Wheeler DE. Chronic hepatitis related to use of fluoxetine. Am J Gastroenterol 1997; 92: 1225 - 1226.

[41] Hinrichsen H, Lüttges J, Klöppel G, Fölsch UR, Schmidt WE. Idiosyncratic drug allergic phenprocoumon-induced hepatitis with subacute liver failure initially misdiagnosed as autoimmune hepatitis. Scand J Gastroenterol 2001; 36: 780 - 783.

[42] Pelli N, Setti M, Ceppa P, Toncini C, Indiveri F. Autoimmune hepatitis revealed by atorvastatin. Eur J Gastroenterol Hepatol 2003; 15: 921 - 924.

[43] Wolters LM, Van Buuren HR. Rosuvastatin-associated hepatitis with autoimmune features. Eur J Gastroenterol Hepatol 2005; 17: 589 - 590.

[44] Germano V, Picchianti Diamanti A, Baccano G, Natale E, Onetti Muda A, Priori R, et al. Autoimmune hepatitis associated with infliximab in a patient with psoriatic arthritis. Ann Rheum Dis 2005; 64: 1519 - 1520.

[45] Alla V, Abraham J, Siddiqui J, Raina D, Wu GY, Chalasani NP, et al. Autoimmune hepatitis triggered by statins. J Clin Gastroenterol 2006; 40: 757 - 761.

[46] Lewis JJ, Iezzoni JC, Berg CL. Methylphenidate-induced autoimmune hepatitis. Dig Dis Sci 2007; 52: 594 - 597.

[47] Paredes AH, Lewis JH. Terbinafine-induced acute autoimmune hepatitis in the setting of hepatitis B virus infection. Ann Pharmacother 2007; 41: 880 - 884.

[48] Abraham C, Hart J, Locke SM, Baker AL. A case of indomethacin-induced acute hepatitis developing into chronic autoimmune hepatitis. Nat Clin Pract Gastroenterol Hepatol 2008; 5: 172 - 176.

[49] Aliberti S, Grignani G, Allione P, Fizzotti M, Galatola G, Pisacane A, et al. An acute hepatitis resembling autoimmune hepatitis occurring during imatinib therapy in a gastrointestinal stromal tumor patient. Am J Clin Oncol 2009; 32: 640 - 641.

[50] Martínez-Odriozola P, Gutiérrez-Macías A, Ibarmia-Lahuerta J, Muñóz-Sánchez J. Meloxicam as a cause of drug-induced autoimmune hepatitis. Dig Dis Sci 2010; 55(4): 1191 - 1192.

[51] Adar T, Mizrahi M, Pappo O, Scheiman-Elazary A, Shibolet O. Adalimumab-induced autoimmune hepatitis. J Clin Gastroenterol 2010; 44: 20 - 22.

[52] Russo MW, Scobey M, Bonkovsky HL. Drug-induced liver injury associated with statins. Semin Liver Dis 2009; 29: 412 - 422.

[53] Efe C, Purnak T, Ozaslan E, Wahlin S. Drug-induced autoimmune hepatitis caused by anti-tumor necrosis factor α agents. Hepatology 2010; 52: 2246 - 2247.

[54] Suzuki A, Brunt EM, Kleiner DE, Miquel R, Smyrk TC, Andrade RJ, et al. The use of liver biopsy evaluation in discrimination of idiopathic autoimmune hepatitis vs. drug-induced liver injury. Hepatology 2011; 54(3): 931 - 939.

[55] Appleyard S, Saraswati R, Gorard DA. Autoimmune hepatitis triggered by nitrofurantoin: a case series. J Med Case Reports 2010; 4: 311.

[56] Lucena MI, Kaplowitz N, Hallal H, Castiella A, García-Bengoechea M, Otazua P, et al. Recurrent drug-induced liver injury (DILI) with different drugs in the Spanish Registry: the dilemma of the relationship to autoimmune hepatitis. J Hepatol 2011; 55: 820 - 827.

[57] Ramakrishna J, Johnson AR, Banner BF. Long-term minocycline use for acne in healthy adolescents can cause severe autoimmune hepatitis. J Clin Gastroenterol 2009; 43: 787 - 790.

[58] Hergue-Berlot A, Bernard-Chapert B, Diebold MD, Thiefin G. Drug-induced autoimmune-like hepatitis. A case of chronic course after drug withdrawal. Dig Dis Sci 2011; 56: 2504 - 2505.

[59] Ohmoto K, Yamamoto S. Drug-induced liver injury associated with antinuclear antibodies. Scand J Gastroenterol 2002; 37: 1345 - 1346.

[60] Sugimoto K, Ito T, Yamamoto N, Shiraki K. Seven cases of autoimmune hepatitis that developed after drug-induced liver injury. Hepatology 2011; 54: 1892 - 1893.

[61] Brown PJE, Lesna M, Hamlyn AM, Record CO. Primary biliary cirrhosis after long-term practolol administration. Brit Med J 1978; 1(Nr 6127): 1591.

[62] Degott C, Feldmann G, Larrey D, Durand-Schneider AM, Grange D, Machayekhi JP, et al. Drug-induced prolonged cholestasis in adults: a histological semiquantitative study demonstrating progressive ductopenia. Hepatology 1992; 15: 244 - 251.

[63] Ludwig J, Wiesner RH, LaRusso NF. Idiopathic adulthood ductopenia: a cause of chronic cholestatic liver disease and biliary cirrhosis. J Hepatol 1988; 7: 193 - 199.

[64] Ludwig J. Idiopathic adulthood ductopenia: an update. Mayo Clin Proc 1998; 73: 193 - 199.

[65] Olsson R, Wiholm BE, Sand C, Hultcrantz R, Myrhed M. Liver damage from flucloxacillin, cloxacillin and dicloxacillin. J Hepatol 1992; 15: 154 - 161.

[66] Moradpour D, Altorfer J, Flury R, Greminger P, Meyenberger C, Jost R, et al. Chlorpromazine-induced vanishing bile duct syndrome leading to biliary cirrhosis. Hepatology 1994; 20: 1437 - 1441.

[67] Desmet V. Vanishing bile duct syndrome in drug-induced liver disease. J Hepatol 1997; 26: 31 - 35.

[68] Forbes GM, Jeffrey GP, Shilkin KB, Reed WD. Carbamazepine hepatotoxicity: another cause of the vanishing bile duct syndrome. Gastroenterology 1992; 102: 1385 - 1388.

[69] Davies MH, Harrison RF, Elias E, Hübscher SG. Antibioticassociated acute vanishing bile duct syndrome: a pattern associated with severe, prolonged, intrahepatic cholestasis. J Hepatol 1994; 20: 112 - 116.

[70] Gregory DH, Zaki GF, Sarcosi GA, Carey JB. Chronic cholestasis following prolonged tolbutamide administration. Arch Pathol 1967; 84: 194 - 201.

[71] Glober GA, Wilkenson JA. Biliary cirrhosis following administration of methyltestosterone. JAMA 1968; 204: 170 - 173.

[72] Ishii M, Miyazaki Y, Yamamoto T, Miura M, Ueno Y, Takahashi T, et al. A case of drug-induced ductopenia resulting in fatal biliary cirrhosis. Liver 1993 Aug; 13: 227 - 231.

[73] Ramos AM, Gayotto LC, Clemente CM, Mello ES, Luz KG, Freitas ML. Reversible vanishing bile duct syndrome induced by carbamazepine. Eur J Gastroenterol Hepatol 2002; 14: 1019 - 1022.

[74] Vuppalanchi R, Chalasani N, Saxena R. Restoration of bile ducts in drug-induced vanishing bile duct syndrome due to zonisamide. Am J Surg Pathol 2006; 30: 1619 - 1623.

[75] Alpini G, Lenzi R, Sarkozi L, Tavoloni N. Biliary physiology in rats with bile ductular cell hyperplasia. Evidence for a secretory function of proliferated bile ductules. Clin Invest 1988; 81: 569 - 578.

[76] Eckstein RP, Dowsett JF, Lunzer MR. Flucloxacillin induced liver disease: histopathological findings at biopsy and autopsy. Pathology 1993; 25: 223 - 238.

[77] Whiting-O'Keefe QE, Fye KH, Sack KD. Methotrexate and histologic hepatic abnormalities: a meta-analysis. Am J Med 1991; 90: 711 - 716.

[78] Ishak KG, Zimmerman HJ. Morphologial spectrum of druginduced hepatic disease. Gastroenterol North Am 1995; 24: 759 - 786.

[79] Zimmerman H. Hepatotoxicity: the adverse effects of drugs and other chemicals on the liver. Philadelphia: Lippincott, Williams & Wilkins; 1999.

[80] Droste HT, de Vries RA. Chronic hepatitis caused by lisinopril. Neth Med J 1995; 46: 95 - 98.

[81] Jeserich M, Ihling C, Allgaier H, et al. Acute liver failure due to enalapril. Herz 2000; 25: 689 - 693.

[82] Yeung E, Wong FS, Wanless IR, Shiota K, Guindi M, Joshi S, et al. Ramipril-associated hepatotoxicity. Arch Pathol Lab Med 2003; 127: 1493 - 1497.

[83] Pineda JA, Larrauri J, Macias J, et al. Rapid progression to liver cirrhosis of toxic hepatitis due to ebrotidine. J Hepatol 1999; 31: 777 - 778.

[84] Andrade RJ, Lucena MI, Kaplowitz N, et al. Outcome of acute idiosyncratic drug-induced liver injury: long-term follow-up in a hepatotoxicity registry. Hepatology 2006; 44: 1581 - 1588.

[85] Andrade RJ, Lucena MI, Martin-Vivaldi R, Fernandez MC, Nogueras F, Pelaez G, et al. Acute liver injury associated with the use of ebrotidine, a new H2 - receptor antagonist. J Hepatol 1999; 31: 641 - 646.

[86] Volbeda F, Jonker AM, Vecht J, Groeneveld PH. Liver cirrhosis due to chronic use of nitrofurantoin. Ned Tijdschr Geneeskd 2004; 148: 235 - 238.

[87] Tordjman K, Katz I, Bursztyn M, Rosenthal T. Amiodarone and the liver. Ann Intern Med 1985; 102: 411 - 412.

[88] Rinder HM, Love JC, Wexler R. Amiodarone hepatotoxicity. N Engl J Med 1986; 314: 318 - 319.

[89] Guigui B, Perrot S, Berry JP, Fleury-Feith J, Martin N, Metreau JM, et al. Amiodarone-induced hepatic phospholipidosis: a morphological alteration independent of pseudoalcoholic liver disease. Hepatology 1988; 8: 1063 - 1068.

[90] Flaharty KK, Chase SL, Yaghsezian HM, Rubin R. Hepatotoxicity associated with amiodarone therapy. Pharmacotherapy 1989; 9: 39 - 44.

[91] Lewis JH, Ranard RC, Caruso A, Jackson LK, Mullick F, Ishak KG, et al. Amiodarone hepatotoxicity: prevalence and clinicopathologic correlations among 104 patients. Hepatology 1989; 9: 679 - 685.

[92] Lewis JH, Mullick F, Ishak KG, Ranard RC, Ragsdale B, Perse RM, et al. Histopathologic analysis of suspected amiodarone hepatotoxicity. Hum Pathol. 1990; 21: 59 - 67.

[93] Singhal A, Ghosh P, Khan SA. Low dose amiodarone causing pseudo-alcoholic cirrhosis. Age Ageing 2003; 32: 224 - 225.

[94] Oikawa H, Maesawa C, Sato R, Oikawa K, Yamada H, Oriso S, et al. Liver cirrhosis induced by long-term administration of a daily low dose of amiodarone: a case report. World J Gastroenterol 2005; 11: 5394 - 5397.

[95] Sung PS, Yoon SK. Amiodarone hepatotoxicity. Hepatology 2012; 55(1): 325 - 326.

[96] de Boer NKH, Mulder CJJ, van Bodegraven AA. Myelotoxicity and hepatotoxicity during azathioprine therapy. Netherl J Med 2005; 63: 444 - 446.

[97] Dubinsky MC, Vasiliauskas EA, Singh H, et al. 6 - thioguanine can cause serious liver injury in inflammatory bowel disease patients. Gastroenterology 2003; 125: 298 - 303.

[98] Young ST, Paulson EK, Washington K, Gulliver DJ, Vredenburgh JJ, Baker ME. CT of the liver in patients with metastatic breast carcinoma treated by chemotherapy: findings simulating cirrhosis. AJR Am J Roentgenol 1994; 163: 1385 - 1388.

[99] Nascimento AB, Mitchell DG, Rubin R, Weaver E. Diffuse desmoplastic breast carcinoma metastases to the liver simulating cirrhosis at MR imaging: report of two cases. Radiology 2001; 221: 117 - 121.

[100] Gómez Raposo C, Redondo Sánchez A, Guerra-Gutiérrez F, Castelo Fernández B, Gómez Senent S, Espinosa Arranz E, et al. Cirrhosis-like radiological pattern in patients with breast cancer. Clin Transl Oncolo 2008; 10: 111 - 116.

[101] Schreiner SA, Gorman B, Stephens DH. Chemotherapy-related hepatotoxicity causing findings resembling cirrhosis. Mayo Clin Proc 1998; 73: 780 - 783.

[102] Björnsson E, Olsson R, Remotti H. Norfloxacin-induced eosinophilic necrotizing granulomatous hepatitis. Am J Gastroenterol 2000; 95: 3662 - 3664.

[103] Koulaouzidis A, Bhat S, Moschos J, Tan C, De Ramon A. Nitrofurantoin-induced lung and hepatotoxicity. Ann Hepatol 2007; 6: 119 - 121.

[104] Mathiesen UL, Franzén LE, Frydén A, Foberg U, Bodemar G. The clinical significance of slightly to moderately increased liver transaminase values in asymptomatic patients. Scand J Gastroenterol 1999; 34: 85 - 91.

[105] Aithal PG, Day CP. The natural history of histologically proved drug induced liver disease. Gut 1999; 44: 731 - 735.

[106] Bjornsson E, Kalaitzakis E, Av Klinteberg V, et al. Longterm follow-up of patients with mild to moderate drug-induced liver injury. Aliment Pharmacol Ther 2007; 26: 79 - 85.

[107] Fontana RJ, Watkins PB, Bonkovsky HL, et al. Drug-Induced Liver Injury Network (DILIN) prospective study: rationale, design and conduct. Drug Saf 2009; 32: 55 - 68.

[108] Benichou C. Criteria of drug-induced liver disorders. Report of an international consensus meeting. J Hepatol 1990; 11: 272 - 276.

第四部分

未来方向

第38章
药 物 监 管

Mark I. Avigan

美国，马里兰州，银泉，美国食品和药物管理局药品评价和研究中心

提 纲

前 言

一、药物性肝损伤：FDA 面临的持续挑战

药物性肝损伤（drug-induced liver injury，DILI）已成为美国全部急性肝衰竭（acute liver failure，ALF）一半以上病例的原因[1]。多数患者是因为故意或非故意过量使用对乙酰氨基酚（acetaminophe，APAP；扑热息痛，paracetamol），这就促使美国食品和药物管理局（Food and Drug Administration，FDA）采取措施增加民众对此问题的认知，同时制订相关策略以降低大量药物暴露个体中临床严重肝损伤的风险[2]。值得注意的

是,除 APAP 外,其他治疗方法,如药物、生物制剂和草药制品等引起的肝衰竭也至少占美国全部病例的 12% 以上[3]。与 APAP 肝毒性相比,其他药物引起的肝损伤往往是特异质性的,较难预测。出于法律上的责任,FDA 的一项重要目标是寻求有效的策略来鉴别和描述特异性药物 DILI 发生的风险因素。在临床前研发早期阶段准确鉴别和描述药物与生物制剂肝毒性对制药企业、临床医师、科学家和卫生保健系统都是巨大的挑战。这些药物上市前,必须寻找药物相关肝毒性有效检出和描述其毒性特点的方法,以努力面对这种挑战。

制药企业的担心和监管部门的发现提示,无论是临床前研究还是临床试验批准前阶段,可能的肝毒性经常导致新药研发的终止[4-6]。而且,从 20 世纪 60 年代开始,北美、欧洲、南美、亚洲和澳大利亚等不同地区就有 50 多种通过审批的药物因为其毒性而被撤市[7,8]。甚至在近几年,药物相关肝毒性已成为监管机构针对已上市药物和生物制剂采取撤市、提供包装警示、警示和标签修改等监管措施的最主要原因(表 38-1)[7-11]。这些正在进行的监管措施提示我们亟须加强对 DILI 的科学理解和监管。未来这领域中被证明可准确预测和描述药物相关毒性风险的机制和流行病学研究发现,将

表 38-1 因肝毒性被撤市、限制或标有黑框警告的上市药品

撤 市	限制(仅美国)	黑框警告(仅美国)
溴芬酸b	非尔氨酯	对乙酰氨基酚i
氯苯扎酮d	匹莫林c	阿维a
昔康d	曲伐沙星c	安贝生坦h
乙溴替丁d		波生坦g
单抗e		阿糖胞苷
罗美昔布d		去铁斯若
奈法唑酮c		伊屈泼帕
尼匹鲁替丁d		拉米夫定f
匹莫林c		拉帕替尼
四硼酸盐d		来氟米特
甲溴羟喹d		马拉维若
托瑞司他d		奈法唑酮c
曲格列酮b		帕唑帕尼
曲伐沙星c		丙基硫氧嘧啶
希美加群d		舒尼替尼f
		替诺福韦
		替拉那韦
		托卡朋

a 部分名单;b 在美国和其他国家撤市;c 在美国销售受到限制和(或)盒装警告,在其他国家撤市;d 在美国未被批准上市,在其他国家撤市;e 之前因为严重的肝脏不良反应而做黑框警告,之后的临床研究发现缺乏有效性被撤市;f 停用拉米夫定或替诺福韦后乙肝急性发作;g 服用波生坦后出现急性肝损伤和原因不明的肝硬化;h 2011 年安贝生坦的肝毒性黑框警告被撤销;i 所有带有黑框警告的处方药中都包含对乙酰氨基酚

提供最基本的依据,改善 FDA 的监管和决策,并提高制药企业可采纳的产品研发策略。

二、FDA 在评估 DILI 风险中的作用

在美国,FDA 通过评估药物的获益和风险,在药物能否获得审批以及产品如何标签中发挥着决定性的作用。

20 世纪 30 年代,2,4-二硝基酚作为减肥药上市后,导致大量患者出现白内障;1937 年,万灵丹磺胺使用者出现二甘醇中毒,致大量患者死亡。因此,1938 年美国国会通过了联邦食物、药物和化妆品法案(FD&C)。这项法律要求新药需对人类用药安全而且需有适当标签[12]。不幸的是,虽然通过了 1938 年法案,因为相关机构未制定需要对照试验、上市后监管和指定的安全标准,因此很多新药仍旧通过了 FDA 审批。因此,很多像异丙醇等有明显肝毒性的药物在美国通过审批并上市。1962 年,与新上市的止吐剂沙利度胺导致明显新生儿先天畸形的因果关系明确后,通过了一项新的 FD&C 法案,要求 FDA 在药物上市前对药物进行严格审批[12]。法案还规定新产品的申办者需要开展不止一项充分的对照良好的临床试验来证实药物在患者中的安全性和有效性。而且,还要求研发的用于商业上市的药物或生物制剂需在 FDA 进行新药研究登记,并且对暴露于这些产品的研究患者进行知情同意。

随后几年,为改善临床研发项目的监管评估,FDA 将新的重点放在药物和生物制品药物相互作用评估以及个体治疗患者对药物反应变化的鉴别因素或药物导致不良事件的敏感性。尽管如此,危及生命的特异质性肝毒性的药物还是在美国通过了审批。药物审批前未检出临床严重特异质性 DILI 是重要原因,因为对于新研发的药物而言,这是非常罕见的事件,却仅在数千研究对象的有限暴露中做出推论。新药在上市后严重 DILI 的风险增高并不意外,监管机构重新评估整体获益和风险可能会导致应用中增加新的限制或撤市。

三、药物相关风险的 FDA 指南

为系统可靠地鉴别和描述药物不良事件,包括肝毒性,FDA 针对制药企业制定了一系列的指南。联邦法规明确规定了药物和生物制剂研发企业的权利和责任,并在监管过程中对相关法规进行不断补充和完善。与联邦法律法规不同,除非特殊的监管和法定要求,FDA 指南通常不会规定制药企业的强制责任。另一方面,这

些指南描述了机构当前对某个问题想法的建议和推荐的条款,供制药企业进行参考。指南的内容可随着新的科学信息更新或重新修订。2005 年,FDA 发布了上市前风险评估的指南,推荐制药企业建立足够大的上市前安全数据库[13]。对计划长期使用的药物,虽然 FDA 推荐至少 1 500 例患者应暴露于受试药物,在治疗剂量范围内,300～600 例需暴露超过 6 个月,100 例需暴露超过 1 年,但决定临床研究对象的最低样本量和受试药物的暴露水平受药物说明书的特别考虑、特殊安全考虑、特殊治疗人群以及是否存在安全替代治疗等多种因素影响。指南概述了不良事件的临床和实验室检查随访中的关键问题,以及需要处理的新药引起的特异不良事件。但是,由于作用不充分的批准前安全数据库的固有局限性,无法排除罕见事件如特异质性 DILI,因此,2005 年指南中未直接对此做出说明。

评估药物性肝损伤风险的法规和科学挑战

一、DILI 表型谱

很久就认识到暴露于毒性不同的药物或生物制剂引起的肝损伤类型是不同的,可以是急性,也可以是慢性。这使得 FDA 在准确评估和有效关联药物相关危险因素时面临着巨大的挑战。药物代谢和免疫机制的多样性,以及肝内不同的细胞和亚细胞位点都可能成为毒性靶点,可以解释肝损伤时临床和病理表现的多样性。从监管角度来看,DILI 可以根据其独特表现和预后推断进行表型分类,最佳监管和风险管理策略也随之有重要差别。与个体药物相关的急性 DILI 表型包括主要在肝细胞内分布和起始胆汁淤积的毒性模式[14,15]。基于相关下游途径相互作用,或促使恢复或加速损伤,药物诱导的肝细胞毒性可以自限,或进展为细胞合成和代谢清除功能都降低。另外,还有一些类型表现为慢性损伤,或没有持续药物暴露,也可能进展为纤维化和肝硬化。DILI 的其他表型以组织病理学微泡性脂肪变性为表现,其中部分患者可能进展为肝衰竭伴乳酸中毒,相关机制可能与药物引起多种线粒体功能紊乱有关,如脂肪酸 β-氧化受损、凋亡调节机制紊乱、ATP 合成减少或者乳酸中毒的肝衰竭患者情况的不断恶化。尽管不同肝毒性药物与特定的损伤类型相关,而环境和遗传个体易感性特质常是影响特异药物 DILI 表型的关键。因此,个体敏感性不同也解释了为什么有些药物引起的 DILI 类型不止一种。例如米诺环素可以引起三种不同的 DILI 类型,急性肝细胞坏死、微泡性脂肪肝和自身免疫性肝炎[16]。

二、直接与特异质性肝毒性

尽管药物的肝毒性与药物剂量和个体敏感性因素都相关,但药物的肝毒性在直接毒性和少见的特异质性肝损伤间应该存在一个范围。至于药物直接肝毒性,在高于治疗剂量或推荐剂量暴露水平的多数治疗患者中,肝损伤风险增加有一个可预测的剂量阈值。这个阈值还会受到暴露于其他药物以及存在环境和遗传易感因素的影响而改变。由于有效的风险减少传统上需要较窄治疗指数药物的合适剂量,因此,FDA 和公共卫生机构的管理人员一直致力于药物暴露阈值的系统性研究,预防药物毒性发生。最能说明直接毒性的药物是 APAP。虽然 30% 的人每天服用 4 g APAP 会出现轻微的丙氨酸氨基转移酶(alanine aminotransferase,ALT)升高,但发生严重肝损伤的危险性几乎为零[17]。但是,每日剂量增加到超过 4 g,患者发生严重肝损伤和 ALF 的危险性明显增加,超过这个阈值,几乎所有人都可能出现生命危险。另外一种情况是特异质性肝损伤,即使药物剂量在治疗范围内,也会引起 DILI。这类事件较少发生,往往也难以预测。随着未来科学进展,DILI 发病机制以及适应或对抗器官损伤关键保护作用的缺失机制阐述的深入,希望在个体患者中对特定药物和生物制剂引起严重特异质性肝毒性反应的预测成为可能,尤其是在发生之前或发生的早期阶段。

三、DILI 恶化与适应和恢复

通常,药物代谢的一系列生物学反应共同决定了个体肝损伤的严重程度。图 38-1 中列出了可预测导致细胞损伤和肝功能衰竭进展或细胞修复和器官再生主要步骤的重要决定因素。由于肝脏已经进化为可从门脉和系统循环中阻挡外源性毒性物质,因此,即使在药物肝毒性发生的情况下,肝脏也有足够的细胞保护和再生能力对抗因药物暴露引起的坏死炎症或细胞凋亡。即使持续暴露于相同剂量,这些自我保护反应往往能够导致代谢和肝细胞适应并从肝毒性损伤中恢复。因此,预测肝毒性药物导致的肝酶升高,是严重肝毒性加速的前奏还是会导致适应而仅表现为轻度自限性肝损伤,具有非常重要的意义。尽管可频繁引起 ALT 和天冬氨酸氨基转移酶(aspartate aminotransferase,AST)特异质性升高和轻度肝损伤,但有些药物(肝素和他克林)仅表现为轻度自限性损伤的 DILI 形式,意味着事实上所有服用这些药物的患者均表现为保护性的适应[8,18,19]。因此,对暴露于一些肝毒性药物更具预测保护作用的适应性反应是特异质性 DILI 能否恢复的重要决定因素,而非其他因素。

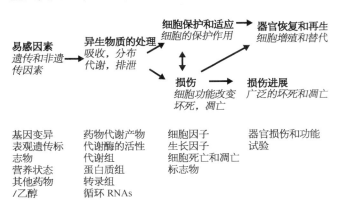

图 38－1　DILI 的主要途径

　　药物性肝损伤中药物引起肝细胞损伤的主要途径和基础部分和过程(斜体表示),导致药物诱导的初始肝细胞损伤,随后导致 DILI 的进展或器官的修复和再生。每一个步骤中的决定因素和生物标记的分类都可能会影响 DILI 的预后,该部分在图的底部用正常字体显示

四、临床实践治疗人群中对 DILI 的特异易感性

　　如图 38－2 中的金字塔所示,临床上肝毒性药物导致的严重特异质性肝损伤病例明显低于轻度和自限性肝损伤。这个金字塔图形对于公共健康以及监管都有重要的影响,受多种因素决定,如潜在肝毒性药物、治疗

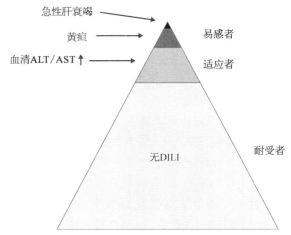

图 38－2　肝毒性的药物或生物制剂导致 IDILI 的人群概况

　　这个金字塔图中,大多数接触药物的患者会产生耐受,不产生肝毒性症状;对药物适应的患者比例较小,适应患者仅出现轻度血清丙氨酸氨基转移酶(ALT)和(或)天冬氨酸氨基转移酶(AST)升高,即使继续使用药物,病情也会呈现自限性。易感患者比例最小,这组患者因为易感性高,因此容易出现进展性肝损伤伴有黄疸,可能导致危及患者生命的急性肝衰竭。IDILI,特异质药物性肝损伤

人群中 DILI 进展易感因素的患者流行状况。金字塔的最底层比例最大的人群是耐受的患者,这部分患者在接受可疑毒性药物时不发生肝毒性反应。上一层是数量较小的适应者,治疗过程中可能出现轻度暂时的肝损伤,无论是否继续用药,患者会因适应而自行恢复。暴露个体中更少人群的是易感者,更易发生药物导致的严重肝损伤形式,通常表现为氨基转移酶和胆红素水平显著升高,可能伴或不伴其他临床后果。金字塔的最顶端是数量最少的药物暴露者,这些患者进展为临床严重的 DILI,肝脏合成和清除功能明显丧失,同时伴随肾脏和其他器官功能的损伤,导致肝衰竭,可能死亡或接受肝移植治疗。准确预测潜在毒性药物治疗人群中严重 DILI 患者的发生率对于 FDA 而言意义重大。

临床试验中 DILI 风险因素的评估

　　从公共健康的角度来看,在识别可导致严重 DILI 新药和采取适当监管措施减少风险方面,避免不必要的拖延非常重要。因此,在做出批准的行政决定前,FDA 更倾向于建立可早期识别导致特异质性急性肝细胞型 DILI 药物的可靠而且一致性良好的方法。这样的聚焦是因为准确预测这种类型的肝毒性方面有着持续不断的困难性,并且药物上市后可能会强加给制药企业代价昂贵的调整。克服这些困难,必须保证在药物研发的临床前阶段最晚不能迟于临床批准前阶段,即能对新药的潜在肝毒性明确鉴别并做出清楚的描述,以保证 FDA 能够及时评估药物的整体获益和风险以及是否可批准上市。不幸的是,目前的研究并未找到具有足够阴性和阳性预测值的临床前生物标记或预测模型,来排除或可靠预测药物特定的肝毒性。目前缺乏经验证的临床前生物标记也导致了监管机构更加注重临床试验批准前的经验性结果,据此谨慎地鉴别和分析肝毒性药物。

　　临床试验中,一个 DILI 信号可以定义为发现与新药暴露有关的肝损伤,提示其他个体暴露于同样的药物发生威胁生命的肝损伤或肝衰竭的风险增高。根据患者呈现的临床表现,从与个体研究患者相关的预后影响来区分在更大暴露人群中预测可能的这种风险,是非常重要的。典型情况下,新药研发的批准前阶段,研发中仅几千例研究对象暴露于一种新药。通常,当一种具有潜在导致临床严重特异质性肝毒性的新药在临床试验时,仅低、中严重程度的 DILI 形式可能会出现,是因为

与相对更低发生风险的药物性肝衰竭或其他威胁生命的肝损伤形式相比,轻度或自限性严重程度肝损伤的发生频率更高。由此,从临床试验中观察到的 DILI 信号分析假设可以预测更大范围暴露人群中严重肝损伤的发生频率或发生率,只能经典地通过典型的轻中度 DILI 病例来推断。虽然,以无临床症状或不伴胆红素升高的孤立性氨基转移酶升高为表现的轻度肝损伤可在一个具有肝毒性药物的临床试验中观察到,但这种发现本身特异性就较低,而且在新药上市后暴露于此药的治疗人群中预测严重 DILI 的价值低[20]。此外,尤其是如果患者有非酒精性脂肪性肝病或慢性病毒性肝炎的背景,ALT 和 AST 升高在个体患者中经常很难得出定论。

回顾上市后在治疗人群最终发现导致严重特异质性肝损伤药物的研发过程,与安慰剂组相比,接受药物治疗的随机组氨基转移酶水平升高的患者百分比通常更高[21-23]。这提示我们所有研究患者都需要统一检测 ALT。在有些情况下,研究药物和对照间氨基转移酶升高百分比轻微的不同可能是因为两组研究对象间疾病背景或对照治疗的差异所导致。而且,药物引起特异质性肝损伤,足够的药物暴露时间也是必要条件。因此,用于短期治疗的药物的临床随机对照研究中,研究对象氨基转移酶升高水平的差异可能并不会表现出来(如抗生素治疗 5 d)。在增加 DILI 风险的药物中,随机治疗组和上市后观察,严重特异质性肝毒性发生的风险并不一致[8]。

临床试验中仅用氨基转移酶升高的预测价值非常有限,与此形成对比的是,药物诱导的肝细胞损伤型患者氨基转移酶和胆红素两者同时明显升高,是可靠的预测严重 DILI 的标记。为了表示对 Hyman Zimmerman 的敬意,这些病例后来被 Robert Temple 译成 Hy's 法则,Zimmerman 是药物性肝损伤研究领域中的先驱者[24,25]。Zimmerman 观察到,药物引起的急性肝细胞损伤患者在进程中出现黄疸,很多肝细胞正常的代谢、合成以及清除功能可能已经减退,此时无论是否停药,约有 10% 患者会进展为临床严重或不可逆转的肝损伤,终致肝衰竭或死亡。相反,如果同等程度黄疸的原因是药物引起的胆汁淤积或是非药物原因导致的细胞型损伤,预后不会如此悲观。根据肝损伤的特点预测 DILI 的预后已经得到多地区研究证据的支持,如美国[26]、瑞典[27]和西班牙[28]。Hy's 法则定义为胆红素峰值大于正常值上限(upper limit of normal,ULN)的 2 倍,伴随 ALT 和(或)AST 升高的峰值大于 ULN 的 3 倍,无明显的胆汁淤积。符合 Hy's 法则的病例胆红素水平升高可以与氨基转移酶升高同时或先后发生,但不会在肝酶升高之前。与肝细胞性毒性一致,肝损伤发作氨基转移酶首次升高时,碱性磷酸酶(alkaline phosphatase,ALP)并不会出现明显的升高。尽管如此,随着肝损伤的进程,伴随胆红素水平的上升,ALP 水平也会轻度升高。Temple 注意到,当符合 Hy's 法则的病例在临床试验中出现,通常在随机接受研究药物治疗组中更多的受试者表现为轻度 DILI 形式,仅氨基转移酶升高,而胆红素水平正常。这种现象后来被称为 Temple's corollary[20]。生化检查当时结果的解释提示不同时间点获得的血清样本与 DILI 发生时最早的变化或峰值并不一致。

需强调的是,在鉴别 Hy's 法则病例时,应该对包括药物在内的所有可能引起肝损伤的原因进行系统排查。超越基于预后的风险,临床试验中发现与新药有关的 Hy's 法则病例,可以可靠地预测在大量治疗人群中药物导致严重特异质性 DILI 的风险[23]。假设 10% 的 Hy's 法则病例可进展为威胁生命的 DILI 类型,用病人年中所有研究药物的暴露和受试者数量测得的分母,在临床试验中确定这些案例的数量,可以分别为预测同样药物上市后引起严重 DILI 的发生率或频率的点估算值提供坚实的基础。相反,如果药物临床试验数据库未出现重度或中度,包括 Hy's 法则的 DILI 病例,用临床试验期间研究对象累积暴露测得的分母,DILI 的风险是有上限的[29]。由于在临床试验数据库中未出现这样的严重 DILI 案例,上市后人群中由该药引发的严重肝损伤事件的频率高于上限的可能性并不大,虽然这些事件发生频率更低的可能性是不能排除的。以 95% 的置信区间为例,下面的规则可用于测量频率的上限。例如,当某种药物在 3 000 例的队列中经仔细监测未发现严重性 DILI,意味着这种药物引起严重 DILI 的频率不可能高于1/1 000。监测更多的药物治疗研究对象是必需的,以排除此事件更低发生频率的可能性。此种新药在更大人群中暴露严重 DILI 危险因素的估算方法需要假设危险因素在所有接受治疗人群中是均衡分布的,而且不考虑在更大市场中特异质易感性任何无法预见的个体聚集或基于人口学特点的差异。

一、FDA 的 DILI 指南和上市前的临床评估

为解决药物研发审批前阶段鉴别和评估 DILI 药物特异性风险因素的问题,FDA 于 2009 年为制药企业

制定了新的指南[23]。2009 年指南已经处理了上市前的临床试验中确定新药与可能相关的临床威胁患者生命的 DILI 类型和肝衰竭间关系的有限把握度。而且，还形成了一套用于审批前评估特异质性药物肝毒性的重要监管标准。指南中的关键部分指出，大范围使用人群中与严重 DILI 相关的药物特异性风险因素可通过更小范围临床试验中治疗人群的轻度 DILI 病例的审查、评估和分析解释来预测。指南还强调，临床试验数据库中出现 1 例符合 Hy's 法则的病例是很难下定论的，而出现 2 例，则对药物应用于更大范围人群很可能导致严重 DILI 有很高的预测价值。β 受体阻滞剂地来洛尔(拉贝洛尔的对映体，非对映异构混合物)的临床试验显示，在 1 000 例暴露中出现 2 例上述病例，因此在美国没有通过审批，而该药物在葡萄牙上市后研究的数据显示能够引起致死性的 DILI。他索沙坦是一种血管紧张肽 Ⅱ 受体阻滞剂，临床试验阶段出现 1 例符合 Hy's 法则的病例，据此，监管部门要求上市前开展更大型的研究，提供更多的研究数据，而该药最后放弃了进一步研发。

上市前 DILI 指南中还列举出最近的其他一些药物实例，在它们的临床试验中发现了包括临床严重 DILI 案例或预示着上市后出现严重案例的肝脏信号。这些药物包括溴芬酸、曲格列酮和希美加群。至于溴芬酸，在前一周的临床试验，未出现任何与药物肝毒性有关的证据[30]。然而，将三个长期临床试验的数据合并后，800 例患者暴露于溴芬酸 4～52 周，与安慰剂对照组中的 0 相比，2.8% 用非甾体类抗炎药(nonsteroidal antiinflammatory drugs, NSAID)治疗的患者出现 ALT 升高>3 ULN。很多参与研究的患者也因为肝功能异常而退出其中的一个研究。另外，在其中一项研究的开放性研究阶段，出现一例可能的 DILI 病例，胆红素水平 5.6 mg/dl、ALT 水平为 16 ULN。根据这些研究结果得出溴芬酸的肝毒性与暴露时间存在依赖性，因此，溴芬酸仅被批准用于短期治疗。然而，随着 NSAID 超适应证长期应用以治疗疼痛，上市后出现了与药物相关的严重肝损伤和 ALF，估计发生率在每10 000 例使用者中会出现 1 例，该药最终被撤市[30]。在新药申请时提交的数据库显示 2 510 例患者暴露于曲格列酮，试验组 ALT>3 ULN 的发生率为 1.9%，安慰剂对照组为 0.6%。其中 5 例患者 ALT 水平>30 ULN，2 例出现黄疸。美国国立卫生研究院在上市后的糖尿病预防试验中，585 例曲格列酮治疗的研究对象中，4.3% 的患者出现

ALT 水平>3 ULN[23,31]。2 例患者 ALT 水平峰>30 ULN，其中 1 例最终进展为 ALF 而死亡。由此看来，曲格列酮引起的严重性肝损伤的发生率为 1/10 000～1/3 000。上市后研究的一些健康数据库中，曲格列酮暴露引起严重性肝损伤的发生率与预测是一致的[23,32]。随着不断有关于曲格列酮引起的 ALF 的自发病例报告[33-35]，有些病例在起始损伤后病情进展加速，该药最终在美国撤市。希美加群是一种可逆性的凝血酶抑制剂，临床试验阶段即出现明显的肝毒性信号。尽管短期的临床试验并未发现药物相关肝毒性信号，但长期试验(超过 35 d)显示，6 948 例希美加群治疗患者中的 7.6% 出现 ALT>3 ULN，而华法林治疗患者中仅 1.1%[23,36]。研究中至少有 13 例(0.18%)患者同时出现 ALT>3 ULN 和胆红素>2 ULN，且无其他可能与肝损伤有关的病因。一项研究中 1 例死亡患者在上消化道出血后，出现急性肝损伤，原因与希美加群暴露有关。临床试验数据库中的 Hy's 法则病例，估计上市后 1/5 000 希美加群使用者可能会出现严重 DILI，因此，该药放弃了在美国的进一步研发。

根据上市前 DILI 指南，临床试验中肝损伤发作的评估有两个不同的目标。第一是对出现 DILI 临床和实验室异常的个体研究患者，阻止其严重结局发生。第二个目标是尽可能多地收集数据，如该药获 FDA 批准上市，可用以评估新研发的药物和假设在扩大治疗人群中临床严重 DILI(包括 ALF)风险的相关性。为达到保护研究受试者的目标，指南推荐出现下述情况时，应及时停用相关药物：① 在无其他引起肝损伤的因素存在时，生化检查符合 Hy's 法则或 INR>1.5；② 尽管大多数患者会出现适应反应，但孤立性血清 ALT 或 AST 水平>8 ULN，或>5 ULN 持续 2 周以上；③ ALT 或 AST 水平升高超过 3 ULN，伴随全身症状或嗜酸性细胞增多。因此，在没有确切的证据证实肝损伤是恶化还是适应时，停用相关药物是较为合理的方法。肝损伤的病例确诊后，指南推荐对患者进行积极的随访，适合时应给予适当的药物干预。应该注意的是一些 Hy's 法则病例，即使停用了相关药物，肝损伤还是会继续恶化。相反，单纯 ALT 或 AST 升高的患者停药后可能改善肝损伤的进展，防止高胆红素血症和 Hy's 法则相关的生物指标出现。为进一步保护曾有研究药物引起肝损伤病史的研究受试者，不推荐做再激发试验，如此可能导致患者药物致敏，引起更严重、进展更迅速

的肝损伤发作。例外的情况是患者无其他可用的方法治疗。为了达到收集更多信息用于预测药物上市后严重 DILI 风险的第二个目标,指南推荐对于轻度氨基转移酶升高未达到停药标准的研究受试者,继续研究药物治疗,但是需要密切观察,增加氨基转移酶和胆红素的监测频率。在所有明显肝脏异常患者中,鉴别肝损伤的其他病因时,指南强调根据病情综合诊断的重要性。肝损伤患者的所有临床资料在判断中都是非常关键的依据,包括病程、基线和系列的血清生化检查结果、肝病的其他可能原因、饮酒、合并用药等危险因素以及药物的去激发和再激发情况等。指南中还进一步推荐对药物代谢和潜在毒性靶位、所有肝功能异常项、所有肝脏监测实践的记录,以及考虑确定 DILI 时把握性的限制等各种因素进行综合分析。另外也指出了在临床试验中对肝损伤事件发生的机制研究的重要性。

尽管上市前指南中提出了一系列有关 DILI 危险因素评估和处理的标准,但也未涵盖所有的问题。首先,对临床试验中有急性肝细胞型损伤信号而不符合 Hy's 法则的临床明显 DILI 病例,是否能推断大量上市后治疗人群中药物的风险,指南并未进行讨论。在研究患者中鉴别药物相关的混合型肝细胞-胆汁淤积型肝损伤($2 < R < 5$,$R = $ ALT 上限值升高倍数/ALP 上限值升高倍数)、胆汁淤积型($R < 2$)、类酒精中毒型、肝细胞线粒体耗竭或功能障碍、肝细胞微泡性脂肪变性案例的重要风险信息,似乎适用于对上市后人群风险的判断[14]。例如包括一些因肝毒性在美国未上市的药物(苯噁洛芬、非阿尿苷、哌克昔林),有些虽然上市(米诺环素、丙戊酸钠),但是标签上注明有肝毒性。最后,关于合并慢性肝病(慢性病毒性肝炎、非酒精性脂肪性肝炎)患者在研究中如何进行 DILI 检查、评估以及处理的标准,上市前指南中也未指出。

二、eDISH 在评估临床试验数据中的应用

为方便 FDA 审评者综合分析所有临床研究患者的血清 ALT 和胆红素结果数据,John Senior、Ted Guo 以及 Kate Gelperin 设计了一款分析软件,该软件利用 SAS/IntrNet 将实验室数据系统性地在双向图中表现出来[37]。这个用于评估药物引起的严重肝毒性的图表后来演变成 eDISH。在这个图表中,试验组和对照组中每一个对象的 ALT 值和胆红素值都标记在一个 x-y 图表中,分别用标记 △ 来表示随机到研究药物的受试者和 ○ 来表示随机到对照药物或安慰剂的受试者。如图 38-3A 所示,这种图表工具展示了每一位研究患者配对峰值的点,不同象限分别提示两个生化指标均无升高、单独的 ALT 或胆红素的升高、两者均升高。而且,通过点击任何一点都可以调阅患者检验的异常结果、病情叙述以及相关病程,图形化地展示了患者的实验室检查数据(血清 ALT、胆红素和其他指标),如此方便了病例水平的临床和诊断评估(图 38-3B)。由于已在临床试验中显示出便于对肝脏安全性数据进行系统和透明性评估,因此有提议 eDISH 的应用应作为临床研究的研究者和监管者评估肝脏信号的标准方法[38]。

上市后 DILI 风险的鉴别和特点:生命周期法

从监管和公共卫生角度,对上市药物 DILI 风险的全面评估有三项独特的元素需进行个体化描述。其中两项——急性肝损伤的临床严重程度和与药物因果关系的可能性——适合分析个案的临床影响[39,40]。第三项——治疗人群中 DILI 的频率或发生率——需要考虑药物特异性 DILI 的例数和治疗患者例数及治疗年。综合考虑以上因素,能够对可疑药物的风险水平做整体的评估。发生在临床试验中药物相关肝损伤案例的不同严重程度和因果关系会引起监管者重视,与此形成对比,在上市后 DILI 案例的自发报告中,只有临床严重且与可疑药物因果关系判定至少是"很可能"(见下文),才会在风险分析中公共健康关心提出重要的首要信号。

上市后 DILI 病例的评估

一、临床严重程度评估

为了在研究者或监管者中对临床急性 DILI 严重程度分级提供一致性,美国国立卫生研究院(the National Institutes of Health,NIH)药物性肝损伤网络(Drug-Induced Liver Injury Network,DILIN)和 FDA 分析员都已采用了一种包含具有客观标准的 5 级严重程度评分系统[41,42]。FDA 所用的 DILI 严重程度量表(表 38-2),第 5 级为提示导致死亡或需接受肝移植结局的临床最严重分级。

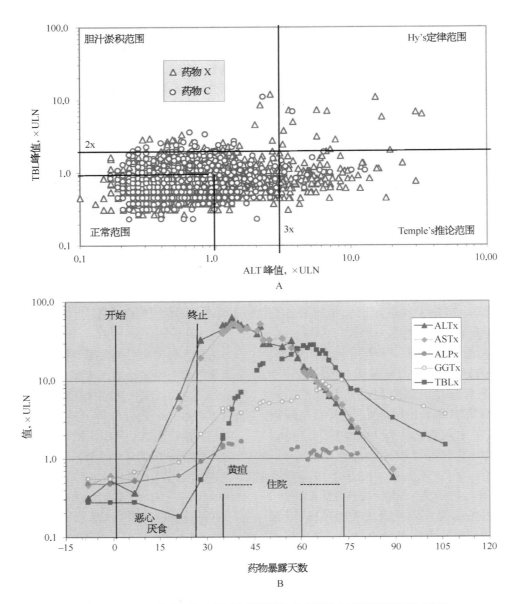

图 38-3　eDISH 有助于逐步鉴别和描述随机临床试验中可能出现的 DILI 信号

A. 所有研究对象的血清丙氨酸氨基转移酶(ALT)活性(显示为 log₁₀U/L)和血清总胆红素浓度(TB;显示为 log₁₀mg/dl)的峰值绘成一个 x-y 图表。X,实验性药物;C,对照药物。通过点击图表上的标记可以检索查看感兴趣的研究对象的血清检测结果的时程曲线图和其他相关的诊断信息。B. 感兴趣的研究对象的血清检验结果的时间曲线图(ALT,丙氨酸氨基转移酶;AST,天冬氨酸氨基转移酶;ALP,碱性磷酸酶;TBL,总胆红素)。以此为例,随机选取 44 岁白种人女性作为某种药物的研究对象,研究对象在血清 ALT 迅速上升 10 d 后出现急性肝细胞损伤。其后几周发生高胆红素血症和黄疸。停用研究药物后恢复较缓慢。DILI,药物性肝损伤;ULN,正常值上限(图片由 J. Senior 提供)

表 38-2　DILI 严重程度分类

0	临床和实验室检查都无 DILI 表现
1	血清转氨酶水平升高 ALT,AST(>3 ULN)或 ALP(>2 ULN)无黄疸或凝血障碍[a]
2	符合 Hy's 法则和(或)药物导致的凝血障碍但无严重病变
3	临床严重 DILI 病例需要住院治疗或出现功能障碍[b]
4	急性肝衰竭和(或)药物引起的其他器官衰竭[c]
5	与 DILI 有关的死亡和肝移植

ALP,碱性磷酸酶;ALT,丙氨酸氨基转移酶;AST,天冬氨酸氨基转移酶;DILI,药物性肝损害,药物性肝损伤;ULN,正常上限。[a]血清总胆红素,2.5 mg/dl;国际标准化比值,1.5;DILI 通常有自限与发生适应;[b]实验室检查结果与 Hy's 法则十分一致,伴凝血功能障碍;[c]例如新出现的肾功能不全或骨髓衰竭

二、可疑药物与肝损伤间因果关系评估

由于目前缺乏准确的诊断生物标记,很多用于评估一种可疑药物是导致某一不良事件减少可能性的方法已得到发展。一般分为三类:① 固定算法;② 专家评判或整体考虑;③ 概率或贝叶斯方法。每种方法都有其潜在优势,但也有其局限性。因此,没有一种单一的方法被证明完全可靠、准确或能在不同情况下重现。尤其对新上市的药物,缺乏既往的病例依据,也无明显的临床特点可识别,DILI 的诊断是系统性排除导致急性肝病的其他可能原因。因此,一种可疑

治疗药物导致 DILI 的诊断结论需依赖药物暴露与肝损伤发生的时态关系、去激发和再激发前后的临床和生化病程等充分的信息。因果关系分析中最重要的是体格检查、实验室检查及用于排除急性肝病其他病因（如急性病毒性肝炎、急性心力衰竭、胆总管结石）的诊断影像和步骤和其他药物引起 DILI 的文件材料。

三、RUCAM 和其他算法性方法

由于尚缺乏 DILI 诊断的金标准，无论是临床医师、研究者还是监管者都希望在案例因果关系评估中建立一种有效而且重复性良好的方法，而这将会得到广泛的应用。为此，临床实践中很多具有操作性的算法被设计并得到实施。在不同的算法方法中，Roussel Uclaf 因果关系评估法（the Roussel Uclaf Causality Assessment Method，RUCAM）是国际医学科学组织委员会设计的一种用于评估可疑药物与肝损伤因果关系可能性的计分系统[43,44]。应用 RUCAM 系统，通过合计总分范围为 -8～14 的计算来评估因果关系的可能性。合计总分包含 7 个部分，每一项权重有独立计分可能分值的固定范围。这些部分包括：可疑药物暴露的时态关系、临床和生化时序、有无风险因素、合并用药、非药物性病因、有关可疑药物引起肝毒性的既往信息以及再激发等。由于对所有可疑药物分析因果关系时采用了统一的标准，因此 RUCAM 系统已被发现有很多重要的缺陷[45-47]。第一，由于 DILI 信号的重要差异，一些与超急性或延迟反应有关的可疑药物，在计分系统中开始和停止药物暴露后发生肝损伤的时序基准，并不总是适用。第二，对再激发和合并服用潜在肝毒性药物的赋值权重过大。第三，酒精作为 DILI 的一种危险因素，在一些情况下模糊不清，所列的其他危险因素也难以全面准确地进行评分。最后，对如何区分 DILI 的易感者，RUCAM 未能随着信息的更新而有所调整（如药物基因学标记）。其他方法也存在类似的缺陷，如临床诊断评估法（the Clinical Diagnostic Scale，CDS）[48]。然而，即使存在这样的缺陷，这些方法对临床医师在临床实践中鉴别 DILI 案例仍具有重要的价值。

用于研究和监管时，为 DILI 计分的某种药物肝损伤因果关系的算法评估就可能会出现问题。在一项验证 RUCAM 量表评分可信度的分析中，3 名 NIH DILIN 的审查者分别采用 RUCAM 量表对 DILI 进行回顾性鉴别分析，以评价同一审查者和不同审查者的可信度，发现两者的可信度都非常低[45,46]。另外，对可能有肝毒性的新上市药物，这些方法计分的可信度有限，而且 DILI 的信号也尚未很好确定，尚缺乏对新型或少见 DILI 表型进行校正算法的标准，因此，因果关系分析可能并不准确。

四、专家意见

由于目前使用的评估潜在 DILI 案例算法方法的局限性，一些学术研究小组和 FDA 监管者已建立了由药物相关肝毒性领域专家评估 DILI 因果关系的原则[41,42]。案例评估中使用这种方法的一个重要合理性，是专家组在利用可用和缺失诊断数据时都能够准确权重相关的值，同时也能将新进展的科学知识运用到可疑药物因果关系可能性的评估中。专家评判的标准包括：① 已提供的或缺失的关键信息；② 暴露于可疑药物的时序关系；③ DILI 表型；④ 可疑药物或相似药物之前是否有相关毒性报道；⑤ 去激发；⑥ 再激发；⑦ 可能存在的剂量影响；⑧ 其他可能病因；⑨ 合并用药，生物制剂、补充和替代疗法（complementary and alternative medicines，CAM）；⑩ 机体原有状态；⑪ 既往过敏史。FDA 已使用了由 DILIN 建立的 5 级因果关系可能性量表，具体见表 38-3[41,42]。在每个专家审核一个案例后，对因果关系评估进行投票，如可能，专家组成员调和差异，其目的是取得共识。

表 38-3 DILI 因果相关性的分类[a,b]

-	未归类[c]
0	很不可能（估算范围<5%）
1	不可能（估算范围 5%～25%）
2	可能性较小（估算范围>25%～50%）
3	有可能（估算范围>50%～75%）
4	很可能（估算范围>75%～95%）
5	确定，几乎明确（估算范围>95%）

DILI，药物性肝损伤。[a]标量类别与 NIH DILIN 规模一致；[b]百分比范围并不意味着正确性，但可作为病例评估的一般标准；[c]病例的自然史、临床研究和实验室数据不足，难以做出有利的决定

然而，肝损伤案例用专家意见评估因果关系的一个重要局限，即不同专家之间缺乏统一的评价标准，特别是在初步评估阶段。使用此方法，案例讨论已被证明是达成意见统一或共识的最关键步骤。专家间突出的不一致经常与缺失信息或混杂因素影响的权重差异相关，合并用药、生物制剂或 CAM 既可作为其他病因，也可为某一可疑药物导致 DILI 可能性的诊断要素。尽管在重复性方面存在缺陷，而且也缺乏外部验证的客观标准，但专家判断也的确为监管者提供了一种灵活而有价

值的方法来鉴别和描述 DILI 病例与上市药物间的因果关系。为避免在努力达成共识中来自专家组其他成员的不必要压力，值得注意的是，至少要有一个常规评估药物不良反应（adverse drug reactions，ADR）因果关系的欧洲药物警戒小组使用的 Delphi 方法[49,50]。这种程序首次形成于冷战时期的 RAND 公司，为了 US 防御战略分析，对每位参与的专家匿名，通过不断地循环初始评估来寻求其中的一致性，并且为每位专家提供了后续修改的机会[51]。

五、贝叶斯统计方法

采用贝叶斯方法对个体肝损伤案例做因果关系评估是概率性的，而且需要大量有关所有病因肝损伤的流行病学和临床信息数据库，且这些病例来源的研究人群应该和可疑病例有类似的人口学特征[52]。从一系列可能引起急性肝损伤的病因开始，需要根据具有相似背景人群的发病率来定量它们每一种的概率，潜在的非药物因素需要一一排除，临床、实验室以及组织病理学数据都需通过 logistic 回归分析方法来分析，由此剩余的其他原因包括 DILI 在内的概率，就可以通过定量再计算和加强。尽管这种重复分析理论上是可以定量的而且也得到计算机贝叶斯分析方法的支持，但个体肝损伤因果关系分析关键特点的剩余不确定性却是无法避免的。这种不确定性主要是对所有可能病因和急性肝病表型间目前认知差距的结果。急性肝衰竭小组最近报告的前瞻性研究，发现即使信息收集齐全，每个入选的研究对象也进行了综合全面的诊断检查，仍然有约 15% 的 ALF 患者难以确定肝损伤的原因[53-55]。可以想象的未确定组可能的肝衰竭原因包括，未检出的 APAP 中毒、HEV（常见的商用血清学检查尚需改善）[56]、未检出的已知肝毒性病原体、尚未认知的病毒和生物体、研究者未发现的毒性药物暴露等。此外，这种无法确定的病因，在一些案例中可能还有药物与药物相互作用、药物与疾病相关作用等综合因素导致的肝损伤，因此，也导致在评价某种可疑药物的病因作用时遇到巨大的挑战。

上市后的 DILI 监管工具

从监管角度，获得准确的风险特征是评估相关治疗人群获益和风险的关键步骤。另外，掌握可靠的风险信息是建立最佳风险管理策略所必需的，同时也是临床医师、患者以及其他相关人员进行药物相关重要信息交流

的必要条件。最大的不确定性和有关新药 DILI 风险因素信息传播的缺乏在上市后的早期即会发生。风险评估中公共健康的目标就是尽可能地压缩这段时间，以提高临床医师和患者的治疗决策。

由于临床上与多种药物相关的严重特异质性 DILI 并不多见，因此，准确测量相关的风险因素需要利用多种方法，综合上市前后的多种研究结果，耗费大量的时间。例如，进行点估计某个观察队列的 DILI 发生率的研究，往往统计学置信区间比较宽，要对治疗人群风险因素进行定量，还需要依赖其他证据结论的支持。因此，目前可用的评估 DILI 风险的上市后药物监管措施多是不断重复的过程，才能保证在药物循环周期内获得更多有用的信息。以下描述的每一种可用的方法都有其固有的优势和局限。

一、FDA 的药物不良反应报告系统

在美国，国内外的自发报告都通过 MedWatch 系统收入了 FDA 不良事件报告系统（the FDA Adverse Events Reporting System，FAERS）。为了鉴别药物安全性信号，这个系统希望从全世界收集相关病例，数量逐年升高（当前累计可达 600 万份），这个系统尤其适合研究罕见的潜伏期短的严重药物反应[57-59]。无疑，FAERS 是药物上市后 DILI 监管的有效手段。FAERS 的分析中，递交报告者已经指出可疑药物可能具有不良事件，很多肝毒性的监管措施也是通过这个系统的分析来决定的，如产品标签修改、增加警告和防范措施或撤市等[60]。由于通过该系统递交报告是本着自愿的原则，对于可疑药物具有广泛的 ADR 漏报性，而且药物上市后提交的报告水平不一，因此仅通过分析 FAERS 并不能定量分析药物上市后使用人群中 DILI 的发生率和发生频率。许多 FAERS 递交的报告信息不完整，无法充分评价或评价结果质量不高。甚至，还存在一些由于合并使用有潜在肝毒性的药物或存在医疗条件或医疗状况的潜在混淆因素，这使得这些报告在因果关系评估上的利用价值有限。尽管如此，试用合适的搜索策略搜索感兴趣的不良反应报告，排除不符合诊断标准或证据不足的报告，由此剩余的病例报告能较为有效的支持可疑药物与临床明显 DILI 之间的关联性。因此，FAERS 分析可以提供特定药物肝毒性信号强度的一个定量的独立印象。尽管不能计算发生率，但特定药物 DILI 信号强度还是可以通过一些指标推断出来，如报告率（美国某药 DILI 病例报告数量/美国某药每年开出的处方数）、累计比例报告比（cumulative proportional reporting ratio，PRR）〔FAERS 中某药（严重 DILI 报告/所有严重不良事件报告）除以所有其他药物（严重 DILI 报告/所有严重不良事件报告）的累积比〕，或其他不相称报告的类似测量方法[61-63]。曲伐沙星是四代氟喹诺酮类药物，因与大量严重肝毒性有因果关系，1999 年，它的使用在美国受到限制。图38－4 显示了曲伐沙星与莫西沙星以及左氧氟沙星累积 PRR 值的比较。这些测量值都来自 FAERS 数据库的未经加工报道的数量，未纠正漏报、删除重复或评估因果关系，因此这种因果关系评估以及这种比例失调的差异导致不可能定量推断 DILI 药物相关风险。

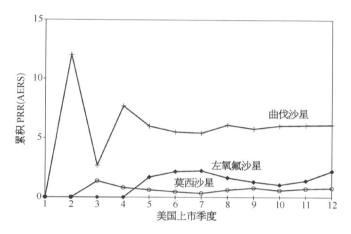

图 38－4 严重 DILI 的累积报告比（PRR）概况

FDA 不良事件报告数据库中的严重 DILI 累计报告比概况：曲伐沙星（＋），左氧氟沙星（◆）和莫西沙星（○）（与 J. Tonning, A. Brinker 和 J. Lyndly 共同合作完成）。每一类氟喹诺酮药物在美国上市前 3 年每个季度（3 个月）都要统计 PRR。每个 PRR 值的计算在文中可以找到。图中缺少了 FDAAERS 国内严重 DILI 和每种氟喹诺酮处方数的粗率计数（来自 VONA 的监测数据）。曲伐沙星，报道 77 例，处方 240 万张；左氧氟沙星，报道 9 例，处方 1 160 万张；莫西沙星，报道 5 例，处方 460 万张

二、DILI 病例报告的同行评议和公共领域的可及性

公开发表的描述新上市药物的 DILI 病例特点的文章，是 FDA 关注特定药物肝毒性临床信号、因果关系证据和可能毒性机制的重要信息来源。一旦某种药物引起的 IDILI 达到足够的全球暴露量（一般每年 100 万～1 000 万的暴露者），同行评审的案例报告和描述肝衰竭或严重 DILI 的研究结果就会出现在各种发表刊物上。目前国家糖尿病/消化/肾脏研究所的肝病研究分会以及美国医学图书馆正在联合努力，建立一个基于网络的互动的资源库。这个资源库称为 LiverTox，它向卫生保健专业人员和学术研究者提供了有关药物引起肝损伤的详细的总结[64]。该网站采用标准的术语、

诊断规范和严重程度以及因果评估方法等，而且还将新发的 DILI 病例分类成交互式结构化格式。为了保证报告的质量，这个格式中设立了一个检查清单，其中包含了可靠真实的 DILI 病例所需要满足的临床和诊断项目[65]。上传的病例报告通过适当编辑，纳入一个可搜索的数据库，希望可以因此为临床、学术和负责监管的专家提供动态互动的 DILI 资源。

三、DILI 登记

日本、韩国、瑞典以及美国等国家都已经建立了 DILI 登记制度[26-28]。这些努力包含了从地理和学术上定义的住院患者和门诊患者转诊的网络，转诊疑似 DILI 患者。一些登记系统，如美国的 NIH DILIN[41]和西班牙南部的肝毒性地区注册机构[28]已经采用结构化的临床评估方式对所有已用于转诊的患者进行了评估。在一项前瞻研究中，研究者通过对这些患者的临床和实验室检查数据以及药物暴露史的仔细整理，对疑似 DILI 患者进行评估，清除其中非 DILI 病因的病例并进行彻底的因果关联评估。定义阶段，创建了一个判定疑似药物因果关系的病例清单。这样的登记还能帮助明确特定药物的临床信号和预后。可是，尽管在转诊中心网络中的病例登记提供很多有用的样本和典型 DILI 病例，但对于估算某种药物在治疗人群中的发生率和频率仍然没有帮助。通常，病例登记不可能纳入所有与特定药物治疗人群相关的 DILI 病例，而且，也不能单纯将特定药物所有的注册病例数目当作反映药物应用的处方量、病人年暴露、网络和转诊系统中所有接受治疗的患者总量。由于缺乏一个可靠的药物利用量来作为分母，一些研究者只能用 DILI 网络提供的每个地区的总人口之中诊断的 DILI 病例的累积数目来替代[66,67]。不幸的是，这种计算方法很难用于 DILI 发生率或风险因素的定量测定。

四、观察性队列研究

前瞻性药物流行病学队列研究能够比较具有相同人口学和其他背景特点的人群中使用与不使用某种药物的非随机对照间的安全预后。在医疗机构的数据库中，严重 DILI 或 ALF 的发生率可以以某种药物的病人年总暴露量作为分母来计算。这种方法其实在计算罕见的不良反应时作用非常有限，因为罕见不良反应在临床试验中很难检出，只能扩大使用者的范围，才能使这个问题得到克服。尽管如此，该方法使用时还是有很多问题需要注意。第一，因为达到足够的药物暴露量需

要一定的时间,才可能获得罕见的 DILI 病例,因此从药物上市到出现严重 DILI 信号有很大的时间滞后性。第二,DILI 病例的确诊需要依靠足够的、一致的诊断评估和医疗记录文档,对于所有治疗产品暴露的可靠认定、统一诊断编码的实践以及易于访问的医疗记录[68]。第三,当手动核查医疗记录排除掉不相关的病例后,可能仅剩很少部分严重 DILI 和 ALF 病例与可疑药物有关。在这样的情况下,对于这些事件的发生率的点估算值的计算通常涉及宽统计置信区间[32]。

五、病例对照研究

由于诊断代码被设计用来计费和管理,如《国际疾病分类》(ICD‐9‐CM),因此,可利用保健系统数据库来进行患者层面暴露于某特定处方药的 DILI 预后的筛选[68]。利用病例对照研究的方法,选择与 DILI 病例配对的非 DILI 患者测算优势比(即暴露于某种可疑药物 DILI 病例与数据库所有 DILI 病例的比值,除以配对组中暴露于某种可疑药物但未发生 DILI 的人数,再除以对照组中所有未暴露的人数)。由于无确定的治疗起始队列,病例对照研究无法确定药物暴露的病人年。因此,虽然能够计算 DILI 的优势比,但仍不能计算 DILI 发生率或药物风险的绝对值[69]。使用这种研究方法还有一点需要注意,不同的药物引起的 DILI 特点不同,故使用的诊断编码也可能不同。由此,通过临床、基于实验结果或诊断编码的不同可反映出真实的特定药物差异,但区分特殊诊断编码偏差还需要保健系统人员和编码系统人员的技术支持[68]。

DILI 的风险管理

在目标治疗人群中药物和生物治疗相关风险管理的一个基本概念是采用系统性的策略以减少或改善整体风险和获益[70]。DILI 风险管理的目标需视情况而定。有些情况下,为了预防发生严重的后果,仅需对服用有潜在肝毒性风险药物的患者进行监测,出现轻度肝毒性,可以通过停药或减少剂量来改善预后。另外,还可以通过识别具有 DILI 易感风险的患者,选择性避免易感药物的使用。最后,患者本身有较为严重的疾病,而可用的治疗方法有限,因此即使事先知晓药物有明显的肝毒性也不得不选择这种药物。因此,为达成任何这些目标,必须保证这些风险信息对临床医师和患者透明,并可随时使用。当前已有多种不同的方法用于 DILI 风险管理,但是成效不一。例如用于医疗卫生专家和(或)患者的产品标签,标签中会标明药物相关的黑框警告、警告和预防措施、上市后的不良反应、患者咨询和指南等[10,71],医师和患者的教育和宣传活动、常规以及有针对性的肝功能检测、提醒和提示系统(如知情同意以及对每种药物仅限量供应)、有限的分配系统(对所有能够接触药物的医师、患者以及药剂师进行登记)[72]。如果能可靠预测 DILI 易感性增加和损伤加重的生物标记研发成功并经验证,将会对 DILI 风险管理有很大的帮助。

一、监测肝脏血清学检查

基线和随后规律性监测常规肝脏血清学检查是否能在上市后在接受潜在肝毒性药物治疗人群中具有预测早期肝损伤的作用,需要同时考虑多方面的因素。这些包括用药人群 DILI 的预期发生率、初始治疗后药物暴露人群中 DILI 的潜伏期、毒性的类型和严重程度、药物持续暴露后肝脏的相对适应性、血清检查异常的患者通过调整剂量或停药后 DILI 的逆转情况、计划检测间隔过程中由于损伤加重导致严重 DILI 的速度和比率的范围、预期的现实中健康系统肝脏监测的依从性[73]。至于很多药物与特异质性风险相关的严重急性肝细胞损伤,上市后在大量无症状的人群中行常规血清学检查未被证明是一种减少风险的有效策略[40]。其预测效果不佳与严重 DILI 病例发生罕见而且检测结果本身预测作用不佳有关。而且,药物标签中表明的常规血清学检查和药物停药标准并非完全一致,也不具有成本效益。因此,并不强制规定药物标签中一定要标明。通过对各州健康管理机构提供的持续使用曲格列酮治疗患者的理赔数据研究发现,在 2000 年撤市前,各州对曲格列酮产品标签的改进要求都是越来越严格。即使在标签中提供了相关专业保健人员的联系方式以及黑框警告,但是相关从业人员以及患者在基线和每月血清推荐检查率的依从性在首月仅达 33%,5 个月时为 13%,坚持 3 个月的患者中不到 5% 的患者能达到推荐的全部的监测次数[74]。同样,在一个基于社区的健康维护组织的门诊中,即使有些 NSAID 药物标签中已经指出了潜在肝毒性,门诊医师监测的肝脏血清学检查仍低于推荐水平。虽然接受双氯芬酸治疗的患者较使用其他 NASID 药物者更频繁地进行肝脏血清学检查,但 NSAID 治疗 8 周后累积监测率低于 12%,24 周时也仅上升到 20.5%[75]。

有些病例即使每月按时进行血清学检查,依从性良好,却也不能提供可靠的保护来完全阻止严重 DILI 的发生。这是因为有些特异质性的肝毒性物质能够能在很快的时间导致严重肝损伤以致潜在的 DILI 迅速加速。曲格列酮上市后出现了很多与之有关的 ALF 病例报告,其中 25% 的患者临床表现明显之前 1 个月无异常表现,或仅出现轻度 ALT 异常[34]。同样,希美加群研发过程中,不止一例患者在检出新出现的氨基转移酶升高程度低于 3 ULN 后 1 个月,即出现严重肝损伤[76]。

对使用已知可引起 IDILI 药物治疗的个体患者,另一有效的监测方法是教育患者或其家人密切关注与肝损伤可能有关的主观症状或临床体征。这些症状和体征可以促使药物治疗的及时停止,同时也有利于随访患者的医疗服务人员进行恰当的临床和实验室评估。调整后的异烟肼产品标签中提醒 35 周岁以上的患者和易感女性(如妊娠、产后、黑种人以及西班牙人)患者需要进行常规和定期的肝脏血清检测。其中一个方法就是依靠对症状和体征进行监测,且该方法已被收入由美国疾病控制和预防中心(CDC)以及美国胸科学会(ATS)联合发布的治疗指南[77]。西雅图公共卫生部门进行的一项有关异烟肼治疗结核病的前瞻性研究,研究中 11 141 名患者被要求每月进行临床评估,出现新发肝毒性症状和体征的患者及时停止治疗,并取消所有受试者常规的肝脏血清检测,结果证实对于减少发生严重的 DILI 情况非常有效[78]。应强调的是 CDC 和 ATS 推荐对于合并使用其他药物和慢性病的老年患者进行血清基线值的检查,同时对基线检查结果异常以及肝病发生风险增高的患者进行定期肝功能检查。无论是产品标签还是 CDC/ATS 推荐监测临床症状和体征变化的目的都是为了提示何时该停用异烟肼。此外,除了推荐对那些有肝损伤信号和体征的患者进行实验室检查之外,指南中还指出对于血清氨基转移酶升高超过 3 ULN 的有症状患者以及无症状患者氨基转移酶水平升高超过 5 ULN 的患者也应停用异烟肼[77]。

最近,目前销售的噻唑烷二酮类,吡格列酮和罗格列酮,虽发生 ALF 的风险较曲格列酮低,也都进行了标签更新,进一步强调对药物使用者监测相关的新发肝脏相关症状和体征的重要性[79,80]。因此,他们推荐有相关临床表现的患者进行血清学监测随访,以此来考虑是否停用或减少药物治疗剂量。黄疸是立即停用罗格列酮的标记。标签中还强调肝酶异常的患者应该对异常原因进行评估,如果是非药物原因导致的,可重新启用药物治疗。最后,标签中还推荐所有患者都应进行血清基线值检测,随后根据临床医师的判断决定定期检查的

周期。对于轻度肝酶升高但未超过 3 ULN 的患者,在密切监测临床状况以及重复血清学检查的情况下,可开始或继续药物治疗。

二、DILI 生物标记的作用和易感性

研发 DILI 特异性的生物标记或生物标记组合将切实有助于风险管理,是药物相关企业、临床研究和监管人员的重要目标。生物标记,将在 DILI 风险评估和管理中发挥一到多种用途。其中一类为临床前或临床标记,能够准确预测与某种特异性新药相关的风险。但当前并没有一种方法能够可靠地区分哪些药物能够引起人类特异质性肝损伤,哪些药物引起的损伤不足为惧或无毒性,这一直是药物研发的绊脚石。尽管临床前的体外研究以及动物模型在鉴别母体药物以及药物代谢中发挥重要的作用,但这些筛查方法仍无法替代人体治疗研究在特异质性肝损伤中的鉴别作用[5,81]。上述方法效果不佳最重要的原因是物种和品系的差异,这种差异限制了对特异质性肝损伤关键路径中代谢和免疫反应的探查。第二类生物标记的作用通过相关的标志物区分肝损伤的原因是药物还是其他原因,从而改善 DILI 的风险管理。如果没有这样的生物标志物,对个别药物与肝损伤之间因果关系的判断仍需依靠排除性诊断。对某些肝损伤病例的所有可能病因进行全面的检测花费高,而且可行性较差,DILI 特异性肝损伤标志物的出现,即使是药物的亚组,也将是这一领域的一大进步。第三类生物标记是一组代谢组学和蛋白质组学的指示物,可用于准确鉴别一定会发生严重肝损伤的药物使用者[20]。此种 DILI 生物标记具有重要的临床实用价值,在某些毒性药物引起严重明显的肝损伤之前,即可检测到相关的生物标记。最后,生物标记还能在用药之前鉴别或排除特定药物引起 DILI 风险增加的易感者,因此,将成为医疗服务者进行个体化治疗的有效工具。

通常认为,药物特异性 DILI 的特异质易感性是由一系列先天和后天的原因,和(或)环境因素共同决定的,表 38-4 中列出了与某些药物导致 DILI 危险增高的药物基因组标记。基因因素包括 HLA I 和 II 类分子(编码组织相容性抗原),以及非 HLA 基因的变异。多数 HLA 的生物标记是通过病例对照研究收集人口学特征配对的 DILI 病例,然后进行全基因关联研究而发现的[82-86]。由于统计能力的限制,GWAS 只在鉴别被研究人群中常见的等位基因变异体(携带率至少为百分之几)时有作用。但发生严重的特异质性 DILI 的患者

表38-4 不同药物相关的等位基因对：与 DILI 风险
增高相关的举例

药 物	基 因	比 值 比[a]
阿莫西林-克拉维酸	DRB1 * 1501	10×[b,c]
希美加群	DRB1 * 07	4×[d]
罗来昔布	DRB1 * 1501	5×[e]
氟氯西林	B * 5701	80×[f]
噻氯匹定	A * 3303	13×[g]
拉帕替尼	DQA1 * 02：01	9×[h]
帕唑帕尼	UGT1A1 * 28	13×[i]

[a] 病例与对照等位基因的比例除以其他等位基
因的频率。等位基因的比值比并不表明 DILI 危险因素的预测值或绝对风险测量。

[b] Hautekeete ML, Horsmans Y, Van Waeyenberge C, Demanet C, Henrion J, Verbist L, et al. 1999. Gastroenterology, 117: 1181-1186.

[c] O'Donohue J, Oien KA, Donaldson P, Underhill J, Clare M, MacSween RN, et al. 2000. Coamoxiclav jaundice: clinical and histological features and HLA class Ⅱ association. Gut, 47: 717-720.

[d] Kindmark A, Jawaid A, Harbron CG, Barratt BJ, Bengtsson OF, Andersson TB, et al. 2008. Genome-wide pharmacogenetic investigation of a hepatic adverse event without clinical signs of immunopathology suggests an underlying immune pathogenesis. Pharmacogenomics J, 8: 186-195.

[e] Singer JB, Lewitzky S, Leroy E, Yang F, Zhao X, Klickstein L, et al. 2010. A genome-wide study identifies HLA alleles associated with lumiracoxib-related liver injury. Nat Genet, 42: 711-714.

[f] Daly AK, Donaldson PT, Bhatnagar P, Shen Y, Pe'er I, Floratos A, et al. 2009. for the DILIGEN Study; International SAE Consortium. HLA-B * 5701 genotype is a major determinant of drug-induced liver injury due to flucloxacillin. Nat Genet, 41: 816-819.

[g] Hirata K, Takagi H, Yamamoto M, Matsumoto T, Nishiya T, Mori K, et al. 2008. Ticlopidine-induced hepatotoxicity is associated with specific human leukocyte antigen genomic subtypes in Japanese patients: a preliminary case-control study. Pharmacogenomics J, 8: 29-33.

[h] Spraggs CF, Budde LR, Briley LP, Bing N, Cox CJ, King KS, et al. 2011. HLA-DQA1 * 02：01 is a major risk factor for lapatinib-induced hepatotoxicity in women with advanced breast cancer. J Clin Oncol, 29: 667-673.

[i] Xu CF, Reck BH, Xue Z, Huang L, Baker KL, Chen M, et al. 2010. Pazopanib-induced hyperbilirubinemia is associated with Gilbert syndrome UGT1A1 polymorphism. Br J Cancer, 102: 1371-1377.

携带变异基因的水平非常低，而与 DILI 发生有关的遗传和非遗传因素非常多，因此通过 GWAS 鉴别得到的 HLA 标记可能在 DILI 整体风险中的影响较弱[87,88]。表38-4中所列是预测临床严重 DILI 发生的生物标记，由于假阳性率较高，阳性预测值低，这就限制了它们在指导药物选择以及风险管理中的实用价值[88]。表中的 HLA 等位基因的流行性和风险效应受人口学变异影响也非常显著，因此，限制了其作为生物标记的应用。但是，越来越多的案例证明常规的 HLA 变异基因筛选是限制 ADR 发生的重要手段。这些包括了治疗

前预筛 HLAB * 1502 能够阻止卡马西平在亚洲人[89]中引起史-约综合征，HLA-B * 5701 筛选能够降低阿巴卡韦[90]引起肝损伤的敏感性。考虑到其强大的预测能力，FDA 批准卡马西平[91]和阿巴卡韦[92]的产品标签上注明推荐做上述基因的筛选。

除 GWAS 之外，靶基因分析已经被用于鉴别对药物毒性敏感的基因变异的筛选[20]。这种方法以前被用于研究发生丙戊酸肝毒性患者中线粒体高频 POLG 基因的单纯杂合突变（编码 DNA 多态酶 γ-1）[93]。之前靶基因研究发现纯合子与杂合子 POLG 基因突变与 Alpers 综合征（一种严重的儿童神经代谢紊乱，特点是顽固性癫痫发作、发育异常、肝病且有 30% 可能进展为 ALF）之间存在孟德尔遗传关联，因此对散发的丙戊酸毒性病例研究调查杂合 POLG 基因的突变。结果发现，一些关键的线粒体基因突变（包括 POLG），与极端的临床状况相关，无论是否沉默，出现即可作为预测药物相关性线粒体功能应激的重要因子[94,95]。但对于这种突变基因的筛查在预测 DILI 风险以及风险因素的管理是否有作用还需要更多的研究来证实。

从公共健康和监管的角度来看，研究等位基因的变异对于预测 DILI 风险增加有重要作用。然而，能否作为指导药物选择的常规检查，单个基因标记或标记组合还需要通过精密设计的研究来证实确有足够高的阳性和阴性预测值[88]。另外，这种检查的效力也会受到其他因素，包括药物整体效益和风险、替代疗法、可靠性、成本效益以及可行性的影响。

三、FDA 对生物标记的认证

有效的生物学标记有助于药物和生物制剂的研发或改善患者的护理，美国国立卫生研究院[96]和 FDA 关键路径[97]管理的两个生物标记联盟共同倡议将其作为新药安全性研究和鉴别的主要目标。目前 DILI 作为药物相关风险，其预测因子的研究正在开展。FDA 也颁布了多项指导原则和措施来支持企业和研究机构向这个方向努力。2011 年发行了评估临床药物基因组学的指南草案，目的是鉴别早期研究阶段对某种药物治疗反应敏感的亚组人群或风险特点，而且已经建立了系统性收集 DNA 样本的框架，避免由于样本量不足和偏倚影响后续分析的进行[98]。有些探索生物标记的临床药物基因组学研究并不符合新药研究和申请的相关政策。但为了促进未来的生物标记发展，FDA 已经制定了自愿提交基因组数据的程序，并且作为指南草案的重点[99]。提交的数据经过 FDA 跨学科审查成员

的评估,将作为研究者与 FDA 之间非正式会议的一个出发点,以促使 FDA 支持和帮助候选基因生物标记的进一步研究和利用。无论是何种类型的候选生物标记,如果被证实能够有效地预测药物研发的有效性和安全性,就有可能用于其他项目的研究。由于临床前和临床研究中监管评估过程中,生物标记的完整性和普遍性确实非常重要,FDA 颁布了指导意见草案,规定了在申请药物研发工具(包括预测标记和预后标记)的代理资格时,必须遵循的步骤[100]。有关 FDA 生物标记认证的相关信息可在 FDA 网站上查询[101]。

DILI 和 FDA 在药物和生物制剂的安全使用中的作用

尽管 FDA 能够控制美国治疗药物和生物制剂的上市,但它无法控制医疗实践,药物的使用受到有资格的专业医疗人士的管理。然而,FDA 有责任监管和认可,并促进产品的安全使用。美国国会和美国 FDA 修正法案于 2007 再次强调了这一任务[102]。FDA 制定九条具有里程碑意义的规定,增强了促进药物上市后安全性监测的权威性。当某种新药出现了新的严重的安全问题,FDA 需要在审批和审批后对此进行研究,同时要求相关企业也提供这些研究完成的时间表。这样的要求必须根据新获得的科学数据,这些数据是用来评价严重风险并且是未知的,但能提示具有潜在严重药物损伤风险。FDA 对研究的类型有所限制,在临床安全性研究开始之前,FDA 需要评价研究的不良事件报告、审批后的流行病学研究或上市后风险因素鉴别以及分析系统是否足以发现并表述安全性问题。FDA 的第九条规定赋予 FDA 新的权力,FDA 可以要求制药企业及时提交根据更新的安全信息更改的产品标签,以确定是否需要进行风险评估以及减灾计划(Risk Evaluation and Mitigation Strategy,REMS),REMS 专门进行风险评估,以保证新药上市收益大于风险[72]。除了 MedGuides(供患者使用的药品安全信息小册子)和针对医疗服务者和患者的靶向通信工具,一部分标有 REMS 的药物和生物制剂需要限制销售,以使得适当的"确保药物安全使用的要素"(elements to assure safe use,ETASU)得以应用。选择合理措施管理药物相关性风险因素,可避免严重的意想不到的后果,对此再强调也不为过。临床预后指标改善且符合协议规定或流程标准足以说明其有效性。此外,减低风险的方法应该被广大患者和医师所接受,而不应该成为医疗系统的

负担[70,72]。

为了保证患者和医疗服务提供者获得准确、最新的药物信息,包括新出现的安全问题,FDA 建立了药品安全信息交流网站,其中收录了它们获得的安全信息[103]。本网站会警示医师和患者新发现的药物特异性肝毒性可能会对临床和公共健康产生重大的影响。同时也会伴随产品标签的更新,增加新的警告和预防项目。

上市后 DILI 药物标签信息的修订

产品标签能够在上市后提醒何时易发生意想不到的药物相关性严重 DILI,不断发现的药物可导致特异质性 DILI,且有详细肝损伤之后病例的临床表现和病例管理的描述和说明,药物的标签就要随之发生改变。此外产品标签(如黑框警告、警告、预防措施或上市后不良事件)[10,71,104]是否更改还要考虑以下因素:报告病例的严重程度和负担、早期识别肝毒性的症状和体征对预后的影响以及其他有关整体效益风险的考虑。如果发生药物相关性严重 DILI 的负担增高,特别是死亡或肝移植,此时更新标签是合适的。但同时也要考虑整体的获益和风险。有时需要限制药物的营销或撤出市场可能是合适的监管行为[72]。

有时通过对药物整个周期中发生严重 DILI 的危险进行持续的监管评估,结果却得出后续的安全信息不能支持最初肝毒性的假设。在这种情况下,可根据对新得的可用数据进行累计评估,决定是否降低肝毒性预防级别的产品标签,例如比格列酮[79]和罗格列酮[80]经过讨论后就做了此类修改。第二个例子是安贝生坦,这是一种内皮素受体拮抗剂(ERA),由于考虑到其他 ERA 有肝毒性,因此在 2008 年发行的产品标签中注明了肝毒性的警告以及治疗期间需要每月进行肝脏血清检查。但后来经过对 FAERS 数据库和临床研究的数据进行仔细审查,最终于 2011 年决定将这两项从标签中移除[105]。另外一个例子是他汀类药物,FDA 经过全面审查最终决定将治疗期间对无症状患者行常规血清氨基转移酶检测这一项从标签中移除[106]。这种变化还体现在辛伐他汀标签的更新[107]。这种更新建立在针对大量的临床研究数据、流行病学研究数据、登记以及自愿提交的 DILI 病例数据进行密集审查的基础上。尽管在随机临床试验中观察到随机他汀类治疗的患者出现轻度的氨基转移酶升高,但与他汀类药物相关的严重肝损伤以及 ALF,即使在大剂量暴露的情况下,发生率也非常低[108]。由于未发现他汀类药物治疗的

患者(包括合并 NASH 和其他基础肝病的患者)发生临床严重 DILI 的风险增高,从公共健康和监管角度来看,继续对无症状患者推荐进行定期肝脏血清学检查是不合理的,因此移除了此项[109,110]。

DILI 未来的方向:科学和监管的衔接

很明显,风险管理监管科学的进步与药物和生物制剂产品的基础和临床科研发现密切关联。药物相关的肝毒性、关于肝损伤起始和进展的很多药物特异性机制尚有很多重要方面未知。另外,影响个体 DILI 易感性的生物和环境预测因子也尚未得到确定。

尽管通常认为不同药物引起的肝损伤的表型不同,但同一种药物也能在不同的患者间引起不同的损伤表型。尽管不同表型之间有多种共同的病理途径,但差异到底是来自直接毒性机制(活性药物代谢产物、免疫耐受缺失致高敏、免疫调节和自身免疫的变化)的差别还是表型的变异,目前仍是一个悬而未决的问题。另外,为了预测 DILI 的风险因素和临床预后,肝细胞适应和增殖能力的缺陷也是需要阐明的问题。

FDA 分析师目前面对的主要困难是缺乏可靠的措施鉴别肝毒性药物与特异质性 DILI 间的潜在因果关系。与 CAM(包括草药)有关的肝损伤病例出现得越来越多,导致上述问题凸显得越来越严重[26,111]。这些制剂成分复杂,由于植物本身的差异、生长环境的变化以及药物成分的提取方法和处方的不一致,共同决定其固有的可变性,以及不同批次之间的差异。此外,根据1994 年的《药物补充健康和教育法案》,相对于处方药和生物制剂的广泛的监管,对 CAM 只能限制监管控制,因此只能尽量减少掺杂毒性药物和污染物的危险[112]。因此,如果没有已知的方法能够全面识别CAM 相关 IDILI 事件中所有可能的肝毒性成分,因果分析依旧很困难。

结合药物的子集,单克隆抗体和细胞因子等是从动物或细胞中获得的,具有免疫活性,研究表明这类生物制品能够引起不同类型的特异质性肝损伤和自身免疫性肝炎[113-117]。由于这类反应多定位于肝脏,因此越来越多的生物制剂与特异质性肝损伤有关也就不足为奇了。但是预测使用者是否存在 DILI 易感性,还需要把我们的理解细化,如药物暴露是如何扰乱肝脏下游固有和适应性免疫反应网络的。另外,治疗引起的免疫抑制可能会增加患者感染病毒和机会致病菌的可能性。此外,在相关的肝毒性病例中可以观察到增加结核、真菌以及丙肝病毒的感染[118]。由此可见,其他类型的生物或病毒也会在与治疗相关的肝损伤中逐渐被发现[116]。

从监管的角度来看,不同药物治疗阶段 DILI 风险评估和管理的改善将取决于是否采取更好的措施做好药物上市前后的监测和病例评估。此外,能可靠地鉴别肝毒性药物的代谢组学、蛋白质组学、药物基因组学、表观遗传学或 miRNA 生物标志物,以及特异质性肝损伤的易感个体,在 DILI 未来的研究中将发挥重要作用。

免责声明

本文属于作者个人观点,未必等同 FDA 和美国政府的官方意见,也不意味着获得他们的赞同。

(明雅南 译 唐洁婷 茅益民 校)

参考文献

[1] Watkins PB, Seeff LB. Drug-induced liver injury: summary of a single topic clinical research conference. Hepatology 2006; 43: 618 - 631.

[2] Acetaminophen information. (January 13, 2011). <http://www. fda. gov/Drugs/DrugSafety/InformationbyDrugClass/ucm165107. htm>; [accessed 10.08.11].

[3] Reuben A, Koch DG, Lee WM. Drug-induced acute liver failure: results of a U.S. multicenter, prospective study. Hepatology 2010; 52: 2065 - 2076.

[4] PhRMA/FDA/AASLD. Drug-induced hepatotoxicity white paper: postmarketing considerations. <http://www.fda.gov/downloads/ Drugs/ScienceResearch/ResearchAreas/ucm091462. pdf. >; 2000 [accessed 10.08.11].

[5] Olson H, Graham B, Robinson D, Thomas K, Monro K, Loaja G, et al. Concordance of the toxicity of pharmaceuticals in humans and in animals. Regul Toxicol Phamacol 2000; 32: 56 - 67.

[6] Watkins PB. Drug safety sciences and the bottleneck in drug development. Clin Pharmacol Ther 2011; 89: 788 - 790.

[7] Chen M, Vijay V, Shi Q, Liu Z, Fang H, Tong W. FDA-approved labeling for the study of drug-induced liver injury. Drug Discovery Today 2011; 16: 697 - 703.

[8] Liver Toxicity Knowledge Database (LTKB) Benchmark Dataset. National Center for Toxicological Research. US Food and Drug Administration (FDA). <http://www.fda.gov/ScienceResearch/ BioinformaticsTools/LiverToxicityKnowledgeBase/ucm226811. htm >; [accessed 10.08.11].

[9] Stevens JL, Baker TK. The future of drug safety testing: expanding the view and narrowing the focus. Drug Discovery Today 2009; 14: 162 - 167.

[10] Olson S, Robinson S, Giffin R. Institute of Medicine. Accelerating the Development of Biomarkers for Drug Safety: Workshop Summary. National Academies Press. Ibid. Watkins P B, Bloom J, and Hunt C, Biomarkers of acute idiosyncratic hepatocellular injury in clinical trials. Chapter 5, 2009. pp.42 - 57.

[11] Temple RJ. Welcome to DILI <http://www.aasld.org/meetings/ Documents/Hepatotoxicity% 20STC/0 - 1 _ Temple. pdf >; 2011 [accessed 31.10.12].

[12] Meadows M. Promoting safe and effective drugs for 100 years. <http://www.fda.gov/AboutFDA/WhatWeDo/History/Centennialof

FDA/CentennialEditionofFDAConsumer/ucm093787. htm>；2006 [accessed 10.08.11].

[13] FDA Guidance for Industry. Premarketing risk assessment. <http://www. fda. gov/downloads/Drugs/GuidanceCompliance RegulatoryInformation/Guidances/UCM072002. pdf>；2005 [accessed 10.08.11].

[14] Aithal GP, Watkins PB, Andrade RJ, Larrey D, Molokhin M, Takikawa H, et al. Case definition and phenotype standardization in drug-induced liver injury. Clin Pharmacol Ther 2011；89：806 -815.

[15] Senior JR, Avigan M. Detection of hepatotoxicity during drug development：practical problems and regulatory measures. In：Andrade RJ, editor. Hepatotoxicity. Barcelona：Permanyer Publications；2007. pp. 147 – 166. [International Hepatology Updates. (Ed. V. Arroyo)]

[16] Gough A, Chapman S, Wagstaff K, Emery P, Elias E. Minocycline-induced autoimmune hepatitis and systemic lupus erythematosus-like syndrome. BMJ 1996；312：169 - 172.

[17] Watkins PB, Kaplowitz N, Slattery JT, Colonese CR, Colucci SV, Stewart PW, et al. Aminotransferase elevations in healthy adults receiving 4 grams of acetaminophen daily：a randomized controlled trial. JAMA 2006；296：87 - 93.

[18] Olsson R, Korsan-Bengtsen B-M, Korsan-Bengtsen K, Lennartsson J, Waldenstrom J. Serum aminotransferases after low-dose heparin treatment. Acta Med Scand 1978；204：229 - 230.

[19] Watkins PB, Zimmerman HJ, Knapp MJ, Gracon SI, Lewis KW. Hepatotoxic effects of tacrine administration in patients with Alzheimer's disease. JAMA 1994；271：992 - 998.

[20] Watkins PB, Seligman PJ, Pears JS, Avigan MI, Senior JR. Using controlled clinical trials to learn more about acute druginduced liver injury. Hepatology 2008；48：1680 - 1689.

[21] Watkins PB. Biomarkers for the diagnosis and management of drug-induced liver injury. Sem Liv Disease 2009；29：393 - 399.

[22] Kaplowitz N. Idiosyncratic drug hepatotoxicity. Nat Rev Drug Discovery 2005；4：489 - 499.

[23] FDA Guidance for Industry. Drug-induced liver injury：premarketing clinical evaluation. < http://www. fda. gov/downloads/Drugs/GuidanceComplianceRegulatoryInformation/Guidances/UCM174090. pdf>；2009 [accessed 10.08.11].

[24] Temple R. Hepatotoxicity through the years：impact on the FDA. < http://www. fda. gov/downloads/Drugs/Science Research/ResearchAreas/ucm122149. pdf>；2001 [accessed 31.10.12].

[25] Reuben. A. Hy's law. Hepatology 2004；39：574 - 578.

[26] Fontana RJ, Seeff LB, Andrade FJ, Bjornsson E, Day CP, Serrano J, et al. Standardization of nomenclature and causality assessment in drug-induced liver injury：summary of a clinical research workshop. Hepatology 2010；52：730 - 742.

[27] Bjornsson E, Olsson R. Outcome and prognostic markers in severe drug-induced liver disease. Hepatology 2005；42：481 - 489.

[28] Andrade RJ, Lucena MI, Fernandez MC, Pelaez G, Pachkoria K, Garcia-Ruiz E, Spanish Group for the Study of Drug-Induced Liver Disease, et al. Drug-induced liver injury：an analysis of 461 incidences submitted to the Spanish registry over a 10 - year period. Gastroenterology 2005；129：512 - 521.

[29] Rosner B. The binomial distribution. In：Rosner B, editor. Fundamentals of biostatistics. Belmont, CA：Duxbury Press；1995. pp. 82 - 85.

[30] Goldkind L, Laine L. A systematic review of NSAIDs withdrawn from the market due to hepatotoxicity：lessons learned from the bromfenac experience. Pharmacoepidemiol Drug Saf 2006；15：213 - 220.

[31] Knowler WC, Hamman RF, Edelstein SL, Barrett-Conner E, Ehrmann DA, Walker EA, et al. The Diabetes Prevention Program Research Group. Prevention of type 2 diabetes with troglitazone in the diabetes prevention program. Diabetes 2005；54：1150 - 1156.

[32] Graham DJ, Drinkard CR, Shatin D. Incidence of idiopathic acute liver failure and hospitalized liver injury in patients treated with troglitazone. Am J Gastroenterol 2003；98：175 - 179.

[33] Gitlin N, Julie NL, Spurr CL, Lim KN, Juarbe HM. Two cases of severe clinical and histological hepatotoxicity associated with troglitazone. Ann Intern Med 1998；129：36 - 38.

[34] Graham DJ, Green L, Senior JR, Nourjah P. Troglitazoneinduced liver failure：a case study. Am J Med 2003；114：299 - 306.

[35] Herrine SK, Choudary C. Severe hepatotoxicity associated with troglitazone. Ann Intern Med 1999；130：163 - 164.

[36] He R. Clinical review of Exanta (ximelagatran) tablets. <http://www. fda. gov/ohrms/dockets/ac/04/briefing/2004 - 4069B1_04_FDA - Backgrounder - MOR - 180. pdf>；2004 [accessed 10.08.11].

[37] Gelperin K Guo T Senior J. A simple tool for finding important cases in a clinical trial. <http://www. fda. gov/downloads/Drugs/ScienceResearch/ResearchAreas/ucm076777. pdf>；2008 [accessed 10.08.11].

[38] Watkins PB, Desai M, Berkowitz SD, Peters G, Horsmans Y, Larrey D, et al. Evaluation of drug-induced serious hepatotoxicity (eDISH)：application of this data organization approach to phase III clinical trials of rivaroxaban after total hip or knee replacement surgery. Drug Saf 2011；34：243 - 252.

[39] Senior JR, Avigan M. Classification system for likelihood and severity of drug-induced liver injury to score clinical importance of the case. Hepatology 2008；48：506A.

[40] Senior JR. Monitoring for hepatotoxicity：what is the predictive value of liver "function" tests? Clin Pharmacol Ther 2009；85：331 - 334.

[41] Fontana RJ, Watkins PB, Bonkovsky HL, Chalasani N, Davern T, Serrano J, for the DILIN Study Group, et al. Drug-Induced Liver Injury Network (DILIN) prospective study：rationale, design and conduct. Drug Saf 2009；32：55 - 68.

[42] Brinker AD, Wassel RT, Lyndly J, Serrano J, Avigan M, Lee WM, et al. Telithromycin-associated hepatotoxicity：clinical spectrum and causality assessment of 42 cases. Hepatology 2009；49：250 - 257.

[43] Danan G, Benichou C. Causality assessment of adverse reactions to drugs. 1. A novel method based on the conclusions of international consensus meetings：application to drug-induced liver injuries. J Clin Epidemiol 1993；46：1323 - 1330.

[44] Hayashi PH. Causality assessment of drug-induced liver injury. Semin Liver Dis 2009；29：348 - 356.

[45] Rochon J, Protiva P, Seeff LB, Fontana RJ, Liangpunsakul S, Watkins PB, Drug-induced Liver Injury Network (DILIN), et al. Reliability of the Roussel Uclaf causality assessment method for assessing causality in drug-induced liver injury. Hepatology 2008；48：1175 - 1183.

[46] Rockey DC, Seeff LB, Rochon J, Freston J, Chalasani N, Bonacini M, US Drug-Induced Liver Injury Network, et al. Causality assessment in drug-induced liver injury using a structured expert opinion process：comparison to the Roussel-Uclaf causality assessment method. Hepatology 2010；51：2117 - 2126.

[47] Freston JW. Use and limitations of the RUCAM. <http://www. fda. gov/downloads/Drugs/ScienceResearch/ResearchAreas/ucm079446. pdf>；2006 [accessed 10.08.11].

[48] Maria V, Victorino R. Development and validation of a clinical scale for the diagnosis of drug-induced hepatitis. Hepatology 1997；26：664 - 669.

[49] Arimone Y, Bégaud B, Miremont-Salamé G, Fourrier-Réglat A, Molimard M, Moore N, et al. A new method for assessing drug causation provided agreement with experts' judgment. J Clin Epidemiol 2006；59：308 - 314.

[50] Théophile H, Arimone Y, Miremont-Salamé G, Moore N, Fourrier-Réglat A, Haramburu F, et al. Comparison of three methods (consensual expert judgement, algorithmic and

probabilistic approaches) of causality assessment of adverse drug reactions: an assessment using reports made to a French pharmacovigilance centre. Drug Saf 2010; 33: 1045 - 1054.

[51] Rowe G, Wright G. The Delphi technique as a forecasting tool: issues and analysis. Int J Forecasting 1999; 15: 353 - 375.

[52] Senior JR. Why is the probable cause so important? < http:// www. aasld. org/meetings/Documents/Hepatotoxicity% 20STC/ 1A -2_Senior11. pdf>; 2011 [accessed 10.08.11].

[53] Lee WM. Characteristics of the ALF population. <http://www. aasld. org/meetings/Documents/Hepatotoxicity% 20STC/1B - 3 _ Lee. pdf>; 2011 [accessed 10.08.11].

[54] Hadem J, Stiefel P, Bahr MJ, Tillmann HL, Rifai K, Klempnauer J, et al. Prognostic implications of lactate, bilirubin, and etiology in German patients with acute liver failure. Clin Gastroenterol Hepatol 2008; 6: 339 - 345.

[55] Ostapowicz G, Fontana RJ, Schiødt FV, Larson A, Davern TJ, Han SH, Acute Liver Failure Study Group, et al. Results of a prospective study of acute liver failure at 17 tertiary care centers in the United States. Ann Intern Med 2002; 137: 947 - 954.

[56] Davern TJ, Chalasani N, Fontana RJ, Hayashi PH, Protiva P, Kleiner DE, et al. Drug-Induced Liver Injury Network (DILIN). Acute hepatitis E infection accounts for some cases of suspected drug-induced liver injury. Gastroenterology 2011; 141 (5): 1665 - 1672.

[57] Weaver J, Willy M, Avigan M. Informatic tools and approaches in postmarketing pharmacovigilance used by FDA. AAPS J 2008; 10: 35 - 41.

[58] Weaver J, La Grenade L, Kwon H, Avigan M. Finding, evaluating, and managing drug-related risks: approaches taken by the US Food and Drug Administration (FDA). Dermatol Ther 2009; 22: 204 - 215.

[59] Ahmad SR, Goetsch RA, Marks NS. Spontaneous reporting in the United States. In: Strom BL, editor. Pharmacoepidemiology. 4th ed. West Sussex, England: JohnWiley & Sons, Ltd.; 2005. pp.135 - 159.

[60] Lee WM, Senior JR. Recognizing drug-induced liver injury: current problems, possible solutions. Toxicol Pathol 2005; 33: 155 - 164.

[61] Evans SJW, Waller PC, Davis S. Use of proportional reporting ratios (PRRs) for signal generation from spontaneous adverse drug reaction reports. Pharmacoepidemiol Drug Saf 2001; 10: 483 - 486.

[62] Almenoff JS, Pattishall EN, Gibbs TG, DuMouchel W, Evans SJ, Yuen N. Novel statistical tools for monitoring the safety of marketed drugs. Clin Pharmacol Ther 2007; 82: 157 - 166.

[63] Eudravigilance Expert Working Group. Guideline on the use of statistical signal detection methods in the Eudravigilance data analysis system. Adopted by the Committee for Medicinal Products for Human Use (CHMP). June 26, 2008. European Medicines Agency. 7 Westferry Circus, Canary Wharf, London, UK. < http://www. ema. europa. eu/docs/en _ GB/document _ library/ Regulatory_ and_ procedural_ guideline/2009/11/WC500011434. pdf>; [accessed 10.08.11].

[64] Hoofnagle J. "Liver Tox" — A new resource from the National Library of Medicine. < http://www. aasld. org/meetings/ Documents/Hepatotoxicity%20STC/1B - 1_Hoofnagle. pdf>; 2011 [accessed 10.08.11].

[65] Agarwal VK, McHutchison JG, Hoofnagle JH, for the Drug-Induced Liver Injury Network. Important elements for the diagnosis of drug-induced liver injury. Clin Gastroenterol Hepatol 2010; 8: 463 - 470.

[66] Sgro C, Clinard F, Ouazir K, Chanay H, Allard C, Guilleminet C, et al. Incidence of drug-induced hepatic injuries: a French population-based study. Hepatology 2002; 36: 451 - 455.

[67] Hussaini SH, O'Brien CS, Despott EJ, Dalton HR. Antibiotic therapy: a major cause of drug-induced jaundice in southwest England. Eur J Gastroenterol Hepatol 2007; 19: 15 - 20.

[68] Jinjuvadia K, Kwan W, Fontana RJ. Searching for a needle in a haystack: use of ICD - 9 - CM codes in drug-induced liver injury.

Am J Gastroenterol 2007; 102: 2437 - 2443.

[69] de Abajo FJ, Montero D, Madurga M, Garcia Rodriguez LA. Acute and clinically relevant drug-induced liver injury: a population based case-control study. Br J Clin Pharmacol 2004; 58: 71 - 80.

[70] Graham DJ, Mosholder AD, Gelperin K, Avigan MI. Pharmacoepidemiology and risk management. In: Strom BL, editor. Pharmacoepidemiology. 4th ed. West Sussex, England: John Wiley & Sons, Ltd.; 2005. pp.515 - 530.

[71] Willy M, Li Z. What is prescription labeling communicating to doctors about hepatotoxic drugs? A study of FDA approved product labeling. Pharmacoepidemiol Drug Saf 2004; 13: 201 - 206.

[72] FDA Draft Guidance. Format and content of proposed risk evaluation and mitigation strategies (REMS), REMS assessments, and proposed REMS modifications. < http://www. fda. gov/ downloads/Drugs/GuidanceComplianceRegulatory Information/ Guidances/UCM184128. pdf>; 2009 [accessed 10.08.11].

[73] Avigan M. Drug-induced liver injury: epidemiology and considerations of risk. Presentation to American Thyroid Association 2009. < http://www. fda. gov/downloads/Drugs/ NewsEvents/UCM164456. pdf>; [accessed 10.08.11].

[74] Graham D, Drinkard CR, Shatin D, Tsong Y, Burgess MJ. Liver enzyme monitoring in patients treated with troglitazone. JAMA 2001; 286: 831 - 833.

[75] Walker AM, Bortnichak EA, Lanza L, Yood RA. The infrequency of liver function testing in patients using nonsteroidal anti-inflammatory drugs. Arch Fam Med 1995; 4: 24 - 29.

[76] Avigan M. Case study: ximelagatran hepatotoxicity. < http:// www. fda. gov/downloads/Drugs/ScienceResearch/.../ucm080355. ppt>; 2005 [accessed 10.08.11].

[77] American Thoracic Society and the Centers for Disease Control and Prevention: Joint statement. Targeted tuberculin testing and treatment of latent tuberculosis infection. Am J Respir Crit Care Med 2000; 161: S221 - S247.

[78] Nolan CM, Goldberg SV, Buskin SE. Hepatotoxicity associated with isoniazid preventive therapy: a 7 - year survey from a public health tuberculosis clinic. JAMA 1999; 281: 1014 - 1018.

[79] Actos (pioglitazone hydrochloride) FDA - approved product label (4 August 2011) <http://www. accessdata. fda. gov/drugsatfda_ docs/label/2011/021073s043s0441bl. pdf>; [accessed 20.08.11].

[80] Avandia (rosiglitazone maleate). FDA - approved product label (18 May 2011), http://www. accessdata. fda. gov/drugsatfda_docs/ label/2011/021071s0391bl. pdf>; [accessed 20.08.11].

[81] Ballet F. Hepatotoxicity in drug development: detection, significance and solutions. J Hepatol 1997; 26: 26 - 36.

[82] Daly AK, Day CP. Genetic association studies in drug-induced liver injury. Semin Liver Dis 2009; 29: 400 - 411.

[83] Lucena MI, Molokhia M, Shen Y, Urban TJ, Aithal GP, Andrade RJ, Spanish DILI Registry, EUDRAGENE, DILIN, DILIGEN, and International SAEC, et al. Susceptibility to amoxicillinclavulanate-induced liver injury is influenced by multiple HLA class I and II alleles. Gastroenterology 2011; 141: 338 - 347.

[84] Daly AK, Donaldson PT, Bhatnagar P, Shen Y, Pe'er I, Floratos A, for the DILIGEN study and International SAE Consortium, et al. HLA - B ∗ 5701 genotype is a major determinant of druginduced liver injury due to flucloxacillin. Nat Genet 2009; 41: 816 - 819.

[85] Russman S, Jetter A, Kullak-Ublick GA. Pharmacogenetics of drug-induced liver injury. Hepatology 2010; 52: 748 - 761.

[86] Aithal GP, Daly AK. Pre-empting and preventing drug-induced liver injury. Nat Genet 2010; 42: 650 - 651.

[87] Manolio TA, Collins FS, Cox NJ, Goldstein DB, Hindorff LA, Hunter DJ, et al. Finding the missing heritability of complex diseases. Nature 2009; 461: 747 - 753.

[88] Avigan MI. Pharmacogenomic biomarkers of susceptibility to adverse drug reactions: just around the corner or pie in the sky? Pers Med 2009; 6: 67 - 78.

[89] Carbamazepine. FDA information for healthcare professionals. (12 Dec 2007). < http://www. fda. gov/Drugs/DrugSafety/PostmarketDrug Safety InformationforPatientsandProviders/ucm124718. htm>; [accessed 20.08.11].

[90] Abacavir. FDA information for healthcare professionals. (24 July 2008). < http://www. fda. gov/Drugs/DrugSafety/PostmarketDrug SafetyInformationforPatientsandProviders/ucm123927. htm>; [accessed 20.08.11].

[91] Tegretol (carbamazepine USP) FDA – approved product label. < http://www. accessdata. fda. gov/drugsatfda _ docs/label/2007/016608s0981bl. pdf>; [accessed 20.08.11].

[92] Ziagen (abacavir sulfate) FDA – approved product label (19 December 2008) <http://www. accessdata. fda. gov/drugsatfda_docs/label/2008/020977s019, 020978s0221bl. pdf >; [accessed 20.08.11].

[93] Stewart JD, Horvath R, Baruffini E, Ferrero I, Bulst S, Watkins PB, et al. Polymerase γ gene POLG determines the risk of sodium valproate-induced liver toxicity. Hepatology 2010; 52: 1791 – 1796.

[94] Cohen BH, Naviaux RK. The clinical diagnosis of POLG disease and other mitochondrial DNA depletion disorders. Methods 2010; 51: 364 – 373.

[95] Krahenbuhl S, Brandner S, Kleinle S, Liechti S, Straumann D. Mitochondrial diseases represent a risk factor for valproateinduced fulminant liver failure. Liver 2000; 20: 346 – 348.

[96] Foundation for the National Institutes of Health Biomarkers Consortium. < http://www. biomarkersconsortium. org/>; [accessed 20.08.11].

[97] FDA Critical Path Initiative. http://www. fda. gov/ScienceResearch/Special Topics/CriticalPathInitiative/default. htm >; [accessed 20.08.11].

[98] FDA Draft Guidance for Industry. Clinical pharmacogenomics: premarketing evaluation in early phase clinical studies. <http://www. fda. gov/downloads/Drugs/GuidanceComplianceRegulatoryInformation/Guidances/UCM243702. pdf >; 2011 [accessed 20.08.11].

[99] FDA Draft Guidance for Industry. Pharmacogenomic data submissions. <http://www. fda. gov/downloads/Drugs/GuidanceComplianceRegulatoryInformation/Guidances/ucm079849. pdf >; 2005 [accessed 20.08.11].

[100] FDA Draft Guidance for Industry. Qualification process for drug development tools. < http://www. fda. gov/downloads/Drugs/GuidanceComplianceRegulatoryInformation/Guidances/UCM230597. pdf>; 2010 [accessed 20.08.11].

[101] CDER Biomarker Qualification Program. < http://www. fda. gov/Drugs/DevelopmentApprovalProcess/DrugDevelopment Tools QualificationProgram/ucm284076. htm>; [accessed 28.02.12].

[102] Meyer BM. The Food and Drug Administration Amendment Act of 2007: drug safety and health-system pharmacy implications. Am J Health Syst Pharm 2009; 66: S3 – S5.

[103] FDA: Drug Safety Communications. < http://www. fda. gov/Drugs/DrugSafety/ucm199082. htm>; [accessed 20.08.11].

[104] Murphy S, Roberts R. "Black box" 101: how the Food and Drug Administration evaluates, communicates and manages drug benefit/risk. J Allergy Clin Immunol 2006; 117: 34 – 39.

[105] FDA Drug Safety Communication (4 March 2011): Removal of liver injury warning in Letairis (ambrisentan) product label. < http://www. fda. gov/Drugs/DrugSafety/ucm245852. htm >; [accessed 20.08.11].

[106] FDA Drug Safety Communication (28 February 2012): Safety label changes to cholesterol-lowering statin drugs. <http://www. fda. gov/Drugs/DrugSafety/ucm293101. htm >; [accessed 29.02.12].

[107] Product label for Zocor (simvastatin). (Approved 06 October 2011). < http://www. accessdata. fda. gov/drugsatfda _ docs/label/2011/019766s0831bl. pdf>; [accessed 19.10.11].

[108] Russo MW, Scobey M, Bonkovsky HL. Drug-induced liver injury associated with statins. Semin Liver Dis 2009; 29: 412 – 422.

[109] Chalasani N. Statins and hepatotoxicity: focus on patients with fatty liver. Hepatology 2005; 41: 690 – 695.

[110] Bhardwaj SS, Chalasani N. Lipid lowering agents that cause drug-induced hepatotoxicity. Clin Liver Dis 2007; 11: 597 – 613.

[111] Navarro VJ. Herbal and dietary supplement hepatotoxicity. Semin Liver Dis 2009; 29: 373 – 382.

[112] Dietary Supplement Health and Education Act of 1994 (DSHEA): FDA role. < http://www. fda. gov/food/dietary supplements/default. htm>; [accessed 20.08.11].

[113] Uetrecht J. Immunoallergic drug-induced liver injury in humans. Semin Liver Dis 2009; 29: 383 – 392.

[114] Tobon GJ, Cañas C, Jaller JJ, Restrepo JC, Anaya JM. Serious liver disease induced by infliximab. Clin Rheumatol 2007; 26: 578 – 581.

[115] Mancini S, Amorotti D, Vecchio S, Ponz de Leon M, Roncucci L. Infliximab-related hepatitis: discussion of a case and review of the literature. Intern Emerg Med 2010; 5: 193 – 200.

[116] Bezabeh S, Flowers CM, Kortepeter C, Avigan M. Clinically significant liver injury in patients treated with natalizumab. Aliment Pharmacol Ther 2010; 31: 1028 – 1035.

[117] Duchini A. Autoimmune hepatitis and interferon beta – 1a for multiple sclerosis. Am J Gastroenterol 2002; 97: 767 – 768.

[118] Esteve M, Saro C, González-Huix F, Suarez F, Forné M, Viver JM. Chronic hepatitis B reactivation following infliximab therapy in Crohn's disease patients: need for primary prophylaxis. Gut 2004; 53: 1363 – 1365.

第39章
药物性肝损伤网络

Robert J. Fontana
美国,密歇根州,安阿伯,密歇根大学医学中心

前 言

药物性肝损伤(drug-induced liver injury，DILI)是美国等西方国家急性肝衰竭(acute liver failure，ALF)、不明原因轻中度肝损伤的主要原因[1,2]。此外，药物性肝损伤和心脏毒性也是导致药物研发和上市受到限制的主要原因[3]。然而，我们对特定药物或中草药及膳食补充剂(herbal and dietary supplement，HDS)引起肝损伤的机制和风险因素的探寻受到诸多因素的限制。首先，特定药物引起临床明显肝损伤的发生率通常较低，一般 10 000～1 000 000 个暴露者中可能不会出现 1 例。因此，采用前瞻方法或在单中心对受影响患者进行研究是非常困难的。其次，普通人群中由DILI引起的急慢性肝损伤也是非常罕见的，仅小于

1%的急性肝损伤可为临床肝病医师所发现[2]。再者，由于缺乏客观和可验证的诊断方法，建立 DILI 诊断是非常困难的。因此，DILI 的诊断，需要通过大量不同的检查排除其他相关病因，并长期随访去激发患者来确定因果关联[4]。而且，像呋喃妥因和强力霉素等导致的肝损伤并不表现出单一的临床和组织学变化特点，而是表现为一组不同的表型[5,6]。最后，动物模型和体外实验系统对人类 DILI 的研究作用非常有限。

尽管很复杂，仍有许多创新性方法被设计用于研究宿主、药物和环境因素在 DILI 发病机制中的作用。前瞻性和回顾性的招募策略可以帮助识别真正的 DILI 患者并研究其发病机制。此外，药物基因学可避免高风险易感患者使用相关药物，并且改善诊断方法，以降低未来药物不良反应(adverse drug reaction，ADR)的发生率。本章的目的是通过介绍最近成立的 DILI 研究

网络和正在利用电子病历及数据库进行的药物流行病学研究,为 DILI 发病机制和预后的研究提供方便。

DILI 的前瞻性研究

对生活在同一个区域中的人群实施以人群为基础的前瞻性研究是研究宿主、药物以及环境因素对 DILI 发病机制和预后影响的最好机会。然而,像 DILI 和 ALF 这种少见疾病的前瞻研究,由于发生率低、诊断潜在合适病例比较困难,因此往往需要几年的时间才能收集到足够的病例。尽管如此,也可以通过实施病例对照研究来探索基因因素、免疫因素以及代谢因素在其中的作用。也许目前信息最翔实的以人群为基础的研究是 Sgroet 等的研究,其研究对法国北部 81 000 居民中的疑似 DILI 患者进行了超过 3 年前瞻性监测[2]。所有疑似药物引起的肝损伤患者都有一个研究团队审核详细的医疗和实验室记录,并提供了因果关系评分。95 例病例中,仅有 34 例 DILI 评分的结果是很可能(probable),相关药物分别为抗生素(25%)、精神药物(22%)、降血脂药(12%)。在随访期间,3 例(10%)DILI 患者死于肝病而且 DILI 的整体发生率的估算值为每 10 万病人年 13.9±2.4 例。虽然这种方法能够较准确地估算罕见病如 DILI 的发生率和严重程度,但病例增长缓慢(每年 10 例),牵涉多种药物,而且研究过程需要大量资源,因此,这种方法在今后的应用很可能会受到限制。

另一变更的方法是以人群为基础的队列研究,队列研究的对象是医疗组织或卫生系统中接受医疗护理的典型患者。例如,Kaiser Permanente 健康维护组织通过前瞻性观察研究观察其患者的疫苗接种率和感染率[7,8]。同样,退伍军人事务部医疗系统为几百万退伍军人提供急慢性的医疗保健,具有研究药物不良反应流行病学的巨大潜力。然而,通过这样的健康系统,并无法获得所有的临床护理和诊断信息,而且,由于受敏感性、特异性、诊断代码准确性和所用搜索方法的影响,识别出像 DILI 这样的少见疾病受到限制。尽管如此,目前正在进行的有关重要 ADR 的上市后监管都采用了前瞻性的方法。

临床试验中参与的患者在规定的时间内使用被研究药物,这其实是前瞻性研究的另外一种形式。然而 II/III 期临床研究中被研究的对象仅有 10 000~20 000 例,这样很难发现发生率低于 1/10 000 的肝损伤[9]。目前还有一些研究通过收集参与研究对象的 DNA 样本调查难以预测的 ADR。例如,鲁米昔布(Prexige,诺华,瑞士巴塞尔),前列腺素 G/H 合酶-2(COX-2)抑制剂,试验在近 20 000 例骨关节炎患者开展,由于肝毒性问题,因此在美国没有通过审批上市[10]。药理遗传学研究通过全基因关联研究的方法对常见的单核苷酸多态性(single nucleotide polymorphism,SNP)进行筛查发现 HLA II 基因单体型(编码组织相容性抗原)与鲁米昔布引起的肝损伤($P=6.8\times10.25$;OR:5.0)密切相关。同样,HLA 上 HLA-DRB1*07 和 HLA-DQA1*02 区域与凝血酶抑制剂希美加群引起的肝损伤关联密切[11]。HLA I 类分子与罕见的拉帕替尼性肝损伤病例相关[12]。相反,一些后来证实有肝毒性的药物,如溴芬酸和曲格列酮,虽然对临床研究过程进行了详细的审查,仍未发现任何可鉴别的风险因素[9]。

许多经过审批的药物正通过多中心网络对单种疾病做研究。例如,疾控中心有一个主动监测系统,专门监测结核潜伏感染的患者使用异烟肼时的不良反应[13]。同样,AIDS 临床研究小组也设计实施了多项研究,对抗逆转录病毒药物进行多年的研究,现已形成一个专门的肝毒性指导小组[14]。希望这些努力能够提升我们对于靶人群中 DILI 发病机制的理解。但关于如何从普通人群中搜集 DILI 患者的研究还需要完善。

前瞻性 DILI 病例登记

专门研究包括药物性皮肤疾病在内的各种不良反应的多中心研究网络最近也成立了[15,16]。这些临床中心有皮肤科、皮肤病理学、免疫学的专家,他们从史-约综合征、中毒性表皮坏死松解症以及药物性过敏综合征患者中收集 DNA、皮肤样本和其他生物样品。他们重新定制了临床表型、分类的不同评分方法,以促进药物基因组学研究。类似的网络已经成功在对 DILI 感兴趣的研究者之间建立起来。

一、药物性肝损伤网络

为了改善对 DILI 病因、自然史以及表型/定义的理解,美国国立卫生研究院(NIH)于 2003 年建立了药物性肝损伤网络(Drug-Induced Liver Injury Network,DILIN)。这个组织中包含了八家美国临床中心和杜克大学临床研究所的数据协调中心,他们已经研发出诊断和评估病例报告的标准方法,用于药物或膳食补充剂引起肝损伤的儿童和成年患者[17]。另外,从典型 DILI 病例中获得的生物样本非常有利于宿主和环境因素的研究。

药物性肝损伤网络包括八个药物性肝损伤的临床中心和杜克大学数据协调中心,该中心由美国国立卫生研究院在 2003 年建立,用于协调正在进行的药物性肝损伤发病机制和预后的前瞻性和回顾性研究。有关药物性肝损伤网络的研究和调查的更多信息,请参阅 https://dilin.dcri.duke.edu/。CPMC,加州太平洋医疗中心;DCRI,杜克大学临床研究所;U N Carolina,北卡罗来纳大学;U Penn,宾夕法尼亚大学;UCLA,加州大学洛杉矶分校;USC,南加州大学;UTSW,得克萨斯大学西南分校

表 39-1 中列出了 DILIN 前瞻性研究关键的纳入和排除标准。纳入研究后,收集潜在疾病、病史以及合并用药等信息。前 6 个月持续收集实验室、临床、影像

学或组织学的肝损伤证据,其他数据和样本分别在 12 个月和 24 个月收集(表 39-2)。在 6 个月的随访后,根据患者的临床病史以及综合参考患者的血清检查、影像学以及肝脏病理报告等证据,DILIN 完成因果关系的评估。因果关系委员会的三名成员分别独立做出评分,范围从 1 分(确定,>95% 可能性)到 5 分(不太可能,<25% 可能性)。对每一个病例都会记录,通过一致的专家意见形成最后因果关系得分和 DILIN 严重程度评分,从 1 分(无症状)到 5 分(死亡/肝移植)。对每一个病例,一个从 -9~14 的 Roussel-Uclaf 因果关系评估法(the Roussel-Uclaf Causality Assessment Model,RUCAM)评分也会产生,用于不同评分方法间的比较[18]。

表 39-1 DILIN 前瞻性研究

纳 入 标 准	排 除 标 准
1. 年龄>2 岁 2. 疑似药物或 HDS 的使用与肝损伤发生具有时序关联 3. 起病 6 个月以内 4. 满足以下任何一条实验室标准 • 任意两个时间点 ALT/AST>5 ULN 或基线值 • 任意两个时间点 ALP>2 ULN 或基线值 • 血清总胆红素>2.5 mg/dl 伴随 AST、ALT 或 ALP 水平升高a • INR>1.5 伴 AST、ALT 或 ALP 水平升高b	1. 对乙酰氨基酚毒性 2. 之前有干扰诊断的慢性肝病(如 AIH、PBC、PSC)c 3. 使用疑似药物之前进行过肝脏或骨髓移植 4. 可以用其他原因解释的肝病(如急性 HAV、HBV、饮酒和胆石症)

AIH,自身免疫性肝炎;ALP,碱性磷酸酶;ALT,丙氨酸氨基转移酶;AST,天冬氨酸氨基转移酶;DILIN,药物性肝损伤网络;HCV,丙型肝炎病毒;HAV,甲型肝炎病毒;HDS,草药和膳食补充剂;INR,国际标准化比值;PBC,原发性胆汁性肝硬化;PSC,原发性硬化性胆管炎;ULN,正常上限值。a无已知原因的吉尔伯特综合征和溶血;b无已知的维生素 K 缺乏、未使用过华法林;c患者有慢性 HBV、HCV 以及非酒精性脂肪肝能够提高结果的普适性

表 39-2 DILIN 前瞻性研究随访表

项 目	基 线 随 访	6 个月随访	12~24 个月随访
符合资格的患者	所有病例	所有病例	仅慢性 DILI 病例b
人口学特征	×	—	—
药物使用记录	×	—	—
药物处理依从性	×	—	—
实验室诊断检查a	×	—	—
疑似药物应用	×	×	×
合并用药/HDS	×	×	×
饮酒/吸烟	×	×	×
体格检查	×	×	×
病史	×	×	×
标准的实验室检查	×	×	×
血尿样本的研究	×	×	×
肝脏形态学检查	×	×	×

DILI,药物性肝损伤;DILIN,药物性肝损伤网络;HDS,草药和膳食补充剂。a需要完成的推荐检查项目,见[17]。b只对持续实验室、临床、影像或组织学检查为肝损伤的患者进行随访,不包括慢性 HCV/HBV 感染的患者

最近报道了 2004 年和 2008 年间在 DILIN 注册的前 300 例患者的特点和可疑药物情况[19]。这些患者的平均年龄为 48 岁,79% 为白种人,60% 为女性,7% 是儿童(表 39-3)。平均潜伏期为 43 d,54% 的病

例为住院患者。73%与单个处方药有关,而9%的病例与 HDS 有关,18%的患者使用的药物不止一种。最常见的单个相关药物是抗微生物药(45%)、神经精

神药物(15%)和免疫调节剂(5.5%)。在短期随访中,9%的患者需要接受肝脏移植或死亡,但其中不到一半死亡和肝脏有关。

表 39-3 进行中的 DILIN 多中心前瞻性登记研究

项 目	DILIN[19]	西班牙 DILI 登记[35]	ALFSG[33]	日本[42]
国家	美国	西班牙	美国	日本
登记年份	2004~2008	1994~2004	1998~2009	1997~2006
计划随访时间	6~24 个月	3~6 个月	3 周~24 个月	未知
病例数量	300	446	133	1 674
平均年龄	48	53	44	55
女性比例(%)	60	49	70	57
种族/族裔(%)				
白种人	79	100	57	0
非裔美国人	11	0	16	0
亚洲人/其他	10	0	27	100
起病类型(%)				
肝细胞型	57	58	78	59
混合型	20	22	10	20
胆汁淤积型	23	20	12	21
黄疸	69	71	100	28
住院患者	60	53	100	未知
可疑药物	阿莫西林-克拉维酸[23],呋喃妥因[13],异烟肼[13],甲氧苄啶磺胺甲噁唑[9]	阿莫西林-克拉维酸[59],抗结核[31],乙溴替丁[22],布洛芬[18]	抗结核[25],草药[14],磺胺类药物[12],呋喃妥因[12],苯妥英[8]	抗生素[125],精神病[89],草药[88],抗炎[87],心血管疾病[66]

ALFSG,急性肝衰竭研究小组;DILI,药物性肝损伤;DILIN,药物性肝损伤网络

(一) DILI 研究中的标准定义和术语

DILIN 一直在尝试制定标准的 DILI 定义、术语以及分型方法,以利于目前正在美国和海外进行的各项研究。最近由 NIH 赞助召开的关于 DILI 命名的国际临床研究研讨会提出了一组 DILI 表型以及提交病例报告的最低要求[20,21]。对疑似 DILI 病例仔细分型重要性的依据来源于 DILIN 前瞻性研究,观察到纳入的研究患者,药物引起肝损伤"可能"(因果关系评分为4~5分)的病例比例高达15%,而其中还包括意料之外的急性丙型肝炎病毒(hepatitis C virus,HCV)感染[19]。此外,由于前300例入组患者中有9例(3%)HEV 免疫球蛋白 M 检测阳性,因此 DILIN 的研究者提出急性戊型肝炎病毒(hepatitis E virus,HEV)感染检测对于鉴别 DILI 具有重要作用[22]。最后,DILIN 尝试通过肝脏组织学专家对 400 多份肝脏组织学样本进行系统评分,以期规范对肝活检材料的解释[23]。

为了使临床医师能有可靠的 DILI 信息来源,国家糖尿病、消化系统和肾脏疾病研究所,与国家医学图书馆联合,开发了 LiverTox 网站[24]。网站中介绍了已上市的 600 多种药物相关肝损伤的特点和表型,并且还有注释链接来自世界各地的每一种药物的研究文献。此外,网站上还公布了典型 DILI 病例和肝组织学特点。该网站还为 DILI 研究人员提供关于肝毒性机制和计算机化因果关系评估工具的重要信息。这种内容丰富且信息量巨大的网络电子资源将对未来几年无论是美国还是全球的 DILI 研究非常有帮助。

(二) DILI 发病机制的研究

DILIN 一直进行辅助研究,希望能改善我们对 DILI 发病机制和预后的理解。正在进行的研究包括对起病几周的 DILI 患者进行蛋白质组学分析,探索是否有某项特异的蛋白质与 DILI 的恢复和进展关系密切[25]。此外,相同的急性 DILI 病例血清细胞因子水平的研究也正在进行,且伴随后续样本的分析[26]。最后,DILIN 还希望通过淋巴细胞转化试验研究 DILI 相

关的敏感特异的生物标志物。这种方法要求将 DILI 患者发作时和 6 个月后的外周血淋巴细胞使用研究药物在体外处理,进行细胞增殖和细胞因子的分析,然后综合信息分析是否能找到重复性较好的标志物。另外有趣的是从典型 DILI 患者外周血中分离出肝干细胞,用这些肝细胞在将来开展机制研究[27]。

（三）药物基因组学

DILIN 联合其他多中心网络的另一主要目的是确定人类基因变异对 DILI 易感性的影响。观察到多数处方药引起 DILI 并不常见,提示药物代谢、转运、免疫反应以及适应途径受到一种或多种基因多态性的影响,可以解释少见的 ADR。此外,很多研究采用候选基因的方法证实了基因介导的宿主代谢异常在 DILI 发病机制中发挥了核心作用[28,29]。例如,DILIN 研究者最近报道罕见线粒体 POLG 基因[编码 DNA 聚合酶亚基 γ-1（POL-γ）]多态性阳性的患者与对照组相比更易发生丙戊酸肝毒性（OR：23.6,8.4～65.8；$P = 5.1 \times 10^{-7}$）[30]。

不断增加的可支付的商业技术平台对全人类基因组的 50 万～150 万个常见（即频率不低于 0.5%）的 SNP 位点进行检测,使得发现工作成为可能。DILIN 的研究者与国际严重不良事件联盟（International Serious Adverse Events Consortium，iSAEC）合作采用全基因组关联研究（genome-wide association study，GWAS）技术,对种族和人口配对的纳入 DILI 病例进行研究,以确定是否常见 SNP 与 DILI 易感性有关[31]。这项研究纳入 783 例欧洲 DILI 病例,涉及药物种类 200 多种,对照组人群达 2 000 人,即使如此也未能发现任何显著关联,仅对几项关联明显的进行了鉴别。目前,DILIN 和其他团队正通过更强大的平台对全外显子组和基因组测序,以期能够找到仅 0.1%～5% 的人口的更罕见变异[32]。这些项目充分说明了研究中使用统一的分型方法的重要性和多中心合作的价值,可以对临床上罕见但重要的复杂疾病（如 DILI）收集足够数量的生物样本。

二、急性肝衰竭研究小组

急性肝衰竭研究小组（Acute Liver Failure Study Group, ALFSG）由美国国立卫生研究院资助,13 个临床中心遍布美国,自 1998 年以来开始用于研究 ALF 的病因和预后,同时也开展发病机制和临床试验的研究[1]。

在 William Lee 的带领下,通过对最初 308 例入选患者进行分析,特异质性 DILI 占 13%[1]。而一项最新的研究发现 1 033 例连续的 ALF 病例中有 119 例

（11.5%）与各种药物有关（表 39-3）[33]。这些患者的平均年龄是 43 岁,67% 为女性,如果不做肝脏移植存活率仅 26%。最常涉及药物是抗结核药（20%）、磺胺类化合物（12%）、苯妥英（10%）以及各种草药产品（10%）。目前已经收集到所有参加 ALFSG 患者的 DNA 样本,以及每天的血清、尿液和血浆样品。此外,因果关联分析采用了更正式的方法,同时对入选患者进行长期的随访。最近的一项研究还发现 KTR8 和 KTR18 遗传多态性（分别编码为角蛋白 8 和角蛋白 18）可能与 ALF 易感性有关,但还不清楚这些 SNP 在 DILI 发病机制中的作用[34]。

三、西班牙肝毒性协作网络

Raul Andrade 和 Maribel Lucena 组织西班牙 Madraga 地区 32 家转诊中心对 DILI 进行了 15 年的研究。在最近提交的 570 例报告中,460 例经 RUCAM 因果关系评估认为是典型的 DILI[35]。此组中,49% 为女性,71% 为黄疸,51% 为住院患者。随访期间,7% 的患者死亡或需要肝移植（表 39-3）。从这些数据来看,研究人员估计,西班牙 DILI 发生率可高达每 10 万居民 34.2±10.7 例,每年导致患者住院的严重 DILI 的发生率可达每 10 万居民 16.6±6.7 例。

药物性肝损伤调查组与西班牙 Madraga 数据协调中心合作鉴别不同药物导致的肝损伤患者。更多信息详见 www.spanishdili.uma.es

西班牙肝毒性协作网络也一直在探索不同 SNP 对 DILI 易感性和预后的影响。在 27 例阿莫西林-克拉维酸肝毒性患者中,与对照相比,HLA 等位基因 DRB1 * 1501 和 DQB1 * 06 表达明显[36]。这个结论最近得到西班牙肝毒性协作网络、DILIN 以及 iSAEC 共同合作对 201 例阿莫西林-克拉维酸 DILI 患者研究的证实[37]。此外,这个小组还报道了有关 SOD（编码超氧化物歧化酶）和 GPX（谷胱甘肽编码过氧化物酶）基因的 SNP 在 DILI 发病机制中的作用[38,39]。

四、日本药物性肝损伤协作网络

日本研究者多年来也一直在研究 DILI 的机制和预后。早期工作集中在药物诱导淋巴细胞刺激试验的研发并将其纳入 RUCAM 因果关系评估项目中[40,41]。在他们的试验中,外周血淋巴细胞和肝微粒体暴露于毒性药物中,且已经证实这能够提供很多有用的信息。日本药物性肝损伤协作网络最近报道了他们利用 10 年时间收集的 1 676 例 DILI 病例（表 39-3）[42]。患者的平

均年龄为 55 岁,57% 为女性。最常见的单药是抗生素(14.3%)、神经精神药(10.1%)和膳食补充剂(10%)。随访期间,4% 患者死亡或接受肝移植。

五、　药物性肝损伤遗传协作网络

由 Ann Daly 和 Christopher Day 领导的药物性肝损伤遗传协作网络(DILIGEN)总部设在英国纽卡斯尔大学。这个网络收集了自 2004 年起 200 多例 DILI 患者的生物样本[31]。该网络重点研究抗菌药物导致的 DILI 并纳入临床明显黄疸,血清丙氨酸氨基转移酶(ALT)超过 5 倍正常值上限(upper limit of normal,ULN),或血清碱性磷酸酶(ALP)>2 ULN 的患者。2009 年该网络发表了具有里程碑意义的研究报告,DILIGEN 指出 HLAB * 5701 等位基因在氟氯西林性胆汁淤积中的重要性,而此基因位点同时也与阿巴卡韦超敏反应有关[43,44]。氟氯西林是一种肠外注射的抗生素,在欧洲用于治疗葡萄球菌感染,引起典型的胆汁淤积型肝炎多见于女性和老年患者。应用 GWAS 比较 51 个氟氯西林病例和 282 例对照,发现 HLA - B * 5701 区域有显著关联,结果得到了 23 例患者队列的重复证实(OR:80.6;$P = 9 \times 10^{-19}$)。然而,HLA - B * 5701 等位基因在人群的阳性率达 30% 而且 500 个阳性个体中仅有 1 个可能发生 DILI。而应用 SNP 虽然有助于诊断,但尚未被用于从氟氯西林治疗中排除患者。DILIGEN 还对 NR1Ⅰ2/PXR 的多态性在氟氯西林性 DILI(编码核受体亚家族 1/Ⅰ组/2 成员)中的作用进行了长期随访[45]。

DILIGEN 是 iSAEC 中对阿莫西林-克拉维酸药物基因组学研究贡献最大的成员[37]。DILIGEN 研究者对于 iSAEC 最近在制定的药物基因组学未来研究中的 DILI 标准术语和表型也做出较大的贡献[46,47]。

六、　Eudragene

这个网络集中了 12 个欧洲中心收集的各种不良反应患者的 DNA 样本[48,49]。迄今为止,该网络已经收集了 100 例由各种药物引起肝损伤的 DNA 样本,并对此进行了 GWAS 分析[31]。研究中纳入的病例需要符合预先定义的血清 ALT、ALP 和(或)胆红素升高的最低水平,通过基于网络的电子病例报告与伦敦保持协调。因果关系评估采用的是 RUCAM。

七、　国际严重不良事件联盟

iSAEC 成立于 2007 年,是由制药企业主导的生物

医学研究联盟,目的是研究与各种 ADR 相关的基因变异,包括 DILI、严重的皮肤反应和急性超敏反应。iSAEC 帮助协调和研发研究者可用的研究网络,协助鉴别、搜集以及纳入感兴趣的 ADR 患者。例如,iSAEC 在氟氯西林和阿莫西林-克拉维酸的 GWAS 的研究中起到了不可或缺的作用[31,37]。目前,一些筛选出来的 DILI 样本正利用 GWAS,以及全外显子组和全基因组平台进行研究[50]。

为进一步研究 DILI 发病机制,iSAEC 与 DILIGEN 形成国际药物性肝损伤联盟(International Drug Induced Liver Injury Consortium,IDILIC)。IDILIC 希望在接下来的几年能够收集分别来自 EUDRAGENE、西班牙、日本和冰岛等不同的地区,由抗生素、抗惊厥药、抗结核药、免疫抑制剂和非甾体类抗炎药等引起的 300 个药物性肝损伤病例。通过电子病历和标准化的诊断标准对病例做回顾性分析鉴别[47]。

DILI 药物流行病学回顾性研究

既往有关 DILI 的很多文献都依赖于对已有数据库的回顾性研究,以确定患者 DILI 的可能性。许多这些研究中使用的出院诊断或行政索赔数据库所用的代码来自国际疾病分类(ICD - 9)编码。然而,使用此代码判断肝损伤的原因范围变化较大。此外,由于病例记录和实验室随访资料的不完整,因果关系评估也相当困难。最后,ICD - 9 编码的准确性也值得怀疑。使用 ICD - 9 编码得到的 DILI 的药物流行病学研究的特异性和敏感性很低[51,52]。此外,DILI 的发生率差异非常大,从健康维护组织报道的 0.024% 到住院患者中的 1%,部分原因因为 DILI 的定义和所使用因果关系评估方法的差异性[53,54]。最近推出的 ICD - 10 编码因为加入了 DILI 特定的诊断代码,可提供更准确、更可靠的 ADR 检出方法。此外,通过计算机搜索药房记录和实验室的数据库,可进一步改善以往人工输入数据的效率和准确性。

电子病例记录

为了减少医疗差错,避免重复测试,节省成本,改善患者的预后,很多决策者规定使用电子病例。如此,便可利用现代化的电子病历搜索系统收集罕见病例,如 DILI[55]。自然语言处理软件的使用在 ADR 研究中已明显改善了病例检出的灵敏度和特异性。使用这种方法,很多非结构化的语言如药物名称、ADR 描述或出院

证明等会以听写的方式进入系统,通过与数据库中记录进行交叉比对,最终形成结构化的同步数据,如实验室值或药房记录[56]。迄今为止,自然语言处理方法的应用已经证明其在检测药物的毒性方面比评估有效性方面更有价值。例如,他莫昔芬是一种中度抗雌激素受体药物,在美国超过100万的雌激素受体阳性的乳腺癌患者使用这种药物,但也有发生深静脉血栓栓塞的危险。为了研究这种关联性,对16例出现静脉血栓栓塞的他莫昔芬治疗的乳腺癌患者与204例无ADR的他莫昔芬治疗患者的电子病例审查比对。然后,利用保存的DNA样本,发现在ESR基因(编码雌激素受体)的变异与ADR关联明显(OR：3.47；$P=0.035$)[57]。

目前,NIH资助的药物基因组学研究网络根据研究审查委员会批准的协议,希望能够建立与电子病历数据库相连接的DNA生物样本库[58]。此外,为个别ADR专门研发的评分方法也正通过HMO研究网络更大的数据库进行验证和精炼。由于美国健康保险流通与责任标准限制了个体识别码的数量,因此更强大的电子病历和基因搜索技术的出现,必将加速DILI和其他重要ADR的基因相关性的鉴别。

致 谢

Robert J. Fontana：DILIN、ALFSG会员。本文的出版很大程度上受到国家糖尿病、消化系统和肾脏疾病研究院的资助。特别感谢Portia Bonner对本文最后定稿的帮助。

（明雅南 译 茅益民 校）

参考文献

［1］ Ostapowicz G, Fontana RJ, Schiødt FV, Larson A, Davern TJ, Han SH, et al. Results of a prospective study of acute liver failure at 17 tertiary care centers in the United States. Ann Intern Med 2002；137：947-954.

［2］ Sgro C, Clinard F, Ouazir K, Chanay H, Allard C, Guilleminet C, et al. Incidence of drug-induced hepatic injuries：a French population-based study. Hepatology 2002；36：451-455.

［3］ Temple RJ, Himmel MH. Safety of newly approved drugs：implications for prescribing. JAMA 2002；287：2273-2275.

［4］ Fontana RJ, Seeff LB, Andrade RJ, Bjornsson E, Day CP, Serrano J, et al. Standardization of nomenclature and causality assessment in drug-induced liver injury：summary of a clinical research workshop. Hepatology 2010；52：730-742.

［5］ Lawrenson RA, Seaman HE, Sundstrom A, Williams TJ, Farmer RD. Liver damage associated with minocycline use in acne：a systematic review of the published literature and pharmacovigilance data. Drug Saf 2000；23：333-340.

［6］ Stricker BH, Blok AP, Class FH, Van Parys GE, Desmet VJ. Hepatic injury associated with the use of nitrofurans：a clinicopathological study of 62 reported cases. Hepatology 1988；8：599-606.

［7］ Hechter RC, Chao C, Li Q, Jacobsen SJ, Tseng HF. Second-dose varicella vaccination coverage in children and adolescents in a managed care organization in California：2006-2009. Ped Inf Dis J 2011；30(8)：705-707.

［8］ Nelson CA, France EK, Shetterly SM, Glanz JM. Seasonal influenza vaccination status among children with laboratory evidence of pandemic H1N1 infection. Ped Inf Dis J 2011；30(7)：562-565.

［9］ Watkins PB, Seligman PJ, Pears JS, Avigan MI, Senior JR. Using controlled clinical trials to learn more about acute druginduced liver injury. Hepatology 2008；48：1680-1689.

［10］ Singer JB, Lewitzky S, Leroy E, Yang F, Zhao X, Klickstein L, et al. A genome wide study identifies HLA alleles associated with lumiracoxib-related liver injury. Nature Gen 2010；42：711-714.

［11］ Kindmark A, Jawaid A, Harbron CG, Barratt BJ, Bengtsson OF, Andersson TB, et al. Genome-wide pharmacogenetic investigation of a hepatic adverse event without clinical signs of immunopathology suggests an underlying immune pathogenesis. Pharmacogenomics 2008；8：186-195.

［12］ Spraggs CF, Budde LR, Briley LP, Bing N, Cox CJ, King KS, et al. HLA-DQA1*02：01 is a major risk factor for lapatinibinduced hepatotoxicity in women with advanced breast cancer. J Clin Oncol 2011；29：667-673.

［13］ Centers for Disease Control. Severe isoniazid-associated liver injuries among persons being treated for latent tuberculosis infection — United States, 2004-2008. MMWR 10 2010；59(6)：224-229.

［14］ Servoss JC, Kitch DW, Andersen JW, Reisler RB, Chung RT, Robbins GK. Predictors of antiretroviral-related hepatotoxicity in the adult AIDS clinical trial group (1989-1999). J Acquir Immune Defic Synd 2006；43(3)：320-323.

［15］ Pirmohamed M, Friedmann PS, Molokhia M, Loke YK, Smith C, Phillips E, et al. Phenotype standardization for immune-mediated drug-induced skin injury. Clin Pharm Ther 2011；89(6)：896-901.

［16］ Sassolas B, Haddad C, Mockenhaupt M, Dunant A, Liss Y, Bork K, et al. ALDEN, an algorithm for assessment of drug causality in Stevens-Johnson syndrome and toxic epidermal necrolysis：comparison with case-control analysis. Clin Pharmacol Ther 2010；88：60-68.

［17］ Fontana RJ, Watkins PB, Bonkovsky HL, Chalasani N, Davern T, Serrano J, et al. Drug-Induced Liver Injury Network (DILIN) prospective study：rationale, design and conduct. Drug Saf 2009；32：55-68.

［18］ Rockey DC, Seeff LB, Rochon J, Freston J, Chalasani N, Bonacini M, et al. Causality assessment in drug-induced liver injury using a structured expert opinion process：comparison to the Roussel-Uclaf causality assessment method. Hepatology 2010；51：2117-2126.

［19］ Chalasani N, Fontana RJ, Bonkovsky HL, Watkins PB, Davern T, Serrano J, et al. Causes, clinical features, and outcomes from a prospective study of drug-induced liver injury in the United States. Gastroenterology 2008；135：1924-1934.

［20］ Fontana RJ, Seeff LB, Andrade RJ, Bjornsson E, Day CP, Serrano J, et al. Standardization of nomenclature and causality assessment in drug-induced liver injury：summary of a clinical research network. Hepatology 2010；52：730-742.

［21］ Agarwal VK, McHutchison JG, Hoofnagle JH. Important elements for the diagnosis of drug-induced liver injury. Clin Gastro Hep 2010；8：463-470.

［22］ Davern TJ, Chalasani N, Fontana RJ, Hayashi PH, Protiva P, Kleiner DE, et al. Acute hepatitis E infection accounts for some cases of suspected drug-induced liver injury. Gastroenterology

2011；141：1665 - 1672.

[23] Kleiner DE. The pathology of drug-induced liver injury. Sem Liv Dis 2009；29：364 - 372.

[24] LiverTox website，＜ http：//beta. livertox. niddk. nih. gov ＞；[accessed 1. 12. 11].

[25] Bell LN，Vuppalanchi R，Watkins PB，Bonkovsky HL，Serrano J，Fontana RJ，et al. Serum proteomic profiling in patients with drug-induced liver injury. Aliment Pharm Ther 2012；35(5)：600 - 612.

[26] Steuerwald N，Parsons N，Norton S，Chalasani N，Fontana RJ，Hayashi P，et al. Chemokine/cytokine profiles in acute DILI：initial results from the US DILIN. Hepatology (Abstract) 2011；54 (Suppl. 1)：342.

[27] Hankowski KE，Hamazaki T，Umezawa A，Terada N. Induced pluripotent stem cells as a next-generation biomedical interface. Lab Invest 2011；91：972 - 976.

[28] Daly AK，Day CP. Genetic association studies in drug-induced liver injury. Sem Liv Dis 2009；29：400 - 411.

[29] Huang YS，Chern HD，Su WJ，Wu JC，Lai SL，Yang SY，et al. Polymorphism of the N-acetyltransferase 2 gene as a susceptibility risk factor for antituberculosis drug-induced hepatitis. Hepatology 2002；35：883 - 889.

[30] Stewart JD，Horvath R，Baruffini E，Ferrero I，Bulst S，Watkins PB，et al. Polymerase γ gene POLG determines the risk of sodium valproate-induced liver toxicity. Hepatology 2010；52：1791 - 1796.

[31] Urban TJ，Shen Y，Chalasani N，Fontana RJ，Rochon J，Stolz A，et al. A genome-wide association study identifies potential susceptibility loci for hepatotoxicity due to multiple drugs. Gastroenterology 2011；140(5 Suppl. 1)：S886 [Abstract].

[32] The 1000 Genomes Project Consortium. A map of human genome variation from population-scale sequencing. Nature 2010；467：1061 - 1073.

[33] Reuben AM，Koch DG，Lee WM. Drug-induced acute liver failure：results of a US multicenter，prospective study. Hepatology 2010；52：2065 - 2076.

[34] Strnad P，Zhou Q，Hanada S，Lazzeroni LC，Zhong BH，So P，et al. Keratin variants predispose to acute liver failure and adverse outcomes：race and ethnic associations. Gastroenterology 2010；139：835 - 838.

[35] Andrade RJ，Lucena MI，Fernandez MC，Pelaez G，Pachkoria K，Garcia-Ruiz E，et al. Drug-induced liver injury：an analysis of 461 incidences submitted to the Spanish registry over a 10 - year period. Gastroenterology 2005；129：512 - 521.

[36] Andrade RJ，Lucena MJ，Alonso A，García-Cortes M，García-Ruiz E，Benitez R，et al. HLA class II genotype influences the type of liver injury in drug-induced idiosyncratic liver disease. Hepatology 2004；39：1603 - 1612.

[37] Lucena MI，Molokhai M，Shen Y，Urban TJ，Aithal GP，Andrade RJ，et al. Susceptibility to amoxicillin-clavulanate induced liver injury is influenced by multiple HLA class Ⅰ and Ⅱ alleles. Gastroenterology 2011；141：338 - 347.

[38] Lucena MI，Garcia-Martin E，Andrade RJ，Martinez C，Stephens C，Ruiz JD，et al. Mitochondrial superoxide dismutase and glutathione peroxidase in idiosyncratic drug-induced liver injury. Hepatology 2010；52：303 - 312.

[39] Andrade RJ，Agundez JA，Lucena M，Martinez C，Cueto R，Garcia-Martin E. Pharmacogenomics in drug induced liver injury. Curr Drug Metab 2009；10(9)：956 - 970.

[40] Takikawa H，Takamori Y，Kumagi T，Onji M，Watanabe M，Shibuya A，et al. Assessment of 287 Japanese cases of druginduced

liver injury by the diagnostic scale of the international consensus meeting. Hepatol Res 2003；27：192 - 195.

[41] Masumoto T，Horiike N，Abe M，Kumaki T，Matsubara H，Akbar SMF，et al. Diagnosis of drug-induced liver injury in Japanese patients by criteria of consensus meetings in Europe. Hepatol Res 2003；25：1 - 7.

[42] Takikawa H，Murata Y，Horiike N，Fukui H，Onji M. Druginduced liver injury in Japan：an analysis of 1676 cases between 1997 and 2006. Hepatol Res 2009；39：427 - 431.

[43] Daly AK，Donaldson PT，Bhatnagar P，Shen Y，Pe'er I，Floratos A，et al. HLA - B * 5701 is a major determinant of druginduced liver injury due to flucloxacillin. Nat Genet 2009；41：816 - 818.

[44] Chessman D，Kostenko L，Lethborg T，Purcell AW，Williamson NA，Chen Z，et al. Human leukocyte antigen class 1 - restricted activation of CD8 + T-cells provides the immunogenetic basis of a systemic drug hypersensitivity. Immunity 2008；28：822 - 832.

[45] Andrews E，Armstrong M，Tugwood J，Swan D，Glaves P，Pirmohamed M，et al. A role for the pregnane X receptor in flucloxacillin-induced liver injury. Hepatology 2010；51：1656 - 1664.

[46] Piromohamed M，Aithal GP，Behr E，Daly A，Roden D. The Phenotype Standardization Project：improving pharmacogenetic studies of adverse drug reactions. Clin Pharm Ther 2011；89：784 - 785.

[47] Aithal GP，Watkins PB，Andrade RJ，Larrey D，Molokhia M，Takikawa H，et al. Case definition and phenotype standardization in drug-induced liver injury. Clin Pharm Ther 2011；89：1 - 20.

[48] Eudragene website. ＜https：//www. eudragene. org/＞；[accessed 1. 12. 11].

[49] Molokhia M，McKeigue P. EUDRAGENE：European collaboration to establish a case-control DNA collection for studying the genetic basis of adverse drug reactions. Pharmacogenomics 2006；7：633 - 638.

[50] IsAEC website. ＜ http://www. saeconsortium. org/＞；[accessed 1. 12. 2011].

[51] Vuppalanchi R，Liangpunsakul S，Chalasani N. Etiology of new-onset jaundice：how often is it casued by idiosyncratic DILIN in the United States? Am J Gastroenterol 2006；101：1 - 5.

[52] Jinjuvadia K，Kwan W，Fontana RJ. Searching for a needle in the haystack：use of ICD - 9 - CM codes in drug-induced liver injury. Am J Gastroenterol 2007；102：2437 - 2443.

[53] Duh MS，Walker AM，Kronlund KH. Descriptive epidemiology of acute liver enzyme abnormalities in the general population of central Massachusetts. Pharmacoepidemiol，Drug Saf 1999；8：275 - 283.

[54] Meier Y，Cavallooaro M，Roos M，Pauli-Magnus C，Folkers G，Meier PJ，et al. Incidence of drug-induced liver injury in medical inpatients. Eur J Clin Pharmacol 2005；61：135 - 143.

[55] Wilke RA，Xu H，Denny JC，Roden DM，Krauss RM，McCarty CA，et al. The emerging role of electronic medical records in pharmacogenomics. Clin Pharmacol Ther 2011；89：379 - 386.

[56] Xu H，Stenner SP，Doan S，Johnson KB，Waitman LR，Denny JC. MedEx：a medication information extraction system for clinical narratives. J Am Med Inform Assoc 2010；17：19 - 24.

[57] Onitklo A，Onitilo AA，McCarty CA，Wilke RA，Glurich I，Engel JM，et al. Estrogen receptor genotype is associated with the risk of venous thromboembolism during tamoxifen therapy. Breast Can Res Treat 2009；115：643 - 650.

[58] Pharmacogenomics Research Group website. ＜ http://www. Pharm GKB. org＞；[accessed 1. 12. 11].

第40章
LiverTox： 一个关于药物性肝损伤的网站

Jay H. Hoofnagle
美国，马里兰州，贝塞斯达，美国国立卫生研究院，
国立糖尿病、消化病和肾脏病研究所

前 言

LiverTox 是一个免费的网站（http://LiverTox. nih. gov），提供关于由处方药、非处方药以及草药和膳食补充剂（herbal and dietary supplements，HDS）导致药物性肝损伤（drug-induced liver injury，DILI）的最新、最全面和易于访问的信息。LiverTox 由美国国家医学图书馆（the National Library of Medicine，NLM）与美国国立卫生研究院（the National Institutes

of Health，NIH）糖尿病、消化系统和肾脏疾病研究所（The National Institute of Diabetes and Digestive and Kidney Diseases，NIDDK）共同创建，其目的是提供一个关于药物和 HDS 肝毒性的单一可靠的信息来源。网站的目的是为临床医师和卫生保健专业人员对 DILI 的诊断和管理提供指导，有助于标准化的命名、分级和评分系统以评估肝毒性。然而，LiverTox 的最终目的是促进对特异质性 DILI 预防和治疗方法的研究。

LiverTox 主要由三部分组成。① 介绍部分：描述 DILI，包括病程、诊断、损伤的临床表型、免疫学特点、

不良预后、对因果关系和严重程度的评分系统以及管理；② 药物记录：大约600条独立的记录，描述个体药物和HDS的肝毒性；③ 互动板块：可以将DILI的案例提交给美国食品和药物管理局（Food and Drug Administration，FDA）和LiverTox数据库。

介绍部分

DILI是一种排除性诊断，需要详细的用药史及具体的临床和实验室检查结果。LiverTox网站提供关于DILI临床病程和诊断的概述，以及关于临床特征的专门和详细讨论、损伤表型、免疫学特点、临床转归、因果关系评估、严重程度分级和评估潜在DILI可能性的量表（图40-1）。

一、诊断

DILI的诊断一般依据七个特点：发病时间、恢复时间、临床类型、危险因素、排除其他原因、药物或HDS

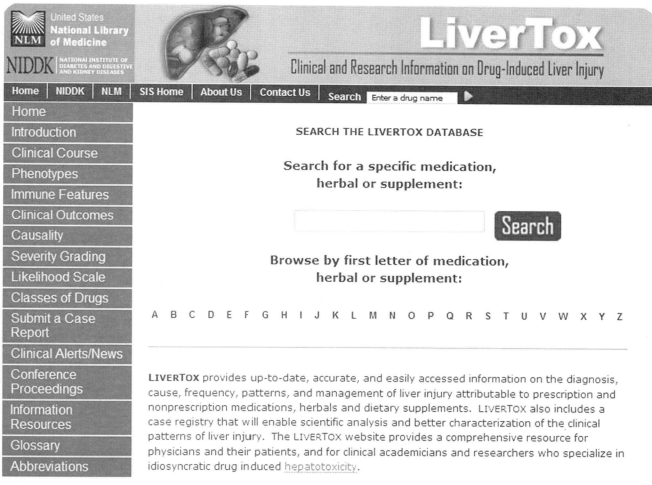

图40-1　LiverTox网站首页

　　LiverTox网站为处方药、非处方药、草药和膳食补充剂等所致肝损伤的诊断、病因、频率、类型和管理提供及时、准确和方便获取的信息。LiverTox还包括案例登记，可用于科研分析和对肝损伤进行更好的临床特征描述。LiverTox网站为临床医师和他们的患者，以及那些专注于特异质性药物性肝毒性的临床科研工作者提供大量资源。

　　由美国国立糖尿病、消化系统与肾病研究所（NIDDK）和美国国家医学图书馆（NLM）发布的LiverTox中的内容均公开，鼓励免费使用。但在以后的任何出版应用中应适当致谢。

　　LiverTox网站主要包括以下模块：Home（主页）、Introduction（介绍）、Clinical Course（临床过程）、Phenotypes（表型）、Immune Features（免疫特征）、Clinical Outcomes（临床结局）、Causality（因果关系）、Severity Grading（严重程度分级）、Likelihood（可能性估测）、Classes of Drugs（药物分类）、Submit a Case Report（提交案例报告）、Clnical Alerts/News（临床警示/信息）、Conference Proceedings（会议记录）、Information Resources（信息来源）、Glossary（专业词汇）、Abbreviations（缩略语）等

的潜在肝毒性和再次暴露的反应（表40-1）。这些因素是该系统的独立元素，用于评估 DILI 的因果关系。例如，在常用的因果关系评估方法（the Roussel Uclaf Causality Assessment Method，RUCAM）中每个因素算出一个分数[1,2]，Maria 和 Victorino 对它进行了修改[3]。LiverTox 描述了这些评估方法，在网站上可打印计算分数实际过程的 PDF 格式。网站还提供了大量描述如何计算因果关系评分的程序手册。LiverTox 也描述了 Naranjo 等提出的一般不良事件的评估方法[4]以及 DILI 网络研究者所采用的专家意见法[5]。

表 40-1 DILI 的诊断要素

	特　点	术　语
1	从开始用药到出现肝损伤的时间	潜伏期、发病时间
2	停药时间到肝损伤恢复	去激发、恢复时间
3	肝损伤的临床类型	表型、临床信号
4	排除其他原因导致的肝损伤	排除诊断
5	药物可引起肝损伤的证据	潜在损伤、肝毒性
6	再次暴露的反应，不管是无意还是有意的	再激发
7	药物性肝损伤的潜在危险因素	风险因素

DILI，药物性肝损伤

二、潜伏期和恢复

开始服药和发病时间的关系和一旦停药的恢复时间都是诊断 DILI 的重要元素。然而，发病的潜伏期长短不同，短至 1~4 d[特别是再次暴露和服用对乙酰氨基酚（扑热息痛）、磺胺类、大环内酯类抗生素及静脉注射胺碘酮]，长至一年或一年以上（特别是引起慢性肝炎和脂肪肝药物如胺碘酮、四环素、呋喃妥因和他莫昔芬）。多数 DILI 病例发生在开始治疗的前 3 个月内。有趣的是，有些在短时间内服用的药物（如抗生素）也可能导致肝损伤，其临床表现在停药后出现，但出现的这种延迟很少超过 3~4 周。恢复时间也有很大的差异。停止服药后可能会立刻开始恢复，但最典型的情况是肝损伤会加重几天，在停药 5~10 d 后开始恢复。最典型的恢复延迟出现在重度胆汁淤积型肝损伤，但也发生在由甲基多巴、肼屈嗪、米诺环素和呋喃妥因导致的自身免疫性肝炎（autoimmune hepatitis，AIH）样损伤。大部分情况下，恢复期延长时糖皮质激素治疗可促进恢复。

三、风险因素

风险因素通常认为对 DILI 的诊断有帮助，但它们并不可靠而且因药物不同而不同。高龄、饮酒和妊娠被认为是 DILI 的危险因素，但特异质性肝毒性的特征和罕见性使这些因素在个案中几乎没有临床价值。

四、再激发

再暴露于某药物后的肝损伤复发也许是评估因果关系最有力的证据。然而，再次暴露可导致严重的肝损伤复发，这是不合理的。药物治疗在有些情况是必要的（结核病和人类免疫缺陷病毒感染的治疗），此时可谨慎地重新开始治疗，特别是涉及很多药物时，应首先开始重新服用那些肝毒性最小的药物。

五、DILI 临床类型

对有关特定药物导致的肝损伤的临床类型的了解特别有助于 DILI 的诊断。在综述文章和大案例系列中往往并没有很好地总结这些信息。此外，也没有既定的标准来定义临床类型。一个常用的指标是血清酶的升高，被称为肝细胞型[显著的氨基转移酶升高，碱性磷酸酶（alkaline phosphatase，ALP）没有或只有轻微的升高]或胆汁淤积型（轻度至明显的 ALP 升高，血清氨基转移酶水平没有或只有轻微升高）。数值在这两个阈值之间表示混合型肝损伤。在 RUCAM 系统中，损伤类型可通过首次血清丙氨酸氨基转移酶（alanine aminotransferase，ALT）和碱性磷酸酶相对升高的比值比（R 值）来定义（正常值上限的倍数来表示）。R 值 >5 定义为肝细胞型肝损伤，R 值 <2 定义为胆汁淤积型肝损伤，混合型肝损伤的 R 值为 2~5。但这种定义肝损伤类型的方法还没有得到验证，有可能是不准确的。

实际上，肝细胞型和胆汁淤积型这两个名词代表组织学变化，R 值在很大程度上是作为检测这两种类型的非侵入性的手段而发展的。因此，它们只是损伤类型的替代标记物。在一些情况下，R 值是不可靠的。因此，当血清酶只是轻微或少量升高，R 值很难确定并且不能反映损伤类型。此外，R 值可以随时间而变化，典型的特点是在损伤开始时比后期时高（随着 ALP 水平的上升）。很多胆汁淤积型肝炎甚至轻微胆汁淤积（肝内胆汁淤积），在发病时 ALT 水平可能很高，但随着 ALP 水平上升而迅速下降。由于这些原因，急性肝损伤可通过平均 R 值来确定损伤模式和临床表型。无论是否出现黄疸，当无或只有轻微肝酶升高时，需使用特殊分型。瘙痒症状也有助于确定损伤类型为胆汁淤积型。

六、临床表型

在 LiverTox 网站上描述了 DILI 的 12 种表型（表40 - 2），并附有代表性的案例报告，而且在适当的位置选用了已注释的引用。如果与发表在文献中相关药物损伤的表型相符，这样的表型将有助于诊断。临床表型也有助于依据引起相似症状的肝脏疾病知识来进行鉴别诊断。

表 40 - 2　DILI 的临床表型

表　型	举　例
1　不伴有黄疸的血清酶升高	多种药物
2　急性肝炎	异烟肼、双氯芬酸、双硫仑、绿茶
3　胆汁淤积型肝炎	吩噻嗪、甲巯咪唑、磺脲类药物
4　混合型肝炎	芳香族抗惊厥药、磺胺类药物
5　急性重型肝炎	对乙酰氨基酚、阿司匹林、烟酸、可卡因
6　轻微胆汁淤积	雌激素、类固醇、巯嘌呤
7　慢性肝炎	呋喃妥因、米诺环素、甲基多巴、肼屈嗪
8　非酒精性脂肪肝	他莫昔芬、甲氨蝶呤、胺碘酮
9　伴有乳酸酸中毒的急性脂肪肝	司他夫定、去羟肌苷、齐多夫定、利奈唑酮
10　肝窦阻塞综合征	白消胺和烷基化剂、吡咯里西啶生物碱
11　结节状再生性增生	巯嘌呤类药物、维生素 A、异丙铂
12　肝肿瘤	雌激素、类固醇、二氧化钍

DILI，药物性肝损伤

（一）无黄疸的血清酶升高

最常见的临床表型是短暂的、通常无症状的血清酶升高，常发生在很大比例的用药患者中。这些升高最常见的是肝细胞型，但混合型和胆汁淤积型也可以出现，可能有助于鉴别诊断。这种类型也发生在许多急慢性肝脏疾病中。

（二）肝细胞型、胆汁淤积型和混合型肝炎

临床上症状明显的 DILI 常伴有黄疸的急性发作，伴有急性病毒性肝炎样或胆汁淤积型的肝酶升高。处于这两个阈值之间的类型被称为混合型。临床表型有助于进行鉴别诊断，也有助于确定引起疾病的药物。因此，在抗结核治疗期间发生急性肝炎样综合征最有可能是由于异烟肼和吡嗪酰胺导致的，而乙胺丁醇或利福平更典型的是引起胆汁淤积型肝炎。急性肝细胞性黄疸的主要鉴别诊断是病毒性肝炎，而胆汁淤积型肝炎的鉴别诊断是急性胆道梗阻。伴有黄疸的混合型肝损伤最常见的是 DILI 所致，但在病毒性肝炎和急性酒精性肝损伤的病程晚期也可以出现。

（三）急性重型肝炎

某些情况下 DILI 类似于急性中毒性肝炎。发病时间快，损伤出现突然，伴有血清氨基转移酶水平显著升高（通常升高 20 倍以上）和肝衰竭的早期迹象（凝血酶原时间延长），而胆红素只是轻微或轻度升高。通常情况下，如果损伤没有引起肝衰竭导致的死亡，血清氨基转移酶水平将迅速下降。这种临床表现是对乙酰氨基酚损伤、可卡因过量、高剂量的烟酸、静脉注射胺碘酮和甲氨蝶呤的典型表现。在大多数情况下急性重型肝炎可反映直接肝毒性而非特异质性，并且损伤模式类似于肝脏的缺血性损伤（由休克、右心衰竭、缺氧或低温引起），而不是急性病毒性肝炎。急性重型肝炎也可能累及其他器官（特别是大脑、肾脏、肺）。

（四）轻度胆汁淤积

可以与胆汁淤积型肝炎表型区分的类型是轻度胆汁淤积，以黄疸为主但血清酶水平只是轻度升高（ALT升高小于 5 倍；ALP 升高低于 2 倍）。肝活检显示最轻微的炎症、坏死和突出的小管胆汁淤积。轻度胆汁淤积是典型的由雌激素和雄激素（类固醇）诱导的肝损伤，但也由硫唑嘌呤和巯基嘌呤的肝毒性引起。在更加典型的胆汁淤积型肝炎的病程后期也可出现轻度胆汁淤积。鉴别诊断包括良性复发性肝内胆汁淤积症、妊娠期黄疸。

（五）慢性肝炎

药物是引起慢性肝炎的一种罕见但已确认的病因。这种类型容易发生在长期治疗中，尤其是当药物治疗中存在轻度到中度或亚临床肝损伤时。因此，可引起急性肝炎的异烟肼和双氯芬酸，如果肝损伤相对温和且连续用药时也可导致慢性肝炎类型。慢性 DILI 更典型的病因是肼屈嗪、甲基多巴、米诺环素和呋喃妥因，这些都可以引起急性和慢性肝炎样综合征。慢性肝炎通常但不总是伴有自身免疫性的特点，如抗核抗体（antinuclear antibodies，ANA）阳性和高球蛋白血症。由于药物引起的慢性肝炎通常的解决办法是停药，但短期使用激素可能对加速恢复有帮助，尤其是严重的损伤或恢复缓慢时。鉴别药物诱发的伴自身免疫特征的慢性肝炎与自发性、特发性 AIH 是困难的，即使长期随访也并不总能完全鉴别。

（六）非酒精性脂肪性肝损伤

在一些罕见的情况下 DILI 可以与酒精性和非酒精性脂肪性肝病（non-alcoholic fatty liver disease，NAFLD）相似。血清酶水平通常有小幅升高，典型的类型是肝细胞型或混合型。肝活检显示大泡性和小泡

性脂肪变性并伴有炎症。一些患者也会有胆汁淤积和马洛里玻璃样变。他莫昔芬、甲氨蝶呤和胺碘酮的典型损伤类型是：它最常发生在慢性的长期治疗中，症状轻微，至少在早期阶段只有轻度的血清酶升高。因此，这种形式的DILI典型表现是慢性而不是急性，也可以肝硬化为起始表现。酒精、肥胖和代谢综合征这些酒精性肝炎和非酒精性脂肪肝的风险因素可能不存在，尽管它们可能是促使这些药物引起损伤的重要危险因素。

（七）急性脂肪肝与乳酸酸中毒

DILI的一个重要但不常见的表型是乳酸酸中毒伴有急性脂肪肝（脂肪变性）和肝功能障碍或衰竭（或LASH）。这个临床表型几乎都是由药物引起的。乳酸酸中毒提示线粒体损伤和衰竭，最常见的是由双脱氧核苷类似物（去羟肌苷、非阿尿苷、司他夫定和齐多夫定）、阿司匹林（作为急性脑病综合征的一部分）和利奈唑胺引起的。其他器官也会受到影响，线粒体衰竭的表现可能以肌病、神经病变、胰腺炎或肾损伤这些临床表现为主。乳酸酸中毒是由有氧代谢障碍引起，停药后可迅速逆转，静脉注射20%葡萄糖可暂时逆转。

（八）肝窦阻塞综合征

肝窦阻塞综合征（以前称肝小静脉闭塞病）的临床表型通常是由药物或HDS引起。通常引起肝窦阻塞的药物包括烷化剂如白消胺和环磷酰胺（当骨髓给药时）、肝辐射和吡咯里西啶类生物碱。这种损伤最有可能的是对肝窦的血管内皮细胞的直接毒性损伤。

（九）结节状再生性增生

DILI是通常但不是唯一可引起结节状再生性增生（nodular regenerative hyperplasia，NRH）这一少见的临床综合征的原因。可引起NRH的药物包括硫嘌呤（特别是硫鸟嘌呤）和异丙铂。NRH通常发生在治疗后数月或数年内，并伴有轻微的血清酶升高和很少的症状，直到出现显著的门静脉高压。NRH还可自发地发生在慢性疾病患者中，如获得性免疫缺陷综合征患者、儿童慢性肉芽肿性疾病、常见的变异丙种球蛋白血症和囊性纤维化，但即使在这些条件下，药物可能在结节状再生的发病机制中起重要作用。

（十）肝脏肿瘤

肝癌是DILI的一种非常罕见的类型，多数情况下都与长期使用合成代谢类固醇（肝癌）、雌激素（腺瘤）或胶质二氧化钍（血管肉瘤）有关。肝肿瘤通常是通过影像学评估其他问题中或右上腹出现疼痛或包块后确诊的。这种肿瘤通常出现在正常的肝脏上，与慢性病毒性肝炎、酒精性肝硬化引起的肝脏肿瘤不同。一旦停止用药肿瘤可能退化但部分病例需要手术干预，还有一些甚至是致命的。

七、免疫特点

一部分DILI案例具有过敏或自身免疫性疾病的临床特征。过敏反应的症状包括发热、皮疹、红斑、淋巴结肿大、面部水肿或非典型性淋巴细胞和嗜酸性粒细胞增多。这些特征一般提示免疫过敏损伤，并且最典型的是由磺胺类药物、嘌呤醇和芳香族抗惊厥药引起的有短暂潜伏期的急性胆汁淤积型肝损伤。极端情况，通常被称为药疹伴嗜酸性细胞增多症和全身症状（drug rash with eosinophilia and systemic symptoms，DRESS）。临床表现可以皮疹为主，表现出史-约综合征、中毒性表皮坏死松解症或多形性红斑。轻微的症状为一过性皮疹、红斑和轻度发热，伴或不伴嗜酸性粒细胞增多。

与过敏表现不同的是一些自身免疫的表现，包括关节痛、皮疹和慢性疲劳，通常出现在长期治疗中伴有肝细胞型肝损伤和自身抗体形成（通常是ANA和抗平滑肌抗体）[6]。自身免疫的表现可能是轻微短暂的，也可很严重且提示存在自发的特发性AIH，伴有显著的氨基转移酶升高、高水平的抗体和血清免疫球蛋白以及肝活检证实的慢性肝炎。事实上，排除AIH的诊断是很困难的，可能只有通过停药后长期随访肝损伤是否缓解（可伴或不伴自身抗体）才能充分地排除。肼屈嗪、甲基多巴、米诺环素和呋喃妥因经常与AIH样综合征有关，但一些药物包括双氯芬酸、贝特类和他汀类药物、异烟肼、普鲁卡因胺可能与轻微自身免疫特征的肝损伤有关。此外，几种有效的免疫调节剂，如依那西普、α干扰素（IFN-α）、IFN-β、英夫利昔单抗和易普利姆玛也可引发AIH。

八、DILI的转归

多数DILI患者在停止治疗后1~3个月内完全恢复。一定比例的患者停止治疗后6~12个月仍有持续性肝损伤的证据，但其中多数代表缓慢恢复而不是慢性持续性损伤[7]。DILI的三个严重后果是急性肝衰竭（ALF）、肝硬化和胆管消失综合征（vanishing bile duct syndrome，VBDS）。ALF是一个可危及生命的肝毒性并发症，大约10%的患者伴有急性肝细胞损伤与黄疸（Hy's法则）。药物引起的ALF最常见的病因包括双氯芬酸、对乙酰氨基酚、异烟肼、呋喃妥因、双硫仑、苯妥英、丙硫氧嘧啶、吡嗪酰胺、磺胺类药物、特比萘芬和各种草药及膳食补充剂[8]。

DILI 可导致伴有门静脉高压和终末期肝病的肝硬化，但这种结局非常罕见。某些情况下肝硬化发生在一个较长时间的重症急性肝损伤后，但在急性损伤恢复后，肝脏疾病就开始静止，如果发生了肝硬化，则不再进展也不会导致终末期肝病。如果肝硬化是由于慢性损伤导致的，如慢性 AIH（呋喃妥因）或脂肪性肝炎（胺碘酮或甲氨蝶呤），肝硬化可能很严重并且即使停止用药后一段时期内仍将继续进展。由 DILI 导致的肝硬化的一种特殊类型是 VBDS，通常在严重的急性胆汁淤积型肝损伤恢复不完全时发生，有持续性黄疸和血清 ALP 升高。VBDS 也常伴随瘙痒和高脂血症这些持续症状。大部分情况下它最终恢复，但有一些可进展为慢性肝衰竭，需要肝移植或导致死亡。

当患者服药时出现新的肝损伤症状时应当停药，重新服药时应该谨慎，因为 DILI 会出现多种表现并且可能出现潜在的严重后果。DILI 的临床病程、表型、免疫学特征与可能的结局在 LiverTox 网站有详细讨论。

药物记录

LiverTox 的主要板块包括对在美国使用的药物引起肝毒性的简单描述。每种药物记录包括药物背景、作用机制、目前的指征和用途、在美国正式批准的日期、使用频率、药物的包装和大小、典型的剂量和常见的副作用。其次，还对药物的肝毒性进行了讨论，重点关注临床症状的不同表型、血清酶的升高模式、出现的免疫特征、典型的病程和预后。关于损伤机制的小版块后是一个关于预后和管理的板块。特别强调是否存在关于这一类药物的疗效和相关药物安全性的信息。

介绍药物肝毒性的情况后是具有代表性的案例报道，包括实验室数据、结局和重要评论。案例报告是从已发表的文献中或从 DILI 数据库中摘录出来的，旨在展示药物性肝损伤的范围。还提供了药物的化学结构和目前产品信息在 DailyMed 网站的链接[9]。最后，是药物毒性和安全性的参考文献，附有简短的注释的评论和 PubMed 链接。

LiverTox 网站正式发布于 2012 年 9 月，当时大约有 600 条药物记录。通过几种搜索方法可以确定某一具体的药物，包括按字母顺序排列的列表和按药物类别划分的药物分组。网站对引起肝毒性的药物以及没有显示出肝损伤的药物进行了讨论。网站不包括已被撤销的药物和还未在美国取得许可的药物，除了少数例外。讨论也仅限于全身吸收的药物。外用制剂、鼻和咽喉喷雾剂和口服但不吸收的药物（如纤维、单糖、胰腺酶和木炭）不讨论。最后，应用非常局限和特异的药物通常也不进行讨论。600 种药物几乎占了在美国使用且被认为可能导致 DILI 的药物的 2/3，几乎包括肝毒性所有的主要病因。

通过与保存在 NLM[6] 的药物名称数据库中列出的药物进行比较，来评估 LiverTox 网站讨论药物的完整性。截至 2010 年 1 月，该清单包括 23 270 种不同的药物名称。然而，多数药物在以多种形式使用（超过 500 种指定的药物含有对乙酰氨基酚）。把重复的化合物淘汰后，只鉴定出 1 825 种不同的药物和营养补充剂。这些药物中有 201 种不在美国人群中使用，307 种是外用药物，91 种口服不吸收，271 种很少使用或仅用于特殊情况，如用于替代疗法的重组蛋白、生理溶液（生理盐水或白蛋白）、疫苗、免疫球蛋白和麻醉用药或在冠状动脉支架置入术期间使用的药物。因此，只确定了 954 种不同的化合物，它们是适合列入肝毒性数据库的。这个药物清单上未列入 LiverTox 网站初始发布的药物大多数是非处方药（抗胆碱能药物、抗组胺药、泻药和睡眠辅助药）、维生素和矿物质、激素和一些草药。列出的重要处方药包括止吐药、生长因子、阿片类药物和一些抗癌药物。LiverTox 是一个正在发展的网站，很多药物将会在未来几年被添加上去，包括新批准的药物。

由于 LiverTox 可以编辑和定期更新，所以我们鼓励用户发现错误、遗漏的引用、应增加的药物和任何缺陷，通过在"联系我们"栏目提供的电子邮件地址 LiverTox@nih.gov 与 LiverTox 的工作人员联系。

互动板块

LiverTox 的最后一个板块是名为"提交一个案例"的互动板块。本节解释了报告肝脏不良事件的重要性，并提供了 FDA 的 MedWatch 网站的直接链接来鼓励提交这样的报告。LiverTox 提供了应包括在报告内的重要部分的概述，附带了详细的条目，在发表案例时将会有帮助。

然而，最有趣的是，LiverTox 还提供了一种直接向网站提交报告案例的手段，在这里案例将会保存在登记表中，之后将被用于研究该种药物损伤的临床特征和预后当中。进行这种提交需要注册和获得登录 ID 及密码。按照网站设定的具体问题输入案例信息。输入数据后，网站会提交一个案例总结，包括规范的病史、实验室结果的图表和具体分数的计算如潜伏期、恢复期、峰值和严重程度的估计、酶升高的模式（在发病和损伤峰值的 R 值）、RUCAM 评分和对案例完整性的评估。提交的案例可直接报告给 FDA 并添加到 NIDDK 维护的可搜索的数据库。目前正在积极推行基于此数据库的临床研究。超过 100 例 DILI 案例目前已录入。

结　论

LiverTox 是利用互联网和电子数据库的优势和潜力构建的可随时访问的 DILI 网络资源。LiverTox 是生物医学出版物和在线期刊论文可用性的变革的一部分。DILI 这一疾病特别适合利用在线资源，因为它代表了一个个体患病少见但群体常见的多样性群体。LiverTox 试图克服在鉴定和总结疾病相关文献时遇到的困难，因为 DILI 的病例是自 20 世纪中期以来，从数百种不同类别不同语言的期刊上找到的。LiverTox 也是有生命力的，新的药物和信息的出现可以使它扩展。最后，LiverTox 也为积极推动和参与 DILI 未来的研究提供了一个机会，这是一种常见的重要的但仍然为人们知之甚少的肝脏疾病。

致　谢

LiverTox 网站是 NIDDK 和 NLM 肝病研究科长期合作的结果。主要贡献由 NLM 的 James Knoben，Florence Chang 和 Ziying Sherwin，以及 NIDDK 的 Jose Serrano 做出。同时 DILI 网络研发人员特别是 Victor Navarro 也做出了贡献。

（刘晓琳 译　唐洁婷 茅益民 校）

参考文献

[1] Danan G，Benichou C. Causality assessment of adverse reactions to drugs - Ⅰ. A novel method based on the conclusions of International Consensus Meetings：application to drug-induced liver injuries. J Clin Epidemiol 1993；46：1323 - 1330.
[2] Benichou C，Danan G，Flahault A. Causality assessment of adverse reactions to drugs - Ⅱ. An original model for validation of drug causality assessment methods：case reports with positive rechallenge. J Clin Epidemiol 1993；46：1331 - 1336.
[3] Maria VAJ，Victorino RMM. Development and validation of a clinical scale for the diagnosis of drug-induced hepatitis. Hepatology 1997；26：664 - 669.
[4] Naranjo CA，Busto U，Sellers EM，Sandor P，Ruiz I，Roberts EA，et al. A method for estimating the probability of adverse drug reactions. Clin Pharmacol Ther 1981；30：239 - 245.
[5] Rockey DC，Seeff LB，Rochon J，Freston J，Chalasani N，Bonacini M，US Drug-Induced Liver Injury Network，et al. Causality assessment in drug-induced liver injury using a structured expert opinion process：comparison to the Roussel-Uclaf causality assessment method. Hepatology 2010；51：2117 - 2126.
[6] Czaja AJ. Drug-induced autoimmune-like hepatitis. Dig Dis Sci 2011；56：958 - 976.
[7] Andrade RJ，Lucena MI，Kaplowitz N，García-Munoz B，Borraz Y，Pachkoria K，et al. Outcome of acute idiosyncratic druginduced liver injury：long-term follow-up in a hepatotoxicity registry. Hepatology 2006；44：1581 - 1588.
[8] Reuben A，Koch DG，Lee WM，Acute Liver Failure Study Group. Drug-induced acute liver failure：results of a U. S. multicenter, prospective study. Hepatology 2010；52：2065 - 2076.
[9] DailyMed website. <http://dailymed. nlm. nih. gov/dailymed/>；[accessed 30.10.10].

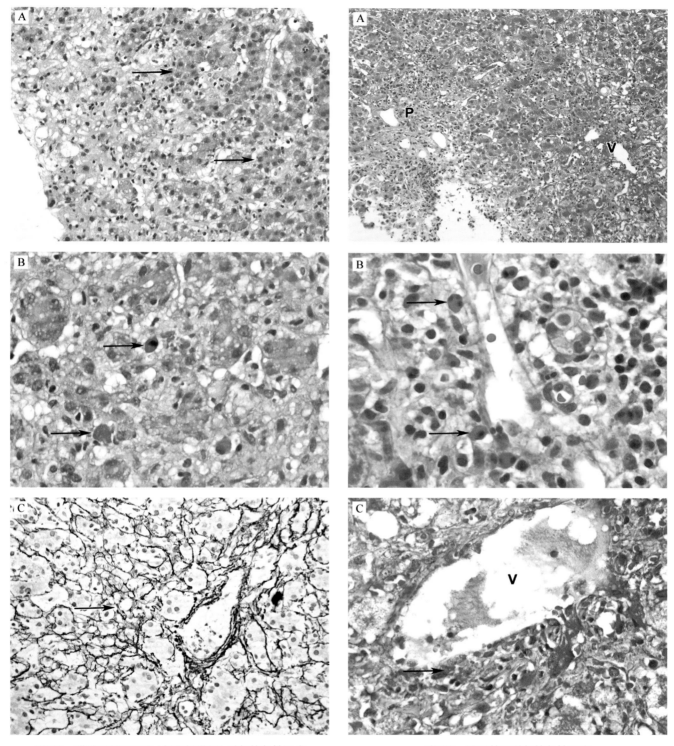

彩图1 磺胺甲基异噁唑（复方新诺明）引起的急性肝炎

　　A. 小叶结构紊乱，正常肝窦结构消失，玫瑰花结样肝细胞形成（箭头示）；B. 尽管炎症程度不重，但存在肝细胞损伤和凋亡的证据（箭头示）；C. 网染显示中央静脉周围肝细胞脱失，导致纤维支架塌陷（箭头示）

彩图2 雷尼替丁引起的急性肝炎

　　A. 与肝小叶损伤程度相比，门管区炎症轻微，出现中央静脉周围出血；B. 门管区嗜酸性粒细胞（箭头示）提示免疫变态反应；C. 小静脉早期闭塞性改变提示血管损伤，蓝染的胶原标记了静脉实际的扩展范围（V），管腔内见细胞和碎屑蓄积（箭头示）。P，门管区；V，中央静脉

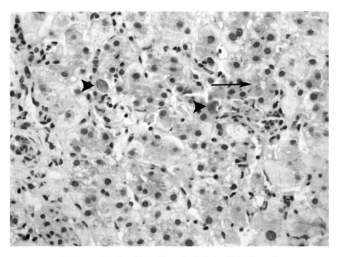

彩图3　普瑞巴林和黄酮类药物相关急性肝炎

显示肝小叶结构紊乱，肝细胞凋亡（箭头示），玫瑰花结形成（杆状箭头示）

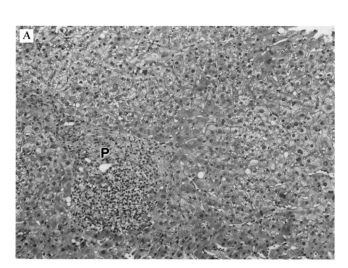

彩图4　卡马西平肝损伤

A.门管区（P）致密炎症，肝小叶炎症相对较轻，呈特征性慢性肝炎表现；B.严重的胆管损伤（D），提示存在PBC，无慢性胆汁淤积改变

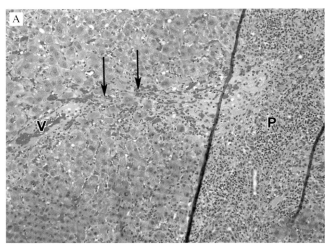

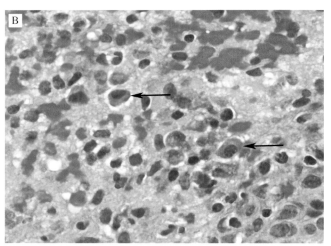

彩图5　英夫利昔单抗损伤（类似特发性AIH）

A.明显的门管区炎症，伴界面性肝炎和门管区－中央静脉桥接坏死（箭头示）；B.炎细胞浸润以浆细胞为主（箭头示）。P，门管区；V，中央静脉

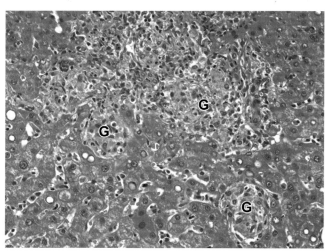

彩图6　阿替洛尔引起的肉芽肿性肝炎

门管区及肝实质内见多个小上皮样肉芽肿（G）

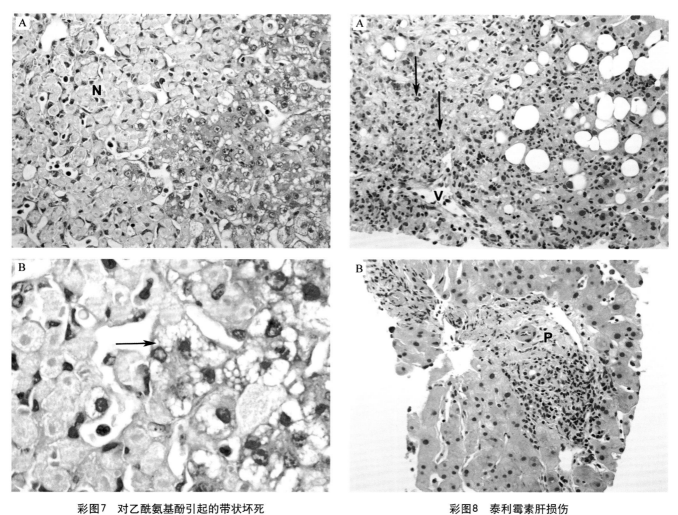

彩图7 对乙酰氨基酚引起的带状坏死

A. 苍白色坏死肝细胞（N）与存活肝细胞界限清楚；B. 坏死带邻近肝细胞脂肪变性（箭头示）

彩图8 泰利霉素肝损伤

A. 与对乙酰氨基酚损伤不同，本例带状坏死是炎性为主，3带见大量嗜酸性粒细胞和其他炎细胞浸润（箭头示）；B. 门管区（P）炎症要轻得多，1带无坏死。V,中央静脉

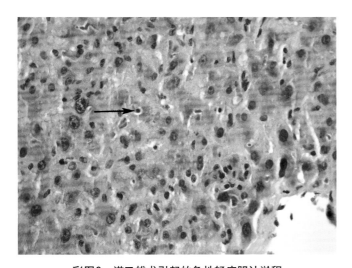

彩图9 诺乙雄龙引起的急性轻度胆汁淤积

3带肝细胞和毛细胆管内见明显胆汁淤积（箭头示），但几无炎症和坏死

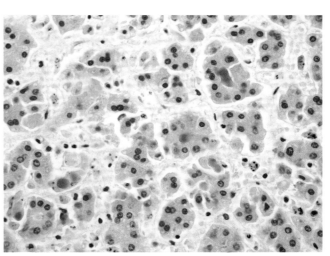

彩图10 全静脉营养引起的急性胆汁淤积

正常肝窦结构被玫瑰花结样肝细胞取代，玫瑰花结中央扩张的毛细胆管内见金褐色胆栓

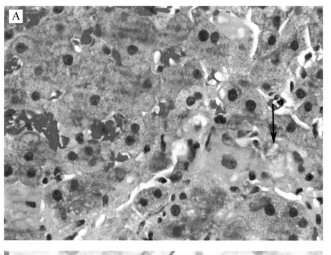

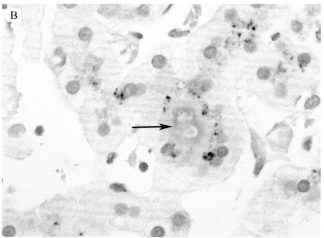

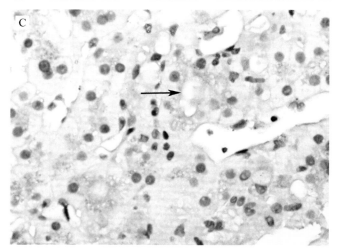

彩图11　一例口服避孕药女性患者因其他疾病肝穿活检偶然发现的急性胆汁淤积

　　在HE染色上很难识别胆汁淤积（A），但是在铁染色（B）和铜染色（C）后则清晰显示

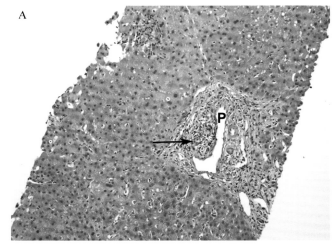

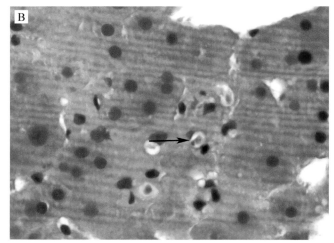

彩图12　甲氧氯普胺所致的胆汁淤积型肝炎

　　A. 轻度门管区炎（P）及肝小叶炎, 伴有胆管损伤（箭头示）; B. 3带毛细胆管胆汁淤积（箭头示）

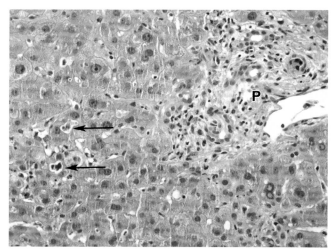

彩图13　阿莫西林－克拉维酸胆汁淤积型肝炎

　　玫瑰花结样肝细胞形成的腔内见毛细胆管胆栓（箭头示）。P, 门管区

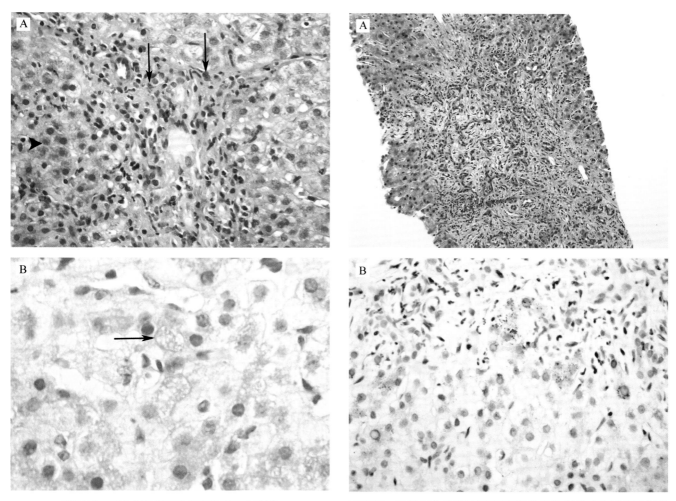

彩图14　复方新诺明所致的胆汁淤积型肝炎

　　A. 门管区散在嗜酸性粒细胞浸润（箭头示）和肝小叶损伤，表现为肝细胞肿胀和玫瑰花结形成（箭头示）；B. 胆汁色素颜色非常苍白，但在铁染色上易见（箭头示）

彩图15　甲氧氯普胺胆汁淤积型肝炎（彩图12）1个月后引起的慢性胆汁淤积

　　A. 显示明显的胆管反应和胆汁淤积；B. 铜染色示门管区周围肝细胞内明显的铜蓄积（红色颗粒）

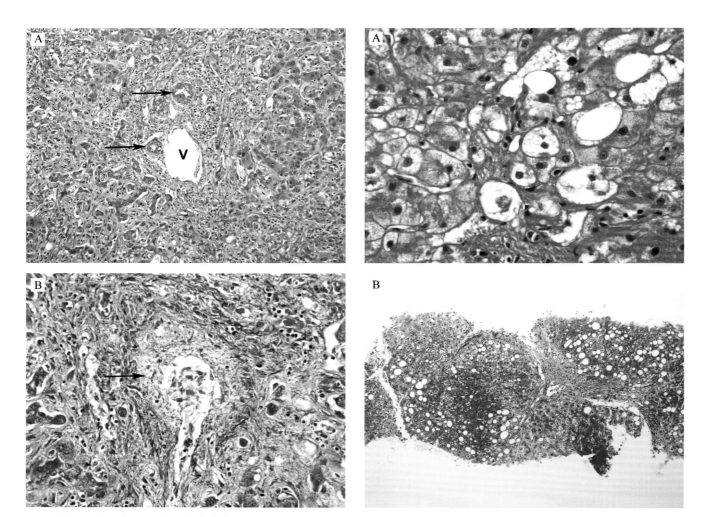

彩图16　莫西沙星引起的胆管消失综合征（需行肝移植）

　　A. 全部小-中等大小的门管区无伴行胆管, 尽管动脉（箭头示）和门静脉（V）清晰易见; B. 大部分中央静脉存在静脉闭塞性病变; 如图, 淡蓝或红染的疏松结缔组织引起静脉管腔狭窄（箭头示）

彩图17　长期进行抗逆转录病毒治疗患者的脂肪性肝炎（没有非酒精性脂肪性肝炎或酒精性肝炎的危险因素）

　　A. 可见气球样变性和马洛里小体, 伴有轻度脂肪变性; B. 纤维架桥形成

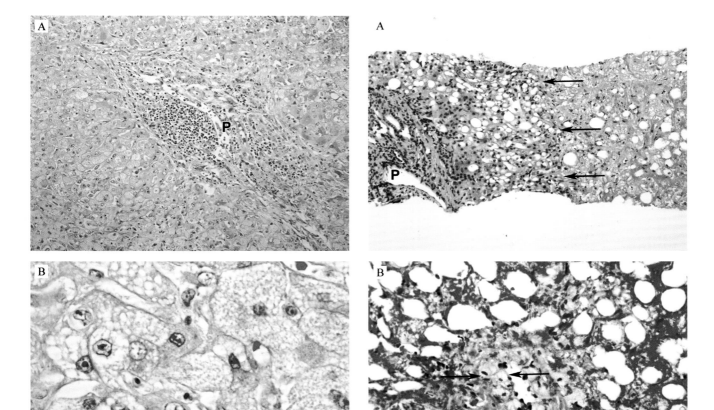

彩图18　一例慢性乙型肝炎患者因使用非阿尿苷引起的微泡性脂肪变性

　　A. 低倍镜下, 肝细胞苍白, 但空泡样变不明显, 门管区 (P) 示慢性肝炎改变; B. 高倍镜下, 肝细胞呈泡沫样变性, 是微泡性脂肪变性的特征性改变

彩图19　阿奇霉素和左氧氟沙星治疗后肝窦阻塞综合征伴大片坏死

　　A. HE 染色显示仅有大片带状坏死, 与存活组织 (箭头示) 的界限清楚; B. Masson 染色示肝窦阻塞综合征的特征性改变, 中央静脉几乎完全闭塞, 静脉周围出血, 箭头示血管腔内分层排列的淡染新生结缔组织。P, 门管区

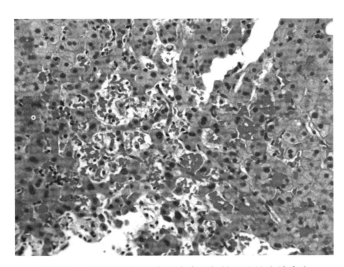

彩图20　长期抗逆转录病毒治疗引起的肝窦扩张伴充血

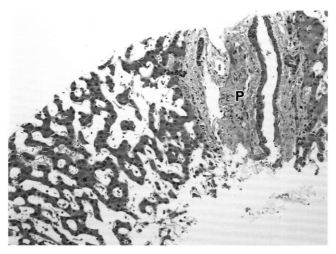

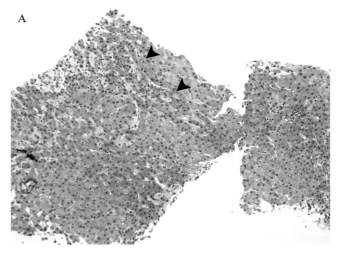

彩图21　试验性化疗药物相关的肝窦扩张

该例患者在使用试验性化疗药物治疗过程中突发性肝大,出现明显的肝窦扩张。P,门管区

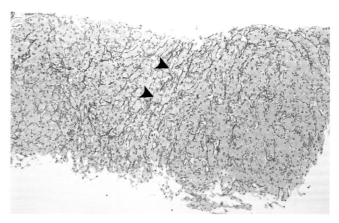

彩图23　抗逆转录病毒治疗引起的结节状再生性增生

A. 穿刺活检组织很难诊断结节状再生性增生,HE 染色提示肝窦改变(箭头示);B. 网状染色显示轻微但具有特征性的肝细胞板的宽度变化(箭头示结节清晰的边界)

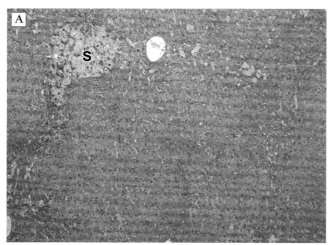

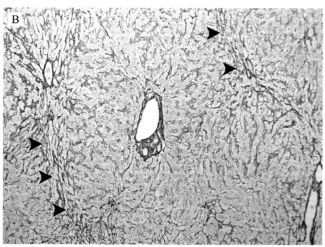

彩图22　奥沙利铂相关的肝窦扩张和结节状再生性增生

A. 常规染色示灶性肝窦(S)扩张;B. 网状染色清晰显示结节状再生性增生,箭头示结节边缘被压缩的肝细胞板

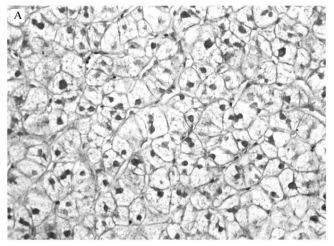

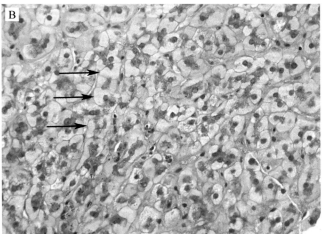

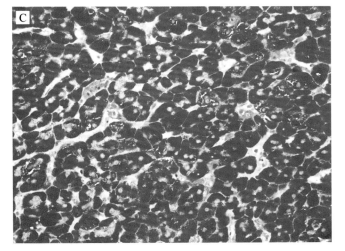

彩图24　疑似移植物抗宿主病大剂量皮质激素治疗相关的糖原累积病

　　糖原累积病可以表现为弥漫的胞质透明变（A）或包涵体样毛玻璃样肝细胞改变（B，箭头示）；C. PAS染色强阳性

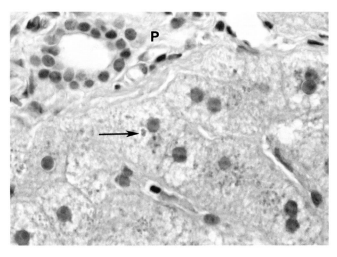

彩图25　抗逆转录病毒治疗后的脂褐素沉积症

　　脂褐素颗粒（箭头示）较正常脂褐素颗粒大，散布于整个肝小叶（图示为门管区，P）

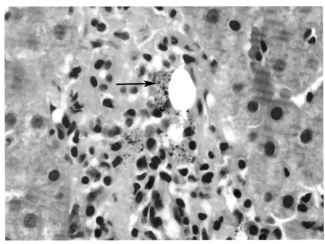

彩图26　静脉注射吸毒者肝细胞黑色颗粒状色素沉积

　　用于稀释药物的物质在静脉注射吸毒者体内形成黑色颗粒状色素沉积（箭头示）

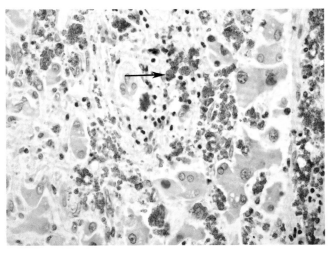

彩图27　巨噬细胞内二氧化钍聚积（该患者死于肝血管肉瘤）

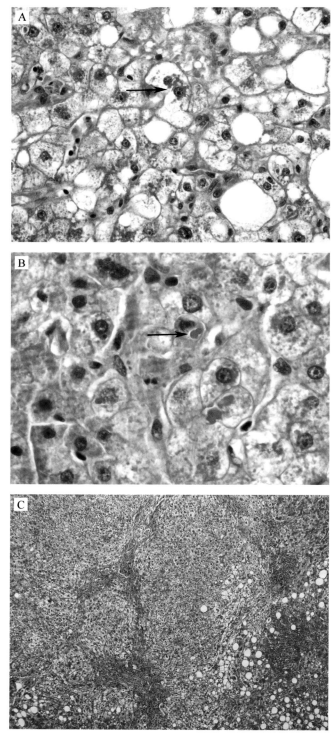

彩图28　复合性损伤类型需高度怀疑药物或毒物损伤

　　本例为阿夫唑嗪药物损伤, 存在脂肪性肝炎(A, 箭头示肝细胞气球样变伴马里洛小体)和胆汁淤积(B, 箭头示)改变, 后者在非酒精性脂肪性肝炎中不会出现。该患者无脂肪性肝炎的危险因素, 但Masson染色示晚期纤维化(C), 提示慢性损伤先于阿夫唑嗪引起的胆汁淤积型损伤